Infektionskrankheiten

In drei Bänden

AF141006

Herausgegeben von

O. Gsell und W. Mohr

Band II

Krankheiten durch Bakterien

Teil 1

Bearbeitet von

G. Erdmann · O. Gsell · A. Hottinger
G. Joppich · W. Knapp · H. E. Krampitz · H. Lippelt
W. Mohr · H.-F. von Oldershausen · W. Pulver
R. H. Regamey · H. Schulten † · H. Seeliger
K. H. Spitzy · R. Wigand · W. Wundt · J. Zach

Mit 150 Abbildungen

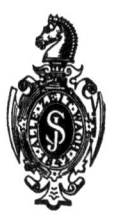

Springer-Verlag Berlin Heidelberg GmbH 1968

ISBN 978-3-642-48469-8   ISBN 978-3-642-87073-6 (eBook)
DOI 10. 1007/978-3-642-87073-6

Titel-Nr. 6016

Vorwort

Der II. Band des Werkes über „Infektionskrankheiten", der auf die umfassende Darstellung der „Krankheiten durch Viren" im I. Band folgt, umfaßt die „Krankheiten durch Bakterien".

Seit dem Erscheinen der vierten Auflage des Handbuches der inneren Medizin, Infektionskrankheiten, Band I, Teil 1 und 2, im Jahre 1952 haben sich erhebliche Änderungen in Ablauf, Morbidität und Letalität der bakteriellen Erkrankungen ergeben. Die Einführung der Antibiotica und wirksamer Chemotherapeutica anderer Art hat hier zu einem Wandel geführt, der gerade bei den bakteriellen Infektionskrankheiten besonders bemerkenswert ist. So ergab sich die Notwendigkeit einer neuen Bearbeitung in Form eines Handbuches nach dem Stand unseres heutigen Wissens. Die Herausgeber haben zusammen mit 30 Autoren das weite Gebiet der Krankheiten, hervorgerufen durch Pneumokokken, Streptokokken, Staphylokokken, Meningokokken, Stäbchenbakterien, Diphtheriebacillen, Brucellen, Pasteurellen, Listerien sowie durch die Salmonellen und Shigellen, Colibacillen und Bacterium proteus, um nur die wichtigsten zu nennen, dargestellt. Die Besprechung der Krankheiten durch sporenbildende Erreger, wie Milzbrand, Gasbrand, Tetanus und Botulismus, ferner der Cholera, Lepra, Leptospiren und des Rückfallfiebers schließen sich an. Auch eine Zusammenfassung über Sepsis und des sogenannten periodischen Fiebers wurde der Darstellung beigefügt.

Die Therapie all dieser Krankheiten hat sich in den letzten 10 Jahren zum Teil wesentlich geändert. Auch manche neuen prophylaktischen Maßnahmen wurden im Laufe dieser Jahre entwickelt.

Unsere Kenntnisse der epidemiologischen Zusammenhänge haben sich verbessert. Die hier vorliegenden Monographien vermitteln den Stand des jetzigen Wissens in Ätiologie und Symptomatologie und geben sowohl dem praktischen Arzt als auch dem Kliniker und Wissenschaftler einen Überblick über diese ganze Gruppe bakterieller Infektionskrankheiten. Tuberkulose und Geschlechtskrankheiten wurden nicht berücksichtigt, da sie eingehend in anderen Handbüchern des Springer-Verlages dargestellt worden sind.

Basel und Hamburg, im Oktober 1968 O. GSELL   W. MOHR

Inhaltsverzeichnis

II. Krankheiten durch gramnegative Kokken

III. Krankheiten durch grampositive Stäbchen ohne Sporenbildung

IV. Krankheiten durch gramnegative Stäbchen ohne Sporenbildung

Pest. Von Dr. H. E. KRAMPITZ. Mit 6 Abbildungen.

Tularämie. Von Professor Dr. H. SCHULTEN † u. Professor Dr. J. ZACH. Mit 13 Abbildungen.

Pseudotuberkulose. Von Professor Dr. W. KNAPP. Mit 6 Abbildungen.

Pasteurellose. Von Professor Dr. W. KNAPP.

Krankheiten durch Brucellen. S. 483—554
Ausführliche Inhaltsangabe siehe Seite X des Inhaltsverzeichnisses

Bordetellainfektionen. Von Professor Dr. G. JOPPICH. Mit 4 Abbildungen.

Inhaltsverzeichnis von Band II, Teil 2

Mitarbeiterverzeichnis von Band II, Teil 1

ERDMANN, G., Prof. Dr., Universitätskinderklinik, 6500 Mainz, Langenbeckstraße 1

GSELL, O., Prof. Dr., Medizinische Universitäts-Poliklinik, CH-4056 Basel, Hebelstraße 1

HOTTINGER, A., Prof. Dr., CH-4000 Basel, Petersplatz 12

JOPPICH, G., Prof. Dr., Universitäts-Kinderklinik, 3400 Göttingen, Humboldtallee 38

KNAPP, W., Prof. Dr., Institut für Hygiene und Medizinische Mikrobiologie der Universität, 8520 Erlangen, Wasserturmstraße 3

KRAMPITZ, H. E., Dr., Institut für Infektions- und Tropenmedizin der Universität, 8000 München 90, Am Neudeck 1

LIPPELT, H., Prof. Dr., Tropeninstitut, 2000 Hamburg 4, Bernhard-Nocht-Straße 74

MOHR, W., Prof. Dr., Bernhard-Nocht-Institut, Klinische Abteilung, 2000 Hamburg 4, Bernhard-Nocht-Straße 74

OLDERSHAUSEN, H.-F. VON, Prof. Dr., 7400 Tübingen, Gartenstraße 43

PULVER, W., Dr., Medizinische Klinik, Kantonsspital, CH-6000 Luzern

REGAMEY, R. H., Prof. Dr., Institut d'Hygiène, 22 Quai de l'Ecole-de-Médecine, CH-1200 Genf

SEELIGER, H. P. R., Prof. Dr., Institut für Hygiene und Mikrobiologie, 8700 Würzburg, Josef-Schneider-Straße 2

SPITZY, K. H., Universitäts-Dozent, Dr., I. Medizinische Universitätsklinik, A-1090 Wien, Spitalgasse 23

WIGAND, R., Prof. Dr., Institut für Hygiene und Mikrobiologie der Universität des Saarlandes, 6650 Homburg/Saar

WUNDT, W., Prof. Dr., Institut für Hygiene und Medizinische Mikrobiologie, Klinikum Mannheim der Universität Heidelberg, 6800 Mannheim, D 6, 4—6

ZACH, J., Prof. Dr., Medizinische Universitäts-Poliklinik, 5000 Köln-Lindenthal, Lindenburg, Josef-Stelzmann-Straße 9

I. Krankheiten durch grampositive Kokken

Streptokokken-Krankheiten

Von W. Pulver, Luzern

Mit 18 Abbildungen

A. Allgemeine Streptokokken-Krankheiten

I. Einleitung

Eine große Zahl weit verbreiteter Infektionen und Infektionskrankheiten werden durch Streptokokken verursacht. Die Streptokokken-Krankheiten sind ganz besonders ein Abbild der Fortschritte geworden, die in der neuesten Zeit auf dem Gebiete der Infektionskrankheiten erzielt wurden. Die Einführung der Chemotherapie und namentlich die antibiotische Behandlung haben unser Verständnis für das ganze Krankheitsgeschehen der Streptokokken-Infektionen wesentlich vertieft. Es hat sich dabei gezeigt, daß nicht nur die Krankheiten, die durch die Erreger selbst und ihre Toxine erzeugt werden, sehr günstig beeinflußt, sondern daß bei möglichst frühem Therapiebeginn auch die Streptokokken-Nachkrankheiten, die „Post-Streptokokken-Zustände" wesentlich vermindert werden können. Dadurch ist auch die Prophylaxe, wie wir namentlich beim Scharlach sehen werden, viel wirksamer geworden. Durch die verbesserte Behandlungsmöglichkeit und Prophylaxe ist, wie bei anderen Infektionskrankheiten, auch die Zahl der Streptokokken-Krankheiten stark zurückgegangen. Auf der anderen Seite hat dieses Gebiet durch die neuesten Erkenntnisse großen Zuwachs bekommen, indem wir heute nicht mehr daran zweifeln, den Scharlach hinzuzurechnen; auch die rheumatischen Erkrankungen mit Beteiligung der Gelenke und des Herzens und auch gewisse Nierenerkrankungen sind als Streptokokken-Nachkrankheiten erkannt worden.

Die große soziale Bedeutung der Streptokokken-Infektionen ist besonders von COBURN und YOUNG hervorgehoben worden, die während des zweiten Weltkrieges auf 1 Erkrankung an Poliomyelitis und 108 Fälle an Malaria 1673 diagnostizierte Streptokokken-Erkrankungen fanden. Es wurde zudem statistisch festgestellt, daß den Streptokokken-Erkrankungen der oberen Luftwege in 5% der Fälle ein Scharlach und in 2% ein akuter Gelenkrheumatismus folgte. Daraus wurden für die amerikanische Marine in vier Kriegsjahren 1 Million klinisch manifest gewordene Streptokokken-Infektionen errechnet.

II. Erreger

Es ist zunächst festzustellen, daß der Streptococcus kein einheitlicher Krankheitserreger ist, sondern einen Sammelbegriff für eine Vielzahl ganz verschiedener Arten darstellt.

1. Vorkommen

Die Streptokokken sind nicht nur bei einem großen Teil der erwähnten menschlichen Krankheiten nachweisbar, sondern kommen auch als Saprophyten beim Menschen vor und zwar besonders in den oberen Luftwegen (Nase, Mund, Hals), im Verdauungstraktus (Enterokokken), der Vagina und auf der Haut.

2. Morphologie

Die Länge der Ketten der Streptokokken kann sehr verschieden sein. Die einzelnen Kokken sind meist 1 μ groß, rund bis oval. Alle menschenpathogenen Arten sind grampositiv.

3. Kultur

Als flüssiger Nährboden ist die Rosenow-Bouillon (0,2%ige Traubenzucker-Bouillon, kleine Marmorstückchen zusammen mit Hirnstückchen) besonders geeignet. Kurze Ketten verursachen eine diffuse Trübung, lange Ketten konglomerieren.

Auf Agar wachsen die Streptokokken nur spärlich. Durch Kohlehydrat-, Protein- und Blutzusatz wird das Wachstum gefördert.

4. Wachstumscharakter

Die Kolonien sind etwa stecknadelkopfgroß, gräulich, halbkugelig oder flach scheibenförmig. Das Zentrum kann entweder dellenförmig eingesenkt oder papillenförmig erhoben erscheinen. Der Rand ist meist scharfrandig, glatt oder feinzackig.

Bei den hämolytischen Streptokokken der Gruppe A erlaubt schon das Aussehen der Kolonienoberfläche eine gewisse Differenzierung der verschiedenen Arten: Mattformen mit körnigem Aufbau sind meist *virulent*, Glattformen (S-Form) und unregelmäßige Rauformen (R-Form) *avirulent*. Dazu kommen noch die kapselbildenden, meist virulenten M-Formen.

Im Nativ-Blutagar zeigen die Streptokokken-Tiefenkolonien verschiedene Formen der Hämolyse: eine a-, eine a'- und eine β-Hämolyse.

Bei der *a-Hämolyse* ist um die Kolonie eine matte grünliche Zone zu erkennen, die von einem schmalen, hellen, durchsichtigen Ring umgeben ist, worin mikroskopisch grünlich verfärbte Erythrocyten erkennbar sind.

Bei der *a'-Hämolyse* ist die hämolytische Ringbildung bereits heller, enthält aber mikroskopisch noch einzelne Erythrocyten, jedoch ohne Verfärbung.

Bei der *β-Hämolyse* ist die hämolytische Zone um die Kolonie ganz durchsichtig und enthält keine Erythrocyten mehr.

Auf Grund des Hämolysierungsvermögens können somit verschiedene *hämolytische Formen* und solche, die nicht hämolysieren, *anhämolytische Streptokokken*, unterschieden werden.

Je nach dem Verhalten der Streptokokken gegenüber Sauerstoff, den Erythrocyten und je nach ihrer Temperaturempfindlichkeit ist eine *Einteilung* in weitere Gruppen möglich geworden. So werden vor allem die streng anaeroben von den fakultativ anaeroben Streptokokken abgetrennt.

Zu den *streng anaeroben Streptokokken* gehören verschiedene Arten, die bisher noch nicht genügend abgegrenzt werden konnten. Beim Menschen wurden verschiedene Stämme aus mischinfizierten, gangränösen Prozessen und bei schweren Puerperalinfektionen kultiviert. Diese Erreger sprechen auf Antibiotica und Sulfonamide meist schlecht an.

Die besonders wichtige Gruppe der *fakultativ anaeroben Streptokokken* umfaßt zwar auch eine Reihe tierpathogener Stämme; sie enthält neben nicht menschenpathogenen Streptokokken vor allem aber die große Gruppe der Stämme, die die eigentlichen Streptokokken-Krankheiten des Menschen bewirken.

a) Zu ihnen gehören die *Milchstreptokokken* (Streptococcus lactis und cremoris), die anhämolytisch sind und für den Menschen apathogen in der Milch und in Milchprodukten vorkommen.

b) Die große Gruppe der *Enterokokken* erhielt ihren Namen daher, weil sie besonders im Darmkanal und den Nachbarorganen vorkommen. Sie treten meist zu zweien auf oder bilden nur kurze Ketten. Auf Blutagar zeigen die einzelnen Stämme ein ganz verschiedenartiges Verhalten: β-Hämolyse, Vergrünung und fehlende Hämolyse. Beim Morbus Still der Kinder oder dem Felty-Syndrom der Erwachsenen, einer chronischen Form der Streptokokkensepsis, können sowohl vergrünende als auch hämolysierende Streptokokken gezüchtet werden.

Die Enterokokken sprechen oft nur auf sehr hohe Penicillindosen, meist dazu erst noch in Kombination mit anderen Antibiotica oder Sulfonamiden, an.

c) a-hämolytische vergrünende Streptokokken: Viridansgruppe.

Die weitere biochemische und serologische Aufgliederung dieser Gruppe verursachte bisher Schwierigkeiten. Unter den in der Mundhöhle des Menschen vorkommenden Stämmen konnten der Streptococcus salivarius und mitis isoliert werden.

Beim Menschen kommen die Erreger dieser Viridansgruppen bei Rhinitis, Laryngitis, chronischer Tonsillitis, Zahnwurzelentzündungen, Bronchitis und Bronchopneumonien vor und sind die wichtigsten Erreger der subakuten bakteriellen Endokarditis, der „Endocarditis lenta im engen Sinne" (SCHAUB).

d) Die β-hämolytischen Streptokokken (Streptococcus haemolyticus) stellen die wesentlichsten Erreger der Streptokokkenerkrankungen der Haut (Impetigo contagiosa streptogenes, Ektyma simplex streptogenes, Erysipel), der Streptokokken-Tonsillitis und auch des Scharlachs dar. Sie sprechen sehr gut auf Sulfonamide und Antibiotica, besonders Penicillin, an (ZISCHKA-KONORSA).

5. Toxische und antigene Eigenschaften

a) Typen und Gruppen: Neben den erwähnten kulturellen Untersuchungsmethoden, dem Verhalten gegenüber Hämolyse und Sauerstoff, wurde auch das Verhalten der Erreger gegenüber verschiedenen chemischen Stoffen und physikalischen Maßnahmen geprüft. Diese Resistenzprüfungen sind aber durch *serologische* Untersuchungsmethoden immer mehr zurückgedrängt worden.

Tabelle 1. *Streptokokken mit gruppenspezifischer Substanz (Polysaccharid C)*
(nach SWIFT und SEELEMANN, zit. nach CHRIST)

Gruppe	Bakteriologische Bezeichnung	Häufigstes Vorkommen bei	Pathogenität bzw. Krankheitsbilder	Anzahl der Typen	Typen-spezifische Substanz
A	Str. pyogenes humanus	*Mensch*	verschiedene Erkrankungen beim Menschen	47	Protein M
B	Str. agalactiae	Rind, *Mensch*	Mastitis	6 Haupt- und 15 Untertypen	Poly-saccharide
C	Str. equi	Pferd	Druse		möglicherw. ein Protein
	Str. animalis C	verschiedene Tiere	verschiedene Tierkrankheiten		
	Str. humanus C	*Mensch* und Tier	Erkrankungen der Atemwege und andere Infektionen		
	Str. dysgalactiae	Rind	Mastitis		
D	Enterokokken: Str. faecium Str. glycerniaceus Str. liquefaciens Str. durans Str. cymogenes Str. bovis atyp. Enterok.	Mensch und verschiedene Tiere: Darminhalt Molkerei-produkte	Infekte des Urogenital- und Magendarmtraktes; Wundinfekte, Abscesse Endokarditis	mehrere	möglicherw. Poly-saccharide
E	Str. uberis	Milch	fraglich		
F	Str. minutus	*Mensch*	gering; Erkrankungen der Atemwege		möglicherw. Poly-saccharide
G	Streptokokken der G-Gruppe	*Mensch*	Erkrankungen der Atemwege und andere Infektionen		
		Hund	Atemwege und Geschlechtsorgane		

Weitere Gruppen H—Q; außerdem Viridans-Gruppe ohne gruppenspezifische Substanz

GRIFFITH (1926, 1927, 1935) gelang es durch Verwendung serologischer Agglutinations-
und Absorptionsmethoden die meisten menschenpathogenen β-hämolytischen Streptokokken
zunächst in 30 verschiedene *Typen* zu differenzieren. REBECCA LANCEFIELD extrahierte die
Antigene und konnte damit durch Präcipitation die Zahl der Typen auf über 40 erhöhen.
Heute kennen wir *mehr als 50 verschiedene* solche *Typen*.

Durch eine besondere Präcipitation gelang es LANCEFIELD (1933) 15 verschiedene Strepto-
kokken-*Gruppen* (A—Q, ohne I und J) zu unterscheiden. Die Gruppe A ist für mehr als 95%
der Streptokokkenerkrankungen des Menschen verantwortlich.

Um das Wesen dieser Typen- und Gruppen-Differenzierung der Streptokokken besser verstehen zu können, ist es notwendig, zunächst die *Zusammensetzung der hämolytischen Streptokokken* zu betrachten:

Die einzelnen Bestandteile der Streptokokken sind sehr verschiedener Natur. Es handelt
sich um Proteine, Polysaccharide, Lipide und Enzyme. Einzelne Bestandteile sind intracellulär; die extracellulären Substanzen werden an das Kultur-Milieu abgegeben und können aus
Bouillonkulturfiltraten gewonnen werden.

b) Intracelluläre, somatische Bestandteile: α) *Das Antigen C = Polysaccharid C*, 1928
von LANCEFIELD als Bestandteil der Zellwand gefunden, stellt den *gruppenspezifischen Körper*
dar. Er besteht aus Rhamnose und N-acetylglucosamin. Die quantitativen Verhältnisse dieser
Bestandteile variieren je nach der serologischen Gruppe A—Q. Das Polysaccharid C hat Hap-
teneigenschaft; die gruppenspezifischen Antiseren werden vom Kaninchen gewonnen durch
Einspritzung ganzer Bakterienkulturen.

Da das Polysaccharid C für den Menschen ein relativ schwaches Antigen darstellt, hat die
Bestimmung der niedrigen Blutspiegel von Antipolysaccharid-Präcipitinen keine praktische
Bedeutung erlangt.

Die Stämme der Gruppe A und ein Teil der Stämme der Gruppen C und D sind menschenpathogen, während solche unter den übrigen Gruppen nur selten beim Menschen gefunden
werden, jedoch bei Tieren Erkrankungen hervorrufen können.

β) *Das Antigen M* ist ein *typenspezifisches Protein*, das *für die Virulenz der Erreger maßgebend* ist und Antikörper erzeugt, die nur gegen den gerade vorhandenen Streptokokkentyp
gerichtet sind. Diese Antikörper können einige Jahre nach der Infektion noch im Serum nachweisbar sein. Mit zunehmendem Alter nehmen je nach verschiedenen Streptokokkeninfektionen
auch die verschiedenen Antikörper zu. *Die antibakterielle Immunität* steht in engster Beziehung
zu diesem M-Protein.

Man kennt praktisch keine Beispiele einer Re-Infektion durch den gleichen Typ. Die große
Zahl verschiedener Typen erklärt aber die Möglichkeit erneuter Streptokokkeninfektionen und
auch die Unwirksamkeit eines Serums, das nicht typenspezifisch ist.

Auch eine prophylaktische Behandlung mit Vaccinen ist aus dem gleichen Grunde erschwert; sie ist zudem nicht ganz ungefährlich, da sie sehr viele verschiedenartige Antigen-M-
Substanzen enthalten müßte.

Das M-Antigen haftet an der Oberfläche des Erregers und kann bei wiederholten Kulturen
leicht verlorengehen, so daß avirulente Stämme entstehen (TODD, 1930). Es ist namentlich im
akuten Stadium der Erkrankung nachweisbar, nimmt während der Rekonvaleszenz ab und
fehlt häufig bei gesunden Streptokokkenträgern vollkommen, so daß diese Stämme avirulent
sind. Stämme, die kein M-Antigen mehr enthalten, können entweder gar nicht typisiert oder
vermittels des T-Antigens etwas näher umgrenzt werden. So wie virulente Stämme avirulent
werden können, ist sowohl experimentell (SEELEMANN) wie auch klinisch (GLANZMANN) das
Umgekehrte beobachtet worden. Das M-Antigen hat somit eine sehr große, sowohl pathogenetische wie immunologische Bedeutung.

γ) *Das Antigen T*, ebenfalls ein Protein, hat keine Beziehung zur Virulenz der Erreger. Verschiedene Typen können das gleiche T-Antigen enthalten; gelegentlich kann es aber auch typenspezifisch sein.

δ) *Das Antigen R*, ein Protein, wurde im Typ 28 der Gruppe A und in den Gruppen B, C
und G gefunden. Es hat keine Beziehung zur Virulenz, hat aber eine starke antigene Wirkung.

ε) *Das Antigen P (Faktor P) und das Antigen Y* sind stark antigene, phosphorhaltige
Nukleoproteine, die aber nicht streptokokken-spezifisch sind, sondern auch mit anderen Erregern, wie z. B. Pneumokokken, Staphylokokken und Listeria, Kreuzreaktionen geben.

ζ) *Die Hyaluronsäure* wurde aus jungen Streptokokken-Kulturen der Gruppen A und C
isoliert. Sie wirkt nicht als Antigen, schützt aber die Virulenz der Streptokokken, indem sie
das Antigen M vor der abschwächenden Wirkung des im Kulturfiltrat vorhandenen Enzyms
Hyaluronidase bewahrt. (Sowohl Hyaluronsäure wie Hyaluronidase werden nur von einzelnen
Streptokokkenstämmen produziert; sie kommen aber auch bei anderen Bakterien und im Gewebe vor.)

η) *Nucleinsäure* ist wie das Antigen P ein antigenes Nucleoprotein. Es kommt im Innern
der Zelle vor, während die *Desoxyribonucleinsäure* an der Oberfläche der Zelle gefunden wird.

Die Nucleoproteine Antigen P, Antigen Y und die Nucleinsäure sind die Substanzen, welche den Hauptbestandteil des Zellkörpers bilden.

c) Extracelluläre, in Bouillon-Kulturfiltraten nachweisbare Substanzen: Es handelt sich meist um Eiweißkörper, die oft als Antigen wirken. Es sind Toxine nachweisbar, die Mehrzahl der Stoffe sind aber Enzyme. Die Streptokokken der Gruppe A bilden mit gewissen Schwankungen die Mehrzahl dieser Substanzen.

a) Das erythrogene Toxin. G.F. und G.H. DICK entdeckten 1920, daß Streptokokken bei kultureller Züchtung ein Gift produzieren, das in starker Verdünnung intracutan injiziert, bei scharlachempfänglichen Menschen innert 6—24 Std eine umschriebene ödematöse Rötung (*Dick-Test*), und bei hoher Dosierung ein Scharlachexanthem erzeugte.

Die meisten von *Scharlach*-Patienten isolierten Streptokokken der Gruppe A, auch einige Stämme der Gruppe C und G, produzieren dieses erythrogene Toxin.

Es ist ganz besonders hervorzuheben, daß die erythrogenen Toxine verschiedener Streptokokken nicht identisch sind, sondern daß *fünf verschiedene erythrogene Toxine* nachgewiesen werden können. Wie die antibakterielle Immunität sich nur auf den betreffenden Streptokokkentyp bezieht, ist die antitoxische Immunität nur gegenüber demjenigen der fünf verschiedenen Erythrotoxine spezifisch, das in dem betreffenden Falle die *toxische Immunität* erzeugte. Dadurch wird ohne weiteres verständlich, daß es nach Monaten und Jahren Zweit- und Mehrfacherkrankungen an Scharlach geben kann, auch ohne daß z. B. eine antibiotische Behandlung die Scharlachimmunität vermindert haben könnte.

WATSON beschrieb noch einen vom erythrogenen Dick-Toxin differenten *Faktor*, der durch Streptokokken der Gruppe A erzeugt wird und besonders *kardiotoxisch* und pyrogen wirkt.

β) Streptolysine: Sie führen zur Auflösung von Erythrocyten und von Lymphocyten, wobei ein O- und ein S-Streptolysin unterschieden werden kann.

Das *O-Streptolysin* ist ein Protein und wird durch Sauerstoff inaktiviert (oxygenlabil = O). Es findet sich bei den *meisten Stämmen der Gruppe A*, auch bei einzelnen menschenpathogenen Stämmen der Gruppe C und G. Das O-Streptolysin hat antigene Eigenschaften beim Menschen und bei verschiedenen Tieren.

Das O-Streptolysin ist *kardiotoxisch* und letal für mehrere Tierarten. Bei experimenteller Intoxikation erzeugt es eine intravasculäre Hämolyse. Es ist cytotoxisch gegenüber Leukocyten und gegenüber Zellkulturen (PENSO, MERUCCI, VICARI, 1959). Die Toxizität gegenüber den Leukocyten soll auf einer Mitwirkung von Diphosphopyridin-Nucleotidase beruhen (BERNHEIMER, LAZARIDES, WILSON, 1957).

Das O-Streptolysin hat *antigene Eigenschaften*. Die Antigene der Gruppen A, C und G sind identisch, so daß sie durch das gleiche Antistreptolysin inaktiviert werden. Die Titrierung ist durch die Weltgesundheitsorganisation standardisiert worden (WILLIAMS, 1958).

Dyslipämien von Patienten wirken hemmend auf die O-Streptolysin-Bildung.

Das *S-Streptolysin* ist ein Lipoprotein und kann aus Streptokokken der Gruppe A mit Serum (S) extrahiert werden. Es ist sauerstoffstabil und hat keine Antigeneigenschaft. Verschiedene Typen bilden das gleiche S-Streptolysin.

γ) Streptokinase: Filtrate von Streptokokkenkulturen der Gruppen A, C und G vermögen Fibrin von Mensch und Rind aufzulösen. Streptokinase wird daher *auch Fibrinolysin genannt.* Es wirkt als Aktivator des normalerweise im Blute vorkommenden fibrinolytischen Faktors, des Plasminogens, und verwandelt dieses in Plasmin. Die Dünnflüssigkeit des Streptokokkeneiters wird mit der Anwesenheit der Streptokinase in Zusammenhang gebracht. Die Streptokinase wirkt entzündungshemmend und erleichtert durch die fibrinolytische Wirkung die Ausbreitung der Krankheitserreger. Es handelt sich um ein Protein mit antigener Eigenschaft, das die Bildung eines Antienzyms, der Antistreptokinase (ASK) bewirkt. Dieses kann im Serum von Patienten nachgewiesen werden, die Streptokokkeninfektionen durchmachen. Gereinigte Streptokinase wird heute für die Behandlung der Thrombosen und Embolien verwendet (KOLLER; SCHMUTZLER und KOLLER).

δ) Die Streptodornase hat weniger starke antigene Eigenschaften als die Streptokinase. Es handelt sich um eine Desoxyribonuclease, die von Streptokokken der Gruppe A und B gebildet wird. Streptodornase wirkt leukocytenzerstörend, enthält somit ein *Leukozidin* und wirkt *nephrotoxisch.*

ε) Hyaluronidase, die die Gewebspermeabilität erhöht, wird von Streptokokken der Gruppe A, besonders vom Typ 4 und 22 und von den Gruppen C und G gebildet. Die Streptokokkenhyaluronidase hat antigene Eigenschaften; sie bildet ein Antienzym, die Antistreptohyaluronidase (ASH). Albumine und a-Globuline hemmen die Entstehung von Hyaluronidasen.

ζ) Weitere Enzyme, die *Proteinase* und die *Lipoproteinase,* haben antigene Eigenschaften, nicht dagegen die Glucuronidase (SÉDALLIAN, BERTOYE, MONNET und CARRAZ).

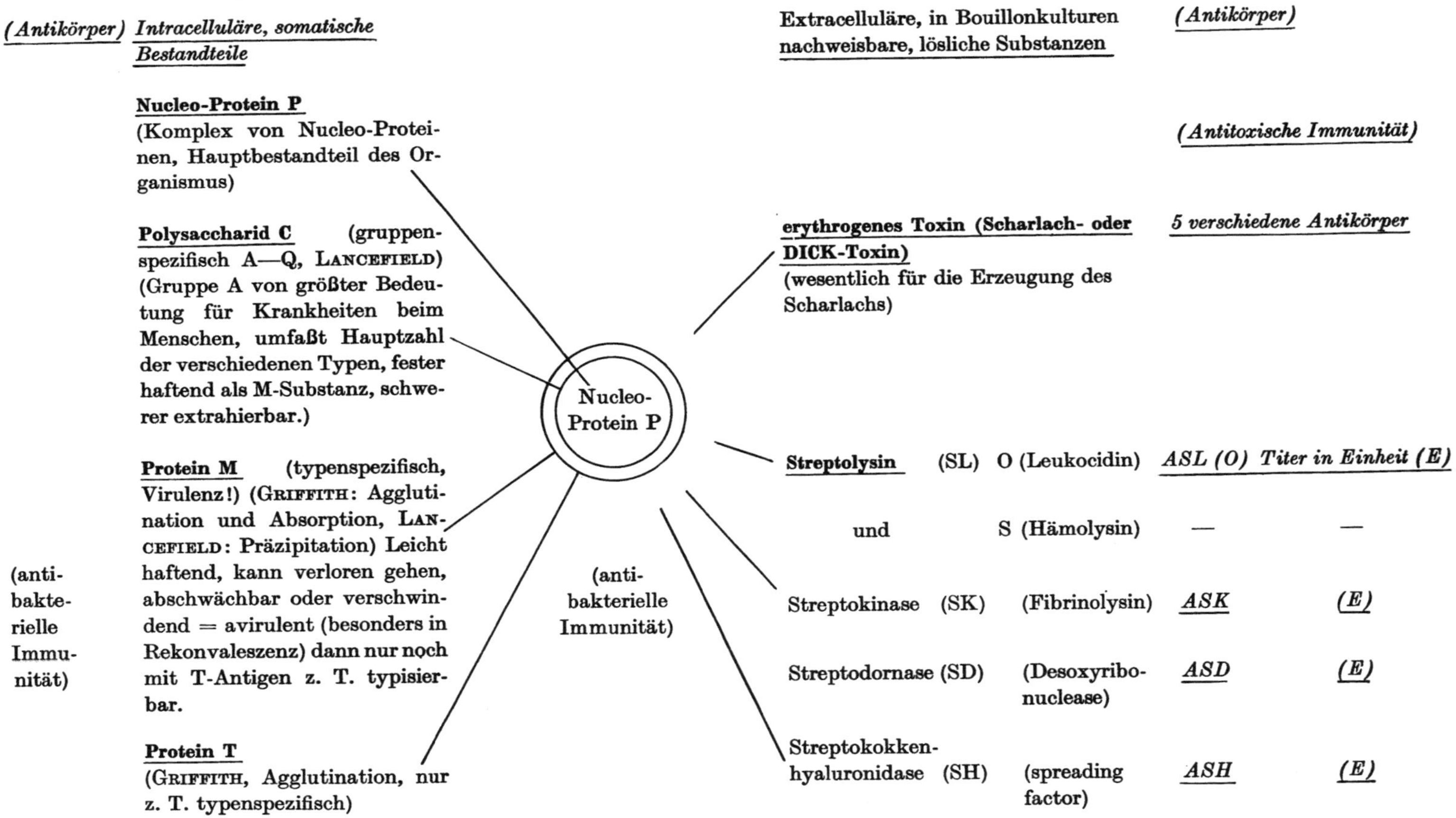

(Antikörper) Intracelluläre, somatische *Bestandteile*

Nucleo-Protein P
(Komplex von Nucleo-Proteinen, Hauptbestandteil des Organismus)

Polysaccharid C (gruppenspezifisch A—Q, LANCEFIELD) (Gruppe A von größter Bedeutung für Krankheiten beim Menschen, umfaßt Hauptzahl der verschiedenen Typen, fester haftend als M-Substanz, schwerer extrahierbar.)

Protein M (typenspezifisch, Virulenz!) (GRIFFITH: Agglutination und Absorption, LANCEFIELD: Präzipitation) Leicht haftend, kann verloren gehen, abschwächbar oder verschwindend = avirulent (besonders in Rekonvaleszenz) dann nur noch mit T-Antigen z. T. typisierbar.

Protein T (GRIFFITH, Agglutination, nur z. T. typenspezifisch)

(antibakterielle Immunität)

Nucleo-Protein P

(antibakterielle Immunität)

Extracelluläre, in Bouillonkulturen nachweisbare, lösliche Substanzen

(Antikörper)

(Antitoxische Immunität)

5 verschiedene Antikörper

erythrogenes Toxin (Scharlach- oder **DICK-Toxin**) (wesentlich für die Erzeugung des Scharlachs)

Streptolysin (SL) O (Leukocidin) — ASL (O) Tier in Einheit (E)

und S (Hämolysin) — —

Streptokinase (SK) (Fibrinolysin) ASK (E)

Streptodornase (SD) (Desoxyribonuclease) ASD (E)

Streptokokkenhyaluronidase (SH) (spreading factor) ASH (E)

Abb. 1. Darstellung der hauptsächlichsten antigenen Substanzen der β-hämolytischen A-Streptokokken (Ergänzung eines Schemas von BANKS)

d) Indirekter Nachweis der Streptokokken-Infektionen mit Hilfe der gebildeten Antikörper: Der indirekte Nachweis hat als Ergänzung zum direkten Nachweis mit dem Kulturverfahren wesentlich dazu beigetragen, viele Krankheiten als streptokokkenbedingt zu erkennen. Er hat eine ganz besondere Bedeutung erlangt, weil er ermöglicht, Nachkrankheiten, bei denen keine Erreger mehr nachweisbar sind, mit Streptokokken-Infektionen in Zusammenhang zu bringen.

Wegen der oft sehr komplizierten Technik werden auch in besonders eingerichteten Laboratorien laufend nur relativ wenige Antikörper bestimmt. In Routine-Laboratorien vermindert sich natürlich die Zahl der nachweisbaren Antikörper noch mehr.

Bei allen Untersuchungen ist an die *individuell verschieden starke Bildung* von Antikörpern und an die *verzögerte Wirkung durch die Behandlung* mit Sulfonamiden und Antibiotica zu denken. ACTH und Cortison werden am Anfang einer akuten Streptokokkenerkrankung, im Stadium des Titeranstiegs ausnahmsweise verabreicht; jedoch werden sie häufig bei Folgekrankheiten wie der akuten Polyarthritis und der Carditis gegeben. Hier ist an eine Senkung des Titers durch diese Hormone zu denken.

Deutlich oder stark vermehrte Antikörper im Patientenserum beweisen im Einzelfall eine wenige Wochen vorangegangene oder noch bestehende manifeste oder latente, durch hämolytische Streptokokken verursachte Erkrankung (CHRIST).

Beim Nachweis hämolytischer Streptokokken in Nasen- und Rachenabstrichen kann nach Höhe und Verlauf der Antikörpertiter mit hinreichender Wahrscheinlichkeit angenommen werden, ob es sich um einen manifest Erkrankten oder um einen latent Infizierten oder um einen gesunden Streptokokkenträger handelt (s. Tab. 2).

Der Nachweis von Antikörpern gegen hämolytische Streptokokken kann sowohl mit den *antigenen Leibessubstanzen* (C- und M-Substanz) wie auch mit den *antigenen Fermenten, die von den Erregern in die Kulturflüssigkeit abgegeben werden*, geführt werden.

α) Der Nachweis der gegen Leibessubstanzen gebildeten Antikörper hat für die Klinik keine große Bedeutung erlangt. Anti-C-Präzipitine werden nach Streptokokkeninfektionen nur wenig Patienten gebildet. Der Antikörpernachweis gegen die typenspezifische M-Substanz ist mit dem Phagocytoseversuch möglich, ist jedoch so kompliziert, daß er nur für ganz bestimmte Zwecke in Speziallaboratorien ausgeführt werden kann.

β) Unter den Antikörpern, die aus *extracellulären Substanzen* hervorgehen, hat die Bestimmung des erythrogenen Antitoxins, die klinisch ganz besonders interessieren würde, leider keine praktische Bedeutung erlangt. Dasselbe trifft für verschiedene Antienzyme zu, wie für die Antistreptodornasen und die Antistreptoproteinasen.

Dagegen sind die Bestimmungen des Titers der *Antistreptokinase* (ASK), der *Antistreptohyaluronidase* (ASH) und ganz besonders des *Antistreptolysin-O-Titers* (ASL) wegen ihrer relativ einfachen Ausführungsmöglichkeit in vielen klinischen Laboratorien als Routinemethoden eingeführt worden.

Wenn Serumverdünnungsreihen von z. B. 1:50, 1:100, 1:200 etc. hergestellt werden, werden bei allen drei Antikörpern nur *Titerunterschiede von zwei vollen Serumverdünnungsstufen* — zwischen zwei im Ablauf der Streptokokken-Infektion untersuchten Serumproben — als diagnostisch *beweisend* angesehen (CHRIST).

Der *Titeranstieg* des ASL, der ASH und der ASK setzt meist am Ende der 1. Woche einer Streptokokken-Infektion ein und erreicht in der 3.—5. Woche sein *Maximum*. Der Titerabfall beginnt einige Wochen nach Erreichen des Maximalwertes. Die Rückkehr des Titers zur Norm ist von vielen Faktoren abhängig: von der individuell unterschiedlichen Fähigkeit zur Antikörperbildung überhaupt, vom Auftreten eitriger Komplikationen und dem Auftreten evtl. Nachkrankheiten wie namentlich der akuten Polyarthritis, einer Carditis, oder einer akuten Nephritis.

Die meisten Autoren geben (nach CHRIST) diagnostisch verwertbare Titeranstiege bei unkomplizierten Streptokokken-Infektionen für 70—80% der nicht chemotherapeutisch bzw. antibiotisch behandelten Patienten an. Da die drei einzelnen Reaktionen nicht unbedingt parallel verlaufende Werte ergeben, kann durch die *gleichzeitige Bestimmung mehrerer Antikörper* die diagnostische Ausbeute erhöht werden. So konnte STOLLERMAN bei akuter Polyarthritis durch Bestimmung von ASL allein in 78%, bei Bestimmung aller drei Antikörper in 95% eine vorausgegangene Streptokokken-Infektion nachweisen.

Die Entwicklung von Antikörpern ist abhängig vom *Lebensalter*. RANTZ u. Mitarb. haben drei Reaktionstypen unterschieden: Nach einer Streptokokkeninfektion zeigten Kinder bis zu 14 Monaten keinen, 3jährige einen kurzen Titeranstieg, während bei 4³/₄jährigen, wie bei den meisten Erwachsenen rasch hohe Titerwerte erreicht wurden, die monatelang nachweisbar blieben. Wahrscheinlich entwickelt sich beim Kind durch wiederholte Streptokokkeninfekte allmählich die Fähigkeit zur Bildung dieser Antikörper.

Schon klinische Beobachtungen wiesen darauf hin, daß auch Zusammenhänge der Streptokokken-Infektionen mit der *geographischen Breite* bestehen. So wurde oft auf das seltene Vorkommen von Scharlach in den Tropen hingewiesen. COBURN und PAULI fanden bei klinisch gesunden Personen um so mehr über die Norm erhöhte ASL-Titerwerte je weiter nördlich die Untersuchten wohnten.

Auch die obere Grenze der *Norm der Antikörpertiter* scheint bei gesunden Erwachsenen in verschiedenen Gegenden etwas zu schwanken. Für den ASL-Titer werden in Europa und den USA als obere Grenze der Norm 200 Antistreptolysineinheiten (ASE) in 1 ccm Serum angegeben. In Schweden liegt dieser Wert nach WINBLAD um 19,7%, in Deutschland nach CHRIST um 24,8% höher. KOEHLER (1957) fand für Mitteldeutschland bei Gesunden einen oberen Normalgrenzwert von 200, für Norddeutschland von 250 ASE. VIAL (1957) nahm für Frankreich sogar einen oberen Normgrenzwert von 300 ASE an.

Für die klinische Beurteilung betrachtet CHRIST eine bis zwei Serumverdünnungsstufen oberhalb der Normgrenze gelegene Werte als „mäßig erhöht", höhere Werte als „stark erhöht".

Ein von CHRIST ergänztes Schema von SASLAW und STREITFELD zeigt wie die Resultate kombinierter bakteriologischer und serologischer Befunde klinisch beurteilt werden können:

Tabelle 2

Art der Infektion	Klinischer Befund	Bakteriologischer Nachweis von A-Streptokokken	Verhalten des ASL-Titers
Manifeste Erkrankung	Angina, Otitis, Scharlach	positiv oder negativ	Anstieg um mindestens zwei Stufen in 2—4 Wochen nach Krankheitsbeginn
Latente Infektion oder Keimträger in der Rekonvaleszenz	kein klinischer Befund	positiv oder negativ	Anstieg oder Abfall um mindestens zwei Serumverdünnungsstufen
Manifeste Erkrankung durch A-Streptokokken möglich	Angina, Otitis	positiv	Kein Anstieg oder Abfall z. B. bei frühzeitiger Penicillinbehandlung
Gesunde Streptokokkenträger	kein klinischer Befund	positiv	Normaltiter ohne Anstieg oder Abfall in 6 Wochen vor und nach bakteriologischem Befund

III. Pathogenese

Die klinischen Symptome variieren außerordentlich stark je nach der Art des Erregers (Gruppe, Typ, Virulenz), seiner Eintrittspforte und der Immunitätslage des Patienten. Es können *aus der gleichen Infektionsquelle* mit derselben Erregerart ganz *verschiedene Krankheitsbilder* entstehen:

Bei einer Lokalisation in der *Haut*: Impetigo contagiosa streptogenes, Ekthyma simplex streptogenes, Erysipel;

im *subcutanen Gewebe*: Abscesse;

in der *Schleimhaut*: Angina (mit sehr vielen Folgezuständen), Scharlach, Endometritis (Puerperalfieber).

Durch *lymphogene* und *hämatogene* Ausbreitung der Infektion können Otitis (Mastoiditis), Sinusitis, Lymphadenitis und *septische Zustände* mit den verschiedensten metastatischen Erkrankungen, z. T. mit Abscedierung, entstehen.

Denkt man neben diesen größeren, wohl charakterisierten Krankheitsbildern und der großen Zahl der allergisch bedingten Streptokokken-Nachkrankheiten auch an die vielen alltäglichen banalen Streptokokkeninfekte, so dürfen die Streptokokkenaffektionen zu den am häufigsten vorkommenden Infektionskrankheiten gerechnet werden.

Wie vorn gezeigt, haben die Bemühungen der Bakteriologen, die *Identifizierung* und Differenzierung der vielen *Streptokokkenstämme* immer weiter zu entwickeln bereits zu sehr beachtlichen Ergebnissen geführt, die auch für das klinische Verständnis der Streptokokkenerkrankungen von großer Wichtigkeit sind. Dadurch werden *epidemiologische Zusammenhänge* besser erfaßbar und vor allem können jene Krankheitserscheinungen, die früher als Komplikation einer bestimmten Streptokokkeninfektion angesehen wurden, als durch andere Streptokokken-Typen oder sogar -Gruppen bedingte Neuinfektionen („cross infection") erkannt werden.

Es wurde auch bereits festgestellt, daß es Streptokokken-Typen gibt, die zu besonderen Krankheitsbildern disponieren; so fanden RAMMELKAMP und WEAVER (1953) ein starkes Vorherrschen von vier Typen, namentlich des Typs 12 bei akuten diffusen Glomerulonephritiden.

Der Ausbau der *serologischen Untersuchungsmethoden*, besonders die Untersuchungen auf Antikörper, haben bei fehlendem Nachweis von Streptokokken zur Erkennung von Streptokokken-Nachkrankheiten ganz wesentlich beigetragen.

Das eingehende Studium der Streptokokken, ihrer Zusammensetzung und aller ihrer Stoffwechselprodukte läßt uns heute die *vielfältige klinische Wirkung* dieser Erreger mit ihren invasiven, toxischen Eigenschaften, mit ihren sensibilisierenden und vielen enzymatischen Wirkungen besser verstehen. Gerade diese komplexe Wirkung der Streptokokken, die außerdem noch an verschiedenen Stellen in den Körper eintreten können, ist sehr wahrscheinlich die Hauptursache für die klinisch so erstaunliche *Verschiedenartigkeit* der durch die Streptokokken verursachten *Krankheitsbilder*.

Ganz besonders hervorzuheben ist die außerordentlich *unterschiedliche Anfälligkeit* der Einzelindividuen gegenüber den Streptokokkeninfektionen. Wir haben schon bei der Besprechung der serologischen Untersuchungen erwähnt, daß RANTZ u. Mitarb. in den *einzelnen Lebensaltern* drei verschiedene Antistreptolysintiter-Verläufe fanden. Diese stehen in Beziehung zu den von RANTZ und auch von POWERS und BOISVERT angegebenen drei *klinischen Verlaufstypen*:

1. Bei *Säuglingen und Kleinkindern:* Subakuter Beginn mit protrahiertem Verlauf, Häufung eitriger Komplikationen, kein Scharlachexanthem, keine nachfolgende Polyarthritis und Karditis (kein Antikörperanstieg unter 2 Jahren)!

2. Bei *älteren Kindern:* Akuter Krankheitsbeginn, zeitlich begrenzter Verlauf, weniger oft eitrige Komplikationen, dagegen mehr Scharlachexantheme und relativ häufig Polyarthritis, Karditis und Glomerulonephritiden (11% Teilsymptome oder Vollbild von akuter Polyarthritis).

3. Bei *Erwachsenen:* Ähnliches Verhalten wie bei älteren Kindern, jedoch seltenes Auftreten von Scharlach und von eitrigen Komplikationen. (Bei jungen Soldaten Spätkomplikationen, Gelenke, Herz, Nieren in ebenfalls ca. 11%.)

Die Häufung der Infektionen der oberen Luftwege, des Scharlachs und der akuten Polyarthritis und Karditis um das *6. Lebensjahr* hängt nach RAMMELKAMP wahrscheinlich mit der vermehrten Gelegenheit zu Streptokokken-Infektionen *bei Schulbeginn* zusammen.

Die Abnahme der Erkrankungen an akuter Polyarthritis *nach dem 40. Lebensjahr* beruht nach SCHOEN auf einem wahrscheinlichen Rückgang der Streptokokken-Infektionen in diesem Alter; es sind dann schon so viele Streptokokken-Infektionen erfolgt, daß eine antibakterielle Immunität für die in der jeweiligen Umgebung am häufigsten vorkommenden Streptokokken-Typen angenommen werden kann.

Eine ausgesprochene Erkrankung kleiner Kinder ist die *Streptokokkenosteomyelitis*, während bei Jugendlichen und vor allem bei Erwachsenen Staphylokokken als Erreger dieser Krankheit auftreten.

Die verschiedenen Streptokokkenerkrankungen lassen sich auf Grund der z. Z. möglichen *pathogenetischen Beweisführung* (GRUMBACH) in drei Gruppen einteilen:

I. *Krankheiten, bei denen Streptokokken am Ort der Läsion nachgewiesen werden können:*

a) *Sicherer Nachweis:*

Bei Infektion
   der Epidermis (Impetigo contagiosa),
   der Cutis, Subcutis und Muskulatur (Erysipel, Phlegmone, Abscesse),
   der Lymphdrüsen (Lymphadenitis, Lymphadenitis abscedens),
   der serösen Höhlen (Pleuraempyem, Peritonitis),
   der Höhlen des Schädels (Otitis media, Mastoiditis, Sinusitis),
   der parenchymatösen Organe (Lungen-, Leber-, Milz-, Nierenabscesse, Herdnephritis,
      interstitielle Nephritis),
   der Gelenke (Arthritis purulenta),
   des Knochenmarks (Osteomyelitis),
   der Herz- und Gefäßwandungen (Endokarditis, Periarteriitis, Phlebitis).

b) *Wahrscheinlicher Nachweis:*

Bei entzündlichen Erkrankungen der Schleimhäute des Respirations-, des Digestions- sowie der unteren Abschnitte des Urogenitaltraktus ist die primäre ätiologische Bedeutung der Streptokokken nicht immer leicht zu beweisen. Die Bakteriologen weisen hier besonders auf die Bedeutung der Art der Untersuchungstechnik hin. Auch der Erfolg der Antibiotica oder der Chemotherapie kann von entscheidender Bedeutung sein. Hierher gehören:
   die akute Streptokokken-Rhinitis, Pharyngitis, Tonsillitis, Laryngitis, Tracheitis,
      Bronchitis, Bronchopneumonie,
   periapikale und paradentale Infekte,
   Enteritis, Appendicitis, Colitis ulcerosa,
   Urethritis, Cystitis, Pyelonephritis,
   puerperale Infektionen.

II. *Krankheitsbilder, bei denen der Streptokokkennachweis nicht immer gelingt,* die sich aber bei *Erkrankten der Umgebung* nachweisen oder durch indirekte *Untersuchungsmethoden* so eindeutig charakterisieren lassen (Scharlach), daß an ihrer Streptokokkennatur nicht mehr zu zweifeln ist.

III. *Krankheiten, bei denen sich die Erreger in vielen Fällen nur noch an der Eintrittspforte der Infektion nachweisen lassen, nicht aber am Orte der eigentlichen Krankheit,* so daß diese als toxisch-allergische Fernwirkung aufgefaßt wird.
   Herdinfektionen,
   Polyarthritis rheumatica,
   Karditis, Endokarditis, Perikarditis,
   Nephritis.

Bei diesen Erkrankungen hat der Antikörpernachweis, der auf Streptokokken-Infektionen hinweist, eine große Bedeutung erlangt.

Bei den Patienten finden sich von subklinisch verlaufenden Streptokokken-Infekten alle Übergänge bis zu phlegmonösen, eitrigen, produktiven und nekrotisierenden Prozessen. Die Ausbreitung der Infektion verläuft teils per continuitatem, lymphogen (Erysipel), teils canaliculär (Cholangitis) oder hämatogen.

IV. Klinische Formen der Streptokokken-Infektionen

Die verschiedenen klinischen Bilder der Streptokokken-Infektionen lassen sich am besten nach der Eintrittspforte der Erreger darstellen, wobei aber für das Erysipel und den Scharlach besondere Kapitel vorgesehen sind. Die ganze Therapie der Streptokokkenerkrankungen wird beim Scharlach eingehend besprochen (s. S. 70—75). Viele der oben unter der pathogenetischen Einteilung erwähnten Krankheitsbilder, für die neben Streptokokken auch andere Erreger in Frage kommen, wie Pneumonie, Karditis, Erkrankungen des Verdauungs- und des Urogenital-traktes, alle Erkrankungen des rheumatischen Formenkreises, fallen nicht in den Bereich der Infektionskrankheiten und können daher in diesem Rahmen nur angedeutet werden.

1. Streptokokkenerkrankungen der Haut

Die *Impetigo contagiosa streptogenes* (seltener ist die Impetigo staphylogenes) ist eine hauptsächlich bei Kindern oft zu beobachtende, oberflächliche Hautaffektion, die namentlich um Mund und Nase, sowie an Ellenbogen und Knien auftritt. Bei Erwachsenen werden Kinn, Wangen (rasieren) und Hände, sowie Stellen, die leicht kleine Wunden aufweisen, bevorzugt. Es treten in der Haut wasserhelle, dünne Blasen auf, die sich von der unveränderten Haut abheben, oder von einem entzündlichen roten Hof umgeben sind. Die leicht einreißbaren dünnen Blasen enthalten ein klares, seröses, streptokokkenhaltiges Exsudat, das leicht auf andere Körperstellen und andere Individuen übertragen wird und beim Eintrocknen dicke, honiggelbe Krusten bildet. Die sehr oberflächliche Lage ist wohl die Ursache für die selbst bei ausgedehntem Befall geringe Störung des Allgemeinbefindens.

Die *Intertrigo* ist eine oberflächliche, unscharf begrenzte, meist leicht nässende Hautentzündung, die besonders an sich berührenden Hautstellen auftritt (Leisten-gegend, Gesäß, Mammae). Sie kommt sowohl bei Erwachsenen wie namentlich bei Kindern vor und wird oft durch hämolytische Streptokokken verursacht.

Das *Ekthyma simplex streptogenes* besteht aus Pusteln, die einschmelzen, wodurch Hautgeschwüre entstehen. Es kommt besonders bei Grabenarbeitern vor. Bei ausgedehntem Befall werden bei beiden Erkrankungen neben lokaler antiseptischer Therapie Sulfonamide oder Antibiotica angewendet.

Hämolytische Streptokokken sind oft Ursache von *Wundinfektionen*, die oberflächliche Rhagaden der Mundwinkel (*Perlèche*) unterhalten können oder je nach Lage und Größe der Eintrittspforte, der Stärke der Infektion und der Art des Substrates zu *lokalisierten Phlegmonen* im Unterhautzellgewebe, zu einer *fortschreitenden Cellulitis* oder zu einer *Eiterung* führen können. Wie wir schon erwähnten, wird die charakteristische Dünnflüssigkeit des Streptokokkeneiters mit der Streptokinase in Zusammenhang gebracht.

Das *Erysipel*, siehe folgendes Kapitel Therapie, S. 17—29.

Das *Erythema nodosum*, ein unspezifisches allergisches Phänomen, kann als *Folgekrankheit* einer Infektion mit hämolytischen Streptokokken auftreten; in den meisten Fällen ist es jedoch Ausdruck einer Tuberkuloseallergie. Es kann aber auch durch andere Infektionen hervorgerufen werden wie Scharlach (HOEN), Masern (LIND), die Katzenkratzkrankheit (MARQUEZY u. a.); es kommt beim Morbus Boeck vor (SCHMID) und wird nach Sulfonamidgaben (BRÜGGER) beobachtet.

Die Streptokokkenantikörper im Serum können erhöht sein; im Rachenabstrich sind gelegentlich β-hämolytische Streptokokken der Gruppe A nachweisbar. In die Haut eingespritzte Streptokokkenextrakte verstärken neben einer Allgemein- und Lokalreaktion die akuten Erscheinungen der rot-bläulichen Knoten nur bei durch Streptokokken bedingten Erkrankungen, während Tuberkulin die Herde nur bei tuberkulöser Ätiologie zum Aufflammen bringt (H.F. SWIFT). VESEY und WILKINSON (1959) haben 70 Fälle von Erythema nodosum nach diesen Gesichtspunkten untersucht und haben bei Erwachsenen in 45,6% die Streptokokkenätiologie für bewiesen und sehr wahrscheinlich angesehen. Bei Kindern fand LORBER (1958) von 1951—1953 eine tuberkulöse Ätiologie in 73%, nach vermehrter B.C.G.-Impfung von 1954—1956 nur noch in 51%.

Die in und unter der Haut gelegenen, mäßig prominenten, knotigen Infiltrate bevorzugen die Streckseiten der Unterschenkel, seltener treten sie an den Oberschenkeln und Unterarmen auf. Sie sind erbsen- bis über walnußgroß, schon spontan, namentlich aber auf Druck schmerzhaft, erweichen nie und verfärben sich bei ihrer Rückbildung über rötlich-braune bis grün-gelbliche Farbtöne. Der Ausschlag wird oft von Fieber, Angina, gelegentlich auch von Gelenkschmerzen begleitet, so daß einige Autoren solche Formen des Erythema nodosum als eine Komplikation des rheumatischen Fiebers ansehen und sie entsprechend mit Penicillin und entzündungshemmenden Medikamenten behandeln.

Zu den *Streptokokkenfolgekrankheiten* der Haut kann auch ein Teil der Erkrankungen an *Purpura rheumatica* gerechnet werden. BYWATERS hat beobachtet, daß dieser Erkrankung in einer großen Zahl der Fälle eine Infektion der oberen Luftwege vorausgeht. Bei bakteriologischen Untersuchungen konnten in einem Drittel der Fälle hämolytische Streptokokken nachgewiesen werden. MIESCHER konnte durch Injektion von Streptokokkenantigen in die Haut sowohl an der Injektionsstelle selbst, wie manchmal auch an den Unterschenkeln, eine typische Purpura erzeugen.

2. Streptokokkenerkrankungen der Schleimhäute. Die Streptokokken-Angina

a) Pathogenese und Epidemiologie

Die häufigste Streptokokken-Infektion der oberen Luftwege hat ihren Sitz in den Tonsillen. Die isolierte *akute Tonsillitis* tritt erst vom *3.—4. Lebensjahre an vermehrt* auf. Dies hängt nicht nur von der Zahl der durchgemachten Streptokokken-Infekte, somit von einer gewissen Allergielage ab, sondern in einem gewissen Grade auch vom *unterschiedlichen Entwicklungszustande der Tonsillen* (JOACHIMS). In den ersten Lebensjahren ist die Rachenmandel stärker ausgebildet als die Gaumentonsillen; daher nimmt in diesem frühen Alter der Rachenraum als Ganzes an den Entzündungsvorgängen teil.

Wir haben schon darauf hingewiesen, daß die Streptokokkenkrankheiten beim Säugling und Kleinkind, bei älteren Kindern und schließlich beim Erwachsenen gewisse Unterschiede zeigen. *Während der ersten Lebensjahre* verlaufen die Streptokokken-Infektionen der oberen Luftwege meist unter dem Bilde einer Nasopharyngitis mit mäßigem, oft länger dauerndem Fieber und relativ häufigen eitrigen Komplikationen, wie Lymphadenitiden und Otitiden.

Vom 3.—4. Lebensjahre an treten erst die akut beginnenden *Streptokokkentonsillitiden* auf, die seltener von eitrigen Komplikationen, dagegen häufiger von Scharlachexanthemen, Gelenk-, Herz- und Nierenkomplikationen gefolgt sind.

Die *Erwachsenen* verhalten sich ähnlich wie die älteren Kinder, nur kommt der Scharlach viel seltener vor.

In der *kalten Jahreszeit* treten häufiger Anginen auf als im Sommer. Es stimmt dies mit den bereits erwähnten Feststellungen von COBURN und PAULI überein, die in den kalten nördlichen Gegenden höhere Antistreptolysin-Titer fanden als in den Tropen und daher im kalten Klima mehr Streptokokken-Infektionen annahmen. Außerdem führt DE RUDDER den Wintergipfel von Angina und Scharlach auf den winterlichen Ultraviolettmangel zurück (zit. nach CHRIST).

Es gibt zudem Kinder, die für Anginen und Infekte der oberen Luftwege besonders anfällig sind. Wenn nicht faßbare Lokalbefunde wie chronische Sinusitiden nachweisbar sind, wird eine *besondere*, oft familiäre *Disposition* für Infekte angenommen.

Neben *exogenen Infektionen* (Tröpfcheninfektion) kommen sehr wahrscheinlich auch „*Selbstinfektionen*" vor, indem latent vorhandene Erreger durch besondere Belastungen (Erkältungen, andere Krankheiten, psychische Traumen, Virusinfekte) virulent werden können.

Die Zahl gesunder Träger von hämolytischen Streptokokken schwankt je nach der Jahreszeit zwischen 2% bis über 16% (JOACHIMS). Die Häufigkeit der durch β-hämolytische Streptokokken verursachten Anginen wird sehr verschieden angegeben. STILLERMAN und BERNSTEIN (1961) nennen Zahlen von 3—18%, BRETON und WALBAUM von 33% aller Anginen. *Tonsillektomierte* sollen nach STILLERMAN und BERNSTEIN etwas seltener an Streptokokken-Infektionen des Rachens erkranken, während RANTZ, BOISVERT und SPINK keinen deutlichen Unterschied finden.

b) Klinisches Bild

1. Symptomatologie. In typischen Fällen erkrankt der Patient *akut* mit rasch gegen 39—40⁰ ansteigendem Fieber, Hals- und Schluckbeschwerden und einem ausgesprochenen allgemeinen Krankheitsgefühl. Auch das Sprechen tut weh, und die Sprache wird undeutlich. Oft werden auch Kopfschmerzen, Übelkeit, Erbrechen und Bauchschmerzen angegeben. Da diese abdominalen Beschwerden den Halssymptomen vorausgehen können, wird oft zuerst an einen abdominalen Prozeß gedacht.

Die Racheninspektion zeigt bei ungefähr einem Drittel aller Patienten eine intensive *Rötung von Tonsillen und Pharynx* (hell- bis fleischigrot). In 7 % der Fälle treten düsterrote Stippchen oder *Petechien* am weichen Gaumen auf, die STILLERMAN und BERNSTEIN (1961) für besonders charakteristisch halten. Die Kieferwinkeldrüsen schwellen an und sind druckschmerzhaft. Die Entzündung tiefsitzender Halslymphknoten kann eine Nackensteifigkeit vortäuschen.

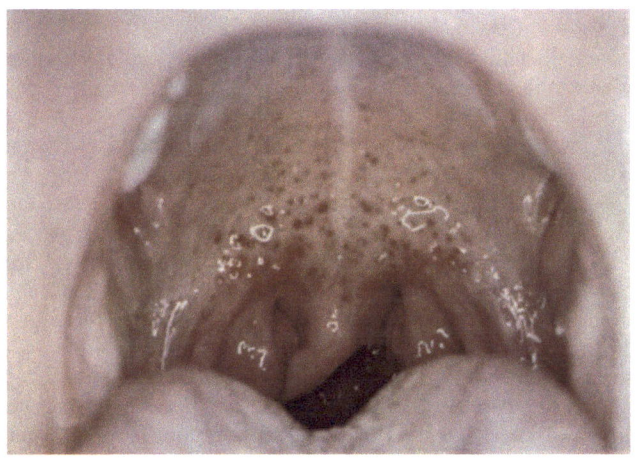

Abb. 2. Streptokokken-Angina. Deutliche petechiale Stippchen am weichen Gaumen
(aus STILLERMAN-BERNSTEIN, 1961)

Verschiedene *Formen* werden unterschieden:

a) Ist die Oberfläche der Tonsillen nur katarrhalisch entzündet und gerötet, spricht man von einer *Angina tonsillaris superficialis.*

b) Bei der *Angina tonsillaris lacunaris* sind die Tonsillen mit übelriechenden, wie Eiter aussehenden Pfröpfen ausgefüllt, die aus Leukocyten, Bakterien und Detritus bestehen. Wenn die Pfröpfe oberflächlich konfluieren, können sie Pseudomembranen vortäuschen.

c) Die *Angina follicularis* mit Absceßbildung innerhalb der Lymphfollikel der Tonsille ist eher selten.

d) Als *Seitenstrangangina* bezeichnet man eine Entzündung der Lymphfollikel der lateralen Pharynxwand.

Das klinische Bild der Streptokokkenangina entspricht dem einer *Scharlachangina* ohne Exanthem.

Das *Blutbild* zeigt oft eine ausgesprochene Leukocytose mit Linksverschiebung, toxische Granulation der Leukocyten und Verminderung der Eosinophilen.

Das Ansteigen der Senkungsreaktion hinkt, wie üblich, der akuten Leukocytose nach. Ohne eine antibiotische Behandlung kann das Fieber mehrere Tage hoch bleiben. Husten fehlt meist oder ist gering im Gegensatz zu Virus-Anginen und -Pharyngitiden.

Diese einfacheren Tonsillitiden heilen entweder ab oder gehen in ein *chronisches Stadium* über. Es kann zu einer Hypertrophie (*Angina hypertrophicans*) oder zu einer Atrophie der Tonsillen kommen, die als *Fokalherde* wie die Frischerkrankung zu den verschiedensten Komplikationen führen können.

2. Komplikationen. Die Lymphadenitis cervicalis kann eitrig werden. Durch die Tuba Eustachii ins Mittelohr verschleppte Streptokokken bewirken oft die Entstehung einer *Otitis media.* Von ihr kann eine *Mastoiditis*, eine otogene *Meningitis* und eine otogene *Sinusthrombose mit Sepsis* ausgehen. Wie zu Otitiden kommt es auch leicht zu *Sinusitiden*, die ohne Behandlung auch in die Umgebung fortschreiten können. Ferner gibt es frühe und späte Herz-, Nieren- und rheumatische Erkrankungen; die Frühschädigungen sind infektiös-toxisch bedingt, die Spätschädigungen haben mit größter Wahrscheinlichkeit z. T. eine allergische Genese; es gibt aber noch späte, vom Fokalherd (Tonsille, Pharynx, Sinus, Ohr, Mastoid) ausgehende, endogene Reinfekte, wie namentlich auch exogene Neuinfekte (siehe eingehende Besprechung beim Scharlach).

Die Tonsillen selbst können zu weiteren Komplikationen Veranlassung geben und zu schweren phlegmonösen und abscedierenden Formen der Entzündung führen:

Bei der *Tonsillitis phlegmonosa* sind die Tonsillen histologisch diffus von Leukocyten durchsetzt, gelegentlich unter herdförmiger Ausbildung von Abscessen und Gewebsnekrosen. Die Abscesse können an die Oberfläche durchbrechen oder kontinuierlich bzw. lymphogen auf das peritonsilläre Gewebe übergreifen und so zu einer *Peritonsillitis phlegmonosa* und zu einem *Peritonsillarabsceß* führen. Greift der Prozeß auf das retropharyngeale Gewebe über, entwickelt sich ein *Retropharyngealabsceß*, der, wenn er sich nach dem Pharynx entleert, zu Aspirationspneumonien führen kann. Es kann sich aber auch eine *Halsphlegmone* mit Larynxödem oder eine fortschreitende *Mediastinitis* und *Pleuritis* entwickeln. Schreitet der Prozeß nach der Schädelbasis hin fort, kann er über eine Thrombophlebitis zu einer *Meningitis* führen. Eine infizierte Thrombophlebitis kann auch Ausgangspunkt einer *Sepsis* sein, oder es kann eine Arrosionsblutung auftreten (ZISCHKA-KONORSA).

3. Diagnose. Für die Diagnose der Streptokokkenangina sind wir auf die *bakteriologische Kultur des Rachenabstriches* angewiesen. Bei einwandfreier Entnahmetechnik und bakteriologischer Untersuchungsmethode (RAMMELKAMP, 1957) lassen sich die hämolytischen Streptokokken bei Streptokokkenanginen in fast 100 % der untersuchten Fälle nachweisen (WILSON und MILES, 1955). Bei der bakteriologischen Kultur ist aber mit einer Irrtumsmöglichkeit von ca. 13 % (STILLERMAN und BERNSTEIN) zu rechnen, da unter den Patienten Keimträger sein können und ein einzelner Abstrich die Bakterien nicht immer richtig zu erfassen vermag. Rein klinisch konnten STILLERMAN und BERNSTEIN (1961) nach den oben angegebenen Kriterien in knapp der Hälfte der Fälle Streptokokkenanginen diagnostizieren (gemessen an den bakteriologischen Resultaten).

Oft ist es in einem Einzelfalle schwierig zu entscheiden, ob eine Streptokokkenangina vorliegt oder ob es sich um eine Virusinfektion, eine „*Virusangina*" handelt. Auch wenn β-hämolytische Streptokokken nachgewiesen werden können, so kann es sich um einen Bacillenträger bei einer Virusinfektion handeln. Zur Klärung kann nur eine Mituntersuchung der kranken aber auch der gesunden Umgebung beitragen. Wenn bei der Umgebungsuntersuchung ebenfalls β-hämolytische Streptokokken gefunden werden, kann eine Streptokokkeninfektion angenommen werden, die entsprechend zu behandeln ist (STOLLERMAN, 1964).

4. Differentialdiagnose. Petechien am weichen Gaumen kommen auch bei *Virusinfektionen* vor, meist zusammen mit starkem Husten und starker seröser Rhinitis. Bei *Mononucleosis infectiosa* (Pfeiffersches Drüsenfieber, Monocytenangina) — Blutuntersuchung! — treten die Petechien selten vor dem 5. Tage auf und liegen meistens an der Grenze des weichen und harten Gaumens (JOACHIMS und RECHEN-BERG). Eine Streptokokkenangina ist wenig wahrscheinlich, wenn 24 Std nach einer Penicillintherapie noch keine Besserung und kein Fieberrückgang feststellbar sind.

Gegenüber *anderen bakteriellen Anginen* (pathogene Staphylokokken-Stämme, Pneumokokken, Haemophilus influenzae, Micrococcus catarrhalis, Rachen-Diphterie, Angina Plaut Vincenti) entscheiden bakteriologische Untersuchungen, gegenüber *ulcerierenden Anginen*, bei *Agranulocytose* und *Leukämie* Blutuntersuchungen, und gegenüber *Virus-Anginen* können virologische und serologische Untersuchungen, wenn auch nicht regelmäßig, zur Klärung der Diagnose beitragen. In Betracht kommen *Grippeviren, Parainfluenzaviren, RS-Viren, Rhino-Viren*. Anginen können auch im Beginn einer *Parotitis*, einer *Poliomyelitis*, einer *Hepatitis epidemica*, einer *Psittacose* und einer *infektiösen Lymphocytose* auftreten. Die *Masernangina* gehört zum Prodromalstadium. Die *Rötelnangina* ist meist leichter und kann dem Exanthem um 1—2 Tage vorausgehen (Nackenlymphdrüsen!). Ferner ist an die *Herpangina* (Coxsackie-A-Virus) und an die der Meningitis vorausgehende Angina bei der *Choriomeningitis lymphocytaria* zu denken. Eine *vaccinale Angina* kann zwischen dem 6. und 10. Tag nach der Erstimpfung auftreten (das Vaccinevirus wird durch die Tonsillen ausgeschieden; DENNIG). Im *Blutbild* zeigen die Virus-Anginen eher Leukopenien mit relativen Lymphocytosen, was differentialdiagnostisch gegenüber bakteriell-bedingten Anginen von Bedeutung ist.

Schließlich ist auch daran zu denken, daß eine *tuberkulöse* und eine *luetische Entzündung* der Tonsillen und ein *entzündeter Tonsillentumor* wie eine Angina aussehen können.

Neben einer guten klinischen Verlaufsbeobachtung, bakteriologischen und virologischen Untersuchungen, sind wir für eine Diagnosenstellung oft auch auf serologische und hämatologische Befunde angewiesen. Bei jeder Angina ist nach den obigen Ausführungen daran zu denken, daß sie Begleitsymptom einer anderen Krankheit sein kann. Der typische *Scharlach* beginnt regelmäßig mit einer gewöhnlich ziemlich schweren Angina. Es soll daher nicht vergessen werden, nach der Entstehung eines Exanthems zu suchen.

5. Prophylaxe. Wenn auch keine Vorschrift besteht, Patienten mit Angina zu isolieren, ist eine Isolierung zur Vermeidung von Tröpfcheninfektionen doch sehr zu empfehlen. (Dazu eigenes, ausgekochtes Eßgeschirr!)

6. Therapie. Eine Streptokokken-Angina ist *antibiotisch* zu behandeln. Am besten wirkt Penicillin, möglichst frühzeitig gegeben, in genügender und genügend lange verabreichter Dosierung. Bei Penicillinüberempfindlichkeit ist Erythromycin zu empfehlen. Über die Präparate und die Dosierung wird bei der Scharlachbehandlung eingehend berichtet. *Chronische Streptokokken-Tonsillitiden* können in der Tiefe virulente Erreger beherbergen und dadurch gefährliche Herdinfekte darstellen. Bei wiederholter bakterieller Tonsillitis (positiver Rachenabstrich, Leukocytose, beschleunigte Blutsenkung und evtl. Anstieg des Antistreptolysin-Titers) ist zur *Tonsillektomie* zu raten, ganz besonders im Anschluß an eine Glomerulonephritis und einen durchgemachten Peritonsillarabsceß, der gerne zu Rückfällen neigt.

B. Erysipel

Synonyma: (franz.: *érysipèle*; engl.: *erysipelas, St. Antony's fire*; ital.: *risipola*; span.: *erisipela*).

Das *Erysipel*, auch *Rose, Wundrose, Rotlauf (Streptodermia cutanea lymphatica)* genannt, wird vorwiegend zu den Streptokokkenerkrankungen der Haut gerechnet, obwohl Übergänge zu Schleimhautbeteiligungen nicht selten sind. Die Abgrenzung eines Schleimhauterysipels ist gegenüber den früher erwähnten Streptokokkenerkrankungen der Schleimhäute nur möglich, wenn eine Kombination der Haut- und Schleimhauterkrankung feststellbar ist, oder die Schleimhautentzündungen selbst einen ausgesprochenen erysipelartigen Charakter mit blasigen Abhebungen annehmen, was eher selten ist. Das Erysipel nimmt somit gewissermaßen eine Mittelstellung zwischen den durch Streptokokken bedingten Erkrankungen der Haut und der Schleimhäute ein.

I. Definition

Das Erysipel ist eine fieberhafte, meist mit erheblichen Allgemeinerscheinungen einhergehende, akute (heute immer seltener rezidivierend und chronisch verlaufende) Streptokokkeninfektion der Lymphspalten der besonders bevorzugten Teile der Haut (Streptodermia cutanea lymphatica mit sehr starkem Lymphödem), mitunter auch der den Körperöffnungen benachbarten Schleimhaut. Es tritt meist plaqueartig als Lokalinfektion auf, ist durch eine scharfumgrenzte, flächenhafte Rötung gekennzeichnet, neigt zu lymphogenem Fortschreiten und heilt meist ohne Narbenbildung ab ohne eine Immunität zu hinterlassen. Zentral können Blasen und Bläschen auftreten.

II. Geschichte

Das Krankheitsbild war schon im Altertum bekannt. Der griechische Name (erythros = rot, pella = Haut) weist darauf hin. Hippokrates hat es im dritten Band der Epidemien beschrieben. Während Jahrhunderten spielte das Erysipel, welches in Spitälern und Lazaretten oft epidemieartig auftrat, eine große Rolle. Es war besonders bei kleinen Kindern und Greisen sehr gefürchtet. Säuglinge sind fast ausnahmslos an einer nachfolgenden Sepsis erlegen (MUELLER, KNOEPFELMACHER).

Schon früh wurde von lokaler Disposition, von konstitutioneller Krankheit berichtet. Es wurde festgestellt, daß die Krankheit ansteckend ist und wahrscheinlich durch ein Kontagium übertragen wird. Der Zusammenhang mit kleinen Verletzungen und Wunden der Haut trug der Krankheit den Namen Wundrose, Wunderysipel ein. Französische Autoren wie TROUSSEAU *haben äußere Verletzungen ebenfalls als Voraussetzung für die Erkrankung angesehen.* HENLE hat das Erysipel bereits mit niedrigsten pflanzlichen Organismen in Zusammenhang gebracht. 1886 hat NEPVEU bereits Erreger im Erysipel festgestellt und PITOY und BOUCHARD haben Diplokokken und Kettenformen beobachtet. HUETER erwähnte in seiner Publikation 1869, daß es sich beim Erysipel um eine Invasion von Spaltpilzen handele. Interessant ist die Beobachtung von ZUELZER (1877) der feststellte, daß viele Erkrankungen an Erysipel nicht von einem anderen Erysipel, sondern von eiternden Wunden und Erkrankungen an Puerperalfieber ausgingen. LUKOMSKY fand die Erreger in den Lymphgefäßen der Haut und des subcutanen Bindegewebes.

Dem Chirurgen FEHLEISEN ist es 1882 in San Francisco gelungen, den Beweis zu erbringen, daß das Erysipel eine *Streptokokkenerkrankung* ist. Von nun an war es möglich, viele Krankheitsbilder, die man mit dem Erysipel in Zusammenhang brachte, von diesem abzutrennen, wie namentlich das Erysipeloid, Ekzeme, andere Exantheme und Erytheme, Milzbrand, Rotz, Gasödem und viele andere entzündliche Prozesse.

Seit der Einführung der Asepsis ist die Zahl der Erkrankungen stark zurückgegangen. Mit der Einführung der Sulfonamide und noch mehr seit der Anwendung des Penicillins ist nicht nur die Erkrankungszahl stark zurückgegangen, sondern auch der Krankheitsverlauf so viel rascher und leichter geworden, daß man sich heute an die Zeit vor der Chemotherapie und vor der antibiotischen Therapie zurückerinnern oder ältere Beschreibungen lesen muß, um sich das früher oft so schwer mit ernsten Komplikationen und langsam verlaufende Krankheitsbild zu vergegenwärtigen.

III. Erreger

FEHLEISEN ist es nicht nur gelungen, den „Erysipelstreptococcus" einwandfrei nachzuweisen, sondern ihn in Nährbouillon auch zu züchten. Seine Auffassung, daß es sich um einen ganz besonderen Streptococcus erysipelatos handelt, stützte er besonders auf Versuche, mit denen es ihm gelang, sowohl im Tierversuch als auch bei Übertragungen auf Patienten, die an Lupus oder Carcinom erkrankt waren, ein echtes Erysipel zu erzeugen.

Mit der Auffasung FEHLEISENs deckte sich auch diejenige des Ehepaars DICK, das auch an eine Spezifität der Scharlachstreptokokken glaubte. Das Ehepaar DICK konnte den wichtigen Nachweis erbringen, daß eine durch Scharlachtoxin erzielte Immunität nicht gegenüber dem Erysipeltoxin schützt. Sodann wurde Pferden Erysipelstreptokokkentoxin injiziert. Das dabei gewonnene „Erysipelantitoxin" neutralisierte wohl das Erysipeltoxin, nicht aber ein Scharlachtoxin. Umgekehrt neutralisierte ein Scharlachantitoxin wohl die Toxine vieler anderer Streptokokkenarten, nicht jedoch das Erysipeltoxin.

Damit wurde ein sicherer Unterschied zwischen den Toxinen der Erysipelstreptokokken und denjenigen der Scharlachstreptokokken nachgewiesen. Die Erysipeltoxine sind schwächer als die Scharlachtoxine. Darauf beruht wahrscheinlich auch der Immunitätsunterschied der beiden Krankheiten. Während das Erysipel zu *erneuten Verschlimmerungen (Rekrudeszenzen)* der laufenden Erkrankung und zu *Rückfällen nach Monaten und Jahren* geradezu neigt, hinterläßt der Scharlach eine Immunität.

Diejenigen, die wie BIRKHAUG einen spezifischen Erysipelstreptococcus annehmen, bemühten sich ganz besonders darum, die verschiedenen Streptokokkenarten bakteriologisch und serologisch weitgehend zu differenzieren: streng anaerobe, fakultativ anaerobe Streptokokken; dann die hämolytischen, vergrünenden und anhämolytischen Formen (SCHOTTMÜLLER, 1897) und schließlich die Gruppen- und Typendifferenzierungen von LANCEFIELD und GRIFFITH (s. S. 3—4). Als RAMMELKAMP sogar besondere Typen fand, die bei Scharlach zur Erkrankung an Glomerulonephritiden führten, war sehr zu hoffen, daß auch besondere Erysipel-Typen der zu Erysipel führenden *β-hämolytischen Streptokokken der Gruppe A* gefunden werden könnten.

Das war nun trotz aller Bemühungen bis heute nicht der Fall. Es zeigte sich nur, daß die Erysipelerreger zu den häufigsten serologischen Typen 1—3 (nach GRIFFITH der Gruppe A, selten aber auch zur Gruppe C) gehören, ohne daß aber eine wirkliche Spezifität in bezug auf Gruppen und Typen bestünde (HOERING). Zudem wurden vereinzelt auch Staphylokokken und Pneumokokken als Erreger nachgewiesen (DELBANCO, CALLOMON).

Das paßte auch nicht zur Auffassung der Unitarier, und rein klinisch sprachen schon viele Beobachtungen dafür, daß ein und derselbe *β*-hämolytische Streptococcus der Gruppe A offenbar je nach Lokalisation und Substrat (Allergie), ganz verschiedene Krankheitsbilder hervorrufen kann: Neben Erysipel, phlegmonösen Prozessen, Anginen, Lymphadenitiden, Scharlach, Gelenkeiterungen, Empyemen und allen früher schon erwähnten Streptokokkeninfektionen.

Daß die Übertragung einer Infektion von einem Erysipel auf eine Wöchnerin eine Puerperalsepsis auslösen kann und umgekehrt bei anderen Patienten von einem puerperalen Prozeß ein Erysipel entsteht, zeigt die eigenartige Wandelbarkeit des infektiösen Charakters dieser Erreger.

Es ist zudem sehr auffallend, daß trotz der großen Zahl sichtbarer Streptokokken in den Lymphgefäßen der Haut ein Kontakt mit gesunden oder anderen Patienten außerordentlich selten zu einer Erysipelübertragung oder einer anderen Streptokokkenkrankheit führt. Ein Kontakt mit Erysipel verursacht jedenfalls keinen Scharlach, wogegen Scharlacherreger zu allen möglichen Streptokokkenkomplikationen, auch einmal zu Erysipel, führen können. So haben LEMIERRE und BERNARD bei 21 Fällen von puerperalem Scharlach zweimal ein Erysipel bei den Neugeborenen festgestellt.

DOCHEZ neigt nach all diesen Beobachtungen zu der Auffassung, daß das klinische Bild des Erysipels nicht durch eine Spezifität des Erregers, sondern vielmehr durch eine allergische Umstimmung (Überempfindlichkeit) der Haut erklärt werden kann. GASTINEL und REILLY haben diese Überempfindlichkeit beim Kaninchen durch intravenöse Injektion abgetöteter Streptokokken auch experimentell nachweisen können. Auf eine subcutane Reinjektion virulenter Streptokokken trat ein ausgesprochenes Erythem der Haut auf.

Man darf daher heute wohl annehmen, daß *β-hämolytische A-Streptokokken* ein *Erysipel* erst erzeugen können, wenn die *Haut durch vorherige Sensibilisierung mit Streptokokken empfänglich* gemacht worden ist.

IV. Pathologisch-anatomische Befunde

FEHLEISEN hat die Streptokokken als Ursache des Erysipels erkannt und bereits auch die wesentlichsten pathologisch-anatomischen Befunde erhoben. An mit Methylviolett gefärbten Hautexcisaten gelang es ihm, zahlreiche *Kokken in den Lymphspalten* der erkrankten Hautpartien nachzuweisen, nie dagegen in den Blutcapillaren. In den periphersten frischen Zonen der Erkrankung können die Lymphräume schon mit Kokken angefüllt sein, noch bevor klinisch eine Rötung erkennbar ist. An den zuerst erkrankten Partien der Haut verschwinden die Kokken immer mehr und dichte *kleinzellige Infiltrationen* zeigen die stark entzündliche Reaktion an. Das *Coriumbindegewebe* ist *hyperämisch*, lymphocytär und mononucleär infiltriert (ZISCHKA-KONORSA). Granulocyten fehlen fast völlig. Es kommt zu einem wahrscheinlich toxisch bedingten Zerfall der Fibrillenbündel und der Fibrillen und auch elastischer Substanz, wodurch die Ausbreitungswege der *Lymphspalten erweitert* werden.

Es ist immer wieder darauf hingewiesen worden, daß beim Erysipel, namentlich im hyperergischen Stadium des beginnenden Erysipels, viel weniger Leukocyten nachweisbar sind, als bei anderen Streptokokkeninfektionen; erst bei seinem Abklingen und dem Übergang in ein mehr anergisches Stadium treten vermehrt Leukocyten auf (HOERING).

Durch *Blasenbildungen*, die sich sub- und intraepidermal entwickeln, wird die *Epidermis* mit in den Krankheitsprozeß einbezogen. Es ist offenbar eine ganz besondere klinische Auffälligkeit der ein Erysipel bewirkenden Streptokokken, daß sie eine ausgesprochene *Affinität zu den obersten Schichten der Haut* haben. UNNA hebt hervor, daß das Oberflächenepithel mehr leidet als dasjenige der tieferen Lagen; er führt dies auf die weitgehende *Thrombosierung der oberflächlichen arteriellen Capillaren* zurück. Die vielen *kleinzelligen Infiltrate* können sich über das Corium hinaus *bis in die Subcutis* erstrecken. Übergänge in Phlegmonen (*Erysipelas phlegmonosum*) kamen früher besonders bei Säuglingen vor. Viele Lymphgefäße sind mit einem durch Thromben noch verdickten Streptokokkenrasen durchsetzt, so daß Stauungsvorgänge auftreten, die zu elephantiasisartigen Bildern führen (GANS). In einem stärkeren Entzündungsbereich können Blut- und Lymphgefäße thrombosieren. Gefäßthrombosen können zu Nekrosen und zum *Erysipelas gangraenosum* führen. Phlegmonöse und nekrotische Prozesse können zur Entstehung von Narben führen, die beim Erysipel aber ausgesprochen selten vorkommen.

V. Pathogenese

Die erwähnten bakteriologischen und pathologisch-anatomischen Befunde haben uns schon einen sehr wesentlichen Einblick in die Pathogenese des Erysipels vermittelt. Es sind aber noch eine ganze Reihe von Besonderheiten der erysipelatösen Erkrankungen zu erwähnen.

Zunächst fällt die ausgesprochene *Bevorzugung gewisser Körperregionen* auf. In ca. 90% aller Erysipele breitet sich die Erkrankung als *Gesichtsrose* von der Nase oder dem Ohr auf Gesicht und Kopf aus (HEGLER und BOCK). Dann bildet sich leicht ein Erysipel *bei chronischen Hautinfekten*, besonders bei Ausschlägen, Impetigo, Varicellen, ferner auf dem Boden der *schon geschädigten Haut* bei kardialen, renalen oder varikösen Ödemen, besonders am Scrotum, Penis und an den Labien.

Diese Erkrankungen, bei denen oft keine eigentliche Eintrittspforte für die Erreger erkennbar ist, werden als *idiopathische Erysipele* denjenigen mit Verletzungen der Haut (*traumatische, chirurgische Wunderysipele*) gegenübergestellt. Dazu gehören das Verbrennungs-, das Impf-, das puerperale Erysipel; besonders gefürchtet war das Nabelerysipel der Neugeborenen.

Die Unterscheidung ist aber oft nicht streng durchführbar, da Infektionen auch durch unscheinbarste Verletzungen zustande kommen können. Bei Personen, die Erysipelkranke betreuen und sich infizieren, was sehr selten vorkommt, kann es nachträglich sehr schwierig sein, minimale Verletzungen als Eintrittspforte nachzuweisen. Es ist nicht gut zu verstehen, warum bei der *Ubiquität* der Streptokokken gerade an den Fingern, wo so häufig Verletzungen vorkommen, kaum je ein Erysipel auftritt.

Selten tritt ein Erysipel *hämatogen-metastatisch* auf, z. B. bei einer Angina, Pharyngitis, Sinusitis, etc.

Die bevorzugte Lokalisation im Gesicht wird mit der besonders *aufgelockerten Hautbeschaffenheit* in der Umgebung der Nase, der Augen und der Umgebung der Schleimhäute in Zusammenhang gebracht. Es wird aber auch darauf hingewiesen, daß Patienten mit Gesichtsrose in einem Drittel bis zur Hälfte der Fälle eine *Naso-Pharyngitis-* und *Rhinitis-Anamnese* aufweisen oder an einer Blepharitis leiden, so daß die Streptokokkeninfektion dieser Schleimhäute der Ausgangspunkt (Primärherd) für diese Gesichtsrosen sein kann.

Eine weitere Eigentümlichkeit, die auch mit der Hautbeschaffenheit in Zusammenhang gebracht wird, ist die Beobachtung, daß das Erysipel an *gewissen Hautabgrenzungen* zunächst Halt macht (Haargrenze, Nacken, Kinn, Inguinalgegend, Narbenbildungen), um sich erst nach Überwindung des Hindernisses darüber hinaus auszudehnen.

Es wird daran gedacht, daß an diesen Übergangsstellen eine gewisse Einengung der streptokokkenhaltigen Lymphgefäße stattfindet. (Früher wurde diese Beobachtung therapeutisch verwendet, indem der Rand eines Erysipels durch stark angezogene Heftpflasterstreifen eingedrückt wurde, um das weitere Vordringen der Erkrankung zu hemmen.)

Obschon ein Erysipel z. B. von einer Schrunde des linken oder rechten Nasenrandes ausgeht, ist immer wieder beobachtet worden, daß es sich meist nicht nur auf die gleiche Gesichtshälfte ausdehnt, sondern *symmetrisch*, schmetterlingsartig beide Gesichtspartien befällt. Zur Erklärung dieser Erscheinung wurden neben zirkulatorischen auch *neurale Einflüsse* geltend gemacht.

Auf eine besondere *Resistenzschwäche* weist die Krankheitsdisposition Neugeborener und durch Hunger und chronische Krankheiten (Carcinom, chronische Nierenleiden etc.) geschwächte Personen und von Alkoholikern hin. Auch während der Menstruationszeit besteht eine erhöhte Krankheitsbereitschaft (DENNIG).

Die Beziehung des *Hauterysipels* zum *Schleimhauterysipel* ist nicht immer klar auseinanderzuhalten. Es besteht kein Zweifel, daß sich das eine aus dem anderen entwickeln kann (BINGOLD). Wenn eine Erkrankung von Haut und Schleimhaut nebeneinander besteht, die eine aus der anderen hervorgeht, scheint die Diagnose klar zu sein. Aus einer Schleimhauterkrankung allein aber ein Erysipel zu diagnostizieren, ist meist sehr schwierig. Es könnte in einem solchen Falle doch eher eine Streptokokkenerkrankung der Schleimhaut angenommen werden, wie dies im Kapitel „Allgemeine Streptokokkenkrankheiten" erwähnt ist.

Eine ganz besondere Eigentümlichkeit des Erysipels ist seine *Rezidivneigung.* Eine schon fast abgeklungene Erkrankung kann auf einmal wieder aufflammen, oder abgeheilte Erysipele können im Verlaufe von Monaten oder vielen Jahren, mit Vorliebe an der gleichen Stelle, wieder auftreten. Eine ganz andere Streptokokkenerkrankung, z. B. eine Angina, kann das frühere Erysipel wieder anfachen, auch wenn diese Angina weit vom Erysipel entfernt ist.

Es ist angenommen worden, daß am früheren Erkrankungsherd Streptokokken latent zurückgeblieben sind und bei verminderter Resistenz des Individuums z. B. durch Krankheiten wieder virulent werden und zu Rezidiven Anlaß geben. Rezidive nach relativ kurzer Zeit werden dadurch verständlich. Für Rückfälle am gleichen Ort nach vielen Jahren hat eine solche Deutung dagegen wenig Wahrscheinlichkeit. Da erscheint eine exogene oder endogene Neuinfektion evtl. metastatisch z. B. von einer Angina, Pharyngitis, Sinusitis, etc., viel naheliegender. HEGLER sah eine eitrige Conjunctivitis, einen Herpes zoster, einen Nackenfurunkel einem Erysipel vorausgehen. Wenn dabei das Rezidiv-Erysipel wieder am alten Ort auftritt, so muß eine gewisse „Gewebsdisposition", eine lokale Gewebsüberempfindlichkeit angenommen werden, wobei das Gewebe möglicherweise nur auf Toxine entfernter Herde (Fokalherde) entzündlich reagiert.

Wie schon erwähnt, kommen die Erscheinungen der Erysipelkrankheit nur auf der pathogenetischen Grundlage einer durch vorausgegangene Sensibilisierung ent-

2*

standenen Allergie zustande. Es gibt offenbar Personen, sogar Familien, die *konstitutionell* besonders leicht zu Erkrankungen an Erysipel neigen (BINGOLD). Es sind auch Erkrankungen eineiiger Zwillinge an Erysipel bekannt.

Trotzdem von den meisten Autoren angenommen wird, daß das Erysipel-Toxin so schwach sei, daß keine Immunisierung erfolge und damit die Rezidivneigung zu erklären sei, hat BRANDÃO doch nachweisen können, daß der menschliche Organismus eine immunbiologische Antwort auf die Erysipelerreger hervorbringt. Der Antistreptolysin-Titer steigt an, C-reaktives Protein wird nachweisbar, die Serumglobuline sind erhöht. Es ist daran zu denken, daß an der Stelle erysipelatöser Erkrankungen Gewebsantikörper entstehen können, die bei einem erneuten Streptokokkeninfekt allergisch reagieren, sei es auf bakterielle Metastasen oder auch nur auf das Streptokokkentoxin. Es ist denkbar, daß die sog. *Wandererysipele*, die früher sehr gefürchtet waren (Ausdehnung über den ganzen Körper mit Nekrosen und Decubitus), durch solche hyperergische *Allergisierungszustände* zu erklären sind.

Handelt es sich beim beginnenden Erysipel um ein hyperergisches Stadium, das erst beim Abklingen in eine positive Anergie (Immunität) übergeht, so liegt die Annahme nahe, daß das Erysipel eine stadiengebunden ablaufende cyclische Infektionskrankheit darstellt, wie das auch bei vielen anderen Infektionen der Fall ist (HOERING).

Wenn auch von allen Pathologen immer wieder betont wurde, daß beim Erysipel in den Capillaren, wie auch im Blut überhaupt, nie Streptokokken nachgewiesen werden konnten, so ist doch ein z. B. von einer Angina ausgehendes Erysipel kaum anders als auf hämatogener Basis entstanden zu erklären (SCHULTZ), ebenso Osteomyelitiden (Spondylitiden), die als Spätfolgen beschrieben werden. Es ist gut möglich, daß besonders zu Beginn der Erkrankung, namentlich beim Auftreten eines initialen Schüttelfrostes, eine ganz kurzfristige Bakteriämie entsteht, die nicht erfaßt werden kann (SCHULTZ). Zudem hat LESNÉ bei Erysipelen, die auf eine Streptokokkenerkrankung folgten (mit großer Milz und Arthralgien), in einem Drittel der Fälle Streptokokken in den Blutkulturen nachweisen können.

VI. Epidemiologie

Die *Inkubationszeit* ist nicht leicht zu bestimmen, gehen doch die Angaben der verschiedenen Autoren recht weit auseinander. DENNIG gibt an: meist 1—3 Tage (seltener nur wenige Stunden bis zu 2 Wochen). ERDMANN: 1—4 Tage (manchmal auch länger). DENNIG-BOCK: ein bis mehrere Tage, äußere Umstände haben weitgehenden Einfluß. VAHLQUIST: einige Stunden bis mehrere Tage. HOERING: Über die Inkubationszeit läßt sich nur so viel sagen, daß sie sehr kurz (8—24 Std) sein kann. Sie verhält sich ebenso wie diejenige anderer Streptokokkeninfektionen.

Im Gegensatz zu früheren Lazarett- und Spital-*Endemien* entsteht heute ein Erysipel bei sorgfältiger Betreuung und unter der jetzt möglichen antibiotischen Behandlung nur noch recht selten durch Übertragung von anderen Erysipelkranken. Die Krankheit ist auffallend wenig *kontagiös*.

Wie andere Streptokokkeninfektionen kommen auch die Erkrankungen an Erysipel in *kühlerem Klima* und während der kälteren Jahreszeit häufiger vor und verlaufen eher schwerer als in den warmen Zonen.

ANDERSON hat in Glasgow während 11 Jahren (von 1928—1938) 6626 Erkrankungen an Erysipel beobachtet. Er fand dabei, daß die meisten Erkrankungen und Todesfälle im letzten und ersten Vierteljahr auftraten.

Geschlechts- und Altersverteilung: Jedes Alter ist empfänglich. Unter ungünstigen hygienischen Verhältnissen bevorzugt das Erysipel Neugeborene, speziell Frühgeborene. Kleine Kinder, schon ab ca. 3 Monaten, verhalten sich prognostisch gleich wie Erwachsene. Zwischen 30—50 Jahren ist die Zahl der Erkrankungen am höchsten (SÉDALLIAN). Nach HEGLER-BOCK besteht die größte Erkrankungshäufigkeit während der ersten 6 Lebensmonate und zwischen 45 und 55 Jahren.

Die *Geschlechtsverteilung* spielt offenbar keine große Rolle. Es werden auch schwankende Angaben gemacht. So fand ANDERSON in Glasgow unter 6626 Fällen 48% männliche Erkran-

kungen, BRANDENBERG und AKESON fanden unter ihren skandinavischen Patienten 41%
Männer, während HOYNE u. a. amerikanische Untersucher 60—65% Erkrankungen bei Männern feststellten.

Bei einem Vergleich des Alters beider Geschlechter fand ANDERSON vom 1.—10. Jahr
keinen Unterschied; vom 11.—30. Altersjahr überwogen aber deutlich die weiblichen und vom
40.—60. Jahr die männlichen Patienten. ANDERSON hebt hervor, daß die größere Erkrankungsziffer des weiblichen Geschlechts vom 11.—30. Jahr überraschend sei, da die Männer in diesen
Jahren ja viel mehr Hautverletzungen ausgesetzt seien, als das weibliche Geschlecht. Diese Beobachtung spricht nach ANDERSON sehr dafür, daß andere noch nicht völlig geklärte Momente
über die Infektionsmöglichkeit durch Wunden überwiegen. Es ist dabei an die schon erwähnte
besondere Disposition zu denken.

Bei der Suche nach einer *Infektionsquelle* muß man nach den früheren Ausführungen nicht nur Erysipelkranke, sondern auch andere, mit Streptokokken infizierte Personen in Betracht ziehen.

Da wir heute Erysipel-Epidemien kaum mehr kennen und um zu sehen, was für
ein Wandel sich seit der Einführung der Asepsis, der Chemo- und antibiotischen
Therapie vollzogen hat (und vielleicht hat sich auch der Genius epidemicus geändert), geben wir einen schon von BINGOLD zitierten Bericht von CORSON wieder:

„In der furchtbaren *Erysipelepidemie*, welche im Herbst *1847* in der Nähe von *Norristown*
(Pa., U.S.A.) herrschte, erkrankten Alte und Junge, Männer und Frauen gleichmäßig, vorzugsweise aber litt ein Teil der Bevölkerung, nämlich die *Wöchnerinnen, denen sich das tödliche Gift
ungemein schnell mitteilte*, und die oft schon innerhalb weniger Stunden der Krankheit zum Opfer
fielen. Ich verlor z. Z. dieser Epidemien mehr Wöchnerinnen als innerhalb voller 20 Jahre zuvor. Bei einzelnen gestaltete sich die Krankheit als ausgesprochenes Erysipel, bei anderen als
(diphtherische) Entzündung der Schleimhaut des Schlundes und der Nase, in anderen Fällen
als Entzündung seröser Membranen; schließlich kamen aber auch Fälle vor, wo sich der Krankheitsprozeß in allen diesen Herden nacheinander oder gleichzeitig lokalisierte. Bei Frauen
waren gewöhnlich die serösen Häute ergriffen, während bei Männern die Krankheit am häufigsten auf den Schleimhäuten oder im Bindegewebe (in Form diffuser Phlegmonen mit Ausgang
in Verjauchung oder Gangrän) ihren Sitz aufschlug.“

VII. Klinisches Bild

Wegen der Verschiedenheit der Eintrittspforte, der Virulenz des Erregers, der
natürlichen antibakteriellen Widerstandskraft, der alters- und geschlechtsdispo-
sitionellen Faktoren, gibt es zahlreiche Verlaufsvarianten des Erysipels. *Die Prädilektionsstellen* für die Entwicklung eines Erysipels haben wir bereits unter dem
Abschnitt Pathogenese besprochen.

1. Symptomatologie

Die Krankheit beginnt gewöhnlich mit *Allgemeinsymptomen* (nach ROGER in
60% der Fälle, zit. nach SÉDALLIAN etc.), was auch BINGOLD beobachtete.
Schüttelfrost, hoher Temperaturanstieg, eine schmerzhafte Schwellung der Sub-
maxillardrüsen, Rhinitis, Schluckweh, können schon 2—3 Tage den Hauterscheinungen vorausgehen. Bei den übrigen Patienten treten die Hauterscheinungen zuerst oder zusammen mit den Allgemeinsymptomen auf.

a) Allgemeinsymptome: In der Regel beginnt die Krankheit akut mit hohem
Fieber, oder die Temperatur kann in 2—3 Tagen bis zu einem Maximum von über
40° ansteigen; das Fieber kann von einem Schüttelfrost, und, namentlich bei Kindern und Alkoholikern, auch von Krämpfen, allgemeiner Unruhe, Bewußtseinsstörungen bis zu Delirien (in 7—8% der Fälle) begleitet sein. Oft klagen die Patienten über Kopfschmerzen, Abgeschlagenheit, Schlafstörung, Appetitlosigkeit,
Übelkeit, gelegentlich auch über Bauchschmerzen, und es kann zu toxischem Erbrechen und zu Diarrhoen kommen. Die toxische Kreislaufschädigung ist an dem
auffallend frequenten, weichen Puls erkennbar.

Der *Fieberverlauf* richtet sich im allgemeinen sehr nach den Hauterscheinungen. Bei jedem Fortschreiten der Erkrankung pflegt die Temperatur wieder anzusteigen. Nach einer fieberfreien Zeit kann einem erneuten Temperaturanstieg ein Rezidiv folgen.

Das Fieber kann ohne spezifische Behandlung, wie bei einer croupösen Pneumonie, 5—8 Tage lang kontinuierlich hoch bleiben, dann kritisch abfallen; es werden aber auch intermittierende oder remittierende Temperaturverläufe beobachtet. Bei darniederliegendem Allgemeinbefinden (bei Neugeborenen, Frühgeburten, Dystrophie, kachektischen Patienten, Greisen) werden oft nur leichte Temperaturanstiege oder sogar vollkommen fehlendes Fieber beobachtet, was als ungünstiges Symptom zu betrachten ist.

LENHARTZ hat bei 140 Patienten regelmäßig *Fieber* festgestellt und zwar bei 123 einfachen Gesichts-, Kopf- und Extremitätenerysipelen, während *durchschnittlich* 8,7 Tagen und bei 17 Wandererysipelen während durchschnittlich 18,8 Tagen.

Es gibt aber auch Patienten, namentlich solche mit wiederholten Erysipelen, die nur recht geringe Allgemeinsymptome aufweisen, und die sich kaum richtig krank fühlen.

b) Lokalsymptome: Die für das Erysipel typische Hautveränderung hängt sehr von der *Hautbeschaffenheit* am Ort des Erysipels ab. Während am Kopf die Rötung, Schwellung und die Randbildung meist sehr ausgesprochen sind, ist dies an den

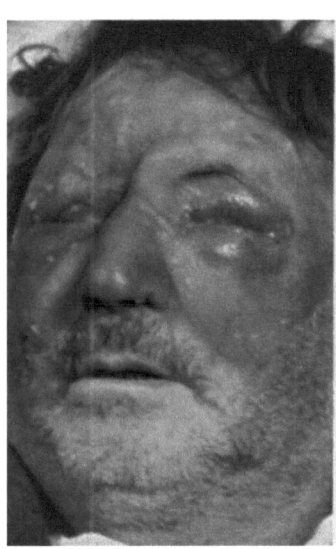

Abb. 3. Erysipel mit Lidödem (Sammlung W. SCHOENFELD)

Extremitäten, namentlich bei älteren Patienten mit schlaffer Haut, oft weniger der Fall. Bei resistenzlosen, anergischen Patienten kann das Erysipel nur schwach ausgeprägt, die Rötung kaum sichtbar und nur als teigige Schwellung zu erkennen sein (HOERING).

Subjektiv verspüren die Patienten an der erkrankten Stelle zuerst gewöhnlich etwas *Hautjucken*, dem eine unangenehme *Spannung und Hitzegefühl* (Brennesselgefühl) folgen. Über Schmerzen klagen die Patienten im allgemeinen nur wenig.

Bei der Betrachtung zeigt sich in der Umgebung der Eintrittsstelle eine *umschriebene Hautrötung*, die schon innert weniger Stunden oder erst in einigen Tagen ihre volle Ausdehnung erreicht. Die Rötung ist an der Peripherie des roten Fleckes am ausgesprochensten und blaßt im Laufe der Entwicklung nach dem Zentrum hin ab. Wenn die Erkrankung den behaarten Kopf erreicht, ist die Farbe hier eher weiß-bläulich. Bei Neugeborenen (ERDMANN) überwiegen blaß-rosa bis livid-bläuliche Farbtöne. Auch bei kachektischen Patienten tritt die Verfärbung gegenüber der entzündlichen Schwellung stark zurück (*weißes Erysipel*). Es wird angenommen, daß das starke Ödem das Hervortreten der Rötung zurückhalte.

Der rote Fleck ist infolge eines Hautödems mehr oder weniger stark *erhaben*, gespannt und zeigt einen matten Glanz. Das Hautödem dehnt sich besonders stark an den Hautstellen mit lockerem Unterhautzellgewebe aus, wie Augenlider, Nase, Lippen, Ohrmuscheln, Genitalgegend, wo mächtige Schwellungen entstehen können. Wenn diese Schwellungen im Gesicht auftreten und die Augen verklebt sind (Conjunctivitis), können die Patienten so grotesk aussehen, daß sie kaum wiederzuerkennen sind.

Die Begrenzung der Haut ist unregelmäßig, ziemlich scharf und zackig, der rote Fleck dringt zungen- oder flammenförmig in die gesunde Umgebung vor. Beim *Gesichtserysipel* kommt es zu auffallend *schmetterlingsförmiger* symmetrischer Ausbreitung. Befällt die Erkrankung auch den behaarten Kopf, tritt hier die Schwellung stärker hervor als die Rötung.

MILIAN hat den Ausgangspunkt des Gesichtserysipels genau studiert und hat gefunden, daß es am häufigsten vom Nasenrand und von der Oberlippe ausgeht (40,6%); von den höheren seitlichen Nasenteilen (21,8%), vom inneren Augenwinkel (14,7%), von den Ohren (8,5%), von den Augenlidern (6,3%), von der Stirne (4,8%) und vom behaarten Kopf (1,8%).

Beim *Fortschreiten* des Erysipels werden Hautpartien mit strafferer Fixierung an die Unterlage vorübergehend umgangen (Kinnpartie, Nasolabialfalte, Stirn-haargrenze, Tibiakante), oder die Erkrankung macht hier wirklich halt.

Zentral kann bereits wieder Abblassung und Abschwellung erfolgen, während an der Peripherie Rötung und Schwellung andauern oder sogar noch fortschreiten.

Oft bilden sich kleinere Bläschen oder größere Blasen mit zuerst klarem, dann ge-trübtem Inhalt (*Erysipelas vesiculorum oder bullosum*). Diese Bläschen und Blasen finden sich immer in den zentralen Partien, nie an der Peripherie der Erkrankung. Das seltene Auftreten einzelner *Echymosen* ist beim Erysipel kein Anzeichen eines ungünstigen Verlaufes.

Beim *Berühren* fühlt sich die erkrankte Hautpartie sehr warm an, auf Druck läßt sich die Rötung zurückdrängen, und man spürt den vermehrten Widerstand infolge der starken Spannung.

c) Begleitsymptome: Die zugehörigen peripheren *Lymphknoten*, die die Aus-breitung der Streptokokkeninfektion aufhalten, schwellen regelmäßig an, sind deutlich druckempfindlich und bleiben im allgemeinen scharf abgegrenzt. Die *Milz* ist vergrößert, aber in der Regel so weich, daß sie nicht gefühlt werden kann.

d) Verlauf: Der Höhepunkt der Erkrankung wird meist in einer halben bis 1 Woche überschritten, und es kommt bei einer guten Abwehrlage innert 1—2, selten 3 Wochen zur Spontanheilung. Bei der heutigen chemotherapeutischen oder anti-biotischen Behandlung verläuft die Erkrankung jedoch milder und kürzer. Das Erysipel dehnt sich nicht weiter aus, das Fieber fällt ab, die Rötung und die Schwel-lung bilden sich vom Zentrum aus innert weniger Tage unter lamellöser *Schuppung* zurück. Die ausgefallenen Haare des Kopfes und der Augenbrauen wachsen wieder nach; die Wimpern fallen nicht aus.

e) Besondere Verlaufsformen: Nach lokaler Abheilung eines Erysipels kann die Erkrankung oft unter Überspringen der unmittelbaren Nachbarschaft an anderen Hautstellen auftreten und sich über weite Partien des Körpers ausdehnen. Dieses *Wandererysipel* (*E. migrans*) wird bei den heutigen Behandlungsmöglichkeiten kaum mehr beobachtet.

f) Schleimhauterysipele: Wir haben früher schon hervorgehoben, daß ein isoliertes Schleimhauterysipel trotz der Angabe, daß die Schleimhaut auffallend poliert oder wie rot lackiert aussehe, klinisch schwierig zu diagnostizieren und namentlich von einer anderen Streptokokkeninfektion der Schleimhaut abzu-trennen ist. Eine klare Diagnose kann u. E. eigentlich nur gestellt werden, wenn Übergänge von der Schleimhaut auf die Haut oder umgekehrt stattfinden. So kann ein Erysipel der *Zunge, des Pharynx, der Tonsillen, der Nase und Nebenhöhlen* auf-treten, das sich evtl. bis in den *Gehörgang* fortsetzt. Besonders gefährlich ist die Ausbreitung über den Rachen in den *Larynx*, weil dann ein Glottis-Ödem droht.

Auch beim *Erysipel des Genitaltraktes* gelten diagnostisch die gleichen Über-legungen. Ein *Erysipelas puerperale lymphaticum* wird schwierig von einer ge-wöhnlichen Streptokokkeninfektion des Uterusinnern zu unterscheiden sein, wenn nicht ein Erysipel der *Labien*, der *Vulva* darauf hinweist. Ein Erysipel der *Vagina*, das nach Geburten vorkommt, kann schwer und mit starken Schmerzen verlaufen. Es gibt Frauen, bei denen ein Erysipel besonders während der *Menses* leicht *rezidiviert*; durch die dabei immer wieder auftretenden Lymphstauungen kann es zu elephantiasisartigen Schwellungen kommen (*Elephantiasis nostras sive streptogenes* UNNA). Schleimhauterysipele treten leicht auch im Bereiche von *Darmfisteln* auf.

2. Komplikationen

a) Rezidive: Die ausgesprochene Neigung zu neuen Verschlimmerungen, sogar während eines zuerst günstigen Verlaufes, und zu Neuerkrankungen an der gleichen oder an anderen Stellen nach Wochen, Monaten oder Jahren, geht auf die geringe immunisatorische Wirkung der erysipelatösen Streptokokkeninfektion zurück (s. S. 20). Diese Rezidive können mit der Zeit immer leichter verlaufen, so daß der Patient sich kaum mehr richtig krank fühlt. BINGOLD weist aber auch darauf hin, daß die Rezidive unter Umständen viel stürmischer sein können als die Ersterkrankung. Sie können von einem Schüttelfrost und wesentlicher Störung des Allgemeinbefindens begleitet sein.

LENHARTZ hat noch den *Rückfall* von dem Rezidiv abgetrennt. Unter Rückfall versteht er die Neigung mancher Patienten nach völler Abheilung später wieder an Erysipel zu erkranken (Spätrezidiv). Französische Autoren (SÉDALLIAN u. a.) unterscheiden auch „rechutes" und „récidives". Sie verstehen unter „rechutes" Verschlimmerungen im Krankheitsverlauf und baldige Neuerkrankungen. Unter „récidives" verstehen sie Neuerkrankungen nach langen Intervallen von Monaten und Jahren (Spätrezidiv). Man erkennt aus diesen Darlegungen, daß LENHARTZ unter Rezidiv ein Frührezidiv versteht, die französischen Autoren gerade das Gegenteil.

Es ist daher wohl am besten, auf solche verwirrende Bezeichnungen überhaupt zu verzichten und nur von Frührezidiven im Anschluß an die Krankheit nach Wochen und von Spätrezidiven nach Monaten und nach Jahren zu sprechen.

Frührezidive können, wie wir schon erwähnt haben, von reaktivierten, latent im Gewebe gebliebenen Streptokokken ausgehen, während *Spätrezidive* eher durch eine neue exogene Streptokokkeninfektion oder auch metastatisch (z. B. von einer Angina aus) bedingt sein können.

SÉDALLIAN u. a. geben in 7 % ihrer Fälle Frührezidive an; sie beobachteten diese bei Frauen häufiger als bei Männern. Spätrezidive fanden sie häufiger. DENNIG sah sogar in ca. $^1/_4$ seiner Fälle Frührezidive. Beim gleichen Patienten werden oft acht bis zehn solcher Rezidive beobachtet. VERNEUIL beobachtete bei einem Patienten 115 Spätrezidive. Befällt ein Rezidiv mehrmals die gleiche Hautstelle, so kommt es an derselben zu einer Lymphstauung und gelegentlich zu elephantiasischer Verdickung (Elephantiasis nostras).

b) Komplikationen im Bereiche der Haut und des Unterhautbindegewebes: Besonders bösartig kann ein Erysipel in einer *ödematösen Haut* werden, z. B. bei Herz- und Nierenkrankheiten. Selten ist die Hautspannung so groß, daß die Haut nekrotisch wird (*Erysipelas gangraenosum*), was besonders an den Augenlidern und am Genitale (Scrotum) vorkommen kann.

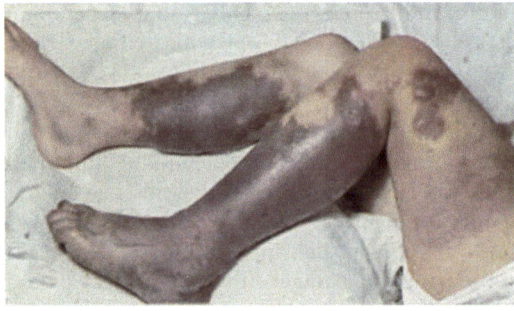

Abb. 4. Gangränöses Erysipel (Sammlung W. SCHOENFELD)

Schreitet (auch recht selten) ein Erysipel nach der Tiefe ins Unterhautbindegewebe fort, so können sich *Phlegmonen* und *Abscesse* bilden, die nicht immer leicht zu erkennen sind (*Erysipelas phlegmonosum*). Eine besonders deutliche Schwellung mit anhaltendem Fieber ohne Fortschreiten der Hautrötung kann auf diese Komplikationen und die Notwendigkeit einer rechtzeitigen Inzision hinweisen. Bei Abszedierungen im Hautbereich muß an die Möglichkeit eines staphylogenen Erysipels gedacht und evtl. entsprechend antibiotisch behandelt werden. Diese seltenen Komplikationen können mit einer gewissen Narbenbildung abheilen.

c) **Ausdehnung der Infektion auf den übrigen Körper:** Entsprechend einem Übergreifen der Infektion per continuitatem, durch vorübergehende Bakteriämien und toxische Schädigungen kann es beim Erysipel fast ebenso viele Komplikationen geben wie dies bei den allgemeinen Streptokokkenerkrankungen erwähnt wurde. Wir können uns daher in diesem Rahmen auf eine sehr konzentrierte Übersicht beschränken:

Als Besonderheit ist hervorzuheben, daß nach einem Erysipel im Gegensatz zu Anginen, Scharlach u. a. Streptokokkenerkrankungen kaum je ein rheumatisches Fieber (Polyarthritis rheumatica acuta) beobachtet wird; jedoch kommen wenn auch relativ selten, *akute hämorrhagische Glomerulonephritiden* vor (JOCHMANN). Nicht selten werden während der akuten Phase vorübergehende *Proteinurie* und Zylindrurie gefunden (SCHLIEPE). SÉDALLIAN u. a. fanden bei ihren Erysipel-Patienten in 20% solche gutartige, vorübergehende, febrile Albuminurien.

Es gibt Patienten, die während der akuten Phase über flüchtige, offenbar toxisch bedingte *Arthralgien* klagen. Exsudative und namentlich eitrige metastatische Arthriden sind außerordentlich selten; ebenfalls Knochenmetastasen (Spondylitis).

Beim Gesichtserysipel ist besonders an die möglichen Komplikationen von der Haut, den Nebenhöhlen und den Ohren aus zu denken. Am häufigsten kommen *Komplikationen von seiten der Augen* ein- oder beidseitig, mit oder ohne Eiterung vor: Conjunctivitis, Keratitis, Eiterung der Augenlider, Dacryocystitis, Pupillen-, Akkomodationsstörungen, Lähmungen der Augenmuskeln. Der entzündliche Prozeß kann aber auch auf das retrobulbäre Gewebe übergreifen (Protrusio, Phlebitis, Sehnervenentzündung, Embolie der Art. centralis retinae) und schließlich sogar zu einer Panophthalmie führen. *Zentrale und periphere Facialisparesen*, gelegentlich zusammen mit Augenmuskelparesen, kommen vor.

Durch Übergreifen auf die Meningen des Sinus cavernosus können *seröse* und *eitrige Meningitiden* auftreten. Ferner werden Encephalitis, Chorea und hartnäckiger Singultus beschrieben. Alle Erysipele können zu *Polyneuritiden* sensibler und motorischer Nerven führen, zu *Myelitiden* mit Paraparesen und Parapelegien.

Die *Bronchopneumonien* und die meist *eitrigen Pleuritiden* sind besonders bei kleinen Kindern, kachektischen Patienten und Greisen gefürchtet.

Von seiten des Herzens ist besonders an die *septische Endokarditis* bei einer Septico-Pyämie zu denken, wobei die Blutkulturen meist angehen. *Myokarditiden* und *Perikarditiden* kommen vor.

Von blanden oder septischen *Thrombophlebitiden* in der Umgebung des Erysipels können Lungeninfarkte ausgehen. *Arteriitiden* sind selten.

Hepatitiden wurden besonders bei schwerem Erysipelverlauf, namentlich beim Nabelerysipel kleiner Kinder, beschrieben. Bei tödlich verlaufenden Erysipelen hat ACHALME immer entzündliche Leberschädigungen gefunden.

3. Diagnostische Hilfsmittel

werden beim Erysipel, das klinisch meist ein so charakteristisches Krankheitsbild darstellt, wenig benötigt. Das *Blutbild* zeigt eine Leukocytose mit Linksverschiebung, toxischer Granulation und Verminderung oder Fehlen der Eosinophilen. Bei günstigem Verlauf kehren die erhöhten Leukocyten zur Norm zurück, die Eosinophilen erscheinen wieder oder sind sogar reaktiv vermehrt, und es folgt eine postinfektiöse Lympho-Monocytose. Ein langes Bestehenbleiben der Leukocytose weist auf das Fortbestehen der Infektion und auf mögliche Verschlimmerungen (Komplikationen, Rezidive) hin.

Die *Blutkörperchensenkungsreaktion* ist je nach der Stärke der entzündlichen Hautreaktion mehr oder weniger stark erhöht. Sie hinkt, wie gewöhnlich, der Zu- und Abnahme der Leukocyten stark nach.

Da wir wissen, daß die *Blutkulturen* beim Erysipel in der Regel negativ ausfallen, kann meistens auf das Anlegen solcher Kulturen verzichtet werden. Bei septischem Verlauf und namentlich beim Auftreten von Herzgeräuschen sind dagegen Blutkulturen angezeigt. Ist eine antibiotische Therapie durchgeführt worden, muß erwogen werden, ob diese vorübergehend sistiert werden darf, um den Bakteriennachweis zu erleichtern. Sonst ist Zusatz von Penicillinase zu den Blutkulturen zu empfehlen.

4. Diagnose und Differentialdiagnose

In typischen Fällen ist die Diagnose kaum schwierig; sie stützt sich besonders auf den Nachweis einer akut-fieberhaften Infektion mit Allgemeinbeschwerden und die charakteristischen Hautveränderungen (scharf umschriebene, zackig begrenzte Rötung und Schwellung), die eine Fortschreitungstendenz zeigen.

Die Diagnose der *Hauterysipele* kann aber oft, wenigstens vorübergehend, durch andere entzündliche Hautaffektionen erschwert werden.

Wenn bei *anämischen* oder *ödematösen* Patienten die Hautrötung gering ist, oder die Lokalisation des Erysipels sich ausnahmsweise auf die *behaarte Kopfhaut* beschränkt, wird man nicht in erster Linie an ein Erysipel denken.

Eine einfache *Lymphangitis* mit begleitender Lymphadenitis zeigt keinen scharfen Rand. Die Grenzen gehen vielmehr ganz allmählich in die gesunde Haut über. An den Extremitäten ist allerdings die Erysipelumrandung auch etwas weniger erhaben und weniger scharf umgrenzt als beim zahlenmäßig doch sehr überwiegenden Gesichtserysipel. Auch eine *phlegmonöse* Hautrötung zeigt keine scharfe Grenzlinie, aber meist eine ausgesprochenere Schwellung der Haut. Im Gegensatz zum Erysipel nehmen hier Rötung, Schwellung und Druckempfindlichkeit vom Zentrum gegen die Peripherie hin ab. Die phlegmonöse Entzündung geht meist von einer Folliculitis oder einem Hautfurunkel aus, ist vorwiegend einseitig lokalisiert, und bakteriologisch finden sich meist Staphylokokken.

Akute Ekzeme und Dermatitiden, allergische Reaktionen, einschließlich das Quincksche angioneurotische Ödem und die Serumkrankheit können ebenfalls Anlaß zu Verwechslungen mit Erysipel geben. Diese sparen im Gesicht das Kinn nicht aus.

Der erysipelähnliche Zoster des Gesichts mit Ödem, besonders die *Zona ophthalmica* des oberen Trigeminusastes über der Stirne, dem Oberlid, manchmal auch der Nase, zeigt bald die charakteristischen Bläschen und überschreitet im Gegensatz zum Erysipel die Mittellinie nicht.

Primäre Parotitiden (Mumps) oder sekundäre Erkrankungen der Ohrspeicheldrüsen bei Marasmus können selten auch den Verdacht auf ein beginnendes Erysipel erwecken.

Das Erythema infectiosum (epidemisches Megaloerythem) „kann ausnahmsweise auf das Gesicht beschränkt sein und hier als flächenhafte, schmetterlingsförmige Hautrötung auftreten. Das Wangenerythem ist an der Nasolabialfalte und unterhalb des Auges meist scharf, erysipelähnlich, gegen die unveränderte Haut abgesetzt. Die geröteten Hautpartien sind geschwollen, haben gelegentlich urticaria-ähnlichen Charakter, fühlen sich heiß an und verursachen Brennen und ein Spannungsgefühl. Das ganze Gesicht kann dabei leicht gedunsen werden" (PLÜCKTHUN). Solche Formen können leicht an ein Erysipel denken lassen. Wenn das Exanthem sich auf die Extremitäten ausdehnt und dort die charakteristischen ring- oder girlandenförmigen Figuren zeigt, und, wie meist, in kleinen Epidemien auftritt, ist die Diagnose leicht. Die Krankheit verläuft zudem im Gegensatz zum Erysipel meist völlig afebril und das Allgemeinbefinden ist kaum gestört.

Gegenüber dem *Erysipeloid Rosenbach*, dem Schweinerotlauf des Menschen (Erysipelothrix rhusiopathiae), s. S. 313, ist die Beachtung der typischen Lokalisationsstellen des Erysipels von Bedeutung. Das Erysipeloid zeichnet sich vom Erysipel ab vor allem durch seine vorwiegende Lokalisation an der Hand (kleine

Verletzungen), die geringere Entzündung, die bläulich-rote Farbe, das langsamere Fortschreiten, das Fehlen von Fieber und Allgemeinerscheinungen und vor allem durch die Anamnese der Berufskrankheit (Kontakt mit Tieren oder kontaminiertem Material bei Metzgern, Köchinnen, Landwirten mit Notschlachtungen) (DENNIG). (Erregernachweis, evtl. Probeexcision.)

Die Abgrenzung von Erysipel- und *Milzbrandödem* kann manchmal Schwierigkeiten bereiten (bei Milzbrand geringe Schmerzhaftigkeit, eigenartig schwärzlich-bläuliche Schorfschicht, wallartiger Rand und ausgedehntes Begleitödem). Die Diagnose wird durch den Nachweis des Bacterium anthracis gesichert (s. Teilband 2, Beitrag MOHR „Milzbrand").

Die Schwierigkeiten bei der Differentialdiagnose der *Schleimhauterysipele*, besonders gegenüber *gewöhnlichen Streptokokkeninfektionen* der Schleimhaut, sind bereits auf S. 19 erwähnt. Ein sog. primäres Rachenerysipel wird sehr schwierig von einer gewöhnlichen *Angina* oder einer *Streptokokkenpharyngitis* abzutrennen sein. Bei Entzündungen der Mundschleimhaut ist sehr darauf zu achten, ob sie nicht von Zahnerkrankungen (*Parulis*) ausgehen.

5. Prognose

Die Prognose des Erysipels hat sich *seit der spezifischen Behandlungsmöglichkeit* der Streptokokkenerkrankungen *ganz wesentlich verbessert*. Nicht nur ist der Verlauf der Erkrankung an sich viel milder und kürzer geworden, sondern auch die Zahl der früher so häufigen und schweren Komplikationen und Rezidive ist wie die Erkrankungshäufigkeit an Erysipel selber viel seltener geworden.

Wenn man bedenkt, wie sehr früher namentlich Greise und Säuglinge durch erysipelatöse Erkrankungen gefährdet waren, daß TROUSSEAU seinerzeit Säuglinge im ersten Lebensmonat niemals von einem Erysipel genesen sah und daß für BAUER noch vor 3 Jahrzehnten eine hohe Todesquote die Regel war, dann gehen daraus die Erfolge auf dem Gebiete der heutigen Behandlungsmöglichkeit vieler Infektionskrankheiten, namentlich der Streptokokkeninfektionen und besonders des Erysipels, eklatant hervor.

Während von der Weltgesundheitsorganisation für 1960 z. B. in

Chile	auf 387 Erkrankungen an Erysipel noch 15 Todesfälle	= 3%
der Tschechoslowakei	auf 2627 Erkrankungen an Erysipel noch 27 Todesfälle	= 1%

gemeldet wurden, ist die Zahl der Todesfälle (mit guter Behandlung) in

England	bei 2956 Erkrankungen an Erysipel auf nur noch 7 Todesfälle	= 0,2%
Jugoslawien	bei 1985 Erkrankungen an Erysipel auf nur noch 3 Todesfälle	= 0,15%
Dänemark	bei 2986 Erkrankungen an Erysipel auf nur noch 3 Todesfälle	= 0,1%

zurückgegangen.

Die früher an und für sich schon recht seltenen akuten Glomerulonephritiden sind bei frühzeitiger antibiotischer Therapie des Erysipels fast vollständig verschwunden. Auch die Myokard- und Perikardschädigungen sind sehr selten und prognostisch günstiger geworden; die Streptokokken-Endokarditiden, auch wenn sich Viridans-Streptokokken züchten lassen, was auch bei Erysipel (Umwandlungen) vorkommen kann, erreichen heute immerhin eine durchschnittliche Heilung von 90% (SCHAUB). Bei intensiver Frühbehandlung ist die Heilungsquote nahezu 100%, bei Spätfällen dagegen ungünstiger. Einzig, wenn sich Enterokokken (Streptokokken der Gruppe D) züchten lassen, kommt es auch heute nur noch in ca. 50% zu einer Dauerheilung (GERACI).

6. Prophylaxe

Die Streptokokken des Erysipels befinden sich in den Lymphgefäßen der Haut, nicht auf der Haut; daher und wegen der nötigen besonderen Disposition (niedriger Kontagionsindex) ist die Ansteckungsgefahr nicht sehr groß, besonders wenn ein Patient heute sofort antibiotisch behandelt wird. Es kommen daher, wenn Erysipelkranke in einem Saal zusammen mit anderen Erkrankungen behandelt werden, kaum je Erysipel-Infektionen vor. In Krankenhäusern ist es aber trotzdem zweck-

mäßig, Erysipelkranke möglichst zu isolieren. Streng abzusondern sind Erysipelkranke von Frischoperierten, Verletzten, Verwundeten, Wöchnerinnen und kleinen
Kindern.

Besondere Vorsicht ist bei der Behandlung nässender Ekzeme und ödematöser
Extremitäten geboten, was selbstverständlich auch bei einer Behandlung im Pri-
vathause gilt.

Bei Neugeborenen wird durch eine besonders sorgfältige Nabelversorgung
(Asepsis und antiseptischer Puder) das Nabelerysipel verhütet. Durch Erziehung
zu guter Körperhygiene, Vermeiden von Wundsein, wird eine Infektionsgefahr
stark eingeschränkt.

Patienten, die zu Erysipelrezidiven neigen, sollten Kontakte mit manifesten
Streptokokkenträgern (Angina, Erysipel, etc.) nach Möglichkeit meiden. Sie sollen
besonders die Nasenschleimhaut pflegen (Nasensalbe), und bei Rhinitiden und
Pharyngitiden stellt sich die Frage einer Sulfonamid- oder Antibiotica-Prophylaxe
über Monate oder evtl. Jahre. Hautläsionen sollen bei solchen Patienten besonders
sorgfältig behandelt werden.

Das Pflegepersonal ist anzuhalten, für die Behandlung von Erysipelkranken
benützte Gegenstände wie Pinzetten etc. gut zu desinfizieren, da sonst Streptokokken auf andere Patienten übertragen werden können. Laufende- und Schluß-
desinfektionen sind notwendig.

In der Bundesrepublik Deutschland ist nur das gehäufte Vorkommen von
Erysipel meldepflichtig (Gesetzblatt Nr. 53 vom 22. 7. 1961) (ERDMANN). In der
Schweiz sind Erkrankungen an Erysipel nicht meldepflichtig.

7. Therapie

Es ist interessant bei BINGOLD (1952) nachzulesen, was vor der Ära der Chemo-
und antibiotischen Therapie beim Erysipel *medikamentös* und *lokal* therapeutisch
alles angewandt wurde:

Die *Vaccinebehandlung* mit verschiedensten Streptokokkenstämmen und Autovaccinen
bei chronisch-rezidivierenden Formen sind ohne überzeugenden Einfluß versucht worden.

Mit der *Serumtherapie* in Form von Antistreptokokkenserum konnte bei 501 Kranken die
Letalität auf 2,59% herabgedrückt werden. In der Mayo-Klinik gelang es 1927 durch Anwendung von antitoxischem Scharlachserum die Letalität bei Kleinkindern von 13,5% auf 2,3%
herabzusetzen.

Die Chemotherapie mit Sulfonamiden hat beim Erysipel einen ganz wesentlichen Fortschritt
gebracht. ANDERSON hat bei 742 Patienten beobachtet, daß innert 24 Std in 85% der Fälle die
Ausbreitung des Erysipels sistierte und daß die Temperatur in 80% der Fälle innert 48 Std
normal wurde. Die Letalität konnte auf 1—3% herabgesetzt werden, je nachdem mehr jüngere
oder ältere Personen behandelt wurden. Zwischen 5 und 45 Jahren waren nur noch ganz selten
Todesfälle zu beobachten. Unter einem Jahr blieb aber die Letalität immer noch um 12%. Es
wurde alle 4 Std 1 g gegeben und die Dosis nach Fieberabfall reduziert bei einer Behandlungsdauer von einer Woche.

Heute stellt eine *sofortige Penicillinbehandlung aller an einem Erysipel erkrankten Patienten die Therapie der Wahl dar.* Dosen von 400000—1000000 Einheiten
eines Depotpräparates pro Tag während 3 bis ca. 5 Tagen genügen meist, die
Krankheit zu kupieren. Schon innert 24 Std tritt oft Entfieberung ein, und die
Hauterscheinungen bilden sich langsam zurück. Bei Kindern sind die neuen oral
verabreichbaren Penicillinpräparate in altersgemäßer, gewichts- oder oberflächen-
bezogener Dosierung zu empfehlen.

Spricht die Erkrankung auf die angegebene Penicillinbehandlung einmal nicht
an, ist bei der unverändert fortbestehenden Empfindlichkeit der Streptokokken
gegenüber dem Penicillin daran zu denken, daß einmal andere Erreger (Staphylokokken, Pneumokokken) die Ursache des Erysipels sein können oder, daß überhaupt eine andere Krankheit, z. B. eine Staphylokokkenphlegmone vorliegt. Dann

ist die Therapie zu wechseln, zunächst *Erythromycin* oder ein *Tetracyclinpräparat* zu geben und, wenn die Züchtung von Erregern gelingt, nach den Ergebnissen der Resistenzprüfungen weiterzubehandeln. Auch Kombinationen mit Sulfonamiden können versucht werden.

Eine zusätzliche *Corticoidbehandlung* wie dies VALEEVA und GORYUNOVA (1963) mit Dosen von 80—100 Einheiten ACTH pro Tag mit oder ohne Penicillin und Cortison per os empfehlen, ist bei dem guten Ansprechen auf Penicillin allein in den allermeisten Fällen sicher überflüssig. Nur bei ganz schweren, evtl. verschleppten Erkrankungen kann eine Corticoidbehandlung versucht werden, aber nur in Kombination mit einer genügenden antibiotischen Abschirmung.

Lokale Behandlungen erübrigen sich heute meist. Höchstens kann durch kühlende Umschläge (Alkohol, Borwasser) oder Borsalbe die Hautspannung etwas erleichtert und das Hitzegefühl vermindert werden.

Der enorme Rückgang der Letalität des Erysipels von früheren Behandlungsmethoden über die Sulfonamid-Ära zum Penicillin (mit einem Sterblichkeitsdurchschnitt aller Lebensalter von nur noch 0,1 % in Dänemark 1960), zeigt mit eindrücklicher Deutlichkeit die große Überlegenheit der antibiotischen Therapie über alle früheren Behandlungsarten.

C. Scharlach (Scarlatina)

Der Scharlach (franz.: *scarlatine*; engl.: *scarlet fever*; ital.: *scarlattina*; span.: *escarlatina*) stellt eine Erkrankung der *Schleimhäute* mit besonders hervortretenden Hautsymptomen und vielen möglichen Organ- und Gewebskomplikationen dar.

I. Definition

Der Scharlach ist eine akute, übertragbare Infektionskrankheit, die bei besonderer Empfänglichkeit des Organismus sowohl endemisch wie epidemisch auftreten kann und eine Immunität erzeugt.

Entsprechend der häufigsten Eintrittspforte im Rachenraum beginnt die Krankheit mit einer fieberhaften Tonsillo-Pharyngitis, begleitet von einem charakteristischen Enanthem und Exanthem, infektiösen und toxischen Symptomen und einer Schwellung der regionären Lymphdrüsen (Initialkomplex).

Nach einem symptomarmen oder symptomfreien Intervall kann bei einer Anzahl der Fälle ein sog. „Zweites Kranksein" folgen, das jedoch seit Einführung der Penicillinbehandlung seltener auftritt.

Der Scharlach ist bedingt durch eine infektiös-toxische Streptokokkeninfektion.

II. Geschichte

Aus vielen Berichten geht hervor, daß scharlachartige Erkrankungen seit sehr früher Zeit beobachtet wurden; in den Schriften des Hippokrates wurden sie jedoch noch nicht erwähnt. Es wird angenommen, daß die Krankheit im 9. Jahrhundert nach Europa eingeschleppt wurde; es sind jedoch keine Aufzeichnungen während des Mittelalters bekannt.

Erst z. Z. der Renaissance hat J. PH. INGRASSIAS (1510—1580), Professor in Neapel und Palermo, unter dem Namen „Rossania" das *Krankheitsbild* rein *morphologisch beschrieben*. Er erkannte aber noch nicht den besonderen selbständigen Charakter der Krankheit.

Der englische Arzt SYDENHAM studierte die Londoner Epidemien von 1161—1675. In einer 1675 erschienenen, klassisch gebliebenen Beschreibung ist es ihm gelungen, das Krankheitsbild des Scharlachs von anderen ähnlichen exanthematischen Krankheiten abzugrenzen; der Scharlach wurde als *selbständige Krankheit* erkannt und als solcher benannt.

Erst später lernte SYDENHAM, wie auch BRETONNEAU in den Jahren 1799—1824 mit der von Epidemie zu Epidemie wechselnden Gefährlichkeit des Scharlachs auch die schweren bösartigen Formen kennen. Die Epidemie in Tours im Jahre 1824 verlief mit einer so hohen Sterblichkeit, daß Vergleiche mit Pest-, Cholera- und Typhus-Epidemien gezogen wurden.

Ende des 19. und Anfang des 20. Jahrhunderts wurden eine Reihe von Monographien (s. bei MANDE und MOUY) veröffentlicht, die sich besonders mit den Schwierigkeiten der Diagnosenstellung und der Beschreibung aller möglichen Komplikationen befaßten.

Als erster fand LÖFFLER 1887 *Streptokokken* im Rachenabstrich von Scharlachkranken. 1895 führte SCHOTTMÜLLER die Blutagarplatte ein und fand von da an in den Rachenabstrichen und evtl. septischen Metastasen mit solcher Regelmäßigkeit *hämolytische Streptokokken,* daß er an der Diagnose Scharlach zweifelte, wenn er bei einem Scharlachexanthem aus dem Rachenabstrich keine solchen Erreger nachweisen konnte. Mit diesen beiden wichtigen Entdeckungen wandte sich das wissenschaftliche Interesse vorwiegend der biologisch-bakteriologischen Scharlachforschung zu.

P. MOSER gelang es 1903 zum erstenmal *Scharlachstreptokokken-Immunserum* vom Pferd zu erzeugen und damit schwere Scharlachfälle zu *behandeln.*

1918 haben W. SCHULTZ und W. CHARLTON gefunden, daß ein ausgeprägtes Scharlachexanthem in der Umgebung der Injektionsstelle ausgelöscht wird, wenn ein antitoxinhaltiges Serum exakt intracutan eingespritzt wird (*Auslöschphänomen*), was differentialdiagnostisch gegenüber anderen exanthematischen Krankheiten von Bedeutung wurde.

Zur Identifizierung hämolytischer Streptokokken als Erreger des Scharlachs haben DOCHEZ und das Ehepaar G. H. und G. F. DICK (1923—1925) das wichtigste Material zusammengetragen. Es gelang den beiden DICKS den *Scharlach künstlich hervorzurufen.* Sie konnten auch nachweisen, daß Scharlachstreptokokken bei kultureller Züchtung ein Gift (Dick-Toxin, Erythrotoxin, *Scharlachtoxin*) produzieren, das stark verdünnt, intracutan injiziert, bei Scharlachempfänglichen, die noch nie mit Scharlach in Kontakt kamen, eine Hautreaktion auslöst, bei Unempfänglichen dagegen nicht (*Dick-Test*).

Seit dem Ende des letztes Krieges hat die *antibiotische Scharlachbehandlung,* vor allem mit *Penicillin,* die immer wieder angefochtene *Streptokokkenätiologie* des Scharlachs in einer Art und Weise unterstrichen und bestätigt, daß heute die β-hämolytischen Streptokokken der Gruppe A als die Hauptverantwortlichen für die Scharlachentstehung bei hierfür empfindlichen Individuen angesehen werden müssen. Es darf daher heute verantwortet werden, den Scharlach aus dem Kreise der Exanthemkrankheiten Masern, Röteln, etc., herauszunehmen und zusammen mit den Streptokokkenerkrankungen darzustellen.

Die Penicillinbehandlung hat aber nicht nur zur Klärung der Pathogenese viel beigetragen, sondern es hat sich gezeigt, daß diese Therapie bei möglichst frühzeitiger und genereller Anwendung auch das Krankheitsbild selbst rasch und günstig beeinflußt, die Zahl der bakteriellen Komplikationen stark vermindert und auf das Stadium des sog. „Zweiten Krankseins" einen mildernden und z. T. verhütenden Einfluß ausübt.

Durch die Penicillinbehandlung (seit 1945) ist der Scharlach mit allen sich daraus ergebenden Fragen erneut viel studiert, diskutiert und bearbeitet worden, und es haben sich neue Erkenntnisse und auch neue Probleme ergeben.

III. Erreger

Über die Bakteriologie der Streptokokken, ihr Vorkommen, die Morphologie, das kulturelle Wachstum, die toxischen und antigenen Eigenschaften, ist im Kapitel „Allgemeine Streptokokken-Krankheiten" bereits eingehend berichtet worden.

Wie beim Erysipel ist aber auch beim Scharlach darüber diskutiert worden, ob es unter den vielen Streptokokken-Gruppen und -Typen nicht einen ganz spezifischen Scharlach-Streptococcus gäbe.

1. β-hämolytische Streptokokken der Gruppe A (sehr selten C und G)

Die Untersuchungen der Streptokokken bei Scharlachkranken haben ergeben, daß es sich in fast allen Fällen um *Streptokokken der Gruppe A* von LANCEFIELD handelt, die auf Blutagar eine *Hämolyse vom β-Typ zeigen.*

WILSON und MILES fanden unter 8096 Scharlach-Streptokokken-Stämmen 99% A-Stämme, so daß bei Scharlach ebenfalls nachgewiesene Streptokokken der Gruppe C und G außerordentlich selten sind. Ebenfalls sehr selten sollen scharlachähnliche Krankheitsbilder durch Staphylokokken z. B. bei Abscessen (DOHMEN) und bei Superinfektionen durch antibiotica-resistente gelbe hämolytische Staphylokokken (FINLAND) bewirkt werden können.

2. Antigen-C (Polysaccharid C) gruppenspezifisch

Wir haben früher erwähnt, daß das *Antigen C* = Polysaccharid C (LANCEFIELD) den *gruppenspezifischen Körper* darstellt. Es handelt sich um ein relativ schwaches Antigen, das langsam und ungenügend Antikörper bildet und daher keinen genügenden Schutz vor Neuinfektionen mit Streptokokken bietet.

Das *Antigen M* stellt das *typenspezifische Protein* dar, das für die *Virulenz* der betreffenden Erreger maßgebend ist und *Antikörper erzeugt*, die noch nach Jahren nachweisbar sind und die *antibakterielle Immunität* bewirken.

Innerhalb der *Gruppen A—Q* (LANCEFIELD 1933) konnte GRIFFITH (1934) bei Scharlachpatienten durch Agglutination und nach der Morphologie der Kulturen mit der Zeit über 50 verschiedene Streptokokken-Typen identifizieren. *47 verschiedene Typen der β-hämolytischen Streptokokken der Gruppe A* kommen als *Scharlacherreger* in Betracht (s. Tab. 1).

3. Frage der Spezifität der Scharlacherreger

GEORGE und GLADYS DICK bemühten sich, die Spezifität des Scharlach-Streptococcus zu beweisen.

1. Konnten sie nachweisen, daß vom Rachen Scharlachkranker gewonnene Streptokokken durch Rekonvaleszenten-Serum zur *Agglutination* gebracht werden können.

2. Gelang es ihnen, durch Einreibung von Scharlacherregern in die Gaumenmandeln von freiwillig sich zur Verfügung stellenden Studenten, die noch nie mit Scharlach in Berührung waren, den *Scharlach mit allen klinischen Symptomen künstlich zu erzeugen.*

3. Da im Blut von Scharlachpatienten in der Regel keine Streptokokken gezüchtet werden konnten, nahmen sie an, daß ein von den Rachen-Streptokokken abgegebener Stoff die Ursache der toxischen Scharlachsymptome sein könnte.

Um diese Annahme nachzuweisen, wurde Versuchspersonen ein verdünntes Kulturfiltrat von Rachen-Streptokokken Scharlachkranker intracutan injiziert. Dabei zeigten Scharlach-Rekonvaleszenten keine Reaktionen, während solche, die noch nie mit Scharlach in Kontakt gekommen waren, eine Reaktion, die sog. *Dick-Reaktion* entdeckt, die ermöglicht, *Scharlachunempfängliche* mit negativer Reaktion von *Scharlachempfänglichen* mit positiver Reaktion (lokale Rötung) zu unterscheiden.

Wenn von dem gleichen Kulturfiltrat eine größere Menge intracutan eingespritzt wurde, so entwickelte sich eine Krankheit mit allgemeinem Unwohlsein, Fieber, Erbrechen und einem charakteristischen Scharlachausschlag mit nachfolgender Schuppung. Wird bei diesen Personen später die Reaktion wiederholt, fällt sie negativ aus; wird zusammen mit diesem Kulturfiltrat Rekonvaleszenten-Serum injiziert, gibt es auch bei Scharlachempfindlichen (Dick-positiven) keine Reaktion. Damit konnten viele Scharlachsymptome als toxisch bedingt erkannt werden, und es zeigte sich, daß das Toxin im Kulturfiltrat in genügender Dosierung bei Scharlachempfänglichen imstande ist, neben der Auslösung des toxischen Scharlachbildes noch eine Immunität gegen dieses verwendete Toxin zu erzeugen.

G. F. und G. H. DICK bezeichneten dieses Toxin als *erythrogenes Toxin*, da es neben anderen toxischen Symptomen imstande ist, das hervorstechendste Symptom der Scharlacherkrankung, den charakteristischen Scharlachausschlag zu erzeugen.

Nach allen diesen wichtigen Untersuchungen glaubte das Ehepaar DICK die Bedingungen erfüllt zu haben, die das Kochsche Gesetz verlangt, um den *Scharlach-Streptococcus als besonderen Scharlacherreger* anerkennen zu können.

Es fehlt bis jetzt nur noch der Nachweis, daß von einem experimentell erzeugten Scharlach wieder spontane Übertragungen und Erkrankungen an echtem Scharlach ausgehen.

4. Einwände gegenüber der Spezifität („Staphylokokken-Scarlatinoid")

In den letzten Jahren wurden in zunehmendem Maße Erytheme bei Staphylokokken-Infektionen beobachtet, die wie ein Scharlachexanthem oder zumindest sehr scharlachähnlich aussahen.

1927 hat STEVENS als erster über 3 Fälle mit sehr scharlachähnlichen Exanthemen berichtet, die im Verlaufe von Staphylokokken-Osteomyelitiden auftraten.

1934 beobachtete MACKENZIE einen scharlachähnlichen Ausschlag mit nachfolgender Schuppung bei einer Staphylococcus aureus-Bakteriämie.

1942 sahen ARANOW und WOOD ein solches Exanthem ebenfalls bei einer Staphylokokken-Osteomyelitis eines Kindes.

1952 hat GLANZMANN eine ähnliche Beobachtung bei einem 5jährigen Mädchen mit einem
Absceß in der Gegend eines Ellenbogens mitgeteilt. Wegen des Fehlens der Tonsillitis und des
Enanthems und wegen einer Eosinophilie von 6,5% wurde an einen Wundscharlach gedacht.
Im Absceßeiter wuchs aber eine Reinkultur von Staphylococcus aureus.

1953 SIMPSON: 3 Patienten mit Abscessen.

1956 NEGRO et al.: 13 Patienten (6 mit Tonsillitis und 7 chirurgische Fälle, 1 Fingereite-
rung und 6 Verbrennungen).

1960 DUNNET und SCHALLIBAUM: 2 Patienten mit Abscessen, 1 Genitalinfektion nach
Abort.

1960 BRUCKNER et al.: 3 Patienten mit Phlegmonen.

1961 VOLKMER: 11 Beobachtungen nach chirurgischen Infektionen.

1962 FELDMAN: 1 abscedierende Infektarthritis.

1963 JACOBI: 4mal nach Verbrühungen und 8mal nach chirurgischen Eingriffen.

1964 CADOGAN: 1 Absceß.

1965 VERLIAC et al.: 5 Beobachtungen. 1 Staphylokokkeninfektion nach Herzkatheter-
untersuchung, 2 Spritzenabscesse (1 Pat. mit Streptokokken-positivem Rachenabstrich),
1 Status nach Gallenblasenoperation mit Bauchwandabsceß (Rachenabstrich Streptokokken-
positiv), 1 Pat. mit infizierten Varicellenbläschen.

VERLIAC und WORMS heben hervor, daß es sich bei der überwiegenden Zahl
aller bisherigen Mitteilungen um Wundinfektionen mit einem scharlachähnlichen
Exanthem handle. Vereinzelt wurden solche Exantheme aber auch nach Rachen-
infektionen mit Staphylokokken beschrieben (CZIRBESZ, NEGRO et al., VOICULESCU).
FILIPPINI und BRODHAGE haben während der Jahre 1960 und 1961 in unserem
pathologisch-bakteriologischen Institut (Dir. M. AUFDERMAUR) 17 Fälle mit nur
Staphylokokken-positiven Rachenabstrichen zusammengestellt, bei denen von den
behandelnden Ärzten ein auf Scharlach verdächtiges Exanthem festgestellt wurde.
Als Komplikation trat einmal eine Nephritis und einmal eine Otitis media acuta
auf. In verschiedenen Arbeiten wird auch das Auftreten einer Schuppung beschrieben, wie sie beim ordentlichen Scharlach auftritt. Bei vermehrtem Suchen
nach solchen Vorkommnissen wird die Zahl scarlatiniformer Ausschläge mit nur
Staphylokokken-positiven Rachenabstrichen wahrscheinlich noch zunehmen.

Bei zwei Fällen von VERLIAC et al. wurden im Rachenabstrich neben den Staphylokokken allerdings auch Streptokokken nachgewiesen. Wenn man bedenkt,
wie sehr der Nachweis der Streptokokken im Rachenabstrich von der verwendeten
Technik abhängig ist (s. S. 14), wären wahrscheinlich bei manchen Patienten mit
ausschließlichem Staphylokokkennachweis bei sorgfältiger Technik und wiederholten Untersuchungen noch Streptokokken zu finden.

Experimentell wurden schon früh Staphylokokkenkulturfiltrate auf ihre hautrötende Wirkung und der Einfluß sowohl von Scharlachheilserum als auch von antitoxischem Staphylokokkenserum auf die erzeugte Hautrötung studiert. Die Staphylococcus aureus-Stämme der
erwähnten Patienten von STEVENS (1927) bildeten ein starkes Toxin, von dem angenommen
wurde, daß es den scharlachähnlichen Ausschlag verursachte. Scharlachimmunserum löschte
den scarlatiniformen Rash nicht aus, wohl aber antitoxisches Staphylokokkenserum. MUNDT
prüfte 1937 19 Bouillonkulturfiltrate von Staphylococcus aureus verschiedener Herkunft und
eines von Staph. haem. und Staph. albus auf ihre hautrötende Wirkung und die Aufhebung dieser Wirkung
durch Vermischung mit Scharlachheilserum. Es ergab sich, daß bei 11 Filtraten eine Neutralisierung durch das Scharlachserum eintrat.

Obschon die hautrötende Wirkung von Staphylokokkentoxin bei STEVENS durch Staphylo-
kokkenantitoxin, bei MUNDT durch Scharlachheilserum aufgehoben werden konnte, nimmt
VON BORMANN keine Identität der beiden Gifte an, „um so mehr, als uns damals der Nachweis
gelang, daß in bezug auf ihre Neutralisierbarkeit ähnlich reagierende Gifte auch von einzelnen
Coli- wie Pneumokokkenstämmen produziert werden."

BADER hat 1939 die Kulturfiltrate von 32 Bakterienstämmen, die aus verschiedenen Krankheitsprozessen stammten, im Kutanversuch auf ihre Neutralisierbarkeit mit Scharlachheilserum geprüft. Filtrate von 4 Stämmen (1 Staph. alb. anhaemolyt., 1 Pneumococcus Typ I,
1 Pneumococcus mucosus, 1 Proteus) ließen sich neutralisieren. Auch nahm er daher an, „daß
die Produktion der Gifte, die in ihrer Hautwirkung dem Dick-Gift ähneln, einer größeren Reihe
von Bakterien zukommt."

Es wird daher zweckmäßig sein, in Zukunft beim Auftreten von scarlatiniformen Exanthemen nicht nur auf Strepto- und Staphylokokken, sondern auch auf andere kulturell in großer Zahl wachsende Bakterien zu achten.

Die Ansichten darüber, wie alle diese Streptokokkenbefunde bei scarlatiniformen Exanthemen zu bewerten sind, gehen einstweilen noch sehr auseinander.

Mehrere Autoren sprechen von einem „Scharlachsyndrom" mit verschiedenen ätiologischen Möglichkeiten (JACOBI, VAHLQUIST, VOLKMER, SIMPSON).

Demgegenüber sind u. a. VERLIAC et al., WORMS, SATAKE und besonders BORMANN der Auffassung, „daß durch diese Befunde die Streptokokkenätiologie des Scharlachs in keiner Weise erschüttert sei." VON BORMANN bemerkt dazu, „die ätiologische Bedeutung der Löffler'schen Stäbchen werde schließlich auch nicht angezweifelt, nur weil manche andere Erreger ähnliche Anginen verursachen können; ein Typhus sei einem Paratyphus A oder B oft täuschend ähnlich, manchmal auch einer Brucellose oder dem Fleckfieber."

SATAKE vergleicht auch mit paratyphösen Erkrankungen und schlägt daher vor, scarlatiniforme Ausschläge, die durch andere Erreger als β-hämolytische Streptokokken bedingt sind, als „Para-scarlet fever" zu bezeichnen.

Durch andere Erreger als Streptokokken hervorgerufene scarlatiniforme Exantheme sind entsprechend den Resultaten der Resistenzprüfung zu behandeln, z. B. Penicillin-G-resistente Staphylokokkenstämme mit Präparaten aus der Gruppe der gegenüber Penicillinase unempfindlichen Antibiotica.

5. „Scharlachstreptococcus" nur während einer begrenzten Zeit

Klinisch fiel auf, daß der genau gleiche Streptococcus bei einem Patienten eine einfache Pharyngitis, beim anderen eine Angina, eine Otitis, eine Puerperalinfektion usw. und schließlich auch einen Scharlach auslösen kann, und daß umgekehrt von einem Scharlach nicht immer nur ein Scharlach ausgehen kann, sondern auch die ganze Reihe aller möglichen Streptokokken-Infektionen ausgehen kann.

Nun haben aber die Bakteriologen interessante Beobachtungen gemacht: Sie haben festgestellt, daß Streptokokken, die in Anwesenheit von Scharlachstreptokokken kultiviert werden, ein erythrogenes Toxin erzeugen; bei Kultivierung in Anwesenheit von Rekonvaleszentenserum geht diese Fähigkeit aber wieder verloren. Die scarlatinogene Noxe wird somit durch Scharlachantikörper gehemmt, ohne daß die Streptokokken selber weder in vitro noch in vivo geschädigt werden.

Weiter haben FRIEDEMANN und DEICHER feststellen können, daß die Scharlachstreptokokken ihre Eigenschaften nicht konstant beibehalten, sondern daß sich typische, toxische Scharlachstreptokokken in atoxische, anhämolytische, vergründende umwandeln, und offenbar auch wieder zurückverwandeln können.

So berichtet GLANZMANN über ein Kind, bei dem in der Scharlachrekonvaleszenz nur noch vergründende, atoxische Streptokokken festgestellt worden waren; als es nach Hause zurückkehrte, steckte es trotzdem ein anderes Kind mit Scharlach an. Die atoxischen Streptokokken dieses Falles wurden einer Maus intraperitoneal injiziert und gewannen die Fähigkeit der Hämolyse und der Toxinbildung zurück.

Weiter hat sich gezeigt, daß sich der Scharlachstreptococcus auch in der Bildung seines klinischen Hauptmerkmals, der Erzeugung des erythrogenen Toxins, nur quantitativ und nicht prinzipiell von den anderen hämolysierenden Streptokokken unterscheidet. Die anderen hämolysierenden Streptokokken bilden auch erythrogenes Toxin aber nur in so kleinen Mengen, daß diese zur Auslösung eines Scharlachs nicht genügen (HÖRING, 1962).

Solche Inkonstanzen der Erreger kennt man aber auch bei anderen spezifischen Bakterien, so z. B. den E-, Ruhr- und Keuchhustenbacillen (HÖRING), so daß sich der Name „Scharlachstreptococcus" trotz aller seiner Variationsmöglichkeiten, aber in Kenntnis seines ganz besonderen Charakters, gehalten hat.

Ein Streptococcus ist nur zu der Zeit ein „Scharlachstreptococcus" während welcher er so viel Erythrotoxin zu produzieren vermag, daß er bei Scharlachempfänglichen die toxischen Scharlachsymptome bewirken kann. Er kann diese Fähigkeit verlieren; er kann sie aber auch wieder gewinnen, wobei das Substrat maßgeblich beteiligt ist.

Gegen die alleinige Erregernatur der Streptokokken wurde vor allem die meist das ganze Leben hindurch anhaltende Scharlachimmunität angeführt.

Die alten Auffassungen von CANTACUZÈNE und ZLATOGOROFF über die Existenz eines *spezifischen Virus in Symbiose mit hämolytischen Streptokokken*, als „Wegbereiter für die Streptokokken" hat BINGEL (1947) wieder zu stützen versucht. Er nahm an, daß das Virus als Symbiont die hämolytischen Streptokokken erst veranlaßt, Erythrotoxin zu bilden, das dann den Scharlach erzeugt. Es konnte aber bei der Annahme einer Symbiose nicht sicher entschieden werden, ob das sog. Begleitvirus allein imstande ist, Scharlachsymptome zu erzeugen, oder ob das Scharlachtoxin durch Scharlachstreptokokken allein oder in Kombination mit dem Virus gebildet wird. Zudem konnten die Befunde BINGELS, der glaubte, ein filtrierbares Virus nachgewiesen zu haben, von GRÜN, KIKUTH und KÜSTER (1952) nicht bestätigt werden, was bei dem häufigen Vorkommen des Scharlachs und den heutigen guten virologischen Untersuchungsmethoden doch sehr auffallend ist. Zudem spricht der ausgesprochen milde Verlauf der Initialtoxikose durch Vernichtung der toxinbildenden Streptokokken bei einer frühzeitigen Penicillinbehandlung doch sehr für die Streptokokkenätiologie dieser Toxikose und natürlich besonders auch aller eitrigen Manifestationen.

IV. Pathologisch-anatomische Befunde

Es ist verständlich, daß die pathologisch-anatomischen Befunde vor allem von Patienten stammen, bei denen der Scharlach bösartig, schwer toxisch oder septisch verlaufen ist. Vorwiegend auf Grund der ausgezeichneten, konzentrierten Zusammenstellung von ZISCHKA-KONORSA (1961) und von LAPORTE (1948) bei MANDE und MOUY (1958) sind folgende Angaben zu machen:

Drei verschiedene Arten von anatomischen Läsionen sind nach LAPORTE zu unterscheiden:

1. *Entzündliche Infiltrationen des interstitiellen Gewebes*, besonders der Leber, der Nieren und des Herzens, seltener des Pankreas und der Speicheldrüse. Die entzündlichen Veränderungen sind um so ausgesprochener, je akuter die Krankheit verlief.

2. *Blutungen* im Bereiche der Eingeweide, des Verdauungskanals, der Milz, der Nebennieren, des Pankreas, die für die maligne verlaufenden Scharlachformen besonders charakteristisch sind.

3. *Entzündliche Veränderungen im Bereiche des lymphatischen und retikuloendothelialen Systems* mit Schwellung besonders der mesenterialen Lymphdrüsen, der Peyerschen Plaques (turgescence) und der Kupfferschen Sternzellen.

ZISCHKA-KONORSA gibt folgende *Obduktionsbefunde* an:

Hautveränderungen: Das Scharlachexanthem ist an der Leiche meist nicht mehr zu sehen, lediglich Überreste in besonders schweren Fällen, wenn es hämorrhagisch war. Histologisch ist im Bereiche des Exanthems eine Hyperämie in der Cutis zu sehen, die Gefäße der Subcutis zeigen perivasculäre Infiltrate und die Epithelzellen der Epidermis eine Parakeratose. Erfolgt der Tod erst am Anfang der 2. Woche, dann kann eine bestehende Hautschuppung auf einen Scharlach hinweisen.

An den Tonsillen ist eine *nekrotisierende Tonsillitis* zu finden, von welcher oft tödliche Streptokokken-Komplikationen ausgehen können.

Fortgeleitet von den Tonsillen kann es zu einer *Otitis media* kommen, die besonders zu Beginn der Erkrankung schwer verläuft und zur Nekrose der Gehörknöchelchen neigt (*Otitis media necroticans scarlatinosa*). Eine Otitis, die erst in der 2.—3. Krankheitswoche des Scharlachs auftritt, hat einen gutartigen Verlauf und zeigt das Bild einer gewöhnlichen *katarrhalischen* oder einer *eitrigen Otitis media acuta*.

Der Tonsillitis zugehörig findet man eine *regionäre Lymphadenitis* der Halslymphknoten und als morphologische Grundlage der Himbeerzunge eine *Follikelhyperplasie* mit Entzündung der Zungenschleimhaut.

Das Herz ist meist dilatiert und zeigt histologisch häufig das Bild einer akuten isolierten oder diffusen *interstitiellen Myokarditis*, die auch großzellig sein kann. LAPORTE weist auch darauf hin, daß bei Herzkomplikationen Zellknötchen nachweisbar sein können, deren Identität mit den Aschoffschen Knötchen der Polyarthritis rheumatica acuta allgemein angenommen werde.

ZISCHKA-KONORSA findet, besonders beim septischen Scharlach, in der Lunge *pneumonische Herde*, in der *Leber* eine trübe Schwellung mit mikroskopisch kleinen fokalen toxischen Nekrosen und nur selten eine *Endokarditis*.

Die *Milz* zeigt nur bei eitrigen Komplikationen und beim septischen Scharlach den Befund eines akuten septischen Milztumors.

Die Befunde an der *Niere* sind je nach dem Zeitpunkt des eingetretenen Todes verschieden. Zu Beginn der Erkrankung kann eine *akute interstitielle Nephritis* ausgebildet sein. Die Nieren sind vergrößert, weich und zeigen verwaschene rötliche Flecken an der Oberfläche, die mit grauroten oder hellgrauen Partien abwechseln. Die Rinde ist auf der Schnittfläche verbreitert, vorquellend, blaß-graurot, mit hyperämischen Streifen und Flecken. Histologisch sieht man interstitiell in Rinde und Mark oft zu größeren Herden konfluierend, lymphocytäre und plasmozelluläre Infiltrate. In einzelnen Glomerula können Schlingennekrosen auftreten, die Harnkanälchen können fleckweise nekrotisch sein.

Tritt der Tod in der 3. Woche der Erkrankung ein, dann ist eine typische postscarlatinöse *hämorrhagische Glomerulonephritis* zu finden.

Bei einer *Scharlachsepsis* können sämtliche Befunde einer Sepsis dazukommen.

V. Pathogenese-Immunität

1. Streptokokken und Empfänglichkeitsdisposition

Nach den bisherigen Ausführungen ist der *Befall* (vor allem der oberen Luftwege) mit *β-hämolysierenden Streptokokken der Gruppe A, die in genügender Menge Erythrotoxin zu bilden vermögen*, die entscheidende Voraussetzung für das Auftreten eines Scharlachs. Wie aber immer wieder betont werden muß, ist jedoch die zweite Voraussetzung die *Empfänglichkeitsdisposition* des Individuums, die viel schwieriger zu umschreiben ist, offenbar von vielen Faktoren abhängt und im Kapitel Epidemiologie noch näher besprochen wird.

2. Antitoxische und antibakterielle Immunität

Das Ehepaar DICK hat gezeigt, daß beim Scharlach zwischen einer *Streptokokkeninfektion* und einer *Intoxikation durch das erythrogene Toxin* unterschieden werden muß.

Das Überstehen eines Scharlachs verleiht nur eine *antitoxische Immunität* gegenüber dem erythrogenen Toxin, die meistens lebenslänglich ist, während die antibakterielle Immunität, welche gegen die M-Substanz gerichtet ist, nur typenspezifisch ist, aber auch sehr lange anhalten kann. Seitdem Typenbestimmungen durchgeführt werden, hat es sich gezeigt, daß Neuinfektionen mit dem gleichen Typ extrem selten sind (ROTHBARD); es besteht daher Grund zur Annahme, daß die im Laufe des Lebens abnehmende Häufigkeit von Streptokokkeninfektionen wenigstens teilweise durch den früheren Kontakt mit den häufigsten A-Streptokokken-Typen und einer dadurch erworbenen bakteriellen Immunität gegenüber solchen Neuinfektionen bedingt ist (McCARTY).

Patienten, die einen Scharlach überstanden haben, erkranken nur noch sehr selten (mit einer Wahrscheinlichkeit von ca. 2—4%) wieder an einem Scharlach, bleiben aber für alle anderen Streptokokken-Typen, die die Patienten noch nie befallen haben, empfänglich und können alle nur möglichen Streptokokkenerkrankungen (vorwiegend Tonsillo-Pharyngitiden) durchmachen.

Die DICKschen Auffassungen sind maßgebend für das Verständnis der Pathogenese des Scharlachs und vermögen auch Beobachtungen zu erklären, die während der modernen Penicillinbehandlung des Scharlachs gemacht worden sind. Die antitoxische Immunität entwickelt sich langsam. (GLANZMANN gibt an, daß das Serum eines Scharlachrekonvaleszenten etwa nach der 3. Woche die Löschfähigkeit eines Scharlachexanthems erwirbt.) Die antibakterielle Immunität ist nur gegen einen der über 50 verschiedenen Typen gerichtet.

3. Komplikationen und Rezidive (Superinfektionen), Isolierung und Penicillinbehandlung

Bei Berücksichtigung dieser Immunitätsverhältnisse erscheint es verständlich, daß die Scharlachpatienten während ihrer mehrwöchigen Krankheit früher so

leicht *Komplikationen* und auch *Rezidive* (frühe, meist etwas abgeschwächte Zweiterkrankungen) bekamen, besonders wenn sie nicht streng isoliert, sondern in
größeren Sälen behandelt wurden.

Entweder erfolgte eine *Neuinfektion* durch andere Patienten mit dem *gleichen
Typ* bei noch ungenügender antibakterieller Immunität oder durch einen *anderen
Typ*, gegenüber dem der Scharlachkranke überhaupt keine Antikörper besaß
(ALLISON und BROWN).

Nach dieser Erkenntnis ist durch *strenge Isolierung* der Scharlachkranken die
Zahl der Komplikationen bereits stark zurückgegangen. Die möglichst frühe, *generelle Penicillinbehandlung*, in genügender Dosierung und bei genügend langer
Verabreichung, hat ihr Auftreten (auch bei Berücksichtigung des Genius epidemicus) weiterhin stark reduziert.

4. Zweiterkrankungen; fünf verschiedene Erythrotoxine; Antikörperreaktionen unter antibiotischer Therapie; stille Feiung; abortiver Scharlachverlauf

Wenn darauf hingewiesen wird, daß die sog. *Zweiterkrankungen* an Scharlach
unter der Penicillinbehandlung ungefähr gleich geblieben sind wie früher (2—4 %
nach HEGLER-BOCK), oder sogar leicht angestiegen sind und dies auf eine verminderte Immunisierungsmöglichkeit zurückgeführt wurde, so muß hervorgehoben
werden, daß es auch *fünf verschiedene Erythrotoxine* gibt, daß ein Patient nach Überstehen eines Scharlachs also nur gegen eines dieser fünf Erythrotoxine dauernd
immunisiert ist und daher nicht nur Zweit- sondern sogar Mehrfacherkrankungen an
Scharlach durchmachen kann, bis er gegen alle fünf Erythrotoxine durchimmunisiert
ist.

Es wurde nachgewiesen, daß *unter antibiotischer Therapie* der *Antistreptolysin-* wie auch der
Antihyaluronidase- und der *Antistreptokinase-Titer* langsamer ansteigt (CHRIST).
SEELEMANN u. a. warnen aber davor, von der Einflußnahme auf immunbiologische Teil-
phänomene auf die Gesamtimmunität zu schließen.

Es ist auch zu bedenken, in wie vielen Fällen wir nach den Ergebnissen des Dick-Testes
eine stille *Feiung* beim Scharlach annehmen müssen, und wie viele Fälle *abortiv*, fast subklinisch
verlaufen, leichter als viele Scharlacherkrankungen unter einer Penicillinbehandlung. Es ist
nicht nachgewiesen, daß die Zweiterkrankungen nur gerade bei abortiv verlaufenden Scharlachfällen auftreten.

Wenn wir bedenken, wie viel weniger Komplikationen unter der antibiotischen Therapie
auftreten, wäre sogar eine leichte Vermehrung von Zweiterkrankungen in Kauf zu nehmen, da
auch diese wieder prompt auf Penicillin ansprechen und damit in der Regel leicht verlaufen.

5. Initialkomplex: toxische und bakterielle Einflüsse

Im Krankheitsbild des Scharlachs müssen wir nach den obigen Darlegungen
versuchen, *toxische* und *bakterielle* Einflüsse auseinanderzuhalten, obschon meist
beide nebeneinander und miteinander die Krankheit bewirken. Es gibt aber doch
Scharlacherkrankungen, bei denen deutlich die toxische Komponente überwiegt,
andere bei denen dagegen der bakterielle Einfluß ausgesprochen hervortritt (siehe
Kapitel: Klinisches Bild).

Da Penicillin ja nicht antitoxisch wirkt, sondern nur die Streptokokken trifft, stellt es die
Therapie der Wahl zur Bekämpfung dieser Erreger dar und ist somit die Haupttherapie des
Initialkomplexes des Scharlachs, obschon hier die Initialtoxikose meist überwiegt. Wenn bei
einer Frühbehandlung die Erreger aber zerstört werden, können auch weniger toxische Stoffe
entstehen und damit wird auch die Initialtoxikose abgeschwächt.

6. Zweites Kranksein im engeren Sinne (allergisch bedingte Nachkrankheiten). Bakterielle Komplikationen als Superinfektionen

Im Stadium des sog. „*Zweiten Krankseins*" kommen neben Krankheiten, die
an ein gewisses zeitliches Intervall zwischen Initialkomplex und der erneuten Er-

krankung gebunden sind (wie Glomerulonephritis, Polyarthritis rheumatica acuta mit Herzkomplikationen) auch bakterielle Komplikationen vor (wie z. B. Otitiden, etc.), meist Superinfektionen, welche gut auf Penicillin ansprechen.

Die große Diskussion geht um die Frage der *pathogenetischen Entstehung* der *Scharlach-Nachkrankheiten* (der Glomerulonephritis und der akuten Polyarthritis mit Herzkomplikationen), die eigentlich heute das „Zweite Kranksein im engeren Sinne" repräsentieren. Die Tatsache, daß viele Autoren auch über eine *Abnahme dieser Erkrankungen* bei *richtig durchgeführter antibiotischer Therapie* berichten, bezeichnet STROEDER speziell bei der Glomerulonephritis „als eine reine und durch nichts bewiesene Spekulation".

Schon 1912 stellten ESCHERICH und SCHICK fest, daß die Latenzzeit zwischen dem Scharlach und den obigen Krankheiten des „Zweiten Krankseins im engeren Sinne" ähnlich der Zeitspanne ist, die zwischen einer Pferdeseruminjektion und der nachfolgenden Serumkrankheit besteht. Die aktive Sensibilisierung ist erreicht, wenn eine genügende Menge von Antikörpern gebildet worden ist. Aus dieser Beobachtung schlossen die Autoren auf eine allergische Entstehungsursache der Polyarthritis rheumatica acuta mit ihren Herzkomplikationen und der akuten diffusen Glomerulonephritis, eine Auffassung, die von vielen Autoren auch heute noch geteilt wird (FANCONI, CHRIST, STEINMANN spez. für das Herz; VOLHARD, REUBI, SARRÉ spez. für die Nieren; BOENI spez. für die Polyarthritis rheumatica acuta).
Eingehende Untersuchungen von CHRIST bestätigen auch diese Auffassung: klinische, bakteriologische und serologische Befunde sprechen gegen die Entstehung der akuten Polyarthritis und der akuten Glomerulonephritis allein durch eine direkte Toxinwirkung von A-Streptokokken oder durch eine hämatogene Metastasierung.

Es bestehen aber Verschiedenheiten für die Entstehung der akuten Polyarthritis und der akuten Glomerulonephritis. Während alle mitgeteilten Befunde am besten unter der Annahme einer *Allergie vom verzögerten Reaktionstyp gegen A-Streptokokken-Antigene* als Ursache für die Entstehung einer *akuten Polyarthritis* zu verstehen sind, sprechen Untersuchungen, namentlich von RAMMELKAMP sehr dafür, daß es sich bei der *akuten Glomerulonephritis* um eine *inverse anaphylaktische Reaktion* (mit einem an der Niere zellständigen Streptokokken-Antigen) *gegen nephrotoxische A-Streptokokken* handelt.

7. Besondere „nephritogene Typen"; keine rheumatogenen Typen, Scharlachantitoxin

RAMMELKAMP und WEAVER ist es nämlich gelungen, verschiedene Typen der A-Streptokokken zu finden, die besonders zur Erkrankung an einer diffusen Glomerulonephritis disponieren. Es ist nach diesen Untersuchungen wahrscheinlich, daß innerhalb der A-Gruppe nur wenige Typen in der Lage sind, eine akute Glomerulonephritis zu erzeugen. Im Vordergrund steht der Typ 12, der an der Entstehung einer nachfolgenden Nephritis in ca. 80 % beteiligt ist. Daneben besitzen der Typ 4, seltener der Typ 25 und der Typ „Red Lake" „nephritogene" nephrotoxische Eigenschaften. Der Nachweis „nephritogener Typen" ist von verschiedenen Seiten bestätigt worden (KEMPE u. Mitarb., WERTHEIM u. Mitarb., REUBI und LOEFFLER).

KLEINMANN beschrieb 1954 eine Nephritisepidemie mit 63 Erkrankungen, namentlich unter Kindern, in der Indianerreservation „Red Lake" in Minnesota. Der dort gefundene Stamm konnte bisher noch nicht serologisch differenziert werden und wird, da es sich möglicherweise um einen neuen Typ handelt, einstweilen als Typ „Red Lake" bezeichnet.

Bei der *Polyarthritis acuta* konnten bisher keine ähnlichen Befunde erhoben werden, die erlauben würden, von besonderen rheumatogenen Streptokokkentypen zu sprechen. Alle Befunde sprechen auch gegen die Annahme einer evtl. hämatogenen Metastasierung (kein Streptokokken-Nachweis). Während für die Entstehung einer akuten Glomerulonephritis besonders die erwähnten vier verschiedenen

Typen in Frage kommen, kann nach den bisherigen Erfahrungen eine Polyarthritis anscheinend nach Infektionen mit jedem der über 50 verschiedenen Streptokokken-typen auftreten.

Die Pathogenese der eigentlichen *Scharlachnachkrankheiten*, des „Zweiten Krankseins im engeren Sinne" hat somit neue Aspekte gewonnen; der indirekte Zu-sammenhang mit den „Scharlachstreptokokken" erscheint gegeben. Ob diese Nach-krankheiten durch das Exotoxin oder das Endotoxin der Streptokokken oder durch beide zusammen bedingt sind, ist noch nicht sicher bekannt. OTTE (1962) unter-suchte in drei Gruppen die Präcipitinbildung durch das Exotoxin allein, die Strep-tokokken allein und das filtrierte Exotoxin und die Streptokokken zusammen. Nur in der letzten Gruppe fanden sich die Präcipitine vollständig. Also wird zur Ent-stehung des Scharlach-Antitoxins die *Kombination der Streptokokken mit dem Exo-toxin* notwendig sein, somit möglicherweise auch zur Entstehung der allergischen Scharlach-Nachkrankheiten.

8. Frühpenicillinbehandlung — beste Prophylaxe für die allergisch bedingten Scharlach-Nachkrankheiten. Penicillin während der Scharlach-Nachkrankheiten

Wie steht es nun mit der *Möglichkeit einer Penicillinbehandlung*, nicht um die auf Grund eines allergischen Geschehens entstandenen *Scharlach-Nachkrankheiten* zu heilen, sondern um ihre *Entstehung* nach Möglichkeit „*abzubremsen*" (BROCK und SIEGEL).

CATANZARO u. Mitarb. haben A-Streptokokken-Anginen mit 600000—900000 i.E. Procain-penicillin in öliger Suspension an jedem 3. Tag behandelt. Bei Therapiebeginn in den ersten 31 Std fanden sie eine Abnahme der Antistreptolysinbildung von 60%, bei Beginn am 5. Tag noch eine solche von 40%. Sie konnten bei Therapiebeginn am 9. Krankheitstag dagegen keine Abnahme der Antistreptolysinbildung mehr feststellen.

Nun haben DENNY u. Mitarb. und WANNAMAKER u. Mitarb. nachweisen können, daß die Penicillinbehandlung einer Streptokokkeninfektion die Häufigkeit einer nachfolgenden akuten Polyarthritis um 95 % verringert und zwar am zuverlässig-sten, wenn mit der Penicillintherapie innerhalb der ersten beiden Krankheitstage der Streptokokkeninfektion begonnen wird (MORRIS u. Mitarb.). Setzt die Peni-cillinbehandlung erst am 9. Tage ein (CATANZARO u. Mitarb.) verringert sie, wie wir schon erwähnt haben, nicht mehr eindeutig die Antikörperbildung; sie be-seitigt aber die infizierenden A-Streptokokken in einem viel höheren Prozentsatz als eine Sulfadiazinbehandlung und verringert die Häufigkeit einer nachfolgenden akuten Polyarthritis auf 0,7 % im Vergleich zu 3,6 % in einer unbehandelten Kon-trollgruppe, bzw. 5,2 % in einer mit Sulfadiazin behandelten Gruppe.

Penicillin verhütet demnach die akute Polyarthritis vor allem durch Beseiti-gung der hämolytischen Streptokokken und weniger durch eine Hemmung der Antikörperbildung (CATANZARO u. Mitarb.). Die Sulfonamide haben zwar eine gute Wirkung auf die klinischen Symptome; sie sind aber nicht imstande die Streptokokken in dem Maße zu vernichten, wie dies mit Penicillin möglich ist. Die vollkommene Beseitigung der eine Angina verursachenden A-Streptokokken ist aber nach CATANZARO u. Mitarb. die unbedingte Voraussetzung für die Verhütung einer akuten Polyarthritis nach Angina.

In der akuten Phase einer Polyarthritis lassen sich immerhin bei 50—60% der Patienten A-Streptokokken nachweisen. Mit zunehmendem Zeitabstand vom Beginn der vorangehenden Streptokokken-Angina sind die Erreger immer seltener zu finden. Zudem ist der Nachweis stark von der Entnahmetechnik und der darauffolgenden bakteriologischen Untersuchung ab-hängig (CATANZARO u. Mitarb., RAMMELKAMP).

Nach CHRIST ist es nicht geklärt, ob einem akuten Schub einer Polyarthritis in jedem Fall eine neue Streptokokkeninfektion vorausgeht; in seinen Untersuchungen konnte er immerhin

bei vier von sieben Patienten, die an einem akuten Schub einer sekundär chronischen Polyarthritis erkrankten, eine kurz vorangegangene Streptokokkeninfektion durch stark erhöhte
Titer in wenigstens einer der drei AK-Reaktionen nachweisen.

„Das Fortbestehen einer solchen Titererhöhung oder ein weiterer Anstieg bei zwei im Abstand von etwa 3—4 Wochen vorgenommenen Bestimmungen machen ein Fortbestehen der
Streptokokkeninfektion oder eine Neuinfektion mit hämolytischen Streptokokken wahrscheinlich und ergeben damit eine *hinreichende Indikation zur Penicillinbehandlung,* auch wenn sich
im Nasen-Rachenabstrich keine hämolytischen Streptokokken nachweisen lassen" (CHRIST).

Wie sind nun die bakteriologischen Verhältnisse bei der *akuten, diffusen Glomerulonephritis* ? HAYMAN und MARTIN fanden zu Beginn einer akuten Nephritis
in 55 %, RAKE in 18—100 % hämolytische Streptokokken. Auch mit den Anti-
körperuntersuchungen läßt sich für die meisten akuten Nephritiden der Nachweis
einer vorangegangenen Streptokokkeninfektion führen und zwar nach den Untersuchungen von CHRIST in ungefähr demselben Prozentsatz wie bei der akuten
Polyarthritis, d. h. zwischen 80—100 %.

STETSON u. Mitarb. sahen bei einer in den *ersten Krankheitstagen einsetzenden
Penicillinbehandlung* von „Typ 12"-Infektionen zwar eine Abnahme der Antikörperbildung, aber zugleich auch *eine eindeutige Abnahme der Erkrankungshäufigkeit an akuter Nephritis* auf 4,5 %. CHRIST erklärt diesen Befund als eine Nierenschädigung durch eine nephrotoxische Substanz der Streptokokken vor Beginn
der Penicillinbehandlung; die Therapie setzte jedoch noch früh genug ein, um
durch Hemmung der Antikörperbildung eine anaphylaktische Reaktion von genügender Intensität zur Entwicklung des Vollbildes einer Nephritis zu verhindern.

Aus diesen Beobachtungen kann geschlossen werden, daß eine *Nephritis* offenbar bereits recht früh, *schon in den ersten Tagen einer Streptokokkeninfektion als
Krankheitseinheit beginnt,* während nach den Befunden von CATANZARO u. Mitarb.
die akute Polyarthritis als pathologischer Prozeß anscheinend erst spät, d. h. *vielfach erst nach dem 9. Krankheitstag beginnt* (RAMMELKAMP).

Während eine akute Nephritis nach *einem* Streptokokkeninfekt auftreten kann, wird bei
der akuten Polyarthritis sehr diskutiert, ob sie nicht erst nach wiederholten Streptokokken-
infekten auftritt. Bei der akuten Glomerulonephritis können „²/₃ oder mehr" (REUBI) der Fälle
vollkommen ausheilen. Die akute Polyarthritis zeigt dagegen eine ausgesprochene Rezidivneigung und Herzbeteiligung.

Interessant ist die Beobachtung, daß bei der Annahme einer inversen anaphylaktischen
Reaktion für das Zustandekommen einer Nephritis gerade die Drosselung der Antikörperbildung durch die frühzeitige Vernichtung der Streptokokken (und damit der Toxinproduktion)
als gute Prophylaxe gegenüber der Nephritisentstehung wirkt. Dabei haben sich die Gegner
der Früh-Penicillinbehandlung des Scharlachs zur Prophylaxe der akuten diffusen Glomerulonephritis gerade auf die durch Penicillin bewirkte Abnahme der Antikörper gestützt.

Für die *Prophylaxe der postscarlatinösen akuten Glomerulonephritis* ist daher
ganz besonders eine *möglichst frühe Penicillinbehandlung* zu verlangen.

Die antibiotische Therapie hat die Pathogenese des Scharlachs tiefgehend beeinflußt. Bakteriell, toxisch und allergisch bedingte Krankheitssymptome werden
eigenartigerweise durch das gleiche Medikament, durch Penicillin, günstig beeinflußt. Es wirkt auf die *Bakterien* bactericid und vermindert so bei früher Anwendung die *toxischen Symptome* durch Hemmung der Toxinproduktion. Die
allergischen Nachkrankheiten werden z. T. verhütet, indem bei früher Therapie für
die Antigen-Antikörper-Reaktion rein quantitativ nicht mehr genügend Antikörper gebildet werden, so daß die krankmachende Reaktion entweder ausbleibt
oder abortiv verläuft.

VI. Epidemiologie

1. Inkubationszeit, Endemie, Epidemie, Letalität

Die Immunitätsverhältnisse beim Scharlach sind offenbar recht kompliziert
und bis heute noch nicht restlos geklärt. Nach den heutigen Kenntnissen wird

beim akuten Scharlach, trotz früher Verabreichung von Antibiotica, eine, wenn auch verspätete, gute Immunisierung erreicht, die ungefähr mit der durch stille Feiung bewirkten verglichen werden dürfte. Bei den allergisch bedingten Nachkrankheiten schützt bei früher Penicillinbehandlung die verlangsamte, verminderte Antikörperbildung während der ersten Wochen (namentlich bei der Nephritis) vor der die Krankheit auslösenden Antigen-Antikörperreaktion.

Die *Inkubationszeit* des Scharlachs ist gewissen Schwankungen unterworfen, da nicht nur der Zeitpunkt der Infektion (wie z. B. bei Masern und Varicellen) sondern auch die Disposition für die Haftung der Erreger und das Angehen der Infektion eine besonders große Rolle spielen. Es werden daher für die Inkubationszeit stark schwankende Zahlen angegeben, für die Mehrzahl der Fälle 2—7 Tage, im Mittel 3—5 Tage. Beim Wundscharlach ist die Inkubationszeit besonders kurz, wenige Stunden bis 1—4 Tage. Auch bei Nahrungsmittelinfektionen, z. B. Milchinfektionen, wird eine sehr kurze Inkubationszeit von 1—3 Tagen angenommen.

Der Scharlach ist in größeren Städten unserer Gegenden *endemisch*, während er auf dem Lande mit geringer Bevölkerungsdichte jahrelang *erlöschen* kann. Aus sporadischen Fällen können sich *Epidemien* entwickeln, die wieder in sporadischen Fällen erlöschen.

Das Ausbrechen von *Epidemien* ist durch das Vorhandensein einer großen Zahl noch nicht immunisierter, scharlachempfänglicher Individuen bedingt. Dies kommt namentlich in dünn besiedelten Gegenden, beispielsweise auf abgelegenen Inseln, vor. So war auf den Färöer-Inseln während 57 Jahren kein Scharlach mehr vorgekommen. Als es zu einer Einschleppung von Scharlacherregern und zu einer Epidemie kam, betrug der Anteil der Erwachsenen an der Gesamtheit der Erkrankungen ungefähr das Vierfache der sonst in den Städten des Festlandes vorkommenden Erwachsenenzahl (DE RUDDER).

Parallel mit der Morbidität verläuft meistens auch die *Letalität* des Scharlachs.

Die Letalität schwankt jedoch sehr stark von Epidemie zu Epidemie. BANKS berichtet über vier Perioden mit sehr schwerem Verlauf in England seit der Beschreibung der Krankheit durch SYDENHAM im Jahre 1675. Die letzte Periode mit schweren Erkrankungen fiel in die Jahre 1863—1870. Die gegenwärtige milde Periode begann 1894 (SINGER). Während mehreren Jahren verlief der Scharlach in Bulgarien und Rumänien mit einer Letalität, die bis 20% betrug (BANKS). Bei schwerem Verlauf wurde namentlich der Typ 10 nachgewiesen (SCHWENTKER u. Mitarb.). Ein anderer sehr virulenter Stamm ist der Stamm Dochez. Diese beiden sehr toxischen Stämme werden zur Herstellung von Dick-Toxin und von Streptokokken-Antitoxin verwendet.

Im Jahresbericht der Weltgesundheitsorganisation werden für das Jahr 1960 folgende Angaben gemacht (Auswahl einiger Länder):

Tabelle 3

	Scharlach und Streptokokken-Anginen Total gemeldete Fälle	gestorben	davon Scharlach-Fälle	gestorben	Letalität
Columbien	11 849	23	96 = 1,2%	2	2,1%
USA	315 173	108	—	14	—
Japan	—	—	8 786	22	0,25%
Türkei	—	—	2 709	5	0,18%
BR Deutschland . .	—	—	27 800	8	0,03%
Frankreich	—	—	9 470	13	0,13%
Italien	—	—	7 469	10	0,13%
Schweiz	—	—	2 026	1	0,05%
Zahlen für 1963:			1 650	3	0,18%
Jugoslawien	—	—	10 834	10	0,01%

Somit schwanken die Letalitätszahlen des Scharlachs in den angeführten Ländern im Jahre 1960 nur noch zwischen 2,1 und 0,01 %.

Wie der *Genius epidemicus* des Scharlachs in früheren Jahrhunderten großen Schwankungen unterlag, so kann er auch in der Zukunft wieder einmal ernstere

Formen annehmen und zum Auftreten schwerer Epidemien führen. Wenn die Streptokokken dann auf Antibiotica noch so sensibel sind, wie dies bis jetzt unvermindert der Fall ist, wird auch bei schwereren Epidemien die Prognose viel besser sein als vor der antibiotischen Zeit.

Für den Nachweis epidemiologischer Zusammenhänge ist die *Typenbestimmung* der Streptokokken von großer Bedeutung, da beschränkte Epidemien oft nur durch einen bestimmten Typ bedingt sind oder sich über Jahre hinziehende Infektionsketten nur durch einige wenige Typen verursacht sein können.

So konnten COBURN und YOUNG während des zweiten Weltkrieges in der amerikanischen Marine hämolytische Streptokokkeninfektionen bei über einer Million Erkrankungen des Respirationstraktus mit über 50 000 Scharlachfällen und über 40 000 Erkrankungen an rheumatischem Fieber beobachten, wobei nur eine ganz beschränkte Zahl von Streptokokkentypen nachweisbar war.

Mit einer Anhäufung von Scharlachfällen geht immer auch eine Vermehrung anderer Streptokokkeninfektionen, vor allem von Anginen, parallel, die durch den gleichen Typ bedingt sein können (GRIFFITH). In Gemeinschaftsunterkünften bestehen besonders günstige Ausbreitungsbedingungen für hämolytische Streptokokken; COBURN und YOUNG haben in einer Truppenunterkunft eine gleichzeitige Häufung von Scharlach und Tonsillo-Pharyngitis nachweisen können.

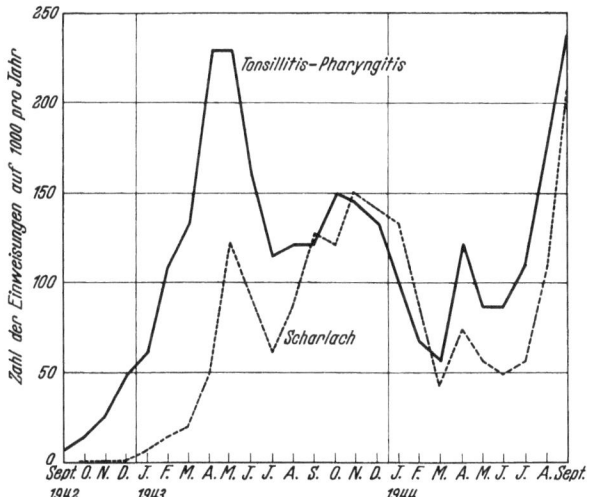

Abb. 5. Häufigkeit von Scharlach und Angina ohne Scharlachexanthem in Truppenunterkunft. Das Zahlenverhältnis der beiden Krankheitsbilder ist nicht immer gleichbleibend, die beiden Kurven verlaufen aber doch auffallend parallel (nach COBURN und YOUNG, zit. nach CHRIST)

2. Empfänglichkeit für Scharlach

a) Natürliche Immunität, stille Feiung: Bei der Häufigkeit positiver Streptokokkenbefunde im Rachen bei Gesunden und namentlich bei Kranken ist die relativ geringe Erkrankungshäufigkeit an Scharlach im Vergleich zu Masern und Varicellen auffallend. GOTTSTEIN fand 35 Erkrankungen auf 100 den gleichen Ansteckungsbedingungen ausgesetzten Kindern, somit einen *Kontagionsindex* von nur 35 %, der aber während Epidemiezeiten stark ansteigt. (Wahrscheinlich besonders hohe Virulenz der Erreger, oft eines besonderen Typs. Zugleich Anstieg auch anderer Streptokokkenerkrankungen.)

Als Erklärung für den niederen Kontagionsindex wird neben der Annahme einer gewissen *natürlichen Immunität* gegenüber Scharlach vor allem der im Laufe der Jahre immer häufiger negativ werdende Dick-Test angeführt, was auf eine zunehmende Immunisierung der Bevölkerung hinweist. Dabei werden viele Individuen Dick-negativ, ohne daß sie eine manifeste Scharlacherkrankung durchgemacht haben, was auf eine ausgedehnte *stille Feiung* hinweist, eine subklinische spezifische Immunisierung, die wie ein überstandener Scharlach auch eine meist lebenslängliche Scharlachimmunität bewirkt. Das ist eine sehr wichtige Feststellung, da eine mit Penicillin behandelte Scharlacherkrankung wahrscheinlich mindestens so gut immunisiert wie ein klinisch unterschwelliger Kontakt mit dem „Scharlachstreptococcus".

b) Dick-Test und Lebensalter: Die *Haut* des *Neugeborenen* ist selbst gegenüber hohen Dosen von Scharlachtoxin unempfindlich, Dick-negativ.

Eine diaplacentare Übertragung von Antitoxin bei einer Mutter, die Scharlach durchgemacht hat, also Dick-negativ reagiert, vermag die Hautunempfindlichkeit der Säuglinge nicht zu erklären, da ja auch die Säuglinge von noch scharlachempfänglichen (Dick-positiven) Müttern eine Hautunempfindlichkeit zeigen.

Es gelang auch nicht, mit der Milch Dick-negativer Mütter, die den Scharlach einmal überstanden haben, nachweisbare Mengen Antitoxin auf Kinder von noch scharlachempfindlichen (Dick-positiven) Müttern zu übertragen (HOEN).

Zur Erklärung dieses auffälligen Verhaltens ist die *Anaphylaxielehre* herangezogen worden (SZONTAGH, KRETSCHMER, GLANZMANN, COOKE, DOCHEZ), derzufolge wiederholte Streptokokkeninfekte zu einer allmählichen Sensibilisierung für Scharlach führen, nach deren Vollendung eine erneute Streptokokkeninfektion bei vorhandener Disposition eine Scharlachkrankheit hervorruft.

Die weitgehende Resistenz der Säuglinge wäre demnach auf eine noch mangelnde Sensibilisierung zurückzuführen. Es ist aber auch angenommen worden, daß *das Antikörper* bildende *retikulo-endotheliale Gewebe während des ersten Lebensjahres erst ausreifen müsse,* bis es auf die Streptokokkeninfekte genügend Abwehrstoffe zu bilden vermöge und die Dick-Reaktion positiv werden könne (DINGLE u. Mitarb.).

Die Hautempfindlichkeit gegenüber dem Scharlachtoxin nimmt während des ersten halben Jahres sehr langsam, während des zweiten halben Jahres rascher zu (Dick-Reaktion wird positiv). Vom 2.—6. Lebensjahre bleibt sie hoch und fällt dann während des Schulalters mit dem Auftreten spezifisch neutralisierender Antikörper im Blut immer mehr ab (Dick-Reaktion wird negativ) (COOKE), so daß Erwachsene nach dem 35. Altersjahre in Gegenden, wo der Scharlach endemisch vorkommt, kaum mehr an Scharlach erkranken.

Die *häufigsten Erkrankungen* an Scharlach fallen in das *3.—10. Lebensjahr,* die größte Hautempfindlichkeit (Dick-positive Fälle) in das 1.—4. Jahr. Diesen Unterschied erklärt BANKS durch die stark erhöhte Infektionsmöglichkeit während der ersten Schuljahre.

c) Krankheitsanlage — dispositionelle Faktoren: Beim Scharlach ist der Krankheitsanlage eine überragende Bedeutung zuzuerkennen (GLANZMANN). Für die Erkrankungshäufigkeit an Scharlach sind neben der erwähnten natürlichen Immunität und der mit dem Alter zunehmenden spezifischen Immunisierung viele dispositionelle Faktoren mit zu berücksichtigen.

a) *Geographische Verbreitung, Klima, jahreszeitliche Verteilung.* Der Scharlach ist eine ausgesprochene *Erkrankung der gemäßigten Zonen,* namentlich der nördlichen Gegenden. Er kommt besonders zwischen dem 30. und 60. nördlichen und dem 10. bis 40. südlichen Breitengrad vor (BANKS) mit sehr verschieden hohen Morbiditäts- und Letalitätsverläufen (BINGEL), wobei die beiden Kurven meist ähnlich verlaufen.

In den Tropen und arktischen Gegenden wird der Scharlach sehr selten beobachtet. DE LANGEN berichtet über einen Ausbruch von Infektionen mit hämolytischen Streptokokken auf einem Schiff. Dabei traten Scharlacherkrankungen auf während das Schiff sich in der gemäßigten Zone aufhielt. Bei der Fahrt in tropischen Gewässern blieben sie aus, wurden aber bei der Rückkehr in die gemäßigte Zone erneut beobachtet.

Erkrankungen an Scharlach treten während des ganzen Jahres auf mit einer ausgesprochenen *Häufung in der kalten Jahreszeit*. Der Prozentsatz gesunder Streptokokkenträger ist im Winter und Frühjahr meist auch höher als im Sommer und Frühherbst (CHRIST).

Das Überwiegen der Erkrankungen während der kalten Jahreszeit geht aus der folgenden Zusammenstellung des Weltgesundheitsamtes in Genf für die Jahre 1962 und 1963 deutlich hervor (Auszug für einige Länder).

		Jan.	Febr.	März	April	Mai	Juni	Juli	Aug.	Sept.	Okt.	Nov.	Dez.
BR Deutschland	1962	1609	1602	1506	1609	1463	1564	1413	1268	2182	2732	3088	2562
	1963	1849	1578	1445	1707	1905	2166	1607	1651	2878	3739	4447	3937
Frankreich	1962	700	635	837	514	450	419	211	113	139	448	764	704
	1963	818	926	967	574	821	593	279	197	235	—	—	—
Österreich	1962	763	614	525	493	647	504	345	432	454	846	836	719
	1963	613	467	383	351	640	470	463	321	461	1127	1304	1253
Schweiz	1962	160	143	161	92	161	114	58	68	112	141	148	143
	1963	182	139	92	90	159	149	99	76	128	202	173	161

β) Rassendisposition. Die weiße kaukasische Rasse ist besonders zu Scharlach disponiert, während die pigmentierten Rassen, Neger, Inder und Chinesen weitgehend verschont bleiben. Obschon auch bei ihnen Dick-negative (Scharlach-Immune) gefunden werden und sich mit ihrem Serum die Schultz-Charltonsche Auslöschphänomen erzeugen läßt, somit offenbar durch stille Feiung eine spezifisch-antitoxische Immunität entstehen kann, beruht bei den vielen Dick-Positiven (Scharlachempfänglichen), die nie an Scharlach erkrankten, ihre Widerstandskraft wahrscheinlich auf einer besonders hohen natürlichen Immunität (GLANZMANN).

γ) Geschlechts-, Alters- und Familiendisposition. Die *Geschlechtsbeteiligung*, die Erkrankungshäufigkeit von *Knaben und Mädchen*, ist ungefähr gleich. Die *Erkrankungshäufigkeit* nach dem Säuglingsalter nimmt allmählich zu, um während des *3.—10. Lebensjahres* ihr *Maximum* zu erreichen. Danach nimmt die Zahl der Erkrankungen allmählich ab, ohne jedoch im Erwachsenenalter ganz zu verschwinden.

Während der Epidemie in West-Berlin von 1949—1952 waren unter 15540 an Scharlach Erkrankten 88% Kinder unter 15 Jahren (WIESENER).

Kinder im ersten Jahre, namentlich Säuglinge unter 5—6 Monaten, erkranken *kaum* an Scharlach. Der Schutz ist so groß, daß Kinder scharlachkranker Mütter weitergestillt werden können, ohne daß sie erkranken. Ganz seltene Ausnahmen kommen vor (GLANZMANN, PETROV).

Die Beobachtungen über ein vermehrtes Auftreten von Scharlach in gewissen *Familien* brauchen nicht unbedingt mit einer besonderen vererbbaren Disposition zusammenzuhängen. Auch wenn beide Eltern nie Scharlach gehabt haben, konnte bei Kindern gleichwohl eine beträchtliche Anzahl von Scharlacherkrankungen auftreten (FISHER).

Für das vermehrte Auftreten von akuten Nephritiden in gewissen Familien ist, ähnlich wie für die akute Polyarthrtis, eine erbbedingte familiäre Disposition angenommen worden. Nach den bereits erwähnten Untersuchungen, namentlich von RAMMELKAMP, handelt es sich beim familiären Auftreten von Nephritiden viel eher um zeitlich begrenzte Kontaktinfektionen mit „nephritogenen" Stämmen (CHRIST).

δ) Konstitutionelle Disposition. Darunter verstehen wir vor allem die *natürliche Resistenz*. Diese kann so groß sein, daß sie die Entstehung eines Scharlachs trotz Infektionsgelegenheit verhütet, oder zum mindesten, wie offenbar z. T. bei pigmentierten Rassen, zu einer „stillen Feiung" verhilft.

Die natürliche Resistenz kann aber durch viele ungünstige Faktoren so vermindert werden, daß der Schutzwall durchbrochen und die Scharlacherkrankung begünstigt wird.

Als augenfälliger Beweis für die Bedeutung der vererbbaren Konstitution wird ein auffallend gleichartiger Scharlachablauf bei *eineiigen Zwillingen* im Gegensatz zu zweieiigen Zwillingen angeführt (TRAUB).

Die exsudativ-lymphatische Diathese der Kinder wird als ein die natürliche Resistenz besonders ungünstig beeinflussender Faktor angesehen. Die Krankheit neigt schon an und für sich besonders zu Infektionen des Nasen-Rachenraumes in Form von Pharyngitis, Angina, Otitis etc. Wird durch eine *Fehlernährung* mit viel Milch, Eiern und Kohlehydraten diese exsudative Diathese verstärkt, wurden besonders schwere Scharlachverläufe beobachtet.

Daß eine *Unterernährung und Verwahrlosung, ungünstige soziale Faktoren,* wie auch Überanstrengung und *schwächende Krankheiten,* besonders Infektionskrankheiten wie Masern, Diphtherie, Varicellen, Grippe, im gleichen Sinnen wirken können, ist verständlich.

Auf die Bedeutung des *vegetativen Nervensystems* und seine Tonuslage haben verschiedene Autoren hingewiesen.

3. Übertragung der Krankheit

a) Infektionsquelle. *a) Obere Luftwege (Rachen).* Die *oberen Luftwege,* namentlich der *Rachen,* sind, abgesehen von wenigen Ausnahmen, der *normale Sitz der hämolytischen Streptokokken* bei gesunden Streptokokkenträgern und manifest an Scharlach Erkrankten (DINGLE). Diese Erreger können als *autochthone Infektionsquelle* wirken, wenn die eigenen, bisher saprophytisch lebenden Streptokokken nach Erkältungen, Infektionskrankheiten, namentlich Virusinfektionen, virulent werden.

Für andere ansteckend sind nicht nur die *Scharlachkranken,* sondern vor allem auch *Anginakranke* und gesunde *Streptokokkenträger.* Bei *Gesunden* dürfte bei durchschnittlich 4—8 % mit einer Besiedelung des *Rachenraumes* durch hämolytische Streptokokken zu rechnen sein, von denen ca. 20—70 % A-Streptokokken und die übrigen hauptsächlich Stämme der Gruppen B, C und G sind (WILSON und MILES). Der *Prozentsatz* ist nicht nur *höher* während der kalten Jahreszeit, sondern ganz besonders auch 50 % und darüber in der *Umgebung von Patienten mit manifesten Streptokokkenerkrankungen* (WILSON und MILES).

In der *Nase* fanden WILSON und MILES bei Gesunden nur in ca. 1 % hämolytische Streptokokken, die dann meist zugleich auch im Rachen gefunden werden. (Bei Erkrankungen machen wir immer Nasen- und Rachenabstriche und erhalten doch gelegentlich die Mitteilung, daß hämolytische Streptokokken nur im Nasenabstrich gefunden wurden.)

GRUMBACH weist mit Recht auf die Bedeutung der richtigen *Abstrichtechnik,* Direktbeimpfung der Nährböden am Krankenbett und die gute *bakteriologische Untersuchung* mit Berücksichtigung der Keimzahl hin. ERNST fand bei 90 % der Scharlachpatienten hämolytische Streptokokken, wenn er die Abstriche selbst vornahm, dagegen nur bei 64,4 %, wenn die Schwestern die Abstriche machten. Es wird oft angegeben, daß der frisch an Scharlach Erkrankte nicht so kontagiös sei, weil oft beobachtet wurde, daß einer Erkrankung, trotz Kontakt mit der Umgebung, keine weiteren Infektionen folgen. Wenn bei frisch an Scharlach Erkrankten im Naso-Pharynx in 90—100 % β-hämolytische A-Streptokokken gefunden werden, sind sie sicher auch infektiös; nur ist eben der Kontagionsindex, wie wir gesehen haben, beim Scharlach nicht so hoch, und die Umgebung des Neuerkrankten ist dazu möglicherweise bereits immun; in anderen Fällen folgen einer Ersterkrankung tatsächlich auch Mehrfacherkrankungen.

Es ist aber klar, daß ein *Scharlachpatient* noch *ansteckender* wird, wenn bei ihm eitrige Komplikationen auftreten, z. B. Eiter einer Otitis auf andere Menschen entweder *direkt* oder durch *infizierte Gegenstände,* auch infizierte Hautschuppen, übertragen wird. Ohne besondere Infektion sind die Hautschuppen nicht infektiös.

Man hat sich oft gefragt, wie es möglich sei, daß *Ärzte* und *Pflegepersonal* jahrelang *auf einer Scharlachabteilung* tätig sein können, bis sie doch einmal erkranken. Wahrscheinlich sind die betreffenden Personen gegen die am meisten vorkommenden Stämme immun und erkranken erst an Scharlach, wenn sie für eine Infektion disponiert und zugleich durch einen Stamm infiziert werden, gegen den sie antibakteriell und namentlich *antitoxisch* noch *nicht immunisiert* sind.

Wenn Scharlachrekonvaleszenten nach Hause entlassen werden und dann in ihrer Umgebung Neuinfektionen auftreten, werden diese als sog. „*Heimkehrfälle*" bezeichnet. Es ist angegeben worden, daß das Freisein von hämolysierenden Streptokokken nach Penicillinbehandlung keine Garantie für das Ausbleiben von Heimkehrfällen sei (KLEINSCHMIDT).

Eine solche Garantie wird auch niemand geben; wir haben ja eben erwähnt, wie sehr der Nachweis der hämolysierenden Streptokokken von der Abstrich- und Untersuchungstechnik abhängt. — Jedenfalls hängen die Heimkehrfälle von den vorhandenen hämolytischen Streptokokken des Heimkehrenden ab.

Zahlenmäßig läßt sich auch deutlich belegen, daß bei einer richtig durchgeführten Penicillinbehandlung, strenger Isolierung, und der Gabe eines 4 Wochen lang wirkenden Depot-Penicillinpräparates vor der Entlassung Heimkehrinfektionen von früher 5—7 % (HOTTINGER) oder zeitweise sogar bis zu 14 % (HEGLER und BOCK) auf unter 1 % herabgesetzt werden können, besonders, wenn vor der Entlassung die Nasen-Rachenabstriche schon zwei- bis dreimal negativ waren.

An einer sehr großen Patientenzahl konnten viele Autoren in überzeugender Weise den Nachweis erbringen, daß die bei einer Frühentlassung noch ungenügend immunisierten und daher leicht re- oder superinfizierbaren Scharlachrekonvaleszenten die Hauptursache von Heimkehrinfektionen sind. Daher sollen die früh entlassenen Rekonvaleszenten durch Penicillin vor Neuinfektionen geschützt werden.

Es konnte gezeigt werden, daß die *Kontagiosität* der mit genügend Penicillin behandelten, bakteriologisch negativen, desinfizierten, frühzeitig aus dem infektiösen Milieu entlassenen Scharlachpatienten selber so stark abnimmt, daß heute viele Autoren diese Rekonvaleszenten als praktisch nicht mehr infektiös ansehen.

GRIFFITH nahm an, daß die *Verminderung der Infektiosität während der Rekonvaleszenz* mit einer Änderung der Antigenstruktur, verbunden mit einem *Virulenzverlust* zusammenhänge. ROTHBARD und WATSON fanden, daß während der Rekonvaleszenz isolierte Streptokokken *weniger typenspezifische M-Substanz* enthielten als Keime aus dem akuten Stadium der Erkrankung. Und schließlich fand RAMMELKAMP im Verlauf der Rekonvaleszenz eine allmähliche *Zunahme der nicht M-haltigen A-Streptokokken*.

β) Der alimentäre Scharlach. Außer den Streptokokken im Rachen als Hauptinfektionsquelle kommen noch Übertragungen durch *infizierte Nahrungsmittel*, namentlich *infizierte Milch*, vor.

Die Infektion der Milch erfolgt entweder direkt durch den Träger virulenter Streptokokkeninfektionen oder durch das Kuheuter. Nach dem Veterinär KAESTLI sollen bisher menschenpathogene Streptokokken niemals als Euterbesiedler festgestellt worden sein. Die Streptokokken der A-Gruppe sind für die Kuh nicht pathogen (GRUMBACH), so daß es wahrscheinlich nicht zu einer Mastitis kommt. In der Milch vermehren sich die Erreger und reichern sich namentlich im Rahm an.

Klinische Charakteristica der *Milchepidemien* sind:
der explosionsartige Beginn mit zuerst schweren, später leichteren Erkrankungen.
— Kurze Inkubationszeit von 1—3 Tagen.
— Evtl. Ausbreitung entsprechend der Milchverteilung (Beschränkung auf besondere Straßen, Quartiere).
— Unabhängigkeit von der Jahreszeit.
— Abnorme Altersbeteiligung, höhere Erwachsenenquote.
— Meist läßt sich für die ganze Epidemie ein besonderer Erregertyp nachweisen.

Der alimentäre Scharlach kann als rein exanthematische Form ohne Angina verlaufen. JACOBI und ZUR VERTH konnten beim Nahrungsmittelscharlach kein Enanthem beobachten. Oft wird die Epidemie von anderen Erkrankungen, wie sie bei Streptokokkeninfektionen vorkommen können, namentlich Anginen ohne Exanthem, begleitet (ALDER, GLANZMANN, HOTTINGER).

Außer der Milch können selten auch *andere Nahrungsmittel* Scharlachinfektionen erzeugen.

b) Übertragungsart: Die Hauptübertragungsart des Scharlachs ist die *Tröpfcheninfektion* beim Sprechen und namentlich beim Husten. Auch eine Übertragung z. B. durch *infizierte Hände* kommt vor. Daß Übertragungsmöglichkeiten durch mit Streptokokkeneiter *infizierte Gegenstände*, infizierte Schuppen und infiziertem Staub vorkommen, ist seit langem bekannt.

Es wurden im Staub oft die gleichen Typen wie bei den Patienten nachgewiesen (BENTZEN u. Mitarb.). Die Bakteriologen weisen auf die große Resistenz dieser Erreger auch in ausgetrocknetem Zustande hin. Es ließen sich z. B. aus Leintüchern noch nach 4 Monate langer Aufbewahrung eine ansehnliche Zahl von Streptokokken nachweisen (ROBERTSON). Wie die Schuppen sind Stuhl und Urin Scharlachkranker an sich nicht infektiös, es sei denn, sie seien besonders durch Streptokokkeneiter infiziert worden.

c) **Eintrittspforte.** α) Die *Haupteintrittspforte* für die hämolytischen Streptokokken ist der *lymphatische Rachenring*, von wo die verschiedensten Komplikationsmöglichkeiten ausgehen können.

β) Aber auch von *Haut- oder Schleimhautverletzungen* oder eigentlichen Wunden können Scharlacherkrankungen ihren Ausgang nehmen, indem die lädierten Stellen entweder von außen infiziert werden oder vorhandene Streptokokken bei der Invasionsmöglichkeit pathogen werden. Es handelt sich in solchen Fällen um den sog. *Operations-Wundscharlach*, den Scharlach nach *Verbrennungen oder Verbrühungen*, den *puerperalen Scharlach* mit utero-vaginaler Eintrittspforte. Sogar bei der *Menstruation* kann die lädierte Uterusschleimhaut als Eintrittspforte in Betracht kommen (MEYER). Auch von Hautabschürfungen, Panaritien, Furunkeln, vereiterten Varicellenbläschen, Injektions- oder Impfstellen (Pocken) kann der Scharlach seinen Ausgang nehmen.

L. und D. COLEBROOK bemühten sich die Quelle puerperaler Infektionen abzuklären, was ihnen bei 48 von 67 Fällen gelang. Sie fanden den für die Erkankung verantwortlichen Typ sechsmal im Respirationstraktus (Naso-Pharynx) der Patienten selbst, in 9 Fällen in der nächsten Umgebung und in 24 Fällen beim Pflegepersonal.

Typisch für diesen *Wundscharlach* ist der Beginn des Exanthems um die Wunde herum. An dieser Stelle ist es am stärksten und hier beginnt auch die spätere Schuppung. Charakteristischerweise fehlen eine Angina und meist auch ein Enanthem. Wenn ein Enanthem nachweisbar wird, ist es gewöhnlich leicht und tritt erst sekundär, nach dem Exanthem, auf. Die Inkubationszeit ist kurz, wenige Stunden bis 1—4 Tage. Vom Wundscharlach sind differentialdiagnostisch vor allem septische Exantheme, Erysipel und Arzneimittelexantheme abzugrenzen.

γ) *Akzidentelle Laboratoriumsinfektionen.* Von verschiedenen Autoren ist über eine Reihe akzidenteller Laboratoriumsinfektionen berichtet worden, die durch Aspiration oder durch unbeabsichtigte Hautverletzung und Einverleibung von Scharlach-Streptokokken aus Reinkulturen zustande gekommen sind.

Im Warschauer Pasteur-Institut wurden im Jahre 1901 43 Personen gegen Tollwut geimpft. Drei Personen erkrankten an typischem Scharlach, während sich bei allen übrigen an der Injektionsstelle eine Phlegmone entwickelte, die von einem lokalen Scharlachexanthem begleitet war. Bei der Nachprüfung zeigte es sich, daß das für die Impfung verwendete Rückenmark Streptokokken in Reinkultur enthielt. Den Kaninchen, welche das Virus fixe für die Tollwut geliefert hatten, war zuvor Scharlachserum gespritzt worden.

δ) *Experimenteller Scharlach.* Die DICKS haben am meisten Überimpfungen bei gesunden Freiwilligen vorgenommen (s. S. 31). Scharlachblutserum, das auf die Tonsillen gestrichen oder subcutan injiziert wurde, war ohne Wirkung. Im Gegensatz zu den Masern ist das Scharlachblut nicht infektiös.

Kulturen von hämolytischen Streptokokken aus dem Rachen von Scharlachkranken wurden 30 Volontären auf die Tonsillen gestrichen. Sieben von ihnen entwickelten Halsentzündungen, Leukocytosen und Fieber, aber keinen Ausschlag. Die übrigen blieben vollkommen gesund.

Später machten die DICKS Übertragungsversuche mit Reinkulturen bei einem Dick-Negativen und einem Dick-Positiven. Der Dick-Negative blieb gesund; beim Dick-Positiven traten 34 Std nach der Übertragung allgemeine Schmerzen (Rheumatoid) leichtes Fieber und zweimaliges Erbrechen auf. 46 Std nach der Überimpfung erschien ein blaßroter scarlatiniformer Rash, eine Leukocytose von 22400 mit 91% Polynukleären. Während des höchsten Fiebers war eine Spur Albumen nachweisbar. Am 20. Tag typische Desquamation an den Händen und beginnende Schuppung an den Füßen.

Auch FRIEDEMANN berichtet über einen erfolgreichen Übertragungsversuch bei einem Assistenten, der nach Überimpfung einer Kultur von Scharlachstreptokokken auf die Tonsillen an typischem Scharlach erkrankte.

VII. Klinisches Bild

1. Symptomatologie. Einteilung

Beim Scharlach ist die Symptomatologie Ausdruck der *Wirkung der Erreger*, ihrer *Exotoxine* und der *Krankheitsdisposition der Patienten*. Diese drei maßgebenden Faktoren wirken zusammen und bestimmen ohne eine spezifische Therapie Art und Stärke der Erkrankung und den Krankheitsablauf.

Da die antibiotische Behandlung heute die Therapie der Wahl des Scharlachs geworden ist, wird der klinische Ablauf der Erkrankung, ähnlich dem Ablauf einer antibiotisch behandelten Pneumonie, ganz wesentlich modifiziert. Die Krankheit verläuft vor allem leichter und die Krankheitsdauer wird kürzer. Man könnte sich fragen, ob die Symptomatologie und die Komplikationen des Scharlachs heute so dargestellt werden sollen, wie sie z. Z. meist auftreten, oder ob nicht doch die schweren Toxikosen, die schwer septischen Verläufe und die vielen Komplikationen früherer Zeiten beschrieben werden sollen.

Diejenigen Autoren, die den wechselvollen Charakter des Genius epidemicus gerne in den Vordergrund stellen, werden bestimmt für eine Darstellung der Scharlachsymptomatologie und aller möglichen Scharlachkomplikationen eintreten und betonen, daß einmal wieder schwere Fälle auftreten können. Wir haben auch den Eindruck, daß eine solche Darstellung heute noch zweckmäßig ist, obschon wir glauben, daß die seit dem letzten Kriegsende anhaltend ausgezeichnet wirkende Penicillinbehandlung auch Scharlacherkrankungen unter einem bösartigeren Genius epidemicus günstig beeinflussen wird.

In der Einteilung der verschiedenen Krankheitsbilder des Scharlachs ist heute insofern eine gewisse Vereinfachung möglich, als wir nun wissen, daß z. B. Anginen, Otitiden usw. nicht unbedingt zum sog. „Zweiten Kranksein" gehören, sondern daß es sich hierbei um Komplikationen handelt, die nach der Typisierung der Erreger meist von der Krankheit des Patienten unabhängige Superinfektionen sind. Wir trennen diese Superinfektionen vom eigentlichen „Zweiten Kranksein" mit den allergisch bedingten Nachkrankheiten der Nieren, der Gelenke und des Herzens ab und sprechen bei letzteren von einem „*Zweiten Kranksein im engeren Sinne*".

Die Einteilung ist dann folgende:

a) Initialtoxikose, unkomplizierte Scharlachfälle. Es sind dies Krankheitsbilder, bei denen die β-hämolytischen A-Streptokokken vorwiegend nur den lymphatischen Rachenring mit den Tonsillen befallen und die Exotoxinwirkung der Streptokokken vor allem das Krankheitsbild beherrscht. Neben leichten und mittelschweren Formen gehören dazu auch *schwere Scharlacherkrankungen*, wie der *toxische Scharlach*.

b) Bakterielle Komplikationen. Fälle, bei denen sich die Streptokokken über den eigentlichen Primärherd des Rachens hinaus ausdehnen und durch die Toxinvergiftung des Organismus unterstützt den übrigen Körper befallen (Streptokokkeninvasion).

c) Zweites Kranksein des Scharlachs.

d) Sonderformen des Scharlachs.

Zu a) Initialtoxikose, unkomplizierter Scharlach. Je nach der Stärke des Scharlachtoxins gibt es alle Übergänge vom leichtesten Scharlach (*Scarlatina levissima*) über den leichten (*Scarlatinella*), den *mittelschweren, klassischen* bis zum *schwer toxischen Scharlach*. Eine Sonderform stellt der Scharlach ohne Exanthem dar (*Scarlatina sine exanthemate*). Die meisten Scharlacherkrankungen, die wir heute zu sehen bekommen, gehören zu den leichten Verläufen des unkomplizierten Scharlach.

α) Der mittelschwere, klassische Scharlachverlauf. Die Krankheit beginnt meist plötzlich aus voller Gesundheit heraus mit ein- oder mehrmaligem Erbrechen, Schüttelfrost oder Frösteln und raschem Fieberanstieg. Namentlich bei Kindern

können kurzdauernde Durchfälle auftreten; die Kinder können sehr apathisch bis
delirierend werden, und Konvulsionen ohne ernste Bedeutung werden gelegentlich beobachtet.

Subjektiv besteht ein ausgesprochenes Krankheitsgefühl, Mattigkeit, und es
wird über Schluckbeschwerden, Kopf- und Leibschmerzen geklagt. Einzelne Patienten geben auch Gliederschmerzen an.

Das *Fieber* zeigt einen steilen Anstieg, oft bis 39—40⁰, erreicht das Maximum
um den 2.—5. Tag, bleibt einige Tage hoch, um danach meist lytisch, nach BALINT,
in 14 % seiner Fälle auch kritisch abzufallen. Die Höhe des Fiebers und das Allgemeinbefinden hängen vielmehr von der Stärke der Angina als von der Intensität des Exanthems ab.

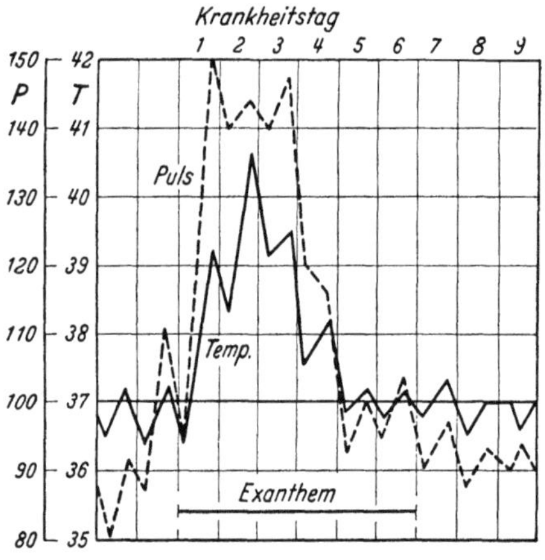

Abb. 6. Temperatur- und Pulskurven. Beziehung zum
Exanthem (aus F.O. HOERING, 1949)

Der *Puls* ist, besonders bei Kindern,
stärker beschleunigt als es der Temperatur entspricht, ohne daß sich nach
GLANZMANN daraus prognostisch ungünstige Schlüsse ziehen lassen.

Bei der Untersuchung der *Mundhöhle* fallen die stark vergrößerten und
geröteten Tonsillen mit nicht selten
weißlich-gelblichen abstreifbaren Flek-
ken oder Streifen auf.

Die *Streptokokken-Angina* erhält
aber ihren *Scharlachcharakter* durch das
toxisch-bedingte *Enanthem*, das sich
über die Tonsillen, die Gaumenbögen,
die Uvula, den weichen Gaumen, den
Pharynx und meist auch auf die Wan-
genschleimhaut ausdehnt. Die Schleimhaut zeigt zunächst einzelne rote Fleckchen
und Streifchen, die sich so stark vermehren, daß der ganze Rachen eine düstere
Rötung zeigt, die sich gegen den blasseren harten Gaumen deutlich abgrenzt.

Die Zunge weist infolge der Toxinwirkung in der Mitte einen bis zum Zungengrund reichenden dicken, schmierig-gelbweißlichen Belag auf, während die Zun-
genränder und die Zungenspitzen stark gerötet sind. Nach 2—4 Tagen beginnt sich
die Zunge von vorne nach hinten zu reinigen. Infolge dieser Abschuppung werden
die Zungenpapillen vom Epithel entblößt. Da die Papillengefäße stark hyperämisch sind, treten die Papillen vergrößert über die hochrote Umgebung hervor,
wodurch die für den Scharlach so charakteristische sog. „Himbeerzunge" entsteht.
Die Engländer nennen sie „strawberry tongue" (*Erdbeerzunge*), wodurch sie die
düsterrote Farbe eher besser charakterisieren. Diese Scharlachzunge ist zwischen
dem 4.—8. Tage am deutlichsten ausgeprägt. Die Abschilferung des Enanthems
zeigt sich auch an den übrigen Stellen der Mundhöhle in Form von weißlichen Trü-
bungen der Schleimhaut.

Mit der Scharlachangina schwellen auch die *regionären Lymphknoten* beiderseits
am Kieferwinkel an, die meist sehr druckempfindlich sind. Auch andere Lymph-
knotengruppen (Occipital-, Axillar- und Inguinaldrüsen) können schon frühzeitig
ebenfalls anschwellen, so daß GLANZMANN das Scharlachtoxin als auffallend
lymphotrop bezeichnet hat.

Das durch das Erythrotoxin bewirkte, für den Scharlach besonders charakteristische *Exanthem* der Haut erscheint meist 12—36 Std, seltener erst 3—4 Tage
nach Beginn der Initialsymptome, wobei schon vor oder mit der Eruption etwas
Juckreiz auftreten kann. Der Ausschlag beginnt gewöhnlich am Hals und unter

den Schlüsselbeinen und breitet sich dann im Verlaufe von 1—2 Tagen über den Rumpf und die Extremitäten aus. Bevorzugte Lokalisationen sind die Hautfalten (vordere Axillarfalte, Inguinalgegend) und die Innenseite der Oberarme und Oberschenkel. Das Exanthem setzt sich aus *nadelstich- bis hirsekorn-großen, zuerst rosaroten, dann bis flammend-feuerroten Tüpfelchen* zusammen. Da sich die Haut zwischen diesen Einzelefflorescenzen auch immer stärker rötet, macht das Exanthem immer mehr den Eindruck einer *diffusen, flächenhaften Rötung.*

Drückt man jedoch mit einem Glasspatel auf die Haut, kann man die einzelnen roten Pünktchen „Sprüsselchen" wieder nachweisen und erkennt oft zugleich einen leicht ikterischen Farbton. Dieser wird durch einen erhöhten Bilirubingehalt des Blutes vor allem infolge eines vermehrten Blutabbaus — indirektes Bilirubin (LADE) und Stercobilinogenurie (WIESENER 1952) — seltener durch eine toxische Leberschädigung (direktes Bilirubin) bedingt. Im Urin wird die Urobilinogenreaktion positiv, und es tritt auch Aceton auf.

Ein mehr *polymorphes Exanthem* kann dadurch entstehen, daß die Einzelefflorescenzen namentlich an den Vorderarmen, Händen und am Fußrücken durch Schwellung der Hautfollikel den Charakter von ungefähr linsengroßen dunklen Papeln annehmen, die

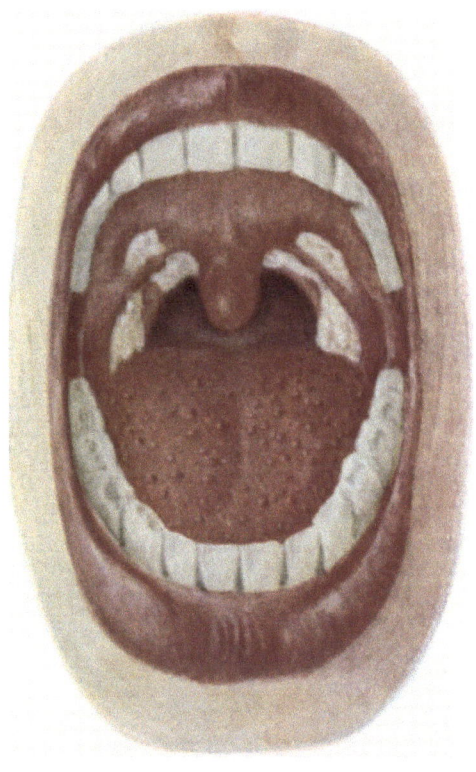

Abb. 7. Scharlachzunge (aus GLANZMANN, 1952)

mehr an Masern erinnern, während an anderen Körperpartien das Exanthem einen diffusen, scharlachartig geröteten Charakter hat (*Scarlatina variegata*). Die papulös gewordenen Exanthempartien fühlen sich beim Darüberstreichen wie Chagrinleder an.

Das Gesicht wird vom eigentlichen Exanthem ausgespart. Es ist oft leicht gedunsen und zeigt in den ersten Tagen eine fieberhafte Rötung, wobei die Kinn- und Mundpartie eigenartig blaß aussehen („periorale Blässe", blasses Kinn-Munddreieck, *Facies scarlatinosa*).

Streicht man während der ersten Tage mit dem Stiel des Perkussionshammers über ein gut ausgebildetes Exanthem, läßt sich ein *Dermographismus albus* nachweisen, der etwa eine halbe bis eine Minute lang sichtbar bleibt. (Kontraktion der sog. Rouget-Zellen der besonders reizbaren Kapillaren).

Bei starkem Exanthem können über den Einzelefflorescenzen kleine Bläschen auftreten, die mit klarer, später trüb werdender Flüssigkeit gefüllt sind und nach einigen Tagen eintrocknen (*Scharlachfriesel, Scarlatina miliaris*).

PASTIAS *Faltenzeichen.* An Hautfalten in den Schlüsselbeingruben, den Axillen, Ellenbogen, der Leistengegend hat PASTIA rote Linien beschrieben, die mit dem Exanthem auftreten und dieses überdauern können. Es handelt sich um kleinste Blutpunkte im Zentrum der

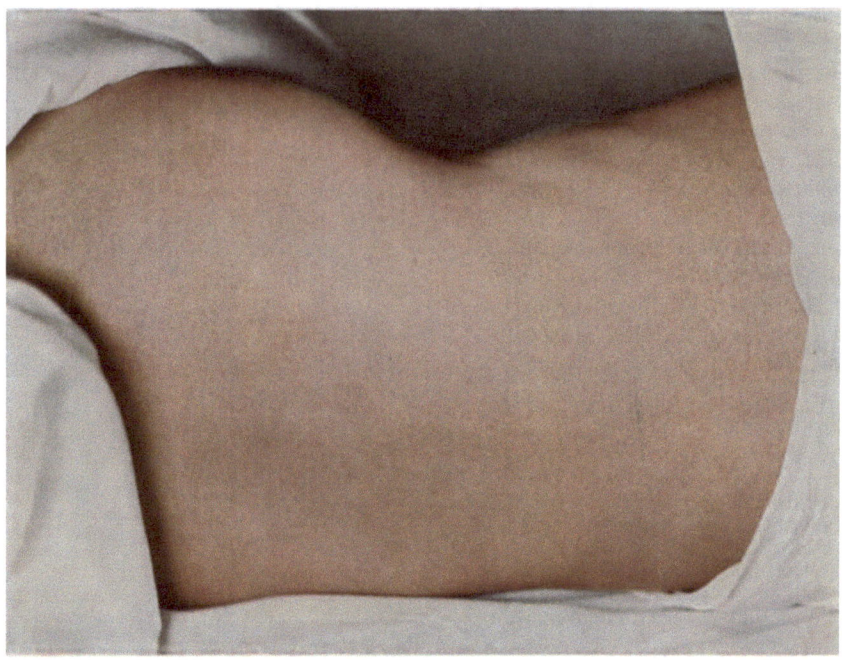

Abb. 8. Scharlachexanthem, kleinfleckige bis diffus gerötete Form (aus Tabulae exanthematicae. F. HOFFMANN-LA ROCHE, Basel)

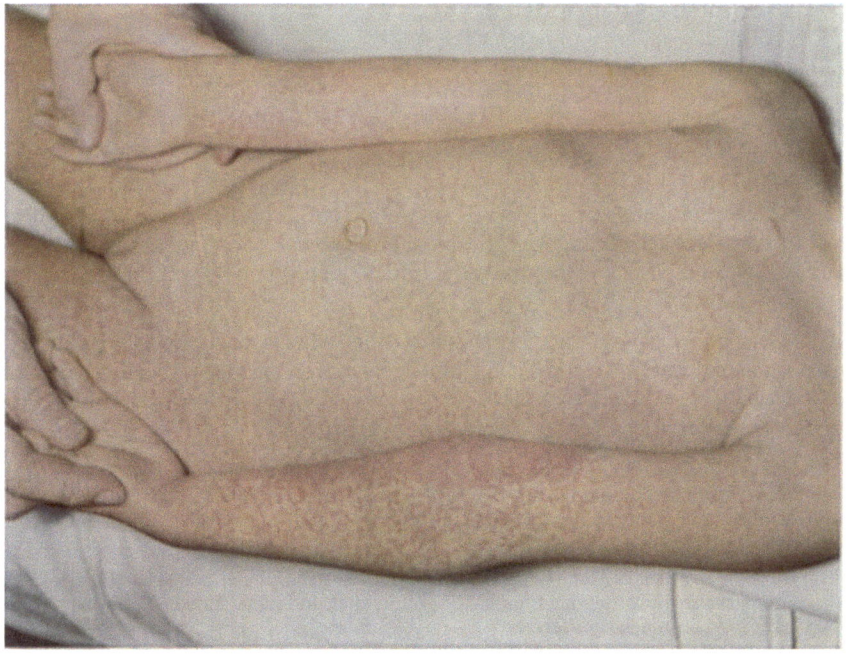

Abb. 9. Scharlachexanthem, grobfleckige Form (aus Tabulae exanthematicae. F. HOFFMANN-LA ROCHE, Basel)

„Sprüsselchen", die zu linearen Ekchymosen angeordnet sind und keine prognostische, sondern nur eine diagnostische Bedeutung haben. Sie sollen bis in 94% der Scharlachfälle nachweisbar sein (*Scarlatine ecchymotique*).

An der Haut der farbigen Völker und auch bei stark sonnengebräunter Haut ist das Scharlachexanthem schwieriger zu erkennen, so daß besonders ein schwaches Exanthem leichter zu übersehen ist.

Vor Fieberbeginn wird gelegentlich ein flüchtiges Vorexanthem (*Rash*) beobachtet, das jedoch nicht für Scharlach spezifisch ist.

Die Röte verdankt das Exanthem der Initialtoxikose der toxinbedingten Capillardilatation, die auch zu einer serös-zelligen Durchtränkung der Haut führen kann.

Entsprechend dieser Neigung zu Capillarblutungen infolge einer toxischen Capillarschädigung (verminderte Capillarresistenz) sind auch das *Rumpel-Leedesche Zeichen* und das *Kneifphänomen* meist positiv. Da diese aber auch bei Masern, Grippe u. a. Infektionskrankheiten vorkommen, sind sie diagnostisch weniger bedeutungsvoll.

Mit der *Rückbildung* der Angina, der Drüsenschwellungen, des Exanthems und dem Temperaturabfall, ohne spezifische Behandlung meist gegen Ende der 1. Woche, kehrt das Wohlbefinden rasch zurück.

Es folgt eine *Schuppung der Haut*, die schon bei abblassendem Exanthem beginnen kann, in seltenen Fällen erst in der

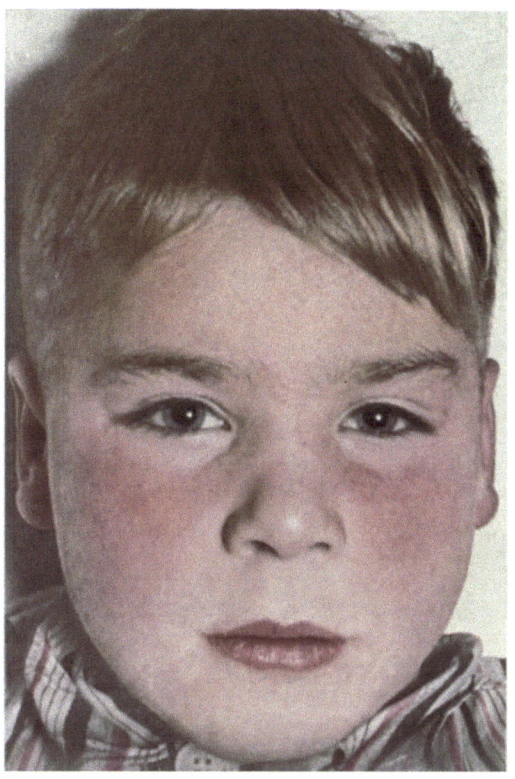

Abb. 10. Scharlachgesicht (aus STROEDER, 1957)

3.—4. Woche einsetzt oder überhaupt ausbleibt. Sie kann bis über 6 Wochen andauern. Im Gesicht, am Hals und über der Brust ist die Schuppung meist *kleienförmig*. Sie beginnt am Hals, schreitet in der Reihenfolge der Exanthementstehung weiter und ist am stärksten an den Stellen des intensivsten Exanthems. Auch am Stamm ist sie kleienförmig, wie auch bei vielen anderen Exanthemen, an den Extremitäten, besonders an den Handflächen und Fußsohlen dagegen groblamellös, so daß es zur Abstoßung der Oberhaut eines Fingers oder einer Zehe kommen kann. Diese *groblamellöse Schuppung an den Extremitäten* ist für den Scharlach so charakteristisch, daß sie mit großer Wahrscheinlichkeit erlaubt, eine durchgemachte Angina oder eine auftretende Nephritis als scharlachbedingt anzusehen.

Wichtig ist die Scharlachschuppung auch an den Finger- und Zehenspitzen; fast regelmäßig tritt sie an den Ohrmuscheln auf.

Am Rumpf ist gelegentlich eine Ringschuppung zu erkennen. Die Ringe entstehen dadurch, daß sich die äußere Epidermisschicht blasenförmig abhebt; beim Zerfall der Blase bleibt der ringförmige Rand übrig.

Die Schuppung kann auch an Stellen auftreten, wo kein Exanthem vorhanden war, so daß hier eine toxische Schädigung der Epidermiszellen ohne begleitende Blutgefäßdilatation angenommen werden muß.

Bei Mädchen und Frauen tritt in ca. 50% der Fälle ein vaginaler *Fluor albus* auf, der der Schuppung des Enanthems der Genitalschleimhaut entspricht.

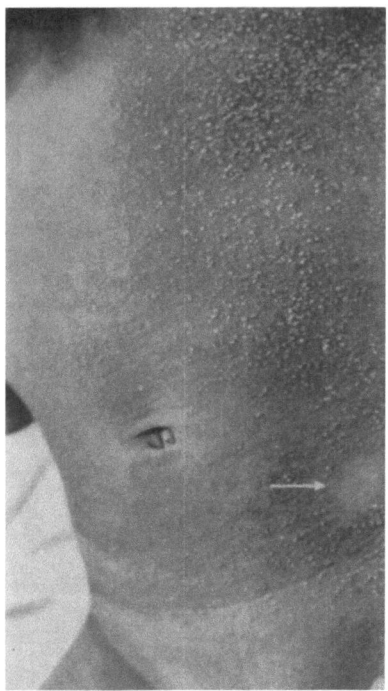

Abb. 11. Scarlatina miliaris mit positivem Aus-löschphänomen, aus FANCONI und WALLGREEN, Lehrbuch der Pädiatrie (1963)

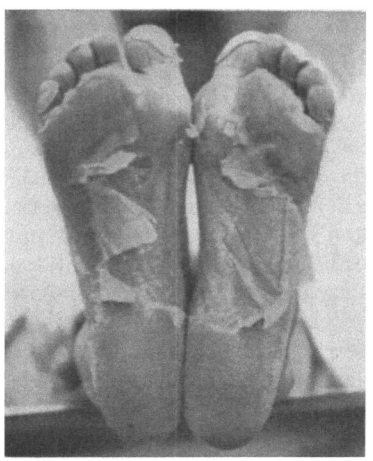

Abb. 12. Starke Scharlachschuppung an den Füßen am 15. Tag, aus FANCONI und WALLGREEN, Lehr-buch der Pädiatrie (1963)

Offenbar durch die Einwirkung der Scharlachtoxine ist die Haut, namentlich während der Zeit der Abschuppung, gegen-über Infektionen wenig resistent, so daß es leicht zu Furunkeln, Abscessen, auch zu Erysipel, zu Decubitus kommen kann.

In der 2.—4. Woche werden nament-lich am Gesäß, in der Lendengegend, an den Oberschenkeln *Spätexantheme* (*Schup-pungserytheme*) beobachtet, die maculo-papulös, netzförmig rissig oder pityriasis-artig, zuerst hellrot, dann bräunlich und schuppend aussehen (FANCONI). Diese Exantheme sind auch von äußeren Fak-toren abhängig; sie treten besonders auf der Seite auf, auf der man liegt.

Wie bei anderen Infektionskrankheiten tritt infolge einer Wachstumsstörung die FEERsche *Nagellinie* auch beim Scharlach, jedoch hier be-sonders deutlich hervor. Am besten ist sie an den Daumennägeln zu sehen. Die Nagelfurche tritt ca. 6 Wochen nach Scharlachbeginn hinter der Haut hervor und wandert innert ungefähr 5 Monaten bis zum Nagelende.

β) Die *leichten Scharlachfälle* (*Scarlati-nella*) und namentlich die *leichtesten Fälle* (*Scarlatina levissima*) können so abortiv verlaufen, daß entweder überhaupt nicht an Scharlach gedacht wird oder die Dia-gnose erst in einem epidemiologischen Zu-sammenhang oder retrospektiv (typische Schuppung) gestellt wird.

Diese Erkrankungen machen einen großen Teil der heutigen Scharlachfälle aus und sind daher praktisch, epidemiologisch und auch in bezug auf die Prophylaxe sehr wichtig.

Die Initialtoxikose kann nur leicht angedeutet sein oder sogar ganz fehlen. Wenn für den klassischen Scharlach die Regel gilt: „Ohne Angina kein Scharlach", so können bei den leichtesten Scharlach-formen Angina und Enanthem kaum an-gedeutet oder überhaupt nicht feststell-bar sein. Das gleiche gilt von der Drüsen-schwellung. Entsprechend ist auch der Fieberverlauf viel milder: das Fieber steigt weniger hoch an, ist von kürzerer Dauer und kann in einzelnen Fällen sogar ganz fehlen (GLANZMANN, HOEN).

Das Exanthem tritt eher in Form eines flüchtigen, hellrosafarbenen Erythems auf und kann sich mit einzelnen „Sprüsselchen" namentlich auf die Gegend der Hautfalten beschränken, so daß es leicht übersehen werden kann, wenn nicht besonders danach gesucht wird. Die sub-

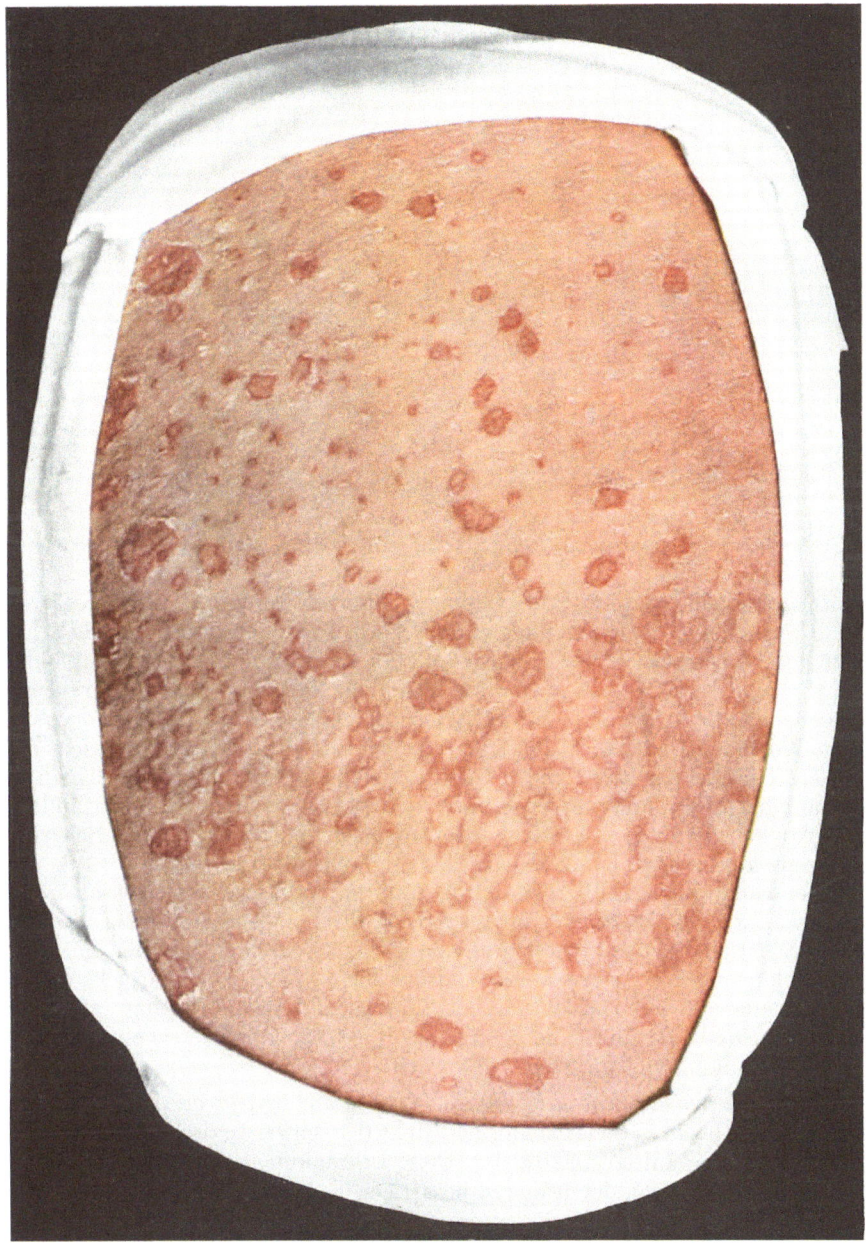

Abb. 13. Postscarlatinöses Exanthem am 15. Krankheitstage an Nates und Oberschenkeln (nach FANCONI, Univ. Kinderklinik Zürich) (aus Handbuch der Kinderheilkunde, 4. Aufl., HOTTINGER)

ikterische Hautverfärbung, die vermehrte Urobilinogenausscheidung im Urin und das Auftreten von Aceton fehlen entsprechend der geringeren Toxikose. Auch die Spätexantheme sind außerordentlich viel seltener geworden.

Bei dem milden Verlauf ist natürlich auch das Allgemeinbefinden viel weniger gestört; das für den klassischen Scharlach typische initiale Erbrechen kann vollkommen fehlen.

Es ist öfters festgestellt worden, daß ein *Scharlach* auch *ohne Exanthem* auftreten kann. Hier kann die Diagnose Scharlach vor allem im Zusammenhang mit sicheren Scharlachfällen gestellt werden, auch wenn kein Exanthem, dagegen ein

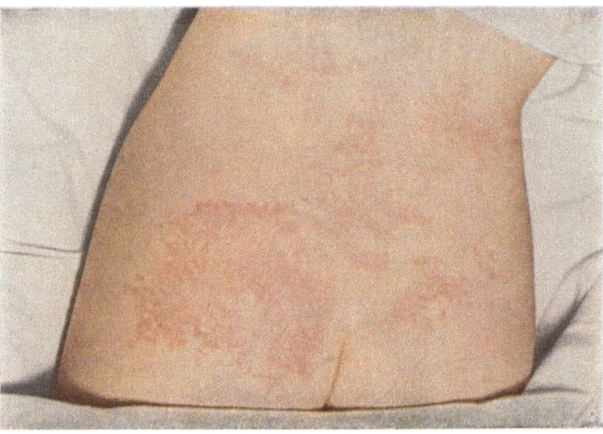

Abb. 14. Schuppungserythem bei Scharlach. (Aus Tabulae exanthematicae, F. HOFFMANN-LA ROCHE, Basel.)

Enanthem und eine spätere Hautschuppung gefunden werden (GLANZMANN). Nun aber jede Angina in der Umgebung eines Scharlachkranken unbedingt als Scharlachangina zu betrachten, wie dies JACOBI, ZUR VERTH und STROEDER empfehlen, ist u. E. doch zu weit gegangen. Es wird von allen Autoren besonders darauf hingewiesen, daß zur Erlangung eines Scharlachs eine besondere Disposition notwendig ist. Wer diese Disposition aus all den früher angeführten Gründen nicht hat, z. B. gegen das bei der betreffenden Infektion maßgebende erythrogene Toxin bereits immunisiert ist, erkrankt eben nicht an Scharlach, sondern an einer anderen Streptokokkenaffektion, z. B. einer Streptokokkenangina, auch wenn Scharlach und Streptokokkenangina den gleichen Streptokokkentyp aufweisen.

Sicher haben dagegen die erwähnten Autoren recht, wenn sie diese *Streptokokkenanginen für Scharlachempfängliche* (Dick-Positive) ebenso *infektiös* ansehen wie die Scharlachkranken. Diese Anginen stellen zusammen mit den gesunden Streptokokkenträgern das große Loch in der Prophylaxe des Scharlachs dar, so daß LICHTENSTEIN die Bekämpfung des Scharlachs durch Isolierung „als illusorisch" betrachtete. Heute ist die Prophylaxe durch die Möglichkeit einer antibiotischen Behandlung viel wirksamer geworden.

γ) *Der schwer toxische Scharlach, die Scarlatina fulminans oder der blaue Scharlach.* Gegenüber den leichten Scharlachformen stellt der schwer toxische Scharlach das andere Extrem der Initialtoxikose dar. Diese Erkrankung kennen wir namentlich aus den Beschreibungen der früheren bösartigen Epidemien mit hoher Letalität. Glücklicherweise ist diese *Scarlatina gravissima* heute zur größten Seltenheit geworden. Auch beim Wund- und Puerperalscharlach kommen solche Toxikosen vor.

Noch vor Kenntnis des DICKschen Scharlachtoxins standen alle Autoren unter dem Eindruck äußerst schwerer cerebraler Intoxikationen, die die Patienten perakut, mitten aus voller Gesundheit heraus überfallen (*Scarlatina fulminans*). Das Fieber steigt rasch auf höchste Werte (41—42°). HADDEN hat in einem Fall sogar 44° gemessen. Es kommt zu mehrfachem unstillbarem Erbrechen und schweren Diarrhöen. Das Bewußtsein ist getrübt, die Patienten sind delirös oder tief soporös; dazu können Krämpfe auftreten. Wird bei meningealen

Symptomen lumbalpunktiert, ist der Liquor in der Regel nicht pathologisch verändert. Wenn ein Exanthem überhaupt noch Zeit zur Ausbildung hat, nimmt es infolge einer peripheren Vasomotorenlähmung einen düsteren bis tiefblauen Farbton an und ist daher in Finnland unter dem Namen „*blauer Scharlach*" bekannt (v. BORMANN). Läßt sich ein Dermographismus in einem solchen Exanthem noch nachweisen, ist er nicht weiß sondern blau.

Als prognostisch besonders ungünstig wird die toxisch-hämorrhagische Verlaufsform mit diffusen Haut- und Schleimhautblutungen angesehen. Die toxische Herzschädigung führt zu einer Herzdilatation und Auftreten von Herzgeräuschen, der Puls wird sehr frequent bis gegen 200, filiform, arrhythmisch, der Blutdruck fällt, die Extremitäten sind zyanotisch und kühl.

Im Blutbild findet man Leukocyten bis über 30000 mit einer Neutrophilie bis 80 % (EDELMANN). Eosinophile fehlen, und es besteht eine Thrombopenie.

Hyperthermie, Tachykardie und Dyspnoe bilden die *gefährliche Trias* dieser meist innert weniger Tage oder schon innerhalb der ersten 48 Std an Kreislaufkollaps zum Tode führenden schweren Intoxikation. Diese schwere Scharlachform tritt aber nicht immer primär auf, sondern sie kann akut auch jederzeit aus einem mittelschweren Scharlachverlauf entstehen.

Gegenüber der Schwere des klinischen Bildes kontrastieren die relativ geringen objektiven Befunde am Patienten. Meist ist nur eine leichte Schwellung der Tonsillen, oft sogar ohne Beläge mit einer geringen Vergrößerung der regionären Lymphknoten nachweisbar.

Bei der Sektion lassen sich im Herzblut keine Streptokokken nachweisen, wodurch die Toxikose als Ursache dieser schweren Erkrankung hervorgehoben wird.

Es handelt sich um eine sehr schwere Vergiftung, namentlich des vegetativen Nervensystems. GASTINEL und CONTE konnten sie auch beim Tier erzeugen, wenn sie das Erythrotoxin in kleinsten Dosen in den Nervus splanchnicus, in die sympathischen Ganglien, in den Plexus lumbalis, mit etwas größeren Dosen auch in die mesenterischen Ganglien injizierten. Es trat ein schockartiger Zustand mit Albuminurie, Hämaturie und Azotämie ein, und der Tod erfolgte innert weniger Tage. Die Autopsie zeigte die gleichen Befunde wie beim Menschen: Hämorrhagische Infiltration des Peritoneum parietale und viscerale mit Purpura und kleinen Infarkten, Hypertophie der lymphatischen Organe (Peyersche Plaques und mesenterische Ganglien).

δ) Alle Formen der Initialtoxikose können mit *toxischen Schädigungen*, namentlich der *Gelenke, der inneren Organe, des Knochenmarks* und damit des Blutes, einhergehen.

aa) *Rheumatoide der Initialtoxikose* befallen mit Vorliebe die kleinen Gelenke der Hände, namentlich beider Daumen, die Handgelenke, seltener die Fuß- und Zehengelenke und zwar in auffallend symmetrischer Weise. Die lokale Symptomatologie beschränkt sich auf die Schmerzen; Schwellung und Rötung fehlen vollkommen oder sind höchstens angedeutet.

Die Arthritiden bleiben auf die befallenen Gelenke lokalisiert und springen nur selten von einem Gelenk auf das andere über. Diese Rheumatoide können schon während der ersten Krankheitstage auftreten; dann ist die Temperatur, namentlich wegen der vorhandenen Angina, erhöht. Treten sie nach dem Temperaturabfall gegen Ende der 1. oder zu Beginn der 2. Woche auf, dann kann die Temperatur normal bleiben oder nur leicht ansteigen. Die Gelenkschmerzen verschwanden schon vor der Penicillin-Ära innert weniger Tage ohne besondere Therapie von selbst. Es ist interessant, daß sie auf Antirheumatica gar nicht ansprechen, was schon sehr darauf hinweist, daß die Rheumatoide des Initialstadiums etwas ganz anderes darstellen als die Gelenkbeschwerden im späteren Scharlachverlauf nach Wochen und Monaten. Sie neigen charakteristischerweise auch nicht zu so schweren und bleibenden Herzkomplikationen wie das bei den viel später auftretenden rheumatischen Erkrankungen ausgesprochen der Fall ist.

Es handelt sich bei den Rheumatoiden des Initialstadiums um eine seröse Entzündung der Synovia der Gelenke und des periartikulären Gewebes. Wenn leichte Ergüsse punktiert und untersucht wurden, erwiesen sie sich immer als steril.

Die Häufigkeit dieser frühauftretenden Rheumatoide wird sehr verschieden angegeben. GLANZMANN beobachtete sie in leichteren Formen „recht häufig". MANDE und MOUY geben eine mittlere Häufigkeit von 4%, BULGARELLI und ROMANO (1957) und BULGARELLI et al. (1960) eine solche von 2,1% an.

$\beta\beta$) Die während der Initialtoxikose auftretenden *Myokarditiden* verlaufen sehr gutartig. Es kommt nur ganz ausnahmsweise zu bleibenden Myokardschäden (STEINMANN). Meist handelt es sich nach eingehenden Untersuchungen von LEVANDER-LINDGREN im Initialstadium des Scharlachs um eine Früh-Myokarditis, für die in erster Linie toxische Einflüsse maßgebend sein dürften. Es werden Störungen von Frequenz und Rhythmus, von Erregungsbildung und -leitung gefunden. LEVANDER-LINDGREN fanden bei Erwachsenen in 11,5%, bei Kindern in 3,1% Veränderungen des Elektrokardiogramms. (In unserem eigenen Krankengut fanden wir bei Frühbehandlung Myokarditiden in 1,97%.)

$\gamma\gamma$) Wie bereits erwähnt, haben GASTINEL und CONTE beim Tier durch Injektion von Erythrotoxin in das vegetative Nervensystem schwere toxische Nierenschädigungen erzeugen können. Es ist sehr wohl möglich, daß während der Initialtoxikose auch beim Menschen solche toxisch bedingte Nierenschädigungen (offenbar vorwiegend *interstitielle Nephritiden*) entstehen können, die aber mit dem Verschwinden der Toxikose wieder abheilen. (Im Urin tritt häufig eine vorübergehende febrile Albuminurie auf mit wenig Leukocyten, Erythrocyten, granulierten Zylindern und Epithelien im Sediment.)

$\delta\delta$) Die *Leber* kann während der Initialtoxikose leicht geschwollen und etwas druckempfindlich sein. Auf den leichten Subikterus, die Urobilin- und Urobilinogenurie und das mögliche Auftreten von Aceton haben wir schon hingewiesen.

LADE fand bei fortlaufender Untersuchung des Blutserums Scharlachkranker auf ihren Bilirubingehalt nach HIJMANS VAN DEN BERGH während der 1. Woche regelmäßig über die Norm erhöhte Werte. Während WIESENER (1952) bei 178 Scharlachkindern im Beginn des Scharlachs keinen Anhalt für eine Leberschädigung fand (Bilirubinspiegel, Leberfunktionsproben, Bluteiweißkörper und Blutlipiede waren normal), konnten LEONESCU et al., ferner auch CALVI und GIANELLI Leberschäden nachweisen. Es ist zu bedenken, daß sämtliche heute üblichen Leberfunktionsproben normal ausfallen können bei deutlich pathologischem histologischem Befund (KALK, WILDHIRT 1958, FLETCHER et al., 1964). Über schwere Ikterusfälle bei bösartigem Scharlach ist berichtet worden, ebenso über die Verschlimmerung von Leberschädigungen bei Alkoholikern.

Die *Milz* kann zu Beginn der Erkrankung perkussorisch vergrößert sein, ist aber meist nicht palpabel.

Zu b) Streptokokkeninvasion. Bakterielle Komplikationen — Septiko-Pyämie: Wenn die Streptokokken über den Primärherd im Rachen per continuitatem, lymphogen oder hämatogen, meist von einer septischen Thrombose aus, den übrigen Körper befallen, kann es zu all den möglichen Erkrankungen kommen, die im Kapitel Streptokokken-Angina der allgemeinen Streptokokkeninfektionen bereits besprochen sind. (Eingehende Darstellung siehe GLANZMANN, 1952.) Beim Überblick über all die möglichen bakteriellen Komplikationen möchten wir hervorheben, daß es gar nicht darauf ankommt, ob diese bakteriellen Komplikationen nun frühzeitig oder erst später auftreten. Sie erscheinen immer, wenn noch β-hämolytische A-Streptokokken vorhanden sind oder durch eine Superinfektion erneut in den Körper gelangen. Darum ist eine *sofortige* antibiotische Behandlung nicht nur aus therapeutischen, sondern auch aus prophylaktischen Gründen dringend notwendig und zwar nicht nur beim mittelschweren und schweren Scharlach, sondern auch bei allen leichten Scharlachformen.

Es ist nicht leicht verständlich, warum auf der einen Seite verlangt wird, daß Anginen, die in der Umgebung von Scharlachkranken auftreten, „den gleichen seuchenpolizeilichen Vorsichtsmaßnahmen unterworfen werden müssen, wie die Scharlachkranken selbst, um einer

Verbreitung der Krankheit Einhalt zu gebieten" (JACOBI, ZUR VERTH und STROEDER), was wie wir früher schon ausführten, vollkommen zu unterstützen ist, auf der anderen Seite einige Autoren aber leichte Scharlachfälle nicht mit Penicillin behandeln oder es nur tun „weil es sonst die Angehörigen verlangen".

Maligne septische Krankheitsfälle kommen nach LICHTENSTEIN (1950) und VAHLQUIST (1963) in wechselnder Zahl in verschiedenen Epidemien vor und zwar auch, wenn diese im großen und ganzen einen milden Charakter haben.

GLANZMANN sah von 1918—1928 drei Kinder an schwerem septischem Scharlach sterben. Wir erinnern uns an ein einziges Kind, auch aus der vorantibiotischen Zeit, das an schwerster Scharlach-Sepsis gestorben ist. Heute ist diese schwerste Form, die nicht nur primär septisch oder als Mischform septisch-toxisch verläuft, sondern sich jederzeit auch an leichte und mittelschwere Scharlachfälle anschließen kann, glücklicherweise fast vollkommen verschwunden.

Die *Bakterieninvasion* zeigt sich *klinisch* am Hochbleiben oder an einem neuen Anstieg des Fiebers, an einer Verschlechterung des Allgemeinbefindens, evtl. erneut starken Halsschmerzen mit Ernährungsschwierigkeiten und an einer Pulsbeschleunigung. *Septische Erytheme* mit maculo-papulösen Efflorescenzen, namentlich an Ellenbogen, Knien und Gesäß, evtl. mit Petechien, können hinzutreten. Das *weiße Blutbild* zeigt besonders hohe Leukocytosen (bis über 30000), eine Granulocytose von 70—90 % mit einer Linksverschiebung bis zu 40 % Stabkernigen und starker toxischer Granulation und ein Verschwinden der Eosinophilen (EDELMANN). Die *Blutkörperchensenkung* steigt hoch an.

Als die hierher zu zählende schwere Form der Streptokokken-Anginen nennen wir die *Angina ulceronectroticans*, die unter dichten, gelblich-gräulichen Belägen, die sehr an Diphtherie erinnern, jedoch abgewischt werden können, zum Vorschein kommt.

Den Vorschlag von DENNIG, für diese Erkrankungen mit diphtherieähnlichen Belägen die frühere irreführende Bezeichnung „Scharlach-Diphtheroid" allmählich in Vergessenheit geraten zu lassen, möchten wir sehr unterstützen.

Daneben kommt eine *Stomatitis- und Glossitis ulceronecroticans* mit der Möglichkeit zur Perforation des weichen Gaumens, zu Gefäßarrosionen, einem Übergreifen des ulcerös-nekrotisierenden Prozesses auf den Oesophagus mit evtl. späterer Ausbildung von Strikturen vor. Die *Tonsillitis gangraenosa* mit schweren tiefgreifenden Nekrosen führt besonders leicht zu einem septischen Verlauf (GLANZMANN).

Die eitrige Entzündung kann auf den Mundboden übergreifen (*Angina* LUDOVICI), kann abwärts zu *Mediastinum* und *Pleura* gelangen und per continuitatem zu einem *subphrenischen Absceß* und *Peritonitis* führen.

Eine stark schleimig-eitrige *Rhinitis* mit gelegentlicher Blutbeimengung zeigt die besonders starke Infektion der Nase an, von der aus die verschiedenen Nebenhöhlen (*Sinusitiden*), die Conjunctiven (*Conjunctivitis, Dacryocystitis*) befallen werden können. Von den Nebenhöhlen aus kann es zu einer Knochennekrose, zu einer septischen Thrombophlebitis der basalen Schädelsinus, zu einer Meningitis und zu Hirnabscessen kommen. Auch ein Übergreifen auf die Augen bis zur Panophthalmie ist beschrieben.

Auf dem Wege über die Tuba *Eustachii* kann die Infektion auf das Mittelohr übergreifen und damit zu einer der häufigsten Komplikationen, zur einfachen *Otitis media acuta* mit guter Prognose oder zur gefürchteteren *Otitis media necroticans scarlatinosa* führen.

Die Zahl der Otitiden wurde in der vorantibiotischen Zeit mit 15—50% angegeben (GLANZMANN). MANES (1936) fand unter 153595 Scharlachpatienten einen Gesamtdurchschnitt von 11,9%. Es können sich eine *nekrotisierende Mastoiditis*, eine Zerstörung des Innenohrs, Sinusthrombose, Meningitis und Hirnabsceß anschließen. Die Erkrankung des Labyrinths oder eine degenerative Neuritis acustica führt zu irreparabler Schwerhörigkeit oder Taubheit. Auch Facialislähmungen wurden beobachtet.

Lymphadenitis purulenta. Bei den schweren Streptokokkeninfektionen der Kieferwinkeldrüsen oder der retropharyngealen Drüsen kommt es zu eitriger Erweichung. Es entsteht beidseits am Halse unter dem Kieferwinkel eine schmerzhafte Geschwulst, die auf das periglanduläre Gewebe übergreift, welches ödematös und hart infiltriert wird. (Bei Erweichung spontaner Durchbruch oder Incision.) Aus den vereiternden retropharyngealen Drüsen entwickelt sich ein Retropharyngealabsceß.

Die *Lymphadenitis necroticans* ist viel bedrohlicher als die eitrige Einschmelzung. Es kommt zu einer Gewebsnekrose und einer schweren phlegmonösen Infil-

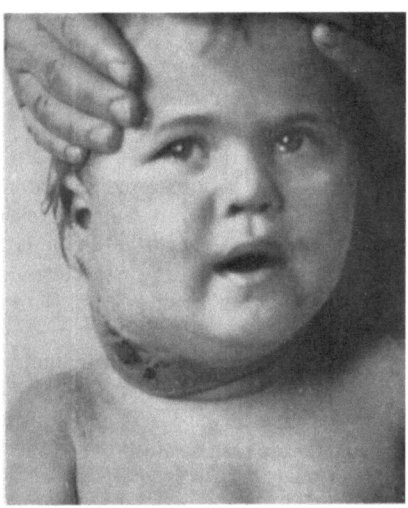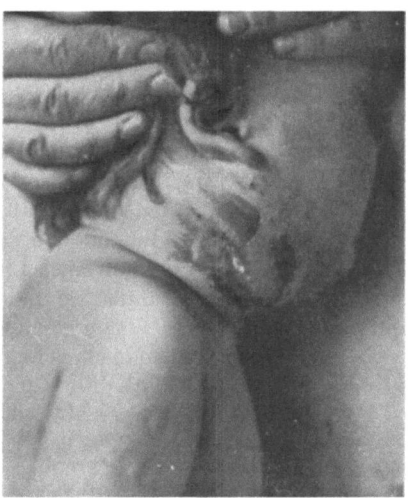

Abb. 15. Nekrotisierende Lymphadenitis bei Scharlach (Düsseldorfer Kinderklinik) (aus Handbuch der Kinderheilkunde, 4. Aufl., Bd. II, Beitrag HOTTINGER und SCHLOSSMANN)

tration der Umgebung, die sich rasch weiter ausdehnt. Meist entwickeln sich große Gewebsdefekte mit der Gefahr lebensbedrohender Blutung oder eine allgemeine Sepsis mit meist tödlichem Ausgang.

Durch eine Streptokokkeninfektion des Darmes kann es zu einer typhusähnlichen Erkrankung, dem *Scharlachtyphoid* kommen mit hohem Fieber, Diarrhöen und schmerzhaftem Meteorismus. Auch Leukopenien (GLANZMANN) und Darmblutungen werden gelegentlich beobachtet. Im Gegensatz zur Typhusbradykardie ist aber der Puls frequent. Es kommt zu einer markigen Schwellung der Peyerschen Plaques und der Mesenterialdrüsen.

Sehr selten kann eine Streptokokkeninfektion auch zu einer *akuten Appendicitis, Orchitis* und *Epididymitis* führen, ebenso selten sind *Scharlachstreptokokken-Pneumonien* und metastatische Lungenabscesse, schwere Nephritiden.

Infektiöse Hepatitiden während des Scharlachs wurden beschrieben; ebenso schwere Ikterusfälle bei septischem Scharlach und als Verschlimmerung bei vorbestehenden alkoholischen Leberzirrhosen.

Unter den Herzkrankheiten steht während dieser Krankheitsphase die *septisch-ulceröse Endokarditis* im Vordergrund, während metastatische Myo- und Perikarditiden von geringerer Bedeutung sind.

Metastatische *Infektarthritiden* mit Vereiterung der Gelenke und Osteomyelitiden kommen heute unter der Penicillintherapie kaum mehr vor.

Die *schwere Scharlachstreptokokken-Sepsis* war schon vor der Behandlungsmöglichkeit mit Penicillin sehr selten. LAPORTE gibt eine Frequenz von 0,66% der Scharlachfälle an.

Zu c) Das „Zweite Kranksein im engeren Sinne". Es handelt sich dabei um Krankheiten, die pathogenetisch mit dem primären Scharlach eng verbunden sind, wobei aber Superinfektionen, bakterielle Komplikationen während der Scharlachrekonvaleszenz nicht miteinbezogen werden.

Wie wir schon früher ausgeführt haben, handelt es sich bei allen Erkrankungen des „Zweiten Krankseins im engeren Sinne" um *allergische Krankheiten*. Bei der akuten Polyarthritis mit der Herzbeteiligung sprechen alle Untersuchungen von Christ sehr für die Annahme einer Allergie vom verzögerten Reaktionstyp gegen A-Streptokokkenantigene. Bei der akuten diffusen Glomerulonephritis handelt es sich wahrscheinlich um eine inverse anaphylaktische Reaktion vorwiegend gegen nephrotoxische A-Streptokokken.

a) *Morbus rheumaticus (Polyarthritis rheumatica acuta)*. Bei der rheumatischen Erkrankung, die 2—4 Wochen (meist ca. 18 Tage) (Christ) nach Beginn des Scharlachs auftritt, handelt es sich um nichts anderes als um einen echten *Morbus rheumaticus* (Febris rheumatica, Polyarthritis rheumatica acuta, Rheumatismus verus, Rheumatismus infectiosus, rheumatische Infektion, Maladie de Bouillaud). Diesem geht, wie immer beim Scharlach, eine Infektion mit β-hämolytischen Streptokokken der Gruppe A voraus.

Beim Morbus rheumaticus werden namentlich diejenigen Gelenke betroffen, die am meisten beansprucht werden, nämlich Fuß- und Kniegelenke, Hand- und Ellenbogengelenke; es können aber sämtliche Gelenke des Körpers befallen werden, auch die Wirbelsäule. Es handelt sich oft um Arthralgien ohne objektive Veränderung mit Schmerzen, namentlich frühmorgens. Es kann aber auch ein Gelenkhydrops mit Hautrötung auftreten. Im Gegensatz zum beschriebenen „Scharlachrheumatoid während der Intitialtoxikose" sind die rheumatischen Gelenksymptome des Morbus rheumaticus polyartikulär und flüchtig, wobei jedes Gelenk nicht länger als einige Stunden bis Tage schmerzhaft bleibt (Lind). Während das frühe Scharlachrheumatoid nicht auf eine antirheumatische Therapie anspricht, reagiert der Morbus rheumaticus spezifisch auf Salycylpräparate und Pyramidon. (Beide reagieren aber auf Cortisonpräparate.) Während das frühe Rheumatoid eine gutartige flüchtige Gelenkaffektion darstellt, neigt der Morbus rheumaticus zu vielen Rezidiven und in 60—80 % (Lind) der Fälle zu einer Herzbeteiligung.

Die zum Morbus rheumaticus Disponierten reagieren oft schon auf geringe Streptokokkeninfekte (Hoen), weshalb die frühe prophylaktische antibiotische Behandlung auch bei den leichten Scharlachformen dringend notwendig ist.

„Die weitaus größere Zahl der nur gering disponierten Menschen reagiert erst bei besonders schweren Streptokokkeninfekten, z. B. anläßlich eines Scharlachs mit dem gutartigen „Scharlach-Rheumatoid" (Hoen). Beim Morbus rheumaticus des „Zweiten Krankseins im engeren Sinne" handelt es sich um etwas grundsätzlich ganz anderes als beim „gutartigen Scharlachrheumatoid", ob dieses nun mit der früheren Streptokokkeninfektion oder mit späteren Superinfektionen zusammenhängt. Küster und auch Drea und Mortimer jr. weisen daher mit vollem Recht darauf hin, daß es sich bei den späteren Gelenkbeschwerden des Scharlachs um einen echten Morbus rheumaticus handelt, während die frühen „Rheumatoide" vorwiegend toxisch bedingt sind.

Das *Fieber* kann differentialdiagnostisch nur beschränkt verwendet werden, indem bei beiden Formen nur leichte oder höhere Temperaturanstiege möglich sind. Die *Senkungsreaktion* kann bei den frühen gutartigen „Rheumatoiden" noch von der initialen Angina her erhöht sein; beim Morbus rheumaticus ist sie *besonders stark beschleunigt*. Das gleiche gilt für den *Antistreptolysin-Titer*, der meist bei beiden *erhöht* ist. Auch das weiße Blutbild ist differentialdiagnostisch nur zusammen mit den klinischen Erscheinungen und namentlich dem Verlauf zu verwerten.

Der Morbus rheumaticus bevorzugt gerade die Altersgruppe, die auch für den Scharlach am meisten empfänglich ist. (Jenseits des 5. Lebensjahres, mit Spitze um das 10.—12. Jahr.) Auch aus diesem Grunde ist eine frühzeitige generelle Penicillinprophylaxe angezeigt.

Treten zugleich Hautveränderungen in der Art eines Erythema annulare Leiner auf, so ist dies im Sinne eines Morbus rheumaticus zu verwerten.

β) *Carditis rheumatica*. Die Herzveränderungen während des „Zweiten Krankseins im engeren Sinne" gehen zum größten Teil parallel mit dem Morbus rheumaticus. Es handelt sich um eine „rheumatische Carditis" gleicher Genese wie der Morbus rheumaticus. Nach LIND kommen Polyarthritis acuta und Carditis zusammen in 75 %, eine Chorea minor (SYDENHAM) mit oder ohne nachweisbare Carditis in 20 % und eine rein kardiale Form ohne Polyarthritis nur in 5 % aller rheumatischen Erkrankungen vor.

Die meisten rheumatischen Myokarditiden können mit dem Elektrokardiogramm nachgewiesen werden. (Viele verschiedenartige, meist flüchtige Veränderungen).

Im Auftreten von Herzgeräuschen (Vorsicht bei der Bewertung; HEGGLIN) erkennt man im allgemeinen die rheumatische Endokarditis. Der Häufigkeit nach werden die Klappen in folgender Reihenfolge befallen: Mitralis, Aorta, Tricuspidalis, Pulmonalis (LIND). Am seltensten kommt es zur rheumatischen Perikarditis, namentlich bei schweren Erkrankungen.

Unabhängig von der Schwere des Krankheitsbeginns ist für den Morbus rheumaticus die große Neigung zu Rezidiven charakteristisch. Es wird angegeben, daß 50—80 % aller Fälle einmal oder mehrfach rezidivieren. Die Rezidive sind (mit oder ohne Polyarthritis oder Chorea) fast immer von einem neuen Carditis-Schub begleitet, der jedesmal die schon vorhandene Herzaffektion verschlimmert. Die meisten Rezidive treten in den ersten 5 Jahren nach der Primärerkrankung auf und werden dann immer seltener. Deshalb ist für alle diese Erkrankungen eine Prophylaxe mit Antibiotica notwendig.

γ) Bei der eigentlichen Scharlachnephritis während des Stadiums des „Zweiten Krankseins im engeren Sinne" handelt es sich um eine akute, diffuse, postinfektiöse Glomerulonephritis, wie sie auch nach anderen Streptokokkeninfektionen vorkommt (VOLHARD, REUBI).

Schon 1836 hat BRIGHT die akute Nephritis als eine Nachkrankheit des Scharlachs erkannt. 1950 hat LICHTENSTEIN im Lehrbuch der Pädiatrie folgende Angaben gemacht, die 1963 von VAHLQUIST übernommen wurden: „Mit einer in den verschiedenen Epidemien von 2—20 % wechselnden Frequenz tritt gewöhnlich in der 3.—4. Woche, aber auch früher oder später, eine hämorrhagische Glomerulonephritis auf." MANES fand von 1903—1936 unter 44 253 Scharlachpatienten eine durchschnittliche Erkrankung an akuter Glomerulonephritis von knapp 5 %. Bei den späteren leichten Formen von Scharlach ist die Zahl der Nephritiden aber stark zurückgegangen, so daß OSMAN (1934) nur noch eine Erkrankungszahl von 1,74 % fand.

Daß es in einzelnen Scharlachepidemien, oft auch in einzelnen Familien besonders viele Nephritiden gab, wird heute auf die von RAMMELKAMP nachgewiesenen und von vielen Nachuntersuchern bestätigten besonderen nephritogenen Streptokokkenstämme zurückgeführt (Typ 12 in ca. 80 %, Typ 4, Typ 25 und Typ „Red Lake").

Bei häufiger, fortlaufender Urinkontrolle von Scharlachpatienten wurden pathologische Urinsedimente (mehr als 10 Erythrocyten pro mm³) schon nach durchschnittlich 10 Tagen festgestellt (STETSON u. Mitarb.). Die Latenzzeit ist bei diesen Beobachtungen somit kürzer als die für die Nephritis sonst meist angegebene Periode von 18—22 Tagen. Die Autoren vermuten, daß die Latenzzeit bei ihren Feststellungen nur deshalb kürzer erscheine, weil bei der von ihnen bei 367 Soldaten beobachteten Anginaepidemie vom Beginn einer Angina an regelmäßig Harnuntersuchungen vorgenommen werden konnten, was bei sporadisch auftretenden Nephritiden nicht möglich ist. Die gleichen Autoren haben bei ihren Untersuchungen angenommen, daß eine vor dem 5. Krankheitstage auftretende Hämaturie und Albuminurie der sog. „febrilen Albuminurie" entspricht, die bei vielen Infektionen auftritt und nicht streptokokkenspezifisch zu sein braucht.

Besonders charakteristisch und unterschiedlich gegenüber dem Morbus rheumaticus nach Scharlach ist die gute Heilungstendenz der Scharlachnephritis, die in den meisten Fällen, wenn auch gelegentlich erst nach Monaten, vollkommen ausheilt.

Zu a—c Zusammenfassung der Gelenk-, Herz- und Nierenerkrankungen

Frühkomplikationen: toxisch bedingte Veränderungen und Folgen der Streptokokkeninvasion — oft Mischformen:

Gelenke: Rheumatoid, Infektarthritis, selten eitrige Arthritis
Herz: Karditis (besonders Myokarditis, sehr selten Endokarditis ulcerosa und Perikarditis purulenta)
Nieren: toxische Nierenschäden, interstitielle Scharlachnephritis, parainfektiöse Herdnephritis

Allergisch bedingte Nachkrankheiten („zweites Kranksein im engeren Sinne"):

Gelenke: Morbus rheumaticus
Herz: rheumatische Karditis
Nieren: akute diffuse Glomerulonephritis

Da wir heute wissen, daß viele bakterielle Komplikationen während der Rekonvaleszenz durch Superinfektionen mit anderen Streptokokkentypen bedingt sind, handelt es sich dabei nicht um Krankheiten, die zum eigentlichen Scharlachablauf gehören. Es hat daher keinen großen Sinn mehr, Früh- und Spätformen dieser Komplikationen zu unterscheiden. Wir verzichten daher auch auf eine ausführliche Angabe all dieser sog. Früh- und Spätkomplikationen in Prozenten (s. bei W. PULVER, 1954, S. 105—156).

Zu d) Sonderformen. *a) Mehrfacherkrankungen an Scharlach.* Der Scharlach kann sich als vollständiges Krankheitsbild (mit Angina, Enanthem, Exanthem) wiederholen. Wenn dies während der Scharlachrekonvaleszenz innert ca. 2 Monaten geschieht, wird von einem *Scharlachrezidiv (Frührezidiv)* gesprochen, wenn eine Neuerkrankung jedoch erst nach Monaten oder Jahren auftritt, wird dies als *Zweit-, Dritt-* oder *Mehrfacherkrankung* bezeichnet.

Tabelle 4. *Zahl der Zweiterkrankungen ohne und mit Penicillin*

			Scharlach Total	Zweiterkrankung	
				ohne	mit Penicillin
WIESENER innert 2 Monaten bis 12 Jahre	1953	Berliner Epidemie	3800	2,7%	—
ca. 3 Jahre	1949	Berlin	2100	1,0%	—
	1949	Berlin	1230	—	0,9%
NÜBEL, ca. 3 Jahre	1949—1952	Stuttgart	2695	0,82%	—
			784	—	1,02%
PULVER, 8 Jahre	1945—1954	Luzern	744	—	0,94%
VAHLQUIST	vor 1930	Uppsala	—	0,5%	—
	1930—1940	Uppsala	—	2,0%	—
	seit Penicillin	—	—	—	4—5%

Theoretisch könnte jeder Patient mindestens fünf Neuerkrankungen an Scharlach durchmachen, d. h. so oft, bis er eine genügende antitoxische Immunität gegen alle fünf verschiedenen Erythrotoxine erworben hat.

Mehrfacherkrankungen hat es immer, auch schon vor der antibiotischen Zeit, gegeben. Im allgemeinen wurde für Zweiterkrankungen ein Durchschnitt von ca. 2% angenommen. ANDERSON gab 1935 einen solchen von 3,5% an (s. bei W. PULVER, 1954, S. 170—174). Seit der Penicillinbehandlung haben sich diese Zahlen bisher noch nicht wesentlich verändert, obschon befürchtet wurde, daß das Penicillin, das die für uns meßbare Antikörperbildung anfänglich hemmt, die Entstehung einer vollkommenen Immunität behindern könnte. Wir haben schon früher darauf hingewiesen, daß viele Menschen Dick-negativ werden, ohne bewußt je einen Scharlach durchgemacht zu haben. Es wird aber für alle diese Fälle eine stille Feiung mit guter Immunisierung angenommen. Wir haben den Eindruck, daß ein auch früh mit Penicillin behandelter Scharlach weniger „still" verläuft, als die subklinisch verlaufenden Infektionen bei der stillen Feiung. Weitere Beobachtungen über Jahrzehnte sind zur besseren Beurteilung aber notwendig.

β) Frührezidiv. Die erste Neuerkrankung, das sog. „*Frührezidiv*", nimmt gegenüber den späteren Neuerkrankungen nur insofern eine gewisse Sonderstellung ein, als diese während der Rekonvaleszenz erfolgt, also in einer Zeit, in der die Immunität sich erst langsam ausbildet, und daher Neuinfektionen (wie nachgewiesen meist durch andere Typen) noch besonders leicht möglich sind. Dank der frühen Penicillinbehandlung, zusammen mit guter Isolierung, hat die Zahl der ersten Superinfektionen, der sog. „Frührezidive" sehr stark abgenommen (s. bei W. PULVER, 1954, S. 125—128).

γ) Die sog. *Heimkehrfälle* sind Neuerkrankungen in der häuslichen Umgebung von Scharlachrekonvaleszenten, die aus der Spitalbehandlung nach Hause entlassen wurden. Wie wir schon erwähnten, haben viele Autoren nachgewiesen, daß die Rekonvaleszenten vor der Entlassung durch andere Scharlachpatienten superinfiziert wurden und haben betont, daß ihre Zahl bei richtig durchgeführter Penicillinbehandlung zusammen mit guter Isolierung ebenfalls ganz wesentlich gesenkt werden kann.

δ) Den *Wundscharlach (chirurgischer Scharlach)*, sowie den *Verbrennungs-* und *Puerperalscharlach* und (s. S. 46)

ε) den *alimentären Scharlach* nach Nahrungsmittelinfektionen mit anderer Eintrittspforte und den Besonderheiten des klinischen Verlaufes haben wir schon früher besprochen (s. S. 45).

2. Komplikationen des Scharlachs mit anderen spezifischen Infektionskrankheiten. Syntropien

Scharlach und Diphtherie. Da die Diphtherie gegenüber früher stark zurückgegangen ist und der Scharlach leichter verläuft, ist diese Kombination heute sehr selten geworden. Früher wurde eine Komplikationshäufigkeit des Scharlachs mit Diphtherie von 5 bis über 50% und eine Letalität von 5—34% angegeben (GLANZMANN).

Klinisch ist es sehr schwierig nach dem Aussehen und der Haftung der Beläge ein Hinzukommen der Diphtherie zum Scharlach festzustellen, wenn nicht eine zunehmende Heiserkeit oder bellender Husten ein Übergreifen der Diphtherie auf den Kehlkopf (mit zunehmender Stenosierung) verrät („der Scharlach meidet den Kehlkopf") oder der eigenartige Geruch an Diphtherie denken läßt. Eine bakteriologische Untersuchung ist sowohl beim Scharlach wie bei Diphtherie-Verdacht angezeigt. Auf alle Fälle wird bei Patienten mit geringstem Diphtherieverdacht neben Penicillin frühzeitig Diphtherie-Serum gegeben und wenn nötig rechtzeitig tracheotomiert.

Bei einer primären Diphtherie kann die Wundfläche nach dem Abstoßen der Beläge auch als Eintrittspforte für Scharlacherreger dienen; es kann auf diese Weise ein sekundärer Scharlach zur Diphtherie hinzutreten.

Scharlach und Erysipel. Beim Scharlach bieten sich den Streptokokken viele Möglichkeiten zu einer Infektion von Haut und Schleimhaut (Sinusitis, Otitis, Mastoiditis, etc.). Trotzdem ist diese Kombination sehr selten.

Scharlach und Varicellen. Diese Kombination haben wir schon beim Wundscharlach erwähnt, wobei die eröffneten Bläschen den Erregern als Eintrittspforte dienen. Früher relativ häufig, ist sie heute auch sehr selten geworden.

Scharlach und Masern. Die Mischung der beiden Exantheme (klein-papulöse Scharlachrötung mit den groß-papulären Erhebungen der Masernflecken) kann zu diagnostischen Schwierigkeiten führen, besonders, da es auch ein grobfleckiges Scharlachexanthem gibt. Wenn der Scharlach nicht den ganzen Körper befällt, sondern einige Stellen, z. B. die äußere Seite der Arme und Beine frei läßt, kann an diesen Stellen das Masern-Exanthem deutlich hervortreten. HOTTINGER ist es gelungen, durch antitoxisches Scharlachserum das Scharlachexanthem auszulöschen, so daß an dieser Stelle nur noch das Masernexanthem erkenn- und diagnostizierbar war. Vor der antibiotischen Zeit galt das Hinzutreten von Masern zu einem sich im Abklingen befindlichen Scharlach als besonders gefährlich, da infolge einer Resistenzverminderung schwere septische Komplikationen festgestellt wurden.

Scharlach und Virusgrippe. Daß ein Virus, besonders das Grippevirus, Wegbereiter für eine Scharlachinfektion sein kann, ist durch eine Resistenzverminderung und vorbereitende Schädigung der Eintrittspforte der Rachenschleimhaut nicht verwunderlich. So konnten

BOGDANOW und FABER bei zehn Scharlachkindern diese Kombination nachweisen. Das Grippevirus Typ A konnte bei drei Kindern gefunden werden, während die Diagnose bei den anderen
serologisch gestellt werden konnte.

Scharlach und Tuberkulose. Während des Scharlachexanthems kann eine vorher positive
Tuberkulinreaktion abgeschwächt oder sogar negativ werden. Trotzdem wurde im Gegensatz
zu Masern und Varicellen im allgemeinen kein aktivierender Einfluß auf eine latente Tuberkulose beobachtet. Nur tuberkulöse Halsdrüsen sollen unter dem Einfluß des Streptokokken-
infektes leichter einschmelzen.

3. Diagnostische Hilfsmittel

a) Mit Hilfe des *Dick-Testes* gelingt es bis zu einem gewissen Grade Scharlachempfängliche und Scharlachunempfängliche voneinander zu trennen. Ein positiver
Ausfall dieses Testes in den ersten Krankheitstagen und ein negativer Ausfall im
späteren Verlauf können bei einem fraglichen Exanthem retrospektiv für die
Scharlachdiagnose verwertet werden.

Technik des Dick-Testes. 0,1 ccm einer entsprechenden Verdünnung des Toxins („Scharlach-
streptokokken-Kulturfiltrat Behringwerke" in einer Verdünnung 1:10) werden an der Beuge-
seite des rechten Unterarmes intracutan injiziert, so daß eine kleine weiße Quaddel entsteht.
Am linken Unterarm macht man ebenfalls mit 0,1 ccm eine Kontrollprobe mit einem während
einer Stunde bei Siedetemperatur im Wasserbad erhitzten Toxin. Die Dick-Reaktion entwickelt
sich bei positivem Ausfall schnell. Sie macht sich bereits nach 6—8 Std bemerkbar. Die endgültige Ablesung der Probe wird nach 24 Std vorgenommen. Dabei sind vier Möglichkeiten zu
unterscheiden:

1. Dick-Test und Kontrollprobe lassen nur den Nadelstich, höchstens eine minimale Rötung als traumatische Reaktion erkennen. Es besteht eine Scharlach-Immunität (*Dick-negativ*).

2. Der Dick-Test rechts ist positiv, d. h. er zeigt eine Rötung und eine leichte Infiltration
von mindestens 1,5—2 cm Durchmesser. Die Kontrolle am linken Arm läßt nur die traumatische Reaktion erkennen. Die Reaktion ist *positiv* (Scharlach-empfänglich).

3. Dick-Test und Kontrolle zeigen eine gleich starke Hautrötung. Es handelt sich um eine
Pseudoreaktion. Der Test ist als *negativ* zu bezeichnen.

4. Dick-Test rechts und Kontrollprobe links zeigen Rötung und Infiltration, aber die
Reaktion ist am rechten Arm deutlich größer als am linken. Diese am häufigsten vorkommende
Reaktionsform muß als *positiv* bezeichnet werden.

Der positive Dick-Test blaßt nach 48 Std allmählich ab. Bei stark positiver
Reaktion können nach einer Woche eine leichte Pigmentierung und leichte Schuppung erkennbar sein. Nach GLANZMANNS Erfahrungen sagen nur die stark positiven
Reaktionen von mindestens 2 cm Durchmesser etwas über die Scharlachempfäng-
lichkeit aus.

Es ist von verschiedenen Autoren darauf aufmerksam gemacht worden, daß der Dick-Test
mit Vorsicht zu verwenden sei, da bei wiederholten Testungen Gesunder gelegentlich ein eigenartig wechselndes Verhalten des Testes festgestellt worden ist.

Bei dem gegenwärtigen günstigen Scharlachverlauf und der geringen Nachfrage wird das
Scharlach-Streptokokken-Kulturfiltrat für den Dick-Test von den Behringwerken AG., Mar-
burg/Lahn (Farbwerke Hoechst AG) „nicht mehr offiziell im Sortiment angeführt" (Mitteilung
vom 6. X. 1964).

b) Diagnostisch wichtiger und auch einfacher ist das *Auslöschphänomen* von
SCHULTZ und CHARLTON. Es werden 0,1—0,2 ccm Scharlach-Rekonvaleszenten-
Serum oder 0,1—0,5 ccm antitoxisches Scharlachserum Behringwerke streng intracutan injiziert (weiße Quaddel). Damit gelingt es in 85—95 % ein frisches Scharlachexanthem innert 6—24 Std in einem fünffrankenstück bis handtellergroßen
Bezirk auszulöschen (*positives direktes Auslöschphänomen*). Die Injektion soll möglichst an einer Stelle erfolgen, wo das Exanthem besonders stark ausgeprägt ist.
Bei schwach ausgeprägtem oder bereits abklingendem Exanthem ist das Resultat
unsicher.

Wegen des günstigen Scharlachverlaufs wird von den Behringwerken z. Z. auch kein antitoxisches Scharlachserum mehr hergestellt (Mitteilung vom 6. X. 1964), so daß an seiner Stelle
Scharlach-Rekonvaleszentenserum verwendet werden muß, das aber nicht immer leicht zu
beschaffen ist (Vorsicht wegen der homologen Serumhepatitis und der Lues!). Nach Unter-

suchungen von FR. KOCH kann jedoch Gamma-Globulin für das Auslöschphänomen benutzt werden. KOCH kann allerdings z. Z. nicht sagen, ob nicht das Gamma-Globulin möglicherweise Antikörper enthält, die auch ein Exanthem anderer Genese zum Auslöschen bringen. Es ist somit z. Z. noch nicht ganz sicher, ob eine durch Gamma-Globulin bewirkte Exanthem-Auslöschung als scharlachspezifisch angesehen werden kann.

Das Eigenserum des Scharlachkranken vermag vorerst weder sein eigenes noch ein fremdes Scharlachexanthem auszulöschen. Das Serum erwirbt diese Löschfähigkeit erst ca. in der 3. Woche der Rekonvaleszenz (GLANZMANN). Erzielt man daher mit dem Serum eines Scharlach-verdachtsfalles bei einem sicheren Scharlachexanthem ein positives Auslöschphänomen, so kann man beim Verdachtsfalle die Diagnose Scharlach ausschließen (positives *indirektes* Auslöschphänomen).

c) *Das Rumpel-Leedesche Stauungsphänomen.* Eine Staubinde wird während 10—15 min um den Oberarm gelegt; dann treten in der Ellenbeuge infolge der Kapillarschädigung durch das Scharlachtoxin punktförmige Blutungen auf. Sie

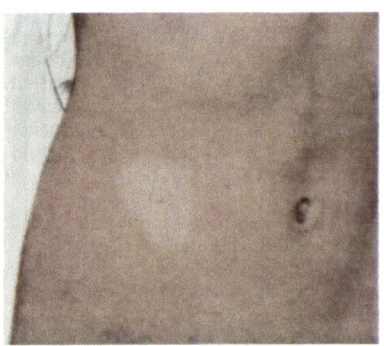

sind bei Scharlach recht konstant; dieses Endothelsymptom läßt sich bis in die 5.—6. Woche hinein nachweisen. Das Symptom ist jedoch nicht scharlachspezifisch, da es auch bei einer Reihe anderer Krankheiten, z. B. auch bei Masern, nachweisbar ist.

d) *Blutbild.* Die Blutveränderungen beim Scharlach als diagnostisches und prognostisches Hilfsmittel und zur Kontrolle des Krankheitsverlaufes waren früher von größerer Bedeutung als heute, wo die frühe antibiotische Behandlung auch die Entwicklung des Blutbildes stark beeinflußt. Viele Schwankungen im Blutbild, Anstieg, Abfall und Wiederanstieg einzelner Zellelemente und auch der Senkungsreaktion sind offenbar z. T. durch eine Ausbreitung der Streptokokken, oft auch durch Superinfektionen bedingt.

Abb. 16. Auslöschphänomen am Bauch (nach KRAUS MORAWETZ, 1931, aus GLANZMANN, 1952)

Das weiße Blutbild ist ganz besonders von der Stärke der Streptokokkeninfektion und damit auch von der Penicillinbehandlung abhängig.

Schon früh wird eine *Leukocytose* festgestellt, die in leichten Fällen um 10000, in schweren Fällen um 20000 beträgt. Die Leukocyten steigen schon vor dem Ausbruch des Exanthems, um auf der Höhe des Ausschlags gewöhnlich das Maximum zu erreichen. Die Vermehrung der Leukocyten beruht auf einer *Vermehrung der Neutrophilen*, die namentlich bei schweren Infekten stark *toxisch-granuliert* sind. Dabei besteht eine *Linksverschiebung* mit einer Vermehrung der Stabkernigen. Nach FANCONI fallen die Leukocyten nach dem ersten Maximum z. T. bis unter die Norm ab, steigen gegen den 10. Tag wieder hoch an und zeigen in den nächsten Wochen ein wellenförmiges Verhalten.

Zuerst besteht eine ausgesprochene *Lymphopenie*, während der Rekonvaleszenz eine postinfektiöse *Lymphocytose*.

Die Bedeutung der im Protoplasma der Neutrophilen gelegenen und mit Methylenblau leicht färbbaren *Doehleschen Einschlußkörperchen* liegt darin, daß sie *im Initialstadium* des Scharlachs immer *reichlich* vorhanden sind und sich parallel der Stärke des Exanthems entwickeln. Sie sind aber für Scharlach nicht spezifisch, da sie auch bei anderen Infektionskrankheiten vorkommen können (HEGGLIN). Sie entstehen infolge einer Störung des Stoffwechsels der betroffenen Leukocytenkerne; es handelt sich um zelleigene Ribonucleinsäurekomplexe.

Besonders charakteristisch ist im Unterschied zu den meisten anderen Infektionskrankheiten das Verhalten der *Eosinophilen*, die trotz hochgradiger Neutrophilie und Kernverschiebung nicht fehlen. Um den 5.—8. Tag erreichen sie ihre höchsten Werte, die BIX und auch NAEGELI mit 17—25 % angeben.

In der 2. Krankheitswoche geht die Zahl der Eosinophilen zurück, um während der Rekonvaleszenz als meist weniger hohe postinfektiöse Eosinophilie ein zweites Maximum zu erreichen. Die Eosinophilie ist prognostisch günstig, denn sie fehlt bei schweren septischen Zuständen. Komplikationen durch sekundäre Streptokokkeninfektionen können die Eosinophilie ebenfalls vermindern. Zur Beurteilung des Fehlens einer Eosinophilie bei Scarlatina sine exanthemate können daher nur leichte komplikationslose Fälle herangezogen werden (GLANZMANN).

Über die Schwankungen der Plasmazellen, Monocyten und Blutplättchen s. bei GLANZMANN.

e) Die Höhe der *Senkungsgeschwindigkeit der roten Blutkörperchen* hinkt, wie allgemein bei Infektionen, den akuten Erscheinungen nach und verläuft parallel der Schwere der Infektion. Bei komplikationslosem Verlauf fällt sie nach Erreichung eines Maximums langsam zur Norm ab, während die Ausbreitung der Streptokokken und Neuinfektionen neue Anstiege bewirken, so daß wellenförmige Verläufe (ähnlich der Temperatur- und Leukocytenkurve) entstehen; nur hinkt die Höhe der Senkungsreaktion der rascher reagierenden Leukocytose und dem Fieber nach (RHODIN, 1926; W. PULVER, 1930).

f) *Die Elektrophorese der Bluteiweißkörper* zeigt eine Vermehrung der a_2-Globuline mit nachfolgendem Anstieg der γ-Globuline und entsprechender Albuminverminderung. Entsprechend der Senkungsreaktion normalisieren sich diese Verschiebungen bei störungsfreiem Verlauf und treten bei Komplikationen erneut auf (HILLER und GRANZER).

2—4 Wochen nach Penicillinbehandlung haben wir nur bei 3 von 28 Scharlachpatienten erniedrigte Gammaglobulinwerte (Träger der Antikörper) gefunden, während in den späteren Wochen alle Gammaglobulinwerte normal oder sogar erhöht waren (s. bei W. PULVER, 1954, S. 81—83).

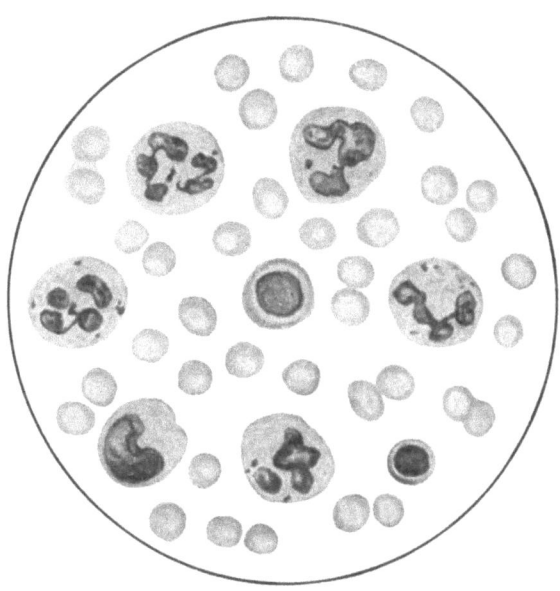

Abb. 17. Döhle-Körperchen (aus GLANZMANN, 1952)

g) Wie bei anderen Infektionen wurde auch beim Scharlach mit einer gewissen Parallelität zum Schweregrad der Infektion eine erhöhte *Cortison*-Ausscheidung im Urin festgestellt, der bei einigen Kindern eine starke Erniedrigung folgte (LANGENBACH und SCHREIER).

Auch die Ausscheidung der *17-Ketosteroide* im Tagesurin war bei 9 von 11 Scharlachkindern erhöht (MACCIOTTA).

4. Diagnose

Bei voll ausgeprägtem Krankheitsbild mit typischem Exanthem, perioraler Blässe, Angina, Enanthem mit Himbeerzunge, ist die Diagnose im allgemeinen leicht. In einer großen Zahl von Fällen kann sie sehr schwierig sein.

Es ist an alle Einzelsymptome zu denken, von denen allerdings viele nicht scharlachspezifisch sind, aber doch im Zusammenwirken von mehreren sehr für Scharlach sprechen:

Plötzlicher Beginn mit Erbrechen, hohes Fieber mit Tachykardie und rasches Erscheinen des Exanthems.

Eventuell Nachweis eines Kontakts mit Scharlach.

Prädilektionsstellen des Exanthems mit Beginn am Halse (vordere Axillarfalte, Schenkeldreieck, Innenseite der Oberarme und Oberschenkel). Bei Druckanämisierung des Exanthems werden die Einzeleffloreszenzen und ein gelblicher Unterton der Haut erkennbar.

Angina mit besonders düster „scharlachroter" Farbe der Tonsillenoberfläche und einem Enanthem, das sich aus lauter kleinen Tüpfelchen zusammensetzt.

Himbeer-(Erdbeer-)Zunge am 3.—5. Krankheitstag.

Frühzeitige, oft erhebliche Schwellungen der Halslymphknoten, die sich hart anfühlen und sich nur langsam zurückbilden.

Nachweis von β-hämolytischen Streptokokken der Gruppe A.

Positives *Rumpel-Leede-* sches Zeichen.

Eine in den ersten Krankheitstagen positive Dick-Reaktion, besonders wenn sie im weiteren Verlaufe negativ wird.

Ein positives *direktes* und negatives *indirektes* Auslöschphänomen (jedoch nur bei ausgesprochenem Exanthem verwertbar).

Polynucleäre Leukocytose mit Lymphopenie und einer Eosinophilie mit einem Maximum um den 5. Krankheitstag.

Nachweis Doehlescher Einschlußkörperchen.

Tabelle 5. *Scharlachsymptome*
(nach TRAUTMANN, ALEXANDER und KUEHNE, 1958)

Symptome, Untersuchungsbefunde	Häufigkeit in %
Exanthem	92,6
Blutsenkungsbeschleunigung	84,4
Linksverschiebung der neutrophilen Granulocyten	80,2
Hautabschuppung	79,6
Urobilinogenurie	71,2
Hämolysierende Streptokokken in Nase oder Pharynx	69,0
Positiver Dick-Test	54,3
Leukocytose	52,8
Positive Acetonprobe im Harn	35,6
Positives Auslöschphänomen	27,0
Albuminurie	21,6
Eosinophilie im Blutbild	18,4
Erythrocyturie	10,6

(aus: E. HOEN, Handbuch der Kinderheilkunde, Bd. V, 1963)

Positive Urobilinogenprobe im Urin ab 3. Krankheitstag mit Maximum um den 5. Krankheitstag. Die Langesche Acetonprobe im Urin bleibt beim Scharlach 5—6 Tage positiv.

Eine rückwirkende Diagnosenstellung bei einem uncharakteristischen oder sogar fehlenden Exanthem durch eine charakteristische groblamellöse *Scharlachschuppung* kann zusammen mit anderen Scharlachsymptomen möglich sein.

TRAUTMANN et al. haben in einer Tabelle die Symptome und Untersuchungsbefunde in prozentualer Häufigkeit übersichtlich zusammengestellt (s. Tab. 5).

5. Differentialdiagnose

Es gibt eine sehr große Zahl *scarlatiniformer Exantheme*, deren Differentialdiagnose häufig sehr schwierig, oft nur im weiteren Verlauf, zu stellen ist. Alle solchen Erkrankungen sind bis zur genauen Abklärung aus prophylaktischen Gründen als scharlachbedingt anzusehen.

Viele Infektionskrankheiten gehen mit einem *initialen Rash* einher, der morphologisch aber viel variabler ist als das Scharlachexanthem. GLANZMANN erwähnt das Vorkommen solcher Rashs vor allem bei Grippe, dann bei Varicellen, Pocken, Typhus, Meningitis cerebrospinalis, Poliomyelitis, Febris recurrens, Parotitis und selbst im prodromalen Stadium der Masern. TRAUTMANN et al. fanden scharlachähnliche Exantheme auch bei Listeriose. GLANZMANN gibt eine Tabelle von REGAN wieder, in der die differentialdiagnostischen Merkmale von Scharlach- und Grippe-Scarlatinoid übersichtlich dargestellt sind. Wir haben sie leicht gekürzt (Tab. 6).

Statt der sog. *Vierten Krankheit* (DUKES FILATOW), der *Rubeola scarlatinosa*, wird heute eher ein leichter Scharlach oder Röteln angenommen (RIETSCHEL, HOEN).

Wenn ein Patient mit Fieber und stark juckendem, scharlachähnlichem Exanthem angibt, er habe diese Krankheit anfallsweise schon mehrfach gehabt, ist nach GLANZMANN an das *Erythema scarlatiniforme desquamativum recidivans* zu denken, bei dem aber Angina und Himbeerzunge fehlen; dagegen hinterläßt das Exanthem eine ungewöhnlich starke Schuppung.

Tritt das Scharlachexanthem in Form der früher erwähnten Scarlatina variegata auf, können *Masern* differentialdiagnostisch in Frage kommen. (Masern: Katarrh, Conjunctivitis, Fehlen des Munddreiecks, Leukopenie, Verminderung oder Fehlen der Eosinophilen, positive Diazo-Reaktion im Urin.)

Eine Verwechslung von Scharlach mit *Röteln* kann vorkommen, besonders bei einer Rubeola scarlatinosa, weil auch der Scharlach mit generalisierten Drüsenschwellungen einhergehen kann. Hier ist das morphologische Blutbild richtunggebend: Bei Röteln sind die Leukocyten unter 12000; es besteht eine relative Lymphocytose mit vielen pathologischen Lymphocyten und Plasmazellen bis gegen 25%.

Auch ein *Serumexanthem* kann scarlatiniformen Charakter annehmen. Die Tatsache der vorausgehenden Seruminjektion läßt an das Serum als Ursache denken, namentlich aber die fehlende Angina und im Blut die Leukopenie mit relativer Lymphocytose und Eosinophilie.

Tabelle 6. *Diagnose Scharlach/Grippe*

	Scharlach:	Grippe-Scarlatinoid:
1. Exanthem:		
Zeit des Erscheinens	durchschnittlich 2. Tag	unregelmäßig
Charakter	punktförmig	mehr diffus
Farbe	tiefer, leuchtend rot	mehr rosarot
Verteilung	meist generalisiert	kann partiell sein (nur am Rumpf)
Glätte der Haut	rauh	weich
Pastiaszeichen	positiv	negativ
Rumpel-Leede	positiv	negativ
Auslöschphänomen (direktes)	positiv	negativ (z. T. auch positiv)
2. Zungenbelag:	vorhanden, dick	weniger deutlich
Papillen	vergrößert	in der Regel nicht
Desquamation des Belages (Himbeerzunge)	vorhanden	in der Regel nicht
3. Angina:	mäßig bis sehr stark (mit Belägen)	weniger ausgesprochen (gelegentliche Beläge)
4. Circumorale Blässe:	ausgesprochen	gelegentlich auch
5. Temperatur und Puls:	Puls abnorm hoch	Puls verhältnismäßig langsam
6. Respirationssymptome:	Laryngitis, Tracheitis, Bronchitis ungewöhnlich	gewöhnlich
7. Blutbefund:	Polynucleäre Leukocytose gewöhnlich über 12000	häufig Leukopenie, normale Leukocytenzahl, mitunter relative Lymphocytose seltener Leukocytose
8. Schuppung:	gewöhnlich lamellär	fehlt
9. Anamnese:	Erbrechen und Halsschmerzen gewöhnlich vorhanden	Kopfschmerzen, Rückenschmerzen, generalisierte Muskelschmerzen, Husten stehen im Vordergrund

Häufig kommen Verwechslungen mit *Arzneiexanthemen* vor. Dabei ist vor allem an Chinin, Luminal, Pyramidon, Aspirin, Quecksilberpräparate zu denken; dazu kommen noch viele andere Medikamente in Betracht. Auch hier weisen die Anamnese und das Blutbild mit Leukopenie, relativer Lymphocytose, vereinzelt pathologischen Lymphocyten und Plasmazellen mit Eosinophilie auf den richtigen Weg.

Licht- und Sonnenerytheme können auf den ersten Blick sehr scharlachähnlich aussehen, zumal sie auch hoch fieberhaft verlaufen können. Die bedeckten Körperstellen, z. B. am Schenkeldreieck bleiben jedoch frei, und die Angina fehlt.

6. Prognose

Die Prognose des Scharlach unterliegt starken örtlichen und zeitlichen Schwankungen.

Die *Letalität* von früher 10—20% ist heute auf unter 0,05% zurückgegangen. In Westdeutschland starben 1960 von 27800 Scharlachfällen 8, Letalität 0,03%, in der Schweiz starben 1960 von 2026 Scharlachfällen 1, Letalität 0,05%,

in Frankreich   starben 1960 von 9470 Scharlachfällen 13, Letalität 0,13 %,
in Italien   starben 1960 von 7469 Scharlachfällen 10, Letalität 0,13 %,
in Jugoslawien   starben 1960 von 10834 Scharlachfällen 10, Letalität 0,1 %.

Sicher handelt es sich um einen momentan sehr günstigen Scharlachverlauf, der später wieder schwerer werden kann; es wäre aber sicher nicht richtig, wenn die heutige antibiotische Behandlung bei dem günstigeren Verlauf und der geringeren Letalität gegenüber früher nicht auch mitberücksichtigt würde.

Während z. B. die Letalität beim Scharlach in Münster/Westf. 1914 noch 12%, zwischen 1930 und 1946 (also gerade noch vor der antibiotischen Zeit) noch 0,9% betrug, ist sie seit Verabreichung von Penicillin in Westdeutschland auf 0,03% zurückgegangen.

Wenn z. B. HOTTINGER (1948) bei symptomatischer Behandlung noch 60—70% Komplikationen sah und nach genügend Penicillinverabreichung und bei guter Isolierung während der gleichen Epidemie nur noch 8% und HAUBOLD (1957) unter 3227 Fällen einen Rückgang der Komplikationen von 28,8 auf nur noch 1,8% angab, so spricht dies doch wohl für einen durch die Antibiotica bedingten günstigen Scharlachverlauf. (Zusammenstellung über die Zahl der Komplikationen ohne und mit Penicillin bei W. PULVER, 1954.)

Ganz besonders hervorzuheben ist die Tatsache, daß seit der Einführung der Penicillinbehandlung nicht nur die bakteriellen Komplikationen sehr stark zurückgegangen sind, sondern daß auch die allergisch bedingten Nachkrankheiten gegenüber der vorantibiotischen Zeit deutlich abgenommen haben.

So machten z. B. HOEN und KAISER (1949) folgende Angaben:

Behandlung:	symptomatisch	mit Penicillin
Zahl der Patienten:	55	55
Nephritis:	5 = 9,1%	1 = 2%)
Rheumatische Erkrankung:	7 = 13%	1 = 1,8%

Während MANES (1936) vor der Penicillinzeit unter 2500 Scharlachfällen aus den Jahren 1923—1935 aus Hamburg, Wien, Brünn, Reval, Moskau immerhin noch in 8% Nephritiden und in 6—7% rheumatische Erkrankungen fand und LICHTENSTEIN (1950) für Nephritiden noch eine von Epidemie zu Epidemie wechselnde Frequenz von 2—20% angab, hat GIRARDET (1950) unter 355 mit Penicillin behandelten Scharlachpatienten überhaupt keine Nephritis mehr feststellen können, rheumatische Erkrankungen nur in 0,8% und Myokarditiden nur in 0,3%.

Trotz des z. Z. im allgemeinen günstigen Scharlachverlaufes können auch heute noch plötzlich schwere toxische, septische und toxisch-septische Erkrankungen auftreten. So verliefen von den 3194 Scharlachfällen in Bukarest (Oktober 1957 bis März 1958) 29 sehr schwer; 4 davon starben (Letalität von 0,12%) (LUPASCU).

Bei einer gut durchgeführten antibiotischen Behandlung und einer strengen Isolierung darf heute die Prognose des Scharlachs, auch wenn einmal wieder vermehrt schwerere Erkrankungen auftreten sollten, doch als sehr viel günstiger gelten als noch vor einigen Jahrzehnten.

7. Prophylaxe

a) Expositions-Prophylaxe in Kombination mit Depotpenicillin und Isolierung.

Eine wirkungsvolle *Expositions-Prophylaxe* ist nach LICHTENSTEIN (1950) und VAHLQUIST (1963) wegen der großen Zahl abortiver Scharlachfälle, die erst spät oder überhaupt nicht diagnostiziert werden und wegen der vielen gesunden Bazillenträger nicht möglich.

Trotzdem gelingt es beim Scharlach wegen des relativ niedrigen Kontagionsindexes und der zur Erkrankung notwendigen besonderen Disposition durch sofortige Isolierung eines Frischerkrankten (z. B. in einer Familie, einer Schulklasse oder einem Heim) und Isolierung evtl. weiterer Erkrankungen, den Ausbruch einer Endemie oder gar Epidemie oft zu verhüten, namentlich wenn diese Expositions-Prophylaxe sofort mit der heute wirksamsten *spezifischen Penicillin-Prophylaxe* kombiniert wird.

Am besten wird für diese Prophylaxe *Benzathin-Penicillin G i.m.* gegeben:

bei Kindern: einmalige Injektion von 600 000—900 000 i.E.,

bei Erwachsenen: einmalige Injektion von 900 000—1,2 Mill. i.E.,

womit eine wirksame Prophylaxe bis zu 4 Wochen erreicht werden kann.

Bei der *peroralen Verabreichung von Phenoxymethyl-Penicillin (Penicillin V)* müssen für Kinder und Erwachsene prophylaktisch ein- bis zweimal täglich 200 000 bis 250 000 i.E. während 5—7 Tagen verabreicht werden.

Rachenabstriche (bei der Kontrolle der Umgebung) zur Untersuchung auf β-hämolytische A-Streptokokken können gemacht werden. Es darf aber nicht etwa das Resultat abgewartet werden bevor mit der Penicillin-Prophylaxe begonnen wird. Auch der isolierte Frischerkrankte soll sofort mit Penicillin behandelt werden.

Bei der allgemeinen spezifischen Penicillin-Prophylaxe in Schulen und Heimen sind natürlich auch die Betreuer miteinzubeziehen.

Es ist selbstverständlich nicht zu erwarten, daß nach Verabreichung von Penicillin keine neue Erkrankung mehr auftreten kann. Bereits infizierte Scharlachpatienten, die das Penicillin im Prodromalstadium bekamen, können trotzdem noch erkranken, da Penicillin das bereits an den Körper abgegebene Toxin nicht zu neutralisieren vermag. Durch Zerstörung der Streptokokken wird aber kein frisches Toxin mehr produziert und daher ein leichterer evtl. sogar abortiver Verlauf bewirkt.

Neuerkrankte sind natürlich beim Manifestwerden des Scharlachs ebenfalls zu isolieren und entsprechend zu behandeln. Es ist zweckmäßig, wenn die Betten und Gebrauchsgegenstände der Erkrankten bei der Entlassung desinfiziert werden.

Steht der nach 10—14 Tagen aus der Isolierung entlassene Scharlachrekonvaleszent noch unter dem Schutze eines Depotpenicillinpräparates mit langer Wirkung, ist dies für den noch nicht voll immunisierten Rekonvaleszenten die beste *persönliche Prophylaxe* gegenüber Superinfektionen aus der neuen Umgebung und zugleich auch die beste *Prophylaxe gegenüber dem Auftreten von sog. Heimkehrfällen.*

Die Coupierung von Endemien in Schulklassen, Heimen, Internaten, Krankenräumen und die Schaffung eines freien Intervalls ist alles, was von einer Penicillin-Prophylaxe des Scharlachs überhaupt erwartet werden kann.

Ein *Schutz vor Neuinfektionen* (Kontrolle des Personals und besonders der Neueintritte) ist notwendig, um weitere Endemien möglichst zu verhüten.

Gegenüber dieser *Prophylaxe auf beschränktem Raume* ist dagegen eine Prophylaxe in *großem Umkreise* wegen der unmöglichen Abgrenzung und der Einschleppung von Bakterienträgern kaum durchführbar. Durch Penicillin lassen sich daher die bekannten *epidemiologischen Wellen* nicht verhüten.

Durch die *Absonderung aller Erkrankungsfälle* und eine *frühzeitige Penicillinbehandlung* wird die *Infektiösität* der die gesunde Umgebung am meisten gefährdenden Personen *rasch aufgehoben*, was sich in bezug auf die Ausbreitung einer Epidemie nur günstig auswirken kann.

b) Human-Gamma-Globulin an Stelle der Serumprophylaxe. Bei der heute möglichen spezifischen Penicillin-Prophylaxe in Verbindung mit der Expositions-Prophylaxe sind die früheren spezifischen prophylaktischen Möglichkeiten mit Rekonvaleszentenserum oder antitoxischem Pferdeserum und auch die aktive Immunisierung stark *in den Hintergrund getreten.*

Die *passive Immunprophylaxe* kann mit 20—40 ccm Rekonvaleszentenserum (je nach Alter) vor einer Infektion verabreicht, während ca. 3 Wochen vor Scharlach schützen. Sie kommt heute höchstens noch für besonders geschwächte, kranke Kinder in der Umgebung eines Scharlachfalles in Betracht. GLANZMANN ist der Meinung, daß Kinder nicht nutzlos gegen das Serum sensibilisiert werden sollten. Das *antitoxische Pferdeserum* kann schwere Serumreaktionen auslösen. Die Serumprophylaxe ist durch diejenige des Penicillins verdrängt worden.

An Stelle des Serums ist für sehr gefährdete Patienten Human-Gamma-Globulin (prophylaktisch 0,2 ml/kg KG i.m.) in Kombination mit einer Injektion von Benzathin-Penicillin besonders zu empfehlen.

c) Mit Penicillin gemilderter Scharlachverlauf an Stelle der aktiven Schutzimpfung. Die *aktive Schutzimpfung* gegen Scharlach wurde in größerem Umfang in den USA und in Rußland durchgeführt. In den USA wurde eine Verminderung der Zahl der Scharlachfälle um 29 % und der Scharlachtodesfälle um 55 % festgestellt. Russische und polnische Autoren sahen drei- bis viermal weniger Erkrankungen bei den Immunisierten, und die Scharlacherkrankungen verliefen bei den Geimpften häufig abortiv. BREITBACH (1949) hat in Düsseldorf mit dem Scharlachimpfstoff der Behringwerke geimpft und konnte damit eine starke Senkung der Morbidität und eine merkliche Herabsetzung der Todesfälle trotz eines bösartigen Epidemiecharakters erzielen.

Bei positiver DICKscher Probe empfiehlt das Ehepaar DICK während 5 Wochen jede Woche eine subcutane Injektion, die mit 500 Hauttestdosen beginnt und allmählich bis 80000—100000 Hauttestdosen ansteigt. 2 Wochen nach der letzten Injektion wird ein erneuter Dick-Test mit 1—2 Hauttestdosen vorgenommen. Ist die Reaktion noch positiv, so wird die 5. Dosis nochmals wiederholt. Wird der Dick-Test nicht vollständig negativ, kann kein vollständiger Impfschutz erwartet werden. Von verschiedenen Autoren wurden in 10—50% der Impfungen z. T. recht schwere Lokal- und Allgemeinreaktionen angegeben. Die DICKS sahen in 90% ihren Test 1—3 Jahre lang negativ bleiben. Bei 5—9% wurde er wieder positiv, so daß eine erneute Immunisierung notwendig wurde.

Durch die Einführung des *Anatoxins* (Formalin-Toxoid) konnten diese Nebenwirkungen stark reduziert werden. Auch die neu eingeführte *teilweise gereinigte typenspezifische M-Substanz* verursachte beim Menschen nur geringe Reaktionen und führte in einigen Fällen zur Antikörperbildung. Vielleicht kann einmal eine Mischung der gereinigten M-Substanz verschiedener A-Streptokokkentypen zu einer schonenden aktiven Immunisierung benützt werden (RAMMELKAMP).

Die aktive Schutzimpfung hat somit beachtliche Erfolge aufzuweisen. Bei den heute meist gutartigen Scharlachformen, der Möglichkeit der Abschwächung der Erkrankung und der weitgehenden Verhinderung von Komplikationen durch Penicillin, wird aber heute allgemein ein mit Penicillin gemilderter Scharlachverlauf der Vaccination vorgezogen, besonders weil diese auch jetzt noch nicht vollkommen frei von Nebenwirkungen ist und vor allem eine begrenzte Wirkungsdauer hat.

8. Therapie

Die Behandlung des Scharlachs richtet sich speziell auf
— die vorwiegend toxischen Formen des Initialstadiums
— die Bakterien an der Eintrittspforte des Scharlachs und die vorwiegend bakteriellen Komplikationen
— die allergisch bedingten Nachkrankheiten.

Als souveräne spezifische Heilmittel haben sich zur Behandlung schwerer toxischer Symptome Gaben von *Serum* und zur Behandlung der durch die Streptokokken bedingten Erkrankungen die Verabreichung von *Penicillin* bewährt. Bei schwer toxisch-septischen Zuständen ist die Kombination dieser beiden spezifischen Behandlungen angezeigt.

Daneben werden Symptome wie Fieber, Halsschmerzen etc. und auch die Organkrankheiten wie z. B. Myokarditis, Nephritis etc. wie üblich behandelt.

a) Die spezifische Serumtherapie schwerer toxischer Formen mit Human-Gamma-Globulin. Weil die schweren Toxikosen durch eine massive Streptokokkeninfektion von hoher Virulenz ausgelöst werden, sind die *Serumgaben* immer mit *Penicillin* in hohen Dosen zu kombinieren, wie sie auch bei der schweren Streptokokkeninvasion verwendet werden. Wie bei anderen schweren Infektionskrankheiten wird man auch bei schweren Scharlachfällen *Cortisonpräparate* mitverabreichen.

Früher wurde besonders *Scharlachrekonvaleszentenserum*, möglichst ein Mischserum von Rekonvaleszenten vom 18.—25. Krankheitstage verwendet. Davon wurden 1—2 ccm pro kg KG langsam intravenös, evtl. ganz oder z. T. intramusculär, verabreicht. Dieses Serum hat den großen Vorteil, daß es keine Serumkrankheit verursacht, ist aber meist sehr schwierig zu beschaffen, und Krankheitsübertragungen (Hepatitis, Lues) müssen ausgeschaltet werden. Es werden gewöhnlich Dosen von 40—100 ccm benötigt.

An Stelle des Rekonvaleszentenserums wird ein antitoxisches und antiinfektiöses *Pferde-serum* hergestellt, das durch Immunisierung der Pferde mit toxinhaltiger Scharlachstrepto-kokkenkultur gewonnen wird. Je nach dem Alter sind 25—70 ccm Serum notwendig („Schar-lach-Serum Behringwerke"). Vom *„gereinigt-konzentrierten"* Serum werden kleinere Mengen, 10—30 ccm, verabreicht. Das Serum kann intramusculär, ganz oder teilweise intravenös ge-geben werden. Bei sehr schweren Fällen, wo eine sehr rasche Wirkung erzielt werden muß, wird man der intravenösen Anwendung den Vorzug geben. Um anaphylaktische Reaktionen zu ver-meiden, gibt man zur Desensibilisierung zuerst 0,5—1 ccm subcutan und die Hauptmenge erst nach 2 Std.

Die Wirkung des Serums ist um so besser, je früher es gegeben werden kann. Oft wird ein kritischer Temperaturabfall beobachtet, das Allgemeinbefinden, die gestörten Zirkulations-verhältnisse und die schweren Vergiftungserscheinungen des Zentralnervensystems können sich erstaunlich rasch bessern. Auch das Exanthem soll auffallend rasch abblassen (GLANZ-MANN). v. BORMAN gab an, daß er die Letalität der Fälle von Scarlatina fulminans mit Serum von 100% auf 64,3% senken konnte. Daß die septischen Komplikationen durch das Serum nicht beeinflußt werden können ist klar; es besteht aber die Möglichkeit, daß die rasche anti-toxische Wirkung des Serums ähnlich das Entstehen der allergischen Nachkrankheiten hemmt wie das Penicillin, welches durch Vernichtung der Streptokokken auch die weitere Toxinpro-duktion verhindert.

Für die Vorteile der Serumbehandlung muß aber in ca. 25% der Fälle eine nachfolgende Serumkrankheit in Kauf genommen werden. Aus diesem Grunde wird das Serum trotz seiner günstigen Wirkung auf die Initialtoxikose *nur in schweren Scharlachfällen* verwendet.

An Stelle des tierischen Serums kann heute *Human-Gamma-Globulin* treten, das wie tierisches Antitoxin wirkt, nur leider noch sehr teuer ist. BARANDUN, KIPFER, RIVA und NICOLET haben gezeigt, daß es gelingt, durch Verabreichung hoher Do-sen von Standard Gamma-Globulin (0,5—1,5 ml/kg KG i.m.) bei schweren bak-teriellen Infektionen nachhaltige Besserung zu erzielen.

b) Die spezifische Penicillinbehandlung der Bakterien an der Eintrittspforte und der bakteriellen Komplikationen. Die *Penicillinbehandlung* des Scharlachs ist seit den ersten Arbeiten von MEADS (1945), ASHLEY (1946) und JERSILD (1946) Gegen-stand vieler Kontroversen gewesen. Erst allmählich hat sich die Erkenntnis durch-gesetzt, daß eine erfolgreiche Penicillinbehandlung, und damit die Verhütung von bakteriellen Komplikationen und von allergischen Nachkrankheiten nur bei Inne-haltung einer Reihe wichtiger Vorbedingungen erwartet werden kann:

— Genügend hohe Penicillindosierung und Behandlungsdauer
— möglichst frühzeitige Penicillinbehandlung
— generelle Penicillinbehandlung
— strenge Isolierung der Patienten.

Penicillin ist vor allem wegen seiner in genügender Dosierung *bactericiden Wir-kung*, wegen des bisherigen fast völligen Fehlens *einer Resistenzentwicklung* gegen-über den β-hämolytischen A-Streptokokken *und* seiner relativ *geringen Toxizität das Mittel der Wahl*. Es ist daher den nur bakteriostatisch wirkenden Präparaten wie Erythromycin, Chloramphenicol und den Tetracyclinen vorzuziehen.

α) Genügend hohe Penicillindosierung und Behandlungsdauer. Bei der Behand-lung einer manifesten Streptokokkeninfektion muß zur Beseitigung der A-Strepto-kokken und damit zur Prophylaxe der bakteriellen Komplikationen und der aller-gischen Nachkrankheiten ein Blutspiegel von mindestens 0,04 i.E./ml Penicillin für die Dauer von 10 Tagen aufrechterhalten werden. In vitro wirkt Penicillin ge-genüber A-Streptokokken in Konzentrationen von 0,01—0,04 i.E./ml bactericid.

Am empfindlichsten auf Penicillin sind die jungen Bakterien; je älter sie werden (z. B. bei Bazillenträgern) um so größer ist ihre Widerstandskraft. Es ist nach den Untersuchungen von STOLLERMAN wichtiger während 10 Tagen einen Blutspiegel von mindestens 0,04 i.E./ml auf-rechtzuerhalten als während kürzerer Zeit höhere Dosen zu geben, welche die Bakterien nicht besser vernichten können als die überhaupt noch wirksame Dosis von mindestens 0,04 i.E./ml.

Gestützt auf diese Angaben hat die American Heart Assocsation
— zur Behandlung einer manifesten und zur Verhütung erneuter Streptokokken-
infektionen
— zur Verhütung einer Ersterkrankung an akuter Polyarthritis und damit auch
rheumatischer Herzaffektionen
— die folgenden Dosierungsrichtlinien (Christ) angegeben:

Tabelle 7. *Behandlung einer manifesten Streptokokken-Infektion*

	Bei Kindern	Bei Erwachsenen
Benzathin-Penicillin G i.m. . .	einmalige Injektion von 600000—900000 i.E.	einmalige Injektion von 900000—1200000 i.E.
Procain-Penicillin mit 2% Aluminium-Monostearat in öliger Suspension i.m.	eine Injektion von 300000 i.E. jeden 3. Tag, insgesamt drei Injektionen	eine Injektion von 600000 i.E. jeden 3. Tag, insgesamt drei Injektionen
Perorale Penicillingaben	250000 i.E. dreimal täglich	250000 i.E. dreimal täglich

(Breitspektrumantibiotica: Therapeutische Dosen mindestens 10 Tage lang)

Prophylaxe von Streptokokkeninfektionen:

Benzathin-Penicillin G i.m. . .	1200000 i.E. einmal im Monat
Sulfadiazin	0,5—1,0 g einmal am Tage
Perorale Penicillingaben	200000—250000 i.E. ein- bis zweimal täglich

Die Methode der Wahl ist somit eine *intramusculäre* oder *perorale* Penicillin-
gabe. Für ganz schwere Fälle ist für eine rasche Wirkung im Beginn der Behandlung die 3stündliche Injektion von wasserlöslichem Penicillin in hoher Dosierung
(2—5 Mill. i.E. in 24 Std) zu empfehlen.

Für die intramusculäre Injektionsbehandlung der meisten Scharlachfälle hat
sich allgemein das in Wasser relativ schwer lösliche Procainsalz des Penicillin G,
das sog. *wasserlösliche Procain-Penicillin G (Depot-Penicillin)* in einer Dosierung
von *300000—400000 i.E.* innert 24 Std bewährt. Diese Tagesmenge kann in *einer*
oder in *zwei Injektionen* ohne besondere Abstufung bei Kindern und Erwachsenen
gegeben werden.

Bei einer Sensibilisierung gegenüber dem Procain kann die Behandlung mit einem procain-
freien Depotpräparat weitergeführt oder von Anfang an ein solches gegeben werden, z. B.
Clemizol-Penicillin G („Antihistamin-Penicillin"), mit dem mit einer i.m. Injektion von 1 Mill.
i.E. während dreimal 24 Std therapeutisch wirksame Blutspiegel von über 0,04 i.E./ml Serum
erhalten werden, so daß für die ganze Scharlachbehandlung nur drei Injektionen notwendig
sind.

Das 1952 eingeführte Benzathinsalz des Penicillin G, das *Benzathin-Penicillin
G*, stellt mit seiner noch größeren Depotwirkung eine weitere Vereinfachung der
Penicillintherapie dar. Eine einmalige Injektion von 300000 i.E. genügt mit Sicherheit für mindestens 3 Tage, so daß ein gewöhnlicher Scharlach mit drei Injektionen
(am 1., 4. und 7. Tag) behandelt werden kann. Wie aus obenstehender Tabelle zu
ersehen ist, wird in den USA sogar nur eine einzige Injektion mit höherer Dosierung empfohlen (Kinder 600000—900000 i.E., Erwachsene 900000—1,2 Mill. i.E.).

Durch das besonders lang wirkende Benzathin-Penicillin G lassen sich aber
gerade wegen der langsamen Resorption bei akuten Erkrankungen häufig nicht
schnell genug wirksame Blutspiegel erreichen (Kuschinski und Luellmann,
1964). Deshalb ist es zweckmäßig, *Benzathin-Penicillin G mit Penicillin G* zu kombinieren. Wir führten zuletzt unsere Scharlachbehandlungen mit einem solchen
Kombinationspräparat durch (*eine Injektion* mit 600000 i.E. Benzathin-Penicillin G, 300000 i.E. Procain-Penicillin G und 300000 i.E. Kalium-Penicillin G)

Nach den Untersuchungen von G. H. STOLLERMAN (1964) genügt aber *eine* intramusculäre Injektion von 600000 i.E. Benzathin-Penicillin G allein, um während 10 Tagen einen für die Abtötung der β-hämolytischen Streptokokken genügend hohen Blutspiegel zu erzeugen.

Es ist wichtig zu wissen, daß allergische Reaktionen auf das lange wirkende Benzathin-Penicillin nicht länger anhalten, nicht schwerer sind und auch nicht häufiger auftreten als Reaktionen, welche auf Penicillinsalze folgen, die rascher ausgeschieden werden (STOLLERMAN).

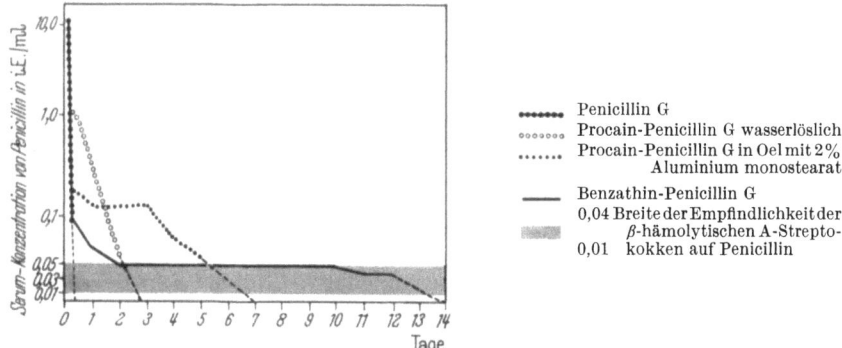

Abb. 18. Dauer der Penicillin-Blutspiegel nach i. m. Injektion verschiedener Salze von Penicillin G
(nach G. H. STOLLERMAN)

Seitdem es möglich ist das säurestabile, gut wasserlösliche Kaliumsalz des *Phenoxymethyl-Penicillin = Penicillin V* herzustellen, kann die *perorale Penicillinbehandlung* (mit Tabletten oder Saft) ebenso wirkungsvoll sein wie die parenterale. Die Tabletten (oder entsprechend soviel Saft) müssen aber sicher dreimal täglich in Dosen von 250000 i.E. eingenommen werden (gleiche Dosis für Kinder und Erwachsene). Die Dosierung muß bei peroraler Behandlung höher sein als bei parenteraler Verabreichung. Die perorale Penicillinbehandlung hat den Vorteil, daß allergische Reaktionen seltener sind als nach parenteraler Applikation; hingegen müssen während 10 Tagen dreimal täglich eine Dose, im ganzen 30 Dosen verabreicht werden.

Bei sorgfältigsten Beobachtungen an vielen hundert Rekruten, denen wegen Streptokokkeninfektionen 1,2 Mill. i.E. Benzathin-Penicillin i.m. verabreicht wurde, wurden in durchschnittlich 1,0% allergische Reaktionen beobachtet, während der Durchschnitt nach oralen Penicillingaben 0,4% betrug. Kinder sind viel weniger allergisch auf Penicillin als Erwachsene (STOLLERMAN, 1964).

ALBRECHT fand bei 66 Kindern mit Scharlach bei denen vor der Behandlung im Rachen hämolytische Streptokokken nachgewiesen wurden, unter peroraler Penicillinbehandlung nach 24 Std nur noch in ca. 30%, nach 48 Std in ca. 4% und nach 72 Std in keinem Falle mehr hämolytische Streptokokken.

Vor der Entlassung am 10.—14. Tage ist zur Verhütung von Superinfektionen und von Heimkehrfällen die prophylaktische Injektion eines langwirkenden Depotpräparates (Benzathin-Penicillin G, i.m.) 1,2 Mill. i.E. sehr zu empfehlen, das in dieser Dosierung während 14 Tagen einen genügenden therapeutischen und während weiteren 2 Wochen einen genügenden prophylaktischen Blutspiegel bewirkt (COBET et al., 1963).

β) Möglichst frühzeitige Penicillinbehandlung. Die Frühbehandlung, sofort nach der Diagnosestellung, ist notwendig zur möglichst raschen Vernichtung der Erreger an der Eintrittspforte. Damit wird nicht nur das initiale Krankheitsbild günstig beeinflußt, sondern auch die Streptokokkeninvasion, und es werden sehr viele bakterielle Komplikationen verhütet.

Durch die rasche Zerstörung der Streptokokken wird die Toxinbildung unterbunden und nicht nur die Initialtoxikose mit dem Exanthem günstig beeinflußt, sondern auch die Entstehung der allergischen Scharlachnachkrankheiten ganz wesentlich eingeschränkt.

γ) Generelle Penicillinbehandlung. Die Vorteile einer generellen Penicillinbehandlung sind so groß, daß eine verzögerte Immunitätsentstehung oder sogar eine leichte Immunitätsverminderung in Kauf genommen werden kann (SINIOS, FRIEDERISZICK, DENNIG u. a.).

DE LINDE und NELSON wiesen mit Recht darauf hin, daß leichte Erkrankungen im allgemeinen auch weniger Komplikationen aufweisen; aber HANGARTNER und SIEBERT machen mit ebenso viel Recht darauf aufmerksam, daß sehr oft auf anfangs nur leichte Krankheitserscheinungen noch schwere Komplikationen folgen. Sie halten es dafür für verfehlt, nur den schwer Erkrankten Penicillin zu geben, sondern empfehlen, grundsätzlich jeden Scharlachkranken mit Penicillin zu behandeln.

δ) Strenge Isolierung, Frühentlassung, Hausbehandlung. Weil die große Gefahr der Superinfektionen noch nicht allen bewußt war, ist durch Nichtbeachtung der Forderung nach *strenger Isolierung* die Penicillinbehandlung von vielen Ärzten ungünstig beurteilt worden.

LICHTENSTEIN hat schon 1930 auf die Abhängigkeit der Zahl der Komplikationen, „Rezidive" und Heimkehrfälle von der Art der Isolierung hingewiesen. Bei der Behandlung von Scharlachpatienten in großen Sälen fand er 47,1% Komplikationen, 11,6% Rezidive und 5,5% Heimkehrfälle. Wurden die Patienten in Ein- und Zweibett-Zimmern isoliert, betrug die Zahl der Komplikationen nur noch 14,7%, die der „Rezidive" 5,3% und die der Heimkehrfälle 2,5%.

Infolge der verlangsamten oder leicht verminderten Immunitätsentwicklung unter Penicillin sind die Scharlachrekonvaleszenten ganz besonders vor Neuinfektionen zu schützen. Wenn dies nicht der Fall ist, sind die Statistiken schlecht, die Komplikationen häufig.

Die Forderung nach strenger Isolierung wird aber durch mangelhaft eingerichtete Infektionsabteilungen, besonders auch während Epidemiezeiten mit großem Andrang, erschwert. Das Ideal wäre eine *Isolierung in Einzelboxen,* mit durchsichtigen Glaswänden, damit die Kinder sich nicht allein fühlen. Beim Neubau von Infektionsabteilungen sollten daher auch für andere Infektionen möglichst viele kleine Zimmer geschaffen werden. Wo eine Einzelisolierung nicht möglich ist, ist eine *Durchschleusung,* die sich z. B. bei SCHMEISER in Dresden und FÖRSTER und LEOPOLD in Leipzig während großen Epidemien bewährt hat, zu empfehlen.

Wir haben selber vor der Entlassung auf drei negative Abstriche geachtet, glauben aber auch, daß dies nicht zur Vorbedingung gemacht werden muß, besonders wenn wir heute alle Patienten möglichst frühzeitig (nach 7—14 Tagen) unter Depot-Penicillinschutz (1,2 Mill. i.E. Benzathin-Penicillin) in die weitere Hausbehandlung (Überwachung) entlassen (DENNIG und SCHNEIDER).

Die *Frühentlassung* schützt die Rekonvaleszenten vor Superinfektionen im Spitalmilieu und schafft Platz für Neuaufnahmen, wodurch die Leistungsfähigkeit der Schleuseneinrichtung stark erhöht wird.

Hausbehandlung. Diese hat den Vorteil der geringeren Gefahr exogener Neuinfektionen, namentlich bei ungenügend eingerichteten Infektionsabteilungen (FANCONI, JERSILD). Die Vorbedingungen der richtig und genügend lange dosierten Penicillinbehandlung, der generellen Frühbehandlung und einer guten Isolierungsmöglichkeit gelten natürlich auch für die Hausbehandlung. Die Schlußdesinfektion des Patienten, des Krankenzimmers, der Wäsche und aller infizierten Gegenstände ist ordnungsgemäß durchzuführen.

Kontraindiziert ist die Hausbehandlung bei ungenügender oder unzuverlässiger Pflege, in dicht belegten Wohnungen und bei Beschäftigung von Familienmitgliedern in Lebensmittelbetrieben.

ε) Auf die *Kombination von Penicillin mit anderen Therapeutica* haben wir schon mehrfach hingewiesen. Wir erwähnen nur noch, daß *Cortisonpräparate* (wasserlösliches Prednisolon 25—50 mg i. v.) zusammen mit Antibiotica, Scharlachserum oder Gamma-Globulin bei schweren Erkrankungen angezeigt sind.

Die *Sulfonamide* haben zwar einen guten klinischen Effekt; sie beseitigen aber die hämolytischen Streptokokken weniger zuverlässig als eine Penicillinbehandlung (STOLLERMAN, MORRIS et al.).

CATANZARO et al. behandelten 223 Angina-Patienten mit einer ausreichenden Dosierung von Sulfadiazin, 402 Patienten mit Penicillin und 211 mit Placebos. Der ursprünglich infizierende A-Streptokokkentyp ließ sich am 25. Krankheitstag nachweisen in der

Sulfadiazingruppe   bei 59%
Penicillingruppe   bei 7%
mit Placebos   bei 64%.

Diese Beobachtungen entsprechen den klinischen Erfahrungen der meisten Autoren. Die Sulfonamide sind daher in der Scharlachbehandlung durch Penicillin ersetzt worden.

Literatur

Allgemeine Streptokokken-Krankheiten

Bernheimer, A. W., P. D. Lazarides, et **A. T. Wilson**: Diphosphorpyridine nucléotidase des streptocoques et relation avec la leucotoxicité. J. exp. Med. **106**, 15—26 (1957). — **Breton, A.,** et **R. Walbaum**: Les angines à virus. Méd. infant. **65**, 7 (1958). — **Christ, P.**: Über die Bedeutung von Streptokokkeninfektionen in der Pathogenese der akuten Polyarthritis und der akuten Nephritis. In: Ergebn. inn. Med. Kinderheilk., Bd. 11. Berlin-Göttingen-Heidelberg: Springer 1959. — **Coburn, A. F.,** and **R. H. Pauli**: Limited observations on the antistreptolysin titer in relation to latitude. J. Immunol. **29**, 515—521 (1935). — **Dennig, H.**: Lehrbuch der Inneren Medizin. Stuttgart: Georg Thieme 1964. — **Griffith, F.**: Types of haemolytic streptococci in relation to scarlet fever. J. Hyg. (Lond.) **25**, 385 (1926). ~ Types of haemolytic streptococci in relation to scarlet fever. J. Hyg. (Lond.) **26**, 263 (1927). ~ The serological classification of streptococcus pyogenes. J. Hyg. (Lond.) **34**, 542 (1934). — **Grumbach, A.**: Die Infektionskrankheiten des Menschen und ihre Erreger, Bd. 1. Stuttgart: Georg Thieme 1958. — **Joachims, J.**: Handbuch der Kinderheilkunde, Bd. V. Berlin-Göttingen-Heidelberg: Springer 1963. — **Koller, F.**: Fibrinolyse. Schweiz. med. Wschr. **90**, 1233 (1960). — **Koehler, W.**: Streptolysine und Antistreptolysin-Reaktion. Leipzig: Johann Ambrosius Barth 1957. — **Lancefield, R. C.**: A serological differentiation of human and other groups of hemolytic streptococci. J. exp. Med. **57**, 571 (1933). — **Penso, G., P. Merucci,** et **G. Vicari**: Sur l'action cytopathogène de la streptolysine O. R.C. Ist. sup. Sanità **22**, 1075—1084 (1959). — **Powers, G. F.,** and **P. L. Boisvert**: Age as a factor in streptococcosis. J. Pediat. **25**, 481—504 (1944). — **Rammelkamp, C. H.**: Present status of streptococcal infections in relation to rheumatic fever and glomerulonephritis. Amer. J. clin. Path. **26**, 555—558 (1956). ~ Epidemiology of streptococcal infections. Harvey Lect. (1955 to 1956), Ser. **51**, 113—142 (1957). — **Rantz, L. A., M. Maroney,** and **J. M. di Caprio**: Antistreptolysin O response following hemolytic streptococcus infection in early childhood. Arch. intern. Med. **87**, 360—371 (1951). — **Rudder, B. de**: zit. nach Christ. — **Schaub, F.**: Klinik der subakuten bakteriellen Endokarditis. Berlin-Göttingen-Heidelberg: Springer 1960. — **Schmutzler, F.,** u. **F. Koller**: Die Thrombolysetherapie. Ergebn. inn. Med. Kinderheilk. **22**, 157—209 (1964). — **Schoen, R.**: Wege zur Prophylaxe des entzündlichen Rheumatismus. Dtsch. med. Wschr. **80**, 839—844 (1955). — **Sédallian, P., A. Bertoy, P. Monnet,** et **M. Carraz**: Streptococcies. Encyclopédie Médico-Chirurgicale, 8009. Paris 1961. — **Seelemann, M.**: Biologie der Streptokokken. Nürnberg: Hans Carl 1954. — **Seelemann, M.,** u. **G. Obiger**: Biologie, Klassifizierung und Nomenklatur der sog. vergrünenden Streptokokken. Nürnberg: Hans Carl 1958. — **Stillerman, M.,** and **St. Bernstein**: Streptococcal pharyngitis. Amer. J. Dis. Child. **101**, 476 (1961). — **Stollerman, G. H.**: The use of antibiotics for the prevention of rheumatic fever. Amer. J. Med. **17**, 757—767 (1954). — **Swift, H. F.**: The relationship of streptococcal infections to rheumatic fever. Amer. J. Med. **2**, 168—189 (1947). ~ The streptococci. In: Bacterial and mycotic infections of man, 2nd ed., p. 265—323 (R.J. Dubos, edit.). Philadelphia: J.B. Lippincott 1952. — **Todd, W.**: Virulence of haemolytic streptococci, influence of oxygen on production of glossy variants. Brit. J. exp. Path. **11**, 368 (1930). — **Vial, J.**: Valeur séméiologique de la recherche simultanée des antistreptokinases, des antistreptohyaluronidases et antistreptolysines

O dans le rhumatisme articulaire aigu. Thèse Lyon (1957). — **Williams, R. E. O.**: Diagnostic de laboratoire des infections streptococciques. Bull. Org. mond. Santé **19**, 153—176 (1958). — **Wilson, G. S.**, and **A. A. Miles**: Topley and Wilsons's Principles of Bacteriology and Immunity, 4th ed. London: Edward Arnold 1955. — **Winblad, St.**: Studies in haemolytic streptococcus fibrinolysin, antifibrinolysin and antistreptolysin. Lund: Hakan Ohlsson 1941. — **Zischka-Konorsa, W.**: Infektionskrankheiten. Wien-Innsbruck: Urban & Schwarzenberg 1961.

Nachtrag

Banks, H. St.: Modern practice in infectious fevers. London: Butterwort & Co. 1951. — **Brügger, H.**: Die Primotuberkulose der Lunge. Handbuch der Kinderheilkunde, Infektionskrankheiten, Bd. 5. Berlin-Göttingen-Heidelberg: Springer 1963. — **Bywaters**: zit. nach M. Caramanian. In: Encycl. méd. chir., Maladies infectieuses, 8010 D 10, p. 11. — **Lind, J.**: Tuberkulose. In: Lehrbuch der Pädiatrie, 7. Aufl. Hrsg. von G. Fanconi u. A. Wallgren. Basel-Stuttgart: Schwabe & Co. 1963. — **Lorber**: zit. nach M. Caramanian. In: Encycl. méd. chir., Maladies infectieuses, 8010 D 10, p. 10. — **Marquezy, R. A.**, **C. H. Bach**, and **P. Blamoutier**: Erythema nodosum and benign inoculation lymphoreticulosis. Bull. Soc. méd. Hôp. Paris **71**, 17 (1955). — **Miescher**: zit. nach M. Caramanian: In: Encycl. méd. chir., Maladies infectieuses, 8010 D 10, p. 11. — **Schmid, F.**: Die Boeck-Besnier-Schaumann'sche Krankheit im Kindesalter. Handbuch der Kinderheilkunde, Infektionskrankheiten, Bd. 5. Berlin-Göttingen-Heidelberg: Springer 1963. — **Swift, H. F.**: Bacterial and mycotic infections of man, 2nd ed. The Rockefeller Institute for Medical Research, New York 1952. — **Vesey, C. M. R.**, et **A. S. Wilkinson**: Erythème noueux, études de 70 cas. Brit. J. Derm. **71**, 139 (1959).

Erysipel

Achalme, P.: zit. nach P. Sédallian. — **Anderson, T.**: Erysipelas. In: Modern Practice in Infectious Fevers, Vol. 1 (H. S. Banks, edit.). London: Butterworth & Co. Ltd. 1951. — **Bauer, J.**: Erysipelas. In: Handbuch der Kinderheilkunde, 3. Aufl. Leipzig: F. C. W. Vogel 1923. ~ Der Rotlauf. In: Handbuch der Kinderheilkunde, 4. Aufl., Bd. 2. Leipzig: F. C. W. Vogel 1935. — **Bingold, K.**: Die septischen Erkrankungen. In: Handbuch der Inneren Medizin, Infektionskrankheiten, 4. Aufl., Bd. 1. Berlin-Göttingen-Heidelberg: Springer 1952. — **Birkhaug, K. E.**: zit. nach K. Bingold. — **Bouchard**: zit. nach K. Bingold. — **Brandão, F. N.**: Serologische Aspekte des Erysipels. Hautarzt **11**, 117 (1960). — **Brandenberg, F.**, and **G. Akeson**: "Erysipelas studies". Acta chir. scand. **79**, 495 (1937). — **Corson**: Transaction of the Pennsylvania State med. Soc. IV 1854. — **Delbanco, E.**, u. **F. Callomon**: Erysipel. In: Handbuch der Haut- und Geschlechtskrankheiten, Bd. IX, 1. Teil. Hrsg. von Jadassohn. Berlin: Springer 1929. — **Dennig, H.**: Lehrbuch der Inneren Medizin, 5. Aufl. Stuttgart: Georg Thieme 1963. — **Dochez, A. R.**, and **F. A. Stevens**: Studies on biology of streptococcus; allergic reactions with strains from erysipelas. J. exp. Med. **46**, 487 (1927). — **Erdmann, G.**: Erysipel. In: Handbuch der Kinderheilkunde, Infektionskrankheiten, Bd. 5. Berlin-Göttingen-Heidelberg: Springer 1963. — **Fehleisen**: Mitteilungen aus der Würzburger chirurg. Klinik. 5. Über Erysipel. Dtsch. Z. Chir. **16**, 391 (1882). — **Gans, O.**: Histologie der Hautkrankheiten, Bd. 1. Berlin 1925. — **Gastinel, P.**, et **Reilly**: zit. in Traité de Méd., Bd. 1. Paris 1948. — **Geraci, J. E.**: The antibiotic therapy of bacterial endocarditis: therapeutic data on 172 patients seen from 1951 through 1957; additional observations on short-term therapy (two weeks) for penicillin-sensitive streptococcal endocarditis. Med. Clin. N. Amer. 1101 (1958). — **Griffith, F.**: In: Praktikum der wichtigsten Infektionskrankheiten. Hrsg. von C. Hegler. Stuttgart: Georg Thieme 1940. — **Hegler, C.**, u. **H. E. Bock**: Praktikum der wichtigsten Infektionskrankheiten. Stuttgart: Georg Thieme 1950. — **Henle, J.**: In: Ziemmssens Handbuch der speziellen Pathologie und Therapie. 1874. — **Hoyne, A. L.**: Erysipelas. Some observations regarding 1193 cases. Med. Rec. (N.Y.) **141**, 132 (1953). — **Hueter**: Berl. klin. Wschr. 1869. — **Hoering, F. O.**: Erysipel. Klinik der Gegenwart, Bd. 1. München-Berlin: Urban & Schwarzenberg 1955. — **Jochmann, G.**, u. **C. Hegler**: Lehrbuch der Infektionskrankheiten. Berlin-Göttingen-Heidelberg: Springer 1924. — **Knoepfelmacher, W.**: Krankheiten des Neugeborenen. Erysipel. In: Handbuch der Kinderheilkunde, 2. Aufl. Leipzig: Vogel 1910. — **Lemierre, A.**, et **J. Bernhard**: zit. in Traité de Méd., Bd. 1. Paris 1948. — **Lenhartz, H.**: Erysipelas und Erysipeloid. In: Spezielle Pathologie und Therapie, Bd. III, Teil 3. 1899. — **Lesné**: zit. nach P. Sédallian. — **Lukomsky**: Virchows Arch. 60. — **Milian**: zit. nach P. Sédallian. — **Mohr, W.**: Handbuch der Kinderheilkunde, Bd. V. Berlin-Göttingen-Heidelberg: Springer 1963. — **Mueller, P.**: Die Puerperalinfektion der Neugeborenen. In: Handbuch der Kinderkrankheiten. Hrsg. von Gerhardt, Bd. 2. Tübingen: H. Laupp 1877. — **Nepveu**: zit. nach K. Bingold. — **Pitoy**: zit. nach K. Bingold. — **Plueckthun, H.**: Handbuch der Kinderheilkunde, Bd. 5. Berlin-Göttingen-Heidelberg: Springer 1963. — **Roger**: zit. nach P. Sédallian. — **Schaub, F.**: Die antibiotische Therapie der Endocarditis lenta. Schweiz. med. Wschr. **89**, 53 (1959). — **Schliepe, A.**: Das Erysipel beim Säugling. Arch. Kinderheilk. **73**, 32 (1923). — **Schottmueller, H.**, u. **K. Bingold**: Die septischen Erkrankungen. In: Handbuch der Inneren Medizin, Bd. 1. Springer 1925. — **Schultz, W.**: Münch. med. Wschr. 723 (1936). — **Sédallian, P.**: Streptococcies. Encyclopédie-Médico-Chirurgicale. 8009. Paris 1961. — **Trousseau**: zit. nach K. Bingold. ∼ zit. nach G. Erdmann. — **Unna, P.**: Kriegsaphorismen eines Dermatologen. Berlin 1926. — **Vahlquist, B.**: In: Lehrbuch der Pädiatrie, 7. Aufl. Hrsg. von G. Fanconi u. A. Wallgreen. Basel-Stuttgart: Schwabe & Co. 1963. — **Valeeva, M. G.**, u. **V. G. Goryunova**: Kazan. med. Zh. **4**, 27—28 (1963). — **Verneuil**: zit. nach P. Sédallian. — **World Health Organization, Geneve**: Cases of and Deaths from infectious Diseases, p. 580—669 (1960). — **Zischka-Konorsa, W.**: Infektionskrankheiten. Wien-Innsbruck: Urban & Schwarzenberg 1961. — **Zuelzer, W. Z.**: Erysipelas. In: Handbuch der akuten Infektionskrankheiten, 2. Aufl., S. 666 (1877).

Scharlach

Albrecht, U.: Perorale Penicillin-Behandlung des Scharlachs. Dtsch. med. Wschr. **80**, 76—78 (1955). — **Alder, A.**: Über eine durch infizierte Milch verursachte Scharlachepidemie A. Ärztl. Mh. berufl. Fortb. **5/6**, 453—464 (1949/1950). — **Allison, V. D.**, and **W. A. Brown**: Reinfection as a Cause of Complications and Relapses in Scarlet Fever Wards. J. Hyg. **37**, 153 (1937).

Balint: zit. nach Glanzmann. — **Barandun, S., R. Kipfer, G. Riva** u. **A. Nicolet**: Über die therapeutische Verwendung von Gamma-Globulinen bei bakteriellen Infektionen. Schweiz. med. Wschr. **87**, 155 (1957). — **Bentzen, O., E. Morch**, and **K. Skadhauge**: Investigation into Infection by Air and Dust in Bacteriological Laboratoiries. Acta path. microbiol. scand. **24**, 401 (1947). — **Billaudelle, H.**: Z. ges. Hyg. (1950). — **Bingel, K. F.**: Neue Untersuchungen zur Scharlachätiologie. Dtsch. med. Wschr. **47**, 703 (1949 I). ∼ Über epidemiologische Verlaufsformen des Scharlachs. Schweiz. Z. allg. Path. **18**, 1043 (1955). — **Bix, H.**: zit. nach Glanzmann. — **Bogdanow, I. L.**, u. **N. A. Farber**: Zur Klinik und Diagnose der Virusgrippe bei Kindern mit Scharlach. Pediatriya **6**, 45 (1954). — **Boeni, A.**: In: Der vorzeitig verbrauchte Mensch. Hrsg. von F. Heiß u. K. Franke. Stuttgart: Ferdinand Enke 1964. — **Bormann, F. v.**: Z. Kinderheilk. **48**, 313 (1929). ∼ Dick-Toxin-ähnliches Gift in Filtraten von Bouillonkulturen verschiedener Bakterien. Klin. Wschr. **1938 I**, 120. ∼ Zur Scharlachätiologie. Med. Welt (Berl.) **14**, 111 (1940). ∼ Scharlachausbreitung auf der Erde als ein klimatologisch bedingtes botanisches Problem. Schweiz. Z. allg. Path. **18**, 1039 (1955). — **Bright, R.**: Cases and observations, illustrative of renal diseases accompanied with the secretion of albuminous urine. Guy's Hosp. Rep. **1**, 338—400 (1836). — **Brock, L. L.**, and **A. C. Siegel**: Studies on the prevention of rheumatic fever: The effect of time of initation of treatment of streptococcal infections on the immune response of the host. J. clin. Invest. **32**, 630—632 (1953). — **Bulgarelli, R.**, e **C. Romano**: Le manifestazioni cardiache ed articolari nella scarlattina. G. Mal. infett. **9**, 155 (1957). — **Bulgarelli, R.**, e **R. Vento**: La infezione reumatica postscarlattinosa. Suoi rapporti con la cardite e l'artrite precoce scarlattinosa. Minerva pediat. **12**, 1959 (1960).

Calvi, A. M., e **F. Giannelli**: Funzionalità epatica e ricambio emoglobinico nella scarlattina. G. Mal. infett. **12**, 290 (1960). — **Cantacuzène**: Presse méd. (1929). — **Catanzaro, F. J., C. H. Rammelkamp**, and **R. Chamovitz**: Prevention of rheumatic fever by treatment of streptococcal infections. II. Factors responsible for failures. New Engl. J. Med. **259**, 51—57 (1958). — **Catanzaro, F. J., Ch. A. Stetson, A. J. Morris, R. Chamovitz, C. H. Rammelkamp, B. L. Stolzer**, and **W. D. Perry**: The role of the streptococcus in the pathogenesis of rheumatic fever. Amer. J. Med. **17**, 749—756 (1954). — **Christ, P.**: Über die Bedeutung von Streptokokkeninfektionen in der Pathogenese der akuten Polyarthritis und der akuten Nephritis. Erg. inn. Med. Kinderheilk., Bd. 11. Berlin-Göttingen-Heidelberg: Springer 1959. — **Cooke, J. V.**: Scarlet fever, relation between antitoxin in blood and skin sensitivity to toxin in new-born infants and their mothers. Amer. J. Dis. Childr. **34**, 969 (1927). — **Cobet, G., B. Schneeweiß** u. **G. Gerber**: Ein Beitrag zur Therapie und Prophylaxe von Streptokokkenerkrankungen. Med. Klin. **1**, 21—24 (1963). — **Coburn, A. F.**, and **D. C. Young**: The epidemiology of hemolytic streptococcus during world war II in the United States Navy. Baltimore: Williams and Wilkins 1949. — **Colebrook, L.**: Puerperal Fever: Aetiology and Prevention. Brit. med. J. **1933 II**, 723.

Dennig, H., u. **H. Schneider**: Benzathin-Penicillin: Indikation und Nebenwirkungen. Med. Welt **22**, 1232—1235 (1963). — **Denny, F. W., L. W. Wannamaker, W. R. Brink, C. H. Rammelkamp**, and **E. A. Custer**: Prevention of rheumatic fever. Treatment of the preceding streptococcic infection. J. Amer. med. Ass. **143**, 151—153 (1950). — **Dick, G. F.**, and **G. H. Dick**: Experimental scarlet fever. J. Amer. med. Ass. **81**, 1166—1167 (1923). — **Dingle, J. H.**: The clinical pattern of streptococcal infection in man. In: Streptococcal infections, p. 120—129 (M. McCarthy, edit.). New York: Columbia University Press 1954. — **Dochez, J.**: zit. nach Glanzmann. — **Dohmen, A.**: Scarlatiniforme Exantheme bei Infektionen mit dem Staphylococcus aureus haemolyticus. Klin. Wschr. 1689—1691 (1938). — **Drea, M. A.**, and **E. M. Mortimer jr.**: The nature of scarlatinal arthritis. Pediatrics **23**, 879 (1959).

Edelmann, S.I.: Jb. Kinderheilk. **167**, 322 (1929). — **Ernst, J.**: The Epidemiological Significance of Grouping and Typing the Haemolytic Streptococci. Copenhagen: E. Munksgaard 1942. — **Escherich, Th., u. B. Schick**: Der Scharlach. Wien: Hölder 1912.

Fanconi, G.: In: Lehrbuch der Pädiatrie, 7. Aufl., hrsg. von G. Fanconi u. A. Wallgreen. Basel-Stuttgart: Schwabe & Co. 1963. ~ Klinische und serologische Beiträge zum Scharlachproblem. Jb. Kinderheilk. (Beih.) 1926. — **Finland, M.**: The present status of antibiotics in bacterial infections. Bull. N.Y. Acad. Med. **27**, 199—220 (1951). — **Fisher**: zit. nach Glanzmann. — **Fletcher, W.S.**: Hepatic chemotherapy by arterial and venous infusion. J. Amer. med. Ass. **187**, 829 (1964). — **Foerster, E., u. P. G. Leopold**: Ein Beitrag zur Frage der Penicillinbehandlung des Scharlachs. Z. ges. inn. Med. **8**, 145 (1953). — **Friedemann, U., u. H. Deicher**: Dtsch. med. Wschr. **51**, 1893; **52**, 2147 (1925). — **Friederiszick, F.K.**: Penicillinbehandlung bei Scharlach im Kindesalter. Neue Med. Welt **5**, 159—162 (1950). ~ Kinderärztl. Prax. **18**, 117—122 (1950).

Gastinel, P., M. Conte, et J. Delarue: Action expérimentale de la toxine streptococcique sur le système neuro-végétatif. Le rôle de ce système dans la physiopathologie de la scarlatine. Presse méd. **44**, 1806—1808 (1936). — **Girardet, P., M. Rohner u. H. Zellweger**: Die Penicillinbehandlung bei Scharlach. Helv. paediat. Acta **5**, 101 (1950). — **Glanzmann, E.**: Scharlach. In: Handbuch der Inneren Medizin, Infektionskrankheiten, 4. Aufl., Bd. 1. Berlin-Göttingen-Heidelberg: Springer 1952. — **Griffith, F.**: The serological classification of streptococcus pyogenes. J. Hyg. (Lond.) **34**, 542—584 (1934). — **Grün, L., W. Kikuth u. F. Kuester**: Zur Scharlachätiologie. Z. Kinderheilk. **71**, 34—41 (1952).

Hadden: zit. nach Glanzmann. — **Haessig, A.**: Zur Herstellung und therapeutischen Verwendung von menschlichen Blutpräparaten. Schweiz. Med. Jahrbuch. Basel: Schwabe & Co. 1958. — **Hangartner, W., u. F. Siebert**: Klinische und epidemiologische Erfahrungen bei der Penicillinbehandlung des Scharlachs. Dtsch. med. Wschr. **33/34**, 1005 (1951). — **Haubold, H.**: Ergebnisse der Penicillinbehandlung des Scharlachs an 3227 Fällen. Med. Klin. 901 (1957). — **Hiller, E., E. Granzer**: Die Bedeutung der fortlaufenden Elektrophoreseuntersuchungen im Verlaufe von Diphterie und Scharlach. Klin. Wschr. 923 (1952). — **Hayman, J.M., u. J.W. Martin**: Acute nephritis. Review of 77 cases. Amer. J. med. Sci. **200**, 505—514 (1940). — **Hegglin, R.**: Differentialdiagnose, Innere Krankheiten, 10. Aufl. Stuttgart: Georg Thieme 1966. — **Hegler, C., u. H.E. Bock**: Praktikum der wichtigsten Infektionskrankheiten. Stuttgart: Georg Thieme 1950. — **Hoigné, R.**: Internat. Antibiotica-Symposium Aachen, Mai 1961. — **Hoigné, R., u. K. Schoch**: Anaphylaktischer Schock und akute nicht-allergische Reaktionen nach Procain-Penicillin. Schweiz. med. Wschr. **89**, 52, 1350 (1959). — **Hoigné, R., u. A. Krebs**: Kombinierte anaphylaktische und embolisch-toxische Reaktionen durch akzidentelle intravasculäre Injektion von Procain-Penicillin. Schweiz. med. Wschr. **94**, 610—614 (1964). — **Hoen, E.**: Scharlach. In: Handbuch der Kinderheilkunde, Infektionskrankheiten, Bd. 5. Berlin-Göttingen-Heidelberg: Springer 1963. — **Hoering, F.O.**: Klinische Infektionslehre **11**, 225 1962). — **Hottinger, A.**: Scharlach. In: Handbuch der Kinderheilkunde, 4. Aufl., Ergänzungswerk, Bd. 1. Hrsg. von M. v. Pfaundler. Berlin: Springer 1942. ~ Über die Scharlachepidemien in der Schweiz 1948 und 1949. Ärztl. Mh. berufl. Fortb. **5**, 465 (1949—1950). ~ Behandlungsmaßnahmen beim Scharlach. Ciba Symposium 1/3, 96 (1953). — **Hottinger, A., u. A. Schloßmann**: Scharlach. In: Handbuch der Kinderheilkunde, Bd. II, 1931.

Jacobi, J., u. Ch. zur Verth: Explosiver Scharlachausbruch in einem Krankenhaus. Klin. Wschr. **26**, 705—709 (1948). — **Jersild, T.**: Treatment of scarlet fever and scarlatinal otitis with penicillin. Acta med. scand. Suppl. **206**, 523 (1948). ~ Recherches sur l'action de la pénicilline dans la scarlatine et ses complications. Presse méd. **56**, 91 (1948). ~ Penicillin therapy in scarlet fever and complicating otitis. Lancet **1948 I**, 671.

Kaestli: zit. nach Glanzmann. — **Kalk, H., u. E. Wildhirt**: Die Krankheiten der Leber. Klinik der Gegenwart, Bd. VII. München-Berlin: Urban & Schwarzenberg 1958. — **Kempe, C.H., R.W. Olmsted, and E.C. Curnern**: Outbreak of acute nephritis in adolescent school boys. Pediatrics **8**, 393—405 (1951). — **Klose, G., G. Bast u. H.J. Otte**: Ein Beitrag zur Penicillintherapie des Scharlachs. Z. ärztl. Fortbild. **46**, 743 (1952). — **Kleinmann, H.**: Epidemic acute glomerulonephritis at Red Lake. Minn. Med. **37**, 479—483 (1954). — **Kleinschmidt, H.**: In: Lehrbuch der Kinderheilkunde, Ergänzungsband. Hrsg. von E. Feer. Berlin: Springer 1942. — **Koch, F.**: Verwendung von Gamma-Globulin für das Auslöschphänomen. Persönliche Mitteilung (Univ. Kinderklinik Gießen). — **Kretschmer, M.**: Jb. Kinderheilk. **78**, 278 (1913). — **Kuester, F.**: Akuter Rheumatismus und Scharlachrheumatismus. Arch. Kinderheilk. **148**, 38 (1954). — **Kuester, F., W. Leu u. H. Scheurer**: Über die Natur der Urobilinogenurie beim Scharlach. Z. Kinderheilk. **68**, 164 (1950). — **Kulin, L., B. Koever, F. Lengyel, K. Ludmany, I. Polya u. K. Szekely**: Über die cyclische Penicillinbehandlung des Scharlachs, als die Prophylaxe der durch Superinfektion entstehenden Komplikationen. Orv. Hetil. **4**, 49 (1954). — **Kupatz, H., u. W. Koehler**: Ein Beitrag zum Verhalten des Antistreptolysintiters nach überstandenem Scharlach. Mschr. Kinderheilk. **106**, 393 (1958). — **Kuschinsky, G., u. H. Luellmann**: Lehrbuch der Pharmakologie. Stuttgart: Georg Thieme 1964.

Lade, O.: zit. nach Glanzmann. — **Lagergrantz, R.**: The role of antistreptolysin in scarlet fever and some other infectious diseases. Scand. J. clin. Lab. Invest. **2**, 152—161 (1950). — **Lancefield, R. C.**: A serological differentiation of human and other groups of hemolytic streptococci. J. exp. Med. **57**, 571—595 (1933). — **Langen, C. D., de**: Geographisch-pathologische Betrachtungen zur Frage des Scharlachproblems. Acta Med. scand. **107**, 53 (1941). — **Langenbach, H.**, u. **K. Schreier**: Untersuchungen zur Cortisonausscheidung im Urin bei Scarlatina und anderen Infektionskrankheiten des Kindesalters. Z. Kinderheilk. **77**, 227 (1955). — **Laporte, A.**: La scarlatine. Traité de Médecine **1**, 562—633. Paris: Masson 1948. — **Leonescu, M., A. Marcovici, C. Isbasescu** u. **A. Garibaldi**: Das Studium einiger Leberfunktionsprüfungen beim gegenwärtigen Scharlach. Pediatria (Buc.) **9**, 433 (1960). — **Levander-Lindgreen, M.**: Electrocardiographic studies in scarlet fever. An investigation with special reference to the effect of penicillin treatment. Acta paediat. (Uppsala) Suppl. **91** (1952). — **Lichtenstein, A.**: In: Lehrbuch der Pädiatrie, 7. Aufl., hrsg. von G. Fanconi u. A. Wallgreen. Basel-Stuttgart: Schwabe & Co. 1963. ~ Über Scharlachrezidive. Norsk Mag. Laegevidensk. **91**, 1133 (1930); Ref. Zbl. Kinderheilk. **25**, (1931). ~ Über die Bedeutung der individuellen Isolierung der Scharlachpatienten. Acta paediat. (Uppsala) **12**, 181 (1931/32). — **Lind, J.**: In: Lehrbuch der Pädiatrie, 7. Aufl., hrsg. von G. Fanconi u. A. Wallgreen. Basel-Stuttgart: Schwabe & Co. 1963. — **Linde, B. de**, u. **A. L. Nelson**: Ugesk. Laeg. **4**/7, 110/1 (1948). — **Lorenz, E.**, u. **I. Haidvogel**: Beiträge zur Penicillinbehandlung des Scharlachs. Wien. klin. Wschr. **63**, 460—464 (1951). — **Lupascu, E., I. Turcu, M. Angheluta** u. **L. Rosenberg**: Schwere klinische Formen im Laufe der Scharlachepidemie aus den Jahren 1957—1958. Med. interna (Buc.) **11**, 1549 (1954).

Mande, R., et **A. Mouy**: Scarlatine. Encyclopédie Médico-Chirurgicale, 8042, Paris 1958. — **McCarty, M.**: The biology of group A hemolytic streptococci. In: Rheumatic fever, p. 61—71. Edited by L. Thomas. Minneapolis: University of Minnesota Press 1952. — **Macciotta, A.**: Considerazioni sulla eliminazione dei 17-chetosteroidi nella scarlattina e nel morbillo. Ann. ital. Pediat. **7**, 233 (1954). — **Manes, J. H.**: Die Symptomenbilder des Scharlachs und ihr Wandel in den letzten 25 Jahren. Ergebn. inn. Med. Kinderheilk. **51**, 40 (1936). — **Mayer, J. B.**: Moderne Scharlachbehandlung. Dtsch. med. J. **7**/8, 243 (1953). — **Meyer, S.**: Z. Kinderheilk. **43**, 258 (1927). — **Morris, A. J., R. Chamovitz, F. J. Catanzaro**, and **C. H. Rammelkamp**: Prevention of rheumatic fever by treatment of previous streptococcal infections. Effect of sulfadiazine. J. Amer. med. Ass. **160**, 114—116 (1956). — **Moeschlin, S.**: Therapie Fibel. Stuttgart: Georg Thieme 1961. — **Moser, P.** (zit. nach Hoen): Scharlach. In: Handbuch der Kinderheilkunde, Infektionskrankheiten, Bd. 5. Berlin-Göttingen-Heidelberg: Springer 1963.

Naegeli, O.: Blutkrankheiten und Blutdiagnostik. Berlin: Springer 1931. — **Nuebel, E.**: Über Scharlachzweiterkrankungen. Dtsch. med. Wschr. **35**, 1189 (1953).

Opitz, H.: Die Penicillinbehandlung des Scharlachs. Kinderärztl. Prax. **24**, 62 (1956). — **Osman, A. A., H. G. Close**, and **H. Carter**: Studies in Bright's disease, No. VIII. Observations on the aetiology of scarlatinal nephritis. Guy's Hosp. Rep. **83**, 360—386 (1933). — **Otte, H. J.**: Zur Ätiologie des Scharlachs. Verh. dtsch. Ges. inn. Med. **58**, 274 (1952).

Petrov, N. S.: Ein seltener Fall von Scharlacherkrankung bei einem Kind von 11 Tagen. Sovetsk. Med. **19**, 83 (1955). — **Pulver, W.**: Über die Erythrozytensenkungsgeschwindigkeit bei akuten Infektionskrankheiten mit spezieller Berücksichtigung ihrer Beziehung zu Krankheitsverlauf, Fieber, Blutbild, sowie Therapie, Diagnose, Prognose. Schweiz. med. Wschr. **60**, 710 (1930). ~ Der Scharlach und seine Behandlung. Bern und Stuttgart: Hans Huber 1954. ~ Scharlach. In: Ärzte sprechen zu Dir, hrsg. von H. Dennig. Suttgart: Gustav Klipper 1956. — **Pulver, W.**, u. **M. Hoechli**: Die Behandlung des Scharlachs mit Penicillin. Ärztl. Mh. berufl. Fortb. **3**, 917—927 (1947).

Rake, G. W.: Role of infection in the aetiology of Brigth's disease. Guy's Hosp. Rep. **42**, 242 u. 363 (1928). — **Rammelkamp, C. H.**, and **R. S. Weaver**: Acute glomerulonephritis. The significance of the variations in the incidence of the disease. J. clin. Invest. **32**, 345—358 (1953). — **Rammelkamp, C. H.**: The Lewis A. Conner memorial lecture. Rheumatic heart disease a challenge. Circulation **17**, 842—851 (1958). — **Reubi, F.**, et **H. Loeffler**: La signification du streptocoque hémolytique du groupe A, type 12, pour le développement de la glomerulonéphrite aigue. Schweiz. med. Wschr. **1954**, 1239—1243. — **Reubi, F.**: Nierenkrankheiten. Bern und Stuttgart: Hans Huber 1960. — **Rhodin, H.**: Acta paediatr. Stockholm, **16**, Suppl. 336 (1926). — **Rietschel**: zit. nach Hoen. — **Robertson, O. H.**: The Dispersal of Respiratory Pathogens in Relation to the Occurence and Control of Air-Borne Infections. Amer. Rev. Tuberc. **55**, 109 (1947). — **Rothbard, S.**: Bacteriostatic effect of human sera on group A streptococci. I. Type-specific antibodies in sera of patients convalescing from group A streptococcal pharyngitis. J. exp. Med. **82**, 93—106 (1945). — **Rothbard, S.**, and **R. F. Watson**: Variation occurring in group A streptococci during human infection. J. exp. Med. **87**, 521—533 (1948). — **Rudder, B. de**: zit. nach Glanzmann.

Sarré, H.: Nierenkrankheiten, 2. verbesserte Aufl. Stuttgart: Georg Thieme 1959. — **Saslaw, M. S.**, and **M. M. Streitfeld**: Group A beta hemolytic streptococci in relation to rheumatic fever. Amer. J. Dis. Child. **92**, 550—557 (1956). — **Schaefer, W.**: Zur Epidemiologie des Scharlachs in Bayern 1946—1950. Zbl. Bakt., I. Abt. Orig. **158**, 533 (1952). — **Schmeiser, A.**: Erfahrungen bei über 3000 mit Penicillin behandelten Scharlachfällen. Therapiewoche **11**, 471—473 (1952). — **Schottmüller, H.**: Die Artunterscheidung der für den Menschen pathogenen Streptokokken durch Blutagar. Münch. med. Wschr. **1903**, 849—853 u. 909—912. — **Schuppli, R.**: Internationales Antibiotica-Symposium Aachen, Mai 1961. — **Sédallian, P.**: Streptococcies. Encyclopédie Médico-Chirurgicale, 8009. Paris 1961. — **Seelemann, M.**: zit. nach Stroeder. — **Singer, C.**: A short History of Medicine. Oxford: Milford 1928. — **Sinios, A.**: Entwicklung und Probleme der modernen Scharlachtherapie. Medizinische **17**, 569 (1953). — **Steinmann, B.**: Das Herz beim Scharlach. Bern: Hans Huber 1945. — **Stetson, Ch. A., C. H. Rammelkamp, R. M. Krause, R. J. Kohen**, and **W. D. Perry**: Epidemic acute nephritis. Studies on aetiology, natural history and prevention. Medicine **34**, 431—450 (1955). — **Stevens, F. A.**: Occurrence of staphylococcus amens infection with scarlatiniform rash. J. Amer. med. Ass. **88**, 1957 (1927). — **Stroeder, J.**: Der Scharlach. Klinik der Gegenwart, Bd. II, 313—333. München-Berlin: Urban & Schwarzenberg 1956. — **Stroem, J.**: Läkartidn. **45**, 359 (1948). — **Swift, H. F., u. H. Seelemann**: zit. nach Christ. — **Sydenham, Th.**: zit. nach Glanzmann. — **Szontagh, V.**: Jb. Kinderheilk. **76**, 654 (1912).

Traub, H. W.: zit. nach Glanzmann. — **Trautmann, F., M. Alexander** u. **P. Kuehne**: Zum heutigen Bild des frischen Scharlachs. Ärztl. Wschr. **1958**, 527.

Vahlquist, B.: In: Lehrbuch der Pädiatrie, 7. Aufl., hrsg. von G. Fanconi u. A. Wallgren. Basel-Stuttgart: Schwabe & Co. 1963. — **Volhard, F.**: In: Handbuch der Inneren Medizin, 2. Aufl., Bd. 6. Berlin: Springer 1931.

Wannamaker, L. W., F. W. Denny, W. D. Perry, C. H. Rammelkamp, G. E. Eckhardt, H. B. Houser, and **E. O. Hahn**: The effect of penicillin prophylaxis on streptococcal disease rates and the carrier state. New Engl. J. Med. **249**, 1—7 (1953). — **Watson, D. W.**: Facteurs toxiques chez les streptocoques du groupe A. Amer. J. exp. Med. **3**, 225—284 (1960). — **Werner, G. E.**: Antibiotica Codex. Stuttgart: Wissenschaftl. Verlagsgesellschaft m.b.H. 1963. — **Wertheim, A. R., J. D. Lyttle, E. N. Loeb, D. P. Earle, B. C. Seegal**, and **D. Seegal**: The association of type specific hemolytic streptococci with acute glomerulonephritis. J. clin. Invest. **32**, 359—363 (1953). — **Wiesener, H.**: Leberschädigung bei Scharlach. Mschr. Kinderheilk. **389**, 100 (1952). ~ Scharlachprobleme. Untersuchungen während einer Berliner Epidemie. Dtsch. med. Wschr. **1953**, 120. ~ Die Scharlachschutzimpfung. In: Schutzimpfungen, S. 96 ff., hrsg. von H. Spieß. Stuttgart: Georg Thieme 1958. ~ Behandlung der Streptokokkeninfektionen (Scharlach, Erysipel, rheumatisches Fieber). Therapiewoche **12**, 970 (1962). — **Wiesener, H., u. B. Stueck**: Antistreptolysintiter und Krankheitsimmunität bei Scharlach. Klin. Wschr. **1955**, 845. — **Wilson, G. S.**, and **A. Miles**: Topley and Wilson's Principles of Bacteriology and Immunity, 4th ed. London: Edward Aroold 1955. — **World Health Organization, Geneve**: Epidemiological and vital statistics report **17**, 15—18 (1964).

Zlatogoroff, S. J.: zit. nach Glanzmann.

Nachtrag (Scharlach)

Aranow, H., and **W. B. Wood**: Staphylococcic infection simulating scarlet fever. J. Amer. med. Ass. **119**, 1491 (1942). — **Ashley, P.**: Treatment of Scarlet fever. J. Amer. med. Ass. **130**, 771 (1946). — **Bader, R. E.**: Nachweis von Dick-Toxin-ähnlichem Gift in Filtraten verschiedener Bakterienkulturen. Z. Immun.-Forsch. **95**, 426 (1939). — **Bormann, F. v.**: Dick-Toxin-ähnliches Gift in Filtraten von Bouillonkulturen verschiedener Bakterien. Klin. Wschr. **17**, 120 (1938). ~ Der Anstieg der Staphylokokkenerkrankungen in den letzten Jahrzehnten und ihre Ursachen. Medizinische **31/32**, 1183 (1958). ~ Scharlach, eine ätiologische Vielheit? Münch. med. Wschr. **104**, 1336 (1962). — **Breitbach, A.**: Die Wirksamkeit der Scharlachschutzimpfung. Dtsch. med. Wschr. **74**, 1025 (1949). — **Bruckner, S., T. Teodorescu, G. Teodorescu, e R. Löbel-Natanson**: Unele aspecte ale scarlatinei. Scarlatina stafilococcica. Med. interna **12**, 1223 (1960). — **Cadogan, G. I.**: A case of staphylococcal scarlet fever. Med. Serv. J. Can. **20**, 753 (1964). — **Czirbesz, Z.**: Kongreß ungarischer Kinderärzte. Budapest 1959. — **Dukes, C.**: On the confusion of two different diseases under the name of rubeola (rose-rash). Lancet **1900 II**, 89—94. — **Dunnet, W. N.**, and **E. M. Schallibaum**: Scarlet-fever-like illness due to staphylococcal infection. Lancet **2**, 1227 (1960). — **Feldman, C. A.**: Staphylococcal scarlet fever. New Engl. J. Med. **267**, 877 (1962). — **Filatow, N. F.**: Vorlesungen über akute Infektionskrankheiten im Kindesalter. Übersetzt von L. Polonsky, Wien (1897), S. 383. — **Filippini, L., u. H. Brodhage**: Zur Frage der Staphylokokken-Rachenbefunde bei scarlatiniformem Exanthem. Persönl. Mitteilung. — **Gottstein**: zit. nach E. Glanzmann. S. 158. — **Jacobi, G.**: Über Staphylokokken-Scharlach. Mschr. Kinderheilk. **111**, 90 (1963). — **Mackenzie, G. M.**: Scarlatiniform eruption followed by desquamation, associated with staphylococcus aureus bacteriemia. Clinical Miscellany, Vol. I. Springfield 1934. — **Meads, M., M. E. Flipse, M. W. Barnes**, and **M. Finland**: Penicillin treatment of Scarlet fever. J. Amer. med. Ass. **129**, 785

(1945). — **Mundt, M.**: Über die Neutralisierbarkeit der mit Kulturfiltraten von Staphylokokken erzeugten Hautrötungen mit dem Scharlachheilserum. Diss. Heidelberg 1937. — **Negro, R. C.**, **J. Gentile-Ramos, e J. Galiana**: Escarlatina per staphylococceus aureus. An. Fac. Med. Montevideo **41**, 263 (1956). — **Satake, T.**: Experimental studies on scarlet fever. J. oriental Med. **6**, 17 (1927). — **Simpson, J.**: Staphylococcal scarlet fever. Med. Offr. **89**, 85 (1953). — **Stevens, F. A.**: The Occurence of staphylococcus aureus infection with a scarlatiniform Rash. J. Amer. med. Ass. **88**, 1957 (1927). — **Vahlquist, B.**: In: Lehrbuch der Pädiatrie, 8. Aufl., hrsg. von G. Fanconi u. A. Wallgreen. Basel-Stuttgart: Schwabe & Co. 1967.— **Verliac, F., R. Bastin, J.-F. Acar**, et **C. Nauciel**: Eruptions scarlatiniformes attribudes au staphylocoque. Soc. méd. Hôp. Paris **116**, 61 (1965). — **Voiculescu, M.**: Actualitati de medicina interna, Editura medicalia, p. 247 (1959). — **Volkmer, K. J.**: Scharlacherkrankungen durch Staphylokokken. Münch. med. Wschr. **48**, 2332 (1961). — **Worms, R.**: Discussion des éruptions scarlatiniformes attribuées au staphylocoque. Soc. méd. Hôp. Paris **116**, 68 (1965).

Staphylokokken-Krankheiten

Von K. H. Spitzy, Wien

Mit 4 Abbildungen

I. Definition

Staphylokokkenkrankheiten sind Erkrankungen, die durch Erreger der Species Staphylococcus verursacht sind. Sie entsprechen nur in dieser Hinsicht dem Begriff „Infektionskrankheit", denn es ist weder durch denselben Keim dasselbe Krankheitsbild hervorzurufen (Spezifität), noch zeigen die Krankheitsbilder einen klassischen voraussagbaren oder cyclischen Verlauf (Konstanz). Es ist keine Inkubationszeit bekannt und es kommt zu keiner klinisch oder experimentell faßbaren Immunität. Man muß daher die Staphylokokkenkrankheiten als *Lokal-Infektionen* im Sinne Hörings (1962) bezeichnen, wobei der Lokalprozeß zum Herd einer Generalisation und damit einer *septischen Erkrankung* im Sinne der Definition Schottmüllers (1914) und Bingolds (1952) werden kann. Bei dieser Erkrankung spielen die Toxine der Staphylokokken eine mehr oder weniger große Rolle. Eine ausschließliche Rolle spielen sie bei der ebenfalls möglichen *Toxikose* im Rahmen der Nahrungsmittelvergiftung und der Darminfektionen. Wie weit durch immunbiologische Vorgänge Erkrankungen des rheumatischen Formenkreises auf Staphylokokken zurückzuführen sind, ist noch nicht genügend geklärt (Lindenmann, 1958).

Die pathogenen Staphylokokken sind in der Regel *Eitererreger*. Die von ihnen verursachten Krankheiten sind daher meist durch Eiterbildung charakterisiert. Dies gilt sowohl für die lokale als auch für die generalisierte septisch-metastatische Form. Die septische Erkrankung braucht nicht ausgeprägt zu sein, sie kann mehr oder weniger subklinisch verlaufen und jeder metastatische Herd kann als *Organinfektion* das Krankheitsbild charakterisieren, oder auch jahrelang latent bleiben, um sich eines Tages als septischer Primärherd zu entpuppen (Bingold, 1952).

Es gibt sämtliche Übergänge vom „gesunden" *Keimträger* über die *latente Infektion* bis zur foudrojanten Sepsis und zur Toxikose. Durch die daraus resultierenden äußerst vielfältigen Krankheitsbilder müssen sich praktisch alle klinischen Fächer mit Staphylokokkenkrankheiten befassen. Es ist daher nicht zu verwundern, wenn die Ansichten über Diagnostik, Prophylaxe und Therapie oft weit auseinandergehen. Lokale, chirurgische, allgemeine und gezielte interne Behandlung liegen hier in ständigem Widerstreit und es ist oft schwierig, die Standpunkte zum Wohle des Patienten einander anzupassen. Allzu großer Optimismus, sowohl von chirurgischer als auch von internistisch-chemotherapeutischer Seite kann sich hier sehr zum Schaden des Erkrankten auswirken. Defekte und chronische Eiterungen auf der einen, latente oder streuende Sepsisherde auf der anderen Seite sind die üblen Folgen einer mangelnden Koordinierung der Maßnahmen. So herrscht schon über die Behandlung der meist harmlosen Furunkulosen keineswegs Einigkeit. Ein berühmter Wiener Hautspezialist behandelte sie mit Diät, ein ebenso bekannter Internist mit desinfizierenden Salben. Andere schwören auf Autovaccine und wieder andere gehen sie chemotherapeutisch mit Antibiotica an. Meist heilen sie glücklicherweise spontan. Die Osteomyelitis ist allerdings ein ernsteres Beispiel der Uneinigkeit der Fachrichtungen. Der chirurgisch Orientierte nimmt den septisch metastatischen Ursprung zu wenig zur Kenntnis, der chemotherapeutisch Ausgerichtete sieht die Wirkung der Antibiotica zu optimistisch. Nur in engster Zusammenarbeit kann der Weg zur optimalen Therapie gefunden werden. Das gilt schon für die bakteriologisch-klinische Diagnose ebenso wie für die chirurgisch-internistische Therapie.

Ein Staphylokokkenabsceß kann immer die Ursache einer septischen Erkrankung werden, er muß daher einerseits eliminiert werden — nach dem Motto „ubi pus ibi evacua" — andererseits ist aber eine gezielte Chemotherapie ebenso nötig, um jeder Streuung vorzubeugen und den Abheilungsprozeß zu unterstützen.

Die Fortschritte der Chemotherapie und auch der Chirurgie haben die Behandlung der gefährlichen septischen Streuung viel aussichtsreicher werden lassen. Gleichzeitig aber hat gerade die Chemotherapie mit Antibiotica eine relative, vielleicht sogar absolute Zunahme der Staphylokokkenerkrankungen verursacht (FINLAND, 1959). Die inkonsequente, ungezielte Antibioticatherapie, die zur Selektion resistenter Keime führt, ist hier der gefährlichste Faktor. Gefährlich nicht nur für den einzelnen Patienten, sondern auch für seine Umgebung. Durch Antibiotica gezüchtete Epidemiestämme können zu Epidemien führen und man kann nur hoffen, daß die weltweite Pandemie solcher Stämme, wie sich FINLAND (1959) ausdrückt, ausreichend einzudämmen ist. Dazu braucht es genaue Kenntnis des Erregers und seiner Gefährlichkeit.

II. Geschichte

Im Jahre 1871 fanden v. RECKLINGHAUSEN, WALDEYER, BIRSCH-HIRSCHFELD und KLEBS „*Mikrococci*" in septisch infizierten Organen. KLEBS nannte den Organismus Mikrosporon septicum. BILLROTH berichtete 1874 über verschiedene Kokken und bezeichnete sie als Erreger von Eiterungen. ROBERT KOCH beschrieb bereits 1878 kokkenförmige Mikroorganismen, die von verschiedenen Forschern in eitrigen Wundsekreten gefunden werden konnten und wies sie im Tierversuch als Erreger zahlreicher Erkrankungen nach. PASTEUR gelang 1880 die Züchtung feiner Haufenkokken in flüssigen Nährmedien aus Furunkeln. Er bezeichnete diese Mikroorganismen als „Vibrion pyogenique" und vermutete bereits ihre ätiologische Rolle bei der Osteomyelitis und den pyogenen Allgemeininfektionen. OGSTON dürfte als erster 1882 den Namen Staphylococcus verwendet und ROSENBACH 1884 die erste eingehende Beschreibung dieses Keimes geliefert haben. Auf Grund des gebildeten Pigments gab er dem Erreger den Namen Staphylococcus aureus zur Unterscheidung vom pigmentlosen Staphylococcus albus; daneben verwendete er auch den Namen Staphylococcus pyogenes. Erst später wurde Staphylococcus citreus als Bildner eines zitronengelben Pigments abgegrenzt (PASSET, 1885). Entgegen der ursprünglichen Annahme einer alleinigen Pathogenität des pigmentbildenden Erregers ergab sich bald, daß Staphylococcus aureus unter bestimmten Bedingungen, so unter Sauerstoffentzug, pigmentlos wuchs und daß auch Albusstämme pathogene Eigenschaften aufweisen konnten (LUBINSKI, 1894). Damit begann in der Nomenklatur eine Unsicherheit, die heute noch nicht als überwunden angesehen werden kann. Durch die Beschreibung von Haufenkokken als Species Mikrococcus durch COHN im Jahre 1872 wird die Unsicherheit noch vermehrt. So stehen sich heute *synonyme Bezeichnungen* wie Mikrococcus pyogenes, Mikrococcus pyogenes aureus oder var. aureus, Staphylococcus pyogenes aureus oder var. aureus, Staphylococcus aureus als *pathogene* und die entsprechenden für Citreus und Albus als *apathogene* gegenüber, sofern nicht sogar Staphylococcus aureus, var. albus oder var. citreus bei pathogenen, aber nicht tiefpigmentierten als Bezeichnung verwendet wird (HALLMANN, 1961). Daneben wurden noch weitere Synonyma vorgeschlagen wie Aurococcus *Winslow* and *Rogers*, Albococcus *Winslow* and *Rogers* (1906) u. a. *Bergey's Manual* (1948) bezeichnet den Erreger aus den angeführten Gründen der Priorität als Mikrococcus pyogenes var. aureus ROSENBACH und ZOPF unter dem Genus Mikrococcus COHN. *Bergey's Manual* (1957) hingegen führt als Species I Staphylococcus aureus ROSENBACH und als Species 2 Staphylococcus epidermidis WINSLOW and WINSLOW (1908), EVANS (1916) auf. Möglicherweise spielt bei dieser Korrektur der Einwand COWANS (1938) eine Rolle, daß ROSENBACH den Begriff Staphylococcus aureus für die Eitererreger als erster publiziert hat. Die Empfehlung BREEDS, die Abgrenzung von pathogenen und apathogenen Keimen durch die Bezeichnung Staphylococcus pyogenes für pathogene zu erreichen, hat die Neuauflage des *Manuals* nicht übernommen, obwohl diese Bezeichnung medizinisch gesehen am klarsten wäre und auch in der Monographie ELEKS (1959) wie GRÜNs (1964) durchgehend verwendet wird. Es ist zu hoffen, daß nunmehr die Bezeichnung wie sie in der letzten Ausgabe von *Bergey's Manual* steht, nicht neuerlich geändert wird und damit Staphylococcus aureus unabhängig von der Pigmentbildung der pathogene oder zumindest wahrscheinlich pathogene bleibt und Staphylococcus epidermidis als der meist apathogene bezeichnet wird. Die Ausführungen BAIRD-PARKERS 1965 bei der Konferenz über Staphylokokken der N.Y. Acad. of Sciences scheinen dies zu bestätigen.

Da die Pigmentbildung nicht zur Differenzierung von pathogenen Stämmen ausreicht, beschäftigte man sich schon früh mit Methoden, die auf andere Weise eine Unterscheidung ermöglichen könnten. Es war vor allem die Fähigkeit von Staphylokokken, Plasma zu koagulieren (LOEB, 1903). Auch heute ist die Plasmakoagulase die sicherste Reaktion zur Unterscheidung pathogener und apathogener Keime. Neben dieser Plasmakoagulase konnte MUCH (1908) eine Plasmaagglutination beobachten, die ebenfalls nur beim Vorliegen pathogener Keime auftrat. EIJKMANN (1901) fand als erster eine Aufspaltung von Fett durch Staphylokokkenkulturen und GORDON (1906) konnte eine Mannitfermentierung nachweisen. Während die Fettspaltung keine Differenzierung zwischen apathogenen und pathogenen Keimen erlaubte, wird Mannit fast nur von pathogenen abgebaut. Alle anderen fermentativen Fähigkeiten der Staphylokokken wurden später beschrieben.

Haben schon die Differenzierungsbestrebungen nicht leicht zu befriedigenden Ergebnissen geführt, so brachten die zahlreichen Arbeiten über die *Staphylokokkentoxine* keinen rascheren Fortschritt. DE CHRISTMAS (1888), BRIEGER und FRAENKEL (1890), NEISSER und WECHSBERG (1901), VAN DE VELDE (1894) u. v. a. beschäftigten sich mit den Toxinen. Ursprünglich einheitlich als Staphylotoxin bezeichnet, scheint es sich heute in 5 Gruppen trennen zu lassen. Die serologische Trennung der Staphylokokkenstämme wurde erstmalig von KOLLE und OTTO (1902) versucht.

III. Erreger

1. Klassifizierung

Die Staphylokokken sind primitive Pflanzen, *Protophyta*, d. h. einzellige Mikroorganismen, die sich durch Teilung vermehren, Kernmaterial (Chromatin) beinhalten, aber keine Chloroplastiden, wie die grünen Teile der höheren Pflanzen, ubiquitär in der Luft, auf der Erdoberfläche und im Wasser vorkommen. Sie gehören zur Klasse II, den *Schizomycetes* von NAEGELI (1857), als typisch einzellige Pflanzen, die so klein sind, daß ihr exakter Teilungsvorgang bisher noch nicht eindeutig geklärt ist. Sie gehören der Ordo IV, *Eubacteriales*, BUCHANAN (1917) an, als rigide undifferenzierte, nicht säurefeste Zellen, die keine Trichome bilden. Als sphärische und grampositive Zellen sind sie der Familie VII *Mikrococcaceae*, PRIBRAM (1929) zugeteilt und aerob oder anaerob wachsend, Zucker anaerob mit Säurebildung spaltend, dem Genus *Staphylococcus*, ROSENBACH (1884) zugeordnet. Hier unterteilen sie sich, je nachdem, ob sie Mannit spalten und Koagulase-positiv sind, in die Species I *Staphylococcus aureus* (ROSENBACH, 1884) oder ob sie Mannit nicht spalten und Koagulase-negativ sind, in Species 2 *Staphylococcus epidermidis* (WINSLOW and WINSLOW, 1908; EVANS, 1916). (Tab. 1).

Tabelle 1. *Stammbaum der Staphylokokken* (nach *Bergey's Manual*, 1957)

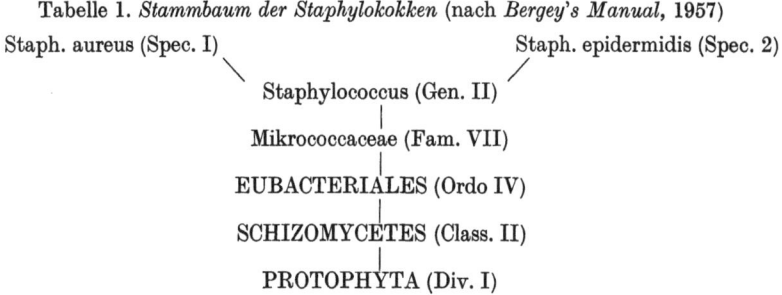

Staph. aureus (Spec. I)   Staph. epidermidis (Spec. 2)

Staphylococcus (Gen. II)

Mikrococcaceae (Fam. VII)

EUBACTERIALES (Ordo IV)

SCHIZOMYCETES (Class. II)

PROTOPHYTA (Div. I)

2. Morphologie, Eigenschaften und Kultur

Staphylococcus aureus[1] bildet sphäroide Zellen von 0,8—1,0 Mikron im Durchmesser, tritt einzeln, in Paaren, in kurzen Ketten oder in irregulären Klumpen auf. Er ist unbeweglich und in der Regel grampositiv.

[1] Staphyle (griechisch) = Traube   aureus = golden

Die typischen Staph. aureus-Kulturen sind nicht nur gelb, sondern auch von grauer oder schmutzig-weißer Farbe, wobei einzelne Stämme wieder typisches goldgelbes Pigment bilden. Es gibt aber auch ursprünglich weiße Kulturen, die keine goldgelben Varianten aufweisen, aber sonst alle physiologischen und biochemischen Eigenschaften aufweisen wie goldgelbe Stämme. Von mancher Seite werden diese Stämme als Staph. albus bezeichnet (ROSENBACH, 1884). In ähnlicher Weise gibt es Kulturen gleicher Eigenschaften außer einer zitronenfarbigen Pigmentbildung, die früher als Staph. citreus beschrieben worden sind (PASSET, 1885). Die Pigmentbildung wird von verschiedenen äußeren Bedingungen wie Nährbodenzusammensetzung, Licht- und Sauerstoffzufuhr, Bebrütungszeit und Temperatur (und dem Vorhandensein von Magnesium-, Calcium- und Kaliumionen) (JOHNSTON, 1956; SHOOTER und WYATT, 1955) beeinflußt. Glycerinmonophosphat (STEUER, 1957), Milch (CHAPMAN, 1943) und Eigelb (GRÜN, 1961) fördern die Pigmentbildung. In ähnlicher Weise beeinflussen unterschwelliger Penicillin- und Streptomycinzusatz oder Zusatz von Desinfizientien die Färbung der Kulturen (BARBER, 1955). Subkulturen in Normalmedien wachsen dann wieder mit normalem Pigmentbestand. Zwei Komponenten des Pigmentes wurden isoliert (CHARGAFF, 1934; STEUER, 1957). Es kommt ihm möglicherweise ein Schutz vor UV-Strahlung und vielleicht auch gegen Bactericidie zu (STEUER, 1957). *Stichkulturen* von Staph. aureus in Gelatinenährböden verflüssigen im allgemeinen das Medium durch Gelatinase (ROEMER und SCHMITZ, 1951). Lackmus wird sauer und koaguliert. Säure wird aus Glucose, Lactose, Sucrose, *Mannit* und Glycerin gebildet, während Raffinose, Salicin und Inulin unbeeinflußt bleiben. Die gebildete Säure ist optisch inaktiv oder linksdrehend. Aus Glucose wird Aceton gespalten, Stärke und Eskolin werden nicht hydrolysiert, Natriumhippurat wird gespalten und aus Nitriten Nitrate produziert. Katalase ist positiv. *Koagulase ist positiv.*

Die *Kulturen* von Staphylococcus aureus wachsen auf Agarnährböden aerob rasch und üppig in zirkulären glattrandigen, gewölbten, fettig glänzenden, vollständig von weiß bis goldgelb gefärbten, schweißähnlich riechenden Kolonien. Auf Schrägagar bilden sich üppige, opake, flache, glatte, feuchte, weiß-gelb-bis orangefarbene Kolonien und in Bouillon- und Peptonwasser kommt es zu Trübung mit Ausbildung eines gefärbten Ringes und Klärung des Mediums eines manchmal schleimigen Sedimentes. Die optimale Temperatur ist 37° C, Wachstum ist aber auch zwischen 10° C und 45° C zu erzielen. Der pH-Wert kann zwischen 4,5 und 10,5 schwanken. Für Selektivnährböden nach CHAPMAN wird ein Zusatz von 8—15% NaCl empfohlen, der von Staphylokokken toleriert wird (KOCH, 1943). Auch Zusätze von Desinfizientien in für Staphylokokken unterschwelligen Dosen können zum differentiellen Wachstum verwendet werden (10% Aethylalkohol, 0,05% Quecksilberchlorid, Polymyxin B 100 γ/ml u. a.). Das Medium muß Aminosäuren als Stickstoffquelle enthalten. Thiamin und Nikotinsäure sind erforderlich. $NH_4H_2PO_4$ wird nicht verwertet. Auf Blutagar wird normalerweise β-Hämolyse erzeugt. Die Ausbildung kräftiger Kulturen ist bei 37° C nach 24—48stündiger Bebrütung zu erwarten. Selektivnährböden benötigen entsprechend längere Zeiten bis zu 96 Std und unterdrücken auch häufig das Wachstum pathogener Stämme (GRÜN, 1946).

Staphylococcus epidermidis bildet sphärische Zellen von 0,5—0,6 Mikron im Durchmesser, tritt einzeln, in Paaren oder in irregulären Gruppen auf. Er ist unbeweglich und grampositiv.

Säurebildung in Lackmusmilch. Säure wird gebildet aus Glucose, Fructose, Maltose, Sucrose, Trehalose und Glycerin. Ebenso kann aus Mannose, Galaktose und Lactose Säure gespalten werden. Keine Säurebildung erfolgt aus Xylose, Arabinose, Raffinose, Inulin, Sorbitol und *Mannit*. Aus Nitraten werden Nitrite produziert. Katalase positiv. *Koagulase negativ.*

Die *Kulturen* von Staphylococcus epidermidis verflüssigen in Stichkulturen im weißen Oberflächenwuchs nur mäßig das Medium. Agarkolonien wachsen rund, flach, meist blaß und weiß durchscheinend. In Bouillon und Peptonwasser, die fermentable Kohlenhydrate enthalten, entsteht starke diffuse Trübung und ein ringförmiges Häutchen. Aminosäuren sind erforderlich. B-Vitamin inklusive Biotin sind für das Wachstum nötig. Das Temperaturoptimum ist 37° C. Die NaCl-Toleranz liegt über 10%.

Staphylokokken finden sich nicht selten in *Mischkulturen* oder auch bei *Mehrfachinfektionen*. Bei sorgfältiger bakteriologischer Untersuchung sollte dieser Befund häufiger vorkommen, als er beschrieben ist. Unter Mischkulturen versteht man das gleichzeitige Vorkommen von Staphylokokken u. a. Keimen wie E. coli, B. proteus, Ps. pyocyanea, Streptokokken in einer Probe, unter Mehrfachinfektion oder Polyinfektion das gleichzeitige Auftreten bei einem Patienten in verschiedenem Untersuchungsmaterial wie Sputum, Harn, Blut, Liquor usw. Dabei kann es sich auch um verschiedene Typen von Staphylokokken handeln. Es ist dabei aber zu fordern, daß eindeutige Typenunterschiede nachgewiesen werden und nicht nur Differenzen in biochemischen oder morphologischen Eigenschaften, die nur für Varianten eines Stammes sprechen (MEYER, 1962).

MARTIN und CHABBERT (1954) konnten bei einem Patienten bis zu 5 Typen von pathogenen Staphylokokken nachweisen. Bei einer Sepsis ergaben sich aus Primärherd, Nasen-Rachenraum, Haut und Harntrakt eindeutig verschiedene Typen. Wie weit hier ein Stamm durch den anderen, nicht zuletzt durch die Therapie, ersetzt ist, mag dahingestellt sein. Jedenfalls ist es nicht leicht, einen Keim sicher als den verantwortlichen Erreger zu bezeichnen.

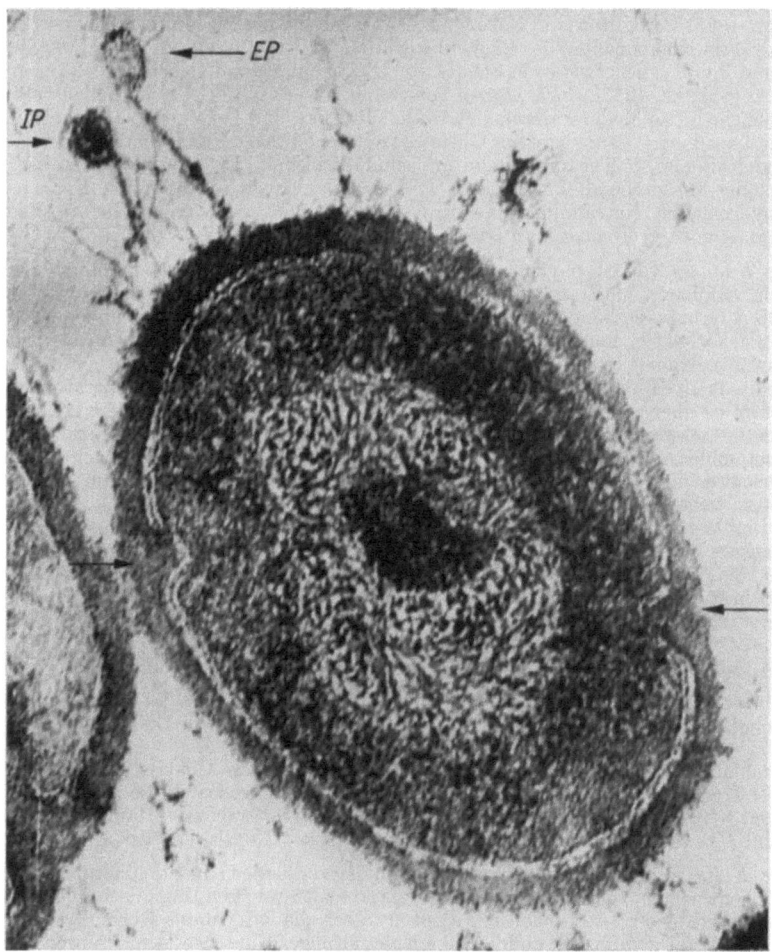

Abb. 1. *Staphylococcus, 10 min nach Phagenbefall*. Elektronenmikroskopische Aufnahme, 110000fach vergrößert. IP = intact phage, Phag vor der DNS-Einschleusung in den Coccus. EP = empty phage, Phag nach der DNS-Einschleusung in den Coccus. → ← = beginnende Teilung. Diese Aufnahme verdanke ich Herrn Prof. Dr. NEUHOLD und Herrn Dr. BREITFELLNER (Path. anat. Institut der Univ. Wien)

HÖRING teilte 1962 mit, daß seine Scharlachfälle im Abstrich kaum mehr Streptokokken aufweisen, daß aber ein positiver Staphylokokkenbefund immer häufiger würde. Er führte dies auf die von ihm eher abgelehnte Penicillinbehandlung bei Scharlach zurück. JENNING und SHARP (1947) fanden bei Diphtheriekranken Staphylokokken, die das Wachstum von Corynebakterien hemmten. LESBRE und MERLE (1947) konnten durch Staphylococcus albus 60 Diphtheriekeimträger sanieren. BERGER (1951) fand sowohl pro- als auch antibiotisch wirksame Stämme. Andererseits kommt in Mischkulturen auch das Ammenphänomen zur Geltung, daß nämlich z. B. Haemophilus influenzae in Gegenwart von Staphylokokken besonders gut gedeiht (MEYER, 1962).

Die *Feinstruktur* von Staphylococcus aureus wurde mit Hilfe elektronenoptischer Aufnahmen untersucht (BRADFIELD, 1956; GOODMAN und MOORE, 1956; MURRAY u. Mitarb., 1959; SUGANUMA, 1965; BREITFELLNER und NEUHOLD, 1965). Die Plasmamembran ergab sich uniform zu anderen Zellen. Im Cytoplasma zeigten sich membranöse Strukturen, denen spezielle Funktionen zukommen könnten. Die Plasmamembran zeigt ein zentripedales Wachstum bei der Teilung (Abb. 1).

3. Differenzierung

a) Biochemie

Staphylococcus aureus ist heute als *typisch pathogen* und *Staphylococcus epidermidis* als „*mehr parasitisch als pathogen*" (BREED, 1957) anzusehen. Pigmentunterschiede gelten nicht mehr als Unterscheidungsmerkmal. Die Unterteilung hat ausschließlich nach den Empfehlungen der internationalen Nomenklaturkommission zu erfolgen, denen in *Bergey's Manual*, 1957 Rechnung getragen ist. Die Differenzierung ist durch die *Mannit*fermentierung und durch die *Koagulasereaktion* gegeben. Alle Stämme, die koagulasepositiv sind und anaerob Mannit spalten, müssen unabhängig von ihrer Pigmentbildung als *Staphylococcus aureus*, alle anderen als *Staphylococcus epidermidis* bezeichnet werden. Das Klassifizierungssystem nach SHAW, STITT und COWAN (1951), das verschiedentlich angewendet wird, benützt zur Abgrenzung des Staphylococcus aureus ebenfalls die Koagulasereaktion, bringt aber gegenüber der oben beschriebenen Einteilung keine Vorteile.

Mit der Entscheidung, die bakteriologische Diagnose von zwei biochemischen Eigenschaften, der positiven Koagulase bzw. der anaeroben Mannitvergärung abhängig zu machen, ist leider, wie schon aus der Breedschen Definition hervorgeht, keine die Klinik restlos befriedigende Lösung getroffen. Wenn auch die von LOEB (1903) entdeckte und von MUCH (1908) als Differenzierungsmethode pathogen-apathogen erkannte Koagulierungsmethode eine gewisse Sicherheit gebracht hat, so konnte doch schon von KLEINSCHMIDT (1909) beobachtet werden, daß auch koagulase-negative Staphylokokken pathogen sein können, sogar gefährliche Enterotoxinbildner waren (KIENITZ, 1964) oder wiederholt bei Endokarditis lenta-Fällen im Blut nachgewiesen werden konnten (BRAND und SWAHN, 1960).

Koagulase allein bedingt nicht die Gerinnung des Plasmas. SMITH und HALE (1944) entdeckten einen „*Coagulase-Reacting-Factor*" (CRF), der gewisse Ähnlichkeiten mit dem Prothrombin aufweist (DUTHIE und LORENZ, 1952). Diesem Faktor könnte klinisch einige Bedeutung zukommen.

Einerseits scheint bei seinem Vorhandensein eher die Tendenz zur Abgrenzung eines Herdes zu bestehen (RAMMELKAMP und LEBOVITZ, 1956), dadurch scheint bei seinem Fehlen eine Bakteriämie eher zustandezukommen. Bei Virusinfektionen, insbesonders bei Viruspneumonie, infektiöser Hepatitis und Lebercirrhose ist der Titer von CRF stark erniedrigt (GRÜN, 1964). Wie weit die Koagulase selbst aber tatsächlich mit der Thromboseneigung bei Staphylokokkeninfektionen zusammenhängt, ist bisher nicht geklärt. Zahlreiche experimentelle Untersuchungen verschiedener Autoren ergaben Schutz vor Phagocytose (HALE und SMITH, 1945; LACK und WAILING, 1954), Ausschaltung bakteriostatischer Substanzen (EKSTEDT und NUNGESTER, 1955) und Steigerung der Virulenz durch Inhibitoren (BOAKE, 1956).

Eine weitere Möglichkeit der bakteriologischen Abtrennung pathogener von apathogenen Keimen soll mit der Methode der *Plasmaagglutination* möglich sein (BIRCH-HIRSCHFELD, 1934). Ob es sich bei dieser Reaktion um eine grundsätzlich andere als bei der Koagulase handelt, ist nicht geklärt, Es scheinen sich bei dieser Probe auch keine Vorteile gegenüber der erstgenannten zu ergeben.

Da die Staphylokokken Lipasen produzieren, wird auch die *Eigelbreaktion* zur Differenzierung herangezogen (GILLESPIE und ALDER, 1952). Es zeigte sich aber, daß 28,8% apathogener Keime Fettspalter sind (GRÜN, 1964).

Die staphylogene Fibrinolyse deckt sich weitgehend mit der positiven Koagulasereaktion (CHAPMAN, 1942; KAFFKA, 1957). Wenig zur Differenzierung geeignet ist auch die *Gelatineverflüssigung* (GRÜN, 1954). Die Harnstoffspaltung durch Urease wird nach GRÜN (1961) durch 7,7% pathogene und 41,4% apathogene bewerkstelligt. Reduktase, Phosphatase,

Hyaluronidase, alles Fermente, die von einzelnen Stämmen von Staphylococcus produziert werden, geben durch ihr Vorhandensein keinen Hinweis auf Pathogenität, sie können lediglich zur Charakterisierung von Stämmen für epidemiologische Zwecke herangezogen werden.

Von den zuckerspaltenden Fermenten hat sich nur die *Vergärung des* rechtsdrehenden *Mannits*, die sowohl aerob als auch anaerob erfolgt, insbesonders in Bezug auf die anaerobe Fermentierung (EVANS, 1948) als geeignetes Differenzierungsmittel zur Unterscheidung von pathogenen und apathogenen Keimen erwiesen. Fast 100 % der pathogenen Keime waren Mannitspalter. Bei apathogenen schwanken die Angaben zwischen wenigen Prozenten bei kürzerer Inkubierungszeit (von wenigen Tagen) bis über 80 % bei längerer Inkubierung (ELEK, 1959; TAGER und DRUMMOND, 1965).

b) Lysotypie

Eine weitere Differenzierungsmöglichkeit der Staphylokokken besteht in der *Typenbestimmung mittels Phagen*. 80 % der koagulasepositiven Keime dieser Species werden von Viren befallen, den *d'Herrelle'schen* Bakteriophagen. Sie setzen sich an der Zelloberfläche an und injizieren eine Desoxyribonucleinsäure in den Bakterienleib (Abb. 1). Dort vermehrt sich das infektiöse Material und bringt die Zelle zum Platzen, sofern es nicht latent bleibt und durch den Teilungsvorgang der Bakterienzelle weiter vererbt wird (Lysogenisation). Diese lysogenen Stämme sind gegen ihre eigenen Phagen immun, während sie von anderen Phagen befallen werden können. Dadurch ergibt sich, wie WILLIAMS und RIPPON (1957) erstmalig zeigen konnten, ein *Lysisbild*, d. h. eine Kombination von Phagen, gegen die jeder einzelne Staphylokokkenstamm anfällig ist. Diese *Staphylokokkenlysotypie* vermag durch Verwendung einer Anzahl von Phagen (im allgemeinen 21) Phagen- oder Lysogruppen zu liefern, die als I—IV und M als Zusatzgruppe gekennzeichnet werden (BLAIR und WILLIAMS, 1961) (siehe auch Kap. Hospitalismus).

Zwischen den übrigen serologischen, biochemischen oder chemotherapeutischen Differenzierungsmethoden und der Phagentypisierung gibt es recht vage Zusammenhänge. So scheinen Enterotoxinbildner meist der Lysogruppe III anzugehören, signifikante Zusammenhänge zwischen einzelnen Krankheiten und Lysotypen konnten aber nicht gefunden werden (PULVERER, 1964). Ebensowenig ergeben sich solche bei der Gegenüberstellung von Serotypen oder Resistenzbildnern gegenüber beispielsweise Antibiotica, wenn auch gewisse Häufungen z. B. von Penicillinresistenz in der Lysogruppe I und III zu finden sind (PULVERER, 1961; BREITFELLNER, NEUHOLD und SPITZY, 1966).

c) Serotypie

Ähnlich wie die Lysotypie ist auch die Serotypie *nur von epidemiologischer Bedeutung* (S. auch Kapitel: antigene Eigenschaften). Beispiele, die RENTCHNICK (1956) und PULVERER (1964) zusammengestellt haben, zeigen allerdings die Brauchbarkeit der Lysotypie wie der Serotypie bei der Herdsuche und Suche nach der Infektionsquelle auch außerhalb des Krankenhauses. Durch die eindeutige Charakterisierung eines Stammes können ein Zahngranulom oder ein Absceß als Herd eines septischen Prozesses charakterisiert werden, sofern er nicht selbst, und das ist meist schwer zu beurteilen, doch wiederum als Metastase aufgefaßt werden muß.

d) Resistenz gegen physikalische Einflüsse

Auch bei der Betrachtung der Widerstandsfähigkeit der Staphylokokken gegen äußere Einflüsse zeigt sich wieder die Polyvalenz dieses Keimes: Während ELEK (1959) erklärt, daß die meisten pathogenen Staphylokokken nach 30 min bei 60—65° C abgetötet sind, berichtet GRÜN (1964) über eine Abtötungszeit von 60 min bei 70° C und einer Keimdichte von 20—30 Mill./ml, bei einer Keimdichte von 750 Mill./ml beträgt sie bereits 90 min und bei 2000 Mill./ml mehr als 180 min. Gegen Strahlung haben Staphylokokken eine mittlere Empfindlichkeit. Immerhin reicht die UV-Strahlung des Außenlichtes aus, um Luft und Staub frei von Keimen zu halten (LIDWELL und LOWBURY, 1950).

Die *Resistenz gegen Desinfizientien* ist ebenfalls sehr unterschiedlich. Chlorpräparate wirken stark auf Staphylokokken, Jod und Bromverbindungen weniger. Farbstoffverbindungen wie Acridine, Rivanol und Trypaflavin waren früher beliebte Wunddesinfizientien und wirken wachstumshemmend auf Staphylokokken. Bei Alkohol liegt die günstigste Konzentration bei etwa 80 Vol.-%.

e) Resistenz gegen Chemotherapeutica, Antibiogramm

Für die Therapie der Staphylokokkenerkrankungen ist die Empfindlichkeit der Erreger gegen Chemotherapeutica, d. h. gegen Stoffe, die ihre Wirkung selektiv gegen den Erreger entfalten und die Wirtszellen mehr oder weniger verschonen, von entscheidender Bedeutung. Dabei ist es für den behandelnden Arzt weniger wichtig, den Einfluß des Chemotherapeuticums auf das einzelne Bacterium zu kennen, als die Population der Keime als Ganzes zu setzen und die Wirkung des Chemotherapeuticums auf diese zu studieren (KLEIN, 1957). Der *Vorgang der Schädigung* eines Keimes respektive *einer Keimpopulation* ist von verschiedenen Faktoren des Raumes und der Zeit abhängig:

A. Räumliche Faktoren
   1. Dichte der Population oder die Keimzahl
   2. Diffusionsverhältnisse im Nährboden
   3. Konzentration des Chemotherapeuticums
   4. Konzentration der Hemmstoffe gegen das Chemotherapeuticum
B. Zeitliche Faktoren
   1. Phase des Vermehrungscyclus
   2. Geschwindigkeit des Wachstums
   3. Konzentrationsverlauf des Chemotherapeuticums

Der Bericht eines bakteriologischen Laboratoriums über Resistenz oder Empfindlichkeit eines Keimes ist daher eine Angabe, die unter für diese Untersuchungsstelle typischen Gesichtspunkten einigen klinischen Wert hat. Bisher ist es trotz mehrfacher Bestrebungen nicht gelungen, die Untersuchungsbedingungen der verschiedenen Laboratorien zu koordinieren, obwohl immer wieder darauf hingewiesen wird (NAUMANN, 1962). Das Laboratorium bestimmt die *minimale Hemmungsdosis*, die synonym für die *minimale Hemmkonzentration* (engl. minimal inhibitory concentration *MIC*) verwendet wird. Die Methode zu ihrer Bestimmung ist der *Verdünnungstest*. Flüssige oder feste Nährböden werden mit fallenden Konzentrationen eines Chemotherapeuticums versetzt und die Konzentration bestimmt, die gerade noch ausreicht, ein für das freie Auge sichtbares Wachstum zu verhindern. Die MIC ist von der Keimzahl abhängig, dies gilt besonders für das Penicillin-spaltende Ferment Penicillinase bildende Staphylokokken in ihrer Empfindlichkeit gegen nicht penicillinaseresistente Penicilline.

Es ergibt sich, daß die *Einsaatdichte* bei der Empfindlichkeitstestung von Staphylokokken gegen Penicillin höher liegen muß, als bei anderen Antibiotica. Im Reihenverdünnungstest mit flüssigem Medium verwenden wir eine Einsaatdichte von etwa 100 000 Keimen pro ml, beim Plattentest soll das Wachstum so sein, daß noch jede einzelne Kolonie sichtbar ist. Während der Reihenverdünnungstest mit flüssigem Medium von der Diffusion unabhängig ist, spielt diese im Agar-Diffusionstest eine wesentliche Rolle. Es ist dabei wenig von Bedeutung, ob der sehr verbreitete Papierblättchentest, Agarlochtest oder der Tablettentest verwendet werden. Beim *Papierblättchentest* werden Filterpapiere verschiedenster Form, die eine Lösung des Chemotherapeuticums enthalten, auf eine ausgegossene und mit dem zu prüfenden Keim diffus beimpfte Agarplatte gelegt. Durch die Diffusion des Hemmstoffes entsteht ein Hemmhof um das Filterpapier. Die *Größe dieses Hemmhofes* ist von vielen Faktoren abhängig (KLEIN und SOUS, 1953). Es sind dies die Schichtdicke des Agars, die Konsistenz des Agars, die Natur des Hemmstoffmoleküls und die Konzentration des Hemmstoffes. Von größter Bedeutung ist dabei die *Rasenbildungszeit*, da die Diffusion des Hemmstoffes in ihrer Ausbreitung gegen die Wachstumsgeschwindigkeit der Keime in Konkurrenz steht. Damit ergibt sich, daß die Größe des Hemmhofes nur eine sehr vage Aussage über den Grad der Resistenz eines Keimes abgeben kann.

Die *Konzentration des Chemotherapeuticums* in Testblättchen oder in Verdünnungsreihen ist entsprechend der Definition der MIC von größter Bedeutung für die Beurteilung der Resistenz. Es ist die Prüfung mit einer Konzentration in vitro nur dann sinnvoll, wenn sie auch in vivo angewendet werden kann. Beim Penicillin ist aber die Verträglichkeit so hoch, daß sehr verschiedene Konzentrationen in vivo möglich sind. Es ist daher unbedingt erforderlich, gegen *Penicillin* auch *in hoher*

Dosis zu testen. Wir testen seit längerer Zeit auch *mit Blättchen* und *im Lochtest* mit einer *Dosis von 1000 Einheiten*, während die normalen Blättchenbestecke mit 5 E pro Blättchen schon als „stark" bezeichnet werden. Auch mit 1000 E erzielt man erst eine Konzentration von etwa 50 E/ml im Medium in vitro, während Blutspiegel bis 10000 E pro ml noch verträglich sind (HITZENBERGER und SPITZY, 1964) (Tab. 2).

Die *Konzentration von Hemmstoffen* gegen das Chemotherapeuticum läßt sich am deutlichsten am Beispiel der *Penicillinase* demonstrieren. Die Einsaatdichte ist ein Ausdruck für die Konzentration des Hemmstoffes, die proportional ansteigt. Penicillinase, von ABRAHAM und CHAIN (1940) entdeckt, kommt als die Enzym-Penicillin-β-Lactamase und als Penicillinamidase vor (POLLOCK, 1960; BATCHELOR et al., 1959). Dieses Enzym findet sich bei zahlreichen grampositiven und gramnegativen Bakterien. Insbesondere bei Staphylokokken ist ihr Auftreten eine der Hauptursachen für die Resistenz der Keime gegen penicillinaseempfindliche Penicilline. Die Resistenz gegen diese Penicilline ist aber keine „one step mutation", stufenförmig rasch ansteigende, wie beim Streptomycin, sondern eine allmähliche, langsam zunehmende (WALTER und HEILMAYER, 1954). Zunehmende Penicillinasewirkung kann daher durch zunehmende Penicillinkonzentration bis zu einem gewissen Grade überwunden werden.

Tabelle 2. *Blättchenkonzentration in µg zur Bestimmung von Staphylococcus aureus gegen verschiedene Antibiotica* (LINZENMEIER, 1957; HEPBURN, 1962; NAUMANN)

Antibioticum	Blättchenkonzentration			Bezugsquelle
Penicilline:				Biochemie/Kundl/Österreich
Penicillinaseempfindliche:				Bayer, Hoechst, Grünen-
G, V, Alkyl-	0,2 E(0,12 µg)	10 E (6 µg)	1000 E (600 µg)	thal/Deutschland
Ampicillin	10 µg			Bayer, Bristol/England
Penicillinaseresistente:				
Methicillin	5 µg		50 µg	Hoechst, Bristol
Oxacillin	5 µg		50 µg	Bayer, Hoechst
Cephalosporine	5 µg		50 µg	Glaxo/England, Lilly/USA
Streptomycin und ähnliche				Biochemie, Bayer, Hoechst
Streptomycin	5—20 µg			Grünenthal
Neomycin	10 µg (Röhrchentest!)			Byk-Gulden, OWG-Chemie
Kanamycin	5 µg (Röhrchentest!)			Boehringer, Bayer, Grünen-
Gentamycin	5 µg			thal, Merck
Makrolide und ähnliche				
Erythromycin	5— 8 µg			Schering
Oleandomycin	5 µg			Hoffmann-La Roche, Pfizer
Spiramycin	5— 8 µg			Grünenthal
Novobiocin	5 µg			Hoechst
Ristocetin	5 µg			Abbott/USA
Vancomycin	5—10 µg			Lilly/USA
sog. *Breitbandantibiotica*				
Tetracycline	10—20 µg			Bayer, Hoechst, Grünenthal Boehringer, Lederle, Pfizer
Chloramphenicol	5—12 µg			Bayer, Boehringer, Park-Davis
Polypeptide und ähnliche				
Polymyxin B	10 µg (Röhrchentest!)			Boehringer, Novo/Dänemark
Bacitracin	10 µg (Röhrchentest!)			Byk-Gulden
Tyrothricin	10 µg			Biochemie, Grünenthal
Staphylomycin	5 µg			R. I. T./Belgien
Rifamycin	5 µg			Lepetit/Italien
Sulfonamide	25—800 µg			Bayer, Nordmark, Ciba, Hoffmann-La Roche

Die Phase des *Vermehrungscyclus* ist für den Angriff eines Hemmstoffes von großer Wichtigkeit, wenn es sich um Stoffe handelt, die in den Stoffwechsel des Bacteriums eingreifen. Die *Wachstumsphasen einer Bakterienkultur* sind in drei Hauptphasen einzuteilen: In die Ruhephase (*Lagphase*), in der zwar keine Vermehrung, aber Größenzunahme zu beobachten ist, in die logarithmische Wachstumsphase (*Logphase*), in der die Keimzahl mit steigender Geschwindigkeit durch Teilung zunimmt und in die *stationäre Phase*, in der das Maximum der Assimilationsrate erreicht ist (OGINSKY und UMBREIT, 1959).

Im halblogarithmischen Maßstab aufgetragen erscheint die *Logphase* als Gerade. Ihre Dauer ist bei *Staphylococcus aureus* etwa *20 min.* In dieser Phase sind die Keime besonders gegen Chemotherapeutica empfindlich. Die *Wirkung auf die Bakterienkultur* kann entweder reversibel oder irreversibel sein. Man spricht von *Bakteriostase* und *Bactericidie*. Damit ergeben sich *verschiedene Typen von Wirkungen bei Staphylokokken:*

1. Irreversible Wirkung (Bactericidie) nur in der Logphase wie bei Penicillin und Streptomycin

2. Irreversible Wirkung (Bactericidie), auch in der Ruhephase wie bei Polymyxin und Neomycin

3. Reversible Wirkung (Bacteriostase) nur in der Logphase wie bei Sulfonamiden, Chloramphenicol, Tetracyclin und Erythromycin.

Während die Sulfonamide ausschließlich reversibel in der Vermehrungsphase wirken, und als typische Bakteriostatika zu bezeichnen sind, ist das *Penicillin* demgegenüber ein *typisches Bactericidicum* (ABRAHAM, 1940; GARROD, 1944).

Nach Zusatz einer entsprechend konzentrierten Penicillinlösung in der logarithmischen Phase wächst eine Staphylokokkenkultur nicht weiter, sondern stirbt nach einer gewissen Latenzzeit zuerst langsam, dann schneller ab. Die Absterbekurve ist ebenso logarithmisch. Es müssen aber nicht alle Keime zum Opfer fallen, sondern es können insbesonders in vivo sog. „*Persisters*" übrig bleiben (BIGGER, 1944; EAGLE, 1952, 1954). Das Problem der *Persistenz* von Staphylokokken scheint mit dem Rezidivneigung von chronischen Infektionen zusammenzuhängen (MCDONALD und TIMBURY, 1957; ROODYN, 1960; MCDERMOTT, 1957). Unter besonderen Bedingungen vermögen auch die sog. „Breitbandantibiotica" Chloramphenicol und Tetracyclin wie auch Antibiotica der Erythromycingruppe (Makrolide) bakterienabtötend zu wirken. Dies ist besonders bei kleiner Keimdichte der Fall (KLEIN, 1957).

Während demnach Desinfizientia als allgemeine Protoplasmagifte Keime in jeder Phase mehr oder weniger rasch abtöten, ist die *Wirkung der Chemotherapeutica* an bestimmte *Bedingungen* gebunden. Bakteriostase und Bactericidie werden in Zusammenhang mit der Chemotherapie als grundsätzliche Vorgänge definiert und nicht als relative wie bei Desinfektionsmitteln, wo das Überleben von Keimen nach Sterilisierung als nur bakteriostatische Wirkung bezeichnet wird. Trotz den grundsätzlichen Unterschieden bei den Chemotherapeutica kommt aber der Bactericidie in der Therapie nur eine eingeschränkte Bedeutung zu. Die Bedingungen in vivo sind noch viel zu unübersichtlich, um hier schon eine eindeutige Aussage machen zu können, wie weit überhaupt Bactericidie in vivo möglich oder nötig ist. Jedenfalls gehört zu einer wirksamen Chemotherapie *die Abwehrkraft des Körpers.*

Die Geschwindigkeit des Wachstums einer Staphylokokkenkultur beeinflußt ebenfalls weitgehend ihre Empfindlichkeit gegenüber einem Chemotherapeuticum. Bei höherer Temperatur (40 °C) schneller wachsende Kulturen sterben viel rascher unter Chloramphenicol ab, als bei niedrigerer Temperatur langsamer wachsende (KLEIN, 1957).

Schließlich ist auch die *Einwirkungszeit* eines Chemotherapeuticums in bestimmter Konzentration von Bedeutung. Durch Zu- und Abfluß des Hemmstoffes in vivo erreicht die Konzentration ein Maximum und ein Minimum entsprechend den Zufuhr- und Ausscheidungszeiten in Zusammenhang mit der Verteilung des Stoffes in den Geweben. Penicillin hat für seine Wirkung eine Latenzzeit von etwa 30 min und kommt in der Logphase erst dann voll zur Wirkung. Wird diese Zeit durch ein nicht lange genug andauerndes Maximum unterschritten, erholt sich der geschädigte Keim wieder (EAGLE, 1954).

Mit der Darstellung dieser komplexen Bedingungen soll gezeigt werden, wie vorsichtig der Kliniker mit der bakteriologischen Aussage Resistenz oder Empfindlichkeit umgehen muß und wodurch die immer wieder beschriebenen Differenzen zwischen klinischem Erfolg und bakteriologischem Befund hervorgerufen werden.

Die *Variabilität* der Species Staphylococcus ist so *außerordentlich*, daß nicht nur die Klassifizierung, die Differenzierung und die Resistenzbestimmung Schwierigkeiten bereiten und praktisch sämtliche Kennzeichen von Stamm zu Stamm wechseln können, sondern daß die Stämme selbst unter den verschiedensten Einflüssen ihre Eigenschaften variieren.

Die meisten dieser Variationsvorgänge sind wenig geklärt. Selbst Teststämme wie Stamm SG 511 konnten nach HACKENTHAL und BIERKOWSKY (1955) in etliche Komponenten aufgesplittert werden. Bei diesen Komponenten handelt es sich wahrscheinlich nicht um Mischkulturen verschiedener Stämme, sondern nur um Varianten eines Stammes (ELEK, 1959).

Die sog. „gradient-plate-technic" nach SZYBALSKI (1953) ist imstande, aus Einzelkulturen verschiedenste Varianten zu züchten. 4 Mutanten sind beschrieben: Penicillinresistente, die avirulent waren, Penicillinasebildner mit Virulenz im Verhältnis 1:20000, Zwergformen und sogar penicillinabhängige Varianten, die nur in Gegenwart von Penicillin ein wenn auch kurzfristiges Wachstum zeigten (BARBER, 1963; PAINE und FINLAND, 1948). Die Zwergvarianten oder G-Formen werden wegen der starken Überwucherung durch andere Varianten häufig übersehen, ihre Vermehrungsgeschwindigkeit ist nur ein Tausendstel der Normalformen. G-Formen und L-Formen scheinen vor allem unter der Einwirkung von Desinfizientien und unter der Antibioticatherapie aufzutreten. Sie können bei Überimpfung in Normalformen oder Mischkulturen überführt werden. Als Reinkulturen sind sie nicht lebensfähig, da ihnen voraussichtlich Wuchsstoffe fehlen, die ihnen nur in sog. „Ammenkulturen" durch Normalvarianten zugeführt werden können (WISE und SPINK, 1954).

Das sog. „Antibiogramm" eines Stammes zeigt demnach verschiedene Gruppen an, bei denen Varianten aus äußeren Gründen selektiert sind. Es ist dabei aber keineswegs sicher, daß nicht auch aus einer einzigen Zelle gezüchtete Kulturen verschiedenste Varianten und damit verschiedenste Antibiogramme aufweisen können, wie es der oben beschriebene Szybalski-Versuch gezeigt hat. Es darf daher nicht Wunder nehmen, wenn wiederholte Einsendungen gleichen Materials verschiedene Ergebnisse zeigten. Trotzdem bleibt dem „Antibiogramm" einiger klinischer Wert, wenn man durch enge Zusammenarbeit zwischen Klinik und Bakteriologie die Befunde auf Grund ihres Zustandekommens beurteilt und mit allen nötigen Einschränkungen in den Therapieplan einbezieht.

Die wiederholt betonte besondere Variabilität der Staphylokokken hat auch dazu geführt, daß es im Laufe der Jahre unter der Antibioticatherapie zu einer Zunahme der resistenten Keime gekommen ist. Nicht nur quantitativ in bezug auf das häufige Vorkommen, sondern auch der Grad der Resistenz hat zugenommen (RUDAT, 1958). Dieser Tatsache muß bei Erstellung des Antibiogramms Rechnung getragen werden. Penicillin wird so allgemein verwendet, daß bei Stämmen, die aus Krankenhausmaterial stammen, eine hohe Empfindlichkeit nicht zu erwarten ist. Fast jeder in ein Krankenhaus eingelieferte Fall ist bereits mit Penicillin vorbehandelt worden und zeigt daher Resistenz gegen die übliche Dosierung. Es muß daher Krankenhausmaterial grundsätzlich gegen höhere Penicillinkonzentrationen geprüft werden. Eine nicht mehr zu übersehende Anzahl von Arbeiten berichtet über diese Resistenzzunahme. Einzelne Autoren bezeichnen die Staphylokokken heute bereits als zu 95% und mehr resistent. Ohne Angabe der Testkonzentration sind diese Beobachtungen allerdings ohne jeden Wert (Tab. 3).

Eine weitere Unsitte ist es auch, im Antibiogramm Substanzen getrennt zu prüfen, die auf Grund ihrer einheitlichen Wirksubstanz keine differente Wirkung erwarten lassen. Unterschiede, die klinisch von irgendeiner Bedeutung sind, können niemals zwischen verschiedenen Arten von Sulfonamiden, Tetracyclinen oder Penicillinen gefunden werden, sofern es sich nicht z. B. um ausgesprochen penicillinaseresistentes Penicillin handelt. Wenn auch kleine Unterschiede zwischen Penicillin G, V und Propicillin u. a. Alkylpenicillin zu beobachten sind, so sind sie klinisch ohne Wert (PROHASKA und SPITZY, 1960; AUHAGEN und WALTER, 1962).

Die Einzelresistenz gegen ein Antibioticum nimmt etwa in der Reihenfolge Penicillin (P), Streptomycin (S), Tetracyclin (T), Erythromycin (E), Chloramphenicol (C), Methicillin (M), Oxacillin (O) ab. Die Gruppenresistenz gegen mehrere Antibiotica fällt von PST, PS, PSTE, PSTC, PT, ST, PSTCEMO (HEPBURN, 1962; AUHAGEN und WALTER, 1962; BREITFELLNER, NEUHOLD und SPITZY, 1966).

Die häufigste Gruppenresistenz besteht demnach gegen Penicillin-Streptomy-cin-Tetracyclin, die seltenste auch nach unseren Erfahrungen gegen Erythromycin-Chloramphenicol. Dabei sind die Möglichkeit der Penicillinhochdosierung und die Seltenheit einer Resistenz gegen Oxacillin und Methicillin ausgeklammert. Die Sulfonamidresistenz geht etwa mit der Antibioticaresistenz parallel, so daß es sinnlos erscheint, mit Sulfonamiden eine Antibioticaresistenz überwinden zu wollen (HEPBURN, 1962).

Tabelle 3. *Antibiogramm mit Empfindlichkeitsangabe (γ/ml) in Prozenten für Staphylococcus aureus*

	Empfindlichkeit				
	gut 0,01 —0,1	mittel —1	schwach —10	resistent —100	γ/ml
Penicillin.					20—40%
Methicillin					1— 5%
Oxacillin					2— 5%
Streptomycin . . und ähnl.					10—30%
Tetracyclin. . . .					10—30%
Chloramphenicol .					10—20%
Erythromycin . . und Makrolide					5—30%
Sulfonamid. . . .					10—20%

4. Wachstumscharakter

Staphylokokken sind an sich anspruchslose Keime und sind daher leicht züchtbar. Aus klinischem Material gewonnen, waren oder sind sie häufig noch dem Einfluß verabreichter Chemotherapeutica unterworfen, so daß ihr Wachstum mehr oder weniger stark gehemmt sein kann.

GRÜN (1958) fand den Beginn eines schwachen Wachstums erst nach 2—5 Tagen, wenn Antibiotica auf den Nährboden mitübertragen wurden. Bereits das Ausstrichpräparat weist unter dem Einfluß der Antibioticatherapie heute kaum mehr das gewohnte Bild des Staphylokokkeneiters auf. Es erscheint steril oder zeigt Kümmerformen verschiedenster Anordnung. Nach mehrfachen Passagen bilden sich kleinere gramnegative, pleomorphe oder bacilläre Formen aus (BELLAMY und KLIMEK, 1948). Die Kulturen können atypisch klein sein und als Zwergformen (G-Form) imponieren. Aus Eiterabstrichen wachsen im allgemeinen Mischkulturen, die entsprechend getrennt werden müssen. MEYER (1962) wies darauf hin, daß ein positiver Befund auf der Blutplatte erst beim Vorhandensein einer bestimmten Keimzahl (Schwellwert) erzielt werden kann. Kulturen, die auf der Platte „steril" bleiben, sind in Bouillon überimpft positiv. Der kulturelle Nachweis der Staphylokokken ist daher auch nicht ohne Probleme, wie man dies bei einem so anspruchslosen Keim annehmen müßte.

Zur einwandfreien morphologisch-bakteriellen Staphylokokkendiagnostik (nach REIMANN, 1933) gehört daher:

1. Ausstrichpräparat, Gram-Färbung
2. Bouillonkultur
3. aerobe Blutplatte
4. anaerobe Blutplatte
5. bei starker Verunreinigung: Selektivnährbodenplatte oder -bouillon (KOCH, 1942).

5. Toxine und antigene Eigenschaften

Aus der Übersicht ELEKS (1959) geht hervor, wie groß das Interesse an den Toxinen der Staphylokokken in den letzten Jahrzehnten war, es ist aber auch herauszulesen, wie schwierig die Zuordnung der „toxischen" Eigenschaften dieses Keimes zu seiner „Pathogenität" ist. Die Problematik der „in vitro" und „in vivo" Wirkung könnte gerade bei diesem Erreger in vollem Umfang diskutiert werden. Schließlich werden die fermentativen und antigenen Produkte aus den Kulturmedien, wo sie unter ganz anderen Bedingungen entstehen als im Organismus, gewonnen und geprüft.

So kommt es, daß in vitro ausgesprochene „Toxicitätsmerkmale" gefunden werden und der Keim trotzdem klinisch als apathogen bezeichnet werden muß oder der umgekehrte Fall des Mangels typischer biochemischer Reaktionen in vitro und der klinischen Feststellung von Pathogenität tritt auf. Trotz dieser Unsicherheit in der experimentellen Einordnung stehen bestimmte Eigenschaften zweifellos in gewissem Zusammenhang mit den klinischen Erscheinungen. Außer der schon erwähnten Koagulase und vielleicht auch der Hyaluronidase sind es die verschiedenen Staphylokokkentoxine.

Die *typischen Staphylokokkentoxine* oder *Staphylotoxine* (BURNET, 1929) sind *Exotoxine*, wenn auch in letzter Zeit Endotoxine, d. h. zellgebundene toxische Substanzen bei Staphylokokken festgestellt wurden (HIGGINBOTHAM und BASS, 1961). Man unterscheidet im allgemeinen folgende Toxine: die *Hämolysine*, das *Leukocidin, letales Toxin, dermonekrotisches Toxin* und das *Enterotoxin*. Diese Toxine haben *Eiweißcharakter* und sind *antigen*.

a) Hämolysine

Die Hämolysine dürften mit dem früher als Staphylolysin beschriebenen Stoff mehr oder weniger identisch sein (LINDENMANN, 1958). Die Hämolysine lösen Erythrocyten bestimmter Tiergattungen auf und bilden dadurch auf der Agarblutplatte hämolytische Zonen. Zwischen Pathogenität und Hämolyse besteht keine signifikante Korrelation (THATCHER und SIMON, 1956), wenn auch für das a-Toxin eine gewisse Häufigkeit bei Material aus Wundinfektion von praktischem Wert zu sein scheint (ELEK, 1959). Die Unterteilung der Hämolysine in a-δ-Toxin ist klinisch von geringer Bedeutung.

Am häufigsten wird das a-Toxin bestimmt. Es löst Erythrocyten von Kaninchen, Ziege, Schaf und Kuh, nicht aber vom Menschen, Meerschweinchen und Pferd und bildet dementsprechend auf der Schafblutplatte eine hämolytische Zone. In Kombination mit anderen serologischen Bestimmungen kommt der *Bestimmung des a-Toxins* gewisse Bedeutung zu. Vielleicht kann auch das δ-Toxin mit herangezogen werden, da es das einzige Hämolysin ist, das Menschenerythrocyten auflöst, bei fast allen menschlichen Infektionen vorkommt, nachweisbare Titer des dazugehörigen Antikörpers beim Menschen nachzuweisen sind und es wesentlich häufiger bei Infektionen als bei Keimträgern aufscheint (MARKES und VAUGHAN, 1950; ELEK und LEVY, 1950).

b) Letales Toxin

Das letale Toxin dürfte eines jener Gifte sein, das bei der Staphylokokkensepsis so schwere Störungen des Zellstoffwechsels zur Folge hat (ELEK, 1950).

Die letale Wirkung auf das Kaninchen ist seit langem bekannt (v. LINGELSHEIM, 1900). Die Tiere sterben schon nach 1,6 Mikrogramm Toxin/kg unter Blutdruckabfall, Herzstillstand in Diastole und Hämorrhagien der serösen Häute (KRAUS und PRIBRAM, 1906). Das Toxin ist antigen und kann durch Antitoxin neutralisiert werden. KIENITZ und RITZERFELD (1964) empfehlen, bei Gaben von Antitoxin nicht das reine a-Antitoxin zu verwenden, sondern nur solche antitoxische Seren, die durch Injektion von ungereinigten (letales Toxin enthaltenden) Seren gewonnen wurden.

Das *bekannteste Toxin der Staphylokokken* ist jenes, das die Leukocyten angreift — *das Leukocidin.*

Unter den Leukocidinen gibt es wieder *3 Arten:*
1. Das Neisser-Wechslberg-Leukocidin (NW—L) (a-Toxin?)
2. Das Panton-Valentin Leukocidin (PV—L)
3. Leukolysin (δ-Toxin?)

Typisches Leukocidin ist das unter 2 genannte Panton-Valentin-Leukocidin. 75% der pathogenen Stämme aus menschlichem Eiter bilden dieses Gift (ELEK, 1959). Es soll sogar eine Korrelation zwischen dem Leukocidintiter und der Schwere einer Infektion bestehen (JOHANOVSKY (1956). NW—L greift nur Kaninchenleukocyten an und ist möglicherweise mit a-Toxin identisch (WRIGHT, 1936), Leukolysin voraussichtlich mit δ-Toxin, wirkt aber ebenso wie PV-Leukocidin auf menschliche und tierische Leukocyten. Bei Infektionen mit Staphylokokken, insbesondere bei der Osteomyelitis, steigt häufig der Antileukocidintiter stärker an als der Anti-a-Hämolysintiter (TOWERS und GLADSTONE, 1958).

c) Dermonekrotisches Toxin

Das dermonekrotische Toxin (Nekrotoxin) ist ebenfalls schon lange bekannt (BRIEGER und FRAENKEL, 1890; v. LINGELSHEIM, 1900). Zwischen dem Nekrotoxin und dem a-Toxin besteht zumindest enge Verwandtschaft, da beide nach intradermaler Injektion Hautnekrosen verursachen und auf gleiche Antikörper reagieren (DOBIAS et al., 1961; BERNHEIMER, 1965).

d) Enterotoxin

Ein wichtiges von bestimmten Staphylokokkenstämmen produziertes Toxin ist das *Enterotoxin.* Es nimmt insofern eine Sonderstellung ein, als es als auslösender Faktor bei Nahrungsmittel-Intoxikationen und bei der sog. postantibiotischen, vielleicht auch postoperativen Enterocolitis gilt. KIENITZ und RITZERFELD (1964) geben den Prozentgehalt der Keime im Krankenhausmilieu, die Enterotoxin bilden, mit etwa 10% an (SEDLAK und PRUCHOWA, 1958). Das Enterotoxin unterscheidet sich in mehrfacher Hinsicht von den anderen Toxinen, insbesonders durch seine Thermostabilität und zerfällt in zwei Gruppen: *Lebensmittelintoxikationstyp F* und *Enteritistyp E* (BERGDOLL, 1956). Nach KIENITZ (1964) gibt es mehrere Nachweisverfahren, von denen aber keines eine rasche und zuverlässige Klärung für den Kliniker bietet.

Der bekannteste Test ist der „*Kittentest*" nach DOLMAN (DOLMAN, WILSON und COCKROFT, 1936; DOLMAN, WILSON, 1938, 1940). Einen Monat alte Katzen erhalten 2 ml eines Filtrates einer Bouillonkultur (bebrütet in 20%iger CO_2-Atmosphäre bei 37° C durch 4 Tage) intraperitoneal. 30 min bis 2 Std nach der Injektion reagieren die Tiere bei positivem Ausfall mit Unruhe, Speichelfluß, Erbrechen und Diarrhoe. Um die Tiere vor dem Eingehen durch a- und β-Toxin zu schützen, soll entsprechendes Antitoxin gegeben werden (DOLMAN, 1943). Weitere Teste sind der Froschtest mit oraler Zufuhr und Magengegenperistaltik (ROBINTON, 1949), der Nematodentest durch Herabsetzung der Motilität (ROSE AS DEL VALE, 1960), Teste an anderen Tieren wie Chinchilla (PROHASKA, 1959), Schweinen (HOPKINS und POLAND, 1962) und Affen (WOOLPERT und DACK, 1943), an Hühnerembryonen, die zum Absterben gebracht werden (KIENITZ und PREUNER, 1958, 1959) und schließlich serologische Methoden, insbesondere die Platten-Gel-Diffusionsmethode nach OUCHTERLONY (CASMAN, 1965). Enterotoxinbildner sollen außerdem typische Atmungskurven im Warburg-Apparat aufweisen (KIENITZ und RITZENFELD, 1961).

e) Antigene Eigenschaften

Die Differenzierung der Staphylokokken mit serologischen Methoden hat von Anfang an große Schwierigkeiten gemacht. Seit KOLLE und OTTO (1902) die Agglutinationsreaktion am Objektträger einführten, haben sich zahlreiche Untersucher um dieses Problem bemüht. Durch eine sehr *komplexe Antigenstruktur* entzogen sich die Staphylokokken immer wieder einer verläßlichen serologischen Charakterisierung. Es führte die Antigenherstellung zu sehr inkonstanten Kreuzreaktionen (MEYER, 1962). Präcipitations- und Komplementbindungsreaktionen führten zu keinen befriedigenden Ergebnissen (JULIANELLE und WIEGHARD, 1934; HEGEMANN, 1937). Wenn sich auch durch die Arbeiten von COWAN (1939) und besonders von OEDING (1952, 1953, 1964) ein selektives System der Serumadsorption mit einer Anzahl von Antigenen ergab und diese Liste durch GRÜN (1957) sowie GRÜN und KÜHN (1958) erweitert und gefestigt werden konnte, so erscheint auch heute noch die Bestimmung von Agglutinationstitern im Sinne der Gruber-Widal-Reaktion klinisch wenig von Nutzen. Es ist auch bisher nicht gelungen, in Zusammenhang mit der Vaccinetherapie Vorteile aus der Staphylokokkenserologie zu ziehen (GRÜN, 1964). Der einzige heute faßbare Vorteil der serologischen Typisierung liegt auf epidemiologischem Gebiet. Andere vielleicht klinisch bedeutsamere Seroreaktionen richten sich gegen die Staphylokokkentoxine. *Antipyolysine* vermögen eine 1 %ige Kaninchenblutaufschwemmung (1,0 ml), die mit *Hämolysin* (0,1 ml) und einer Verdünnungsreihe von Patientenserum versetzt ist, vor Hämolysierung mehr oder weniger zu schützen (GROSS, 1962). Der *Staphylokinasehemmstoff* im Serum (MÖSE, 1950) und die *Anti-Leukocidinreaktion* haben klinisch bisher wenig Verbreitung gefunden. Unter den Staphylokokken befinden sich serologisch sehr unterschiedliche Typen und es ist daher nach Aufklärung der Antigenstruktur zu erwarten gewesen, daß auch bei genauer serologischer Charakterisierung sehr schwankende Agglutinationstiter bei Gesunden und Kranken zu finden waren. Es läßt sich daher auch heute noch weder durch die Titerhöhe noch durch die Titerbewegung irgendeine Aussage über einen Krankheitsverlauf machen (GRÜN, 1964).

IV. Pathologisch-anatomische Befunde und Pathogenese
1. Lokale Infektion

Die typische, durch Staphylokokken verursachte Läsion ist durch die *Eiterbildung* charakterisiert. Diese Definition ist nicht eindeutig, da einerseits auch chemische Stoffe wie Terpentin Eiter produzieren und andererseits foudrojant verlaufende septische und toxische Staphylokokkeninfektionen ohne Eiterbildung vor sich gehen können. Die *Basis* der Eiterbildung ist das *Auftreten einer Entzündung* (MENKIN, 1940, 1950).

Die durch Staphylokokken hervorgerufene Entzündung hat folgende Elemente:

a) Phagocytose

Die Phagocytose durch lokale polymorphkernige Leukocytose. Kapsellose Staphylokokken werden von polymorphkernigen Leukocyten und Monocyten phagocytiert. Durch Röntgen-Reizbestrahlung der Haut wird die Phagocytose gefördert (GLENN, 1946), durch hohe Dosen, die Leukopenie verursachen, gehemmt. Corticoide und ACTH scheinen die Phagocytoseaktivität zu vermindern (CRABBE, 1955). Koagulase hemmt die Phagocytose. Dies kann vielleicht den Grund für die Pathogenität koagulasepositiver Keime darstellen (HALE und SMITH, 1945). Die Staphylokokken werden durch die zahlreichen Leukocytenenzyme abgebaut, wobei die Acidität im Vacuolenbereich eine gewisse Rolle zu spielen scheint (DUBOS, 1954). Ketokörper wirken dabei gegen diesen Aciditätseinfluß (DUBOS, 1953), was die Empfindlichkeit von Diabetikern erklären könnte. Die Phagocytose durch mononucleäre Elemente zeigt Unterschiede. Unter bestimmten Bedingungen können phagocytierte Keime überleben (KAPRAL, 1965).

b) Lysozym

Lysozym wird neben den Fermenten von Leukocyten gebildet und kann insbesonders in Zusammenwirkung der unter a) genannten Faktoren zur Lyse der Erreger führen (HIRSCH, 1956).

c) Chemotaxine

Chemotaxine, wie Leukotaxine und Leukocidin (MENKIN, 1940), verursachen die Ansammlung von Leukocyten im entzündeten Gebiet, wobei es einerseits zur Phagocytose der Erreger, andererseits zur Zerstörung von Leukocyten mit Freisetzung von proteolytischen Enzymen kommt, die zur Vernichtung der Keime beitragen können.

d) Abriegelung

Die Abriegelung durch die entzündliche Reaktion findet bei Inoculation mit Staphylokokken besonders rasch statt. Die vorherige lokale Gabe von entzündungserregenden Substanzen wie Terpentin beschleunigt diesen Abriegelungsvorgang (FAVILLI und MCLEAN, 1937).

e) Lymphatische Reaktion

Die Reaktion in den regionären Lymphknoten ist durch eine Erweitung der Sinus, Verlangsamung des Lymphstromes, Auswandern von vorwiegend polymorphkernigen Leukocyten in den Hilus und die oberflächlichen und intermediären Sinus gekennzeichnet (ELEK, 1959).

f) RES

Das retikuloendotheliale System fungiert nach den Lymphknoten als nächster Filter gegen die Keiminvasion. Im Knochenmark sind Keime zu finden, bevor noch eine positive Blutkultur zu gewinnen ist (LING, HSUEH, TAUR und YANG, 1940).

g) Gerinnung

Blockade durch Gerinnungsvorgänge tritt im Zusammenhang mit der Lymphblockade ein. Die Erhöhung der Capillarpermeabilität läßt Plasma durchtreten. Durch Gerinnung des Plasmas, möglicherweise unter Mithilfe der Koagulase, werden die Lymphkanäle verstopft. RIGDON (1941), MENKIN (1935) machen für die Gerinnung nicht die Staphylokoagulase, sondern Exotoxine verantwortlich.

MENKIN bezeichnet die Abszeßbildung als Einweg-Ventil durch Zufließen von Zellen aus dem Blutstrom. Lediglich celluläre Elemente vermögen einen bakteriostatischen Effekt auf Staphylokokken auszuüben. Die ständige Zufuhr führt zum Wachsen und schließlich zur Sprengung des Abscesses. Undrainierte, durch körpereigene oder chemotherapeutische Maßnahmen stillgelegte Abscesse, „sterile Abscesse", können lange Zeit bestehen bleiben, durch persistierende Keime wiederum aufflackern und zu septischen Streuungen Anlaß geben.

2. Organinfektion

a) Haut

Die Haut ist von den verschiedensten Mikroorganismen besiedelt. Der häufigste Keim ist hier Staphylococcus epidermidis. Er ist in der Regel apathogen. Staphylococcus aureus hingegen hat die Fähigkeit, in die Hautfollikel entweder entlang der Haare oder in die Drüsen einzudringen. Die sich bildende *Follikulitis mit Pustelbildung* dürfte die häufigste *Initialläsion* der cutanen Staphylokokkeninfektionen sein (RENTCHNIK, 1956). Primäre *Traumen* oder Läsionen durch andere Erreger können den Staphylokokken den Weg zur Infektion frei machen.

Die Hautinfektionen durch Staphylococcus aureus reichen von der oberflächlichen akuten *Follikulitis* vom Typ der *Impetigo Bockhardt* über die tiefe Follikulitis, die zur Abszeßbildung und dem *Furunkel* und *Karbunkel* führt, durch massive Nekrosen des Haar-, Talg- und Schweißdrüsenapparates und deren Umgebung gekennzeichnet, bis zur *generalisierten rezidivierenden Furunkulose*. Die Infektion bleibt oberflächlich mit Pustelbildung an bevorzugten Stellen mit günstigen Bedingungen wie Feuchtigkeit, Schweiß, Schmutz, Wunden usw. zusammenhängend oder setzt sich an Prädilektionsstellen wie im Nagelbett als *Paronychie*, in der Achselhöhle als *Schweißdrüsenabsceß*, in tieferen Hautschichten fest. Unabhängig von den Haarfollikeln und den Hautdrüsen können sich auch vegetierende ulcerative Prozesse an Fingern, Händen, Füßen und Lippen ausbreiten. Nach ODENTHAL (1960) war der Prozentsatz der Hautinfektionen an der I. Medizinischen Klinik in Düsseldorf etwa 25% der Gesamtzahl von Staphylokokkeninfektionen. Mit Rücksicht darauf, daß nur ein geringer Teil der Hautinfektionen auf einer internen Klinik aufgenommen wird, zeigt sich daraus der große allgemeine Anteil an Hautinfektionen.

In der Kinderheilkunde stellt das *Pemphigoid* (Pemphigus neonatorum) mit seiner Steigerung in der *Dermatitis exfoliativa Ritter* in den ersten 4 Lebenswochen schwere Formen einer staphylokokkenbedingten Hautinfektion dar. Pfennigstückgroße Bläschen, gefüllt mit Eiter, unter Aussparung der Handteller und Fußsohlen

sind die Hauptsymptome dieser gefährlichen Erkrankung (KIENITZ, 1964). Die
Säuglingshaut scheint gegen Staphylokokken besonders empfindlich zu sein. Man
kann annehmen, daß etwa 10 % aller Säuglinge an Staphylodermie leiden (KREP-
LER, 1963; MARGET und RICHART, 1955).

b) Knochen und Gelenke

Das Knochenmark, die Knochensubstanz und das Periost scheinen Prädilektionsstellen für Staphylokokken darzustellen. Wenn auch vor allem italienische
Arbeiten, die von GAETANI (1961) zusammengefaßt wurden, von einer Organo-
tropie bestimmter Staphylokokkenstämme sprechen, so scheint ein direkter dies-
bezüglicher Nachweis nicht erbracht zu sein (KIENITZ, 1964). Schon GARRE (1885)
infizierte sich im Selbstversuch an einem Nagelbett mit einem Stamm aus einer
tödlich verlaufenden Osteomyelitis und erzielte nur eine oberflächliche Eiterpustel.
Die Lokalisation ist mehr an die örtlichen Abwehrfunktionen gebunden, wenn
auch eine gewisse Adaptation von Keimen bei der hochgradigen Anpassungsfähigkeit der Staphylokokken möglich erscheint (LUCCA, 1934; KISTLER, 1936;
HARRISON, 1948).

Die *Osteomyelitis* wird hauptsächlich durch Staphylokokken hervorgerufen,
entsteht hämatogen, von der sekundären chirurgischen Frakturosteomyelitis
abgesehen, und stellt ein gemeinsames Problem für Pädiater, Chirurgen, Orthopäden und Internisten dar. Die Altersverteilung entspricht dem Auftreten der
Staphylokokkenpneumonie: Im frühen Säuglingsalter relativ selten, später zu-

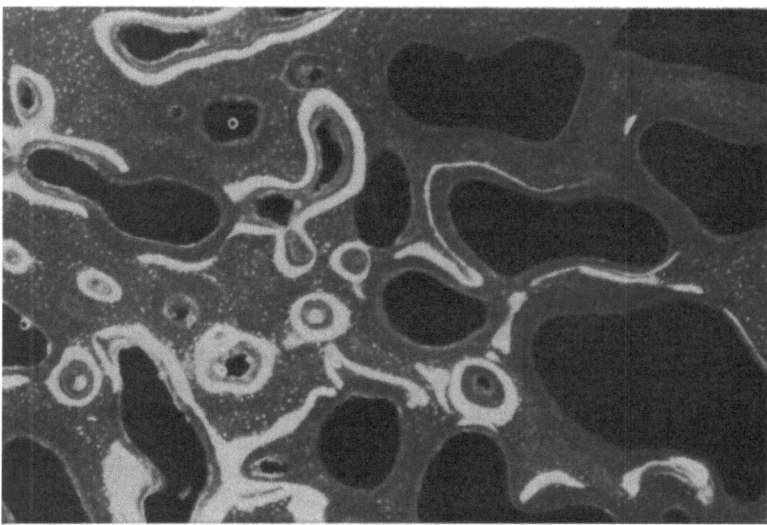

Abb. 2. Chronische Osteomyelitis. In vivo Markierung der Ossifikationszonen nach therapeutischen Gaben von
Tetracyclin; dargestellt an einem Knochenschliff im ultravioletten Fluorescenzlicht. Unregelmäßiger und plumper
Knochenanbau im linken und unteren Bildabschnitt (helle Zonen). Normale Verhältnisse im Bereich regelrechter
Spongiosabälkchen rechts oben (H. CZITOBER und F. ENDLER)

nehmend (CONTZEN, 1961). Sie nimmt ihren Ausgang meist von Hautinfektionen
oder Infektionen der Schleimhäute. Der Nachweis der meist multiloculären Herde
ist im Beginn schwierig. Die ausgeprägte Form bietet eine rarefizierende Ostitis
mit periostalen Reaktionen. Im Destruktionsherd bilden sich *Sequester*. Die Grenz-
zonen zwischen gesundem und krankem Knochengewebe lassen sich mit Tetracyc-
linfluorescenz am Knochenschliff schön darstellen (Abb. 2).

Als Folge einer gelenksnahen Osteomyelitis können *Arthritiden* insbesondere im Hüftbereich auftreten. In letzter Zeit wurden aber auch Fälle von akuter wie chronischer *Spondylitis* beschrieben, die auf Staphylokokken zurückgeführt werden. CARNOT hat bereits 1932 das „Mal de Pott staphylococcique de l'adulte" beschrieben und die Differentialdiagnose zwischen der tuberkulösen und staphylogenen Spondylitis erörtert. RENTCHNICK beobachtete 1956 eine Anzahl von Fällen und weist auf die Wichtigkeit einer einwandfreien Diagnostik hin.

c) Atmungsorgane

Die Lokalisation einer Staphylokokkeninfektion im Atmungstrakt wird, von den typischen *abscedierenden Staphylokokkenpneumonien* abgesehen, in der Literatur eher stiefmütterlich behandelt. Der Staphylokokkenbefund im Sputum ist etwas so gewöhnliches, daß er für die Diagnose kaum herangezogen werden kann. Die Nase als besonderes Keimreservoir ist ein ständiger Lieferant dieser Erreger. Wenn auch eine große Zahl der Bronchitiden von Staphylokokken unterhalten werden, ist doch der Nachweis dafür schwierig zu führen (SYMONDS und SALMON, 1961). Die Grundkrankheiten wie Bronchialcarcinom, Bronchiektasien, Emphysem, Astma bronchiale u. a. stehen dabei häufig im Vordergrund (ODENTHAL, 1964).

Nach RENTCHNICK (1957) ist die Einteilung *beim Erwachsenen* nach infiltrativen, abscedierenden und empyematösen Formen vorzunehmen.

Die *infiltrative Form* entspricht meist einem Infarkt im Rahmen einer Septikämie. Pathologisch-anatomisch ergeben sich hepatisierte keilförmige Herde, die zur Einschmelzung neigen.

Die *abscedierenden Formen* wurden vor allem von GRUMBACH und BLONDET (1952) untersucht. Es können mehrere traubenartig angeordnete Abscesse oder große Solitärhöhlen vorliegen. Diese Solitärhöhlen sind meist nicht Absceßhöhlen im üblichen Sinn, sondern Blasen, die teils luft-, teils flüssigkeitsgefüllt sind und sich durch einen Ventilmechanismus aufblähen. Diese Höhlen verschwinden oft in überraschend kurzer Zeit oder bilden sich in pseudocystische Gebilde um.

Die *empyematöse Form* kann in Begleitung oder Folge einer pleuranahen Infiltration auftreten. Der Erguß ist meist eitrig, selten sero-fibrinös oder haemorrhagisch.

d) Endocard

Die durch *Staphylokokken* hervorgerufene *Endokarditis* hat im Verlauf der letzten Jahre *zugenommen*. Den Hauptteil dieser Infektionen stellen chirurgische Maßnahmen, wie insbesondere die *Herzoperationen*. ODENTHAL (1964) berichtet, daß acht von zwölf von ihm beobachteten Fällen von Staphylokokkenendocarditis eine rheumatische Herzklappenerkrankung angaben, zwei Fälle waren Rezidive einer Lentainfektion. Bei der Staphylokokkenendokarditis fehlen meist die Löhleinnephritis wie die Mikroembolien. Häufig findet man die Erreger im Harn. Die Mortalitätsrate durch septische Streuung oder Klappenperforation liegt um 50% (ODENTHAL, 1964).

e) Verdauungstrakt

Im Bereich der Mundhöhle spielt der Staphylococcus bei der Entstehung der Kieferosteomyelitis eine sichere Rolle. Wie weit er bei Zahngranulomen Bedeutung hat, ist schwer zu sagen, meist dürfte es sich dabei um andere Keime handeln.

Die *Nahrungsmittelinfektionen*, die seit etwa 20 Jahren beschrieben werden und stets epidemieartig aufgetreten sind, lassen sich auf das durch Staphylokokken gebildete Enterotoxin zurückführen. Das Enterotoxin widersteht jeder üblichen Sterilisationsmaßnahme und kann in den verschiedensten Nahrungsmitteln gefunden werden wie Pudding, Speiseeis, Konserven, Fleisch und in allen gezuckerten oder gesalzenen Lebensmitteln, die einen guten Nährboden für Staphylokokken darstellen (RENTCHNICK, 1956).

Als Superinfektion mit Staphylococcus aureus mit oder ohne Enterotoxinbildung hat nicht zuletzt durch die Antibioticabehandlung ein Krankheitsbild zugenommen: Die *akute pseudomembranöse Enterocolitis*. Durch die antibiotische Behandlung, insbesondere mit den sog. Breitbandantibiotica verschwindet ein großer Teil der intestinalen Flora, besonders die Colibakterien. Im Darm finden sich Plaques von Staphylokokken, die meist gegen Antibiotica hochresistent sind, daneben finden sich Mischfloren mit Proteus und Pseudomonas (ZEITLHOFER, 1955; GSELL und KESSELRING, 1955). Der diphtheroide oder pseudomembranöse Charakter der Enterocolitis und ihr schwer toxisches Zustandsbild muß nicht nur auf Enterotoxinbildung zurückzuführen sein (DEARING und HEILMAN, 1953). Die Enterocolitis tritt mit und ohne Antibioticavorbehandlung besonders nach operativen Eingriffen im Intestinaltrakt auf, sie muß auch nicht unbedingt durch Staphylokokken hervorgerufen sein, zumindest entziehen diese sich manchmal dem Nachweis (HELMER).

Die histologische Diagnose stützt sich auf die verstreuten und multiplen eher oberflächlichen Läsionen mit Gefäßschäden und Thrombosen und eine polynukleäre Infiltration (RENTCHNICK, 1956). Die Befunde ähneln den bei hämorrhagischem Schock auftretenden.

f) Urogenitaltrakt

Im Urogenitaltrakt siedeln sich Staphylokokken besonders in der Prostata und in der Niere an, aber auch die ableitenden Harnwege und der Nebenhoden sind nicht selten der Ort der Infektion. *Aufsteigende Infektionen wie Urethritis, Prostatitis, Epidydimitis, Cystitis* und *Pyonephrose* lassen sich auf Staphylococcus aureus zurückführen. Anatomische Veränderungen, Katheterismus, Prostatahypertrophie mit Restharn oder auch gonorrhoische Infektionen und deren Nachkrankheiten sind die Helfershelfer dieser Pyogenosen.

Als Folge dieser aufsteigenden Infektion oder hämatogen ergeben sich als häufigste Staphylokokkenherde der Nierenabsceß und der perinephritische Abszeß.

Die meisten *Nierenabscesse* sind durch Staphylokokken hervorgerufen. RENTCHNICK beschreibt drei Typen: Der miliare Absceß, meist bilateral, häufig als Element einer Septikämie, der große Sammelabsceß und der Nierenkarbunkel (l'abces anthracoide), bestimmt durch den nekrotisch hämorrhagischen Anteil. Es handelt sich um eingeschmolzene mehr oder weniger nekrotisierende Infarkte.

Der *perinephritische Absceß* stellt metastatische Infektionsherde von Nierenrindenabscessen dar. Ausgedehnte Phlegmonen können oft lange unentdeckt bleiben und führen zu dickwandigen, reichlich Eiter enthaltenden Höhlen. Gerade unter einer nicht ausreichenden Chemotherapie mit Teilsterilisierung ähneln sie in ihrer Symptomatik mehr und mehr den kalten Abscessen der Tuberkulose.

Die *Prostatitis* durch Staphylokokken scheint nicht so selten zu sein und kennzeichnet sich durch eine entzündlich vergrößerte Prostata mit mehr oder weniger Abszeßbildung. Ebenso gibt es neben der häufigeren tuberkulösen Epidydimitis die staphylogene. Sie kann sehr ähnlich „kalt" verlaufen und weist in der Anamnese häufig Hautinfektionen auf (RENTCHNICK, 1956).

g) Nervensystem

Findet man bei einer *Meningitis* im Liquor Staphylococcus aureus, so wird es sich fast immer um *eine Abscedierung* handeln, die entweder hämatogen im Cerebrum lokalisiert ist, von einer der knöchernen Höhlen per continuitatem ausgeht, wie Sinusitis frontalis, Mastoiditis, Orbitalphlegmone oder von einer Weichteilinfektion im Gebiet der Vena angularis, wie beim Nasen- oder Oberlippenfurunkel.

Der *Hirnabsceß* tritt im Rahmen einer Septicaemie auf. Der Staphylococcus kann sich von infizierten Epiduralhämatomen oder anderen Kontusionsschäden ausbreiten. Septisch embolische Abscesse im Rahmen einer Endokarditis befallen vorzugsweise die linke Seite und führen zu Halbseitenlähmung und aphasischen Störungen. Kleine Abszesse können durch ihre inflammatorische Ausdehnung unter der Therapie weitgehend reversible Störungen zur Folge haben.

Meningo-radiculo-encephalitis wie sie RISER, GLEIZES, BEQ und BARRIERE 1955 beschrieben haben, sind ebenso wie die akute Myelitis seltene, durch Staphylokokken hervorgerufene Infektionen.

3. Generalisierte Infektion

Im Handbuch der Inneren Medizin 1952 bezeichnet BINGOLD die Streptokokken als die häufigsten *Sepsiserreger. Heute* müssen wir feststellen, daß *Staphylokokken*, mit Ausnahme der subbakteriellen Endokarditis, den *Hauptteil der Sepsisfälle* stellen. Dann erst folgen Colibacillen, Typhus, Paratyphus, Pneumokokken usw. Die Staphylokokken treten als die typischen Sepsiserreger als Ursache der verschiedensten Sepsisformen auf, der foudrojanten hochakuten, der akuten und der subakuten „chronischen", je nachdem, ob es dem Körper gelingt, die sich bildenden Metastasen mehr oder weniger abzuriegeln.

Weitaus der größte Teil der *Staphylokokkämien* geht von einer Hautläsion aus, der geringere Teil von Schleimhautaffektionen. Die häufigsten Ausgangsstellen sind Furunkel, Karbunkel, Insektenstiche, Injektionsstellen, aber auch Anginen, Urogenitalinfektionen, wie ein infiziertes Endometrium oder Eireste, Pyelonephritis, Nebenhöhlen und nicht zuletzt die Knochenmarksherde bei der Osteomyelitis u. a. Lokalisationen.

Die *foudrojante hochakute Staphylokokkensepsis* geht *meist von Infektionen im Bereich des Kopfes,* insbesondere des Gesichtes aus. Das Oberlippen- oder Nasenfurunkel ist das typische Beispiel für die hochakute Generalisierung einer lokalen Staphylokokkeninfektion. Die Thrombophlebitis im Anschluß an das Furunkel, pralle Schwellung, livide Verfärbung, Verhärtung durch periphere Thrombosen und Zeichen der akuten Entzündung mit einem Zentrum am Ort der Infektion sind die Zeichen einer beginnenden Streuung. Die Blutkultur ist hochpositiv. Die Thrombophlebitis breitet sich über die Vena angularis in den Sinus cavernosus und über die Augenvenen aus. In der vorantibiotischen Ära ein fast sicheres Zeichen für den Beginn einer in über 90 % der Fälle nicht beherrschbaren Sepsis.

Viel weniger häufig führen Infektionen der großen serösen Häute wie der Pleuren oder des Peritoneums zur Bakteriämie und damit zur hochakuten Sepsisform.

Die *akute Sepsis* kann als typhoide Form, als Endokarditis oder als Pyämie auftreten (LEMIERRE, 1935). RENTCHNICK beschreibt die *typhoide Form* als besonders schwer diagnostizierbar. Sie geht meist mit intestinalen Erscheinungen, irregulären Temperaturen und Milztumor einher. Leukocytose, aber auch Leukopenie können bestehen. *Endokarditis* mit oder ohne Abscesse im Myokard meist an der Mitralis, mit Hauteruptionen vorwiegend im Gesicht und an den Extremitäten kennzeichnen die zweite Form. Die *pyämische akute Staphylokokkensepsis,* vielleicht die häufigste akute Form, kennzeichnet sich durch multiple Metastasen, die jede für sich an der Symptomatik beteiligt sind. Metastasen in der Niere, im Intestinum, in den Lungen, Knochen und auch Muskelbogen sind das pathologisch anatomische Substrat.

Unter dem Einfluß der modernen antibakteriellen Chemotherapie scheinen die *subakuten Staphylokokkenerkrankungen* häufiger geworden zu sein. Sie reichen von der subbakteriellen Endokarditis vom Lentatyp über den chronisch streuenden Osteomyelitisherd bis zu den „rheumatoiden" Herdinfektionen.

Wie lange ein septischer Herd in Ruhe sein kann, zeigt ein von uns beobachteter Fall eines 16jährigen Knaben, der in seinem 9. Lebensjahr eine Osteomyelitis des Oberschenkels durchmachte, die nach einem Jahr Behandlung „abgeheilt" war. 7 Jahre danach wurde er in schwerstem Allgemeinzustand mit Krämpfen unter dem Zeichen eines Hirnabscesses mit Meningitis eingeliefert. Aus dem Liquor konnte Staphylococcus aureus gezüchtet werden. In sofortiger Dämpfung und Hibernierung konnte er mit höchsten Penicillindosen (120 Millionen Einheiten pro die) mit Erfolg behandelt werden. Er ist bisher 2 Jahre rezidivfrei geblieben.

a) Ausbreitungsmodus

BINGOLD (1952) schreibt, daß er unter zahlreichen klinischen und pathologisch-anatomischen Beobachtungen kaum je mehrere oder gar zahllose Quellen für eine septische Infektion gesehen hätte, wenn es auch einen zweiten, dritten oder gar vierten Zwischenlandungsplatz gebe, der manchmal größere Bedeutung hätte als der Startplatz. Nach seiner Erfahrung geht die Sepsis von Herden aus, die entsprechend ihrer Lage den Bakterien leichter Zutritt verschaffen und somit besonderer Infektionsgefahr ausgesetzt sind.

Ausgangsherde sind *besonders* die *Hohlorgane* oder *vorgebildete Kanäle* unter Abflußbehinderung, wie der Uterus, die Gallenwege, die Harnkanäle, die Knochenröhren, Gelenkshöhlen und die Nebenhöhlen. Tonsillen und Zähne können nicht selten als Herde für septische Streuungen in Frage kommen.

In den *Venen* sind bei der generalisierten Staphylokokkenerkrankung *thrombophlebitische Herde* sehr häufig als Ausgangspunkt anzusehen. Uterusvenen, Halsvenen von der Vena tonsillaris bis zur Vena facialis und jugularis, Ohrvenen, die Vena facialis bei Gesichtsfurunkel, periphere Venen, seltener Venen des Pfortadergebietes, schließlich Lungenvenen, der Plexus prostaticus und beim Neugeborenen die Nabelvenenthrombose.

Blande Thrombosen auf Grund mechanischer Gefäßschädigung können durch das Haften von Keimen einer bakteriämischen Streuung zur Thrombophlebitis führen und von dort aus zur septischen Streuung. Die Staphylokokken zeigen eine besondere Haftfähigkeit, die den Pneumokokken, den Colibacillen oder dem Streptococcus viridans längst nicht in dem Maße gegeben ist. Sicherlich spielen dabei die fermentativen Fähigkeiten des Keimes eine entscheidende Rolle (Koagulase, Fibrinolyse, Hyaluronidase u. a.). Die Intima der Venen wird leukocytär infiltriert, die Media ödematös, der gebildete Thrombus wird von Bakterien und Leukocyten eingeschmolzen. Während einerseits die Thrombosierung einen gewissen Schutz vor der Ausbreitung bietet, liefert sie gleichzeitig einen idealen Nährboden für die Erreger.

Ein anderer Ausbreitungsmodus erfolgt über die *Lymphbahnen*. Jeder Laie spricht von Blutvergiftung, wenn er die geröteten Streifen von der Infektionsstelle zum regionären angeschwollenen und schmerzhaften Lymphknoten beobachtet. Meist handelt es sich dabei aber noch um keine Sepsis, sondern nur um eine lokalisiert bleibende Mitbeteiligung des örtlichen lymphatischen Systems. Meist bleibt trotz der breiten netzartigen Ausbreitung der Lymphgefäße die Infektion auf eine oder mehrere Bahnen beschränkt. Erst der Einbruch in das Venensystem führt zur septischen Ausbreitung.

Während die *Arterien* weniger als Herde in Frage kommen, sind das *Endokard* und *Myokard* stärker einer Infektion ausgesetzt. In den letzten Jahren mehren sich die Berichte über positive Staphylokokkenbefunde bei der subbakteriellen Endokarditis.

b) Reaktionen des Blutes und der blutbildenden Organe

Als wesentlicher Befund einer Staphylokokkenerkrankung wird die dabei auftretende *myeloische Leukocytose mit Linksverschiebung* angesehen. In den meisten Fällen ist dies auch zutreffend. Ein durch Staphylokokken infizierter Liquor ist besonders zellreich (20—40000/3 Zellen) und enthält fast nur myeloische Elemente. Viele septische Fälle verlaufen aber ohne Leukocytose, ohne daß daraus auf eine „Knochenmarkschwäche" geschlossen werden könnte (LENHARTZ, 1950). Insbe-

sondere die subbakterielle Endokarditis neigt zur Leukopenie. Hohe Leukocytenzahlen sprechen bei Vorliegen einer Staphylokokkeninfektion für ausgedehntere
metastatische Eiterherde. Jede neue Metastase läßt die Leukocytenzahlen emporschnellen. Tritt die Metastasierung mit Schüttelfrost ein, so scheint vorher eine
Leukopenie und erst kurz nachher eine Leukocytose aufzutreten.

Auch bei starken Linksverschiebungen mit zahlreichen *Myelocyten*, die weitgehend einer
myeloischen Leukämie ähnlich sein können, sollte doch ein innerer Zusammenhang zwischen
Sepsis und akuter Leukämie abgelehnt werden (LAUDA, 1948). Weder die akute Leukämie,
noch die Panmyelophthise und Agranulocytose können als Folgezustand einer Sepsis aufgefaßt
werden, wenn man auch beim Vorliegen eines septischen Zustandsbildes erst nach dem Abklingen einer mehr oder weniger heftigen myeloischen Reaktion sicher sagen kann, ob nicht doch
primär eine Systemerkrankung im Sinne einer akuten Leukämie mit sekundärer septischer
Infektion vorgelegen hat.

Im peripheren Blutbild findet man auch bei Sepsis durch Staphylokokken
abnorm große, basophile einkernige Elemente mit Einschlüssen, die dem retikuloendothelialen System entstammen. Solche *Endotheliosen* scheinen bei der subbakteriellen Endokarditis häufiger zu sein.

Das Auftreten von *Ikterus* im Verlaufe der septischen Erkrankung kann verschiedene Ursachen haben und ist deshalb oft nicht leicht zu klären. Ein echter
hämolytischer Ikterus ist selten, häufiger scheinen pericholangitische Erscheinungen den Bilirubingehalt des Serums zu erhöhen. Leberschädigungen durch Medikamente, insbesondere bei extremer Dosierung und längerer Dauer liegen ebenso
im Bereich der Möglichkeit. Im Einzelfall ist es sehr schwer zu sagen, ob der
septische Zustand oder ein Medikament zur Leberschädigung geführt haben.

V. Epidemiologie

1. Keimträger

Praktisch überall sind Staphylokokken zu finden. Wir wissen sehr wenig über
ihre Pathogenität und fast noch weniger über ihre Virulenz. Im Vergleich zu ihrer
Häufigkeit sind die *Infektionen relativ selten*. Selbst in einer sehr anfälligen Populationsgruppe, wie sie Säuglinge darstellen, kann zwischen Kolonisation und Erkrankung klar unterschieden werden (ELEK, 1959). Die Verteilung der Staphylokokken, insbesondere des koagulasepositiven Erregers ist ausgedehnt beschrieben
worden.

Das *Hauptreservoir* ist jedenfalls der menschliche Körper selbst. Hier ist es
wiederum die *Nase*, die den größten Anteil hat. Der Salzreichtum des Nasensekretes forciert das Wachstum und die Streumöglichkeit über Tröpfchen in Kleidung
und Luft fördert die Verbreitung. Direkt oder indirekt stammen Wundinfektionen
von Staphylokokken aus der Nase. Rund *50 % der Menschen sind Staphylokokkenträger in der Nase* (HALLMAN, 1937; WILLIAMS, 1946), dabei scheinen Kinder
bevorzugt zu sein (DARANYI, 1955). Am 1.—3. Lebenstag steigt die Infektionsrate
von 7 % auf über 60 % (TORREY und REESE, 1945). Dabei finden sich selten dieselben Phagentypen wie bei der Mutter (ELEK, 1959). Die Besiedlung der Nase ist
am dichtesten im Vestibulum. Dort sitzt der Keim oberflächlich ohne Invasion
im Gewebe.

Die *Luft* enthält vorwiegend Staphylococcus epidermidis. Je enger allerdings
die Gemeinschaft ist, desto häufiger treten aureus-Stämme auf und die Luft fungiert als Träger der Kreuzinfektion. Die Absterberate der Erreger entspricht etwa
der Luftfeuchtigkeit und dem Lichteinfall.

Die *Haut* kann ebenso Reservoir sein und rund *5—20 % der Staphylokokkenträger* tragen *an* ihrer *Haut den Erreger* (REBELL, 1947). Häufig sind aber diese
Erreger ebenso mit gleichem Phagentyp in der Nase anzutreffen.

Die *Faeces* und damit *infizierte Hautpartien* enthalten praktisch immer Staphylokokken. Hier liegt vielleicht eine der Ursachen für das Auftreten der postantibiotischen Enterocolitis durch Verschiebung des biologischen Gleichgewichtes. Der *kranke Keimträger* ist naturgemäß epidemiologisch von größerer Bedeutung als der „gesunde". Die Virulenz der Stämme, die aus Wunden übertragen werden, steht eher fest. Der Ausgang von Epidemien ließ sich wiederholt auf solche Erreger zurückführen (GRÜN, 1964). Die bereits „abgeheilten" Wunden bei Patienten und Personal sind häufig die Ursache (SMITH, 1958; BARBER und BURSTON, DAVIES, 1954).

Der *Übertragungsmechanismus* ist *Kontakt- oder Schmierinfektion* meist auf dem Umweg über Gebrauchsgegenstände, Taschentücher, Handtücher und Verbandmaterial. Er erfolgt weiterhin durch *Tröpfcheninfektion*, dies seltener, da Tröpfchen in der Luft häufiger aus dem Mund als aus der Nase stammen (HARE und MACKENZIE, 1946). Ähnlich selten erfolgt die *Kreuzinfektion über die Luft*, wenn aber, so findet die Verbreitung über Kleider- und Bettzeugstaub statt, da keimhaltige Partikel groß sind und sich bald absetzen.

2. Spezifität der Staphylokokkeninfektionen

Man bezeichnet die Infektionen durch Staphylokokken als *„unspezifisch"*. Seit Einführung der Phagentypisierung kann man diese Ansicht nicht mehr ganz aufrechterhalten. Es scheint *typische Epidemiekeime* zu geben wie z. B. den Phagentyp 80/81. Dieser Typ scheint gewisse pathogenetische und epidemiologische Besonderheiten aufzuweisen (MEYER, 1962). Er ist imstande, Haut- und Mammaabscesse zu erzeugen (BLAIR und BYNOE, 1958) und durchdringt möglicherweise sogar die intakte Haut (ROUNTREE und BEARD, 1958). Trotzdem soll der Annahme einer Staphylokokkenpandemie durch den Typ 80 mit Zurückhaltung begegnet werden (MEYER, 1962).

Die beiden Faktoren *Ausbreitungsfähigkeit* und *Aggressivität* bestimmen durch ihr Zusammenspiel die Epidemie. Hohe Ausbreitungsfähigkeit und hohe Aggressivität führen zur Entstehung einer *Epidemie*, hohe Ausbreitungsfähigkeit und geringe Aggressivität oder geringe Ausbreitungsfähigkeit und hohe Aggressivität zur *Endemie*, geringe Ausbreitungsfähigkeit und geringe Agressivität zu *sporadischen Fällen* (MEYER, 1962).

3. Spezielle Epidemiologie

Die spezielle Epidemiologie der Staphylokokkenerkrankungen, d. h. die *Bevorzugung spezieller Stämme für spezielle Infektionen* muß *in Zweifel gezogen* werden.

Bei den *Hautinfektionen* spielt die Selbstinfektion die Hauptrolle. Dabei sind Lebensalter und Beruf von Bedeutung. Die Wundinfektion hängt von der Art des Eingriffes und der Versorgungstechnik ab. Ein wesentlicher Faktor ist auch hier wieder die Feuchtigkeit, die bei bedeckten Wunden größer ist (FOSTER und HUTT, 1960).

Die *Mastitis* geht vorwiegend vom Säugling aus, da dieser einer der wirksamsten Staphylokokkenausscheider ist. Mastitisepidemien gehen meist Hand in Hand mit Pyodermieepidemien (COLBECK, 1949).

Die *Pneumonie* durch Staphylokokken erfolgt beim Erwachsenen besonders nach Virusinfektionen, wobei die Resistenz des Patienten eine ausschlaggebende Rolle spielt. Beim Säugling ist diese Resistenzminderung gegeben.

Die *Enteritis* hängt mit dem Vorhandensein von Enterotoxinbildnern und einer besonderen allgemeinen Resistenzlage zusammen. Es wurden häufiger Einzelfälle nach Operationen oder nach Breitbandantibiotica beobachtet als Epidemien, von den toxischen Nahrungsmittelvergiftungen abgesehen.

VI. Klinisches Bild

We have little insight into many of the clinical aspects of staphylococcal disease
(ELEK, 1959)

1. Symptomatologie

a) *Follikulitis, Furunkel und Karbunkel*

Sowohl die lokale, als auch die Allgemeininfektion mit Staphylokokken sind durch das Auftreten von leukocytenreichen, gegen die Umgebung mehr oder weniger abgegrenzten Eiterherden charakterisiert. Dies je nach dem Organ, in dem die Staphylokokken zur Ansiedlung kommen. Je nach den örtlichen Möglichkeiten der Ausbreitung entstehen Abscesse, von deren Abriegelung durch Thrombosen und Membranen das Lokalisiertbleiben oder die lokale lymphogene oder allgemeine hämatogene Ausbreitung abhängen.

Der Keim selbst in seiner Virulenz oder Infektiosität scheint dabei eine weniger wichtige Rolle zu spielen. Versuche ELEKS (1956), bei freiwilligen Versuchspersonen die eiterbildende Minimalmenge von Staphylococcus aureus aus infizierten Wunden oder aus der Nase von Staphylokokkenträgern durch intradermale und subcutane Infektionen zu bestimmen, ergab keinen Anhaltspunkt für Virulenzunterschiede. Die meisten Staphylococcus aureus-Stämme konnten Eiterbildung erst in relativ hoher Konzentration hervorrufen. Epidemiologisch besonders aktive Stämme, die eine Pemphigus neonatorum-Epidemie hervorriefen, zeigten sich nicht aktiver, d. h. sie bedürfen keiner kleineren Keimzahl zur Eiterbildung. Es läßt sich über die Infektiosität und die Virulenz eines Erregerstammes weder in vitro noch im Tierversuch oder im Versuch am Menschen eine verwertbare Aussage machen. Lediglich über die Toxinbildung mit allen im Kapitel über die Toxine gemachten Einschränkungen ist in vitro oder in vivo ein Anhaltspunkt zu gewinnen.

Die *Staphylokokkeninfektionen* der *Haut* bieten ein unendlich buntes Bild. Von der oberflächlichen Follikulitis, die sich entlang der Haare bildet, bis zur ausgedehnten Phlegmone, von der akuten bis zur chronischen Form, lymphogen oder hämatogen ausgebreitet, sind alle möglichen Erscheinungsbilder zu beobachten.

Die *oberflächliche akute Follikulitis, Impetigo* (BOCKHARDT) kann die verschiedensten Ursachen haben: Schweißbildung, Berufsschäden, Medikamente, Traumen usw. Sie ist charakterisiert durch Eiterpusteln mit einem Haar im Zentrum. *Tiefgehende Follikulitiden* beziehen die Haarwurzel und den Talgdrüsenapparat ein. Sie leiten zum Bild des *Furunkels* über. Dieses ist gekennzeichnet durch eine Nekrose des Haar- und Drüsenapparates. Rötung, Schwellung und Schmerz als Zeichen der akuten Entzündung mit leichter Allgemeinreaktion im Sinne einer Temperatursteigerung, Schwellung der regionären Lymphknoten, Leukocytose und erhöhte Blutkörperchensenkungsreaktion sind zu beobachten. Furunkel in der Nähe von Abflußgebieten, beispielsweise der Vena facialis, wie Oberlippen- und Nasenfurunkel gefährden das Leben durch septische Thrombosierung zentraler Venensinus, wie des Sinus cavernosus. *Karbunkel stellen sich* als Konglomeratfurunkel mit entsprechend vermehrter Invasionsgefahr dar. Die *Furunkulose*, ein chronisch-rezidivierendes Auftreten von Furunkeln, spricht für mangelhafte Abwehr einerseits (Diabetes, Alkoholismus, Medikamentenmißbrauch usw.) und einen Streuherd von Staphylokokken andererseits. Die *Schweißdrüsen* können ebenso wie die Talgdrüsen eine Einbruchspforte für die Keime bilden und zu mehr oder weniger ausgedehnten *Impetigoformen* oder zu lokalisierten *Schweißdrüsenabscessen* führen. *Phlegmonöse Infektionen*, insbesondere an den unteren Extremitäten, ausgehend von traumatischen Thrombosen, Insektenstichen oder auch hämatogen oder lymphogen entstanden, zeigen neben den typischen Entzündungszeichen cyanotische Verfärbung und Ulceration und sind häufig in einer statischen lokalen Resistenzverminderung (Varizzen und Ödeme) begründet. Zu den lokal bedingten Infektionen gehören das *Panaritium*, die *Paronychie* des Nagelbettes und die *Zahnwurzelvereiterung* durch Staphylokokken.

Es können somit alle Übergangsstellen zwischen Haar, Horn- und Zahnsub-
stanz ebenso wie alle Drüsenschläuche als Orte verminderten Widerstandes Eintrittspforten für den Erreger in und unter die Haut darstellen.

b) Osteomyelitis und Arthritis

Abgesehen von der Ostitis, die direkt von Wundeiterungen ausgeht wie die
Osteomyelitis bei Panaritium, die Osteomyelitis des Oberkiefers bei Zahneiterun-
gen oder nach Nagelungen und knochennahen Wunden, entsteht die *Osteomyelitis*

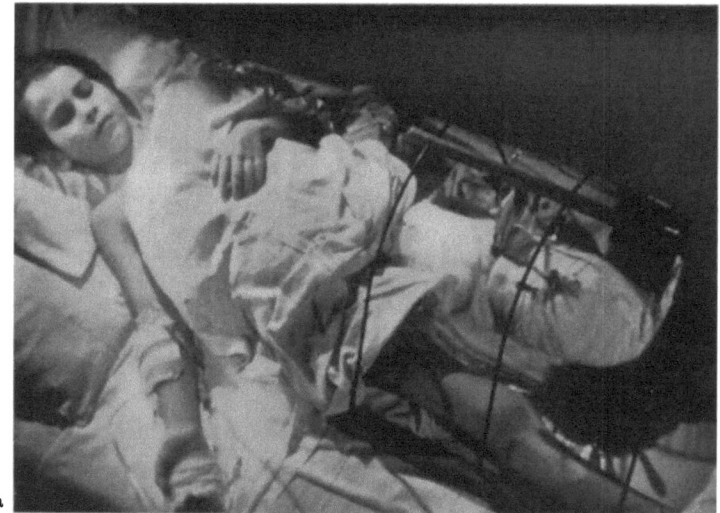

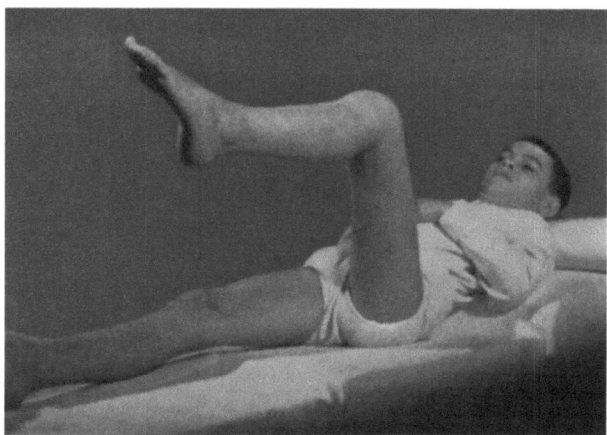

a) 3 Wochen nach Beginn   b) 6 Wochen nach Beginn

Abb. 3. 12jähriger Patient erkrankte hoch fieberhaft mit septisch intermittierenden Zacken bis 40°. Osteomyelitische Herde im linken Oberarmschaft und rechten Femur, vereinzelte Lungenherde. Blutkultur: Staphylococcus
aureus, wiederholt positiv, wechselndes Resistenzbild. 4 Wochen erfolgte Behandlung mit Chloramphenikol,
Erythromycin, Streptomycin, Kanamycin, Oxacillin, Methicillin. Bohrung der Knochenherde nach ENDLER,
Instillation mit Staphylomycin und 3 × 20 Millionen Einheiten Natrium-Penicillin G intravenös, über 2 Wochen,
brachten den Prozeß zur Abheilung

hämatogen von einem bekannten oder uneruibaren Herd aus. Die akute Form ist
erkennbar durch lokale Entzündungserscheinungen. Sie tritt besonders *bei Kindern* vom Säuglingsalter bis zum Wachstumsalter auf. Bei Säuglingen ist die

Lokalisation schwierig und macht eine systematische Abtastung der Epiphysen des fiebernden Säuglings notwendig (Rentchnick, 1956). Erst nach einer Woche sind röntgenologische Veränderungen zu erkennen. Der Verlauf kann besonders unter Therapie ein sehr verschiedener sein. Akute Gelenksschwellungen führen nicht selten zu Fehldiagnosen im Sinne eines akuten Rheumatismus. Cortison und Butazolidine, bei der Osteomyelitis streng kontraindiziert, verwischen das Krankheitsbild und erst die Spontanfraktur führt dann zur richtigen Diagnose. Zu den Fehldiagnosen gehört auch die Verwechslung mit dem Knochensarkom. Zwei Fälle mögen dies demonstrieren:

1. Ein 9jähriges Mädchen erkrankte schwer mit hohem, eher kontinuierlichem Fieber, Schmerzen und Schwellung des Oberschenkels. Aus dem Blut wurde Staphylococcus aureus gezüchtet. Eine Probeexcision ergab unspezifisch entzündliches Gewebe. Die Diagnose lautete: Sepsis mit Knochenherd. Intensive Antibioticatherapie blieb ohne Erfolg, auch der Zusatz von Corticoiden beeinflußte das Zustandsbild nicht. Das Kind verstarb nach 14tägiger Behandlung. Die Autopsie ergab ein *Knochensarkom* (Eigene Beobachtung).

2. Ein 14jähriger Knabe klagte über Schmerzen im Oberarm. Keine fieberhaften Erscheinungen, die Blutbefunde, bis auf mäßige Zeichen einer Entzündung, waren wenig auffällig. Man stellte klinisch und röntgenologisch die Diagnose Knochensarkom. Eine Probeexcision ergab unspezifisches Entzündungsgewebe. Man verblieb bei der Diagnose Sarkom wegen des Fehlens klinischer Entzündungserscheinungen und behandelte mit Cytostatika. Eine Operation mit Enucleation wurde vorbereitet. Bei der Operation stellt sich eine eitrige Höhle dar, die als *Osteomyelitis* angesehen werden mußte. Nach intensiver Antibioticatherapie konnte der Herd ausgeheilt werden (Beobachtung von Endler).

Die Allgemeinerscheinungen bei der Osteomyelitis können septisch sein, sie können aber auch sehr bland verlaufen.

Die *Arthritis* durch Staphylokokken ist meist durch die *geringe Schmerzhaftigkeit* des Gelenkes gekennzeichnet. Immer ist ein benachbarter Knochenherd zu suchen. Lymphangitis und Thrombophlebitis in der Umgebung sind in ihrer Schmerzhaftigkeit vom Gelenksschmerz so exakt wie möglich zu trennen.

Spondylitis kann ebenso auf Staphylokokken zurückzuführen sein. Sie beginnt akut 2—3 Wochen nach der Staphylokokkeninfektion. Ohne ausreichende Behandlung kann sie einen chronisch schleichenden Verlauf nehmen und erst sehr spät kann man röntgenologische Veränderungen der Wirbelsäule erkennen. Die Differentialdiagnose zur Tuberkulose kann große Schwierigkeiten machen. Bei der Staphylokokkenspondylitis entwickeln sich rasch osteophytische Elemente und führen zur Brückenbildung zwischen den Wirbeln (Rentchnick, 1956). Die Erkennung von *spindelförmigen Einschmelzungsherden* unterstützt die Diagnose.

Die *Frequenz* der Osteomyelitis scheint *abzunehmen*. Aus den USA und Skandinavien wird das fast völlige Verschwinden der akuten kindlichen Osteomyelitits berichtet. Sei es, daß eine rechtzeitige antibiotische Therapie bei fieberhaften Zuständen oder andere Faktoren dabei eine Rolle spielen, wir beobachten vor allem im Rahmen von Staphylokokkensepsis immer wieder Fälle mit einzelnen und multiplen Herden. Es ist oft schwer zu sagen, ob ein Osteomyelitisherd primär oder sekundär entstanden ist. Bei jedem septischen Zustandsbild muß jedenfalls auf Knochenherde sorgfältig geachtet werden.

c) *Tonsillitis, Bronchitis und Pneumonie*

Die *Staphylokokkentonsillitis* spielt seit Einführung des Penicillins eine steigende Rolle. Höring (1961) berichtet über die Zunahme positiver Staphylokokkenbefunde bei der Scharlachangina. Die üblichen Dosen Penicillin zur Prophylaxe der Nachkrankheiten, insbesondere des Rheumatismus und der Herdnephritis nach einer Streptokokkenangina führen zur Vermehrung der positiven Befunde von antibioticaresistenten Staphylokokken. Ob damit auch der *Tonsillarabsceß* zugenommen hat, ist noch nicht zu beurteilen. Dieser Absceß ist meist auf Staphylokokken zurückzuführen.

Die *Rhinopharyngitis* und *Bronchitis* stellen Sonderfälle dar. So häufig sie sowohl im Kindes- wie im Erwachsenenalter sind, so wenig kann die Diagnose einer Staphylokokkeninfektion gestellt werden. Ein positiver bakteriologischer Befund aus dem Sputum erlaubt keine eindeutigen Rückschlüsse. Selbst im Krankenhausmilieu ist es schwierig, auch bei Vorliegen gleicher Phagentypen, auftretende Bronchitis Staphylokokken zuzuordnen. Jedenfalls kann man bei fast jeder chronischen Bronchitis die Beteiligung von Staphylokokken annehmen und es sollte sich die Therapie nach dieser Annahme richten.

Die *Staphylokokkenpneumonie.* Die von den Pädiatern geübte Einteilung der Staphylokokkenpneumonie nach dem Erscheinungsbild (KIENITZ, 1964) hat vielleicht weniger ätiologische als therapeutische Konsequenzen.

1. Septische Staphylokokkenpneumonie des jungen Säuglings (pleuritisch suppurative Form)
2. Primär abscedierende Pneumonie
3. Sekundär abscedierende Pneumonie
4. Solitäre Lungenabscesse
5. Interstitielle Pneumonie der älteren Säuglinge und Kleinkinder.

Die Staphylokokkenpneumonie schließt sich meist an eine scheinbar harmlose Infektion der Atemwege an. Dies läßt den Verdacht zu, daß einer Staphylokokkenpneumonie, wenn sie nicht im Rahmen einer septischen Streuung auftritt, fast immer ein Infekt vorangeht, der einer Virusinfektion zuzuordnen ist.

ODENTHAL (1963) hat in eindrucksvoller Weise die Pneumonien beschrieben, die in Zusammenhang mit Grippeepidemien auftreten und FINLAND hat ebenso wie MULDER die Tatsache mitgeteilt, daß ein hoher Prozentsatz der tödlich ver-

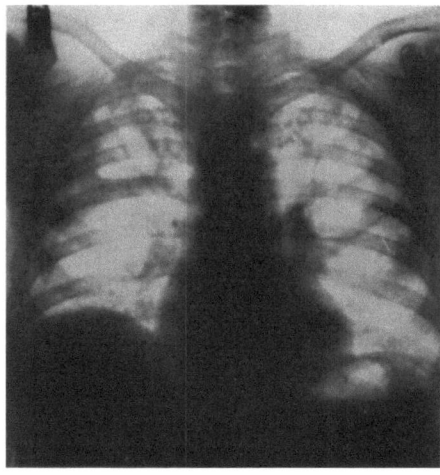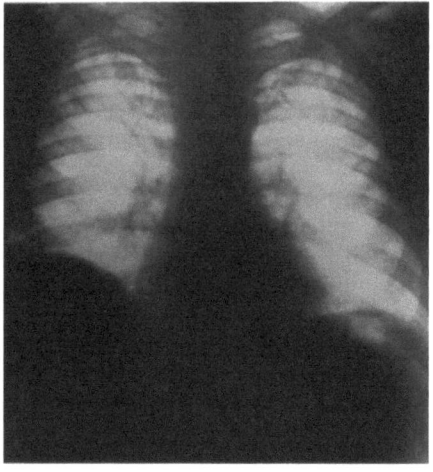

a   b

Abb. 4. Doppelseitige bullöse Lungenabscesse bei Staphylokokkensepsis nach Uretherenkatetherismus. a) Vor Intensivbehandlung. b) 3 Monate nach Intensivbehandlung mit Penicillin in hohen Dosen. Selbst in der Schichtaufnahme sind kaum noch Narben zu sehen

laufenden Grippepneumonien autoptisch als Staphylokokkenpneumonien anzusehen ist. Grundsätzlich ist daher zu sagen, daß jede *Viruspneumonie, die schwere Formen annimmt,* in höchstem Grade auf eine *Superinfektion mit Staphylokokken* verdächtig ist und daher einer dementsprechenden Behandlung zugeführt werden muß.

Die Symptomatologie der *Staphylokokkenpneumonie* beim Erwachsenen ist sehr vielfältig. Weder die Klinik noch die Bakteriologie helfen bei der Differentialdiagnose.

Röntgenologisch ergeben sich nach RENTCHNIK (1956) folgende Bilder:
1. Trianguläres diffuses Bild der Lobärpneumonie
2. Disseminierte Herde vom Bild der Lobärpneumonie
3. Rundherde von Nuß- bis Mandarinengröße mit zentraler Aufhellung und Flüssigkeits-
niveau
4. Dichte ausgedehnte Verschattungen mit dem Bild des Empyems.

Daraus ergeben sich die Bilder der *infiltrativen Formen* meist im Verlauf einer septischen Streuung, die solitär, aber auch disseminiert auftreten kann und deren Differentialdiagnose gegenüber der Tuberkulose mitunter sehr schwierig ist (MEYER). Andererseits sind klinisch *abscedierende Formen* häufig, wobei es ebenfalls zu solitären oder konfluierenden und disseminierten Abscessen kommen kann. Prognostisch sind die wenn auch großen, *bullösen Abscesse* günstiger als die multiplen. Zum Pyopneumothorax kommt es beim Erwachsenen seltener als beim Säugling, obwohl die Abscesse durch Einströmen von Luft eine respektable Größe erreichen können (Abb. 4).

Das *Staphylokokkenempyem* kommt selten isoliert vor und ist meist die Folge einer suppurativen Pneumonie mit pleuranahem Herd.

d) Gastroenteritis und Enterocolitis

Die durch Staphylokokkenenterotoxin hervorgerufenen Gastroenteritiden schließen sich an den *Genuß von infizierten Nahrungsmitteln* an. Mehr oder weniger große Gruppen erkranken entweder durch die in Konserven vorhandenen Enterotoxine oder durch Nahrungsmittel, die lebende enterotoxinbildende Staphylokokken übertragen. Es wurden mehrere solche *Epidemien* beschrieben (MULLER, REY-BELLET u. a.). Der Beginn der Erscheinungen kann schon wenige Stunden nach dem Genuß der Speisen auftreten. Nausea, Vomitus, Diarrhoe, Koliken und schwerstes Krankheitsgefühl treten schlagartig auf. Die Krankheitserscheinungen verschwinden meist im Verlauf weniger Tage.

Die *pseudomembranöse Enterocolitis*, die nicht selten als postantibiotische Superinfektion ex vacuo auftritt, beginnt mit geruchlosen Durchfällen, Erbrechen und Fieber. Die heftiger werdenden Erscheinungen führen zum Wasserverlust, Kreislaufkollaps und damit zu einem choleraähnlichen Bild schwerster allgemeiner Toxikose. Auch hier ist das Enterotoxin für die schweren toxischen Erscheinungen verantwortlich. Störungen des Mineralhaushaltes, Hypokaliämie, schließlich Oligurie, Albuminurie, Anurie und Reststickstofferhöhung mit allen neurotoxischen Komplikationen der Urämie können den Patienten in einen prognostisch infausten komatösen Zustand bringen.

e) Urethritis, Prostatitis und Pyelitis

Urethritis, Prostatitis, Epidydimitis, Cystitis, Pyelitis und Pyelonephritis sind Infektionen, die auf Staphylokokken zurückgeführt werden können. Als *Herde* kommen vor allem die *Prostata* und die *Niere* in Betracht. Eine Pyurie kann aber auch im Rahmen eines Sepsis auftreten und der Nachweis von Staphylokokken im Harn soll immer den Verdacht eines Herdes erwecken, der sowohl innerhalb als auch außerhalb des Bereiches des Harntraktes gelegen sein kann.

f) Nierenabsceß und Paranephritis

Der *Nierenabsceß* ist meist ein eingeschmolzener Niereninfarkt. Anamnestisch ergibt sich eine vorangegangene Staphylokokkeninfektion (Furunkel, Karbunkel u. ä.) Die Symptome sind Druck- und Klopfschmerz der Nieren oder der Nierenlager, erhöhte Temperaturen, polynucleäre Leukocytose mit Linksverschiebung, erhöhte Blutkörperchensenkung, auch Schüttelfröste können Temperatursteigerungen begleiten. Im Harn sind nur in 10% der Fälle Staphylokokken nachzuweisen (RENTCHNICK). An einen Nierenabsceß kann sich eine *Paranephritis* mit paranephritischem Absceß anschließen. Fieber und Schmerzen sind die Kardinalsymptome. Der typische Klopfschmerz des Nierenlagers kann von Hyperaesthasie der Flankengegend und einem lokalen Ödem begleitet sein. Die Probepunktion sichert die Diagnose.

g) Meningitis und Hirnabsceß

Die akute *Staphylokokkenmeningitis* war vor der antibiotischen Ära absolut tödlich. Sie tritt wie jede akute eitrige Meningitis auf, meist von einem Herd ausgehend, der entweder über die Blutbahn, z. B. die Vena facialis oder per continuitatem von einer Infektion der Stirnhöhle oder von Ohr und Auge auf die Meningen übergeht.

Der *Hirnabsceß* erfolgt embolisch oder ebenfalls per continuitatem. Er kann von scheinbar in Ruhe befindlichen Herden ausgehen. Wir beobachteten bei einem 16jährigen Patienten einen Hirnabsceß, der sehr wahrscheinlich von einem seit 7 Jahren „in Ruhe befindlichen" Osteomyelitisherd am Oberschenkel ausging. Die Symptome des Hirnabscesses sind Herdzeichen.

Die bereits erwähnte *Meningo-radiculo-encephalitis* soll bei Wurzelschmerz und Lähmungserscheinungen der unteren Extremitäten in Betracht gezogen werden. Subakuter Verlauf bei vermehrter Zellzahl im Liquor wurde beschrieben.

h) Sepsis

Die Symptomatologie der *foudrojanten, hochakuten Sepsis* zeigt sich meist in einer akut entzündlichen Ausbreitung des lokalen Herdes mit kollateralem Ödem, wie beim Gesichtsfurunkel. Es kann aber auch ein scheinbar in Ruhe befindlicher Herd den Ausgangspunkt für die Generalisierung der Infektion bilden. Auch operative Entfernung von Sequestern bei Osteomyelitis kann zur Auslösung Anlaß geben, ebenso operative Eingriffe aller Art, wie Katheterismus oder auch eine Lumbalpunktion. Der Beginn ist alarmierend. Bei hoher Temperatur, evtl. mit Schüttelfrost, Tachycardie, entwickelt sich rasch ein schwerstes Krankheitsbild, gefolgt von Schocksymptomen wie Kreislaufkollaps, Tachypnoe, Oligurie, Delirium und Koma. Die Blutkultur ist meist positiv. Es zeigt sich hohe polynucleäre Leukocytose, es kann aber auch Leukopenie auftreten.

Eine der gefährlichsten Formen ist die *Thrombose der Sinus cavernosus*, von der YARINGTON 1961 878 Fälle beschrieben hat. Er beschreibt eine Mortalität von 80 %. Wir haben in den letzten Jahren 6 Fälle von Sinus cavernosus-Thrombose beobachtet, die bei kombiniert chirurgischer und intensiv chemotherapeutischer Behandlung geheilt werden konnten (FRIES). Die Kennzeichen dieser Infektion sind örtliche Entzündungszeichen mit venöser Abflußbehinderung, insbesondere beider Augengegenden, Mitbeteiligung der Nerven und der umgebenden Gewebe, Meningismus oder Meningitis und positiver Keimbefund im Liquor.

Die akute *Staphylokokkensepsis* schließt sich graduell an die foudrojante Form an. Es kommt im Rahmen einer Pyämie von einem Herd ausgehend zu remittierendem Fieber, zeitweise auch zu Schüttelfrösten und zur Bildung von metastatischen Sekundärherden, die ihrerseits die Symptomatologie bestimmen. Ist einer dieser Herde das Endokard, so kommt es zu der *akuten endokarditischen Staphylokokkensepsis* (à forme endocarditique RENTCHNICK, 1956), sie führt zu schweren Allgemeinsymptomen und meist zu einer Streuung von multiplen Hautmetastasen. Diese imponieren als multiple, kleine, purpuraähnliche, bläuliche Flecken, die in ihrem Zentrum Bläschen oder Pusteln aufweisen, die eitergefüllt sind und den Erreger beherbergen. Sie breiten sich vor allem im Gesicht und an den Extremitäten aus. Die *typhoide Form* der Sepsis kann mit schweren Störungen des Knochenmarks mit Anaemie und Granulocytopenie einhergehen. Sie zeigt das Bild einer schweren Erkrankung mit herdförmiger Streuung in die Haut und die Organe mit Splenomegalie, Hepatomegalie mit Ikterus und Zeichen einer Nephritis. Die Allgemeinerscheinungen stehen gegenüber den Herderscheinungen im Vordergrund.

Die *subseptischen Krankheitsbilder* schließen sich logisch an die septischen an. Perioden mit positiver Blutkultur und positivem Harnbefund wechseln ebenso wie das weitgehend uncharakteristische Krankheitsbild, bei dem osteomyelitische Herde, Lungenabscesse oder eine typische Endokarditis lenta im Vordergrund stehen können.

2. Diagnose

Es ist kaum möglich, alle Diagnosen und Differentialdiagnosen auch nur aufzuzählen, die mit den Staphylokokkeninfektionen zusammenhängen. Früher hieß es einmal „die Lues kann alles", heute müßte es heißen „*die Staphylokokken können alles*". Die Luesspirochaete ist durch ihre hohe Antibioticaempfindlichkeit praktisch auszurotten. Bei den Staphylokokken ist dies nicht der Fall. Sie sind so polyvalent, daß sie imstande sind, sich der Therapie in irgendeiner Form zu entziehen, sei es durch Bildung unentdeckt bleibender Abscesse, sei es durch Resistenz- oder Persistorbildung, sei es auch durch ständige neuerliche Infektion auf vorbereitetem Boden.

Diese *Polyvalenz* und *Variabilität* führt zu bunten Krankheitsbildern. Selbst der Erregerbefund bleibt häufig vieldeutig. Die Schwierigkeiten der Klassifizierung und Differenzierung bilden sich noch in erhöhtem Maße in der Klinik ab. Es mag einfach sein, in einem Furunkel den „richtigen" Keim zu entdecken, bei der Pyodermie ist die Bestimmung schon unsicher. Noch unsicherer wird sie im Harn, Sputum oder gar im Stuhl. Am sichersten erscheint noch der wiederholt positive Befund in der Blutkultur im Verlauf einer Sepsis oder in einem chirurgisch frisch eröffneten Absceß. Jedenfalls aber ist bei jedem positiven Staphylokokkenbefund äußerste Kritik am Platz, auch wenn die klinische Diagnose bereits feststeht (BINGOLD, 1952).

Jeder gezüchtete Staphylococcus kann von der Haut stammen und keinerlei Beziehung zu einer vorliegenden Erkrankung aufweisen. Es fehlen uns vorerst eindeutige Kennzeichen sowohl biochemischer als auch immunobiologischer Art. Der Staphylococcus aureus ist meist pathogen, der Staphylococcus epidermidis meist apathogen, das ist die Regel, aber sie hat — wie schon erwähnt — ihre Ausnahmen. Der Tierversuch hilft uns nur selten weiter. Die Kombination aller Möglichkeiten verbessert die Sicherheit, aber beantwortet uns die Frage nach dem Erreger nur selten eindeutig. Die *Bakteriologie* kann jedenfalls nur eine Hilfsstellung bieten, die *Klinik* entscheidet allein die Diagnose Staphylokokken-Infektion. Diese Diagnose stützt sich auf die vielfältigen Symptome, die eine generalisierte Infektion bietet oder auf die lokalen Symptome der Organe, die befallen sind. Immer wird *Eiterbildung* den Verdacht auf eine Staphylokokkeninfektion rechtfertigen, aber auch andere Keime führen zur Eiterbildung und auch die Aussage rahmiger, nach Bouillon riechender Eiter (pus bonum et laudabile) läßt nur eine Vermutung zu. Mischinfektionen mit Proteus, Coli, Pyocyaneus, Salmonellen und Tuberkelbakterien sind nicht selten und bei chronischen Infektionen immer zu berücksichtigen.

3. Prophylaxe

Die Prophylaxe beschränkt sich auf die *Verhinderung der Kreuzinfektion*. Besonders im Spitalsmilieu ist eine Prophylaxe notwendig und zweckmäßig (s. Kapitel *Hospitalismus*). Sie besteht in der Ausschaltung der kranken und gesunden Staphylokokkenträger und der besonderen Pflege der Gefährdeten wie z. B.

der Säuglinge. Diese Pflege besteht in der Vermeidung der Infektion und in den
üblichen hygienischen Maßnahmen, die im Hospitalsmilieu besonders exakt durchgeführt werden müssen.

Die Prophylaxe der *Superinfektion* mit Staphylokokken ist ein besonderes
Problem. Die übliche *Antibioticatherapie* fördert eher diese Bedingungen, umsomehr, als nur jene Staphylokokken übrig bleiben, die diese übliche Behandlung
überstehen. Es sind diejenigen, die sich dann bei einer Generalisation der Infektion
als resistent erweisen. Bei jedem Verdacht auf eine Staphylokokkensuperinfektion
muß logisch darauf Bedacht genommen werden, daß jene *Dosis*, insbesondere bei
Penicillin, *nicht unterschritten* wird, die auch relativ resistente Keime zu eliminieren
imstande ist. Für Penicillin G gelten 5 Millionen Einheiten pro die (RENTCHNICK,
1959; SPITZY, 1960, 1962, 1964), es sollten aber auch die neuen halbsynthetischen
Penicilline niemals zu niedrig dosiert werden (BREITFELLNER und NEUHOLD, 1965).

4. Therapie

a) Indikation

Aus jeder Staphylokokkeninfektion, auch aus der kleinsten Follikelpustel,
können eine septische Streuung und eine in wenigen Tagen tödliche Sepsis resultieren. Trotzdem ist es unsinnig, die Forderung aufzustellen, daß jede auch oberflächliche Infektion mit Staphylokokken bis zum Verschwinden des Keimes
behandelt werden soll, umsomehr, als der ,,gesunde" Keimträger wahrscheinlich
noch öfter zur Gefahr für sich und seine Umgebung wird, als der ,,kranke". So ist
schon die Indikation zur Therapie ein schwieriges Problem.

Die oberflächliche Infektion bleibt meistens unbehandelt. Man soll sich aber
zur Regel machen, daß eine Behandlung, *wenn* sie durchgeführt wird, konsequent
überlegt und zielstrebig zu Ende geführt werden soll. Bei kaum einer anderen
Infektion ist die inkonsequente Therapie so verbreitet wie bei der Infektion mit
diesem ubiquitären, variablen und — wenn auch selten — so doch zeitweise hoch-
virulenten oder toxischen Erreger.

Man kann gewisse *Grundregeln* aufstellen:

1. Lokale offene Infektionen sind äußerlich mit Desinfizientien zu behandeln
oder überhaupt nur üblichen hygienischen Maßnahmen zu unterwerfen. Keinesfalls ist die Anwendung kleiner Dosen von Antibiotica erlaubt.

2. Lokale geschlossene Infektionen (Abscesse) sollen im allgemeinen ausreifen
und ausreichend inzidiert werden. Eine lokale antiseptische Behandlung mag angeschlossen werden.

3. Lokale geschlossene Infektionen in ungünstiger Lage oder nicht ausreichender Abgrenzung oder bei mangelnder allgemeiner Abwehr benötigen neben dem
chirurgischen Eingriff eine *ausreichende interne* Behandlung.

4. Multiple oder chirurgisch nicht erreichbare Abscesse benötigen eine intensive
Chemotherapie.

5. Septische Krankheitsbilder benötigen neben der chirurgischen Eröffnung
aller erreichbaren Abscesse eine *intensive* Chemotherapie mit allen weiteren internen Maßnahmen wie Corticoiden, Thromboseprophylaxe usw.

6. Subseptische Krankheitsbilder zwingen zu einer hochintensiven Therapie,
die nicht nur Bakteriostase, sondern auch Bactericidie zur Folge hat.

Neben all diesen Maßnahmen ist die Allgemeintherapie zur Steigerung der
Körperabwehr nicht zu vernachlässigen.

Die *Indikation zum chirurgischen Eingriff* bleibt die Eiterbildung. ,,Ibi pus ibi
evacua" ist eine unabdingliche Forderung für jede Behandlung einer Staphylokokkeninfektion. Die Eröffnung muß ausreichend sein, den Abfluß nach außen ge-
währleistend, den Abfluß nach innen verhindernd, sowohl per continuitatem als

auch über Venen oder Lymphgefäße. Das Leitsymptom für den Eingriff ist die Fluktuation, wenn man sich auch infolge des hohen Innendrucks großer Abscesse sehr leicht irren kann. Wiederholt wurden steinharte Resistenzen palpiert, die als solider Tumor imponierten und sich als mehr oder weniger dickwandige Abscesse inner- oder außerhalb von Organen herausgestellt haben. Die Aufhebung des Innendrucks des Abscesses öffnet auch die Bahn für eine erfolgreiche Chemotherapie.

Die Indikation zur Chemotherapie muß sehr sorgfältig gestellt werden. Lieber gar keine Therapie, als eine insuffiziente.

Die Indikation zu weiteren internen Maßnahmen, wie die Gabe von Corticoiden, γ-Globulin, Antisera bis zur Thromboseprophylaxe und Hibernation muß von Fall zu Fall entschieden werden.

b) lokale Therapie

Die Haut und die Schleimhäute wirken nicht nur als mechanische, sondern auch als chemische Barriere (GRÜN, 1964). Vor allem sind es Fettsäuren und Fettsäureester, die auch durch den übermäßigen Gebrauch von Seife beseitigt werden. Dies begünstigt die Ansiedlung von Staphylokokken (LAMMERS, 1958; WEBER, 1958). In ähnlicher Weise stört auch Penicillin die „Standardflora" und so die Säurebildner. Es kommt nach einer Penicillinbehandlung nicht selten zum Auftreten von Pyodermien mit resistenten Staphylokokken, wie wir bei hochdosiert behandelten Fällen ab und zu beobachten konnten. GRÜN (1964) fand bei sich selbst schon nach 2 Tagen 400000 E Penicillin pro die ein starkes Wuchern penicillinresistenter Staphylokokken auf seiner Haut. Ähnliche Verhältnisse gelten auch für die Schleimhaut. Dies wird im Zusammenhang mit dem Auftreten der postantibiotischen Enterocolitis besonders deutlich.

Aus oben angeführten Gründen soll man daher auch mit äußerlichen Mitteln sparsam umgehen. Die einfachste Art der *Desinfizierung* ist die UV-Bestrahlung, die aber in direkter Form wegen der Haut- und Schleimhautempfindlichkeit kaum klinisch verwertet werden kann. Röntgenbestrahlungen sind wohl entzündungshemmend, aber nicht bakteriostatisch wirksam.

Verdünnter Alkohol (80 Vol. %) hat eine gewisse antiseptische Wirkung auf Staphylococcus aureus. Chlor wirkt stark bactericid, ebenso Formaldehyd und quartäre Ammoniumsalze. Ebenso sind Farbstoffverbindungen, insbesondere Rivanol, geeignete Desinfizientien zur äußerlichen Behandlung mit starker bakteriostatischer Wirkung.

Von den Antibiotica sollen äußerlich, auch zur Instillation, nur solche verwendet werden, die großmolekular sind und nur wenig resorbiert werden. Dabei sind Antibiotica zu bevorzugen, deren innerlicher Gebrauch ungewöhnlich ist wie Polymyxin, Neomycin, Bacitracin, Staphylomycin, Rifamycin u. a. (SPITZY, 1962, 1963). (Abb. 3).

c) Antibiotica

Penicilline. Obwohl fast alle 8 Tage ein neues staphylokokkenwirksames Antibioticum gefunden wird und damit eine Unzahl von Substanzen zur Verfügung steht, ist die Penicillintherapie gegenüber jeder anderen Chemotherapie an der Spitze geblieben. Nach wie vor ist ein Teil der Staphylokokken gegen Penicillin G empfindlich geblieben. RITZERFELD (1964) gibt die Entwicklung der in vitro-Resistenz gegen Penicillin G in den letzten 12 Jahren in Prozenten wie folgt an:

	1950/51	1954/55	1959/60	1960/61	1962/63
empfindlich . . .	54	36	19	23	28
mäßig empfindlich	15	8	11	12	10
resistent	31	56	70	65	62

Der *Höhepunkt der Resistenz* mit 70 % scheint *für das Jahr 1960* zu gelten und man kann ein langsames, aber stetiges *Absinken* beobachten. Die in Wien erhobenen Befunde sind ähnlich. Bei Verwendung höherer Testdosen (1000 E) sinkt der Anteil der Resistenten um 20 %. NAUMANN (1964) definiert die Resistenz richtigerweise mit der Feststellung, daß man nur dann von Resistenz sprechen könne, wenn die MIC (minimale Hemmkonzentration) über der Konzentration liegt, die in vivo zu erreichen ist. Danach muß man nach wie vor das *Penicillin G* als das *wichtigste Mittel gegen Staphylokokken* bezeichnen — *allerdings in ausreichender Konzentration*!

Die neuen *halbsynthetischen, penicillinaseresistenten Penicilline* Methicillin und Oxacillin haben in der Therapie der Staphylokokkeninfektionen einen Fortschritt gebracht (WALTER, 1963; NAUMANN, 1963; MARGET und KIENITZ, 1964). Leider finden sich aber bereits wieder Stämme, die gegen diese Penicilline resistent sind, außerdem induzieren sie ebenso wie die klassischen Penicilline die Penicillinasebildung (STEWART, LANE, BARBER, 1961; JEVONS et al., 1963; HARDING, 1963 u. a.). Unsere eigenen Erfahrungen sprechen bisher eher dafür, daß vorerst das Ideal einer Behandlung durch eine *kombinierte Verabreichung* von Penicillin G in Hochdosierung mit entsprechendem Zusatz von Oxacillin oder Methicillin gegeben ist.

Die Behandlung von Staphylokokkeninfektionen mit Penicillinen stellt sich uns in der Dosierung wie folgt dar:

Bei *empfindlichen Keimen* (bis 10 E/ml) intramuskuläre oder intravenöse Therapie mit *Natrium Penicillin G* in einer *Tagesdosis von 5—20 Millionen Einheiten*. Eine Dosis von 12stündlich bis 8stündlich 2,5—10 Millionen Einheiten ist ausreichend, um relativ empfindliche Keime zu eliminieren. Für die intramuskuläre Injektion werden 5 Millionen Einheiten Natrium Penicillin G in 5—10 ml aqua dest. gelöst. Für die intravenöse Verabreichung sind 5 Millionen Einheiten in 50 ml aqua dest. etwa isotonisch und können langsam intravenös (2 min) gegeben werden. 10 Millionen Einheiten sind in 100 ml aqua dest. zu lösen und innert 15 min zu infundieren (HITZENBERGER und SPITZY, 1963). Bei Penicillinallergie steht neuerdings das gut staphylokokkenwirksame Cephalosporin (Cephalotin und Cephaloridin) in Dosen von 2—12 g pro die intramuskulär oder intravenös zur Verfügung.

Bei *relativ resistenten Keimen* und klinisch leichteren Fällen reichen 2 g Oxacillin per os oder 4 g Methicillin parenteral aus. Nach unseren jüngsten Erfahrungen bewährt sich aber auch hier eine Kombination mit oralem Penicillin V 4 g pro die oder parenteralem Na-Penicillin G mindestens 5 Millionen Einheiten pro die.

Bei *schweren* und *schwersten Fällen* kann die Natrium Penicillin G-Therapie erheblich — *bis zu 4stündlich 20 Millionen Einheiten Natrium Penicillin G in 200 ml aqua dest. in 40 min infundiert* — gesteigert werden (SPITZY, 1961). Dazu ist die Gabe von mehreren Gramm Methicillin oder Oxacillin möglich. In der kombinierten Therapie haben wir meist die Einzeldosis von 10 Millionen Natrium Penicillin G plus 1 g Oxacillin nicht überschritten. In leichteren Fällen kombinieren wir derzeit mit Erfolg 10 Millionen Natrium Penicillin G mit 1 g Oxacillin alle 12 Std. Methicillin kann ebenfalls sehr hoch — bis 40 g pro die gegeben werden.

In der *Nachbehandlung* bewährt sich das Oxacillin mit einer Tagesmindestdosis von 2 g. Wir haben allerdings in einem Fall (septisch streuende Orbitalphlegmone mit Lungenabscessen und Meningitis) ein Rezidiv erlebt, das erst bei Zusatz von parenteralem Natrium Penicillin G zu beherrschen war (SPITZY, 1964). Die Kombination von Oxacillin und Penicillin V scheint auch gute Dienste zu leisten. Propicillin ist dem Penicillin V klinisch gleichwertig.

Chloramphenicol und Erythromycin. Eine der Penicillinbehandlung etwa gleichwertige Therapie ist eine *Kombination von Chloramphenicol und Erythromycin.* Chloramphenicol bis über 4 g pro die oral, intramuskulär oder auch intravenös und Erythromycin 2 g pro die per os erscheint uns als wirksame Therapie. Bei Penicillinüberempfindlichkeit oder bei meningealen Infektionen bewährt sich diese Kombination besonders. Die Chloramphenicolanwendung ist durch die Gesamtdosis von 40 g, die nach KÄHLER (1962) und auch nach unseren eigenen Erfahrungen (SPITZY, 1962) wegen der Knochenmarkschädigung nicht überschritten werden soll, begrenzt. Die Retikulocytenzählung ist das wichtigste Kriterium für die Gefahr einer aplastischen Anaemie. Bei der subakuten Form, insbesondere der subbakteriellen Endokarditis, ist aber das lediglich bakteriostatisch wirkende Chloramphenicol ohne ausreichende Wirkung.

Das *Erythromycin* allein 1—2 g per os ist bei leichteren Infektionen neben den halbsynthetischen Penicillinen ein hochwirksames Antibioticum. Die anderen Makrolidantibiotica dieser Gruppe wie Oleandomycin, Spiramycin, Magnamycin u.a. sind in ihrer Wirkung dem Erythromycin ähnlich.

Tetracyclin. Gegen die Tetracycline erweisen sich bereits viele Staphylokokken als resistent, so daß wir in schweren Fällen auf dieses Antibioticum verzichten. In der *Nachbehandlung und* vor allem in der *Langzeitbehandlung* ist es unersetzlich. Kaum ein anderes Antibioticum, vielleicht das Erythromycin, kann so lange Zeit ohne Auftreten von Nebenerscheinungen gegeben werden. Jahrelange Bronchitisbehandlung mit 2 g täglich hat zu keinerlei Schädigungen geführt und besonders bei Vorliegen von anatomischen Defekten (Bronchiektasien u. a.) zu einer starken Reduzierung der Staphylokokkenflora geführt (DOWLING, 1945; LINZENMEIER, 1963).

Vancomycin. Das wie das Penicillin bactericid wirksame Vancomycin wurde bei schwersten Fällen von Staphylokokkensepsis mit Erfolg eingesetzt (KIRBY, 1959). Die Empfindlichkeit der Keime liegt zwischen 1—5 μg/ml. Die nur intravenös zu verabreichenden Dosen können auf mehrere Gramm pro die gesteigert werden. Leider ist Vancomycin nicht gut venenverträglich und führt auch sonst zu Nebenerscheinungen wie Fieber, Schüttelfrost, Erbrechen und bei hohen Dosen auch zu Innenohrschädigungen (YOW, 1960).

Kanamycin. Ebenfalls bactericid wirkt das intramuskulär bis maximal 1,0 g pro die zu gebende Kanamycin. Es kann auch in Kombination mit Penicillin gegeben werden. Zu achten ist auf eine eventuelle Nephro- und Ototoxicität (YOW, 1959).

Andere Antibiotica. Unter den vielen weiteren Antibiotica ragen die Fucidine, Lincomycin, Staphylomycin, Novobiocin, Paromomycin, Ristocetin, Rifamycin, das Aminosidin und das Pristinamycin heraus. Wir verwenden vor allem das *Staphylomycin* und *Rifamycin zur lokalen Behandlung,* da uns eine ungenügende Resorption und Verteilung nicht zur internen Therapie ermuntert.

Die Behandlungsdauer soll eine *Kur* von 3 Wochen in Kombination der Penicilline oder Cephalosporine nicht unterschreiten. Zusätzliches Kanamycin 14 Tage. Nach einer Nachbehandlung (Intervalltherapie) kann wenn nötig eine 2. Kur mit Penicillinen und Kanamycin wiederholt werden. Im Intervall bewährt sich auch Dolycyclin 1 × 100 mg pro die per os (SPITZY u. THETTER, 1967).

d) Anticoagulantien

Die Kombination der Chemotherapie mit Anticoagulantien scheint im Zusammenhang mit der Thromboseneigung bei Staphylokokkeninfektionen logisch (RENTCHNICK, 1956; SPITZY, 1961). Wir beschränken aber die Verwendung ebenso wie RENTCHNICK *nur* auf *schwere Fälle,* in denen die *septische Thrombophlebitis* eine

Gefahr ist, wie bei der Sinus-cavernosus-Thrombose. Hier muß allerdings eine sorgfältige Kontrolle der Blutgerinnung durchgeführt werden. Es zeigte sich, daß in solchen Fällen wesentlich höhere Heparindosen (bis 150000 E pro die) erforderlich sind. Nicht ausreichende Dosen schaden u. U. mehr als sie nützen (DEUTSCH, 1964, SPITZY, 1963).

e) Corticoide

Der Einsatz von ACTH oder Corticoiden erscheint vorerst unlogisch, da dadurch die Gefahr der Generalisation einer Infektion gegeben ist. Die lokale Abwehr wird vermindert, die Wallbildung gehemmt. Andererseits ist die antitoxische Wirkung des Cortisons von so wesentlicher Bedeutung, daß man auf dieses Mittel bei toxischen Krankheitsbildern nicht verzichten sollte (HASSALL und ROUNTREE, 1959; SORBIE, 1961; SOUCHON, 1959). Für uns gilt der Einsatz der Corticoide bis 150 mg i. v. pro die nur *zur Beherrschung eines toxischen Zustandbildes*. Es mag sein, daß auch bei schwer beherrschbaren subchronischen Infektionen eine kurzfristige Cortisontherapie von Vorteil ist, wie es MLCZOCH für die Tuberkulose beschrieben hat. Wir möchten mit dieser Aussage vorsichtig sein, obwohl RENTCHNICK (1956) einen diesbezüglich sehr günstig reagierenden Fall beschrieben hat.

f) Immunotherapie

Die unspezifische Immunotherapie mit *Gammaglobulin* ist schwer zu beurteilen. Jedenfalls konnten wir bei Staphylokokkeninfektionen, inklusive der Osteomyelitis, keine überzeugenden Fortschritte bei der Gabe von 1—2 ml pro kg Körpergewicht sehen. Andere Autoren berichten von Erfolgen (WAISBREN, 1957; KNOUF, 1958; STAMPFLI et al., 1959).

Eine spezifische Therapie mit *antitoxischem Staphylokokkenserum* wird von mancher Seite empfohlen (MARGET und RICHARZ, 1955; KIENITZ, 1964).

Eine spezifische Therapie stellen auch die *Autovaccine* dar. Ob es sich hier um spezifische oder unspezifische Wirkungen handelt, mag dahingestellt sein, jedenfalls ist diese Antigentherapie manchmal bei chronischen Fällen, so bei der Furunkulose, von einigem Erfolg (GRÜN, 1964).

g) Phagentherapie

Die Ergebnisse einer spezifischen Therapie mit an den gezüchteten Erreger adaptierten Bakteriophagen haben enttäuscht. RENTCHNICK (1956) berichtet von einem erfolgreich behandelten Fall vor der Antibioticaära.

h) Weitere Maßnahmen

In schwer toxischen Zuständen, insbesondere bei der Enterocolitis, spielen die Elektrolytverschiebungen eine große Rolle, ebenso die *Flüssigkeitszufuhr*, gegebenenfalls sind *Bluttransfusionen* erforderlich.

Die neurovegetativen Erscheinungen bei schwer toxischen Krankheitsbildern machen nicht zu selten eine *Dämpfung des Nervensystems* notwendig. Totale Hibernierung oder die Verabreichung von Chlorpromazin oder anderen neuroplegischen Pharmaka können ein desolates septisch-toxisches Zustandsbild beherrschen (RENTCHNICK, 1956; SPITZY, 1960).

Nach wie vor ist die Mortalität der Staphylokokkensepsis hoch. WAISBREN und ABBOUD (1960) schätzt sie auf über 50 %. Jeder einzelne schwere Fall kann nur gesondert betrachtet werden und es ist nötig, die therapeutischen Maßnahmen so sorgfältig als möglich auf ihn abzustimmen. Die therapeutische Klaviatur hat eine eindrucksvolle Skala und man muß darauf spielen lernen, wenn auch falsche Noten nicht zu selten sind (RENTCHNICK, 1956).

Nur in engster Zusammenarbeit aller medizinisch-klinischen Fächer kann die Therapie der Staphylokokkenerkrankungen zielstrebig eingeleitet und konsequent zu Ende geführt werden. Die restlose Eliminierung der Herde und die sorgfältige Ausrottung der Keime ist in jedem Falle anzustreben. Die Rezidivneigung septischer Erkrankungen einerseits und die Gefahr der Kreuzinfektion andererseits machen diese äußerste Sorgfalt notwendig.

Literatur

Abraham, E.P., and **E.B. Chain**: Nature (Lond.) **146**, 837 (1940). — **Auhagen, E.**, u. **A.M. Walter**: Halbsynthetische Penicilline. Arzneimittel-Forsch. **12**, 733 (1962).

Barber, M.: J. gen. Microbiol. **8**, 111 (1953). ∼ J. gen. Microbiol. **13**, 338 (1955). — **Barber, M.**, and **J. Burston**: Lancet **1955 I**, 578. — **Barber, M.**: Methicillin-resistant staphylococci. J. clin. Path. **14**, 385 (1961). — **Batchelor, R.R.**, et al.: Synthesis of penicillin: 6-Aminopenicillanic Acid in Penicillin Fermentation. Nature **183**, 257 (1959). — **Bellamy, W., D.**, and **J.W. Klimek**: Some properties of penicillin-resistant staphylococci. J. Bact. **55**, 153 (1948). — **Bergdoll, M.S.**: The Chemistry of Staphylococcal Enterotoxin. Ann. N.Y. Acad. Sci. **65**, 139 (1956). — **Berger, U.**: Über die pro- und antibiotische Beeinflussung des Corynebacterium diphtheriae durch pathogene Staphylokokken der Mundhöhle. Schweiz. med. Wschr. **81**, 130 (1951). — **Bergey's Manual** of Determinative Bacteriology: William and Wilkins Company 1957. — **Bigger, J.W.**: Treatment of staphylococcal infections with penicillin by intermittent sterilisation. Lancet **1944 II**, 497. — **Billroth, T.**: Untersuchungen über die Vegetationsformen von Coccobacteria septica. Berlin: Reimer 1874. — **Bingold, K.**: Die septischen Erkrankungen. In: Handb. Inn. Med. 4. Aufl. Bd. 1. Berlin-Göttingen-Heidelberg: Springer 1952. — **Birch-Hirschfeld, L.**: Über die Agglutination von Staphylokokken durch Bestandteil des Säugetierblutplasmas. Klin. Wschr. **13**, 331 (1934). — **Blair, J.E.**, and **E.T. Bynoe**: Publ. Hlth. Rep. (Wash.) **73**, 465 (1958). — **Blair, J.E.**, and **R.E.O. Williams**: Bull. Wld. Hlth. Org. **24**, 771 (1961). — **Boake, W.C.**: Antistaphylocoagulase in experimental staphylococcal infections. J. Immunol. **76**, 89 (1956). — **Bockhart, M.**: Über die Ätiologie und Therapie des Impetigo, des Furunkels und der Sykosis. Mh. prakt. Derm. **6**, 450 (1887). — **Brandt, L.**, and **B. Swahn**: Act. med. scand. **166**, 125 (1960). — **Breed, R.S.**: Staphylococcus pyogenes Rosenbach. Int. Bull. bact. Nomencl. **6**, 35 (1956). — **Brieger, L.**, u. **C. Fraenkel**: Untersuchungen über Bakteriengift. Berl. klin. Wschr. **27**, 241 (1890). — **Buchanan, R.E.**: Some inter-relationships of speciation, type preservation, and nomenclature in bacteria. Ann. N.Y. Acad. Sci. **60**, 6 (1954). — **Burnet, F.M.**: The exotoxins of Staphylococcus pyogenes aureus. J. Path. Bact. **32**, 717 (1929).

Carnot, P.: Mal de Pott staphylococcique de l'adulte. Paris méd. **83**, 513 (1932). — **Chapman, G.H.**: Specificity of selective isolation media for probable pathogenic staphylococci. J. Bact. **43**, 105, 313 (1942). — **Chargaff, E.**: Etude des pigments caroténoides de quelques bactéries. Ann. Inst. Pasteur **52**, 415 (1934). — **Christmas, M.D. de**: Ann. Inst. Pasteur **2**, 469 (1888). — **Cohn, F.**: Bacteria. The smallest of living organisms. Beiträge zur Biologie der Pflanzen **1**, 153 (1872). — **Colbeck, J.C.**: Canad. Med. Ass. J. **61**, 557 (1949). — **Contzen, H.**: Dtsch. med. Wschr. **86**, 1221 (1961). — **Cowan, S.T.**: The classification of staphylococci by precipitation and biological reactions. J. Path. Bact. **46**, 31 (1938); **48**, 169, 545 (1939). — **Crabbe, J.**: The effects of cortisone on the phagocytic activity of rabbit macrophages to staphylococci. Acta endocr. (Kbh.) **18**, 251, 254, (1955).

Daranyi, J.: Infektionsmechanismus und Epidemiologie bei den Staphylokokken. Arch. Hyg. (Berl.) **139**, 3 (1955). — **Davies, M.E.**: J. gen. Microbiol. **11**, 37 (1954). — **Dearing, W.H.**, and **F.R. Heilman**: Micrococcic (staphylococcic) enteritis as a complication of antibiotic therapy. Proc. Mayo Clin. **28**, 121 (1953). — **Deutsch, E.**: persönliche Mitteilung. — **Dobias, Gy., T. Ballo** u. **J. Kemenyvari**: Z. Immun. Forschg. **122**, 114 (1961). — **Dolman, E., R.J. Wilson**, and **W.H. Cockroft**: A new method of detecting staphylococcus enterotoxin. Canad. J. publ. Hlth. **27**, 489 (1936). — **Dolman, E.**, and **R.J. Wilson**: The Kittentest for staphylococcus enterotoxin. Canad. J. publ. Hlth. **31**, 68 (1940). ∼ Experiments with staphylococcal enterotoxin. J. Immunol. **35**, 13 (1958). — **Dolman, C.E.**: Bacterial food poisoning - Part II; Canad. J. publ. Hlth. **34**, 205 (1943). — **Dowling, H.F.**, and **H.L. Hirsh**: Amer. J. med. Sci. **210**, 756 (1945). — **Dowling, H.F.**: Tetracycline. Antibiotics Monographs No. 3, Med. Encycl. N.Y. 1954. — **Dubos, R.J.**: Effect of ketone bodies and other metabolites on the survival and multiplication of staphylococci and tubercle bacilli. J. exp. Med. **98**, 145 (1953). ∼ Biochemical Determinats of Microbial Disease. Cambridge, Mass.: Havard Univ. Press 1954. — **Duthie, E.S.**, and **L. Lorentz**: Staphylococcal coagulase: mode of action and antigenicity. J. gen. Microbiol. **6**, 95 (1952).

Eagle, H.: The binding of penicillin in relation to cytotoxic action. J. exp. Med. **99**, 207 (1954). ~ The multiple mechanisms of penicillin resistance. J. Bact. **68**, 610 (1954). — **Eijkman, C.**: Über Enzyme bei Bakterien und Schimmelpilzen. Zbl. Bakt., I. Abt. Orig. **29**, 841 (1901). — **Ekstedt, R. D.**, and **W. J. Nungester**: Coagulase in reversing antibacterial activity of normal human serum on Micrococcus pyogenes. Proc. Soc. exp. Biol. (N. Y.) **89**, 90 (1955). — **Elek, S. D.**, and **E. Levy**: Diffusible antigens in staphylococcal cultures. Brit. J. exp. Path. **31**, 358 (1950). ~ Distribution of haemolysins in pathogenic and non-pathogenic staphylococci. J. Path. Bact. **62**, 541 (1950). — **Elek, S. D.**: Staphylococcus pyogenes. Edinburgh and London: E. & S. Livingston Ltd. 1959. — **Evans, J. B.**: Staphylococcus epidermidis albus Welch. Amer. J. med. Sci. **102**, 441 (1891).

Favilli, G., and **D. McLean**: The influence of tissue permeabiltiy on local immunity. J. Path. Bact. **45**, 661 (1937). — **Finland, M.**: Emergence of antibiotic Resistant Bacteria. New Engl. J. Med. **253**, 969 (1955). ~ Antibiotic therapy for staphylococcal diseases. Antibiotics Monographs No. 12, Med. Encycl., N. Y. 1959. — **Flaum, A.**: Studies in staphylococci and staphylococcal immunity. Acta path. microbiol. scand. Suppl. **35**, (1938). — **Forster, W. D., M. S. R. Hutt**: Lancet **1960 II**, 1373.

Gaetani, G. F. de: Panminerva med. **3**, 274 (1961). — **Garre, C.**: Zur Ätiologie akut eitriger Entzündungen (Osteomyelitis, Furunkel und Panaritium). Fortschr. Med. **3**, 165 (1885). — **Garrod, L. P.**: Action of penicillin. Lancet **1944 II**, 673. — **Gillespie, W. A.**, and **V. G. Alder**: Production of opacity in egg-yolk media by coagulase-positive staphylococci. J. Path. Bact. **64**, 187 (1952). — **Glenn, J. C. jr.**: Further studies on the influence of X-rays on the phagocytic indices of healthy rabbits. J. Immunol. **53**, 95 (1946). — **Gordon, M. H.**: Report on bacterial test whereby particles shed from the skin may be detected in the air. p. 387. London: 34th Rep. loc. Gov't. Board. Stationary Office 1906. — **Gross, F.**: Erg. Hyg. Bakt. **13**, 7516 (1932. — **Grumbach, R.**, et **P. L. Blondet**: Etude anatomique d'une pneumopathie bulleuse extensive staphylococcique. Arch. franç. Pédiat. **9**, 961 (1952). — **Grün, L.**: Z. Hyg. Infekt.-Kr. **144**, 238 (1957). — **Grün, L.**, u. **H. Kühn**: Z. Hyg. Infekt.-Kr. **144**, 535 (1958). ~ Staphylokokken in Klinik und Praxis. Stuttgart: WVGmbH 1964. — **Gsell, O.**, u. **F. Kesselring**: Klinische Erfahrungen mit Achromycin. Schweiz. med. Wschr. **85**, 721 (1955).

Hackenthal, H., u. **E. Bierkowsky**: Kulturelle Analyse am Staphylococcus aureus haemolyticus SG 511. Zbl. Bakt., I. Abt. Orig. **162**, 160 (1955). — **Hale, J. H.**, and **W. Smith**: The influence of coagulase on the phagocytosis of staphylococci. Brit. J. exp. Path. **26**, 209 (1945). — **Hallmann, F. A.**: Pathogenic staphylococci in the anterior nares: their incidence and differentiation. Proc. Soc. exp. Biol. (N. Y.) **36**, 789 (1937). — **Hallmann, L.**: Bakteriologie und Serologie. Stuttgart: G. Thieme 1961. — **Harding, J. W.**: Infections due to methicillin-resistant strains of staphylococcus pyogenes. J. clin. Path. **16**, 268 (1963). — **Hare, R.**, and **D. M. Mackenzie**: Brit. med. J. **1946 I**, 865. — **Harrison, M. H. M.**: Familial outbreak of staphylococcal infection of bone and joint. Lancet **1948 II**, 727. — **Hassall, J. E.**, and **P. M. Rountree**: Staphylococcal septicaemia. Lancet **1959 II**, 213. — **Hegemann, G.**: Untersuchungen über Typendifferenzierung der Staphylokokken. Zbl. Bakt., I. Abt. Orig. **140**, 108 (1937). — **Hepburn, C.**: Zbl. Bakt., I. Abt. Orig. **185**, 14 (1962). — **Hirsch, J. G.**: Biochemical studies on the bactericidal power of phagoctic cells. Ann. N. Y. Acad. Sci. **66**, 382 (1956). — **Hitzenberger, G.**, u. **K. H. Spitzy**: Pharmakokinetik von Penicillin G bei konventioneller und extrem hoher Dosierung. Arzneimittel-Forsch. **14**, 19 (1964). — **Hopkins, E. W.**, and **E. F. Poland**: Young pigs as test animals for staphylococcus enterotoxin. Food. Res. **7**, 414 (1942). — **Höring, F. O.**: Klinische Infektionslehre. Berlin-Göttingen-Heidelberg: Springer 1962. ~ Mkurse ärztl. Fortbild. **12**, 291 (1962).

Jennings, M. A., and **A. E. Sharp**: Antibacterial activity of the staphylococcus. Nature **159**, 113 (1947). — **Jevons, M. P., A. W. Coe**, and **M. T. Parker**: Methicillin resistance in staphylococci. Lancet **1963 I**, 904. — **Johanovsky, J.**: The phenomenon of resistance in the course of experimental staphylococcal infection. Folia biol. (Praha) **2**, 141 (1956). — **Johnston, J. A.**: The effect of calcium on chromogenesis in Micrococcus pyogenes. Tex. Rep. Biol. Med. **14**, 54 (1956). — **Julianelle, L. A.**, and **C. W. Wieghard**: Immunological specificity of carbohydrates derived from staphylococci. Proc. Soc. exp. Biol. (N. Y.) **31**, 947 (1934).

Kähler, H. J.: Kritische Beurteilung der Bluterkrankungen nach Anwendung von Chloramphenicol. Stuttgart: WVGmbH 1962. — **Kaffka, A.**: Erfahrungen mit einfachen Untersuchungsmethoden zum Nachweis von Hyaluronidase, Fibrinolysin, und Phosphatase bei Staphylokokken. Zbl. Bakt., I. Abt. Orig. **168**, 381 (1957). — **Keller, W.**: Therapie der Staphylokokkenerkrankungen beim Kind. Praxis **4**, 1 (1963). — **Kienitz, M.**: Ampicillin, ein neues Breitspektrum-Penicillin. Empfindlichkeitstestungen und Blutspiegeluntersuchungen. Arzneimittel-Forsch. **12**, 801 (1962). ~ Klinik und Therapie der Staphylokokkeninfektion aus pädiatrischer Sicht aus Praxis der Antibiotikatherapie im Kindesalter. Stuttgart: G. Thieme 1964. — **Kienitz, M.**, u. **R. Preuner**: Zbl. Bakt., I. Abt. Orig. **173**, 203 (1958). — **Kienitz, M.**, u. **W. Ritzerfeld**: Med. Welt **1960**, 774. ~ Staphylokokkentoxine und ihre klinische Bedeutung. L. Grün: Staphylokokken in Klinik und Praxis. Stuttgart: WVGmbH 1964. — **Kistler, G. H.**:

Embolic arthritis and endocarditis in rabbits. Proc. Soc. exp. Biol. (N. Y.) **34**, 829—831 (1936). — **Klebs, E.**: Beiträge zur patholog. Anatomie der Schußwunde. Leipzig: Vogel 1872. — **Klein, P.**: Bakteriol. Grundlagen der chemotherapeutischen Laboratoriumspraxis. Berlin-Göttingen-Heidelberg: Springer 1957. ~ Grundbegriffe der Chemotherapie. In: Infektionskrankheiten des Menschen. Stuttgart: G. Thieme 1948. — **Klein, P., u. H. Sous**: Zur Resistenzbestimmung; experimentelle Grundlagen und Fehlerquellen des Papierblättchentests. Dtsch. med. Wschr. **1953**, 1219. — **Kleinschmidt, H.**: Fibrinbildende und -auflösende Wirkung von Staphylokokken. Z. Immun.-Forsch. **3**, 516 (1909). — **Knouf, E. G.**: Antibiot. Annual. New York (N. Y.), Med. Encycl. Inc. 1957/58. — **Koch, E.**: Elektivnährboden für Staphylokokken. Zbl. Bakt., I. Abt. Orig. **149**, 122 (1942). — **Koch, R.**: Untersuchungen über die Ätiologie der Wundinfektionskrankheiten. Leipzig: F. C. W. Vogel 1878. — **Kolle, W., u. R. Otto**: Die Differenzierung der Staphylokokken mittels der Agglutination. Z. Hyg. Infekt.-Kr. **41**, 369 (1902). — **Kraus, R., u. E. Pribram**: Über Staphylokokkentoxin und dessen Antitoxin. Wien. klin. Wschr. **19**, 492 (1906). — **Krepler, P.**: Aktuelle Fragen bei der Behandlung der Staphylokokkenpneumonien des Kindes. Wien. klin. Wschr. **37**, 655 (1963). ~ Erfahrungen bei der antibiotischen Behandlung schwerer Staphylokokkenpneumonien Wien. klin. Wschr. **74**, 49 (1962).

Lack, C. H., and D. G. Wailing: A study of 435 strains of Staphylococcus pyogenes with references to factors which may contribute to pathogenicity. J. Path. Bact. **68**, 431 (1954). — **Lammers, Th.**: Fette-Seifen-Anstrichm. **60**, 40 (1958). — **Lane, W. R.**: Methicillin resistance in staphylococci. Med. J. Aust. **1962 I**, 961. — **Lauda, E.**: Die Anwendung des Penicillins in der inneren Medizin. Wien. med. Wschr. **93**, 333 (1948). — **Lenhartz, H.**: Münch. med. Wschr. **48**, 123 (1901). ~ Nothnagels Arch. A. Hölder Wien **3**, 4 (1903). — **Lesbre, P., et A. Merle**: Intérêt epidémiologique et pratique d'un antagonisme naturel du staphylocoque vis-à-vis du bacille de Loeffler. Presse méd. **55**, 719 (1947). — **Lidwell, O. M., and E. J. Lowbury**: The survival of bacteria in dust. Hyg. (Lond.) **48**, 6 (1950). — **Lindenmann, J.**: Die Staphylokokkeninfektionen. Stuttgart: G. Thieme 1958. — **Ling, C. C., P. C. Hsueh, S. S. Taur, and S. Y. Yang**: Positive medulloculture in staphylococcus septicemia. China med. J. **57**, 27 (1940). — **Lingelsheim, W. von**: siehe **Recklinghausen, N. D. von**. — **Loeb, L.**: The influence of certain bacteria on the coagulation of the blood. J. med. Res. **10**, 407 (1903/4). — **Lubinski, W.**: Über die Anaerobiose bei der Eiterung. Zbl. Bakt., I. Abt. Orig. **16**, 769 (1894). — **Lucca, E.**: Ricerche sperimentali sulla localizzazione elettiva dello stafilococci piogeno nell'articolazione. G. Batt. Immun. **13**, 333 (1934).

Marget, W., u. H. Richarz: Über Staphylokokkeninfektionen im Kindesalter und deren Behandlung. Dtsch. med. Wschr. **80**, 725 (1955). — **Marget, W., u. M. Kienitz**: Praxis der Antibiotikatherapie im Kindesalter. Stuttgart: G. Thieme 1964. — **Marks, J., and A. C. T. Vaughan**: Staphylococcal δ-haemolysin. J. Path. Bact. **62**, 597 (1950). — **Martin, R., et Y. Chabbert**: La lutte engagé entre le staphylocoque et les antibiotiques. Bull. Acad. Méd. (Paris) **137**, 241 (1953). — **McDermott, W.**: The problem of staphylococcal infections. Ann. N. Y. Acad. Sci. **65**, 58 (1956); Brit. med. J. **2**, 837 (1956). — **McDonald, Sh., and M. C. Timbury**: Lancet **1957 II**, 863. — **Menkin, V.**: Inflammation and bacterial invasivness. Amer. J. med. Sci. **190**, 583 (1935). ~ Dynamics of Inflammation. New York: McMillan Co. 1940. — **Meyer, A.**: Les localisations pulmonaires des staphylococcies et leurs formes pseudotuberculeuses. Atti Soc. lombarda Sci. med.-biol. **9**, 289 (1955). — **Meyer, W.**: Die Staphylokokkenerkrankungen des Menschen. Leipzig: J. A. Barth 1962. — **Mlczoch, F.**: Corticosteroide und Antibiotika in der Behandlung der Tuberkulose. — Antibiot. and Chemother. **7**, 302 (1962). — **Möse, J.**: Arch. Hyg. **132**, 103 (1950). — **Much, H.**: Über eine Vorstufe des Fibrinfermentes in Kulturen von Staphylococcus aureus. Biochem. Z. **14**, 143 (1908). — **Mulder, J., et E. Stuart-Harris**: Bull. Org. mond. Santé **8**, 743 (1953). — **Muller, B., Ph. Raol-Duval, J. J. Bayle, et A. Meyrieux**: A propos d'une épidémie massive de toxi-infections alimentaires collectives à staphylocoques entérotoxiques, par ingestion de couscous. Arch. Mal. Appar. dig. **44**, 950 (1955).

Naegeli, C. v.: Neue Denkschrift. allg. schweiz. ges. Naturwissenschaft **33**, I (1893). — **Naumann, P.**: Antibiotika-Blutspiegel und Resistenzbestimmung. Antibiot. and Chemother. **10**, 1—93 (1962. ~ Diskussionsbemerkung „Definition der Antibiotikaresistenz" in Praxis der Antibiotikatherapie im Kindesalter. Stuttgart: G. Thieme 1964. ~ Neue Penicilline. Dtsch. med. Wschr. **88**, 165 (1963). — **Neisser, M., u. F. Wechsberg**: Über das Staphylotoxin. Z. Hyg. Infekt.-Kr. **36**, 299 (1901). — **Neuhold, R., u. O. Thalhammer**: Staphylokokken-Enteritis mit fatalem Kreislaufkollaps als Folge antibiotischer Behandlung. Klin. Med. (Wien) **10**, 262 (1955).

Odenthal, H.: Dtsch. med. Wschr. **85**, 2098 (1960). ~ Epidemiologie, Klinik und Therapie der Staphylokokkeninfektionen. Antibiotica et Chemother. (Basel) **13**, 55˙(1964). — **Oeding, P.**: Serological typing of staphylococci. Acta path. microbiol. scand. Suppl. **93**, 356 (1952); **33**, 312 (1953). ~ Staphylococcal infections in hospital staffs. Acta path. microbiol. scand. Suppl. **34**, 34 (1954). — **Oginsky, E. L., and W. W. Umbreit**: An Introduction to Bacterial Physiology. San Franzisco: Freeman & Col. 1959. — **Ogston, A.**: Über Abszeß. Arch. klin. Chir. **25**, 588 (1880).

Paine, T. F. jr., and **M. Finland**: Streptomycin-sensitive, dependant and resistant bacteria. Science **108**, 143 (1948). — **Passet, J.**: Über Mikroorganismen der eitrigen Zellgewebsentzündungen des Menschen. Fortschr. Med. **3**, 33 (1885). — **Pasteur, L.**: De l'extension de la théorie des germes à l'étiologie de quelques maladies communes. C. R. Acad. Sci. (Paris) **90**, 1033 (1880). — **Pollock, M. R.**: Penicillinase. Ciba Symposium: Resistance of Bacteria to the Penicillins. London: J. & A. Churchill, Ltd. 1962. — **Prohaska, E.**, u. **K. H. Spitzy**: Die unterschiedliche Resorption von Penicillin G und Penicillin V nach intraduodenaler Applikation bei der Ratte. Arzneimittel-Forsch. **10**, 486 (1960). — **Prohaska, J. van**: AMA. Arch. Surg. **79**, 197 (1959). — **Pulverer, G.**: Z. Hyg. Infekt.-Kr. **147**, 417 (1961). ~ Lysotypie der Staphylokokken. In: Staphylokokken in Klinik und Praxis von L. Grün. Stuttgart: WVGmbH 1964.

Rammelkamp, C. H. jr., and **J. L. Lebovitz**: Ann. N. Y. Acad. Sci. **65**, 144 (1956). — **Ramsay, G.**, and **D. C. Jordan**: In: Bakteriologie und Serologie, Hsg. Hallman. Stuttgart: G. Thieme 1961. — **Rebell, G. C.**: Staphylococci and hemolytic streptococci from normal skin and from cutaneous infections. J. invest. Derm. **8**, 13 (1947). — **Recklinghausen, N. D. von**: Ätiologie und Therapie der Staphylokokkeninfektionen. Berlin: Urban & Schwarzenberg 1871. — **Rentchnick, P.**: L'évolution clinique e therapeutique des staphylococcies. Antibiot. and Chemother. **3**, 183 (1956). ~ Les corticostéroides dans le traitement des maladies infectienses. Antibiot. and Chemother. **7**, 59 (1960). — **Rey- Bellet, J.**: Intoxication alimentaire d'origine staphylococcique. Praxis **40**, 32, 167 (1955). — **Rigdon, R. H.**: Observations on capillary permeability in areas of rabbit's skin. J. Lab. clin. Med. **27**, 37 (1941). — **Riser, M., L. Gleizes, M. Becq**, et **J. Barriere**: De la méningo-radiculo-encéphalite staphylococcique, aiguee on cloisonnée. Bull. Soc. méd. Hôp. Paris **71**, 501 (1955). — **Ritzerfeld, W.**: Bakteriologische Gesichtspunkte zur Frage der Chemotherapie. In: Praxis der Antibiotikatherapie im Kindesalter. Stuttgart: G. Thieme 1964. — **Robinton, E. D.**: The effect of staphylococcal enterotoxin upon the frog. Proc. Soc. exp. Biol. (N. Y.) **72**, 265 (1949). — **Roemer, G. B.**, u. **B. Schmitz**: Untersuchungen über die Eignung verschiedener Methoden zur Differenzierung pathogener und apathogener Staphylokokken. Arch. Hyg. (Berl.) **135**, 274 (1954). — **Roodyn, L.**: Discussion on staphylococcal infection. Proc. roy. Soc. Med. **49**, 263 (1956). — **Rose as del Vale, M.**: University of Wisconsin. — **Rosenbach, F. J.**: Mikroorganismen bei den Wundinfektionskrankheiten des Menschen. Wiesbaden: J. F. Bergmann 1884. — **Rountree, P. M.**, and **M. A. Beard**: Med. J. Aust. **45/II**, 789 (1958). — **Rudat, K. D.**: Z. ärzt. Fortbild. **52**, 249 (1958).

Sedlak, J., u. **J. Pruchowa**: Z. Immun.-Forsch. **116**, 109 (1958). — **Shaw, C., J. M. Stitt**, and **S. T. Cowan**: Staphylococci and their classification. J. gen. Microbiol. **5**, 1010 (1951). — **Shooter, R. A.**, and **H. V. Wyatt**: Mineral requirements for growth of staphylococcus pyogenes. Brit. J. exp. Path. **36**, 341 (1955); **37**, 311 (1956). — **Smith, W.**, and **J. H. Hale**: The nature and mode of action of staphylococcus coagulase. Brit. J. exp. Path. **25**, 101 (1944). — **Smith, J. M., Ph. D. Beals, K. R. Kingsbury**, and **H. F. Hasenclever**: AMA. Arch. intern. Med. **102**, 375 (1958). — **Spitzy, K. H.**: Orale Therapie und langwirkende Chemotherapeutika und die Langzeitbehandlung. Kolloquienberichte der I. Med. Univ. Klinik Wien, Heft 2, 1960. ~ Therapieresistente Staphylokokken. Mkurse ärztl. Fortbild. **11**, 64 (1961). ~ Pathogene Staphylokokkeninfektionen in der inneren Medizin. Wien. klin. Wschr. **36**, 612 (1961). ~ Verteilungsprobleme der Penicilline. Arzneimittel-Forsch. **12**, 172 (1962). ~ Penicillin in hohen Dosen. Wien. klin. Wschr. **46**, 840 (1962). ~ Aplastische Anaemie nach Chloramphenicol. Med. Klin. **10**, (1962). ~ Staphylomycin, ein neues lokal besonders wirksames Antibioticum. Wien. med. Wschr. **113**, 55 (1963). ~ Über die Stellung der Rifamycine in der antibakteriellen Chemotherapie. Antibiot. and Chemother. **7**, 317 (1963). ~ Moderne Antibiotikatherapie in der Hals-Nasen-Ohrenheilkunde. Vortrag aus klin. Kolloquium d. Österr. Oto-Laryngolog. Ges. in Velden am 30. 4. 1963. München: Heilkunde **16**, 8 (1963). ~ Problem der antibiotischen Therapie. Die Frage der Dosierung. Vortrag auf d. 18. Österr. Van Swieten Tagung Wien am 19. 10. 1960. — **Stampfli, K., W. A. Spengler, S. Barandun** u. **G. Riva**: Die Therapie bakterieller Infektionen mit Gammaglobulinpräparaten. Helv. med. Acta **26**, 424 (1959). — **Steuer, W.**: Zbl. Bakt., I. Abt. Orig. **168**, 558, 567 (1957). — **Stewart, G. T.**: Cross-allergenicity of penicillin G and related substances. Lancet **1962 I**, 509. — **Souchon, F.**: Kombinierte Therapie mit Antibiotika und Corticosteroiden bei Kindern mit schwerster Staphylokokkensepsis. Mschr. Kinderheilk. **107**, 461 (1959). — **Sorbie, C.**: Staphylococcal septicaemia. Lancet **1961 II**, 1284. — **Symonds, M.**, and **C. Salmon, jr.**: Lancet **1961 II**, 1361. — **Sybalski, W.**: 'Natural', and 'artifical' penicillin resistance staphylococcus. Antibiot. and Chemother. **3**, 915, 1095 (1953).

Thatcher, F. S., and **W. Simon**: A comparative appraisal of the properties of 'staphylococci' isolated form clinical sites and from dairy products. Canad. J. Microbiol. **2**, 703 (1956). — **Torrey, J. C.**, and **M. K. Reese**: Initial aerobic flora of new born infants. Amer. J. Dis. Child **69**, 208 (1945). — **Towers, A. C.**, and **C. P. Gladstone**: Lancet **1958 II**, 1192.

Van de Velde, H.: Etude sur le mécanisme de la virulence du staphyloque pyogène. Cellule **10**, 401 (1894).

Waisbren, B. A.: The treatment of bacterial infections with the combination of antibiotics and gammaglobulin. Antibiot. and Chemother. **7**, 322 (1957). — **Waisbren, B. A.**, and **F.**

Abboud: Ann. intern. Med. **52,** 643 (1960). — **Waldeyer, A.:** Arch. Gynäk. **2,** (1871) siehe Flaum, A. — **Walter, A. M.,** u. **L. Heilmeyer:** Antibiotika-Fibel. Stuttgart: G. Thieme 1965. — **Walter, A. M.:** Chemotherapeutische und antibiotische Substanzen als therapeutische Hilfe und ihre Grenzen. Aus 80. Tagg. d. dt. Ges. f. Chirurgie, 17.—20. 4. 1963. — **Weber, G.:** Fette-Seifen-Anstrichm. **60,** 42 (1958). — **Welch, H.,** and **M. Finland:** Antibiotic therapy for staphylococcal diseases. Antibiotics Monographs No. 12. New York: Med. Encycl. Inc. 1959. —**Williams, R. E. O.:** Skin and nose carriage of bacteriophage types of staph. aureus. J. Path. Bact. **58,** 259 (1946). — **Williams, R. E. O.,** and **J. E. Rippon:** Bacteriophage typing of Staphylococcus aureus. J. Hyg. (Lond.) **50,** 320 (1952). — **Winslow, C. E. A.,** and **A. R. Winslow:** The systematic relationship of the Coccaceae. New York: J. Wiley & Sons 1908. — **Winslow, C. E. A.,** and **A. F. Rogers:** A statistical study of generic characters in the Cocceae. J. infect. Dis. **3,** 485 (1906). — **Wise, R. I.,** and **W. W. Spink:** The influence of antibiotics on the origin of small colonies of Micrococcus pyogenes var. aureus. J. clin. Invest. **33,** 1611 (1954). — **Wise, R. I., C. L. Cranny,** and **W. W. Spink:** A comparative study of the distribution of antibiotic-resistant staphylococci among different environmental groups. J. Lab. clin. Med. **44,** 956 (1954). — **Woolpert, O. C.,** and **G. M. Dack:** Relation of gastro-intestinal poison to other toxis substances produced by staphylococci. J. infect. Dis. **52,** 6 (1933). — **Wright, J.:** Staphylococcal leucocidin and antileucocidin. Lancet **1936 I,** 1002.

Yarington, C. T. jr.: Ann. Oto. Rhin. Larynb. **70,** 263 (1961); J. Amer. med. Ass. **173,** 506 (1961). — **Yow, E. M.:** Die Behandlung von im Spital aquirierten Staphylokokkeninfektionen. Österr. Kolloquium der U. Med. Univ. Klinik Wien, Heft 1, 1959. ~ „Kanamycin". Antibiotics Monographs No. 12. New York: Med. Encycl. Inc. 1959.

Zeitlhofer, J.: Über die pseudomembranöse (postoperative) Enterocolitis im Gefolge von Antibiotikabehandlung. Klin. Med. **10,** 419 (1955). — **Zopf, W.:** Die Spaltpilze. 3. Aufl. Breslau: E. Trewendt 1885.

Nachtrag

Baird-Parker, A. C.: Staphylococci and their classification. Ann. N.Y. Acad. Sci. **128,** 4 (1965). — **Bernheimer, A. W.:** Staphylococcal Alpha Toxin. Ann. N.Y. Acad. Sci. **128,** 112 (1965). — **Bradfield, J. R. G.:** Organization of bacterial cytoplasma. Soc. Gen. Microbiol. **6,** 296 (1965). — **Breitfellner, G.,** u. **R. Neuhold:** Das Verhalten Penicillin-G-resistenter Staphylokokkenstämme gegen Ampicillin und Oxacillin. Chemotherapia **10,** 44 (1965). — **Breitfellner, G., R. Neuhold** u. **K. H. Spitzy:** Die Staphylokokken im Wiener Raum. Wien. klin. Wschr. (im Druck) (1966). — **Casman, E. P.:** Staphylococcal Enterotoxin. Ann. N.Y. Acad. Sci. **128,** 124 (1965). — **Deutsch, E.:** Diskussion über „Langzeitbehandlung mit Antikoagulantien". In: Thrombos. Diathes. haemorrh. (Stuttg.), Suppl. **12,** (1964). — **Deutsch, E.,** u. **M. Fischer:** Bericht über das Jahr der Tätigkeit des Wiener Thrombosedienstes. In: Thrombos. Diathes. haemorrh. (Stuttg.), Suppl. **12,** 79 (1964). — **Fries, R.:** Über die Sinus-Cavernosus-Thrombose. Fortschr. Kiefer- u. Gesichtschir., Bd. IX. Stuttgart: G. Thieme (1965). — **Goodman, J. R.,** and **R. E. Moore:** Electron microscopic study of Staphylococcus. J. Bact. **71,** 567 (1956). — **Helmer, F.:** Über die postoperative Enterocolitis. Wien. klin. Wschr. **1954,** 120. — **Hepburn, Ch.:** Das Resistenzbild des Staphylococcus aureus. Zbl. Bakt., I. Abt. Orig. **185,** 14—40 (1962). — **Kapral, A. F.:** The Phagocytosis and intracellular fate of Staphylococci. Ann. N.Y. Acad. Sci. **128,** 285 (1965). — **Lemierre, A.:** Les staphylococcie malignes de la face. Dans: Maladies infect. 1ère série, p. 408. Paris: Masson 1935. — **Linzenmeier, G.:** Zur Bewertung einer vereinfachten Hemmhofmethode. Zbl. Bakt., I. Abt. Orig. **167,** 327 (1957). — **Murray, R. G. E., W. H. Francombe,** and **B. H. Mayall:** The effect of Penicillin on Staphylococcus. Canad. J. Microbiol. **5,** 641 (1959). — **Suganuma, A.:** Fine structure of staphylococcus aureus. Ann. N.Y. Acad. Sci. **128,** 26 (1965). — **Tager, M.,** and **M. C. Drummond:** Staphylocoagulase. Ann. N.Y. Acad. Sci. **128,** 92 (1965). — **Thetter** and **K. H. Spitzy:** Proc. Intern. Congr. Chemotherapy. II, 1967. — **Waisbren, B. A.,** and **C. L. Strelitzer:** A five year study of the antibiotic sensitivities and cross resistances of staphylococci in a general hospital. Antibiot. Ann. 1957—1958.

Hospitalismus

Von K. H. SPITZY, Wien

I. Definition

Alle Formen von Schädigung oder Gefährdung eines Patienten, die auf den Einfluß eines Krankenhausaufenthaltes zurückzuführen sind, werden als *Hospitalismus* bezeichnet (KUNZ, 1957). Die Begriffsskala reicht demnach von soziologisch-psychologisch schädlichen Einflüssen bis zur somatischen Schädigung oder Gefährdung des Patienten selbst oder auch seiner Umgebung. Die *Hospitalinfektionen*, die heute unter dem Begriff Hospitalismus im engeren Sinne verstanden werden, stellen weitaus die größte Gefährdung des Patienten dar (SPITZY, 1963). Man kann aber bei Hospitalinfektionen erst dann von Hospitalismus sprechen, wenn das zahlenmäßige Auftreten von gleichartigen Infektionen im Krankenhaus wesentlich über das in der übrigen Bevölkerung hinausgeht (MEYER, 1962). Gelegentliche, auch gehäufte Infektionsfälle in Krankenhäusern sind noch keineswegs ein Grund, Hospitalismus anzunehmen. Schließlich handelt es sich um Kranke, die anfällig für Infektionen sind. So kann eine Virusinfektion beispielsweise die Patienten in einem Zimmer oder einer Abteilung erfassen. Jeder in einem Krankenhaus tätige Arzt kennt das gelegentliche Auftreten von Fieberschüben bei mehreren Patienten. Es soll die Gefahr der Spitalsinfektion nicht übertrieben werden. Hospitalismus im engeren Sinne liegt erst dann vor, wenn eine exakte Analyse ergeben hat, daß sich Erreger im Krankenhausmilieu durchgesetzt haben, auf die Kranken übertragen werden und sich dort ansiedeln. Hier lösen sie eine Infektion aus oder machen die Kranken zu Keimträgern und damit zu einer Gefahr für ihre Umgebung. Die Infektion muß nicht bereits während des Krankenhausaufenthaltes ausbrechen, sondern kann erst mehrere Wochen später im häuslichen Milieu in Erscheinung treten, wie dies z. B. bei der Mastitis meist der Fall ist (HELMS und STENDERUP, 1961; KNÖRR, 1964; WYSHAM et al., 1957).

Der *Staphylokokkenhospitalismus* (KIKUTH und GRÜN, 1957) stellt heute die aktuellste und gefährlichste Form des Hospitalismus dar, obwohl sich in letzter Zeit die Nachrichten über das gehäufte Auftreten anderer pathogener Keime aus der Proteus- und Pseudomonasgruppe (FORKNER, 1958; McHENRY et al., 1962) und aus der Gruppe der Enterobakterien (Enteritis-Coli und Salmonellen) im Krankenhausmilieu mehren (STEHR, 1963). Der Staphylokokkenhospitalismus beschränkt sich nicht nur auf das gehäufte Auftreten von Keimen, die gegen Penicillin oder andere Antibiotica resistent sind, sondern muß ganz allgemein auf den pathogenen Staphylococcus, insbesondere auf Staphylococcus aureus, charakterisiert durch die positive Koagulasereaktion und positive Mannitvergärung, ausgedehnt werden. Entscheidend für das Vorliegen eines Hospitalismus ist nicht allein die Feststellung des Erregers, sondern es muß die Ausbreitung eines bestimmten Typs durch die Methoden der Lysotypie, Serotypie und des Antibiogramms nachgewiesen sein (GRÜN, 1964). Bei gehäuftem Auftreten von Hospitalstämmen geringer Virulenz kann man von *„latentem Hospitalismus"* sprechen (KREPLER, 1957), bei Infektionen außerhalb des Hospitals durch Keimträger von Hospitalkeimen von *„indirektem Hospitalismus"* (MEYER, 1962).

II. Geschichte

Vorschriften, die den Arzt zur größten Sauberkeit ermahnen und ihn warnen, Wunden zu berühren, gibt es seit HIPPOKRATES. Ähnliche Empfehlungen tauchten immer wieder im Verlauf des Mittelalters und der Neuzeit bis zum Beginn des 19ten Jahrhunderts auf. Trotzdem starben, insbesondere in Kriegszeiten, Millionen von Verletzten und auch Operierten an Wundinfektionen. Der Wundbrand oder *Hospitalbrand* war eine gefürchtete Komplikation, der über die Hälfte der Amputierten zum Opfer fiel. Auch in den Gebärkliniken war die Sterblichkeitsziffer an Kindbettfieber hoch. Ignaz SEMMELWEIS erkannte 1847 als erster den Zusammenhang zwischen Kontakt-Infektion und Kindbettfieber und gab Vorschriften zur Antisepsis heraus, die die Sterblichkeit auf der Wiener Gebärklinik von 18% auf 3% fallen ließ. Joseph LISTER war es dann 1867, der auf Grund der Arbeiten PASTEURS und KOCHS die *Antisepsis* in die Chirurgie einführte. Nachdem einmal klar erkannt war, daß die Hospitalinfektion durch Mikroorganismen übertragen wurde, entwickelte sich logisch die *Asepsis*. Trotz einer streng durchgeführten Asepsis ab dem 20. Jahrhundert sind immer wieder Spitalsinfektionen aufgetreten. Sie ließen sich weder durch strengst aseptische noch durch antiseptische Maßnahmen vermeiden. Die auftretenden Wundinfektionen und septischen Erkrankungen waren therapeutisch schwer zu beherrschen.

Die Entdeckung der Sulfonamide durch DOMAGK und vor allem des Penicillins durch Sir Alexander FLEMING und anderer Antibiotica ließ die Gefährlichkeit der Infektionen erheblich sinken. Gleichzeitig fand aber eine *Selektion* der *Spitalskeime* statt, die in zunehmendem Maße jene Keime in den Krankenhäusern, die als Ursache der Hospitalinfektion in Frage kamen, resistent gegen diese sonst so wirksamen Mittel werden ließ. Es entwickelte sich jener Hospitalismus, der heute das Schreckgespenst aller Chirurgen ist, der *Staphylokokkenhospitalismus* (KIKUTH, 1957). FLEMING hatte davor schon bald nach der Einführung des Penicillins gewarnt. Es sind aber nicht nur die penicillinresistenten Keime, die sich im Hospitalsmilieu entwickeln, sondern vor allem Streptomycin und Erythromycin, die Breitbandantibioticagruppe der Tetracycline und das Chloramphenicol selektieren ganz allgemein *antibioticaresistente* Keime und geben daher Anlaß zu den verschiedensten Formen des „*bakteriellen Hospitalismus*". Dabei spielen alle Eitererreger, das heißt jene Infektionen, die vor allem zu Lokalinfektionen führen, aber bei Generalisation auch septische Erkrankungen auslösen können, die größte Rolle: Staphylokokken, Enterobakterien, Proteus- und Pseudomonasarten. Wenn sie außer den Erstgenannten noch nicht so im Zentrum des Interesses stehen, so können sie sehr wohl in der Zukunft zu ähnlichen Problemen führen (PLANELES, 1964).

III. Erreger

Während der „*klassische Hospitalismus*" mit den Erregern des Wochenbettfiebers, Erysipel, Pyämie, Gasbrand und Tetanus und ihrer hohen Mortalität weitgehend überwunden ist, hat der „*neue Hospitalismus*" gerade durch die Einführung der antibakteriellen Chemotherapie andere Erreger zur Ursache, die als Problembakterien bezeichnet werden. Es sind dies vor allem die Species *Staphylococcus aureus*, selten *epidermidis*, die Bakterien der Familie *Enterobacteriaceae* und zwar der Genera *Escherichia*, *Aerobacter*, *Klebsiella*, *Paracolobactrum*, *Proteus* und *Salmonella* und schließlich die Species *Pseudomonas aeruginosa* (nach *Bergey's Manual, 1957*).

Für die *chirurgischen* Fächer und die Geburtshilfe stehen die Staphylokokken, eventuell noch Proteus und Pseudomonas im Vordergrund. In der *Pädiatrie* sind neben Viren und den Staphylokokken besonders die Bakterien der Dyspepsie-Coli-Gruppe von Bedeutung. In der *Urologie* sind es neben Staphylokokken vor allem Proteus, Pyocyaneus, Coli und Aerobacter, die als Träger eines Hospitalismus auftreten können.

1. Die Species *Staphylococcus aureus* stellt jedenfalls weitaus den größten Teil der Spitalsinfektionen. Es handelt sich bei diesem Erreger um einen besonders anspruchslosen, weitverbreiteten Keim, der in zahllosen Varianten auftreten kann (siehe „Staphylokokkenerkrankungen"). Um festzustellen, ob es sich bei seinem Vorkommen im Hospitalsmilieu um einen Hospitalismus handelt, muß eindeutig festgestellt werden, daß es sich um ein gehäuftes Auftreten eines bestimmten Typs handelt.

Die *Differenzierung* der Typen soll nach drei Methoden, womöglich gleichzeitig erfolgen.

Phagentypisierung
Serotypie
Antibiogramm

Die *Phagentypisierung* erfolgt im allgemeinen durch die vom „International Committee on Phage Typing" angegebenen 23 Typen von Bakteriophagen. In der „Food and Drug Administration" in Washington werden sie in 3 Gruppen unterteilt.

Fisk (1962) führte ursprünglich 27 Phagentypen ein. Pulverer (1964) stützt sich auf die Angaben von Blair und Williams (1961) und unterteilt:

Gruppe I	29	52	52A	79	80			
Gruppe II	3A	3B	3C	55	71			
Gruppe III	6	7	42E	47	53	54	75	77
Gruppe IV	42D							
Zusatzgruppe	81	187						

Er verwendet noch eine größere Anzahl weiterer Zusatztypen. Phagen vermögen sehr spezifisch bestimmte Staphylokokkentypen aufzulösen. Dadurch ergibt sich ein Lysisbild, das in eine der angegebenen Gruppen eingeordnet werden kann. So gelingt eine eindeutige Identifizierung eines Stammes, da die Lysogenie der Staphylokokken weitgehende Konstanz aufweist (Chiari und Neuhold, 1956, 1963).

Die Angaben über das gehäufte Auftreten bestimmter Phagengruppen gehen ziemlich weit auseinander. Während Welch 1959 angibt, daß Hospitalstaphylokokken häufig der Gruppe 80/81 angehören, scheinen in Deutschland Gruppe I und III zu dominieren (Pulverer, 1964). In England beschreibt Williams 1959 ein Überwiegen der Gruppe I in gynäkologischen und III in chirurgischen Abteilungen. Eine Zuordnung von bestimmten Phagentypen und -gruppen zu bestimmten Krankheitsbildern ist bisher nicht gelungen (Pulverer, 1964). Stämme, die dasselbe Lysisbild aufweisen, können sich sowohl serologisch als auch in ihrer Empfindlichkeit gegen Antibiotica unterscheiden, so daß zur Feststellung und Kontrolle eines Hospitalismus auch die Weiterdifferenzierung durch die Serotypie und das Antibiogramm notwendig ist (Wallmark und Laurell, 1952).

Die *Serotypie* wurde kürzlich ausführlich von Grün (1964) dargestellt. Oeding (1952) hat durch die Herstellung von 15 Antigenen zur Durchführung einer routinemäßigen Agglutinationsreaktion viel zur Ermöglichung einer serologischen Differenzierung beigetragen. Er konnte nachweisen, daß etwa 90 % der Mastitisfälle in Ost- und Westnorwegen serologisch einheitliche Staphylokokkenstämme waren.

Tabelle 1. *Arrangement von 23 Phagentypen* (nach Welch, 1959)

Gruppe I	29	52	52A	79	42A	Gruppe IV
Gruppe II	3A	3B	3C	55	44A	
	6	7	42E	47	53	
Gruppe III	54	70	73	75	77	
	80	81	42B			

Oeding (1954) konnte nachweisen, daß in 4 Antigengruppen (abce, abc, abe und ab) 80 % der pyogenen Stämme differenzierbar sind. Undifferenzierbar fanden Grün (1957) 5 %, Oeding 5,5 %. Zwischen den Serotypen und Lysotypen bestehen anscheinend kaum besondere Korrelationen, da es sich um grundverschiedene Rezeptoren handelt (Oeding und Williams, 1958). Die Serotypie erfaßt zwar mehr Stämme (95 %), die serotypisierbar sind, es ergeben sich aber wenige

Serotypen. Die Lysotypie erfaßt weniger Stämme (60—80%), liefert aber wesentlich mehr Typen — vielleicht sogar zu viele und macht dadurch die Ergebnisse unübersichtlicher (MEYER, 1962; PARKER, 1963; ROUNTREE, 1963; SCHMIDT et al., 1962).

Das *Antibiogramm* liefert eine weitere Differenzierungsmöglichkeit, die keine oder nur wenig Korrelation zu Sero- und Lysotypie aufweist. Das Antibiogramm oder Resistenzbild gibt an, gegen welche Antibiotica ein bestimmter Keim gleichzeitig resistent ist (HEPBURN, 1962). Das am häufigsten auftretende Resistenzbild ist bei Staphylococcus aureus PST, das heißt Resistenz gegen Penicillin, Streptomycin und Tetracyclin (s. Staphylokokkenkrankheiten). Konservative und chirurgische Kliniken scheinen sich im Resistenzbild nicht wesentlich zu unterscheiden. Deutliche Unterschiede ergeben sich bei ambulanten und stationären Patienten. Die ambulanten Patienten tragen beträchtlich weniger resistente Keime als stationäre. Volle Empfindlichkeit gegenüber Antibiotica zeigten nach HEPBURN (1962) an konservativen Kliniken im Jahre 1959 27,6% von den stationären und 43,5% von den ambulanten, auf chirurgischen Kliniken 27,6% von den stationären und 57% von den ambulanten. Das Penicillin hat an dieser Resistenzzunahme im Krankenhaus den größten Anteil (BYNOE et al., 1956).

Die Resistenz der Staphylokokken gegen Antibiotica hat nichts mit ihrer Pathogenität oder Virulenz zu tun (IRMER, THURM und ESCHER, 1962; IRMER, 1964). Hospitalismus als das Durchsetzen eines Erregers im Spitalsmilieu ist erst dann eine Gefahr, wenn hochvirulente, toxinbildende Keime gehäuft auftreten. Dann kann es, wie YOW 1959 in Wien berichtet hat, zu schweren Hausepidemien kommen. Bei den von ihm beschriebenen Epidemien kam es zu 324 Infektionen mit 34 Todesfällen. Von den damals auftretenden Stämmen waren 87% gegen Penicillin resistent, 82% gegen Streptomycin, 78% gegen Tetracyclin und 70% gegen Erythromycin (DE REUCK et al., 1962).

Die Resistenz gegen ein Antibioticum hängt mit der Verwendung dieses Antibioticums in einer Krankenanstalt zusammen. Die Prozentzahlen Antibioticaresistenter Stämme standen im Allgemeinen Krankenhaus in Wien in direkter Relation zum Verbrauch der entsprechenden Antibiotica (PROHASKA, ZISCHKA, 1955). Dasselbe wurde von zahlreichen anderen Autoren beobachtet (WEINSTEIN, 1947; FLAMM, 1957; BARBER et al., 1953, 1960, 1961). Dabei stieg nicht nur die Zahl der resistenten Stämme sondern auch der Resistenzgrad (RUDAT, 1958).

2. Die Erreger der *Escherichia Coli-Gruppe* sind vor allem in pädiatrischen Abteilungen als Hospitalismuskeime zu finden (KOCH, 1956; MARGET, 1953). Ähnlich wie bei den Staphylokokken ist die Mehrzahl der Keime apathogen. Von den heute bekannten 142 O-Gruppen sind nur etwa 10% enteropathogen (STEHR, 1963). Sie werden als Coli-Enteritis-Stämme (KAUFFMANN, 1944), Dyspepsie-coli (ADAM, 1923), oder E. E. C. (enteropathogenic-Escherichia-coli) bezeichnet.

Die Differenzierung von E. coli erfolgt üblicherweise nach KAUFFMANN (1944) in O-Gruppen (Körperantigen) und K-(Kapselantigen) resp. H (Geißelantigen)-Serotypen. Als obligate Enteritiserreger gelten nach BRAUN (1956) nur 5 Typen (O 26: K 60; O 55: K 59; O 86: K 61; O 111: K 58; O 127: K 63). Alle anderen sind nur fakultativ pathogen oder apathogen.

Neben der Serotypie gibt es für E. coli wie bei den Staphylokokken biochemische Differenzierungsmethoden und die Möglichkeit der *Lysotypie* durch Phagen. Bei epidemiologischen Untersuchungen kann vor allem die Ermittlung der Phagentypen von Vorteil sein (MARGET, 1953; BRAUN, 1956; COLBECK, 1949, 1956).

Das *Antibiogramm* der E. coli-Gruppe zeigt ähnliche Entwicklungen wie sie für Staphylokokken beschrieben worden sind. Die Resistenz dieser gramnegativen Keime gegen die Antibiotica Streptomycin, Tetracyclin, Chloramphenicol und Kanamycin hat zugenommen und zeigt auch bei Erregerwechsel eine stetige Zunahme im Verlauf einer Behandlung (STEHR, 1963). Das Resistenzverhältnis bei Erregerwechsel gegen Tetracycline und gegen Chloramphenicol sowie gegen Sulfonamide stieg von 40—60% auf 100%. Gegen die örtlich wirksamen Polymyxine und das Neomycin sowie gegen Nitrofurane blieb die Empfindlichkeit zwischen 25 und 100% gleich (FLAMM, 1957).

In der *Urologie*, in der *Dermatologie* und auch in der *Chirurgie* spielen neben der Coli-Infektion im Krankenhaus B. proteus und Pseudomonas pyocyanea eine Rolle (BAUER, 1960; YOW, 1952; MARKELEY et al., 1957; LOREY et al., 1947; JACKSON et al., 1951). E coli wird zu 53% als resistent angegeben (ALKEN, 1962). B. proteus hat ein sehr wechselndes Resistenzbild. Neuerdings scheint das Ampicillin als Antibioticum mit der geringsten Resistenzquote auf (AUHAGEN, 1962; NAUMANN, 1963; WALTER, 1963).

3. *Pseudomonas pyocyanea* ist gegen fast alle Antibiotica resistent. Eine Ausnahme machen hier nur die Polymyxine: das Polymyxin B und das Colistin (Polymyxin E), die als etwa gleichwertig zu bezeichnen sind (FINLAND,1965).

IV. Epidemiologie

Die Ausbreitungsfähigkeit und -möglichkeit eines Erregers bedingt sein epidemisches Auftreten und führt zum infektiösen Hospitalismus, wenn es sich um Stämme mit entsprechend starker Virulenz handelt. Staphylokokken können eine besondere Ausbreitungsfähigkeit und gleichzeitig starke Virulenz aufweisen (MEYER, 1962). Damit sind sie die prädestinierten Keime für Hospitalinfektionen. Die dabei auftretende Therapieresistenz ist Ursache und Folge der Ausbreitung und ergibt sich aus der Selektion wenig empfindlicher Keime.

Als *primäre Brutstätten* von Hospitalkeimen, insbesonders Staphylokokken, sind nach MEYER 1962 anzusehen:

1. Eiternde Wunden
2. Eitrige Lungenaffektionen
3. Chronische Ekzeme und andere superinfizierte Hautaffektionen
4. Im Hospital geborene Säuglinge (ÖCKLITZ, 1958)
5. Stuhl (insbes. Säuglingsstuhl)
6. Nahrungsmittel insbes. bei Lebensmittelvergiftungen

Als *sekundäre Brutstätten* kann man die gesamte Umgebung der Erkrankten annehmen, insbesonders Wäsche, Verbandzeug, aber auch Luft und Staub und vor allem die Kreuzinfektion über Träger, wie Pflegepersonal, Ärzte usw. Der häufigste Aufenthaltsort für Staphylokokken ist der Atmungstrakt, insbesonders das Vestibulum nasi. Ein Drittel bis die Hälfte der Menschen trägt Staphylococcus aureus in der Nase und ist damit „Staphylokokkenträger" (WILLIAMS et al., 1959; McFARLAN, 1938; LINZENMEIER, 1964; GOSLINGS et al., 1958; HALLMANN, 1937). Die Trachea ist normalerweise frei von Keimen (HELMER, KUNZ und FLAMM, 1959). Die Haut selbst ist meist nur sekundär besiedelt. Eine dichtere Besiedlung ist am Perineum zu finden (STRATFORD, 1963). Über den Verdauungstrakt können Hospitalismuskeime verbreitet werden. Dies gilt insbesonders für Säuglinge (BRODIE, KERR und SOMMERVILLE, 1956).

Die Luft und Gebrauchsgegenstände beherbergen meist große Mengen von Keimen, insbesonders von Staphylokokken (LINZENMEIER, 1964). Methicillin-Spray soll die Infektionsraten auf Entbindungsabteilungen und thoraxchirurgischen Stationen erheblich beeinflussen (GOLDFARB, 1963), obwohl schon Methicillin-resistente Stämme beschrieben wurden (BARBER, 1961).

Der *Übertragungsmodus* ist vor allem der direkte Kontakt zwischen Träger (Patient, Arzt und Pflegepersonal) und Patienten (Cross-Infection), insbesonders abwehrgeschwächten, anfälligen Patienten, wie postoperativen, cytostatisch Behandelten, unter Corticoid- oder Strahlentherapie stehenden (HEGEMANN et al., 1961), Schmierinfektion, Tröpfchen- oder Staubinfektion (DUGUID et al., 1948) sowie Selbstinfektion (COOKE, 1962; HARE, 1961; LOWBURY, 1955; NOBLE, 1961, 1963).

Die *Inkubationszeit* ist recht unsicher und kann nach GRÜN (1959) 2—20 und mehr Tage betragen.

V. Gegenmaßnahmen

Die Ursachen des Hospitalismus sind komplex. Dementsprechend wird auch eine Vielzahl von präventiven Maßnahmen vorgeschlagen.

Nach GRÜN 1964; HEGEMANN, BECK und WAGNER 1961 sind die häufigsten Ursachen „von außen ins Hospital eingeschleppte Eiterungen". Viel seltener erfolgt die Infektion durch Keimträger (HARE, 1963; HUST et al., 1960; KLEIN, 1960; RAVENHOLT, 1963).

Die unmittelbare Folgerung daraus wäre eine strenge Isolierung von Patienten mit eiternden Wunden und in zweiter Linie die Kontrolle und Sanierung der Keimträger. WILLIAMS et al., 1962 stellt die strikte Forderung nach Isolierung und KIKUTH spricht von einer Renaissance der Krankenhaushygiene als der einzigen Möglichkeit, des Hospitalismusgespenstes Herr zu werden. Leider stehen einer sorgfältigen Isolierung wirtschaftliche Bedenken gegenüber, die baulichen Gegebenheiten, der Personalmangel, Bettenmangel, Besucher u. a. (WALTER und HEILMEYER, 1965). Die Kontrolle und Sanierung, bei Mißerfolg Eliminierung der Keimträger, hat keine besonderen Erfolge gezeigt, trägt aber zur Erziehung des Personals zur Selbstkontrolle bei (WALTER und HEILMEYER, 1965; FEKETY et al., 1958; FOSTER, 1960).

Der wichtigste Verbreitungsmodus ist der Kontakt:

direkt über Hände und Haut
selten über Staub und Tröpfchen
indirekt über Brücken wie Verbandmaterial,
Mäntel, Wäsche, Tücher, Kissen,
seltener Geräte persönlichen Gebrauches,
häufiger therapeutische und diagnostische Maschinen und Geräte
Instrumente
Kanülen
Katheter u. a.

Für die *Desinfektion* der Hände, Haut, Geräte und Wäsche sind die Empfehlungen der Deutschen Gesellschaft für Hygiene und Mikrobiologie 1961 maßgebend (WÜSTENBERG, 1961).

Für die Händedesinfektion stehen 80%iger Äthylalkohol, 60% Isopropylalkohol und 80%iger Propylalkohol, Baktosept H5, Rapidosept und Septikal zur Verfügung. Hexachlorphen ist als nicht ausreichend zu bezeichnen.

Zur Scheuerdesinfektion sind Formalin, Lysoform, Gevisol u. a. Präparate verfügbar. Decken und ähnliches werden nach dem Estex- und Perisalverfahren ausreichend entkeimt, Matratzen durch das HDH-Verfahren (GRÜN, 1964; CHIARI und NEUHOLD, 1956).

Die Sterilität aller mit dem Patienten in engen Zusammenhang kommenden Instrumente, Sauerstoffanschlüsse, Zelte, Beatmungsansätze, Drains usw. muß ständigen Kontrollen unterworfen werden. Auch ein Pneumothoraxapparat kann Empyeme übertragen (IRMER, 1964).

In allen Hospitalismus-gefährdeten Abteilungen sind folgende *organisatorische Maßnahmen* durchzuführen (YOW, 1955, 1959; BARTON, 1958; DEVENISH und MILES, 1939; DOUGLAS, 1963; GILLESPIE, 1958; HART, 1937; LIDWELL et al., 1959; MOORE, 1958; MOORE, 1960; WILLIAMS und SHOOTER, 1963).

I. Physikalische Methoden:

1. Gute Lüftung, Kontrolle von Klimaanlagen (Filterwechsel!)
2. Vermeidung von Ansammlung von Instrumenten und Materialien
3. Kontrolle der Kleidung des Personals
4. Bade- und Duschmöglichkeit für das Personal
5. Günstige Möglichkeiten zum Händewaschen für Personal und Patienten (Handtuchkontrolle, Seife)
6. Isolationsmöglichkeit für Erkrankte und Verdächtige

II. Maßnahmen für das Pflegepersonal:

1. Methoden zur Erkennung „unreiner" Kleidung
   a) Erkennungsschilder für Tätigkeitsbereiche
   b) Verschiedenfarbige Kleidung für Bedienungs-, Pflege- und Operationspersonal
2. Strenge Kontrolle der Besucher und der Patientenbesuche untereinander
3. Unterricht über Isolierung
4. Reduzierung des Personenverkehrs zwischen „reinen" und „unreinen" Räumen (Visite!)
5. Bewachung vor unnötigem Betreten von Operations-, Kreiß- und Pflegeräumen
6. Erhöhte Asepsis
7. Kontrolle und Ausschaltung von Infektionsträgern
8. Gezielte Verwendung von Chemotherapeutica

III. Maßnahmen des Bedienungspersonals:

1. Strenges Programm zur Staubkontrolle
   a) Aufwischen mit Antiseptica
   b) Plastikbeläge, Eliminierung von Bodenbürsten
   c) Regelmäßige Sterilisierung von Reinigungsmaterial, Eliminierung von Staubsaugern und Staubwischern
   d) Vorführung von Lehrfilmen über Staubkontrolle
2. Sorgfältige Behandlung der Abfälle
   a) Häufige Sterilisierung geeigneter Abfallgefäße
   b) Häufige Entleerung der Abfallgefäße
3. Verstärktes Aufwischen mit Antiseptica
   Eliminierung überflüssiger Gegenstände in Abstellräumen und Korridoren
5. Sauberes Hantieren und Transportieren mit Wäsche
6. Vermeidung von Plastiküberzügen
7. Sorgfältige Sterilisierung von Bettzeug und Decken
8. Strengste Schmutzkontrolle

Zur Durchführung dieser Maßnahmen muß ein *Komitee* gebildet werden, in dem Vertreter des Pflegepersonals und der Krankenhausverwaltung vertreten sein sollen. Mindestens monatlich müssen Besprechungen stattfinden, die angeforderte Berichte der Stationsschwester und der Stationsärzte koordinieren und auswerten. Bei einer Hausepidemie durch Staphylokokken im Jefferson-Davis-Hospital in Houston, Texas, USA, die Yow 1958 beobachtete, konnte die Wirksamkeit oben genannter Maßnahmen festgestellt werden. Die Staphylokokkeninfektionen waren nach einer konzentrierten und zielstrebigen Zusammenarbeit des Personals nach Beherrschung der Epidemie auf ein wesentlich geringeres Maß gesunken, als es vor der Epidemie der Fall war. Auch bei anderen Hausepidemien konnten ähnliche Beobachtungen gemacht werden (COLBECK, 1949; SHOOTER et al., 1957; COLEBROOK et al., 1948; KUEMMERLE, 1960).

Zur Vermeidung des Hospitalismus sind daher erzieherische, hygienische und organisatorische Maßnahmen nötig (ONDARZA, 1964). Solange diese nicht ausgeschöpft sind, ist es müßig, einfach „die Antibiotica" für den Hospitalismus verantwortlich zu machen. Keinesfalls ist eine richtig durchgeführte Therapie mit Antibiotica an einer Ausbreitung resistenter Keime schuld, wohl aber kann eine unkritische Therapie dazu führen (GOSLINGS, 1963). Solange Antibiotica gezielt mit ausreichender Dosierung und richtiger Behandlungsdauer eingesetzt werden, führt gerade ihr Einsatz zur Ausschaltung der Infektionsquellen. Jede verzettelte, unkritische Therapie verursacht die Selektion resistenter Keime. Alle Versuche, durch rigorose Beschränkung, Wechsel der Antibiotica, Schaukeltherapie etc. günstigere Resistenzverhältnisse ohne organisatorische Maßnahmen zu erzielen, muß man als unzulänglich bezeichnen (LINZENMEIER, 1959; GIBSON, 1955; LEPPER et al., 1953; LINZENMEIER und ZEIT, 1959). Die wichtigsten Maßnahmen bleiben nach wie vor *Isolierung, Desinfektion*, sorgfältige *Asepsis*, ständige *Erziehung* und *Kontrolle* und schließlich *gezielte Therapie*. Niemals kann Asepsis durch Antibioticatherapie ersetzt werden (HEGEMANN, KIKUTH, KUNZ, DERRA, GRÜN u. a.).

Unter gezielter Antibioticatherapie versteht man Therapiemaßnahmen, die streng auf bestimmte Erreger ausgerichtet sind. Das gilt für Prophylaxe und Therapie. Eine Staphylokokkenprophylaxe mit wenigen hunderttausend Einheiten Penicillin, auch kombiniert mit Streptomycin, zu betreiben, ist unzulässig, weil dadurch resistente Staphylokokken selektiert werden. Penicillin G muß hier in Dosen von mindestens 5 Mega E pro Tag verabfolgt werden. Eventuell kann Oxacillin zu 2 g/die oder Methicillin 4 g/die verwendet werden. Auch die sogenannten Breitbandantibiotica Tetracyclin und Chloramphenicol sind ausreichend zu dosieren. Tetracyclin 2 g/die eventuell in Kombination mit Oleandomycin, Chloramphenicol 2 g pro die, zweckmäßigerweise mit Erythromycin 1 g/die kombiniert. Lokale Antibioticatherapie ist grundsätzlich mit nichtresorbierbaren Präparaten durchzuführen: Neomycin, Bacitracin, Polymyxin, Staphylomycin, Rifamycin u. a., keinesfalls mit Penicillin, Tetracyclin oder Chloramphenicol (SPITZY, 1963; FINLAND, 1959, 1965; WELCH, 1959; STRATFORD, 1963; LINZENMEIER, 1965; KUCERS und BENNET, 1964).

FINLAND hat 1959 die Staphylokokkeninfektionen als weltweite Pandemie bezeichnet. Die Erkrankung ist weitgehend als iatrogen zu betrachten, aber nicht nur wegen einer ungezielten Antibioticatherapie, sondern vor allem wegen der heute immer noch mangelhaften Durchführung der notwendigen organisatorischen Maßnahmen im Krankenhausbetrieb.

Solange Staphylokokkeninfektionen, insbesonders auf chirurgischen und pädiatrischen Abteilungen nicht als Infektionskrankheiten behandelt werden, wird die Gefahr des Hospitalismus nicht gebannt sein.

Literatur

Adam, A.: Über die Biologie der Dyspepsie coli und ihre Beziehungen zur Pathogenese der Dyspepsie und Intoxikation. Hdb. Kinderheilk. **101**, 295 (1923). — **Alken, C.E.**: Urologe **1**, 1 (1962). — **Auhagen, E., Ch. Gloxhuber, G. Hecht, Th. Knott, H. Otten, E. Rauenbusch, J. Schmid, W. Scholten** u. **A.M. Walter**: Ampicillin (Binotal). Arzneimittel-Forsch. **12**, 781 (1962).

Barber, M., B.D.R. Wilson, J.E. Rippon, and **R.E.O. Williams**: Spread of Staphylococcus aureus in a maternity department in the absence of severe sepsis. J. Obstet. Gynaec. Brit. Emp. **60**, 476 (1953). — **Barber, M., A.A.C. Dutton, M.A. Beard, P.C. Elmes**, and **R. Williams**: Reversal of antibiotic resistance in hospital staphylococcal infection. Brit. med. J. **1960 I**, 11. — **Barber, M.**: Methicillin-resistant staphylococci. J. clin. Path. **14**, 385 (1961). ∼ Hospital infection yesterday and today. J. clin. Path. **14**, 2 (1961). — **Bergey's Manual of Determinative Bacteriology**. Williams & Wilkins Co. 1957. — **Blair, J.E.**, and **M. Carr**: Distribution of phage groups of Staphylococcus aureus in the years 1927 through 1947. Science **132**, 1247 (1960). — **Blair, J.E.**, and **R.E.O. Williams**: Bull. Wld Hlth Org. **24**, 771 (1961). — **Braun, O.H.**: Die Epidemiologie der Säuglings-Enteritis. Stuttgart: Georg Thieme 1956. — **Brodie, J., M.R. Kerr,** and **T. Sommerville**: Lancet **1956 I**, 19. — **Bynoe, E.T., R.H. Elder**, and **R.D. Comtois**: Phagetyping and antibiotic-resistance of staphylococci isolated in a general hospital. Canad. J. Microbiol. **2**, 346 (1956).

Chiari, H.H., u. **R. Neuhold**: Beitrag zur Frage des Staphylokokken-Hospitalismus im Rahmen einer chirurgischen Klinik. Bruns' Beitr. klin. Chir. **210**, 4 (1956). — **Chiari, H.H., H. Dufek** u. **R. Neuhold**: Lysotopieuntersuchungen bei staphylogenen Erkrankungen. Wien. Z. inn. Med. **7**, 327—332 (1963). ∼ 5. Lysotopieuntersuchungen zur Klärung eines evtl. bestehenden Staphylokokken-Hospitalismus. Langenbecks Arch. klin. Chir. u. Dtsch. Z. Chir. **304**, 638—641 (1963). — **Chiari, H.H.,** u. **R. Neuhold**: Vergleichende und experimentelle Untersuchungen über die desinfizierende Wirkung von Formaldehydderivaten und Triäthylenglykol in infektionsgefährdeten Krankenzimmern. Gesundheitsw. Desinfekt. **1965**, 1. — **Colbeck, J. C.**: An extensive outbreak of staphylococcal infections in maternity units (the use of bacteriophage typing in investigation and control). Canad. med. Ass. J. **61**, 557 (1949). ~ Studies in hospital infection. Canad. Serv. med. J. **12**, 563 (1956). — **Colebrook, L., J.M. Duncan**, and **W.P.O. Ross**: The control of infection in burns. Lancet **1948 I**, 893. — **Cooke, E.M.**, and **H.W. Buck**: Self-contamination of dermatological patients with Staphylococcus aureus. Brit. J. Derm. 1962.

De Reuck, A.V.S., and **M.P. Cameron**: Resistance of bacteria to the penicillins. Ciba Symp. 1962. — **Derra, E.**: Staphylokokken in Klinik und Praxis. Stuttgart: WV GmbH 1964. — **Devenish, E.A.**, and **A.A. Miles**: Control of Staphylococcus aureus in an operating-Theatre. Lancet **1939 I**, 1088. — **Douglas, D.M.**: Factors affecting Frequency of Infection in Surgical Patients. Council Intern. Organ. Med. Sciences, UNESCO and WHO. Oxford: Blackwell Sci. Publ. 1963. — **Duguid, J.P.**, and **A.T. Wallace**: Air infection with dust liberated from clothing. Lancet **1948 II**, 845.

Fekety, F.R., L. Buchbinder, L.E. Shaffer, S. Goldberg, H.P. Price, and **L.A. Pyle**: Control of an outbreak of staphylococcal infections among mothers and infants in a suburban hospital. Amer. J. publ. Hlth. **48**, 298 (1958). — **Finland, M.**: Antibiotic Therapy for Staphylococcal Diseases. Antib. Monogr. 12, Med. Enc. New York 1959. — **Finland, M., W.K. Jones jr.**, and **M.W. Barnes**: Occurrence of serious bacterial infections since the introduction of antibacterial agents. J. Amer. med. Ass. **170**, 2188 (1959). — **Finland, M.**: Amer. J. med. Sci. **249**, 171 (1965). — **Fisk, R.T.**: Studies on staphylococci. J. infect. Dis. **71**, 153, 161 (1942). — **Flamm, H.**: Staphylokokken-Hospitalismus vom Standpunkt des Bakteriologen. Wien. klin. Wschr. **50**, 949 (1957). — **Florey, M.E., N.L. Ross**, and **E.C. Turton**: Infection of wounds with gram-negative organisms. Lancet **1947 I**, 855. — **Forkner, C.E. jr., E. Frei, J.H. Edgcomb**, and **J.P. Utz**: Pseudomonas septicemia. Observations on 23 cases. Amer. J. Med. **25**, 877 (1958). — **Foster, W.D.**: Environmental staphylococcal contamination: a study by a new method. Lancet **1960 I**, 670.

Gibson, C.D. jr., and **W.C. Thompson**: The response of burn wound staphylococci to alternating programs of antibiotic therapy. Antibiot. Ann., p. 32 (1955/56). — **Gillespie, W.A., K. Simpson**, and **R.C. Tozer**: Staphylococcal infection in a maternity hospital. Epidemiology and control. Lancet **1958 II**, 1075. — **Goldfarb, S.**, and **G.C.W. James**: Abolition of staphylococcal cross-infection in a thoracic surgical ward. Brit. med. J. **1963 I**, 305. — **Goslings, W.R.**, and **K. Büchli**: Nasal Carrier Rate of Antibiotic-Resistant Staphylococci. Arch. intern. Med. **102**, 691—715 (1958). — **Goslings, W.R.**: Factos affecting Frequency of Infection in medical Patients. Council Int. Organ. Med. Sci., UNESCO and WHO. Oxford: Blackwell Sci. Publ. 1963. — **Grünl, L.**: Z. ges. Hyg. **144**, 238 (1957). ~ Seminar on Hospital Infection, London Sept. 1962. ~ Staphylokokken in Klinik und Praxis. Stuttgart: WV GmbH 1964.

Hallmann, F.A.: Pathogenic staphylococci in the anterior nares. Their incidence and differentiation. Proc. Soc. exp. Biol. (N.Y.) **36**, 789 (1937). — **Hare, R.**: Self-contamination of patients with staphylococcal infections. Brit. med. J. **1961 II**, 333. ~ Dispersal of Staphylococci. Council Int. Organ. Med. Sci., UNESCO and WHO. Oxford: Blackwell Sci. Publ. 1963. — **Hart, D.**: Operation-room infections. Control of airborne pathogenic organisms, with particular reference to use of special bactericidal radiant energy: Prelim. Report. Arch. Surg. **34**, 874 (1937). — **Hegemann, G., H. Beck** u. **B. Wagner**: Dtsch. med. Wschr. **86**, 593 (1961). — **Helmer, F., Ch. Kunz** u. **H. Flamm**: Die mikrobiologischen Verhältnisse im Tracheo-Bronchialbaum. Thoraxchirurgie 7, 390 (1959). — **Helms, P.**, u. **A. Stenderup**: Acta obstet. gynec. scand. **40**, 187, 289 (1961). — **Hepburn, C.**: Zbl. Bakt., I. Abt. Orig. **185**, 14 (1962). — **Hust, V.**, and **M. Grossmann**: Hospital nursery as source of staphylococcal disease among families of newborn infants. New Engl. J. Med. **262**, 951 (1960).

Irmer, W.: Staphylokokken in Klinik und Praxis. Stuttgart: WV GmbH 1964. — **Irmer, W., H.J. Thurm** u. **E. Escher**: Therapiewoche 12, 135 (1962). — **Jackson, D.M., E.J.L. Lowbury**, and **E. Topley**: Pseudomonas pyocyanea in burns; its role as pathogen an value of local polymyxin therapy. Lancet **1951 II**, 137.

Kauffmann, F.: Zur Serologie der Coli-Gruppe. Acta path. microbiol. scand. **21**, 20 (1944). — **Kikuth, W.**: Neue Formen des Hospitalismus und seine Bekämpfung. 24. Tagg. d. Dtsch. Ges f. Chirurgie in München, 1957. — **Kikuth, W.**, u. **L. Grün**: Zur Hygiene und Bakteriologie des Staphylokokken-Hospitalismus. Dtsch. med. Wschr. **82**, 549 (1957). — **Kikuth, W.**: Dtsch. med. Wschr. **85**, 1920 (1960). — **Klein, J.O.**: Family spread of staphylococcal disease following nursery out-break. N.Y. St. J. Med. **60**, 861 (1960). — **Knörr, K.**: Staphylokokken in Geburtshilfe und Gynäkologie. In: Staphylokokken in Klinik und Praxis. Stuttgart: WV GmbH 1964. — **Koch, M.L.**: Bacteremia due to bacterial species of the genera Aerobacter, Escherichia, Paracolobactrum, Proteus, and Pseudomonas. Antibiot. Med. **2**, 113 (1956). — **Krepler, P.**: Staphylokokken Hospitalismus vom Standpunkt des Pädiaters. Wien. klin. Wschr. **69**, 943 (1957). — **Kucers, A.**, and **N.M. Bennett**: Staphylococcal-Septicemia. Med. J. Aust. **1**, 217 (1964). — **Kuemmerle, H.P.**: Klinik und Therapie der Nebenwirkungen. Stuttgart: Georg

Thieme 1960. — **Kunz, H.**: Neue Formen von Hospitalismus und ihre Bekämpfung. Langenbecks Archiv, Bd. 287 (1957). ∼ Staphylokokken-Hospitalismus vom Standpunkt des Chirurgen. Wien. klin. Wschr. **50**, 941 (1957). ∼ 2. Tagg. Dtsch. Ges. f. Chirurgie 1957. — **Kunz, H.**, u. **F. Helmer**: Staphylokokkenerkrankungen in der Chirurgie. Österr. Kolloquium über therapieresistente Staphylokokken, Heft 1. I. Med. Univ.-Klinik Wien, 29. 5. 1959. — **Kunz, H.**: Der Hospitalismus. Monatskurse ärztl. Fortbild. **12**, 6/304—306 (1962).

Lepper, M. H., B. Moulin, H. F. Dowling, G. G. Jackson, and **S. Kofman**: Epidemiology of Erythromycin-resistant Staphylococci in a Hospital Population. Antibiot. Ann., p. 308, **1953—1954**. — **Lidwell, O. M., W. C. Noble**, and **G. W. Dolphin**: The use of radiation to estimate the numbers of micro-organisms in air-borne particles. J. Hyg. (Lond.) **57**, 299 (1959). — **Linzenmeier, G.**, u. **P. Zeit**: Staphylokokkeninfektionen in einer Kinderklinik während der zeitweiligen Umstellung auf ein einziges Antibiotikum. Med. Klin. **54**, 2/47—52 (1959). — **Linzenmeier, G.**: Staphylokokken in der Nase. Dtsch. med. Wschr. **89**, 1041 (1964). ∼ Chemotherapie, mikrobiologische Grundlagen. In: Lehrbuch der medizinischen Mikrobiologie. Hrsg. von H. Reploh u. H. J. Otte. Stuttgart: Gustav Fischer 1965. — **Lowbury, E. J. L.**: Crossinfection of wounds with antibiotic resistant organisms. Lancet **1955 I**, 985.

Marget, W.: Über die Bedeutung pathogener Keime der Escherichia-Gruppe für die Entstehung sporadischer und endemischer Säuglingsenteritis. Mschr. Kinderheilk. **103**, 113 (1953). — **Markeley, K., G. Garmendi, P. M. Chavez**, and **A. Bazan**: Fatal pseudomonas septicaemias in burned patients. Ann. Surg. **145**, 175 (1957). — **McFarlan, A. M.**: Incidence of pathogenic staphylococci in the nose. Brit. med. J. **1938 II**, 939. — **McHenry, M. C., W. J. Martin**, and **W. E. Wellman**: Bacteremia due to gram-negative bacilli review of 113 cases encountered in the five-year period 1955 through 1959. Ann. intern. Med. **56**, 207 (1962). — **Meyer, W.**: Die Staphylokokkenerkrankungen des Menschen. Leipzig: Johann Ambrosius Barth 1962. — **Moore, B.**: Control of staphylococcal infections in Hospitals, p. 35—45. New York State Dep. of Health 1958. ∼ Proceedings of the National Conference on Hospital-acquired Staphylococcal Disease, p. 142. United States Dep. of Health, Educ. and Welfare 1958. ∼ Incidence of surgical wound in England and Wales. Lancet **1960 II**, 659.

Naumann, P.: Neue Penicilline. Dtsch. med. Wschr. **88**, 165 (1963). — **Noble, W. C.**: The size distribution of airborne particles carrying Clostridium welchii. J. Path. Bact. **81**, 523 (1961). — **Noble, W. C.**, and **J. M. Lidwell**: Environmental Contamination. Council Int. Organ. Med. Sci., UNESCO and WHO. Oxford: Blackwell Sci. Publ. 1963.

Ocklitz, H. W.: Der Staphylococcus und der Säugling. Therap. d. Gegenw. **97**, 413 (1958). — **Oeding, P.**: Examinations on penicillin-resistant, serologically homogeneous staphylococci isolated from human mastitis. Acta path. microbiol. scand. **31**, 145 (1952). ∼ Staphylococcal studies in hospital staffs. Acta path. microbiol. scand. **34**, 34 (1954). — **Oeding, P.**, and **R. E. O. Williams**: J. Hyg. (Lond.) **56**, 445—454 (1958). — **Ondarza, R. v.**: Der Hospitalismus. Stuttgart: Ferdinand Enke 1964.

Parker, M. T., and **M. P. Jevons**: Hospital strains of staphylococci. Council Int. Organ. Med. Sci., UNESCO and WHO. Oxford: Blackwell Sci. Publ. 1963. — **Planelles, J.**, u. **A. M. Charitonowa**: Nebenerscheinungen bei der Antibiotikatherapie bakterieller Infektionen. Berlin: VEB Verlag 1964. — **Prohaska, E.**, u. **W. Zischka**: Über die Resistenz gegenüber Penicillin, Streptomycin, Tetracyclin, Chloramphenicol und Erythromycin von im Jahre 1958 getesteten Staphylokokkenstämmen. Österr. Kolloquium über therapieresistente Staphylokokken, Heft 1. Wien: I. Med. Univ.-Klinik 29. 5. 1959. — **Pulverer, G.**: Lysotypie der Staphylokokken. In: Staphylokokken in Klinik und Praxis. Stuttgart: WV GmbH 1964.

Ravenholt, R. T.: Spread of Micro-Organisms from Hospital to community. Council Int. Organ. Med. Sci., UNESCO and WHO. Oxford: Blackwell Sci. Publ. 1963. — **Rountree, P. M.**: Hospital Strains of Staphylococcus aureus. Council Int. Organ. Med. Sci., UNESCO and WHO. Oxford: Blackwell Sci. Publ. 1963. — **Rudat, K. D.**: Z. ärztl. Fortbild. **52**, 249 (1958).

Schmidt, J., u. **H. Spitzbart**: Mikrobiologische und epidemiologische Untersuchungen über den Staphylokokken-Hospitalismus. Arch. Hyg. (Berl.) **146**, 70 (1962). — **Shooter, R. A., J. D. Griffiths, J. Cook**, and **R. E. O. Williams**: Outbreak of staphylococcal infection in surgical ward. Brit. med. J. **1957 I**, 433. — **Shooter, R. A., M. A. Smith, J. D. Griffiths, M. E. A. Brown, R. E. O. Williams, J. E. Rippon**, and **M. P. Jevons**: Spread of staphylococci in a surgical ward. Brit. med. J. **1958 I**, 607. — **Spitzy, K. H.**: Was ist Hospitalismus? Almanach f. d. ärztl. Fortbildg., S. 15—21 (1963). — **Stehr, K.**: Über therapieresistente Enterobakterien. Arch. Kinderheilk. **49** (1963). — **Stenderup, A.**: Factors affecting frequency of infection in mothers and newborn infants. Council Int. Organ. Med. Sci., UNESCO and WHO. Oxford: Blackwell Sci. Publ. 1963. — **Stratford, B. C.**: The investigation and treatment of recurrent superficial staphylococcal infection. Med. J. Aust. **50**, 308 (1963).

Wallmark, G., and **G. Laurell**: Phage typing of Staphylococcus aureus. Acta path. microbiol. scand. **30**, 109 (1952). — **Walter, A. M.**: Chemotherapeutische und antibiotische Substanzen als therapeutische Hilfe und ihre Grenzen. 80. Tagg. dtsch. Ges. f. Chirurgie 1963. — **Walter, A. M.**, u. **L. Heilmeyer**: Antibiotika-Fibel. Stuttgart: Georg Thieme 1965. — **Wein-**

stein, L.: Spontaneous occurrence of new bacterial infections during course of treatment with streptomycin or penicillin. Amer. J. med. Sci. **214**, 56 (1947). — **Welch, H.**: The Staphylococcal Problem and Effects of early Antibiotics. Antibiotic Monographs No. 12, Med. Encycl. Inc. 1959. — **White, A.**: Quantitative Studies nasal carriers of staphylococci among hospitalized patients. J. clin. Invest. **40**, 23 (1961). — **Williams, R. E. O.**: Epidemic staphylococci. Lancet **1959 I**, 190. — **Williams, R. E. O., M. P. Jevons, R. A. Shooter, C. J. W. Hunter, J. A. Girling, J. D. Griffiths**, and **G. B. Taylor**: Nasal staphylococci and sepsis in hospital patients. Brit. med. J. **1959 II**, 658. — **Williams, R., E. D. Williams**, and **D. E. Hyams**: Cross-infection with Pseudomonas pyocyanea. Lancet **1960 I**, 376. — **Williams, R. E. O.**, and **R. A. Shooter**: Infection in hospitals. Epidemiology and Control. Council Int. Organ. Med. Sci., UNESCO and WHO. Oxford: Blackwell Sci. Publ. 1963. — **Wüstenberg, J.**: Gesundheitsw. Desinfekt. **53**, 81 (1961). — **Wysham, D. N., M. E. Mulhern, G. C. Navarre, G. D. La Veck, A. L. Kennan**, and **W. R. Giedt**: Staphylococcal infections in an obstetric unit. II. Epidemiological studies of puerperal mastitis. New Engl. J. Med. **257**, 304 (1957).

Yow, E. M.: Development of proteus and pseudomonas infection during antibiotic therapy. J. Amer. med. Ass. **149**, 1184 (1952). ~ Die Behandlung von im Spital aquirierten Staphylokokkeninfektionen. Österr. Kolloquium über therapieresistente Staphylokokken, Heft 1. Wien: I. Med. Univ.-Klinik 29. 5. 1959.

Pneumokokken-Krankheiten

Dieser Beitrag folgt in Band III

II. Krankheiten durch gramnegative Kokken

Meningokokkeninfektionen

Meningitis epidemica (übertragbare Genickstarre)
Meningokokkensepsis. Meningokokkenpharyngitis.

Von O. Gsell, Basel

Mit 16 Abbildungen

I. Definition

Die Meningokokkeninfektionen sind menschliche Krankheiten durch die Meningococcus intracellularis. Sie zeigen sich klinisch gewöhnlich in drei umschriebenen Stadien:

1. dem Meningokokkenkatarrh, einer uncharakteristischen Entzündung der oberen Luftwege,

2. der Meningokokkenämie, manchmal übergehend in richtige Sepsis, und

3. der Meningokokkenmeningitis als häufigste Organlokalisation dieser Infektion.

Die *epidemische Meningokokkenmeningitis*, die übertragbare Genickstarre ist eine akute Infektionskrankheit, die seit Mitte des letzten Jahrhunderts in den zivilisierten Ländern endemisch, in Afrika noch heute epidemisch vorkommt. Während sporadische Fälle überall, vor allem im Frühjahr auftreten, kann es periodisch zu richtigen Epidemien kommen mit einer bis zur Sulfonamidaera gefürchteten hohen Mortalität.

II. Geschichte

Nach der großen Zusammenstellung von Hirsch stammen die ersten sicheren Angaben aus dem Jahre 1805, als ein epidemischer Ausbruch dieser Krankheit von Vieusseux in Genf klassisch beschrieben wurde.

1807 publizierte dann S. Woodward in USA unter dem Namen „spotted fever" eine Meningitisepidemie. Zusammen mit E. North veröffentlichte er 1811 die 1. Monographie über die maligne epidemische Krankheit. Vorher sind wahrscheinlich schon Genickstarre-Epidemien vorgekommen, so die von Willis, 1661 beschriebene neue Krankheit und die 1685 von Sydenham mitgeteilten „neuen Fieber", mit Fieber, Katarrh, cerebralen Symptomen und Purpuraherden auf der Haut. Die von Plazak erwähnte Epidemie 1670 bei Indianern in Wisconsin mit Fieber und cerebralen Symptomen ist so ungenau beschrieben, daß die retrospektive Meningitisdiagnose problematisch bleibt.

Im 19. Jahrhundert unterscheidet Hirsch 4 Perioden, eine 1. von 1805—1830 mit Herden in der Schweiz, Italien und Frankreich, eine 2. 1835—1850 mit Epidemien in Dänemark, Schweden und Norwegen, eine 3. ab 1854 in Nordamerika und eine 4. ab 1863 in Deutschland und Polen mit großen Epidemien in Oberschlesien 1887 und 1904/05, im Rheinland 1885—1891, im Ruhrgebiet 1906 bis 1907, und ebenso mit größeren Herden damals auch in USA und England, im Sudan.

Während des Krieges 1914—1918 schwoll die Erkrankungsziffer erheblich an, nahm folgendes Jahrzehnt wesentlich ab, stieg dann ab 1930 sukzessive wieder an, erreichte im 2. Weltkrieg 1940/41 beträchtliche Ausbreitung, 1941/42 besonders in Chile. Von 1945—1964 blieben die Fälle in den zivilisierten Ländern mehr sporadisch, dagegen folgten sich in Afrika bis heute noch immer große Epidemien (s. S. 141). Ab 1965 ist in USA wieder ein Anstieg zu bemerken.

Während ursprünglich nur das Cerebrospinalfieber als Meningokokkenkrankheit angesehen wurde, haben die letzten 2 Jahrzehnte Kenntnis von ganz verschiedenen durch Meningokokken bedingten Krankheitsbildern, so vor allem dem Waterhouse-Friederichsen-Syndrom (s. S. 154) gegeben, so daß BANKS, 1948 von einem „protean disease" spricht und die Bezeichnung „Meningococcosis" für die Gesamtheit der Meningokokkeninfektionen vorgeschlagen hat.

Geschichte der Meningokokkensepsis s. S. 155.

Bibliographie s. auch BLOOMFIELD.

III. Der Erreger

Der *Meningococcus*, bezeichnet als *Neisseria intracellularis*, früher Diplococcus intracellularis meningitidis, wird der Familie der Neisseria zugeteilt, deren Angehörige mit einer Ausnahme, dem Gonococcus, den Nasopharynx bewohnen. Es ist

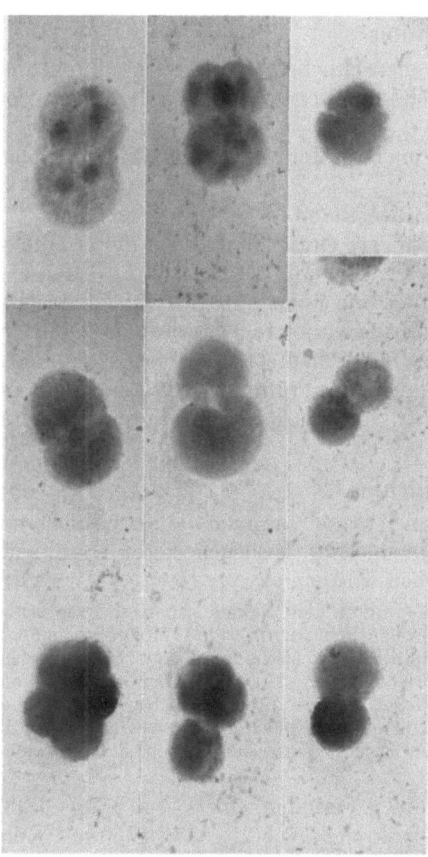

ein gramnegativer Coccus, der sich im Körper meist in Diploform findet, sich morphologisch durch eine Semmelform auszeichnet, und der strikt aerob ist. Der erstmalige Nachweis gelang 1887 WEICHSELBAUM bei sechs Fällen sporadischer Meningitis. Es handelt sich um einen rein auf den Menschen begrenzten Keim, der nie in der Natur oder bei Tieren gefunden wurde (s. Abb. 1).

Die Meningokokken liegen in der Reinkultur als Diplokokken, häufig auch in Tetradenform, ohne Kettenbildung (s. Abb. 1). Charakteristisch ist die verschiedene Korngröße und Färbbarkeit der einzelnen Individuen. Sie wachsen nur bei einer Temperatur über 25°, am besten bei 37°, höhere Temperaturen über 41° bewirken bereits Schädigung. Kulturen gelingen am besten auf Traubenzucker-Ascitesagar oder Blutagar; bei spärlichen Keimen ist Anreicherung auf Traubenzuckerascitesbouillon, insbesondere die anaerobe Züchtung unter Sauerstoffabschluß günstig. Dies gilt besonders für Meningokokkenzüchtung aus Blut und Petechien.

Der *Meningococcus* ist *sehr empfindlich:* niedrige Temperatur, direktes Sonnenlicht, Austrocknung töten ihn schnell, was bei Versendung von Untersuchungsmaterial zu beachten ist. Sofortige Verarbeitung am Krankenbett oder rasches

Abb. 1. Meningokokken. Elektronenmikroskopische Aufnahmen (Aufnahme von RUSKA)

Überbringen von Blut oder Liquor aufbewahrt in warmem Wasser, ist dringend zu empfehlen. Für den Arzt ist es wichtig, sogleich aus dem Liquor einen Abstrich zu machen und bei der Färbung auf die zwei Hauptzeichen zu achten: *intracellu-*

läre Lagerung innerhalb der Leukocyten und *negatives Verhalten gegenüber der Gramfärbung*. Da Meningitiden durch andere gramnegative Kokken, vor allem den Micrococcus catarrhalis (PFEIFFER), sehr selten sind, darf bei diesem Befund die Diagnose Meningokokkenmeningitis bereits sicher gestellt werden.

Die genauere *Differenzierung* hat durch bakteriologische Spezialmethoden zu erfolgen, s. entsprechende Lehrbücher, besonders bei Untersuchung von Keimträgern, da im Nasopharynx die Abtrennung von anderen, hier dann häufig vorhandenen gramnegativen Kokken notwendig ist. Unter den sapropytären gramnegativen Kokken des Nasenrachenraumes ist die Abgrenzung nötig gegen die Neisseria catarrhalis (Micrococcus catarrhalis), den Diplococcus crassus, verschiedene Neisseria mit Farbstoffbildung und den Diplococcus mucosus (Details s. GOETERS). Man hat auch diese Keime als *Para- oder Pseudomeningokokken* zusammengefaßt, deren Abtrennung durch Unterschiede in dem Säuerungsvermögen gegenüber den verschiedenen Zuckerarten leicht möglich ist.

Die Meningokokken lassen sich serologisch durch Agglutinationsteste und Absorptionsverfahren in *verschiedene Typen* unterteilen, welche aber infolge der Vielheit der Methoden und Bezeichnungen in den einzelnen Ländern nur schwer vergleichbar sind. GORDON stellte 4 Typen auf (I—IV), nach der internationalen Taxonomie A—D genannt, GRIFFITH 2 Gruppen, GUNDEL unterscheidet die *Haupttypen* I und II (identisch A und B) und *Nebentypen* 3—6, wozu noch Abarten kommen. Die Typendiagnose ist wichtig für die Klärung von epidemiologischen Fragen, vor allem bei Untersuchung von Meningokokkenträgern, ausschlaggebend bei Serum- und Vaccine-Herstellung. Durch die mögliche Resistenz gegen Sulfonamid ist dieses Problem wieder aktuell geworden. Die in Boston 1964 isolierten 46 Stämme der Gruppe I = A waren mit einer Ausnahme gut SA sensibel. Alle Stämme der Gruppe II = B dagegen erwiesen sich als resistent auf Sulfadiazin, reagierten dagegen gut auf Antibiotica, am besten auf Penicillin G (EICKHOFF und FINLAND u. S. 165ff).

Die *Verbreitung einzelner Typen* ist regionär verschieden. GOETERS fand in Düsseldorf unter 69 Fällen die Haupttypen 1 (21 Fälle) und 2 (31 Fälle) 52mal und sagt, daß die sporadischen Erkrankungen in stärkerem Umfang als die epidemischen von den Nebentypen verursacht werden. WÜSTENBERG stellte in Gelsenkirchen unter 145 Stämmen Typ 1 und 2 in 83 % fest und bei Typ 1 ein schwereres Krankheitsbild und höhere Letalität, was für Typ 1 auch von BRANHAN, USA, bemerkt wurde. PHAIR, SCHOENBACH und ROOT (1944) melden bei Differenzierung von über 1000 Stämmen von Militärpatienten in USA Typ 1 92,9 %, Typ 2 1,1 %, Typ 2a 5,8 %, Typ 4 0 %, polyvalent und unklassifiziert 0,2 %. JUBB fand in England unter einer Analyse von 2000 Fällen mehr schwere Fälle bei Typ 2. Im allgemeinen prädominiert Typ 1 in Epidemien, Typ 2 bei sporadischen Fällen (Lit. bis 1954 s. GOETERS). Seit 1963 überwiegen in USA die Stämme der Serogruppe B, 1965/66 in über 90% s. auch S. 166.

Die *Tierpathogenität* der Meningokokken ist außerordentlich *gering*. Unter natürlichen Bedingungen kommen bei Tieren keine Meningokokkeninfektionen vor. Mit der Mucintechnik (Kokkensuspension in 2—5 % Schweinemagenmucin) können die Meningokokken auf Mäuse übertragen und hier toxisch wirksam werden.

Die pathogene Wirkung der Meningokokken beruht auf *Endotoxinen*, die beim Zerfall der Keime frei werden, und die Nukleoproteine darstellen (Lit. s. H. SCHMIDT). Echte lösliche Ektotoxine sind nicht nachgewiesen. Die Endotoxine wirken als gefährliche Antigene. Sie erzeugen *Antikörper* in Form von Agglutininen, Präcipitinen, Bakteriolysinen und -tropinen. Diagnostische Bedeutung hat der Nachweis dieser Körper bisher nicht erlangt. Versuche, eine Art Widalreaktion zur Diagnose der Meningitis auszubauen, sind gescheitert. Komplementbindungsreaktionen sah KRAG vom 7. Tag an positiv werden, anhaltend in den folgenden 2—3 Wochen. Seronegativ blieben aber doch 39 % und in 37 % war die Gonokokkenantigenreaktion ebenfalls positiv. Ob auch echte Ektotoxine vorkamen, ist noch nicht sicher bewiesen.

Die Meningokokken sind *ausgesprochen sulfonamidempfindlich* (Lit. s. DO-MAGK, 1944). Von den 430 Meningokokkenstämmen, die SCHOENBACH und PHAIR bei Erkrankungen der amerikanischen Armee gezüchtet hatten, wurde das Wachstum in vitro in 98,1 % schon bei Zugabe von 0,5 mg-% Sulfadiazine gehemmt, was einer vorzüglichen chemotherapeutischen Wirkung entspricht (s. S. 163). SA resistente Keime werden seit 1963 in Armee-Zentren der USA mit Ausbreitung in die zivile Bevölkerung immer häufiger beobachtet (s. S. 142). Die *Penicillinempfindlichkeit* ist weniger ausgesprochen und *unterschiedlich* (s. S. 165), hemmend wirkt eine Konzentration von 0,1—0,3 OE. *Streptomycin* ist in einer Konzentration von 1 bis zu 40 E je Kubikzentimeter wirksam, doch ist in vitro rasch eine starke Erhöhung der Toleranz bis auf 75000 E je Kubikzentimeter entwickelt (MILLER und BOHNHOFF). *Aureomycin* hemmt die Meningokokken in einer Konzentration von 1 μg je Kubikzentimeter fast vollständig (FINLAND, COLLINS und PAINE).

IV. Pathologische Anatomie

Bei der gewöhnlichen Form der Meningokokken-Meningitis findet sich makroskopisch eine *eitrige Leptomeningitis*, die je nach dem Alter des Prozesses verschieden ausgedehnt ist, am intensivsten an der Hirnbasis und in den vorderen Abschnitten der Konvexität, wo in schweren Fällen eine zusammenhängende Eiterschicht, die sog. *Eiterhaube*, das Gehirn bedeckt. Initial ist Hyperämie und Trübung der Hirnhäute festzustellen, später ein Eitersee längs der pialen Gefäße, auch im Gebiet des Rückenmarks, vor allem an dessen Hinterfläche (s. BUSSE, OBERN-DÖRFFER, WESTENHÖFER). Histologisch sind Hyperämie, Leukocyteneinlagerung in die Gefäße, perivasculäre Lymphocytenwälle, polynucleär-fibrinöse Exsudation in die Pia-Arachnoideamaschen, Entzündung im Plexus chorioideus, manchmal Hämorrhagien besonders hervorzuheben (weiteres s. pathologisch-anatomische Handbücher). Im Gehirn sind punktförmige Blutungen, manchmal kleine Rindenabszesse und bei längerem Verlauf verschieden intensive Zeichen von Encephalomyelitis zu konstatieren, in Spätstadien Hydrocephalus internus und sekundäre Obliteration der Foramina Luschkae und Magendii, Gliose der Rinde mit Schrumpfung der Rindenwindungen.

An den übrigen Organen finden sich: entzündliche Erscheinungen im Bereich des Respirationsapparates, vor allem im Nasenrachenraum, verhältnismäßig häufig Erkrankungen der Nasennebenhöhlen, leichte Otitis media, bisweilen Laryngitis, Bronchopneumonien, oft erst terminal entstanden, dann Schwellungen der Lymphdrüsen, trübe Schwellung der inneren Organe, seröse oder eitrige Gelenkentzündungen und vor allem Hautveränderungen, die mikroskopisch septischen Exanthemen entsprechen mit Hyperämie, Hämorrhagien und entzündlicher Veränderung des Coriums, oft mit positivem Meningokokkenbefund (s. GRUBER und KERSCHENSTEINER, ROESSLE, E. FRAENKEL, PICK). Bei der Meningokokkensepsis kommen metastatische Herde in den verschiedenen Organen vor, massive Blutungen in den Nebennieren (s. S. 157).

V. Pathogenese, speziell in bezug auf Epidemiologie

1. Vorkommen der Meningokokken. Die Meningokokken, die nicht befähigt sind außerhalb des menschlichen Organismus zu bestehen, finden sich im *Nasenrachenraum* des Menschen. Sie können dort ohne pathogene Auswirkung vorhanden sein (Meningokokkenträger) oder pathogen sich auswirken (Meningokokkenkrankheiten). Seitdem von ALBRECHT und GHON, 1901, im Nasenrachensekret von

Genickstarrefällen der Nachweis von Meningokokken gelungen und dann auch bei gesunden Personen in der Umgebung und schließlich auch ohne Kontakt mit Meningitis solche Meningokokken im Nasenrachenraum gefunden wurden, ist ,,das Dunkel, das über dem Ansteckungs- und Ausbreitungsmodus der Genickstarre lange Zeit schwebte, erheblich gelichtet worden" (PETTE).

Meningokokkenträger sind das Reservoir des Keimes und bilden den Ausgangspunkt der weiteren Verbreitung dieser Infektion, nicht die verhältnismäßig viel selteneren Meningitiskranken.

Die Bedeutung der Meningokokkenträger für die Epidemieentstehung wird heute viel steptischer angesehen als noch vor 1—2 Jahrzehnten (BOYER, 1961; CROSNIER, 1959; GOELERS, 1961). Die Doktrin, nach der die Zunahme der Meningokokkenträger in einer Gemeinschaft das Auftreten von klinischen Fällen von Meningitis mit sich bringt, nach welcher der klinische Befall proportional der Zahl der okkulten Meningokokken-Träger sei, nach welcher endlich von ca. 20 % rhinopharyngealer Meningitisträger an eine Gefahr für meningitische Erkrankungen bestehe, ist heute sehr umstritten. Zahlreiche Epidemiologen bezeichnen dies als nicht zutreffend. Nur zu oft erwies sich ein Auftreten von Meningitis ohne jede Beziehung zur Zahl der Meningokokkenträger dieser Gemeinschaft (Lit. s. LAPEYSONNIE, S. 142). Die Frage der Antigengruppe der chronischen Meningokokkenträger (meist Gruppe B) und deren Beziehung zu den aus dem Liquor der Kranken isolierten Meningokokken (am häufigsten Gruppe A) kompliziert noch das Problem der Träger, das übrigens dank der Sulfonamidtherapie und -prophylaxe viel von dem früheren Interesse eingebüßt hat.

Die Zahl der Meningokokkenträger schwankt stark. Genaue Angaben sind schon aus technischen Gründen erschwert, da je nach Häufigkeit und Menge der Kulturen, nach der Entnahmetechnik der Proben, der Art ihrer sofortigen Verarbeitung verschiedene Werte erhalten werden. Bei Meningokokkeninfektionen selbst kann in den ersten Tagen der Nachweis oft erbracht werden (V. LINGELSHEIM in 93,8 %).

Die Anzahl der Meningokokkenträger steigt ganz allgemein bei Menschenanhäufungen und schlechten hygienischen Verhältnissen (overcrowding), in Internatsgemeinschaften, besonders im Militär beträchtlich an. Nach GRUBER kann man von einer ,,*beschränkten Ubiquität*" des Meningococcus sprechen.

Je näher der Kontakt mit einem Meningitiskranken ist, um so höher sind die Trägerzahlen.

ROUSSEL und MALARD stellten bei Bettnachbarn 18%, bei Zimmerkameraden 13%, bei Kasernengenossen 7% fest. GLOVER fand im 1. Weltkrieg in englischen Militärbaracken 3—5% Keimträger, bei Überfüllung der Baracken Anstieg bis 20% (Warnungssignal), bei Auftreten von Meningitiserkrankungen bis auf 35%. LUZ fand im Januar 1947 bei 149 Soldaten einer Einheit, wo zwei tödliche Meningokokkenmeningitiden vorgekommen waren, 53% Meningokokkenträger, 3 Wochen später unter 82 Soldaten dieser Einheit noch 43,1%, im November 1938 bei 136 Soldaten der gleichen Gemeinschaft wieder 48,5%. Damals kamen 205 neue Rekruten hinzu, wurden zuvor untersucht, zeigten 18,5% Meningokokkenträger, im Februar 1939, nachdem sie 2 Monate mit der Stammgemeinschaft gelebt hatten, bereits 53% positive Meningokokkenbefunde. Erkrankungen an Meningitis kamen ,,trotzdem" bis Ende August 1939 nicht vor.

Nach DINGLE und FINLAND kann die Quote der Meningokokkenträger einer Truppe während nicht epidemischer Perioden zwischen 2—10% angegeben werden und kann in Epidemiezeiten bis 80% erreichen (so auch THOMAS).

Im Allgemeinen verschwinden bei den meisten Trägern die Meningokokken nach 3—4 Wochen (Lit. s. JOETTEN), doch sind Beobachtungen von Trägertum über 2—6 Monate, in Einzelfällen über mehr als 1 Jahr gefunden worden (KUTSCHER 1 1/2 Jahre, G. MAYER 2 Jahre, ebenso HODER). HROLV konnte in einer Ortschaft Grönlands, wo 6 Kinder erkrankten und 2 starben, zeigen, daß gesunde Bazillenträger über Jahre ansteckungsfähig blieben, wobei alle weiteren Erkrankungen auf direkte Ansteckungen durch sie zurückgeführt wurden. Diese Tatsachen machen es begreiflich, daß es selten möglich sein wird, den Zusammenhang eines sporadischen Falles mit einem andern zu erfassen, wie auch das Suchen nach Bazillenträgern nur für geschlossene Gemeinschaften (Militär, Internate, Gefängnisse) einen Sinn hat, hier besonders wegen der prophylaktischen Sulfonamidbehandlung.

2. Der **Infektionsweg,** der zu Meningitis führt, kommt bei der Allgemeininfektion durch die gewöhnlich vom Nasenrachenraum in den Körper eindringenden Meningokokken *hämatogen* zustande. Der Erreger läßt sich zu Beginn wie auch während des meningitischen Stadiums aus dem Blutstrom isolieren (erstmals 1899 durch GWYNN und OSLER). Die *Meningococcaemie* kann auch ohne Hirnhautentzündung bestehen und selten protrahiert verlaufen (s. S. 159). Die anfängliche Annahme einer lymphogen, von Nasenrachenraum ausgehenden Infektion ist aufgegeben worden. Dieser Infektionsweg kommt nur für vereinzelte

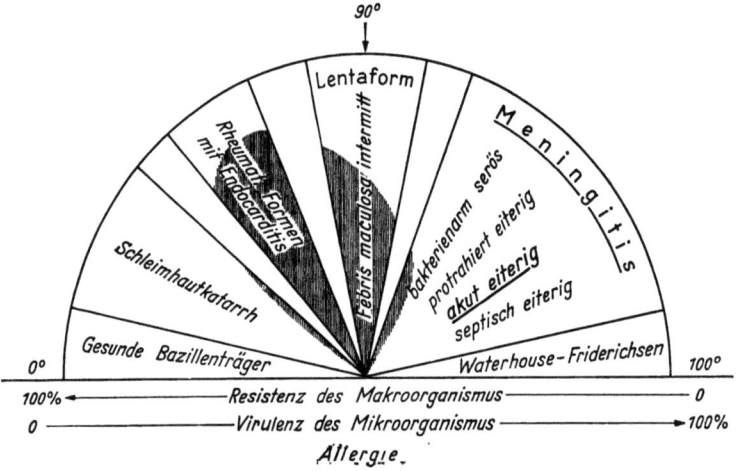

Abb. 2. Schematische Darstellung der Meningokokkenerkrankung, nach der Virulenz des Mikroorganismus und der Resistenz des Makroorganismus geordnet (Nach FANCONI)

Meningitiden nach Schädelfrakturen in Betracht (s. S. 140). Die Meningokokkeninfektion verläuft je nach der Abwehrlage des Organismus und der Virulenz des Erregers unter verschiedenen Krankheitsbildern, wie dies FANCONI schematisch dargestellt hat, s. Abb. 2 (GOETERS, S. 49).

In der klinischen Manifestation kann man *3 Etappen* unterscheiden: Meningokokkenpharyngitis oder -katarrh, Meningokokkenämie oder -sepsis, Meningokokkenmeningitis oder -encephalomeningitis. HÖRING rechnet die epidemische Meningokokkenmeningitis zu den akuten cyclischen Infektionskrankheiten mit vorwiegendem Organmanifestationsstadium, das den „Charakter einer lokalen Infektion mit gewöhnlicher eitriger Entzündung" zeigt und das „führende Symptom der Meningitis" erzeugt.

3. Über die **Immunität** gegenüber Meningokokken sind die Kenntnisse unvollständig. Das Bestehen eines gewissen Grades von Immunität ist schon aus der Seltenheit der Recidive der Me-Meningitis beim gleichen Subjekt anzunehmen, wie auch aus der Tatsache, daß ein befallenes Gebiet im folgenden Jahr meist nicht oder nur wenig betroffen wird. Leider ließ sich bis anhin keine brauchbare Methode zur Messung des Immunitätsgrades finden. Wenn man die kleine Zahl der klini-

schen Fälle zu derjenigen der Meningokokkenträger vergleicht, so scheint die menschliche Immunität *groß* zu sein. Faßt man die Träger aber als Leichterkrankte auf, so erscheint die natürliche Immunität des Menschen niedrig (GOETERS). Recidive sind sehr selten, ebenso Zweiterkrankungen. Spezifische Antikörper treten bei Meningokokkenkrankheiten auf, sind aber nur bei gesunden Keimträgern überzeugend nachzuweisen. Bei Meningitisfällen sind sie wohl vorhanden (Agglutination, Präcipitine, Komplementbindung, Hauttest), aber nicht quantitativ verwertbar abzugrenzen. So hat auch die aktive künstliche Immunisierung nicht zu einem Erfolg geführt (s. H. SCHMIDT). Der *antigene Komplex* der Meningokokken setzt sich *chemisch aus 3 Bestandteilen* zusammen (KABAT, RAKE): 1. Die „C-Substanz", eine Polysacharidfraktion, die allen Angehörigen der Gattung Neisseria gemeinsam ist, 2. Die „P"-Substanz, ein weder art- noch typenspezifisches Protein, 3. Die typenspezifische Substanz, für Typ I ein Natriumsalz einer N-haltigen Polysaccharidsäuresubstanz und für Typ II eine Proteinfraktion mit spezifischer „Kappasubstanz" (polypeptidhaltiges Kohlenhydrat) s. GOETERS.

4. Die Übertragung erfolgt meist durch Tröpfcheninfektion von Mensch zu Mensch. Selten sind Gebrauchsgegenstände (Gläser, Handtücher usw.) verantwortlich gemacht worden. Meningokokken können bei Eintrocknung in eiweißhaltigen Medien (Eiter, Nasensekret, Liquor) 2—5 Tage am Leben bleiben. FROMME und HANKEN haben diese Kokken im Stroh und an Decken in Mannschaftslagern nachgewiesen, WEISS an der Verbandgaze noch nach 4 Std. Überwiegend findet die Übertragung von Erwachsenen auf Kinder statt. Da Schulbesuch, Aufenthalt in Krippen, auf Spielplätzen zur Verbreitung der Seuche nicht beitragen (LE BLANC), scheint die direkte Übertragung von Kind zu Kind keine große Rolle zu spielen.

5. Disposition. Da die Infektion häufiger ist als die Erkrankung, müssen neben der Virulenz des Erregers, die in den Epidemiezeiten in den Vordergrund tritt, dispositionelle Momente für die Erkrankung eine Rolle spielen. Die genauen Ursachen, warum, in welchem Zeitpunkt und in welcher Form eine Meningokokkenerkrankung ausbricht, sind aber ebenso wenig wie bei der Mehrzahl der epidemischen Krankheiten bekannt. Begünstigend für das Ausbrechen einer Meningokokkenaffektion wirken *unspezifische Resistenzverminderungen* durch klimatische Besonderheiten, banale Infekte, Grippe, im Krieg auch andere Erkrankungen, wobei dann die Meningitis als zweite Krankheit auftreten kann, ferner körperliche Überanstrengungen, z. B. militärische Übungen, schlechte Ernährung, enges Zusammenleben, endlich Kopftrauma. Häufungen wurden z. Z. von Poliomyelitisepidemien gesehen (MORAWITZ).

Konstitutionelle Dispositionen lassen sich bis jetzt nicht fassen. Der Status thymicolymphaticus wurde von verschiedenen Seiten als praedisponierend angeführt (WESTENHÖFER, BAMATTER). Genaue Untersuchungen führten aber zu keiner Bestätigung (GOEPPERT, E. MEYER). Auch beim Waterhouse-Friedrichsenschem Syndrom findet sich nicht regelmäßig ein Status thymicolymphaticus (s. S. 157).

Wichtig ist die *Altersdisposition.* In gemäßigten Zonen sind Kinder bis zu 5 Jahren am meisten gefährdet (S. GOEPPERT). In der Altersverteilung ist die Meningokokkeninfektion eine *Kinderkrankheit,* wenn auch alle Altersstufen erkranken können. In das 1. Lebensjahr fallen 17% (Säuglingsmeningitis s. S. 151). Selten ist die Erkrankung unter dem 3. Monat. Jenseits des 25. Lebensjahrs sinkt die Disposition. Am meisten betroffen werden in gemäßigten Zonen die jungen Jahrgänge. Für Frankreich wird angegeben 1—4 Jahr 60%, unter 1 Jahr 26%, über 15 Jahre 16%. In der afrikanischen Epidemie-Zone (s. S. 141) liegt dagegen das Maximum zwischen 5 und 15 Jahren (21—46%), wobei im letzten Jahrzehnt eine Tendenz zum Anstieg gegen das mittlere Alter mit starkem Befall der jungen Erwachsenen besteht (CHASSAGNE und GAGNOUX).

Diese Altersverteilung spricht für eine allgemeine Durchseuchung mit stummer Immunisierung im Laufe des Lebens, so daß die Zahl der abortiven Erkrankungen im Kindesalter wohl viel größer ist als festgestellt und vermutet werden kann.

DE RUDDER zählt die epidemische Genickstarre deshalb unter die Zivilisationsseuchen zu den Ansteckungen von Mensch zu Mensch mit maximaler Infektion im Kleinkindesalter, vor allem in Stadtgebieten, verspätet erst in ländlichen Bezirken.

In *jahreszeitlicher Disposition* ist die Meningitis epidemica eine *Frühjahrskrankheit* mit Häufung in den Monaten Februar bis April. Sie kommt gleich wie Pneumonien, Erkältungsinfekte am Ende des Winters zu ihrem Höhepunkt und verschwindet mit der warmen Jahreszeit. MENGER meldet einen deutlichen Zusammenhang mit Kaltlufteinbrüchen für die Grundkrankheit. Dagegen hat die Blutungsbereitschaft der Me-Meningitis eine Beziehung zu warmem Wetter. In Afrika treten die Epidemien in der Mitte der trockenen Jahreszeit auf. Endemische Fälle finden sich in allen Monaten. LAPEYSONNIE hat von „*endemisch-sporadischen Zyklen mit saisonbedingter Verstärkung*" gesprochen. Die relative Feuchtigkeit der Atmosphäre ist im Zeitpunkt der Epidemie auf ihrem niedrigsten Stand. Trotz ähnlicher klimatischer Bedingungen treten aber nur in einzelnen Jahren Epidemien auf. Da die Seuche auch in benachbarten klimatisch ähnlichen Gegenden nicht gleich auftritt, hat die Klimahypothese an Bedeutung abgenommen. Aber auch demographische Faktoren, wie Bevölkerungsdichte, ethnische Differenzen nach Stämmen und nach Art des Wohnens, gaben keine Erklärung. Nur zeigte sich allgemein, daß eine befallene Region in den folgenden Jahren weniger betroffen ist und daß ein einmal befallenes Subjekt selten erneut ergriffen wird. Es spricht dies für immunitätsbedingte Resistenz, die sich bei den Meningokokkeninfekten aber noch nicht technisch fassen läßt. Auch Versuche mit Agglutinationen und mit Hauttesten gaben keine befriedigenden Resultate.

Eine *Geschlechtsdisposition* besteht *nicht*. Die Geschlechtsbeteiligung hängt von äußeren Umständen ab, wobei meist das männliche Geschlecht mehr exponiert ist (Militär). In der Zusammenstellung von BEESON und WESTERMAN mit 3557 Fällen war das Verhältnis männlich-weiblich 6:4. Auch in den derzeitigen Epidemien in Afrika zeigt sich ein leichtes Überwiegen des männlichen Geschlechts.

Die Beziehung von *Trauma* und Meningokokkenmeningitis ist nicht immer leicht zu beurteilen. Klar liegt sie bei sog. primärtraumatischen Meningitiden, wo nach schwerem Schädeltrauma innerhalb weniger Tage eine Meningokokkenmeningitis auftritt (SCHOTTMÜLLER), in einem Falle von HAASE bereits nach wenigen Stunden. Bei sekundär-traumatischen Meningitiden mit Erkrankung nach Monaten müssen Brückensymptome und Obduktionsbefund wegleitend sein (MUNK). GUTZEIT und STERN schließen sich dem Standpunkt von MERKEL, 1911 an, und fordern zur Anerkennung eines Unfallzusammenhanges, daß 1. Spuren oder Folgen eines einigermaßen intensiven Schädeltraumas sich nachweisen lassen und daß 2. das klinische Bild der Meningitis sich tatsächlich im Anschluß an das Trauma entwickelt hat (s. auch JAKOB, LODE und SCHÜTTERMAYER).

VI. Epidemiologie

Die Meningokokkeninfektionen sind über die ganze Welt verbreitet, treten in epidemischen Wellen auf und erlöschen in großen Bevölkerungsgruppen auch in den Zwischenperioden nie. Der epidemische Ausbruch erfolgt bei der Meningokokkenmeningitis weit weniger rasch als wie bei Grippe oder Cholera. Von Einzelfällen aus kommt es zu einer langsamen Zunahme im Laufe von einigen Wochen und von einem Maximum zu einem allmählichen Rückgang, meist mit Beginn der warmen Jahreszeit. Warum die Epidemie abbricht trotz hoher Zahl der Keimträger und trotzdem eine vollkommene Durchseuchung meist noch nicht anzunehmen ist, bleibt ungeklärt, ebenso wie die auffallend *örtliche Begrenzung* der Seuche. Oft sind nur bestimmte Häuser oder Stadtviertel, nur einzelne Ortschaften, nicht massiv große Gebiete betroffen, mit Vorliebe Pensionen, Gefängnisse, Kasernen, dicht bewohnte Gebäudekomplexe.

Als *Soldatenkrankheit* war die M. schon immer gefürchtet, sowohl im Krieg als auch in friedlichen Verhältnissen als „*Kasernenkrankheit*", wo junge Männer in engem Kontakt mit Menschen aus verschiedenen Gegenden kommen und wo „Streßfaktoren" die Resistenz ändern können. Schlechte soziale Verhältnisse vergrößern die Gefahr von Meningokokkenerkrankung. Bekannt sind hierfür überfüllte Wohnräume, Benutzung eines Bettes durch mehrere Personen. Kriegsverhältnisse (s. S. 142). Ein *sprungweises Auftreten* kann durch die große Zahl der Meningokokkenträger mit weiterer Verschleppung der Keime erklärt werden.

Auffallend ist das Verschontbleiben des Pflegepersonals, das Fehlen von Schulepidemien und die Seltenheit zahlreicher Erkrankungen in einer Familie (Übersichten für Deutschland s. Löffler, 1938, Goeters, 1954, Trüeb, 1950, für Frankreich Dopner, 1940, für USA Gover, Jakson, 1946, für Afrika Lapeysonnie, 1963).

Die Einführung der Sulfonamide in die Klinik ist als ein *Wendepunkt* in der Epidemiologie der Meningokokken anzusehen. Seither, bestimmt *seit dem zweiten Weltkrieg*, existiert die Meningokokkenkrankheit *in Europa und in USA* nur noch

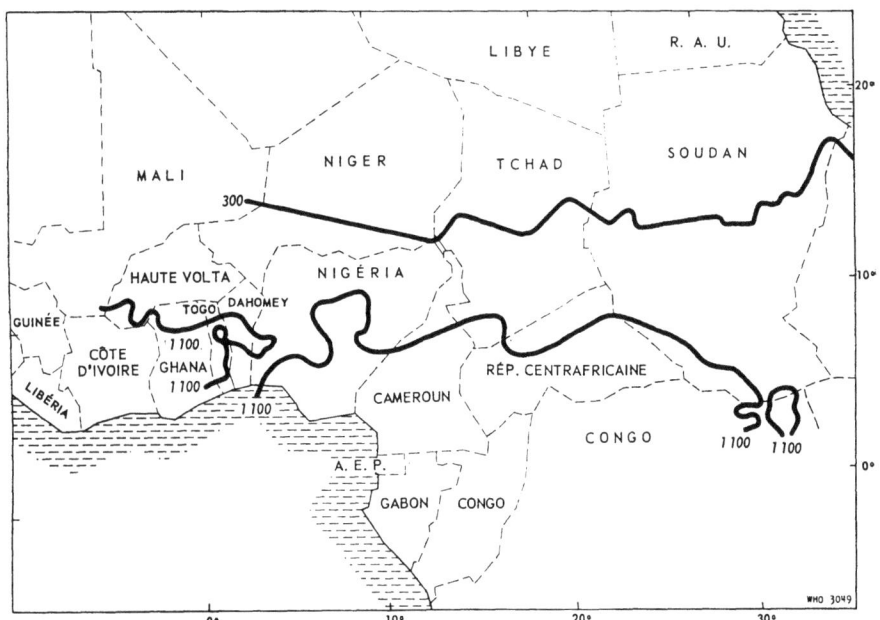

Abb. 3a. Der Gürtel der Meningitis cerebrospinalis in Afrika (Lapeysonnie, 1963)

in sporadischer Form, immerhin mit eindeutiger Zunahme erneut ab 1965 in USA. Epidemisch ist sie hingegen noch *fortlaufend in Afrika* vorhanden. Quer durch *Mittelafrika* vom Atlantischen Ozean bis zum Roten Meer zwischen dem 4. und 16. nördlichen Breitengrad zieht sich ein Band mit einer Ausdehnung von 350 bis

1000 km, in dem der epidemische Meningitis bis heute regelmäßig auftritt. Man spricht von einer „*Ceinture de la M.E.S.*" (s. Abb. 3a).

Klimatisch ist diese Zone durch ausgesprochene Trockenheit gekennzeichnet (300 mm Regen pro Jahr). Die Zone ist im Norden durch Jsohyète 300 (angrenzend an die Wüste), im Süden durch die Jsohyète 1100 (mit Beginn des lichten Waldes) begrenzt. Es herrscht hier eine lange und absolute trockene Saison von September bis Mai vor mit ansteigender Temperatur im April/Mai bis 45° C im Schatten und mit einer relativen Feuchtigkeit bis 10°. Dieses Savannengebiet ist dabei sehr gut bevölkert, mehr als die angrenzenden Wald- und Wüstenzonen.

1939—1962 sind in den nordafrikanischen fünf Staaten Niger, Haute Volta, Nigeria (Nord), Tschad und Sudan mit 35 Millionen Einwohnern, davon 28 Millionen in dieser Bandzone, 593 738 Meningitis epidemica-Fälle notiert worden und dabei 102 956 Todesfälle (Maximum 1950/51 mit 160 525 (Todesfälle 28 000). 1961 und 1962 haben die Epidemien noch angehalten. Auch im übrigen Afrika sind die endemisch-sporadischen Fälle in der Trockensaison nicht erloschen. Die Mortalität beträgt auch heute noch 10—20 %, wenn schon die prophylaktischen und therapeutischen Maßnahmen, über die der Bericht von LAPEYSONNIE 1963 genau Rechenschaft gibt, eine Besserung erwarten lassen.

Seit 1960 sind auch in Europa und USA wieder an verschiedenen Orten vermehrte Erkrankungen gesehen worden. So wird in USA (1964: 1,5 Fälle auf 100 000 Personen gegenüber 1,2 in den Jahren seit 1961, $^3/_5$ bei Kindern unter 5 Jahre (Abb. 3b) von einem *Wiederaufflackern* der Genickstarre im Militär gesprochen,

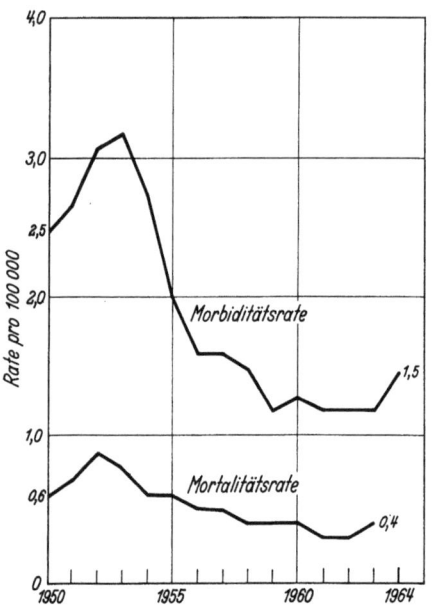

Abb. 3b. Morbidität und Mortalität an Meningokokkenmeningitis 1950—1964 auf 100000 Einwohner in den USA

wobei bei Patienten und Trägern meist Typ B gefunden wurde und der Rest durch Typ C bedingt war. Es fanden sich auch *SA-resistente Keime*, vor allem an Orten mit Sulfonamidprophylaxe (im Gegensatz zu Afrika, s. S. 168). Die in Boston 1964 isolierten 46 Stämme waren mit einer Ausnahme gut SA sensibel, alles Stämme der Gruppe B, dagegen erwiesen sich 10 Stämme aus Militärlagern resistent auf Sulfadiacin, reagierten dagegen gut auf Antibiotica, am besten auf Penicillin G (EICKHOFF und FINLAND), s. auch S. 166. Aus Deutschland meldete die Kinderklinik Erlangen schwere Erkrankungen (62 Fälle 1957—1963 mit neuen Todesfällen, JAKOBI). Man kann aber bis 1967 nicht von epidemischem Auftreten sprechen.

Die *Schwere der Epidemien* geht parallel der Dichte der Bevölkerung einer Gegend, verläuft wellenartig, so daß seit 1924 immer wieder sog. *Meningitisjahre* festgestellt werden; nie so massiv wie bei Masern oder Grippe, sondern unregelmäßiger, kapriziös, wie dies DOPTER bezeichnete.

Die *Morbidität* schwankt beträchtlich, überschreitet auch in Epidemien selten 20 auf 10000 Einwohner (nur 1950/51 im Tschad Rekord von 118! auf 10000), sie liegt oft zwischen 3 und 15.

1962 und 1964 sind nach Angaben der Weltgesundheitsorganisation gemeldet worden (ohne Sowjetrußland und Rotchina):

	1962	1964		Europa:	1962	1964
Afrika . .	54124	14166 Fälle		Bundesrepublik Deutschland	1872	3587 Fälle
Amerika .	3468	4268 Fälle		Deutsche Demokratische Republik. . .	159	130 Fälle
Asien . .	2093	2731 Fälle		Österreich	68	89 Fälle
Europa .	7244	12951 Fälle		Schweiz	114	119 Fälle
Ozeanien	644	785 Fälle		Frankreich	583	1029 Fälle
				Belgien	30	31 Fälle
				Niederlande	162	156 Fälle
				United Kingdom	1264	894 Fälle

Für *Deutschland* stellten TRUEB und POSCH 1965 mit genauer statistischer Dokumentation sieben große und kleine Seuchenzüge seit 1863 fest. Die erste umfangreiche Epidemieperiode von 1863—1865 hatte ihren Ursprung in Skandinavien, wobei im Verlauf von 2—3 Jahren in Einzelwellen alle Länder getroffen wurden. Erst 20 Jahre später folgte eine zweite Epidemieperiode 1889—1893 in Form von Gruppenerkrankungen mit hoher Sterblichkeit. Eine dritte Seuchewelle wurde 1904—1907 festgestellt, zuerst in Schlesien, eingeschleppt vom benachbarten österreichischen und polnischen Gebiet, eine vierte im Weltkrieg 1915—1916, vor allem im preußischen Bundesstaat und dann eine fünfte Periode 1922—1923. Erst wieder 10 Jahre später wurde eine sechste Epidemieperiode bemerkt, 1934—1936. Die Meldungen beliefen sich in den Zwischenzeiten jährlich zwischen 494 (1932) bis 959 (1929), in der Epidemiezeit über 1500. Nach der siebten Periode 1939—1940 läßt sich keine Periodizität mehr erkennen, also seit der Einführung der Chemotherapie. Von 1948—1960 kamen 11823 Erkrankungen zur Meldung mit einer durchschnittlichen Letalität von 15,02%.

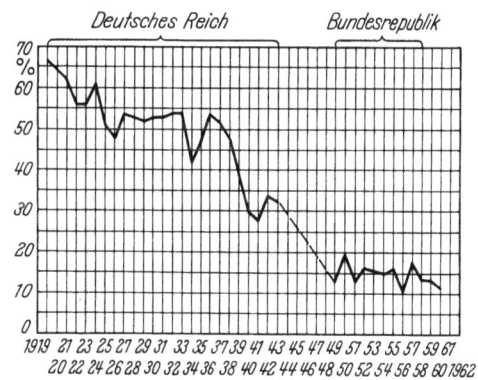

Abb. 3c. Letalität der Meningokokkeninfektionen im Deutschen Reich und in der Bundesrepublik 1919—1960 (TRUEB und POSCH)

Den Letalitätsrückgang in den 41 Jahren von 1919—1969 zeigt Abb. 3c. Parallel mit der Änderung der Letalitätskurve geht die Morbidität zurück, die seit 1949 einen gleichmäßig flachen Ablauf zeigt. Keine Änderung ist in der Verteilung der Erkrankungen auf die Geschlechter (vermehrter Befall des männlichen Geschlechts) und die Altersgruppen (Bevorzugung des Kindesalters) eingetreten. Ebenso bleibt das jahreszeitliche Auftreten gleich mit Frühjahrs/Wintergipfel.

Eine Spontanpathomorphose im Sinne von HELLPACH ist in den 100 Jahren nicht zustande gekommen, wohl aber ein „therapiebedingter Gestaltwandel mit Minderung der Morbidität und Mortalität, der zeitlichen Dauer der Krankenhausbehandlung und der Arbeitsanfälligkeit seit der Einführung der Chemotherapie".

VII. Klinisches Bild

Das *Krankheitsbild* der Meningokokkeninfektion beschränkt sich nach unseren heutigen Kenntnissen längst nicht mehr auf das klassische Bild der Meningokokkenmeningitis. Je nach der Intensität des Infektes und der Stärke der Abwehrkräfte kann sich die Infektion mit Meningokokken auf einen *Meningokokkenkatarrh* der oberen Luftwege mit ganz uncharakteristischem klinischem Bild beschränken, oder es kommt zum zweiten Stadium der *Meningokokkenämie*, die als leichter Allgemeininfekt ohne Hirnhautbeteiligung ablaufen kann, oder die sich als allgemeine *Meningokokkensepsis* zeigt, bald perakut, besonders oft mit Nebennieren-apoplexie, bald subakut-chronisch unter einem nur wenig typischen Bild einer septischen Fiebererkrankung, oft mit Hautausschlägen und Herpes. Endlich kann sogleich das 3. Stadium der Organlokalisation manifest werden und zu dem häufigsten Bild dieser Kokkenaffektion, der *Meningokokkenmeningitis* führen, nur selten zu anderen Organerkrankungen, wie besonders Meningokokkenendokarditis und -arthritis.

Entsprechend der klinischen Bedeutung werden hier nacheinander aufgeführt:

1. *Die Meningokokkenmeningitis* mit den Sonderformen der abortiven Meningitis levissima, der protrahiert verlaufenden Meningitis und der Säuglingsmeningitis, alle mit besonderer Differentialdiagnose und Prognose.

2. *Die Meningokokkensepsis* mit der perakuten Form mit Hirnhautbeteiligung, der Meningitis siderans und Purpura meningitica und der meist meningitisfreien Form mit Nebennierenapoplexie, dem Waterhouse-Friderichsenschen Syndrom, der fulminanten Meningokokkenämie und schließlich der subakut bis chronischen Form.

3. *Die Meningokokkenpharyngitis,*

anschließend dann:

4. *Therapie*

5. *Prophylaxe.*

1. Meningokokkenmeningitis, epidemische Genickstarre

Die **Inkubationszeit** ist kurz, wird im allgemeinen mit 2—4 Tagen angegeben, 1—3 Tage in epidemischen, 3—5 Tage in sporadischen Fällen. Man muß aber wissen, daß Meningokokkenträger, die den Keim schon wochenlang im Nasenrachenraum beherbergen, schließlich doch noch an Meningitis erkranken können. Nach schwerem Schädeltrauma kann die Inkubationszeit auf wenige Stunden verkürzt sein.

Der *Beginn* ist meist plötzlich mit Schüttelfrost, Erbrechen und starkem Krankheitsgefühl. Ein leichtes *Vorstadium* von wenigen Stunden bis zu 3 Tagen zeigt sich nach MORAWITZ, der dies in $^2/_3$ seiner Fälle fand, in folgenden Symptomen: allgemeine Mattigkeit, Kopf- und Leibschmerzen, Schlaflosigkeit, Husten, leichte Schluckbeschwerden und Gliederreißen, gelegentlich Wadenschmerzen, psychische Alteration. Nach diesen vieldeutigen Erscheinungen setzt die eigentliche Krankheit mit den drei Hauptsymptomen Fieber, Kopfweh und Nackensteifigkeit schlagartig ein und es entwickelt sich im Laufe weniger Stunden das volle meningeale Krankheitsbild.

Die **Hauptsymptome** der akuten Meningokokkenmeningitis sind Ausdruck sowohl des Allgemeininfektes wie auch der lokalen Entzündung der Hirnhäute und der damit einhergehenden Hirnschwellung. Man kann die gewöhnlichen meningitischen und die schweren encephalitischen Formen unterscheiden.

Schweres Krankheitsgefühl. Die Kranken machen, besonders im Anfang, einen sehr mitgenommenen Eindruck. Meist nehmen sie von der Umgebung wenig Notiz. Werden sie angesprochen, so antworten sie wohl richtig, versinken aber sofort wieder in Apathie. Charakteristisch ist die Lage der Kranken im Bett: der Kopf nach hinten in die Kissen gebohrt, die Beine in den Knien gekrümmt.

Fieber. Die Fieber sind beträchtlich, aber ohne charakteristisches Verhalten. Der Anstieg ist akut, der Abfall in der Regel lytisch, die Fieberzacken remittierend, gelegentlich aber nur subfebril, gelegentlich in Form mehrtägiger Kontinua. Ver-

hältnismäßig häufig zeigt die Fieberkurve einen Charakter,
der auf den Verlauf der Meningitis in Schüben deutet:
Absinken der Temperaturen, oft unter Besserung der

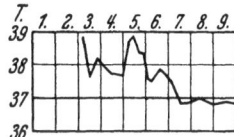

Abb. 4. Fieberverlauf bei Meningokokkenmeningitis. Leichter Fall. Heilung

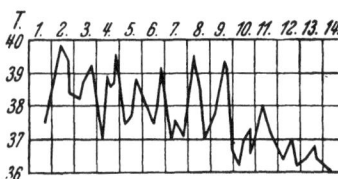

Abb. 5. Fieberverlauf bei Meningokokkenmeningitis. Mittelschwerer Fall.
Stark remittierendes Fieber. Heilung

sonstigen Erscheinungen, dann wieder erneuter unregelmäßiger Anstieg, so daß malariaähnliche Kurven entstehen. Abb. 4—6 geben die häufigsten Typen des spontanen
Verlaufes in günstigen Fällen wieder. Unter Sulfonamidtherapie ist der Temperaturabfall meist lytisch (Abb. 16).
Bei Verschlimmerung kann die Temperatur auf 40—42°
ansteigen, in anderen Fällen aber auch unter die Norm
absinken. Die Höhe des Fiebers ist demnach prognostisch
nur mit Vorsicht zu verwerten. Wichtiger sind Verhalten
des Pulses und Erscheinungen des Gesamtbefindens.
Schüttelfrost kann zu Beginn wie auch im Verlauf wiederholt auftreten.

Kopfschmerz ist regelmäßig und intensiv vorhanden.
Er kann von furchtbarer Stärke sein, auch kräftige Er-
wachsene wimmern vor sich hin und greifen nach ihrem
Kopf. Bald wird der Schmerz mehr in der Stirn- und
Schläfengegend, bald im Hinterkopf empfunden. Ein star-
ker Wechsel, oft von Stunde zu Stunde, ist für diesen
Kopfschmerz typisch.

Bewußtseinstrübung tritt rasch ein und ist stärker, als
man nach der Höhe des Fiebers erwarten sollte, ihr Grad
allerdings verschieden. Meist handelt es sich um soporöse
Zustände, zuweilen nur um leichte Somnolenz. Spricht
man mit dem Kranken, so antwortet er oft richtig, ver-
sinkt dann aber wieder in Apathie. In schweren Fällen
tritt völlige Benommenheit und oft auch Delirium auf.
Häufig ist dann allgemeine motorische *Unruhe*. Seltener
sind Krämpfe, die den epileptischen Krämpfen ähnlich
sind, Zähneknirschen, Zuckungen im Facialisgebiet, vorübergehende Rigidität der Extremitäten, plötzliches Auf-
schreien (Cri hydrocephalique).

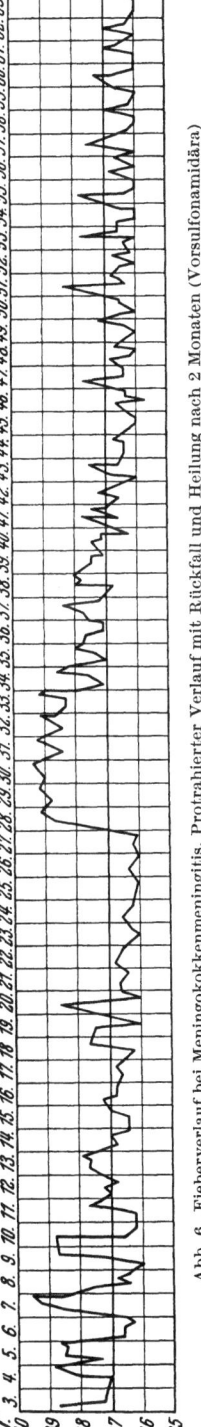

Abb. 6. Fieberverlauf bei Meningokokkenmeningitis. Protrahierter Verlauf mit Rückfall und Heilung nach 2 Monaten (Vorsulfonamidära)

Alle diese *cerebralen Erregungszustände* sind ernst und enden oft tödlich. Encephale Formen umfassen $^1/_5$ bis $^1/_3$ aller Fälle.

Von den *meningitischen Symptomen* steht die *Nackenstarre* an erster Stelle. Die Genickstarre hat der Krankheit den Namen gegeben. Die Beugung der Halswirbelsäule gelingt nicht, auch die seitlichen Bewegungen sind eingeschränkt, immerhin weniger. In mehr als der Hälfte der Erkrankungen besteht *Opisthotonus*: der Kopf ist in die Kissen gebohrt, der Nacken hyperextendiert, das Gesicht oft schmerzhaft verzogen, der ganze Oberkörper folgt starr dem auf den Kopf ausgeübten Druck und der Patient richtet sich, steif wie eine Statue, im Bette auf. Dabei tritt heftiger Schmerz ein.

Die *Rückensteifigkeit* ist meist gleich intensiv, tritt aber gegen der cervicalen Starre zurück. Nackenstarre fehlt fast nur bei Kleinkindern, gänzlich oft bei Säuglingen (s. S. 151). Ausdruck der Hirnhautentzündung sind die *Symptome von* KERNIG *und von* BRUDZINSKI.

In Rückenlage mit gebeugtem Knie kann beim KERNIG das Bein nicht gestreckt werden und das Heben der gestreckten Beine ist nicht über 30—45° möglich. In Frühfällen tritt das Brudzinskische Symptom oft mehr hervor: bei passiver Beugung des Kopfes nach vorn werden die Beine gebeugt, zuweilen auch die Arme. Das Nackenphänomen ist bei Erwachsenen weniger ausgesprochen als bei Kindern.
Allgemeine Hyperästhesie fehlt fast nie (entstanden durch direkte Reizung der hinteren Wurzeln). Leichte Berührungen werden mit heftigen Schmerzäußerungen beantwortet, selbst bei benommenen Patienten. In schweren Fällen ist der ganze Körper überempfindlich, auch die Muskeln und Nervenstämme. In leichteren Fällen kann sich die Hyperästhesie auf die Unterschenkel beschränken, so daß ein Druck auf die Wadenmuskulatur dann als schmerzhaft angegeben wird. Das Aurikularissymptom nach MENDEL zeigt die Hyperästhesie der hintern Wand des äußeren Gehörganges an und wird durch Berührung mit einer Sonde geprüft.

Das Verhalten der Sehnenreflexe ist wechselnd, zu Beginn oft gesteigert, im Verlauf häufiger abgeschwächt und schließlich ein- oder beidseitig aufgehoben. Babinskisches Phänomen tritt in der 2. Woche öfters auf, ebenso Fußklonus. Erlöschen der Reflexe kann im Spätstadium der Meningitis als ungünstiges Symptom gewertet werden. Zu erwähnen sind *kahnförmige Einziehung des Leibes* (Kahnbauch), vasomotorische Störungen in Form von Dermographie (Trousseausche Flecken) oder auffallender Gesichtsrötung.

Wichtig sind *Augenstörungen: Pupillenveränderungen*, Neuritis optica, Augenmuskellähmungen. Die Pupillen werden ungleich und verzogen, reagieren träge oder nicht mehr. Bei günstig verlaufenen Fällen schwinden diese Störungen schnell. *Neuritis optica* und der Befund von Stauungspapillen gehen ebenfalls meist günstig aus. Erblindungen können durch Neuritis retrobulbaris (GÖPPERT) bedingt sein, auch diese später meist wieder zurückgehend. Von den *Augenmuskellähmungen* sind die Abducensparesen am häufigsten, treten meist einseitig auf, schon in den ersten Tagen. Seltener sind Lähmungen des Oculomotorius und Trochlearis. *Conjunctivitiden* sind in einzelnen Epidemien gehäuft beobachtet worden. Bei eitriger Form können sie der Gonokokkenconjunctivitis ähnlich sein (HARRIES und MITMAN). Eine seltene, aber schwere Komplikation (5%) ist die *metastatische Ophthalmie*, die mit einer Iritis beginnt, zu Hypopyon, Synechien und Bulbusschrumpfung mit folgender Erblindung führt. Sie ist fast immer einseitig und in der Regel nicht sonderlich schmerzhaft.

Von den *Ohrveränderungen* wird eine eitrige *Otitis media* ziemlich häufig gesehen. Sie entsteht infolge Einwanderung von Meningokokken durch die Tuba eustachii (bakteriologischer Nachweis von Meningokokken im Exsudat des Mittelohrs). Auch *Sinusitis*, vor allem ethmoidalis und sphenoidalis, kommt vor. Gefährlicher ist *Labyrinthitis*, die durch das Eindringen der Erreger längs des Nervus acusticus in das innere Ohr zustande kommt. Sie ist meist doppelseitig, kann völlige Taubheit nach sich ziehen, sich aber auch wieder zurückbilden. Ohrengeräusche, einhergehend mit Schwindel, können die einzigen bleibenden Symptome einer epidemischen Meningitis sein.

Facialisparesen, sowohl Lähmungen einzelner Äste oder des ganzen Stammes, werden in Form schnell vorübergehender Störungen wie auch als Dauerläsion gesehen. *Selten* sind Paresen im Gebiet anderer Hirnnerven, z. B. des Hypoglossus und ebenso *Extremitätenlähmungen*, die bald spastischen, bald schlaffen Charakter tragen und meist in monoplegischer Form auftreten. Sie halten gleich wie *Blasenlähmungen* Stunden oder mehrere Tage an. Ataxie, Tremor, Hypästhesien sind ebenfalls seltene Auswirkungen, meist flüchtiger Art.

Meningeale cerebrale Haemorrhagien mit blutigem Liquor sind bei mangelernährten Personen gesehen worden.

Bei all den nervösen Störungen der Meningitis ist ein rascher *Wechsel in der Stärke der Symptome* charakteristisch. Zeiten, bei denen die Beschwerden unerträglich sind, werden von Perioden leidlichen Befindens abgelöst, bedingt wohl durch Störungen in der Liquorzirkulation, wie ja auch die Lumbalpunktion manchmal überraschende Besserung bringt.

Auf der *Haut* sind zwei Symptome häufig, einerseits *Exantheme* als Ausdruck der ektodermotropen Eigenschaften des Meningococcus, anderseits der nicht durch den Meningococcus bedingte, aber durch diesen Infekt auffallend oft ausgelöste *Herpes labialis* und facialis. *Herpes* beschränkt sich oft nicht nur auf das Gesicht. Es schießen Gruppen von Blasen auch an Kopf, Hals, Rumpf und Extremitäten auf. Die Meningokokkenmeningitis ist wohl die Krankheit, bei der die ausgedehntesten Herpeseruptionen vorkommen. Herpes labialis findet sich in etwa 75 % der Fälle ab 3.—5. Tag, ist seltener bei Kindern unter 3 Jahren.

Exantheme sind in den einzelnen Epidemien verschieden häufig, finden sich nach MITCHELL in 40—60 %. Sie tragen einen *polymorphen Charakter*. Teils sind

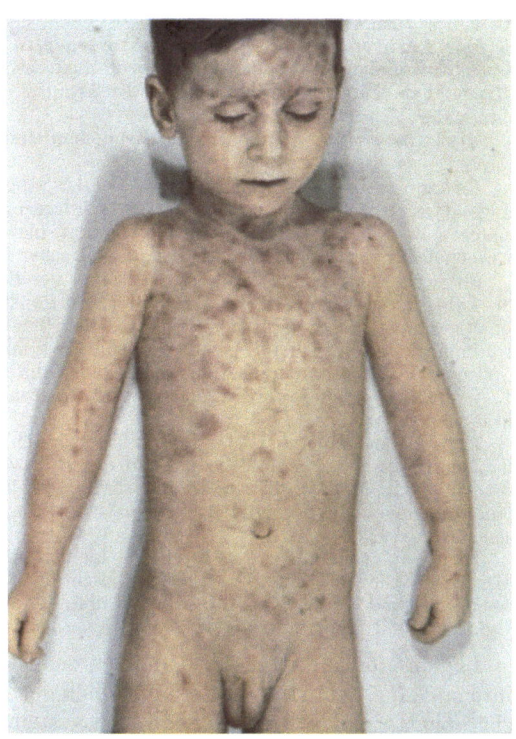

Abb. 7. Purpura, hämorrhagische Diathese bei perakuter Meningokokkensepsis (Aufnahme Kinderklinik Zürich)

es Hämorrhagien, flohstichartig oder auch größer: *Purpura Meningococcica.* (s. Abb. 7), teils sind es urticarielle, papulöse, masern- oder roseolaartige Ausschläge. Erythema exsudativum multiforme-ähnliche Veränderungen sind verschiedentlich mitgeteilt worden (MORAWITZ). Es kann zu cutanen Nekrosen mit Narbenbildung kommen (LAMBERT und FRÈRE). Die Exantheme erscheinen meist an Rumpf und Extremitäten, seltener im Gesicht, an Handtellern und Fußsohlen, auftretend mit Beginn der meningitischen Erscheinungen. Sie sind *hämatogene Metastasen* der Meningokokkenämie mit akuter Entzündung in und um die Hautgefäße, mit Nekrosen und Thrombosen (HILL und KIMEY), wobei die Erreger aus den Hauteruptionen gezüchtet werden können (s. auch S. 159). In der 2.—3. Woche tritt öfters kleieartige Abschuppung auf, besonders am Bauch, evtl. sogar ohne Exanthem. *Schweißausbrüche* sind auf Höhe der Erkrankung und in der Remission häufig. Die Cervicaldrüsen sind oft vergrößert und schmerzhaft, vereitern aber nicht.

Kreislaufapparat. Der *Puls* ist fast immer *beschleunigt*, entsprechend der Temperaturerhöhung. Druckpulse scheinen seit Einführung der Lumbalpunktionen seltener geworden zu sein. Hohe Frequenzen bei fadenförmigem Puls findet man in perakut verlaufenden, septischen Fällen, aber auch kurz vor dem Tode. Absinken des Blutdruckes ist stets ein ernstes Zeichen. Extremitätengangrän (s. S. 160).

Klinisch faßbare Herzkomplikationen sind nicht häufig. Extrasystolen, systolische Geräusche kommen gelegentlich vor. Endokarditis und Perikarditis sind selten (s. S. 160). Akute Myokarditis wird bei EKG-Kontrolle häufiger sein (EPSTEIN), s. auch S. 159.

Atmungsorgane. Pharyngitis, Tracheitis, auch Bronchitiden sind als Vorkrankheiten der Meningitis nicht selten (s. S. 160). Auch auf der Höhe der Krankheit findet man ziemlich häufig *Bronchitiden*, nach MORAWITZ in 30%, als Komplikationen sind im weiteren Verlauf Bronchopneumonien zu fürchten, meist als Mischinfekte. Pleuritis hämatogener Art ist auch gesehen worden.

Der Atemtypus bietet meist nichts besonderes. In schweren Fällen kann *periodisches Atmen* auftreten, wobei außer dem Cheyne-Stokesschem Atemtypus auch der seltene meningitische Typ (BIOT) vorkommt, wobei die Atmung aussetzt und nach der Pause sofort mit maximalen Exkursionen beginnt.

Abdominalorgane. Abgesehen von Erbrechen sind *Durchfälle* im Beginn der Erkrankung häufig.

Es kann zu Dehydratation kommen. Bei der Säuglings- und Kleinkindermeningitis stehen Magendarmerscheinungen oft so sehr im Vordergrund, daß sie diagnostisch irreführen. Im späteren Verlauf mehr Neigung zu Obstipation, bisweilen mit Durchfällen abwechselnd, begleitet von Appetitlosigkeit. Selten ist paralytischer Ileus (BANKS). Milzschwellung kommt vor, ist aber nicht gerade häufig ($^1/_8$ der Fälle von MORAWITZ). Die Leber kann vergrößert sein. Urobilinurie ist konstant, Ikterus selten, bei toxischer Leberschädigung in letal verlaufenden Fällen. Die Nieren sind, abgesehen von leichter febriler Albuminurie selten beteiligt. Glomerulonephritis kommt vereinzelt vor.

Genitalorgane. Als Seltenheiten sind Epididymitis (LAIRD, APPLEBAUM) und Salpingitis (KATTWINKEL) gesehen worden. *Abort* ist bei Erkrankung in den ersten Monaten der Gravidität häufig.

Extremitäten. Rheumatische Beschwerden, auch Gelenkschmerzen sind im Vorstadium der Meningitis häufig, kommen auch auf der Höhe der Krankheit vor, in septischen Fällen mit Poly- und Monarthritis, meist mit serösen Ergüssen. Seltener sind Gelenkempyeme, in denen Meningokokken gefunden werden. Gangrän s. S. 160. Auch Pyomyositiden sind beschrieben.

Im *Gehirn* sind außer den corticalen kleinen Abscessen bei schwerster Meningitis und Hirnödem Fälle von diffuser *Encephalitis* beschrieben worden mit Krampfanfällen, Apoplexie, Bewußtlosigkeit (HOESCH, KOVÁCS und FARAGÓ), weiteres s. S. 151 und 152. Transitorische Glykosurie und Hyperglykämie zentraler Genese sind bekannt (FOX, BANKS).

Liquorbefunde. Der Liquorbefund entscheidet die Diagnose. Frühzeitige Liquoruntersuchung und wiederholte Kontrollen geben die Richtlinien für Prognose und Therapie. In Epidemien empfiehlt sich systematisch eine 2. Punktion am 5. Tag durchzuführen. Typisch ist das Auffinden eines eitrigen, unter erhöhtem Druck stehenden Punktates. Der *Liquordruck* ist im akuten Stadium stark *erhöht*. Druckwerte bis 400 mm und mehr sind nicht selten. Die Liquormenge ist vermehrt. Die *Liquorbeschaffenheit* erscheint im Anfangsstadium *milchig getrübt* und wird später richtig *eitrig* mit fibrinösen Fäden. In der abklingenden Phase ist der Liquor gelblich getrübt. Durch Verklebungen kann der Liquorabfluß bei Punktion behindert sein; dann empfehlen sich Lufteinblasungen oder Wechsel der Einstichstelle. *Selten* ist der *Liquor klar*, sei es bei leichtesten, abortiven Fällen, sei es bei foudroyanten Erkrankungen, wo die Zellreaktion noch nicht Zeit gehabt hat, stattzufinden, s. unten.

MELNOTTE et al. haben 1963 erneut, wie schon früher namentlich französische Autoren, auf Fälle hingewiesen, die bei der ersten Punktion einen klaren Liquor aufweisen. Meist besteht dabei doch schon eine neutrophile Zellerhöhung, oft erhöhter Zucker, und erniedrigter Chlorgehalt. Bei den einen Fällen handelt es sich um Frühpunktion bei sehr toxischen Erkrankungen mit Purpura, bei den andern um leichte, in einer Epidemie auftretende Fälle, welche oft schon mit Antibiotica oder Sulfonamiden anbehandelt sind, wo also die Erkrankung bereits im Abklingen begriffen ist. Auch bei solchen Liquorbefunden mit klarer Flüssigkeit ist auf dem Nachweis der Meningokokken mit Kultur hinzuzielen. MELNOTTE berichtet auch über 10 Fälle, die wegen Umgebungserkrankungen mit leichten meningitischem Syndrom zur Aufnahme kamen und bei denen der Liquor noch klar war bei bereits vorhandener geringgradiger Zellerhöhung bis 19.

Meist ist die *Zellzahl* initial stark *erhöht*. Werte bis zu 6000/3 mm³ sind die Regel (PETTE). Höhere Werte sind bei eitrigem Aspekt zu erheben, wobei dann die Zählung nicht mehr verwertbar sein kann. Mikroskopisch überwiegen die polynucleären *neutrophilen Leukocyten*. Lymphocyten und Endothelien, große mononucleäre Zellen treten erst im Verlaufe der ersten Woche mehr hervor. Bei schleppendem Verlauf überwiegen dann die Lymphocyten. Auch nach Abklingen der Erkrankung bleibt noch längere Zeit eine mäßige Pleocytose vorhanden, nach Sulfonamidbehandlung Zahlen um 500—300/3 Zellen während 2—4 Wochen.

Für die Diagnose entscheidend ist der Befund von *Meningokokken*. Meist liegen sie intracellulär, zuweilen aber auch frei, in kleineren Gruppen und in tetraden Formen. Finden sich im Ausstrich des trüben Liquors keine Erreger, was in 10—20% zutrifft, so spricht dies nicht gegen, sondern eher für Meningokokkenmeningitis, da die Meningokokken sehr schnell zerfallen oder nicht reichlich vorhanden sein können.

Sofortige Kultur in Fachinstituten, wiederholte Punktionen sind zur Klärung notwendig. Es sind vereinzelte Fälle beschrieben, in denen keine Leukocyten, wohl aber reichlich Meningokokken sich im Liquor fanden (CAROLUCCI u. a.). Es kann wie gesagt, gelegentlich der Liquor klar sein. Schwere der Krankheit und Keimgehalt im Liquor gehen nicht parallel. Bei Ausbildung eines Hydrocephalus bleiben Druck und Zellgehalt lange erhöht, während die Meningokokken sich nicht mehr finden.

Der *Eiweißgehalt* des Liquors ist regelmäßig vermehrt, vor allem die Albumine. Nonne- und Pandy-Reaktion sind positiv, die Eiweißwerte nach KAFKA sind hoch, über 40, oft 60—200, gelegentlich bis 500 mg/%. Die Globulinwerte steigen im Verlauf an, der Eiweißquotient ist oft um 0,5. Die Kolloidreaktionen sind pathologisch, verschieden tief, die Goldsolkurven rechts verschoben oder mittelständig.

Der *Zuckergehalt* des Liquors nimmt bei akuter Meningitis stark ab bis auf 25—10—0 mg/%, hebt sich in der Rekonvaleszenz wieder zur Norm oder wird sogar erhöht. In prognostisch ungünstigen Fällen bleibt er niedrig (CAFFEY). Der Chlorgehalt ist ebenfalls niedrig.

Der Liquor enthält schon frühzeitig *Antikörper*, deren Bestimmung sich aber nicht durchgesetzt hat.

Glückt die Lumbalpunktion nicht, so empfiehlt sich Zisternenpunktion, die besonders bei Kleinkindern der geringere Eingriff als die Lumbalpunktion sein kann.

Blutbefunde. Fast immer findet sich erhebliche *Leukocytose* (10000—30000). Es handelt sich um Vermehrung der jugendlichen neutrophilen Zellen. Bisweilen finden sich vereinzelte Metamyelocyten und Myelocyten. Die Eosinophilen fehlen auf der Höhe der Krankheit fast stets, die Lymphocyten sind beträchtlich vermindert (2—10%), ihr Wiederanstieg gilt als prognostisch günstig, ebenso das Wiedererscheinen der Eosinophilen (RUSCA). In septischen Fällen konnten in den Leukocyten des Blutausstriches Meningokokken nachgewiesen werden (BAMATTER, LANDIS, ISAAKSON, ebenso THOMAS in 6 von 12 fulminanten akuten Erkrankungen), ebenso im Sternalmark (s. Abb. 8). Das rote Blutbild bietet nichts Besonderes, nur bei septischen Fällen Normoblasten. Die Blutsenkung ist stark beschleunigt, 60—80 mm und mehr in der 1. Stunde.

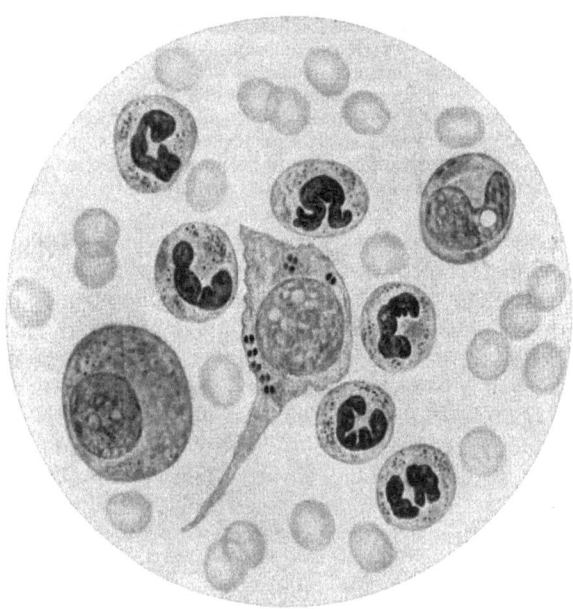

Abb. 8. Sternalpunktat, Makrophagen mit Meningokokken (Fall J. LANDIS, Schweiz. med. Wschr. 1942, 180)

Krankheitsverlauf. Dieser ist, selbst wenn man nur die häufigsten akuten und subakuten Meningokokkenmeningitiden in Betracht zieht, recht wechselnd, in der Vorsulfonamidära stets ernst mit Letalität zwischen 30—70 % (s. S. 153). In den schweren Fällen nimmt die Benommenheit zu, Augenmuskelstörungen mit Schielen treten stärker hervor, die Pulsfrequenz steigt bedrohlich an auf 160 und mehr, die Temperatur auf hyperpyretische Werte. Es tritt dann ein Zustand tiefsten Komas auf, oft mit unregelmäßiger Atmung, der sich über Stunden, ja Tage hinziehen kann. Die Meningitiker „sterben tagelang". Meist ist Atemlähmung unmittelbare Todesursache.

Nimmt die Krankheit auch ohne Therapie einen günstigen Verlauf, so sinkt das Fieber zunächst staffelförmig ab, meist mit schubweiser Verschlechterung dann wieder ansteigend. Mit Fieberabfall bessert sich der Zustand des Sensoriums, die Somnolenz schwindet, die Kopfschmerzen lassen nach, die Beweglichkeit des Nackens wird besser. Noch lange bleibt Rückensteifigkeit zurück. In diesen mittelschweren Fällen dauert die Krankheit bis zum Verschwinden des Fiebers meist 14 Tage bis 3 Wochen, wobei nun bei einem Teil der Fälle die zu erwähnenden Komplikationen in den Vordergrund treten.

Unter Sulfonamid- oder Penicillinbehandlung wird der schwere Zustand in 2—4 Tagen unterbrochen und die Ausheilung setzt rasch ein (s. S. 163).

Von *besonderen Verlaufsformen* seien erwähnt:

a) Abortive Meningitisformen = Meningitis levissima. Während jeder Epidemie, aber auch sporadisch kommen ganz leichte Krankheitsfälle vor, deren Zugehörigkeit zu Meningokokkenmeningitis manchmal nur vermutet werden kann. Diese Patienten erkranken plötzlich mit Kopfschmerzen, Übelkeit, Erbrechen. Nackenstarre und Kernigsches Phänomen sind meist deutlich, allgemeine Hyperästhesie fehlt oft. Die anfangs stark erhöhte Temperatur sinkt schnell zur Norm und nach 2—3 Tagen können die Kranken schon wieder gesund sein. Anfängliche Pharyngitis wird oft gesehen. Solche Zustände dürfen dann als

Abortivformen der epidemischen Meningitis angesprochen werden, wenn sie Personen aus der Umgebung eines Meningitikers betreffen oder sich während einer Epidemie ereignen, auch wenn der Meningokokkennachweis im Liquor nicht gelingt. Es können sich solche abortive Fälle in einer Epidemie häufen wie es in Esbierg 1944/45 der Fall war (KRISTENSEK, 39 von 66 Fällen unter dem Bild der Meningitis serosa). Bei sporadischem Auftreten ist die Beziehung zur Meningokokkeninfektion oft gar nicht zu erbringen. Von den *abakteriellen eitrigen Meningitis* (wo kein Erregernachweis gelang) gehört ein Teil zur Meningitis epidemica meningococcica ebenso von den durch FANCONI als *bakterienarme Meningitis* bezeichneten gutartigen Formen, wo Bakterien zu erwarten, aber nur vereinzelt oder gar nicht gefunden werden, meist infolge frühzeitig einsetzender Sulfonamidtherapie.

b) Perakute Meningitis oder Meningitis siderans. Verlaufsarten, in denen die Krankheit nach plötzlichem, stürmischem Beginn in wenigen Stunden schon zur Trübung des Bewußtseins und Kreislaufkollaps führt, bereits mit meningitischen Symptomen, wurden früher als Meningitis siderans bezeichnet. Sie gehören zur fulminanten Meningokokkensepsis. Es sind Formen des Waterhouse-Friderichsen-Syndroms, die gleichzeitig eine meningeale Beteiligung aufweisen (s. S. 154).

c) Protrahierte Meningokokkenmeningitis. Bei dieser seltenen Form klingt der meningitische Infektionsprozeß nicht ab. Der Infekt wird zwar gedämmt, aber nicht vollständig überwunden. Im Anschluß an das akute Stadium bleibt eine schleichende Meningitis bestehen. Kennzeichnend sind Rückfälle mit Schwanken der Symptome. Die Nackenstarre löst sich nicht, das Bewußtsein bleibt oft dauernd leicht getrübt und die Temperaturkurve ist bald unregelmäßig remitierend, bald subfebril oder afebril mit plötzlichen Fieberzacken. Erhöht bleiben die Blutsenkung, die Leukocytenzahl, im Liquor die Zellwerte. Diese zeigen bei Scheinheilung den noch aktiven Prozeß an. Der Verlauf ist verschieden: Plötzlich wieder eintretende hohe Fieberanstiege zeigen den erneuten Einbruch von Meningokokken in die Blutbahn an, der oft zu Metastasen in anderen Organen führt, vor allem in die Gelenke; oder es kommt nochmals zum Vollbild der Meningitis (in einem tödlich endendem Fall von LE BLANC nach 3monatigem, fieberfreiem Intervall), oder endlich es entwickelt sich ein *Hydrocephalus internus* und das Bild der postmeningitischen *Kachexie* mit Abmagerung, Apathie und Störungen vegetativer Funktionen (PETTE).

d) Die Säuglingsmeningitis. Säuglinge und Kleinkinder sind bei Meningitisinfektion mehr gefährdet das Leben zu verlieren als später. In diesem Alter ist auch das Krankheitsbild der Meningokokkenmeningitis andersartig, indem die sonst führenden Symptome von Nackenstarre und positivem Kernig fehlen. Ganz in den Vordergrund treten bei fieberhaftem Zustand *Erbrechen und Durchfall*, allgemeine *Hyperalgesie*, besonders bei Bewegung der unteren Extremitäten und vor allem eine *Auftreibung der Fontanelle*, evtl. mit Klaffen der Nähte und rascher Zunahme des Kopfumfanges. Eine prall gespannte Fontanelle gibt bei Säuglingen den Verdacht auf Meningitis, kann aber bei Dehydration fehlen. Die Liquoruntersuchung klärt das Krankheitsbild rasch. Das Sensorium ist manchmal frei, manchmal benommen, begleitet von Unruhe und Konvulsionen. Ohne Therapie tritt meist Exitus nach wenigen Tagen ein, bei spontaner Ausheilung meist Defekte wie Ertaubung, Augenmuskellähmungen, Hydrocephalus internus. GLANZMANN, STIRNIMANN (Lit.) haben besonders auf atypischen Verlauf hingewiesen und betont, daß während der ersten 4—5 Krankheitstage mehr nur allgemeine Symptome bestehen. Die Letalität ist auch bei der heutigen Therapie höher, durchschnittlich um 20 %, auch im Spital (LAPEYSONNIE). Als *Postbasic-meningitis* wird eine protrahierte Säuglingsmeningitis bei endemischem Auftreten im angelsächsischen Schrifttum beschrieben. Sie ist oft durch den Meningokokkentyp II bedingt (HARRIS und MITMAN).

Als **Spätfolgen der Meningitis,** die früher recht häufig, jetzt nur noch *selten* gesehen werden, sind bekannt:

Taubheit, zahlenmäßig in den einzelnen Epidemien verschieden, so in der oberschlesischen Epidemie bei einem Viertel der Genesenden, in USA nach NEAL 1926 18 %, sonst seltener. Bei Kleinkindern kann der Gehörverlust zu Taubstummheit führen. In Afrika wird ein beträchtlicher Teil der Schwerhörigkeit auf die Meningokokken-Meningitis zurückgeführt.

Sehstörungen wie Erblindung bei beidseitiger Optikusatrophie, Augenmuskellähmungen, beide evtl. auch vorübergehend.

Lähmungen, vor allem am Facialis, gelegentlich an Extremitäten.

Hydrocephalus internus und seine Folgen: Schwachsinn bis zur Idiotie, namentlich bei Kleinkindern, dann verschieden starke psychische Veränderungen, vermehrte Reizbarkeit, Apathie, Sprachstörungen, Schwindel, Kopfweh.

Verwachsungen der Hirnhäute unter dem Bild der Arachnitis adhaesiva circumscripta mit ganz verschiedenen neurologischen Bildern, manchmal mit anfallweisen Störungen wie sporadischem Erbrechen, epileptischen Krämpfen, Spasmen.

Chronisch progrediente Prozesse im Zentralnervensystem mit jahrelangem Siechtum. GUILLAIN beschreibt eine Syringomyelie mit Verlauf über 20 Jahre, MORAWITZ eine chronische Meningitis mit Exitus nach 23 Jahren.

Mischinfektionen. Neben dem Meningococcus können bei akut septischen Zustandsbildern zuweilen auch andere Keime nachzuweisen sein wie Staphylo- und Streptokokken, Pneumokokken, Influenzabacillen (V. LINGELSHEIM, GÖTZ und HANFLAND, SILBERGLEIT und ANGERER, GRUBER).

Gelegentlich wurden im Liquor Meningokokken, im Blut nur andere Keime gefunden. Doppelinfektion der Meningen durch Meningokokken und Tuberkelbazillen sah GRUBER. Man darf annehmen, daß der eine Erreger durch Schwächung des Organismus dem anderen den Weg bahnt. Die Prognose dieser Fälle war vor der Sulfonamidära schlecht. Sie erfordern kombinierte Therapie, am besten Antibiotica und Sulfonamid. Assoziationen mit *Malaria* werden in Afrika nicht selten gesehen, wobei dann ein Antimalariamittel der SA-Therapie beigefügt wird (BIOTT, 1962).

Differentialdiagnose

Die akute Meningokokkenmeningitis kommt in den ersten Stunden und Tagen mit allen akuten febrilen Infekten in Differentialdiagnose, nach Auftreten der Meningitis mit all den verschiedenen infektiösen Hirnhautentzündungen. Eine Lumbalpunktion ist sofort indiziert und läßt durch Auffinden eines trüben Liquors mit Überwiegen der neutrophilen Zellen alle serösen Meningitiden und damit auch die tuberkulöse Meningitis ausschließen. Die bakteriologische Feststellung von Meningokokken macht das Bild klar. Nur bei deren Fehlen sind sonstige eitrige Meningitiden in Erwägung zu ziehen. Genaue Untersuchung von Ohren, Nasenrachenraum, von Schädel und Halswirbelsäule hilft sekundäreitrige Meningitiden abzutrennen. Streptokokken-, Pneumokokken-, Influenzabacillen-Meningitiden sind in nicht epidemischen Zeiten häufiger als Meningokokkenmeningitis, doch sind diese Keime im Liquor leichter und regelmäßiger nachzuweisen als die rasch zerstörten Meningokokken.

Pneumokokken-Meningitiden mit grampositiven Diplokokken in Kerzenflammenform und mit Kapsel sind, da sie epidemisch gehäuft vorkommen, namentlich heute in Afrika, in der Differentialdiagnose am wichtigsten. Sie kommen mit lobären Pneumonien wie auch allein vor. Es sind auch Enterobakterien, Pfeifferscher Influenzabacillus, Mima polymorpha resp. Moraxellen (s. Bd. II) in epidemischer Form nachgewiesen worden, letztere 1962 von LAPEY-

SONNIE, FONTAIN und LEVÈVRE, selten dann Neisseria flavescens (BRANHAM). Als seltene Erreger bakterieller Meningitis können Listeria monocytogenes, Serratia marcescens (s. Bd. II), Corynebacterium acnes (GRABER et al.) in Frage kommen.

Ausgedehnter Herpes, Hautexantheme, Hyperästhesie, Frühjahrserkrankung sprechen mehr für Meningokokkeninfekt. Doch empfiehlt sich bei unklarem bakteriologischem Befund Wiederholung der Punktion. Auf die Besonderheiten der Säuglingsmeningitis wie der Meningokokkensepsis ist auf S. 151 und 154 eingegangen.

Prognose

Die *Prognose* der Meningokokkenmeningitis ist ohne *Sulfonamidtherapie* stets *ernst*. Die *Mortalität* schwankt in den einzelnen Epidemien beträchtlich, ist aber oft hoch, besonders zu Beginn und auf dem Maximum der Epidemien. In der Epidemie in Oberschlesien 1904/05 betrug die Mortalität 70—80%. Die gleiche Zahl nimmt FLEXNER allgemein für die Zeit bis 1913 an. Spätere Statistiken vor der Sulfonamidaera gelangten in zivilisierten Ländern durchschnittlich auf 30%, was von einzelnen Autoren der Serumbehandlung zugeschrieben wurde. Doch ist der natürliche Mortalitätsverlauf solchen Schwankungen unterworfen. G. LOEFFLER, 1938, errechnete auch noch seit der Einführung der Serumtherapie eine durchschnittliche Sterblichkeit von *40—50%*. In Afrika lag die Mortalität der nicht behandelten Meningitis zwischen 75 und 100%. LAPAYSONNIE bezeichnet 1963 die Zahl von *75%* als die mittlere Letalität der nicht behandelten Meningitiden. Für Deutschland s. Abb. 3c, für USA Abb. 3b.

Während durch die Serumbehandlung erst nur einzelne gute Resultate erzielt werden konnten (s. S. 161), haben dann die *Sulfonamide seit 1938* eine richtige Revolution in sozialmedizinischer Beziehung für die epidemiologischen Verhältnisse gebracht mit einer *Senkung der Mortalität, in Afrika unter 20%*, ja noch wesentlich tiefer bei folgerichtiger Behandlung und guten hygienischen Verhältnissen, *in Europa und USA bis auf 1—2%*. Im allgemeinen ist die Zahl der Todesfälle in direkter Proportion zur Gesamtzahl der Erkrankungen. Die Todesrate ist in Epidemien geringer als in endemischen Perioden.

Für Mitteleuropa geben die Letalitätszahlen der Schweiz einen guten Einblick, da gleichmäßige und genaue Meldungen vorliegen (FUST). Der Rückgang der Letalität ab 1936 seit Anwendung der Sulfonamide ist in der Gesamtstatistik lange nicht so einleuchtend wie in den Krankenhauserhebungen, da auch alle nicht mit Sulfonamiden behandelten oder nur terminal diagnostizierten Fälle miteinbezogen sind. Trotzdem ist der Rückgang von 76% auf 20% beachtenswert. Die von FUST bis 1940 gegebenen Letalitätszahlen sind von uns bis 1964 ergänzt worden.

	Letalität		Letalität
1906—1910	91,8%	1936—1940	29,6%
1911—1915	81,1%	1940—1945	27,9%
1916—1920	62,5%	1946—1950	28,6%
1921—1925	86,6%	1951—1955	20,8%
1926—1930	75,0%	1956—1960	19,7%
1931—1935	76,2%	1961—1964	25,9%

Im Einzelfall spricht Überwiegen der toxischen Symptome mit Kreislaufkollaps, frühzeitiger Benommenheit, ausgedehnter Purpura für ungünstige Prognose, doch ist die Voraussage stets schwierig, da auch benommene Personen sich erholen können und anderseits bei nur wenig getrübtem Liquor sich doch eine schwere Affektion entwickeln kann. *Seit der Therapie mit Sulfonamiden und Antibiotica* sind auch bei schweren Fällen überraschende Resultate möglich, wobei Verschwinden der Meningokokken, Absinken der Zellzahl, Klarwerden des Liquors günstige Symptome sind, ebenso allgemeine Entgiftung und Rückkehr des Sensoriums. Durch die Einführung der Sulfonamidtherapie ist die Letalität *unter 10%*

gesunken. Bei frühzeitiger Diagnose und Einsetzen der modernen Therapie in genügend hoher Dosierung ist *nur noch* mit *1—2 %* Sterblichkeit zu rechnen (s. S. 163).

2. Meningokokkensepsis, Waterhouse-Friderichsen-Syndrom, Meningococcaemie

Man unterscheidet die perakute und die subakute chronische Form.

a) die **akute Meningokokkensepsis** imponiert als eigenes Krankheitsbild und ist gekennzeichnet durch die Trias: *massiver Infekt, schwerer Kreislaufkollaps* und *Nebennierenversagen* (s. von Rechenberg). Das foudroyant verlaufende Geschehen führte bis vor kurzem (Therapie s. unten) innert 12—24, selten 20 Std ad exitum. In der ersten Phase von 6—12 Std überwiegt der akute schwerste Infekt mit Toxikose, in der zweiten Phase die Nebenniereninsuffizienz mit Kreislaufkollaps, mit Absinken des Blutdrucks bis zur Pulslosigkeit, mit Hautblutungen

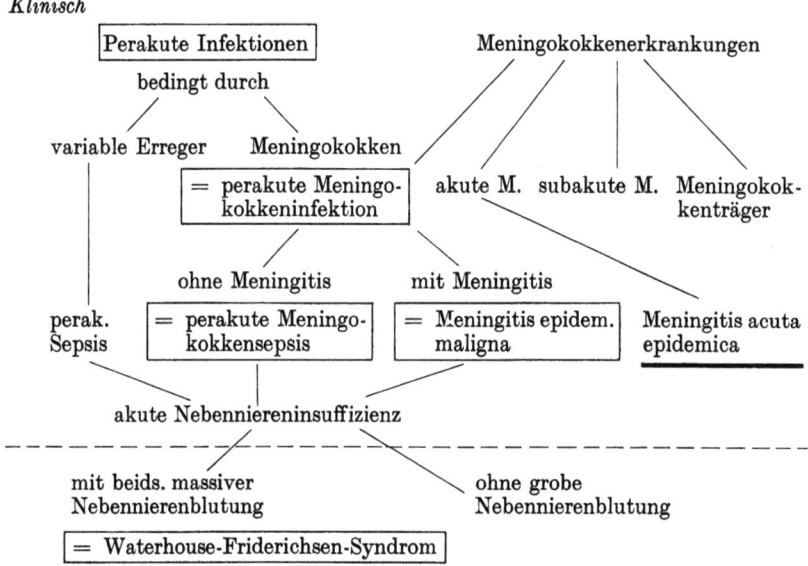

Abb. 9. Darstellung der perakuten Meningokokkeninfektionen in ihren Beziehungen zueinander und zu verwandten Krankheitsgeschehen in bezug auf klinische Erscheinungen (oberhalb des Striches) und pathologisch-anatomischen Befund (unterhalb des Striches)

Die perakuten Meningokokkeninfektionen bilden die wichtigste Untergruppe der perakuten Infektionen, die auch durch variable Erreger bedingt sein können. Sie gehören gleichzeitig in den Rahmen der Meningokokkenerkrankungen, von denen sie die schwerste Form darstellen. Die perakuten Meningokokkeninfektionen führen wie die übrigen perakuten Infektionen zur akuten Nebenniereninsuffizienz, der pathologisch-anatomisch eine massive beidseitige Nebennierenblutung (Waterhouse-Friderichsen-Syndrom) oder aber eine makroskopisch kaum veränderte Nebenniere ohne Blutung entsprechen kann. Die vorgeschlagenen Bezeichnungen sind durch Umrahmungen gekennzeichnet und ihrer Stellung entsprechend eingefügt

und Coma. Man bezeichnet dieses Bild als *Syndrom von* Waterhouse *und* Friderichsen. Über die Benennung entstanden erhebliche Schwierigkeiten und Meinungsunterschiede, da im Gesamtbild bald die Meningitis (Meningitis siderans) bald die Purpura fulminans (Henoch), anatomisch die beidseitige Nebennierenblutung besonders hervorgehoben wurden. Die Terminologie ist in folgender Tabelle aus unserer Klinik durch von Rechenberg wohl am besten dargelegt worden, wobei durch Umrahmungen die perakuten Zustände hervorgehoben sind (s. Abb. 9).

Historisch erfolgte die Synthese des Krankheitsbildes der perakuten Meningokokkensepsis 1911 durch Waterhouse mit Bericht über einen eigenen Fall und Zusammenstellung
von 15 Beobachtungen aus der Literatur, nachdem schon seit Vieusseux 1805 verschiedentlich entsprechende perakute Fälle gemeldet und von Voelker 1894 die beidseitige Nebennierenblutung als Hauptbefund bei der Autopsie mitgeteilt worden war. Der oft als früheste
Beobachtung des Syndroms zitierte Fall von Marchand, 1880, gehört nicht sicher in den
Rahmen der perakuten Meningokokkensepsis, da hier eine Tumorbildung vorlag. 1918 faßte
Friderichsen die Haut- und Nebennierenblutungen als Krankheitseinheit zusammen.
Bamatter hat 1933 in solchen Fällen den Nachweis der Meningokokken aus dem Blut, erst-
mals gelungen 1906 durch Andrewes, auch im deutschen Schrifttum bekannt gemacht (Lit.
s. von Rechenberg).
Ätiologisch stehen bei diesem Syndrom die Infektionen durch Meningokokken ganz im
Vordergrund. Nach Arneil, 1936, wurden unter 155 Fällen Meningokokken in 70% gefunden,
in einem Teil aber nicht oder zu spät gesucht. Vereinzelt sind Strepto-, Staphylo-, Pneumo-
kokken, Colibacillen, Pyocyaneus oder Friedländerbazillen, H.influenzae gezüchtet worden.
Man neigt heute dazu, diese Flora nur als terminal überwuchernd zu betrachten und den
Meningokokkus in allen Fällen als eigentlichen Erreger anzusprechen.

Das klinische Bild ist das eines *foudroyanten septischen Zusammenbruchs*. Kein
anderer Infekt erledigt den Menschen so schnell. Aus voller Gesundheit, nur
gelegentlich mit leichten Vorboten von Un-
wohlsein, setzt ein *schweres Kranksein* ein mit
hohem Fieber, auffallender Blässe, ängstlicher
Unruhe oder Apathie, Erbrechen und oft
Durchfall. Innerhalb weniger Stunden kommt
es zum Vollbild mit charakteristischer *Haut-
purpura* (Abb. 10), erst Petechien, dann große
Blutflecke, welche konfluieren und den ganzen Körper befallen können (Abb. 7), und
mit schwerstem *Kreislaufkollaps*. Laute, beschleunigte Atmung, Tachykardie, Cyanose
fallen auf. Die Haut ist marmoriert, erhält
den Aspekt von intravitalen Totenflecken
(Henning, Magnusson). Der Blutdruck sinkt
rasch ab, 80—50, der Blutzucker wird extrem
niedrig, der Rest-N erhöht, Hyperästhesie
der Haut gegen Berührung, riesige Schwäche,
oft Trübung des Sensoriums bis zum *Koma*,

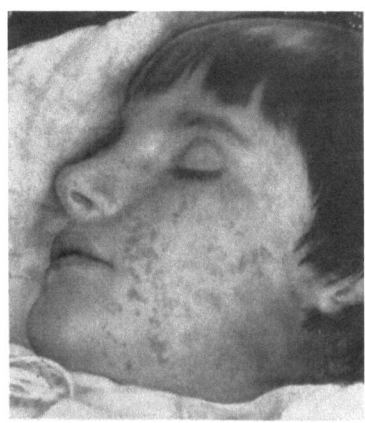

Abb. 10. Hautblutungen bei Nebennierenapoplexie durch Meningokokkensepsis, 12jähriger
Knabe (Landis)

Tabelle 1. *Symptomatologie des Waterhouse-Friderichsen-Syndroms bei
13 Fällen* (1950—1960: Stuber und Hitzig)

Symptom	Vorkommen	Anzahl untersuchter Fälle
Perakuter Beginn	13	⎫
Krankheitsdauer weniger als 24 Std .	12	
Schwerer Kollaps	13	⎬ 13
Petechien	9	
„Totenflecken"	13	⎭
Thrombocytopenie	3	8
Eosinophilie über 40/mm³	1	8
Liquorzucker subnormal	6	9
Hypoglykämie	1	3
Hyponatriämie	1	4
Hyperkaliämie	2	4
Bakteriämie kulturell nachgewiesen .	7	9
Nebennierenrindenblutungen	13	13

bei Erwachsenen manchmal trotz schwerstem Bild noch erhaltenes Bewußtsein bis ante exitum. Klonische Zuckungen, Abschwächung der Sehnenreflexe, in relativ mehr protrahiert verlaufenden Fällen meningitische Symptome sind zu erwähnen.

Im Blut sind bei leichter Leukocytose degenerative Veränderungen der Neutrophilen, Auftreten von Myelocyten und Normoblasten, häufig Thrombopenie, Gerinnungsstörungen zu finden. (Verminderung der Gerinnungsfaktoren V und VII HUGENTOBLER und HOIGNÉ).

In Blut- und Knochenmarkausstrichen sind oft Meningokokken nachweisbar (s. Abb. 7). Kokken sind auch aus Ausstrichen bei Scarifikation der Hautflecke erhältlich (MASSIAS und TRANVAN-BANG, eigener Fall, Abb. 11).

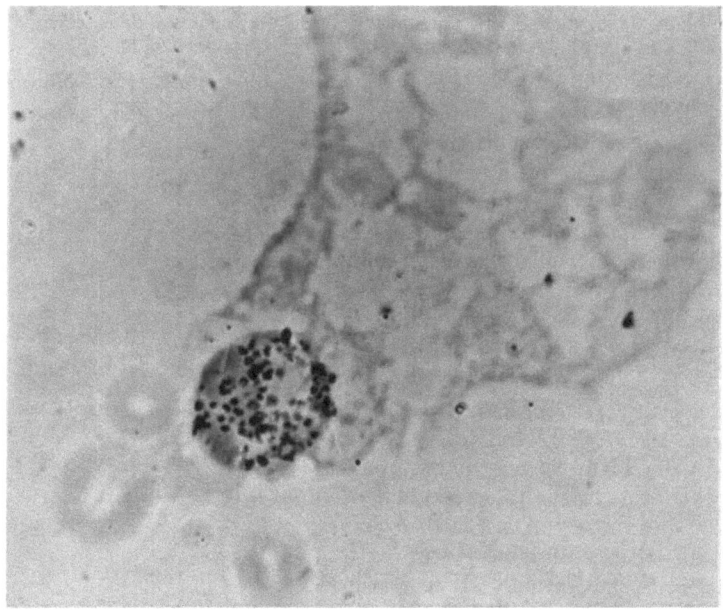

Abb. 11. Ausstrich mit Preßsaft einer scarifizierten Petechie bei Meningokokkensepsis. Intracelluläre Meningokokken (Phasenkontrastaufnahme)

Im Liquor sind keine oder nur geringgradige Veränderungen vorhanden. Finden sich Zellerhöhungen und Meningokokken, so ist bereits der Übergang zur malignen Meningitis epidemica vorhanden (FANCONI). In 12—24 Std, evtl. bei der heutigen Therapie später, ist Exitus unter dem Bild des septischen Kollapses mit Temperatur über 40°, heißem Körper und kühlen Extremitäten, zu befürchten.

Eine eigene Beobachtung von 1950, die in der 4. Auflage des Handbuchs detailliert mitgeteilt wurde, sei hier mit ihrem dramatischen Ablauf nur kurz mit 3 Abbildungen festgehalten:

W. F. 2jähriges Mädchen erkrankte zusammen mit der ganzen Hausgemeinschaft an Rhinitis und Herpes labialis. Nach 3 Wochen setzte perakut eine hochfebrile Erkrankung ein, die innert 12 Std zu schwerster infektiöser Toxikose mit leichten cerebralen und leichten meningealen Erscheinungen, Kreislaufkollaps und Hautblutungen sich steigerte. Der indirekte Erregernachweis aus der Haut und damit die rasche Sicherung der Diagnose Meningokokkensepsis gelang mittels Scarifikation einer Petechie, s. Abb. 11. Sofortige intensive kombinierte Therapie mit i.m. Sulf. i.v. wasserlöslichem Penicillin, Percorten, Stimulantia, Bluttransfusion und Glukosinfusion, damals noch ohne Cortison, führte bei dem früh diagnostizierten Fall innert 5 Std zu einem völligen Umschwung mit Entgiftung, s. Abb. 12. In den weiteren 12 Std trat aber rasch progrediente Verschlimmerung, vorwiegend mit cerebralen Symptomen und frischen Hautblutungen ein, führte zu Exitus 1 1/2 Tage nach Beginn. Bei der Autopsie waren massive Nebennierenblutungen zu finden (s. Abb. 13).

Das Syndrom betrifft in 70 % *Kinder unter 2 Jahren*, kann aber in allen Altersstufen vorkommen. 3—4 % der Meningokokkenerkrankungen verlaufen unter diesem septischen Bild (NELSON und GOLDSTEIN). Plötzliche Todesfälle junger Personen sind nicht selten durch solche Meningokokkensepsis bedingt. In der

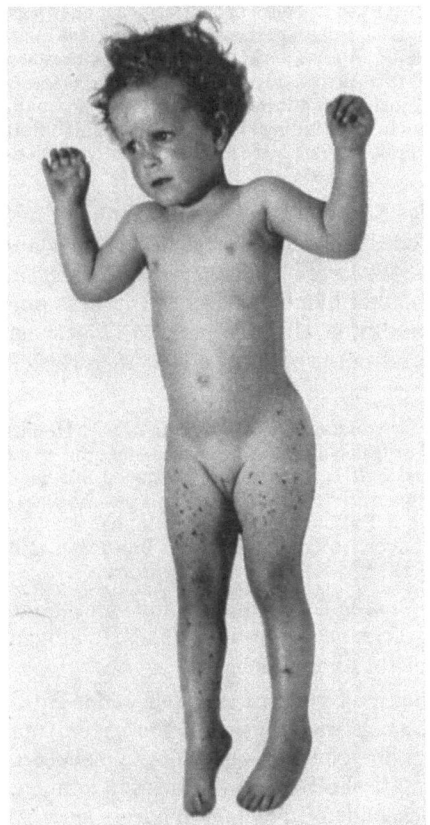

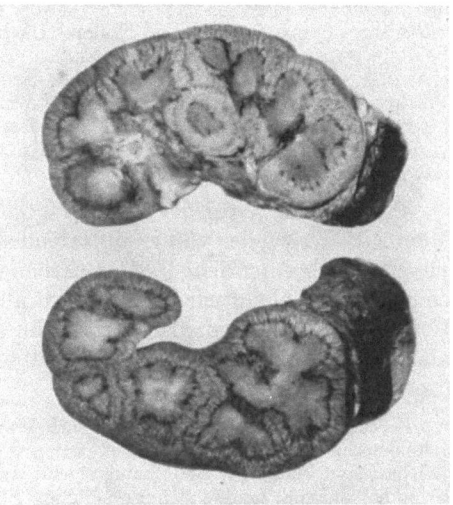

Abb. 13. Autopsiepräparat der Nieren und Nebennieren: beidseitige massive Nebennierenblutung bei Waterhouse-Friderichsen-Syndrom

Abb. 12. Waterhouse-Friderichsen-Syndrom mit Hautblutungen. Remission nach intensiver Behandlung. (Aufnahme 17. 5. 50, 17.30 Uhr)

Statistik von MORITZ und CANCHEK über 1000 plötzliche Todesfälle in der amerikanischen Armee finden sich 10 Meningokokkenerkrankungen (Purpura in 80 %, Nebennierenblutungen in 71 %). Es waren also 11 % der *plötzlichen Todesfälle junger Erwachsener* durch perakute Meningokokkensepsis bedingt.

Der *pathologisch-anatomische Befund* ist gekennzeichnet durch diffuse Gefäßschäden mit Capillarthrombosen in zahlreichen Organen, vor allem durch Hautblutungen und sehr oft durch massive beidseitige Nebennierenblutungen (*Nebennierenapoplexie*). Die Nebennieren sind vergrößert, rot-schwarz verfärbt, das Drüsengewebe weitgehend oder ganz zerstört, die Umgebung sulzig-ödematös. Histologisch finden sich Ödeme, Nekrosen, entzündliche Infiltrate und Hämorrhagien. (Pyknose der Kerne, Dissoziation der Zellverbände, interstitielles Ödem, hochgradiger Capillarerweiterung, RICH). Blutungen sind auch an den serösen Häuten und in den inneren Organen festzustellen, mikroskopisch diffuse Capillarläsion mit Thrombosen. Meningokokken lassen sich in Milz, Gehirn, Haut, Nebennieren usw. meist leicht finden. Oft war bei Kindern ein Status thymico-lymphaticus zu sehen.

In der *Pathogenese* wurde anfangs die akute Nebenniereninsuffizienz ganz in den Vordergrund gestellt. Doch sprechen Einzelbeobachtungen ohne Nebennierenblutung (SWEET, MATTHISEN, FERGUSON, CHAPMAN, BENSON und BOYD) und solche mit nur einseitiger oder geringer Blutung in den Nebennieren, dann die anatomischen Veränderungen an den Endothelien, an Leberzellen für eine viel allgemeinere infektiös-toxische Schädigung (FINLAND), immerhin mit wesentlicher Rolle der Nebenniereninsuffizienz (VON RECHENBERG). BANKS und CARTNEY haben von einem gemischten encephalitisch-adrenalen Syndrom gesprochen, wenn die „fulminante Meningokokkenämie" sowohl cerebral wie in den Nebennieren sich auswirkt, mit frühem Coma, Purpura und Kollaps. Die hämorrhagische Diathese wurde als Folge eines kombinierten hämorrhagischen Defektes, einer sog. Verbrauchskoagulopathie angesehen (LASCH, KRECKE u. Mitarb.). Man versteht darunter den Aktivitätsverlust der Plasmafaktoren, Prothrombin, Faktor V, VII, VIII, IX, PTA und Fibrinogen mit einer quantitiven und qualitativen Störung der Thrombocyten. Dem Verbrauch geht immer eine Hyperkoagulabilität voraus. Auf dieser Basis hat die Zürcher Kinderklinik (HITZIG, STUBER) eine Anticoagulantiabehandlung befürwortet.

Die perakute Sepsis ist so massiv, daß das Stadium der Organerkrankung mit Meningitis wegen des vorher eintretenden Todes nicht mehr erreicht wird. Pathophysiologisch entspricht das Geschehen dem *Sanarelli-Schwartzmann-Phänomen*, einem toxisch-allergischen Schock mit allgemeiner hämorrhagischer Diathese und Gerinnsel in der terminalen Strombahn (KRECKE et al.). Die perakute Sepsis ist auch als Folge der Störung des Adaptionssyndroms von SELYE gedeutet worden (VON RECHENBERG).

Bei einer sporadischen gleichzeitigen Erkrankung von zwei *Geschwistern* an akuter Meningokokkensepsis, die wir 1949 sahen, waren die Autopsiebefunde an den Nebennieren trotz gleichartigem klinischen Bild grundverschieden. Bei Fall 1, 6jährig, mit Exitus 40 Std nach Krankheitsbeginn, fanden sich ausgedehnte Blutungen in beiden Nebennieren und hochgradiges, perisuprarenales Ödem; bei Fall 2, 5jährig, mit Exitus 66 Std nach Krankheitsbeginn, waren die Nebennieren makroskopisch kaum verändert, zeigten nur kleine Blutungen und wiesen histologisch Ödem und Capillarstase auf (KERN).

Während die *Prognose* der perakuten Meningokokkensepsis mit und ohne Nebennierenblutung früher absolut infaust war, sind heute wiederholt Heilungen bekannt geworden, s. unten. Die Prognose bleibt aber stets ernst.

Für die *Therapie* des Waterhouse-Friderichsen-Syndrom genügen weder Infusionen, noch Sulfonamide und Antibiotica, noch wasserlösliches Percorten, um den Schock und die spezifische Schädigung der Nebennierenrinde zu beheben. Erst die Zufügung von *Cortison* hat eine dramatische Besserung bewirken können, was für die wesentliche Rolle des Nebennierenschadens in diesem Syndrom spricht. 1951 sind erstmals Heilungen schwerst mitgenommener Personen durch Cortison mit gleichzeitiger Kombinationsbehandlung beschrieben worden (NELSON und GOLDSTEIN, NEWMANN, GSELL). Voraussetzung für Erfolg ist ein möglichst frühzeitiger Therapiebeginn und zwar kombiniert Infusionen, Antibiotica, Hypertensiva und Corticosteroide. Es kommt hier auf jede Stunde an. Übersicht s. PULVER, 1954; RENTSCHNIK, 1960 und S. 164. 1965 hat GUNSCHERA aus der Lit. seit 1940 die Fälle mit und ohne Cortisonbehandlung gegenübergestellt, sowohl die Waterhouse-Friderichsen-Syndrome im engern Sinn wie die foudroyante Meningokokkensepsis mit Meningitis und hämorrhagischer Diathese. 62 Patienten überlebten die Erkrankung ohne Cortisongaben. Über 100 wurden unter Cortison geheilt, darunter äußerst schwere Fälle. Eine deutliche Verschlechterung der Überlebensaussichten, welche von einigen Autoren in Analogie zum Sanarelli-Schwartzman-Phänomen erwartet wurde, ist nicht gefunden worden. Der Einsatz der Glukokortikoide erscheint heute voll gerechtfertigt. HITZIG, STUBER haben eine Behandlung mit Antikoagulantia befürwortet (s. S. 158, oben). Es kommt in Frage Heparin i. v. in Dauertropfinfusion, 10000 Einheiten/m²/die oder Markumar per os 0,5–3 mg/m²/die, und dazu Fibrinogen 1,0 g/m²/die. Erfahrungen liegen darüber noch nicht vor. Neuere Untersuchungen (referiert durch LEVIN und PAINTER)

zeigen, daß bei dem toxischen Kollaps nicht die Peripherie, sondern die Herz-
insuffizienz wesentlich ist. Erhöhter zentraler venöser Druck, Galopprhythmus,
Lungenödem und Elektrokardiogrammveränderungen sprechen eindeutig dafür
und werden durch anatomische Herzuntersuchungen bestätigt. EARLE und
HARDMAN sahen in 29 tödlichen Fällen von akuter Meningokokkenerkrankung
$24\times$ Myokarditis. Die wirksame Therapie dieses Schockes mit fallendem arteriel-
len Druck und Anstieg des zentralvenösen Druckes liegt in einer kombinierten
Verabfolgung von Infusion mit rasch wirksamem Digitalis (Lanatosid C), von
Isoproterenol (0,9 mg/100 ml) und Natrium-Bicarbonat, letzteres bei Vorliegen
metabolischer Acidose.

b) Die **subakut bis chronische Meningokokkensepsis** (ohne Meningitis) bietet
die üblichen Symptome einer Sepsis, wobei nur die Züchtung des Erregers aus
dem Blut die Diagnose ermöglicht. Zu bedenken ist nach BINGOLD, daß die Zahl
der im Blut kreisenden Keime im allgemeinen geringer ist als bei andern Sepsisfällen und daß die Meningokokken bei Züchtung leicht zugrunde gehen. Hinweis
auf Meningokokkeninfektion bieten bei febril-septischem Zustand *Exantheme*,
bald mehr maculopapulöser, bald mehr roseola- und fleckfieberähnlicher, gelegentlich hämorrhagischer Art (s. Abb. 7).

Im Falle von BÜTTNER war der Ausschlag einem Erythema exsudativum multiforme
ähnlich, mit Meningokokken in den Pusteln. Bei dem septischen Zustand ist die Abgrenzung
gegen Fleckfieber klinisch nicht leicht (GRUBER). Auch wenn keine deutlichen Meningitis-
symptome vorhanden sind, ist in solchen Fällen mit Meningokokkensepsisverdacht eine
Liquoruntersuchung mit Kultur durchzuführen.

Als *chronische Meningococcämie* wird eine länger dauernde Bakteriämie der
N. meningitidis ohne Lokalisation an Meningen oder Endokard bezeichnet. Es
sind immer wieder Fälle mit über Monate dauerndem unklarem Fieber, mit rheumatischen Beschwerden und mit Exanthemen beschrieben worden. CAMPBELL
1943: 88 Fälle der angelsächsischen Lit., GORRE, 1956; SASLAW, 1961; BENOIT,
1963 (Lit.), Lit. s. WEINDEL, 1934 (damals 63 Fälle) und BINGOLD (s. Abb. 14).

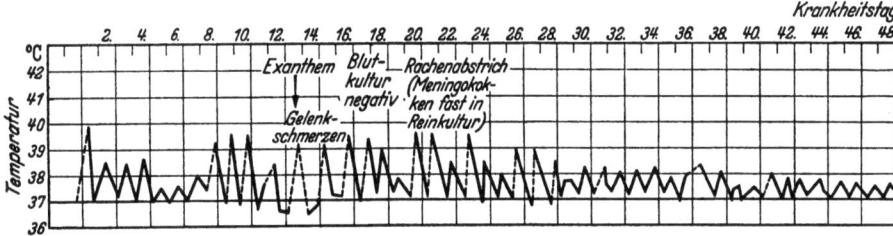

Abb. 14. Lentaform der Meningokokkensepsis (ohne Meningitis). Beginn mit Schüttelfrost. Dann allgemeines
Krankheitsgefühl, das Aufsein nicht behindert. Zu Bett erst vom 8. Krankheitstag ab. Am 13. Krankheitstag
masernähnliches Exanthem (nicht im Gesicht), Hautblutungen. Täglich milde Schüttelfröste. Keine Kopfschmerzen. Am 17. Krankheitstag Blutkultur negativ. 21. Krankheitstag Rachenabstrich Meningokokken fast in
Reinkultur. In der Umgebung des Patienten keine Meningitis. Außer mäßigen Kreuzschmerzen und leichteren
polyartikulären Beschwerden kein verwertbarer Organbefund. Ab 23. Krankheitstag schleichender Verlauf. Ausheilung. [K. BINGOLD: Dtsch. Arch. klin. Med. 183, 425 (1932)]

Nach einem katarrhalischen Infekt des Nasenrachenraumes oder der Bronchien entwickelt
sich intermittierendes Fieber mit schubweise auftretenden maculopapulösen Exanthemen, oft
petechial, dann auch ähnlich wie Erythema nodosum und wechselnden Gelenkbeschwerden
bei auffällig gutem Allgemeinbefinden. In der Blutkultur wachsen Meningokokken. Die Hautläsion ist nicht wie bei akuter Meningococcämie ein septischer Infarkt, an den sich Meningokokken nachweisen lassen, sondern bioptisch ähnlich wie Purpura vom anaphylaktoiden Typ:
perivasculäre Infiltrate mit Lymphocyten und Makrophagen, mit Ödem, ohne Thrombus oder
Fibrin (OGNIBENE). Es finden sich keine Bakterien und es lassen sich keine meninccoc. Antigene durch Fluorescin konjugierte Antisera in den Hautschnitten nachweisen, so daß die
Annahme einer inkompletten Immunität gegen Meningokokken naheliegt. Man fand auch
öfters Unfähigkeit der Pat.-sera die eigenen isolierten Meningokokken zu agglutinieren.

Außer an der Haut sind es besonders Endokard, Gelenke und Knochenmark, in denen sich die Meningokokken lokalisieren. BINGOLD hat 2 Fälle von *Spondylitis-Osteomyelitis* bei Meningokokkensepsis gesehen.

Häufiger ist eine *Endokarditis meningococcica*. Im Gegensatz zu Endokarditis durch Strepto- und Staphylokokken zeigt sich keine Embolieneigung. Man hat von einer „Lenta"-Form der Meningokokkensepsis gesprochen (FRIEDEMANN und DEICHER, HEGLER).

Therapeutisch ist hier eine hochdosierte Sulfonamid-Penicillin-Kombination angezeigt, nach FINLAND, 1958, eine Sulfadroge, z. B. initial 4 g oral oder parenteral, dann 1 g alle 4 Std + 1 Million E. Penicillin i. m. jede 2 Std für die ersten 2—3 Tage, dann ab 4.—5. Tag alle 3—4 Std, nachher Procain Penicillin G 2× täglich über 2 Wochen.

Arthritiden treten bei Meningokokkenmeningitis in 2—10 % auf, mehrheitlich als Monoarthritis, wobei Knie und Ellenbogen bevorzugt betroffen sind (PINALS und ROPES). Die Manifestation der Arthritis erfolgt am häufigsten am Ende der ersten Krankheitswoche. Sowohl flüchtige Gelenksergüsse wie auch Gelenkvereiterung (BINGOLD) werden gesehen, seit der Sulfonamittherapie meist mit kulturell-sterilen Ergüssen. Der Verlauf kann über Wochen gehen, bei der heutigen Therapie im allgemeinen mit völliger Ausheilung.

Extremitätengangrän, namentlich bei jugendlichen Erwachsenen, kombiniert mit Hautgangrän, tritt vor allem an Fingern und Zehen auf, und zwar *symmetrisch*. Toxische Endothelläsion und (evtl. allergische) Agglutinationsphänomene wirken bei dieser seltenen Komplikation schwerer Meningokokkensepsis mit (WEINER bis 1950 11 Fälle, VISCHER).

Meningokokkenpneumonien wurden von BRICK, 1948 in 2 Fällen beschrieben, der eine mit positiver Blutkultur, negativem Sputumbefund, der andere mit Pneumonie und Empyem, wobei Meningococcus Typus I im Sputum und Pleuraerguß, nicht im Blut, gezüchtet wurde. (Prompte Reaktion auf Sulfadiazine mit raschem Verschwinden der Meningokokken.) Weitere Organlokalisationen s. S. 152.

Im ganzen ist für die *Diagnose chronische Meningokokkensepsis* klinisch weniger ein positiver, als vorerst ein negativer Befund entscheidend, so das Fehlen einer sinnfälligen Eintrittspforte, die Metastasenarmut und das relativ gute Befinden.

Die *Prognose* war früher immer fraglich, vor allem wegen der Spätgefährdung an Meningitis. Immerhin kamen eine Reihe solcher chronischer Sepsisfälle schließlich zur Heilung. Ein Rezidiv noch nach 5 Jahren, wie es BALEN sah, zeigt die Hartnäckigkeit der Infektion an. Heute ist die Prognose dank der Chemotherapie (s. S. 163) meist günstig.

3. Meningokokkenkatarrh, Meningokokkenpharyngitis

Der Meningokokkeninfekt der Nasenrachenorgane, die initiale Läsion des Meningokokkeninfektes, macht ein *uncharakteristisches Bild* und ist für sich allein ohne klinische Bedeutung, so daß eine Diagnose außerhalb einer Epidemie und ohne bakteriologischen Meningokokkennachweis nicht möglich ist. Aus Kenntnissen bei Epidemie kann immerhin das Bild dieser leichten Erkrankung der oberen Luftwege folgendermaßen geschildert werden:

Rötung der vorderen Gaumenbögen und der obern Pole der Tonsillen, fleckige Rötung des Zäpfchens oder der hinteren Rachenwand. Im Vergleich zur Grippe soll die Rachenrötung schärfer begrenzt sein, mehr fleckenartig, wie ein Exanthem (MORAWITZ). Für den Meningokokkennachweis im Rachen sind besondere Methoden angegeben worden (s. bakteriologische Lehrbücher). In einem Teil der Fälle findet sich auch Laryngotracheitis oder Bronchitis, wobei Keime im Sputum und Lungensaft nachgewiesen wurden (v. DRIGALSKI, GRUBER).

Anhaltspunkte, daß vom Nasenrachenraum aus eine kontinuierliche lymphogene Weiterausbreitung der Keime bis zur Hirnhaut stattfindet, sind gewöhnlich nicht vorhanden. Die lymphogene ascendierende Entstehung der Meningitis epidemica kommt nur als Ausnahmefall in Frage nach traumatischer Läsion der Schädelbasis, wobei ein direkter Zugang in den Schädelraum den bakteriellen Keimen geöffnet wird. Sonst ist in Bewertung der häufigen Meningokokkenämie im Beginn der Meningitis, der Kenntnisse über die Meningokokkensepsis, die hämatogene Weiterverbreitung der Meningokokkeninfektion von der Initialläsion aus anzunehmen.

Als Therapie kommen die Maßnahmen, wie sie unter Prophylaxe beschrieben sind, in Frage.

Therapie

Die Chemotherapie der Meningokokkeninfektionen durch Sulfonamide hat einen gewaltigen Umschwung in der Behandlung und in der Prognose der Meningitis epidemica gebracht, wozu neuerdings auch die gleichwertige Wirkung der Antibiotica gekommen ist, trotzdem diese für die Meningokokkenbekämpfung bis 1963 mehr von sekundärer Bedeutung waren. Die Sulfonamide sind auch heute noch (1965) die Mittel der Wahl bei Meningokokkeninfektionen, mit Ausnahme von Gebieten mit SA resistenten Keimen, wie in USA (s. S. 166) und bereits auch in Europa. Streptomycin, Aureomycin, Chloramphenicol und Terramycin erwiesen sich den Sulfonamiden in der Bekämpfung der akuten Meningokokkeninfekte nicht als überlegen. Die früher üblichen Behandlungsmethoden wurden durch diese Therapien verdrängt.

Die *Serumtherapie* war von 1907—1939 die gebräuchliche Methode, blieb aber in ihrer Bewertung immer umstritten und kann retrospektiv als wenig wertvoll bezeichnet werden. Beim Antimeningokokkenserum handelt es sich um Serum von Pferden, die durch steigende Dosis zunächst abgetöteter, dann lebender Meningokokkenkulturen, intravenös eingegeben, zur Antikörperbildung angeregt worden waren. JOCHMANN hat diese Therapie 1905 eingeführt. Die Anwendung erfolgt intraspinal, meist lumbal, seltener suboccipital oder intraventrikulär in der Dosis von 20—30 cm³ bei Erwachsenen, 10—20 cm³ bei Kindern, erst täglich, dann jeden 2. Tag, gleichzeitig mit Entnahme der gleichen oder größeren Menge von Liquor.

Die Beurteilung der Serumwirkung war anfangs sehr optimistisch, indem man den Rückgang der Mortalität seit Einführung der Serumbehandlung von 70% in den Epidemien um die Jahrhundertwende auf 25—30% in den folgenden Jahrzehnten darauf bezog. Doch zeigten spätere Epidemien trotzdem wieder hohe Mortalität von 50—70% und oft fehlenden Effekt bei sporadischen und septischen Fällen. Während in der 1. Auflage des Handbuches JOCHMANN die Wirksamkeit des Meningokokkenserums gestützt auf „die brutale Gewalt der Zahlen" für erwiesen hielt, nahm GOEPPERT in der 2. Auflage einen skeptischen Standpunkt ein und in der 3. Auflage des Handbuches 1934 empfahl MORAWITZ die Serumbehandlung nur deshalb, weil nichts Besseres vorlag und schädliche Folgen gewöhnlich fehlten. Wirksam schien ihm bei dieser Therapie weniger das Serum als die Liquorentfernung durch die häufigen Lumbalpunktionen. In der 4. Auflage 1951 wurde die Serumtherapie von GSELL nur noch historisch angeführt.

Die *Behandlung durch Lumbalpunktionen* hatte bestimmt einen günstigen Einfluß, vor allem durch die Druckentlastung, evtl. auch durch die Entfernung von bakterienhaltigem Liquor, so daß sie bis zur Sulfonamidtherapie von LE BLANC mit Recht als die souveräne Behandlungsmethode der Meningitis bezeichnet wurde.

Die *Chemotherapie durch verschiedene* andere *Mittel*, wie Urotropin, Trypoflavin, Collargol, Milchsäure, Chininurethan, zeigte keinen überzeugenden Effekt.

Die *Therapie mit Sulfonamiden* hat mit dem Auffinden der experimentellen Wirksamkeit auf Meningokokken eingesetzt und wurde mit der Entdeckung der neueren Sulfonamidpräparate sukzessive verbessert. Die Meningokokken sind ausgesprochen, was die Stämme vom Typ A anbetrifft, sulfonamidempfindlich (s. S. 136, DOMAGK). Die heute gewöhnlich gebrauchten, als optimal zu bezeichnenden Sulfonamidderivate sind auch die für die Meningokokkeninfektionen gebräuchlichen, und zwar die Sulfathiazole und Sulfapyrimidine und deren Abkömmlinge. Von guter Wirkung war bereits Sulfapyridin, meist verlassen wegen ungünstiger Nebenwirkungen, günstig ist Sulfathiazol, das anfangs wegen weniger hohen

Liquorspiegels beanstandet wurde, nach Erfahrungen von BANKS, CUSHING, GSELL u. a. sehr gute Resultate zeitigt. Am besten bewährten sich bis heute Sulfapyrimidin und dessen Dimethyle (Elkosin, Diazil, Sulfadiazine, Sulfamerazine) sowie Supronal.

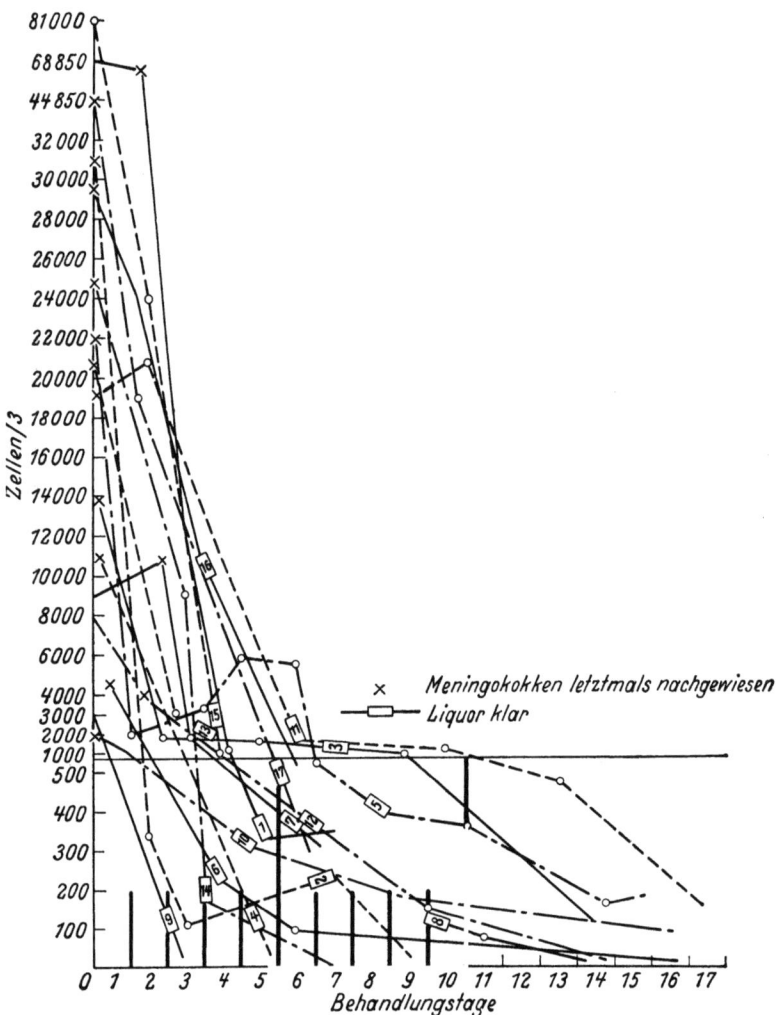

Abb. 15. Liquorzellzahlen und Meningokokkennachweis bei 17 Fällen von Meningitis epidemica unter Sulfathiazolbehandlung (GSELL)

Die Steigerung des Behandlungserfolges parallel mit der Verbesserung der Präparate läßt sich gut aus unserer Zusammenstellung von GEEL (1942) ersehen, die 2463 Fälle aus 115 Publikationen tabellarisch erfaßte:

Letalität der Meningokokkenmeningitis bei Sulfonamidbehandlung nach GEEL:

Prontosil	47%	Albucid	9%
Uliron	43%	Sulfapyridin	7%
Septazine	16%	Sulfamethylthiazol	5%
Sulfonamid	14%	Sulfathiazol	2%

DINGLE und FINLAND (1942) sahen Heilung bei etwa 1000 Fällen mit Sulfanilamid in 86%, bei 700 Fällen mit Sulfapyridin in 92%, bei über 200 Fällen mit Sulfadiazine in 97 bis 98%. Aus England meldeten BESSON und WESTERMAN aus 100 Krankenhäusern mit 2591 Fällen

1939—1941 eine Letalität von 14,3% unter Sulfonamidbehandlung, JUBB (1943) bei 2357 Fällen eine Letalität von 9,2%.

Seither haben sich diese Erfahrungen bestätigt. Die durchschnittliche Letalität bei Weglassung der moribund eingelieferten Fälle bewegt sich im allgemeinen um 1—2%.

Bei den Armeen im 2. Weltkrieg betrug sie durchschnittlich weniger als 5% (ALEXANDER), 1942—1944 in der amerikanischen Armee 3—4,5% im Vergleich zu 40% in den Jahren 1917/18 mit Serumbehandlung bei dieser Truppe (THOMAS). Details s. Literaturzusammenstellung bis 1942 bei GEEL, bis 1952 bei MONK, bis 1954 bei GOETERS, für Kinder GASSER 1947 (mit 98% Heilung bei 95 Fällen), DOST, 1950. DANIEL, 1950, hat 300 Todesfälle, bei denen Sulfonamide angewandt wurden, analysiert. Bakteriämie war in 156, Blutung in den Nebennieren in 126 Fällen verantwortlich für den fatalen Ausgang, d. g. in 94% perakute Sepsis, bei der die Therapie zu spät kam.

Für primitive hygienische Verhältnisse brachten die SA erstmals eine *einfache Technik*, die auch in ländlichen Verhältnissen in großem Maßstab angewendet werden konnte. Nach 25 Jahren Anwendung bleiben nach LAPEYSSONNIE in Afrika 1963 die SA das *Basismedikament*, sowohl wegen ihrer vorzüglichen Diffusibilität in den Liquor, als auch der Einfachheit ihrer Anwendung und des billigen Preises. Ihre Aktivität gegen die Meningokokken hat sich seit 1938 in Afrika nicht geändert und war 1961 z. B. sowohl aus den in Niger wie aus dem Sudan isolierten Stämmen vorzüglich.

Die *Wirkung der Sulfonamide* bei Meningitis epidemica zeigt sich im Einzelfall nach GSELL in folgenden 3 Punkten:

1. Liquorsanierung mit Verschwinden der Meningokokken innerhalb 24 bis 72 Std, raschem Zellsturz mit Rückgang der Liquorzellzahlen von hohen, oft unzählbaren Werten auf Zellzahlen unter 1000/3 innerhalb 3—6 Tagen, Klarwerden des Liquors innerhalb 3—6 Tagen (s. Abb. 15).

2. Entgiftung des Körpers durch Wegfall des Meningokokkenendotoxins, erkenntlich am Rückgang des Pulses, Abfall der Leukocytose, allgemeiner Besserung, wieder Auftreten eines klaren Sensoriums innerhalb weniger Tage.

3. Entfieberung, meist zwar nicht kritischer Art wie bei Pneumonie, sondern lytisch im Verlauf einer Woche, der Meningokokkenzerstörung wesentlich nachhinkend, weil mit der bakteriellen Liquorsanierung die bereits gesetzte Entzündung der Hirnhäute noch nicht behoben ist und als unspezifische Entzündung weiterbesteht und erst langsam ausheilt. Auch die meningitischen Symptome verschwinden nicht sogleich, sondern erst in der 2.—4. Woche.

Bei richtiger Dosierung gehen die Meningokokken am 2. Behandlungstag aus dem Liquor kulturell meist nicht mehr an, werden aber im Ausstrich noch vereinzelt gesehen und lassen sich schlecht färben. Am 3.—4. Tag sind sie endgültig verschwunden. Die Liquorzellen sahen wir innerhalb 2 Tagen auf Werte unter 6000/3 sinken und fanden am 5. Tag fast durchgehend Zahlen unter 500/3. Bei diesen Werten wird die Liquorbeschaffenheit wieder klar (s. Abb. 16). Eine leichte entzündliche Reizung bleibt gewöhnlich noch 1—3 Wochen bestehen, ebenso eine mäßige Erhöhung der Eiweißwerte.

Der *Sulfonamidspiegel im Liquor* kann mit 1—4 mg% als genügend für Antimeningokokkenwirkung angesehen werden (Abb. 16). Er beträgt für Sulfathiazol und Sulfapyrimidin durchschnittlich 50—60% des im Blut gefundenen Wertes (EGGER, GSELL). Für die Praxis ist die Sulfonamidbestimmung nicht notwendig. Im allgemeinen wird darauf gezielt, rasch einen Blutspiegel von 12—15 mg% zu erreichen und diesen zwischen 10—12mg% zu halten, bis der Patient außer Gefahr ist (THOMAS).

Daß eine frühzeitige Behandlung der Meningokokkenmeningitis entscheidend ist, geht aus allen klinischen Erfahrungen hervor. Rasches Einsetzen der SA-Therapie ist bei jeder Genickstarre für die Prognose entscheidend.

Die *Dosierung* der Sulfonamide hat so zu erfolgen, daß rasch ein hoher Blut- und Liquorspiegel erreicht und für mehrere Tage gleichgehalten wird. Die Dosis beträgt bei Erwachsenen täglich 0,2 je Kilogramm Körpergewicht, bei Kindern 0,2—0,4, bei Säuglingen 0,3 je Kilogramm Körpergewicht. Die erste Gabe kann patenteral hochdosiert gegeben werden, die weiteren peroral. Bei Patienten mit Benommenheit oder Erbrechen kommt intravenöse oder intramuskuläre Anwendung in Betracht. Intralumbale Anwendung ist nicht notwendig und wegen Gefahr von nervösen Schädigungen kontraindiziert. Toxische Nebenwirkungen

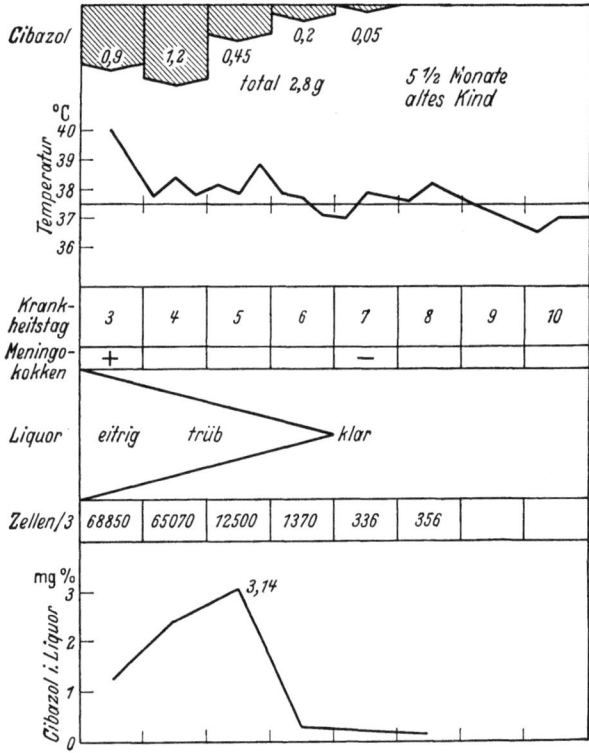

Abb. 16. Heilungsverlauf einer schweren eitrigen epidemischen Meningitis bei 5¹/₂ Monate altem Kind. Sulfathiazol ab 3. Krankheitstag, intramuskulär; 0,2 g je Kilogramm Körpergewicht je Tag maximal. Völlige Erholung nach 5 Tagen

sind sehr selten, praktisch nicht von Belang, wenn auf reichliche Flüssigkeitszufuhr geachtet wird. Die Frühzeitigkeit der Behandlung ist mehr entscheidend als die Details der SA-Behandlung. 48 Std nach Beginn der klinischen Symptome sinken die Heilungschancen. Sie fallen nach den epidemiologischen Erfahrungen in Afrika zwischen dem 2. und 3. Tag auf 50 % und sind ab 4. Tag bereits schlecht.

Bei *Erwachsenen* geben wir Sulfathiazol- oder Sulfapyrimidinderivate 5—10 g für die 2 ersten Tage, ab 3. Tag noch ¹/₃ der Dosis fortgesetzt 6—8 Tage. Wir empfehlen sofort intravenös 1 g und intramuskulär 1 g, dann 3stündlich 1 g, ab 3. Tag mit Besserung 4stündlich, evtl. bereits peroral, ab 4. oder 5. Tag, wenn der Liquor klar ist, Reduktion auf die Hälfte für weitere 2—3 Tage. Gesamtdosis nach unseren Erfahrungen 30—40 g, in der amerikanischen Armee mit Sulfadiazine 50—60 g (GOLDBLOOM).

In USA wird empfohlen, sofort subcutan oder intravenös 0,1 je Kilogramm Körpergewicht, repetiert nach 12 Std und fortgesetzt parenteral oder peroral, bis die Temperatur 2 Tage normal ist (ALEXANDER), bzw. sofort intravenös 4 g und alle 4 Std 1 g intravenös oder peroral bis Temperatur 48 Std afebril (KEEFER), bzw. Kombination von Sulfadiazine und Sulfamerazine je 4 g je Tag (ZELLER).

Neu sind die *Sulfonamide mit langdauernder Wirkung* (Zusammenstellung von WALTER, 1960) auch bei epidemischer Meningitis in Afrika 1961 und 1962 angewandt worden. Mit einer einmaligen i.m. Injektion einer 25%igen Lösung von Sulfamethoxypyridazin 2,5 g bei Erwachsenen wurden wirksame Sulfonamidspiegel im Liquor erzielt. In allen Fällen wurde darnach der Liquor zwischen dem 5. und 8. Tag normal. 7292 mit i.m. Injektion behandelte Meningitiden in Niger zeigten 95% Heilungen, also identische Resultate wie mit der üblichen SA-Methode (94%), bei encephalitischen Formen mit 85% sogar bessere (79% früher). Bei einer zerstreut lebenden Bevölkerung in primitiven Verhältnissen kann mit dieser Methode eine Epidemie durch einen einzigen herumreisenden Arzt oder Krankenpfleger ohne Evakuation der Kranken in ein Spital beherrscht werden (LAPEYSONNIE).

Für *Kinder* sei das Behandlungsschema der Zürcher Kinderklinik (GASSER, ROSSI und PICHLER, 1947) für die *gewöhnliche Meningokokkenmeningitis* angegeben:
1. Sulfonamide 0,3—0,2 je Kilogramm Gewicht und Tag bis zur Entfieberung, dann für weitere 3 Tage die halbe Dosis. Verabreichung in 6 Tagesdosen (bei Säuglingen in 8) per os oder intramuskulär. 2. Lumbalpunktionen: die ersten 3 Tage je 1mal, später evtl. Kontrollen. 3. Reichliche Flüssigkeitszufuhr per os, subcutan oder mittels intravenöser Dauertropfinfusion ($^1/_2$ physiologische NaCI-Lösung, $^1/_2$ 5%ige Dextroselösung mit Stimulation und Vitamin C).

Als Zusatztherapie zur Sulfonamidbehandlung ist reichliche *Flüssigkeitszufuhr* notwendig, um die Ausfällung von Sulfonamidkristallen in den Harnwegen und um die Austrocknung infolge Erbrechens und Fieber auszugleichen, dazu *Liquordruckentlastung* durch Lumbalpunktionen.

Zur *Druckentlastung* wie zur diagnostischen Überwachung sind Lumbalpunktionen in den ersten Tagen täglich, später je nach Bedarf zu empfehlen. Nachteile von lumbalen oder zisternalen Punktionen sahen wir bei der üblichen Technik nie. Bei Reihenbehandlung kann die Zahl der Lumbalpunktionen heute ohne weiteres reduziert werden. BICKEL kontrolliert nurmehr am 5. Tag nach Therapiebeginn, um den Heilungseffekt festzustellen, ebenso LAPEYSONNIE.

Die *Antibioticabehandlung* hat bis 1963 keine Verbesserung der therapeutischen Resultate bei der Meningokokken-Meningitis gegenüber den Sulfonamiden gebracht, steht aber seit 1964 mit dem Auftreten sulfonamidresistenter Meningokokken an 1. Stelle.

Allzuoft wurde früher Penicillin in ungenügender Dosis für eine Liquorpassage verabfolgt. Man muß dabei die Antibiotica in zwei Kategorien einteilen, diejenigen, die den Liquor in genügender Konzentration passieren, so Chloramphenicol und Colistine, und diejenigen, die es in den früher üblichen Dosen nicht tun, wie Penicillin, Ampicillin, Streptomycin, Tetracyclin, Erythromycin, Neomycin und Polymyxin. Für Penicillin wurde deshalb anfänglich die intralumbale Injektion empfohlen.

Die *Penicillinempfindlichkeit* der Meningokokken ist nicht sehr intensiv. Nach FINLAND brauchten die penicillinempfindlichsten Meningokokkenstämme die 4mal höhere Konzentration für Penicillin, als wie sie für die Hemmung der meisten Gonokokkenstämme benötigt wird, die Mehrzahl aber 8—32mal so viel. Ein Zusammenhang zwischen Meningokokkentyp und Penicillinempfindlichkeit wurde nicht festgestellt.

Auch neue Erhebungen in Afrika 1961 zeigten eine schlechte Penicillinsensibilität der dortigen Stämme. 50% waren überhaupt total resistent. Auch Streptomycin und Tetracyclin zeigten nur schwache Aktivität auf Meningokokken (LAPEYSONNIE).

Penicillin *passiert* die *Blutliquorschranke schlecht*. Bei intravenöser und intramuskulärer Penicillintherapie finden sich meist keine faßbaren Penicillinmengen im Liquor. Klinisch zeigen dies Beispiele von bakteriellen Meningitiden, die bei mehrtägiger intramuskulärer oder intravenöser Penicillinbehandlung keine Besserung zeigten, promt dagegen bei intrathekaler Eingabe reagierten, ebenso Fälle, bei denen die Meningitis erst während der Penicillintherapie extrameningealer Infektionen (FINLAND) manifest wurde.

Bei lumbaler Penicillineingabe diffundiert Penicillin gut in die cerebralen subarachnoidalen Räume und in die Ventrikel, vorausgesetzt, daß kein Block, keine Verklebungen vorliegen.

Reizerscheinungen nach intraspinaler Penicillininjektion, wie sie anfangs öfters mitgeteilt wurden, sind auf Unreinheiten der Präparate zurückzuführen. Mit hochgereinigten Produkten konnte man bis 50000 E in einmaliger Injektion ohne Nebenwirkung eingeben. Penicillin bleibt im Liquor durchschnittlich 24 Std nach lumbaler Injektion nachweisbar. Manchmal ist es schon nach 14 Std verschwunden, manchmal bis 96 Std erhalten. Die Diffusion aus den Subarachnoidalräumen in das Blut ist im allgemeinen gering. Nach 10000 E finden sich im Serum nur kurze Zeit kleine Mengen, bei 100000 E erst ein bakteriostatisch wirksamer Blutspiegel während etwa 15 Std.

a) Intrathekal wurden als Dosis bei Erwachsenen 10—15000 E in 10—15 cm^3 Flüssigkeit nach Entleerung der gleichen oder größeren Liquormenge empfohlen, wiederholt alle 12 oder 24 Std bis zur Liquorsanierung von guter Verträglichkeit nach der 1. Injektion 10—50000 E alle 1—2 Tage (FINLAND), bei Kindern 10000 E alle 12 oder 24 Std (COOK).

Intrarachidiale Behandlung hat aber wesentliche Nachteile:

a) die lokale Eingabe des Penicillins gibt eine viel ungleichmäßigere Verteilung als mit einem sonst eingegebenen gut diffundierenden Mittel. Auch wird von der entzündeten hyperämischen Meningea das Penicillin rasch aus dem Liquor entführt,

b) eine Schädigung des Nervengewebes ist immer möglich und

c) die Methode ist für primitive Methoden und große Epidemien äußerst unpraktisch.

b) Wird Penicillin intramuskulär gegeben, so sind stets *hohe Penicillindosen* zu empfehlen. Schon 1955 gab GONZALES 1 Mill. E alle 3 Std bei komatösen Formen, sonst 4stündlich 300—400000 E Penicillin + 1 g Sulfamiozol, bei Säuglingen 1 Mill. I. E./kg Körpergewicht pro Tag, bei Kleinkindern 600000 I. E. und bei Schulkindern 500000 I. E./kg Körpergewicht, dies 2—4 Tage, dann in verringerter Dosis 8—10 Tage (FRIEDERISZIK und HOFFECKER, 1956).

Die Beurteilung der Penicillinwirkung bei Meningitis meningococcica war früher erschwert wegen zu niedriger Dosierung und da meist gleichzeitig Sulfonamid gegeben wurde. Untersuchungen von MEADS u. Mitarb.: 9 Fälle allein mit Penicillin, 3stündlich 45000 E intramuskulär und 12stündlich 10—20000 E intrathekal, dabei langsames Ansprechen auf diese Therapie im Vergleich zu Sulfonamiden und in 2 Fällen wegen ungenügendem Effekt Sulfonamide nötig. Gleiche Erfahrungen meldeten LOHREY und TOOMEY noch 1946.

c) Heute ist *Penicillin* in hohen Dosen intravenös als Infusion *indiziert in* allen *foudroyant-septischen Fällen und in Gegenden, in denen SA resistente Keime vorkommen*, was (wie bereits erwähnt) seit 1963 für USA zutrifft (EICKHOFF und FINLAND). Nicht nur im Militär, sondern auch in der Zivilbevölkerung von USA, wie z. B. in Los Angeles 1964, kommen SA resistente Stämme vor.

Von den 210 im Communicable Disease-Center in Atlanta 1963 untersuchten Stämmen aus ganz USA waren 37% auf 1,0 mg Sulfadiazin/100 ml, dagegen noch keiner auf 10 mg resistent. Sobald aber solche resistente Stämme überhaupt da sind, muß für alle Fälle in dieser Bevölkerung eine Behandlung mit Antibiotika oder eine Kombination von SA und Antibiotika angeordnet werden. In der Zivilbevölkerung von Los Angeles konnten LEEDOM u. Mitarb., 1965 bei einer Untersuchung über 22 Monate ab Mai 1963 475 Patienten bakteriologisch mit Meningokokkeninfektionen testen. Von 105 Stämmen waren 33% resistent auf Sulfonamide, d. h., die Meningokokken wurden gehemmt erst bei 10 mg oder mehr auf 100 ml (sensibel wenn Hemmung bereits auf 0,1—0,5 mg). Von den 33 resistenten Stämmen gehörten 29 zur Gruppe B, 3 zur Gruppe C und einer war nicht bestimmbar. Es waren demnach von der *Gruppe B 47,5%* resistent.

LEVIN und PAINTER (1966) behandelten 28 Soldaten mit Meningokokken-B-Meningitis, wovon 11 (= 40%) ein schweres Waterhouse-Friderichsen-Syndrom aufwiesen. Die Behandlung mit wasserlöslichem Penicillin G in intermittierender Infusion mit 1—2stündigem Interval und einem Total von 24 Mill. E täglich, erwies sich als voll wirksam. Die Behandlungsdauer war 7 Tage oder mindestens bis 5 Tage nach Entfieberung. Ein einziger der 28 Patienten starb (Mortalität 3,6%) bereits 3 Std nach Einweisung. Die Penicillintherapie wurde unterstützt durch die auf S. 158 erwähnte Schocktherapie. Auch REED et al. (1965) sahen bei einer Epidemie in einem Eskimodorf in Alaska mit Typ-B-Meningitis 1965 einen guten Heileffekt von Penicillin G. 24 Mill. E pro Tag (stündlich 1 Mill. E).

Die *hochdosierte Penicillinbehandlung* kann deshalb heute für alle Gebiete mit Vorkommen von sulfonamidresistenten Kokken und generell bei Infektion mit Meningokokken Typ B empfohlen werden. Für USA wird deshalb das Aufgeben der Sulfadiacinbehandlung gefordert und an deren Stelle *Penicillin oder Ampicillin* in einer Dosis von 150 mg/kg Körpergewicht, d. h. 250000 I. E./kg pro Tag, verabreicht. Auch für Europa haben WALTER und HEILMEYER in der ,,Antibiotikafibel'' 1965 eine initiale intravenöse Penicillineingabe, in Infusion 5 Mill. E und dann alle 2 Std 1 bzw. 2 Mill. I. E. empfohlen, im Tag 24—30 Mill. Für die Epidemiegebiete in Afrika sind bis jetzt (1966) die Sulfonamide voll wirksam und am einfachsten zu verabfolgen.

Behandlung mit Streptomycin, mit Chloramphenicol, kombiniert sei es peroral mit Sulfonamid oder intrarachidial auch mit diesen Mitteln, sei es mit Hinzufügen von Cortison, haben keine irgendwie bessere Resultate ergeben. Auch neue Versuche in einer Epidemie im Tschad, wo die niedrigste Letalität von 4,5% durch klassische ,,SA-Therapie'' peroral oder i.m. erzielt wurde, zeigten dies.

Die Cortisonanwendung bei Meningokokkenmeningitis durch extra- oder intralumbale Anwendung kommt nur zusätzlich in Frage. Sie hat sich gegen den toxisch-infektiösen Zustand bewährt, wie dies bei akuter foudroyanter Meningitis, bei Me. Sepsis ersichtlich geworden ist (s. S. 158).

Die *sonstige Behandlung* der Meningokokkenmeningitis hat den Prinzipien aller febrilen Infekte und jeder Meningitis zu folgen: Sorgfältige Körperpflege, Sorge für Stuhlentleerung. Antineuralgica, evtl. Sedativa, Kopfeisblase bei Kopfschmerz, Bettruhe bis zum Abklingen der meningitischen Erscheinungen, auch bei Sulfonamidtherapie, wenn möglich mindestens 2 Wochen. In Anbetracht der schweren Schädigungen des Zentralnervensystems sind in der Rekonvaleszenz körperliche und geistige Schonung während der folgenden 4—6 Wochen angezeigt (mit Zugabe von Bädern, Vitamin-B-Produkten), auch wenn in Kriegsverhältnissen sulfonamidbehandelte Meningitispatienten bereits durchschnittlich nach 44,1 Tagen vom Krankenhaus dienstfähig zur Truppe wieder entlassen werden konnten (GOLDBLOOM).

Bei der *Meningokokkensepsis* ist die gleiche, aber viel intensivere *Behandlung* wie bei der Meningitis indiziert. Hier kann ab Beginn die Antibioticatherapie zur SA-Behandlung wirksam hinzugefügt werden. Bei fulminanten, perakuten Erkrankungen, beim Waterhouse-Friderichsen-Syndrom kommt die Therapie oft, wenn auch nur um Stunden zu spät. Eine sofortige Kombination der sämtlichen heute vorhandenen Therapien ist hier notwendig, d. h. intravenöse und intramusculäre Sulfonamideingabe, Penicillin, Transfusion, Corticosteroide und Stimulation, wie dies auf S. 158 besonders aufgeführt ist. Bei lokalen Eiterungen durch Meningokokken außerhalb der Hirnhäute kommt eine zusätzliche Sulfonamid-Lokalbehandlung in Frage, so bei Panophthalmie Sulfonamid Iontophorese, bei Arthritis und Empyem Sulfonamid-Instillationen.

Abschließend kann gesagt werden, daß die mörderische Krankheit unter dem Einfluß der Sulfonamidderivate und des hochdosierbaren Penicillins bei Kindern und Erwachsenen ihren Schrecken verloren hat.

Prophylaxe

Meningitis epidemica ist in allen Staaten *meldepflichtig*. Kranke müssen isoliert werden. Trotzdem geht eine Infektion nur selten von manifesten Krankheiten aus, sondern von gesunden Keimträgern oder inapparenten Infektionen. Allgemein prophylaktische Maßnahmen haben sich bei der Me-Meningitis nicht bewährt und sind seit der Möglichkeit der SA-Prophylaxe verlassen worden. Die Meningitis cerebrospinalis ist *keine Quarantäne-Krankheit*. In Anbetracht der großen Verbreitung der Meningokokken z. Z. von Epidemien (Keimträger) ist der Schutz der Bevölkerung und die *Elimination der Bakterienträger* anzustreben, was heute auch möglich ist. Dagegen läßt sich eine Isolierung der Keimträger praktisch nicht durchführen. Deren Zahl ist meist zu groß, kann bis zu 50% betragen. Schulschluß ist nur bei größeren Epidemien angezeigt. Gegenseitige Ansteckung von Kindern ist gleich wie die Ansteckung von Pflegepersonal nicht oft beobachtet worden. Kinder aus der Umgebung von Meningitisfällen sind aber doch während 2 Wochen vom Schulbesuch auszuschließen und der SA-Prophylaxe zu unterziehen. Sie sind auf Keimträgertum zu untersuchen. In manchen Gegenden wird positiver Rachenabstrich vor der Isolierung verlangt, was seit der SA-Therapie nicht mehr nötig erscheint. Laryngeale Pinselungen haben vor der SA-Zeit gar keinen Erfolg in Bezug auf Prophylaxe gezeigt (JOETTEN).

Als wirksame Verhütungsmaßnahmen der Meningokokken kommen heute die Chemoprophylaxe durch Sulfonamide, neuerdings auch die Antibiotica, s. S. 165, und die Antimeningokokkenvaccination in Betracht.

Die *prophylaktische Sulfonamidanwendung* wurde wegen evtl. Nebenwirkungen und der Möglichkeit von Erzeugung resistenter Stämme erst nur zögernd versucht. Nach den bisherigen Erfahrungen kann diese Maßnahme jetzt ohne Bedenken bejaht werden. Es zeigt sich, daß wesentlich kleinere Dosen als sie früher angewandt wurden, für die Prophylaxe genügen.

Über die *Dosis* besteht aber noch keine Einigkeit. Bewährt hat sich vor allem Eingabe von 2—4 g eines SA während 3 Tagen, so z. B. 2—4 g von Sulfapyrimidin oder eines seiner Abkömmlinge, aber auch eine einmalige Gabe von 2 oder 4 g Sulfadimidine (MACHIAVELLO et al.).

Beim amerikanischen Flottenpersonal wurde die Prophylaxe bei 600000 Personen mit 1,0 oder 0,5 g Sulfadiazine je Tag durchgeführt und keine Meningokokkeninfektionen mehr gesehen (COBURN). LEWIS (1943) sah bei Massenprophylaxe von insgesamt 6 g innerhalb 3 Tagen Absinken der Zahl der Meningokokkenträger von 42,3% auf 0,14%.

KUHNS u. Mitarb. führten *Sulfadiazinprophylaxe in einem Armeelager*, wo Meningokokkenmeningitis vorgekommen war, bei 15000 Soldaten durch. Sie sahen im Lager A mit 8000 Personen nach Verabfolgung von 3 g täglich während 3 Tagen 2 Meningitisfälle in den folgenden 8 Wochen, im Lager B mit 7000 Personen und Eingabe von 2 g täglich während 2 Tagen gar keine Erkrankungen, bei 18000 Kontrollpersonen in der gleichen Zeit 40 Fälle. Die Untersuchung auf Meningokokkenträger von je 100 Personen ergab in den Lagern A und B zuvor 36% bzw. 30%, 8 Wochen nach Prophylaxe 5,4% bzw. 0%, in den beiden Kontrollgruppen in den Lagern A und B zuvor 38% bzw. 29%, nach 8 Wochen 55,8% bzw. 33,3%. Toxische Nebenwirkungen ernster Art wurden nie beobachtet. Eine Änderung in der normalen Arbeit war nicht nötig. Als Bedingung für erfolgreiche Durchführung fordern die Autoren, daß alle Personen gleichzeitig behandelt werden, daß alle Neuzuzügler vor Eintritt bereits zur Behandlung kommen.

PILOT (1945) hat systematische Meningokokkenkontrollen 2, 6, 12, 24 Std und 14 Tage nach einmaliger Gabe von 2 g peroral bei 6 Trägern ausgeführt und sah regelmäßig innerhalb 12—24 Std Verschwinden der Meningokokken im Rachen, bei einem Fall nochmals nach 11 Tagen Auftreten von Typ 1, der auf 4 g Sulfodiazine dann verschwand.

Große Versuche sind in den letzten Jahren *in Afrika* ausgeführt worden, z. B. 1961 bei 33819 Personen im Niger mit Rückgang der monatlichen Erkrankungen von 406 zuvor auf 96 darnach. In der französischen Armee wird SA-Prophylaxe in jeder Einheit, in der sich ein Fall von Meningokokken-Meningitis ereignet, durchgeführt (CROSNIER) 1959, ähnlich jetzt auch in anderen Armeen. Daß auch orales Penicillin versucht wurde, soweit ersichtlich mit dem gleichen Erfolg, sei noch erwähnt (Lit. s. LAPEYSSONNIE).

Die Sulfonamidprophylaxe empfiehlt sich nicht nur in geschlossenen Einheiten, sondern auch bei der Zivilbevölkerung, dort wo Meningokokkenerkrankungen gehäuft auftreten. Nur sollte sie, wenn einmalig durchgeführt, gleichzeitig und so vollständig wie möglich vorgenommen werden (KUHNS et al.).

Die *Prophylaxe mit Penicillin*, empfohlen über 3—4 Tage mit peroralen Präparaten, ist in ihrer Wirkungsintensität noch umstritten. Penicillin eliminiert
die Meningokokken vom Nasen-Rachen-Raum nicht, auch wenn es oral als
Penicillin V in einer Dosis von 4,8 Mill. E täglich gegeben wird (Ed. Morbidity and
Mortality, Publ. Hlth Serv. US 15, Nr. 19, 1966). Erst eingehende Erfahrungen
werden zeigen, ob für Familienkontakte, für gefährdete Bevölkerung oder für
Meningokokkenträger diese Anwendung sich durchsetzen kann.

Die *Prophylaxe durch spezifische Vaccination* ist schon sehr früh im ersten Weltkrieg versucht worden. Sie gab dann und auch später sich widersprechende
Resultate.

Großversuche wurden seit 1930 in den Epidemiegebieten Afrikas ausgeführt, im Sudan
1930 und 1931, im Kongo 1934, mit guten Resultaten bei 120 899 Vaccinationen 1936—1940
in AES. Mit der Vaccine des Pasteur-Instituts von Brazzaville, ausgehend von 8 lokalen
Meningokokkenstämmen des Typus A, fanden sich 1937 unter 57 228 Vaccinationen nur
2 Meningitiden auf 1000 Vaccinierte gegenüber 40 bei 1000 Nicht-Vaccinierten. Im Tschad
traten 1939 unter 51 005 Geimpften keine Fälle auf, dagegen 2239 bei Nicht-Vaccinierten.
Günstige Resultate fanden sich dort auch 1950.

Die wechselnden Effekte mit den verschiedenen Vaccinepräparaten, mit den
gebrauchten Stämmen (günstig meist nur bei Anwendung lokaler Stämme), mit
der verschiedenen Dosis, mit einmaliger oder wiederholter Impfung hat LAPEY-
SONNIE zusammengefaßt. Er folgert, daß unter gewissen Bedingungen, die aber
noch nicht eindeutig sind, die Meningokokken-Vaccination in der Praxis sehr gute
Resultate geben kann, daß aber die antigenen Fraktionen der Meningokokken, die
immunisieren, noch nicht präzisiert sind, daß die erzeugte Immunität von kurzer
Dauer ist (ca. 3—4 Monate nach einer Injektion, währscheinlich länger mit
2 Injektionen), was aber für die Bekämpfung einer Epidemie genügt.

Literatur

A. Zusammenfassende Arbeiten

Ältere Literatur siehe betreffende Artikel von **G. Jochmann** (1. Aufl. 1911), **Goeppert, F.**
(2. Aufl. 1925) und **Morawitz, P.** (3. Aufl. 1934) des Handbuches für Innere Medizin.

Dopter, Ch.: L'infection méningococcique. Rev. d'Hyg. Paris: Baillière et Fils 1921. —
Goeters, W.: Die Meningokokkeninfektion. Erg. Hyg. Bakt. immun. u. exp. Ther. **28**, 1954.
— **Gruber, G.B.**, u. **F. Kerschensteiner**: Die Meningokokkenmeningitis. Erg. inn. Med. **15**, 413,
1917. — **Gsell, O.**: Meningokokkeninfektionen. Handbuch inn. Med. 4. Aufl. Bd. I, 1. Teil,
1951. — **Gundel, M.**: Die ansteckenden Krankheiten. 4. Aufl., S. 217, Stuttgart: G. Thieme,
1950. — **Hegler, C.**: In Gundel: Die ansteckenden Krankheiten, 3. Aufl. Leipzig: G. Thieme,
1944. — **Hirsch, W.**: Die Meningitis cerebrospinalis epidemica. Berlin 1866. — **Joetten, K.W.**:
In: Kolle-Wassermanns Handbuch der pathogenen Mikroorganismen, 3. Aufl., Bd. 4, S. 585,
1928 (Literatur). — **Lapeysonnie, L.**: La méningite cerebrospinale en Afrique, Bull. Org. mond.
Santé 28, Suppl., 1963.

B. Einzelarbeiten

Albrecht, H., u. **A. Ghon**: Über die Ätiologie und pathologische Anatomie der Meningitis
cerebrospinalis epidemica. Wien. klin. Wschr. **1901**, 984. — **Appelbaum, E.**, and **J. Nelson**:
Sulfadiazine and its sodium compound in the treatment of meningococcic meningitis and
meningococcemia. Amer. J. med. Sci. **207**, 492 (1944). — **Arneil, G.C.**: Acute bilateral suprarenal haemorrhage. Amer. J. Dis. Child. **21**, 171, (1946).

Balen, G.F.van: Ned. T. Geneesk. **1939**, 4632. — **Bamatter, F.**: Fulminante Meningokokkensepsis. Zur Ätiologie des Syndroms von Waterhouse-Friderichsen. Jb. Kinderheilk. **142**,
199 (1934. ~ Perakute Meningokokkensepsis und Waterhouse-Friderichsen Syndrom.
Schweiz. med. Wschr. I, 41 (1934). ~ Weiterer Beitrag zur Ätiologie und Blutchemie des
Waterhouse-Friderichsenschen Syndroms. (Akute Nebennieren-Apoplexie mit Hautblutungen.). Schweiz. med. Wschr. I, 236 (1935). — **Banks, H. St.**, u. **J.E. McCartney**: Lancet **1924 I**,
771. ~ Meningococcal encephalitis. Lancet **1942 II**, 219. ~ Meningococcal adrenal syndromes
and lesions. Lancet, **1943 II**, 771; Lancet **1948 II**, 635, 677. — **Beeson, P.B.**, and **E. Westerman**:
Cerebrospinal fever; analysis of 3575 case reports, with special reference to sulphonamide
therapy. Brit. med. J. **1943**, 497. — **Benoit, F.L.**: Chronic Meningococcaemia. Case report and
review of literature. Amer. J. Med. **35**, 103 (1963). — **Benson, P.F.**, and **M.E. Boyd**: Guy's

Hosp. Rep. **109**, 219 (1960). — **Bickel, G.**: Syndrome de Waterhouse-Friderichsen (septicémie suraigue avec surrenalité hémorrhagique et purpura), terminé par la guérison. Rev. méd. Suisse rom. **60**, 1058 (1940). — **Bingold, K.**: Zur Pathogenese und Klinik der Meningokokken-sepsis. Dtsch. Arch. klin. Med. **183**, 422 (1939). — **Blanc, E. Le**: Die Pathogenese der Meningitis epidemica und die sich daraus ergebenden therapeutischen Folgerungen. Fortschr. Ther. **2**, 218, 250 (1926). — **Bloomfield, A. L.**: Meningococcus infection. (Bibliography). Arch. intern. Med. **97**, 79 (1956). — **Branham, S. E.**: Serological relationship among meningococci. Bact. Rev. **17**, 175 (1953. — **Brick, J. B.**: Meningococcal pneumonia. Report of two cases with meningococcal effusion in one. New Engl. J. Med. **238**, 289 (1948). **Broders, A. C.**, and **A. M. Snell**: J. Amer. med. Ass. **1947**, 657. — **Büttner, H. E.**: Ein unter dem Bild eines Erythema exsudativum multiforme verlaufender Fall von Meningokokkensepsis mit nachfolgender Meningitis. Med. Klin. **1938 I**, 808. — **Busse, O.**: Die übertragbare Genickstarre. Klin. Jb. **23**, 363 (1910) (Literatur).

Caffey, et al.: Endemic meningococcus meningitis. J. Amer. med. Ass. **88**, 1859, 1927. — **Carolucci**: Pediatrica 1909. Zit. nach Gruber. — **Cheever, F. S.**: The control of meningococcal meningitis by mass chemoprophylaxis with sulfadiazine. Amer. J. med. Sci. **209**, 74 (1945). — **Coburn, A. F.**: J. Amer. med. Ass. Ref. **128**, 1253 (1945). Zit. nach Goeters.

Daniels, W. B.: Meningococci infection. Arch. intern. Med. **81**, 145 (1948). — **Dingle, J. H.**, u. **M. Finland**: Diagnosis, treatment and prevention of meningococcic meningitis, with resumé of practical aspects of treatment of other acute bacterial meningitides. War Med. Chic. **2**, 1 (1942); Zit. J. Amer. med. Ass. **123**, 1 (1943). — **Domagk, G.**, u. **C. Hegler**: Chemotherapie bakterieller Infektionen, 3. Auflage, Leipzig: S. Hirzel 1944. — **Dopter, Ch.**: L'étiologie microbienne de l'infection méningococcique. Multiplicité des antigènes spécifiques, ses conséquences. Rev. Méd. soc. **61**, 513 (1940). — **Dost, F. H.**: Neuere Erfahrungen bei der Sulfonamidtherapie im Kindesalter. Kinderärztl. Prax. (Sonderh.) 1950. — **Drigalsky, v.**: Beobachtungen bei Genickstarre. Dtsch. med. Wschr. **1905**, 982.

Earle, K., u. **J. Hardman**: siehe Levin u. Painter. — **Egger, P.**: Die Bedeutung der Serumeiweißkörper für die Verteilung der Sulfonamide im Organismus. Helv. med. Acta **12**, Suppl. 17, 667 (1945). — **Eickhoff, Th. C.**, and **M. Finland**: Changing Susceptibility of Meningococci to Antimicrobial Agents. New Engl. J. Med. **272**, 395 (1965). — **Epstein, S. A.**, **T. J. Cohen, Longo**, and **W. Dorfman**: N.Y. State J. Med. **47**, 1793 (1947).

Fanconi, G.: Die Poliomyelitis und ihre Grenzgebiete. Basel: Benno Schwabe & Co. 1944. — **Fanconi, G.**, u. **A. Wallgren**: Lehrbuch der Pädiatrie. Basel: Benno Schwabe & Co. 1963. — **Finland, M.**: Aureomycin, a new antibiotic. Advanc. intern. Med. **2**, 350 (1947); J. Amer. med. Ass. **138**, 946 (1948). — **Finland, M.**, **H. S. Collins**, and **T. F. Paine jr.**: Aureomycin, a new antibiotic; results of laboratory studies and of clinical use in 100 cases of bacterial infections. J. Amer. med. Ass. **138**, 946 (1948). — **Flexner, S.**: The results of serum treatment in thirteen hundred cases of epidemic meningitis. J. exp. Med. **17**, 553 (1913). — **Fox, M. J.**, **J. F. Kuzma**, and **W. T. Washam**: Transitory diabetic syndrome associated meningococcic meningitis. Arch. intern. Med. **79**, 614 (1947). — **Fraenkel, E.**: Über petechiale Hauterkrankungen bei epidemischer Genickstarre. Beitr. path. Anat. **63**, 60 (1916). — **Friderichsen, C.**: Nebennierenapoplexie bei kleinen Kindern. Jb. Kinderheilk. **87**, 109 (1918). — **Friedemann, U.**: Über die Behandlung der Meningitis epidemica mit intralumbalen Optochininjektionen. Berl. klin. Wschr. **1916**, 423. — **Friederiszick, F. K.**, u. **E. Hoffecker**: Die maximale Penicillinbehandlung der Meningokokkenmeningitis im Kindesalter. Dtsch. med. Wschr. **81**, 2114 (1956. — **Fromme, W.**, u. **Hancken**: Beurteilung von Umgebungsuntersuchungen und Meningokokkenträgern bei Bekämpfung der übertragbaren Genickstarre. Z. Hyg. **82**, 243 (1916). — **Fust, B.**: Übertragbare Genickstarre. Bull. Eidg. Gesdh. amt. Nr. 18, 1940.

Gasser, C., **E. Rossi**, u, **H. Pichler**: Die Therapie der eitrigen Meningitis im Kindesalter. Helv. paediat. Acta **2**, 405 (1947). — **Geel, A.**: Über die Behandlung der Meningitis epidemica mit Sulfathiazol (Cibazol) und Sulfamethylthiazol. Inaug. Diss. Zürich 1942. — **Gilbert**, and **Colemann**: J. Lab. clin. Med. **13**, 547 (1928). — **Glanzmann, E.**: Die verschiedenen klinischen Bilder der Meningitis cerebrospinalis im Säuglingsalter. Kinderärzt. Prax. **13**, 169 (1942). — ~ Die Chemotherapie der eitrigen Meningitiden im Kindesalter. Schweiz. med. Wschr. **1943**, 588. — **Goelers, W.**: Bull. Hyg. (Lond.) **26**, 334 (1961). — **Goeters, W.**: Die Typendifferenzierung der Meningokokken und ihre Bedeutung für die Epidemiologie der Meningokokken-Meningitis. Klin. Wschr. **1940 II**, 1141. — **Götz, O.**, u. **F. Hanfland**: Zur Klinik und Therapie der Weichselbaumschen Meningokokkenmeningitis. Dtsch. med. Wschr. **1916 II**, 1284. — **Goldbloom, A. A.**, **E. H. Nickman** u. **E. F. P. Seidmon**: Meningococcic infections in an army staging area. Ann. intern. Med. **24**, 589 (1946); J. Amer. Med. Ass. **131**, 862 (1946). — **Gonzales, H. D.**, i **L. Charosky**: Pren. méd. argent. **42**, 391 (1955). — **Gordon, M. H.**: Differentiation of meningococci. Brit. med. J. **1915**, 942. ~ Bacteriological studies in the pathology and preventive control of cerebrospinal fever among the forces during 1915 and 1916. II. The definition of meningococcus. Spec. Rep. Ser. (Lond.) med. Res. Coun. Nr. 3, **10** (1917). — ~ Anti-Endotoxin. Brit. med. J. **1918**. ~ Bacteriological studies of cerebrospinal fever among troops 1914—1918.

Brit. med. J. **1920 II**, 423. — **Gover, M.**, and **G. Jackson**: Cerebrospinal meningitis, a chronological record of reported cases and deaths. Publ. Hlth. Rep. (Wash.) **61**, 433 (1946). — **Graber, Ch. O.**, **L. S. Higgins** and **J. S. Davis**: Seldom encounted agents of bacterial meningitis. J.A.M.A. 192, 956, 1965. — **Griffith, A. St.**: A study of the serological reactions of meningococcus and an accompt of the nuthal of preparation of antimeningococcus serum. J. Hyg. (Lond.) **19**, 33 (1920). — **Gsell, O.**: Sulfathiazol. Schweiz. med. Wschr. **1940 I**, 342. ~ Elkosin. Schweiz. med. Wschr. **1944 II**, 1095. ~ Klinische Ergebnisse der Chemotherapie durch Sulfonamide. Ergebn. inn. Med. Kinderheilk. **64**, 406 (1944). (Literatur). — **Guillain, G.**, **P. Mollaret**, et **J. Delay**: Bull. Soc. méd. Hôp. Paris **55**, 566 (1939). — **Gulland, G. L.**, and **W. R. Logan**: Prolonged meningococcemia with terminal meningitis. Brit. med. J. **1925 I**, 687. — **Gundel, M.**: Die Typenlehre der Mikrobiologie. Jena: Gustav Fischer 1943. — **Gunschera, H.**: Waterhouse-Friderichsen-Syndrom — Cortisontherapie oder nicht? Med. Welt **18**, 980 (1965). — **Gutzeit, K.**, u. **P. Stern**: Trauma und epidemische Meningitis. Med. Klin. **1929**, 1400. — **Gwyn**, u. **Osler**: Zit. bei Jötten. — **György, P.**: Herpes bei Meningokokkenmeningitis. Klin. Wschr. **1925 I**, 916. — **György, P.**, and **F. H. Lee**: Chemotherapy: Penicillin, sulfonamides, streptomycin and tyrothricin. Advanc. Pediat. **2**, 151 (1947).

Haase, G.: Mschr. Unfallheilk. **48**, 397 (1941). — **Heubner, O.**: Beobachtungen und Versuche über den Meningococcus intracellularis (Weichselbaum-Jaeger). Jb. Kinderheilk. **43**, 1 (1896). — **Hill, W. R.**, and **Th. D. Kinney**: The cutaneous lesions in acute meningococcemia. J. Amer. med. Ass. **134**, 513 (1947). — **Hitzig, W. H.**: Helv. paediat. Acta **19**, 213 (1964). — **Hoder, F.**: Neuere Ergebnisse der Meningokokkenforschung. Zbl. ges. Hyg. **36**, 401 (1936). — **Hoesch, K.**: Über die epidemische Meningitis mit Encephalitis und über Meningo-Encephalitis (Encephalitis japonica). Zbl. inn. Med. **61**, 161 (1940). — **Hrolv**: Ugeskr. Laeg. (dän.) **1929 II**, 749.

Isaacson, J.: Clin. Proc. Cape Town **6**, 71 (1947). Ref. Excerpta Med. Sect. VI, II, 333 (1948).

Jacobi, G.: Zunahme akuter Meningokokkenerkrankungen. Med. Klin. **58**, 2037, (1963). — **Jaeger, H.**: Untersuchungen über die Ätiologie der epidemischen Zerebrospinalmeningitis. Z. ges. Hyg. **19**, 351 (1895). — **Jehle, L.**: Die Rolle der Grubeninfektion bei der Entstehung der Genickstarreepidemien. Münch. med. Wschr. **1906 I**, 1395, 2572. — **Jubb, A. A.**: Chemotherapy and serotherapy in cerebrospinal (meningococcal) meningitis. An analysis of 3206 case reports. Brit. med. J. **1943**, 501.

Kabat, E. A., et al.: Preparation of the typ-specific polysaccharide of the typ I meningococcus and a study of its effectivness as an antigen in human beings. J. exp. Med. **81**, 1 (1945) u. **80**, 299 (1944). — **Kattwinkel, E. E.**: Meningococcemia. New Engl. J. Med. **224**, 685 (1941). — **Keefer, Ch. S.**: Advanc. intern. Med. **1**, 103 (1942). — **Kern, F.**: Über perakute Meningokokkensepsis bei Geschwistern. Helv. med. Acta **22**, 626 (1955). — **Kovačs, E.**, u. **J. Farogó**: Fälle von Meningitis cerebrospinalis mit encephalitischer Komplikation. Schweiz. med. Wschr. **1942 II**, 1326. — **Krecke, H.**, et al.: Klinik und Histopathologie des Sanarelli-Shwartzman Phänomens. Méd. et Hyg. (Genève) **1936**, 1100. — **Kristensen, H. H.**: Ref. bei Wallgren, Meningokokkeninfektionen. Ugeskr. Laeg. **109**, 937 (1947); Mschr. Kinderheilk. **96**, 376 (1948/49). — **Krog, P.**: Ugeskr. Laeg. 644 (1942). Ref. Kongr.-Zbl. ges. inn. Med. **113**, 658 (1943). — **Kuhns, D. W.**, **C. F. Nelson**, **H. A. Feldman**, and **L. R. Kuhn**: The prophylactic value of sulfodiazine in the control of meningitis. J. Amer. med. Ass. **123**, 335 (1943). — **Kutscher, K.**: Übertragbare Genickstarre. In: Handb. der pathologischen Mikroorganismen, 2. Aufl. Bd. 4, S. 585 (Literatur). Jena: Gustav Fischer 1912.

Laird, S. M.: Meningococcal epididymitis. Lancet **1944 I**, 469. — **Lambert, P. P.**, et **A. Frère**: Septicemie à méningocoques avec nécroses cutanées étendues. Acta clin. belg. **1**, 72 (1946). — **Landis, J.**: Das Syndrom von Waterhouse-Friderichsen (Nebennierenapoplexie). Schweiz. med. Wschr. **179**, 258 (1942). — **Leedom, J. M.**, et al.: Importance of sulfadiazine resistance in meningococcal disease in civilians. New Engl. J. **273**, 1395—1401 (1965). — **Levin, S.**, and **M. B. Painter**: The treatment of acute meningococcal infection in adults. Ann. int. Med. **64**, 1049—1056, 1966. — **Lewis, W. B.**, **H. Bolker**, and **D. Klein**: Mass treatment with Sulfadiazine — its effect during an outbreak of meningococcus meningitis. Milit. Surg. **93**, 443 (1943). — **Lingelsheim, W. von**: Die Feststellung von Meningokokken in den oberen Luftwegen bei übertragbarer Genickstarre. Klin. Jb. **17**, 467 (1907). ~ Die Verbreitung der übertragbaren Genickstarre durch sog. „Dauerausscheider" und „Bazillenträger". Klin. Jb. **19**, 519 (1908). — **Lode, A.**, u. **Fr. Schmuttermayer**: Traumatische Meningokokken-Meningitis. Wien. klin. Wschr. **1929 I**, 5. — **Löffler, G.**: Untersuchungen über die Häufigkeit der Meningitis cerebrospinalis. Veröff. Volksgesdh.dienst **50**, H. 9, 1938. Berlin: Schoetz 1938. — **Lohrey, R. C.**, and **J. A. Toomey**: J. Pediat. **28**, 86 (1946). — **Luz, K.**: Das Meningokokkenträgerproblem. Münch. med. Wschr. **1940 I**, 30.

Marchand, F.: Über eine eigentümliche Erkrankung des Sympathicus, der Nebenniere und der peripherischen Nerven (ohne Bronzehaut). Virchows Arch. path. Anat. **81**, 477 (1880). — **Martland, H. S.**: Fulminating meningococcic infection with bilateral massive adrenal hemorrhage (the Waterhouse-Friderichsen syndrome) with special reference to pathology, medico-legal aspects and incidence in adults. Arch. Path. 37, 147 (1944). — Massias, Ch., et Tran-van-Bang: La meningococcie maligne. Ann. Méd. 49, 555 (1948). — Mathisen, H.S.: Meningokok-kensepsis (Waterhouse-Friderichsensches Syndrom). T. norske Laegeforen 66, 468 (1946. Ref. Excerpta med. (Amst.), Sekt. VI 1, 18 (1947). — Mayer, G.: Untersuchungen über Genickstarre in der Garnison Würzburg. Zbl. Bakt. Abt. I. Orig. 49, 1 (1909). — Meads, M., Harris, B.A. Samper, M. Finland, and C. Wilcox: Treatment of meningococcal meningitis with penicillin. New Engl. J. Med. 231, 509 (1944). — Melnotte, P., J.-M. Foliguet, et Ph. Canton: Les méningites cérébrospinales à méningocoques à liquide clair. Soc. Méd. Hôp. Paris 114, 1229 (1963). — Mendel, B.: Das Auricularissymptom der Meningitis. Klin. Wschr. 1923 I, 782. — Menger, W.: Die meteorotropen Krankheiten des Kindesalters. Dtsch. med. Wschr. 82 1965 (1957). — Miller, C.Ph., and M. Bohnhoff: Studies on the action of Penicillin. Development of penicillin resistance by gonococcus. Proc. Soc. exp. Biol. (N.Y.) 60, 354 (1945). ~ Studies on the action of Penicillin. Further observations on the development of Streptomycinresistant variants of meningococcus. Science 105, 620 (1947). — Mitchell-Heggs, G.B.: Skin manifestations of menin-gococcal infection. Brit. J. Derm. 54, 283 (1942). — Moritz, H.R., and N. Zamchek: Sudden an unexpected deaths of young soldiers: Diseases responsible for such deaths during world war II. Arch. Path. 42, 459 (1946); J. Amer. med. Ass. 133, 325 (1947). — Morrison, J.E.: Lancet 1943 I, 800. — Munk, F.: Die Behandlung der akuten Infektionskrankheiten: Meningitis cerebrospinalis epidemica. Med. Klin. 1917 I, 217.

Nelson, J., and N. Goldstein: Nature of Waterhouse-Friderichsen syndrome. Report of a case with successful treatment with Cortisone. J. Amer. med. Ass. 146, 1193 (1951). — Newman, L.R.: Waterhouse-Friderichsen syndrome. Report of cure effected with cortisone. J. Amer. med. Ass. 146, 1229 (1951). — Nyberg: Acta path. microbiol. scand. 3, 385 (1926).

Oberndörffer, S.: Disk. zu Gruber, E.: Über das Exanthem im Verlaufe der Meningokokken-meningitis. Münch. med. Wschr. 787, 1915. — Ognibene, M.A.J., and M.W.R. Dito: Chronic Meningococcaemia. Arch. intern. Med. 114, 29, (1964).

Pfalz, G.J.: Über bakteriophage Wirkungen bei Meningokokken. Zbl. Bakt. I. Abt. Orig. 101, 209 (1927). — Phair, J.J., E.B. Schoenbach, and C. Root: Meningococcal carrier studies. Amer. J. publ. Hlth. 34, 148 (1944). — Pilot, J.: Sensitiveness of meningococci to the sulfon-amides. J. Amer. med. Ass. 127, 310 (1945). — Pinals, R.S., and M.W. Ropes: Meningococcal arthritis. Arthr. and Rheum. 3, 241 (1964). — Plaut, F.: Meningokokkenhaltiger Herpes der Hand bei epidemischer Genickstarre. Frankfurt. Z. Path. 36, 18 (1928). — Plazak, D.J.: Epidemic Meningitis in 1670. Bull. Hist. Med. 25, 457 (1951). — Plorde, J.J., M. Garcia and R.G. Petersdorf: Penicillin levels in the cerebrospinal fluid in experimental meningitis. J. Lab. Clin. Med. 64, 960, 1964. — Pulver, W.: Zur Therapie des Waterhouse-Friderichsen'schen Syndroms. Schweiz. med. Wschr. 84, 89 (1954).

Rechenberg, H.K. von: Zur perakuten Meningokokkensepsis. Dtsch. med. Wschr. 79, 1208 (1954). ~ Zur Frage der Terminologie der perakuten Meningokokken-Infektionen. Schweiz. med. Wschr. 85, 502 (1955). — Rentchnik, P.: Les corticosteroides dans le traitement des mala-dies infectieuses. Antibiot. et Chemother (Basel) 7, 55 (1960). — Rich, A.R.: Peculiar type of adrenalcortical damage associated with acute infections. Bull. J. Hopk. Hosp. 74, 1 (1944). — Roessle, R.: Meningitis mit Exanthem. Münch. med. Wschr. 1916 I, 646. — Root, C.: Meningo-coccal carrier studies. Amer. J. publ. Hlth. 34, 148 (1944). — Roussel und Malard: Zit. bei Dopter. Rudder, B. de: Die akuten Zivilisationsseuchen. Leipzig: Georg Thieme 1934. — Rusca, D.: Das Blutbild der Meningitis cerebrospinalis epidemica und dessen diagnostische und prognostische Bedeutung. Dtsch. Arch. klin. Med. 103, 235 (1921).

Schoenbach, E.B.: The Meningococci. In: Bacterial and mycotic infections of man. S. 504 (edit. Dubos). Lippingcott 1949. — Schottmüller, H.: Über Meningitis cerebrospinalis epide-mica. Münchn. med. Wschr. 1905, 1617, 1683, 1729. — Sen, B.B.: Studies on the meningo-coccus bacterophage. Indian J. med. Res. 26, 335 (1938); Ref. Kongr.-Zbl. ges. inn. Med. 98, 648 (1939). — Silbergleit, u. V. Angerer: Klinische und bakteriologische Beobachtungen bei Meningitis epidemica. Dtsch. med. Wschr. 1916 I. — Staehelin, R.: Inkubationszeit und Mili-tärversicherung. Schweiz. med. Wschr. 1393 (1941). — Stirnimann, W.: Genickstarre im Kindesalter. Bern: Huber 1944. — Stuber, H.W., u. W.H. Hitzig: Zur Pathogenese und The-rapie des Waterhouse-Friderichsen-Syndroms. Schweiz. med. Wschr. 91, 1612 (1961. — Sweet, L.K., H.P. Dowling, and Dumhoff-Stanley: The treatment of meningococcal meningitis with sulfadiazin und sulfamerazine. Ann. intern. Med. 23, 338 (1945).

Trueb, C.L.P., und J. Posch: Der Wandel in der epidemiologischen Situation der übertrag-baren Genickstarre (epidemische Meningokokken-Meningitis) in Deutschland. Jahrbuch der Akademie für Staatsmedizin Düsseldorf, Seite 11 (1965).

Vieusseux, G.: J. med. chir. et pharm. Paris 11, 163 (1806). — Vischer, W.: Symmetrische Gangrän nach Infektionskrankheiten. Helv. med. Acta 18, 422 (1951).

Waterhouse, R.: A case of suprarenal apoplexie. Lancet 1911 II, 577. — Weichselbaum, A.: Der Erreger der epidemischen Genickstarre. Fortschr. Med. 5, 573 (1887). — Weichselbaum,

A., u. A. Ghon: Der Micrococcus meningitidis cerebrospinalis als Erreger von Endokarditis sowie sein Vorkommen in den Nasenhöhlen Gesunder. Wien. klin. Wschr. **1905** I, 625. — **Weindel, R.**: Über Meningokokkensepsis und -Endocarditis. Klin. Wschr. **1934**, 338. — **Weiner, H.A.**: Gangrene of the extremities — a recently recognized complication of severe meningococcus infection. Arch. intern. Med. **86**, 777 (1950). — **Westenhöfer, M.**: Pathologische Anatomie und Infektionsweg bei der Genickstarre. Berl. klin. Wschr. **1905** I, 737. ~ Pathologisch-anatomische Ergebnisse der oberschlesischen Genickstarreepidemie 1905. Klin. Jb. **15**, (1906). — **Williams, H.**: Meningococcal septicemia with special reference to adrenal apoplexy or the Waterhouse-Frederichsen syndrome. Med. J. Aust. **2**, 557 (1942). — **Wodarz, A.**: Fernresultate der Genickstarreepidemie 1906. Zbl. ges. inn. Med. **1929** I, 17. — **Wüstenberg, J.**: Die Typendifferenzierung der Meningokokken in ihrer Bedeutung für den Krankheitsverlauf der Meningitis epidemica. Zbl. Bakt. I. Abt. Orig. **146**, 54 (1940).

Zeller, W.W., **H.L. Hirsch**, **L.K. Sweet**, and **H.F. Dowling**: Treatment of meningitis with sulfadiazine and sulfamerazine. J. Amer. med. Ass. **136**, 8 (1948).

III. Krankheiten durch grampositive Stäbchen ohne Sporenbildung

Diphtherie

Von A. Hottinger, Basel

Mit 49 Abbildungen

I. Definition

Als Diphtherie ($\delta\iota\varphi\vartheta\varepsilon\rho\alpha$ = Membran) bezeichnet man eine Infektionskrankheit, die durch verschiedene Stämme der Gruppe der *Corynebacillen* hervorgerufen wird.

Die Diphtheriebacillen aus der Gruppe der Corynebakterien sind als relativ harmlose Schmarotzer auf der Haut und gesunden und kranken Schleimhäuten des Menschen enorm verbreitet. Damit sie eine Diphtheriekrankheit auslösen können, müssen verschiedene Vorbedingungen erfüllt sein. Dasselbe gilt für das epidemische Auftreten der Krankheit.

Die Krankheitserscheinungen sind charakterisiert durch:

1. lokale Entzündungen am Ort, an dem die Bacillen haften, auf Schleimhäuten oder Haut, wobei sich fibrinhaltige, pseudomembranöse Beläge und Nekrosen bilden.

2. Allgemeinerscheinungen, die in der Regel auf die Toxinwirkung, selten auf eine Bakteriämie zurückzuführen sind (Erscheinungen von Seiten des Kreislaufs, des Herzens, der Nieren, der Leber und des Nervensystems).

3. Mehrere Toxine sind an dem Krankheitsprozeß beteiligt, ein hämolysierendes, ein nekrotisierendes, ein permëierendes, hyalaseähnliches sowie das „klassische" Diphtherietoxin von Roux *und* Yersin.

Die Klinik unterscheidet lokalisierte Formen, je nach Sitz in Nase, Tonsillen, Lippen, Pharynx, Larynx, Trachea, Bronchien, Haut usw. Die lokalisierten Erscheinungen werden abgetrennt von den progredienten Entzündungsprozessen und von den toxischen Krankheitssymptomen.

Die Adjektiva *primär* und *sekundär* werden zur näheren Charakterisierung beim Auftreten einer Diphtherie verwendet, um den mehr oder weniger dynamischen Verlauf zu beschreiben. Das erste Wort versteht sich leicht, das zweite (sekundär) meint entweder eine Metastase (z. B. in den Lungen) oder bezeichnet die weitere Lokalisation eines progredienten Prozesses, oder es läßt die Erkrankung als Folge eines anderen primären Schadens oder als Superinfektion vermuten.

Das *Entstehen und Vergehen der Diphtherieerkrankungen* und deren *En-* und *Epidemien* ist immer noch recht undurchsichtig. Gerade heutzutage muß man sich alle Probleme dieses Krankheitsgeschehens nochmals kritisch überlegen, denn die Diphtherie ist in der ganzen Welt sehr stark rückläufig. In einzelnen Gegenden sind seit mehr als 10 Jahren keine oder nur noch einzelne Fälle beobachtet worden.

Wir wissen nicht sicher, ob „harmlose" Varianten der Corynebacillen überhand genommen haben und die malignen Formen verdrängen, oder ob der Mensch sich geändert hat durch Feiung (Immunisierung) oder Auslese resistenter Individuen und somit ein „neues Geschlecht" heranwächst, oder ob andere Faktoren, wie das Verschwinden eines die Aggressivität auslösenden Faktors, z. B. eines „Phagen" die Diphtherie als Krankheit zum Erlöschen bringt.

Die Schulmeinung, wie sie seinerzeit von Bessau formuliert wurde (vgl. Handbuch 1952) gilt immer noch als die Basis unserer Anschauung von der Diphtheriepathogenese. Sie darf aber niemals als Dogma oder Doktrin aufgefaßt werden, sondern nur als Ausgangsbasis für die kommende, klinische und experimentelle Forschung.

Heute wissen wir dank dem Seltenwerden der Krankheit und deren epidemiologischem Verschwinden, daß wir eher in die Lage kommen werden, Besonderheiten, Regelwidrigkeiten und „undoktrinär" verlaufende Krankheitsfälle zu beobachten. An Hand der Analyse solcher Vorkommnisse können wir mit der Zeit neue Gesichtspunkte für die Pathogenese gewinnen (s. dazu Handbuch 1952).

Die Heilung des diphtheritischen Prozesses erfolgt unter Bildung von *Antitoxin*. Dabei soll das Antitoxin nicht nur die allgemeine Vergiftung neutralisieren, sondern auch den lokalen Krankheitsprozeß abstoppen und sogar regressive Vorgänge am lokalen Herd ermöglichen.

II. Geschichte

Die Geschichte der Diphtherie oder der diphtherieähnlichen Seuchen des Altertums ist im Handbuch 1952 dargestellt. Sie soll hier nicht wiederholt werden.

Die neuzeitlichen historischen Tatsachen sind kurz die Folgenden:

1821 BRÉTONNEAU erkennt die Krankheit als Einheit, gibt ihr den Namen und unterscheidet deren verschiedene Formen. Man weiß nicht sicher, vermutet aber, daß vorher die Diphtherie als solche lange Zeit (im 18. Jahrhundert) nicht sehr im Vordergrund gestanden hat. TROUSSEAU nennt *1866* die Diphtherie eine Allgemeinerkrankung und erkennt deren Komplikationen. *1880—1883* entdeckt KLEBS stäbchenförmige Mikroorganismen in den Diphtheriemembranen. *1884* züchtet LÖFFLER diesen Bacillus in Reinkultur. *1885—1888* wird von ROUX und YERSIN und von BRIEGER und FRÄNKEL das Diphtherietoxin beschrieben. *1894* weist VON BEHRING das Antitoxin nach. *1895* entwickelt O'DWYER die Intubation bei Stenose. *1913* beschreibt SCHICK die Toxinreaktion auf der Haut (Schicktest) zur Unterscheidung von immunen und empfänglichen Individuen.

1903 hatte GOTTSTEIN die *Rolle des Menschen im epidemiologischen Geschehen* hervorgehoben. Er wies darauf hin, daß Gesetzmäßigkeiten in der Auswahl der empfänglichen Menschen für das Entstehen der Epidemien erkannt werden können.

1907 stellt TH. SMITH seine ersten Untersuchungen über *aktive Immunisierung* an. Dieselbe Prophylaxe wird *1913* von E. VON BEHRING, *1915* von PARK weiterentwickelt. *1924* gelingt RAMON die relative Entgiftung des Toxins durch Formol *(Anatoxin)* und *1950* wird durch HOLT das Toxoid an Aluminiumhydroxyd adsorbiert.

Moderne Geschichte

1924 entdeckt BLAIR, daß Filtrate toxinogener Diphtheriestämme atoxische Kulturen, nicht aber toxinogene Stammkulturen aufzulösen imstande sind (Lysogenität). *1929—1933* kritisiert HOTTINGER mit seinen Mitarbeitern die Art der therapeutischen Anwendung des sog. Heilserums, daß von E. VON BEHRING seinerzeit zur Prophylaxe eingeführt war, von den Kliniken aber als Heilmittel verwendet wurde. *1932* objektivieren HOTTINGER und LORENZ die sog. *Pathomorphose der Diphtherie* in Abhängigkeit von Altersempfänglichkeit und Altersbeteiligung. *1931—1933* entstehen die Arbeiten der Schule von *Leeds* (ANDERSEN u. Mitarb.). Man unterscheidet seither die Typen *gravis, intermedius* und *mitis* (MACLEOD, 1943). *1947* analysierten PAPPENHEIMER sowie HENDEE u. Mitarb. die Abhängigkeit der Toxinbildung vom Eisengehalt der Kulturmedien. *1941—1947* entstehen die Arbeiten von O'MEARA u. Mitarb. über zwei verschiedene Gifte, die von Diphtheriebacillen produziert werden, nämlich einem *Permeationsfaktor* neben dem Diphtheriegift. Inzwischen gelingt die serologische Typisierung der Diphtheriebacillen (HEWITT, 1947). TONUTTI beschreibt den Einfluß des Hypophysen-Nebennierensystems auf das Zustandekommen und den Ablauf der Diphtherievergiftung beim Meerschweinchen *(1949/50)*.

FREEMAN entdeckt *1951/52* die Induktion der Toxinbildung atoxinogener Corynebacillen durch einen *Phagen*. Er beschreibt ihn als lysogenen Beta-Bakteriophagen. *1955* beschreibt NIGGEMEYER vier Toxinkomponenten als Produkte der Diphtheriebacillen, nämlich einen primären Nekrosefaktor, ein Hämolysin, einen Permeasefaktor und das klassische Diphtherietoxin.

Die *aktuelle Seuchengeschichte* berichtet seit 15 Jahren von der *kontinuierlichen Abnahme der Krankheit*, auch der Bacillenträger. Zuerst, d. h. schon vor 1902, wurde dies in den USA beobachtet, dann auch in fast allen anderen zivilisierten Ländern.

Die Frage erhebt sich, ob dieser weltweite Rückgang der Seuche spontan vor sich geht, oder ob die prophylaktischen Impfungen und indirekt auch die Therapie, z. B. auch der Bacillenträger, ursächlich in Frage kommen, oder ob ein anderer

Mechanismus, z. B. eine spontane Veränderung der Saprophytenflora des Menschen, respektive deren *Bacteriocine*, oder ein Wegfallen eines toxinogenen *Phagen* im Gange ist.

III. Erreger

Es ist unbestritten, daß die Erreger der Diphtherie zur Gruppe der *Corynebakterien* gehören. Diese sind (nach WILSON und MILES) als eine Gruppe von grampositiven Bacillen, von stäbchenartiger Gestalt, gewöhnlich in Palisadenform an-

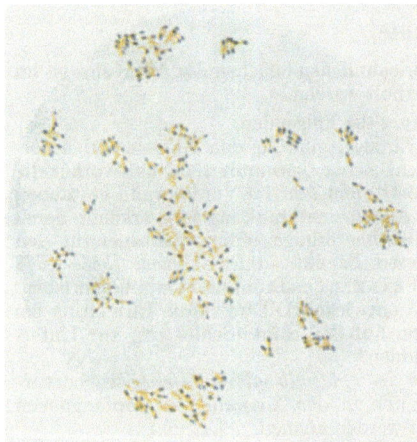 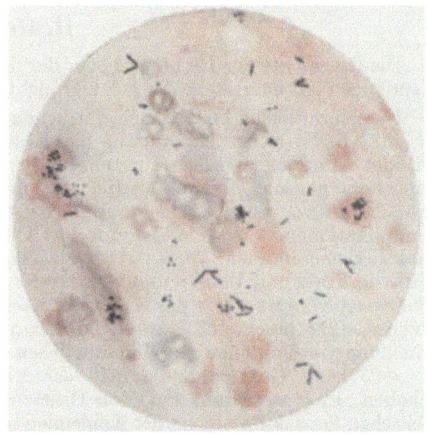

Abb. 1, 2 und 3. Lichtmikroskopische Abbildungen von Diphtheriebacillen

Abb. 1. Neisserfärbung einer 24 Std alten Kultur auf LÖFFLER-Nährboden. Bei fast allen Bacillen färben sich die Polkörperchen. Vergr. 860fach

Abb. 2. Nativer Tonsillenabstrich. Gramfärbung. Mischflora. Grampositive, typisch gelagerte Stäbchen von nicht ganz gleichmäßiger Gestalt. Vergr. 860fach

geordnet, manchmal fächer-palmenartig zusammenliegend, nicht säurefest, oft mit keulenartigen Anschwellungen an den Polen, meist mit unregelmäßigen, farbigen Segmenten oder Granula, unbeweglich, ohne Sporenbildung, ohne Kapsel zu beobachten.

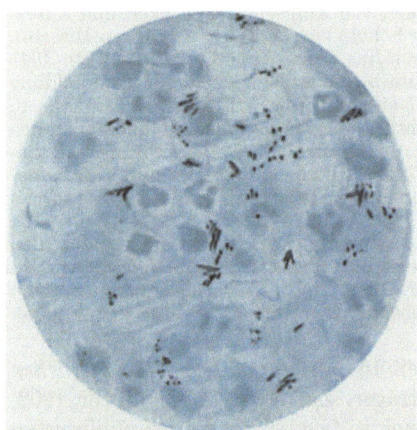

Abb. 3. Diphtheriebacillen im nativen Tonsillenabstrich. Färbung mit LÖFFLERS Methylenblau. Mischflora. Die Stäbchen sind etwas plumper, polymorph, aber typisch gelagert. Sie liegen in V- oder L-Form, palisadenartig oder ähnlich einer Palma manus zusammen. Vergrößerung 860fach

Vorkommen (Reservoir in der Natur)

Pathogene Diphtheriebacillen finden sich auf der Haut und in den Schleimhäuten des Menschen bei Erkrankten, Rekonvaleszenten, Dauerausscheidern oder Bacillenträgern. Sie haften an Gegenständen, die mit Menschen in enge Berührung kommen, an Wäsche, Kleidung, Geschirr, Türpfosten, Treppengeländern, Spielsachen, Kultgegenständen, seltener auch an und in Eßwaren (Milch BENDIXEN, 1933). In Drüsen des Pferdes kann man gelegentlich Diphtheriebacillen finden, dergleichen im Mittelohr gesunder, weißer Ratten, auch bei Hunden findet man Diphtheriebacillen (DOST et al., 1956) und in Küchenschaben (DE GRAAF, 1947). Tierpathogene Corynebacillen (Anaerobier) beschreibt PRÉVOT (1961) im Mittelmeer-Raum.

Eigenschaften

Diphtheriebacillen sind gegen Austrocknung sehr widerstandsfähig, ebenso gegen Kälte und Licht. 14 Tage alte Membranen enthalten immer noch lebende Diphtheriebacillen

(Roux und Yersin, 1885—1888). Bei Zimmertemperatur, unter Lichtabschluß, bleiben sie viele Monate am Leben. Die Widerstandsfähigkeit gegen Austrocknung bei 37° C läßt sich bei bestimmten Stämmen herauszüchten. Lebensdauer bis 37 Tage (Ross, 1945). Ultraschall bewirkt Plasmolyse und Plasmoptyse. Die Veränderung erfolgt in statistischer Verteilung, so daß immer ein Teil der Bakterien unverändert vermehrungsfähig bleibt.

Diphtheriebacillen bewirken in 24—28 Std auf Blutagar eine schmale, hämolytische Zone (s. später unter Hämolysin). Nitrate können zu Nitriten reduziert werden, ohne Indolbildung. Einzelne Stämme bilden Coproporphyrin III (Gray und Holt). Pigmente, die von den Diphtheriebacillen synthetisiert werden können, scheinen mit den Pterinen verwandt zu sein. Einzelne Stämme produzieren ein Flavon, das aber nicht mit dem gelben Atmungsferment identisch ist. Das Vermögen gewisser Corynebacillen, Kohlehydrate zu fermentieren, wird zur Typisierung herangezogen (Schlirf, 1938; Caselitz, 1949). Die serologische Typisierung (Fleck) ist aber die Zuverlässigste.

Als weitere Eigenschaft muß die sog. „Virulenz" der Stämme genannt werden. Jedoch ist man sich über diese Eigenschaft, welche als krankheitserregender Faktor definiert werden kann, nicht klar, denn derselbe Stamm kann für Menschen und Tiere verschieden virulent sein. Außerdem findet man z. B. bei den malignen Diphtherien des Menschen nicht immer hochvirulente Stämme im Tierversuch, und schließlich ist die Virulenz nicht nur abhängig von Gift produzierenden und invasiven Eigenschaften eines Krankheitserregers, sondern abhängig von der Gesamtheit seiner Giftstoffe und natürlich auch von der Reaktion des infizierten Individuums.

Die Virulenz wird in der Regel beim Meerschweinchen geprüft, gegenüber dem Antitoxin des Stammes PW 8 und gibt uns daher nur Antwort auf die Frage: läßt sich der geprüfte Stamm in seiner Auswirkung beim Meerschweinchen durch Antitoxin PW 8 neutralisieren? Alle anderen Fragen über die Infektiosität für den Menschen bleiben unbeantwortet.

Morphologie

Die Diphtheriebacillen sind gerade oder leicht gebogen, etwa so groß wie die Tuberkelbacillen, aber etwa doppelt so dick (Löffler, 1884). Sie färben sich grampositiv (nicht zu stark entfärben!) und sind mit alkalischem Methylen-Blau leicht darzustellen. In der Kultur sind diese Stäbchen oft unregelmäßig gebaut und segmentiert. Sie zeigen an beiden Enden dunklere Pole (Polkörperchen, nach Babes Ernst, 1889), die sich nach Neisser gut darstellen lassen. Die Polkörperchen bestehen aus „Volutin", d. h. Körnchen, die sich bei mehreren Bakterienarten finden (z. B. Spirillum volutans, Meyer, 1912). Sie scheinen Nucleinsäureverbindungen zu sein und enthalten Calcium und Metaphosphat.

In Stämmen, die relativ arm an Polkörperchen sind und denen man Calcium und Phosphat anbietet, kann die Zahl der polkörpertragenden Stäbchen angereichert werden. Die Polkörperchen verlieren ihre Färbbarkeit im extrem sauren Bereich von pH 0,8 und lassen sich durch 20%ige HCl herauslösen.

Im Ausstrich liegen die Diphtheriebacillen palisaden- oder V-förmig oder fingerartig gespreizt nebeneinander. Diese charakteristischen Formen erlauben dem Geübten im direkten Rachenabstrich nach Gramfärbung den Verdacht auszusprechen, daß Diphtherie vorliege oder nicht. Die Formen kommen zustande durch Verzweigen und glattes Abbrechen längerer oder kürzerer Stücke beim Wachstumsprozeß, nicht durch Längsteilung. Die Diphtheriebacillen sind daher besonders pleomorph, je nach Alter einer Kultur, je nach Nährboden in Abhängigkeit vom pH, vom Sauerstoffangebot usw. Besonders typisch sind diese klassischen Erscheinungsformen auf Löfflers Serum-Nährböden von 18—24 Std alten Kulturen. Je nach Stamm finden sich kürzere oder längere Stäbchen, kokkoide Formen, hie und da Ketten- und Fadenbildung. Es soll auch filtrierbare Formen geben (Smirnovskaja, 1957). Diphtheriebacillen können aus tellurhaltigen Nährböden (Clauberg) Tellur aufnehmen. Sie speichern das Tellur in kristalliner Form regellos im Bakterienleib. Tellurkristalle und Polkörperchen ragen aus dem eingetrockneten Leib der Diphtheriebacillen hervor. Sie lassen sich elektronenoptisch darstellen. Die Röntgenstrukturanalyse bestätigt die Reinheit des eingelagerten Tellurs (Andersen, 1941; Lembke und Luck, 1950; Winkler und König, 1948/49; Haussmann und Kehler, 1950).

Die Untersuchungen mit dem Elektronenmikroskop verändern die Form der Bakterien nicht (Hochvakuum). Jedoch schmelzen und verdampfen durch hohe Temperatur von 200—600° C die Tellurkristalle, die Volutinkörperchen verflüchtigen sich und der Bakterienleib verkohlt.

Morphologische Varianten

Je nach Stamm, Wuchsform und Stoffwechsel finden wir die verschiedenen morphologischen Erscheinungsformen der Diphtheriebacillen. Lange Stäbchen mit metachromatischem Granula gehören eher zur sog. Mitisform, kurze, gleichmäßig gefärbte und etwas plumpe

Stäbchen zum sog. Gravistyp, lange Stäbchen mit keulenförmigen Enden mehr zum Typus intermedius. Es gibt aber noch mehrere morphologische Varianten, z. B. Typus minimus, FROBISHER (1946) oder Typus parvus (NEVEN et al., 1964) mit speziellen Effekten auf Immunitäts- und Überempfindlichkeitsvorgänge u. v. a.

Kulturen

Die von LÖFFLER angegebene Serumplatte ist heute von anderen Nährböden verdrängt, besonders durch die von CLAUBERG (1936) angegebene Serumglycerin-Tellurplatte. Untersuchungen über den Verwendungsstoffwechsel nach BRAUN ergaben gewisse Erkenntnisse über den Bedarf an Nährstoffen. Für das Wachstum und die Toxinbildung wichtig sind mehrere Aminosäuren, Folin-, Nikotin-, Pantothen- und Pimelinsäure. Das beste Kohlehydrat ist Maltose. Die Rolle des Eisengehaltes im synthetischen Nährboden wurde von PAPPENHEIMER u. Mitarb. (1947) besonders untersucht und klargestellt.

Heute werden die Kulturen häufig verwendet, um die *antibiotische Wirkung verschiedener Bakteriostatika* und *Antibiotica* zu prüfen. Die Prüfung der Sensibilität in vitro gegenüber einem oder mehreren dieser Mittel läßt nur sehr bedingte Rückschlüsse auf die Prüfung in vivo am Menschen zu. *Die Resultate sind richtungsweisend.*

So sollen nach COCUZZA et al. (1962) in vitro Sulfonamide wenig und inkonstant wirken, *Penicillin* gegen alle Stämme *mäßig wirksam* sein, während Carbomycin, Erythromycin, Oleandomycin und Spiramycin sehr, andere Antibiotica weniger wirksam seien. POTEL und KARNSTÄDT fanden 1955 eine sehr viel niedrigere Empfindlichkeit der Stämme von Keimträgern gegenüber Penicillin, als derjenigen von Kranken, und unter diesen wiederum eine weniger ausgesprochene Penicillinwirkung gegenüber sog. Gravisstämmen verglichen mit Mitistypen. So wenig wie die „Virulenzproben" am Meerschweinchen geben uns die „Antibiogramme" Anhaltspunkte dafür, ob ein Corynebacillus krankheitsauslösend oder apathogen ist.

Wachstumscharakter

Die Familie der Corynebacillen besteht aus sehr verschiedenen Gruppen, die sich morphologisch, kulturell, serologisch und bis zu einem gewissen Grad auch epidemiologisch voneinander unterscheiden. Seit MORTON (1940) differenziert man sechs Wachstumsformen auf festen und in flüssigen Nährböden.

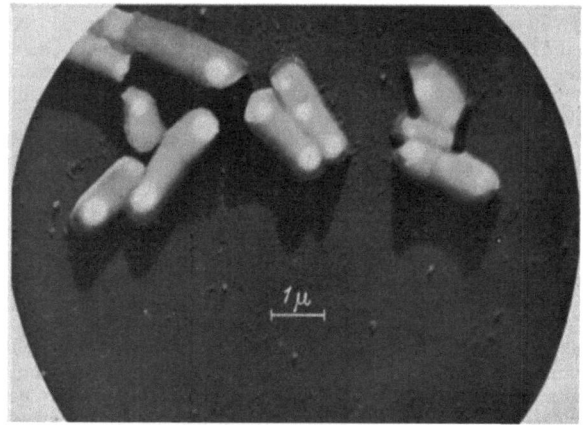

Abb. 4, 5, 6 und 7. Elektronenoptische Abbildungen von Diphtheriebacillen

Abb. 4. Diphtheriebacillen schräg bedampft nach KÖNIG und WINKLER

a) Kolonieformen auf festen Nährböden (nach MORTON)
Wachstumsform: Mukoid *M* (schleimig), Smooth *S* (glatt) = *mitis*. Intermediate *SR* (Zwischenform) = *gravis* und *intermedius*. Rough *R* (rauh), Dwarf *D* (Zwergform), Gonidial *G* (sporenähnlich).

b) Wachstum in flüssigen Nährmedien
M und *S* = in gleichförmiger Trübung (uniforme Suspension). *R* = in grober Zusammenballung, bodensatzbildend. *SR* = zuerst allgemein trübend, dann Oberflächen-Pellicula und bodensatzbildend, Brühe klar. *D* = leichte allgemeine Trübung, geringes, feines Sediment.

G = lange Zeit ohne Trübung, dann sehr feine Trübung mit viscösem Sediment, Wachstum aus filtrierbaren Sedimenten der Corynebacillen (HAUDUROY). Es gibt Beobachtungen von Übergängen von S zu SR udn zu S zurück. Alle Typen können gelegentlich zu D werden.

Man hat immer wieder versucht, Zusammenhänge zwischen Wachstumscharakter, Eigenschaften der Diphtheriebacillen einerseits und klinischen Manifestationen andererseits zu finden, um daraus auf En- und Epidemiecharakter zu schließen. Doch sind nur sehr ungenaue Angaben möglich (s. Abschnitt über Pathogenese und Epidemiologie).

Die Wachstumsformen der Kulturen sind abhängig von einer Reihe von äußeren Faktoren: Alter der Kultur, saures oder alkalisches Milieu, Sauerstoffspannung, Glucosegehalt der Nährböden, Zusätze von Galle, Peritonealflüssigkeit, Blut, Leberextrakt, Calcium und

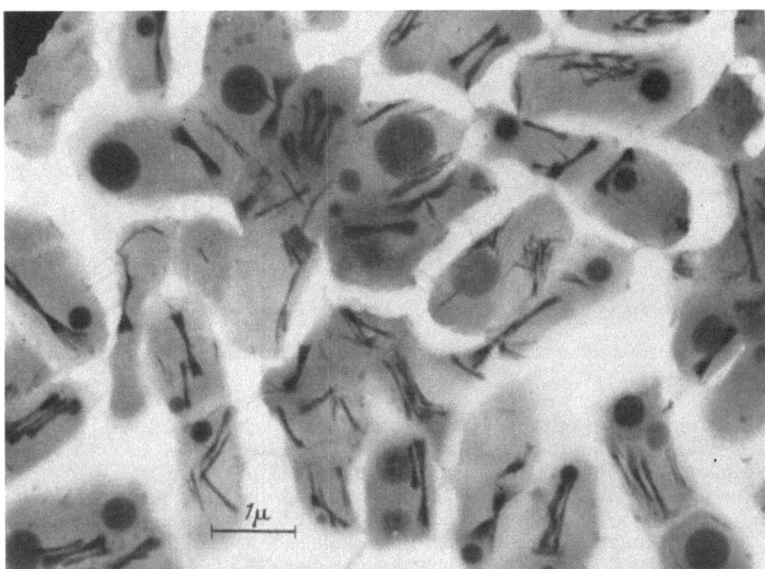

Abb. 5.
Diphtheriebacillen von
CLAUBERG, Nährböden
mit Tellurkristallen
und Körnchen
aus nucleinsaurem
Calcium (nach
KÖNIG und WINKLER)

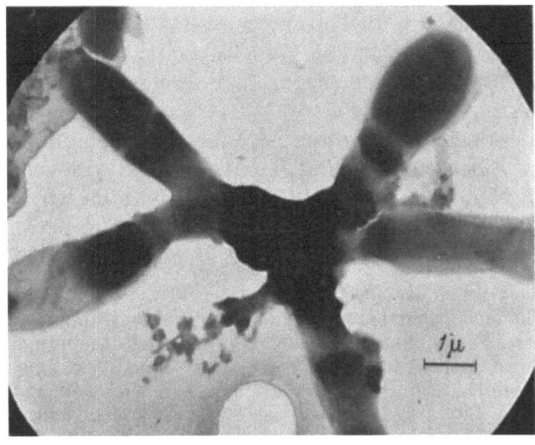

Abb. 6.
Diphtheriebacillen von
Serumnährböden
nach Einwirkung von
Penicillin (nach
KÖNIG und WINKLER)

anderen Salzen. Die Letzteren führen zu kokkoiden Formen. Mischkulturen mit Staphylococcus aureus haemolyticus rufen plumpe, klumpige Fingerform hervor. Sogar die Temperatur beim Sterilisieren der Nährböden ist wichtig. Die Frage der Gruppen und Typen ist weit davon entfernt, befriedigend beantwortet werden zu können. Die Toxinbildung wird — unterschiedlich sogar in der eigenen Gruppe — überall bei allen Typen beobachtet und ist von größter Variabilität. Durch Antibiotica lassen sich neue Varianten züchten (JERZMANOWSKI, 1959), z. B. durch Streptomycinzusatz zu den Nährböden.

Typus mitis soll am harmlosesten, Typus gravis am aggressivsten sein und Intermedius findet sich in der Mitte. Doch wir wissen heute, daß die einzelnen Formen ineinander übergehen können und daß die Toxinbildung wenigstens für das klassische Toxin A höchstens quantitativ verschieden ist. Qualitative Unterschiede wurden noch nicht beobachtet (HAPPOLD,

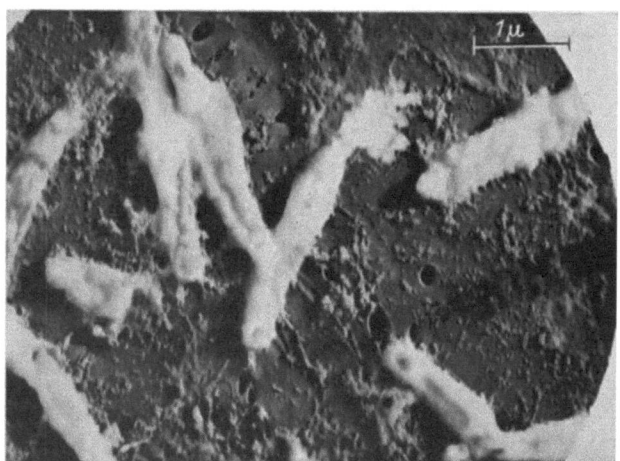

Abb. 7. Diphtheriebacillen 24 Std-Kultur, 12° PT-bedampft, 16 min mit Ultraschall behandelt
(nach HAUSEMANN und KEHLER)

1940). Auch Tierpassagen bringen Typenwechsel hervor (WILDFÜHR, 1948), wobei es durch die geringe Widerstandskraft von Mitistypen (= wenig toxinogen) zu einer Auslese von Gravistypen kommt (OEHRING, 1959 und SCHABINSKI, 1958).

Die *Konstanz der Wuchsformen* ist also ungewiß und die Einteilung nach den 3 Typen gravis, intermedius und mitis gibt uns keinerlei Gewähr für einen sicheren, ätiopathogenetischen Zusammenhang mit den klinischen Erscheinungsformen. In vitro und im Tierexperiment lassen sich alle Wachstumsformen verändern und die Virulenz wechselt gleichzeitig, indem z. .B Gravisformen in harmlose Pseudodiphtheriebacillen übergeführt werden. Die Toxinbildung ist bei den sog. „Wildstämmen" von großer Inkonstanz.

Von besonderer Bedeutung wird das darum, weil wir heute den Einfluß von Phagen auf Toxinogenität, Wuchsformen und lysogenes Vermögen kennen. Es soll die Phageninduktion sogar auch serologisch determinierende Antigenbestände verändern.

In den letzten 15 Jahren ist daher die Frage nach der Konstanz von Wuchsformen, Eigenschaften und Toxinbildungsvermögen der Corynebacillen wieder stark in Fluß gekommen. *1950—1952* glaubten wir mit der *Einteilung der Diphtheriebacillen nach der Schule von Leeds* eine große Sicherheit in der Beurteilung dieser Fragen gewonnen zu haben. *Heute* ist dem *nicht mehr* so.

Pseudodiphtheriebacillen. Der Ausdruck „Pseudodiphtheriebacillen" ist nicht genau, denn es handelt sich dabei wahrscheinlich um eine Gruppe von verschiedenen Corynebakterien *Hoffmanni.* Diese Familie ist denkbar anspruchslos bezüglich Nährboden, gleicht mikroskopisch in ihren Wachstumsformen dem sog. Mitisstamm und zerfällt wahrscheinlich in mehrere serologische Typen, vergärt keinen Zucker und bildet kein Toxin. Es besteht eine ausgedehnte Literatur über die Varianten des Corynebacillus Hoffmanni.

Auch die *Xerosebacillen* gehören zu den Pseudodiphtheriebacillen. Dieses Corynestäbchen wächst ähnlich wie die pathogenen Stämme, bildet aber kein Toxin.

Auf der Haut des Menschen, z. B. im Gehörgang, werden gelegentlich Corynebacillen gefunden, die zu dieser Gruppe gehören, und schon von NICOLLE (1893) als „Bacterium cutis commune" beschrieben worden sind, oder Paradiphtheriebacillen genannt werden (LUBINSKY, 1921; HETTCHE, 1936; HÖLZEL und HAUPTMANN, 1943).

Auch nicht Toxin bildende, aber Septicämie machende Corynebacillenstämme sind beschrieben worden. Sie können Endokarditis, Encephalitis, Meningitis und Pneumonie hervorrufen (Corynebacillus parvulus) (TESDAL, 1934; SCHULTZ u. Mitarb., 1934; SUTTERLAND und WILLIS, 1936; TRAVERSO, 1947; NÉLIS u. Mitarb., 1948), Corynebacillus acnes (HOPPS, 1948) und Corynebacillus citreus (SCHMAGER, 1950).

Wenn bei solchen Pseudo- oder Paradiphtheriebacillen im Meerschweinchenversuch keine Virulenz nachzuweisen ist, so kommt doch einzelnen Individuen dieser Gruppe pathogenetische Bedeutung zu. Dies gilt unter Umständen auch für Corynebacillen, die in Hautwunden

Tabelle 1. *Die drei Typen des Corynebacillus diphtheriae* (nach ZINSSER, ergänzt nach STRÖDER und NIGGEMEYER)

	S Mitis	SR Gravis	SR Intermedius
Morphologie	Lange Formen mit metachromatischen Granula. 80% typisch	Kurz, gleichmäßig gefärbt. 50–60% typisch	Lang, stäbchenförmig, keulenförmige Enden. 80% typisch
Wachstumsformen: auf erhitztem Blutagar	Mittelgroß, weich, schleimig-feucht, konvex, leichtende Kolonien, semiopak	Breit, flach, trocken, matt, opake Kolonien	Sehr klein, flach, dünn, trocken, opake Kolonien mit leicht grünlicher Zone
auf Blut oder Serum-Tellurit	Dasselbe wie oben, aber leuchtend schwarz	Dasselbe wie oben, aber grauschwarz, schwarz mit radiären Streifen	Dasselbe wie oben, aber grau mit dunklerem, erhöhtem Zentrum (Knoten)
auf Cystin-Wasserblau (Cl. III)	Wie oben, aber grauweiße Kolonien (vereinzelt leicht bläuend)	Wie oben, aber undurchsichtig blaue Kolonien	Wie oben, aber flach und farblos
Konsistenz der Kolonien	Weich, faltet sich über der Nadel	Brüchig	Zwischen Mitis und Gravis
Wachstum in Bouillon	Erst gleichmäßige Suspension, später weiches Häutchen	Häutchen schuppig oder granuliert mit Bodensatz	Feinste körnige Trübung als Bodensatz
Hämolyse auf Blutagar-Platten	Hämolytisch (bei ca. 75%)	Variabel (etwa 50% positiv)	Nicht hämolytisch
Vergärung* v. Stärke	negativ (ca. 1,5%)	positiv (2,0—2,6%)	negativ (1,0—1,3%)
v. Dextrose	positiv (2,0—2,6%)	positiv (2,0—2,6%)	positiv (1,0—1,5%)
v. Saccharose	negativ	negativ	negativ
Pathogenese für Meerschweinchen	10—20% nicht pathogen für Meerschweinchen, aber pathogen für Mäuse	Nicht-pathogene Stämme selten. Weniger pathogen für Mäuse	10% nicht pathogen für Meerschweinchen. Nur wenig pathogen für Mäuse
Antigene Eigenschaften oder Abweichungen (serologische Typen)	Mindestens 40 Typen (bei einigen Kreuzreaktionen mit Gravis)	Mindestens 13 Typen (Typ I und II haben Gänseblümchenkolonien)	Mindestens 4 Typen

* Die Zahlen nach SCHLIRF bedeuten ml n/40 NaOH gegen Phenolphthalein in 5 ml 1% Peptonwasser mit 1% KH bei 37° C nach dreitägiger Bebrütung (Eigenverbrauch des Nährbodens = 0,4—0,55 ml).

gefunden wurden. Der größere Prozentsatz von mit Corynebacillen infizierten Kriegsverletzungen geht auf solche Paradiphtheriebacillen oder „hyperacide Diphtheriebacillen" zurück (KALIES, 1943). Die Corynebacillen „ulcerogenes", „pyogenes" und neuestens „haemolyticus" gehören zu dieser Gruppe (CLAPPER und CARLQUIST).

Toxische und antigene Eigenschaften

1. Toxinbildung

Die Toxinbildung hängt z. T. von den einzelnen Stämmen ab, ist aber nur relativ konstant. Sie läßt sich durch Kulturpassagen steigern oder vermindern (HAPPOLT, 1940). Sie unterliegt den Einflüssen von Tierpassagen (WILDFÜHR, 1948).

Sie ist z. T. auch bedingt durch das Angebot an Nährstoffen (PAPPENHEIMER et al., 1937), speziell vom Eisengehalt der Nährmedien. Steigt der Eisengehalt über 12 γ in 100 ml Nährflüssigkeit, so schwindet umgekehrt proportional das Toxinbildungsvermögen der Kulturen (Toxinogenität).

Ein bestimmter Typ (Gravis) der Epidemie von *Halifax* (MÜLLER, 1941) synthetisierte zehnmal mehr Toxin als andere Stämme bei demselben optimal tiefen Eisengehalt der Nährflüssigkeit. Für den inerten Stoffwechsel der Saprophyten ist vielleicht ein hoher Eisengehalt obligat.

Bei *Eisenknappheit oder -mangel* findet sich entweder eine *Anhäufung von intermediären Stoffwechselmetaboliten (= Toxin) oder* es entsteht ein neues Stoffwechselprodukt (= Toxin) eines „Ersatz"-Enzymsystems, da den Fermenten nur ungenügend Eisen angeboten wird (MÜLLER, PAPPENHEIMER und HENDEE, 1947).

Eine *Dehydrogenase* (gereinigt) wurde von STRAUSS et al. (1956) auf ihre Inhibitorwirkung genauer untersucht. Kompetitive Hemmungswirkung für *Fumarat* und *Malonat* trat ein.

Saures und alkalisches pH der Kulturen scheinen die Morphologie der Zellen zu verändern, bedingen aber auch die Affinität des Giftes zu verschiedenen Organen (Neurotropie und Affinität zum Herzmuskel in Abhängigkeit von der alkalischen Reaktion BRAUN et al., 1949). MOSE (1957) weist darauf hin, daß Toxin durch Antibiotica in keiner Weise entgiftet wird.

Toxin A (klassisches Toxin). Das Toxin A, von *Roux und Yersin* entdeckt, ist ein Protein. Es kann als Zinkdoppelverbindung ausgefällt werden (BRIEGER und BOER, 1890). Es ist hitzekoagulierbar und enthält 16 % N, 9 % Tyrosin, 1,4 % Tryptophan, 0,7 % S; isoelektrischer Punkt = 4,1 ($\pm$0,1).

Das *Molekulargewicht* beträgt etwa 72000. Ein Milligramm dieser Substanz entspricht etwa 10000 tödlichen Dosen (DLM). Das Toxin ist leicht zerstörbar und unstabil. Erhitzen auf 60° C zerstört oder modifiziert es, ebenso wirkt Oxydation und Licht. In 1—3 min wird es durch Ultraschall denaturiert. In den Kulturen gefundene *Polysaccharide* sind ohne Beziehung zur Virulenz oder Toxinogenität. Reines Toxin weist im *UV-Spektrum eine Absorptionsbande* bei etwa 2740 Å auf.

Das Toxin ist ein Gift, für welches Mensch, Pferd, Hund, Katze, Kaninchen und Meerschweinchen empfindlich sind. Ratte und Maus sind relativ unempfindlich. Orale Applikation des Toxins ist harmlos, parenterale Anwendung zeigt, daß es sich um ein allgemeines Protoplasmagift handelt mit einer besonderen Affinität zum Nervensystem (speziell Vagus, Phrenicus, kraniale und periphere Nerven), zum Herzmuskel bzw. Reizleitungssystem, zu den Nebennieren (in Rinde und Mark beim Meerschweinchen Blutungen hervorrufend) und zum Gehirn und Rückenmark des Menschen.

Pharmakologisch gesprochen könnte man die akute Diphtheriegiftwirkung definieren als Lähmung des cholinergischen Systems (STAUB). Die Untersuchung der pharmakodynamischen Wirkung des Toxins von SIMIONESCO et al. (1958) ergibt keine eigentliche unspezifische, sondern eine sehr spezielle, gezielte Wirkung auf Herz-, quergestreifte und glatte Muskulatur. Nach AGARWAL (1960) blockiert das Toxin die Stoffwechselvorgänge, welche zur Bildung von Acetylcholinesterase notwendig sind.

Das Standardtoxin wird hergestellt von einem von PARK und WILLIAMS (1896) isolierten Diphtheriestamm, der *relativ wenig virulent ist, aber gut Toxin bildet.* Die Toxinproduktion ist abhängig vom pH und hat ihr Optimum zwischen pH = 7,5—8,2. Oberhalb und unterhalb dieser pH-Werte ist das Wachstum noch gut, jedoch fehlt die Toxinbildung. Heute wird der Stamm hauptsächlich auf synthetischen Medien nach MÜLLER und MILLER gezüchtet. Er produziert jedoch nur Toxin, *wenn ein bestimmter, sehr geringer Eisengehalt* vorhanden ist (PAPPENHEIMER und JOHNSON).

Im *Ouchterlony-Test* fanden HUSSELS, MARKUSE und EGGERT (1955/56) bei 100 Diphtheriestämmen eine fast völlige Übereinstimmung zwischen den Resultaten der Tierversuche (nach RÖMER) und denen der Agar-Gel-Präcipitation. Im Kulturfiltrat von Mitisstämmen wurden in 8 %, von Gravistypen in 100 % spezifische Toxine nachgewiesen. Der Ouchterlony-Test wird auch zu diagnostischen und ähnlichen Untersuchungen mit sehr guter Präzision angewandt (OEHRING, 1959; KRASZEWSKA, 1962). Kristallisierte, phosphat- und trypsingereinigte Diphtherietoxine (POPE und STEVENS, 1959) reagieren beide nicht auf gewöhnliches Antitoxin. Jede Komponente aber präcipitiert ihre eigenen Antiseren.

In der Nährbouillon fanden CANAZZA et al. (1961) eine *Cystinase und eine Dextrinase*. In den zentrifugierten Kulturen fanden sich in der überstehenden Flüssigkeit nach HULANNIKA (1962) *Hexokinase, Aldolase, Dehydrogenasen, Isomerasen* und mehrere andere Fermente. Die Aldolase wird ins Zellinnere lokalisiert. Die *Elektrolyte Na und K* spielen für die Toxinbildung keine wesentliche Rolle (HORODKO et al., 1962).

Im Kulturfiltrat finden YONEDA und ISHITARA (1958) bei Eisenmangel *a-Alanin* und Brenztraubensäure angereichert. *Kobalaminproduktion* beobachteten PAWELKIEWIEZ und ZODRO (1957). *Cystin* wird im entgifteten Kulturfiltrat durch eine extracelluläre Peptidase frei (ISKIERKO, 1959). 8 Aminosäuren mit verschiedenen chemischen Zusätzen (spez. Thiamin) sind notwendig für die Toxinbildung (DREW und MÜLLER, 1951). Eine *Cholinesterase* wird gefunden von UEHLEKE (1959).

Das Diphtherietoxin wird, nach den schönen Arbeiten von PAPPENHEIMER, MILLER und YONEDA (1962) mit markiertem Phenylalanin (C^{14}) und Methionin (S^{35}), vom wachsenden und sich vermehrenden Mikroorganismus aufgebaut und an das Kulturmedium abgegeben, ohne daß es zur Bakteriolyse kommt. Nach YONEDA und ISHITARA (1960) steht die Eisenwirkung in Zusammenhang mit der Abgabe von extracellulärem Protein. Überschuß-Eisen hemmt diese Abgabe.

POULIK und POULIK (1958) entdeckten bei ihren elektrophoretischen Studien an mehrfach umkristallisiertem Toxin zwei Komponenten, die sie als zwei *Letalfaktoren* bezeichnen. Sicher handelt es sich bei dem Diphtherietoxin nicht nur um ein einheitliches Protein. Es werden ihm auch fermentähnliche Wirkungen zugeschrieben: hämolysierender Charakter, Desoxyribonucleasewirkung, Mukopolysaccharidase- und Hyalaseeffekte, Nekrosefaktoren und Transferinähnliche Eigenschaften wurden beobachtet. Die *zwei letalen Komponenten* geben *immunologische Kreuzreaktionen*. Deren Trägerproteine scheinen somit nahe verwandt oder gar identisch zu sein. Einer der „Letalfaktoren" macht eine stärkere Nekrose als der andere. Die Befunde der *Pouliks* wurden von EISLER (1958) bestätigt und erweitert. „Letal"- und „Nekrose"-Gift haben verschiedene molekulare Zusammensetzung. Die Papierlektrophoresestudie von SANDER et al. (1958) analysiert die Wanderungsgeschwindigkeit, die etwa zwischen denjenigen der Beta- und Gammaglobulinen liegt.

Das Diphtherietoxin bringt auch Gewebskulturen (*HeLa und Detroit 6*) zum Absterben. Antitoxin hebt diese Wirkung auf, aber im Vergleich zum Tierversuch erst in zehnmal stärkerer Dosierung (ZIBITSKER, 1963). (Hierzu ferner STRAUSS und HENDEE, 1959/60; KATO und PAPPENHEIMER, 1960; LENNOX, 1957).

Die sich vermehrenden Diphtheriebacillen bauen also aus Aminosäuren, Thiamin, Spuren von Eisen und einigen anderen wohldefinierten chemischen Grundsubstanzen ein Toxin auf, das sie an die Nährflüssigkeit abgeben. Die Toxinbildung setzt ein während der „logarithmischen Wachstumsphase" und ist am intensivsten bei der Verlangsamung der Zellmultiplikation (RAYNAUD et al., 1959). Das Proteinmolekül schließt wahrscheinlich noch mehrere andere Giftkomponenten in sich ein.

Fragt man nach einer klaren Klassifikationsmethode, um toxinogene Stämme von atoxinogenen für die Klinik zu erkennen und zu unterscheiden, so muß man heute zugeben, daß weder die Morphologie, noch die biochemischen (Fermentation), noch die serologischen Typisierungsmethoden befriedigend sind (CHRISTENSEN, 1957). Heute kann man durch Phageneinwirkung auf Diphtheriebacillen jede dieser Eigenschaften induzieren. Trotzdem ist Lysogenität nicht mit Toxinbildungsvermögen zu identifizieren. Es handelt sich eher um verschiedene Stadien bei der Phageneinwirkung.

Toxin B. *O'Meara* (1940—1949) glaubte einen neuen toxischen Faktor entdeckt zu haben (Waschwassermethode). Er nannte diese Substanz von Hyalasecharakter Toxin B. Er vermutete, daß bestimmte Stämme viel Toxin A und wenig B, und andere Typen viel Substanz B und weniger klassisches Toxin A produzieren.

Durch diese wichtige Entdeckung befruchtet, hat sich die moderne experimentelle Erforschung der Biologie der Diphtheriebacillen um ein neues, großes Gebiet erweitert. Dessen Bearbeitung hat bereits die ersten Früchte aufzuweisen. Das Bildungsvermögen für eine Permease von Hyalasecharakter („Spreading Factor", „Pace-maker" oder Toxin B von

O'MEARA, 1946) dient vielleicht indirekt der lokalen Giftwirkung und Erregerausbreitung in tiefere Gewebsschichten (STROEDER, NIGGEMEYER, KRECH, GALEOTTI-FLORI), wahrscheinlich aber der besseren Ernährung der Parasiten (s. u.). Die Fähigkeit zur Hyalasebildung kann durch Adaptation an Hyaluronsäurehaltige Medien erworben werden (Passagen über das Corpus vitreum der Ratte).

Nach NIGGEMEYER (1955) besteht wahrscheinlich auch die Substanz B von O'MEARA aus zwei verschiedenen Giftstoffen, a) dem „*Invasin*" und b) dem „*Nekrosefaktor*".

a) *Invasin (Toxin B_1 Permease-Spreadingfactor)*. Diese bakterielle Hyalase, deren Bedeutung von NIGGEMEYER, KRECH, GALEOTTI-FLORI und STROEDER hervorgehoben worden ist, scheint eher der Erschließung von zusätzlichen Nahrungsquellen für den Erreger, nicht aber einer speziellen, das Gesamtbild der spezifischen, klinischen Erkrankung bestimmenden Hyalasevergiftung zu dienen.

Das Hyalasebildungsvermögen eines Diphtheriebacillus ist also wahrscheinlich kein Gradmesser für die Pathogenität des Erregers (NIGGEMEYER). Mensch und Tier können hochwertige *Antiinvasinseren* produzieren (NIGGEMEYER, 1962). Beim Menschen scheint dieser Antikörper aber nicht sehr verbreitet zu sein (beim Kind z. B. nur in etwa 11 %). BRANHAM et al. (1959) gelang es mit der Ultrazentrifuge und der Immunelektrophorese zusätzliche Antigenkomponenten im Toxin eines Gravisstammes nachzuweisen, welche für das Zustandekommen der Ödeme verantwortlich gemacht wurden.

b) *Nekrosefaktor (Toxin B_2)*. Darunter versteht man eine im Kulturfiltrat vorkommende Substanz (Molekulargewicht geschätzt auf ca. 20000), die von verschiedenen Stämmen unter aeroben Bedingungen gebildet wird und in gereinigter Form sehr unstabil ist. Stabilisiert wird diese Substanz durch bestimmte Polysaccharide, speziell Hyaluronsäurepräparate: Speichelmucin, Lecithin. In gewissen Heilseren (z. B. dem Fermoserum) steckt auch eine Schutzwirkung gegen diesen Nekrosefaktor.

Die Entdeckung des Nekrosefaktors geht auf MAIR (1928), FEIERABEND und SCHUBERT (1929) zurück. Bestätigt wurde die Existenz dieser Substanz von POULIK und POULIK (1956), von EISLER (1958) und KRASZEVSKA (1962). Der Nekrosefaktor scheint in relativ gereinigter Form sehr unstabil zu sein. Die Trennung vom Bakterieneiweiß und vom Toxin A ist leicht. Intracutan und intramucös injiziert macht dieser Stoff in der Mundschleimhaut des Kaninchens (NIGGEMEYER) eine Nekrose, trotz prophylaktischer Anwendung des klassischen, antitoxischen Serums in hohen Dosen. Die Nekrose tritt sehr rasch (bereits nach 1 Std) ein.

Das Hämolysin (Toxin C). Dieses Prinzip ist nach *H. Schmidt* nur im Kulturfiltrat hochwertiger Gifte nachzuweisen. Es wird nicht durch Antitoxin gebunden (GOLDIE), wurde aber schon zur Typendifferenzierung herangezogen (HAMMERSCHMIDT).

Noch ist nicht sicher abgeklärt, welche Rolle diese Substanz im Krankheitsgeschehen spielt (Hämoglobinämie oder Hämaturie, SCHMIDT). Eine genauere Reindarstellung dieses Hämolysins existiert noch nicht. Der hämolysierende Effekt von Kulturfiltraten kann durch Lecithin paralysiert werden, tritt aber in starken Verdünnungen wieder auf (Lecithin ein Hemmkörper?). Beziehungen zwischen Toxin A und Hämolysegift konnte NIGGEMEYER nicht finden.

Typische und atypische hämolytische Corynebacillen produzieren ein ähnliches (oder identisches?) Hämolysin (SOUČEK et al., 1962). HARTWIGK (1961) gelang die Neutralisation der β-Hämolysine von typischen und atypischen Varianten durch antitoxische und antibakterielle Seren. Hier soll ein Gegensatz bestehen zu bestimmten anderen Corynebacillen (Paradiphtheriebacillen, Corynebacillen, Monocytogenes bei Listeria usw.).

Endotoxine und antibakterielle Faktoren. Diese werden bei gewissen Stämmen von Corynebacillen beobachtet (FROBISHER und ANDERSEN). Jedoch sind diese Endotoxine nicht identisch mit dem Toxin A.

Immunisierungsversuche beweisen, daß mit Endotoxinen behandelte Kaninchen Schickpositiv bleiben und weder Agglutinin noch Antitoxin bilden. Über die pathogenetische Rolle der Endotoxinsubstanzen ist man noch sehr wenig orientiert. Die intracerebrale Inokulation von Filtraten bei weißen Mäusen soll die Entwicklung von toxischen und virulenten Diphtheriebacillen aus filtrierbaren Formen beweisen (SMIRNOWSKAJA, 1957).

Ein thermolabiles Oberflächenantigen (K) der Diphtheriebacillen und einen thermostabilen Faktor (O) (Tiefenantigen) beschreibt LAUTROP (1955). Das K-Antigen soll die antibakterielle Immunität hervorrufen.

2. Antigene Fähigkeiten

Der Antigencharakter der verschiedenen Stämme und Typen der Diphtheriebacillen ist so unterschiedlich, daß durch die Antigenanalyse 40 Mitistypen, 4 Intermediustypen und 13 Gravistypen festgelegt werden konnten (EWING, ROBINSON und PEENY, 1936). FLECK betont, daß die serologische Differenzierung ein zuverlässigeres Verfahren sei als die Charakterisierung durch Morphologie oder Biochemie. LAUTROP (1955) konstatiert auch *antibakterielle Faktoren* bei der Diphtherieimmunität im Tierversuch. Meerschweinchen, die mit Kulturen eines sicher atoxischen Gravisstammes geimpft wurden, waren nachher auch gegen toxische Keime, wenigstens teilweise, resistent.

Antigencharakter haben auch die verschiedenen Toxine. So glaubten O'MEARA und McSWENNEY, daß das von ihnen dargestellte Toxin B ein — sogar in einigen Fällen auch klinisch — gut wirksames Antiserum produziert habe. Gegen die Toxine B 1 und B 2 (Invasin und Nekrosefaktor) gibt es jedenfalls auch *spezifische Antikörper*. Deren Bildung wurde in einzelnen Studien und Ansätzen sogar zu Therapieversuchen benutzt (s. NIGGEMEYER und STROEDER). Auch soll, wie oben gesagt, im sog. *Fermoserum* ein Heilfaktor gegen das Nekrosegift B 2 stecken.

YONEDA und MATSUDO (1961) zerreiben einen PW 8-Stamm und analysieren die verschiedenen Fraktionen. Alle vier gewonnenen subcellulären Fraktionen banden das gewöhnliche Antitoxin, nicht aber die Zellwandsubstanz. Eisenüberschußkulturen gaben keine Bindung. Eine Fraktion, welche zwischen 14 500 und 100 000 g sedimentierte, gab die intensivste Bindung.

Das Toxin ist ein Proteinmolekül mit verschiedenen antigenen Gruppen (RELYVELD und RAYNAUD, 1959). Man kann den Antigenaufbau der Diphtherieerreger mit KWAPINSKI (1956) einteilen in eine alkalische Saccharid-, eine Phosphat-Saccharid- und eine Proteidfraktion. Diese Letzten eignen sich besonders gut zur Immunisierung. Es wurde eine Trockensubstanz fraktioniert und als Antigen im Komplementbindungsverfahren geprüft.

Antigencharakter findet man auch bei den Bakterienleibessubstanzen (s. Oberflächen- und Tiefenantigen K und O von LAUTROP, 1955). *Gruppenspezifische Polysaccharide* in der Zellwand sind von HOLDSWORTH (1951) beschrieben worden (s. KRÖGER und THOFEN).

In den *Kulturfiltraten* finden sich unter verschiedenen Bedingungen *proteolytische Enzyme* (POPE u. Mitarb., 1951) (PW 8-Stamm, Gravisstämme), welche *Antigencharakter* haben können und sehr spezielle Präcipitationsreaktionen mit diversen Antikörpern erzeugen. Diese Reaktionen hängen ab vom pH, von korrespondierenden, speziell gewonnenen Antiseren usw. Ihre Bedeutung ist noch nicht klar.

Selbst die *Phagen* der Diphtheriebacillen *haben antigene Wirkung* und es liegen auch schon Mitteilungen über Antiphagenseren vor.

Auf jeden Fall ist nun *bewiesen*, daß eine große Anzahl *verschiedener antigener Substanzen* im Kulturfiltrat der Diphtherie-Nährmedien vorkommen. Wie weit sie Produkte der lebenden Zellen, wie weit sie nur Leibessubstanzen sind, die beim Zerfall frei werden, oder woher sie immer kommen mögen und wie sie entstehen können, ist noch nicht klar.

3. Diphthin

Von SCHIFF wurde 1959 eine neue, von toxischen und atoxischen Diphtheriebacillen produzierte Substanz von Proteincharakter in Kulturfiltraten entdeckt und *Diphthin* genannt.

Dieser Eiweißkörper ist sicher nicht identisch mit den vier Diphtherietoxinen A—D. Das Molekulargewicht wird auf ca. 70 000 geschätzt. Die Substanz übt einen Schutz- (oder Hemm-) Effekt aus auf die tödliche Wirkung injizierter Iso- oder Immunagglutinine und Hämolysine. Seine pathogenetische Wirkung ist unbekannt (s. dazu HOCKERTS und STROEDERS Studien über den initialen Isohämagglutininsturz bei toxischer Diphtherie). Pseudodiphtheriebacillen bilden kein Diphthin. Dieser Umstand kann zur Differenzierung benützt werden.

4. Seemüller-Reaktion (1943—1950)

Aus Diphtherietoxin soll auf dem unspezifischen Umweg über Hämagglutinine ein Toxin neutralisierender spezifischer Antikörper entstehen.

Die Hämagglutininsubstanz soll die Matrix für das Antitoxin bilden. Heute ist dieser — von FUST — bestätigte experimentelle Befund noch nicht erklärbar. Nach DELANK (1954) soll es sich hier um unspezifische Eiweißkörper der Nährbouillon handeln analog dem Forssmannschen Antigen (vgl. hierzu auch SCHIFF, 1962).

5. Phagen

Das Problem der Umwandlung von avirulenten in toxische oder virulente Diphtheriebacillen ist schon viele Jahrzehnte besprochen und bearbeitet worden. Grundlegend Neues brachten erst die außerordentlich interessanten Entdeckungen von FREEMAN (1951). Dieser Forscher konnte beweisen, daß avirulente, atoxinogene Kulturen von Diphtheriebacillen durch eine Phageninfektion zu virulenten, lysogenen und toxinogenen Diphtheriebacillen umgewandelt wurden. Die Abbildung von FREEMANS Phagen soll hier reproduziert sein:

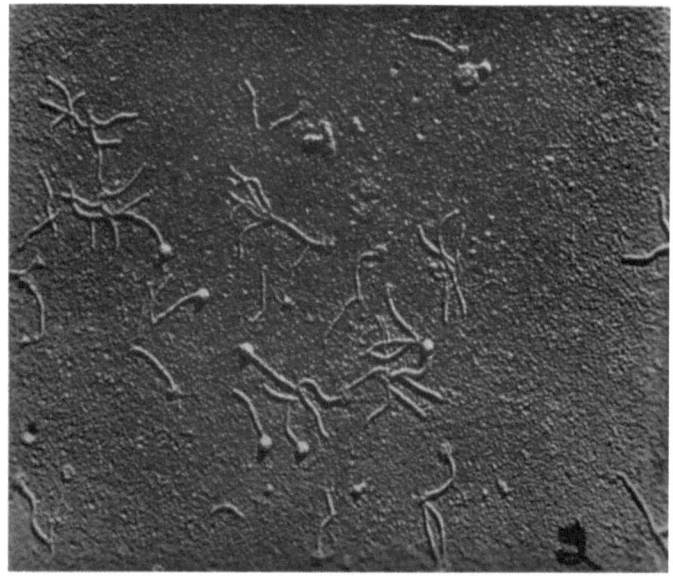

Abb. 8. Elektronenoptische Photographie des Bakteriophagen B von V.J. FREEMAN. Präparation: Replikationsmethode. Vergrößerung 1:21200. (Das Bild gelang mit Hilfe von O. ROWE, Spezialist für Elektronenoptik der „Engineering Experimental Station" der Universität Washington) (J. Bact. 61, 675, 1951)

FREEMAN hat den Beweis teilweise durch die induzierte Lysogenität, teilweise durch den Tierversuch erbracht. In einer weiteren Arbeit mit MORSE (1952) ging er von der Ein-Zell-Kultur aus und bestätigte die Übertragbarkeit von Lysogenität, Toxinogenität und Virulenz durch Phagen.

Die Befunde von FREEMAN wurden bald bestätigt von PARSONS und FROBISHER (1951), von GROMAN und LOCKART (1953), GROMAN und EATON (1955), GROMAN (1956) und von PARSONS (1955). Die Resultate sind auch von SCHICK (1964) (vgl. auch Kapitel „Phagen und Bakteriocine"), anerkannt worden.

Natürlich war die Konsequenz dieser Entdeckungen, daß man sofort versucht hat, auch die Diphtheriebacillen mittels ihrer Phagen zu klassifizieren (THIBAUD und FRÉDÉRICQ, 1956). BARKSDALE u. Mitarb. konnten wahrscheinlich machen, daß einige Phagen ein toxinbildendes Gen +, und andere ein atoxisches Gen — besitzen. Das toxische Gen + regt bei atoxinogenen und alysogenen Stämmen die Toxinbildung durch lytische Phagen an. Bei lysinogenen und toxinogenen Diphtheriebacillen wird durch einen Prophagen die Toxinogenität ausgelöst.

Die Toxinproduktion geht in zwei Stufen vor sich: ein erster Schritt ist an die Wachstumsdynamik gekoppelt und kann durch Antibiotica gebremst werden; ein zweiter Schritt — nach der Lyse — bringt einen linearen Anstieg der Toxinbildung. Dieser kann durch Antibiotica nicht mehr gebremst werden, sondern nur durch Eisen (BARKSDALE et al., 1961).

Nach CIUCA et al. (1959) hängt vieles davon ab, ob und wie sehr die gegenseitige Beeinflußbarkeit der Begleitflora die Toxinogenität eines Diphtheriebacillus bedingt. Eine gewisse Anpassung der Phagen bewirkt nicht nur eine Lysogenisierung nicht toxischer oder toxischer Stämme, sondern auch eine bedeutende Erhöhung der Pathogenität. Lysogensensible Mitisstämme werden durch die induzierenden Phagen von der Avirulenz zu lysogenen, toxogenen und virulenten Typen umgewandelt (THIBAUT und FRÉDÉRICQ, 1953). Phagen können inaktiviert werden durch Ölsäureprodukte (GROMAN, GROMAN und MC CORMICK, 1961) (Hemmstoffe?). Auch UV-Licht inaktiviert Phagen, wobei allerdings eine gewisse Reversibilität des Vorgangs berücksichtigt werden muß, weil UV-Licht die Phagenausscheidung aus Prophagenstadien stimulieren kann.

Eigenschaften „temperierter Phagen" (HATANO und KUROKAVA, 1960) können sich im Wirtsbereich auswirken. Dabei bleibt unbekannt, ob sie durch Spontanmutation, genetische Substitution von der Wirtszelle oder crossing over von Wirt- und Phagengenen entstehen. Über Therapie mit Bakteriophagen berichtete SIBIRZEW (1952). Jedoch ist diese Frage noch nicht spruchreif.

Auch Phagen von Staphylokokken können die Toxinogenität von Diphtheriebacillen induzieren. Hie und da bewirkt auch ein *Phag von nicht toxinogenen Stämmen*, daß ein anderer nicht toxinogener Typ zum Toxinbildner wird. Nicht immer geht der *Erwerb von Lysogenität* mit dem des *Toxinbildungsvermögens* Hand in Hand. Antiphagenkaninchenserum soll künstlich toxinogen gemachte Diphtheriestämme zurückverwandeln in atoxinogene Bacillen.

Es ist noch nicht bewiesen, daß die Toxinogenität der Diphtheriebacillen immer durch Phagen bewirkt sein muß (FLECK). Wir dürfen hoffen, daß neue Elemente durch die Erforschung der Phageneinwirkung auf die Diphtheriebacillen uns aus diesen heute noch recht unübersichtlichen Verhältnissen zu klareren Vorstellungen verhelfen werden. Weiteres s. LUREA, S.E.: Bacteriophage genes and bacterial functions. Science **136**, 685 (1962). HAYES, W.: The Genetics of Bacteria and their Viruses. New York: Academic Press Inc. 1964.

6. Bakteriocine

Die Entdeckung der Bakteriocine geht auf A. GRATIA (1922—1925) zurück. Es handelt sich dabei um lytische, antibiotische Substanzen von Proteincharakter — also antigener Wirkung —, welche diffundierbare, nicht übertragbare, thermostabile, durch Cellophan dialysierbare und durch Aceton präcipitierbare Substanzen sind. Es sind inerte Proteine, welche Bakterien töten, ohne sich zu vermehren (im Gegensatz zu den Phagen).

Phagen sind dagegen biologische Einheiten, die genetisches Material aufweisen und genetische Kontinuität bringen. Sie reproduzieren sich und vermehren sich immer durch die Zellen, die sie töten. Phagen haben einen Kern bestehend aus DNS und eine Proteinhülle. Die Hülle ist antigen.

Die *Bakteriocine* weisen *keine Gen-Struktur* auf. Sie haben aber Beziehungen zu den Pro-Phagen, nicht jedoch zum F-Faktor der Phagen. Man weiß noch relativ wenig über diese Antibiotica-ähnlichen Substanzen, denen man erst in den letzten Jahren ein größeres Verständnis entgegengebracht hat.

Die Nachforschung nach ihrer *chemischen Natur* (HINSDILL und GOEBEL, 1964) scheint Proteincharakter zu ergeben. Nach HALBERT et al. (1953) handelt es sich um Polypeptide, die mit Ammonsulfat fällbar sind und die oben beschriebenen Eigenschaften aufweisen. Die Flora der Augenmucosa produziert hochwirksame Bakteriocine gegen Diphtheriebacillen (HALBERT et al., 1953). Die antibakterielle Wirkung der Bakteriocine gegen Diphtheriebacillen hat nichts zu tun mit der Wirkung von Bakteriophagen (THIBAUT und FRÉDÉRICQ, 1956).

IV. Pathologische Anatomie

Die morphologischen Krankheitszeichen, die bei einer Autopsie konstatiert werden, sind einzuteilen in lokale, makro- und mikroskopische Veränderungen, sowie allgemeine und spezielle Organ- und Gewebsläsionen als Zeichen einer Intoxikation. Anhangsweise muß auch auf die intracellulären Veränderungen in Geweben und Gewebskulturen hingewiesen werden.

Die lokalen pathologischen Veränderungen. *Makroskopisch* imponiert die
Schwellung, das Ödem, die Nekrose, die blutige Imbition oder schwarze Ver-

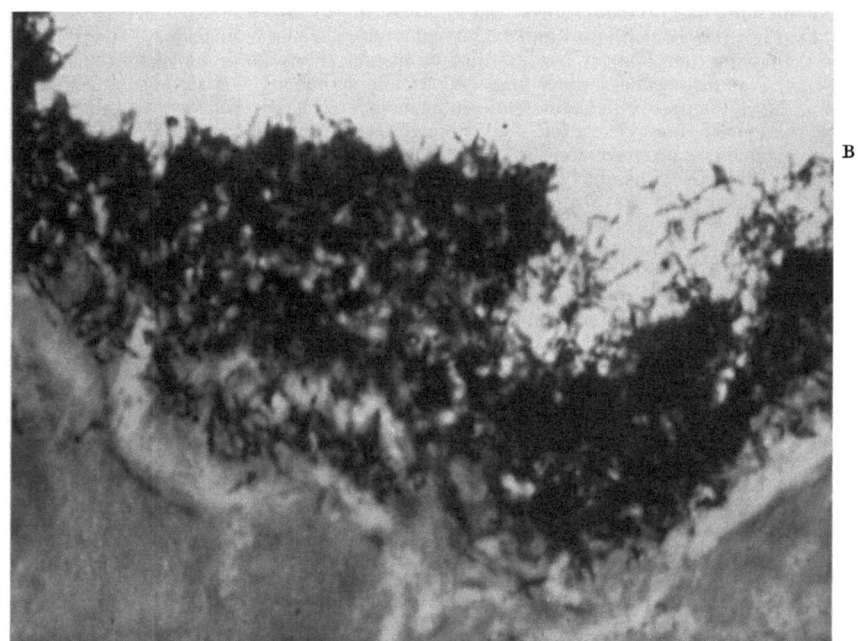

Abb. 9. Diphtheriebacillen einer Pseudomembran einer Tonsille. Präparat des Pathologisch-Anatomischen Instituts
der Universisät Basel (Prof. WERTHEMANN). Vergr. 1400fach

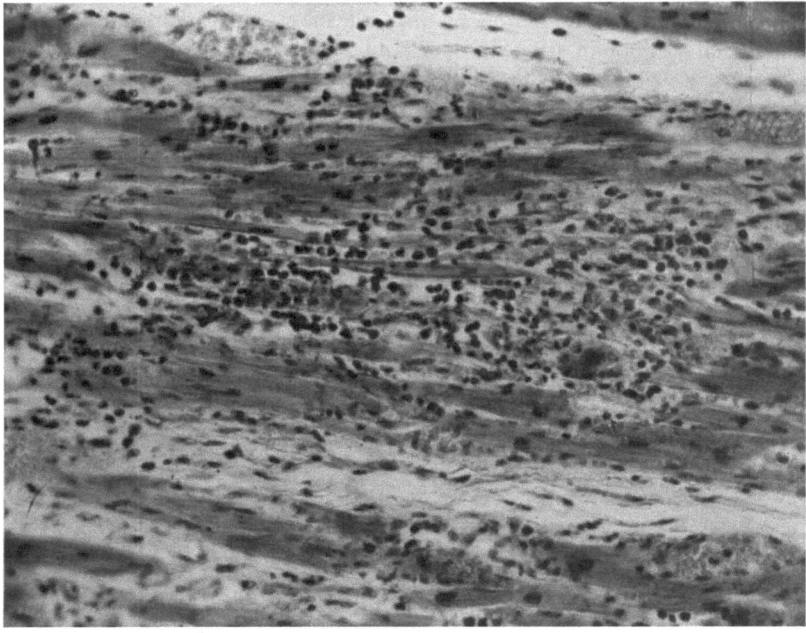

Abb. 10. Akute Myocarditis diphtherica. Ödem, Zerfall der Muskelfasern, Erweiterung der Blutgefäße, interstitielle
Infiltrate mit eosinophilen Zellen. (Präparat des Pathologisch-Anatomischen Instituts der Universität Basel, Prof.
WERTHEMANN, S. 909, 1947) Vergr. 210fach

färbung und das Ausschwitzen einer fibrinösen Membran mit feinem oder grobem Netzwerk von Fibrin.

Die *Lokalisation* kann sich irgendwo auf einer Schleimhaut finden: im Auge, sehr häufig in der Nase, im Nasen-Rachenraum, im Mund, im Mittelohr, im Oesophagus, selten auch einmal im Magen, im Pharynx absteigend bis in die Bronchien, auf den Tonsillen, im Kehlkopf, in der Trachea. Auch das Genitale (Circumcision, vaginale Diphtherie) und der Nabel des Neugeborenen sind Ansiedlungspunkte für die Diphtherie.

Die weißlichen, hie und da blutig rot oder schwarz verfärbten Pseudomembranen haften fest auf der Unterlage. Bei ihrer Entfernung entsteht ein oberflächliches Ulcus, meistens mit „Begrenzungsröte" (= Demarkation).

Die *mikroskopische Analyse* zeigt, daß das submucöse oder das Unterhautzellgewebe nur relativ oberflächlich nekrotisiert ist. Die Zellnekrosen der Oberfläche gehen fließend und direkt über in die aus feinen oder groben Fibrinfäden gewobene Membran. In der Tiefe bleibt Ödem: etwas Hyperämie und eventuell kleine, capilläre Blutaustritte sind zu beobachten.

Bei *Cylinderepithelien* schließt die Pseudomembran meist nur eine einzige Epithelzellreihe in sich ein und löst sich zusammen mit dieser Zell-Lage leicht von der Basalmembran ab.
Diphtheriebacillen sitzen nur auf der Außenseite der Membran und dringen kaum einmal in tiefer gelegene, lebende Gewebe ein.
Abb. 9: *M* = Pseudomembran, bestehend aus äußerst fein verfilztem Fibrin — *B* = aufgelagerter Diphtheriebacillenrasen.
Die tieferen Schichten der Mucosa oder des Unterhautzellgewebes sind mit relativ wenig zelligen Elementen durchsetzt, die Gefäße etwas erweitert. Das geht aus einem Vergleich der Pseudomembranbildung bei Diphtherie und bei Grippe (Trachea) hervor. Die Grippe macht sehr viel stärkere Hyperämie und Infiltration und stärkere hämorrhagische Extravasate.

Die *speziellen Veränderungen einzelner Organe*, Gewebe und Organsysteme sind in der Mehrzahl *degenerativ-toxischer Natur*.

Nur die agonalen und präagonalen Zustände sowie die relativ seltenen schweren, septischen Diphtherieformen zeigen bakteriell-metastatisch-entzündliche Veränderungen (VOGEL, 1954), (z. B. in der Lunge) s. S. 234. In den *Lymphdrüsen* finden sich Hyperplasie, ausgedehnte z. T. nekrotische Reaktionszentren. Ähnliches beobachtet man in den Tonsillen. Die *Milz* läßt bei allgemeiner Hyperplasie ebenfalls vergrößerte Reaktionszentren, vergrößerte Malpighische Körperchen, ausgedehnte Nekrosen erkennen.
Im *Herzen* findet man makroskopisch trübe Schwellung und Ödem. Mikroskopisch handelt es sich um *interstitielle Entzündung:* Ödem, hyaline Degeneration der Muskelfasern, deutliche Hyperämie und interstitielle eosinophile Infiltrate spez. subendokardial. Dazu beobachtet man diffuse Verfettung, Wandthrombosen und sekundäre Fibrose.
Das *Reizleitungssystem* kann primär geschädigt werden durch subendokardiale Blutungen. Die Media der Coronarien ist ödematös geschwollen, hydropisch degeneriert. Es kommt auch zu Endarteritis obliterans.
Die *Nieren* zeigen uns das klassische Bild der akuten, nicht eitrigen, degenerativen *Nephrose*, interstitielles Ödem, leichte Hyperämie und Blutungen sowie Degeneration der Tubuli in den terminalen Teilstücken, Schwellung und Verquellung der Glomerulaschlingen. In der *Leber* findet man eine frische trübe Schwellung und hie und da mikroskopische, fokale, kleine Nekrosen und subcapsuläre Blutaustritte. Im *Nervensystem* beobachtet man degenerativen Zerfall der Myelinscheiden. Die Achsenzylinder sind oft geschwollen. Im *Zentralnervensystem* werden perivasculäre Ödeme, Infiltrate und leichter Ganglienzellschwund beschrieben. *Hypophysenveränderungen* sind selten und Nebennierenschädigungen relativ gering und eigentlich nie so stark hämorrhagisch wie beim Meerschweinchen.

Man kann, abgesehen von den lokalen, typischen Veränderungen mit der Pseudomembran, durchwegs die Resultate der experimentellen Erforschung der Diphtherie-Erkrankungsvorgänge auch für den Menschen bestätigen. Die Ödem verursachende Wirkung des Giftes (Invasin), die Nekrose (Nekrosegift), die hämorrhagische Komponente (Hämolysin) und das klassische Toxin A verursachen Strukturzerstörungen an Gefäßen, Herzmuskel, Nebennieren, Zentralnervensystem, Milz, Leber, Tonsillen, lokalen Drüsen und der Niere. Als allgemein typisch kann die Veränderung an den Capillaren — mit vermehrter

Durchlässigkeit für Blut und Serum — bezeichnet werden. Es handelt sich um den Ausdruck der *serösen Entzündung*.

Die lokalen Erscheinungen wurden 1955 von NIGGEMEYER wieder analysiert (Ödem und Nekrose). Tierpathogene Studien von AMIES (1954), AGARVAL und HOLT (1959) befaßten sich mit der Zirkulationsstörung im Modellversuch am Tier. STROEDER und SCHNEIDER (1954) untersuchen die Hautreaktion auf Diphtheriebacillen und deren Bestandteile. Die Ausbreitung des Diphtheriebacillus im Organismus und die Bedeutung der Mischinfektion mit Streptokokken ist das Thema von KOCH und RÖMER (1952). Die fettige Degeneration des Herzmuskels beim Meerschweinchen entspricht nach WITTLER und BRESSLER (1964) im biochemischen Bereich 1. einem Darniederliegen der oxydativen Vorgänge an Fettsäuren, 2. der Abnahme von Carnitin und 3. der exzessiven Kumulation von Triglyceriden. Die *Myocarditis diphtherica* kann noch nach 12 Jahren durch eine Myocardfibrose letal endigen (SAYERS, 1958). Ödem, perivasculäre Entzündungen und Gliaschwund im Zentralnervensystem wird von DOGOLPOL und KATZ (1950) hervorgehoben (s. auch MENOZZI und TAGLIA-PIETRA sowie COLONELLO).

In Gewebskulturen und tierischen Geweben kann das Diphtherietoxin nach BONVENTRE (1961) eine Veränderung des Energiestoffwechsels hervorrufen, indem es sensitive Zellen der Energiesubstrate beraubt, welche zu biochemischen Synthesen und zur Erhaltung des Zellbestandes notwendig sind. Wie KATO (1962) und SATO vermuten, sind diese Verluste der Synthesefähigkeit, z. B. für die Serumalbumine, wichtig. Den Nachweis haben die Autoren (in vitro) gebracht durch Untersuchungen über Einlagerungshemmung von C_{14}-markierten Aminosäuren in die Mikrosomen und Mitochondrien. (Siehe hierzu auch ZIBITSKER (1963) über die Toxinschädigung von HeLa und Detroit 6-Gewebekulturen, sowie KATO und PAPPEN-HEIMER (1960) über den ersten Effekt des Diphtherietoxins auf den Stoffumsatz von tierischen Zellkulturen, gleichfalls LENNOX und KAPLAN (1957) sowie STRAUSS und HENDEE (1959/60), wobei allerdings stets mehr Wert auf die biochemischen Vorgänge als auf die rein morphologischen Veränderungen gelegt worden ist. Vergleiche auch KNOTHE (1952) und dessen Züchtungsversuche im Hühnerembryo).

Tierversuche. Das Diphtherietoxin ruft beim Meerschweinchen, als dem typischen Versuchstier, charakteristische Veränderungen hervor. Bei *intracutaner Injektion* bilden sich lokale Entzündungsherde in der Haut, die sich je nach Dosierung bis zur Nekrose entwickeln können. Auch beim *Menschen* läßt sich durch intracutane Injektionen von kleinsten Toxindosen eine lokale Hautreaktion hervorrufen (*Schick-Reaktion 1913*, Details s. Handbuch 1952).

V. Pathogenese

Die Erkrankung, die durch C. B. Di. verursacht wird, ruft bei Tier und Mensch eine eigentümliche, spezifische Reaktion im infizierten, die Krankheit überstehenden Organismus hervor, die Bildung von *Antitoxin*. Der *Antitoxingehalt* des Blutes gilt daher als der *wichtige Faktor* für die Pathogenese der Diphtherie. Zuerst wurde durch *Teste mit Freiwilligen* eine Klärung gesucht. TROUSSEAU ist das erste Menschenexperiment nicht geglückt. Er zerrieb Membranen von Kranken auf Tonsillen von gesunden Menschen. Niemand wurde krank. GUTHRIE, MARSHALL und MOSS ist die Übertragung an 8 Freiwilligen gelungen.

5 Ärzte, 2 Medizinstudenten und 1 Laborant im Alter zwischen 23 und 37 Jahren stellten sich zur Verfügung. 4 Personen besaßen in ihrem Serum Antitoxin oder waren kurz vorher passiv immunisiert worden. Diese 4 Freiwilligen wurden nicht krank, sondern nur Bacillenträger. Die 4 anderen Personen (mit positivem Schicktest) erkrankten nach der Inkubationszeit von 4 Tagen. Beläge entstanden auf den Tonsillen. Diese griffen rasch über auf den weichen Gaumen. Die Patienten fühlten sich krank und hatten Fieber. Von den Membranen wurden virulente Diphtheriebacillen gezüchtet. Unter Serotherapie trat Heilung ein.

a) Bakteriämie

Die erste Frage lautet nach der *Bakteriämie* oder *Toxinämie* als primärem Vorgang.

Die Existenz einer *Bakteriämie* ist bewiesen. Sie kommt wahrscheinlich etwas häufiger vor, als man bisher angenommen hat (Literatur bis 1952, s. HOTTINGER), ist aber nicht im geringsten ein allgemeines Vorkommnis oder eine obligate Folge der primären Infektion. Sie wurde in den letzten 15 Jahren wiederum mehrfach beschrieben, besonders bei schweren Verlaufsformen und in der Agone (BARTA, 1956; PJATKIN, 1960; KOCH und RÖMER, 1952).

b) Mischinfektion

In den 20er bis 30er Jahren wurde sehr häufig die *Mischinfektion mit Streptokokken* als Ursache besonders maligner Verlaufsformen der Diphtherie angeschuldigt. Es wurden auch Seren hergestellt für die Behandlung solcher Mischinfektionen mit Antitoxin gegen Diphtherie und antitoxischen und antibakteriellen Komponenten gegen Streptokokken. Die *Klinik* hat damals Erfolge mit diesen Mischseren *nicht anerkennen können.* Die Erfolge bei malignen Fällen waren gleich schlecht, ob nun Streptokokken-Diphtheriemischseren oder Diphtherieantitoxin allein gegeben wurde.

Heute ist die Frage der Mischinfektion wieder aufzunehmen im Lichte der Phagengenese der Toxinogenität. Es liegen sichere Anzeichen dafür vor, daß Staphylokokkenphagen — vielleicht auch Streptokokkenphagen — auf avirulente Diphtheriebacillen übertragen, bei diesen Corynebacillen Toxinogenität erzeugen können. Darin liegt die neue Fragestellung. Beantworten können wir sie heute allerdings noch nicht.

S. hierzu Kapitel „Spreading-Faktoren", pro- und antibiotische Substanzen, S. 1287 im Beitrag HOTTINGER im Handbuch der inneren Medizin „Die Diphtherie" (1952) ZIRONI, GALEOTTI-FLORI und SCHIYA sowie DULISCOUET).

c) Toxine

Die Standardisierung führte zu folgenden Maßeinheiten:

1. Toxineinheit: DLM (Dosis letalis minima). Nach der Definition von EHRLICH ist dies die geringste Toxindosis, die ein 250 g schweres Meerschweinchen in 4 Tagen nach subcutaner Injektion tötet.

2. Antitoxineinheit. Nach EHRLICH neutralisiert die Antitoxineinheit 100mal eine DLM. Die verschiedenen Seruminstitute haben sich international auf diese Einheiten eingestellt. Für USA gilt als offizielle Standardeinheit des Antitoxins diejenige Menge Antitoxin, welche in $^1/_{6000}$ g eines bestimmten, unkonzentrierten, getrockneten antitoxischen Pferdeserums enthalten ist, das seit 1905 im National Institute of Health in Bethesda (Maryland) aufbewahrt wird. Diese Menge ist identisch mit der internationalen Antitoxineinheit, bzw. identisch mit EHRLICHS Standardantitoxin, dessen Einheit 100 DLM neutralisiert.

Aus Gründen der Praxis wird an vielen Orten das Toxin mit Hilfe dieser Antitoxineinheiten standardisiert, denn Antitoxin läßt sich besser aufbewahren als Toxin.

3a. Einheit für Schicktest. 0,1 cm³ der zu injizierenden Lösung muß $^1/_{50}$ DLM enthalten.

3b. Einheit für Rehtest. In einem Tropfen Toxinlösung muß eine Menge Gift enthalten sein, die 30 IE neutralisiert (Cutireaktion von REH durch Scarifikation mit PIRQUET-Bohrer).

3c. Einheit für Percutireaktion von RENAUX und MARYSSAEL. Ein Tropfen Glycerintoxin enthält Gift entsprechend 18 IE (Hautreaktion durch Einreiben in entfettete Haut).

3d. Einheit für Moloneytest. 0,2 cm³ eines 1:200 verdünnten Toxoids, intradermal. (Zur Bestimmung individueller Überempfindlichkeit gegen Impfstoffe). Ist identisch mit ZOELLER-test, wobei 10 L.f. verdünnt werden (20fach) und 0,1 intradermal injiziert wird.

4a. Einheit für Toxoidimpfstoffe. USA Toxoid muß genügend antigenes Vermögen aufweisen, daß 80% von einmal immunisierten Meerschweinchen 10 Tage überleben, wenn die Tiere eine Dosis von 10 DLM subcutan injiziert erhalten.

4b. Flockulationswert (Standardisierung nach RAMON). RAMON beobachtet 1922, daß bei Vermischung von hochwertigem Diphtherietoxin und Antitoxin eine ausgesprochene Flockung entsteht, doch nur in einer gewissen Zone. Nach seiner Auffassung ist dieser Flockungsvorgang geeignet, um als Maß für die Immunisierungseigenschaften eines Impfstoffes verwendet zu werden. Das Optimum der Flockung entspreche der genauen Neutralisation des Toxins. Es kann bei diesem Verfahren nicht nur ein Flockungswert (L.f.), sondern auch eine Flockungszeit (K.f.) bestimmt werden. Beide Werte bestimmen nach RAMON „le pouvoir antigène intrinsèque" des Toxoids (L = limes).

Indessen gilt heute das Flockungsverfahren nur noch für Rohtoxoide, um Annäherungswerte zu bestimmen, und die meisten staatlichen Vorschriften standardisieren ihre Impfstoffe nach wesentlich komplizierteren Verfahren. Für *Deutschland* gilt die Wertbemessung von hochaktiven Impfstoffen nach der Methode von PRIGGE und H. SCHMIDT. In *England* wird neben einem Flockungswert von mindestens L.f. = 50 das Immunisierungsvermögen im Tierversuch derart bestimmt, daß bei 10 Meerschweinchen die Antitoxinproduktion im Blut als Reaktion auf einen Impfstoff nach einer bestimmten Zeit gemessen wird, und zwar als Hauttest nach einer injection de rappel.

An vielen Orten wird das Toxin nicht nach der ursprünglichen Methode von EHRLICH standardisiert, sondern die quantitative Bestimmung der Giftigkeit wird vorgenommen nach vorheriger oder bei gleichzeitiger Zufuhr von *einer Immunitätseinheit* Antitoxin. Es ist dann die Toxineinheit = derjenigen kleinsten Menge, die mit einer Immunitätseinheit vermischt und subcutan injiziert ein Meerschwein von 250 g in 4 Tagen tötet. Die Bezeichnung in der Literatur dieser Einheit ist L_+. Die größte Menge Toxin, welche mit einer Immunitätseinheit vermischt und subcutan injiziert *eben noch keine* toxischen Veränderungen macht bei einem 250 g schweren Meerschwein, wird mit L_0 bezeichnet. Dieses sind Meßmethoden, die nicht die eigentliche Toxizität, sondern das Bindungsvermögen mit Antitoxin messen wollen.

Tab. 2 gibt eine Zusammenstellung über die verschiedenen in der Literatur verwendeten Maße (nach GLENNY, 1925):

Tabelle 2

Gemessene Eigenschaften:	Einheit oder Dosis		Auswirkung am Meerschweinchen von 250 gr nach subcutaner Injektion
	Toxin	Antitoxin	
Toxizität	DLM	—	Tod am 4. Tag post injectionem.
„	DRM	—	Minimale Hautreaktion.
Bindungsvermögen	L_+	Dosis + 1 IE	Mischung tötet in 4 Tagen.
„	L_0	Dosis + 1 IE	Mischung macht minimales Ödem
„	L_r	Dosis + 1 IE	Mischung macht minimale Hautreaktion.
„	L_f	Dosis + 1 IE	Mischung ist optimal proportioniert für Flockulation.

Literatur: GLENNY, A.T.: J. of Hyg. **24**, 301 (1925). — Brit. med. J. **11**, 244 (1930). — Siehe hierzu die ausgezeichnete Studie über Diphtherie-Impfstoffe von G. WEISFLOG: Bull. eidgen. Gesdh. amt **1951**, 47.

Virulenztest. 2 Meerschweinchen von 250 g werden verwendet. Ein Tier erhält eine Schutzdosis von 250 E Antitoxin. 12—24 Std später werden beide Tiere subcutan infiziert mit einer 48stündigen Kultur (flüssiger Ascitesnährboden). Analoge Methoden durch intracutane oder intraperitoneale Injektionen. Wenn der zu untersuchende Diphtheriebacillenstamm virulent ist, so geht das nicht geschützte Meerschweinchen in 3—6 Tagen ein.

Freies Toxin im Blut und Liquor. Die Frage, ob und in welchen Mengen im Blut von kranken Menschen freies Toxin auftritt, ist für Pathogenese und Therapie der Krankheit sicher von erheblicher Bedeutung.

Bis 1931 war es nicht gelungen, das Diphtherietoxin im Blut nachzuweisen. Erst die Methodik von GILDEMEISTER und WATANABE (1930) hat die Möglichkeit gebracht, an der Kaninchencornea kleinste Mengen von Diphtherietoxin nachzuweisen. Die Methode ist zehnmal empfindlicher als die Intracutanmethode von RÖMER. Mit dieser Methodik gelang es den beiden Forschern (GILDEMEISTER und WATANABE) nur einmal unter 39 Diphtheriekranken im *Blut* den Nachweis geringer Mengen von freiem Toxin zu erbringen. Im *Liquor* fanden sich bei 3 Untersuchungen kein Toxin. Auch HOTTINGER und seinen Mitarbeitern (1931) gelang es nicht, mit dieser Methode freies Toxin im Blut oder Liquor nachzuweisen. Indessen ist es später STEINMAURER und SCHMID mit einer neuen Versuchsanordnung nach JENSEN und CLAUS auf der Haut des weißen Kaninchens gelungen, die Empfindlichkeit des Nachweises zu steigern. Die Methode erlaubt $^1/_{6000}$ DLM noch abzulesen (= DRM). Damit war der Nachweis von freiem Toxin im Blut in 6 von 52 Krankheitsfällen positiv. Weitere Arbeiten (s. WILDFÜHR, 1940) ergaben, daß nur bei etwa 10% der Diphtheriekranken freies Toxin in sehr kleinen Mengen im Blut kreist. Auffallend ist die Tatsache, daß dieser Befund nach Verschwinden der Bacillen im Rachen in der 4.—5. Krankheitswoche, 6—10 Tage vor Auftreten der Lähmungen, erhoben wurde.

Woher aber kommt das Toxin in der 4.—5. Krankheitswoche? Entweder muß man annehmen, daß einzelne Bacillennester in der Lunge, oder in der Tiefe der Tonsillen übriggeblieben sind, oder aber daß die Toxin-Antitoxinverbindung gesprengt wird und Toxin frei werden läßt. Auch hierüber sind die Akten noch nicht zu schließen.

d) Schick-Reaktion

Nach B. Schick steht im Vordergrund des Krankheitsgeschehens der *Schutzkörpergehalt des Serums*. Schick nimmt an, daß auch das Zustandekommen der Epidemien sich durch die Zu- und Abnahme von schutzkörperlosen Individuen erklären läßt.

In der Tat steht heute noch *die Lehre vom Antitoxingehalt des Blutes im Zentrum der Schulmeinung über die Pathogenese der Diphtherie.*

Kurz und schematisch läßt sich diese Ansicht folgendermaßen zusammenfassen: Das von den Diphtheriebacillen abgesonderte Toxin macht die Krankheits-

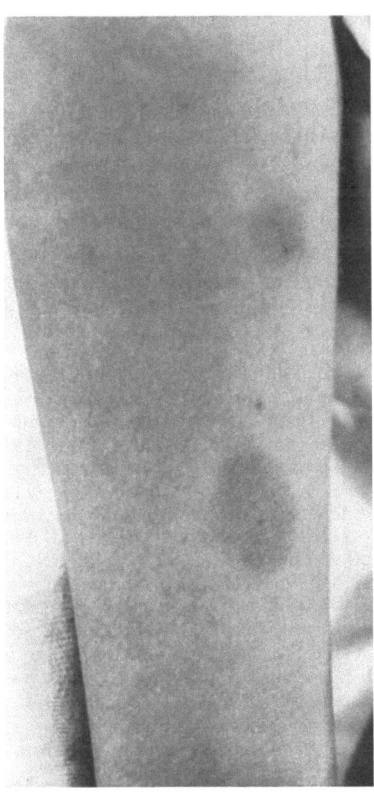

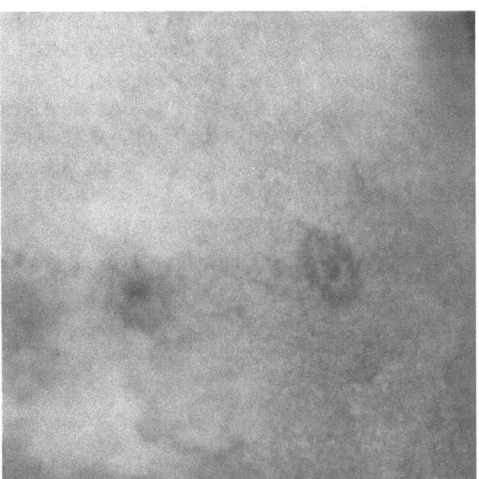

Abb. 11. Typischer Schick-Test am Vorderarm. In der Mitte der 3 Reaktionen ist die intracutane Bouillonkontrolle negativ. Proximal ist die Kontrolle mit erhitztem Toxin leicht positiv. Distal ist die eigentliche Toxinreaktion stark positiv und überwiegt die Kontrollreaktionen sehr stark. Positiver Ausfall der Schick-Reaktion

Abb. 12. Kokardenphänomen der Schick-Reaktion. Ringförmiges Infiltrat um einen zentralen, entzündlichen Herd (Stich-Reaktion). Dazwischen liegt eine unveränderte Hautzone. In diesem Falle wurde die Hauttoxinreaktion bei einem Schick-positiven Kind von 8 Jahren durch eine Pferdeleerseruminjektion von 2 cm³ je Kilogramm Körpergewicht beeinflußt. Dadurch kommt es zu der Kokardenbildung (im Bild links). Die zweite auf der Abbildung sichtbare Hautreaktion ist 6 Std vor der Serumgabe gesetzt worden und zeigt eine zentrale, heftige, nekrotische Entzündung mit rotem Hof (unbeeinflußte Schick-Probe)

erscheinungen. Die Heilung bzw. die Verhütung der Krankheit erfolgt durch das Antitoxin unter Neutralisation des Toxins.

Ein Organismus, der für Diphtherietoxin empfänglich ist, zeigt auf der Haut eine Rötung und Infiltration nach intracutaner Einverleibung von Spuren von Diphtherietoxin *(Schicktest)*. Ist er immun, so läßt sich das an Hand der Unempfindlichkeit der Haut für den Schicktest nachweisen oder durch die Bestimmung der *Antikörpermenge im Blut. Eine bestimmte Menge von Antitoxin im*

Serum (0,03 IE je cm³ Serum) bedeutet Immunität. Unterschreiten dieser sog. *Schickschwelle* bedeutet Empfänglichkeit für Diphtherie. Das Überstehen der Krankheit geht einher mit Ansteigen der Blutantitoxinwerte über die Schickschwelle bzw. mit Negativwerden des Schicktests. Die Pathogenese ist somit ein Problem der Toxin-Antitoxinneutralisierung.

Die *Konsequenzen* dieser Lehre sind für Therapie und Prophylaxe klar. Die Therapie sucht durch passive Zufuhr von Antitoxin den Krankheitsprozeß zu stoppen. Die Prophylaxe kann entweder *passiv* durch Zufuhr von Antitoxin der Krankheit zuvorkommen oder sie kann den Organismus *aktiv durch Impfung* mit Toxin immunisieren. Diese Auffassung hat den Vorteil der Einfachheit, Klarheit und Logik. Viele Tatsachen, die bis heute über das Zustandekommen von Krankheit und Epidemie entdeckt worden sind, lassen sich hier zwanglos eingliedern. Der Nachteil für die Auffassung des Krankheitsgeschehens beim Menschen liegt darin, daß die Theorie unter dem Eindruck des immer wieder gleichmäßig ablaufenden Experimentes am Meerschweinchen formuliert wurde.

Individuelle Momente kommen beim Versuchstier nicht zum Vorschein, darum steht die Gesetzmäßigkeit des Tierversuchs im Brennpunkt der theoretischen Betrachtungen. Für das Geschen am Menschen ist zu untersuchen, wieweit die theoretischen Vorstellungen der Wirklichkeit entsprechen. Nach LAURELL et al. haben Totalbestrahlungen mit Röntgenstrahlen keinen Einfluß auf die Antitoxinbildung. Wird die Milz entfernt (RITTMAR et al., 1956) oder bestrahlt, so wird die Antitoxinproduktion gehemmt. Milzgewebskulturen sollen Antitoxin produzieren.

Schicktest und Empfänglichkeit für Diphtherie. SCHICK und KARASAWA fanden 1910, daß 30 an Diphtherie erkrankte Kinder stets frei von Schutzkörpern waren, wogegen gesunde, nicht an Diphtherie erkrankte Kinder und Erwachsene wechselnden Gehalt an Schutzkörpern aufwiesen. Das Vorhandensein von Immunkörpern im Neugeborenenserum konnte nachgewiesen werden. Damit war der *erste Beweis* für die Auffassung des Krankheitsgeschehens als Analogon zum Tierversuch gegeben. Der verschiedene Antitoxingehalt des Serums verschiedener Altersklassen erklärte ebenso wie die Altersverteilung der positiven und negativen Schickreaktionen zwanglos die Altersdisposition der Diphtherie (s. Kapitel Epidemiologie und Altersverteilung).

Leichte Infektionen mit Diphtherie laufen sehr häufig ohne klinische Symptome ab *(stumme Infektion)* und führen zur Immunisierung *(stumme Feiung)*. Die Schickreaktion ist in solchen Fällen negativ und der Serumgehalt an Antitoxin übersteigt 0,03 IE je cm³.

Die Untersuchung ganzer Bevölkerungsteile mit Hilfe der Schickreaktion kann Aufschluß geben über die Anzahl der empfänglichen und nichtempfänglichen Individuen innerhalb der untersuchten Bevölkerung.

Die *Technik der Schickreaktion* beim Menschen ist folgende: Die Menge von $^1/_{50}$ DLM in 0,1—0,2 cm³ physiologischer Kochsalzlösung wird intracutan in die Haut der Beuge- oder Streckseite des Vorderarms mit einer sehr feinen Nadel injiziert. Die Öffnung der Nadel soll nach oben gerichtet sein. Bei gelungener Injektion sieht man unmittelbar nachher eine weiße Quaddel mit deutlich ausgeprägten, eingezogenen Haarfollikeln. Innerhalb 24 Std entwickelt sich bei *positiver* Reaktion eine scharf begrenzte Rötung und Infiltration von 15—25 mm Durchmesser, deren Intensität während weiterer 24—28 Std noch zunimmt, und dann in der Regel unter Pigmentierung und Schuppung abheilt. Positive Reaktionen sind lange sichtbar. Die pigmentierte Stelle ist trocken, lederartig und gefältet. Das *Ablesen der Reaktion* erfolgt *frühestens nach 48 Std, nach* ZINGHER *erst am 5. Tag*. Nach TAYLOR und MOLONAY (1937) muß für die Schickreaktion eine frische standardisierte Schicktoxinlösung in Boratpufferlösung verwendet werden, um möglichst viele Pseudoreaktionen zu vermeiden.

Es treten Parareaktionen auf, d. h. entzündliche Rötung und Infiltration, die auf Proteinen der Bacillenleiber oder der Bouillonkultur beruhen. Solche Reaktionen sind in den ersten 5 Lebensjahren selten und nehmen allmählich mit steigendem Lebensalter an Häufigkeit zu. Namentlich erwachsene Diphtherierekonvaleszenten und Tuberkulöse zeigen diese Reaktion. Es muß daher eine Kontrolle mit erhitztem Toxin vorgenommen werden. Eine weitere Kontrolle sollte mit durch Antitoxin neutralisiertem Toxin gemacht werden. Die *Pseudoreaktion (Parareaktion)* entwickelt sich rascher. Sie erreicht ihren Höhepunkt und verschwindet rascher und hinterläßt keine Pigmentation.

Das *Ausbleiben* jeglicher Rötung und Schwellungen an der Injektionsstelle beweist nach SCHICK das Vorhandensein von mindestens 0,03 IE im cm³ Serum. Diese Antitoxinmenge genüge auch, um eine Erkrankung von Diphtherie zu verhüten.

Die Ausführung des Schicktests ist einfach. Wichtig ist, daß das Kontrolltoxin durch 5 min dauerndes Erhitzen auf 80°C sicher zerstört ist. Schwieriger ist die Ablesung, wenn der Kontrolltest ebenfalls reagiert. Hierfür gilt die Regel, daß nur dann die Hautprobe als positiv bezeichnet werden darf, wenn die Toxinreaktion etwa 50% stärker ausfällt als die Kontrolle mit erhitztem Toxin; außerdem muß die Kontrollreaktion rascher verschwinden.

Bei *Neugeborenen* finden sich in 84% Schutzkörper gegen Diphtherie; bis zum Ende des 1. Lebensjahres erfolgt ein steiler, gradliniger Abfall auf etwa 10%. Brustkinder zeigen einen etwas weniger steilen Abfall als künstlich ernährte Kinder. Am Ende des 1. Lebensjahres ist die Mehrzahl der Kinder frei von Antitoxin, d.h. diphtherieempfänglich.

Die *negativen Reaktionen* steigen nun allmählich an, mit etwa 7 Jahren ist derselbe Prozentsatz negativ wie mit etwa 6 Monaten. Mit 16 Jahren werden etwa 85% der Menschen negativ. Nach dem 60. Lebensjahr erfolgt wieder eine Zunahme der positiven Reaktionen.

Der Abfall im 1. Lebensjahr ist auf den Abbau der von der Mutter herrührenden Gammaglobuline zurückzuführen. Mutter und Kind haben bei der Geburt gleiche Immunitätsverhältnisse (van der Hover van Genderen). Bei beiden ist entweder Antitoxin vorhanden oder es fehlt.

Der Anstieg des Antikörpergehaltes des Blutes nach dem 1. Lebensjahr bzw. die Zunahme der negativen Schickreaktion wird von den meisten auf die stille Feiung (v. Pfaundler) zurückgeführt. Eine *unspezifische Stimulierung der Produktion von Diphtherieantitoxin durch andere Infekte* nimmt Hirszfeld an, eine *sog. serologische Reifung des Individuums* hat Friedberger nachgewiesen (1928/29).

Die *Stabilität der Schickreaktion* ist nur relativ. Bei einem gewissen Prozentsatz von Schick-negativen Individuen ändert sich der Hauttest und wird spontan wieder positiv. Das bedeutet, daß aus unbekannten Ursachen die natürliche oder erworbene Immunität gegen Diphtherie verlorengegangen ist. Verglichen mit dem *Dicktest* durch Scharlachtoxin ist der Schicktest etwas stabiler. Der Prozentsatz, der in der Beobachtungszeit von 1—2 Jahren von negativ zu positiv wechselnden Schickreaktionen wird etwas verschieden angegeben und schwankt zwischen 7 und 24% (Neimann, 1950).

Auch umgekehrt kann die positive Schickreaktion negativ werden, meistens wird das als Ausdruck der Immunisierung beurteilt; jedoch gibt es genügend Beobachter, die zeigen, daß das Verschwinden der positiven Schickreaktion aus denselben Gründen eintreten kann wie das Verschwinden einer positiven Tuberkulinreaktion. Diese Fälle müssen als *Hautanergie* infolge von Krankheiten (subphrenischer Absceß, Masern, Scharlach, Pneumopathie usw.) aufgefaßt werden (Sohier, Capdeville und Navel).

Tabelle 3. *Altersgemäße Verteilung der Schick-Reaktion* (nach Schick, v. Groer und Kassowitz). Aus Brennemann's Pediatrics II. Chap 4, S. 7 (1965)

Alter	% positiver Schicktest	% negativer Schicktest
Neugeborene	16	84
0— 3 Monate	28	72
3— 5 Monate	43	57
6— 7 Monate	57	43
7— 8 Monate	63	37
8— 9 Monate	84	16
9—10 Monate	93	7
10—11 Monate	87	13
11—12 Monate	91	9
1— 3 Jahre	83	17
4— 6 Jahre	61	39
6— 7 Jahre	50	50
7— 8 Jahre	44	56
8— 9 Jahre	37	63
9—10 Jahre	32	68
10—11 Jahre	29	71
11—12 Jahre	28	72
12—13 Jahre	24	76
13—14 Jahre	23	77
14—15 Jahre	20	80
15—16 Jahre	18	82
16—17 Jahre	18	82
über 17 Jahre.	14	86

Für unsere Untersuchungen ist nur das Positivwerden des negativen Schicktests, also der Verlust der Immunität wichtig. Die *Schickreaktion gibt nur bedingt Aufschluß*, und ihr Resultat muß für Massenuntersuchungen mit einem Fehler von ± 20% und bei individueller Anwendung ebenfalls mit einer gewissen Reserve eingesetzt werden. Trotz des nur bedingten Wertes der Diphtheriehautreaktion möchte ich dennoch die Verwendbarkeit der Hautteste als Orientierungsmethoden nicht ablehnen. Untersuchungen über die Häufigkeit des positiven *Schicktests* wurden in allen Ländern der Welt durchgeführt. Im Prinzip bestätigen sie überall die Empfänglichkeit der jugendlichen Bevölkerung und die relative Unempfindlichkeit der Erwachsenengeneration (Tab. 3).

e) Das Antitoxin

Das Diphtherietoxin wirkt, seiner Proteinnatur entsprechend, als Antigen. Bei infizierten oder mit Toxin behandelten Tieren, die am Leben bleiben, findet sich im Serum ein spezifischer Antikörper. Die Entdeckung dieses *Antitoxin* genannten Bestandteils des Serums verdanken wir EMIL v. BEHRING (1890).

E. v. BEHRING konnte nachweisen, daß das Antitoxin Tiere vor Infektion und vor der Intoxikation zu schützen vermag. Er hat das Blutserum des Pferdes zu Immunisierungszwecken verwendet, nachdem er die Tiere zuerst gegen Toxin bzw. Bacillen aktiv immunisiert hat. Eigentlich wurde das Immunserum von v. BEHRING als *prophylaktisches Mittel in die Therapie eingeführt*, in der klaren Erkenntnis, daß es nur ganz geringe rückwirkende Kraft entfalten kann. Das heißt, wenn bei einem experimentell infizierten oder vergifteten Versuchstier das antitoxinhaltige Serum mehr als 6 Std nach der Infektion oder Vergiftung verabreicht wird, so sind die Aussichten einer Neutralisierung der Gift- oder Infektionsschäden nur noch sehr gering. Gleichzeitig oder noch besser vor der Infektion verabreichtes antitoxinhaltiges Serum aber vermag, wenn die Antitoxinmenge genügend groß ist, die Versuchstiere mit Sicherheit zu schützen. Es hängt dies mit der Reaktions- oder Fixationsgeschwindigkeit des Toxins in den Geweben zusammen. Man kann dies auch in der folgenden Art demonstrieren: einem Kaninchen wird die zehnfache letale Dosis subcutan injiziert und nachher intravenös Antitoxin verabreicht, dann muß mit zunehmendem Zeitintervall immer mehr Serum gegeben werden, um das Tier am Leben zu erhalten, wie folgende Tabelle (nach L. B. HOLT) zeigt.

Nach 10 min =   5 E
nach 20 min =   200 E
nach 30 min = 2000 E
nach 60 min = 5000 E
nach 90 min = ohne Wirkung.

Als bester Antitoxinbildner hat sich das *Pferd* erwiesen, zumal es bei diesem großen Tier möglich ist, verhältnismäßig große Mengen Blutserum zu gewinnen. Auch das *Rind* läßt sich zu Immunisierungszwecken verwenden, jedoch gelingt es nicht, den Gehalt seines Blutes an Antikörpern über ein gewisses Maß zu steigern. Im Lauf der über 70 Jahre, die seit der Entdeckung von v. BEHRING verflossen sind, hat man gelernt wie Pferde zu immunisieren sind, um einen ganz besonders hohen Titer an Antikörpern zu erzielen (Tapiocamethode usw.). Man hat ferner gelernt, durch Ausfällung eines Teils der überflüssigen Eiweißkörper (Albumine) durch Dialyse, Verdauung und Dialyse usw. das Serum zu konzentrieren (H. SCHMIDT).

Aus dem prophylaktischen Serum ist das sog. Diphtherieheilserum geworden, welches mit Recht und einem gewissen Erfolg seit 1894 für die Therapie der menschlichen Diphtherie verwendet wird.

Bis 1938 galt es als sicher, daß das Heilserum bzw. dessen Antitoxingehalt eine einheitliche Substanz sei. Das Problem der Toxin-Antitoxinneutralisation wurde ebenso wie das Problem Toxinbildung der Diphtheriebacillen nur von der *quantitativen Seite* und nicht von der *qualitativen* beurteilt. Eine große Zahl von Arbeiten beschäftigte sich mit diesen Fragen. Immer wieder wurde festgestellt, daß die Toxinproduktion der verschiedenen Diphtheriestämme zwar in ihrer Quantität und in ihrer Produktionsgeschwindigkeit Unterschiede zeigt, nie aber konnten qualitative Differenzen der Giftstoffe festgestellt werden (SIEMENS, 1930; CLAUBERG, 1939; MORTON, 1940; UCHIKURA, 1939—1941; MACLEOD, 1943; NORLIN, 1944; ZIMMERMANN, 1946). Entsprechend diesen Befunden, wurde angenommen, daß das Antitoxin das Toxin vollständig zu neutralisieren vermochte. Es gab somit bezüglich der Toxin-Antitoxinneutralisation keine Zweifel und keine Unterschiede in der Qualität, sondern *nur quantitative Fragen*. Indessen hat sich dieser Aspekt verändert und wir wissen, daß es mindestens vier verschiedene Komponenten des Diphtherietoxins gibt und eine Reihe von Bacillen-Oberflächen- und Tiefenantigenen existieren. Ferner kennen wir heute die Rolle der induzierenden Phagen.

Antitoxingehalt des Blutes*. Die allgemeinen Erfahrungen am Menschen haben gelehrt, daß ein gewisser Gehalt des Blutes an Antitoxin mit einer gewissen Sicherheit vor der Erkrankung an Diphtherie schützen kann. Als ausreichender Gehalt des Serums gilt die Menge von 0,01—0,05 IE je cm³ Serum *(Schick-*

schwelle). Bei diesem Maß handelt es sich aber nicht um eine unveränderliche Größe. *Bei vielen Menschen stellt man Schwankungen des Antitoxingehaltes fest,* die in kürzeren oder längeren Zeiträumen auftreten. Es gelten für den Antitoxingehalt des menschlichen Blutes dieselben Einschränkungen, wie wir sie bei der Schickprobe auseinandergesetzt haben. Körperliche Erschöpfung, starkes Schwitzen, Krankheiten und andere Momente können den Antitoxingehalt des Blutes verändern, also spezifische und unspezifische Reize.

 * In der älteren Literatur wird immer darauf hingewiesen, wie wichtig die Frauenmilch für den jungen Säugling sei wegen des Gehaltes der Frauenmilch an Antitoxinen und anderen Schutzstoffen, speziell an Diphtherieantitoxin. In einer der neueren Arbeiten (WILKOT-SCHEWSKI et al., 1962) wurde der Antitoxingehalt im Serum der Mutter, im Serum des Neugeborenen und in der Milch der Mutter verglichen. Unter 106 Frauen hatten 89,6% deutliche und meßbare Mengen von Antitoxin im Blut (Schwankung zwischen 0,02—2 A.E./ml.). 83,9% der Neugeborenen hatten Antitoxin im Nabelschnurblut, die Mehrzahl über 0,1 A.E./ml.

 In der Frauenmilch waren nur bei 20% der Mütter, welche in ihrem Blut genügend Antitoxin aufwiesen, Spuren von Antitoxin nachzuweisen. In der Regel waren es weniger als 0,02 Antitoxineinheiten pro ml. KLENEY u. Mitarb. (1955) konstatieren, daß die Neugeborenen junger Mütter im Nabelschnurblut einen höheren Antitoxintiter haben, als die älterer Mütter.

 Es wird daher nicht erstaunen, wenn eine ganze Reihe von Arbeiten sich damit abgegeben haben, den Antitoxingehalt des Blutes bei Kranken zu bestimmen.

 Vorwegnehmend soll gesagt sein, daß sich prinzipiell überall dasselbe Ergebnis fand. Die große Zahl, namentlich leichter Fälle, wies nur geringe Spuren oder gar kein Antitoxin im Blut auf. In vielen Arbeiten gelang es, den Antitoxingehalt am 1. oder 2. Krankheitstage noch vor der therapeutischen Anwendung von Heilserum zu bestimmen. Nun zeigte sich, daß bei bestimmten, namentlich schweren Fällen, erhebliche Mengen von Antitoxin schon zu Beginn der Krankheit vorhanden waren.

 Als Beispiel seien einige Beobachtungen von HOTTINGER (1935) angeführt (s. Abb. 14 und 15). Daraus geht hervor, daß etwa die Hälfte aller von HOTTINGER untersuchten Fälle während einer Diphtherieepidemie in Düsseldorf trotz hohem Antitoxingehalt (über $^1/_{10}$ IE je cm³) an Diphtherie erkrankt waren.

 Auch andere Untersucher fanden schon früher, allerdings an kleinerem Material, ähnliche Verhältnisse (HAMBURGER und HAIDVOGEL, Wien 1926; ZÖLCH, München 1934).

 Seither haben sich mehrere Forscher mit dieser Frage befaßt. MADSEN (1939), PROCHAZKA (1937), CIANTINI (1935 und 1940), DUDLEY u. Mitarb. (1934), HERDER (1934), UNDERWOOD (1935), BIDOLI (1936), STEINMAURER und SCHMID (1938), ZIRONI (1938). Alle diese Untersuchungen bestätigen die von OPITZ (1915) und SCHÜRER (1919) bereits festgelegte Tatsache, daß hoher Antitoxingehalt des Serums nicht mit Sicherheit vor Erkrankung schützt.

 Zusammenfassend kann folgendes gesagt werden: *Das Vorkommen von Diphtherieerkrankung bei Patienten mit reichlichen Antitoxinmengen im Blut ist durch zahlreiche Autoren erwiesen. Höchstwahrscheinlich ist das Antitoxin schon vor Beginn der Infektion im Blut anwesend.* Die Schutzwirkung ist zwar in der Mehrzahl der Fälle sicher, jedoch lehren uns diese *Ausnahmen,* die zahlenmäßig immerhin ins Gewicht fallen, daß die *Höhe des Antitoxingehaltes allein* nicht darüber entscheidet, ob man krank wird oder nicht.

 Von großer Wichtigkeit ist ein *technisches Moment bei der Bestimmung des Antitoxins,* auf welches in der „Study of Diphtheria in 2 areas of Great Britain" (1950) besonders hingewiesen wird: In den Spritzen, in welchen Heilserum gespritzt wird, bleibt auch bei guter Reinigung oft so viel Antitoxin an Glas und Kolben hängen, daß bei Blutentnahmen zur Bestimmung der Antitoxinwerte, die mit denselben Spritzen durchgeführt werden, große Fehler entstehen, die Antitoxingehalt vortäuschen können.

 Auch unter Berücksichtigung dieser Fehlerquelle mußte die Forschergruppe, welche 1950 diese Studien publizierte, bei wiederholten Untersuchungen feststellen, *daß Schick-negative Personen trotz genügendem oder hohem Antitoxingehalt im Blut an Diphtherie erkrankten.* Diese Forscher nehmen namentlich für die leicht verlaufenden Fälle an, daß der initiale hohe Antitoxingehalt als spezifische Reaktion im Sinne einer raschen Bildung von Schutzkörpern auf den Reiz der Infektion aufzufassen sei. Dies mag zum Teil stimmen, namentlich wenn man berücksichtigt, daß viele Menschen auf die wiederholte Injektion einer einfachen oder doppelten Schickdosis in dieser Weise reagieren (CURTH und LORENZ, 1931; s. auch D'AGOSTINO).

 Die Pathogenese als Problem der Neutralisation von Toxin durch Antitoxin im menschlichen Organismus aufzufassen, ist aber zu einfach und zu schematisch gedacht.

 Dagegen dürfte die spätere *Verlaufsform* zum wesentlichen Teil durch die Anwesenheit oder das Fehlen von Antitoxin bestimmt werden. Schon in den Zusammenstellungen von HOTTINGER und TÖPFER (1933) aus der Düsseldorfer Epidemie geht das hervor. Hohe Antitoxinwerte geben einen relativ guten Schutz vor schweren Verlaufsformen, namentlich scheinen sie den fatalen Ausgang zu verhüten. Dies hat sich seither in vielen Untersuchungen bestätigt, auch in der „Study of Diphtheria in 2 areas of Great Britain" kommt diese Tatsache deutlich zum Ausdruck. (Vergleiche hierzu die Resultate der Schutzimpfung).

Abb. 13a—c zeigt den *Verlauf der aktiven Schutzimpfung gegen Diphtherie*, gemessen an Hand von Bestimmungen des Antitoxingehaltes im Serum und des Umschlags der Schick-Reaktion von positiv zu negativ in verschiedenen Altersstufen (nach HOTTINGER and QUACK, 1933). Je reifer der Organismus wird, umso typischer verläuft die Antitoxinkurve nach der Impfung (9, 11 Jahre und Erwachsene).

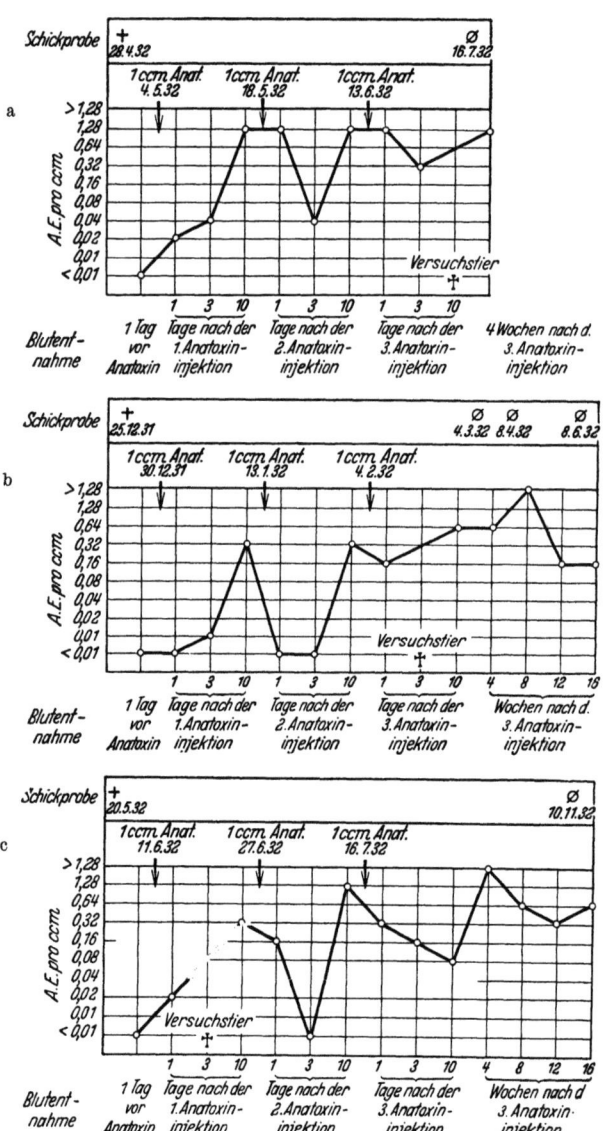

Abb. 13a—c. Typische Reaktionen auf aktive Schutzimpfung gegen Diphtherie: Antitoxingehalt des Blutes und Schick-Reaktion, a) bei 9 Jahre altem Mädchen, b) bei 11 Jahre altem Mädchen, c) bei Erwachsenem

Zum Teil sind die *Konsequenzen* auch schon gezogen worden, indem mehrere Forscher Untersuchungen zur Gewinnung von spezifischen, qualitativ unterscheidbaren Antikörpern unternommen haben.

Es handelt sich bei vielen dieser Untersuchungen vorerst nur um rein theoretische Fragen, aber es sind auch schon einige — leider zu wenige — praktische Therapieversuche unternommen worden. Zu den theoretischen Fragen s. Antigenanalyse der Toxine. (Literatur POULIK und POULIK, RELYVELD und RAYNAUD, YONEDA, MATSUDA, LAUTROP, POPE usw.).

Zu den praktischen Untersuchungen s. STROEDER und NIGGEMEYER, MC. SWEENEY und O'MEARA.

f) Die Vaccinen

Es ist leicht verständlich, daß *nach dem gesetzmäßigen Verlauf der künstlichen Infektions- und Intoxikationsversuche beim Tier und dem Nachweis der Immunisierbarkeit vieler Säugetiere nach einem Impfstoff gesucht wurde, der beim Menschen anzuwenden wäre.*

Die *ersten positiven Untersuchungen* über Immunisierung beim Menschen verdanken wir zwei Italienern BANDI und GAGNONI (1905), die in *Siena* über die aktive menschliche Immunisierung berichtet haben (nach JOH. V. BOKAY), und dem Amerikaner THEOBALD SMITH (1907). Dieser impfte erfolgreich Meerschweinchen und später Kinder mit einem Gemisch aus Toxin und Antitoxin. Nachdem aber gelegentlich Unglücksfälle durch Dissoziation des Gemisches erfolgt sind (Impfkatastrophe von Baden bei Wien 1923), wurde die Methode des Toxin-Antitoxingemisches aufgegeben.

RAMON (1923) verdanken wir die Entdeckung, daß Toxin, mit Formaldehyd behandelt, seine Giftigkeit zwar verliert, jedoch nicht sein antigenes Vermögen. RAMON nannte dieses veränderte Toxin „*Anatoxin*". Im deutschen und angelsächsischen Sprachbereich wird es *Toxoid* genannt. Das Toxoid kann beim Tier ebenso wie das reine Toxin zu Immunisierungszwecken Verwendung finden und läßt sich, wie die letzten 2 Jahrzehnte gezeigt haben, auch beim Menschen mit großem Erfolg zu Massenimmunisierungen gebrauchen. Das Toxoid wurde als Impfstoff in verschiedenen Modifikationen angewandt: Als reines Toxoid, als durch Antitoxin ausgeflocktes Toxoid, als durch Alaun oder Aluminiumhydroxyd niedergeschlagenes Präcipitat, oder als Protamin-Alaun-Toxoid (Ross, 1949). Es wird heute auch in Kombination mit anderen Impfstoffen in den Handel gebracht, z.B. mit Tetanus oder Keuchhusten oder mit beiden zusammen als Tripelvaccine. Neuestens existiert ein vierfacher Impfstoff, kombiniert mit Polioantigen.

Die Wissenschaft über die Impfstoffe hat sich zu einem großen Kapitel der Prophylaxe entwickelt. Reinigungsprozeduren durch Magnesiumhydroxyd (HOLT, 1950), Alkohol (RÜEGSEGGER, 1948), Präcipitation durch Cadmiumchlorid (HOLT), Berücksichtigung des Mineralgehaltes an Aluminium, Phosphatsalzen, Chloriden usw. haben zu außerordentlichen Fortschritten geführt. Die Verbesserung der Impfstoffe berücksichtigt in erster Linie natürlich die Bedingungen der Toxinproduktion, sie basiert auf den Erkenntnissen des Verwendungsstoffwechsels der Bakterien. Die Kulturen werden in ganz oder halbsynthetischen Nährböden durchgeführt, die Reinigungsvorgänge außerordentlich sorgfältig ausgebaut, und die physiologische Aktivität und Auswirkung der Impfstoffe dauernd gesteigert (s. HOLT).

Die praktischen Konsequenzen aus den neuen Aspekten wurden bis heute für die Impfstoffe noch nicht gezogen. Wir verfügen nur über Massen-Impfstoffe, die vom „klassischen" PW 8-Stamm herrühren. Einzig FLECK (1957) hat — mit Erfolg, wie er angibt — den neuen Impfstoff „Anabac" kreiert und verwendet. Es handelt sich um einen Impfstoff aus Anatoxin und Bakterien-Leibessubstanzen.

Es fehlt heute auch an Phagen-Impfstoffen, d. h. aus der Proteinhülle der Phagen hergestellten Vaccinen. Gegen RNS ist eine Immunisierung vorerst nicht möglich. Trotzdem existieren die ersten Untersuchungen auf diesem Feld und ermutigen zu neuer Forschung.

Auf diesem Gebiet ist noch sehr viel an theoretischem und praktischem Wissen und Können nachzuholen: z. B. sollten Impfstoffe, die speziell gegen das Ödem, solche gegen den Nekrosefaktor, solche, die das Hämolysin bildende Toxin berücksichtigen, entwickelt, untersucht und der Praxis zugänglich gemacht werden.

g) Lokale „begünstigende" oder „hemmende" Faktoren

Die Frage erhebt sich, ob lokale Faktoren am Zustandekommen des Haftens der Infektion, der Erkrankung und des Verlaufes beteiligt sind.

Tränen- und Nasenflüssigkeit enthalten Bakteriocine (FLEMING 1921) und RIDLEY (1928), sog. Lysencyme. Wahrscheinlich spielen nach SCHICK am Ort der Infektion lokale, celluläre Mechanismen mit. Dafür spricht Diphtherieerkrankung nach operativen Eingriffen im Nasen-Rachenraum usw. Das Auftreten der Diphtherie nach Masern, Grippe, Schnupfen und Ähnlichem spricht für allgemeine Einflüsse.

Die *Phagocytose* konnte an den lokalen „Abwehr"-Vorgängen objektiviert werden. Vermutet hat das schon ORR-EWING (1946). Der Gravistyp ist diesen lokalen Einflüssen gegenüber widerstandsfähiger. Die schönen Untersuchungen von HAMMERSCHMIDT (1939) weisen in

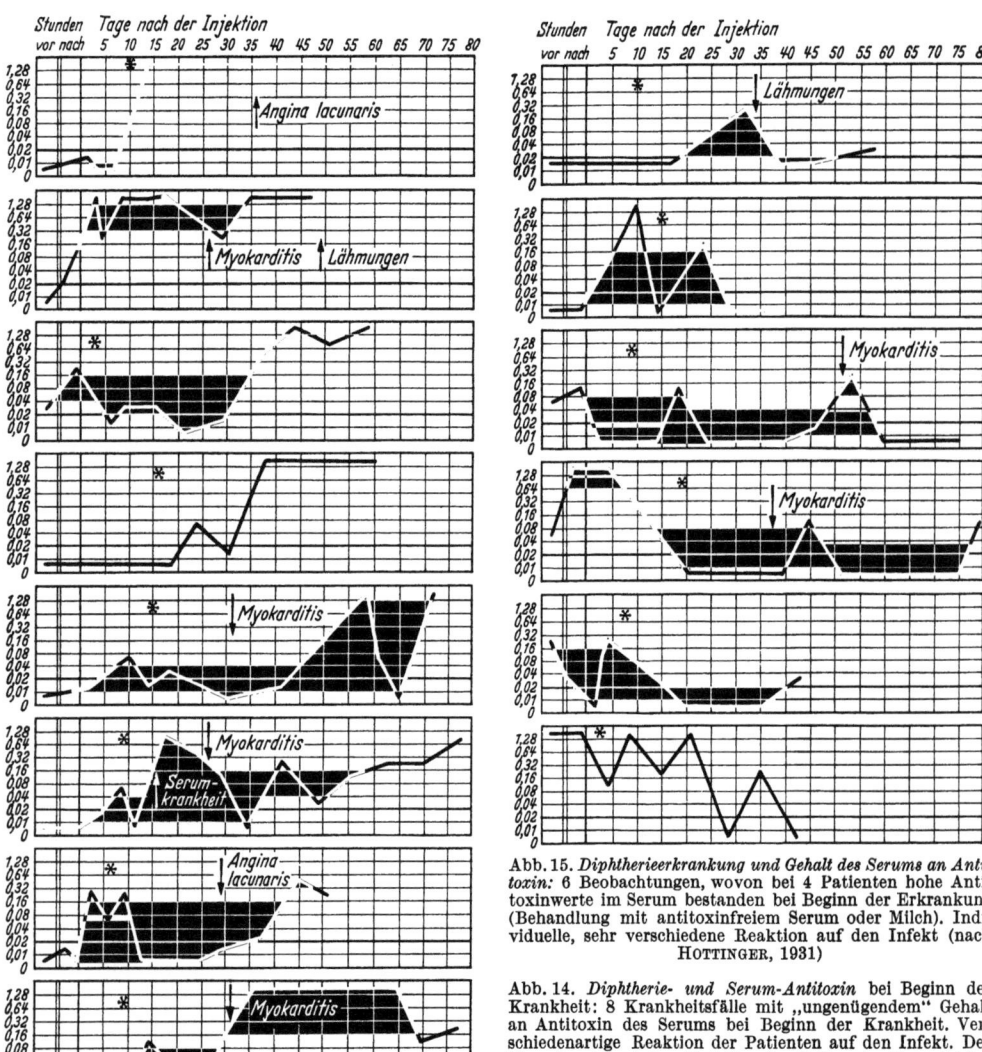

Abb. 15. *Diphtherieerkrankung und Gehalt des Serums an Anti toxin:* 6 Beobachtungen, wovon bei 4 Patienten hohe Anti toxinwerte im Serum bestanden bei Beginn der Erkrankun (Behandlung mit antitoxinfreiem Serum oder Milch). Ind viduelle, sehr verschiedene Reaktion auf den Infekt (nac HOTTINGER, 1931)

Abb. 14. *Diphtherie- und Serum-Antitoxin* bei Beginn de Krankheit: 8 Krankheitsfälle mit „ungenügendem" Geha an Antitoxin des Serums bei Beginn der Krankheit. Ver schiedenartige Reaktion der Patienten auf den Infekt. De Stern bezeichnet das Abstoßen der Beläge, der Doppelstric die Anwendung von Heilserum bzw. Injektion an antitoxir freiem Serum oder Milch (Aolan) (HOTTINGER, 1931)

Abb. 14 und 15. Antitoxingehalt des Blutes bei frisch Erkrankten und beim weiteren Krankheitsverlauf

diese Richtung (Bakterien in Gelatine eingebettet unter die Haut von Meerschweinchen verpflanzt). Antitoxin erlaubt dem infizierten Organismus eine lebhafte Phagocytose an der Injektionsstelle, die ohne Antitoxin nicht eintreten würde.

Umgekehrt kann das Toxin lokale Wirkungen entfalten, z. B. auf die Gefäße, die Cholinesterasesynthese usw. Die *invasive Komponente* ist wahrscheinlich günstig für die Toxinpermeation, obschon sie vielleicht zunächst wichtiger ist für die Ernährung der Bacillen.

Umgekehrt kann es auch der lokalen Antitoxinwirkung zugute kommen, wenn ein Invasin allgemeine Transporterleichterungen durch Gewebe und Basalmembranen hindurch erlaubt.

Es gibt also lokale Abwehrmechanismen und begünstigende Elemente (Phagocytose, Lysencyme, Spreading Faktor), deren Wirkung jedoch noch nicht systematisch klargelegt ist. Die Fragen der Diffusionsfaktoren z. B. berühren diejenigen nach der Virulenz und der Toxinbildung in Abhängigkeit von der Ernährung (Eisenangebot). Denkbar wäre, daß das Zusammentreffen mit einer bestimmten Konstitution (Atopie) oder anergisierenden Situation (z. B. Masern) unter Umständen von Bedeutung wären. Gewisse Bacillenstämme könnten bei verschiedenen Menschen andersartige Gifte produzieren (je nach Flora, deren Phagen oder deren Bakteriocinen). Bis heute ist darüber nichts bekannt.

Giftkonstanz fanden HOTTINGER und SIMON (1932) auch dann, wenn den Nährböden Serum von schwer toxisch erkrankten Patienten zugesetzt wurde (Gegensatz zu KOSCHATE).

h) Zellpathogenese

Heute stellt sich als erste Frage bei Überlegungen über das Zustandekommen von Krankheitsvorgängen die nach unseren Kenntnissen auf der Ebene der Zellpathologie. Leider ist im Kapitel Diphtherie dieses Gebiet noch nicht sehr intensiv bearbeitet. Indessen liegt einiges vor, das uns sehr interessante Aspekte eröffnet.

Mittels Autoradiographie (P_{32}) und Chromatographie konnte BONVENTRE (1961) an Hamsterdiaphragma und an Zellkulturen zeigen, daß wahrscheinlich die Verwendung der Zell-Kohlehydrate unter Toxineinfluß nicht gehemmt ist, obschon die Polysaccharidformation vermindert ist. Der Phosphatstoffwechsel der Zelle ist deutlich verändert, indem weniger energiereiche Phosphatverbindungen (ATP, Phosphokreatin und mehrere andere nicht identifizierte phosphorylierte Metabolite) gebildet werden.

Das Toxin bewirkt also eine Reduktion der Synthese der energiereichen Phosphatverbindungen. Daher können andere synthetische Lebensfunktionen nicht entsprechend aufrechterhalten werden. Nach KATO und KATO und SATO (1962) werden unter Diphtherietoxinwirkung weniger C_{14}-signierte Aminosäuren in die Mikrosomen und Mitochondrien eingelagert. Auch in zellfreien Systemen leidet die Albuminsynthese. STRAUSS und HENDEE jedoch meinen, daß nicht die energetischen Zellprozesse gehemmt würden (Untersuchung mit S 35 Methionin), sondern der Transport durch die Zellwände, weil es sich dabei um zytochrom-verbundene Phosphorylierungsvorgänge handelt. Die Synthese der Ribonucleinsäure sei vermindert und damit der Proteinaufbau.

COLLIER und PAPPENHEIMER (1964 und 1965) konnten indessen zeigen, daß *weder der Energiestoffwechsel noch die Permeabilität der Zellwand primär* beeinträchtigt ist. Spuren von hochgereinigtem Diphtherietoxin hemmen spezifisch den Aufbau von signierten Aminosäuren zu Polypeptiden (*HeLa*-Zellextrakte oder Retikulocytenextrakte). Beim Fehlen eines spezifischen Co-Faktors kommt es nicht zu dieser Hemmung. Dieser Co-Faktor ist *NAP (= Nicotin-Adenosin-Nucleotid)*. Es konnte bewiesen werden, daß es sich um die Hemmung einer Stufe handelt, die die Übertragung von Aminosäuren aus löslichen Ribonucleinsäuren auf die wachsende Polypeptidkette ermöglicht.

i) Stoffwechsel- und hormonelle Veränderungen

BAMBERGER et al. (1958) untersuchten den Einfluß von Diphtherietoxin auf den *Eiweißstoffwechsel*. Bei Diphtherie ist der *Reststickstoff* hoch. Im Tierversuch entsteht eine Zunahme des Aminosäurengehaltes in Blut und Urin.

In vitro hemmt Diphtherietoxin den Einbau von C^{14}-Cystin im Leberhomogenat. Gibt man C 14 peroral und spritzt Toxin, so konstatiert man verminderte Aktivität der Serumproteine. Doch zeigen Herz- und Skeletmuskulatur erhöhte spezifische Markierung. Im Urin erscheinen vermehrt markierte Abbauprodukte. Der erhöhte Reststickstoff bei Diphtherie dürfte also nicht renalen, sondern *intermediären* Ursprungs sein. MASURADO (1959/60) konstatiert, daß das Konzentrationsgefälle im Blut und die Urinausscheidung von markiertem Toxin wie auch von markiertem Toxoid (J 131-Markierung) analog abläuft. Zuerst werden die markierten Fremdsubstanzen in Leber, Milz und Nieren angereichert (in den ersten 2—24 Std). Dann wird 70% des J 131 in etwa 8—10 Std ausgeschieden und die letzten 30% in den folgenden 100 Std. Das *Toxoid* wird eher im RES gespeichert, das *Toxin* diffus im Organismus verteilt.

Sehr viele *ältere Stoffwechseluntersuchungen* beim Versuchstier und beim *erkrankten Menschen* sind beschrieben worden (s. Handbuch 1952).

Die *Glucoseverwertung* des Menschen ist bei toxischer Diphtherie verschlechtert (HEINEL). Es wird Hypernatriämie, Hyperkaliämie, Hypochlorämie und eine leichte metabolische Acidose konstatiert. Die Reststickstofferhöhung ist gepaart mit Erhöhung des Brenztrauben-säurespiegels. Die SGOT (bei Myokarditis) und die SGPT liegen über den Grenzen der Norm. Im Serum der kranken Menschen und im Tierexperiment ist die alkalische Phosphatase der proximalen Tubuli vermindert. Es besteht oft eine Hypoproteinämie, eine Anämie, eine pathologische Hippuricurie (Leber-Nierenschaden?). Das Serumeisen fällt ab, ebenfalls der Serumgehalt an Lipoproteinen.

(Literatur bei HEINEL, MENOZZI und TAGLIAPIETRA, NIGGEMEYER und DUBRANSZKY, COLONELLO, ROZANOW, MINGRINO und CIACCHERI, MINGRINO und D'AGOSTINO, RUBERTI und PIRRELLI, BAMBERGER et al., STROEDER et al., KOHUSKO u. a.).

Alle diese Details weisen darauf hin, daß durch die Diphtherietoxine im Makroorganismus die vielfältigsten biologischen Dysregulationen ausgelöst werden.

Klinisch äußern sich diese Stoffwechselveränderungen initial in Krankheits-gefühl, Fieber, Blutdruckanstieg, Tachykardie, Hyperglykämie, d. h. nach STROEDER: Sympathische und parasympathische Reizungszustände.

Zuerst überwiegt der Sympathikus, dann tritt die Sympathikuslähmung ein und schließ-lich besteht eine betont parasympathische Reaktion, d. h. Sinken des Blutdrucks, der Puls-zahl, Zunahme der Permeabilität der Kapillarwand, Hemmung von Cholinesterase und Histaminase, Speichelfluß, unstillbares Erbrechen, profuser Durchfall, Rückbildung der Diurese, Untertemperatur und schließlich Lähmung des gesamten Vegetativums.

Die Spätfolgen sind nach STROEDER mit dem Wort *Diphtherie-Marasmus* zu charakterisieren. Es handelt sich um die Rekonvaleszenz, d. h. sehr langsam sich einstellende Reparationsvorgänge, Erscheinungen, die nur z. T. und nur bedingt als Zeichen der Diphtherievergiftung zu verstehen sind. Das klinische Bild steht *zwischen Addisonismus* und *Simondscher Kachexie.*

Nach Untersuchungen von TONUTTI u. Mitarb. (1950) kann die vorangegangene *Hypo-physektomie* die typische, toxische Nebennierenhämorrhagie des Meerschweinchens verhindern. Das Ausbleiben von reaktiven Impulsen der Hypophysen-Nebennierenkette beeinflußt das Zustandekommen der schweren, vasalen Störung („seröse Entzündung") negativ. Darum treten die typischen Zeichen des Diphtherietodes beim hypophysektomierten Tier nicht auf. Die übrigen Vergiftungsvorgänge und -folgen laufen indessen auch nach Hypophysektomie gesetzmäßig ab (FRICK und LAMP'L).

Die Giftwirkung kleinster, peripher unwirksamer, intracerebraler Dosen von Diphtherie-toxin erzeugt eine Myokarditis (LUKOSCHEK und VALENTIN). Das Diphtherietoxin ist also ein sehr wirksamer Streß-Faktor für die Hypophyse. Trotzdem wird die Nebennierenfunktion im Tierversuch nicht immer gestört (KRECHOWA). Beim Menschen kann in vielen Fällen eine *Nebenniereninsuffizienz* zwischen dem 2. und 30. Tag wenigstens funktionell nachgewiesen werden (ROMEO und GAVINI). Pathologisch-anatomische Veränderungen an Hypophyse und Nebennieren sind auch für den Menschen festgestellt. Jedoch ist die morphologische Ver-änderung meist nicht sehr intensiv.

Der Einfluß der *Corticoide* auf das Krankheitsgeschehen wurde mehrmals studiert. Nach den Ergebnissen der Experimente über die Hypophysektomie (TONUTTI) hätte man erwarten dürfen, daß evtl. Corticoide in den Krankheits-prozeß eingreifen können. Wenn der hypophysäre Stimulus fehlt, kommt es nicht zur serösen Entzündung, die Überlebenszeit wird aber abgekürzt. Diese Verkürzung wird der allgemeinen Resistenzverminderung und nicht der speziellen Anergie gegen Toxin zugeschrieben. Parenchymerkrankungen, Nebennieren-rindenentfettung und Nekrose an der Injektionsstelle werden durch Hypo-physektomie nicht beeinflußt. Nach STRÖDER besteht eine eigentümliche Wesens-verwandtschaft zwischen dem Ablauf der Diphtherietoxinvergiftung bei hypo-physektomierten und bei corticoid-behandelten Tieren: Keine Verlängerung der Überlebenszeit eher Verkürzung, Zurückdrängen der vasalen Komponente („hor-monale Hypophysektomie").

Am Meerschweinchen konnten SCHMID, GONZALO u. Mitarb. am Institut von *Tonnutti* in Ausschaltungsversuchen prüfen, welche Bezirke für die hypothalamische Steuerung der corticotropen Partialfunktion der Adenohypophyse an diphtherietoxinvergifteten Tieren nachzuweisen seien.

Es ergab sich, daß Coagulationen im mittleren Hypothalamusbereich die Regio angeben und daß die selektive Ausschaltung des Nucleus hypothalamicus Ventro-medialis und des Nucleus hypothalamicus Dorso-medialis die hämorrhagische Nekrose am *Nebennierenrindengewebe* ebenso vollständig zu unterbinden vermögen, wie die Hypophysektomie. Diese Gegenden sind für die Regulation der ACTH-Produktion im Rahmen der durch Diphtherietoxin hervorgerufenen schweren und anhaltenden Streß-Situation von entscheidender Bedeutung.

k) Nervensystemveränderungen

Sicher ist, daß zentrale Veränderungen im Mittelhirn auch beim Menschen auftreten.

Man vermutete (SPERANSKY, 1927) eine primär zentral am Nervensystem angreifende Giftwirkung. Toxin im Liqour ist nachgewiesen, also könnte der akute Gifttod bei schweren Fällen sehr wohl zentralnervös bedingt sein. Als Beweis dafür führen SPERANSKY, NIKITIN und POMAREW Experimente an, wonach toxinvergiftete Kaninchen nur dann am Leben zu halten sind, wenn 60 oder 45 min nach der Toxininjektion Heilserum intravenös gegeben wird und 5—10 min nach der Serumgabe die *Liquorpumpe* angewendet wird. Diese Versuche sind allerdings von FRIEDEMANN und ELKELES (1930) nachgeprüft und abgelehnt worden.

Nach FRICK kann experimentell *ein akuter Diphtherietod zentral oder peripher entstehen.* Wenn also Permeabilitätsänderungen für die Pathogenese von Bedeutung sind, so heißt das, wie beim anaphylaktischen Schock, daß alle Gewebe, einschließlich der zentralen und peripheren nervösen Gewebe, am hyperergischen Ablauf teilnehmen können.

Systematische Untersuchungen über *mikroskopische Veränderungen am Zentralnervensystem* von CORNELIA DE LANGE (1945) lehren uns, daß bei Menschen im *Mittelhirn*, in der *Brücke*, im *Bulbus*, im *Tegument* und in den *oberen Teilen des Cervicalmarks* Veränderungen gefunden werden. Es scheinen diese Veränderungen *auf das Toxin zurückzuführen zu sein und auch durch Anatoxin hervorgerufen zu werden.* Zum Teil werden nur Hyperämie, Gefäßerweiterung und perivasales Ödem mit Blutungen festgestellt, zum Teil treten ausgesprochene Entzündungserscheinungen auf. In vielen Fällen finden sich neben den zentralen auch periphere Veränderungen. Die Untersuchungen decken einen Entartungsprozeß der peripheren Nerven, die „Dégénérescence granulo-graisseuse" von CHARCOT und VULPIAN, auf. Dieselbe kann auch ganz oder fast ganz fehlen, indem sich dann eine weit verbreitete *Muskelentartung* findet. Die Unterschiede zu den histologischen Bildern der Heine-Medinschen Krankheit und der des Morbus Economo sind deutlich. Auch gegenüber *Masern-*, *Impfpocken-* und *Rabies*-Encephalitis ist die Abgrenzung möglich, denn es fehlt bei Diphtherie die perivasculäre Entmarkung. Die von DE LANGE beschriebenen Befunde scheinen tatsächlich reine Toxinwirkungen zu sein und haben mit den gelegentlichen bacillären, metastatisch-embolischen Entzündungsprozessen nichts gemein.

Nach den Untersuchungen von STRÖDER und NIGGEMEYER (1951) findet sich im Liquor diphtheriekranker Kinder auch bei nichttoxischen Fällen öfter eine deutliche Albuminvermehrung. Dies wird aufgefaßt als Zeichen der Veränderung der Capillarpermeabilität im Bereich des Zentralnervensystems. Da die Albuminvermehrung auch bei lähmungsfreier Diphtherie auftreten kann, gewinnt der Befund besonders im allgemeiner Hinsicht an Bedeutung für die Auffassung der Diphtherie als „Allgemeinkrankheit".

l) Pathogenetische Synthesen

Aufschlußreich für die Pathogenese sind die Arbeiten von DIECKHOFF und STRÖDER (1941—1950). Diese beiden Autoren haben ein großes Material zusammengetragen, um die Zugehörigkeit der toxischen Diphtherie zur „serösen Entzündung" (RÖSSLE, EPPINGER) zu beweisen. Bei den Vorgängen, die durch das Toxin ausgelöst werden, handle es sich nach ihnen um ein Problem der *Permeabilitätspathologie* (s. HOTTINGER, 1952). *Bei der diphtherischen Intoxikation sei also die Eiweißdurchlässigkeit der Capillaren wesentlich. Die Heilung der Diphtherie gehe mit Abdichtung der Capillaren einher. Die lipoide Phase der Mem*branstrukturen der Erythrocyten ist *nicht verändert*, auch die *Geschwindigkeit des Anionenaustausches* wird durch das Toxin nicht beeinflußt. Es bleiben scheinbar die Poren der Eiweißmembranen der Zellen unverändert.

Erwähnt sei auch die Hypothese von SECKEL (1937) über die *hyperergische Natur der toxischen Diphtherie* an Hand von morphologischen, statistischen und pathogenetischen Untersuchungen (spätere Untersuchungen s. KUHUS und PAPPENHEIM).

Zu den klinischen Erscheinungen zählt noch immer der hämodynamische und protoplasmische *Kollaps* (STRÖDER, 1943). BOKAY (1932) hat auf 5 Hauptpunkte für den initialen Kollaps hingewiesen: Schädigung des *Vasomotoren-Zentrums*, der *peripheren Gefäße*, der *Nebennierenhypophyse*, der *Herzinnervation* spez. Vagusschäden, und *toxische Herzmuskel-* und *Reizleitungsbeeinflussung*.

CURATOLO und ROSSI (1959) wiesen die Frühstörung der Hämodynamik mit dem Veritoltest nach (Ausbleiben der Blutdruckerhöhung und Tachykardie). Bei schwerem Diphtherieherzschaden fanden diese Autoren eine erhöhte SGOT, jedoch ohne präzise Parallele zum klinischen Geschehen oder zum EKG-Befund.

Serumeiweißveränderungen sind beobachtet: Albuminabfall (SAMI und KATO), Zunahme des a_2-Globulins (MIGRINO, CIACHERI, D'AGOSTINO), Abnahme der β-Lipoproteine (RUPERTI und PIRRELLI), Auftreten von C-reaktivem Protein bei postdiphtherischer Lähmung (LOJACONO und SASCARELLA). Diese sollen hier erwähnt werden, obschon sie z. T. zum initialen Schock gehören und mehr die Folgen des Schocks als der Toxinvergiftung sein dürften. Auch eine Seruminjektion von artfremdem Eiweiß kann ähnliche biochemische Veränderungen provozieren (TANGHERONI und BARGALENA).

Wenn wir hier, das Kapitel über die Pathogenese abschließend, die Ergebnisse der unter Aufwand von ungeheuer viel Fleiß, Scharfsinn und Zeit vorgenommenen Arbeiten überblicken, so werden wir uns klar werden, daß wir, obwohl vieles erreicht ist, und sehr viele Einzelresultate eine gewisse Klärung gebracht haben, vorerst nur über *Theorien* verfügen.

VI. Epidemiologie

Die wichtigsten *Bedingungen*, welche den Epidemieverlauf der Diphtherie beeinflussen, sind die folgenden:

1. *Die Immunität oder Empfänglichkeit des Menschen.* Sie kann auf natürlichem Wege durch Überstehen der Krankheit oder durch stille Feiung erworben, oder sie muß künstlich, d. h. durch aktive Schutzimpfung erzeugt werden.

2. *Virulenz und Typus des Erregers,* resp. Überwiegen einzelner Bacillentypen während einer Epidemie.

3. *Induktion der Virulenz resp. Toxinogenität der Corynebacillen durch einen oder mehrere Phagen.* Dadurch wird das Problem der Epidemiologie ganz einfach vom Mikroorganismus (Bacterium), auf einen filtrierbaren Ultramikroorganismus (Phagen) übertragen.

4. *Abhängigkeit von der normalen Schleimhaut- und Hautflora und ihren Bakteriocinen.* Damit ist gesagt, daß nicht nur die Phagen und ihre Einwirkung auf den Erreger, sondern auch die antibiotischen Substanzen, welche von anderen Bakterien (normaler Flora der Schleimhäute) produziert werden, ausschlaggebend sein können für das Entstehen von Epidemien.

5. *Sekundäre epidemiologische Faktoren,* wie Bevölkerungsdichte, hygienische- und Ernährungsverhältnisse, Wohnung, besondere Ereignisse, z. B. Krieg, Geburtenziffer mit Auswirkung auf die durchschnittliche Familiengröße und auf den Altersaufbau der Bevölkerung.

6. Mehrere Variabilitäts- und Zusammenwirken sog. *sekundärer epidemiologischer Faktoren:* So können die Morbiditäts-, Mortalitäts- und Letalitätsverhältnisse innerhalb einer Bevölkerung beeinflußt werden durch einen oder mehrere zusammenwirkende Faktoren. Es kann aber auch die Frequenz, die Ausbreitung und Schwere der Epidemien dadurch verändert werden, daß nicht immer dieselben Faktoren zusammenwirken. Schließlich kann auch noch die Verteilung der Morbidität oder Mortalität auf die einzelnen Altersgruppen von Wichtigkeit sein.

7. Schließlich der *Grad der Durchimpfung* der Bevölkerung resp. der Wert der *Schutzimpfung.* Es erhebt sich dabei die Frage, wie weit die Schutzimpfung und die Beeinflussung der Immunität der Bevölkerung primär an der Epidemiologie resp. dem Verschwinden der Krankheit ursächlich beteiligt ist.

Auf jeden Fall ist heute der Moment, in dem man sich zu überlegen hat, ob wirklich unser Eingreifen durch die Schutzimpfung den Verlauf der Seuche beeinflußt hat, denn in der ganzen Welt, ausnahmslos in jeder geographischen Einheit, geht die Krankheit zurück. Wir fragen uns, ob dieser Rückgang nicht einfach zu den säkularen Schwankungen der Diphtherie gehört, also eine spontane Manifestation des Seuchenverlaufes darstellt, wie es früher scheinbar schon immer wieder beobachtet worden ist (s. FENAKEL, 1953).

Wir müssen uns hüten vor autistischem Denken. Schon die Einführung der *Serumtherapie* wurde enthusiastisch begrüßt wegen ihrer angeblichen Erfolge. Bei genauerer Betrachtung sieht man aber, daß die Serumtherapie und damit die Reduktion der tödlichen Verlaufsformen eingesetzt hat, nachdem die säkulare Senkung der Diphtherie-Morbidität, namentlich aber der Letalität der Diphtherie schon mehrere Jahre vorher sich spontan eingestellt hatte. Wiederum dasselbe gilt für die Einführung der *Schutzimpfung*; als wir — ausgerüstet mit den modernsten Immunisierungsmethoden — anfingen, systematisch die kindliche Bevölkerung der verschiedenen Länder zu impfen, wurde der Abfall der Diphtheriemorbidität auf den Impfzwang zurückgeführt. In Wirklichkeit ist es doch wohl wiederum dasselbe Problem wie 50 Jahre vorher. Es läßt sich nicht beweisen, daß die Abnahme der Diphtheriemorbidität seit 1950 nur auf die Vaccination zurückzuführen ist und nicht als spontane Regression der Krankheit aufgefaßt werden muß.

Heute ist es noch komplizierter geworden, weil von der Seite der *Erreger neue* grundlegende *Kenntnisse* vorliegen. Nicht nur 3 Haupttypen der pathogenen Corynebacillen, welche Diphtherie provozieren, sind bekannt, sondern man kann heute sowohl Giftbildung bei harmlosen Diphtheriebacillen induzieren als auch durch Antibiotica hemmen. Außerdem wissen wir, daß nicht nur ein einziges Toxin produziert wird, sondern daß mindestens 4 verschiedene Toxine am Krankheitsvorgang teilnehmen. Die Antigenanalyse der Erreger ergibt aber nicht nur 4 verschiedene antigene Toxine, sondern außerdem noch eine Reihe von anderen Antigenen, so daß man annehmen muß, daß *Virulenz, Toxinwirkung* und *antigener Charakter* ganz verschiedene Dinge sind, Faktoren, welche dann interferieren mit der Empfänglichkeit einer Bevölkerung oder eines Individuums innerhalb einer Bevölkerung, in Abhängigkeit vom Alter und vielleicht auch von peristatischen Faktoren, die wir bis jetzt noch gar nicht richtig erfaßt haben.

Wenn heute die Epidemiewellen in allen Ländern der Welt abnehmen, so heißt das vielleicht nichts anderes, als daß die Bewegung der Seuche sich nur *zeitlich* etwas unterscheidet. In USA beginnend, dann in Europa weiterhin abfallend, jetzt auch im Osten zurückgehend, ist sie vielleicht überall auf dieselben säkularen Ursachen zurückzuführen und auf nichts anderes.

GOTTSTEIN war der erste, der die *rhythmischen Schwankungen* der Epidemien mit dem *Wechsel zwischen anfälligen und widerstandsfähigen Generationen* erklären wollte. Wenn einmal eine heftig auftretende Epidemie die Hinfälligkeit auf ein Minimum reduziert hat und somit eine Generation entstanden ist, in welcher die Zahl der Resistenten ein Maximum erreicht hat, dann sinkt die Epidemie ab. Es wächst jetzt eine Generation auf, in welcher die Kinder langsam wieder anfälliger sind, und unter diesen Umständen kann die Epidemie wieder auftreten. GOTTSTEIN zog die latente Durchseuchung nicht in Betracht. Seinerzeit gab es auch noch keine Immunisierung durch Vaccinen. Seit GOTTSTEIN (1903) sind in vielen Ländern die hygienischen Lebensbedingungen und die Ernährung der Kinder besser geworden. GOTTSTEIN sah trotzdem die Erklärung für die sog. säkularen Schwankungen in einer *Selektion durch die Krankheit*.

Nun kann man mit gutem Recht behaupten, daß nicht nur der Wirt, sondern auch der Parasit sich verändern kann, und heute haben wir das in unsere Betrachtungen mit einzubeziehen wegen der obengenannten neuen Erkenntnisse (Phagenwirkung, Bakteriocine und Impfung).

Man sieht heute besser als früher, daß bei dem komplizierten Vorgang einer Epidemie nicht alle Faktoren ohne weiteres erfaßt werden können und daß daher das Verständnis für die Zunahme oder Abnahme schwierig ist.

Epidemiologie in Zahlen

Der *Kontagionsindex* von GOTTSTEIN (1903) mit 0,1—0,2 errechnet, variiert je nach Epidemie. Nach HOTTINGER (1932) betrug er für die toxische Diphtherie von 1929—1933 in Düsseldorf 0,199, nach SECKEL (1937) für Köln 0,16, nach NIGGEMEYER (1950) für Düsseldorf (1932—1939) = 0,094—0,103.

Der Kontagionsindex ist also *nicht* konstant.

Geschichte der Epidemiologie 1900—1965

Ende des 19. Jahrhunderts, kurz vor Einführung der Serumtherapie, klang die große Pandemie in Europa ab. Diese Erscheinung verlief zeitlich und örtlich unterschiedlich, aber doch etwa gleichsinnig. Die *Mortalität* hatte *sich um 1894 (Einführung der Serumtherapie) schon stark zurückgebildet.* Die Letalität, die während der Pandemie des 19. Jahrhunderts in den einzelnen europäischen Krankenhäusern zwischen 20 und 60% (!) schwankte, begann rasch abzufallen. Gleichzeitig änderte sich der Charakter des Krankheitsbildes, indem die malignen Fälle zu Gunsten der leichten zurücktraten. Die Einführung der Serumtherapie nach VON BEHRING war wahrscheinlich am *Abfall der Letalität* beteiligt, aber sicher nicht dessen einzige Ursache. Der Rückgang der Letalität verlangsamte sich später, dauerte aber noch viele Jahre an.

Tabelle 4. *Nach* FENAKEL *(1950) auf 100 Kranke berechnet*

Abnahme der Letalität	1900	1911
Schweiz	12,1	10,0
Norwegen	18,86	14,01
Holland	21,16	9,65

Tabelle 5. *Abnahme der Morbidität* (auf 100000 Einwohner)

	1901	1916	durchschnittl. Morbidität 1900—1916
Dänemark	265	192	205,2
Holland	825	882	722
Schweiz	182	171	116

Während der Kriegsjahre 1914—1918 flammte in Europa eine neue Epidemie auf. Morbidität und Mortalität erhöhten sich fast parallel. Die Letalität blieb aber (mit Ausnahme von Finnland) etwa gleich.

Tabelle 6. Nach FENAKEL

	Durchschnitt der 5 Vor-Epidemiejahre		Maximalwerte während der Epidemie	
	Morbidität	Letalität	Morbidität	Letalität
Norwegen (1918—1921)	437,8	4,7	760	6,32
Finnland (1918—1919)	140,3	11,9	262	17,5
Holland (1918—1921)	87,9	7,22	200,5	7,57
Schweiz (1917—1922)	169,0	5,5	218	7,3

Aus dieser Tabelle ergibt sich, daß die *Morbidität unabhängig von der Letalität* verläuft. Es gibt Epidemien mit höherer und solche mit niedrigerer Sterblichkeit.

Zu Beginn des 20. Jahrhunderts hielt der niedrige Stand der Morbidität nicht lange an. In England begann *1920*, in Frankreich 1926, in Deutschland 1927 ein *Wiederansteigen* der Erkrankungszahlen. Um 1929—1931 kam es zu kleineren, oft lokalen Epidemien oder endemischen Anhäufungen in allen Ländern. In den meisten wurde dann diese Zunahme von einer deutlichen Abnahme nach 1931 abgelöst.

In Deutschland wiesen während dieser Epidemie (1929—1931) die *Schulkinder* einen ungewöhnlich *großen Anteil* an der Diphtheriemorbidität auf. Diese *Altersverschiebung* wurde später auch in anderen Ländern beobachtet.

Hand in Hand mit der Verschiebung der Altersbeteiligung ins Schulalter trat das Phänomen auf, das man heute *Pathomorphose* nennt. Die relative Zahl der Croupfälle nimmt zu Gunsten der Rachendiphtherie ab. Das Übergreifen auf höhere Altersgruppen bringt die Zunahme von malignen Verlaufsformen und toxischen Komplikationen. Dies drückt sich auch in der Zunahme der Kontagiosität aus (Kontagionsindex an der oberen Grenze = 0,2). (Literatur: HOTTINGER und LORENZ, LORENZ, NIGGEMEYER und STRÖDER, STRÖDER, FENAKEL).

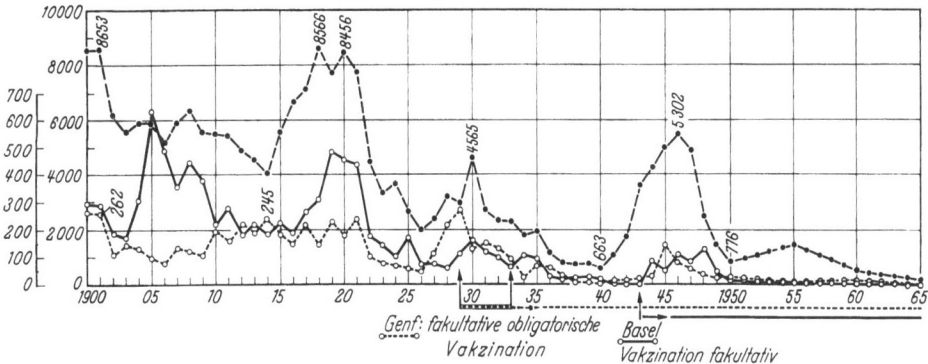

Abb. 16. Die *Diphtherie in der Schweiz* von 1900—1965, verglichen mit den Krankheitsfällen in den Stadtkantonen *Genf* (mit Impfzwang seit 1933) und *Basel* (mit fakultativer Impfung seit 1943). (nach Angaben des Eidg. Gesundheitsamtes Bern. Direktion: Dr. SAUTER). Der allgemeine Rückgang der Diphtherie in der Schweiz spiegelt sich im Verlauf der Seuche in Basel und in Genf. Trotzdem in Genf etwa 95 % aller Kinder, in Basel erst 10 Jahre später maximal 18 % aller Kinder geimpft worden sind, ist der Rückgang der Diphtherie in beiden Städten identisch. Nach 1950 ist die Epidemiologie in beiden Städten gleich Null

In das Phänomen der Altersverschiebung und Pathomorphose hinein spielt ein Faktor, der nicht übergangen werden darf, nämlich die *Veränderung des Bevölkerungsaufbaues*, der in allen Ländern Europas im 20. Jahrhundert eingetreten ist.

Am *Beispiel der Schweiz* sei das illustriert: 1900 bestand die Bevölkerung zu 114 $^0/_{00}$ aus Kindern unter 4 Jahren und zu 47 $^0/_{00}$ aus Altersgruppe 45—59 Jahre. 1949 machten die beiden Altersgruppen 90,9 $^0/_{00}$, resp. 70,9 $^0/_{00}$ der Bevölkerung aus. Die prozentuale Beteiligung einzelner Altersgruppen an der Diphtheriemorbidität, nach absoluten Zahlen berechnet, vermindert deren Vergleichswert mit anderen Perioden.

Dazu kommen in den kriegführenden Ländern die kriegs- und politikbedingten Massenverschiebungen der Bevölkerung.

Seit 1928—1932 wurde in einzelnen Ländern Europas gegen Diphtherie geimpft, vorerst auf freiwilliger Basis ohne Zwang, gruppenweise, auf jeden Fall ungenügend. Nur *Ungarn* hat unter dem Impuls von TOMSCIK Massenimpfungen systematisch vorgenommen und erreichte bis 1942, daß 50 % der Bevölkerung geimpft war.

Die *letzte größere Epidemie begann 1940* in Deutschland. Sie wurde (durch die Besetzung?) nach Norwegen und Holland exportiert. Aber auch die Schweiz,

Schweden, das isolierte Irland wurden heimgesucht. Der Krieg und die deutsche Besetzung können also nicht allein ausschlaggebend gewesen sein für diese Pandemie in Europa.

Tabelle 7. *Endemische Diphtherieerkrankungen in der Schweiz 1950—1964 (verglichen mit lokalen Endemiezahlen von Basel, Genf und St. Gallen)*

Jahr	Total Schweiz	Basel	Genf	St. Gallen
1950	776	14	15	80
1951	388	3	9	27
1952	250	3	15	14
1953	287	7	3	43
1954	185	2	3	40
1955	144	2	1	61
1956	92	1	7	10
1957	80	0	1	1
1958	249	1	4	5
				(Kanton Uri = 149!)
1959	109	2	2	6
1960	48	0	9	0
1961	43	0	0	0
1962	39	1	2	13
1963	49	—	—	9
1964	30	0	0	1
1965	12	0	0	0

Die *weltweite Abnahme* der Diphtheriefrequenz seit 1945 illustriert folgende Tabelle:

Tabelle 8. *Diphtherie-Erkrankungszahlen in europäischen und außereuropäischen Ländern mit häufigeren Diphtherieerkrankungen (Jahresmittel)*

	1946/1950	1951/1955	1956/1960	1961/1964	Quotient 1946/1950 : 1961/1964
Westdeutsches Bundesgebiet (ohne West-Berlin)	76599	18484	5049	835	92:1
Österreich	11967	4664	1868	461	26:1
Schweiz	2951	252	116	40	74:1
Niederlande	9611	2110	348	9	1068:1
Frankreich	10240	2484	1139	545	19:1
Portugal	2175	1871	1654	2313	0,9:1
England/Wales	4806	327	64	44	108:1
Schottland	1258	68	2	44*	28:1
Spanien	4513	3388	2129	1916	2,4:1
Italien	15128	13745	9472	3472	4,4:1
Jugoslawien	5525	4800	3019	1363	4,1:1
USA.	10375	2665	1110	418	25:1
Südafrikanische Union	3276	3845	3154	2521	1,3:1
Türkei	1021	2223	4101	3836	0,3:1
Iran	1251	2322	2962	4422**	0,3:1
Japan	24345	10953	16463	6225	3,9:1

* Zahlen für Schottland 1962—1964 wahrscheinlich nicht ausschließlich bestätigte Fälle wie in den Vorjahren.

** Zahlen für Iran im Jahre 1963 nicht auffindbar.

Zusammengestellt von M. SHOBEL, Basel nach: Rapport épidémiologique et demographique der WHO: Vol 16, Nr. 9 (1963) S. 560—582; Vol. 18, Nr. 1 (1965), S. 10—15; Vol 19, Nr. 1 (1966), S. 10—15.

Der Höhepunkt der *letzten Diphtheriewelle* in Mitteleuropa lag in den Jahren *1943—1946*. Seither fiel die Zahl der Erkrankungen ziemlich überall, mit kleinen zeitlichen Abständen. Die Epidemie in Deutschland (1945—1947) fand ihren Abschluß mit dem vorübergehenden, gehäuften Auftreten von malignen und toxischen Säuglingsdiphthe-

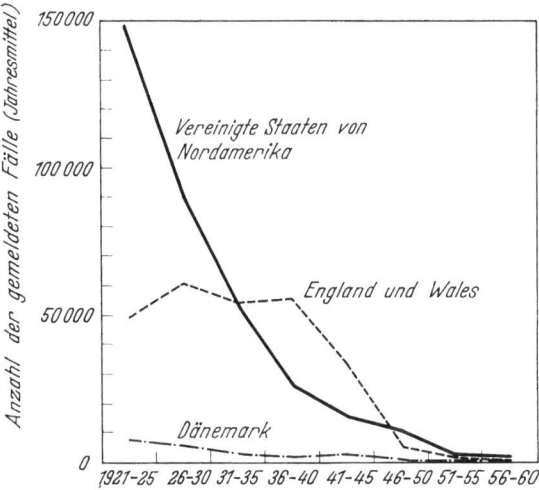

rien (NIGGEMEYER, STRÖDER und NIGGEMEYER, 1950), auch im ersten Trimenon, einem *Novum*. Seither fallen die Morbiditätszahlen dauernd und die toxische Diphtherie ist seltener geworden. Den Verlauf 1900—1950 zeigt Abb. 16 für die Schweiz, die Zahlen 1950—1965 (Tab. 7) mit dem fast völligen Verschwinden seit 1960.

Abb. 17. Zahlen der OMS. *Drei Beispiele für das Verschwinden der Diphtherieepidemie (Morbidität)* in USA, England und Dänemark (1921—1960)

Verlauf der Diphtherie in einzelnen Ländern

Eine Übersicht über die gemeldeten Diphtherieerkrankungen von 1920—1964 in 7 europäischen Staaten gibt Abb. 19 (GSELL).

Deutschland. In Deutschland hat schon Ende des 19. Jahrhunderts die Abnahme von Morbidität und Mortalität eingesetzt. Während des 1. Weltkrieges (1914—1918) trat eine *erste Epidemie* auf. Morbidität und Mortalität erhöhten sich fast parallel (FENAKEL). Im darauffolgenden Tiefstand der Endemie (1920) blieb aber die Letalität auffallend hoch. *1927* stiegen die Erkrankungsziffern wieder an zur *zweiten Epidemie*. Die Letalität stieg anfänglich ebenfalls an, schwankte etwas, blieb aber im Durchschnitt bis 1936 unverändert hoch. Diese hohe Letalität war bedingt durch

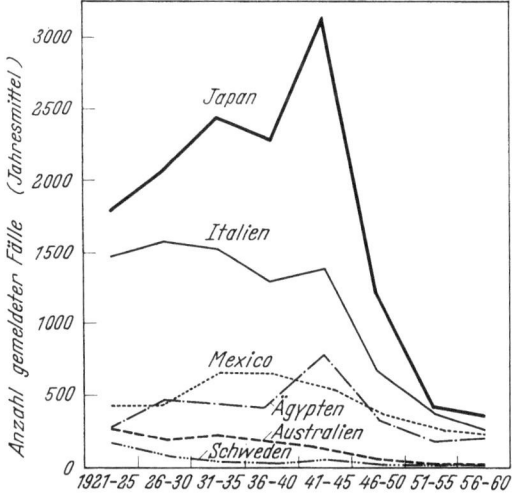

Abb. 18. *Beispiele für die Abnahme der Diphtheriemortalität* (1921—1960). In Schweden und Australien ist die Mortalität Null. In Mexiko und Ägypten nimmt die Mortalität langsam ab. In Italien und in Japan ist seit 1941—1945 eine ganz starke Senkung der *Mortalität* zu konstatieren

das vermehrte Auftreten maligner Fälle *(Pathomorphose)*. Der ungewöhnlich hohe Anteil der Schulkinder fiel während dieser Epidemie auf. Die Serumtherapie hatte keinen besonders günstigen Erfolg gebracht.

1938 stieg die Mortalität wieder an. Daraus entwickelte sich während des *2. Weltkrieges* (1939—1945) und in der nahen Nachkriegszeit (*bis 1948*) die *dritte*, große *Epidemie*. Hohe Letalität, starke Erkrankungshäufigkeit der Erwachsenen und beim Rückgang Vorkommen maligner Fälle im Säuglingsalter waren die Charakteristika dieser letzten Epidemie (s. KRÖGER und THOFERN, 1964). Seither geht die Diphtherie-Endemie systematisch zurück (s. Tab. 9 und 10).

Tabelle 9. *Die Sterblichkeit an Diphtherie in Deutschland nimmt seit 1950—1960 in allen Altersklassen gewaltig ab* (nach G. MEIER, 1963)

Alter ... bis unter Jahre ...	An Diphtherie Gestorbene auf 100 000 Lebende im Bundesgebiet pro Jahr im Zeitraum			
	1949/1951	1952/1954	1955/1957	1958/1960
— 1	15,24	3,18	1,59	0,49
1— 5	17,67	4,71	1,77	0,54
5—10	3,86	1,77	1,00	0,39
10—30	0,30	0,10	0,08	0,03
30—50	0,26	0,09	0,06	0,04
50 und darüber	0,49	0,14	0,10	0,03

Tabelle 10. *Die absoluten Erkrankungszahlen für das Bundesgebiet (einschließlich West-Berlin)* (nach MEIER)

1959	1960	1961	1962	1963	1964	1965
3531	1972	1320	832	662	637	319 (bis 11. XII. 65)

Innerhalb der ganzen Bundesrepublik treten hie und da noch explosionsartig kleinere, epidemische Häufungen von Krankheitsfällen auf. (BRÜCKENAU 1957 = 1 Fall, 1958 = 49 Fälle, 1959 und 1960 = 0 Fälle.) (MEIER).

Die alte Erkenntnis der örtlich und zeitlich verschiedenen Morbiditäts- und Mortalitätsspitzen gilt auch heute noch (MEIER, 1963). Auch treten immer wieder einmal Häufungen maligner Fälle auf (OTTO für Mitteldeutschland (1960/61), BIECHTELER und TITZE (1961) für Oberbayern).

Von der WHO erhalten wir die folgenden Zahlen: In *Ostdeutschland* wurden 1946—1950 = 38704 Diphtheriefälle gezählt; 1951—1955 betrug die Erkrankungszahl noch 11403 (5 Jahresziffer), 1962 noch 1473. Die entsprechenden Zahlen für *Westdeutschland* lauten: 1946—1950 = 76599; 1951—1955 = 18484; 1962 = 801.

Schweiz. Der Verlauf der Diphtherie in der Schweiz ist schon als Beispiel geschildert (s. Tab. 7 und Abb. 16): 3 Epidemien, unabhängig von der Morbidität hat die Letalität abgenommen. Es traten auch Epidemien in geimpften Gegenden auf (St. Gallen, wo 3 % der geimpften und 7,4 % der nichtgeimpften Kinder erkrankten). Auch die Altersverschiebung — weniger die Pathomorphose — wurde beobachtet. Abfall der Epidemie seit 1946 (s. Abb. 7 und Tab. 16).

Holland und Belgien. 1901 besteht ein endemischer Zustand mit sehr niedrigen Morbiditätsziffern (82,5 auf 100000), aber einer sehr hohen Letalität (21,16%). 1917—1921 mittlere Zunahme der Morbidität und Rückgang der Letalität. Epidemische Nachschwankung 1930. Sehr große Epidemie 1940—1947, zusammenfallend mit der deutschen Invasion. Die Seuche tobte 7 Jahre und verlangte 13000 Opfer bei 220000 Erkrankungen. Das Befallensein der Erwachsenen (59% aller Erkrankten waren über 15 Jahre) war besonders charakteristisch. Die Familiengröße schien für die Ausdehnung der Epidemie wichtiger zu sein als die Bevölkerungsdichte (HOOGENDORN). In *Belgien* verlief die Diphtherieepidemie *analog den holländischen* Verhältnissen und fiel auch zeitlich mit dem Ablauf der holländischen Epidemie zusammen. — Heute ist Belgien beinahe diphtheriefrei.

Großbritannien. Eine eigentliche Epidemie hat im 20. Jahrhundert in *England, Schottland* und *Irland* nicht gewütet. Dafür war die Morbidität ständig hoch. 1941 — gleichzeitig mit der Einführung der Schutzimpfungen — nimmt die Morbidität und Letalität steil ab. Eine Altersverschiebung nach oben hat auch in England stattgefunden. Dies ist aber schon vor Einführung der Schutzimpfung eingetreten.

Während des 2. Weltkrieges traten in *Schottland und Irland* neue Epidemien auf. *Ein Drittel aller Erkrankungen* in Schottland *traf Geimpfte*! (Epidemie 1940—1943). Immer wieder

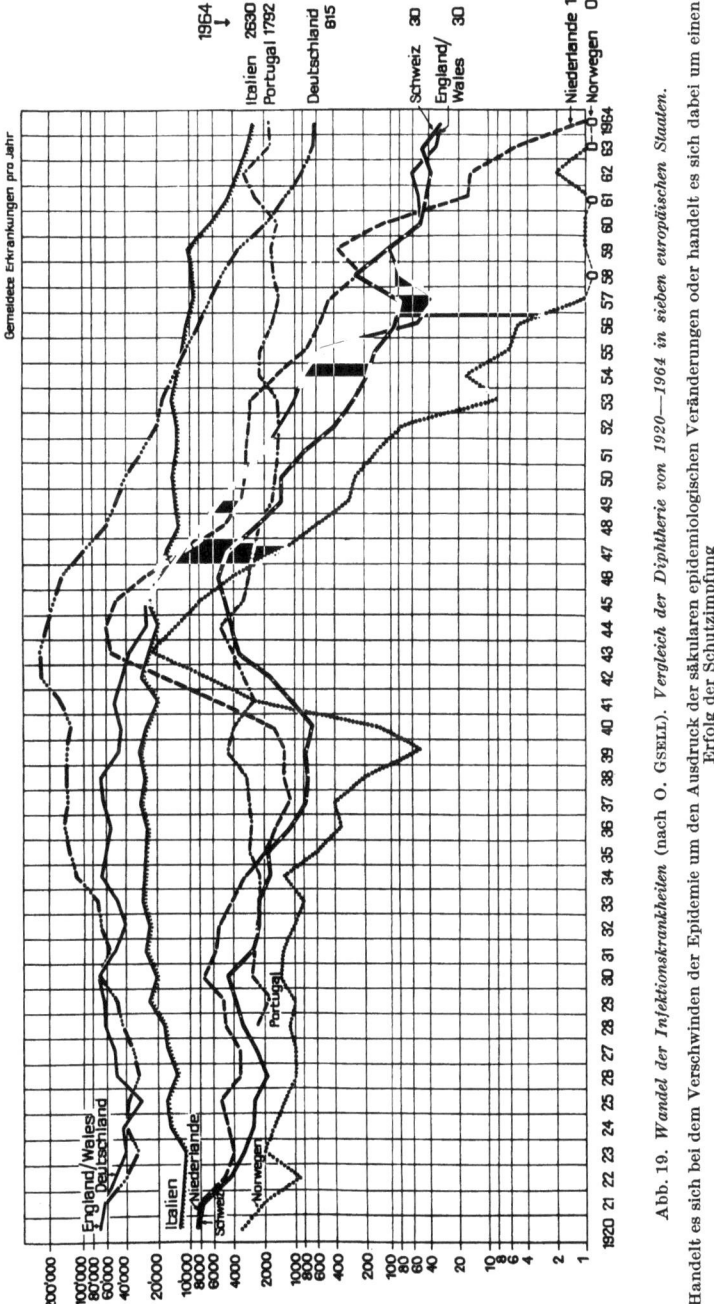

Abb. 19. *Wandel der Infektionskrankheiten* (nach O. GSELL). *Vergleich der Diphtherie von 1920—1964 in sieben europäischen Staaten.* Handelt es sich bei dem Verschwinden der Epidemie um den Ausdruck der säkularen epidemiologischen Veränderungen oder handelt es sich dabei um einen Erfolg der Schutzimpfung

erscheinen kleine, lokale Epidemien (CROARKE et al., 1960), während an anderen Orten (Diphtherie in *Liverpool* 1961) ein Minimum an Erkrankungen auftritt.

14*

Tabelle 11. *Zahlen für die Diphtherie in Liverpool*

1941—1945	8371 Krankheitsfälle	403 gestorben
1946—1950	1345 Krankheitsfälle	55 gestorben
1951—1955	49 Krankheitsfälle	4 gestorben
1956—1960	7 Krankheitsfälle	1 gestorben

Für ganz Großbritannien gelten folgende Zahlen der WHO

1921—1925 = jährlicher Durchschnitt 50000 Patienten an Diphtherie erkrankt.
1962   = 62 Fälle an Diphtherie erkrankt.

Frankreich. Auch Frankreich wurde 1940—1946 von einer ausgedehnten Diphtherieepidemie heimgesucht. Der Verlauf ist in einer Kurve dargestellt (s. Abb. 20). Laut WHO waren die jährlichen Krankheitsfälle 1921—1925 = 12861; 1951—1955 = 2484; 1962 = 601.

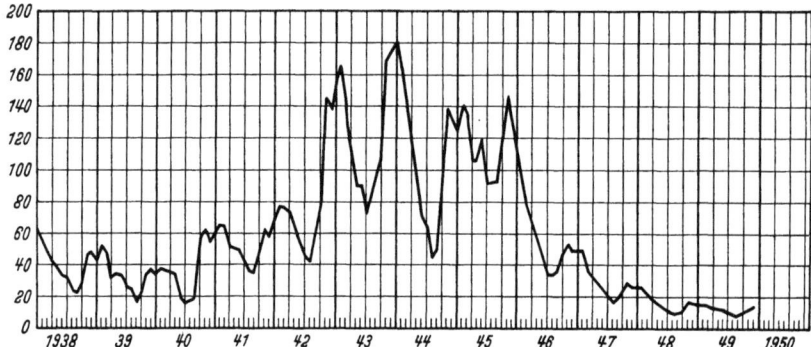

Abb. 20. Die *Diphtherie in Frankreich* von 1938—1949. Morbidität berechnet auf 100000 Einwohner der einzelnen Jahre. (Angaben des Staatlichen Hygiene-Instituts, Prof. CHASSAIGNE)
Die typische Saisonverteilung macht sich während der ganzen Jahre bemerkbar. Im Gegensatz zu Paris, wo scheinbar in den Jahren 1939—1941 ein Verschwinden der Krankheit — namentlich auch im Winter — zu verzeichnen war, ist dies nicht für ganz Frankreich der Fall. Das Wiederansteigen der Krankheitsziffern von 1941—1943/44 (Maximum) und der Wiederabfall bis zum Jahre 1949 entsprechen genau dem Verlauf der Diphtherie in der Hauptstadt

Skandinavische Länder (Norwegen, Schweden, Dänemark und Finnland). In allen skandinavischen Ländern traten im 20. Jahrhundert 3 Epidemien auf. Nach Rückgang der *ersten Welle (1918—1923)* erhöhte sich die Letalität in *Finnland*. Um 1930 war der Anstieg der Diphtherieerkrankungsziffern relativ gering. *2. epidemische Häufung:* während überall sonst im Norden nach 1930 die Morbidität und Mortalität zurückging, nahmen in *Finnland* die Erkrankungsziffern und Todesfälle stark zu.
3. Epidemie: diese betraf 1940—1945 *Norwegen* am stärksten (deutsche Besetzung). In *Schweden* war die Krankheitszunahme geringer und in *Dänemark* am geringsten *(Dänemark* hatte 2 Jahre vorher mit großer Intensität die Impfung durchgeführt und die Morbidität war in den Vor-Epidemiejahren deutlich höher als anderswo (für Details s. FENAKEL). In *Norwegen* wurde 1962 *kein einziger Fall* von Diphtherie gemeldet und 1959 und 1960 je 1 Erkrankung. — In *Dänemark* seit 1956 —1962 *keine Erkrankungsfälle.*
Spanien hatte 1962 noch seine große Diphtheriebelastung, *Italien* ist am meisten heimgesucht (VITOLLO (1953) gibt die genaueren Zahlen von 1925—1951 in Rom und in ganz Italien an) und *Polen* leidet noch schwer unter der Endemie. Jedoch ist seither ein deutlicher Rückgang der Morbidität auch in diesen Ländern zu konstatieren.
Aus *Griechenland* (CHOREMIS, 1963) wird deutliche Abnahme gemeldet. In *Israel* (OLITSKY) günstige Verlaufsberichte, trotz verhältnismäßig großer Durchseuchung der Bevölkerung mit Diphtheriebacillen (Bacillenträger). (Zwei Drittel der positiv gefundenen „Abstriche" stammen aus den oberen Luftwegen).
In *Rußland* und den anstoßenden Staaten (Polen, Rumänien, Tschechoslowakei, Jugoslawien und Bulgarien) blieb die Epidemie nach dem Weltkrieg noch längere Zeit bestehen und war noch ausgeprägt. Aber heute erhalten wir auch von dorther Berichte über das Fallen der Erkrankungsziffern an Diphtherie (Literatur: IVAN, 1963; GALATZKA und ABGAROWICZ, 1962; ZIKMUND und BABUŠKA, 1958; FLECK, 1957; ARAMBASIČ et al., 1954; MARKOWA, 1960; KASSUR, 1963; UCHOW, 1965; KROTOCHEWIČ et al., 1964).

USA und Kanada. Die *Mortalität* in den *Vereinigten Staaten* ist schon in der Vorserumzeit zurückgegangen. Nach Einführung der Serumtherapie ist diese Abnahme noch betonter. Die *Morbidität* hat im 20. Jahrhundert stark abgenommen (s. auch S. 208). Es traten nur 2 kleinere epidemische Häufungen auf (1917—1923 und 1946). Die Abnahme der Morbidität ist in allen Staaten zu konstatieren, unabhängig davon, ob systematisch oder nur sporadisch geimpft wurde! Die *Letalität* blieb von 1920—1946 etwa gleich hoch (8—10%, MOORE und LARSEN, 1957). *In Kanada* entspricht der Verlauf der Epi- und Endemie etwa derjenigen der USA. Schon erwähnt wurde die Verlagerung der Endemie nach den Südstaaten der USA.

In den *Entwicklungsländern* ist die Übersicht noch sehr ungewiß, da die augenscheinliche Vermehrung der Zahl von Diphtheriekranken durch die genauere ärztliche Überwachung und präzisere Anmeldung zustandegekommen sein könnte.

Erkrankungsziffern:

Japan: 1921—1925 im Mittel 314 p.a. auf 100000 Neugeborene
1936—1940 im Mittel 334 p.a. auf 100000 Neugeborene
1956   im Mittel 37 p.a. auf 100000 Neugeborene
1961   im Mittel 17 p.a. (Mortalität 1,1/100000 Neugeborene)
1951—1953 durchschnittliche Jahresmortalität 9393 Fälle
1959   durchschnittliche Jahresmortalität 17936 Fälle
1960   durchschnittliche Jahresmortalität 14921 Fälle

In *Indien* sollen jährlich 100000 Todesfälle an Diphtherie auftreten (BHATT und BHAGAWA). Im *Punjab (Metha)* ist die Diphtherie-Immunität — gemessen am Schick-Test — sehr hoch, was für eine intensive Durchseuchung spricht.

Die jüngsten Ziffern aus Südamerika finden wir wie folgt angegeben: bei *Chile* mit 4,2 Todesfällen auf 100000 Einwohner, *Costa Rica* mit 3,4 Todesfällen (*Hongkong* gleiche Ziffer).

Zahlen für *Chile:* Mortalität seit 1921 bleibt bestehen mit 132 Todesfällen, steigt dann 1935—1940 auf 306, und 1960 auf 415 Todesfälle. Seither Abnahme.

Cuba und die *Philippinen* halten sich auf ihrer mittleren Frequenz von ca. 1500 resp. 2200 p.a.

Mexiko: Mortalität 1931—1940: jährlich etwa 1200 Krankheitsmeldungen, Abfall auf etwa 500 in den Jahren 1956—1960.

In *Indien, Indonesien, China, Hongkong* und *Japan* ist die Lage — bis in die jüngste Zeit — zum mindesten noch undurchsichtig. Zwar lauten die meisten Berichte (1965 WHO) relativ günstig bezüglich Morbidität. Die Epidemielage ist aber in vielen Details noch gar nicht gründlich abgeklärt.

In *Afrika* gibt es noch keinen sicheren Rückgang der Diphtherieepidemie, weder im Süden noch im Norden (Südafrika und Marokko). Merkwürdigerweise gibt es keine Meldungen aus Mittelafrika, d. h. dem äquatorialen Zentralbezirk. Trotzdem ist eine kleine *Mitisepidemie in Léopoldville* gemeldet worden. Mortalitätsziffern aus *Ägypten* (1921—1925 = 529 Todesfälle, 1926 = 909, 1931—1935 = 870 Todesfälle, 1936—1940 912 Todesfälle, jedoch 1956—1960 = 352 Todesfälle p.a.). In *Algerien* ist die Frequenz stabil.

Australien: Die nie sehr ausgedehnten Endemien sind hier weiter zurückgegangen, in *Neu-Seeland* sind seit 1956 keine Todesfälle an Diphtherie mehr registriert (OMS Chronique Vol. 18, No. 2, S. 87, 1964).

Kaum ein Land läßt sich bezüglich der Diphtherieepidemie ohne weiteres mit einem anderen vergleichen. Dafür sprechen die Statistiken der OMS (Organisation Mondiale de la Santé 1965).

VII. Disposition zur Diphtherie

Bei Infektionskrankheiten, die eine *allgemeine* Disposition der Bevölkerung aufweisen, ist der epidemiologische Verlauf von wenigen Faktoren abhängig: der Anwesenheit des Erregers und der Möglichkeit der Verbreitung des kontagiösen Stoffes einerseits, andererseits vom Angebot an empfänglichen Individuen. So ist der Verlauf und Rhythmus der Masernepidemien in Stadt und Land leicht zu verstehen. *Bei der Diphtherie ist aber die Empfänglichkeit des Menschen nicht allgemein.* GOTTSTEIN berechnete den *Kontagionsindex* bei dieser Krankheit auf 0,1—0,2, d. h. von 100 exponierten, gesunden Menschen erkranken höchstens

10—20. Dieser Umstand bedingt allein schon einen viel langsameren Verlauf einer Diphtherieepidemie.

Es treten aber noch andere Faktoren hinzu.

Jahreszeitliche Schwankung. Die Diphtherie ist eine Krankheit der kalten Monate, und so treten die ersten Fälle im Herbst jedes Jahres in Erscheinung, während in der Regel im Frühjahr die Krankheit abnimmt. Herbst-Wintermaximum zeigen alle Diphtherieformen (s. Abb. 21, 22 u. 23, NIGGEMEYER).

Vollvirulente Diphtheriebacillen, die aus Patientenabstrichen zur Zeit des Wintergipfels gezüchtet wurden, zeigten nach WILDFÜHR eine stärkere Intensität ihrer Vermehrung, eine raschere Toxinproduktion in vivo und eine wesentlich höhere Resistenz gegenüber Ultraviolett, Wärme und Phenol, als Sommer- und Frühjahrsstämme. Diese Befunde erklären natürlich das Wesen der Saisonschwankungen nicht, sondern sie bedeuten eher eine Illustration der Saisonfaktoren an Hand der Biologie der Bakterien.

Wettereinflüsse wurden von WILDFÜHR (1950) und früher von mehreren anderen Autoren untersucht (LADE, PETTENKOFER, WOLTERS, DE RUDDER, s. Handbuch 1952). Jedoch ist bis heute niemand imstande zu erklären, wie sich die Wetterfaktoren auswirken oder zu Diphtherie disponieren. Es scheint zu stimmen, daß auch Bakterien meteorologischen Einflüssen unterliegen (v. BORMANN, 1959 und WILDFÜHR, 1950). In diesen zwei Arbeiten finden sich sichere Hinweise auf jahreszeitliche spontane Schwankungen der Virulenz der Erreger.

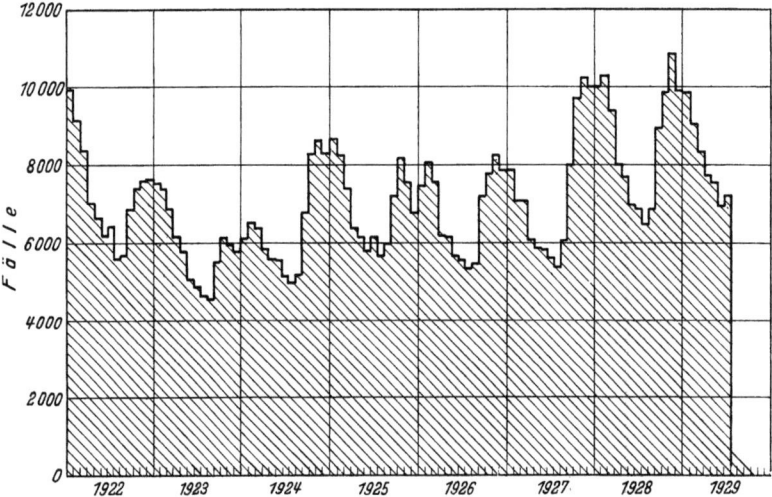

Abb. 21. Der *Verlauf der Diphtherie in Zentral- und Westeuropa von 1922—1929* (Deutschland, England und Polen zusammengefaßt). Jeweils in den *Wintermonaten* sind endemische Häufungen der Krankheit zu beobachten. Die Entwicklung der Gesamtfälle nimmt von 1923—1929 langsam und kontinuierlich zu. (Meldungen an den Völkerbund in 4wöchigen Perioden)

Interessant ist, daß nach den Untersuchungen von WILDFÜHR (1950) banale Erkältungskrankheiten, wie Winterkatarrhe und Grippen der oberen Luftwege, keine Änderung des Diphtherieantitoxingehaltes im Blut machen, also *keine Disposition durch* viele banale *sog. Erkältungskrankheiten*, im Gegensatz zu Masern. Auch ROLSKY u. Mitarb. (1963) in ihren Studien über die Abschwächung der evtl. Diphtherieimmunität unter Einfluß interkurrenter, übertragbarer Krankheiten kommen zu ähnlichen Resultaten. Es liegt nur ein geringer Einfluß vor, der sich epidemiologisch wahrscheinlich nicht bemerkbar macht.

Auf welche Weise sich die klimatischen Faktoren auf den Erreger und den Menschen auswirken, wie sie im Laufe der Jahreszeiten und der Jahrhunderte den Mechanismus der Seuchen auszulösen und abzustoppen imstande sind, geht aus allen diesen Untersuchungen nicht im geringsten hervor.

GOTTSTEIN (1903) hat als einer der ersten versucht, die Periodizität der Diphtherie und ihre Ursachen auf rechnerischer Basis zu erklären.

Er kommt dabei zu interessanten Feststellungen, namentlich an Hand der 100-Jahrkurve der Diphtherie in Hamburg. Zwei empirisch gefundene Tatsachen genügen ihm, um die Synthese einer ideellen Diphtheriekurve zu ermöglichen:

„1. Die Diphtheriekurve kommt dadurch zustande, daß in allmählichem, treppenförmigen Ansteigen weniger empfängliche Lebensgenerationen von immer höher empfänglichen gefolgt werden. Das Auftreten derjenigen Generation, welche die größere Zahl empfänglicher Indi-

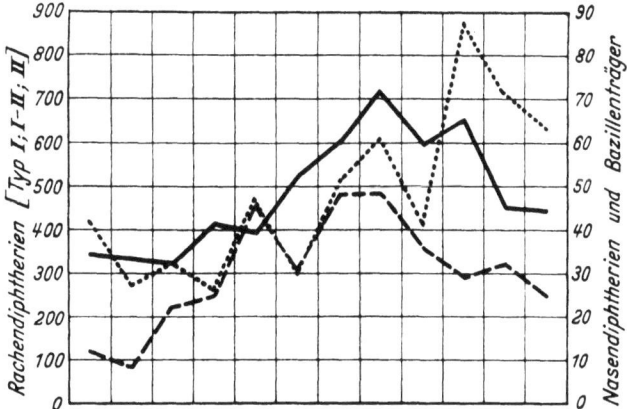

Abb. 22. *Jahreszeitliche Verteilung* der Rachendiphtherie (—), der Nasendiphtherie (- - -) und der Bakterienträger (. . . .) (nach NIGGEMAYER, 1950)

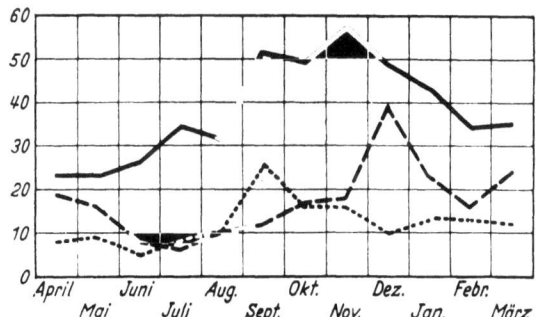

Abb. 23. *Jahreszeitliche Verteilung* der toxischen Diphtherie (—), ihrer Todesfälle (- - -) und der diphtherischen Larynxstenosen (. . . .) (nach NIGGEMAYER, 1950)

Die toxischen Diphtherien bevorzugen den Spätsommer und Herbst bis in den Januar hinein.

Die gewöhnlichen Rachendiphtherien, Nasendiphtherien und Bakterienträger häufen sich in der Wintersaison, beginnend im September bis Februar/März

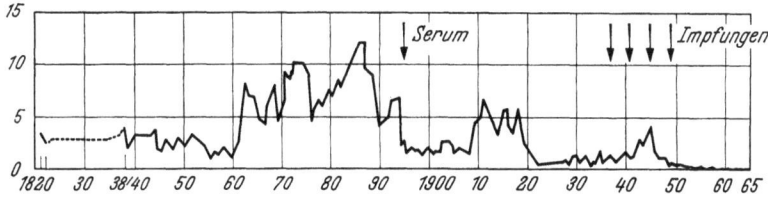

Abb. 24. *Sterbefälle an Diphtherie in der Stadt Hamburg* berechnet auf 10000 Einwohner (nach GOTTSTEIN), ergänzt durch die Angaben der Gesundheitsbehörde der Hanse-Stadt 1950 (P. SCHMIDT) und 1965 (Dr. HÖHN)

viduen enthält, bewirkt den Gipfelpunkt der Kurve. Ebenso allmählich folgen nun weniger empfängliche Generationen, deren Auftreten das Absinken der Kurve bewirkt."

„2. Der Spannungsraum zwischen dem Minimum an empfänglichen Varianten und dem Maximum bewegt sich in den einzelnen Generationen innerhalb weniger Prozent. Das

Maximum dürfte mit 6—8% hinfälliger Individuen im allgemeinen erreicht sein. Ganz exakt zahlenmäßig läßt es sich nicht bestimmen, weil ein Teil der Diphtherietodesfälle nicht auf Rechnung angeborener Anlagen, sondern erworbener, sozialhygienisch ungünstiger Außenverhältnisse und anderer vorausgegangener Krankheiten kommt, weil andererseits durch besondere Zufälle ein geringer Bruchteil hochempfänglicher Individuen dem erforderlichen Kontakt mit der Seuche entrinnen mag."

Die Auffassungen und Ideen GOTTSTEINS haben auch heute noch ihren Wert behalten. G. AGNESE (1956) studierte die Periodizität der Diphtherieerkrankungen mit der Methode der „periodischen Analyse" (nach SCHUSTER). Er konnte damit die Richtigkeit der Vorstellungen GOTTSTEINS bestätigen für die Jahre 1888—1951. Nur die Epidemie von 1942—1946 machte eine Ausnahme.

Tabelle 12.
Diphtherie-Todesfälle in Hamburg

	absolut	auf 10 000 Einwohner
1950	16	0,10
1951	16	0,10
1952	9	0,05
1953	3	0,02
1954	1	0,01
1955	2	0,01
1956	—	
1957	2	0,01
1958	1	0,01

1959—1964 keine Sterbefälle (Nach den Angaben der Gesundheitsbehörde der Freien Hansestadt Hamburg 1965, Dr. HÖHN).

Altersdisposition

Die Diphtherie befällt — wie wir heute wissen — *alle Altersgruppen* und die beobachteten Verschiebungen des Vorzugsalters in einigen Epidemien lassen sich zwanglos erklären durch die vorhergegangene Durchseuchung.

ECKSTEIN (nach STRÖDER) berichtet aus der Türkei, daß dort in entlegenen Gebieten bei Einschleppen der Diphtherie alle Altersgruppen ohne Unterschied erkrankten.

Die *Altersdisposition* für besonders gefährliche Verlaufsformen läßt sich für den *Croup aus der Anatomie des Larynx des Kleinkindes* erklären.

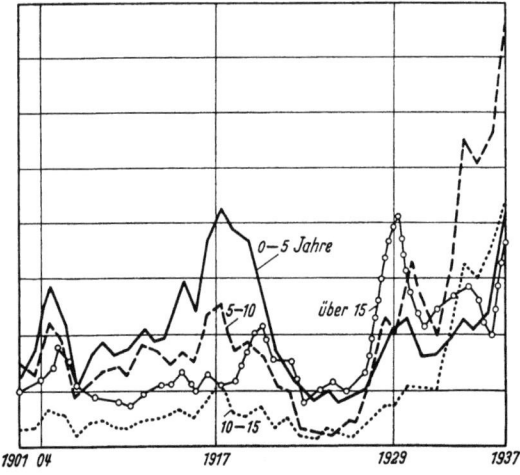

Abb. 25. *Altersbeteiligung bei Diphtherie* in Düsseldorf 1901—1937 (nach HERTEL und FRERKS) (absolute Zahlen). Die Veränderung im Genius epidemicus ist hier sehr deutlich zu erkennen. Zurückgehen der Erkrankungen der Altersklassen 0—5 Jahre, und ein starkes Überwiegen der Altersklassen 5—10 und 10—15 Jahre zeigen die Pathomorphose der Krankheit an, die 1928 begann. (Vgl. Altersverschiebung in der Disposition für Diphtherie einer ungeimpften Bevölkerung einer mittleren Großstadt)

Das Schulalter als disponierendes Moment für die maligne Ödem-Angina diphtherica hat keinen anatomischen Hintergrund. Hier müssen andere Überlegungen zur Klarheit führen: z. B. ungenügende Antitoxinbildung, hyperergische konstitutionelle Disposition, ungenügende celluläre Abwehrreaktion (Gewebsabwehr), Fehlen von Properdin, Fehlen der Phagocytose,

Hemmung der Opsonine, Fehlen von Alexinen, Auftreten von Mischinfekten, von Phagenbefall, ungenügende Entwicklung von Bakteriocinen usw. Alle diese Faktoren sind zwar
öfters diskutiert, aber noch nie genügend erforscht worden.

Eines ist sicher, daß ein bestimmter Prozentsatz von immunisierten Individuen erkrankt,
sogar mehrfach erkranken kann (Beobachtungen von SCHICK, von STRÖDER, von FELDMANN
und von SECKEL), obschon der Antitoxingehalt im Blut hoch ist. Die Immunisierung im

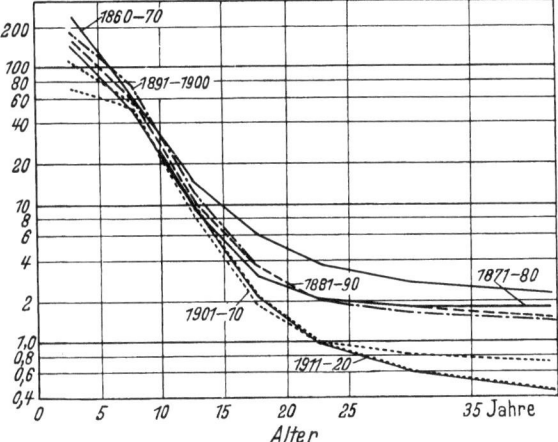

Abb. 26. *Abnahme der Diphtherie- und Croupmortalität in England und Wales* 1861—1920 (nach Altersgruppen
geordnet). Die Mortalität zeigt seit der Jahrhundertwende ein Absinken, das in kleinerem Maße die erste Altersgruppe von 0—5 Jahren und in stärkerem Maße alle Altersgruppen über 15 Jahren betrifft. (Logarithmische Darstellungen; Zahlen des Völkerbundes)

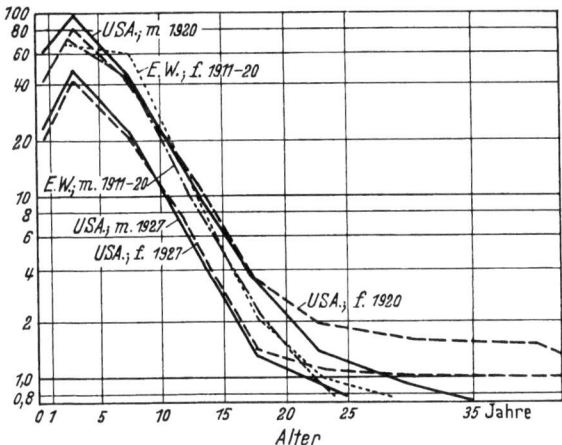

Abb. 27. *Alters- und Geschlechtsverteilung der Diphtheriemortalität in England* (1911—1920) und in den USA (1920
bis 1927). Das Maximum der Mortalitätskurve liegt immer in der Altersgruppe 1—5 Jahre. Ein Überwiegen des
weiblichen Geschlechtes zeigt sich in England und Wales 1911—1920 in der Altersgruppe 5—10 Jahre und später
ganz gering in den Altersgruppen 20 und 25 Jahre. In USA überwiegen die weiblichen Todesfälle erst bei den
Erwachsenen deutlich. Obschon die Mortalität von England und Wales 1911—1920 und USA 1920 beinahe identisch verläuft, und obschon im Vergleich dazu die Kurve der USA 1927 ganz bedeutend tiefer liegt, so ist doch die
Altersverteilung ganz genau proportional geblieben (Logarithmische Darstellung; Zahlen des Völkerbundes)

Sinne der stillen Feiung ist durchaus möglich durch den Kontakt mit avirulenten Corynebacillen. Trotzdem aber sind etwa 10% (nach LORENZ und HOTTINGER) der Individuen einer
ganzen Population empfindlich oder verlieren ihre Immunität.

Die *Altersdisposition* ist z. T. abhängig vom Alter der *Exposition:* Kinder in
Schulen, engen sozialen Verhältnissen, dicht bewohnten Gegenden, mit ungenügender Körperpflege, Kindergärten, die übervölkert sind, alle diese Momente
spielen ihre Rolle. Aber auch *allgemeine Situationen*, wie Hungerzustände, Mangel-

ernährung, Pferchungs- und Lagerschäden, Hospitalismus, konsumierende Krankheiten, d. h. allgemeine Resistenzverminderung führen zum Zusammenbruch der Infektionsabwehr oder Adaptation und sind daher dispositionelle Momente für lokales und allgemeines Überhandnehmen der Seuche.

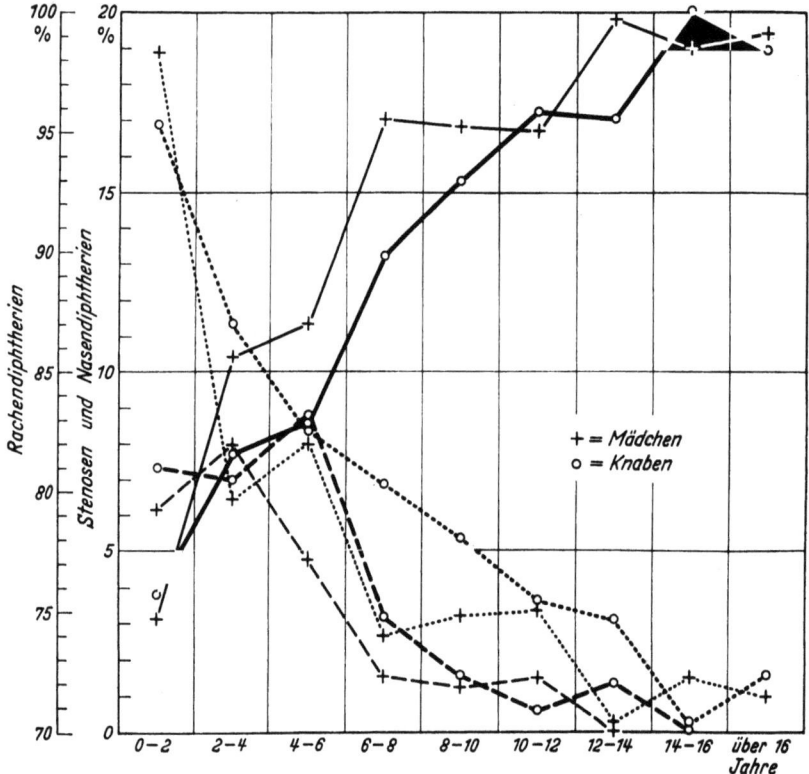

Abb. 28. Prozentualer Anteil der Krankheitstypen in den *verschiedenen Altersgruppen beim männlichen und weiblichen Geschlecht* (Rachendiphtherie, diphtherische Larynxstenose, Nasendiphtherie (nach Niggemeyer, 1950)

Die *Altersverteilung der Diphtheriemortalität* auf je 100000 Menschen nach den Geschlechtern geordnet, verglichen zwischen England und USA, ergibt die folgende Tafel: Ähnliche Kurven, maximale Altersbeteiligung von 0—5 Jahren, dann gleichmäßiges Abfallen bis zum differenzierteren Erwachsenenalter. Jahrgänge 1911—1920 *(England und Wales)* und 1920—1927 *(USA)* (Abb. 26).

Die Abnahme der *Mortalität an Diphtherie und Croup*, aufgeteilt nach Altersgruppen von 1861—1920 in *England*, zeigt wiederum die typische Altersverteilung, wonach der Croup hauptsächlich in den ersten 15 Lebensjahren bösartig verläuft. Im Lauf der 60 Jahre ist der Croup im Kindesalter nur wenig benigner geworden, während er bei Erwachsenen nach der Jahrhundertwende viel von seinem Schrecken verloren hat (Abb. 27 und 28).

Geschlechtsdisposition

Die *Knaben* sind in der ersten Lebenszeit (0—1 und 1—5 Jahre) deutlich *häufiger befallen als die Mädchen*. Die weiblichen Personen sind nur in einzelnen Gegenden und einzelnen Jahren überwiegend beteiligt. Der Unterschied ist dabei nicht groß. In den *Altersklassen über 15—30 Jahre* und nach 50 sind die *Frauen* ganz deutlich *häufiger* erkrankt. Dies gilt für die hochzivilisierten Staaten. Zahlen für Deutschland s. Tab. 13. In den Entwicklungsländern überwiegt das männliche Geschlecht überall, besonders aber bei den jüngsten Jahrgängen. Nach Scaglioni befällt die Säuglingsdiphtherie eher Knaben. Die Tendenz des weiblichen Geschlechtes, in höherem Alter an Diphtherie zu erkranken, glaubt METHA (Indien) in Beziehung setzen zu müssen mit dem geringeren Immunitätsprozentsatz der älteren Frauen. Geschlechtsdisposition der Krankheitstypen in verschiedenem Alter zeigt Abb. 28 von NIGGEMEYER.

Tabelle 13. *Diphtheriesterblichkeit des männlichen und des weiblichen Geschlechts* (nach G. MEIER)

Alter ... bis unter ... Jahre	An Diphtherie Gestorbene auf 100000 Lebende im Bundesgebiet pro Jahr			
	im Zeitraum 1949/1954		im Zeitraum 1955/1960	
	männlich	weiblich	männlich	weiblich
— 1	10,67	7,73	1,213	0,784
1— 5	11,65	10,10	1,185	1,059
5—10	2,81	2,96	0,679	0,675
10—30	0,13	0,27	0,056	0,049
30—50	0,15	0,19	0,048	0,052
50 und darüber	0,18	0,41	0,038	0,085

Genetische Disposition (Konstitution)

SECKEL (1935) meinte, eine konstitutionelle, angeborene — vielleicht genbedingte — Disposition für das Entstehen der malignen toxischen Diphtherie zu sehen. Die exsudativ-lymphatische Diathese, der Status thymolymphaticus, Körperbauvarianten nach oben und nach unten, Kinder mit Mißbildungen, ausgesprochene Vasomotoriker, cerebrale Anomalien und Neuropathen bilden die Personengruppe, die zu malignem Verlauf disponiert sei. AMIES (1960) glaubt, die *vererbte Unfähigkeit* zur Bildung kräftiger Gewebsreaktionen sei verantwortlich für die malignen Erkrankungsformen. Die Unfähigkeit, rasch Antitoxin zu bilden, ist jedenfalls nicht die Ursache der schweren Verlaufsformen (siehe oben). Eine *Anergie des Hypophysen-Nebennierensystems* scheidet hier ebenfalls aus, denn der Tierversuch ebenso wie die klinische Beobachtung lassen beide keinen Zusammenhang erkennen (Immunisierbarkeit von Patienten unter Cortison) (DIECKHOFF, 1960). Der *Properdin*gehalt des Serums und die Fähigkeit, Antitoxin als Reaktion auf Anatoxin zu bilden, zeigt keine Korrelation (RICCI et al.).

In großen Familien häufen sich die Mehrfacherkrankungen (CARRIÈRE). Bei erbgleichen Zwillingen erkranken beide dreimal so oft als bei erbungleichen (VERSCHUER, PFAUNDLER, ZÖLCH). In der Umgebung von malignen Fällen ist der Kontagionsindex erhöht (HOTTINGER). Dies könnte allerdings auch durch vermehrte und intensive Exposition verständlich werden und nicht als genbedingte Empfindlichkeit. Die Wahrscheinlichkeit, an Diphtherie zu erkranken in der Umgebung eines Schwerkranken, ist 120mal größer als für die Durchschnittsbevölkerung (DOULL, s. Handbuch 1952).

Das Studium der Epidemiologie ergibt also

1. daß der Mensch und seine *Reaktionsbereitschaft* im Vordergrund steht *(dispositionelles Moment*, evtl. sogar genbedingt).

2. daß aber auch der Erreger, seine Varianten, seine aggressiven, evtl. induzierten Formen außerordentlich wichtig sind (*Virulenz*).

3. daß verschiedene Umstände am Zustandekommen einer Epidemie beteiligt sein können,
a) Immunität der Bevölkerung (aktiv oder passiv),
b) Expositionshäufigkeit, Kontaktmöglichkeiten, Familie, Schule, Bevölkerungsdichte,
c) Hungerzustände, konsumierende Krankheiten usw.

4. Geschlechts- und Altersdisposition sind wahrscheinlich sekundäre Momente, wie die Klimaeinflüsse, die Saisonverteilung, Ernährung, Mischinfekte usw.

Damit ist gesagt, daß die Epidemiologie uns viele Aspekte zeigt, die wir nur registrieren können, aber eigentlich in ihrem Wesen nicht verstehen, wenn wir nicht gewaltsam vereinfachen und das Problem der Diphtherie auf Toxin-Antitoxin-Fragen künstlich, aber nicht dem Naturgeschehen entsprechend, reduzieren wollen.

VIII. Klinisches Bild

Die Übertragung. Der Diphtheriebacillus ist ziemlich lange außerhalb des Körpers lebensfähig. *Die indirekte Übertragung ist deshalb möglich, doch scheint* *die direkte Übertragung von Mensch zu Mensch bei weitem die wichtigste Rolle zu spielen.*

In erster Linie ist daran der *erkrankte Mensch* beteiligt. Es finden sich aber in der Umgebung von Diphtheriekranken ganz besonders viele Bacillenträger (bis 80 % !) (VOGT) und nur 3 % Erkrankte. Daraus geht schon hervor, daß die Bacillenträger die Hauptansteckungsquelle bedeuten.

Die zahlenmäßigen Angaben über die Häufigkeit der *Bacillenträger* schwanken in diphtheriefreien Zeiten zwischen 1 % und 5 % der Durchschnittsbevölkerung. Nach FRIEDEMANN läßt sich die Durchseuchung einer Bevölkerung in folgende einfache Formel kleiden:

$$\text{Durchseuchungsgröße (in \% der Bevölkerung)} = \frac{366 \text{ Tage} \times \text{Bacillenträgerquote (in \%)}}{\text{Bacillenträgerzeit (in Tagen)}}.$$

Setzt man die Bacillenträgerquote bei Diphtherie mit nur 1 % ein (was sehr niedrig ist), die Bacillenträgerzeit mit 10 Tagen, so ergibt sich das Resultat, daß im Verlauf eines Jahres ein Drittel der Bevölkerung, mit anderen Worten im Verlauf von 3 Jahren alle Menschen vorübergehend Bacillenträger geworden sind. FRIEDEMANN hat ferner auf Grund solcher Berechnungen ausgeführt, daß z. B. im Jahre 1926 in Berlin nur 2,4 % aller Diphtheriefälle auf Kontakt mit Kranken, 97,6 % hingegen auf gesunde Bacillenträger zurückzuführen waren.

Dies bestätigt sich aus der Beobachtung der Heimkehrfälle, wenn diese auch bei weitem nicht so häufig vorkommen wie bei Scharlach.

Die Verbreitung der Diphtheriebacillen erfolgt also wohl nur selten durch Berühren von Gegenständen, an denen Bacillen haften können; wichtiger ist die Verbreitung durch Tröpfcheninfektion oder durch direkte Berührung von Kranken und Bacillenträgern (Küssen). Anschauliches Material hierzu haben uns HERRMANN und PÜTZ (1943) verschafft: In einem Zimmer mit 7 Diphtheriepatienten fanden sie je Kubikzentimeter Luft 2300 Bacillen. In einem Schneideratelier, in welchem Diphtherie ausgebrochen war, fanden sich lebende Diphtheriebacillen im Staub der Textilien 3 Tage lang. Taschentücher, Kopfkissen und Textilstaub sind nach diesen Autoren die Vehikel für die Übertragung, und zwar ist diese Übertragungsweise wichtiger für das Entstehen schwerer Fälle als für Leichtkranke und Bacillenträger.

Inkubationszeit. Die Inkubationsperiode dürfte nach SCHICK meist 3—5 Tage betragen. Erschwert wird die Bestimmung der Inkubationszeit dadurch, daß man nicht sicher weiß, ob ein Patient, der sich infiziert hat, nicht zuerst Keimträger wird, bis er aus irgend einem sekundären Grunde an Diphtherie erkrankt. Die überwiegende Mehrzahl der Heimkehrfälle bei Diphtherie entfällt auf die ersten 6 Tage nach der Rückkehr eines Genesenden in die Familie (VOGT). Theoretisch könnte sich die Inkubationszeit bis auf 8 Std reduzieren (STRÖDER). Diese „Minimal"-Zeit bezieht sich aber nur auf die eigentliche Giftwirkung.

Das *quantitative Problem* des Infekts darf hierbei nicht übersehen werden, auch nicht das Giftbildungsvermögen der Bacillen und die relative Immunität oder Empfänglichkeit des Wirtes. Ist Quantität oder Toxinbildung gering, so kommt es *zur stummen Immunität* (stille Feiung). Ist das Infektionsquantum groß, das Toxinbildungsvermögen eines bestimmten Stammes sehr stark und die Disposition des Menschen vorhanden, so kommt es zur Krankheit.

Implantation. Welche Umstände es ermöglichen, daß sich Diphtheriebacillen auf der Schleimhaut beim Menschen festsetzen und eine Erkrankung hervorrufen können, ist bisher noch nicht ausreichend geklärt (s. auch S. 199).

Die klinischen Erscheinungsformen der Diphtherie

Man pflegt folgende 3 klinische Formen der Diphtherie zu unterscheiden:

1. Die lokalisierte Diphtherie. Sie ist gewöhnlich auf die Tonsillen beschränkt. Hie und da, namentlich in Kriegszeiten, tritt sie auf der Haut in Erscheinung, ferner beim Neugeborenen am Nabel, dann auch am Eingang der Nase, auf den Lippen oder den Conjunctiven, an der Vulva und am Penis. Die Bezeichnung „lokalisiert" soll einerseits die relative Geringfügigkeit der Allgemeinsymptome charakterisieren, andererseits aber auch die geringe Tendenz zur lokalen Ausbreitung in die Umgebung hervorheben. Eine völlige Übereinstimmung des klinischen Typus mit dem bakteriologischen Erregertypus (Mitis) besteht nicht (*normergische Form* der Krankheit).

2. Die progrediente Diphtherie. Nasendiphtherie, Croup und viele Rachendiphtherien mit der Tendenz zur Ausbreitung gehören zu diesem klinischen Bild. Der Entzündungsvorgang breitet sich aus auf die dem Primärinfekt benachbarten Schleimhäute (z. B. Kehlkopf, Trachea, Bronchien oder Nase, Rachen, Ohren usw.).

Der Erregertyp ,,Intermedius" hat an diesen Formen einen großen Anteil, bestreitet sie aber nicht allein (*anergische Form* der Krankheit).

3. Die toxische oder maligne Diphtherie. Im Vordergrund stehen die Allgemeinerscheinungen des Kreislaufs, das Ödem, die hämorrhagische Diathese, metastatische Prozesse und Auftreten bei Schutzgeimpften. Bei *primär maligner Diphtherie* versagt die Serumtherapie häufig. Die *sekundäre maligne* Diphtherie wird im allgemeinen gedeutet als Resultat einer zu späten und ungenügenden Anwendung von Heilserum (*hyperergische Form* der Erkrankung).

1. Lokalisierte Diphtherie

Die *Prodromalsymptome* sind unbestimmt. Kopfschmerzen, Mattigkeit, Zerschlagenheit, intensives allgemeines Krankheitsgefühl sind deutlicher und intensiver als bei gewöhnlichen Anginen. Die Kinder erbrechen häufig. Neben den allgemeinen Beschwerden treten die lokalen Halsschmerzen zurück, auch die Schluckschmerzen sind verhältnismäßig gering.

So kommt es, daß namentlich bei Kindern die *Symptome der lokalen Affektion gar nicht im Vordergrund* stehen, sondern die Allgemeinbeschwerden, und wenn der Rachen nicht inspiziert wird, ist die Fehldiagnose die Regel, denn je jünger die Kinder sind, um so eher klagen sie über *Bauchweh* oder auch über Gliederschmerzen.

Die *Temperatur* ist schon am 2. oder 3. Inkubationstag sehr hoch. Auf jeden Fall stimmt nicht, daß bei Diphtherie, im Gegensatz zu Angina, die Fieberreaktion weniger stark sei, wie das noch häufig geäußert wird.

Besichtigt man *während des Prodromalstadiums die Rachenorgane*, so findet man eine deutliche Rötung und Schwellung der Tonsillen. Hie und da entdeckt man bereits jetzt kleinste weiße Auflagerungen auf den Mandeln ein- oder beidseits.

Schon nach wenigen Stunden kann sich das Bild verändern, die weißen Flecken konfluieren zu Streifen (kokardenähnlich). *Beläge* treten auf und überschreiten die Grenzen der Tonsillen, unter Umständen schon nach 6—12 Std. Die Beläge werden dicker, rahmartig, rein weiß. Die Tonsillen, die nur mäßig vergrößert sind, sind nicht mehr zu sehen, die ganze Schleimhaut des Rachens und der Gaumenfalten ist leicht gerötet und etwas ödematös.

Die *mikroskopische Untersuchung* eines Fetzchens aus den festhaftenden Belägen ergibt im Grampräparat das typische Bild der Gram-positiven fächer-, palisaden-, V- und L-förmig angeordneten Diphtheriebacillen. Daneben finden sich mäßig viele Leukocyten, Fibrinfäden und häufig ziemlich starke Mischflora. Die Diphtheriebacillen sind meistens in kleinen Nestern angeordnet; es braucht viel Übung, um aus einem solchen nativen Abstrich die Diagnose mit Sicherheit zu stellen. Der Ungeübte soll lieber auf die Beurteilung verzichten und den Bericht eines hygienischen Institutes abwarten.

Der Bericht der Untersuchungsinstitute dauert mindestens 2—3 Tage, namentlich in fraglichen Fällen, so daß auf eine solche Verzögerung der Diagnose für die Therapie keine Rücksicht genommen werden kann.

Meistens wird der Arzt in diesem Moment der *Entwicklung des Krankheitsbildes* gerufen. Die Temperatur ist hoch, die Allgemeinbeschwerden haben zugenommen, die Atmung ist leicht schnarchend, die Nächte sind unruhig, der

Appetit fehlt fast vollkommen, der Stuhl ist angehalten, die regionären Drüsen sind deutlich vergrößert und etwas empfindlich, die Sprache ist leicht gaumig, Milz und Leber sind nicht vergrößert, der Harn ist konzentriert, häufig mit leichtem Eiweißgehalt, der Herzbefund ist normal, der Puls entsprechend der Temperatur.

In der *Nase* finden sich häufig am Septum, da wo die Schleimhaut in die Haut übergeht kleine Beläge *(Nasendiphtherie)*, auch wenn der Tonsillenbelag noch nicht charakteristisch ist. Hie und da blutet die Nase leicht, es besteht etwas

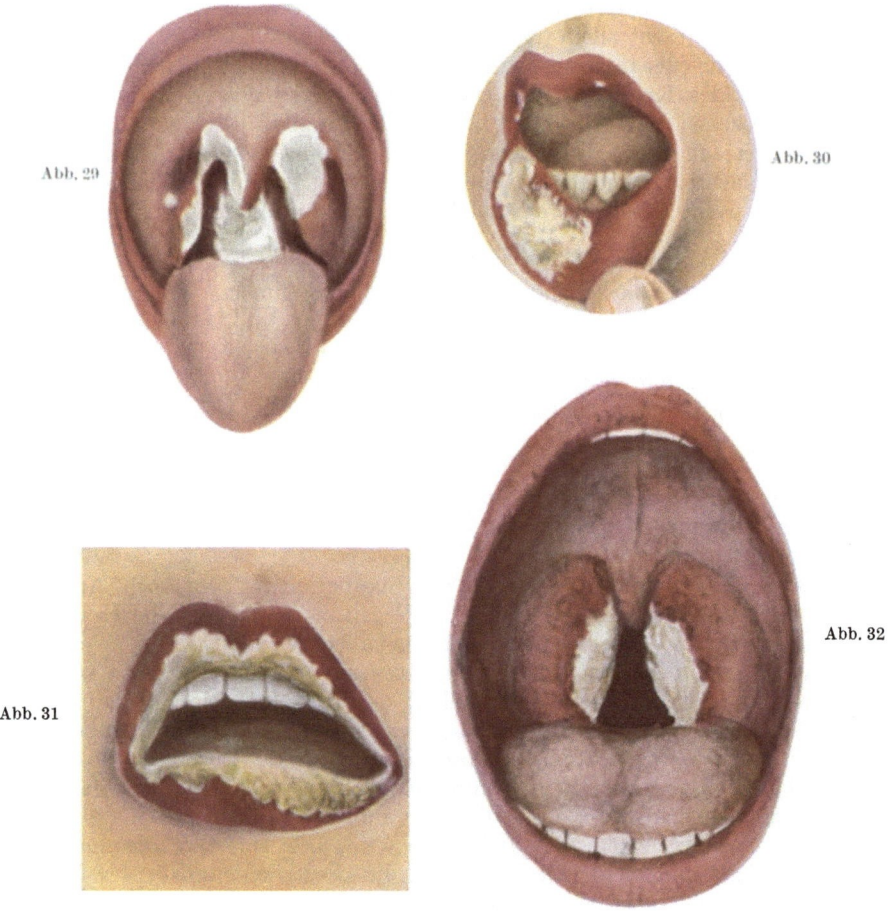

Abb. 29

Abb. 30

Abb. 32

Abb. 31

Abb. 29—32
Diphtheria faucium, tonsillarum et uvulae
Diphtherie der Unterlippe
Diphtherie der Mundschleimhaut mit Übergreifen auf beide Lippen
Diphtherie der Tonsillen

eitrig-blutiger Ausfluß. Auf der Oberlippe und auf der Haut der Nase um die Nasenlöcher befinden sich kleinste, *oberflächliche, rosarote,* manchmal etwas schmierig belegte *Erosionen (Hautmetastasen)*. Im Abstrich dieser Erosionen findet man mikroskopisch Diphtheriebacillen. STRÖDER und GOEBEL weisen darauf hin, daß beim Säugling der Schnupfen absolut nicht blutig sein muß.

Es gibt kaum ein klinisches Bild, das so typisch ist wie die lokalisierte Diphtherie, höchstens die Belagbildung nach Tonsillo- oder Tonsillektomie ist ähnlich.

Hier fehlt aber der typische süßliche Leimgeruch und die Drüsenschwellung. Ähnliche Bilder macht vielleicht die *Monocytenangina* (PFEIFFER), jedoch fehlt auch hier der typische Geruch (vgl. Kapitel Diagnose und Differentialdiagnose, S. 242).

Verlauf ohne Heilserum. *a) Leichter Verlauf.* Nach den Schilderungen von BRETONNEAU, TROUSSEAU und allen anderen Ärzten der Vorserumzeit verläuft ein Teil der Diphtherieerkrankungen relativ milde. Einige Tage nachdem das oben beschriebene Krankheitsbild sich entwickelt hat, entfiebert der Patient, an den Rändern der Membranen erscheint ein intensiv roter Hof *(Begrenzungsröte).* Die Pseudomembranen lösen sich los, zum Teil verflüssigen sie sich und vom 6.—8. Tag an sieht man nur noch oberflächliche, schmutzig belegte, flache Ulcerationen an Stelle der Beläge. In etwa 14 Tagen sind die Schleimhäute wieder normal, die lokalen Drüsenschwellungen verschwinden. Die Patienten sind wieder gesund.

b) Schwerer Verlauf. Eine gewisse Anzahl unbehandelter Patienten entwickelt aus der lokalisierten Diphtherie heraus das *Krankheitsbild der sog. sekundären, toxischen Diphtherie.* Vom 3.—4. Krankheitstag an nehmen die Beläge langsam zu, die Drüsen schwellen immer mehr an, hie und da bildet sich ein periglanduläres

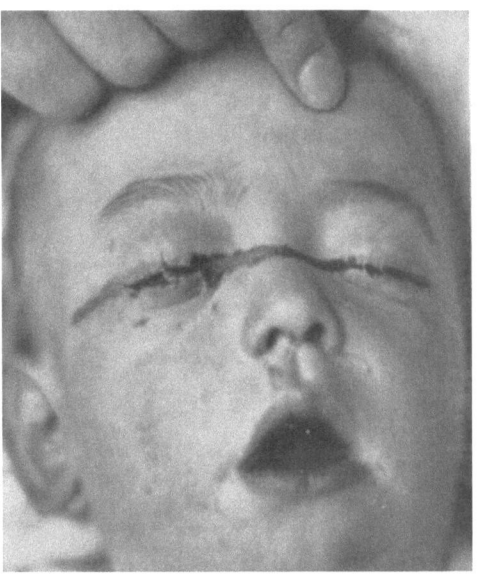

Abb. 33. *Augendiphtherie.* 1¹/₂jähriger Junge mit Augen- und Nasendiphtherie. Schwellung und Verfärbung der Lider. Eitrig-blutiger Ausfluß aus beiden Augen sowie aus der Nase. Erosionen der Haut, der Oberlippe und in der Umgebung des Auges (Diphtherie-Hautmetastasen) (Düsseldorf, 1932)

Ödem und es kommt zu Komplikationen, wie wir es bei der primär malignen, toxischen Diphtherie zu sehen gewohnt sind: Kreislaufkollaps, Herzschädigungen, Lähmungen, Capillarblutungen, Nierenschädigungen, kurz, allgemeine Intoxikation.

Verlauf mit Heilserum. Die rechtzeitige Anwendung des Heilserums stoppt den Krankheitsprozeß ab. Der weitere Verlauf gleicht den milden Spontanheilungsformen ohne Serumbehandlung, nur ist er wesentlich kürzer. *Schon 6—12 Std nach der ersten Seruminjektion erscheint die Begrenzungsröte als Zeichen der einsetzenden Heilung.* 12—24 Std später läßt die Intensität der allgemeinen Beschwerden deutlich nach, namentlich die Kopfschmerzen. Die Temperatur sinkt lytisch ab, die Beläge schmelzen zusammen „wie der Schnee unter der Wirkung der Sonne" (HEUBNER).

Die Begrenzungsröte wird immer intensiver bis zu einer Breite von ¹/₂—1 cm. Die Reinigung der Geschwüre braucht einige Tage, so daß die anatomischen Veränderungen in 1—2 Wochen wieder normalen Verhältnissen Platz gemacht haben.

Wenn auch der Heilungsverlauf mit und ohne Serum prinzipiell identisch ist, so ist doch das Abstoppen des diphtherischen Entzündungsprozesses durch das Antitoxin von größter Wichtigkeit, es verkürzt den Heilungsprozeß, verhindert die Entwicklung der sekundären toxischen Diphtherie, verhütet viele Komplikationen und in vielen Fällen den Tod, so daß es heute, wie seit der Einführung

der Serumtherapie überhaupt, *als Fehler angesehen werden muß, auf die Anwendung des Antitoxins zu verzichten.*

Häufig entwickelt sich in den ersten 6—12 Std nach Anwendung des Heilserums der
lokale Prozeß noch weiter, die Membranen greifen auf die Gaumenbögen und die Uvula über,
die Lymphdrüsenschwellung nimmt zu und erst nach dieser initialen Verschlimmerung
kommt der Prozeß unter dem Einfluß des Antitoxins zum Stillstand.

Der Fieberabfall an sich bedeutet allein noch keine Besserung (SCHICK). Die Erkrankung
kann trotzdem an Ausdehnung zunehmen und gerade bei den schwersten Fällen von Diphtherie treten als ominöse Zeichen Temperaturabfall oder Untertemperaturen auf. Die Temperaturkurve läßt also den Beurteiler des Krankheitsverlaufes der Rachendiphtherie im Stich.

Komplikationen. Sie sind relativ selten. Am häufigsten ist der verhältnismäßig
gutartige *sekundäre Croup* (sekundäre Larynxdiphtherie), der sich schleichend
entwickelt und nicht immer bis zur Aphonie führt. Doch darf man bei Laryngitis

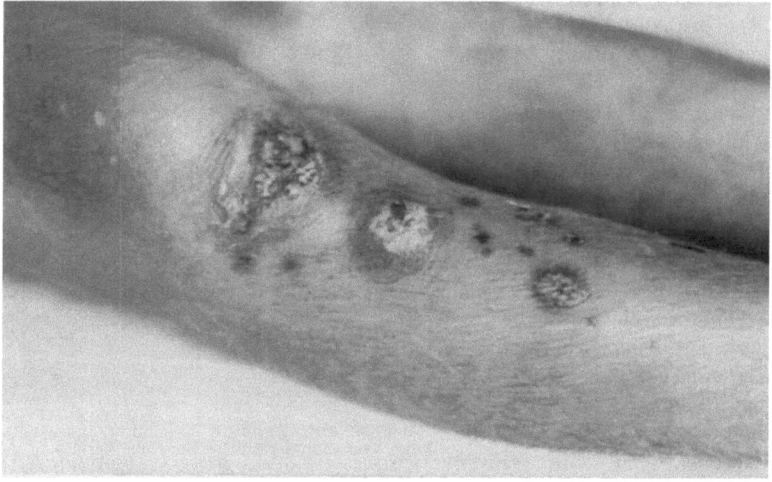

Abb. 34. *Hautdiphtherie.* Sekundär mit Diphtherie infizierte Impetigo eines 8jährigen Jungen am rechten Unterschenkel, Vorderseite (Düsseldorf, 1931)

acuta oder subacuta mit Fehlen einer Aphonie durchaus nicht einen Croup ausschließen. Ziemlich häufig ist die *Bronchopneumonie.* Hier ist neben der Serumtherapie die Anwendung massiver Dosen von Antibiotica angezeigt (Erythromycin und Tetracycline).

An Spätkomplikationen fehlt es nicht ganz. Nach NIGGEMEYER kommt es
in 0,83 % zur vorübergehenden, benignen Gaumensegellähmung und in 6,09 % zu
hier ebenfalls recht gutartigem Herzmuskelschaden.

Lokalisierte Diphtherie an anderen Körperteilen. Prinzipiell kann jede Partie
der Haut oder der Schleimhäute des Menschen mit Diphtherie infiziert werden:

Nasendiphtherie. Sie tritt namentlich im *Säuglingsalter* auf. Wenn sie auch im
großen ganzen lokalisiert bleibt, so ist sie doch nicht ungefährlich, da die Nasenhöhle mit ihrer großen Oberfläche ganz besonders günstige Bedingungen für die
Toxinresorption bietet. Man sieht daher nicht selten schwerste Komplikationen
von Herz und Nervensystem im Anschluß an Nasendiphtherie auftreten. Das
klinische Bild besteht aus Schnupfen, die Naseneingänge sind mit Borken bedeckt. *Serös eitriger, leicht sanguinolenter Ausfluß macht auf die ungewöhnliche
Form des Schnupfens aufmerksam.* Bei schweren Fällen ist die ganze Nase verdickt und ödematös geschwollen. Hie und da scheint sich der *primäre Sitz der
Diphtherieinfektion in der Rachentonsille* zu befinden. Von dort aus steigt die Er-

krankung langsam *nach hinten unten* in den Pharynx oder sie breitet sich *nach vorne* in die Nase aus. Die Nasendiphtherie ist also nicht leicht zu nehmen, häufig genug deutet sie auf einen schon längere Zeit bestehenden Prozeß hin. Die lokale Anwendung von Desinfektionsmitteln ist nutzlos; *eine einzige Injektion von Heilserum wirkt meistens in auffallend kurzer Zeit.* Die bakteriologische Diagnose ist nicht leicht zu stellen, da in der Nase häufig Pseudodiphtheriebacillen vorkommen. Die Diagnose einer Nasendiphtherie wird oft nicht oder zu spät gestellt. Ihr Beginn ist ebenso wenig charakteristisch, wie der Verlauf. Differentialdiagnose Fremdkörper!

Kehlkopfdiphtherie. Die Beteiligung des Kehlkopfes bei der diphtheritischen Entzündung ist entweder *primär* oder *sekundär*. Unter der primären Stenose soll nichts anderes verstanden werden, als eine *unglücklicherweise an bedrohlicher Stelle der Atemwege lokalisierte Diphtherie.* Die sekundäre Stenose tritt auf als Folge eines Nasen-Rachenprozesses, der sich langsam weiter ausbreitet oder im Kehlkopf eine Metastase macht. Entsprechend dieser Auffassung finden sich Mitisstämme als hauptsächlich für die Stenose verantwortliche Diphtheriebacillen.

Die *ersten Symptome* der Kehlkopferkrankung sind Heiserkeit und bellender Husten (Crouphusten). *Langsam* wird die Stimme *aphonisch.* Wichtig ist die *Anamnese als differentialdiagnostisches Moment* zum sog. falschen Croup (*Pseudocroup* = nichtdiphtheritische Stenose).

Bei der Diphtherie entwickelt sich die Stenose langsam im Verlauf von Stunden bis Tagen, auch wenn es sich um primären Kehlkopfcroup handelt. Beim Pseudocroup (Grippe und ähnliche katarrhalische ätiologische Momente) erscheint der Croup akut,

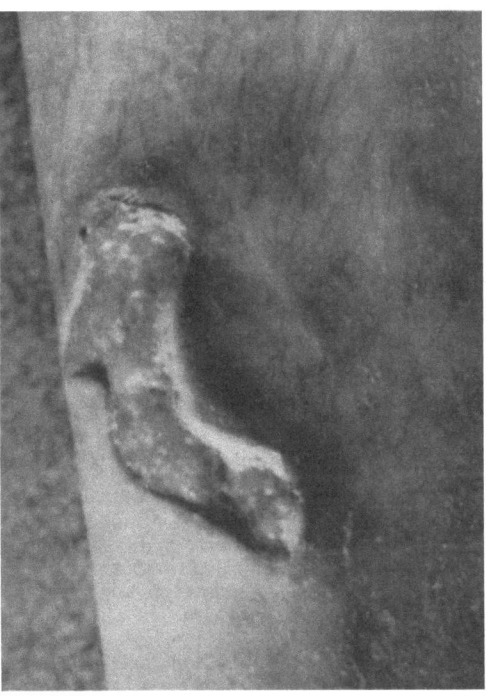

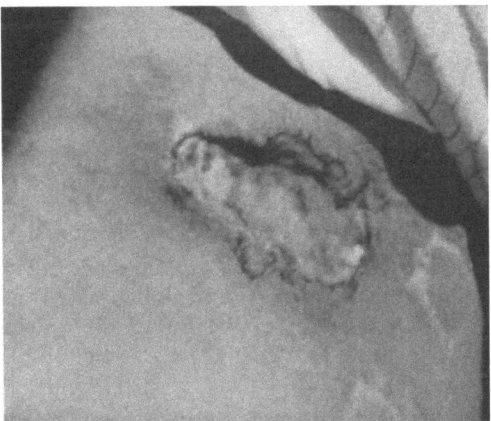

Abb. 35 und 36. *Hautdiphtherie* bei infizierter Verletzung eines Insassen eines Konzentrationslagers (SALZMANN und HOTTINGER, 1948). Typische, aufgeworfene Wundränder bei schmierig-wächserner Wundfläche. Keinerlei Heilungstendenz. Tibiakante und Oberschenkel

vorhergehend höchstens Schnupfen, banaler Husten oder überhaupt keine Erscheinungen. Die Kinder gehen bei guter Gesundheit schlafen und erwachen aus dem Schlaf plötzlich mit bellendem Husten, aphonisch und mit Stenoseatmung. Beim Pseudocroup liegt also ein *akutes Ödem der Kehlkopfschleimhaut* vor, das geringfügige katarrhalische Prozesse kompliziert.

Die *pathologische Anatomie des diphtherischen Croups ist ganz anders*; hier liegt eine spezifische pseudomembranöse Entzündung, sehr häufig unterhalb der Stimmbänder vor, die sich langsam entwickelt und praktisch nie durch ein akutes Ödem kompliziert wird. Weist schon die genaue Anamnese auf den Unterschied von echtem und falschem Croup hin, so wird durch den *Kehlkopfspiegelbefund* die Diagnose gesichert. Beim Pseudocroup Ödem der Schleimhaut mit glänzender, unversehrter Oberfläche, bei Diphtherie weiße Membranen im Kehlkopfeingang auf den Stimmbändern oder unterhalb.

Nach den ersten Symptomen der Kehlkopferkrankung entwickeln sich die Zeichen der Stenose: die Atmung wird im Inspirium vertieft, stridorös, beschleunigt, angestrengt und die Ausatmung erschwert. Die Hilfsmuskulatur ist in lebhafter Tätigkeit. Inspiratorische Einziehungen in der Fossa jugularis, den Supraclaviculargruben, den Intercostalräumen und im Epigastrium sind pathognomonisch.

Die Verengerung der Glottis ruft Lufthunger, Angst und starke Unruhe hervor. Der Zustand wird namentlich durch plötzliche Erstickungsanfälle quälend und alarmierend. Bisweilen husten die Patienten Membranstückchen aus, hie und da hört man das Flattern der Membranen, welche die Stimmritze plötzlich verlegen können. Manchmal entsteht ein akuter Glottiskrampf.

Die vertiefte Atmung vermag zu Beginn das Hindernis zu kompensieren. Das Aussehen der Kinder ist daher zunächst nicht verändert, und abgesehen von der Erstickungsangst der Patienten besteht keine akute Gefahr.

Auch bei der Larynxdiphtherie gilt, was für die Rachendiphtherie gesagt wurde. Trotz Serumanwendung intravenös und intramusculär kann der lokale Prozeß zuerst noch 6—12 Std weiter fortschreiten. Erst jetzt setzt die Serumwirkung ein und verhütet die Weiterentwicklung der Krankheit. Innerhalb dieser Zeit kommt es hie und da zur völligen Stenose. Es kann auch vorkommen, daß sich Membranen als Folge der Serumwirkung ablösen und einen akuten Kehlkopfverschluß hervorrufen. Vielleicht wird auch hie und da eine durch das Antitoxin hervorgerufene, stärkere lokale Abwehrreaktion vermehrte Schleimhautschwellung mit sich bringen, und so kann durch das Heilserum, oder trotz Heilserumtherapie, die Stenose zunächst noch weitergehen und ein operatives Vorgehen erheischen. Bleibt die Erkrankung auf den Larynx beschränkt, so ist die Prognose bei diphtherischem Croup nicht schlecht.

Eine *ernste Komplikation ist* allerdings *die Bronchopneumonie*, welche durch Aspiration von Membranstückchen, Bacillen, Eiter usw. hervorgerufen wird. Sehr häufig kommt die Bronchopneumonie aber auch durch sekundäre Erreger (Streptokokken, Pneumokokken, Influenzabacillen usw.) zustande.

Am ungünstigsten ist der Verlauf der Stenose bei *Säuglingen*, da das Lumen von Kehlkopf und Trachea verhältnismäßig sehr eng ist. Bei *Erwachsenen* ist die Stenose ebenfalls gefürchtet, weil sie meist nur ein Teilsymptom des sog. absteigenden Croups darstellt (s. progrediente Diphtherie).

Seltenere Lokalisation auf anderen Schleimhäuten. Die Diphtherie der übrigen Schleimhäute ist verhältnismäßig selten, am häufigsten kommt noch diejenige der *Conjunctiven* vor. Die Entzündung der Schleimhaut der Augenlider ist sehr intensiv, die Schwellung wegen des entzündlichen Ödems meistens so stark, daß die Augen nicht mehr geöffnet werden können. Die Schleimhaut der Lider ist dunkelrot mit Membranen bedeckt und blutet leicht. Eitrig-blutiger Ausfluß aus den Augen ist verdächtig für Diphtherie.

Diese Lokalisation findet sich *sekundär* bei Kindern mit Nasen- oder Rachendiphtherie, hie und da auch *primär* bei Pflegepersonal und Ärzten. Die Kinder reiben sich die Diphtheriebacillen mit ihren Händen selber in die Augen, beim Pflegepersonal handelt es sich um Tröpfcheninfektion. Auch bei der Augendiphtherie drohen Gefahren, nämlich das Übergreifen des Prozesses auf die Cornea.

Die Therapie besteht in der Anwendung von Antitoxin intramusculär und lokaler Verwendung von Antibiotika (Chloromycecetin, Tetracycline, Erythromycin, Penicillin). *Die Diagnose läßt sich nur durch das Kulturverfahren* sicherstellen wegen der häufigen Anwesenheit von Xerosebacillen.

In einzelnen Epidemien treten auch noch andere Lokalisationen auf. So hat HOOGENDOORN (1946) mehrere Fälle von Gingivitis und VAN LOOKEREN-CAMPAGNE (1946) 5 atrophische Kinder mit Stomatitis, Rachen- und Tonsillendiphtherie ohne Rhinitis beschrieben.

Diphtherie des Ösophagus mit fatalem Ausgang bei einem 33 Tage alten Säugling beschreibt HOYNE (1947). In der Literatur findet dieser Autor noch weitere 34 Beobachtungen von Speiseröhrendiphtherie in 100 Jahren (vgl. REICHEL). *1952* beobachtete FREY einen solchen Fall bei einem 3jährigen Kind.

Diphtherische Entzündungen des Digestionstraktes bei progredienter oder toxischer Diphtherie sind sekundärer Natur (PATTON, NOSOV und KUTZNEZOVA). Nach den Studien von DOWNES (1959) sollen primäre Otitis diphtherica in 0,3% aller Diphtheriefälle vorkommen, sekundär bei Nasen-Rachendiphtherie in 2%. Davon befallen 75% Kinder unter 6 Jahren.

Die *Vulvovaginitis diphtherica* tritt meist nur *sekundär* bei Rachen- und Kehlkopfdiphtherie in Erscheinung. FRIEDEMANN, SCHICK, HOTTINGER erwähnen das Vorkommen der Vulvovaginitis innerhalb der von ihnen beobachteten Epidemien.

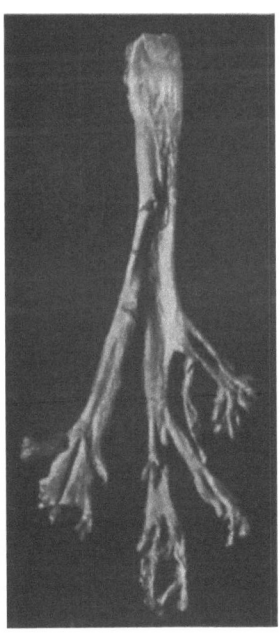
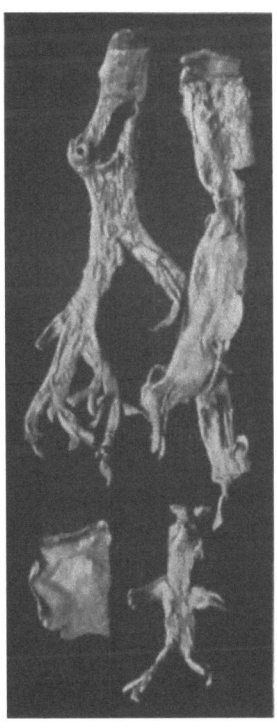

Abb. 37 und 38. *Expektorierte Membranen* nach J. v. BOKAY (aus der Membranensammlung des Stefanie-Kinderspitals, Budapest)

CANTRELL (1934) beschreibt die Affektion bei einer 25jährigen. Es bestand gleichzeitig Rachen- und Hautdiphtherie. In der englischen Literatur sind 5 solcher Fälle bekannt. HANKE (1949) berichtet über tödlich verlaufende asymptomatische Vaginitis diphtherica bei Angina. SCHNEIDER und HARTL (1953) ebenfalls.

Gelegentlich kommt es auch zur *Otitis media diphtherica*, aber meistens sekundär. Bei Bacillenträgern kann die chronische Otitis diphtherica eine gewisse

Rolle spielen (ROSA und LODI, 1948). Auch die Otitis externa diphtherica wurde gelegentlich beobachtet, sie gehört zu den seltenen Lokalisationen der Hautdiphtherie.

Hautdiphtherie. *Epitheldefekte der Haut* schaffen die Vorbedingung für das Zustandekommen der Hautdiphtherie. Intertriginöse, ekzematöse Veränderungen sind nicht selten mit Diphtheriebacillen superinfiziert, z. B. Tropengeschwüre (DELCOUR).

Kriegsverletzungen sind häufig mit Diphtheriebacillen verunreinigt und zeigen dann ein charakteristisches Aussehen (s. Abb. 35 und 36). Die Ränder sind besonders stark gewulstet, die Wunde selbst torpid granulierend und schmutzig belegt.

Aus der *Geschichte der Diphtherie* (TROUSSEAU) ist die *Hautdiphtherie* darum bekannt, weil zu Beginn des 19. Jahrhunderts die Krankheit häufig mit Vesicantien behandelt wurde. Die damit gesetzten Epithelveränderungen wurden zur Eintrittspforte für zum Teil äußerst schwer verlaufende Hautdiphtherie. *Hautmetastasen* im Gesicht bei *Nasendiphtherie* wurden bereits erwähnt.

Die *Nabelwunde* des Neugeborenen bildet gelegentlich die Eintrittspforte für eine Hautdiphtherie. Sie kommt hie und da in kleineren Epidemien in Entbindungsanstalten vor. Diese Krankheit ist, wie die Hautdiphtherie überhaupt, *nicht leicht zu nehmen.*

Während einer Epidemie in einem Landkrankenhaus, welche 12 Neugeborene erfaßte, sah der Verfasser 4 Todesfälle, 3 schwere Herzschädigungen und eine Polyneuritis postdiphtherica (s. auch CURTIN, 1953).

Andere Lokalisationen auf der Haut sind beschrieben am *Penis* (BOROWSKY, 1935). Er stellt 18 Fälle zusammen, die zum Teil als Folgen der Circumcision auftraten. Aber auch bei Erwachsenen und größeren Kindern sind Penisdiphtherien unter der Form der Balanitis bekannt geworden (WOLFF, 1933 u. a.).

Im *1. und 2. Lebensjahr* kommt die Hautdiphtherie hie und da isoliert vor als *Impetigo, Ekthyma* oder in einer *pustulösen Erscheinungsform* (LANDÉ, 1917). 1952 von LE COULANT und SOURREIL beobachtet und beschrieben eine varizelliforme und varioliforme Kaposi-Dermatitis mit Diphtheriebacillen. Auch in *Panaritien* und *Herpesbläschen* wurden gelegentlich Diphtheriebacillen gefunden (POLONGI, 1936). Die Hautdiphtherie verläuft hie und da chronisch. CHAMBERS beschreibt 1946 einen solchen Fall, der über 1 Jahr dauerte.

Auch bei *Erwachsenen* ist die Hautdiphtherie nicht ungefährlich. SOLOMON und IRWIN (1947) beschreiben den akuten Herztod eines Soldaten mit Hautdiphtherie an wundgerittenen Stellen. DEMANT und MARCIUKA sammelten 1948 270 Beobachtungen von Wunddiphtherie. 27 Patienten starben an Myokarditis (10 %). Ein Editorial des British Medical Journal analysiert 140 Hautdiphtheriefälle (KAY und LIVINGOOD, 1946). Die große Bedeutung der Hautdiphtherie, die in den Tropen besonders häufig vorkommt, wird darin hervorgehoben. *Herzveränderungen* sind die typischen Komplikationen. Glücklicherweise heilen diese Myokardschäden langsam wieder aus, dennoch aber kommen hie und da plötzlich Todesfälle an Myokarditis vor. LAUSECKER analysierte 1949 die malignen Formen der Hautdiphtherie.

Die Diagnose der Hautdiphtherie stellt den Bakteriologen vor eine besondere Aufgabe. Es muß von ihm die genaue Differenzierung der auf der Haut gefundenen Corynebacillen verlangt werden.

KALIES (1943) untersuchte 121 Wunden. Bei 5,8% dieser Patienten fanden sich echte Diphtheriebacillen, bei 24% lagen Paradiphtheriestämme vor und in 3,3% fand er Mischinfektionen von Pseudo- und echter Diphtherie. (Siehe hierzu HÖLZEL und HAUPTMANN (1943) über die Wiederentdeckung des Bacterium cutis commune von NICOLLE, 1893.)

Chronische Diphtherie. FRIEDEMANN hat Fälle beschrieben, bei denen sich die Rachenbeläge überhaupt nicht abstoßen. Die typischen Pseudomembranen bedeckten die Rachenorgane während 1—1¹/₂ Jahren. Nach FRIEDEMANN handelt es sich bei dieser *chronischen Diphtherie stets um eine Doppelinfektion mit Lues*. 1—2 Salvarsaninjektionen bringen die Heilung.

Agonale Diphtherie (Mikulowski 1957). Auch hier handelt es sich um eine Sekundärinfektion. Diese ist jedoch schwer zu erkennen. In der Mundhöhle finden sich spärliche Beläge bei lebhaft gerötetem Rand, tiefer gehende Croup- oder rhinopharyngeale Beläge sind noch schwerer nachzuweisen. Durch die allgemeine und starke Anwendung von Antibiotica werden heutzutage Bedingungen geschaffen, welche das Auftreten einer agonalen Diphtherie begünstigen.

2. Progrediente Diphtherie

Eine scharfe Trennung der progredienten Diphtherie von der lokalisierten Erscheinungsform ist klinisch fast unmöglich, weil, wie SCHICK betont, unendlich viele Abstufungen der Krankheitsintensität bestehen und eigentlich der sog. lokalisierten Diphtherie eine gewisse Neigung zur Progredienz nicht abgesprochen werden darf. Das Charakteristische der progredienten Diphtherie ist der *zeitlich*

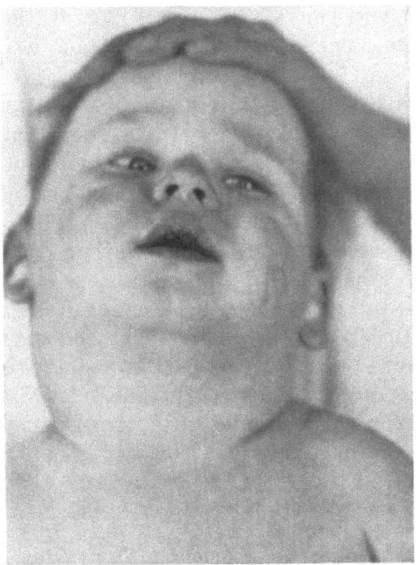

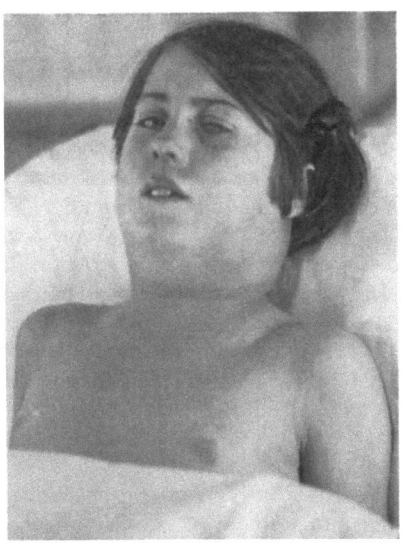

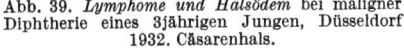

Abb. 39. *Lymphome und Halsödem* bei maligner Diphtherie eines 3jährigen Jungen, Düsseldorf 1932. Cäsarenhals.

Abb. 40. Ödem bei maligner Diphtherie, 10jähriges Mädchen, Düsseldorf 1932, tödlicher Ausgang. Das Ödem erstreckt sich bis in die Mitte des Sternums

rasche Ablauf und das multifokale Auftreten. Dabei treten 2 Krankheitsbilder besonders in den Vordergrund, die *Nasendiphtherie* und der *absteigende Croup*. Bei der progredienten Form ist das Typische das „Überspringen der Rachenorgane" und das rasche Ergriffenwerden des Kehlkopfes, wobei häufig der diphtherische Prozeß sich in die Trachea und die Bronchien fortpflanzt. Neigung zu Konfluenz.

Die *Entwicklung der progredienten Diphtherie des Rachens oder des Kehlkopfes* führt in kurzer Zeit zum *descendierenden Croup*; gemeinsam ist beiden Formen die absteigende Stenose. Auffallend ist bei beiden das Zurücktreten der toxischen Komponente der Diphtherieinfektion gegenüber der Gefahr des Erstickens.

Beim *descendierenden Croup* bilden sich die Membranen in der Trachea und in den Bronchien 1.—4. oder 5. Ordnung. Ganz selten werden solche Membranen als *Ausgüsse des Bronchialbaums* ausgehustet. Hie und da gelingt es auch durch Absaugen, Intubation oder Tracheotomie, kombiniert mit Ansaugen, größere Membranen zu entfernen. Dennoch ist beim absteigenden Croup die Erstickungs-gefahr sehr groß. In diesen Fällen wird die Atmung oberflächlich und frequent, die Patienten sind blaß-cyanotisch und der Tod tritt durch Ersticken und nicht durch Toxinwirkung ein, denn das Ersticken erfolgt in der Regel schon bevor die spezifische Vergiftung sich auswirken kann.

Bei *Säuglingen und Kleinkindern* droht daneben die Gefahr der Broncho-pneumonie, auch wenn die Diphtheriemembranen nicht allzu tief in die Trachea oder in den Bronchialbaum hinabreichen.

Wichtig ist, ob im weiteren Verlauf nach Ablösen, Aushusten oder Ab-saugen der Membranen sich diese wiederum nachbilden. Hier gibt es große individuelle Differenzen. Gutartige Fälle mit relativ geringer Ausdehnung des Prozesses und bösartige mit rasch sich wieder bildenden Membranen kommen in jedem Alter vor. Die Nachbildung der Membranen kann noch 24—36 Std nach Antitoxininjektion auftreten.

Mit dem Rückgang des Entzündungsprozesses lösen sich die vorhandenen Membranmassen auf, die Expektoration wird dadurch mehr eitrig. Hierbei wirkt das *Absaugen* der zerfließlichen, weichen, eitrigen Massen durch den Katheter manchmal *lebensrettend*. Hauptsächlich alte, verschleppte Krankheitsfälle weisen diese Verlaufsform auf.

Auch bei der progredienten Diphtherie des Kehlkopfes ist die Körpertempe-ratur anfänglich erhöht. Die Höhe des Fiebers wechselt, der Anstieg der Tempe-ratur zeigt entweder ein Weitergehen des Prozesses an (die Stenose wird inten-siver) oder er weist auf eine komplizierende Pneumonie hin. *Röntgenkontrollen* sind daher unbedingt notwendig. Man wird dadurch die Bronchopneumonie frühzeitig erkennen, wird sie von Atelektasen der Lunge unterscheiden können und *für die Prognose wichtige* Aufschlüsse erhalten.

Die *Heilung* des absteigenden Croups pflegt eine gewisse Zeit in Anspruch zu nehmen. Heiserkeit und bellender Husten verschwinden nicht sofort. Der Verlauf hängt ab vom rechtzeitigen Anwenden des Heilserums, vom rechtzeitigen operativen Eingriff (Intubation oder Tracheotomie), vom Alter des Kindes (Säug-linge oder Kleinkinder sind besonders gefährdet), vielleicht auch vom Typus der Diphtheriebacillen (Mitis harmloser als Intermedius) und von der Menge der angewendeten Antibiotica.

Die Restitution wird durchschnittlich nach 14 Tagen erreicht sein, der Tod erfolgt in der Regel relativ früh, d. h. am 3.—6. Tag der Stenose.

Die Prognose ist immer ernst! Hypoxie, Kreislaufbelastung und Intoxikation bilden einen Circulus vitiosus. Nach STRÖDER und NIGGEMEYER erlitten 22,25% dieser Patienten in der Rekonvaleszenz passagere Kreislaufschwäche, 45,59% Herzschäden, 8,82% Gaumen-segelfrüh- und 11,44% -spätlähmung, 5,23% Polyneuritis. Trotzdem ist die Spätletalität „nur" 3,01%.

3. Primär toxische Diphtherie

(Diphtheria gravissima = maligne Diphtherie.)

Die Inkubationszeit bei diesen Fällen ist relativ kurz (1—3 Tage). Die Kinder erkranken plötzlich mit hoher Temperatur und schwersten Allgemeinerscheinun-gen. Die Nasenschleimhaut, der Rachen, die Gaumenfalten, die Uvula sind ödematös geschwollen und zeigen nur in wenigen Fällen mehr oder weniger ausgedehnte weißliche oder hämorrhagische Pseudomembranen. Dagegen treten neben diesen verhältnismäßig geringen lokalen Erscheinungen bereits *schwerste*

Allgemeinsymptome in den Vordergrund: Ödem, periglandulär am Hals, mit einer Ausdehnung bis auf das Brustbein. In vielen Fällen sind schon die Symptome der *hämorrhagischen Diathese* ausgeprägt: punktförmige oder flächenhafte Hautblutungen, der periphäre Kreislauf versagt fast in jedem Fall schon am ersten Tag. Fahle, gelblichgraue Farbtöne der Haut, blasses Gesicht, Müdigkeit, weicher unregelmäßiger Puls, starker Aschnerscher Reflex (reflexe oculo-cardiaque), Absinken des Blutdrucks sind schon am ersten Tag die *gefürchteten Anzeichen der toxischen Vasomotorenlähmung*. Das *ominöse Erbrechen*, oft unstillbar, zeigt sich

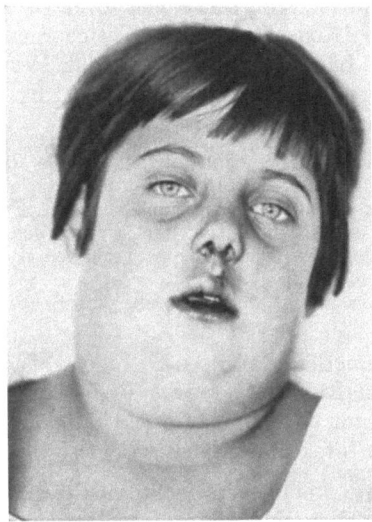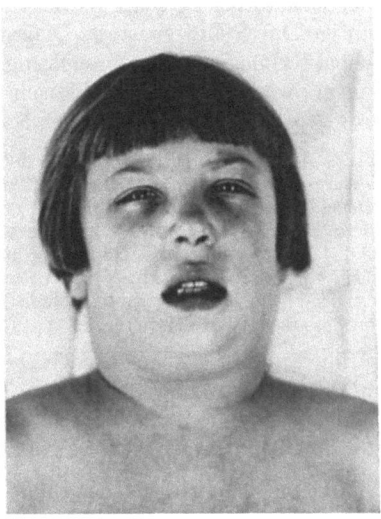

Abb. 41 und 42. *Cäsarenhals bei maligner Diphtherie*, 7- und 9jähriges Mädchen mit Hals- und Brustödem, Hautmetastasen an der Oberlippe und leichter hämorrhagischer Diathese. Tödlicher Verlauf bei beiden Kindern (Düsseldorf, 1931)

bereits als Folge der cerebralen Beteiligung am Vergiftungsprozeß. Das Bewußtsein ist fast immer erhalten; Nieren und Leber sind regelmäßig am Krankheitsprozeß beteiligt; die Leber ist vergrößert, die Konsistenz vermehrt, das Organ druckempfindlich. Im Urin findet sich Eiweiß, in einzelnen Fällen bis zu 12⁰/₀₀, im Sediment Erythrocyten, Leukocyten, granulierte, zellige und hyaline Cylinder. Charakteristisch ist schon am ersten Tag der penetrante, süßlich-leimige *Foetor*.

In den nächsten 12—24 Std treten die Beläge auf. In der Nase, auf den Tonsillen erscheinen sie gleichzeitig trotz intensiver Antitoxingaben. Sie sind häufig hämorrhagisch verfärbt und sitzen auf der ödematösen Schleimhaut festhaftend auf.

Das ungewöhnliche klinische Bild, mit dem viele Ärzte nicht mehr vertraut sind, veranlaßt zu auffallend vielen Fehldiagnosen. Etwa die Hälfte aller Fälle wurde als Mumps, als Scharlachangina, als peritonsilärer oder pharyngealer Absceß, als Drüsenabsceß, als Halsphlegmone usw. zur Aufnahme in die Infektionsklinik eingewiesen. Einmal kam ein solches Kind mit der Diagnose: Unstillbares Erbrechen.

Man kann mit STRÖDER und GOEPPERT 2 klinische Bilder unterstreichen: 1. die *hämorrhagisch-nekrotische Form* (primär oder sekundär) und 2. die *Ödemdiphtherie* (primär oder sekundär), je nachdem die eine oder andere Komponente des klinischen Bildes im Vordergrund steht.

Typisch ist die eigentümlich dicke Konfiguration des Halses, die dieser Symptome wegen den Namen „*Cäsarentypus*" erhalten hat (andere Ausdrücke „Cäsarenhals", Collum proconsulare, bull-neck). Das teigige Ödem erhielt von SECKEL den Namen „Pudding-Phänomen" (siehe auch NOSOV).

Die Thyreoiditis kann unter Umständen ähnliche Bilder machen (SAVINI).

Diagnose. Die *Diagnose* stützt sich auf die folgenden *7 Kardinalsymptome*:

1. Ausgedehnte Beläge der Nase, des Rachens, starkes Ödem des Gaumens. 2. Charakteristischer Foetor. 3. Periglanduläre Ödeme am Hals (Cäsarentypus). 4. Kleinere und größere Haut- und Schleimhautblutungen, namentlich in der Gegend des Schultergürtels, der Achselhöhle, der vorderen Brustwand und des Gesichts. 5. Periphere Kreislaufschwäche. 6. Erbrechen (unstillbar). 7. Leberschwellung und Harnbefund.

Einzelne oder sogar mehrere dieser 7 Kardinalsymptome sieht man nicht sehr selten bei mittelschwerer Diphtherie oder bei verschleppten Fällen. Kombinieren sich aber viele dieser Zeichen, namentlich Ödeme, Hautblutungen, Bluterbrechen oder blutige Durchfälle, so ist die Diagnose der toxischen Diphtherie sichergestellt.

Die bakteriologische Untersuchung läßt häufig im Stich, weil das Resultat des Kulturverfahrens im 1. Abstrich in etwa 15% negativ ausfällt. Erst im 2. oder 3. Abstrich gelingt dann der Nachweis manchmal.

Nach O'MEARA u. a. finden sich in der überwiegenden Mehrzahl dieser Fälle *Gravis*-Typen. Diese durchbrechen mit ihrem speziellen Toxin B die Immunität und die lokalen Abwehrmechanismen. Daher versagt auch das sog. spezifische Heilserum (Antitoxin PW 8).

Andere Autoren (v. BORMANN z. B.) erklären die Mischinfektion mit Streptokokken als Ursache des malignen Verlaufs. Heute werden analoge Ideen mit der Streptokokken-Hyalase als Invasin verteidigt (RIZZARDINI und UNDURRAGA, 1956).

SECKEL sieht im Zentrum des pathologischen Geschehens die angeborene, konstitutionelle Reaktionsbereitschaft zur Hyperergie.

Die unglaublich rasche Entwicklung innerhalb von 1—2 Tagen bis zum Höhepunkt der Krankheit weist darauf hin, daß es sich bei vielen Fällen von toxischer Diphtherie um eine a priori bösartige, mit ungeheurer Geschwindigkeit verlaufende, unaufhaltsam zum Tode führende Infektion handelt.

Verlauf. Die Dauer der Krankheit bis zur Heilung erstreckt sich wegen der fast gesetzmäßig in bestimmten Perioden der Rekonvaleszenz auftretenden Komplikationen auf 3 Monate. Nach 12 Wochen sind die meisten Rekonvaleszenten so weit gebessert, daß man sie nach Hause entlassen kann. Bei den tödlich verlaufenden Krankheitsfällen lassen sich 3 Gruppen unterscheiden:

1. Frühtodesfälle an *Kreislaufversagen* am 1. und 2. Krankheitstag. 2. Die größte Gruppe der Todesfälle häuft sich in den ersten 10—14 Tagen. Die Ursache ist meist eine schwere *akute Myokarditis*. 3. Eine kleinere Gruppe von Sterbefällen tritt in der Zeit zwischen 40. und 50. Krankheitstag auf. Hier sind es die *Lähmungen* oder die *Kombination von Herzschäden und Lähmungen oder die Pneumonien*, welche als Todesursache im Vordergrund stehen. Nach dem 51. Krankheitstag haben wir in Düsseldorf keine Patienten mehr verloren. Dies gilt, wie auch die folgenden klinischen Details, nur für *eine* Epidemie. Andere Autoren sahen zu anderen Zeiten ebenfalls maligne Formen. Gewisse Abweichungen von Epidemie zu Epidemie kommen aber vor, und so sind die zeitlichen Angaben einer gewissen Variabilität unterworfen.

Die allgemeinen Krankheitszeichen, die bei maligner Diphtherie wichtig sind, sollen noch einmal besonders hervorgehoben werden:

Ganz zu Beginn bestehen meist *keine* Schluckbeschwerden und trotz hoher Temperatur eine relative Euphorie. Es haben schon Patienten mit ausgeprägtem Halsödem sich noch wohlgefühlt, und sind mit dem initialen Ödemkomplex in die Sprechstunde des Arztes gekommen.

Körpertemperatur mittel bis hoch, in einzelnen Fällen sogar Hyperpyrexie. Aus der Anfangstemperatur ist kein sicherer Anhaltspunkt für die Prognose zu gewinnen.

Prostration. Die schwerkranken Patienten fühlen sich so elend, daß sie vollständig apathisch daliegen, und obschon das Bewußtsein völlig erhalten ist, reagieren sie gar nicht auf äußere Reize wie Ansprechen, Untersuchung, Injektion. Starke Prostration ist ein Zeichen fatalen Ausgangs.

Puls. Der Puls ist anfänglich frequent, wird dann langsam, klein und weich, immer langsamer, unregelmäßig und fadenförmig. Die Pulswelle wird immer kleiner. Der *Blutdruck* sinkt unter 70 mm Hg, bis er, in vielen Fällen tiefer als 45 mm Hg, gar nicht mehr zu messen

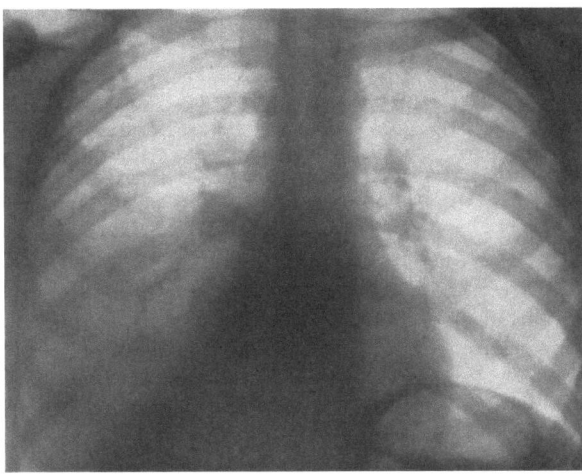

Abb. 43. *Lungendiphtherie* (nach HOTTINGER, 1933). Komplizierende Bronchopneumonie des rechten Unterfeldes bei maligner Diphtherie, ohne Beteiligung des Kehlkopfs oder der Trachea. Hämorrhagisch-eitriges Sputum mit Reinkulturen von Diphtheriebacillen

ist. Namentlich die Blutdrucksenkung ist prognostisch ungünstig, sie kommt zustande durch die Vasomotorenlähmung allein oder in Kombination mit Myokarditis. Sinkt der Blutdruck unter 55 mm Hg, so bedeutet das fast in allen Fällen den fatalen Ausgang.

In seltenen Fällen kommt es auch zu *Gangrän* der Extremitäten infolge von Veränderungen der Arteriolen oder Capillaren auf toxisch infektiöser Grundlage (BLUMBERGER, 1926).

Fast ebenso gefürchtet wie der tiefe Blutdruck und der fadenförmige Puls ist das *Erbrechen*. Bleibt der Patient noch längere Zeit am Leben, so wird das Erbrechen unstillbar. Die Patienten verlieren ungeheuer viel Wasser, sie magern ab und verfallen in wenigen Stunden. Das Erbrechen ist oft das erste Anzeichen eines Versagens des Kreislaufs infolge von Hirnanämie oder Intoxikation des Vasomotorenzentrums.

Mit den Zeichen der Kreislaufschädigung treten häufig heftige, kolikartige *Leibschmerzen* auf. Sie sind bei einzelnen Patienten von dünnen, mit Blut gemischten Darmentleerungen gefolgt. In vielen Fällen kann man sich über das Zustandekommen der Leibschmerzen keine Vorstellungen machen.

Ein wichtiges Allgemeinsymptom ist die *Harnausscheidung*. Manchmal ist die Urinmenge klein, durch das tage- und wochenlang anhaltende Erbrechen, in anderen Fällen durch eine nephritische Harnsperre. Abnahme der Tagesharnmenge ist ein ungünstiges Zeichen, Harnflut bedeutet Wendung zum Besseren.

Appetit und *Durst* sind verschieden. Der Appetit verschwindet bei allgemeiner Intoxikation oder Vasomotorenlähmung, der Durst steigert sich infolge des Wasserverlustes bei Erbrechen ins Unerträgliche. Infusionen und Tropfeinlauf helfen nur vorübergehend.

Das *Körpergewicht* hängt mit dem Allgemeinzustand zusammen. Eine große Rolle spielt es für die Beurteilung der Krankheit bei Erbrechen, Wasserverlust und Austrocknung.

Die Kontrolle der *Herzfunktion* sollte heute mit dem *EKG* fortlaufend durchgeführt werden. Die klinischen Zeichen des Alarms sind: Blutdruckabfall, Leberstauung, Pulsus parvus, unreine Herztöne, langgezogene, dumpfes Geräusch resp. dritter Herzton, perkutorische und radiologisch nachweisbare Linksverbreiterung. Das *EKG* wird als *Frühzeichen* schon vor diesem Moment den Übergang vom Links- zum Rechtspositionstyp, mit Absinken der ST-Strecke und Negativität von T ergeben.

Der Tod kann schon im frühesten Stadium — noch vor der Ausbildung von Membranen — eintreten. Er meldet sich unter cerebralen Krämpfen und akutem Kreislaufkollaps (Diphtheria fulminans). Das Schleimhaut-Ödem resp. eine hierdurch bedingte Pharynxstenose bedeutet Anoxie zusätzlich zur Intoxikation. 77,78% aller Todesfälle sind (nach NIGGEMEYER) schon vor Rückbildung der Ödeme eingetreten. Die Letalität des „toxischen Vollbildes" betrug 63,87% (vgl. dazu die Zahlen von HOTTINGER und TOEPFER, 1931 aus Düsseldorf).

Laboratoriumsbefunde

Das *Blutbild* zeigt eine polymorphkernige Leukocytose, hie und da, namentlich bei schweren Fällen, findet sich eine relative Monocytose (KÖNIGSBERGER, 1929), in schweren Fällen toxische Granulationen des Protoplasmas (HOFMANN, 1956).

BAUMGARTNER (1947) bestätigt, daß die milde Diphtherie keine charakteristische Veränderungen im Blutbild macht, daß die schwere Form die totale Leukocytenzahl nur wenig erhöht und daß im weiteren Verlauf, namentlich bei Myokarditis und Polyneuritis, eine *Monocytose* auftritt, die neben einer Linksverschiebung und einer mäßigen Leukocytose dem Blutbild etwas Charakteristisches verleiht. Hie und da findet sich Thrombopenie, verlängerte Blutungszeit, mangelhafte Retraktilität des Gerinnsels, jedoch sind diese Werte nicht regelmäßig zu erheben.

Das *Knochenmark* ist auch verändert — aber nicht spezifisch — sondern in Richtung einer Erythromyelopathie (v. OYE, 1952). Es findet sich nach BUCELLATO et al. (1954) eine Vermehrung der Granulocyten und Eosinophilen.

Die Brenztraubensäure ist im Blut und Liquor stark erhöht (COPAITICH, 1955). Mit der klinischen Besserung sinkt der BTS-Spiegel. Belastung mit Paraaminobenzoesäure deckt eine Störung der Leberfunktion (Acetylierung?) auf (GRAZIA und MANFERDI, 1959).

Der Prothrombinspiegel sinkt um 50—80%, abhängig von der Schwere der Krankheit (Leberstörung?). Auch Gefäßveränderungen wurden wiederholt beschrieben: Thromboembolien der großen Gefäße bei einem 11jährigen Knaben mit fatalem Ausgang am 16. Krankheitstag (PETROVA, 1963).

Elektrophoreseuntersuchungen (HILLER und GRANZER, 1952) zeigen zuerst eine Albuminverminderung, relativ und absolut. Dabei nehmen die α-Globuline zu. Erst jetzt folgt die Vermehrung der γ-Globuline. Eine Komplikation kündigt sich an durch Albuminsturz und a_2-Vermehrung.

Komplikationen

Die *Lungendiphtherie* ist eine typische Komplikation der malignen Krankheitsform. Sie besteht in einer hämorrhagischen Bronchopneumonie, welche hie und da pseudolobäre Formen annimmt. Das Zustandekommen der Lungendiphtherie ist durch Aspiration zu erklären, vielleicht aber auch durch Aussaat der Diphtheriebacillen im Blut.

Über *Thyreoiditis* postdiphtherica berichtete SAVINI (5 Fälle).

Die *schwersten Komplikationen* bei toxischer Diphtherie sind, wie allgemein hervorgehoben wird: **Kreislauf-, Herzmuskel-, Nerven- und Nierenschädigung.**

Das *Versagen des Kreislaufs* tritt hauptsächlich in den ersten Tagen des Krankseins ein und kann plötzlich zum Tode führen. Bei der Sektion finden sich dann oft keinerlei Veränderungen am Herzmuskel. Gelegentlich kommen in einzelnen Epidemien solche plötzlichen Kreislauftodesfälle aber auch noch später vor bis zum 50. Krankheitstag (HEUBNER, HOTTINGER).

In anderen Epidemien wurde die späte Vasomotorenlähmung überhaupt nie nachgewiesen (KÖNIGSBERGER). Überwindet der Patient die initiale Kreislaufschwäche, so drohen ihm noch die *Gefahren der Myokarditis*, der *Lähmungen des Nervensystems* und der *Pneumonie*. Die Komplikationshäufigkeit ist außerordentlich groß. Über die Komplikationen bei toxischer Diphtherie gibt folgende Tab. 14 Aufschluß.

Auffallend ist in dieser Statistik die Zahl der Lähmungen bei den günstig verlaufenden Fällen. Es kommen auf jeden Patienten 2 verschiedene Lähmungen. Auffallend ist ferner die große Zahl der Herzschädigungen in beiden Gruppen. Bei den tödlich endigenden Krankheitsfällen sind jedoch verhältnismäßig viel mehr Myokarditiden (34 von 42 Sezierten). konstatiert worden, als bei den Überlebenden (58 von 79). Nur 11,8% aller überlebenden

Patienten kamen ohne jede Komplikation durch. 21mal wurde bei der Sektion eine Pneumonie gefunden (50% der Sterbefälle), 8mal davon war die Pneumonie hämorrhagisch; 4mal gelang es dabei, Diphtheriebacillen in der Lunge nachzuweisen. Bei den Überlebenden war eine hämorrhagische Lungenentzündung nur 4mal diagnostiziert.

Tabelle 14. *Komplikationen bei toxischer Diphtherie*

A. Von Patienten, deren Krankheit günstig ausging (79 Fälle).	*B. Von Patienten, die der Krankheit erlagen (55 Fälle).*
Von 79 Patienten genasen 16 ohne weitere Komplikationen (= 11,8%) im Verlauf der Krankheit. Die übrigen 63 wiesen folgende Komplikationen auf:	Die klinisch beobachteten Komplikationen sowie pathologisch-anatomische Befunde der 42 sezierten Fälle sind folgende:
1. Nierenschädigung 63	1. Nierenveränderungen 42
2. Myokarditis und Kreislaufschwäche . 38	2. Myokarditis und Vasomotorenläh-
3. Lähmungen 94	mung 34
Hiervon entfielen auf:	3. Lähmungen 1
Frühparese der Gaumen- und	4. Hämorrhagische Diathese 28
Schluckmuskulatur 26	Subseröse Blutungen 16
Spätparese der Gaumen- und	Magen-Darm-Blutungen 12
Schluckmuskulatur 21	Hämorrhagische Pneumonien 8
Totale Areflexie. 20	5. Thrombosen im Herzohr 4
Akkomodationsparese 12	Thrombosen in der Nierenvene. . . . 1
Augenmuskellähmung 6	6. Hypostatische und Bronchopneu-
Facialislähmung 2	monie 13
Zwerchfell-, Atem- und Schlund-	7. Stauungserscheinungen:
lähmung 3	Ascites 2
Sphincter ani-Lähmung 2	Stauungsorgane 9
Peronaeuslähmung 1	8. Status thymico-lymphaticus 2
Stimmbandlähmung. 1	(Nach HOTTINGER, 1931)
4. Angina 8	
5. Hämorrhagische Pneumonien 4	
6. Otitis media 4	
7. Drüsenschwellungen 2	
8. Hämorrhagische Diathese 10	

Die folgende Tab. 15 gibt ein Beispiel für die Todesursachen:

Tabelle 15. *Todesursachen*

Sezierte Fälle:		Nicht sezierte Fälle:	
Myokarditis 8	⎫	Myokarditis 6	
Myokarditis+Pneumonie . . . 22	⎬ = 34	Myokarditis+Pneumonie 2	
Myokarditis+Lähmungen . . 4	⎭	Myokarditis+Lähmungen 2	
Lähmungen 1			
Kreislaufinsuffizienz ohne Myokarditis . 7		Kreislaufinsuffizienz 3	
42		13	
		(Nach HOTTINGER, 1931)	

Der *Frühtod* ist ganz wesentlich dem Kreislaufversagen zuzuschreiben. Herzmuskelversagen ist seltener daran beteiligt.

Der Frühkollaps ist ein hämodynamisches Syndrom, entstanden aus Versagen der Vasomotorenzentren, der peripheren Gefäßnervenfunktion und der Endothelschranke der Gefäße. Die Beziehungen zur vegetativen Tonuslage (USHAKOVA) und zum Endocrinium (FRICK und LAMP'L) wurden bereits diskutiert (s. S. 190).

Myokarditis. Bei jeder Diphtherieerkrankung, nicht nur bei der malignen Form, kann das Herz in Mitleidenschaft gezogen werden. Die *Pulssymptome* wurden schon mehrfach erwähnt, die *Körpertemperatur* wird auffallend niedrig, die *Haut* fühlt sich eigentümlich kalt an. Die Untersuchung des Herzens ergibt eine leichte Verbreiterung, leise oder dumpfe Töne. Oft fällt eine Spaltung der Herztöne auf, die Leber schwillt an, die Nierensymptome halten an, die Harnmenge ist spärlich.

Auffallend sind die *Gesichtszüge*, deren Müdigkeit, Ausdruckslosigkeit und Mattheit dem Erfahrenen ohne weiteres die drohende Herzschwäche anzeigen. Verstimmung, Vernichtungsgefühl, Apathie sind sehr alarmierende Charakteristika. Es kommt zur allgemeinen *Prostration*, zum *ominösen Erbrechen* und zu *Bauchschmerzen*. Jetzt wird der Patient unruhig, die Leber schwillt noch mehr an, kalte Schweiße brechen aus.

Je früher die Symptome des Versagens der Herzkraft auftreten, desto ungünstiger ist die Verlaufsform (BEHR, W., 1937). Man unterscheidet Früh- und Spätschädigungen des Herzens, je nach dem Zeitpunkt des Auftretens. Im Frühstadium findet man bei fatalem Ausgang häufig noch keine pathologisch-anatomischen Veränderungen im Herzmuskel (HOTTINGER, BEHR u. v. a.). Dennoch kann, wie wir sehen werden, der primäre Zusammenbruch des Kreislaufs auf eine Vergiftung des Sinusknotens zurückzuführen sein (KIENLE).

Charakteristisch ist die schon 1930 von SCHWENTKER und NOEL besonders hervorgehobene *phasenartige Verlaufsform*. Zuerst tritt das Versagen des Kreislaufs, in rascher Entwicklung fortschreitend, fast dramatisch in Erscheinung. In 1—2 Tagen kann der Tod eintreten. Oft aber kommt ein Stadium scheinbarer Restitution, um dann von neuem in schwere Dekompensationserscheinungen überzugehen. *Das Intervall der vorübergehenden Besserung ist charakteristisch für die diphtherische Herzschädigung.* Man darf sich durch dieses Intervall über die Schwere der Komplikation nicht täuschen lassen.

Im *Röntgenbild* sieht man die schon klinisch nachweisbare Links-Dilatation des Herzens. Bei freiem Sensorium liegt der Patient oft stundenlang pulslos da. Der Tod tritt gewöhnlich ganz plötzlich bei irgendeiner kleinen Anstrengung (Aufsitzen, Stuhlentleerung, Mundinspektion oder minimale Erregung) ein. Das Ende der 2. Woche ist ein bevorzugter Termin für den Eintritt des diphtherischen Herztodes, jedoch ist auch noch viel später mit dem akuten Versagen des Herzens zu rechnen (bis zum 50. Tag). Bei der *Obduktion* finden sich schwere *degenerative Veränderungen* am Herzen neben interstitiellen Entzündungsvorgängen.

Der Herzschaden kann nach LUKOSCHECK und VALENTIN zentralnervös ausgelöst sein (experimentell begründet). Meist allerdings liegt eine direkte, toxische Schädigung des Herzmuskels, des Reizleitungssystems oder des Vagus vor. Dazu tritt unter Umständen eine Noxe, die kreislaufbedingt ist und den Herzmuskel sekundär schädigen kann. Diese sekundäre Noxe wird noch diskutiert. Den Gesamtkomplex nennt STRÖDER konsequent: *Myocardosis acuta*. Daraus entwickelt sich nach seiner Ansicht die Abraum-Myokarditis und die schwielige Umwandlung der Muskulatur. Eine große Bedeutung hat das Einbezogensein des Reizleitungssystems. Man unterscheidet Früh- und Spät-Myokardschäden. Deren Auftreten ist z. T. altersbedingt (NIGGEMEYER). *Frühschäden* treten eher bei jungen Kindern, *Spätschäden* besonders nach dem 16. Lebensjahr auf. Das EKG ist seit den Untersuchungen von HECHT und der zusammenfassenden Bearbeitung von KIENLE 1947 (Zusammenfassung s. HOTTINGER, 1952) auch in der jüngsten Zeit öfters einer Analyse unterzogen worden (FABRICIUS, 1953; ZIEGLER, 1953; MATTOLI, 1953; ANGELINI et al., 1959; MORGAN, 1963; PERROTIN, 1964).

Die Prognose der diphtherischen Herzschädigung ist im allgemeinen nicht schlecht, wenn auch definitive Schäden zur späteren Todesursache (SAYERS) werden können (s. auch HOEL und BERG, 1954).

Die Häufigkeit der diphtherischen Herzkomplikation nimmt mit steigendem Alter zu. Unter 1808 Patienten fand KIENLE bis zum 3. Lebensjahr 31,8 % Herzschäden und bei über 35 jährigen 66,5 %. Die tödlichen Herzkomplikationen überwiegen aber in der Altersgruppe 3—7 Jahre mit 18,0 %.

Komplikationen von Seiten des Nervensystems. Die Häufigkeit der Komplikationen des Nervensystems ist wie diejenige der anderen Diphtheriekomplikationen vom Genius epidemicus abhängig. Die Angaben schwanken von 8 % (JOCHMANN, 1915) bis zu 15,5 % (FRIEDEMANN, 1928) für Durchschnittsepidemien und steigern sich bei epidemischer Häufung der toxischen Diphtherie auf 100 % bei malignen Formen (HOTTINGER, 1931).

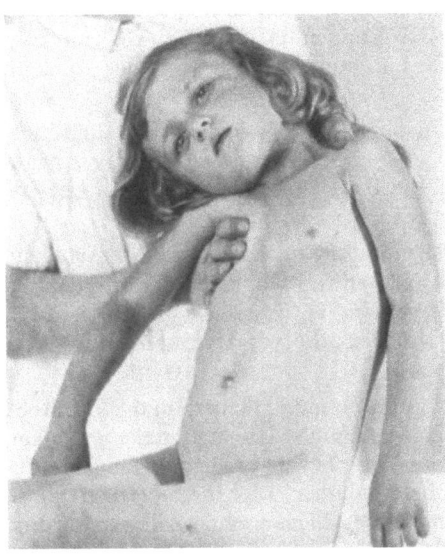

Abb. 44. *Postdiphtherische Lähmung des Rumpfes* und des Schultergürtels. 3jähriges Mädchen. Toxische Diphtherie, Auftreten der Lähmung in der 4. Woche der Rekonvaleszenz, vorübergehende Atemlähmung. Ausgang in Heilung (Düsseldorf, 1930)

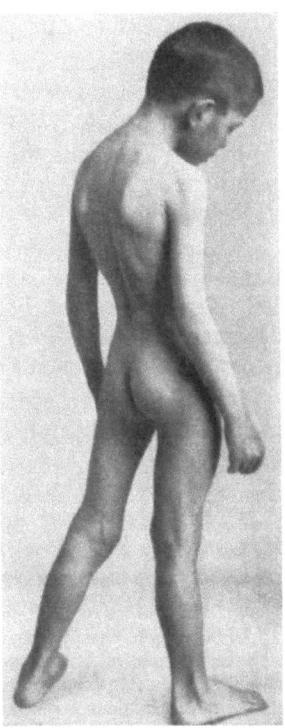

Abb. 46. *Lähmungen der langen Rückenmuskeln nach Diphtherie.* Typische Haltung: starke Lordose der Lendenwirbelsäule, Kyphose der Brustwirbelsäule, Vorüberfallen des Kopfes, Genua recurvata. Bild der Pseudotabes postdiphtheriea (Düsseldorf, 1928)

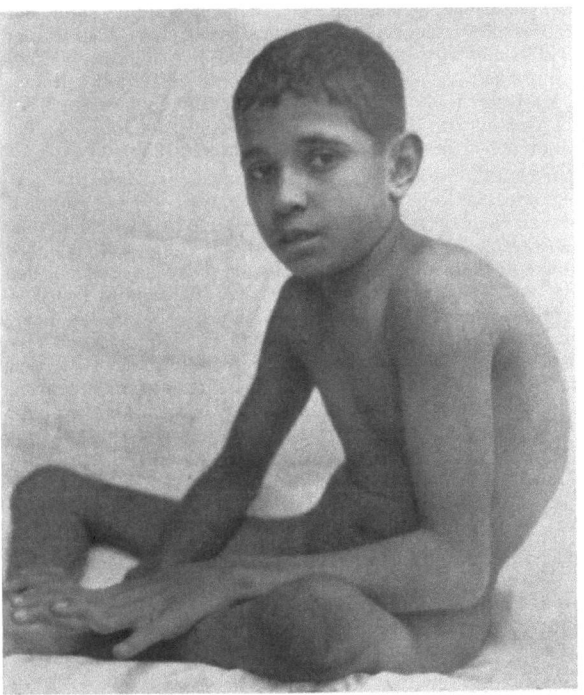

Abb. 45. *Dauerzustand nach Polyneuritis postdiphtherica.* Kyphoskoliose infolge Lähmung der Rückenmuskulatur. Atrophie der Interossei beider Hände. Lähmung und Atrophie des rechten Oberschenkels. 7jähriger Junge, mit 4 Jahren an Diphtherie und sekundären Lähmungen erkrankt. Polyneuritis. Heilung unter schweren Residuen (Basel, 1927)

Das Krankheitsbild der postdiphtherischen Störungen des Nervensystems wird von *Veränderungen der motorischen Nerven beherrscht.* Hie und da treten auch Beeinträchtigungen der sensiblen Nerven auf (WINDORFER, 1944). Ihre

Symptome sind aber meist geringfügig. Die großen Sinnesnerven — Gesicht, Geruch, Gehör — bleiben unbeeinträchtigt. Störungen im Bereich der Hirnnerven (Abducens, Facialis) sind oft einseitig. Die Lähmungen im Bereich der Rückenmarksnerven sind gewöhnlich symmetrisch.

Frühlähmungen treten hauptsächlich in der Nähe des lokalen Entzündungsherdes auf: Rachendiphtherie macht *Frühlähmungen des weichen Gaumens*, Augendiphtherie Frühlähmungen des Abducens. Die Frühlähmungen treten als Begleiterscheinungen der lokalen Entzündungen auf.

Spätlähmungen haben eine durchschnittliche Inkubationszeit von 4—5 Wochen. Manchmal werden beinahe alle peripheren Nerven des Kopfes, des Rumpfes und der Glieder befallen: *Polyneuritis postdiphtherica* (s. Abb. 44, 45, 46, S. 237). Häufiger entwickeln sich vereinzelte Lähmungen, die wir als rudimentäre Formen der diphtherischen Polyneuritis auffassen.

In der Regel entwickeln sich die Lähmungen ohne Fieber, und es besteht auch keine Druckempfindlichkeit der Nervenstämme. Hie und da aber gehen der Lähmung verschiedene Symptome voraus, die als Reizerscheinungen gedeutet werden müssen: Eintägige Fieberzacke bei maligner Diphtherie (HOTTINGER, 1931), Druckerhöhung und Eiweißvermehrung des *Liquors* ohne Zellvermehrung, *neuralgiforme Schmerzen, Facialisphänomen* usw. *Psychische Störungen* treten hie und da in Erscheinung (MÜHLENKAMP, 1934), obschon sie nicht zum landläufigen Bild der postdiphtherischen Nervenschädigungen gehören.

Die Häufigkeit der polyneuritischen Lähmungen wechselt von einer Epidemie zur anderen sehr stark, auch im Ablauf der säkularen Schwankungen. 1946/47 fanden SCHEID und WIECK 25—27% neurologische Komplikationen, 1949 nur noch 4%! Enge Beziehungen zwischen Auftreten von neurologischen Komplikationen, dem initialen Schwerestadium und der Dauer der Krankheit resp. des Ablaufes sind augenfällig. Merkwürdig verschieden sind aber die Termine des Auftretens. Eine 1. Häufung wird beobachtet zwischen dem 35. und 40. Tag. Der Gipfel der polyneuritischen Lähmungen liegt zwischen dem 85. und 90. Krankheitstag. Die Frequenz klingt langsam ab, spätestens bis zum 140. Tag der Rekonvaleszenz. Bei 14 Todesfällen war es weniger die Lähmung des Zwerchfells, als diejenige der intercostalen und axillären Muskulatur, welche über Leben und Tod entschied (SCHEID, 1952).

Während in der älteren Literatur eine Affinität des Diphtherietoxins *zum Zentralnervensystem* nicht bekannt ist, bzw. negiert wird, ist in den letzten 30 Jahren doch in einer ziemlich großen Zahl von Fällen der Nachweis erbracht worden, daß die Diphtherie im Zentralnervensystem Veränderungen hervorrufen kann. Hinterstrangdegenerationen, die auf primäre Schädigung der Spinalganglien zurückzuführen waren, Veränderungen der Nervenzellen, des Striatums, des N. vagus sind von HECHST (1934) beschrieben. MEYER (1881) fand nur geringe Veränderungen im Cervical- und verlängerten Mark bei einem 17jährigen Mann mit postdiphtherischen Lähmungen. Dabei fanden sich *überwiegend schwere Erscheinungen an den peripheren Nerven.* HOCHHAUS (1891) beschrieb dagegen geringe Veränderungen an den peripheren Nerven, *in den gelähmten Muskeln jedoch heftige interstitielle Entzündungen.* 1913 behauptet DYNKIN, Encephalitis bei Diphtherie sei noch nie beschrieben worden. Seither gibt es bereits eine ganz beachtliche Literatur über die Veränderungen des Zentralnervensystems bei Diphtherie (ROBINSON, 1937; KARELITZ, 1940; BAAN, 1943; BAKER und NORMANN, 1944; ANDERSON, 1947; BOE, 1947; AMUNDSEN u. Mitarb., 1948; STILLERMAN, 1948 u. a.). Indirekte Hinweise sind klinische Erscheinungen wie Chorea, Diplegien, Halbseitenlähmung, Babinski und andere extrapyramidale Symptome, auch das Auftreten von vermehrtem Zucker und Eiweißgehalt des Liquors (Dissociation albumino-cytologique, GUILLAIN-BARRÉ).

Ein Teil dieser relativ seltenen Fälle läßt sich zurückführen auf lokale Thrombusbildung mit Erweichungsherden und Blutungen. Ein anderer Teil wird durch Embolien, die von Herzthromben ausgehen, entstanden sein. Ein weiterer Teil entwickelt sich als hämorrhagische Meningo-Encephalitis. 1960 beschreiben FORJAZ et al. eine cerebelläre Ataxie mit Ausgang in Heilung unter Serum und Cortison (s. auch DE LANGE).

Wichtig ist schließlich, daß auch Veränderungen an den *Nervenendplatten* (bei Frühlähmungen in geringerem Ausmaß, bei Spätlähmungen hochgradig) festgestellt worden sind (TRAMBUSTI). Über neurale Komplikationen nach Diphtherie-Toxoid-Schutzimpfungen oder Misch-Impfstoffen vgl. EHRENGUT, 1964.

Über das Wesen der Früh- und Spätlähmungen beim Menschen gibt es auch *heute noch keine einheitliche Meinung* (s. GLANZMANN, BEER, CAGINI, LORENZ, KAESER).

KAESER (1963) kommt in seiner schönen Arbeit über die experimentelle diphtherische Polyneuritis (zum Problem der Erregungsleitungsstörung bei der Neuritis) zu folgenden Folgerungen: die histologischen Veränderungen bei der experimentellen Polyneuritis des Meerschweinchens beschränken sich auf die peripheren Nerven. Eine gewisse diffuse Schwellung der Myelinscheide ist die pathologisch-anatomische Grundlage der segmentalen Demyelinisation. Entzündliche Veränderungen im Interstitium fehlen und die Achsenzylinder bleiben im allgemeinen verschont. Die biochemischen Veränderungen bestehen in einer Störung der Lipoidsynthese der Myelinscheide. Die Schwannsche Zelle bleibt unbeschädigt. Beim Kaninchen betrifft die Veränderung speziell die Nervenwurzeln und die intraspinalen Fasern. Beim Meerschweinchen erstreckt sie sich auf den ganzen peripheren Nervenverlauf.

Das *klinische Bild* ist aus dem Gesagten schon abzuleiten. Die *Gaumensegellähmung* ist die weitaus häufigste Form der Komplikationen. Sie tritt auch bei allgemeiner Polyneuritis *zuerst* auf. An *zweiter Stelle* bezüglich Häufigkeit steht die *Akkommodationslähmung*. Seltener ist die Lähmung der Augenmuskeln, am häufigsten die Abducenslähmung. Die *Pupillenreaktion* auf Licht ist fast immer erhalten. *Schling- und Schlucklähmungen* sind in leichter Form sehr häufig. Diese Lähmungen erkennt man am Verschlucken bei der Aufnahme flüssiger Nahrung. Selten sind vollständige Schlundlähmungen, bei denen auch der Speichel nicht verschluckt werden kann (Über *Ösophaguslähmung* s. SEDALLIAN u. Mitarb., 1945; COSTA, 1956). Die *Arme* sind relativ selten ergriffen, dagegen ist *Hals- und Rückenmuskulatur* bisweilen völlig gelähmt. Ganz bedenklich ist die Lähmung der *Atemmuskulatur*, d. h. des Zwerchfells und der Intercostalmuskeln. *Hie und da führt die Atemlähmung den Tod herbei*, dennoch sind gerade die reinen Todesfälle durch Versagen der Atmung selten (hierzu WIECHA und STEFANKO, 1964).

Meistens besteht *Kreislaufschwäche*, *Myokarditis* oder eine *Bronchopneumonie* und die Atemlähmung ist nur Hilfsursache für den fatalen Ausgang.

Die Bauchmuskeln sind relativ selten beteiligt, dafür kommen aber Störungen der unteren Extremitäten sehr häufig vor. Bisweilen besteht nur eine leichte Parese oder ein Fehlen der Patellarsehnenreflexe. Bei generalisierter Lähmung sind die Beine immer beteiligt. Charakteristisch ist dann die Unsicherheit beim Stehen und Gehen, die von vielen auf eine Ataxie zurückgeführt wird (Pseudotabes!).

Die Untersuchung der Muskulatur gibt in schweren Fällen *Entartungsreaktion*, doch nicht konstant. Sensibilitätsstörungen kommen vor, hauptsächlich Parästhesien, selten Sensibilitätsverlust. Die Tiefensensibilität, namentlich die Muskelempfindung, ist fast immer gestört. Lähmungserscheinungen können viele Wochen, ja sogar Monate bestehen. Die Prognose ist dennoch nicht schlecht. Am erstaunlichsten ist die Erholung der Atemmuskulatur und ebenso eindrücklich ist die Reparation der Polyneuritis (Pseudotabes postdiphtherica) oder einer Polyradikulitis (GUILLAIN-BARRÉ) in relativ kurzer Zeit.

Die Veränderungen an der Myelinscheide scheinen für die Leitungsstörungen der diphtheritischen Polyneuritis entscheidend zu sein (EMG). Das *EMG* kann schon sehr frühzeitig eine Desynchronisation aufweisen. Diese ist so häufig, daß wir mit BOTTONE et al. (1962) erstaunt konstatieren, daß 62,5% schon in den ersten 10 Krankheitstagen zu beobachten sind.

Ob die Beeinflussung der postdiphtherischen Lähmung bei Mensch und Tier durch Pyridoxin therapeutische Erfolge bringen wird, ist unsicher. Vielleicht wäre das auf dem Umweg über den Aminosäurenstoffwechsel (KIRCHNER) denkbar.

Die diphtherische Nierenerkrankung. In jedem Stadium der Krankheit kann, bei schweren Fällen regelmäßig schon *zu Beginn, eine Schädigung der Nieren* auftreten. Es handelt sich um eine toxische Nephropathie, die mit starker Albuminurie einhergeht. Im Sediment finden sich hyaline Cylinder, Leukocyten, Fettkörnchenzellen und selten rote Blutkörperchen.

Im allgemeinen bildet sich diese Nephrose ohne Dauerschäden wieder zurück. Mikroskopisch findet man in der Diphtheriniere eine parenchymatöse Degeneration. Die Epithelien der Harnkanälchen sind angeschwollen, sie zerfallen in Schollen und werden zum Teil abgestoßen. Die Lumina der Harnkanälchen sind mit Eiweißmassen und Zelltrümmern angefüllt. Zwischen gesunden Tubuli recti zahlreiche andere mit mehr oder weniger starker Fettmetamorphose.

Im *Spätstadium der Diphtherie* kann eine starke Albuminurie auftreten als Zeichen der *toxischen Spätschädigung*. Sie kommt indessen nie isoliert vor. Kleine Hämorrhagien werden zu den toxischen Gefäßwandschäden gerechnet (Experimentelle Untersuchungen s. PATRASSI, BAILEY, FABER).

In einer Studie über *Nierenfunktion* bei 30 diphtheriekranken Kindern fanden CIPOLINI und PECI (1954) nur unbedeutende Tubulusschädigungen. Sie vermuten, daß die frühzeitig einsetzende antibiotische Therapie die Mischinfektion mit Streptokokken ausgeschaltet habe und daß die geringen Befunde daraus zu erklären seien. Die Wirklichkeit dürfte einfacher sein: gute Wirkung der antibiotischen Therapie auf die spezifische Infektion, rasches Abtöten der Diphtheriebacillen und daher mangelnder „Nachschub" der Diphtherietoxine.

Leberveränderungen bei Diphtherie. Dieses Organ ist klinisch in jedem Fall affiziert. Vergrößerung, Konsistenzvermehrung, Schmerzhaftigkeit. Ernstere Symptome der Parenchymschädigung der Leber sah ich nie, jedoch wurden gewisse abnorme Werte des Blutzuckers gefunden, die auf eine Schädigung im Glykogenstoffwechsel hinweisen.

GARAU (1950) untersuchte die pathologische Anatomie der Leber bei Diphtherie an Hand von 29 Fällen von $2^1/_2$—4 Jahren. Er fand immer degenerative Prozesse. In der Hauptsache lagen vor „diffuse Kongestion" und „Dilatation" der Capillaren im Zentrum der Leberläppchen. Weniger häufig fand GARAU kleinzellige Infiltration der portalen biliären Räume, welche hie und da von der Peripherie in die Leberläppchen eindringen (10 von 29 Fällen). Nur dreimal konstatierte er intralobuläre Infiltrate.

Bei Versagen der Herzkraft kommt es rasch zur *Stauungsleber* — mit ihren typischen Insuffizienzerscheinungen.

Daß dabei nicht nur ein vermehrter Anfall von Brenztraubensäure stattfindet, daß nicht nur das Acetylierungsvermögen, die Prothrombinbildung oder die Albuminsynthese gestört werden können, muß nicht speziell betont werden. Etwas „Diphtherietoxinspezifisches" liegt dabei nicht vor, sondern eine Organschädigung unspezifischer Art.

Die Diphtherie des Säuglings. Nach PARK und ZINGHER (1915) sind 93 % der Neugeborenen Schick-negativ für 3—12 Monate. Die Immunität der Neugeborenen wird passiv diaplacentar von der Mutter auf das Kind übertragen. Über die physiologischen Grundlagen der Immunität ist schon viel geschrieben worden. Tatsächlich liegen besondere Umstände vor, welche der Infektion beim Säugling ihr charakteristisches Gepräge geben. Die Angina diphtherica kommt außerordentlich selten vor. Während bestimmter Epidemien wird sie häufiger beobachtet (CRISALLI, 1947). Die klassischen Formen der Diphtherie im Säuglingsalter sind: *Nasen- und Nabelinfekte.* In jüngster Zeit ist am Ende der europäischen Diphtherieendemie (1945—1948) eine schwere, bisher unbekannte, von GÖBEL und STRÖDER (1948) „*diphtherische Intoxikation*" genannte Krankheitsform aufgetreten (CRISALLI).

STAEMMLER beschreibt (1949) 160 Fälle von Säuglingsdiphtherie mit 50 % Letalität. BOE (1945) beobachtete 106 Säuglinge mit 14 % Letalität. 14 dieser Kinder hatten Croup, 5 davon starben. Auch im Elsaß sind von ROHMER u. a. (1947) ähnliche Beobachtungen mitgeteilt worden. Hier war die Todesursache hauptsächlich Myokarditis und Bronchopneumonie. THO beschreibt (1947) das Auftreten von 38 Nabeldiphtherien, 16 der Kinder hatten gleichzeitig Nasendiphtherie, 2 Rachendiphtherie. GÖBEL und STRÖDER, sowie STRÖDER und NIGGEMEYER (1948 und 1950), DE TONI (1948) berichten alle über das Bild der Säuglingsdiphtherie. Die Säuglingsdiphtherie existiert immer noch, obschon die epidemiologische Häufung am Ende der letzten Diphtheriewelle (1947/48) zurückging (vgl. Kapitel über *Epidemiologie*, GIRAUD et al., 1956).

Bacillenträger

Unter dem Sammelbegriff „*Bacillenträger*" verbergen sich 3 verschiedene Kategorien von kontagiösen Personen. Sie werden meistens mit diesem einen Schlagwort zusammengefaßt.

1. Handelt es sich um *Rekonvaleszenten*, welche nach Überstehen einer Diphtherie noch ansteckend sind.

2. Zu jeder Zeit kann *irgendein Gesunder* durch Kontakt mit Diphtheriebacillen zum Bacillenträger werden. Es handelt sich dabei um Vorgänge, welche im Sinne der stillen Feiung bzw. stummen Immunisierung der Bevölkerung vom epidemiologischen Gesichtspunkt aus außerordentlich wertvoll sind und eine Grundimmunität der Bevölkerung garantieren. Ein solcher Gesunder kann sogar mehrmals Bacillenträger werden.

3. Kann es sich um *Individuen handeln mit chronischen diphtherischen Prozessen* der Nase, der Tonsillen, der Ohren, der Lungen oder der Haut. Die Erscheinungsformen der chronischen Diphtherie sind noch relativ wenig bekannt.

Allen 3 Kategorien ist gemeinsam, daß die Individuen selbst nicht schwer gefährdet sind, daß sie und ihre Bakterienflora gegenseitig einen Modus vivendi gefunden zu haben scheinen (Adaptationsphänomen), daß sie aber für ihre Mitwelt als Infektionsquelle eine stete Gefahr darstellen.

Nach SCHICK betrug die Frequenz der Bacillenträger in einer gesunden Bevölkerung (New York 1923) etwa 2%. Jahreszeitliche Schwankungen (ROSA, 1941) sind typisch. Das Maximum der Frequenz befindet sich im Dezember und das Minimum in der Zeit von Juni bis Dezember. Rekonvaleszenten verlieren ihre Keime verschieden rasch. In der 2. Krankheitswoche finden sich noch bei 91% der Rekonvaleszenten Diphtheriebacillen, in der 4. Woche bei 71%, in der 10. Woche 0,2% (REICHE). In Epidemiezeiten steigt die Frequenz der Bacillenträger bis 7%! Heute ist der Prozentsatz sehr gering geworden (geschätzt auf 2 ⁰/₀₀ nach KNOTHE und LAFORET in Schleswig-Holstein).

Rekonvaleszenten scheiden meistens virulente Bacillen aus (TOMCSIK, 1944), Dauerausscheider haben meist avirulente Corynebacillen (OEHRING, 1959) und unter 351 Rekonvaleszenten verloren die meisten in 19 Tagen ihre Bacillen. Die kürzeste Zeit bis zum Negativwerden des Rachenabstrichs betrug in wenigen Fällen 1—3 Tage, die längste 60 Tage (SCHULZ, 1942). Wahrscheinlich hängt die Dauer der Ausscheidung der Bacillen bei Rekonvaleszenten mit den anatomischen Verhältnissen von Gaumen und Pharynxtonsille zusammen. Unter den verschiedenen Typen werden am häufigsten *Mitisbacillen* gefunden, am zweithäufigsten der *Gravistyp*. Dieser scheint auch am längsten zu haften (WRIGHT, 1941), der Intermedius verschwindet am raschesten. Daß auch *Tiere* (Hunde, DOST et al.) zu den Keimträgern gehören können, soll hier wiederholt werden. Auch die *Küchenschaben* (DE GRAAF, Großkrankenhausküche mit Personalendemie) gehören zu den Bacillenträgern! Wie wichtig das Problem ist, geht aus den neuesten Untersuchungen von ROSA (1952) hervor.

Die *Therapie* der Bacillenträger erfordert:

a) *Seuchenpolizeiliche Maßnahmen:* Je nach Landesgesetzen sind diese verschieden. Übertrieben einseitig angewendet, haben sie das Gegenteil zur Folge von dem, was durch die Vorschriften erstrebt wird: wochenlange Isoliervorschriften, laufende Desinfektion, Kontaktverbote usw. Es ist unbedingt die Virulenzprobe zu fordern, bevor ein Bacillenträger eingesperrt wird!

b) *Medizinische Maßnahmen:* Alle neueren Veröffentlichungen der letzten 10 Jahre empfehlen Erythromycin und die Tetracycline (BEACH et al., 1955; KRAUSE, 1956; HEINRICH, 1958; ALEXANDER, 1958; RAPPELINE et al., 1956; COMINAZZI, 1956; MÖRRER, 1958; LAMANA, 1962).

Man verordnet Erwachsene dreimal 200—250 mg täglich, steigt am 2. Tag auf viermal 200—250 mg und gibt am 3.—5. Tag dreimal 250 mg. Damit hatte KRAUSE nur 14% Versager. Oder man gibt nach COMINAZZI 3 Tage lang 30 mg/kg. Der Erfolg soll groß sein, denn ²/₃ der Fälle sind nach den ersten 3 Tagen bereits negativ. Das letzte Drittel muß die Kur zwei- bis dreimal wiederholen. Nach der 3. Kur 98% Erfolge (RAPPELINE).

c) *Operative Sanierung* pathologischer Nasen-Rachen-Nebenhöhlenzustände. Dabei kann bei Verletzung der Schleimhaut evtl. eine Wundschleimhaut-Diphtherie entstehen. Abschirmen mit großen Dosen Antibiotica!

Nichts ist so schwer zu beurteilen, wie der Erfolg einer Sterilisation in vivo. Kontroll-reihen — mit der „Volks"-Therapie, *Kauen von Zwiebeln* — sind ebenso erfolgreich, wie die modernste Antibiotica-Behandlung (Sudzheav, 1957).

Diagnose, Differentialdiagnose und diagnostische Hilfsmittel

Mit Rücksicht auf die *praktische Bedeutung der möglichst frühzeitigen Serum-anwendung* ist die *Diagnose von eminenter Wichtigkeit.* Jede stärkere Belagbildung auf den Tonsillen wird als Diphtherieverdacht zu behandeln sein. Von klinisch sicherer Diagnose kann nur dann gesprochen werden, wenn Beläge außer an den Tonsillen auch noch an anderen Stellen des Gaumens, des Rachens, an Uvula oder in der Nase auftreten. Anhaltspunkte allgemeiner Art aus Fieberver-lauf, Drüsenschwellungen, Foetor, Allgemeinbefinden usw. gewinnen zu wollen, ist falsch. Es wurde schon bei der Beschreibung der malignen Diphtherie darauf besonders aufmerksam ge-macht, wie in wenigen Stun-den sich auf der initial nur ödematös geschwollenen und mäßig geröteten Schleimhaut ausgedehnte Beläge entwik-keln können. *Noch einmal sei daher betont, daß jeder Ver-dacht schon genügen soll, um die spezifische Therapie mit Heilserum unverzüglich einzu-leiten.* Die bakteriologische Diagnose ist weniger wichtig. Sie kommt außerdem zu spät. Der direkte Rachenabstrich, nach Gram gefärbt, ist nur für den Geübten wertvoll. Es muß als Kunstfehler an-gesehen werden, bei Diph-therieverdacht auf die Be-stätigung der Diagnose durch die bakteriologischen Untersuchungsinstitute zu warten. Lieber soll im Zweifelsfalle einmal zu viel Heilserum angewendet werden.

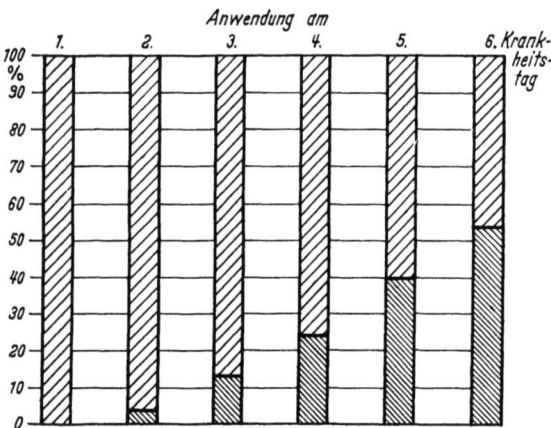

Abb. 47. *Heilerfolge* des Diphtherie-Heilserums in Abhängigkeit von seiner Anwendung am 1.—6. Krankheitstag (nach Prof. Trumpp, München). Die Letalität der Diphtherie steigt vom 2. Krankheitstag an regelmäßig (dunkelschraffierte Säulen). Je später das Serum ange-wendet wird, umso schlechter ist die Prognose und am 6. Krankheits-tag sind die Heilungsaussichten nur noch 50 %

Differentialdiagnostisch wichtig sind folgende Affektionen (s. Kapitel über Angina in diesem Handbuch):

1. Monocytenangina (infektiöse Mononucleose, benigne Lymphoblastose). Diese Affektion sieht von allen Rachenerkrankungen der Diphtherie am ähnlichsten. Die Beläge sind milch-weiß und dick, manchmal besteht Foetor. Drüsenschwellung, allgemeine Symptome, Milz- und Lebervergrößerung, Albuminurie gehören zu diesem Krankheitsbild und machen die Differentialdiagnose praktisch unmöglich. Erst die Untersuchung des Rachenabstrichs, evtl. das Blutbild, bakteriologische und cytologische Untersuchung des Tonsillenbelags vermag Klarheit zu bringen. Mononucleose durch Diphtherie superinfiziert kam in Athen vor (1947/48) (Choremis u. Mitarb.). Über die serologische Abklärungsmöglichkeit des Mononucleosis infectiosa s. S. 223 (Paul-Bunnel-Reaktion usw.).

2. Plaut-Vincentsche Angina. Auch diese Form der Tonsillitis gibt häufig zu Verwechs-lung mit Diphtherie Anlaß. Die Angina Plaut-Vincenti tritt zwar meistens einseitig auf, kommt häufig als nekrotisierende Form am oberen Tonsillenpol mit starkem Substanzdefekt in charakteristischer Weise vor, so daß schon die Inspektion allein den Verdacht auf Plaut-Vincent lenkt; hie und da aber tritt diese Infektionskrankheit doppelseitig oder mit Pseudo-membranbildung auf, so daß sie nicht ohne weiteres zu erkennen ist. Allerdings bringt die Untersuchung des Abstrichs schon bei einfacher Methylenblaufärbung die Klärung. Es finden sich massenhaft Spirillen und fusiforme Stäbchen. Die Affektion verläuft häufig ohne Fieber, aber mit Drüsenschwellung und gelegentlich bestehen Mischinfektionen mit Diphtherie.

Die maligne Form der Plaut-Vincent-Infektion ist — nach A. ECKSTEIN — das *Noma*. Es imitiert bei Beginn der Erkrankung hie und da die maligne Schleimhaut- und Hautdiphtherie.

3. **Streptokokkenangina** (nekrotisierende Angina, Scharlachangina mit und ohne Exanthem.) Die nekrotisierende Angina, z. B. bei Scharlach ist nicht immer leicht von Diphtherie zu unterscheiden. Die Oberfläche der Tonsillen ist ulcerös verändert und schmierig belegt, so daß diphtherieähnliche Bilder zustande kommen. Alle Abstufungen bis zur punktförmigen Tonsillitis können durch Streptokokken hervorgerufen werden. Bei einfachen Stippchen oder lacunären Belägen ist der Zweifel, ob Diphtherie besteht, meist nicht sehr groß. Konfluieren die Beläge, treten nekrotische Partien auf, so wird das klinische Bild schon schwieriger zu deuten. Besteht gleichzeitig ein Exanthem, so ist die Diagnose Scharlach leicht zu stellen, allerdings kombiniert sich Scharlach mit Diphtherie häufig genug, und so gilt auch hier: lieber einmal zuviel Serum anzuwenden, bis im Abstrich Streptokokken nachgewiesen und das Fehlen der Diphtheriebacillen bestätigt worden ist, als zu spät zu kommen.

4. *Ähnliche Prozesse von nekrotisierendem Charakter gibt es bei* **Panmyelophthise, Agranulocutose, Leukämie, Lues** und bei **Verätzungen.** Anamnese, Blutbild, begleitende Anämie, Knochenmarkpunktion, Wassermann-Reaktion, Schmerzlosigkeit der lokalen Lymphdrüsen, Hauterscheinungen, die bei Sekundärlues typisch sind, sichern hier die genaue Diagnose. Dasselbe gilt für die primäre oder sekundäre *Tonsillentuberkulose.* Häufig genug wird eine solche Primärinfektion (auch im Bereich der Mundschleimhaut) nicht erkannt. Die sehr oberflächlichen Ulcerationen und kleinhöckerigen, schmierig belegten Granulationen werden, wie ich öfters beobachten mußte, mit Monocytenangina, Lues, Diphtherie und Stomatitis ulcerosa verwechselt. Es kommt dazu, daß bei primärer Schleimhauttuberkulose die Tuberkulinprobe noch negativ ist, und daß lokale Drüsenschwellungen mit Ödem, leichte bis mittlere Temperatur und Blutbild mit lymphatischer Reaktion die Verwechslungen erleichtern.

5. *Ähnliche Veränderungen* wie bei Diphtherie entstehen, wie schon erwähnt, durch **Tonsillotomie** und **Tonsillektomie.** Die genaue Anamnese schützt vor Verwechslung.

6. **Tonsilläre Abscesse** können einseitigen Diphtherieerkrankungen ähnlich sehen. Auch kombiniert sich hie und da Diphtherie und Tonsillarabsceß bei Streptokokken-Superinfektion. Die Differentialdiagnose ist aber nicht sehr schwierig, denn die Schmerzhaftigkeit, die bei Tonsillarabscessen sehr groß ist, das einseitige Ödem, die Vorwölbung am vorderen Gaumenbogen lenkt den Verdacht sofort nach der Richtung des Tonsillarabscesses.

7. Der **Retropharyngealabsceß** stellt auch den Erfahrenen gelegentliche vor diagnostische Schwierigkeiten. Das Krankheitsbild entwickelt sich langsam, führt zu stenoseähnlichen Beschwerden und kann, wenn eine Angina besteht, sehr leicht mit Diphtherie und Croup verwechselt werden, wenn nicht speziell darauf geachtet wird, ob die hintere Rachenwand vorgewölbt ist. Bei der Inspektion ist also das Lumen zu beachten. Bei Verdacht auf retropharyngealen Absceß palpiert der Finger die Rachenwand, und dann ist die Differentialdiagnose leicht.

8. Unter den seltenen Differentialdiagnosen seien noch genannt: *Herpes, Tularämie, Typhus-* und *Flecktyphus*-angina, resp. deren Beziehungen zur agonalen Diphtherie.

9. Progrediente Prozesse bei *Soor*, Stomatitis, pluriorifizielle Ektodermose, Scorbut, B-Avitaminose.

Die Diagnose der Nasendiphtherie hat zu berücksichtigen, daß besonders im Säuglingsalter der gewöhnliche Schnupfen, die Grippe und die Lues Koryza machen, die der Diphtherie außerordentlich ähnlich sieht. Bei kongenitaler Syphilis ist der Schnupfen hie und da sogar blutig. Auch Influenza-Katarrhe der Nase können gelegentlich bluten. Die *Diagnose* ist daher nicht immer leicht und die Kontrolle durch bakteriologische Untersuchung immer erwünscht, manchmal dringend notwendig. Bei größeren Kindern wird die Nasendiphtherie leicht verwechselt mit Naseninfektion durch *Fremdkörper.* Der stinkende, blutig-eitrige Ausfluß aus der Nase wird den Erfahrenen daran erinnern, und bei der Inspektion der Nasenhöhle gelingt es meistens, das corpus delicti zu erkennen und zu entfernen.

Der *skrofulöse Schnupfen* macht hie und da Schwierigkeiten. Die typische Konfiguration von Nase, Oberlippe, Gesichtsausdruck, exsudative Diathese und der Ausfall der Tuberkulinprobe wird neben der bakteriologischen Untersuchung auch hier die Klärung bringen.

Die Larynxdiphtherie und ihre Diagnose wurde schon im Kapitel Stenose besprochen. Der *echte Croup* entwickelt sich gewöhnlich allmählich, der *falsche Croup* plötzlich (s. S. 225 u. 230).

Der *Erregernachweis* wird nicht immer leicht sein. Namentlich heute, wo fast jeder banale Infekt des Pharynx oder der oberen Luftwege mit reichlich Sulfamiden, Antibiotica usw. — kritiklos, übertrieben, ungezielt — behandelt wird, kann man sich nicht auf die bakteriologische Untersuchung verlassen. Schon wenige Stunden „anbehandelte" Patienten sind bakteriologisch nur unbefriedigend zu untersuchen. Niemand wird sich wundern, daß nur etwa die Hälfte der Fälle bakteriologisch abgeklärt werden kann (Barta, 1957).

Serologische Nachweismethoden sind *unsicher*, daher wirkungslos. Die speziellen bakteriologischen Schnellmethoden (Mikrokultur) (Gonzales, Fusté, 1953), Fluoreszenz-Antikörpermethode (Whitaker et al., 1961), Mikrohämagglutinationsprobe (Nyerges et al., 1963 und Gülmelzoglu und Sayra, 1964) können Verbesserungen der diagnostischen Methodik bedeuten, sind aber noch nicht fehlerfrei und noch nicht so weit erprobt, daß im gegebenen praktischen Fall die entsprechende Methode eine zuverlässige Hilfe bedeutet.

Prognose

Die allgemeine Prognose bei Diphtherie ist in erster Linie abhängig vom *Genius epidemicus*. Dieser aber ist — wie oben gezeigt wurde — durch sehr viele primäre und sekundäre Faktoren bestimmt. Die Virulenz und Aggressivität der

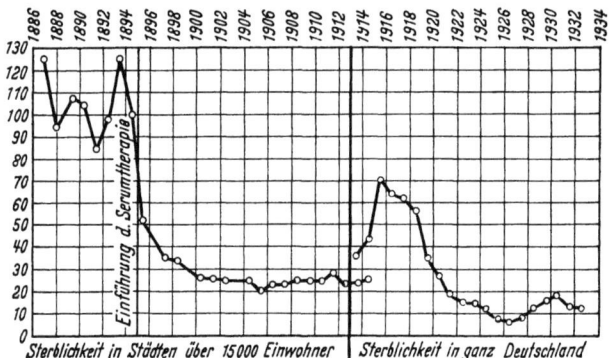

Abb. 48. *Die Diphtherie in Deutschland 1886—1932.* Sterblichkeit berechnet auf je 100000 Lebende (nach Angaben des Statistischen Reichsamtes)

Erreger spielt eine große Rolle (Mitis, Intermedius, Gravis). Der Stand der individuellen Immunität ist sicher von großer Bedeutung (Grundimmunität der Bevölkerung, vorausgegangene Schutzimpfungen, Mischinfekte, allgemeine körperliche und seelische Abwehrlage, Intaktheit der lokalen Abwehrmechanismen usw.). Alle diese Faktoren spielen hinein.

Sehr wichtig für die Prognose ist die rechtzeitige Diagnosestellung und das frühzeitige Einsetzen der Antitoxintherapie.

Die Prognose wird ferner durch die Verlaufsformen (lokal, progredient, maligne) bestimmt. In Epidemien ist die Letalität zu Beginn hoch, um im weiteren Verlauf wieder abzusinken (weil dann die Diagnosestellung früher erfolgt!).

Die Letalität wechselt außerdem von Epidemie zu Epidemie. In Deutschland sinkt die Letalität langsam ab (vgl. Kapitel über *Epidemiologie*), desgleichen in der Mehrzahl aller Länder. Sie ist außerdem für die verschiedenen Altersgruppen — je nach Epidemie — sehr verschieden!

Über die *individuelle Einzelprognose* sich zu äußern, hat keinen großen Wert, wenn man nicht den individuellen Krankheitsfall vor sich hat und einigermaßen abwägen kann, was Besonderes daran ist. Ernste Prognose gilt für die maligne Form (ca. ²/₃ Letalität!). Ernst ist ebenfalls der Croup zu nehmen, ernst zu nehmen sind Zeichen der allgemeinen, progredienten Intoxikation, wie Ödeme, hämorrhagische Diathese, Absinken des Blutdrucks bei lokalisierten oder langsam progredienten Formen. Ernste Prognose bedeuten Bronchopneumonien.

Die *Geschwindigkeit der Entwicklung des Krankheitsbildes*, die *Symptomatologie des Frühzustandes*, der *Moment des therapeutischen* Eingreifens mit Serum und Antibiotica (s. Abb. 47), geben dem Kenner der Krankheit Anhaltspunkte für das Abschätzen einer günstigen oder unguten Prognose.

Therapie

Eine ideale, causale Therapie existiert nicht. 2 Gesichtspunkte sind wahrzunehmen: 1. die sofortige antitoxische Behandlung, 2. die antiinfektiöse, antibiotische Therapie.

1. Antitoxische Behandlung

Antitoxisch, antinekrotisch, antiinvasiv und antihämorrhagisch müßte dieses ätiotrope Vorgehen sein. Vorerst hat weder die Grundlagenforschung noch die Industrie ein solches vielseitiges Serum entwickelt. Im Zentrum der Diphtheriebehandlung seit der Entdeckung des Antitoxins durch E. v. BEHRING stand die Anwendung des Diphtherieserums. Ursprünglich hatte v. BEHRING das Serum als *rein prophylaktisch wirkendes Mittel* (antitoxisches PW 8) empfohlen. Es hat, wie er schon in seiner ersten Publikation mitteilt, keine oder nur geringe rückwirkende Kraft. Das heißt, das Antitoxin kann im Körper verankertes Diphtherietoxin nicht mehr losreißen und neutralisieren. Hat das Diphtherietoxin sich also schon an oder in irgendwelchen Geweben (Herz, Nerven, Nieren) fixiert, so wird es durch das antitoxische Serum nicht mehr unschädlich gemacht werden können.

Das ganze Bestreben des Arztes, der einen verdächtigen oder sicheren Diphtheriefall zu behandeln hat, muß infolgedessen dahin gerichtet sein, *so rasch als möglich das Behringsche Serum zu applizieren*, um damit zu verhindern, daß weitere Toxinschädigungen im Organismus eintreten können.

Hieraus ergeben sich konsequenterweise folgende Regeln: das *Heilserum*, das ohne rückwirkende Kraft den Krankheitsprozeß unterbinden muß, soll so *frühzeitig* als möglich *und in großen Dosen* gegeben werden. Bei dringenden Fällen intravenös und als Depot intramusculär, bei Verdachtsfällen ebenfalls intramusculär gespritzt, auf die Gefahr hin, daß unnötig Serum verabreicht wird. Jede Verzögerung, sei sie auch nur um Stunden, ja um Minuten (SCHICK), ist schädlich.

Die Menge der Antitoxineinheiten ist nach SCHICK folgendermaßen zu berechnen:

Leichte Fälle = 100 IE je Kilogramm Körpergewicht.

Schwere Fälle = bis 500 IE je Kilogramm Körpergewicht.

Als unwiderleglicher Beweis für die Heilwirkung des Diphtherieheilserums gilt heute noch immer die bekannte Statistik über die *Letalität der Krankheit in Abhängigkeit vom Zeitpunkt der Anwendung des Antitoxins* (s. Abb. 47 über den Heilerfolg des Serums bei seiner Anwendung am 1.—6. Krankheitstag). Diese Statistik beweist tatsächlich, daß Diphtheriefälle, die am 1. Krankheitstag behandelt werden, die größten Chancen haben, am Leben zu bleiben, während mit jedem Tag später die Letalität um einige Prozente zunimmt. Ungefähr alle Kliniken der ganzen Welt haben solche Statistiken aufgestellt und immer zeigte sich sinngemäß derselbe Vorgang: Je später ein Kranker Heilserum erhält, um so kleiner wird seine Lebensaussicht. Dies gilt für die Heilungschancen bei Nasendiphtherie, bei lokalisierter Rachendiphtherie, bei Croup, auch bei progredienten Fällen und für die maligne oder toxische Diphtherie.

Natürlich sind die Letalitätszahlen in dem verschiedenen Beobachtungsgut der Kliniken, während verschiedener En- oder Epidemien entsprechend verschieden groß.

Die Statistik von TRUMPP (München, 1920) weist am 1. Krankheitstag 0% Letalität, am 6. Krankheitstage 53% auf. Die Statistik von REICHE weist am 1. Krankheitstag 4,4%, am 7. Krankheitstag 27% Letalität auf. Die Statistik von HOTTINGER über die Serumwirkung bei der malignen Diphtherie zeigt am 1. Krankheitstag bereits 25% Letalität, am 4.—6. Erkrankungstag 53% auf.

Wie FRIEDEMANN betont, hält aber diese Statistik einer strengen Kritik nicht stand. Schon in der Vorserumzeit habe bereits die Abhängigkeit der Letalität von dem Krankheitstag der Einlieferung in die Klinik bestanden (RUMPEL).

Das berühmteste Argument für die großartige Wirkung des Heilserums war die Statistik über die Epidemiologie. Vor- und Nachserumzeit werden miteinander verglichen und gerade die bekanntesten Ärzte (BAGINSKY, SIEGERT, HEUBNER, FEER, WIELAND, SCHICK u. v. a.), welche in der Diskussion für oder gegen das Serum hervortraten, argumentierten immer wieder mit dem Abfall der Mortalität an Diphtherie im Jahre 1895 *für* das Diphtherieheilserum. In diesem Jahre wurde die Serumtherapie zum erstenmal auf großer Basis durchgeführt. Es darf aber nicht übersehen werden, daß schon einige Jahre vor der Entdeckung des Heilserums die Bösartigkeit der Krankheit (Mortalität) vielerorts bedeutend abgenommen hatte, während an einigen anderen Orten die Bösartigkeit der Diphtherie zunächst noch mehrere Jahre lang zunahm. Mit dem Abfall der Mortalität ging auch die Morbidität zurück.

Durch das alarmierende Versagen der Serumtherapie bei malignen Fällen in den dreißiger Jahren wurden die Fragen nach Grundlagen und Wert der Serumbehandlung der Diphtheriekrankheit des Menschen wieder aufgeworfen.

Schon 1918 hat BINGEL über die Behandlung mit gewöhnlichem Pferdeserum berichtet. Er verglich 471 Patienten, welche mit Heilserum, und 466 Kranke, die mit gewöhnlichem Pferdeserum behandelt worden waren. Innerhalb der 4 Jahre, währenddem BINGEL seine Vergleichsreihen durchgeführt hat, sah er keinen Unterschied zwischen der Wirkung des Heilserums und des Pferdeleerserums. Allerdings ist diesen Untersuchungen entgegenzuhalten, daß möglicherweise im sog. Pferdeleerserum Spuren spontanen Antitoxins vorhanden sein können und daß BINGEL sein Heilserum nach unseren heutigen Anschauungen *unterdosiert* hat. Er gab auch schweren Fällen nur verhältnismäßig kleine Dosen Antitoxin (Durchschnitt 2000—3000 IE, in wenigen Fällen 6000, 8000, 12000 IE). So glänzend die Idee war, vergleichende Untersuchungen an derselben Klinik, unter den kritischen Augen desselben Arztes durchzuführen, so bleibt doch der Einwand bestehen, daß auf der einen Seite Spuren von natürlichem Antitoxin den Heilerfolg des Pferdeleerserums unterstützt, auf der anderen Seite zu geringe Dosen von Antitoxin die Heilung nicht genügend gefördert haben. Die Letalität in beiden Versuchsreihen betrug etwa 9%. Heute nennt man einen solchen therapeutischen Versuch: doppelten Blindversuch! Man mißt ihm große Beweiskraft zu. 1950 hat BINGEL nochmals über solche Untersuchungen berichtet (1658 Patienten). Es hat sich nur für den 2. Krankheitstag der Behandlung eine relative leichte Überlegenheit des PW 8-Antitoxins gegenüber dem Leerserum gezeigt.

Andere vergleichende Untersuchungen hat FIBIGER an 201 Patienten ohne Serum und 204 mit Serum behandelten Kranken unternommen. Auch FEER berichtet über eine Kontrolluntersuchung der Bingelschen Angaben an einer kleinen Reihe von 65 Heilserum- und 57 Leerserumfällen (vgl. auch BESSAU, KLEINSCHMIDT, BIRK u.a.). Alle bekannt gewordenen Versuchsreihen sprechen für eine Überlegenheit des Heilserums gegenüber dem Leerserum. Auch HOTTINGER hat mit TOEPFER (1932) analoge alternierende Reihenuntersuchungen an je 200 Patienten vorgenommen. Sein Pferdeleerserum enthielt sicher weniger als $1/_{100}$ IE je Kubikzentimeter. Die Dosierung in der Heilserumreihe wurde nach SCHICK gewählt, also relativ große Dosen. Auch hier wurde eine bessere Wirkung des antitoxinhaltigen Serums gegenüber dem antitoxinfreien festgestellt, allerdings war diese nicht so viel besser, als man sie sich a priori vorgestellt hatte.

Zusammenfassend kann also heute noch immer ausgesagt werden, daß für die lokalisierte und für die progrediente Form der Diphtherie auf Grund experimenteller und klinischer Beobachtungen das Antitoxin das Heilmittel der Wahl ist.

Das Problem der toxischen Diphtherie und das Versagen der Serumtherapie in diesen Fällen damit aus der Welt schaffen zu wollen, daß man erklärt, solche Fälle habe es schon immer gegeben, ist allzu bequem.

Die weitere *Entwicklung der spezifischen Antitoxintherapie* zeichnet sich schon seit vielen Jahren ab.

Die *eine Richtung* versucht durch Reinigungsvorgänge und Konzentration des Pferdeserums immer mehr Antitoxineinheiten bei immer weniger großem Eiweißgehalt zuzubereiten und so dem Menschen möglichst große Mengen von Antitoxin mit möglichst wenig Ballaststoffen zur Verfügung zu stellen. Dialysierverfahren, Aussalzung und Pepsinverdauung sind die eingeschlagenen Wege. Schon das spontane Altern verändert das Serum durch einen hydrolytischen Vorgang (BOURDILLON). Durch Pepsinverdauung erreicht man einen ähnlichen Prozeß, indem trotz gewisser Verluste schließlich eine Konzentration erreicht wird (vgl. SANDOR, 1940; MODERN und RUFF, 1940; ARLT, 1940; DEMNITZ und Scholz u.a.).

Der fermentative Abbauprozeß, dem diese Seren unterworfen werden, bewirkt eine Aufspaltung der nichtantitoxisch wirkenden Eiweißfraktionen, erzielt eine besonders geringe Viscosität, der zufolge die Resorptionsbedingungen günstiger werden, macht weniger starke Sensibilisierung, verändert die Pseudoglobuline, an welchen die Antitoxine haften, aber nur insofern, als diese ihren Dispersitätsgrad durch Molekülverkleinerung erhöhen. Die „Erfolge" (CALALB et al.) sind ebenso gut wie die des nativen Serums. Das Präparat wird als *Fermo-serum* in Deutschland von den *Behringwerken* zubereitet und hat sich bewährt, weil es auch antiinvasive Eigenschaften aufweist. Diese Seren sind nicht eiweißfrei. Es wird daher auch berichtet über primären tödlichen Schockverlauf nach einer Erstinjektion von 1 cm³ Fermo-serum (BROGLIE, 1954).

Die *zweite Richtung*, in welcher in den letzten Jahren intensiv gesucht wurde, will durch Kombination mit anderen antitoxischen oder antibakteriellen Komponenten des Serums bestimmte Wirkungen erzielen (neuestens wieder PANERO (1962) mit Antistaphylokokken-Serum und Antitoxischem Diphtherieserum).

Von keiner dieser Methoden aber kann man sagen, daß sie sich bereits durchgesetzt hat, und persönlich habe ich keine wesentlichen Fortschritte mit irgendeinem dieser Kombinations-verfahren gesehen.

Der *dritte Weg* führt als Konsequenz der O'Mearaschen Anschauungen zur Therapie mit einem besonders aviden Antitoxin. Bis jetzt liegt nur eine bestätigende Angabe von McSwee-NEY vor, während von anderer Seite nicht einmal die theoretischen Grundlagen und Ex-perimente von O'MEARA bestätigt werden konnten (FROBISHER und MAUSS, 1943).

Mit PHILLIPS und ANDERSON (1942) und ORR EWING (1946) sind wir einig, daß die Heilung nicht allein durch das Antitoxin bzw. einen Neutralisierungsvorgang erklärt werden kann, sondern auch außerordentlich wichtige lokale Reaktionen an der Eintrittspforte der Infektion mitspielen. Damit meine ich den Weg, der die aktive Beteiligung des Organismus stimuliert.

Der *vierte Weg:* Die simultane *Toxoidserumbehandlung*. Schon 1925, als RAMON das Toxoid (Anatoxin) beschrieb, wurde die Wirkung der gleichzeitigen aktiven und passiven Immuni-sierung untersucht. 1940 faßte RAMON die Frage zusammen und bewies, daß gleichzeitig mit Anatoxin verabreichtes Antitoxin die Immunisierungsvorgänge nicht hindert. Er empfahl diese Methode der *aktiv-passiven Immunisierung* auch für die Therapie beim Menschen.

FJORD-NIELSEN konnte die theoretischen Grundlagen am Meerschweinchen nachprüfen und bestätigen (1940).

CREMER versuchte bei Erwachsenen mit Diphtherie die Toxoid-Antitoxinbehandlung (1947). Er gibt 6 Std vor der ersten Toxoidspritze große Dosen Antitoxin intravenös. VISANI behandelte von 1938—1947 6242 Diphtheriefälle mit dieser Methode. Er verlor 4,69% seiner Patienten hauptsächlich an Bronchopneumonie. Das war also kein therapeutischer Fort-schritt (s. oben unter Prophylaxe).

STRÖDER (1948) und verschiedene andere Pädiater haben sich 1948 gegen diese Methode ausgesprochen. Die Toxoid-Antitoxinbehandlung hat eine Nachprüfung erhalten (CREMER, 1953). Es wurde der Antitoxingehalt als Reaktion nach Toxoid i. v. im Tierversuch bestimmt. Nicht alle Autoren erkennen die Resultate für die Human-Therapie an. SALUSCHNAYA (1963), deren Resultate ebenfalls diskutierbar sind, glaubt für die Toxoidmethode eintreten zu müssen, weil dann weniger Antitoxin gebraucht würde. Jedoch ist diese Beweisführung nicht zwingend mit Rücksicht auf die außerordentlich breite Streuung der anzuwendenden Anti-toxineinheiten in der Therapie.

Praktische Vorschriften für die Serumtherapie. Die oben beschriebenen Dosie-rungsvorschriften nach SCHICK werden nicht überall in gleicher Weise durch-geführt. Die Riesendosen hat man wohl überall verlassen, jedoch ist man heute durchschnittlich eher geneigt, große Antitoxinmengen zu verabreichen. Nach FRIEDEMANN gibt man bei leichten Fällen 4000 IE, bei mittelschweren 8000 IE, bei schweren Fällen 20000 IE und mehr, bei malignen jedoch steigt man auf 100000—150000 E. Darüber hinauszugehen heißt nach SCHICK „Gefühls-dosierung", denn von vielen Seiten, namentlich von REICHE und REYE und besonders LICHTENSTEIN, werden die Erfolge der großen Dosen negativ beurteilt. Indessen gibt STRÖDER folgende Toxindosis-Schemata an:

1. Lokalisierte Nasen- oder Rachendiphtherie oder Nasen- und

   Rachendiphtherie . . . . = 250 AE/kg

2. Progrediente Nasen- oder Rachen- oder Nasen- und Rachendiphtherie . . . . = 500 AE/kg

3. Prätoxische Diphtherie . . . . = 750 AE/kg

4. Toxische Diphtherie . . . . = 1000 AE/kg

5. Diphtherie-Croup . . . . = 10 000 Einheiten insgesamt

6. Diphtherie-suspekter Masern-Croup . . . = 20 000 Einheiten

Erfolgt die erste Serumgabe nach dem 3. Krankheitstag, so ist die angegebene
Dosis zu verdoppeln. Kommt es in 3 Tagen nicht zur deutlichen Demarkation
der Beläge, so ist die erste Dosis zu wiederholen.

Soll man nun in schweren Fällen die Injektion von Antitoxin wiederholen?
Mir scheint das ebenso zweckmäßig wie FRIEDEMANN. Das tägliche Nachspritzen
einer gewissen Antitoxinmenge von 1000—5000 IE hat 2 Vorteile: den unspezifischen Reiz (Stress?) und die Neutralisierung eventuell fortlaufend produzierten
Toxins aus verborgenen Mandel- oder Lungenherden.

Da die subcutane Anwendung von Heilserum erst in 73 Std eine maximale
Konzentration von Antitoxin im Blut hervorbringt (PARK, 1932), ist es in jedem
Fall besser, *intramusculär* zu spritzen und bei *suspekten Fällen gleichzeitig
intravenös*. Zum Beispiel intravenös 100 000 E carbolfreies Serum und *gleichzeitig ein Depot von 20 000 IE intramusculär. Intravenöse Therapie:* Die intravenöse Anwendung von Antitoxin ist darum notwendig, weil auf diese Weise
das Antitoxin am raschesten im Organismus verteilt wird.

Das i.v. verabreichte Antitoxin erscheint schon 30 min nachher im Speichel (TASMAN
et al., 1958), während die i.m. Injektion viel längere Zeit und eine viel höhere Dosierung erfordert, bis das Antitoxin im Speichel ausgeschieden wird.

Die Unterlassung der Anwendung von Antitoxin-Serum wird als *Kunstfehler* betrachtet.
Der praktische Arzt hat also immer Serum bei sich zu führen, um schon bei Verdacht zu
spritzen (KLEINSCHMIDT, 1958).

Die Frage der *intralumbalen Injektion* bei schweren Fällen nach LORENZ
(1949) ist wohl für alle subtoxischen und toxischen Fälle zu bejahen. Schon
SPERANSKY hat seinerzeit diese Methode angegeben, und wenn auch nicht alle
Autoren von der lähmungsverhütenden Wirkung des intralumbal verabreichten
Antitoxins überzeugt sind, so ist nach den Angaben von LORENZ doch ein besseres
Resultat zu erreichen, namentlich wenn vor der intralumbalen Injektion genügend
Liquor im Sinne der Liquorpumpe von SPERANSKY entfernt worden ist.

Man verabreicht nach vorherigem Ablassen von 10—15 cm³ Liquor ein mäßig konzen-
triertes Serum (in der Regel 500fach) in der Dosis von 8—10 cm³ (= 4000—5000 IE). Das
Serum wird vorher auf 37° C angewärmt, der Eingriff ist gefahrlos, Störungen treten nicht auf.

Überempfindlichkeit gegen Pferdeserum. Bei Menschen, die durch vorhergehende Seruminjektionen sensibilisiert worden sind (Gasbrand, Tetanus, Pneumokokken, Diphtherieserum
usw.), besteht die Gefahr der Allergie. Aber auch Asthmatiker, Ekzematiker und andere
Allergiker können mit einem allergischen Schock auf Seruminjektionen reagieren. Die Gefahr
ist glücklicherweise klein. Wer jedoch den anaphylaktischen Schock praktisch bei Patienten
erlebt hat, wenn auch nur ein- oder zweimal während seiner ärztlichen Tätigkeit, der weiß das
fürchterliche Krankheitsbild und seine unmittelbare Lebensbedrohung voll einzuschätzen.

Auch die *Serumkrankheit* gehört zu den Überempfindlichkeitsreaktionen. Sie tritt bei
Verwendung des Diphtherieheilserums in 10—20% der Fälle auf. Bei Fermoserum soll sie
seltener sein.

FAXÉN (1945) untersuchte das Zustandekommen der Serumkrankheit statistisch an
einem Material von 7846 Fällen. Er konnte zeigen, daß sich die Serumkrankheit proportional
häuft, in Abhängigkeit *1. von der Serumdosis, 2. vom zunehmenden Alter* und *3. erfaßt sie
besonders gerne erstgeborene Kinder.*

Bei Verdacht auf Überempfindlichkeit gegen Pferdeserum muß die Allergie
mit einem *Testverfahren* festgestellt werden.

Verfahren 1. Ophthalmoreaktion: Einträufeln von einem Tropfen 1:10 verdünnten normalen Pferdeserum (oder Heilserum) ins Auge. Bei Überempfindlichkeit heftige Rötung in 15—30 min.

Verfahren 2. Intracutanreaktion: 0,1 cm³ Serum (normales Pferdeserum oder Heilserum) wird intracutan injiziert. Nach 5 min tritt an der Injektionsstelle eine Quaddel auf mit pseudopodienartigen Fortsätzen und starke Rötung. Die Reaktion verschwindet spontan in 30 min.

Ist die Reaktion der Conjunctiva des Auges oder der Intracutaninjektion deutlich ausgeprägt, so muß die Desensibilisierung angeschlossen werden.

Vorgehen bei Serumüberempfindlichkeit:

1. 0,1 ml einer Serumverdünnung von 1:100 intracutan
2. nach 30 min 0,3—0,5 ml unverdünnt intramusculär
3. nach 6 Std doppelte Dosis subcutan
4. nach 12 Std Restdosis intramusculär.

Kreislaufmittel müssen zur Verfügung stehen, ebenso wie injizierbare Antihistaminica, evtl. Corticoide. Eine Injektion von 0,3 ml i. m. kann schon sehr bedrohliche Schockzustände auslösen! Eiweißarme Seren haben die Häufigkeit des Schockauftretens gemindert, nicht aber ganz aufgehoben!

2. Antibiotische Therapie

Seit der Einführung der Antibiotica in die Therapie der Infektionskrankheiten sind selbstverständlich die Möglichkeiten der Behandlung der Diphtherie mit Sulfamiden, Penicillin und vielen anderen Antibiotica von allen Seiten untersucht worden.

Experimentelle Forschungen über den Einfluß der Sulfamide ließen schon bald erkennen, daß die bakteriostatische Wirkung bei der Krankheit des Menschen nicht zur Wirkung kommt (CAREY, 1942; HOMPESCH, 1943—1949; VAN LOOKEREN-CAMPAGNE, 1944 u. a.). Die negative Beurteilung war a priori zu erwarten, denn die Sulfamide wirken nicht antitoxisch, sondern höchstens antibakteriell. Auch bei der Verwendung von Penicillin sind analoge Überlegungen von vornherein wegweisend. Zwar gelang es, bei der Maus die antibakterielle Wirkung von Penicillin, wie auch von anderen Antibiotica gegen Diphtheriebacillen nachzuweisen (ERCOLI, LEWIS und MÖNCH, 1945), aber schon beim Meerschweinchen zeigte sich die Unwirksamkeit gegenüber der Toxinvergiftung. Klinische Untersuchungen sprechen für beschränkte Wirksamkeit von Penicillin bei gleichzeitiger Serumtherapie (WSZELAKY und HANDZEL, 1948 in Gdansk). Diese Autoren gaben täglich 100000 IE neben üblichem Antitoxin. Die Letalität, namentlich auch bei toxischen Fällen, sank dabei von 23% auf 5% (Details s. WALTER und HEILMEYER, 1965). Es steht fest, daß die Diphtheriebacillen in wechselndem Maße für die Wirkung von Antibiotica empfindlich sind. Am bekanntesten ist diese Tatsache für das *Penicillin.* Je nach Herkunft der Diphtheriestämme (GRAVIS z. B., POTEL et al., 1957) sind, neben Penicillinempfindlichen Bacillen, solche mit reversibler Empfindlichkeit am Werk. Im Laufe einer Endemie nimmt die Sensibilität auf Penicillin ab (KUMICKA et al., 1962).

Klinische Wirkung ist sicher. Sehr mutige Ärzte haben es sogar gewagt, ausschließlich Penicillin ohne Antitoxin zu geben (AKKOYUNLU, 1956 und ROMOLU CALVET et al., 1954). Die Mehrzahl der anderen hat das Penicillin aufgegeben oder Kombinationen gesucht, z. B. mit Streptomycin (SCHNEIDER, 1953), mit Terramycin (BOKKENHEUSER et al., 1956; VORLÄNDER et al., 1952; RECCHIA et al., 1953; CANTILENA et al., 1954; GAVRILA et al., 1962). *Penicillin hat zur Folge,* daß die Diphtheriebacillen nicht mehr nachweisbar sind (CANTILENA). Die Mundflora enthält bei Serumtherapie der akuten Diphtherie nach 10 Tagen immer noch 22,2% positive Diphtheriebacillenbefunde. Bei kombinierter Behandlung mit Penicillin und Serum ist die Mundflora nach 10 Tagen bacillenfrei (CHOREMIS et al., 1952).

Es ist nicht zu verwundern, daß es lange dauerte, bis man die Wirkung der Antibiotica bei Diphtherie einigermaßen richtig einschätzen lernte. Der Genius epidemicus spielt bei klinischen Untersuchungen eine äußerst wichtige Rolle. Er erlaubt es manchmal günstig scheinende Resultate zu erreichen. *Nur die alternierende Reihe (doppelter Blindversuch) schützt vor Fehlbeurteilungen.* Geprüft wurden nach Penicillin die Tetracycline, das Chlortetracyclin, Chloramphenicol, Oleandomycin, Erythromycin, Novobiocin (LORENZELLI, 1952; STRÖDER und NIGGEMEYER, 1953; BABLIK. 1955; BOKKENHEUSER, 1956; SEDATI, 1956; ORLANDELLI, 1956; GUIMARAES, 1956; VORHOEVE, 1959; GRAZIA, 1959).

Nach SEDATI et al. kann eine Reihe aufgestellt werden nach der mittleren bakteriostatischen Eigenschaft der Antibiotica gegenüber C. B. Di. Sie lautet:

1. Erythromycin (0,16 γ/ml), 2. Tetracyclin (0,26 γ/ml), 3. Chlortetracyclin (0,41 γ/ml), 4. Penicillin (0,44 γ/ml), 5. Streptomycin (1 γ/ml), 6. Chloramphenicol (0,2,05 γ/ml).

Die zahlreichen Arbeiten über die klinische Therapie lassen allmählich erkennen, daß *Erythromycin* und *Tetracyclin* die stärkste antibakterielle Wirksamkeit in vivo entwickeln. Kristallines Penicillin ist weit besser als Procain-Penicillin (BHATT und BHARGAVA).

Bei sekundären *Komplikationen* ist die Therapie mit Antibiotica auf alle Fälle *indiziert*. Der wahre Wert der antibiotischen Behandlung liegt vielleicht in der Verkürzung der Ansteckungszeit im Spital (Erleichterung der Isolierung, VOORHOEVE), in einer Verkürzung der Krankheitsdauer und damit auch des Klinikaufenthaltes (CZICKELI).

Mit STRÖDER (1962) u. a. Autoren, welche sich um eine Übersicht und Zusammenfassung der zahlreichen Resultate bemüht haben (PLATON und PRAY, BOSCH-SALA, MURANO, GHIO und LEPRE, WRIGHT) darf man heute folgern, daß die *Kombinationsbehandlung* mit antitoxischem Serum und Antibiotica sich überall *eingebürgert* hat.

Den Wert der antibiotischen Therapie abzuschätzen, ist schwer. Weder für die Ausheilung des initialen Komplexes der Diphtherie noch für die Verhütung und Behandlung der Komplikationen (metadiphtherische Komplikationen) ist ein objektives Urteil ganz sicher abzugeben, namentlich nicht, weil die Diphtherie z. Z. gutartig wird (Genius epidemicus).

Ein typisches Beispiel soll diese Stellungnahme illustrieren: BRUCKNER et al. (1964) beschreiben ihre Beobachtungen an 280 Patienten der letzten 10 Jahre in Rumänien (1954—1964). Das Zurückgehen der Epidemie 1961—1964 ist ausgesprochen. 190 Erkrankungen verliefen leicht, 90 schwer. 8 davon waren hypertoxisch. Sterblichkeit: 38 Todesfälle = 12,8% Letalität. Die bakteriologische Diagnose war in 77,8% der Fälle objektiviert. Die Therapie bestand in Serum und Antibiotica (Penicillin, Erythromycin, Tetracyclin). Corticoide bei bösartigen Fällen brachten kein Glück. Nur bei Stenose waren Corticoide anscheinend ein nützliches, zusätzliches Hilfsmittel. 217 Bacillenträger wurden in kurzer Zeit unter der Therapie mit Antibiotica bacillenfrei.

Man kann nicht behaupten, daß durch die „moderne" Kombinationsbehandlung mit Serum und Antibiotica ein großer Fortschritt erzielt wurde, wenn in einem Seuchengebiet, in dem die Diphtherie zurückgeht, die Sterblichkeit noch 12,8% beträgt.

3. Unspezifische Therapie

a) **Unspezifische Allgemeintherapie.** Auch leichte Fälle von Diphtherie bedürfen der genauen Überwachung. Die leicht erkrankten Patienten sollen mindestens 2 oder noch besser 3 Wochen im Bett bleiben. Wir wissen noch nicht genau, wie weit auch bei leichten Fällen Herz, Kreislauf und Nervensystem affiziert sind, und außerdem zeigt die praktische Erfahrung, daß die Serumkrankheit bei konsequenter Bettruhe eher seltener und leichter auftritt.

Die *Ernährung* soll ebenfalls berücksichtigt werden. Sind die Schluckbeschwerden gering, so können die Patienten beinahe jede vernünftige Krankenkost genießen. Bei stärkeren Beschwerden ist breiförmige oder flüssige Kost am Platz, kleine Mengen relativ konzentrierter Nahrung sind zweckmäßig. Kohlenhydratreiche Breie, Suppen mit viel Eigelb, roh eingerührt, Obstpüree, roh oder gekocht, sind zweckmäßig, um einen gewissen Calorienreichtum zu garantieren (evtl. angereichert mit Traubenzucker), die Verdauung nicht allzu sehr zu belasten und Anstrengungen bei eventueller Obstipation zu verhüten.

Bei Gaumensegellähmung und Verschlucken muß die breiförmige oder halb-flüssige Nahrung doppelt vorsichtig und ganz besonders langsam vom Pflege-personal gereicht werden (Schluckpneumonie!). Vgl. hierzu auch STRÖDER (1960).

Die Ernährung mit der liegenden Nasensonde ist oft nicht zu umgehen und dürfte für die Patienten eine kleinere Belastung bedeuten.

Freiluftbehandlung ist eines der besten allgemein wirksamen Mittel zur Hebung des Wohl-befindens, des Appetits und des Schlafs der Kranken. Auffallend ist namentlich, wie die Kinder am offenen Fenster oder auf der Terrasse oder gar im Freien ruhig werden, die Angst nimmt ab und ein wohltuender Schlaf tritt ein. Die Erfahrungen der Schlossmannschen Infektions-klinik in Düsseldorf können in dieser Hinsicht nicht hoch genug eingeschätzt werden. Auch bei Stenose ist die Freiluftbehandlung häufig von überzeugender Wirkung.

Die *lokale Behandlung* der Nasen- und Rachendiphtherie ist *überflüssig*. Spülen des Mundes und Gurgeln mit indifferenten oder leicht antiseptischen, nicht adstringierenden oder ätzenden Mitteln ist erlaubt und gehört zu den pflegerischen Handlungen. Die *Haut* um die Naseneingänge oder bei Otitis am Gehörgang soll eingefettet werden (Penicillin-, Terra-Erythro- und Aureomycin-Salben). Hautdiphtherien werden nach meiner Erfahrung besser nicht mit Serumverbänden behandelt, sondern mit *Penicillinsalbe oder -lösung* lokal betupft oder aber mit Pantothensalbeverbänden zu besonders rascher Ausheilung gebracht (B-Panthen Roche).

Der *Körperpflege*, dem Wundliegen bei schweren Fällen mit oft tagelanger Prostration ist große Beachtung zu schenken. Dabei dürfen aber die Patienten in keiner Weise angestrengt oder aufgeregt werden.

Zu empfehlen ist die physikalische Behandlung der Kreislaufschwäche mit *Wärme* (Thermophor oder Lichtbogen, heiße Laken oder warme Bäder). Wasserzufuhr durch Tropf-einläufe oder intravenöse Infusion bei Kachexie infolge Erbrechen und Durchfällen hat sich bewährt. Zweckmäßig ist es, die Infusion mit Traubenzucker vorzunehmen. Die systematische prophylaktische Digitalisbehandlung hat sich in der Düsseldorfer Epidemie nicht bewährt. In einer Kontrollreihe mit, und einer ohne Digitalisprophylaxe traten jeweils gleichviel Myokardschädigungen und eine gleiche Anzahl von Todesfällen an Myokarditis auf.

b) Therapie des Schocks (Herz- und Kreislaufschwäche). Besonders am Anfang der Krank-heit — aber auch bei dem Auf und Ab der Erscheinungen in den folgenden Tagen bis Wochen — muß versucht werden, den Kreislauf zu „halten", d. h. den protoplasmatischen Kollaps soweit zu beherrschen, daß der Blutdruck normal bleibt und die Zirkulation garantiert ist.

Leichtes und mittelschweres Kreislaufversagen behebt man mit Sympatol, Effortil, Veritol usw. Infusionslösungen — wenn sie überhaupt günstig sind — wirken nur durch die Verdünnung des Toxins und beheben die Wasserverluste partiell (Tierversuche von VERSÉ, 1956). Der eigentliche *Kollaps* kann behoben werden durch *Kollidon* (SEDALLIAN, STRÖDER und HOCKERTS) oder noch besser durch *Humanalbumin oder humanes Plasma* (SATILOW, 1957; KUDRIAVTSEVA et al.; BEHR) oder *Humanserum*. 1—2mal 90—150 ml *Plasma* zur üblichen Therapie i. v. gibt *bessere Erfolge als Frischbluttransfusionen*.

Das niedermolekulare Periston (Kollidon) ist wieder aufgegeben worden zu Gunsten des hochmolekularen Kollidons (STRÖDER und HOCKERTS, DIECKHOFF, 1952). Unter Kollidon wird Diphtherietoxin im Harn ausgeschieden. *Anwendung:* zweimal tägl. 15 ml/kg Kollidon während 2—3 Tagen als Infusion. Eine echte Entgiftungstherapie (DIECKHOFF) wird leider damit nicht erreicht.

c) Therapie des protrahierten Kollapszustandes. Hier wird man eine Dauer-infusion intravenös anlegen müssen und die Infusion je nach Elektrolytgehalt des Blutes usw. mit Salzen, Dextrose, Lävulose, Serum mischen und dazu Noradre-nalin geben. Bei akuten Exacerbationen Campfer i. m., Coramin oder Cardiazol sc, i. m. oder i. v. Strychnin täglich 2—6mal $^1/_2$—1 mg (!) habe ich persönlich immer sehr geschätzt wegen seiner zentralen Wirkung und der gleichzeitigen Beein-flussung des Kapillartonus. Fast immer wird man bei diesem schweren Krankheits-bild mehrere Analeptica, d. h. Kreislaufmittel und Stimulantien nebeneinander gebrauchen.

Noch nicht sichergestellt ist der scheinbar gute Erfolg der therapeutischen Verwendung von *Cocarboxylase* (MARKEES, LASCH, 1952). Eine günstige Beeinflussung durch Hyaluronidase (STRÖDER und NIGGEMEYER, KRECHAU, VERROTTI et al.) sieht man zwar im Tierversuch, aber noch ist sie beim Menschen nicht objektiviert. Streptokinase, Varidase und Streptodornase sollen die Membranen schneller verflüssigen (BLECHNER).

Vitamin C (in Dosen bis zu 1 g p.d.), *Rutin*präparate und ähnliche gefäßdichtende Substanzen wirken vielleicht. B 12 ist ohne Wirkung (DUBB). Vitamin K — bei der Leberinsuffizienz und dem durch antibiotische Therapie sterilisierten Darm doppelt wichtig — hebt die Hypoprothrombinämie auf. Vitamin B_6 (Pyridoxin) kann evtl. die Spätlähmung resp. deren Schweregrad beeinflussen (KIRCHNER).

Wichtig ist schließlich, daß bei motorischen Unruhen und Krämpfen Beruhigungsmittel angewendet werden. Chloral 0,5—2,0 g rectal, Luminal in refracta dosi (bis 0,1 g pro die) und Narcophin ad injectionem sind meiner Erfahrung nach die besten Präparate (Narcophinlösung $1^0/_{00}$ig, Injektion je Altersjahr 0,1 cm³ subcutan).

d) Therapeutische Adjuvantien: Corticoide, ACTH. PROSPERI (1954) hat Gruppen von je 5 Kindern mit ACTH behandelt. Der „Erfolg" dieser Therapie in so kleinen Gruppen ist weder für Kreislauf- und Herzstörungen noch für die Polyneuritis sicher nachgewiesen. Mehrere Autoren berichten über gute Erfolge mit Corticosteroiden (KARPINSKI, 1957; GOTTI et al., 1962) oder über fragliche Erfolge: SENECA et al. (1956), über Teilerfolge auf periglanduläre Ödeme (DEUTSCH, 1960), über negative Wirkung (SZICKELE, 1961). Ist das klinische Urteil über die Wirkung zusätzlicher Corticoid-Therapie geteilt oder negativ für die nekrotische, hämorrhagische und Ödemdiphtherie, so ist es etwas besser bezüglich der Behandlung der *Stenosen* (GAVRILA et al., SAMI et al.). Im Allgemeinen herrscht bei den übrigens zahlenmäßig unbedeutenden Beobachtungsreihen, eine verständlicherweise ausgeprägte Polypragmasie vor. Diese macht ein objektives Urteil unmöglich.

Im *Tierversuch wirken Corticoide* in keiner Weise auf die Intoxikation mit Diphtheriegift (COLONELLO et al.). Nach TONUTTI ist Cortison ohne Einfluß auf die Vergiftung, aber es verbessert die verminderte Resistenz hypophysektomierter Tiere. Das Desoxycorticosteron hat keinen Einfluß auf diese Resistenz und es begünstigt die Exsudatbildung.

e) Zusätzliche Therapie mit Digitalis und Strophantin. Eine Prophylaxe der Myokarditis durch Digitalis oder Strophantin wird von allen Autoren abgelehnt. Herzmuskelextrakte sind in ihrer Wirkung schwer abzuschätzen. Die Herz- und Kreislaufwirkung des Aldosterons in diesem Zusammenhang ist ein experimentelles Thema, das meines Wissens noch nicht in Angriff genommen wurde (GERHOLD). Im übrigen siehe unter Abschnitt Myokarditis.

f) Behandlung der polyneuritischen Lähmungen. Im Experiment (KAESER, 1963) läßt sich die Polyneuritis beim Meerschweinchen genau analysieren (Polyneuropathie). Es zeigt sich, daß die Affektion auf die peripheren Nerven beschränkt ist (segmentale Demyelinisierung und diffuse Schwellung der Myelinscheide). Biochemisch liegt eine Störung der Lipoidbiosynthese vor, in den Myelinscheiden lokalisiert, ohne Schädigung der Schwannschen Zellen.

Die Messung der Leitungsgeschwindigkeit gibt ein viel besseres Bild der Nervenläsion, als die Bestimmung der Nerven- und Muskelchronaxien. Es scheint für die experimentelle Polyneuritis typisch zu sein, daß zuerst im proximalen Abschnitt und erst nach etwa 2 Wochen in den Endabschnitten der Nerven eine Leitungsstörung beobachtet werden kann. Es handelt sich also um eine einheitliche Form und um einen ganz bestimmten Verteilungstyp der Polyneuropathie. Auch die Studie von MÜLLER (1954) beschreibt die Polyneuritis des Kranken sehr hübsch.

Die medikamentöse Behandlung der postdiphtherischen Lähmung ist noch sehr unvollkommen. Strychnin ist nach unseren Erfahrungen das Medikament, das eine gewisse Wirkung entfaltet, Dosierung wie oben: 1—6 mg pro die. Bei sehr lange andauerndem Gebrauch können tonische Krämpfe auftreten.

Der tödliche Ausgang der Lähmungen, welche ohne Strychnin behandelt wurden, betrug 88%, während die mit Strychnin behandelten Fälle von Lähmungen nur eine Letalität von 35% aufwiesen.

Die therapeutischen Versuche von LASCH (1951) müssen hier erwähnt werden. Durch die Anwendung von Cocarboxylase (Aneurinpyrophosphorsäureester) gelang es ihm die Letalität maligner Diphtheriefälle von 65% auf 14% zu senken! Indessen sind diese therapeutischen Versuche weder definitiv abzulehnen noch zu bestätigen. Die Differenz der Letalität ist bestechend, aber äußerst schwer zu beurteilen. Versuche, mit Vitamin B 12 prophylaktische Therapie zu treiben, ergaben keinen Effekt (DUBB). Prednison soll auf die postdiphtherische Lähmung nach CRISALLI et al. günstig wirken. Definitive Einschätzung ist aber heute noch nicht möglich.

Bei Lähmung der Atemmuskulatur muß die Atmung assistiert werden, wie bei der Poliomyelitis (SCINSOLO et al., 1962), (s. S. 239).

Behandlung der Kehlkopfdiphtherie. Patienten mit Larynxdiphtherie gehören ins Bett. Man pflegt im allgemeinen für Zufuhr feuchter warmer Luft zu sorgen. Es gibt Kliniken mit speziellen Zimmern, mit Dampfkabinen usw. Auch der Bronchitiskessel wird systematisch verwendet. Man kann mit Leintüchern ein Dampfbett improvisieren, nasse Tücher aufhängen, heiße Ziegel ins Wasser stellen usw. In der Klinik SCHLOSSMANNS wurden alle diese Prozeduren aufgegeben. Dafür wurden die Fenster geöffnet und den Patienten frische Luft zugeführt. Die Erleichterung für die Stenosekranken durch das Verbringen an die Luft (Balkon, Garten im Sommer und Winter) ist nach meinen Erfahrungen wirklich erstaunlich. Alle Patienten, namentlich wenn sie gleichzeitig durch Narcophin beruhigt wurden, verlieren ihre Angst und schlafen tief und ruhig. In vielen Fällen tritt in diesem Schlaf Erholung ein, so daß sich operative Eingriffe auf ein Minimum reduzieren lassen. Dies gilt für Erwachsene und Kinder jeden Alters.

Medikamentös ist außer Morphin eventuell noch Codein zu verwenden (0,005 bis 0,01). Expectorantien sind ohne Wirkung. Die Ernährung wird in vielen kleinen Portionen warmer Flüssigkeit bestehen. Mit zunehmender Stenose und Atemnot verweigern die meisten Patienten jede Nahrung. Säuglinge und Kleinkinder trägt man zur Beruhigung fleißig auf den Armen im Freien herum. Warme Wickel, die nicht zu fest angelegt sind, werden hie und da die Kinder beruhigen. Vor allen Dingen ist das psychische Moment zu berücksichtigen, Atemnot macht Angst, die Angst steigert die Atemnot. Morphin, Codein und Narcophin unterbrechen diesen Circulus vitiosus. Die spezifische Therapie besteht in der Kombination von *Serum, Antibiotica* und *Prednison*.

Man kann ein Aerosol versprayen, mit Zugabe von Antibiotica, Hyalase oder Varidase oder proteolytischen Fermenten (MAZZAUWA und TESCOLA, BALASZ und ČZIBORA, BLECHNER). Ich würde heute auch *Mukomyst*, das bei Mucoviscidosis so wirksame Medikament empfehlen. Auch eine lokale Cocain-Larynxanaesthesie kann hilfreich sein (GLOKSIN).

Vor 10 Jahren wurde vom *Penicillin* behauptet, es erspare die Intubation oder die Tracheotomie. Heute wird das für die Spättracheotomie vom *Prednison* gesagt (SAMI und SINHA).

Humanserum und hypertonische Infusionen (50% Glucose, 20% Human-Albumin) sollen günstig sein, um das Ödem zum Verschwinden zu bringen. Dabei sollte man die Plastiksonden womöglich bis in die untere Hohlvene vorschieben, um die Thrombosegefahr zu mindern.

Ein großer Fortschritt bestand in der Anwendung des Absaugverfahrens (GOVER und HARDMANN, 1923), das heute mit vielen neuen Absaugapparaten und Kunststoffsonden sehr verbessert wurde.

Mit zunehmender Atemnot, trotz Larynxanaesthesie, Absaugen, Prednison usw. stellt sich die Frage nach der *Tracheotomie* oder *Intubation*. Die Indikation stellt sich dann, wenn der Puls schwächer und beschleunigt, die *Gesichtsfarbe blaß und cyanotisch* wird. Es sind dies die Zeichen dafür, daß der Gasaustausch in den Lungen ungenügend geworden ist. Man soll nicht so lange warten, bis die letzten Reservekräfte des Patienten erschöpft sind. Einzig bei Kleinkindern und Säuglingen sollte möglichst spät operiert werden, weil man, wie SCHICK besonders betont, nie ganz sicher ist, ob man mit der Intubation allein auskommt, oder nicht doch noch zur sekundären Tracheotomie greifen muß.

Die Beantwortung der Frage nach der Anwendung der Intubation oder Tracheotomie ist eine Konsequenz von Geschicklichkeit, Temperament und Schweregrad des Stenosefalles. Wer nicht intubieren kann, soll die Hände davon lassen. Absteigender Croup wird besser tracheotomiert, *ängstliche Ärzte tracheotomieren besser primär*.

Bei deutlichen *Kreislaufschädigungen* oder *Versagen der Herzkraft* und bei *Bronchopneumonien* sollte primär tracheotomiert werden.

Die Intubation. Schon 1857/58 hatte Bouchut eine Intubationsmethode zur Behandlung der Kehlkopfdiphtherie angegeben. Er war aber mit seiner Meinung nicht durchgedrungen. Unabhängig von Bouchut entwickelte O'Dwyer seine eigene Arbeit und entdeckte 1883 bis 1885 die „*Intubation*". Er hat in jahrelanger Arbeit die Plastik des Kehlkopfes jeder Altersperiode nachgeformt und Ausgüsse des Kehlkopflumens angefertigt. Diese „Tuben" genannten Röhrchen sind durch einen Mandrin festgehalten und lassen sich durch eine federnde Schiebevorrichtung davon abstoßen. Ein doppelter Seidenfaden sichert die Tube. Die Tuben werden heute aus Ebonit oder einem anderen leichten Kunststoff hergestellt.

Diese Methode nach O'Dwyer ist heute aufzugeben. Es wird besser *unter Sicht* mit dem Laryngoskop direkt und mit einem *Kunststoffrohr* intubiert. Dabei übersieht man die Verhältnisse im Kehlkopf besser, kann sich auch eher entscheiden, ob die einfache Intubation voraussichtlich gelingen wird und genügt, oder ob man — bei noch liegendem Tubus — besser sekundär tracheotomiert.

Unsere Erfahrungen bei sehr vielen Pseudocroupfällen sprechen dafür, daß man direkt unter Sicht intubieren soll. Der Kunststofftubus kann längere Zeit liegen bleiben ohne Decubitus zu machen. Das Vorgehen — selbstverständlich in Narkose — setzt *geübte Anaesthesisten* voraus. Vor der Narkose gibt man zweckmäßig Taractan oder ein anderes zentrales Beruhigungsmittel. Das Absaugen geht bei liegender Plastikkanüle ausgezeichnet. Die Bronchialtoilette kann viel besser durchgeführt werden. Eventuell muß man die „assistierte Atmung" anschließen (Apparat nach Bird).

Wenn der Tubus von O'Dwyer nicht länger als total 100 Std liegen darf, so kann diese Zeitdauer bei Plastikkanülen sehr stark verlängert werden, ohne daß übertriebene Decubitusgefahr besteht. Ausgeschlossen ist sie allerdings nicht ganz. Die Membranen verflüssigen sich im allgemeinen nach 12—24 Std und lösen sich dann ab. Sie werden ausgehustet oder durch Absaugen entfernt.

Die *lokale* medikamentöse Anwendung von Novocain, Penicillin, Cortisonpräparaten ist erlaubt (als Aerosol anzuwenden). Die Luft muß feucht gehalten werden. Sauerstoff soll zur Verfügung stehen (am besten zu verabreichen im Plastikkasten oder Zelt). Die Pflege ist sehr subtil und stellt hohe Anforderungen an die Pflegerinnen und den behandelnden Arzt. Man bildet — je nach Bedarf — ein bis mehrere Gruppen, die im obligaten, 24stündigen, 3-Schichtenbetrieb eingesetzt werden. Die Erfahrungen bei falschem Croup und echtem (Diphtherie) Croup sind identisch. Die *Plastiksonden* können bei Frühgeburten bis zu 6 Wochen (!) im Kehlkopf liegen, ohne zu Defekten zu führen. Diese Erfahrung bei der künstlichen Beatmung im „respiratory stress syndrom" kann (mutatis mutandis) auf die Croup-Therapie übertragen werden.

Die Tracheotomie. Primäre und sekundäre Tracheotomie sind technisch identisch. Die sekundäre Tracheotomie wird, wenn möglich, bei liegendem Tubus gemacht. Dies erleichtert das Auffinden der Trachea (s. Spezialhandbücher).

Zusammenfassend lassen sich die Fragen der *Therapie bei Diphtherie* in Anlehnung an Ströder und Niggemeyer in folgende 9 Punkte aufteilen:

Die Therapie der Diphtherie verlangt von uns Ärzten:

1. Daß die Patienten — auch leichte Fälle — mindestens 2—3 Wochen das Bett hüten müssen, schwerere Fälle 52 Tage!

2. Daß sofort Heilserum verabreicht wird in genügender Dosierung, am besten intravenös *und* intramusculär.

3. Daß die kombinierte Behandlung mit Erythromycin oder Tetracyclinen sofort, gleichzeitig mit dem Serum eingesetzt wird.

4. Daß jeder Croup und jede schwere Form der Erkrankung unbedingt in ein Krankenhaus verlegt wird (Infektionsklinik oder Infektionsabteilung einer Kinderklinik). Dort muß ein Team von Ärzten und Schwestern für Intubation, Trachaotomie, assistierte Atmung, intravenöse Ernährung und Behandlung organisiert sein.

5. Daß lokalisierte Diphtherien — unter idealen Bedingungen, d. h. strengster Isolierung, mit laufender Desinfektion — zu Hause behandelt werden können.

Treten Komplikationen auf (Herz, Kreislauf, Nervensystem), so ist Krankenhauspflege unbedingt indiziert.

6. Daß tägliche Herzkontrollen, nicht nur EKG, sondern auch Kontrolle des Blutdrucks, des Pulses und Auskultation des Herzens vorgenommen werden.

7. Daß Urinkontrollen regelmäßig, mindestens 2mal pro Woche, durchgeführt werden. Bei Eintreten der Nephrose ist evtl. eine Dialyse notwendig. Man hat sich darauf vorzubereiten und eine entsprechend ausgerüstete Klinik zu avisieren.

8. Daß die Rekonvaleszenz unter strengster Kontrolle langsam erfolgt: zuerst Aufsitzen, dann Aufstehen, dann Gehen und dann erst Spazieren.

9. Kontrolle auf Bacillenfreiheit am Ende der Rekonvaleszenz noch einmal durchzuführen, 3 Abstriche — in 2-Tage-Distanz — müssen diphtheriebacillennegativ sein.

Therapie der Bacillenträger s. S. 241.

Prophylaxe

Wie STRÖDER richtig in Erinnerung ruft, kann die Prophylaxe sich auf die Verbesserung der Konstitution, der Ernährung, des Wohnraumes und der allgemeinen Lebensbedingungen konzentrieren, als sog. „Dispositionsprophylaxe". Mütterberatungen, schulärztlicher Dienst und ähnliche Institutionen sind wertlos ohne Hausarzt, der mithilft und dank seiner Autorität bestimmte Vorschläge realisieren kann. Die Regulierung der Lebensweise, der Ernährung bei Lymphatismus und bei exsudativer Diathese, der häuslichen Lebensgewohnheiten, des Schlafes, der Behandlung von Tonsillitiden, chronisch-rezidivierenden Rhino-Pharyngitiden, Otitiden, rezidivierenden Sinusitiden, chronisch-rezidivierenden Bronchitiden usw., die Kontrolle der Leibesübungen (nicht überfordern!), der Kleidung, der Wärmeregulation, der übermäßigen Besonnungen, der Kälteexposition, des Klimawechselns, nicht zu vergessen die Kontrolle der gesunden, oder angeblich gesunden Personen in der Umgebung eines Patienten usw. Alle diese Kontrollen sind auf persönlicher Basis ergiebiger, bringen besseren Schutz als viele staatliche Vorschriften und Maßnahmen.

Besondere Beachtung verdient dabei immer die fortlaufende Desinfektion am Krankenbett und der Schutz des Pflegepersonals.

Die Länge der Isolierung bei Kranken hat nach allgemeiner Regel so lange zu währen, bis 3 Nasen- und Rachenabstriche (bzw. Wundabstriche), die im Abstand von je 2—3 Tagen gemacht werden, hintereinander negativ ausfallen. Die Isolierung in der Wohnung ist nur dann durchführbar, wenn dem Patienten ein eigenes Zimmer zur Verfügung steht, und wenn eine erfahrene Pflegerin, die mit den Vorschriften und der Technik der laufenden Desinfektion, Isolierung, Besuchsverboten usw. vertraut ist, den Patienten betreut. In allen anderen Fällen ist die Unterbringung in einem Spital die richtige Art der Isolierung. Bei Croupkranken ist dies schon aus therapeutischen Gründen absolut indiziert.

Nicht erkrankte Kinder einer Familie sind vom Schulbesuch fernzuhalten. Mit Rücksicht auf die hohe Bacillenträgerzahl in der Umgebung von Kranken sind konsequent alle Familienmitglieder, Dienstboten usw. auf Keimfreiheit von Nase und Rachen zu untersuchen. Auch sollte während der Quarantänezeit von 8—14 Tagen die Racheninspektion der Geschwister täglich vorgenommen werden.

In geschlossenen Anstalten (Waisenhäusern, Pensionaten, Kasernen, Spitalabteilungen, Kinderheimen, Schulen) sind nicht nur alle Schüler, sondern auch das Lehrpersonal zu untersuchen, die Bacillenträger gesondert unterzubringen und nach Möglichkeit zu entkeimen. Bei den übrigen Insassen ist die Schutzimpfung angezeigt (evtl. nach vorheriger Prüfung der Schickreaktion).

Die speziellen Maßnahmen der passiven und aktiven Prophylaxe sowie deren theoretische Grundlagen gehen schon auf v. BEHRING zurück.

Passive Immunisierung. Die passive Schutzimpfung hat sich in der ganzen Welt ihren Platz erobert. Bei Geschwistern Diphtheriekranker, in Krankenabteilungen, in denen Diphtheriefälle vorgekommen sind, bei Pflegepersonal, dessen Schutz nicht sicher feststeht (Einstellen von Hilfskräften und Pflegern bei Eröffnung von Diphtherieabteilungen in Seuchenspitälern anläßlich eines epidemischen Auftretens der Krankheit usw.). *Die Schutzdosis beträgt je Person 500—1000 IE.* Die Anaphylaxiegefahr ist bei Verwendung von *Hammel- und Rinderserum* für die passive Prophylaxe ausgeschlossen. Die *Dauer des Schutzes* beträgt im allgemeinen *3—4 Wochen nach intramusculärer oder subcutaner Injektion.*

Jedoch ist der Schutz schon in der 3. Woche nicht mehr absolut. In der Infektionsklinik Düsseldorf beobachteten wir hie und da bei passiv geschütztem Personal in der 3. oder 4. Woche leichte Diphtherieerkrankungen.

Nach DOULL beträgt bei Geschwistern von Diphtheriepatienten, die nicht geschützt wurden, die Anzahl der Erkrankten 10%, bei geschützten Kindern jedoch nur 1,2%. NETTER berechnet die Morbidität bei 34 350 passiven Schutzimpfungen auf 0,6%. LÖFFLER beobachtete bei 31 740 Impfungen 2,8% Erkrankungen. In *New York* war die Erkrankungsziffer von 105 000 Impfungen nur 0,2%. *Die passive Schutzimpfung ist also sehr wirksam, schützt aber nicht absolut vor Erkrankung.*

Nach v. GROER (1949) kann mit *homologem Menschenserum* ganz besonders gut passiv immunisiert werden. Dieses Menschenserum wird gewonnen von Spendern, deren Blutantitoxingehalt über 0,02 IE beträgt und deren Schickreaktion negativ ist. Diese Personen lassen sich mit Toxoid leicht „*hyperimmunisieren*". Nach kurzer Zeit erreichen diese meist jugendlichen Erwachsenen einen Serumtiter von 125—250 IE je Kubikzentimeter. Der Vorteil liegt, abgesehen von der Vermeidung der Anaphylaxie, in einer wesentlich längeren Dauer der passiven Immunität.

In größeren Anstalten (neuester Bericht über eine Anstaltsepidemie von LAFORET und BACHMANN) lohnt es sich, die passive Impfung mit der aktiven zu verbinden. Diese *Kombination* — zugleich mit antibiotischer Entkeimung durch Erythromycin — dürfte sich besser eignen, als die passive Impfung allein. Dieses Vorgehen ist aber ein individuelles Verfahren geblieben und eignet sich wenig als Massenschutzmethode.

Aktive Schutzimpfung. Die aktive Schutzimpfung bezweckt nicht wie die passive einen *individuellen Schutz*, sondern sie ist diejenige Methode, von der man erwartet, daß sie eine *Massenprophylaxe* ermöglicht. Während durch die Zuführung von heterologem und homologem Antitoxin bei der passiven Immunisierung nur ein *kurzfristiger Schutz* zu erwarten ist, besteht bei der aktiven Immunisierung, bei der mehr oder weniger verändertes Toxin den Organismus zwingt, selbst die Antikörperproduktion in Gang zu setzen, die Möglichkeit, *eine viele Jahre dauernde, aktiv erworbene Immunität* zu erwerben. Die aktive Immunisierung wirkt dagegen nicht sofort, sondern braucht einige Wochen, um sich zu entwickeln. Im Notfall ist es daher zweckmäßig, gleichzeitig mit der aktiven Immunisierung auch passiv zu schützen. Während sich die aktive Immunität langsam entwickelt, hält der passive Schutz vor.

Die aktive Immunisierung wurde zuerst mit Mischungen aus Toxin und Antitoxin, die einen minimalen Überschuß an Toxin enthielten, durchgeführt. Durch die Entdeckung des Anatoxins von RAMON (1925) und die spätere Entwicklung der verschiedenen Toxoidimpfstoffe erhielt die aktive Schutzimpfung als Methode der Massenprophylaxe in den letzten 2 Jahrzehnten in der ganzen Welt einen großen Auftrieb. Die verwendeten Impfstoffe werden — seitdem das Anatoxin (Formolentgiftetes Toxin) entdeckt wurde — immer mehr verfeinert. Indessen ist diese Entwicklung noch nicht abgeschlossen. Z. B. berichtet LAHIRI von einem Toxoid (aus Kalbfleisch-Protease-Peptonwasser), das sich als ein besonders starkes Antigen erwiesen habe. Ein dialysierbarer, absorbierbarer Faktor (NAF) war für den Zuwachs an Antigenität verantwortlich. Ob dabei ein Invasin oder ein ähnlicher Körper entdeckt wurde, ist noch nicht klar.

Die Toxoidimpfstoffe sollten bezüglich Antigenität nach einem *Standardtoxoid* der WHO (OMS) *ausgerichtet werden* (s. BARNES et al., 1953), denn die Impfstoffe verschiedener Herkunft sind sehr ungleichwertig. Nicht immer sind die hochgereinigten Impfstoffe die wirksamsten (EVANS, 1962). Sie können sich aber in Kombination mit anderen Vaccinen sehr gut bewähren.

Impfstoffe, die gleichzeitig ein antibakterielles Antigen besitzen („*Anabac*" von FLECK) sind — soviel aus Tierversuchen zu erkennen ist — wirksamer als einfache, „klassische" Toxoide. Die *orale* Anwendung von Toxoid hat keinen günstigen Erfolg gezeitigt (GREENBERG et al.) (vgl. auch „A Trial of reinforcing doses of Diphtherietoxoid absorbed through the buccal mucosa, 1963).

Impfstoffe. *1. T.A. nach* v. BEHRING. Toxin-Antitoxingemisch, in welchem das Diphtherietoxin nicht vollständig durch Diphtherieheilserum (vom Pferd, vom Rind, von der Ziege) neutralisiert ist. Es enthält einen geringen Überschuß an freiem Toxin, sog. „Giftspitze". Auch mit völlig neutralisierten Gemischen, ja sogar mit überneutralisierten, läßt sich aktiv impfen, die besten Resultate sind jedoch mit den ursprünglichen, unterneutralisierten erzielt worden. *Gefahr: Die Impfstoffe können dissoziieren und große Toxinmengen frei werden. Haltbarkeit des Impfstoffes:* 6 Monate. *Anwendung:* Dosierung 1 cm³ subcutan dreimal in Abständen von 7—14 Tagen. *Beginn des Schutzes:* etwa 6 Wochen nach der letzten Injektion. *Lokale Reaktionen:* Selten leichte Schwellung und Rötung an der Injektionsstelle. *Allgemeine Reaktion:* Selten leichte Temperaturen am 2. oder 3. Tag nach der Injektion. Allgemeines Unwohlsein.

2. T.A.F. nach H. SCHMIDT. Toxin-Antitoxin, gebunden, in Flockenform. Es ist von allen Begleitstoffen der Giftbouillon und des Diphtherieserums befreit und in Kochsalzlösung aufgeschwemmt. *Haltbarkeit:* unbegrenzt. *Anwendung und Dosierung:* 1 cm³ subcutan, zweimal im Abstand von 4 Wochen. *Beginn des Schutzes:* etwa 12 Wochen nach der 2. Injektion. *Allgemeine* und *lokale Reaktionen* treten nicht auf.

3. Anatoxin nach RAMON. Diphtherietoxin, das mit Formol entgiftet ist, dessen antigene Eigenschaften aber noch vollständig erhalten sind. Kein Serumzusatz. *Haltbarkeit:* unbegrenzt. *Anwendung und Dosierung:* 1 cm³ subcutan dreimal in Abständen von je 8—10 Tagen. *Beginn des Schutzes:* etwa 4 Wochen nach der letzten Injektion. *Lokale Reaktion:* In 5—6% Lokalreaktionen: Rötung, Schwellung, Schmerzhaftigkeit, besonders bei älteren Kindern und Erwachsenen. Bei letzteren gelegentlich *Nekrosen. Allgemeinreaktionen:* hie und da Temperaturen und Unwohlsein.

4. Diphtherieschutzsalbe nach LÖWENSTEIN. Die Salbe enthält durch Formol entgiftete Diphtherievollkulturen. Sie besteht also aus Anatoxin und Bakterienleibessubstanz. *Haltbarkeit:* 2 Jahre. *Anwendung und Dosierung:* Der Inhalt einer Tube wird dreimal in Abständen von je 2 Wochen mit der nassen Hand in die gut gereinigte und entfettete Haut eingerieben bis zum völligen Verschwinden der Salbe (Dauer etwa 3 min). *Beginn des Schutzes:* nach etwa 60 Tagen nach der letzten Einreibung. *Lokal- und Allgemeinreaktionen:* keine.

5. Alauntoxoid nach GLENNY. Durch Kalialaun ausgefälltes Formoltoxoid. *Haltbarkeit:* unbegrenzt. *Anwendung und Dosierung:* 1 cm³ subcutan zweimal im Abstand von 3 Wochen. *Beginn des Schutzes:* etwa 4 Wochen nach der letzten Injektion. *Lokal- und Allgemeinreaktionen:* wie bei Anatoxin.

6. Al.F.T. nach SCHMIDT. An Aluminiumhydroxyd adsorbiertes Formoltoxoid. *Haltbarkeit:* 5 Jahre. *Anwendung und Dosierung:* Kinder bis zu 6 Jahren: 0,5 cm³ subcutan zweimal im Abstand von 4 Wochen. Kinder über 6 Jahre: zweimal 0,3 cm³ subcutan im selben zeitlichen Abstand. *Beginn des Schutzes:* etwa 3 Wochen nach der 2. Injektion. *Lokal- und Allgemeinreaktionen:* Bei älteren Kindern und Erwachsenen hie und da lokale Rötung und Temperaturerhöhung.

7. Von Ross wurde 1944 ein *Protamintoxoid* eingeführt. Auch dieses Präparat muß zweimal im Abstand von 3—4 Wochen injiziert werden. Es soll ganz besonders bei überempfindlichen, größeren Kindern und Erwachsenen die lokalen und allgemeinen Reaktionen verhüten. 1945 haben PARFENTIEW und COODLIN ein *besonders hoch gereinigtes Alauntoxoid* hergestellt. Mit diesem lassen sich ebenfalls die unangenehmen Nebenwirkungen der Impfstoffe bei Erwachsenen vermeiden.

Während T.A. und T.A.F. durch ihren Gehalt an tierischem Eiweiß sensibilisieren können, wird dies bei den verschiedenen Formoltoxoiden nicht der Fall sein. Die Schutzwirkung tritt nach *Formoltoxoiden* früher ein und erreicht höhere Grade als nach Verwendung von T.A. und T.A.F. Der nach PRIGGES Verfahren bestimmte Schutzwert der Formoltoxoide beträgt etwa das 30fache von T.A. und T.A.F. Heute ist daher das Formoltoxoid (Anatoxin) der Impfstoff der Wahl und hat T.A. und T.A.F. völlig verdrängt.

8. Anabac (FLECK), ein Impfstoff, der neben Toxoid auch bakterielle Körpersubstanzen als Antigen enthält.

9. Impfstoffe gegen Invasin, Hämolysin, Nekrosefaktor oder gegen Phagen sind bis heute noch nicht entwickelt worden.

10. Versuche mit einer percutanen Pflaster-Immunisierung, mit und ohne *Hyalase*zusatz bleiben vorerst noch im Stadium der kritischen Abklärung, obschon bereits mehrere Autoren Gutes, besonders mit Hyalase-Impfstoffpflaster, zu berichten wissen. Die Immunität soll nach etwa 60 Tagen eintreten. Die Methode sei besonders geeignet für die Booster-Impfung (Caputo et al., 1950; Baldasserini, 1950; Mallardi et al., 1956; Vivoli et al., 1956; Landucci et al., 1954).

Kombinierte Impfstoffe. In den letzten Jahren sind, namentlich von USA ausgehend, alle möglichen Impfstoffe kombiniert worden. Es existieren Vaccinen für Scharlach und Diphtherie, für Diphtherie und Keuchhusten, für Diphtherie und Tetanus, sowie besonders auch eine Mischvaccine für Pertussis + Diphtherie + Tetanus (s. di Sant Agnese, 1948; Sauer, 1949; Sauer und Tucker, 1950). Die Erfolge mit diesen kombinierten Impfstoffen sind gut.

Auf eine Gefahr soll hier aufmerksam gemacht werden. *Wenn i.m. injizierbare Impfstoffe verwendet werden, so besteht die Gefahr der Sensibilisierung für Poliomyelitis.* Der Kombination Keuchhusten-Diphtherie wird hierfür eine besondere Bedeutung zugemessen (Martin, 1949 in London, McCloskey in Australien, 1950; Geffen, London, 1950).

Die Impfung kann in Gegenden mit Anwesenheit von Poliomyelitisvirus sowohl lähmungsprovozierend als auch lokalisierend sein (Report of the Medical Research Council 1956). Das wurde auch bei Säuglingen bis zu 4 Wochen post vaccinationem beobachtet (Kolarova). Neva (1952) berichtet über 4 Geschwister (von fünfen), die nach einer Booster-Injektion an Polio erkrankten, eines an aparalytischer Form, 3 an paralytischen Formen (Virus Typ I). *Seit 1955* gibt es auch kombinierte Impfstoffe mit *Poliovaccine* (Salkimpfstoff). Diese können subcutan und intramuskulär gebraucht werden (Tetravaccinen enthaltend Di. Te. Per. und Pol.). Für diese Mischvaccine gilt dasselbe, was für die anderen gesagt wurde.

Nach Faerber (1953) finden sich bei Impfungen mit Di. Pt. und Di. T. (Behringwerke) in 46% der Impfungen *keine Allgemeinreaktionen.* 81% der reagierenden Kinder waren nach 24 Std wieder fieberfrei. Die Temperatur erhob sich sehr selten höher als 38,5° C. Das Auftreten der Reaktion aber war oft schon sehr rasch (30 min nach Injektion die früheste). Nach der 3. Injektion waren die Allgemeinerscheinungen am geringsten. In 61% fehlte jede örtliche Reaktion.

Kontraindikationen und Komplikationen. Massenschutzimpfungen wie auch individuelle Impfungen sollen nicht zu Epidemiezeiten vorgenommen werden. Im Spätsommer ist namentlich dem Auftreten der Poliomyelitis Rechnung zu tragen. Die zweckmäßigste Jahreszeit ist also Spätwinter bis Frühjahr.

Bei Tuberkulösen wären nach allgemeiner Erfahrung besonders viele unangenehme Nebenerscheinungen zu erwarten. Indessen ist dem nicht so! Bienick et al. (1960) haben in Sanatorien Polens bei Tb-Kindern dieses Problem erneut untersucht. Die Diphtherieschutzimpfung machte nicht mehr Reaktionen bei den Sanatoriumsinsassen als bei Gesunden.

Hingegen sind einige neue seltene Zwischenfälle bekannt gegeben worden:

1. Generalisierte anaphylaktische, toxische Gefäßwandschädigung mit Sinusthrombose (Mittelmeier, 1959) bei einem Allergiker nach der zweiten Schutzimpfung. Ausgang fatal.
2. Zwei schwere Hypoglykämien bei jüngeren Kindern nach Diphtherie-Po und Diphtherie-Po-Booster (Sirand, 1963). Erholung nach Glucose i.v.
3. Thrombopenische Purpura nach Diphtherie-Te-Impfung. Ausgang in Heilung nach monatelanger Corticosteroidtherapie (Bernheim et al., 1960).

Natürlich handelt es sich hier um sehr seltene Manifestationen bei überempfindlichen Patienten (vgl. Molonay-Test). Man muß aber daran denken, daß die aktive Schutzimpfung auch ihre Gefahren hat (Poliomyelitis, Gefäßreaktionen allergischer und vielleicht auch psychischer Art mit hypoglykämischer Reaktion).

Holt (1959) faßt zusammen und gibt seinen — von uns allen geteilten — Standpunkt folgendermaßen wider:

Die Immunisierung durch kombinierte Impfstoffe beim Säugling bringt eine ganz minimale Gefahr mit sich. Sie wird aber vom immunisatorischen Effekt dieser Impfstoffe weit übertroffen.

Optimales Alter. Die Diphtherie gefährdet vor allem die Kinder vom 2.—10. Lebensjahr. Junge Säuglinge haben zwar die Möglichkeit, sich zu immunisieren (Vahlquist, 1948), jedoch dauert der Immunisierungsprozeß etwas länger und häufig erreicht er nicht ganz so hohe Werte wie bei älteren Kindern. *Das optimale Alter für die erste Diphtherieschutzimpfung dürfte demnach in die Zeit zwischen dem 6. und dem 18. Lebensmonat fallen.* Die Sachverständigenkonferenz des Völker-

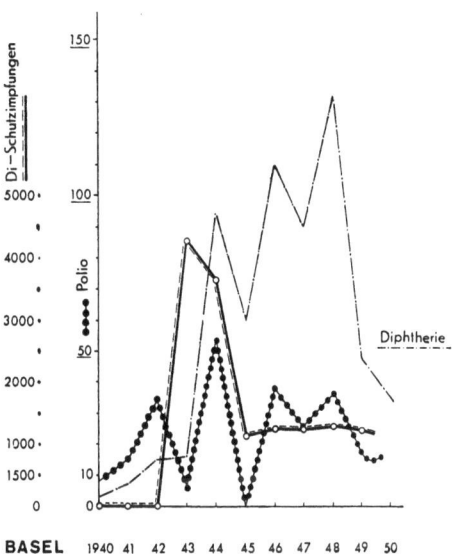

Abb. 49. *Diphtherieschutzimpfungen, Poliomyelitis- und Diphtherieerkrankungen in Basel-Stadt* und Vororten 1940 bis 1950. Die Kinderlähmung tritt beinahe jedes Jahr auf (durchschnittlich 10—40 Fälle); 1944 häufte sich die Poliomyelitis und erreichte eine leicht über dem Durchschnitt liegende Anzahl von Krankheitsfällen. Diphtherieschutzimpfung: Beginn 1942. 18 % der Kinder von Basel und Umgebung wurden geimpft. Die in Europa wiederauftretende Diphtherie machte sich auch in Basel bemerkbar. Anstieg der Erkrankungsfälle 1943 bis zum Maximum 1948, Abfall bis 1950. Drei Wochen nach Diphtherieimpfung trat 1944 bei einem 2jährigen Kind eine leichte Poliomyelitis auf unter dem klinischen Bild der Oculomotoriuslähmung und Akkomodationsparese. In dieser Zeit wurden auch in Zürich zwei analoge, suspekte Fälle von „Kinderlähmung" nach Diphtherieschutzimpfung beobachtet

bundes empfiehlt das Ende des 1. Lebensjahres als Impftermin. Die amerikanische Vorschrift verlangt eine Erstimpfung zwischen dem 2. und 3. Lebensmonat mit Repetition der Injektion nach dem 1. Lebensjahr.

BUTLER et al. (1954) empfehlen die erste Diphtherie-Impfung in den ersten Lebenstagen, die zweite in der 6. Woche und die dritte in der 14. Woche. Die Antikörperbildung ist umso besser, je weniger diaplacentare Antikörper vorhanden waren. Auch kombinierte Impfstoffe geben gute Resultate, sind aber etwas später anzuwenden, d. h. mit 12 Wochen Beginn der Impfung, weil scheinbar Kombinationen dem Säugling in punkto Immunisierung mehr Mühe machen (BARR et al., 1955).

Frühgeborene sprechen langsamer auf das Antigen an und erreichen niedrigere Titer als reife Neugeborene (VAHLQUIST et al., 1952; SEVERI, 1957). Jüngere Säuglinge sprechen gut auf Alauntoxoid an. Bei Verwendung von reinem Toxoid sind die Resultate besser, wenn die erste Impfung *nach dem 7.* Lebensmonat erfolgt (BARR et al., 1952).

Ältere Personen: Hierüber gibt die Publikation von BRAINERD et al. (1952) Auskunft: Unter 171 Personen zwischen 47 und 86 Jahren waren *27%* Schick-positiv und *58% Molonay-positiv.* Es wurde *intracutan* geimpft. Schwere Impfreaktionen wurden vermieden. Ein ordentlicher Antitoxinanstieg im Blut war in allen Fällen zu konstatieren.

Zusammenfassend zur Frage des optimalen Alters können wir sagen, daß schon Frühgeburten und Neugeborene auf das Antigen reagieren. Besser ist es — denn die Antitoxinproduktion ist intensiver — die Säuglinge erst nach dem 6.—7. Lebensmonat zu impfen. Am besten ist die Antikörperproduktion im 2.—3. Lebensjahr (AGNESE, 1956). Die mütterlichen, diaplacentar übergegangenen Antikörper scheinen die Entwicklung der Immunität nicht wesentlich zu beeinflussen (BOUSFIELD, 1957). Die verschiedenen Impfstoffe (Adsorbate) wirken etwa gleichartig (JEMMA, 1955). Schwache Reaktionen nach Toxoidimpfungen gehen entweder auf veränderte Grundimmunität der Bevölkerung zurück (veränderte Verbreitung der Diphtheriebacillenträger, d. h. ein Problem der latenten Durchseuchung) (D'ALO, 1960), oder auf das Alter, denn in den ersten 3 Lebensmonaten bedeutet die negative Schick-Reaktion noch keine aktiv erworbene Immunität (FEROLA et al., 1960).

17*

Besonderheiten. Interessant ist die Studie von CHEN et al. (1956), wonach Kinder, die schon vor der kombinierten DPT-Impfung Diphtherie-Antitoxin im Blut aufwiesen, deutlich weniger Antitoxin gegen Pertussis und Tetanus aufbrachten! SCHERNENKO (1960) berichtet, daß Ruhr, Pertussis und Scharlach die Diphtherie-Immunität ungünstig beeinflussen, nicht aber Grippe und andere Viruskrankheiten (über Masern wird nichts erwähnt). Im Tierversuch ist auch der Einfluß von *Cortison* auf die Antitoxinbildung am Kaninchen geprüft worden (FUJINO, 1958). Cortison *hemmt* die Bildung von Antikörpern! Dagegen soll Vitamin B 12 (4 Tage lang 500 γ täglich) während der Impfung das Negativwerden der Schickreaktion beschleunigen (MARTINI, 1960).

Bei unvollständig geimpften Patienten ist der Krankheitsverlauf einer Diphtherie angeblich sehr viel schwerer als bei Nichtgeimpften (GRENDE, 1958, s. oben). Er nimmt an, daß eine Sensibilisierung stattfindet. Die Letalität bei Geimpften beträgt 1,5%, bei Nichtgeimpften = 4,6% und bei unvollständig Geimpften = 8,9% (s. Abschnitt über „Negative Phase").

Ich bin nicht sicher, ob die Interpretation dieser Zahlen im Sinne GRENDES richtig ist. Man darf vermuten, daß die Auswahl mitspielt und daß eine ganze Reihe besonderer Umstände diese Resultate bedingt hat. Andere Autoren berichten, daß die unvollständige Impfung nicht genügend schützt gegen maligne Diphtherie (LORENZ, 1953): Morbidität bei Geimpften 2,1%, bei Nichtgeimpften = 5%. PETRILLI et al. (1955): Morbidität von Geimpften und Nichtgeimpften fast gleich groß. Bericht von MONTENOVESI (Verona, 1959): Geimpfte 1,4%, Nichtgeimpfte 3,2% *Mortalität*!

Impfstelle. Als Ort der Injektion des Impfstoffes wird von den meisten Autoren die Gegend des Deltoides angegeben. Einige spritzen unter die Brusthaut infraclaviculär, andere bevorzugen die Rückenhaut medial des Scapularrandes. Es soll immer subcutan injiziert werden, die intramusculäre Injektion hat sich nicht bewährt.

Die Einspritzung des Impfstoffes ist in Europa nicht immer populär, es wurde daher versucht, diese Maßnahme durch Einträufeln von Anatoxin in die Nase oder durch Einreiben der Löwensteinsalbe zu umgehen. Abgesehen davon, daß diese Methoden für Massenimpfungen nicht geeignet sind, haben sie auch den Nachteil, daß der Impfschutz nicht so zuverlässig ist wie bei der Injektionsmethode (s. BÜRGERS und BORMANN, 1932).

Die *intracutane Injektion* kann bei Allergikern (Molonay +) bei älteren Personen und bei den Jüngsten sowie beim Booster zu guten Resultaten führen (MASON et al., 1953). Die *intramusculäre* Injektion riskiert ein peripheres Nervenende zu lädieren, und damit hängt vielleicht die Sensibilisierung für Polio zusammen!

Dauer des Schutzes. Die Dauer des Impfschutzes wird im allgemeinen mit 3—5 Jahren angegeben. Es gibt jedoch große individuelle Verschiedenheiten. Noch vor 15 Jahren hat man die Dauer der Immunität durch die Schutzimpfung überschätzt, heute ist man vorsichtiger und SCHICK selbst gibt an, daß bei einer größeren Zahl von Geimpften die Immunität nach 4—5 Jahren verschwunden ist. Es wird daher überall die *Repetition der Immunisierung nach 4—5 Jahren empfohlen (injection de rappel, Boosterdose).* Die Wiederholung der aktiven Schutzimpfung nach 5 Jahren soll vor Schulbeginn durchgeführt werden, es genügt eine einmalige Injektion von 0,5 cm³ Alauntoxoid oder eines entsprechenden anderen hochwertigen modernen Impfstoffes. Am Ende der Schulzeit sollte noch einmal eine systematische Vaccination der Bevölkerung durchgeführt werden.

Die „injection de rappel" wird jedesmal den Immunisierungsapparat des Organismus in Gang setzen. Man stellt sich vor, daß, wenn auch der Antitoxingehalt des Blutes nach solchen Wiederimpfungen nicht mehr lange hoch bleibt, doch das Körpergewebe seine Bereitschaft zur Antitoxinproduktion wachhält (MILLER und RYAN, 1948; WISHARD und REID, 1947; PASCHLAU, 1949).

Inzwischen sind viele neue Veröffentlichungen über die Dauer der Immunität bekannt geworden. SPILLER et al. (1959) zeigen, daß der Titeranstieg der Antikörper bei „isoliert" Geimpften höher ist als bei „kombiniert" Geimpften. Er findet diesen Unterschied schon bei Kindern 15 Monate nach der ersten Vaccination. Nach 4 Jahren aber waren die Titer in beiden Gruppen gleich (0,112:0,131 E/ml). Der hohe Antitoxintiter nach der Impfung sinkt zuerst relativ rasch ab (Messungen alle 3—4 Monate). Nach 1 Jahr stabilisiert er sich bei etwa 15—20% des höchsten Gehaltes (LA PLACA, 1957).

Antitoxinbestimmungen im Blut 1—2 Jahre postvaccinal ergeben bei 83,9% der Probanden einen Gehalt von über 0,005 JE/ml (höchster Stand mehrerer Patienten über 0,3 JE/ml.). Die Diphtheriemorbidität während dieser Zeit ist erheblich geringer als bei Nichtgeimpften. 3—4 Jahre nach der Impfung sinkt der Anteil der Titer über 0,005 JE/ml auf 73,4% der Probanden. Titerhöhen von 0,3 und mehr kommen nicht mehr vor. Die Morbidität von Geimpften und Nichtgeimpften ist jetzt etwa gleich hoch (PETRILLI et al., 1955).

Nach anderen Autoren (SMITH, 1956; BOJLÈN, 1955 und OSTER, 1955) dauert der Schutz mindestens 3 Jahre und erreicht wahrscheinlich 6 Jahre, wobei relativ große Schwankungen individueller Art vorkommen.

Bei Massenimpfungen hängt das Resultat z. T. davon ab, ob die Impflinge früher schon Diphtherie durchgemacht haben oder einer stillen Feiung ausgesetzt waren (MAZZALUVA, 1959). Dies trübt das Bild bei Anwendung der Schick-Reaktion als Maß(!), denn je leichter die vorhergegangene Erkrankung und je früher jeweils Serum gegeben worden war, desto häufiger bleibt die Schick-Reaktion positiv.

Die theoretisch interessanten Studien von LABINSKAYA (1958) teilen mit, daß bei Kaninchen, die einmal massiv oder mehrmals mit kleinen Dosen geimpft wurden, zwar der Termin des Auftretens von Antitoxin identisch ist, daß aber die Gruppe der mehrfach mit „Mikro"-Injektionen geimpften Tiere einen $3\frac{1}{2}$—6mal höheren Antitoxinspiegel erreicht als die andere.

Man darf also mit einer *Dauer des Immunitätsschutzes von 3—6 Jahren* rechnen bei kunstgerechter Vaccination, wobei gewisse individuelle Besonderheiten (Alter, Infektionskrankheiten, Kombinationsimpfungen, Exposition, vorgängige Immunisierung und stille Feiung usw.) eine Rolle spielen können. Doch scheint diese Rolle nicht sehr wichtig oder ausschlaggebend zu sein für das Moment der Massenprophylaxe.

Negative Phase. Wie bei anderen Schutzimpfungen, so ist auch bei der Diphtherieimpfung die Frage diskutiert worden, ob nicht im Anschluß an die Impfung eine *„negative Phase"* entstehe (RENDU). Tatsächlich sind Anginen und Diphtherieerkrankungen, die im Verlaufe von Impfungen aufgetreten sind, in diesem Sinne gedeutet worden. *Indessen kann nicht von einer eigentlichen, negativen Phase gesprochen werden*, sondern höchstens von einer ungenügenden Reaktion des betreffenden Individuums auf die Schutzimpfung (s. HOTTINGER, 1950; GRENDE, 1958).

Impfresultate und Folgen der Schutzimpfung

Impfresultate. Unter Impfresultaten verstehen wir hier die Ergebnisse der Immunisierung gemessen an Hand der Schick-Reaktion und des Antitoxingehaltes des Serums. Es gibt eine fast nicht mehr zu überblickende Literatur über den Einfluß der Impfung auf die *Schick*-Reaktion. Bei Massenimpfungen muß man sich auf die Beobachtung der Hautreaktion beschränken, und man kann zusammenfassend sagen, daß das große Beobachtungsmaterial aus vielen Ländern mit Sicherheit ergeben hat, daß nach dreimaliger Impfung mit *T.A.* in 75—85%, mit dem *Anatoxin in 95—99%* ein negativer Schicktest erzielt werden kann, so daß seit 1931 allgemein das Anatoxin als Impfstoff empfohlen wurde (Literatur s. Handbuch letzte Auflage).

Ergebnisse der Schutzimpfung. Unter diesem Begriff verstehen wir hier die Erfassung und Messung der Auswirkungen der Diphtherieschutzimpfung an Hand der günstigen Beeinflussung des klinischen Krankheitsbildes und des Einflusses auf die Epidemiologie der Krankheit.

a) *Klinischer Verlauf der Diphtherie bei Geimpften.* Wir wollen hier von den ungenügend Geimpften vollständig absehen und nur über die lege artis durchgeführten Impfungen berichten. Es muß gleich zu Beginn betont werden, daß *auch die kunstgerechte Schutzimpfung gegen Diphtherie keinen absoluten Schutz vor der Erkrankung bietet, auch nicht vor dem Diphtherietod!*

Die Gefahr, daß man sich auf den Diphtherieschutz verläßt, die Diagnose nicht sicherstellt, das Heilserum nicht anwendet, weil ein an Angina erkranktes

Kind kürzere oder längere Zeit vor der Erkrankung gegen Diphtherie schutz-
geimpft worden war, besteht heute und ist leider ziemlich groß. Aus einer anfänglich sehr leichten Tonsillitis mit Belägen entwickelt sich in solchen Fällen durch
das Nichtanwenden des Heilserums die *sog. sekundär toxische Diphtherie* mit all
ihren schweren Konsequenzen. Leider sind solche Erfahrungen in den letzten
Jahren überall da gemacht worden, wo die Diphtherie in geimpften Bevölkerungs-
teilen wieder aufflackerte. *Es kann daher nicht nachdrücklich genug betont werden,*
daß auch geimpfte Kinder an Diphtherie erkranken können, und daß es Pflicht
des behandelnden Arztes ist, schon im Verdachtsfalle das Heilserum anzuwenden.

Aus den vielen Publikationen über Erkrankungsfälle bei Schutzgeimpften
geht hervor, daß *weitaus die Mehrzahl der Erkrankungen bei Immunisierten leicht*
verläuft. Nur ganz *ausnahmsweise kommt es zum Croup, toxische Fälle aber*
treten bei Immunisierten fast ebenso häufig auf wie bei nicht Immunisierten. Die
folgende Statistik von SECKEL gibt darüber zahlenmäßig Auskunft:

Tabelle 16

	Verlaufsform bei Kindern	
	immunisierte	nicht immunisierte
Leicht	83,1%	68,5%
Croup	1,8%	15,4%
Toxische Fälle .	15,0%	16,2%
	(etwa 900 Fälle)	(etwa 1200 Fälle)

Vergegenwärtigt man sich die Tatsache, daß die meisten schweren Formen
durch den Typus Gravis hervorgerufen werden, wie in der folgenden Tabelle
von H. SCHMIDT noch einmal zusammengefaßt wird, so versteht man sehr wohl
die Auffassung von McLEOD, wonach beim Auftreten des Gravistyps und einer
epidemischen Ausbreitung dieses Stammes auch in durchgeimpften Bevölkerungen die künstlich geschaffene Immunität durchbrochen werden kann und
En- und Epidemien entstehen (Tab. 17 nach H. SCHMIDT).

Tabelle 17. (Nach H. SCHMIDT)

Typus	Gesamtfälle	Prozente der Hauptgebiete von Komplikationen wie			
		Hämor-rhagien	Lähmungen	Stenosen	Todesfälle
Gravis . . .	2313	3,5	17,0	2,3	13,3
Intermedius .	1993	3,7	9,9	2,1	8,6
Mitis	1480	0,4	4,5	7,5	2,3

In den letzten 10 Jahren sind nur wenige Beobachtungen — casuistisch — mitgeteilt
worden über fatale Diphtherie-Erkrankungen bei Voll-Immunisierten (DUNNET, 1960;
WINOKUR, 1956).

Indessen ist es nicht nur der Gravis allein, der die Immunität durchbricht.
Wie TIMMERMANN aus der holländischen Epidemie 1942 berichtet, können alle
3 Typen bei vollimmunisierten Kindern Diphtherieerkrankungen hervorrufen.
Auch GRANT (1945) berichtet ähnliches aus England. Nach seiner Auffassung
werden Stämme, die „aggressiv" und „virulent" sind, auch bei Geimpften einen
großen Prozentsatz von Erkrankungsfällen verursachen, die Gefahr der Invasion
wird aber durch die Schutzimpfung verkleinert und so sind die Todesfälle bei
Geimpften seltener.

Die klinischen Unterschiede im Krankheitsbild sind nach WEINTRAUB (1947) dahin
zusammenzufassen, daß bei Geimpften die Altersverteilung normal ist (d. h. der jeweiligen
Altersverteilung der entsprechenden Endemie parallel geht), daß sich bei den Geimpften

die Lokalisation besonders auf die Tonsillen beschränkt, der Croup seltener und gutartiger ist, das periglanduläre Ödem weniger ausgesprochen ist, geringere absolute Leukocytenzahlen (im Alter von 2—8 Jahren) konstatiert werden und daß die toxischen Leukocytenveränderungen weniger häufig angetroffen werden. Auch die Komplikationen von seiten des Herzens, der Nieren und des Nervensystems treten bei Geimpften stark zurück. Nach KRECH (1950) vermindert die ausgiebige Toxoidimpfung ganz besonders die Gefahr der Lähmungen (Tierversuche mit alkalischem Toxin). RÖSGEN (1948) berichtet, daß unter den Geimpften die Gruppe der 11—14jährigen am meisten Nachkrankheiten hat, und zwar mehr als die Nichtgeimpften: Nachkrankheiten bei Geimpften = 23,07%, bei Nichtgeimpften = 11,36%. Aus dem Bericht von FESER (1948) geht hervor, daß auf jeden Fall *Sorglosigkeit bei Geimpften nicht am Platze ist*. Er stellt 2 Gruppen von 193 zweimal Geimpften und 700 nichtgeimpften Krankheitsfällen einander gegenüber und konstatiert unter den Geimpften einen „erstaunlich hohen Prozentsatz von 15,1%" an toxischen Fällen mit einer Letalität von 3,6%, während die Nichtgeimpften 20,6% von toxischen Erkrankungsformen lieferten mit einer Letalität von 20,6%. Die Schutzimpfung schützt nach diesem Autor also nicht sicher vor der Erkrankung, am wenigsten vor der malignen Form. Doch sind die Todesfälle, auch bei den toxischen Fällen, relativ selten.

Das klinische Bild wird also nur insofern beeinflußt, als vermehrt leichte Formen auftreten, während die Stenosen beinahe verschwinden und eine gewisse, je nach dem Genius der Epidemie verschiedene Zahl von malignen Fällen auftritt. Nochmals soll daher auf die Schwierigkeiten der Frühdiagnose hingewiesen werden (GSELL, 1946).

Von einem Versagen der Diphtherieschutzimpfungen darf trotz all diesem vom rein klinischen Standpunkt aus *nicht* gesprochen werden.

b) Epidemiologie. Wenn die Schutzimpfung wirksam ist, so muß sich das an bestimmten epidemiologischen Gesetzmäßigkeiten der Krankheit bemerkbar machen. Zu berücksichtigen ist in erster Linie die *Morbidität, Mortalität* und *Letalität;* auch die *Altersverteilung* kann Anhaltspunkte für eine günstige Auswirkung der Schutzimpfung geben. Gelingt es aber, die *Saisonschwankungen* durch die Schutzimpfung aufzuheben oder gar den Nachweis zu erbringen, daß die spontanen, im Laufe eines Jahrhunderts auftretenden *epidemiologischen Häufungen* verschwinden, so ist damit erst der sichere Beweis für den Wert der Impfprophylaxe erbracht.

Aus vielen Beobachtungsreihen ist von Kinderheimen, Kasernen, geschlossenen Anstalten, Spitälern usw. ein sehr suggestives Beobachtungsmaterial zusammengetragen worden. Meistens wird berichtet, daß in solchen Anstalten die Diphtherie endemisch war und nach systematischer Durchimpfung aller Insassen erlosch. Die Berichte über das fast völlige Verschwinden der Diphtherie beim geimpften *Krankenhauspersonal*, das namentlich in Infektionskliniken der Infektion besonders ausgesetzt ist, wirken ebenso eindrücklich und sprechen für den positiven Wert der aktiven Prophylaxe (DUDLEY, HUGHES, HARRIS, MARTIN, LOISEAU und LAFAILLE, FORBES, BENSON, O'BRIEN, CROOKS, COOK u.v.a.).

Seit der Londoner Sachverständigenkonferenz 1931 wird im allgemeinen über Impfungen berichtet, die in verschiedenen Ländern nach einem gemeinsamen Plan ausgeführt werden. Das Wesentliche daran ist immer der Vergleich einer geimpften Gruppe mit der nicht geimpften Bevölkerung am gleichen Ort und zur selben Zeit. So haben diese Statistiken wesentlich mehr Wert und sagen uns etwas aus über die Beeinflussung der Morbidität und Mortalität. *Durchschnittlich ist die Morbidität bei den Ungeimpften 5—10mal größer als bei den Geimpften. Die Mortalität ist durchschnittlich bei den Nichtgeimpften 10mal größer als bei den Geimpften* und die *Letalität der erkrankten Nichtgeimpften ist 2—10mal größer*, je nach dem Charakter der Epidemie. Eine zusammenfassende Tabelle von RUSSEL (1943) ist für diese Statistiken charakteristisch.

Ähnliche Berichte stammen von ZINNEMANN (1939) aus der Ukraine, von CARLINFANTI und MOLINA (1942) aus Pavia, Italien, von TOMCSIK (1943) aus Ungarn, von RAMON (1944 und 1945) aus der ganzen Welt, von ÖSCH (1944), KOLLER, GSELL aus der Schweiz, von BASSE und DAUVE (1945) aus Frankreich, von STUART (1946) und STOWMAN (1946) aus England,

Tabelle 18. (Nach Russel)

	Nichtvaccinierte				Vaccinierte			
	0—6 Jahre	7—14 Jahre	über 14 Jahre	total	0—6 Jahre	7—14 Jahre	über 14 Jahre	total
Es erkrankten:								
im Jahre 1941	2766	4725	3120	10161	170	835	51	1036
im Jahre 1942	1754	2271	2905	6920	307	1397	93	1797
total	4520	6996	6025	17081	477	2232	144	2833
Es starben								
im Jahre 1941	277	186	52	515	—	2	—	2
im Jahre 1942	153	89	37	279	4	7	—	11
total	430	275	89	794	4	9	—	13

von BALDASSERINI (1947) aus Perugia (Italien), von OTERO (1948) aus Spanien, von DE RUDDER (1934) aus Deutschland.

Allen diesen Statistiken haften gewisse Fehler an. Selbst die Berechnung der Fehlergrenzen nach der Bernoullischen Formel ist für epidemiologische Analysen nicht schlüssig (MOHR und DIECKMANN). Eine wesentliche Verbesserung in dieser Hinsicht bedeutet die statistische Berechnungsmethode nach v. SCHELLING. Sie wurde von WOHLFEIL (1939) für seine hervorragende Arbeit verwendet. Es soll daher die Zusammenfassung WOHLFEILS in der folgenden Tabelle wiedergegeben werden (einmalige Injektion von hochkonzentriertem Toxoid).

Tabelle 19

Impfbezirk	Erkrankungshäufigkeit unter den		Erkrankungs- verhältnis
	Geimpften	Nichtgeimpften	
1. Halberstadt	$\frac{64}{9004} = 0,71\%$	$\frac{32}{7113} = 4,31\%$	1 : 6,07
2. Rastenburg	$\frac{6}{458} = 1,31\%$	$\frac{77}{242} = 31,82\%$	1 : 24,29
3. Lyck	$\frac{37}{2983} = 1,24\%$	$\frac{93}{2059} = 4,52\%$	1 : 3,65
4. Breslau	$\frac{729}{93932} = 0,78\%$	$\frac{504}{15376} = 3,28\%$	1 : 4,22
5. Gottesberg	$\frac{160}{2696} = 5,93\%$	$\frac{17}{85} = 20,00\%$	1 : 3,37
6. Beuthen-Stadt	$\frac{153}{22462} = 0,68\%$	$\frac{128}{3108} = 4,12\%$	1 : 6,06
7. Beuthen-Land	$\frac{31}{13466} = 0,23\%$	$\frac{37}{1135} = 3,26\%$	1 : 14,17
8. Rüdesheim	$\frac{0}{880} = 0\%$	$\frac{2}{163} = 1,22\%$	—
9. Unterwesterwald . . .	$\frac{26}{2941} = 0,88\%$	$\frac{44}{4735} = 0,94\%$	1 : 1,07

Morbidität (zusammenfassend):

Gesamtzahl	Davon geimpft	Nicht geimpft	Erkrankte Geimpfte	Erkrankte Nichtgeimpfte
168792 Kinder von 1—14 Jahren	145881 = 86,4%	22911	1180 = 0,81%	890 = 3,88%

Verhältnis der Erkrankungen von Geimpften zu Nichtgeimpften = **1 : 4,79**

Die *Mortalität* betrug (zusammenfassend):

Gesamtzahl	Geimpfte	Davon gestorben	Nichtgeimpfte	Davon gestorben
168792 Kinder von 1—14 Jahren	145881 = 86,4%	27 = 0,0185%	22911 = 13,6%	46 = 0,20%

Verhältnis der *Mortalität* von Geimpften zu Nichtgeimpften = **1 : 10,85**.

Die *Letalität* betrug (zusammenfassend):

Gesamtzahl	Geimpfte Erkrankte	Davon gestorben	Nichtgeimpfte Erkrankte	Davon gestorben
168792	1180	27 = 2,29%	890	46 = 5,17%

Verhältnis der *Letalität* von Geimpften zu Nichtgeimpften = **1 : 2,26**.

Wie vorsichtig man in der Beurteilung statistischer Zahlen über die Erfolge der Schutzimpfungen sein muß, lehrt das Beispiel der schweizerischen Endemie der letzten 10 Jahre (GSELL, 1946; RENDU, 1946). 1940 war in der Schweiz ein Minimum an Diphtherieerkrankungen festzustellen. 1946 war der Höhepunkt einer endemischen Häufung (über 5000 Fälle). Im Kanton Genf ist die ganze kindliche Bevölkerung zu etwa 95% durchgeimpft seit 1929, im Kanton Basel ist die Schutzimpfung seit 1943 fakultativ. Für Basel-Stadt sind es nur wenige Prozente der Kinder, die geimpft sind, für Basel und Umgebung (Vororte in einem anderen Kanton) ist der Prozentsatz der geimpften Kinder nicht höher als 18%. Trotz dieser eminenten Verschiedenheit im Impfgrad ist in beiden Kantonen Genf und Basel der Verlauf der Epidemie außerordentlich milde, zahlenmäßig identisch und differiert von der ganzen übrigen Schweiz sehr stark. Trotz dem zeitlichen Zusammenfallen, trotz gleicher Einwohnerzahl, gleicher Umweltbedingungen (Stadtkantone), trotz ähnlicher geographischer und klimatischer Lage ist der Genius der Epidemie in den beiden Städten mit und ohne Schutzimpfung identisch, während in anderen Teilen der Schweiz die Seuche ziemlich viele Kinder erfaßte. Dabei spielte die Verteilung von Gravis, Intermedius und Mitis keine besondere Rolle (GSELL).

Man könnte folgern, daß die frühere Durchseuchung in Genf und in Basel in den Epidemiezeiten von 1904 und 1920 die kindliche Population derart immunisiert hatte, daß im Endemiejahr 1945 keine empfänglichen Individuen mehr vorhanden waren. Es scheinen nach der Kurve in Basel etwas heftigere Endemien geherrscht zu haben als in Genf. Daher hat die künstliche Immunisierung in Genf die natürliche Durchseuchungsimmunität ergänzt.

Wenn man aber die absoluten Zahlen der Krankheitsfälle (in Genf = etwa 5500) in 40 Jahren, in Basel = etwa 8300 in derselben Zeit, zur Betrachtung des Problems heranzieht, so kann man sagen, daß die Durchseuchung in beiden Städten etwa denselben Prozentsatz der kindlichen Bevölkerung immunisiert haben muß, entsprechend dem Altersaufbau der beiden Städte.

Es bleibt also die Frage offen, warum in Basel ohne Impfung und in Genf mit Impfung die in der übrigen Schweiz sehr deutliche Diphtherieendemie von 1945 sich nur äußerst wenig bemerkbar gemacht hat. Welche Faktoren in den beiden Städten das Terrain so gestalten, daß deren Epidemiologie gleich ist, können wir nicht wissen. Ob dabei die Schutzimpfung mitgespielt hat, scheint nach allem Gesagten sehr fraglich (vgl. hierzu aber das Kapitel über Epidemiologie in der Schweiz, S. 206).

Ob sich in den nächsten 100 Jahren die *Periodizität der Diphtherie* wird beeinflussen lassen, kann heute noch nicht beurteilt werden. Viele Autoren, speziell in USA, sind davon überzeugt, daß das Verschwinden der Seuche der Prophylaxe zuzuschreiben sei.

Die Literatur der letzten 15 Jahre überbordet von Mitteilungen über Impfresultate, Impfpläne und Impferfolge aus allen Gegenden der Welt (GROSNIER, 1952; LEPRI, 1952; LATO, 1953; ERICSON et al., 1953; WISHARD et al., 1953; HANISCH, 1953; VAHLQUIST et al., 1954; HESSELVICH et al., 1954; MASON et al., 1954; SPILLER, 1955; RAMON, 1956; LAURELLE et al., 1957; TEICHMANN et al., 1958; KELLER, W., 1959; SCHUCHARDT, 1960; LEVINE, 1960; EISLER et al., 1960; v. RAMSHORST, 1961; TSUDA, 1953; MARTIN DU PAN, 1963).

In diesen Arbeiten werden so ziemlich alle Aspekte der Diphtherieschutzimpfung behandelt: die einfache Impfung mit Toxoid, Adsorbattoxoiden oder mit kombinierten Impfstoffen mit 2-, 3- und 4fachen Mischimpfstoffen (speziell Polio und Di. Per. Tet.). Zeitliche, altersgemäße, dosisabhängige Unterschiede der Reaktionen, Boostereffekte, epidemiologische Ergebnisse, Verlauf der Erkrankungen bei Geimpften und Nichtgeimpften, Berücksichtigung der 3 Typen: Mitis, Intermedius und Gravis sind die Themen. Ergebnisse der Schick-Reaktion, der Antitoxinbestimmungen im Blut und statistische, epidemiologische Angaben der Erfolge werden an Hand der Erkrankungsziffern und der Letalität diskutiert.

Weder eine einzelne noch die Gesamtheit der Arbeiten kann uns überzeugen, daß wir mit unserem Eingreifen (durch die Impfung) in einem biologischen, weltweiten Prozeß wirklich etwas erreicht haben. Das Objektivieren ist ganz einfach darum schwierig, weil sich die Diphtherie überall in einem säkularen Wellental (epidemiologisch gesprochen) befindet. Vorzüglich analysiert die Publikation von W. GUNTENBRUNNER (1964) den Verlauf und die Interpretationsmöglichkeiten der Diphtherie und der epidemiologischen Statistik Österreichs.

Der Rückgang der Diphtherie-Morbidität und -Mortalität läßt sich von 1947—1953 in diesem Land sehr schön verfolgen. Die Analyse der Altersgliederung zeigt, daß eine Verlagerung der Erkrankungshäufigkeit ins höhere Lebensalter auch hier zu konstatieren ist. Betrachtet man die Jahre 1954 und 1955 genauer, so zeigt sich, daß die Schutzimpfung nicht als Ursache der Altersverschiebung in Frage kommt. Die vorliegenden Zahlen können nur den Schluß zulassen, daß für Österreich die aktive Schutzimpfung gar keinen Einfluß auf die Morbidität hatte. Es ist sogar eine Erklärung dafür zu suchen, warum in der Altersgruppe der 4—16jährigen, bei einem durchschnittlichen Durchimpfungsgrad von 15—25% der Anteil der Geimpften dieser Altersgruppe 15—25% der Erkrankten ausmacht!

Jede Schutzimpfung kann optimal den gleichen Schutz gegen die Erkrankung vermitteln, wie das Überstehen der Krankheit selbst. Wahrscheinlich wird aber nur ein Bruchteil der Erkrankungsimmunität durch die Impfung erworben. Immunität ist zeitlich begrenzt, kann individuell variieren und ist abhängig von der Aggressivität des Erregers und der augenblicklichen Disposition des Wirtes. Es ist daher schwierig, aus einem einzigen Faktor, der — für relativ kurze Zeit — geändert wird, Schlüsse auf das epidemiologische Geschehen zu ziehen.

Zur Illustration des Gesagten sei auf die Arbeit von MADSEN und MADSEN über die Diphtherie in Dänemark 1954, die kritisch das Problem der Diphtherie untersucht, und auf L. FLECK hier verwiesen. In letztgenannter Mitteilung über neue Probleme und Tatsachen auf dem Gebiete der Diphtherie wird betont: Die *Schwierigkeiten der Einteilung* der Corynebacillen nach morphologischen, biochemischen und serologischen Eigenschaften sind so groß, daß man kaum mehr von einer einheitlichen Gruppe von Corynebacillen sprechen kann. Die Induktionsmöglichkeit, d. h. daß bestimmte Phagen atoxischen Diphtheriebacillen Toxinogenität verleihen, wirft die Frage auf, ob nicht die Epidemiologie durch Phagen bedingt wird. Man kann heute noch nicht unterscheiden, ob die „natürliche" Toxinogenität mit der „induzierten" identisch ist. Diese offene Frage wird dadurch illustriert, daß aus den Leichen infizierter Meerschweinchen, bei Infektion mit phageninduzierten Corynebacillen, atoxische und toxische Bacillen wiedergewonnen werden konnten, wogegen aus Tierleichen, die mit natürlichen Stämmen infiziert worden sind, nur toxische Corynebacillen isoliert wurden.

Mit Hilfe der O-Antigene (aus Bakterienleibern) und mit dem K-Antigen (aus Oberflächenprotein) konnte FLECK etwa 80% seiner ca. 2000 Corynebacillenstämme differenzieren. Es zeigte sich, daß ein bestimmter Typ (Nr. 24 = identisch mit Typus II von HEWITT) in Polen in 62,4% vorkam, in Ungarn und der Tschechoslowakei in 80%. Der Typ Nr. 49 wurde in Polen nur in 2,8%, und in Ungarn und der Tschechoslowakei in 42% gefunden. Während der Jahre 1953—1957 nahm in Polen die Frequenz von Typus 24 ab, bei gleichzeitiger Zunahme der nicht zu identifizierenden Stämme und des Stammes Nr. 49.

Diese Studie von FLECK zeigt uns ziemlich genau das Problem und was sich von Seiten des Erregers zu dem Problem sagen läßt. Wenn wir also aus Guntenbrunners Studie erkennen, daß die Impfung nicht ursächlich an der Morbiditätsveränderung beteiligt sein kann, so sehen wir aus der Arbeit von FLECK, daß auch die Problematik der Erreger noch nicht geklärt ist und daß sich das Erregerproblem causal in die Welt der Phagen verschoben hat.

Es ist indessen vor übertriebener Kritik zu warnen. FRIEDBERGER (1930) behauptet, daß die Statistik schon darum fehlerhaft sei, weil die Kinder, welche geimpft würden, den Nichtgeimpften gegenüber eine positive Auswahl bedeuten. (Sorgfältige Eltern, gute Pflege und

Ernährung, bessere Wohnverhältnisse, bessere Beobachtung usw. bei den Geimpften; sozial schlechter gestellte, Kranke und Schwächliche bei den Nichtgeimpften als Auswahl ad peius.) Der Einwand der *Auswahl ad peius* hat sicher seine Berechtigung und stört den Vergleich beider Gruppen, soll indessen nicht überschätzt werden. Auch die vielen kritischen Bemerkungen von Rendu zu den Publikationen der Ergebnisse der Schutzimpfungen müssen hier erwähnt und richtig gewertet werden. Sie zeigen uns mit aller Schärfe, wie *nachlässig gewisse Erfolgsstatistiken veröffentlicht* worden sind, sie zeigen uns Fehler, Ungenauigkeiten und Mängel im logischen und kritischen Verwerten des Materials, aber sie dürfen auch nicht überbewertet werden, denn die Kritik Rendus richtet sich eigentlich nur gegen die falsche Auslegung der Resultate des ungeheuren, die ganze Welt umspannenden Experiments der Schutzimpfung gegen Diphtherie und warnen vor falscher Interpretation.

Die kritische Analyse der heutigen Kenntnisse und der Rückgang der Morbidität dürfen uns nicht dazu verleiten, in der Prophylaxe nachzulassen, denn die Schutzimpfung ist vorerst sicher der einzige Weg zum Erfolg. Die Impfstoffe müssen ausgebaut, das Phagenproblem muß genauer abgeklärt werden.

Wenn wir uns zusammenfassend über den Wert der Prophylaxe gegen Diphtherie ein Urteil bilden wollen, so können wir das folgendermaßen formulieren: Die klinischen Beobachtungen über die Schutzimpfung und den Verlauf der Diphtherie bei Geimpften, die Beeinflussung der Letalität und Mortalität, viele kleinere und größere epidemiologische Untersuchungen fügen sich zwanglos in das Bild der Diphtheriekrankheit ein, wie es die moderne Medizin auf Grund historischer, bakteriologischer, pathogenetischer, therapeutischer und prophylaktischer Untersuchungen konzipiert hat. Überall bleiben trotz großer Kenntnisse noch wesentliche Lücken in unserem Wissen. Nur teilweise ist das Problem der Diphtherie geklärt, und nur teilweise gelingt es uns, auf therapeutischen und prophylaktischen Wegen das Krankheitsgeschehen zu beeinflussen.

Ein definitives Urteil über den Wert der Schutzimpfung wird sich im nächsten Jahrhundert ergeben, wenn die Diphtherie nicht mehr auftritt und wenn dann die Epidemiologen nur noch über eine historische Krankheit, nämlich die Diphtherie, berichten werden. Dann erst wird man dank neuer pathogenetischer, epidemiologischer, prophylaktischer und experimenteller Daten, kritisch sichtend, über Erfolg oder Mißerfolg urteilen dürfen.

Literatur

Einige Arbeiten, die mir nicht im Original zugänglich waren, sind zitiert nach: **Ströder** und **Niggemeyer** „Die Diphtherie" im Handbuch der Kinderheilkunde von **Opitz** und **Schmid**, Bd. V, S. 325—367 (1963). Sie sind mit * bezeichnet.

I. Geschichte, Übersichten und Zusammenfassung

Hottinger, A.: Kapitel Diphtherie. In: Handbuch der inneren Medizin, Infektionskrankheiten, Bd. I. Hrsg. von Mohr und Staehelin. Berlin-Göttingen-Heidelberg: Springer 1952. — **Diosi, P.**: Zur Geschichte der Diphtherie in Schässburg. Z. ges. Hyg. 7, 795 (1961). — **Fenakel, E.**: Ein Beitrag zur Epidemiologie der Diphtherie im 20. Jahrhundert. Bibliotheca paediatrica 56. Basel: Karger 1953. — **Geiger, J.C.**, and **M.S. Marshall**: Diphtheria revised. Arch. Pediat. 67, 495—502 (1950). — **Goerke, I.**: Geschichte der Diphtherie. I.D. Hygienisches Institut, Frankfurt 1950. — **Hörnig, F.O.**, **W. Krause**, **W. Krause** u. **G. Schrander**, **K. Marcuse** u. **Eggert**, **M. Alexander**, **W. Beliar**, **H.A. Gins**, **K.W. Clauberg** u. **H. Rättig**: Wissenschaftliche Sitzung der Berliner Mikrobiol. Gesellschaft v. 21. Oktober 1958. — **Hartly, P.**, **W.J. Tulloch**, **M. Anderson**, **W.A. Davidson**, **J. Grant**, **W.M. Jamieson**, **C. Neubana**, **R. Norton**, and **G.H. Robertson**: A Study of Diphtheria in two areas of Great Britain. Med. Res. Council spec. report series No. 272. London: His Majesty's Stationery office 1950. — **Falkow, St.**: Nucleic acids, genetic exchange and bacterial speciation. Amer. J. Med. 39, 753—765 (1965). — **Grumbach, A.**: Die Diphtherie. In: Die Infektionskrankheiten des Menschen, ihre Erreger. Hrsg. von Grumbach u. Kikuth. Stuttgart: Georg Thieme 1958. — **Kröger, E.**, u. **E. Thofern**: Sammelreferat über Diphtherie. Z. Bact. 154, 1—19 (1954). — **Ströder, J.**, u. **H. Niggemeyer**: Diphtherie. In: Handbuch der Kinderheilkunde, Bd. V, S. 325 (1962). Berlin-Göttingen-Heidelberg: Springer 1963.

II. Erreger. Bakteriologie und Toxine

Agarwal, S.G., and **L.B. Holt**: Local factor in the pathogenesis of circulatory failure in Diphtheria. Effects of Diphtherie toxin on acetylotolin synthesis. J. Path. Bact. **77**, 381—388 (1959); **79**, 313—318 (1960). — **Branham, S.E., C.W. Hiatt, A.D. Cooper**, and **D.B. Riggs**: Antigen associated with the toxin of the gravis type of C.B.D. J. Immunol. **82**, 397—408 (1959). — **Canazza, S.**, et **P. Zamperlin**: Tecnica semplificata per la determinatione simultana delle cistinati et destrinati del C.B.D. Boll. Ist. sieroter. milan. **41**, 297—302 (1962). — **Caselitz, F.H.**: Zur Frage der pathogenen und apathogenen Corynebacillen. Z. Hyg. Infekt.-Kr. **130**, 112—124 (1949). — **Christensen, P.E.**: Studies on toxigenicity in C. Di. Acta path. scand. **41**, 56—66 (1957); **41**, 67—78 (1957). — **Cocuzza, E.E., E. Palazzo**, e **G. di Franco**: Primi resultati sulla validita dei tests biochimici di virulenza del corynebacterium diphtheriae. Riv. pediat. sicil. **16**, 363—372 (1961); **17**, 660—666 (1962). — **Delank, H.W.**: Die Bindung zwischen Diphtherietoxin und menschlichem A-anti B-Serum. Z. Immun.-Forsch. **111**, 195—201 (1954). — **Dittmar, C., H.J. Eneukel** u. **G. Augstein**: Der Einfluß der Milz auf die Bildung von Antitoxin nach der Immunisierung von Kaninchen mit Diphtherietoxoid. Arbeit aus dem P. Ehrlich-Institut, Heft **52**, 80—90 (1956). — **Dost, F.H., R. Damerow** u. **F. Stolze**: Diphtheriebacillen im Rachen von Hunden. Münch. med. Wschr. **98**, 708—710 (1956). — **Drew, R.**, and **H. Mueller**: A chemical defined medium suitable for the production of high titer diphth. toxin. J. Bact. **62**, 549—559 (1951). — **Eisler, M.**: Das letale und das nekrotische Gift der Diphtheriebacillen. Z. Immun.-Forsch. **115**, 215—223 (1958). — **Fleck, L.**: Neue Probleme und Tatsachen auf dem Gebiet der Diphtherie. Postępy Pediat. **3**, 5—18 (1957) (polnisch). Ausführliches deutsches Referat von **Groer**: Z. Kinderheilk. **65**, 54—55. — **Freeman, V.J.**: Studies on the Virulence of Bakteriophage infected strain of C.B.Di. J. Bact. **61**, 675—688 (1951). — **Freeman, V.J.**, and **J.O. Mosse**: Further observation of the change of virulence of bakteriophage-infected avirulent strains of C.B.Di. J. Bact. **64**, 407—414 (1952). — **Graaf, J. de**: Epidemiolog. beteeknis van Kakkerlakken by Diphtherie. Ned. T. Geneesk. **91**, 135 (1947). — **Hartwigk, H.**: β-Hämolysetyp und atypische Var. der C.B. pyogenes. Z. Hyg. Infekt.-Kr. **148**, 142—151 (1961). — **Horodko, J., B. Mikiwiez, K. Narinski** u. **K. Zahrzuski**: Einfluß von Na- und K-Ionen auf die Bildung von Di. Toxin. Acta microbiol. pol. **10**, 141—146 (1962). — **Hulannika, D.**: Fermente in der Nährflüssigkeit von Di.-Bazillen. Med. dośw. Mikrobiol. **14**, 123—128 (1962). — **Hussels, H.**, u. **K. Marcuse**: Diphtherienachweis mittels Plattentest I. Zbl. Bakt., I. Abt. Orig. **162**, 67—71 (1955). — **Hussels, H.**: Diphtherienachweis mittels Plattentest II. Zbl. Bakt., I. Abt. Orig. **162**, 72—78 (1955). — **Jerzmanowski, A.**, u. **K. Ubysz-Jerzmanowska**: Die Veränderlichkeit der Diphtheriebacillen unter dem Einfluß von Antibiotika. Med. dośw. Mikrobiol. **10**, 197—202 (1959). — **Iskierko, J.**: Untersuchungen über Verbrauch und Synthese von Aminosäuren in Kulturfiltraten von Di.-Bacillen. Med. dośw. Mikrobiol. **11**, 365—371 (1959). ∼ Die Eiweißfraktionen von gereinigtem und konzentriertem Di.-Toxoid. Med. dośw. Mikrobiol. **14**, 323—329 (1962). — **Kato, J.**: Mode of action of Di.-Toxin on protein synthesis. I. Effect of Di.-Toxin on C Aminoacids incorporation into microsomes and mitochondria in vitro. Jap. J. exp. Med. **32**, 335—343 (1962). — **Kato, J.**, and **J.H.M. Pappenheimer**: An early effect of Di-Toxin on the metabolism of mammalian cells growing in culture. J. exp. Med. **112**, 329—349 (1960). — **Knothe, H.**: Infektion von Hühnerembryom. Z. Bakt., I. Abt. Orig. **158**, 383—397 (1952). — **Kraszewska, A.**: In vitro und in vivo-Versuche über die Eigenschaften von Toxinen aus Di.-ähnlichen Stämmen. Med. dośw. Mikrobiol. **14**, 315—322 (1962). — **Kröger, E.**, u. **E. Thofern**: Sammelreferat über Diphtherie. Z. Bakt. **154**, 1—19 (1954). — **Kwapinski, J.**: Untersuchungen über den Antigenaufbau der Di.-Erreger. Acta microbiol. pol. **5**, 321—351 (1956). — **Laurell, G.**, u. **B. Schubach**: Wirkung von Röntgenstrahlen auf die Di.-Antitoxinbildung. Acta path. microbiol. scand. **37**, 1—94 (1955). — **Lautrop, H.**: Über die Existenz eines antibakteriellen Faktors in der Diphtherieimmunität. Acta path. microbiol. scand. **27**, 443—447 (1950); **36**, 274—288 (1955). ∼ On the existence of an antibacterial factor in Di.-immunity. Acta path. microbiol. scand. **36**, 274—288 (1955). — **Lennox, F.S.**, and **A.S. Kaplan**: Action of Di.-Toxin on cells cultivated in vitro. Proc. Soc. exp. Biol. (N.Y.) **95**, 700—702 (1957). — **Marcuse, K.**, u. **H. Hussels**: Die Bedeutung des Toxinnachweises bei Di.-Bacillen für Klinik und Gesundheitsamt. Öff. Gesundh.-Dienst **16**, 436—441 (1955). — **Marcuse, K.**, u. **E. Eggert**: Erfahrungen mit Di.-Toxin in Plattentests. Sitzg. Oest. Ges. f. Mikrobiol. September 1956. Zbl. Bakt., I. Abt. Orig. **163**, 307—308 (1956). — **Mose, J.R.**: Entgiftung der Diphtherietoxine durch Antibiotica. Arzneimittel-Forsch. **7**, 65—69 (1957). — **Neven, T., A. Brassellec**, et **G. Biozzi**: Corynebacterium parvum. Ann. Inst. Pasteur **106**, 771—777 (1964). — **Niggemeyer, H.**: Di.-Immunität und Seuchenlage. Dtsch. med. Wschr. **86**, 1820—1823 (1961). ∼ Das Invasin des C.B.D. Gewinnungs- und Immunisierungsversuche. Dtsch. med. Wschr. **87**, 95—99 (1962). ∼ Der Nachweis bisher unbekannter Gifte des C.B.D., ihre Bedeutung für das klinische Bild der Erkrankung sowie die antitoxische Therapie und Impfprophylaxe. Ann. paediat. (Basel) **185**, 1—60 (1955). — **Oehring, H.**: Toxizitätsbestimmungen bei Di.-Bazillen. Sensibilitätsbestimmungen an Di.-Bazillen verschiedener Herkunft. Z. ges. Hyg. **145**, 587—610 (1959); **147**, 406—416 (1961). — **Oehring, H.**, u. **G. Schabinski**: Experimenteller Beitrag zur Frage der Toxizitätssteigerung der Di.-Bazillen im tierischen Organismus. Z. ärztl. Fortbild. **52**, 776—783 (1958). — **Pappenheimer, J.A.M.***: The iron encymes of C. Di. and their possible relation to Di.-toxin. Bull. N.Y. Acad. Med. **24**, 33 (1948). — **Pappenheimer, J.A.M., P.A. Miller** u. **M. Yoneda**: Kinetik der Bildung von Di.-Toxin. J. gen. Microbiol. **28**, 531—539 (1962). — **Pawelkiewiez, J.**, u. **W.K. Zodro**: Cobalaminbildung in Di.-Kulturen. Acta microbiol. pol. **5**, 219—231 (1957). — **Pope, C.G.**: Observation on the Di.-Toxin-Antitoxin reaction. Brit. J. exp. Path. **38**, 207—216 (1957). — **Pope, C.G.**, and **M.F. Stevens**: The properties of crystalline Di.toxinprotein. Brit. J. exp. Path. **40**, 410—416 (1959). — **Potel, J.**, u. **H.L. Karnstadt**: Die Penicillinempfindlichkeit von Di.-bazillen bei Di.-Erkrankten und Di.-Bazillenträgern. Z. ges. inn. Med. **10**, 606—611 (1955). — **Poulik, M.D.**: Die Isolierung von Letalfaktoren. Nature (Lond.) **181**, 354—355 (1958). — **Prévot, A.R.**: Anaerobe Di.-Bakterien. Arch. Inst. Pasteur Tunis **38**, 221—228 (1961). — **Raynaud, N., J. Alouf** u. **R. Mangalo**: Wachstum und Toxinbildung von Di.-Bazillen. Ann. Inst. Pasteur **96**, 276—288 (1959). — **Relyveld, E.H.**, et **M. Raynaud**: Etude quantitative de la réaction entre le toxine diphthérique et divers serums antidiphthériques de faible pouvoir neutralisant. Ann. Inst. Pasteur **96**, 537—547 (1959). — **Sander, F.**, u. **A. Semlow**: Papierelektrophoretische Analyse des Di.-Toxins. Z. Immun.-Forsch. **115**, 319 (1958). — **Schiff, W., E. Spelsberg** u. **H.V. Gubenhagen**: Diphthinbildung als Unterscheidungsmerkmal zwischen C.D. und para.-D. Zbl. Bakt., I. Abt. Orig. **186**, 328—343 (1962). — **Schiff, W.**: Diphthin. Z. Immun.-Forsch. **123**, 36—64 (1962). — **Schlirf, K.**: Über die bakteriologische Diphtheriediagnose, zugleich ein Beitrag zur Diphtheriebacillendifferenzierung. Zbl. Bakt., I. Abt. Orig. **142**, 14—31 (1938). — **Smirnovskaja, A.S.**: Vergleichendes Studium der filtrierbaren Formen der Diphtheriebazillen. Z. mikrobiol. Epid. Immunolog. **2**, 16—19 (1957). — **Souček, A., A. Součeková, M. Mára** u. **F. Patočka**: Typische und atypische hämolytische Corynebazillen. J. Hyg. Epidem. (Praha) **6**, 13—23 (1962). — **Strauss, N.**, and **G. Jahn**: Inhibitor studies of diph. succinic dehydrogenase. J. Bact. **71**, 439—442 (1956). — **Strauss, N.**, and **E.D. Hendee**: The effect of Di.toxin on the metabolism of HeLa cells. J. exp. Med. **109**, 145—163 (1959); **112**, 351—359 (1960). — **Ströder, J.**, u. **H. Niggemeyer**: Die Diphtherie. Klinik der Gegenwart II. München-Berlin: Urban und Schwarzenberg 1955. — **Tasman, A., J.E. Minkenhof, A.C. Bradwijk** u. **C. Schmitt**: Ned. T. Geneesk. **1954**, 3388—3398. — **Uehleke, H.**: Über die Cholinesterase von Corynebacillen. Naturwissenschaften **46**, 77 (1959). — **Yoneda, U.**, u. **H. Ishitara**: Aminosäurenanreicherung in Kulturfiltraten. Nature (Lond.) **181**, 272—273 (1958). ~ Über das Eisenbindungsvermögen der Diphtheriebacillen. Biken's J. **3**, 11—26, 77—86 (1960). — **Yoneda, U.**, u. **M. Matsuda**: Immunologische und biologische Eigenschaften einer subzellulären Fraktion von C.D., die Antitoxin bildet. Biken's J. **4**, 171—186 (1961). — **Yoneda, U.**, u. **J.A.M. Pappenheimer**: Einige Folgeerscheinungen von Fe-Mangel auf die Bildung extracellulärer Produkte toxischer und atoxischer Diphtheriebacillen. J. Bact. **74**, 256—264 (1957). — **Zibitsker, D.E.**: Der zytotoxische Effekt des Diphtherietoxins und die Titration des Di.-Antitoxins in Gewebekulturen. Zh. Mikrobiol. (Mosk.) **2**, 82—87 (1963).

III. Erreger. Phagen und Bactericine

Anderson, P.E., u. **Ph.B. Cowler**: Rolle der Phagenantikörper bei der Bildung atoxischer Di.-Bazillenkulturen. Nature (Lond.) **181**, 4605, 350 (1958). — **Barksdale, L., L. Carmise** u. **R. Rivera**: Toxinbildung in Diphtheriebazillen durch Phagen. J. Bact. **81**, 527—540 (1961). — **Blair, J.E.**: A lytic principle Bacteriophage for Corynebacterium diphtheriae. J. infect. Dis. **35**, 401—406 (1924). — **Brock, Th.D., B. Peacher**, and **D. Pierson**: Survey of the bacteriocines of enterococci. J. Bact. **86**, 702—707 (1963). — **Ciuca, M., M. Popovici, A. Saragea, P. Masimesco** u. **S. Noae**: Variationspotential und gekreuzte Anpassungsfähigkeit der Staphylococcen und Diphtheriebacteriophagen an homologe und heterologe, der Lysogenisierung unterworfene Stämme. Arch. roum. Path. exp. **17**, 595—612 (1958). — **Ciuca, M., A. Saragea, P. Masimesco, E. Meitert, T. Jeremia** u. **C. Calall**: Lysogenität und Pathogenität in der Biologie der Diphtheriebacillen. Die induzierende Rolle der Diphtheriephagen im Veränderungsvorgang von der Avirulenz zur Virulenz-Toxinogenität. Rolle der Bacteriophagen in der Ökologie der Mikroben. Arch. roum. Path. exp. **17**, 613—626 (1958); **18**, 493—609 (1959). — **Fleck, L.**, u. **W. Kozak**: Zur Rolle der Bacteriophagen bei Variationen der Serotypen von Corynebacillen Diph. Tex. Rep. Biol. Med. **16**, 59—67 (1958). — **Freeman, V.J.**: Studies on the virulence of bacteriophage infected strains of Coryne-Di. J. Bact. **61**, 675—688 (1951). — **Freeman, V.J.**, and **J.U. Mosse**: Further observations of the change of virulence of bacteriophage infected avirulent strain of Coryne Bact. Diph. J. Bact. **63**, 407—414 (1952). — **Frédéricq, P.**: Colicines et Colicinogénie. Ann. Inst. Pasteur Suppl. **5**, 1 (1964). — **Gratia, A.**: Bacteriocine. C.R. Soc. Biol. (Paris) **89**, 824—826 (1923); **93**, 1040—1041 (1925). — **Groman, N.B.**, and **M. Eaton**: Genetic factors in C.B. Diph. conversion. J. Bact. **70**, 637—640 (1950). — **Groman, N.B.**, and **R. Lockart**: A study of the application of standard phage Technique to the host-phage system of C.B. J. Bact. **66**, 178—183 (1953). — **Groman, N.B.**: Evidence for the induced nature of the change from nontoxigenicity in C.B.D. as a result of exposure to specific bacteriophage. J. Bact. **66**, 184—191 (1953). ~ Conversion in Corynebact. Diph. with phages originating from nontoxigenic strains.

Virology 2, 843—847 (1956). ~ Hemmstoffe für Phagen. J. Bact. 81, 387—393 (1961). — Groman, N.B., u. K. Mc Cormick: Beziehungen zwischen Adsorption von Phagen und ihrer Inaktivierung durch Oelsäure. J. Bact. 81, 394—400 (1961). — Halbert, S.P., L. Swich, and C. Sonne: Characteristics of antibiotic producing strains of the ocular bacterial flora. J. Immunol. 70, 400—410 (1953). — Hamon, J.: Les bactériocines. Ann. Inst. Pasteur Suppl. 5, 18 (1964). — Hamon, J., et J. Péron: Les bactériocines. C.R. Acad. Sci. (Paris) 257, 309—311 (1963). — Hatano, M., u. M. Kurokawa: Die Entwicklung von Wirtsbereich-Mutanten durch Einwirkung von zwei temperierten Phagen aus C.D. J. Bact. 80, 154—163 (1960). — Hinsdill, R., and W.F. Goebel: The chemical nature of bacteriolysins. Ann. Inst. Pasteur Suppl. 107, 54—66 (1964). — Parsons, E.J.: Induction of Toxigenicity in nontoxigenic strains of C. diph. with bacteriophage derived from nontoxinogenic strains. Proc. Soc. exp. Biol. (N.Y.) 90, 91—93 (1955). — Parsons, E.J., and M. Frobisher jr.: Effect of bacteriophage on virulence of C. Diph. Proc. Soc. exp. Biol. (N.Y.) 78, 746—747 (1951). — Pospelova, V.V.: Biologische Besonderheiten der Di.-Phagen. Gewinnung der Phagen beim Kranken. Zh. Mikrobiol. (Mosk.) 29, 6, 43—49 (1958). — Schick, B.: In: Brennemann's Handbook of Pediatrics. Vol. II, Chapter 4, p. 33 (1964). — Schmid, H.: Seltenheit der Diphtheriephagen. Fortschritte der Serologie, S. 261. Darmstadt: Theodor Steinkopff 1955. — Sibircev, G.E.: Die Anwendung eines spezifischen Bacteriophagen für die Behandlung von Diphtherie-Kranken. Pediatriya 2, 22—23 (1953); zit. nach Zbl. Bakt., I. Abt. Orig. 153, 184 (1954). ~ Bakteriophagen-Therapie. Zbl. Bakt., I. Abt. Orig. 170, 445 (1959); zit. nach W. Clajus (Übersichtsreferat). — Thibaut, J., and P. Frédéricq: Actions antibiotiques réciproques chez Coryne Diphtheriae. C.R. Soc. Biol. (Paris) 150, 1512—1514 (1955). ~ Corrélation entre l'aspect morphologique et la sensibilité aux bactériophages de deux variétés de Coryne Diphtheriae type gravis. C.R. Soc. Biol. (Paris) 147, 1651—1656 (1953). ~ Sur la classification des souches de Coryne Diphtheriae, type gravis d'après leur sensibilité à divers bactériophages. C.R. Soc. Biol. (Paris) 150, 1039—1041 (1956).

IV. Pathologische Anatomie

Amies, C.R.: The pathogenesis of Diphtherie. J. Path. Bact. 67, 25—41 (1954). — v. Bormann, F., u. H. Schneider: Diphtherie — eine sekundäre Ausscheidungsangina nach der septischen Allgemeininfektion? Arch. Hyg. (Berl.) 141, 111—131 (1957). — Dolgopol V.B., and S.H. Katz: Encephalitis in Diphtheria. Amer. J. Dis. Child. 79, 640—657 (1950). — Koch, O., u. G.B. Roemer: Untersuchungen über die Ausscheidung der Diphtheriebakterien im Organismus und ihre Bedeutung für die Pathogenese der Diphtherie. Z. ges. inn. Med. 7, 599—605 (1952). ~ Über die Bedeutung der hämolytischen Streptokokken für die Pathogenese der Diphtherie. Klin. Wschr. 1952, 654—656. — Niggemeyer, H.: Zur Pathogenese der Diphtherie. Neue Erkenntnisse zur Frage der Coryne-Bacillen, infektiöser Prozesse und der Toxämie bei der Diphtherieerkrankung. Dtsch. med. Wschr. 1955, 324—325. — Niggemeyer, H., u. V. Dubransky: Studien zur Pathogenese metadiphtherischer Erkrankungen. Z. exp. Med. 120, 627 bis 650 (1953). — Sayers, F.G.: Diphtherie-Myocarditis mit bleibendem Herzmuskelschaden. Ann. intern. Med. 48, 146—157 (1958). — Ströder, J., u. D. Schneider: Hautreaktionen auf den Diphtheriebazillus und seine Bestandteile. Z. ges. Hyg. 139, 9—17 (1954). — Vogel, G.: Über Diphtheriebazillensepsis. Z. Kinderheilk. 74, 431—438 (1954). — Wittels, B., and R. Bressler: Biochemical lesions of Diphtheriatoxin in the heart. J. clin. Invest. 43, 630—637 (1964).

V. Pathogenese

Amies, C.R.: The pathogenesis of Diphtheria. J. Path. Bact. 67, 25—41 (1954). — Agarwal, S.C., and L.B. Holt: Local factors in the pathogenesis of circulatory failure in Diphtheria. J. Path. Bact. 77, 381—388 (1959). — D'Agostino, S.D.: Le recidive nel'infezione difterici. Riv. Ist. sieroter. ital. 29, 540—543 (1954). — Anderson, P.S., and Ph.B. Cowler: Effect of Antiphage-serum on the virulence of C.B. Di. J. Bact. 76, 272—280 (1958). — Arena, G., P. Minucuci, e G. Bulia: Su alcuni aspetti del ricambio lipidico nei bambini difterici. Aggiorn. Mal. Infez. 8, 341—350 (1963). — Bamberger, Ph.K., W. Scheier, W. Kretz u. P.R. Yang: Über den Einfluß von Diphtherietoxin auf den Eiweiß-Stoffwechsel (Studien unter Verwendung von C14 Lysin bei Meerschweinchen). Z. Kinderheilk. 80, 666—676 (1958). — Barta, K.: Bacteriämie bei Diphtherie. Przegl. lek. Ser. 2, 12, 248—251 (1956). ~ Seasonal variations in Diphtheria. Przegl. lek. 14, 390 (1958). — Bormann, F., u. H. Schneider: Diphtherie, eine sekundäre Ausscheidungsangina nach der septischen Allgemeininfektion? Arch. Hyg. (Berl.) 141, 111—131 (1957). — Bonventre, P.F.: Effect of Di.toxin on the metabolism of animal tissues and tissue cultures. J. infect. Dis. 109, 287—293 (1961). — Ciuca, M.A., P. Saragea, E. Masimesco, E. Meitert, T. Jeremia, et G. Callab: Lysogénie et pathogénité dans la biologie du C.b. Di. Arch. roum. Path. exp. 17, 613—626 (1958). — Collier, J.R., and A.M. Pappenheimer jr.: Phosphorylated intermediates in normal and intoxicated HeLa cells. J. exp. Med. 120, 1007 to 1018 (1964). — Colonello, F.: Istogenesi formale e patogenesi generale delle paralisi tardive. G. Mal. infett. 5, 239—249 (1953). — Colonello, F., e C. Bussolati: L'intossicazione difterica della cavia (Cortisoneffekt). G. Mal. infett. **6**, 111—114 (1954). — **Curatolo, D.**, e **E. Rossi:** Veritol-Test nella difterite. Aggiorn. pediat. **10**, 317—320 (1959). ~ Le transaminase (GOT & GPT). Gazz. Intern. Med. Chir. **44**, 1737—1741 (1959). — **Dieckhoff, J.**, u. **H. J. Ludwig:** Zur Behandlung des protoplasmatischen Kollapses mit Periston bei exp. Diphtherie-Intoxikation. Arch. Kinderheilk. **137**, 160—167 (1956). — **Dieckhoff, J.:** Über den Einfluß des Kollidon auf das Diphtherietoxin. Z. Kinderheilk. **70**, 177—187 (1951). ~ Zur Behandlung toxischer Krankheitszustände (Diphtherie und Ruhr) mit Periston. Arch. Kinderheilk. **139**, 52—62 (1950). ~ Klinische und experimentelle Untersuchungen zur Wirksamkeit der Glukocorticoide bei Antigen-Antikörperreaktion. Mschr. Kinderheilk. **108**, 186—188 (1960). — **Dost, F. H., R. Damerow** u. **F. Stolze:** Corynebacterium diphtheriae im Rachenabstrich von Hunden. Münch. med. Wschr. **98**, 708—710 (1956). — **Fleck, L.:** Neue Probleme und neue Tatsachen auf dem Gebiete der Diphtherie. Postepy Pediat. **3**, 5—18 (1957). — **Fleck, L.**, and **A. Kunicka:** The significance of the antibacterial immunity in Diphtheria. Tex. Rep. Biol. Med. **15**, 850—860 (1957). — **Fragale, A., G. Scaglione**, e **P. Sedati:** Comportamento dei quadri proteici et di alcuni costanti chimiche nelle tossinfezioni difterice. Athena (Roma) **23**, 124—129 (1957). — **Frick, E.**, u. **F. Lamp'l:** Über den Einfluß der Hypophysektomie auf den Verlauf der experimentellen Diphtherieintoxikation beim Meerschweinchen. Z. ges. exp. Med. **118**, 274—282 (1952). — **Halbert, S. P., L. Swick**, and **C. Sonn:** Characteristics of antibiotic producing strains of the ocular bacterial flora. J. Immunol. **70**, 400—410 (1953). — **Hammerschmidt, J.:** Über Gruppenbildung bei den Diphtheriebazillen. Zbl. Bakt., I. Abt. Orig. **93**, 445—459 (1924). ~ Die Mechanismen des Di.-Schutzes. Zbl. Bakt., I. Abt. Orig. **143**, 345—350 (1939). — **Heinel, G.:** Untersuchungen über den Kohlehydratstoffwechsel bei der Diphtherie. I. Dissertation. Hamburg 1937. — **Heinlein, H.:** Verlaufsformen der Diphtherie. Klin. Wschr. **27**, 721—729 (1949). — **Heinlein, H., J. Korth, W. Flocke** u. **A. Zimmer:** Die Pathogenese der Organschädigung bei experimenteller Diphtherie. Z. ges. exp. Med. **123**, 511—522 (1954). — **Herfmans, J. F.**, et al.: Studies on the immune Globulins of human serum. J. Immunol. **91**, 11—17 (1963). — **Jemma, A.:** Immunità difterica attuale nella madre e nel neonato. Pediatria (Napoli) **65**, 808—817 (1957). — **Imoda, F.:** Prime considerazione per uno studio statistico fra allergia ed immunità nella difterite. Lattante **28**, 96—113 (1957). — **Kato, J.**, and **H. Sato:** Effect of Di.toxin on biosynthesis of serumalbumin in cell-free systems. Jap. J. exp. Med. **32**, 495—504 (1962). — **Koch, H.:** Über den Formenkreis der Diphtherie als Grundlage für die Forschung in der Frage der Pathogenese der Diphtherie. Mschr. Kinderheilk. **96**, 322—326 (1949). ~ Zur Pathogenese der Diphtherie. II. Mschr. Kinderheilk. **96**, 349—354 (1949). — **Koch, O.**, u. **G. B. Roemer:** Untersuchungen über die Ausbreitung der Diphtheriebazillen im Organismus und ihre Bedeutung für die Pathogenität der Diphtherie. Z. ges. inn. Med. **7**, 599—605 (1952). — **Kokusho, S.:** Clinical and experimental studies on the Iron metabolism in diphtheria patients. J. jap. Ass., Infec. **33**, 960—968 (1960). — **Krechowa, M. A.:** Der funktionelle Zustand der Nebennierenrinde bei Diphtherieintoxikation des Organismus. Probl. Endokrinol. i Gormonoterap. **2**, 44—50 (1956). — **Linoli, O.:** Studio comparativo sulla morphologia microscopica dei tests percutanei ed intradermici con tossina e anatossina difterica. Med. sper. **32**, 227—266 (1957). — **Lojacono, F.**, e **G. G. Sarcinella:** La proteina C-reattiva nell'infezione tifoida e difterica dell'infanzia. Aggiorn. Mal. Infez. **5**, 341—348 (1959). — **Lukoscheck, P.**, u. **H. Valentin:** Tierexperimentelle Studien zur Frage der zentralbedingten diphtherischen Myocarditis. Z. Kreisl.Forsch. **43**, 115—120 (1954). — **Marioni, R., D. Gionta**, e **G. Provvidenza:** Le mucoproteine nel siero di ammalati di difterite. Aggiorn. pediat. **10**, 941—944 (1959). — **Mc Sweeney, C. J.:** Treatment of hypertoxic diphtheria with avid serum. Lancet **1941 I**, 208—211. — **Menozzi, V.**, e **S. Tagliapietra:** Contributo all'anatomia patologica dell'encefalite difterica. Riv. Anat. pat. **15**, 464—492 (1959). — **Mingrino, F.**, e **G. D'Agostino:** Modificazione elettroforetiche delle seroproteine nella difterite. Aggiorn. pediat. **10**, 437—444 (1959). — **Mingrino, F.**, e **G. Ciaccheri:** Quadro elettroforetico delle seriche nella difterite. Aggiorn. pediat. **10**, 401—402 (1959). — **Mori, Y., K. Kato, T. Matsubara** u. **S. Kotain:** Zellwandlysin von C.B. Di. durch extracelluläres Encym von Streptomyc. Sp. i. Biken's J. **3**, 139—149 (1960). — **Nakamura, B.**, and **K. Morihiro:** On the influence of antidiphtheric serum injection in healthy and young children. Keio. J. Med. **3**, 57—72 (1954). — **Neven, T., A. Branellec**, et **G. Biozzi:** Propriétés adjuvantes de Corynebact. parvum sur la production d'anticorps et sur l'induction de l'hypersensibilité retardée envers les protéines conjuguées. Ann. Inst. Pasteur **106**, 771—777 (1964). — **Niggemeyer, H.**, u. **V. Dubranszky:** Studien zur Pathogenese metadiphtherischer Erkrankungen. Z. ges. exp. Med. **120**, 627 (1953). — **Nyerges, G., G. Nyerges, V. Surjan, J. Budai**, and **J. Csapo:** A method for the rapid determination of Di.-antitoxin in clinical practice. Acta med. Acad. Sci. hung. **4**, 399—409 (1963). — **Orr-Ewing, J.:** Susceptibility to phagocytosis of gravis, mitis etc. J. Path. Bact. **58**, 167—174 (1946). — **Ouchterlony, O., H. Ericsson**, and **C. Neumüller:** Immunological analysis of Di.-antigens by the gel diffusion method. Acta med. scand. **138**, 1, 76—79 (1950). — **Pappenheimer, A. M.**, and **E. D. Hendee:** Diphtheria Toxin. J. biol. Chem. **171**, 701—713 (1947). — **Pjatkin, K. D.:** Über die Pathogenese der Diphtherie. Zbl. Bakt., I. Abt. Orig. **180**, 56—60 (1960). — **Pisani, A.:** Studio clonico-statistico e considerazioni sull'associazione morbosa della scarlattina con la difterite. Aggiorn. pediat. **4**, 697—714 (1953). — **Pope, C. G., M. F. Stevens, E. A. Gaspary**, and **E. L. Fenton**: Some new observations on Di.-toxin and antitoxin. Brit. J. exp. Path. **32**, 240—258 (1951). — **Pope, C. G.**: Observation on the D.-toxin-antitoxin reaction. Brit. J. exp. Path. **38**, 207—216 (1957). — **Poulik, M. D.**: Tests of purity of diphtheric toxins by elektrophoresis in starch gel. Nature (Lond.) **177**, 982—983 (1956). — **Poulik, M. D.**, and **E. Poulik**: Isolation of the letal factor of Diphtheria toxin by elektrophoresis in starch gel. Nature (Lond.) **181**, 354—355 (1958). — **Prévot, A. R.**: Anaerobe Corynebazillen im Mittelmeer-Raum. Arch. Inst. Pasteur Tunis **38**, 221—228 (1961). — **Romeo, G.**, e **R. Gavini**: La funzionalità corticosurrenale nella difterite. Riv. Clin. pediat. **8**, 279—302 (1953). — **Römer, G. B.**: Zur Frage der Ausscheidung von Di.-Bazillen im Urin. Arch. Hyg. (Berl.) **133**, 97—100 (1950). — **Rozanow, S. N.**: Versuch der Untersuchung der stenotischen Atmung bei Di.-Croup bei Kindern und Organisation von Heilmaßnahmen im Lichte der Lehre von J. P. Pavlov. Z. vyssh. nerv. Deyat. Pavlova **3**, 133—184 (1953). — **Ruberti, A.**, e **A. Pirelli**: Il quadro lipoproteico nella infezione difterica. Arcisped. S. Anna Ferrara **10**, 757 (1957). — **Schick, B., F. v. Groer**, and **M. Kassowitz**: Diphtherie. Brennemann's Pediatric II, chapt. 4, p. 7. — **Schick, B.**: Diphtherie. In: Handbuch der Kinderheilkunde, 4. Aufl., II. Bd. Hrsg. von Pfaundler u. Schlossmann. Leipzig: Vogel 1931. — **Schmid, R., L. Gonzalo, R. Blobel, E. Muschke** u. **E. Tonutti**: Über die hypothalamische Steuerung der ACTH-Abgabe aus der Hypophyse bei Di.-Toxinvergiftung. Endokrinologie **34**, 65—91 (1957). — **Strauss, N.**, and **E. D. Hendee**: The effect of Di.toxin on the metabolism of HeLa cells. J. exp. Med. **109**, 145—163 (1959). — **Ströder, J.**: Zur Pathogenese der toxischen Diphtherie im Kindesalter. Mschr. Kinderheilk. **98**, 51—61 (1950). — **Ströder, J.**, u. **Th. Hockerts**: Die Peristonbehandlung der toxischen Diphtherie des Kindes. Dtsch. med. Wschr. **74**, 282—283 (1949). — **Ströder, J.**, u. **H. Niggemeyer**: Zur Epidemiologie der Säuglingsdiphtherie. Dtsch. med. Wschr. **75**, 926—928 (1950). — **Ströder, J.**: Studien über Liquoreiweiß bei lähmungsfreier Diphtherie. Arch. Kinderheilk. **141**, 213—220 (1951). ~ Untersuchungen über Permeabilitätsprobleme bei diphtherischer Intoxikation. Ergebn. inn. Med. Kinderheilk. **62**, 532—616 (1942). ~ Die wichtigsten pflegerischen Maßnahmen an diphtheriekranken Kindern. Münch. med. Wschr. **1944**, 43—44. — **Tangherini, W.**, e **R. Bartalena**: La proteinemia nel decorso della difterite. G. Mal. infett. **8**, 179 (1956). — **Tasman, A. J., E. Minkenhof, A. C. Brandwijk** u. **L. Smith**: Das Vorkommen von Diphtherietoxin im Speichel von Diphtheriepatienten. Ned. T. Geneesk. **1954**, 3388—3398. — **Tonutti, E.**: Diphtherietoxin und Intoxikation nach Verbrennung. Klin. Wschr. **27**, 569—570 (1949). ~ Wirkung nachträglicher Hypophysektomie auf den Eintritt der Nebennierenrindenschädigung bei Diphtherietoxinvergiftung. Klin. Wschr. **28**, 137 (1950). — **Wilkowszewski, E., B. Mikiwicz**, and **K. Zaleska**: The content of Di.-Antitoxin in the serum and mothers milk and in the serum of the newborn infant. Pediat. pol. **37**, 1157—1164 (1962). — **Wilkowszewski, E., M. Paganowska**, and **A. Bednarska**: The content of Di.-Antibodies in a mother and a newborn infant. Pediat. pol. **33**, 51—61 (1958). — **Yoneda, M.**, u. **M. Matsuda**: Immunologische und biologische Eigenschaften einer subzellulären Fraktion von C.B. Di., die Antitoxin bilden. Biken's J. **4**, 171—186 (1961).

VI. Epidemiologie

Amies, C. R.: The pathogenesis of diphtheria. J. Path. Bact. **67**, 25—41 (1954). — **Arambasic, B., C. Moric, D. Sedlar, S. Joric, J. Pavlovic, Z. Porisic**, and **M. Kecmanovic**: On a great number of toxic forms of diphtheria treated in the course of 1951—1952. Srpski Arkh. tselok. Lek. **82**, 1041—1051 (1954). — **Bhatt, A. N.**, and **H. S. Bhagarva**: Laryngeal diphtheria. Indian J. med. Sci. **14**, 793—800 (1960). — **Biechteler, W.**, u. **E. Titze**: Zur heutigen Bedeutung der Diphtherie. Münch. med. Wschr. **105**, 836—839 (1963). — **Bokkenheuser, V.**, and **C. S. Heymann**: Diphtheria in South Africa. S. Afr. med. J. **1954**, 685—689. ~ An Analysis of 519 cases of Diphtheria in Johannesburg 1951—52. S. Afr. med. J. **1955**, 461—468. — **Ceroni, R. E., H. E. Allemand, E. Schteingart**, e **A. Prieto**: La Morbilitalidad de la difteria. Arch. argent. Pediat. **25**, 233—241 (1954). — **Chassaigne, P.**: L'évolution actuelle de la morbidité diphthérique. Rev. Prat. (Paris) **1954**, 1965—1970. — **Choremis, C., N. Zervos, K. Padiatellis, P. Papamitropoulos**, and **M. Mikolettu**: Diphtherie in Athens 1946/47. Amer. J. Dis. Child. **77**, 437—449 (1949). — **Croarke, F. L., M. J. Adamson, T. F. Elias-Jones**, and **L. Wittaker**: An outbreak of diphtheria. Epidemiological aspects. Brit. med. J. **1960 I**, 1607—1611. — **Delcour, G.**: A propos d'une épidémie de Diphthérie à Léopoldville. Ann. Soc. belge Méd. trop. **33**, 569—578 (1954). — **Doege, T. C.**, and **J. Walker**: An outbreak of diphtheria in a Southern City 1959. Sth. med. J. (Bgham, Ala.) **55**, 144—149 (1962). — **Dubb, A.**: Clinical Diphtheria in the non European. S. Afr. med. J. **1955**, 586—590. — ***Eckstein, A.** (zit. nach J. Ströder: Handbuch der Kinderheilkunde, Bd. V, S. 332, 1960). — **Fenakel, E.**: Ein Beitrag zur Epidemiologie der Diphtherie im 20. Jahrhundert. Z. Kinderheilk. **58**, 358—405 (1957). — **Ferrèr, P. S., M. L. Roldau Valentin**, e **M. Martinez Regulez**: Difteria Estadistica de los annos 1950—1961. Arch. Pediat. (Barcelona) **12**, 519—527 (1962). — ***Fleck, L.**: Neue Probleme und neue Tatsachen auf dem Gebiete der Diphtherie. Postepy. Pediat. **3**, 5 (1957). — **Fleck, L.**, and **A. Kunicka**: The significance of antibacterial immunity in diphtheria. Tex. Rep. Biol. Med. **15**, 850—860 (1957). — **Galatzka, A.**, u. **A. Abgarowicz**: Einige Bemerkungen über die epidemiologische Lage der Diphtherie in Polen in den Jahren 1960—1962. Pediat. pol. **39**, 191—199 (1964). — **Giraud, P., A. Orsini, C. Raybaud, J. Wilson, R. Mariani, et C. Chalimon**: Aspects cliniques et étiologiques actuels de la diphthérie. Pédiatrie **18**, 399—406 (1963). — **Glenny, T., M. Barr, K. Billings, and N.R. Butler**: Concentration of Di.-antitoxin in the blood of young adults. J. Hyg. (Lond.) **53**, 148—171 (1955). — **Hüther, W.**: Zur Frage der augenblicklichen Immunitätslage bei Kindern gegenüber Diphtherie. Münch. med. Wschr. **104**, 407—409 (1962); **105**, 830—836 (1963). — **Ivan, I.M.**: Die Diphtherie in der Ausmerzungsetappe. Viata med. **10**, 1453—1461 (1963). — **Kassŭr, S., J. Adamczyk, A. Rusinowa u. T. Wolodko**: Diphtherieverlauf bei Geimpften und Nichtgeimpften in Polen 1956—1961. Przegl. epidem. **17**, 157—168 (1963). — **Krotockewic-Srzyptova, M., and M. Matiaszek-Papiczowa**: Intrafamilial occurrence of diphtheria observed in the clinic of infectious diseases of children in the year 1961—1962. Przegl. epidem. **18**, 301—306 (1964). — **Kröger, E., u. E. Thofern**: Sammelreferat über Diphtherie. Zbl. Bakt., I. Abt. Orig. **154**, 1—19 (1954). — **Kurokawa, M., T. Nakano, H. Kondo, K. Yamanondis, S. Kondo, J. Hirose u. S. Okazaki**: Diphtherie in Japan. Japan J. med. Sci. Biol. **12**, 25—38 (1959). — **Kurokawa, M.**: Diphtherie-Schutzimpfung und gegenwärtige Epidemiologie in Japan. Rev. Immunol. (Paris) **23**, 168—180 (1959). — **Lahiri, D.C., and V.Y. More**: Naturally developed diphtheria antitoxin titre of a random Indian population. Indian med. Gaz. **87**, 448—449 (1952). — **Madsen, Th., and S. Madsen**: Diphtheria in Denmark. From 23695 to 1 case — post or propter? Dan. med. Bull. **3**, 112—121 (1956). — **Markowa, A.A.**: The evolution of the clinical course of diphtheria in children during the last decades. Pediatriya **38**, 17—22 (1960). — **Meier, E.**: Örtliche Feststellungen zur epidemiologischen Diphtherie- und Scharlachsituation. Bundesgesundheitsblatt **6**, 229—237 (1963). — ***Metha, O.N.***: Schick-Test in Ludhiana-district. Indian J. Pediat. **27**, 395 (1960). — **Moore, H.A., J. Murphy, and G.I. Larsen**: Present status of diphtheria in a southeastern state. Sth. med. J. (Bgham, Ala.) **51**, 1—13 (1958). — **Niggemeyer, H.**: Zur Pathomorphose der Diphtherie I. u. II. Z. Kinderheilk. **68**, 368—393 u. 531—562 (1950). ∼ Diphtherie-Immunität und Seuchenlage. Dtsch. med. Wschr. **86**, 1820—1823 (1961). — **Olitzky, Z.**: Epidemiological observations on diphtheria infections in Jerusalem. Acta med. orient. (Tel-Aviv) **16**, 72—86 (1957). — **O.M.S.**: Comptes rendus épidémiologiques. Genf 1965. — **Otto, H.**: Immer noch maligne Diphtherie? Z. ges. inn. Med. **17**, 714—723 (1962). — **Pais, A., E. Borzas, u. V. Beldiman**: Klinische und epidemiologische Bemerkungen zu 175 Diphtheriefällen. Microbiologia (Buc.) **7**, 229—230 (1962). — **Ramon, G.**: Des anatoxines, des vaccinations anatoxiques, des vaccinations associées en particulier de la vaccination antidiphthérique. Presse méd. **70**, 1—3 (1962). — **Ricci, G., E. Casini, L. Ravazzoni, e G. Corradini**: Ricerche sul comportamento della properdina in alcune malattie da infezione. Aggiorn. pediat. **9**, 91—98 (1958). — ***Scaglione, G.***: La difterite nel lattante. Rass. Clin. Ter. **56**, 185 (1957). — **Schäfer, W.**: Diphtheriemorbidität in der Nachkriegszeit 1946—1952. Z. ges. Hyg. **135**, 43—60, 61—68 (1952). ∼ Ansteigen der Diphtherie in Bayern. Z. ges. Hyg. **136**, 34—54 (1953). — **Seckel, H.**: Die Typologie der Halsdiphtherie. Berlin: Karger 1932. — **Semple, A.D., W.H. Parry u. D.E. Phillipi**: Diphtherie in Liverpool. Lancet **1961 I**, 937—938. — **Ströder, J.**: Handbuch der Kinderheilkunde, Bd. V, S. 325—367. Berlin-Göttingen-Heidelberg: Springer 1963. — **Ströder, J., u. H. Niggemeyer**: Zur Epidemiologie der Säuglingsdiphtherie. Dtsch. med. Wschr. **75**, 926—929 (1950). — **Tuyus, A., et J. Landrain**: Données statistiques sur la diphthérie en Belgique. Arch. belg. Méd. soc. **10**, 339—365 (1952). — **Vitullo, D.**: L'andamento epidemiologio della difterite a Roma e nella nazione dal 1925 al 1951. Ann. Igiene **4**, 77—103 (1953). — **Wildführ, G.**: Das Verhalten des Diphtherie-Antitoxintiters im Blut bei Erkältungskrankheiten der oberen Luftwege. Z. ges. inn. Med. **6**, 12—14 (1950). — **Wolski, V., M. Meian, S. Cazaen, A. Tixu, M. Galesanu u. M. Jonescu**: Studien über Abschwächung der Diphtherie-Immunität unter dem Einfluß interkurrenter, übertragbarer Krankheiten. Pediatria (Buc.) **12**, 207—214 (1963). — **Ziknuud, V., u. M. Babuška**: Beitrag zur heutigen Problematik der Diphtherie. Prakt. Lék. (Praha) **38**, 112—114 (1958).

VII. Klinik

Angelini, F., G. Provvidenza, e E. Cavin: Il bloco della branca destra in corso di miocardiopatia difterica. Aggiorn. pediat. **10**, 867—878, 1025—1034 u. 1035—1044 (1959). — ***Barta, K.***: Ocena badań bakteriologicziych wrzopcznavania blonicy. Wiad. Lek. **10**, 583 (1957). — **Barta, K., and M. Szareiko**: Recurrent diphtheria. Przegl. lek. **14**, 261—265 (1958); (zit. nach Ströder u. Niggemeyer, S. 360). — **Bottone, E., A. Checucci, e O. Ferretti**: Il quadro elettromiografica della paralisi postdifterica del bambino. Minerva pediat. **12**, 283—286, 1085—1089 (1960), **14**, 626—628 (1962). — **Bucellato, G., J. Serra, e S. Nusonserra**: Considerazioni sul mielogramma nella mal. da siero in bambini affetti da varie forme cliniche di difterite. Pediatria **62**, 363—375 (1954). — **Cagini, P., e G. Biscatti**: Considerazioni cliniche sui casi di paralisi difterica osservati in un decennio. Riv. pediat. sicil. **1962**, 293—303. — **Ceroni, R.E., et al.**: El factor „52-dias" o el dia 52 en las difterias graves y malignes. Arch. argent. Pediat. **39**, 247—255

(1953). — **Cipoloni, C.**, et **A. Peci**: La funzione renale nella difterite. Riv. clin. pediat. **54**, 81—105 (1954). — **Copaitich, T.**: Concentrationi di acido piruvico ematico e liquorale nelle paralisi postdifterici. Aggiorn. pediat. **6**, 505—514 (1955). — **Costa, F.**: Su due rare localisazioni di paralisi difteriche. Arch. ital. Laryng. **64**, 556—560 (1956). — **Curatolo, D.**, e **G. Rossi**: Il veritol-test nella difterite. Aggiorn. pediat. **10**, 317—320 (1959). — **Curtin, M.**: Neonatal diphtheria. Arch. Dis. Childh. **28**, 127—129 (1953). — **Dellcour, G.**: A propos d'une épidémie de diphthérie à Léopoldville. Ann. Soc. belge Méd. trop. **33**, 569—578 (1954). — **Downes, J.J.**: Primary diphtheric otitis media. A.Am. Arch. Otolaryngol. **70**, 27—31 (1959). — **Ehrengut, W.**: Über neurale Komplikationen nach Di.-Schutzimpfung oder Impfung mit Di.-toxoid-Mischimpfstoffen. Mschr. Kinderheilk. **112**, 331—338 (1964). — **Fabricias, J.**: Elektrocardiograph. changes in Di.-Myocarditis. Nord. Med. **49**, 785 (1953). — **Forjaz, S., G.L. de Mascarentas** u. **N. Fiorillo**: Cerebelläre Ataxie nach Diphtherie. Rev. paul. Med. **57**, 169—174 (1960). — **Frey, H.**: Zur Kenntnis der Speiseröhrendiphtherie. Med. Klin. **1952**, 1022—1023. — **Giegler, C., H. Fiehring** u. **H. Sensing**: Beitrag zur diphther. Myocarditis. Dtsch. Gesundh.-Wes. **17**, 1849—1853 (1962). — **Giraud, P., A. Orsini**, et **J. Wilson**: La diphthérie du nourrisson existe-t-elle encore? Pédiatrie **1956**, 699—710. — **Goebel, F.**, u. **J. Ströder**: Über die Diphtherie des Säuglings. Dtsch. med. Wschr. **73**, 389—391 (1948). — ***Gonzáles, Fusté F.**: Nuevo método para el diagnóstico bacteriologico rápido de la difteria. Laboratorio (Granada) **8**, 201 (1953). — **Graaf, J. de**: Epidemiologische betaekenis van Kakkerlakken bij diphtherie. Ned. T. Geneesk. **91**, 135 (1947). — **Grazia, G.**, e **G. Manfredi**: Comportammenti del acetilazione del acido p-amini-benzoici nel corso della difterite. Boll. Soc. ital. Biol. sper. **35**, 1202—1204 (1959). — **Gůlmelzoglů, E.**, and **W. Sayre**: The use of fluorescent labelled Di.antitoxin for the diagnosis of diphtheria. Turk. J. Pediat. **6**, 1—7 (1964). — **Haas, J.H. de**: Child mortality in the Netherlands. Assen (Niederlande): Van Gorcom & Co. 1956. — **Hanke, R.**: Die Diphtherie des weiblichen Genitale. Vaginale Diphtherie. Zbl. Gynäk. **71**, 681 (1949); zit. nach Zbl. Bakt., I. Abt. Orig. **149**, 372 (1951/52). — **Hilver, E.**, u. **E. Granzer**: Die Bedeutung der fortlaufenden Elektrophoreseuntersuchungen im Verlauf von Diphtherie und Scharlach. Klin. Wschr. **1952**, 923—926. — **Hoel, J.**, and **A.H. Berg**: Persistent diphtheric heart disorders. Acta med. scand. **145**, 399—405 (1953). — **Hofman, H.**: Toxic changes of the white corpuscules in Diphtheria. Pediat. pol. **31**, 51—58 (1956). — **Kaeser, H.E.**: Die experimentelle diphtherische Polyneuritis. Basel: S. Karger 1963. — **Kircher, W.**: Untersuchungen über die Wirksamkeit des Vitamins B_6 (Pyridoxin) bei diphtherischen Lähmungen. Intern. Z. Vitaminforsch. **25**, 175—185 (1954). — **Knothe, H.**, u. **W. Laforet**: Schutzimpfung und Epidemiologie der Diphtherie in Schleswig-Holstein 1946—1956. Ärztl. Wschr. **1958**, 145—148. ~ Zur Frage der seuchenhygienischen Maßnahmen bei Diphtherie-Bakterienausscheidern. Öff. Gesundheitsdienst **20**, 346—353 (1958). — **Lausecker, H.**: Maligne Formen der Hautdiphtherie. Wien. klin. Wschr. **61**, 899—900 (1949). — **Le Coulant** et **Sourreil**: Diphthérie varicelliforme et pustuleuse varioliforme de Kaposi-Juliusberg. Arch. belges Derm. **8**, 156—165 (1952). — **Lukoscheck, P.**, u. **H. Valentin**: Tierexperimentelle Studien zur Frage der zentralbedingten diphtherischen Myocarditis. Z. Kreisl.-Forsch. **43**, 115—120 (1954). — **Mattoli, G.**, e **F. Angelini**: Comportamento della sistole elettrica (Q-Tc.) nell'infezione difterica. Cuore e Circol. **37**, 321—344 (1953). — **Mikulowski, W.**: Über agonale Diphtherie. Ann. paediat. (Basel) **189**, 56—62 (1957). — **Melnikov, P.P.**: Dynamik der Prothrombinämie bei Diphtherie. Pediatriya **39**, 32—35 (1956). — **Morgan, B.C.**: Cardiac complications of Diphtheria. Pediatrics **32**, 549—557 (1963). — ***Nosov, S.D.**: Some little known or so far undiscribed manifestations of Diphtheria. Sovetsk. Med. **2**, 83 (1957); zit. nach Ströder u. Niggemeyer, S. 364. — ***Nosov, S.D.**, and **R.V. Kuznetzowa**: Gastric diphtheria. Klin. Med. (Mosk.) **36**, 57 (1958). — **Nyerges, G.** and **G., V. Surjan, J. Budai**, and **J. Csapó**: A method for the rapid determination of Di.-Antitoxin in clinical praxis (Mikrohaemagglutination). Acta med. Acad. Sci. hung. **4**, 399—405 (1963). — **Oehring, H.**: Toxizitätsbestimmungen bei Diphtheriebakterien. Z. Hyg. Infekt.-Kr. **145**, 587—610 (1959). — ***Patton, M.F.**: Diphtheria of the stomach. J.S.C. med. Ass. **51**, 265 u. 596 (1955). — **Perrotin, M.**: Etude critique des séquelles cardiaques imputables à la diphthérie. A propos de 38 cas revus 1 à 15 ans après guérison clinique. Presse méd. **72**, 915—918 (1964). — **Petrova, K.G., N. Abdiev**, i **B. Khalidzhanov**: Tromboembolia krypnykh sosudov in deter bol nykh toksicheskoi difteriei o gemoraghicheskim sindromom. Pediatriya **42**, 94—95 (1963). — **Revelli, U.**: Su di un caso di difterite cutanea. G. Batt. Virol. **45**, 81—96 (1954). — **Rizzardini, M.Y.**, e **O. Undurraja**: Difteria maligna. Rev. chil. Pediat. **27**, 242—248 (1956). — **Rosa, A.**, e **R. Olivo**: L'importanza epidemiologica dei portatori di bacillo difterico. G. Mal. infett. **4**, 1—12 (1952). — **Savini, R.**: Considerazioni intorno a cinque casi di tireodite comparsa dopo sepsi faringea difterica maligna. Aggiorn. pediat. **8**, 123—130 (1957). — **Sayers, E.G.**: Diphtheric myocarditis with permanent heart damage. Ann. intern. Med. **48**, 146—157 (1958). — **Scheid, W.**: Diphtheric paralysis. An analysis of 2292 cases of Diphtheria in adults with included 174 cases of polyneuritis. J. Nerv. dis. **116**, 1095—1101 (1952). ~ Über postdiphtherische Lähmungen. Nervenarzt **29**, 529—533 (1958). — **Scheid, W.**, u. **H. Wieck**: Ergebnisse systematischer Untersuchungen über die zeitweilige Häufung neurologischer Diphtherie-Komplikationen. Schweiz.

Arch. Neurol. Psychiat. **69**, 269—320 (1952). — *Sudzheav, G.A.: Treatment of diphtheric carriers with phytoncides of onion and with chlortetracycline and ecmolin. Zdravookhr. Beloruss. **10**, 58 (1957). — **Ter-Pogosyan, R.A.**, and **L.A. Kamalyan**: The influence of infectious diseases on the immunity against Diphtheria. Pediatriya **36**, 2, 45—47 (1959). — *Titowa, A.J.: Einteilung der Di.-Bazillenträger und Beurteilung der Wirksamkeit von Sanierungs-maßnahmen. Pediatriya (dtsch. Ausg.) **4**, 53 (1954). ~ Diphtheria carrier state and its control. Pediatriya **1**, 8 (1960). — **von Oye, E.**: Recherches sur la moëlle osseuse chez les enfants. V. Le myélogramme dans la diphthérie. Rev. belge Path. **21**, 385—388 (1952). — **Ushakova, V.S.**: The problem of cardiovascular changes in diphtheria. Pediatriya **35**, 24—29 (1957). — **Whitaker, J.A., J.D. Nelson**, and **C.W. Fink**: The fluorescent antitoxintest for the immediate diagnosis of diphtheria. Pediatrics **27**, 214—218 (1961). — **Wiecher, D.**, u. **St. Stefanko**: Einige Bemerkungen zum klinisch-pathologischen Bild des späten polyneuritischen Todes bei Diphtherie. Arch. Kinderheilk. **170**, 278—284 (1964). — **Wieck, H.**: Die Verlaufs- und Zeitgesetzlichkeiten im Ablauf der Diphtherielähmungen. Nervenarzt **23**, 364—368 (1952). — **Windorfer, A.**: Sensibilitätsstörungen bei Diphtherie. Z. Kinderheilk. **64**, 143—148 (1944).

VIII. Therapie

Akkoyunlu, A.: Les résultats du traitement de la Di. par la pénicilline seule. Arch. franç. **13**, 1065—1068 (1956). — **Alexander, M.**: Zur Erycinbehandlung der Di.-Bakterienträger. Ärztl. Wschr. **1958**, 333—356. — **Bablik, L.**: Zur antibiotischen Therapie der Nasendiphtherie und der Di.-Bazillen-Dauerausscheider. Mschr. Ohrenheilk. **89**, 204—206 (1955). — *Balasz, V., i A. Czikora: Kliniké skúsenosti s aplikázion hyaluronidázy biogena pri difterii. Lek. Obz. **8**, 226 (1959). — **Beach, M.W., W.B. Gamble jr., C.H. Zemp**, and **M.Q. Jenkins**: Erythromycine in the treatment of Di. and Di.-carrier. Pediatrics **16**, 335—344 (1955). — *Bhatt, A.N., and H.S. Bhargava: Laryngeal diphtheria. A study of 56 cases. Indian J. med. Sci. **14**, 793 (1960). — **Bingel, A.**: Nur sehr geringe Überlegenheit des A.T. Serums gegenüber Leerserum bei zwei 2. Krankheitstag gespritzten 1658 Patienten. Dtsch. med. Wschr. **1950**, 1585. — **Blechner, M.**: Treatment of tracheobronchial Di. with varidase. Acta med. orient. (Tel-Aviv) **13**, 137—140 (1954). — **Bokkenheuser, V., T. v. Haebler**, and **A.L. Jackson**: The place of terramycin and penicillin in the treatment and control of Di. Med. Proc. **2**, 484—486 (1956). — **Bosch-Sala, A.**: Los antibióticos en la difteria. Arch. Pediat. (Barcelona) **4**, 613—628 (1954). — **Broglie, M.**: Tödlicher primärer Serumschock nach prophylaktischer Gabe von Di.-Serum. Medizinische **1954**, 824—825. — **Cantilena, A.**, e **L. Ferraroni**: Penicillina e difterite. Lattante **25**, 579—583 (1954). — **Choremis, K., M. Nestoridou**, and **P. Danelatou**: Changes in bacterial flora of the mouth during antitoxin-penicillin treatment in cases of acute Diphtheria. Ann. paediat. (Basel) **179**, 250—256 (1952). — **Colonello, F.**, e **C. Bussolati**: L'intossicazione difterica della cavia. Nota V. Effetti del cortisone sull'intossicazione sperimentale. G. Mal. infett. **6**, 111—114 (1954). — **Cominazzi, C.**: Osservazioni sul trattamento eritromicinico dei portatori di C. diphtheriae. Osped. maggiore **44**, 93—96 (1956). — **Cremer, J.**, u. **M. Kallab**: Antitoxintiterbestimmungen nach intravenösen Di.-Formol-Toxoidgaben. Klin. Wschr. **1953**, 718—719. — **Curatolo, D.**, e **G. Rossi**: L'oleandomycina nel trattamento dei portatori di Coryne-bacterium diphtheriae. Aggiorn. pediat. **10**, 333—338 (1959). — **Czickeli, H.**: Beitrag zur heutigen Behandlung der Diphtherie unter besonderer Berücksichtigung der Corticoide. Münch. med. Wschr. **103**, 400—427 (1961). — **Deutsch, J.**, u. **E.T. Rissmann**: Zur heutigen Behandlung der Diphtherie unter besonderer Berücksichtigung der Corticosteroide. Münch. med. Wschr. **102**, 2406—2409 (1960). — **Devjatova, L.N.**: Über die Therapie von Di.-Bazillenträgern mit Penicillintabletten und Aerosol. Zh. Mikrobiol. (Mosk.) **27**, H. 9, 86—90 (1956). — **Dieckhoff, J.**: Entgiftungstherapie bei Diphtherie und Ruhr. Therapiewoche **2**, 537—541 (1952). — **Galalb, G., E. Stanica**, et **C. Stoian**: Etude expérimentale et clinique des sérums antidiphthériques natifs et des sérums purifiés-concentrés. Arch. roum. Path. exp. **16**, 235—242 (1957). — **Gavrila, I., M. Igna** u. **L. Berdila**: Klinische und therapeutische Aspekte der gegenwärtigen malignen Diphtherie. Pediatria (Buc.) **11**, 363—368 (1962). — **Gavrila, I., L. Comes, M. Soloviev** u. **C. Pirvu**: Einige Aspekte der Entwicklung des diphtherischen Croups in den letzten Jahren. Pediatria (Buc.) **8**, 235—244 (1959). — **Gerhold, K.**: Das Wesen des Di.-Herztodes und seine Verhütung. Wien. med. Wschr. **1952**, 92—94. — **Ghio, A.**, e **M. Lepre**: Considerazioni sulla terapia associata siero-penicillina nella difterite. Lattante **25**, 588—591 (1954). — *Gloksin, W.: Uwagi w Sprawie zachariwalinosci na blonice smierteluosci na terenie n.todzi w latad 1946—1952. Pediat. pol. **28**, 1137 (1953). ~ Zniezulenie krani kokaina w konserwatywnym leczenin dlawca. Pediat. pol. **31**, 819 (1955). — *Gloksin, W., i. J. Lukasiewicz: Przetaczanie krwi w przebiegu blonicy. Pediat. pol. **30**, 667 (1955). — **Gotti, D.**, e **G. Pailucci**: Osservazioni sul trattamento delle angine difteriche ricoverate nella Clinica pediatrica di Bologna negli anni 1957—1961. Clin. pediat. (Bologna) **44**, 184—190 (1962). — **Grazia, G.**: L'associazione oleandomicina-tetraciclina nella terapia della difterite. Clin. pediat. (Bologna) **41**, 1005—1009 (1959). — **Guimaraes, J.X.**: Die Kombination von Erythromycin mit Di.-Serum in der Behandlung der malignen Diphtherie. Rev. Med. Cirug. S. Paulo **16**, 303—322 (1956). — **Heinrich, H.**: Sanierungsmöglichkeiten von

Bazillenträgern mit Erythromycin. Zbl. Bakt., I. Abt. Orig. **169**, 407 (1958). — **Hewitt, L. F.**: Oral treatment of experimental Di. infections. Brit. J. exp. Path. **33**, 217—222 (1952). — **Karpinski, W.**: Die Behandlung der malignen Di. mit Corticosteroiden. Medizinische **1957**, 318—320. — **Kunicka, A.**, u. K. Ruszcyk: Die Empfindlichkeit der Corynebazillen diph. gegen Penicillin. Med. dośw. Mikrobiol. **14**, 27—34 (1962). — *Kŭdryavtsewa, N. P., V. J. Kachurets, and S. A. Egereva: The use of normal human serum in the routine treatment of toxic forms of diphtheria. Kazan. med. Zh. **1**, 60 (1958). — **Kern, K. D.**, u. E. F. Rissmann: Novobiocin und Di.-Bazillenträger. Münch. med. Wschr. **103**, 912—914 (1961). — **Krause, W. W.**: Erythromycin bei Di.-Bazillenträgern. Dtsch. med. Wschr. **1956**, 75—76. — **Kircher, W.**: Untersuchungen über die Wirksamkeit des Vitamins B_6 (Pyridoxin) bei diphtherischen Lähmungen. Int. Z. Vitamin-forsch. **25**, 175—185 (1954). — **Kleinschmidt, H.**: Haftung für Schäden nach ärztlichen Maßnahmen und deren Unterlassung. Kinderärztl. Prax. **26**, 501—507 (1958). — **Krech, U.**: Der Einfluß von Hyaluronidase auf die therapeutische Wirkung des D-Serums. Z. Immun.-Forsch. **109**, 427—428 (1952). — **Lamanna, A., C. Barsi, e F. Pasquinelli**: L'uso degli antibiotici nei portatori di Corynebacterium difteriae. G. Mal. infett. **4**, 40—46 (1952). — **Lasch, F.**: Über die Behandlung der schweren toxischen Diphtherie mit Cocarboxylase. Ann. paediat. (Basel) **178**, 333—340 (1952). — **Lorenzelli, A.**: Il cloramfenicolo nella difterite. G. Mal. infett. **4**, 224—225 (1952). — *Mazzacuva, D., e F. Tescola: Chlorpromazina e fermenti proteolitici nel trattamento del Croup difterico. Clin. pediat. (Bologna) **40**, 69 (1958). — **Murano, G.**: Rilievi sui limiti della terapia antibiotica nella infezione difterica. Pediatria (Napoli) **62**, 32—57 (1954). — **Mörer, A.**: Die Behandlung der Di.-Bazillenträger mit Erythromycin. Medizinische **1958**, 478—479. — **Müller, H.**: Über experimentelle diphtherische Polyneuritis. Z. Kinderheilk. **74**, 454—467 (1954). — **Nikiforow, W. N.**: Inhalation von Penicillin-, Streptomycin- und Novokainaerosolen zur Behandlung von hartnäckigen Di.-Bazillenträgern. Pediatriya (dtsch. Ausg.) **4**, 57—58 (1954). — **Orlandelli, M.**: Primi risultati clinici del trattamento della Di. con eritromocina. Lattante **25**, 583—588 (1954). — **Panero, C.**: Sull'uso del siero antistafilococcico in corso di trattamento con siero anticifterico. Rev. Clin. pediat. **68**, 316—323 (1961). — **Potel, J.**, u. H. L. Kamstadt: Die Penicillinempfindlichkeit von Di.-Bakterien bei Di.-Erkrankten und Di.-Keimträgern. Z. ges. inn. Med. **10**, 606—611 (1957). — **Prosperi, P.**: Azione degli ormoni ipofisari sul decorso clinico della intossicazione difterica. Riv. Clin. pediat. **54**, 188—198 (1954). — **Rapelline, M.**, e F. di Nola: Sulla sterilizzazione dei portatori difterici con eritromicina. G. Mal. infett. **8**, 567—568 (1956). — **Recchia, F.**: Limiti di azione della penicillina nella profilassi et nella terapia della tossi-infezione difterica. Aggiorn. pediat. **4**, 401—408 (1953). — **Ricci, G.**, e D'Agostino: L'impiego della tirotricina nei portatori di bacilli difterici. Aggiorn. pediat. **4**, 413—418 (1953). — *Ricci, G., L. Ravazzoni, E. Cavini, e S. Gianini-Corradini: Titoli di antitossina difterica e di properdina nella difterite. Aggiorn. Mal. Infez. **3**, 381 (1957). — **Romulu Calvet, J.**, e R. Gonzalez Herrera: Tratiamento de la difteria con penicillina sin empleo de antitoxina. Arch. Med. infant **23**, 187—212 (1954). — **Saluschnaya, M. S.**: Combined specific treatment of Di. in inoculated children. Pediatriya **42**, 46—49 (1963). — **Sami, S. A. A.**, and R. P. Sinha: A clinical study of the effects of nisone (prednisone) on laryngeal Di. with obstruction. Indian J. Pediat. **25**, 101—106 (1958). — **Satilow, A. P.**: Die Wirksamkeit der Plasma- und Bluttransfusion bei der toxischen Form der Diphtherie. Pediatriya **40**, 37—40 (1957). — **Schneider, R.**: Beitrag zur Penicillin-Streptomycin-Therapie der Diphtherie. Ärztl. Wschr. **1953**, 223—226. — **Seneca, H., O. Kupyn u. L. Philips**: In vivo-Wirkung von Prednisolon auf Di.-Toxin. Antibiot. et Chemother. (Basel) **6**, 204—208 (1956). — **Sedati, P., G. Gionta, e R. Maddaluno**: Sensibilità in vitro del Corynebacterium diphtheriae alla Tetraciclina e alla Chlortetracyclina. Aggiorn. pediat. **7**, 219—224 (1956). — **Simsolo, V., G. Shepherd, y A. Lambertini**: La asistencia respiratoria en la polineuritis post-diftericas. Rev. Asoc. méd. argent. **76**, 107—113 (1962). — **Ströder, J.**, u. Th. Hockerts: Die Peristonbehandlung der toxischen Diphtherie des Kindes. Dtsch. med. Wschr. **74**, 282 (1949). — **Ströder, J.**, u. H. Niggemeyer: Grundlagen und Methoden moderner Di.-Behandlung. Arch. Kinderheilk. **147**, 39—57 (1953). ~ Die Beeinflussung der diphtherischen Intoxikation durch eine Mucopolysaccharase (Stierhoden-Hyaluronidase). Z. ges. exp. Med. **119**, 301—313 (1953). — **Tasman, A., J. E. Minkenhof, H. H. Vink, A. C. Bradwijk, and L. Smith**: Importance of intravenous injection of diphtheria antiserum. Lancet **1958** I, 1299—1304. — **Thanawala, J. K.**: Observations on diphtheric infection in children. Indian J. Pediat. **21**, 151—157 (1954). — **Tonutti, E.**: Desoxycortison und Cortison bei Di.-Toxinvergiftung, insbesondere ihre Wirkungsunterschiede hinsichtlich des allgemeinen Resistenzvermögens. Arzneimittel-Forsch. **2**, 97—102 (1952). — **Verrotti, M.**, e D. Forte: Azione della ialuronidasi sull'assorbimento del siero antidifterico. Clin. pediat. (Bologna) **34**, 673—682 (1952). — **Versé, H.**: Therapieeffekt verschiedener Infusionsflüssigkeiten und des Di.-Serums im Spiegel mikromethodischer Rest-N- und Harnstoffbestimmungen. Z. Kinderheilk. **78**, 597—612 (1956). — **Voorhoeve, H. W. A.**: Diphtheriebehandlung mit Terramycin. Maandschr. Kindergeneesk. **27**, 119—132 (1959). — **Vorlaender, K. O.**, u. H. Kerp: Zur Frage der Di.-Behandlung mit Penicillin. Klin. Wschr. **1952**, 982—986. — **Wright, F. H.**: Pediatrics. Ann. Rev. Med. **8**, 455—478 (1957).

IX. *Prognose*

Grende, V.G.: The course of diphtheria in patients with an uncompleted course of antitoxic antidiphtheric vaccination. Pediatriya **36**, 33—38 (1957). — **Niggemeyer, H.**: Zur Pathomorphose der Diphtherie. II. Z. Kinderheilk. **68**, 531—562 (1950). — ***Platou, E.S.**, and **L.G. Pray**: Diphtheria. J.-Lancet **79**, 311 (1959). — **Ströder, J.**, u. **H. Niggemeyer**: Diphtherie. Handbuch der Kinderheilkunde, Bd. V. Berlin-Göttingen-Heidelberg: Springer 1960.

X. *Prophylaxe*

Agnese, G.: Sull'efficacia della vaccinazione antidifterica praticata nel secondo semestre della vita. Igiene mod. **49**, 52—58 (1956). — **D'Alo, G.**: Diminuito il potere immunizante dell' anatossina fluida nella vaccinazione antidifterica. G. Mal. infett. **12**, 342—343 (1960). — **Baldasserini, V.L.**, e **M. Bistocchi**: La vaccinazione antidifterica per via percutanea ed un tentativo di sterilisazione dei portatori. Ann. Fac. Med. Perugia **47**, 21—28 (1956). — **Barnes, J.M.**, et al.: A comparison of the antigenicity characteristics of the WHO International standard Di. formol toxins with a routine purified Diformol, toxoid. Brit. J. exp. Path. **44**, 561—567 (1953). — **Barr, M.**, **A.T. Glenny**, and **N.R. Butler**: Immunization of babies with DTP prophylactic. Brit. med. J. **1955**, 635—639. — **Barr, M.**, **A.T. Glenny**, **S. Hignett**, **K.J. Randall**, and **A. Thomson**: Antigenic efficiency of fluid and precipitated Di. prophylactics in very young babies and lambs. Lancet **1952 II**, 803—805. — **Bernheim, M.**, **Cl. Mouriquand**, **D. Germain**, **R. Gilly**, et **A. Nicolas**: Deux cas de purpura thrombopénique prolongé ayant succédé à une vaccination antidiphthérique-antitétanique, Splénéctomie, guérison. Pédiatrie **15**, 433—438 (1960). — **Bieniek, B.**, **W. Bieniek**, and **K. Erecinski**: The problem of anti-diphtheria vaccination in tuberculous children. Pediat. pol. **35**, 39—46 (1960). — **Bojlén, K.**, and **I. Scheihel**: The duration of immunity following Di. Vaccination. Dan. med. Bull. **2**, 70—73 (1955). — **Bousfield, G.**: Combined immunization against Di. and whooping-cough in infants aged 2—5 months. Brit. med. J. **5055**, 1216 (1957). — **Brainerd, H.D.**, **W. Kiyasu**, **M. Scaparone**, and **L.O'Gara**: Susceptibility to Di. among elderly persons. Immunization by the intracutan administration of toxoid. New Engl. J. Med. **247**, 550—554 (1952). — **Butler, R.**, **M. Barr**, and **A.T. Glenny**: Immunization of young babies against Diphtheria. Brit. med. J. **4860**, 476—481 (1954). — **Caputo, C.**, e **L. Robert**: Possibilità di potenziamento della vaccinatione antidifterica percutanea. Igiene mod. **49**, 865—872 (1956). — **Chen, B.L.**, **C.T. Chou**, et al.: Studies on DPT-combined immunization in children. I. Heterologous interference of pertussis agglutinin and tetanus antitoxin response by preexisting Di.immunity. J. Immunol. **77**, 144—155 (1956). — **Dunnet, W.N.**, **E.M. Schallibaum**, and **T.G. Scott**: Fatal diphtheria in the fully immunized child. Brit. med. J. **1960 I**, 251—252. — **Eisler, M.**, u. **J. Teichmann**: Versuche über Simultanimpfung gegen Diphtherie und Tetanus. Z. Immun.-Forsch. **120**, 249—252 (1960). — **Evans, D.G.**, and **L.B. Holt**: Inefficiency of purified diphtheria formol toxoid in primary immunization against Diphtheria. A report of the medical research council by its committee on Di. toxoid. Brit. med. J. **1962**, 149—151. — **Ericsson, H.**, and **L. Heselvic**: Active basal immunity and its application to epidemiology. II. Basal immunity and secondary response in Di.-prophylaxis. Acta paediat. (Uppsala) **42**, 542—547 (1953). — **Faerber, K.P.**: Allgemeine und örtliche Reaktionen bei Mehrfachimpfung mit DiPT- und DiT-Adsorbat-Impfstoff der Behringwerke. Mschr. Kinderheilk. **101**, 477—479 (1953). — **Ferola, R.**, e **L. Risolo**: Considerazioni sulla immunità ed allergia per l'infezione difterica nella prima infanzia. Aggiorn. Mal. infez. **5**, 219—228 (1960). — **Fleck, L.**, and **A. Kunicka**: The significance of antibacterial immunity in Diphtheria. Tex. Rep. Biol. Med. **15**, 850—860 (1957). — **Fleck, L.**: Neue Probleme und neue Tatsachen auf dem Gebiete der Diphtherie. Postępy Pediat. **3**, 5—10 (1957). — **Fujino, S.**: Effect of cortisone on diphtheria antitoxic immunity. Ann. paediat. jap. **4**, 579 (1958). — **Greenberg, L.**, et al.: Canadian field trials on the oral use of diphtheria toxoid. Canad. J. publ. Hlth. **45**, 103—111 (1954). — **Grende, V.G.**: The course of diphtheria in patients with an uncompleted course of antidiphtheric vaccinations. Pediatriya **36**, H. 2, 33—38 (1958). — **Grosnier, R.**: Place dela vaccination antidiphthérique dans le cadre de l'immunologie générale. Rev. Immunol. (Paris) **16**, 194—221 (1952). — **Gutenbrunner, W.**: Die Wirksamkeit der Diphtherie-Schutzimpfung. Zbl. Bakt., I. Abt. Orig. **163**, 245—248 (1957). — **Hanisch, R.J.**: Der Einfluß der Di.-Schutzimpfung auf den Verlauf einer Di.-Epidemie in einem Stadt- und Landkreis. Z. ges. Hyg. **137**, 348—356 (1953). — **Hesselvik, L.**, and **H. Ericsson**: Active basal immunity and its application to epidemiology. IV. Initial pain in DPT vaccination. Acta paediat. (Uppsala) **43**, 22—26 (1954). — **Holt, L.B.**: A re-assessment of the risk of provoking paralytic poliomyelitis by making prophylactic inoculations against Diphtheria and pertussis. J. Hyg. (Lond.) **57**, 150—161 (1959). — **Jemma, A.**: Immunizazione attiva contro la difterite nel lattante con anatossine adsorbite all'idrossido e al fosfato di alluminio. Risposte comparative ai due vaccini. Minerva nipiol. **5**, 41—44 (1955). — **Kassur, B.**, **J. Adamczyk**, **A. Rusinowa** u. **I. Wolodko**: Der Verlauf der Di. bei geimpften und nicht geimpften Patienten. Przegl. epidem. **17**, 157—168 (1963). — **Keller, W.**: Mehrfachimpfung mit Polio-DPT-Impfstoff. Med. Klin. **54**, 2211—2214

(1959). — **Kolarova, J.**: The paretic form of poliomyelitis in infants after immunization against Di. and variola and its prevention. Čs. Pediat. **13**, 200—203 (1958). — **Laforet, W., u. W. Bachmann**: Untersuchungen über eine Di.-Hauseepidemie in einem Kinderheim. Öff. Gesundheitsdienst **18**, 384—389 (1956). — **Labinskaya, A. S.**: Summation of immunization stimulations in the time microintervals during development of antitoxic antidiphtheric immunity. Zh. Mikrobiol. (Mosk.) **29**, 42—44 (1958). — **Lahiri, D. C.**: A new Di. prophylactic. Brit. med. J. **4806**, 370—372 (1953). — **Landucci, L., e D. Forte**: Contributo allo studio della rivaccinazione difterica per via percutanea. G. Mal. infett. **6**, 108—111 (1954). — **La Placa, M., e A. Rosa**: Comportamento del titolo antitossico antidifterico durante i primi due anni della vaccinazione nelli stessi soggetti ed in un ambiente privo di portatori di C. diphtheriae. Clin. pediat. (Bologna) **39**, 635—644 (1957). — **Lato, M.**: Dati statistici sui risultati della vaccinazione profilattica antidifterica in Italia ed all'Estero. Aggiorn. pediat. **4**, 355—364 (1953). — **Laurell, O., T. Mellbin, E. Rabo, B. Vahlquist u. P. Zetterquist**: Systematische Impfung mit kombiniertem Impfstoff (Di-Te-Pe) im Säuglingsalter. Serologische und klinische Studien. Klin. Wschr. **35**, 920 (1957). — **Levine, L., L. Wyman, E. J. Broderick, and J. Ipsen**: A field study in triple immunization (DPT). Estimation of 3 antibodies in infant serum from a single heel puncture using agglutination techniques. J. Pediat. **57**, 836—843 (1960). — **Lepri, G.**: Vaccinazione antidifterica con particolare riferimento alla Toscana. G. Mal. infett. **4**, 13—20 (1952). — **Lorenz, E.**: Zur Prophylaxe der malignen Diphtherie. Wien. med. Wschr. **1953**, 14—17. — **Madsen, Th., and St. Madsen**: Diphtheria in Denmark. Dan. med. Bull. **3**, 112—121 (1956). — **Malchair, R.**: La diphthérie grave. Rev. med. Liège **12**, 684—686 (1957). — **Mallardi, A., e F. Mazzone**: Vaccinazione antidifterica di richiamo mediante cerottoreazione (Pflaster). Lattante **27**, 551—558 (1956). — **Martin du Pan, R., W. Geisendorf, M. Paccaud, B. Koechli, et L. Gmur**: La vaccination combinée Coqueluche-Diphthérie-Tetanos et antipoliomyélitique chez le nourrisson. Ann. paed. (Basel) **201**, 95—107 (1963). — **Martini, G.**: L'influenza della vitamina B_{12} sulla risposta immunitaria nella vaccinazione antidifterica. Minerva pediat. **12**, 220—225 (1960). — **Mason, J. H., M. Robinson, and M. Brown**: Immunization against Diphtheria. The booster dose. S. Afr. med. J. **1953**, 293—295. — **Mason, J. H., M. Robinson, M. Preiss, and P. A. Christensen**: Immunization against Di.: comparison of A.D.F., P.T.A.P. and A.P.T. in man. S. Afr. med. J. **1954**, 1071—1074. — **Mazzacuva, D.**: Comportamento della reazione Schick in soggetti non vaccinati, vaccinati et dopo difterite. G. Mal. infett. **11**, 937—938 (1959). — **Mittelmeier, H.**: Generalisierte anaphylaktisch-toxische Gefäßwandschädigung mit Sinusthrombose nach aktiver Di.-Schutzimpfung. Zugleich ein Beitrag zur Ätiologie und Pathogenese organischer Gefäßkrankheiten. Mschr. Kinderheilk. **107**, 288—293 (1959). — **Montenovesi, P.**: Una epidemia di difterite in Verona e provincia. Fracastoro **52**, 119—130 (1959). — **Neva, F. A.**: Poliomyelitis in a family with occurrence of localized paralysis after inoculation with combined DPT-vaccine. Pediatrics **18**, 59—63 (1956). — **Oster, H.**: Zur Frage der Dauer des Impfschutzes bei der aktiven Di.-Schutzimpfung. Öff. Gesundheitsdienst **16**, 13—21 (1954). — **Petrilli, F. L., e G. Agnese**: Stato immunitario di una popolazione largamente vaccinata contro la difterite. Igiene mod. **48**, 596—612 (1955). — **Ramon, G.**: Sur l'efficacité des vaccinations antidiphtériques et antivarioliques. Ann. Méd. prat. soc. **12**, No. 153, 3—5 (1956). — **Van Ramshorst, J. D.**: Die Diphtherie-Schutzimpfung und ihre Aufgabe in heutiger Zeit. Therapiewoche **11**, 797—803 (1961). — **Report of Index Medicus 1964**: A trial of reinforcing doses of Di. Toxoid absorbed through the buccal mucosa. A report by the public health laboratory service and the Manchester education committee school health service. J. Hyg. (Lond.) **61**, 425—429 (1963). — **Report** of Poliomyelitis and prophylactic inoculation against Di., whooping-cough and smallpox. Report of the Medical Research Council committee in Inoculation Procedures and Neurologic Lesions. Lancet **1956 II**, 1223—1231. — **Schuchardt, L. F., J. Munoz, and W. F. Verwey**: Studies on combined diphtheria-pertussis-tetanus-poliomyelitis vaccine. Amer. J. publ. Hlth. **50**, 321—328 (1960). — **Severi, F.**: Risposta dell'immaturo allo stimolo antigene con antitossina difterica. Aggiorn. pediat. **8**, 95—104 (1957). — **Sirand, L.**: Deux observations de coma hypoglycémique dans les suites immédiates d'une vaccination. Pédiatrie **18**, 581—582 (1963). — **Smith, M. K.**: Effect of different types of immunization program on duration of Di-immunization as indicated by Schick reaction. J. Pediat. **48**, 292—295 (1956). — **Spiller, V., F. L. Groarke, J. M. Barnes, and L. B. Holt**: Di. prophylaxis. Long-term efficiency of separated and combined antigenes administered early in life. Brit. med. J. **1959 I**, 96—97. — **Spiller, V., J. M. Barnes, L. B. Holt, and D. E. Cullington**: Immunization against Di. and whooping-cough combined versus separate inoculations. Brit. med. J. **4940**, 639—643 (1955). — **Teichmann, J.**: 30 Jahre Di. in Österreich unter Berücksichtigung der prophylaktischen Di.-Schutzimpfung. Int. J. prophyl. Med. **2**, 100—104 (1958). — **Tschernenko, V. D.**: The effect of influenza infection on acquired immunity to diphtheria in vaccinated children. Zh. Mikrobiol. (Mosk.) **31**, No. 5, 25—27 (1960). — **Tsuda, T.**: Studies of the herd immunity of school children against Diphtheria. II. Distribution of antitoxin in blood serum and Schick negative rate of school children 2 years after serial booster of Di. toxoid. Yokohama med. Bull. **14**, 153—162 (1963). — **Vahlquist, B., L. Hesselvik, and H. Ericsson**: Active basal immunity and its application to epidemiology. III. Combined immunization against Di., Tetanus and Pertussis in infancy. Acta paediat. (Uppsala) **43**, 15—21 (1954). — **Vahlquist, B.**, and **F. Nordbring**: Studies on Diphtheria. VI. The effect of Di. immunization of newborn prematures. Acta paediat. (Uppsala) **41**, 53—56 (1952). — **Vivoli, F., F. Amore**, e **G. Cremonini**: Sull'efficacia della vaccinazione antidifterica per via percutanea mediante cerotti all'anatossina. Clin. pediat. (Bologna) **38**, 97—108 (1956). — **Winokur, B.**: Severe Di. in an inoculated patient. Lancet **1956 II**, 660—661. — **Wishart, F. O., C. W. Carr**, and **L. K. Jackson**: Di.-antitoxin titres following a recall dose of Di. toxoid. A three year study. Canad. J. publ. Hlth. **43**, 121—127 (1952).

Die Listeriose

Von G. Erdmann, Mainz, und H. P. R. Seeliger, Würzburg

Mit 11 Abbildungen

I. Definition

Die Listeriose ist eine bei Menschen und Tieren durch *Listeria monocytogenes* (Pirie) hervorgerufene Infektionskrankheit. Aus Gründen der bakteriologischen Nomenklatur war früher auch die Bezeichnung „Listerellose" in Gebrauch.

II. Geschichte

Der 1924 von Murray et al. bei Stallinfektionen unter Kaninchen und Meerschweinchen isolierte und 1926 eingehend beschriebene Krankheitserreger hieß zunächst wegen der auffälligen Monocytose im Blutbild der erkrankten Kaninchen „*Bacterium monocytogenes*". Pirie nannte den gleichen, bei Wüstenspringmäusen am Tigerfluß in Südafrika gefundenen Keim zu Ehren Listers unter Hinweis auf seine bemerkenswerte Leberpathogenität „*Listerella hepatolytica*". 1940 schlug er die heute fast ausschließlich verwendete Bezeichnung *Listeria monocytogenes* (L. m.) vor.

Listerien sind wahrscheinlich auch schon früher bei Tieren (*Bacterium hepatis*, Hülphers, 1911) und bei Menschen (Henle, Aschoff, Schneider, Atkinson, Kantschewa, Fraenkel u. a.) als Krankheitserreger wirksam gewesen. So konnte Paterson den 1921 von Dumont und Cotoni aus dem Liquor eines an eitriger Meningitis verstorbenen jungen Mannes gezüchteten (und sachgemäß konservierten) Krankheitskeim nachträglich als Listeria monocytogenes identifizieren. Nyfeldt isolierte den Erreger Anfang der dreißiger Jahre wiederholt aus Blutkulturen von Patienten mit infektiöser Mononucleose. Wenig später berichteten verschiedene Autoren (Gibson, Kapsenberg, Schultz et al.) über einzelne *eitrige Meningitiden*, die durch diesen Keim verursacht waren. Das Verdienst, als erster die *Neugeborenen-Listeriose* beschrieben zu haben, gebührt dem Amerikaner Burn. 15 Jahre später konnten Reiss, Potel und Krebs in Halle/Saale dieses Krankheitsbild, das wegen seiner pathoanatomischen Besonderheiten auch „*Granulomatosis infantiseptica*" genannt wurde, als eine relativ häufige Infektionskrankheit bei Neugeborenen entlarven und die Zusammenhänge mit der Infektion der Schwangeren über eine diaplazentare Erregerpassage, die übrigens bereits um die Jahrhundertwende Aschoff bei einem Fall von „Pseudotuberkulose" diskutiert hatte, weitgehend aufklären. Ausgehend von der Sicherung eines einschlägigen Falles beim Erwachsenen im Bonner Raum erkannte Seeliger 1951 die Identität des in Halle/Saale zunächst *Corynebacterium infantisepticum* genannten Krankheitserregers mit der *Listeria monocytogenes*.

Noch Anfang 1950 betrug die Zahl der im Schrifttum publizierten Listeriosen beim Menschen etwa 50, während im Tierreich bereits einige tausend Fälle nachgewiesen waren. 15 Jahre später waren schon mehr als 1000 gesicherte Listeriosen beim Menschen bekannt. Allein an der Bonner Listeria-Zentrale wurden in diesem Zeitraum etwa 2000 im In- und Ausland isolierte Kulturen nachuntersucht und serologisch eingeordnet. Ausführliche Darstellungen über Erreger und klinische Beobachtungen vgl. Seeliger (1958, 1961) und Erdmann (1963), letztere bevorzugt pädiatrische Belange betreffend.

III. Bakteriologie und Serologie des Erregers

L. m. ist ein grampositives, sporenloses Kurzstäbchen von 0,5 μ Breite und 1—2 μ Länge (Abb. 1). Obwohl früher stets als unbekapselt bezeichnet, wurden in jüngster Zeit im Nativpräparat von Eiterausstrichen (Seeliger) sowie elektronenoptisch (METZGER und SMITH, 1962) Strukturen nachgewiesen, die mit der Annahme von Kapseln vereinbar sind; doch steht eine endgültige Klärung noch aus. Da die Keime an den Enden manchmal zugespitzt erscheinen und gelegentlich Ketten von 3—8 Gliedern bilden, sind Verwechslungen mit morphologisch ähnlichen Bakterien, insbesondere Pneumokokken, Enterokokken usw., leicht möglich.

Es ist auch nicht möglich, Listerien auf Grund ihrer Gestalt und Färbbarkeit mit Sicherheit von aeroben und anaeroben Corynebakterien, Brevibakterien u. a. m. abzugrenzen, zumal *L. m.* unter bestimmten Kulturbedingungen auch schlanke, leicht gebogene Stäbchenformen von 2—5 micron Länge und — beim Übergang in die Rauhform — fädige Strukturen bildet, die einzeln (6—20 micron) und in Ketten gelagert, bis zu 275 micron lang werden können. Da *L. m.* die Gramfestigkeit verlieren kann und dann als gramvariables oder gramnegativ reagierendes Stäbchen von verschiedener Gestalt erscheint, sind weitere Verwechslungen, z. B. mit *Haemophilus influencae* u. a. gramnegativen Keimen, möglich und auch erfolgt.

Das wichtigste Merkmal zur Abgrenzung von fast allen vorstehend aufgeführten Keimarten ist die durch mehrere *Geißeln* verursachte *Beweglichkeit* der *L. m.*, die sich sowohl im flüssigen Nativpräparat (Liquor) als auch nach Züchtung in Nähr- oder Traubenzuckerbouillon und im halbflüssigen Beweglichkeitsagar darstellen läßt. Allerdings sind Begeißelung und Beweglichkeit nur bei Temperaturen

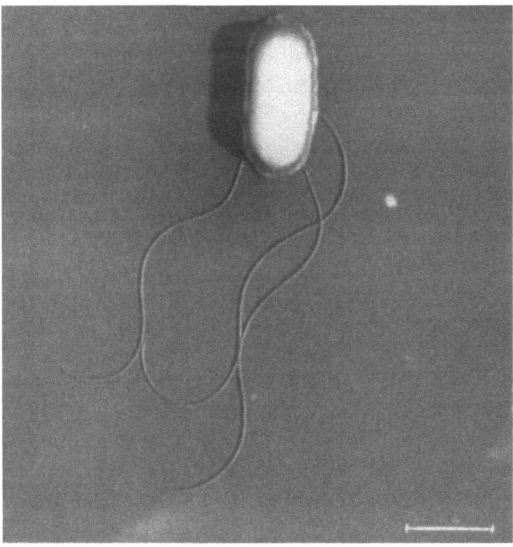

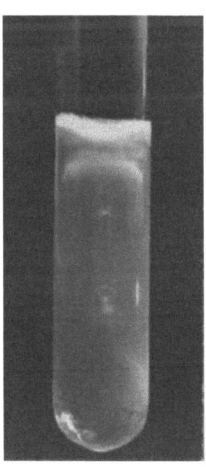

Abb. 2. Kultur im halbflüssigen Agar

Abb. 1. Listeria monocytogenes. (Nach BADER)

zwischen 20 und 30° C optimal ausgeprägt; bei 37° C kommt es oft — wenn überhaupt — nur zur Ausbildung einer polar gelegenen Geißel und zu einer kümmerlichen Beweglichkeit. Die Nichtbeachtung dieses Verhaltens hat wiederholt zu Fehlbestimmungen geführt.

Aber auch aus der Beweglichkeit können sich diagnostische Fehlschlüsse ergeben, da eine Abgrenzung gegen bewegliche Enterokokken, bewegliche (meist farbstoffbildende!) Corynebakterien, Brevibakterien und schlecht sporulierende Bacillus-Arten erforderlich ist.

Die Bewegungen der *L. m.* sind recht charakteristisch und können bei der Beobachtung von Nativ- und Kulturmaterial im hängenden Tropfen (Dunkelfeld) wertvolle Hinweise liefern: Man findet meist rotierende Bewegungen, die sich zu raschen, exzentrischen Umdrehungen steigern, bis sich der Keim plötzlich in einer Richtung davonschlängelt. Daneben lassen sich eigentümliche Schwing- und Taumelbewegungen beobachten. Nur in jungen (6 Std alten) Kulturen bei 25—30° C sind alle Keime in Bewegung, sonst verharrt meist ein großer Teil in völliger Ruhe.

Mit Sicherheit läßt sich *L. m.* nur kulturell-biochemisch von anderen Keimarten abgrenzen. Deshalb ist auch *bakterioskopisch* bei der Untersuchung von klinischem Material — trotz Gramfärbung und gelungenem Beweglichkeitsnachweis — bestenfalls nur eine *Verdachtsdiagnose* statthaft. Die *Kultur* der *L. m.* wird durch ihre relative Anspruchslosigkeit den Nährstoffen gegenüber und durch ihre Widerstandsfähigkeit gegen ungünstige äußere Einflüsse ebenso erleichtert wie durch ihre Fähigkeit, sich bei Temperaturen zwischen 4° C (Kühlschrank) und 38° C auf künstlichen Substraten (Traubenzucker-, Tryptose- und Leberbouillon sowie entsprechenden Agar-Medien mit und ohne Zusatz von 5 % defibriniertem Blut) zu vermehren.

Obwohl unter aeroben Verhältnissen nach 24—48 Std in flüssigen Medien gutes Wachstum und auf der Oberfläche von Agar die Entstehung der mit bloßem Auge erkennbaren Kolonien erfolgt, wird die Anzüchtung und Vermehrung durch Verminderung der O_2-Spannung und eine CO_2-Atmosphäre von 5—10% deutlich gefördert. Dies zeigt sich u. a. an der Ausbildung einer deutlich sichtbaren schirmartigen Wuchszone etwa 0,5 cm unterhalb der Agaroberfläche, wenn die Züchtung im halbflüssigen Agar erfolgt (vgl. Abb. 2). Dieses Verhalten ist ungemein charakteristisch; es ist zugleich ein Hinweis für die Fähigkeit des Erregers, sich im sauerstoffarmen Gewebe kräftig zu vermehren.

Das *Vermehrungsvermögen* der *L. m. bei niederen Temperaturen*, z. B. bei +4—6° C im Kühlschrank, wurde von GRAY, STAFSETH, THORP, SHOLL und RILEY (1948) zur Entwicklung einer speziellen Anreicherungsmethode ausgenutzt, nachdem sich gezeigt hatte, daß die Keime aus infiziertem homogenisierten Organmaterial primär nicht isoliert werden konnten, aber nach mehrwöchiger Aufbewahrung in der Kälte sich so vermehrt hatten, daß ihr Nachweis dann durch Kultur ohne Schwierigkeiten gelang.

SEELIGER, PLAB und SULZBACHER (1960) haben dies durch Beobachtungen an homogenisierten Organstückchen (Leber) bei der experimentellen, latenten Mäuselisteriose (Mehrausbeute 20%), bei der Untersuchung von Mekonium infizierter Neugeborener (Mehrausbeute etwa 10%) ebenso bestätigt wie KÖHLER (persönliche Mitteilung) bei der Untersuchung der Schaflisteriose in Norddeutschland und neuerdings ERREBO-LARSEN und BOJSEN-MØLLER bei Stuhlkulturen in Dänemark.

Gleichzeitig deutet die Fähigkeit zur Vermehrung bei so niedrigen Temperaturen sowie das von vielen Autoren beobachtete *Überleben der L. m. in Bodenproben, auf Holzsplittern, in Silofutter* usw. (vgl. GRAY, 1963) daraufhin, daß es sich *primär* wohl nicht um einen an Warmblüter adaptierten Keim handelt, sondern um ein *Bodenbacterium.* Diese Hypothese (SEELIGER und CHERRY, 1956) wurde durch das gehäufte Auftreten von *L. m.* in Silofutter (PALSSON, 1963; GRAY, 1963) gestützt und schließlich durch den wiederholten Nachweis von *L. m.* in Boden- und Schlammproben (Düngemittel) durch SEELIGER, WINKHAUS, ANDRIES und VIEBAHN (1965) weiter erhärtet.

Die auf Blutagar gewachsenen *Einzelkolonien*, die nach 24 Std bei 37° selten einen größeren Durchmesser als $^1/_2$ mm aufweisen, können bei Aufbewahrung der Platten in Zimmertemperatur bis 3 mm ⌀ erreichen (isoliert stehende Randkolonien). Sie sind anfänglich durchsichtig und tautropfenartig, später grauweiß und stets von einer mehr oder minder ausgeprägten β-hämolytischen Randzone umgeben. Nach Oberfläche und Konsistenz gibt es verschiedene Kolonienformen (Einzelheiten s. SEELIGER, 1958, 1961). Auf Tryptose-Agar weisen die Listerien bei Schrägbeleuchtung von unten her ein charakteristisches grün-blaues Irisieren auf, das auf Empfehlung von GRAY zur Entwicklung einer von manchen Laboratorien mit gutem Erfolg benutzten Kultivierungs- und Isolierungstechnik führte.

Die diagnostisch ebenfalls wichtige β-Hämolyse wird durch ein oder mehrere *Hämolysine* verursacht, die z. T. als Antigen wirken und zur Bildung von Antilisteriolysin führen.

Nach SCHUBERT und SEELIGER (1961, unveröffentlicht) geben besonders stark hämolysierende Stämme eine positive Eigelbreaktion, wie man sie beim Vorhandensein von Phospholipinasen findet. Nach GIRARD, SBARRA und BARDAWILL (1963) ist vermutlich eines der Hämolysine mit der Listerien-Lecithinase identisch. Weitere Einzelheiten über Darstellung und Reinigung des Listerien-Hämolysins finden sich bei NJOKU-OBI (1962), NJOKU-OBI und JENKINS (1962), NJOKU-OBI, A., JENKINS, NJOKU-OBI, J., ADAMS und COVINGTON (1963), NJOKU-OBI und NJOKU-OBI (1964—1965), NJOKU-OBI und OSEBOLD (1962), JENKINS, NJOKU-OBI und ADAMS (1964), JENKINS, ADAMS und WATSON (1967).

Die übrigen diagnostisch wichtigen kulturellen und biochemischen Besonderheiten, insbesondere die bei *L. m.* fast stets (eine Ausnahme bei bisher 2100 kontrollierten Stämmen, KAMPELMACHER und SEELIGER, 1964, unveröffentlicht) vorhandene Katalase-Bildung sind aus Tab. 1 ersichtlich.

Tabelle 1. *Biochemische Differentialdiagnose zwischen Listeria monocytogenes und anderen grampositiven, asporogenen Bakterienarten*

Art	β-Hämo-lyse	Kata-lase	Beweg-lichkeit	Harn-stoff-spal-tung	Aesku-lin-spal-tung	Nitrat-reduk-tion	Spaltung von	
							Dextrose	Salicin
Listeria monocytogenes	+	+ (!)	+	—	+	—	+	+
Erysipelothrix insidiosa (rhusiopathiae).......	—	— (!)	—	—	—	—	+	—
Lactobacillus acidophilus und verwandte Arten	(±)	— (!)	—	—	(±)	—	+	(±)
Bifidobacterium bifidum ...	—	— (!)	—	—	(±)	—	+	+/—
Corynebacterium diphtheriae..	(±)	+	—	—	—	+	+	—
C. belfanti	+	+	—	—	—	—	+	?
C. ulcerans	+	+	—	+	—	—	+	?
C. hoffmannii	—	+	—	+	—	—	+	—
C. xerosis	—	+	—	—	—	—	+	—
C. ovis (pseudotuberculosis) ..	+	+	—	+	—	—	+	—
C. kutscheri	—	+	—	—	+	—	+	—
C. equi	—	+	—	+	—	+	+	—
C. renale	—	+	—	+	—	+/—	+	—
C. poinsettiae	—	+	+	—	—	—	+	+
B. helvolum	—	+	(+)	?	?	?	+	?

Serologisch lassen sich die bisher überprüften Stämme von *L. m.* nach ihrem Gehalt an O-(Körper bzw. Zellwand-) Antigenen in *drei Gruppen* aufteilen, die durch Analyse der Geißelfaktoren in weitere *Typen und Subtypen* untergliedert werden. Zur Zeit können folgende *Antigenkombinationen* als gesichert gelten:

Tabelle 2. *Antigenschema von Listeria monocytogenes nach* DONKER-VOET *(1966);* erweitert von SEELIGER (1967)

Typ 1/2a	I, II, (III)	AB
Typ 1/2b	I, II, (III)	ABC
Typ 1/2c	I, II, (III)	BD
Typ 3a	II, IV, (III)	AB
Typ 3b	II, IV, (III)	ABC
Typ 3c	II, IV, (III)	BD
Typ 4ab	(III), V, VI, VII, IX	ABC
Typ 4a	(III), (V), VII, IX	ABC
Typ 4b	(III), V, VI	ABC
Typ 4c	(III), V, VII	ABC
Typ 4d	(III), (V), VI, VIII	ABC
Typ 4e	(III), V, VI, VIII, IX	ABC
Typ 4f	(III), V, XV	ABC
Typ 5	(III), (V), VI, VIII, X	ABC
Typ 6	(III), VII, VIII, XI	ABC
Typ 7	(III), XII, XIII	ABC
L. grayi	(III), XII, XIV	E

Die *Differenzierung* erfolgt *mittels O- und H-Faktorenseren* und wird in verschiedenen Speziallaboratorien durchgeführt. Sie ist für klinische und therapeutische Bedürfnisse ohne Belang, aber für diagnostische und epidemiologische Zwecke wichtig.

Bei den meisten menschlichen Listeriosefällen wurden die Serotypen 1 und 4 b nachgewiesen, seltener die Serotypen 2, 3 und 4 a, ausnahmsweise (insbesondere in Stuhlproben) die restlichen Serotypen, mit denen das serologische Typenspektrum sicher noch nicht erschöpft sein dürfte.

Neben dem Agglutinationsversuch sind besonders der *Agargel-Diffusions-Präcipitationstest* und die *Komplementbindungsreaktion* zur Serodiagnostik und Antigenanalyse herangezogen worden. Vielversprechend ist auch die in neuerer Zeit gelungene Verwendung *fluorescierender Antikörper* (vgl. EVELAND, 1963; MILLER und MURASCHI, 1963). Zu erwähnen ist weiter der von NJOKU-OBI (1963) mitgeteilte Antigen-Bindungstest.

Wichtig, vor allem für den Versuch einer Serodiagnostik menschlicher Erkrankungen und von Verdachtsfällen, ist der Umstand, daß Listerien mit anderen grampositiven, beim Menschen häufig vorkommenden Keimarten O-Antigengemeinschaften aufweisen, so mit Enterokokken (SEELIGER, 1955), *Staphylococcus aureus* (SEELIGER und SULZBACHER, 1956), hämolysierenden Streptokokken (SACHSE und POTEL, 1957), *Staphylococcus epidermidis* (WELSHIMER, 1960) und *Bacillus*-Arten (NETER, ANZAI und GORZYNSKI, 1960). Die H-Antigene erwiesen sich bisher als artspezifisch, was dem Nachweis von H-Agglutininen in menschlichen Seren diagnostische Bedeutung verleiht.

Als zusätzliche Hilfsmittel zur Identifizierung der Keime dienen *Tierversuche*, dabei insbesondere

a) die experimentelle *Erzeugung einer Monocytose* bei i. p. oder i. v. infizierten Kaninchen (vgl. MURRAY et al., 1926; NYFELDT, 1932; sowie WEBB und BARBER, 1937).

b) die experimentelle *Erzeugung einer septischen Granulomatose* bei i. p. oder i. v. infizierten Mäusen, Kaninchen u. a. Versuchstieren, und

c) der ANTON-Test: *Erzeugung einer experimentellen Keratoconjunctivitis* beim Kaninchen 2—3 Tage nach intraconjunctivaler Instillation lebender Keimaufschwemmungen (Literatur s. FLAMM und ZEHETBAUER, 1956).

Betreffs Einzelheiten, auch im Hinblick auf Versuche am Großtier, sei auf die monographischen Darstellungen verschiedener Autoren verwiesen (z. B. H. und E. HAHNEFELD, 1959; CORDY und OSEBOLD, 1959; PALLASKE, 1958; Zusammenfassung: SEELIGER, 1958, 1961).

Die Durchführung solcher Tierversuche erfordert erhöhte Vorsicht, da die Erreger im Stuhl, Urin und Eiter ausgeschieden werden und sich leicht in den Tierställen ausbreiten. Frauen im gebärfähigen Alter, insbesondere verheiratete Frauen, sollten keinesfalls solche Tierversuche vornehmen, nachdem trotz rigoroser Schutzmaßnahmen Laborinfektionen nicht verhütet werden konnten (vgl. SEELIGER, 1963).

IV. Pathologische Anatomie

Die pathologische Anatomie der Listeriose ist durch zwei Verlaufsformen gekennzeichnet

a) die *eitrige Entzündung* (z. B. Conjunctivitis, Meningitis purulenta usw.) mit einem Eiter, der oft massenhaft mononucleäre Zellen enthält, und

b) die *granulomatöse Entzündung* mit Bildung typischer Granulome (*Listeriome*), die einen charakteristischen histologischen Aufbau zeigen (vgl. Abb. 3) und disseminiert in zahlreichen Organen und Körperteilen oder lokalisiert nur in einem Organ- oder Lymphknotenbereich anzutreffen sind. Verschiedene Formen der Listeriombildung, die alle Übergänge von Rundzellinfiltraten über Nekroseherde

nach Art der Tuberkel bis zur bindegewebigen Vernarbung erkennen lassen, sind
oft im gleichen Organ nebeneinander nachweisbar und lassen auf verschiedene
Phasen einer hämatogenen Aussaat schließen. Absceßbildung ist seltener und
betrifft meist die Lymphkno-
ten (z. B. bei der cervico-facialen Form der Listeriose). Die
Listeriome sind in der Regel
hirsekorn- bis erbsengroß, können aber bis zur Größe einer
Nuß oder eines Taubeneies anwachsen (JUNG und SEELIGER,
1953). Im Gehirn sind man-
schettenförmige Rundzellinfil-
trate um die Capillaren charakteristisch.

Betreffs Einzelheiten sei
auf die monographischen Darstellungen von REISS (1955,
1957), SEELIGER (1958, 1961),
COLMANT (1961), ESSBACH
(1961) und ERDMANN (1963)
verwiesen.

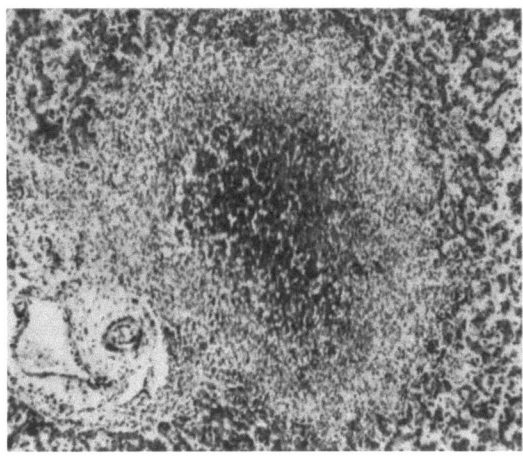

Abb. 3. Zentral nekrobiotisches Leber-Granulom, H.E., 125fach.
(Nach REISS)

Die sowohl im Eiter als auch im Listeriom vorherrschenden *mononucleären
Zellen* bzw. Monocyten gelten als *charakteristisches celluläres Substrat* der durch
L. m. bedingten Entzündung.

Listerien enthalten einen extrahierbaren Lipoidkörper (*MPA* = „*monocyte producing
agent*" genannt), der für diese spezielle Reaktionsform des infizierten Körpers verantwortlich
ist (vgl. STANLEY, 1949). Die in der Zellwand und im Zellplasma vorhandenen Polysaccharide
und vor allem Proteide (Polypeptide) sind für die endotoxisch bedingten nekrobiotischen
Vorgänge verantwortlich zu machen (vgl. PATOČKA, MÁRA und SCHINDLER, 1959). Möglicherweise sind weitere Wirkungen durch Exotoxine bedingt, die in den Hämolysinen und der
Lipase vermutet werden (GIRARD und SBIRRA, 1963).

V. Nachweis der Listeriose

a) Bakteriologische Diagnose

Entsprechend dem jeweiligen Organbefund und der Affinität der *L. m.* für bestimmte
Gewebe kommen folgende Untersuchungsmaterialien für den Erregernachweis in Betracht:

1. *Venen- bzw. Nabelschnurblut.* Venenblut bei fieberhaften Erkrankungen, vor allem
solchen mit Monocytose und Drüsenschwellungen; stets bei unklaren Fieberschüben gegen
Ende der Schwangerschaft.

2. *Knochenmark* bei septischen Zuständen unklarer Ätiologie.

3. *Ascites* u. a. seröse *Punktate.* Listeriose geht gelegentlich mit den Erscheinungen einer
Polyserositis einher.

4. *Eiter, eitriges Exsudat, Pustelinhalt.*

5. *Schleimhautabstriche* (Nase: bei Rhinitis der Neugeborenen; Conjunctiva: bei Conjunctivitis; Urethra, Vulva usw.).

6. *Liquor cerebrospinalis.* Bei entzündlichen Erscheinungen seitens des ZNS (auch im Verdachtsfall).

7. *Cervicalschleim* (bzw. *Menstrualblut*). Cervixsekret am besten am Ende der Menses.

8. *Fruchtwasser* bei Verdacht auf Neugeborenenlisteriose, vor allem bei übelriechendem
oder verfärbtem Fruchtwasser.

9. *Lochialsekret.* Mehrfache Kontrolle bei Verdacht auf Neugeborenenlisteriose in täglichen Abständen.

10. *Urin* bei Cystopyelitis gravidarum.

11. *Mekonium* sollte routinemäßig bei allen Frühgeburten und Neugeborenen mit geringstem Verdacht auf Listeriose untersucht werden.

12. *Placenta.* Vorzugsweise Stückchen mit sichtbaren Veränderungen (s. S. 302), aber auch ohne solche in NaCl-Lösung (nicht in Formalin!) einsenden.

13. *Muttermilch* bei Fieber in der Nachgeburtsperiode.

14. *Organstückchen* (Biopsie- oder Autopsie-Material), insbesondere Gehirn, Rückenmark, Lunge, Leber, Milz, Nieren, Lymphknoten, Herzmuskel.

15. *Stuhl* bei Listeriose-Verdacht, gehäuften Fehlgeburten, sowie bei Frauen mit erhöhten *Listeria*-Titern angezeigt, desgleichen bei Personen in Schlachthöfen, Abdeckereien, Landwirtschaftsbetrieben usw.

Die *Versendung* erfolgt in den für die jeweiligen Proben vorgesehenen Gefäßen nach den für den Transport *infektiösen Materials* geltenden Richtlinien. Zweckmäßig ist es, der Untersuchungsstelle das Eintreffen des zur *Listeria*-Diagnostik bestimmten Materials zu *avisieren;* denn bei der Listeriose des Neugeborenen, bei drohendem Abort, bei septischer Listeriose sowie bei den meningo-encephalitischen Prozessen handelt es sich nicht selten um akut lebensbedrohende Zustände, die einer unverzüglichen diagnostischen Klärung bedürfen.

Da sich *L. m.* — im Gegensatz zu vielen Begleitkeimen — bei Temperaturen zwischen 4° und 10° C langsam vermehrt, sind die *Proben* bis zur Absendung bzw. Verarbeitung im Laboratorium tunlichst *im Kühlschrank* aufzubewahren. Selbst aus stark verunreinigtem Untersuchungsgut lassen sich die Erreger dann noch — oft Monate später — ohne größere Schwierigkeiten anzüchten und isolieren.

Von einer Lagerung oder Vorbebrütung der Proben bei 37° C ist — ausgenommen Liquor cerebrospinalis — abzuraten, da sich vorhandene Begleitkeime meist rascher vermehren als Listerien und diese überwuchern, so daß dann deren Nachweis nicht mehr gelingt.

Die bakteriologische Untersuchung schließt den bakterioskopischen Nachweis, verschiedene Anreicherungs- und Kulturverfahren zur Isolierung und Reinzüchtung sowie gegebenenfalls die Bestimmung der *Antibiotica-Empfindlichkeit* und *Typzugehörigkeit* der gezüchteten Keime ein. Die kulturellen Verfahren usw. sind Sache des versierten Laboratoriums und werden hier nicht weiter erörtert (s. SEELIGER, 1961, 1962). Die Antibiotica-Empfindlichkeit der *L. m.* ist nach HOLL und SEELIGER (1962) ziemlich einheitlich, sofern die Untersuchungsmethodik genügend standardisiert ist (vgl. Tab. 6 auf S. 304).

Zum bakterioskopischen Nachweis von *L. m.* sind alle Untersuchungsstoffe ungeeignet, in denen normalerweise mit dem Vorkommen von Keimen, insbesondere grampositiven Kokken und Stäbchen, zu rechnen ist. Deshalb hat es nur Zweck, das *Sediment* von *Liquor, Ascites* u. a. *serösen Punktaten* sowie *Eiter-* und *Meconium-Ausstriche mikroskopisch* auf Listerien zu untersuchen. Dies gilt auch für dünne histologische Schnitte von Organ- und Gewebsstückchen (vgl. REISS, 1953, 1955), die nach GRAM gefärbt oder nach LEVADITI versilbert werden.

Die mikroskopischen Präparate werden in üblicher Weise angefertigt, hitzefixiert und dann nach der Methode von GRAM gefärbt. Der Nachweis uncharakteristisch gelagerter *grampositiver*, gelegentlich kokkoider extra- und intracellulärer *Kurzstäbchen* ist in hohem Maße für *L. m. verdächtig.* Ein solcher Verdacht wird unterstützt, wenn das Zellbild im Präparat reichlich mononucleäre Elemente zeigt. Die Menge der Keime wechselt stark. Nach längerem Transport sind sie oft massenhaft enthalten, im frischen Präparat aber oft erst nach langem Suchen zu finden. Im *Listeria*-haltigen Liquor braucht Zellvermehrung nicht vorhanden zu sein (vgl. DIEMER und SEELIGER, 1962).

Beachte: Infolge gramvariablen Verhaltens können Listerien auch gramnegativ erscheinen und mit anderen Keimen, z. B. *H. influenzae*, verwechselt werden (s. S. 281).

Wenn im gramgefärbten Eiter-Ausstrich *Listeria*-verdächtigen Keime nicht gesehen werden, empfiehlt es sich bei begründetem Verdacht, zusätzlich eine

GIEMSA-Färbung vorzunehmen. Hierdurch lassen sich die phagocytierten Erreger (s. Abb. 4) gelegentlich besser darstellen.

Eine weitere Bereicherung der mikroskopisch-diagnostischen Möglichkeiten stellt die Anwendung fluorescierender Antikörper dar. Erfahrungen von MILLER

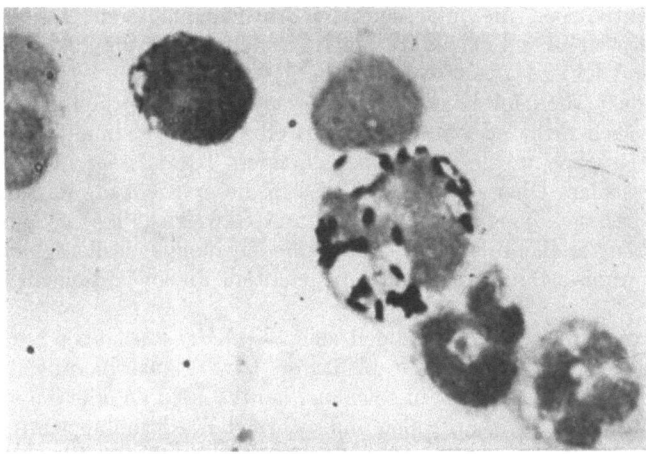

Abb. 4. Phagocytierte Listerien (Giemsa-Färbung). Aus SEELIGER, DEL C. PLAB und SULZBACHER

und MURASCHI (1963) sowie BIEGELEISEN (1963) haben die prinzipielle Brauchbarkeit der Methode erwiesen.

Obwohl der Nachweis von grampositiven Stäbchen im Meconium und Liquor in hohem Maße für *L.m.* spricht und sofortige, lebensrettende therapeutische Maßnahmen erfordert, ist *stets* der *Kulturversuch* anzuschließen, der bei positivem Ergebnis allein beweisend ist.

Einzelheiten der Züchtung sind aus der zusammenfassenden Darstellung von SEELIGER (1958, 1961) zu entnehmen; Angaben über die bakteriologische Differenzierung finden sich auf S. 283 ff.

b) Serodiagnostik

Die serologischen Untersuchungsmethoden sind *indirekte Hilfsmittel* der Listeriose-Diagnostik und als solche in ihrer *Beweiskraft den direkten Nachweismethoden unterlegen.* Selbst bei negativem serologischen Befund (z. B. bei Neugeborenen und bei alten Menschen) kann eine akute Listeriose, insbesondere des ZNS vorliegen. Manchmal findet man bei Personen, in deren Stuhlproben massenhaft Listerien nachgewiesen werden, keine erhöhten Antikörper-Spiegel. Ungeachtet dieser Tatsachen gilt aber für die Mehrzahl der klinisch manifesten *Listeria*-Infektionen (abgesehen von Neugeborenen), daß in ihrem Verlauf bei Mensch und Tier Serumantikörper gegen die O- und H-Antigene auftreten, die mittels verschiedener Seroreaktionen nachgewiesen werden können. Diese *Antikörper* zeigen oft eine typische *Verlaufskurve* (vgl. Tab. 3). Eine sehr früh einsetzende, erfolgreiche antibiotische Behandlung kann den üblicherweise zu erwartenden Titeranstieg verhindern oder verzögern, eine mit fortschreitender Verbesserung der Listeriose-Diagnostik und -Therapie sich häufende Beobachtung. Sind jedoch bereits erhöhte Titer ausgebildet, dann folgt unter der Therapie oder bei spontaner Ausheilung fast regelmäßig, oft innerhalb weniger Tage, ein Absinken der Titer auf niedrige Werte.

Nach anfänglichem Titersturz stellt sich in der Regel ein *niedrigerer Titerwert* ein (oft unter einem gewissen Schwanken um eine Verdünnungsstufe nach oben oder unten: Periode der Titerlabilität), der dann *konstant über viele Jahre* nachweisbar bleibt. Es ist anzunehmen und nach neueren bakteriologischen Befunden auch wahrscheinlich, daß die bei der Bevölkerung gelegentlich nachweisbaren niedrigen *Listeria-H*-Titer Folge stummer Infektionen und spezifisch sind. Ihre Häufigkeit liegt bei 1—15% der untersuchten Seren. Ob die viel häufiger nachweisbaren Antikörper, die mit Listeria-O-Antigen reagieren, *Listeria*-spezifisch sind, ist noch weitgehend ungeklärt. Meist handelt es sich um 19 S-Makroglobulin (SEELIGER und EMMERLING, unveröffentlicht).

Reinfektionen, die nach Lage der Dinge relativ häufig vorkommen müssen und ebenfalls klinisch nicht oder nur unterschwellig in Erscheinung treten, manifestieren sich lediglich in einem vorübergehenden Titeranstieg um zwei bis drei Verdünnungsstufen. Überzeugende Beweise in dieser Richtung haben die experimentellen Untersuchungen von OSEBOLD und SAWYER (1955) geliefert. Danach wird die intraarterielle Injektion einer tödlichen Menge virulenter Listerien bei künstlich immunisierten Schafen nur mit leichtem Fieber und einem Titeranstieg beantwortet.

Außer bei Reinfektionen kündigen sich *beim Menschen* aber auch *Rückfälle* bakteriologisch nicht ausgeheilter Listeriose bzw. Exazerbationen chronischlatenter Formen der Krankheit in solchen *Titeranstiegen* an oder gehen mit ihnen einher. Solche bei Verlaufskontrollen und während Wiederholungsuntersuchungen in der Gravidität (besonders bei klinisch begründetem Verdacht) erhobenen Befunde erfordern deshalb besondere Wachsamkeit des Klinikers, stets aber konsequente Bemühungen, Listerien durch bakteriologische Kulturverfahren nachzuweisen, und im Notfalle (z. B. bei unklarem Fieber in der Gravidität, Meningitis, drohendem Abort usw.) eine sofortige Therapie.

Bei „latenten" *Listeria*-Infektionen liegen die Antikörper-Titer oft über dem sog. „Normalbereich" (s. später) und steigen bei Intracutan-Testung mit abgetöteten *Listeria*-Vollantigenen um ein bis zwei Verdünnungsstufen an (REICHERTZ und SEELIGER, 1962), wahrscheinlich als Folge der Provokation durch den antigenen Reiz. Bei gesunden Personen mit sog. „Normaltitern" bleibt dieser Titeranstieg aus. Es erscheint jetzt noch zu früh, aus diesen Beobachtungen, die durch Kontrollen an einer Anzahl von bakteriologisch gesicherten Fällen inzwischen erhärtet wurden (REICHERTZ und SEELIGER, 1966), generelle diagnostische Folgerungen abzuleiten.

Verschiedene Untersuchungsmethoden kommen für die Serodiagnostik der Listeriose in Betracht.

a) *Präcipitation.* Die Präcipitation mit *Listeria*-Extrakten im konventionellen Kapillarröhrchen- oder im modernen Agar-Gel-Diffusionsverfahren ist bisher nur vereinzelt mit wechselnden Ergebnissen zur Listeriose-Diagnose verwendet worden und kann z. Z. nicht als Routine-Methode angesehen werden; doch ist mit Einführung der Immunelektrophorese eine Verbesserung der Möglichkeiten zu erwarten.

b) *Hämagglutination mit sensibilisierten Erythrocyten.* Der von POTEL (1958) ausgearbeitete indirekte Hämagglutinationstest hat nach Erfahrungen in Halle/Saale bei der Untersuchung von 600 Menschen- und 200 Tierseren insgesamt Resultate gezeigt, die eine weitere Überprüfung seines diagnostischen Werts rechtfertigen. Zur Zeit wird die Methode in der Routine mangels ausreichender Erfahrungen und Standardisierung nicht angewandt.

c) *Agglutinationstest mit O- und H-Antigenen* (*Listeria*-WIDAL). Zur Agglutinationsreaktion dienen nach besonderen Verfahren hergestellte (vgl. SEELIGER, 1958, 1961) O- und H-Antigenaufschwemmungen der *L.m.*-Serotypen 1 und 4 b, die seit einiger Zeit — von sachkundiger Seite hergestellt und geprüft — im Handel erhältlich sind. Die übrigen Serotypen sind bisher so selten gefunden worden, daß diese durch Antigengemeinschaften mit den Typen 1 und 4 b eng verwandten Antigene im Routinebetrieb entbehrlich sind. Von einer Verwendung des O-Antigens aus dem Serotyp 3 muß wegen enger Antigengemeinschaften mit *Staphylococcus aureus* und einer ungewöhnlich häufigen Agglutination durch Staphylokokken-Antikörper abgeraten werden. Die Ergebnisse der Agglutinationsproben mit diesem Antigen sind irrelevant.

Die *Agglutinationsprobe* ist z. Z. die *am häufigsten durchgeführte Untersuchung* im Rahmen der indirekten Listeriose-Diagnostik. Die *Bewertung der Befunde*, die in Abhängigkeit von der keinesfalls einheitlich gehandhabten Methodik von Ort zu Ort und selbst innerhalb des gleichen Laboratoriums gewissen Streuungen unterworfen sind, setzt eine genaue Kenntnis der Normalverteilung der *Listeria*-O- und H-Antikörper bei verschiedenen Bevölkerungsgruppen voraus. Hierzu liegen bisher lediglich die Ergebnisse der Dissertation von Bock anhand von etwa 10 000 am Bonner Institut von 1954—1958 kontrollierten Seren vor. Dabei zeigte sich, daß — wie auch auf S. 293 erwähnt — beim gesunden *Neugeborenen* in der Regel *keine Listeria-Antikörper* nachweisbar sind.

Es ist zwecklos, Seren von Neugeborenen oder Säuglingen in den ersten 3 Lebensmonaten — auch bei begründetem Verdacht — auf *Listeria*-Agglutinine zu untersuchen, da in dieser Zeit das Antikörperbildungsvermögen so gering ist, daß selbst bei bakteriologisch gesicherten Fällen beweiskräftige serologische Befunde ausbleiben (Seeliger, 1957). Werden *Listeria*-Agglutinine gefunden, dann sind diese meist nicht vom kindlichen Organismus selbst gebildet, sondern eher passiv von der Mutter übertragen. Bei Wiederholungs-Untersuchungen im Abstand von etwa 14 Tagen pflegen solche anfänglich vorhandenen Titer abzusinken und schließlich zu verschwinden.

Vom 6. Lebensmonat an nimmt nun — ohne entsprechenden klinischen Anhalt für durchgemachte *Listeria*-Infektionen — die Zahl positiv reagierender Kinder ständig zu, so daß schon im Schulalter etwa 80 % der Untersuchten in unseren Breiten O-Agglutinine gegen *Listeria*-Antigene aufweisen. In den meisten Fällen erreichen die Antikörpertiter einen Wert von 1:100; Titer von *1:200* sind als *Grenzwerte* aufzufassen, da sie gelegentlich als einziger serologischer Ausdruck einer bakteriologisch gesicherten Infektion gefunden worden. *Titer von 1:400* sind als „*verdächtig*" anzusehen und bei entsprechendem klinischen Bild mit der Annahme einer Listeriose vereinbar, vor allem dann, wenn es sich um *H-Titer* handelt, die beim heutigen Stand unserer Kenntnisse als *spezifisch* betrachtet werden müssen.

O-Agglutinine gegen die Typen 1 und 4b können der Ausdruck von *Mitagglutinationen* durch andere Antikörper sein, die sich gegen antigenverwandte Staphylokokken, Enterokokken usw. richten. In solchen Fällen wären zusätzliche Absättigungsversuche nötig, um die Spezifitätsfragen zu klären. Da hierdurch das Laboratorium aber oft überfordert wird, gerät die Serodiagnostik in ein Dilemma, das große Zurückhaltung und Selbstkritik bei der Bewertung der Agglutinationstiter zur Pflicht macht.

Bei Titerwerten über 1:400, vor allem bei gleichzeitigem Nachweis von O- *und* H-Antikörpern, wird dem Einsender mitgeteilt: „*positive serologische Anhaltspunkte*" und stets die Wiederholung der Serumuntersuchung im Abstand von 7—14 Tagen empfohlen. Außerdem ist in solchen Fällen grundsätzlich durch entsprechende Materialentnahme der Erregernachweis anzustreben. Dieser ist in verschiedenen Arbeitskreisen dann auch — ausgelöst durch den serologischen Hinweis — mehrfach gelungen.

Die enge Beziehung solcher Titer zu den verschiedenen Verlaufsformen der Listeriose äußert sich u. a. darin, daß bei klinischer Besserung oder Heilung unter antibiotischer Therapie auch die anfangs erhöhten Titer auf sog. „Normalwerte" absinken. Andererseits kennt man aber auch Patienten, bei denen erhöhte Titer trotz Antibiotica-Gabe über Jahre hinweg unbeeinflußt bleiben und keinerlei Störungen des gesundheitlichen Befindens auftreten (auch nicht im Verlaufe von Schwangerschaften).

Wichtiger als der einmalige Listeriose-Widal ist seine *mehrfache Kontrolle*. Sie vermittelt auch einen besseren Einblick in das immunologische Geschehen. *Titeranstiege* um zwei Verdünnungsstufen erfordern größte Beachtung, auch oder gerade dann, wenn anfänglich niedrige Werte (z. B. 1:50) gefunden werden (Schwankungen um eine Verdünnungsstufe sind teils methodisch, teils durch eine nicht seltene Titerlabilität zu erklären). Bei klinischem Verdacht sind deshalb wiederholte Titerkontrollen stets sinnvoller als der einmalige Nachweis eines „verdächtigen" oder „beweisenden" Titers.

Fassen wir den heutigen Stand der Kenntnisse auf diesem Gebiet zusammen: Durch die serologische Untersuchung auf Listeriose sind oft *brauchbare Hinweise* für das Vorliegen oder den Ausschluß einer Listeriose zu erhalten, *ein schlüssiger Beweis* freilich *nur in Einzelfällen* (vgl. z. B. Tab. 3). Betreffs weiterer Einzelheiten s. SEELIGER (1958, 1961, 1963).

Tabelle 3. *A. K. 25 Jahre: Klinisch gesunde Mutter eines frühgeborenen Kindes mit Neugeborenen-Listeriose (Serotyp 1) — Titerverlauf*

		23. 10. 1958	6. 12. 1958	3. 3. 1959	26. 4. 1960	12. 1. 1961
Agglu-	O1	1:640	1:320	1:160	1:320	1:160
tinin-	H1	1:640	1:320	1:80	1:80	1:80
Titer	O4b	1:80	—[1]	—	1:80	—
	H4b	1:320	1:160	1:80	1:80	1:40
KBR	O1	1:80	1:10	—	—	—
	O4b	—[2]	—	—	—	—
Therapie		Tetracyclin, Supronal				

[1] unter 1:40   [2] unter 1:5

d) *Wachstumsprobe* von *L. m.* im Serum. Auch die Prüfung des Wachstums von *L. m.* im Patientenserum ist zur serologischen Diagnose der Listeriose herangezogen worden (POTEL und DEGEN, 1960, 1962). Dieses Verfahren (man arbeitet dabei mit lebenden Keimen!) hat keine allgemeine Anwendung gefunden, obwohl ihm im Vergleich mit dem Listeria-WIDAL eine bessere Spezifität nachgesagt wird (POTEL, 1963).

e) *Antigen-Bindungs-Test.* Der von NJOKU-OBI (1962, 1963) empfohlene Antigen-Bindungstest nach CASTANEDA soll auf Grund der unterschiedlichen Avidität des *Listeria*-Antigens in der Lage sein, zwischen homo- und heterologen Antikörpern zu unterscheiden. Obwohl bisher in größerem Umfang lediglich bei der Untersuchung von Tierseren und nur vereinzelt beim Studium menschlicher Seren verwendet, deuten die erzielten Ergebnisse auf Spezifität und Zuverlässigkeit des Verfahrens hin, was Anlaß sein sollte, seinen diagnostischen Wert an einem größeren Material zu überprüfen, dies um so mehr, als vermutet wird, mit seiner Hilfe könnten die im Verlaufe der akuten Infektion auftretenden Antikörper sicher erfaßt und von den sog. *Listeria*-Normalagglutininen unterschieden werden. In eigenen Versuchen (unveröffentlicht, SEELIGER 1965) konnten die genannten Folgerungen allerdings nicht bestätigt werden.

f) *Komplementbindungsreaktion (KBR).* Die Schwierigkeiten in der Beurteilung von *Listeria*-Agglutinationstitern lassen es ratsam erscheinen, parallel zum Listeria-WIDAL ein weiteres anerkanntes serodiagnostisches Verfahren anzuwenden. Dieses bietet sich in der KBR nach der von SEELIGER (1953, 1958) für Listeriose ausgearbeiteten Methodik. In Handel sind bisher für die KBR hinreichend standardisierte *Listeria*-Antigene nicht erhältlich. Die Untersuchung des Serums — am besten gleichzeitig zwei Proben, die im Abstand von 7—14 Tagen entnommen, abgesert und gekühlt aufbewahrt wurden — erfolgt in Anwesenheit von O-Antigenen der *L. m.*-Serotypen 1 und 4b sowie von *Staphylococcus aureus*-Antigen B 3 und *Staphylococcus faecalis*-Antigen L 49 quantitativ (Einzelheiten SEELIGER, 1961, 1962). Bei gleichzeitiger Komplementablenkung in Anwesenheit von *Listeria*-Antigen und *Staph. aureus-* oder *Strept. faecalis*-Antigen wird das Serum mit dem mitreagierenden Antigen abgesättigt und anschließend erneut titriert. Ein positiver Befund wird nur dann mitgeteilt, wenn erneut die Komplementablenkung nur in Anwesenheit von *Listeria*-Antigen auftritt. Allerdings bringt dieses Absättigungsverfahren den Nachteil mit sich, daß ein echtes Listeriose-

„positives" Ergebnis verfälscht werden kann, wenn nämlich nur der gegen Listerien und Staphylokokken usw. gerichtete „Gruppenantikörper" gebildet wurde. Dieser Sachverhalt ist vereinzelt beobachtet worden und zeigt erneut die Grenzen der Serodiagnostik.

Verglichen mit der Häufigkeit niedriger Agglutinationstiter ist eine *positive KBR* in Anwesenheit von *L. m.*-Antigen (Serotyp 1 und/oder 4b) verhältnismäßig selten, nach den bisherigen Erfahrungen fast immer vergesellschaftet mit einer noch bestehenden oder soeben absolvierten Listeriose. *Titer von 1:5* Serumverdünnung (= 1:20 Endverdünnung) gelten als *verdächtig, ab 1:10* (= 1:40 Endverdünnung) als *positiv*. Bei bakteriologisch gesicherter Listeriose fiel wiederholt die KBR oft nur kurzfristig positiv aus, wobei die Titer unabhängig von — keinesfalls parallel zu — den Agglutinintiterwerten waren. Dies erweckt den Verdacht, daß bei der KBR ein anderer diagnostisch wichtiger Antikörper vorliegt.

Gerade dieser Umstand macht die *gleichzeitige Durchführung der KBR und der Agglutinationsprobe* — tunlichst im gleichen Laboratorium — notwendig, da sich die Ergebnisse, vor allem bei Titerverlaufskontrollen, offensichtlich ergänzen. So werden nicht selten bei verdächtigem oder „positivem" Resultat in der KBR niedrigere Agglutinintiter festgestellt. Während der Behandlung steigen diese

Tabelle 4. *D.M. 51 Jahre: Listeria-Typ 1 — Meningitis*

		16. 7. 1958	21. 7. 1958	24. 7. 1958
Agglutinin-	O1	—[1]	1:320	1:80
Titer	H1	—	1:160	1:40
	O4b	—	—	—
	H4b	—	1:160	1:40
KBR	O1	—[2]	—	—
	O4b	—	—	—

[1] unter 1:40   [2] unter 1:5

dann (wenn auch nicht immer) an, während die KBR in wenigen Tagen negativ wird. Bei anderen Patienten sind anfangs hohe Agglutinintiter mit einer positiven KBR vergesellschaftet, beide Reaktionen werden später unter der Therapie schwächer. Selbst bei Agglutinintitern von 1:200 und darüber fällt aber die KBR oft negativ aus, vielleicht weil die verfügbaren Antigene nicht empfindlich genug reagieren (vgl. Tab. 4).

g) Inkomplette Antikörper. Zu diesem wichtigen Fragenkomplex liegen bei der Listeriose noch keine Untersuchungsergebnisse vor.

Schlußworte zur Serodiagnostik

Serologische Untersuchungen auf *Listeria*-Antikörper werden seit rund einem Jahrzehnt mit zunehmender Häufigkeit verlangt. Leider werden die erhobenen Befunde vom Einsender oft falsch gedeutet, da nicht genügend bekannt ist, daß ein *Großteil aller menschlichen Seren Listeria-reaktive Antikörper enthält*. Der Untersucher wird aber überfordert, wenn man von ihm allein die Diagnose des jeweiligen Krankheitsbildes erwartet. Belanglose Titer haben keine Aussagekraft. Angesichts der Schwierigkeiten beim Erregernachweis bietet aber die Listeriose-Serologie wertvolle diagnostische Hilfsmittel, wenn jeder auffällige Befund vom Geübten individuell bewertet und mit der nötigen Kritik begutachtet wird. Dabei sind die Titerbewegungen ebenso zu verfolgen wie das Wechselspiel des Auftretens agglutinierender, komplementbindender und anderer Antikörper. Die serologischen Ergebnisse sind zum klinischen Geschehen, zur Anamnese und zum bakteriologischen

Befund in Beziehung zu setzen. Wenn sich auch oft nur Hinweise bieten, sollten diese sowie gegebenenfalls deren Differenzierung in 19 S- und 7 S-Globuline stets Anlaß sein, mit allen Mitteln den direkten *Erregernachweis* anzustreben und zwar möglichst, *bevor* dieser durch eine antibiotische Therapie erschwert oder gar unmöglich gemacht wird. Die bakteriologisch gesicherte Listeriose schafft für Arzt und Patienten Klarheit, die Vermutung oder der vage Verdacht hingegen führt oft genug zu unnötigen Sorgen und einer kostspieligen, wenn nicht gar nutzlosen Behandlung.

c) Hauttest

Obwohl Intracutanteste zur Diagnose der Schafslisteriose bzw. zur Erkennung der Durchseuchung eines Tierbestandes schon vor vielen Jahren mit Erfolg benutzt wurden, sind erst seit kurzem einschlägige Verfahren für die Untersuchung menschlicher Listeriosen entwickelt worden. POTEL und DEGEN (1961) benutzen hierzu ein Polypeptidantigen, das bei sensibilisierten Versuchstieren, Listeriose-Kranken und einigen Verdachtsfällen 24 Std nach intracutaner Injektion von 0,1 ml eine umschriebene Rötung und Schwellung verursacht. Dieses Antigen ist im Handel erhältlich. REICHERTZ und SEELIGER (1962, 1967) benutzten für ihre Studien ein selbst hergestelltes Vollantigen aus abgetöteten *Listeria*-Zellen der Serotypen 1 und 4b. Im Prinzip scheint der *Listeria-Hauttest* auch für die Erkennung der Sensibilisierung des Menschen brauchbar. Er beeinflußt, wie bereits weiter oben ausgeführt, auch die Serumtiter, z. T. im Sinne einer Provokation. Weitere Untersuchungen an einer größeren Zahl listeriosekranker bzw. listerienausscheidender Menschen sind jedoch noch erforderlich, bevor sich der Wert der Hautreaktion mit Listerin beurteilen läßt und die Indikation zu seiner Anwendung klar gestellt werden kann (vgl. DEGEN und GOLDENBAUM, SCHMELZ et al.).

VI. Verbreitung der Listeria-Typen und Epidemiologie

Obwohl *L. m.* beim Menschen und bei über 50 wildlebenden und domestizierten Tierarten in praktisch allen Klimazonen *weltweit verbreitet* nachgewiesen wurde, ist ein eigentliches Keimreservoir beim Tier bisher nicht gefunden worden. Wahrscheinlich besteht ein solches trotz aller einschlägigen Spekulationen überhaupt nicht, da nach neueren Erkenntnissen *L. m.* als *Bodenbacterium* angesehen werden kann. Seine ungewöhnliche Anspruchslosigkeit, seine Widerstands- und Anpassungsfähigkeit, verbunden mit fakultativer Pathogenität, ermöglichen eine Existenz sowohl im Boden, Schmutz, Schlamm usw. als auch im Körper von Warm- und Kaltblütern (mit entsprechender Ausscheidung).

Kontakt mit und Aufnahme von *L. m.* scheinen dementsprechend häufiger stattzufinden als man früher vermutete. Offensichtliche klinische Erscheinungen brauchen nicht unbedingt dadurch ausgelöst werden. Der klinischen Erkrankung nach Infektion mit *L. m.* leisten entweder Resistenzminderung aus verschiedener Ursache oder besondere Disposition, die das Haften und die Vermehrung der Erreger erleichtert (z. B. Schwangerschaft), Vorschub. *Besonders gefährdet* sind der unreife Organismus des *Foeten* und des *Neugeborenen*, in gewisser Weise auch noch der *Säugling*, später dann der *chronisch Kranke* (z. B. Diabetes, Tuberkulose; Personen unter Corticosteroidtherapie; Leukämie, vgl. DELTA und PINKEL sowie LOURIA et al.) und schließlich der *ältere Mensch*. Das gleiche gilt sinngemäß für das Tierreich.

Daß ein Kontakt mit *L. m.* — selbst ohne manifeste Erkrankung — auch schon frühzeitig im Leben erfolgen kann, wäre aus den Ergebnissen serologischer Studien (BOCK, 1960; SEELIGER, 1963) an etwa 30 000 Menschenseren abzuleiten. Während Neugeborene und Kinder bis zum 6. Lebensmonat — von wenigen Fällen abgesehen, in denen ein diaplacentarer Übertritt von mütterlichen Antikörpern vermutet wird — keine O- oder H-Agglutinine gegen *L.m.* aufweisen, nimmt dann die Zahl positiver Reaktionen mit niedrigen O- *und* weniger häufig auch H-Titern rasch zu, so daß schon *im Schulalter* etwa *80%* der Untersuchten *Antikörper gegen L.m.* im Serum besitzen (hinsichtlich deren Spezifität siehe oben!).

Ebenso wie es keinen *Listeria-Serotyp* gibt, der etwa nur bei einer Tierart gehäuft auftritt, bestehen auch keinerlei Hinweise für Beziehungen zwischen Zugehörigkeit zu einem bestimmten Serotyp und den Krankheitserscheinungen bzw. dem Krankheitsverlauf. Anfängliche Vermutungen in dieser Richtung beruhen auf der Untersuchung einer zu geringen Zahl von Fällen und Stämmen. Somit gilt, daß *jedem L.m.-Serotyp die gleiche klinische Bedeutung* und allen die gleiche fakultativ-pathogene Polyvalenz im Hinblick auf potentielle Wirte und klinische Erscheinungsformen zukommt. Aus dem Nachweis eines bestimmten Serotyps in menschlichem oder tierischem Untersuchungsmaterial ergeben sich deshalb keine allgemein gültigen epidemiologischen, klinischen oder prognostischen Folgerungen.

Noch völlig ungeklärt ist, warum *bisher* die *Serotypen 1 und 4b* bei Krankheitsfällen stets *im Vordergrund* standen und die übrigen Serotypen relativ selten auftraten. Interessanterweise hat sich die Verbreitung der *L.m.*-Serotypen in Mitteleuropa zwischen 1950 und 1964 entscheidend verändert. Wie die Antigenanalyse der am Bonner Hygiene-Institut untersuchten Stämme (etwa 80% der in Mitteleuropa isolierten Kulturen) im Vergleich zu den Kulturen aus anderen Regionen gezeigt hat, herrschte bis 1958 — wie auch heute noch in Mittel- und Osteuropa — der Serotyp 1 vor. Zur gleichen Zeit waren über 80% der in den USA und Kanada gesicherten und durch Antigenanalyse kontrollierten Infektionen durch den Serotyp 4b verursacht. Das ist auch heute dort noch der Fall. In Westeuropa, insbesondere in den Niederlanden und in Frankreich, hielten sich die überprüften Typ 1- und Typ 4b-Infektionen zahlenmäßig etwa die Waage. *Seit 1959* hat dann auch in Westdeutschland die Häufigkeit der durch *Serotyp 4b* verursachten Infektionen bei Mensch und Tier *stark zugenommen*, so daß sich das frühere Verhältnis gerade umgekehrt hat. Daß dies kaum zufallsbedingt sein kann, wird nicht zuletzt auch durch eine entsprechende Veränderung der serologischen Reaktionslage innerhalb der westdeutschen Bevölkerung belegt. Während bei gleicher Untersuchungsmethodik und Antigenherstellung bis 1958 der Nachweis von Typ 4-O-Titern zu den Seltenheiten gehörte, ist seitdem deren Häufigkeit so angestiegen, daß es sich schon fast um einen ,,Normalbefund'' handelt. Die Gründe für diese Veränderung der epidemiologischen Situation sind bisher unbekannt geblieben; möglicherweise sind Veränderungen der Lebensgewohnheiten, Einfuhr von listerienhaltigen Lebens- und Futtermitteln sowie Änderungen in der Seuchenlage unter den einheimischen Tierbeständen verantwortlich.

Gesichert ist, daß menschliche Infektionen durch *Kontakt mit infizierten Tieren*, ihren Ausscheidungen und *Aufnahme Listeria-haltiger Lebensmitteln* zustandekommen. Dies wird durch Kontaktinfektionen bei Landwirten und Tierärzten sowie durch Laborinfektionen belegt (vgl. SEELIGER, 1963). Doch ist die Zahl der menschlichen Erkrankungen, die auf eine eindeutige Ursache zurückgeführt und meist mit einer massiven Infektion erklärt werden können, bisher sehr gering. Die *überwiegende Mehrzahl der menschlichen Fälle* ist aber *epidemiologisch ungeklärt* geblieben, was *bei der Begutachtung* von Infektionen, die sich in der Landwirtschaft, in Fleischereien sowie unter Tierpflegern und Laborpersonal ereignen, erhebliche *Schwierigkeiten* bedingt. Obwohl der Genuß listerieninfizierter Rohmilch sicher für den einen oder anderen Krankheitsfall verantwortlich ist (Milchkühe können Listerien in großen Mengen monatelang mit der Milch ausscheiden!), ist nichts über die Größe des Risikos bekannt. Jüngste Untersuchungen von LARSSON in Dänemark (LARSSON, 1963, persönliche Mitteilung) haben erwiesen, daß u. a. das *Personal von Schlachthöfen* häufig zum *Listeria-Träger* wird. Bei ihnen siedeln sich die Keime im Darm an und werden mit dem Stuhl ausgeschieden. In den Untersuchungen von SEELIGER, WINKHAUS, ANDRIES und VIEBAHN (1965) an Stuhlproben Krankheitsverdächtiger und deren Umgebung hat sich nun gezeigt, daß offenbar eine nicht geringe Anzahl von Menschen *L. m. im Dickdarm* beherbergt — und zwar in Mengen von 10^7—10^8 pro g Stuhlmasse (d. h. mehr als Colibakterien) — und ausscheidet, ohne daß in der Umgebung Krankheitsfälle auftreten. Trifft diese über Monate gehende Darmbesiedlung mit einer Schwangerschaft zusammen, so ergeben sich die bekannten Komplikationen, gelegentlich sogar wiederholt (vgl. Abschnitt Schwangeren-Listeriose). Man wird deshalb neben einem *exogenen* auch noch einen *endogenen Infektionsmodus* zu unterscheiden haben. *Exogen* kommen neben Kontakt und Aufnahme *Listerien-verseuchter Nahrung* (Milch, rohes Fleisch, unerhitzte Bodenfrüchte) sowie der *Schmutzinfektion* auch noch die *Einatmung von Listeria-haltigem Staub* in Ställen usw. in Frage. Wie die eigenen bisherigen nicht sehr ermutigenden Untersuchungen gezeigt haben, ist es schwer und nicht in allen Fällen gelungen, Menschen, die Listerien im Darminhalt beherbergen und in einem mit den Keimen verseuchten Milieu leben, dauerhaft zu sanieren oder die möglichen Folgen (Schwangeren-Listeriose mit Fehl- bzw. Frühgeburt) zu verhüten.

Künftige Untersuchungen müssen zeigen, *wie hoch* die *Quote von Listeria-Trägern beim Menschen* ist und welche klinische Bedeutung solchen Befunden zukommt. Zur Zeit stellt sich die klinische Listeriose *meist* als *sporadische, akute, gelegentlich chronisch-protrahierte und latente Infektionskrankheit* dar. Nur ausnahmsweise sind kleinere Ausbrüche und Epidemien beobachtet worden. Doch kann auch hier das Bild trügen, zumal eine Anzahl von Infizierten klinisch nicht erkrankt und deshalb gar nicht erfaßt wird. In diesem Sinne sprechen eigene bakteriologische Umgebungsuntersuchungen ebenso wie die von BOESE et al. (persönliche Mitteilung) und in Bonn sowie Würzburg durchgeführte serologische Kontrollen bei Familienangehörigen Erkrankter. Vermutlich treten manchmal die Listerien in endemischen Herden stark verbreitet auf und befallen dort ganze Personengruppen; innerhalb dieser erkranken aber nur Einzelpersonen.

VII. Listeriose des Zentralnervensystems

Unter den Organlisteriosen nimmt die Listeriose des Zentralnervensystems einen umschriebenen Raum ein. Eine Neurotropie der *L. m.* steht außer Zweifel. Je nach Lokalisation der krankhaften Veränderungen an den Meningen, in der Hirnsubstanz oder im Hirnstamm kommt es zu verschiedenen Krankheitsbildern, die sich allerdings klinisch vielfach untereinander oder mit anderweitigen Organlisteriosen überschneiden können. Bevorzugt zu *Listeria-Meningitis* neigen *Neugeborene* im Rahmen der septischen Neugeborenen-Listeriose (s. S. 297) oder *ältere Menschen*, vorwiegend Männer nach dem 50. Lebensjahr (KILLINGER und SCHUBERT, KAMPELMACHER et al.).

a) *Die akute Listeria-Meningitis* unterscheidet sich klinisch kaum von anderen bakteriellen Meningitiden. Die Zuordnung zu den Listeriosen erfolgt lediglich auf Grund bakteriologischer Kriterien. Tritt die *Listeria*-Meningitis oder -Meningoencephalitis im Verlaufe einer Neugeborenensepsis auf, dann ist sie unter Umständen noch serös. Die isolierte *Listeria-Meningitis* ist aber *in der Regel eitrig*.

Soweit es sich um tödliche Verlaufsformen bei Neugeborenen handelt, sind *pathoanatomisch* die Befunde an den Meningen unterschiedlich, nicht zuletzt auch in Abhängigkeit vom Reifegrad der Kinder. Gelegentlich lassen sich charakteristische Granulome massenhaft als grau-gelbliche Stippchen an der Hirnoberfläche erkennen (REISS et al., ERDMANN und POTEL, ESSBACH, vgl. Abb. 5a), doch kann die Meningitis auch mehr diffus ausgebreitet sein. Auffällig ist oft eine flächenhafte Ependymitis (HAGEMANN und SIMON). Diese schwerwiegenden Veränderungen leisten der Entwicklung eines Hydrocephalus Vorschub, welcher manchmal einen anfänglichen therapeutischen Effekt in Frage stellt (vgl. Abb. 5b).

Jenseits der Neugeborenenperiode gelten *Listeria*-Meningitis und -Meningoencephalitis als die häufigsten Verlaufsformen der menschlichen Listeriose.

b) *Chronische Listeriose des ZNS*. In welchem Ausmaß chronische Verlaufsformen der Listeriose des ZNS vorkommen, läßt sich mangels entsprechender, bakteriologisch gesicherter Befunde heute noch nicht beurteilen. Nach COLMANT ist es zweifelhaft, ob solche chronisch verlaufenden Listerioseformen spontan auftreten. Stützen sich einschlägige Diagnosen ausschließlich auf serologische Befunde, wie die von SPIEL und WANKO sowie LANG beschriebenen Fälle, bleibt ein

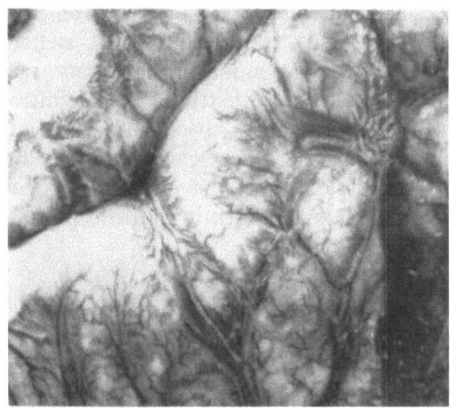

Abb. 5a. Listerien-Granulome der Leptomenix
(Nach HAGEMANN und SIMON)

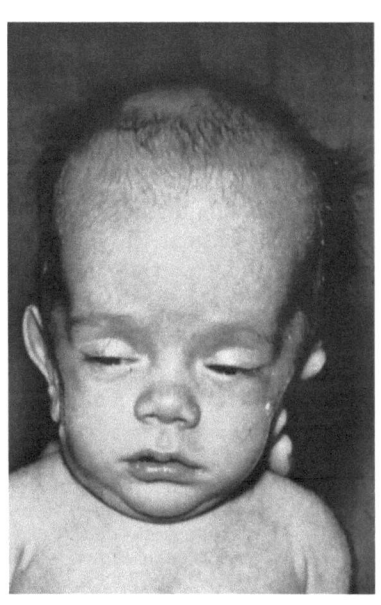

Abb. 5b. Hydrocephalus nach Neugeborenen-Listeriose

erheblicher Unsicherheitsfaktor. Weitere Untersuchungen sind nötig, um z. B. die von LANG vermutete Rolle der Listeriose als mögliche Ursache frühkindlicher Cerebralschäden zu klären. Angesichts analoger Beobachtungen im Tierreich wird man auf jeden Fall die Möglichkeit eines ähnlichen Geschehens auch beim Menschen einräumen müssen. Der gelegentliche bakteriologische Nachweis von *L. m.* im Liquor von Krampfkindern, die an Keuchhusten, Masern usw. (vgl. DIEMER und SEELIGER, 1963) ohne gleichzeitig bestehende eitrige Meningitis litten, weist darauf hin, daß es relativ blande verlaufende *Listeria*-Infektionen des ZNS gibt.

Durch therapeutische Maßnahmen können akute in chronische Verlaufsformen übergehen. Bei einem in Bonn beobachteten Fall dauerte die *Listeria*-Meningitis mit *Listeria*-Befund im Liquor (trotz einschlägiger Therapie) fast 4 Monate; es bestanden nur angedeutete Krankheitszeichen in der 2. Hälfte der anfangs akut-lebensbedrohenden Infektion, die schließlich ohne Residuen ausheilte.

c) *Listeria-Encephalitis*. Im Gegensatz zur Situation in der Tiermedizin, die unter der Bezeichnung „circling disease" (GILL) die umschriebene *Listeria-Encephalitis bei Schafen* u. a. Großtieren schon seit langem kennt, ist die akute *Listeria-*

Encephalitis beim Menschen selten. Sie ist vor allem durch die Untersuchungen von ECK sowie BENAZET und HIRASAWA näher bekannt geworden. Im Vordergrund steht klinisch ein *Hirnstammsyndrom* mit Lähmungen der Augen- und Gesichtsmuskulatur, Nystagmus, Störungen der Sprache und des Gehörs, Schluckbeschwerden, schließlich Verlust des Bewußtseins und Verfall von Atmung und Kreislauf.

Pathoanatomisch finden sich in der Medulla oblongata und im Brückenbereich umschriebene Nekrosen, teilweise wie Abscesse zerfallen, umrandet von mononucleären Infiltraten. Die Meningen sind entweder unbeteiligt (ECK, BENAZET et al., JESSEN und BOJSEN-MØLLER) oder in die entzündlichen Veränderungen mit einbezogen (HIRASAWA, WALDMANN et al., FREITAG und LÜTJE). COLMANT sah die bulbopontine *Listeria-Encephalitis* auch im Rahmen der Neugeborenen-Listeriose.

Bezüglich der Pathogenese und Diagnose (einschließlich Erregernachweis) vgl. S. 285. Die *Behandlung* der Listerioseformen des Zentralnervensystems richtet sich nach den auf S. 300 gegebenen Regeln. Neben der systematischen Anwendung der als wirkungsvoll erkannten *Antibiotica* ist auch die zusätzliche *intrathecale Applikation* (von Penicillin und/oder Streptomycin) in Erwägung zu ziehen. Wegen der guten Liquorgängigkeit empfiehlt sich besonders der Einsatz von Chloramphenicol (oral oder in ernster Situation als i. m.-Injektion bzw. im intravenösen Dauertropf). Unter entsprechender antibiotischer Abschirmung ist zur Mitigierung der entzündlichen Erscheinungen am Zentralnervensystem auch der Einsatz von Corticoiden gerechtfertigt, zumal die Prognose der encephalitischen Verlaufsform ungünstig, die der Meningitis durch nachfolgende Hydrocephalusentwicklung gelegentlich dubiös ist.

VIII. Die Neugeborenen-Listeriose

Sie umfaßt die verschiedenen Erscheinungsbilder der menschlichen Listeriose, die sich im ersten Lebensmonat manifestieren. Wenn man von *perinataler Listeriose* spricht, werden die Totgeburten durch Listeriose in diesen Formenkreis mit einbezogen.

Die *praktische Bedeutung* dieser Listerioseformen läßt sich zahlenmäßig belegen.

So fand ALEX während einer 3jährigen Untersuchungsperiode an der Universitäts-Frauenklinik Halle/Saale bei 170 klinisch verdächtigen Neugeborenen (von insgesamt 5000 Geburten) eine Listeriosesterblichkeit von *2%*. Unter 3246 Geburten der Leipziger Universitäts-Frauenklinik befanden sich nach BREUNING und FRITZSCHE bei einer perinatalen Sterblichkeit von 176 Fällen (entsprechend 5,42%) fünf bakteriologisch gesicherte, tödlich verlaufene Neugeborenen-Listeriosen; damit betrug die Listeriosesterblichkeit während einer 10monatigen Untersuchungsfrist (1953/54) *0,154%*. HOOD konnte aus rund 7000 Blutproben die während eines 5 Jahre dauernden Untersuchungsprogramms Schwangeren abgenommen worden waren, in 4 Fällen *L. m.* isolieren, entsprechend einer Trefferquote von *0,57 $^0/_{00}$*. ESSBACH hatte unter seinen Säuglingsobduktionen 2% Listeriosen. SCHULTZE und VAN MARWYK sahen in der Städtischen Frauenklinik Bremerhaven (Gesamtzahl von 1498 Entbindungen in der Zeit vom 1. 6. 1960 bis 30. 9. 1962) bei einer perinatalen Sterblichkeit von 4,85% 6 Fälle von Neugeborenen-Listeriose, FANGHÄNEL in Dresden unter 7678 Geburten vier einschlägige Erkrankungen.

Regional gehäuft trat die Listeriose zwischen 1948 und 1957 vor allem in Mitteldeutschland sowie 1960—1961 im Bremer Raum (FISCHER) auf. POTEL registrierte bis 1957 bei 85 eigenen Isolierungen insgesamt 247 Fälle von Listeriose.

Die weltweite Verbreitung der Neugeborenen-Listeriose geht u. a. aus einer Schrifttumsübersicht von ERDMANN, 1963 hervor, die in den vergangenen 4 Jahren durch weitere Berichte von NICHOLS und WOOLLEY, SCHULTZE und VAN MARWYK, FISCHER (61 Patienten, darunter 49 Säuglinge), PICHOT-JANTON, VIALATTE, TISON-AMIEL et al., RAY und WEDGWOOD, SEPP und ROY, DUBOIS und LEFEBVRE, MONNET, SCHICK und FRIEDEL, KILLINGER und SCHUBERT, WINBLAD, HOOD,

WEINGÄRTNER und ORTEL sowie zusammenfassend in den Kongreßberichten des 2. und 3. Symposiums über Listeriose ergänzt worden ist.

Symptomatologie. Die Krankheitserscheinungen bei Neugeborenen-Listeriose sind oft völlig uncharakteristisch. Auch der Erfahrene kommt meistens über die *Verdachtsdiagnose „Neugeborenensepsis" oder „Neugeborenenmeningitis"* nicht hinaus. Sehr auffällig ist neben dem schlechten Allgemeinzustand die *Störung* von *Atmung* und *Kreislauf. Cyanose* und *apnoische Anfälle* bilden, sofern es sich nicht um *Frühgeborene* handelt, nicht selten *Leitsymptome.* Nahezu pathognomonisch sind winzige bis hirsekorngroße Roseolen oder Eiterpusteln ähnelnde Efflorescenzen, zart rosa oder bläulich gefärbt, im Zentrum gelegentlich gelblich mit einem

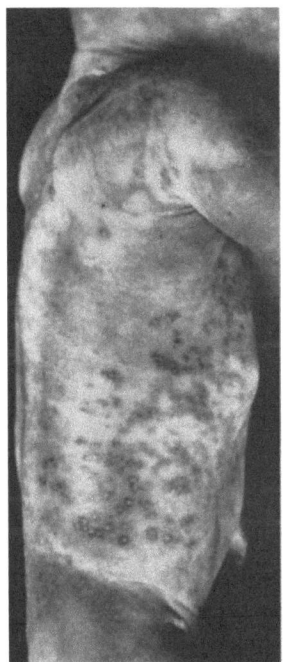
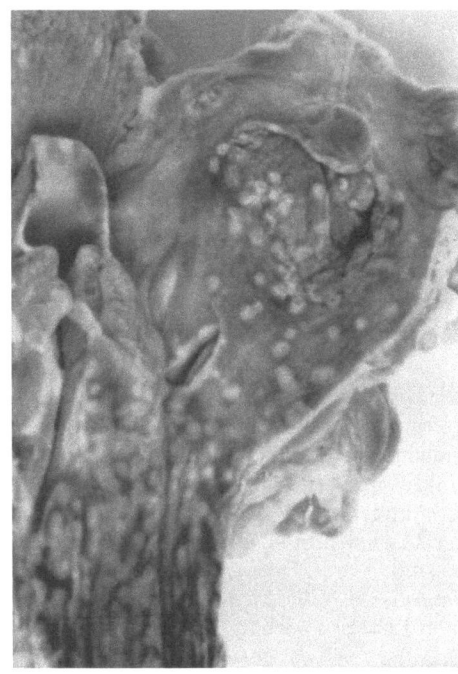

Abb. 6   Abb. 7

Abb. 6. Zahlreiche bis hirsekorngroße, nahezu pathognomonische Listeriome an der Haut des Stammes bei Neugeborenen-Listeriose (von Prof. Dr. REISS, Halle/Saale, zur Verfügung gestellt)

Abb. 7. Miliare Knötchen an der Rachenhinterwand (Nach REISS)

schmalen Rötungshof, hin und wieder Petechien vergleichbar. Diese *Hauterscheinungen*, bedingt durch Hautgranulome (Abb. 6), sind *richtungweisend* für die Verdachtsdiagnose „Listeriose". Im Falle ausgedehnter Disseminierung sind an der Rachenhinterwand kleine weißliche Pünktchen (auch Granulome) vorhanden (Abb. 7). Im Bereich der Lungen treten gelegentlich in Verbindung mit Dyspnoe *Herdpneumonien*, manchmal in miliarer Form, aber auch Atelektasen (im Zusammenhang mit einer Fruchtwasseraspiration) in Erscheinung (POTEL, HOTTINGER, SHMERLING und GLATTHAAR, ECKLER). *Placenta* (vgl. S. 286) und Nabelschnur können kleine weißliche oberflächliche Herdchen (ebenfalls Listeriome) aufweisen.

Häufig besteht im Rahmen der septischen Generalisierung bei der Neugeborenenlisteriose eine seröse oder eitrige *Listeria-Meningitis*, die nicht selten isoliert vorkommt, speziell nach einem Intervall von einigen Tagen post partum. Diese Listeriose des Zentralnervensystems rechnet ERDMANN (1963) auf Grund klinischer Erfahrungen ebenfalls zur Neugeborenen-Listeriose. Eine Abtrennung als eigenes Krankheitsbild scheint deshalb nicht gerechtfertigt. Die befallenen Patienten zeigen besonders fahle Hautfarbe; oft wimmern sie nur schwach vor sich hin, anfallsweise schreien sie aber auch schrill auf. Ihr Sensorium ist gelegentlich getrübt, sie sind auffällig berührungsempfindlich, lassen Nackensteifigkeit, ja sogar Opisthotonus erkennen. Ihre Fontanelle ist gespannt, kann vorgewölbt sein.

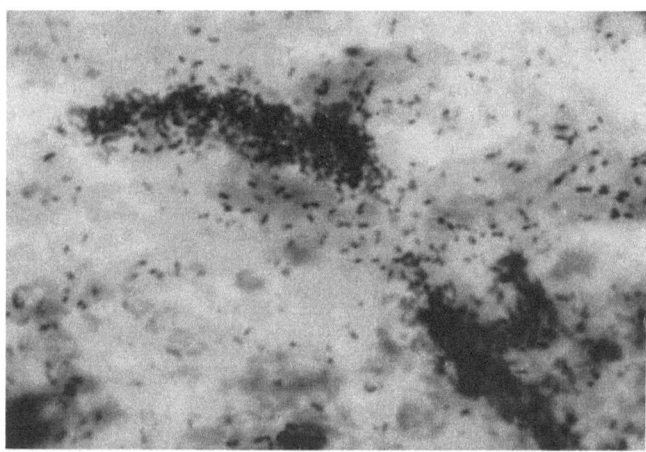

Abb. 8. Meconiumausstrich bei Neugeborenen-Listeriose. Massenhaft grampositive kokkoide Stäbchen. (Nach ERDMANN und POTEL, 1953)

Hin und wieder treten *Krämpfe* auf, die bei Neugeborenen freilich am ehesten auf Geburtstrauma zurückzuführen sind. Ist die hämatogene Aussaat der Listerien im Organismus besonders massiv, dann sind über die Schleimhaut des gesamten Darmtraktes miliare, teils exulcerierte Listeriome ausgebreitet. Daraus resultieren *Erbrechen* und *durchfällige Stühle*. *Leber* und *Milz* sind nicht selten *vergrößert*, äußerlich tastbar und ebenfalls von Listeriomen durchsetzt, die auch subkapsulär sichtbar sind.

Diagnostische Hilfsmittel. Einen gewissen Hinweis auf das Bestehen einer Neugeborenen-Listeriose erhält der Arzt bisweilen schon aus der Anamnese. So war vielleicht der Schwangerschaftsverlauf durch uncharakteristische fieberhafte Infekte gestört (s. S. 302). Meistens schöpft aber der Geburtshelfer erst durch das Verhalten und Aussehen des neugeborenen Säuglings Verdacht. Dabei ist allerdings zu betonen, daß pathologische Zeichen in der Neugeborenenzeit recht vieldeutig sind.

Mit gutem Erfolg wurde häufig bei Neugeborenen und routinemäßig bei *Frühgeborenen*, die bekanntlich besonders Listeriose-gefährdet sind, das *Meconium auf Listerien untersucht* (Abb. 8). Die durchaus nicht harmlose Besiedelung des Darmes mit *L. m.* ließ sich durch diese Maßnahme bei einigen Patienten so frühzeitig erkennen, daß sie einer lebensrettenden Behandlung zugeführt werden konnten. Bezüglich Listerien in menschlichen Feces vgl. BOJSEN-MØLLER und JESSEN.

Vermutet man bei Neugeborenen Sepsis oder Meningitis, dann empfiehlt es sich, unverzüglich eine *Lumbalpunktion* durchzuführen und auf jeden Fall den Liquor bakteriologisch zu untersuchen; denn neben dem Mekonium ist der Liquor bei Neugeborenen die ergiebigste Quelle für Listerien. HANDSCHUH gelang der Listeriennachweis auch aus den charakteristischen Hauteffloreszenzen (Abb. 9).

Das *weiße Blutbild* ist im allgemeinen wenig aufschlußreich. Immerhin ist im Differentialblutbild wiederholt neben der regelmäßig vorhandenen Leukocytose mit Linksverschiebung eine *Monocytose* beobachtet worden (ERDMANN und POTEL, LEVY und NASSAU).

Diagnose und Differentialdiagnose. Klinisch ist meistens nur eine Verdachtsdiagnose möglich. Unter günstigen Umständen (charakteristisches Exanthem, Milzschwellung, Leberschwellung, evtl. Monocytose bei Leukocytose mit Linksverschiebung; Auftreten meningitischer Zeichen, speziell bei Frühgeborenen) richtet sich der Verdacht von vornherein auf eine Listerieninfektion. Hierfür sprechen auch Beschwerden während der Schwangerschaft, ferner vorliegende Ergebnisse der Agglutinations- und Komplementbindungsreaktion im Serum der Schwangeren. Nach unserer Ansicht *steht und fällt die Diagnose „Listeriose" jedoch mit dem Erregernachweis.*

Die *Differentialdiagnose* der Neugeborenen-Listeriose wird durch die Monotonie der Krankheitssymptome während der ersten Lebenszeit erschwert. So wären Erythroblastose, Neugeborenen-Ikterus, Lues connata, Cytomegalie, Toxoplasmose, Hepatitis epidemica und Herpessimplex-Infektion bei Bestehen von Gelbsucht und Lebervergrößerung abzugrenzen. Sepsis kann auch durch andere bakterielle Erreger hervorgerufen werden: Escherichia coli ist der häufigste Erreger der eitrigen Meningitis bei jungen Säuglingen (nach JESSEN und BOJSEN-MØLLER im 1. Lebensmonat mit 40 % vor *L. m.* mit 9 %, letztere also immerhin an 2. Stelle stehend!). Krämpfe treten vor-

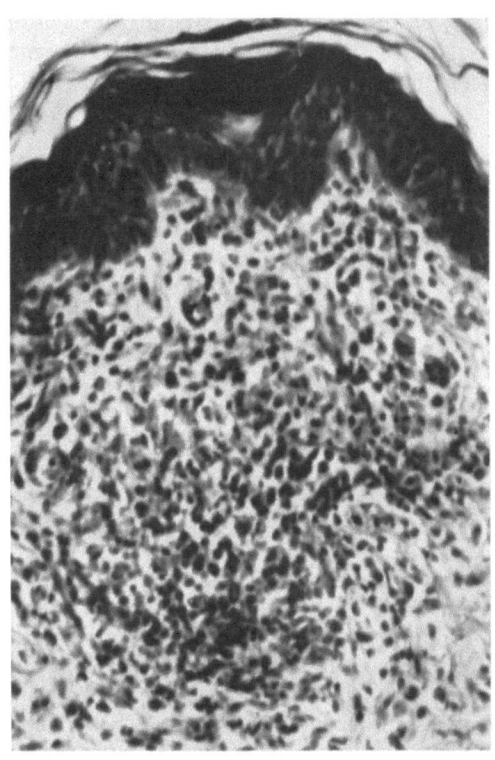

Abb. 9. Histologischer Schnitt durch ein Hautgranulom, H. E., 200fach. (Mikrophotographie wurde von Prof. REISS, Halle/Saale, zur Verfügung gestellt)

wiegend durch geburtstraumatisch bedingte intrakranielle Blutungen auf. Oft verschleiern die *Symptome der Frühgeborenen-Pathologie* das Krankheitsbild beträchtlich.

Prophylaxe. Da die Neugeborenen-Listeriose hauptsächlich auf dem Wege über eine diaplacentare Infektion des Feten entsteht, ist die *Bekämpfung der Schwangerenlisteriose* aus therapeutischen und prophylaktischen Gründen indiziert (s. S. 303). Wahrscheinlich können aber auch Schmutz- und Schmierinfektionen bei Neugeborenen, sei es nun über eine Kontamination der Geburtswege, sei es durch infizierte Instrumente (JESSEN und BOJSEN-MØLLER) oder sei es durch Eintritt von Listerien in die Luft- und Speisewege (z. B. bei der Fruchtwasseraspiration) bei den abwehrschwachen Säuglingen die gefährliche Infektion herbeiführen. Mit der Möglichkeit einer Listerienübertragung in Neugeborenenabteilungen ist ebenfalls zu rechnen (LINE und CHERRY, ERDMANN et al., LEVY und NASSAU).

Der Prophylaxe dient im übrigen in gleichem Maße die Verbreitung von Kenntnissen über Listeriose, die Registrierung von Krankheitsfällen in Gegenden mit gehäuftem Vorkommen, vielleicht auch eine Berichts- oder Meldepflicht, wie sie in Mitteldeutschland schon seit einem Jahrzehnt praktiziert wird. Allerdings ist eine solche Meldepflicht nur dann sinnvoll, wenn sich geeignete Möglichkeiten zur gezielten Verhütung bieten.

Therapie. Bei begründetem Verdacht bleibt wegen der Schwere der Krankheit keine Zeit zu verlieren. Die ersten Maßnahmen dienen oft nur der Lebensrettung (Sauerstoff bei Atemstörungen, Kreislaufmittel, Absaugen der Atemwege, notfalls künstliche Beatmung). Im übrigen verspricht nur eine *konsequente antimikrobielle Therapie* wirkliche Heilungsaussichten. POTEL sowie LINZENMEIER und SEELIGER empfahlen auf Grund der Überprüfung der Erregereigenschaften zunächst hohe Dosen von Sulfonamiden und Penicillin. Mit dieser Kombination

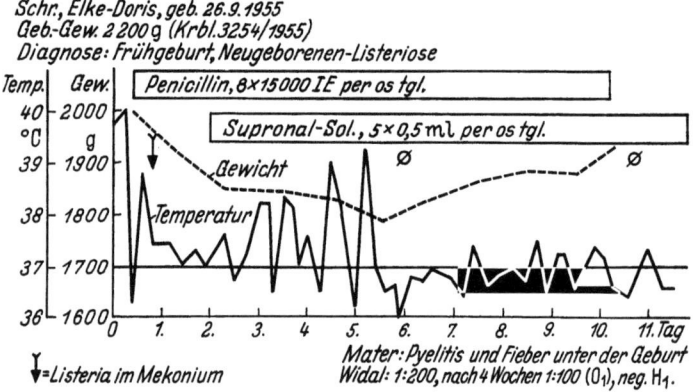

Ab. 10. Verlauf der Neugeborenen-Listeriose

haben wir bei einigen Patienten Erfolg erzielt (vgl. Abb. 10). Günstiger noch erscheint nach dem heutigen Stand der antibiotischen Forschung die Kombination von Penicillin (hochdosiert, um die Liquorschranke zu überwinden!) und Chloramphenicol, letzteres freilich nicht über 100 mg/kg Körpergewicht dosiert, um einer Überdosierung bei unreifen Nieren (Gray-Syndrom) vorzubeugen. Nach den Erkenntnissen der letzten Jahre galten bei Erwachsenen *Antibiotica der Tetracyclin-Reihe* als die *Mittel der Wahl* (vgl. SEELIGER, in MARGET und KIENITZ, 1963). Das Vorkommen von unerwünschten Nebenwirkungen der Tetracycline auf das Gebiß (u. a. bleibende Verfärbung der Zähne, DEGEN und GOLDENBAUM, STAUFER, ERDMANN, RONDÉ, 1967) gibt dem Pädiater Veranlassung, bei Säuglingen und Kleinkindern auf Tetracycline zu verzichten und statt dessen Chloramphenicol, Erythromycin (vgl. hierzu SEELIGER und PLAB) und neuerdings auch Ampicillin (NELSON et al., SEELIGER et al., 1967; WEINGÄRTNER und ORTEL, 1967) einzusetzen. Bei ernstlicher Gefahr der Sepsis ist unverzüglich bei Neugeborenen knapp bemessene intravenöse Dauertropfinfusion mit Zusatz intravenös applizierbarer Antibiotica (Penicillin, Chloramphenicol, Ampicillin) anzulegen! Um sicherzugehen, empfiehlt es sich dann auch, von Beginn der antibiotischen Behandlung an „zweigleisige Antibiose" durchzuführen (vgl. hierzu ERDMANN, 1963). Die zusätzliche Anwendung von *Corticoiden* ist bei guter Ansprechbarkeit der Keime auf die Antibiotica in Erwägung zu ziehen, besonders wenn eine Meningitis vorliegt, die unter Hinterlassung eines Hydrocephalus abzuheilen droht.

Der antibiotische Schutz sollte längere Zeit, mindestens 8 Tage über die vermutete Heilung oder die Liquorsanierung hinaus fortgesetzt werden. Wegen der Schwere der Krankheit sind die Heilungsaussichten bei der septischen Verlaufsform nicht gut. Mit über 50% Todesfällen ist zu rechnen. Dagegen sprechen die isolierten *Listeria*-Meningitiden wesentlich besser auf gezielte antibiotische Behandlung an (vgl. Übersicht von DELTA et al.).

Tab. 5 vermittelt einen Überblick über die empfohlene Dosierung von Chemotherapeutica und Antibiotica bei der Behandlung der menschlichen Listeriose.

Tabelle 5. *Empfohlene Dosierung von Chemotherapeutica und Antibiotica bei der Behandlung der menschlichen Listeriose* (Nach HOOD, 1957, sowie SEELIGER, 1958, 1961)

Arzneimittel	Klinische Wirkung	Dosierung pro Tag	Verabfolgungsweise	Dosis-Intervall in Std
Sulfonamide[1] und Additionsprodukte[1]	wechselnd	65—100 mg/kg täglich (Blutspiegel von mindestens 12 mg%)	oral i. v.	4—6
Penicillin[2]	gering	20 000—600 000 OE/kg	i. m. (i. v.)	Kristallines Penicillin in wäßriger Lösung; Procain-Penicillin; als Dauertropf bzw. 1—2 × tgl.
Sulfonamide + Penicillin	oft wirksam	s. o.		
Streptomycin	wechselnd, schnelle Resistenzentwicklung	20—40 mg/kg täglich	i. m.	6—8—12
Penicillin + Streptomycin	mäßig wirksam	s. o.	i. m.	
Chloramphenicol	wirksam	40—100 mg/kg täglich	oral, i. v.	4—6
Erythromycin	wirksam	20—50 mg/kg täglich	oral	4—6
Tetracyclin[1]	sehr gut wirksam (speziell bei Erwachsenen!)	20—40 mg/täglich	oral, i. v.	4—6 (evtl. im i.v. Dauertropf)

[1] Nicht bei Säuglingen und Kleinkindern!
[2] Zur alleinigen Anwendung nicht empfehlenswert!

IX. Die Listeriose der Schwangeren

Diese Listerioseform verdient gesonderte Besprechung; denn die erheblichen Organveränderungen bei Totgeburten oder den Säuglingen, die kurz nach der Geburt ihrer schweren Krankheit erliegen, gehen teils auf eine intrauterin-diaplacentare, teils auf eine während der Geburt erworbene Infektion mit *L.m.* zurück.

Symptomatologie: Anamnestische Erhebungen bei Müttern, die listeriosekranke Kinder zur Welt gebracht hatten, lieferten folgende Angaben (vgl. ALEX und POTEL): Eine Anzahl von Schwangeren, die listerieninfizierte Kinder geboren hatten, konnten sich nicht erinnern, während der Schwangerschaft irgendwelche Erkrankungen durchgemacht zu haben. Meistens aber gaben die Frauen an, *einige Tage bis Wochen vor der Entbindung* einen *plötzlichen Fieberanstieg* (manchmal mit Schüttelfrost) erlebt zu haben, der meistens als „grippaler Infekt" gedeutet worden war. Kopfschmerzen, geringfügige Benommenheit, Schmerzen im Rücken oder in der Lendengegend waren weitere vieldeutige Krankheitszeichen. Gelegentlich wurde wegen Trübung des Urins *Pyelitis* (oder Cystopyelitis) angenommen. Manchmal begleiten Durchfall oder Rachenschleimhautentzündung den Infekt.

Daß sich hinter derartigen Symptomen eine Bakteriämie verbergen kann, ist u. a. dem Bericht von Hood zu entnehmen, die durch routinemäßige Blutkulturen bei einer Anzahl erkrankter Gravider *L. m.* nachweisen konnte (vgl. S. 296).

Ausnahmsweise treten aber auch sehr ernste Krankheitssymptome auf; so wurde wiederholt eine eitrige Listeriameningitis bei Schwangeren festgestellt (vgl. Seeliger und Leineweber), gelegentlich im Rahmen einer Sepsis.

Die Krankheitserscheinungen bei der Schwangeren sind im allgemeinen wenig charakteristisch und oft recht flüchtig; sie lassen keineswegs die tragischen Folgen ahnen, die der diaplacentar infizierten Frucht drohen. Rechtzeitige Behandlung mit Sulfonamiden oder Antibiotica vermag diese Gefahr zu bannen. Der Ernst der Lage wird offenbar, wenn nach einem solchen fieberhaften Infekt die *Kindsbewegungen* plötzlich *nachlassen* oder völlig *sistieren*. Diesem alarmierenden Ereignis folgen meist innerhalb weniger Tage, teilweise unter einem neuerlichen Fieberschub, die vorzeitige Entbindung (*Frühgeburt*) oder die Ausstoßung einer *Totgeburt*. Nicht selten geht meconiumhaltiges, trüb oder grünlich verfärbtes Fruchtwasser ab, es kann aber auch völlig unauffällig sein. Die *Placenta* ist fast immer krankhaft verändert (entzündete basale Decidua, ödematöse Auftreibung der Zotten mit granulomatösen Infiltraten, kleine graue Nekroseherdchen). Die Eihäute können eitrig-phlegmonös durchsetzt sein. An der *Nabelschnur* lassen sich in der Regel bakterienhaltige Gefäßthromben, Intimagranulome und Leukocyteninfiltrate der Nabelvenenwand nachweisen (Reiss, 1957).

Meistens findet das Krankheitsgeschehen mit der Ausstoßung der infizierten Leibesfrucht seinen Abschluß. Ebenso wie dies für die Toxoplasmose bekannt ist, haben Potel und Alex auch Listeriose der Neugeborenen bei nachfolgenden Schwangerschaften nicht beobachtet. Seeliger et al. konnten dagegen bei einer Anzahl Frauen wiederholt Komplikation von Schwangerschaften durch Listeriose nachweisen, auch mit tödlichem Ausgang bei nachgeborenen Kindern (vgl. Winkhaus et al., 1965; Röse, pers. Mitt., 1966). Im Darm und in der Cervix ist vielleicht das weitere Graviditäten gefährdende Keimreservoir bei der geschlechtsreifen Frau zu suchen. Dieses wird beseitigt, wenn die Mutter eine gezielte, ausreichend hoch dosierte und möglichst wiederholte antimikrobielle Behandlung erhält.

Diagnostische Hilfsmittel. Erfolgt die Geburt unter suspekten Umständen und können beim Neugeborenen Listerien isoliert werden — bieten diese unter Umständen sogar das charakteristische Krankheitsbild der Neugeborenen-Listeriose — dann sollten *umgehend* Stuhl und Urin, ferner Lochial-, Cervix- oder Vaginalsekret mehrfach bakteriologisch auf Listerien untersucht werden. Nach Monatsfrist gelang bisher ein Listerienachweis nur noch selten. Von diagnostischem Wert sind auch *Blutkulturen* kurz vor oder nach der Geburt. Sofern nicht bereits vor der Entbindung *serologische Untersuchungen* (Agglutinations- und Komplementbindungsreaktion) durchgeführt wurden, empfiehlt es sich, zur Erhärtung der Diagnose bzw. bei Verdacht in 1—2wöchigen Abständen mehrfach Blut auf Antikörper gegen *L. m.* untersuchen zu lassen.

Diagnose und Differentialdiagnose der Schwangeren-Listeriose. Da die Kontrollen bei Schwangeren und Wöchnerinnen, abgesehen von gezielten Untersuchungen (Potel und Alex, Breuning und Fritzsche, Hood) meistens erst nach dem Auftreten einer Neugeborenen-Listeriose vorgenommen werden, gelang der Erregernachweis bei der Schwangeren oder Wöchnerin bisher nur relativ selten. Fiebert eine Schwangere, dann sollte stets auch an eine Listeriose gedacht werden, gleichgültig in welchem Schwangerschaftsmonat das Fieber auftritt. In solchem Falle darf man nicht zögern, *Blut kulturell* auf das Vorhandensein von *L. m.* zu untersuchen. Im Bonner Hygiene-Institut konnten auf diese Weise wiederholt Infektionen bereits im 4. und 5. Monat der Schwangerschaft gesichert werden, so daß durch rechtzeitige Behandlung die Frucht ausgetragen und ohne Schädigung geboren wurde.

Häufig wird sich die Vermutung einer Schwangeren-Listeriose nur auf das Ergebnis der *serologischen Blutuntersuchungen* stützen können. Bei der Agglutinationsreaktion sind Titerwerte über 1:200 (O *und* H) als verdächtig anzusehen, vor allem wenn ein weiterer Anstieg um wenigstens zwei Stufen erfolgt. Eine positive KBR in Serumverdünnungen von 1:20 aufwärts ist vereinbar mit der Annahme, daß eine Listeriose vorliegt. Auf jeden Fall müssen verdächtige Serumbefunde sofort zu wiederholter bakteriologischer Kontrolle von Stuhl und Vaginalschleim, gegebenenfalls auch von Blut, Anlaß geben. Eine Wiederholung der Serumuntersuchung ist in solchen Fällen im Abstand von 14 Tagen angezeigt, auch wenn *L.m.* nicht isoliert werden konnte.

Prophylaxe. Die ärztliche *Schwangerenberatung* sollte bei jedem Verdachtsfall bakteriologische und serologische Kontrollen auf Listeriose in die Wege leiten, ferner durch Aufklärung über allgemeine Hygiene (*Vermeidung von Rohmilchgenuß und* engem Kontakt mit *kranken Haustieren*) einer möglichen Listerieninfektion vorbeugen. Nicht nur die Geburtshelfer, sondern auch die Hebammen müssen die vagen Zeichen der Schwangeren-Listeriose kennen, durch die sie nicht zuletzt selbst gefährdet sind oder zum Überträger der Krankheit werden können. Gravide Frauen dürfen, wie die Erfahrung gelehrt hat, nicht in bakteriologischen Laboratorien, in denen die Möglichkeit zum Kontakt mit *L.m.* besteht, beschäftigt werden. Speziell bei Listeriose-Tierversuchen ist die Beschäftigung von Schwangeren oder Frauen, bei denen mit einer Schwangerschaft zu rechnen ist, verboten. Eine *prophylaktische Behandlung* ist bei verdächtigen serologischen Befunden oder nach vorhergehender Entbindung von einem listeriosekranken Kind empfehlenswert, zumal Listerien bei Frauen mit sog. habituellem Abort nachgewiesen worden sind (RABINOVITZ et al., KAMPELMACHER, WINKHAUS, SEELIGER und ANDRIES). Sind Cervix uteri oder Vagina durch *L.m.* infiziert, sollten mindestens zwei Kuren mit Tetracyclin oder Ampicillin (jeweils 1,5—2 g täglich für 7 Tage unter Zwischenschaltung einer Pause von 2—3 Wochen) durchgeführt werden. Die günstigen Erfahrungen von ROST et al. haben sich inzwischen vielfach bestätigt. Dabei muß offenbleiben, ob es sich stets nur um *Listeria*-Infektionen gehandelt hat. Da auch andere Infektionserreger den Schwangerschaftsverlauf stören bzw. Aborte herbeiführen können, wird die prophylaktische Verabfolgung von Breitspektrum-Antibiotika hier kaum je kontraindiziert sein. In Anbetracht der beschriebenen Zahnschädigung durch Tetracycline bei Kindern wäre zur Prophylaxe bei erneuter Schwangerschaft tunlichst *Ampicillin* einzusetzen. Möglichst soll aber nicht erst während einer Schwangerschaft, sondern im Intervall behandelt werden. Der Ehemann ist stets auch bakteriologisch zu kontrollieren und gegebenenfalls gleichzeitig zu behandeln; denn Besiedelung der männlichen Urethra mit *L.m.* und offenbar wechselseitige Genitalkontamination der Eheleute sind bekannt geworden (WENKEBACH; TOAFF, KROCHIK und RABINOVITZ).

Behandlung der Schwangeren-Listeriose

Abzuwarten, ob die Schwangeren-Listeriose spontan — d. h. nach Ausstoßung des abgestorbenen Foeten oder nach Geburt eines infizierten Kindes — ausheilt, wäre zwar nach früheren Beobachtungen von ALEX und POTEL vertretbar, doch empfehlen wir sicherheitshalber eine gezielte Antibiose mit Ampicillin oder Erythromycin. *Ist aber die Infektion* während des Bestehens der Gravidität *gesichert* oder nach Lage der Dinge wahrscheinlich, dann sollte unverzüglich — gleichgültig ob die Schwangere klinisch krank ist oder nicht — wegen der diaplacentaren Übertragung der *L.m.* auf das Kind eine *sofortige und gründliche Behandlung* einsetzen.

Ursprünglich hatten REISS et al., sowie ALEX und POTEL folgende Behandlung vorge-schlagen: Sulfonamidstoß von je 10 g per os an 3 hintereinander folgenden Tagen und fünfmal täglich 200000 I.E. Penicillin. Bei der Dosierung ist allgemein zu berücksichtigen, daß der fetale Blutspiegel wegen der raschen Ausscheidung über die mütterlichen Nieren nur etwa die Hälfte des Blutspiegels der Schwangeren erreicht. Deshalb gelten die früher empfohlenen Penicillindosen als unzureichend, zumal Penicillin gegen Listerien nur wenig wirksam ist (FOLEY, EPSTEIN und LEE, LINZENMEIER) und — allein gegeben — in der Therapie der Listeriose oft versagt hat.

Die modernen Breitband-Antibiotica bieten demgegenüber wesentliche Vor-teile. Seit den Untersuchungen von BENNETT et al., GRAY et al., LINZENMEIER und SEELIGER sowie ORTEL werden heute *Tetracycline* bevorzugt. Tetracyclin galt — wenigstens für Erwachsene — nach den Entschließungen des 2. Listeriose-Symposiums in Bozeman, Montana 1962, als das Antibioticum der Wahl (vgl. GRAY, 1963). Allerdings erwies sich beispielsweise die Dosis von viermal 250 mg Oxytetracyclin täglich bei einem von HOOD beschriebenen Fall nicht als aus-reichend, um eine Frühgeburt (Geburts-Gewicht: 2013 g) und die nachfolgende Entwicklung einer eitrigen *Listeria*-Meningitis bei dem Kind zu vermeiden. Nach den vorliegenden Erfahrungen wird man mindestens 7 Tage lang 1,5—2 g Tetracyclin per os oder eine entsprechende Dosis i.v. verabreichen und die Therapie gegebenenfalls nach 14 Tagen sowie nach 6 Wochen wiederholen. Bei gleichzeitiger Listerienausscheidung im Stuhl sind zusätzlich für 6—8 Tage 4—6 g Sulfaguanidin oder ein anderes schwerlösliches Sulfonamid zu verab-folgen. — Wegen der Tetracyclin-Nebenwirkungen (vgl. S. 300) sind Chloram-phenicol, Erythromycin bzw. Ampicillin empfehlenswert. Eine vorherige Antibio-tica-Empfindlichkeitstestung von *L.m.* ist nach den bisherigen Erfahrungen unnötig, da alle bisher untersuchten Kulturen ein ziemlich einheitliches Empfind-lichkeitsspektrum aufwiesen (HOLL und SEELIGER, 1962), das in Tab. 6 zusammen-gefaßt ist. Der Kliniker richtet sich jedoch gern bei der Weiterführung einer antibiotischen Therapie nach solchen Testergebnissen.

Tabelle 6. *In vitro-Empfindlichkeit von L. monocytogenes*

Antibioticum bzw. Chemotherapeuticum	253 Stämme (HOLL und SEELIGER, 1962)			(LINZENMEIER und SEELIGER, 1954)	Angaben in der Literatur (andere Untersucher)			
	emp-findlich	„mäßig" emp-findlich	resistent	Einheiten oder γ pro ml	Zahl der Stämme	emp-findlich	„mäßig" emp-findlich	resistent
Penicillin.	253	—	1	0,3 — 0,75 OE	51	28	4	19
Streptomycin . .	250	3	—	1,5 — 6 γ	67	51	11	5
Tetracyclin. . . .	154	99	—	0,3 — 1,2 γ	101	82	6	13
Chloramphenicol .	213	40	—	1,0 — 3,0 γ	57	44	5	8
Erythromycin . .	252	1	—	0,03— 0,1 γ	34	31	—	3
Neomycin	245	7	1	0,1 — 0,2 E	17	15	2	—
Spiramycin . . .	244	7	2	0,75— 1,5 γ	7	7	—	—
Novobiocin. . . .	63	122	68	1,5 —12,0 γ	2	2	—	—
Resistomycin . . .	74	111	68	5,0 γ	—	—	—	—
Oleandomycin . .	252	—	1	0,25— 6,0 γ	5	5	—	—
Polymyxin B . . .	—	—	253	12 —25,0 γ	—	—	—	—
Sulfonamide . .	72	17	164	6,25— 25 mg%	2	1	—	1
Sulfa-Additions- . Produkte	35	35	183	6,25— 18,5 mg%	3	3	—	—

Wiederholte Aborte durch Listeria monocytogenes

Tatsächlich treten die meisten Fälle fetaler Listeriose nach dem 5. Schwanger-schaftsmonat auf (ALEX und POTEL). Offensichtlich ist ein gewisser Entwicklungszustand der Frucht im Mutterleib für den Listerienbefall Voraussetzung, etwa analog den Verhältnissen bei der Lues. Andererseits sind mehrere gesicherte Fälle von *Listera*-Infektion im 3. und 4. Schwangerschaftsmonat mit und ohne Ausstoßung einer infizierten Frucht (in einem Fall eines in toto ausgestoßenen Eies, das Listerien enthielt — RABINOVITZ, loc. cit. SEELIGER, 1961) nachgewiesen worden. Wenn Darm oder Genitale vorübergehend oder dauernd von Listerien besiedelt sind, ist mit entzündlichen Veränderungen in Endometrium und den Adnexen und dementsprechend auch mit einer frühzeitigen Störung einer Schwangerschaft zu rechnen. In der Tat sind bei einmaligem akuten Geschehen Tot- oder Fehlgeburten (mit Listerieninvasion), bei latenter bzw. chronischer Listerienbesiedlung des Genitales Schwangerschaftsstörungen mit wiederholtem Abort vorgekommen. Septische Aborte sind freilich nur ausnahmsweise auf eine Listerieninfektion zurückzuführen. Die Vorstellungen FLAMMS (in ROOTS und STRAUCH, 1958) über eine retrograde Infektion der Graviden von nekrotischen Plazentarzotten sind zunächst hypothetisch, können aber als Erklärung für die beobachteten Erscheinungen kurz vor der Fehl- bzw. Totgeburt dienen. ROST et al. stellten bei Frauen mit sog. habituellem Abort erhöhte Agglutinin-Titer gegen Listerien und positive KBR (1:10 bis 1:80) fest. Die unter dem Verdacht einer chronischen Listerieninfektion des Genitales, für die der bakteriologische Beweis allerdings fehlte, erfolgte Tetracyclinbehandlung führte bei einigen Patientinnen zum Austragen der Schwangerschaft und zur Geburt gesunder Kinder. Bei der zu empfehlenden Zurückhaltung in der Bewertung von *Listeria*-Antikörpertitern waren die ätiologischen Zusammenhänge, vor allem die Frage nach dem *post* oder *propter hoc*, zunächst abschließend nicht zu klären (SEELIGER, 1961).

Recht aufschlußreich sind in diesem Zusammenhang die Berichte von RABINOVITZ et al. und RAPPAPORT et al., die in einem kurzen Zeitraum von 5 Monaten 33 Frauen mit habituellem Abort auf Listerieninfektion des Genitalsystems untersucht haben. Bei 24 Frauen fanden sich mehrfach kulturell Listerien; einige Stämme gehörten nach SEELIGER dem Serotyp 4b an. Diese Patientinnen hatten innerhalb eines Zeitraumes von bis zu 8 Jahren zwei- bis sechsmal nacheinander abortiert. 14 der untersuchten Frauen waren nicht schwanger, 3 abortierten nach vorher geglücktem Listeriennachweis, die restlichen 7 trugen nach kombinierter Lederkyn- (= Sulfamethoxypyridazin)-Penicillinbehandlung ihre Schwangerschaft aus. Die Penicillindosen betrugen 1 Million I.E., die Sulfonamiddosis 1 g täglich, Behandlungsdauer: 14 Tage.

Nach SEELIGER (1963) ist ein Teil der von RABINOVITZ gezüchteten Stämme aber nicht der *L. m.* zuzurechnen, so daß die Gesamtzahl der Listeriosefälle mit wiederholten Aborten wohl doch niedriger gelegen haben dürfte.

Mittels Immunofluorescenz untersuchten MILLER und MURASCHI das Vaginalsekret von 496 Schwangeren auf die Anwesenheit von *L. m.* 22 Sekrete zeigten ein- oder mehrmals fluorescierende Organismen, hauptsächlich mit positiven Reaktionen gegen Typ-1-Antiserum. Doch ließ sich dieser auffällige Befund weder bakteriologisch noch mit Hilfe anderer serologischer Methoden sichern, eine Tatsache, die hinsichtlich der Beweiskraft der Befunde zunächst skeptisch stimmt.

Obgleich TRAUB schon 1943 bei Angora-Kaninchen Zuchtuntauglichkeit nach Listeriose während der Trächtigkeit beschrieben hat und GRAY et al. später bei Kaninchen durch künstliche Listerieninfektion wiederholtes Verwerfen hervorrufen konnten — was grundsätzlich für die ätiologische Bedeutung der *L. m.* spricht —, erscheint es sinnvoll, die Listerien vorerst nur dann als Ursache der wiederholten Aborte beim Menschen gelten zu lassen, wenn positive serologische Ergebnisse (insbesondere typische Titerverlaufskurven) zusammen mit typischen klinischen Erscheinungen oder bakteriologische Befunde (Blut-, Cervixsekret- oder Stuhlkultur) mit einer solchen Annahme vereinbar sind; dies umso mehr, als mittlerweile Nachuntersuchungen an verschiedenen Frauenkliniken (RABAU und DAVID, RUFFOLO et al., McNAUGHTON) durchweg negative Befunde geliefert haben. — SEELIGER, WINKHAUS, ANDRIES und VIEBAHN (1965) haben neuerdings bakteriologische Befunde erhoben, die eindeutige Zusammenhänge zwischen chronischer

Listeria-Infektion (mit wiederholtem Erregernachweis im Stuhl) und mehrfachen Aborten (der letzte mit Listerien-Nachweis in der Placenta!) erkennen lassen (s. auch WINKHAUS et al., RÖSE).

X. Seltenere Organlisteriosen

Neben den drei ausführlicher dargestellten wichtigen Listerioseformen des Menschen, der ZNS-Listeriose, der Neugeborenen- und der Schwangeren-Listeriose, die in vieler Hinsicht miteinander pathogenetisch und klinisch in wechselseitiger Verbindung stehen, gibt es noch *eine Reihe von Organlisteriosen*, die sich offensichtlich mehr als umschriebene *lokale Erkrankungen* an den Eintrittspforten der Listerieninfektion und in deren näherer Umgebung manifestieren. Neben der krankhaften Veränderung, die sie örtlich am Gewebe bedingen, kommt ihnen eine wichtige Rolle als Ausgangsort für Allgemeininfektionen mit *L. m.* zu.

So führt die örtliche Infektion der Bindehaut, vergleichbar den Vorgängen beim Anton'schen Conjunktivaltest am Kaninchen, zu einer *akuten, eitrigen*, gelegentlich granulomatösen *Conjunctivitis*, die mit einer *Keratitis* einhergehen kann. ANTON sah eine derartige Infektion bei einem Laborgehilfen, FELSENFELD stellte sie bei zwei in einer Geflügelhandlung Beschäftigten fest. BEUTE et al. beschrieben eine eitrige Conjunctivitis als Vorläufer einer *Listeria*-Meningitis.

Die *Schleimhäute des Nasenrachenraumes* können in gleicher Weise wie die Bindehaut mit *L. m.* besiedelt sein und deshalb akut entzündlich erkranken. Möglicherweise läßt sich auch der Listeriennachweis von Tonsillen und Halslymphknoten bei einem 35jährigen Mann hier einreihen, über den SHAMESOVA

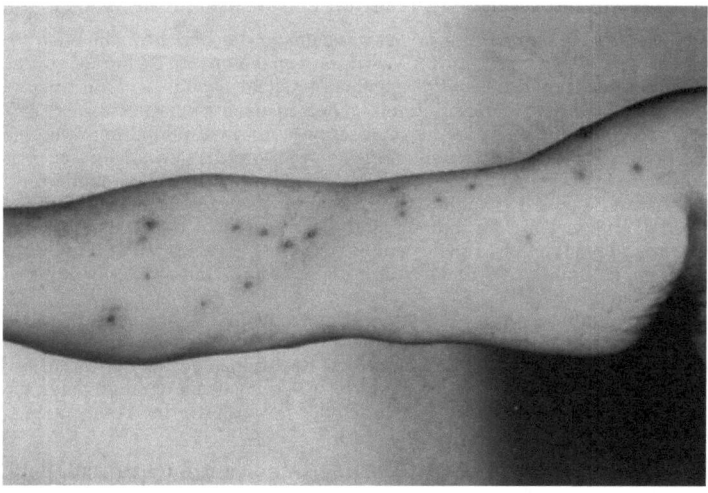

Abb. 11. Pustulöse Hautefflorescenzen am Unterarm eines Tierarztes, ausgelöst durch Listerieninfektion
(Nach KALKOFF, 1960)

berichtet hat. Analog ist der Befund von *L. m.* im Rachenabstrich zu werten, der im Verlauf einer dem Drüsenfieber ähnelnden Infektionskrankheit URBACH und SCHABINSKI gelang. Neuerdings wird der Nasenrachenraum als Eintrittspforte der Listerien bei einer sub partu erfolgten Infektion von Neugeborenen in Betracht gezogen. Wiederholt wurde der Aspiration infizierten Fruchtwassers für die Entstehung der granulomatösen oder broncho-pneumonischen Befunde bei Neugeborenen-Listeriose Bedeutung zugesprochen.

Kürzlich haben EKELUND et al., JESSEN und BOJSEN-MØLLER sowie BOJSEN-MØLLER (1967) neben der Kontaminierung der Schleimhäute der oberen Luftwege die *Listerieninfektion des Intestinaltraktes* in den Vordergrund ihrer Betrachtungen gestellt. Demnach gibt es auch gesunde *Keimträger*, besonders bei Schlachthofarbeitern.

Inwieweit die bemerkenswerten Befunde von NYFELDT, der wiederholt *L.m.* in Verbindung mit *infektiöser Mononucleose* feststellen konnte, im Zusammenhang mit einer lokalen Listerien-Besiedlung der Tonsillen stehen, ist heute nicht mehr zu eruieren.

Sicher wurden seinerzeit die Listerienbefunde, vielleicht im Hinblick auf ähnliche Blutveränderungen bei Kaninchen nach Listeriose, allzu stark unter dem Eindruck einer ätiologischen Klärung des Pfeifferschen Drüsenfiebers betrachtet. In gleiche Richtung hatten auch die Berichte gewiesen, die von PONS und JULIANELLE sowie WEBB ebenfalls bei Jugendlichen erhoben wurden. Eindeutig ist der Bericht von CHAIKEN und MICHAUD über einen 9jährigen Jungen.

Wenn auch selten, so kann *L.m.* ein Krankheitsbild hervorrufen, das weitgehend der infektiösen Mononucleose ähnelt; doch sind die Listerien keineswegs als Erreger dieser Krankheit anzusehen (vgl. WISING). Diese Feststellung gilt uneingeschränkt auch trotz der von STANLEY durchgeführten Isolierung des sog. MPA, dessen Existenz von GIRARD und MURRAY bestätigt worden ist. An der *Haut* kann es zu einer primären Listerien-Infektion kommen (papulöse und/oder pustulöse Dermatitis), beispielsweise bei Landwirten und Tierärzten in direktem Zusammenhang mit veterinärmedizinisch-geburtshilflichen Verrichtungen (VAN DER SCHAAF, MOUTON und KAMPELMACHER, KALKOFF und SCHIFF, vgl. Abb. 11).

Literatur

Zusammenfassende Darstellung

Erdmann, G.: Listeriose. In: Handbuch der Kinderheilkunde, Bd. V, S. 543—556. Hrsg. von H. Opitz u. F. Schmid. Berlin-Göttingen-Heidelberg: Springer 1963. (Hier weitere Schrifttumsangaben, speziell über pädiatrische Fragen.) — **Essbach, H.**: Paidopathologie. Leipzig: Georg Thieme 1961. — **Gray, M.L.**: Second Symposium on Listeric Infection. Montana State College 1963. — **Gray, M.L., and A.H.Killinger**: Listeria monocytogenes and listeric infections. Bact. Rev. **30**, 309—382 (1966). — **Grumbach, A.**: Die Listeriose. In: Die Infektionskrankheiten des Menschen und ihre Erreger, Bd. II, S. 915—925. Hrsg. von A. Grumbach u. W. Kikuth. Stuttgart: Georg Thieme 1958. — **Krepler, P., u. H. Flamm**: Die Listeriose. Ergebn. inn. Med. Kinderheilk. 7, 64 (1956). — **Murray, E. G. D., R. A. Webb, and M. B. R. Swann**: A disease of rabbits characterised by a large mononuclear leucocytosis, caused by a hitherto undiscribed bacillus bacterium monocytogenes. J. Path. Bact. **29**, 407 (1926). — **Potel, J.**: Zum gegenwärtigen Stand der Listerioseforschung. Wiss. Z. Martin-Luther-Univ. **6**, 311—334 (1957). — **Proceedings** of the 3rd Int. Symposium on Listeriosis, Bilthoven 1967. Rijks Institut voor de Volksgesondheid Utrecht. — **Reiß, H.J.**: Anatomie des Krankheitsbildes der „miliaren Knötchen" beim Kind. Habilitationsschrift. Halle: Martin-Luther-Univ. 1955. — **Roots, E., u. D. Strauch**: Listeriosen. Zbl. Vet.-Med., Suppl. 1. Berlin: Paul Parey 1958. — **Seeliger, H.P.R.**: Listeriose. 2. Aufl. Leipzig: Johann Ambrosius Barth 1958. ~ Listeriosis. Basel: Karger 1961. New York: Hafner Publ. Co. Inc. 1961.

Einzelarbeiten

Alex, R.: Zur Diagnose der Neugeborenenlisteriose durch Mekonium-Untersuchungen. Zbl. Gynäk. **82**, 57—59 (1960). — **Alex, R., u. J. Potel**: Listeriose und Schwangerschaft. Geburtsh. u. Frauenheilk. **13**, 651—659 (1953). — **Anton, W.**: Kritisch-experimenteller Beitrag zur Biologie des Bakterium monocytogenes. Mit besonderer Berücksichtigung seiner Beziehung zur infektiösen Mononukleose des Menschen. Zbl. Bakt., I. Abt. Orig. **131**, 89—103 (1934). — **Aschoff, L.**: Ein Fall von Pseudotuberkulose beim Neugeborenen und ihr Erreger. Verh. Dtsch. Ges. Path. 178 (1901). — **Atkinson, E.**: Meningitis associated with gram-positive bacilli of diphtheroid type. Med. J. Aust. **1**, 115—118 (1917). — **Benazet, F., R. Sohier**, et **M. Bonjean**: Les encéphalites listériennes suppurées. Forme rare de la listeriose humaine. Presse Méd. **65**, 2168—2170 (1957). — **Bennett, I.L. jr., P.E. Russell**, and **J.H. Derivaux**: Treatment of Listeria meningitis. Antibiot. and Chemother. **2**, 142—146 (1952). — **Biegeleisen, J.Z. jr.**: Fluorescent antibody studies on Listeria monocytogenes. In: Second Symposium on Listeric Infection, p. 183—185, Ed. by M. L. Gray. Montana State College: Bozeman 1963. — **Bock, W.**: Versuch einer Auswertung der Listeria-monocytogenes-Typ 1-Titer im Untersuchungsmaterial des Hygiene-Instituts Bonn/Rh., 1954—1958. Bonn: Inaug.

Dissert. 1961. — **Bojsen-Møller, J.**: Studies on the growth and isolation of Listeria monocytogenes at low temperatures. In: Second Symposium on Listeric Infection, p. 169—172, Ed. by M.L. Gray. Montana State College: Bozeman 1963. — **Breuning, M., u. F. Fritzsche**: Über die Häufigkeit der Listeriose bei Neugeborenen; Untersuchungen an der Universitäts-Frauenklinik Leipzig. Geburtsh. u. Frauenheilk. **14**, 1113—1124 (1954). — **Burn, C.G.**: Clinical and pathological features of an infection caused by a new pathogen of the genus Listerella. Amer. J. Path. **12**, 341—348 (1936).

Chaiken, B.H., and **D.T. Michaud**: Listeria monocytogenes infection and its relation to infectious mononucleosis. New Engl. J. Med. **258**, 385—386 (1958). — **Colmant, H.**: Neuropathologie der Listeriose. Dtsch. Z. Nervenheilk. **182**, 492—515 (1961). — **Cordy, D.R.**, and **J.W. Osebold**: The neuropathogenesis of Listeria encephalomyelitis in sheep and mice. J. infect. Dis. **104**, 164—173 (1959).

Delta, B.G., and **D. Pinkel**: Listeriosis complicating acute leukemia. J. Pediat. **60**, 191—194 (1962). — **Delta, B.G., R.B. Scott**, and **C.R. Booker**: Listeria meningitis in the newborn. Med. Ann. D.C. **30**, 329—335 (1961). — **Detmold, J.G., u. H. Girgensohn**: Listeriose bei Neugeborenen als Folge von diaplazentarer Infektion mit Listeria infantiseptica. Geburtsh. u. Frauenheilk. **14**, 1125—1131 (1954). — **Diemer, K., u. H.P.R. Seeliger**: Zerebrale Listeriose beim Kleinkind. Dtsch. med. Wschr. **87**, 2584—2587 (1962). — **Donker-Voet, J.**: Serological studies on some strains of Listeria monocytogenes, especially typ IV strains. In: Listeriosen. Hrsg. von E. Roots u. D. Strauch. Zbl. Vet.-Med., Beiheft **1**, 37—44 (1958). — **Dumont, J., et L. Cotoni**: Bacille semblable au bacille du rouget du porc rencontré dans le liquide cephalo-rachidien d'un meningitique. Ann. Inst. Pasteur **35**, 625—633 (1921).

Eck, H.: Encephalomyelitis listeriaca apostematosa. Schweiz. med. Wschr. **87**, 210 (1957). ~ Encephalomyelitis listeriaca apostematosa. Münch. med. Wschr. **102**, 2387—2388 (1960). — **Ekelund, H., G. Laurell, S. Melander, L. Olding**, and **B. Vahlquist**: Listeria infection in the foetus and the new-born. A clinical, pathological and epidemiological study. Acta Paediat. **51**, 698—711 (1962). — **Enjalbert, L., A. Bardier, et B. Combes**: Quatre observations recentes de meningites à Listeria monocytogenes. Presse Méd. **65**, 1667—1668 (1957). — **Erdmann, G.**: Listeriose und Frühgeburt. Dtsch. med. Wschr. **78**, 813—815 (1953). ~ Die Klinik der pränatalen Infektion durch Listeria monocytogenes (Pirie). Ärztl. Wschr. **12**, 32—33 (1957). ~ Listeriose im Kindesalter. Ein Überblick. Ann. Paediat. **197**, 66—79 (1961). ~ Pediatric problems in listeriosis research. In: Second Symposium on Listeric Infection, p. 267—276, Ed. by M.L. Gray. Montana State College: Bozeman 1963. — **Erdmann, G., u. J. Potel**: Listeriose der Neugeborenen: Granulomatosis infantiseptica. Z. Kinderheilk. **73**, 113—132 (1953). — **Erdmann, G., M. Sander, H. Schill u. C. Simon**: Beiträge zum Krankheitsbild der Neugeborenen-Listeriose. Ann. Paediat. **190**, 65—93 u. 147—162 (1958). — **Errebo Larsen, H.**: Isolation technique for Listeria monocytogenes primary cultivation and cold incubation technique. Proc. 3rd Symp. Listeriosis. Bilthoven, 1967, p. 43—47. — **Eveland, W.C.**: Fluorescent antibody studies on Listeria monocytogenes. In: Second Symposium on Listeric Infection, p. 186—188. Ed. by M.L. Gray. Montana State College: Bozeman 1963.

Fanghänel, M.: Häufigkeit von Toxoplasmose und Listeriose in unserer Klinik. Zbl. Gynäk. **81**, 525—529 (1959). — **Felsenfeld, O.**: Diseases of poultry transmissable to man. Iowa State Vet. **13**, 89—92 (1951). — **Fischer, M.**: Listeriose-Häufung im Raume Bremen in den Jahren 1960 und 1961. Dtsch. med. Wschr. **87**, 2682—2684 (1962). ~ Erneute Häufung von Listeriosen in Bremen. Dtsch. med. Wschr. **1965**, 121—123. — **Flamm, H., u. G. Zehetbauer**: Die Listeriose des Auges im Tierversuch. Albrecht v. Graefes Arch. Ophthal. **158**, 122—135 (1956). — **Foley, E.J., J.A. Epstein**, and **S.W. Lee**: Effectiveness of penicillin on Listerella. J. Bact. **47**, 110—111 (1944). — **Fraenkel, E.**: Über Pseudotuberkulose des Menschen. Z. Hyg. Infekt.-Kr. **101**, 406 (1924). — **Freitag, G., u. W. Lütje**: Klinischer Beitrag zur Listeriose der Erwachsenen. Dtsch. Gesundh.-Wes. **13**, 1321—1323 (1958).

Gibson, H.J.: A pathogenic diphtheroid bacillus from a fatal case of meningitis. J. Path. Bact. **41**, 239—252 (1935). — **Gill, D.A.**: Circling disease: a meningo-encephalitis of sheep in New Zealand. Notes on a new species of pathogenic organism. Vet. J. **89**, 258—270 (1933). ~ The recognition of listeric meningo-encephalitis as a disease of sheep in New Zealand. In: Second Symposium on Listeric Infection, p. 9—12. Ed. by M.L. Gray. Montana State College: Bozeman 1963. — **Girard, K.F.**, and **E.G.D. Murray**: The presence of antibody in macrophage extracts. Canad. J. Biochem. Physiol. **32**, 14—19 (1954). — **Girard, K.F., and A.J. Sbarra**: Some characteristics of the soluble hemolysin of Listeria monocytogenes. In: Second Symposium on Listeric Infection, p. 198—209. Ed. by M.L. Gray. Montana State College: Bozeman 1963. — **Graham, R., N.D. Levine**, and **C.C. Morrill**: Listerellosis in domestic animals. Univ. Ill. Agric. Expt. Station Bull. 449, 1943. — **Grandguillaume, P.**: La listeriose, point de vue du pédiatre. Bull. Féd. Gynéc. Obstét. Franç. **14**, 240—245 (1962). — **Gray, M.L.**: Listeria monocytogenes and listeric infection in the diagnostic laboratory. Ann. N.Y. Acad. Sci. **98**, 686 to 699 (1962). ~ Experiences with silage feeding and listeric infection in the United States. In: Second Symposium on Listeric Infection, p. 85—94. Ed. by M.L. Gray. Montana State College:

Bozeman 1963. ~ Listeric infection in animals in the United States. In: Second Symposium on Listeric Infection, p. 36—41. Ed. by M.L. Gray. Montana State College: Bozeman 1963. ~ Listeric infection in man in the United States. In: Second Symposium on Listeric Infection, p. 290—304. Ed. by M.L. Gray. Montana State College: Bozeman 1963. — Gray, M.L., and G.R. Moore: Aureomycin in the treatment of ovine and bovine listeriosis with notes on survial. N. Amer. Vet. **34**, 99—105 (1953). — Gray, M.L., H.P.R. Seeliger, and J. Potel: Perinatal infections due to Listeria monocytogenes. Do these affect subsequent pregnancies? Clin. Pediat. **2**, 614—623 (1963). — Gray, M.L., F. Thorp, L.B. Sholl, and W.F. Riley: Bovine listerellosis in Michigan. Mich. State College Vet. **8**, 83—84 (1948).

Hagemann, U., u. H. Simon: Fruchttod oder Frühgeburt durch diaplacentare Listerieninfektion. Geburtsh. u. Frauenheilk. **13**, 1089—1095 (1953). — Hahnefeld, H., u. E. Hahnefeld: Untersuchungen zur Frage der peroralen Listeria-monocytogenes-Infektion bei Kaninchen mit besonderer Berücksichtigung der Gravidität. Arch. exp. Vet.-Med. **13**, 897—943 (1959). — Handschuh, G.: Neugeborenensepsis durch Infektion mit Listerien. Diss. Greifswald 1952. — Harding, J.W., and G.B. Brunton: Listeria monocytogenes meningitis in neonates. Lancet **1962**, 484. — Hartwigk, H.: Zum Nachweis von Listerien in der Kuhmilch. Berl. Münch. tierärztl. Wschr. **71**, 82—85 (1958). — Harvier, P., G.H. Lavergne, et R. Claisse: Infections humaines a «Listerella monocytogenes». Paris méd. **125**, 125—131 (1942). — Henle, F.: Arbeiten aus dem Pathologischen Institut Göttingen (Festschrift f. Virchow), S. 143 (1893), zit. nach Aschoff. — Hirasawa, H.: Morphologischer Beitrag zur Kenntnis der Listeria-Meningoencephalitis beim Erwachsenen und beim Säugling. Arch. Psychiat. Nervenkr. **197**, 449—462 (1958). — Hoeprich, P.D., and H.M. Chernoff: Subacute bacterial endocarditis due to Listeria monocytogenes. Amer. J. Med. **19**, 488—494 (1955). — Holl, K.M., u. H.P.R. Seeliger: Zur Antibiotika- und Sulfonamid-Empfindlichkeit von Listeria monocytogenes. Ergebnisse von In-vitro-Untersuchungen und einer Literaturstudie. Ärztl. Forsch. **16**, 44—52 (1962). — Hood, M.: Listeriosis as an infection of pregnancy manifested in the newborn. Pediatrics **27**, 390—396 (1961). ~ Present view of listeric infections in man. In: Second Symposium on Listeric Infection, p. 279—283. Ed. by M.L. Gray. Montana State College: Bozeman 1963. — Hörtnagl, W., u. P. Krepler: Zur Listeria-Meningoencephalitis. Wien. klin. Wschr. **67**, 796—797 (1955). — Hülphers, G.: Lefvernekros hos kanin orsakad af en ej förut beskrifven bakterie. Svensk. Vet. Tidskr. **16**, 265—273 (1911).

Insley, J., and Z. Hussain: Listerial meningitis in infancy. Arch. Dis. Childh. **39**, 278—286 (1964).

Jessen, O.: Human infektion med Listeria monocytogenes; en oversigt over listeriosens hovedtraek. Ugeskr. Laeg. **120**, 1701—1707 (1958). — Jessen, O., and J. Bojsen-Møller: The frequency and clinical types of human listeriosis. A four year study in Denmark. In: Second Symposium on Listeric Infection, p. 255—262. Ed. by M.L. Gray. Montana State College: Bozeman 1963. — Jung, F., u. H. Seeliger: Über Listeriose. Zbl. Allg. Pathol. **90**, 236—237 (1953).

Kalkoff, K.W., u. W. Schiff: Listeriose der Haut durch Kontaktinfektion. Hautarzt **11**, 201—204 (1960). — Kampelmacher, E.H., u. L.M. van Noorle Jansen: Listeriose bei Mensch und Tier in den Niederlanden von 1956—1960. Wien. tierärztl. Mschr. **48**, 442—448 (1961). — Kantschewa, M.: Über multiple miliare Lebernekrosen durch spirochätenähnliche Bakterien. Z. Kinderheilk. **34**, 169 (1923). — Kapsenberg, G.: Listerella als oorzaak van meningitis. Ned. T. Geneesk. **85**, 2330—2334 (1941). — Kiehl, W.: Listeriainfektion und Meningitis im Kindesalter. Kinderärztl. Prax. **22**, 292—296 (1954).

Lang, K.: Listeria-Infektion als mögliche Ursache früh erworbener Cerebralschäden. Z. Kinderheilk. **76**, 328—339 (1955). — Larsen, H.E.: Listeric infection among animals in Denmark. In: Second Symposium on Listeric Infection, p. 27—29. Ed. by M.L. Gray. Montana State College: Bozeman 1963. ~ Listeriose hos dyr i Denmark. Nord. Vet.-Med. **16**, 409—438 (1964). ~ Investigations on the epidemiology of listeriosis. Nord. Vet.-Med. **16**, 890—909 (1964). — Levy, E., and E. Nassau: Experience with listeriosis in the newborn. An account of a small epidemic in a nursery ward. Ann. Paediat. **194**, 321—330 (1960). — Line, F.G., and W.B. Cherry: Meningitis due to Listeria monocytogenes. J. Amer. med. Ass. **148**, 366—369 (1952). — Linzenmeier, G.: Die Listeriose im Rahmen der Schwangerenfürsorge. Dtsch. Hebamm.-Z. Hyg. **3**, 47 (1953). — Linzenmeier, G., u. H. Seeliger: Zur Methode und Bewertung von Sulfonamidresistenzbestimmungen mittels eines modifizierten Gußplattentestes bei Listeria monocytogenes. Z. Hyg. **137**, 440—451 (1953). ~ Die in vitro-Empfindlichkeit von Listeria monocytogenes (Pirie) gegen Sulfonamide und Antibiotica. Zbl. Bakt., I. Abt. Orig. **160**, 545—558 (1954). — Loda, F.L., and S.H.W. Sell: Meningitis in newborn infants due to Listeria monocytogenes; report of three cases. Sth. med. J. (Bgham, Ala.) **56**, 872 (1963).

MacNaughton, M.C.: Listeria monocytogenes in abortion. Lancet **1962**, 484. — Metselaar, D.: Een oderzoek naar het voorkomen van complementbindende antistoffen tegen Listeria monocytogenes. Ned. T. Geneesk. **107**, 283—287 (1963). — Miller, J.K., and T. Muraschi: Relation of Listeria monocytogenes in vaginal flora as detected by immunofluorescence and the interruption of pregnancy. In: Second Symposium on Listeric Infection, p. 325—327.

Ed. by M.L. Gray. Montana State College: Bozeman 1963. ~ Human listeriosis in New York State. N.Y. State J. Med. **63**, 1822—1826 (1963).

Neter, E., H. Anzai, and E.A. Gorzynski: Identification of an antigen common to Listeria monocytogenes and other bacteria. Proc. Soc. exp. Biol. (N.Y.) **105**, 131—134 (1960). — **Nichols, W., and P.V. Woolley**: Listeria monocytogenes meningo-encephalitis as a manifestation of listeriosis. Bact. Proc. **90**, 124 (1961). ~ Listeria monocytogenes meningitis. J. Pediat. **61**, 337—351 (1962). — **Njoku-Obi, A.N., and E. Jenkins**: Quantitative aspects and nature of soluble hemolysins of Listeria monocytogenes. Bact. Proc. **91**, 77 (1962). — **Njoku-Obi, A.N.**: Serologic aspects of listeriosis: The antigen-fixation test. In: Second Symposium on Listeric Infection, p. 223—226. Ed. by M.L. Gray. Montana State College: Bozeman 1963. — **Nyfeldt, A.**: Etiologie de la mononucleose infectieuse. C. R. Soc. Biol. (Paris) **101**, 590—591 (1929). ~ Infectious mononucleosis. In: Second Symposium on Listeric Infection, p. 335—337. Ed. by M.L. Gray. Montana State College: Bozeman 1963. ~ Klinische und experimentelle Untersuchungen über die Mononucleosis infectiosa. Folia haemat. (Frankfurt) **47**, 1—144 (1932).

Olding, L., and L. Philipson: Two cases of listeriosis in the newborn, associated with placental infection. Acta path. microbiol. scand. **48**, 24—30 (1960). — **Ortel, S.**: Die Wirkung von Antibiotika (Penicillin, Streptomycin, Chloronitrin, Aureomycin, Terramycin) an der mit Listeria monocytogenes (Pirie) infizierten weißen Maus. Z. Immun.-Forsch. **112**, 122—130 (1955). — **Osebold, J.W., and M.T. Sawyer**: Agglutinating antibodies for Listeria monocytogenes in human serum. J. Bact. **70**, 350—351 (1955). — **Owen, C.R., A. Meis, J.W. Jackson, and H.G. Stoenner**: A case of primary cutaneous listeriosis. New Engl. J. Med. **262**, 1026—1028 (1960).

Pallaske, G.: Über das Vorkommen einer seuchenhaften Encephalomyelitis purulenta bei Schafen in Deutschland (Listerella-Infektion). Berl. Münch. tierärztl. Wschr. **43**, 441—445 (1940). ~ Pathologische Anatomie der Listeriose, besonders beim Tier. In: Listeriosen. Hrsgg. von E. Roots u. D. Strauch. Zbl. Vet.-Med., Beiheft **1**, 49—60 (1958). — **Palsson, P.A.**: Relation of silage feeding to listeric infection in sheep. In: Second Symposium on Listeric Infection, p. 73—84. Ed. by M.L. Gray. Montana State College: Bozeman 1963. — **Paterson, J.S.**: The antigenic structure of organisms of the genus Listerella. J. Path. Bact. **51**, 427—436 (1940). — **Patočka, F., M. Mára, and J. Schindler**: Studies on the pathogenicity of Listeria monocytogenes. II. Influence of substances isolated from cells of Listeria monocytogenes on experimental listeriosis in white mice. Zbl. Bakt., I. Abt. Orig. **174**, 586—593 (1959). — **Pichot-Janton, G., Y. Coutel, J. Panaget, et Ch. Jezequel**: Reflexions à propos de onze cas de listerioses néo-natales. Arch. Franç. Pédiat. **19**, 1363—1375 (1962). — **Pirie, J.H.H.**: A new disease of veld rodents. "Tiger River Disease". Publ. S. Afr. Inst. Med. Res. **3**, 163—186 (1927). ~ The genus Listerella. Science **91**, 383 (1940). — **Pons, C.A., and L.A. Julianelle**: Isolation of Listerella monocytogenes from infectious mononucleosis. Proc. Soc. exp. Biol. (N.Y.) **40**, 360—362 (1939). — **Potel, J.**: Die Bakteriologie, Serologie und Epidemiologie der kindlichen Listeriose. Kinderärztl. Prax., Sonderheft **1953**, 100—104. ~ Die Listeriose bei Menschen und Tier und ihre Beziehungen zueinander. Z. ges. Hyg. **2**, 3—8 (1954). ~ Die Listeriose beim Menschen. In: Listeriosen. Hrsgg. von E. Roots u. D. Strauch. Zbl. Vet.-Med., Anhang **1**, 70—85 (1958). ~ New concepts in serology of Listeria monocytogenes in serologic diagnosis of listeriosis. In: Second Symposium on Listeric Infection, p. 235—236. Ed. by M.L. Gray. Montana State College: Bozeman 1963. — **Potel, J., u. R. Alex**: Geburtshilfliche Erfahrungen nach Listeriainfektionen. Geburtsh. u. Frauenheilk. **16**, 1002—1008 (1956). — **Potel, J., u. L. Degen**: Zur Serologie und Immunbiologie der Listeriose. I. Mitt. Die Wachstumsprobe. Zbl. Bakt., I. Abt. Orig. **180**, 61—67 (1960). ~ Zur Serologie und Immunbiologie der Listeriose. II. Mitt. Untersuchungen von Fraktionen aus List. monocytogenes und eines Haptens (Allergens) für die Intrakutandiagnose der Listeria-Infektion. Zbl. Bakt., I. Abt. Orig. **182**, 210—224 (1961). ~ Zur Serologie und Immunbiologie der Listeriose. III. Mitt. Vergleichende Untersuchungen verschiedener serodiagnostischer Methoden. Zbl. Bakt., I. Abt. Orig. **185**, 204—214 (1962).

Rabau, E., and A. David: The importance of listeriosis as a cause of spontaneous and habitual abortion [hebräisch]. Harefuah **62**, 41—43 (1962). — **Rabinovitz, M., R. Toaff, and N. Krochik**: Genital listeriosis as a cause of repeated abortion [hebräisch]. Harefuah **57**, 276—278 (1959). ~ The possible role of Listeria monocytogenes in habitual abortion. In: Symposium on Listeric Infection, p. 309—314. 2nd Ed. by M.L. Gray. Montana State College: Bozeman 1963. — **Rappaport, F., M. Rabinovitz, R. Toaff, and N. Krochik**: Genital listeriosis as a cause of repeated abortion. Lancet **1960 I**, 1273—1275. — **Ray, C.G., and R.J. Wedgwood**: Neonatal Listeriosis. Six case reports and a review of the literature. Pediatrics **34**, 378—392 (1964). — **Reichertz, P., u. H.P.R. Seeliger**: Untersuchungen zur Frage der Beziehung zwischen Serumantikörpern und Hautreaktionen bei Verdachtsfällen von Listeriose. I. Mitt. Z. klin. Med. **157**, 331—349 (1962). ~ **Reiß, H.J.**: Zur pathologischen Anatomie der kindlichen Listeriosis. Kinderärztl. Prax., S. 92—100. Sonderheft **1953**. ~ Die Listeriose. 40. Verhandl. Dtsch. Ges. Path., S. 54—71, 1957. — **Reiß, H.J., J. Potel u. A. Krebs**: Granulomatosis infantiseptica, eine durch einen spezifischen Erreger hervorgerufene fetale Sepsis. Klin. Wschr. **29**, 29 (1951). ~ Granulomatosis infantiseptica. Eine Allgemeininfektion bei Neugeborenen und Säuglingen mit miliaren Granulomen. Zbl. inn. Med. **6**, 451 (1951). — **Ruffolo, E.H., R.B. Wilson,** and **L.A. Weed**: Listeria monocytogenes as a cause of pregnancy wastage. Obstet. and Gynec. **19**, 533—536 (1962).

Sachse, H., u. **J. Potel**: Über Kreuzreaktionen zwischen Hämosensitinen aus Streptokokken und Listerien. Z. Immun.-Forsch. **114**, 472—485 (1957). — **Schamesova, L.G.**: Listeria infection in man [russisch]. Arkh. Path. **11**, 75 (1949). — **Schmelz, J.P., Š. Regöczy** u. **K. Elischerová**: Die Ergebnisse unserer Listeriose-Untersuchungen mit besonderer Berücksichtigung der Intrakutandiagnostik. Geburtsh. u. Frauenheilk. **24**, 184—194 (1964). — **Schneider, P.**: Über disseminierte miliare, nicht syphilitische Lebernekrosen bei Kindern (mit eigenartigen argentophilen Bakterien). Virchows Arch. path. Anat. **219**, 74 (1917). — **Schultz, E.W., M.C. Terry, A.T. Brice,** and **L.P. Gebhart**: Listerella monocytogenes. A cause of meningo-encephalitis in man. Proc. Soc. exp. Biol. (N.Y.) **38**, 605—608 (1938). — **Schultze, K.W.,** u. **C. van Marwyk**: Zur Kenntnis der Listeriose in der Geburtshilfe. Dtsch. med. Wschr. **87**, 2533—2536 (1962). — **Seeliger, H.**: Diskussion zum Thema „Granulomatosis infantiseptica". Zbl. Bakt., I. Abt. Orig. **158**, 331—332 (1952). ～ Serologische Kreuzreaktionen zwischen Listeria monocytogenes und Enterokokken. Z. Hyg. **141**, 15—24 (1955). — **Seeliger, H.P.R.**: Wie sind Listeria-Titer zu bewerten, und in welchen Altersgruppen bzw. bei welchen klinischen Prozessen erscheinen serologische Untersuchungen auf Listeriose angebracht? Dtsch. med. Wschr. **82**, 487—488 (1957). ～ Die ätiologische Diagnose der Listeriose. Zbl. Bakt., I. Abt. Orig. **187**, 267 ff. (1962), (abgedruckt als Lieferung 1: Bewährte Methoden in der Mikrobiologie. Stuttgart: S. Fischer 1963). ～ The possible role of Listeria monocytogenes in habitual abortion. In: Second Symposium on Listeric Infection, p. 315—322. Ed. by M.L. Gray. Montana State College: Bozeman 1963. ～ Serology of human listeriosis. In: Second Symposium on Listeric Infection, p. 227—234. Ed. by M.L. Gray. Montana State College: Bozeman 1963. — **Seeliger, H.P.R.,** and **W.B. Cherry**: Human listeriosis. Its nature and diagnosis. U.S. Dept. HEW, CDC, Atlanta, Ga. 1957. — **Seeliger, H.,** u. **R. Leineweber**: Listeria-Meningitis in der Schwangerschaft. Münch. med. Wschr. **94**, 1—3 (1952). — **Seeliger, H.P.R., M. del C. Plab,** and **F. Sulzbacher**: Production and therapy of subacute and chronic listeriosis in experimentally infected mice. Antimicrob. Agents Ann. **1960**, 240—250. — **Seeliger, H.P.R.,** and **F. Sulzbacher**: I. Antigenic relationships between Listeria monocytogenes and Staphylococcus aureus. Canad. J. Microbiol. **2**, 220—231 (1956). — **Seeliger, H.P.R., J. Winkhaus, L. Andries** u. **A. Viebahn**: Die Isolierung von Listeria monocytogenes aus Stuhl-, Klärschlamm- und Erdproben (mit einem Hinweis auf die Epidemiologie der Listeriose). [im Druck]. — **Sepp, A.H.,** and **T.E. Roy**: Listeria monocytogenes infections in metropolitan Toronto: A clinicopathological study. Canad. med. Ass. J. **88**, 549—561 (1963). — **Shmerling, D.,** u. **E. Glatthaar**: Ein Fall von geheilter konnataler Listeriose. Helv. paediat. Acta **17**, 56—63 (1962). — **Simon, C.**: Über Heilungsmöglichkeiten der Frühgeborenen-Listeriose. Arch. Kinderheilk. **166**, 47—55 (1962). — **Sitzmann, F.C.**: Beitrag zur Listeriose beim Kind. Arch. Kinderheilk. **171**, 116—130 (1964). — **Smeenk, C.S.,** en **E.H. Kampelmacher**: Listeria monocytogenes, geïsoleerd uit de conjunctivae van een pasgeborene en uit de vagina van de moeder. Ned. T. Geneesk. **106**, 1948—1949 (1962). — **Spiel, L.,** u. **T. Wanko**: Zerebrale Listeriose im Kindesalter. Kasuistische Mitteilung. Wien. med. Wschr. **104**, 952—954 (1954). — **Stanley, N.F.**: Studies on Listeria monocytogenes. I. Isolation of the monocytosis-producing agent (MPA). Aust. J. exp. Biol. med. Sci. **27**, 123—131 (1949).

Tison-Amiel, N. Fleurquin, J.C. Larroche, et **A. Minkowski**: A propos de 7 observations de listerioses néo-natales. Discussion de quelques problèmes actuels. Pédiatrie **18**, 544—556 (1963). — **Toaff, R., N. Krochik,** and **M. Rabinowitz**: Genital listeriosis in the male. Lancet **1962**, 482—483. — **Traub, E.**: Über eine mit Listerella-ähnlichen Bakterien vergesellschaftete Meningo-Encephalomyelitis der Kaninchen. Zbl. Bakt., I. Abt. Orig. **149**, 38—49 (1942). — **Trüb, C.L.P., W. Boese** u. **J. Posch**: Ätiologisch-diagnostische Untersuchungen und epidemiologische Erhebungen über das Vorkommen von Listeriose in niederrheinischen Gebiet des Landes Nordrhein-Westfalen. Arch. Hyg. Bakt. **147**, 495—523 (1963).

Urbach, H., u. **G. Schabinski**: Zur Listeriose des Menschen. Z. Hyg. **141**, 239—248 (1955).

Vialatte, J., P. Satge, et **J. Charreau**: Listériose du nouveau-né. Remarques sur la clinique et la prophylaxie. Arch. Franç. Pédiat. **19**, 773—780 (1962). — **Vollant, W.**: Listeriose. In: Hdb. Spez. Path. Anat. Histol. XIII/2A, S. 1293—1295, 1958.

Waldmann, K., I. Bertelt u. **K. Opitz**: Meningo-Encephalitis listeriosa. Dtsch. med. Wschr. **83**, 1898—1900 (1958). — **Webb, R.A.**: Listerella monocytogenes isolated from case of infectious mononucleosis. Lancet **1943 II**, 5—10. — **Welshimer, H.J.**: Staphylococcal antibody production in response to injections with Listeria monocytogenes. J. Bact. **79**, 456—457 (1960). ～ Survival of Listeria monocytogenes in soil. J. Bact. **80**, 316—320 (1960). — **Welshimer, H.J.,** and **N.G. Winglewish**: Listeriosis. Summary of seven cases of Listeria meningitis. J. Amer. Med. Ass. **171**, 1319—1323 (1959). — **Wenkebach, G.K.**: Züchtung von Listeria monocytogenes aus der Harnröhre des Mannes. VI. Intern. Congr. Microbiol., Sect. 8—9, **2**, 406 (1953). — **Wising, P.J.**: A study of infectious mononucleosis (Pfeiffer's Disease) from the etiological point of view. Acta med. scand., Suppl. **133**, 1942.

Nachtrag

Bojsen-Møller, J.: Growth of Listeria monocytogenes in mixed cultures and isolation from faeces after incubation 4° C. Proc. 3rd Symp. Listeriosis, Bilthoven 1967, p. 51—63. — **Bojsen-Møller, J.**, and **O. Jessen**: Occurrence of Listeria monocytogenes in human faeces: epidemiological and pathogenetic aspects. Proc. 3rd Int. Symp. Listeriosis, Bilthoven 1967, p. 415—421. — **Degen, R.**, u. **Ch. Goldenbaum**: Katamnestische Untersuchungen von 29 Kindern mit geheilter Neugeborenen-Listeriose. Dtsch. med. Wschr. **1965**, 1898—1905. — **Dubois, O.**, et **C. Lefebvre**: Aspect épidémiologique des infections à Listeria monocytogenes chez le nouveauné. Pédiatrie **20**, 533—543 (1965). — **Eckler, E.**: Lung listeriosis in man. Proc. 3rd Int. Symp. Listerosis, Bilthoven 1967, p. 434—442. — **Erdmann, G.**: Listeriosis of the newborn (modern aspects and pathogenesis). Proc. 3rd Int. Symp. Listeriosis, Bilthoven 1967, p. 351—356. — **Errebo Larsen, H.**: Isolation technique for Listeria monocytogenes primary cultivation and cold incubation technique. Proc. 3rd Symp. Listeriosis, Bilthoven 1967, p. 43—47. — **Hood, M.**, and **J.R. Schenken**: Listeriosis. A report of seven cases of granulomatosis infantiseptica. Proc. 3rd Int. Symp. Listeriosis, Bilthoven 1967, p. 359—371. — **Jenkins, E.M.**, **E.W. Adams**, and **B.B. Watson**: Further investigation on the production and nature of the soluble hemolysins of Listeria monocytogenes. Proc. 3rd Symp. Listeriosis, Bilthoven 1967, p. 109—122. — **Jenkins, E.M.**, **A.N. Njoku-Obi**, and **E.W. Adams**: Purification of the soluble hemolysins of Listeria monocytogenes. J. Bact. **88**, 418—424 (1964). — **Jessen, O.**, and **J. Bojsen-Møller**: The encephalitic type of listeriosis in man. Proc. 3rd Symp. Listeriosis, Bilthoven 1967, p. 443—445. — **Kampelmacher, E.H.**, **J. Donker-Voet**, and **L.M. van Noorle Jansen**: Listeriosis in man and animals in the Netherlands (1956—1965). Proc. 3rd Int. Symp. Listeriosis, Bilthoven 1967, p. 335—340. — **Killinger, A.H.**, and **J.H. Schubert**: Listeric infection in man and animals in the United States. Proc. 3rd Int. Symp. Listeriosis, Bilthoven 1967, p. 317—323. — **Louria, D.B.**, **D. Armstrong**, **T. Hensle**, and **Anne Blevins**: Listeriosis in patients with neoplastic disease. Proc. 3rd Symp. Listeriosis, Bilthoven 1967, p. 387—395. — **Monnet, P.**: Listeriose néo-natale. Considerations sur les modalités de transmissions. Pédiatrie **20**, 709—718 (1965). — **Morosov, B.**: Obstetrical and gynaeological aspects of listeriosis: the indirect hemagglutination reaction. Proc. 3rd Symp. Listeriosis, Bilthoven 1967, p. 103—108. — **Mouton, R.P.**, and **E.H. Kampelmacher**: Listeria infection of the human skin. Proc. 3rd Symp. Listeriosis, Bilthoven 1967, p. 425—433. — **Nelson, J.D.**, **S. Shelton**, and **D. Parks**: Antibiotic susceptibility of Listeria monocytogenes and treatment of neonatal listeriosis with ampicillin. Acta Paediat. scand. **56**, 151—158 (1967). — **Njoku-Obi, A.N.**, and **J.C. Njoku-Obi**: Serological evidence for the prevalence of Listeriosis in Nigeria. J. trop. Med. Hyg. **68**, 121—124 (1965). ~ Studies on Listeria monocytogenes: the nature of avirulence in the mouse. Bact. Proc. (1964), M 199. — **Njoku-Obi, A.N.**, and **J.W. Osebold**: Studies on mechanisms of immunity in Listeriosis. I. Interaction of peritoneal exudate cells from sheep with Listeria monocytogenes in vitro. J. Immunol. **89**, 187—194 (1962). — **Njoku-Obi, A.N.**: An antigen-fixation test for the serodiagnosis of Listeria monocytogenes infections. Cornell Vet. **52**, 415—430 (1962). — **Njoku-Obi, A.N.**, **E.M. Jenkins**, **J.C. Njoku-Obi**, **J. Adams**, and **V. Covington**: Production and nature of Listeria monocytogenes hemolysins. J. Bact. **86**, 1—8 (1963). — **Njoku-Obi, A.N.**, and **E. Jenkins**: Quantitative aspects and nature of soluble hemolysins of Listeria monocytogenes. Bact. Proc. (1962), M 57. — **Reichertz, P.**, and **H.P.R. Seeliger**: Results of skin tests with different antigens in suspected and proved listeric infections. Proc. 3rd Int. Symp. Listeriose, Bilthoven 1967, p. 407—411. — **Rondé, G.**: Folgezustände am kindlichen Gebiß nach Tetracyclintherapie während der Schwangerschaft, aufgezeigt an Hand von Listeriosefällen. Dissertation Würzburg 1967. — **Schaaf, A. van der**: Listeriosis bij mens en dier. Ned. T. Geneesk. **99**, 2855—2857 (1955). — **Schicke, R.**, u. **E. Friedel**: Diagnostische Probleme bei der Listeriose des Neugeborenen. Kinderärztl. Prax. **33**, 403—408 (1965). — **Schierz, G.**, u. **A. Burger**: Untersuchungen zur Serodiagnostik der Listeria-Infektion des Menschen. II. Herstellung und Anwendung eines spezifischen Listeria-Antigens. Z. med. Mikrobiol. u. Immunol. **152**, 300—310 (1966). ~ The detection of Listeria antibodies by passive hemagglutination. Proc. 3rd Symp. Listeriosis, Bilthoven 1967, p. 97—100. — **Schmelz, J.P.**, **Š. Regöczy** u. **K. Elischerová**: Die Ergebnisse unserer Listeriose-Untersuchungen mit besonderer Berücksichtigung der Intrakutandiagnostik. Geburtsh. u. Frauenheilk. **24**, 184—194 (1964). — **Seeliger, H.P.R.**, **U. Laymann** u. **H. Finger**: Untersuchungen zur Frage der Wirksamkeit von Ampicillin auf Listeria monocytogenes. Dtsch. med. Wschr. **92**, 1095—1097 (1967). — **Seeliger, H.P.R.**, u. **Ma. del C. Plab**: Studien zur Therapie der Listeriose. I. Mitt. Ärztl. Forsch. **13 I**, 581—586 (1959). — **Smith, C.W.**, and **J.F. Metzger**: The dynamics of the serology of Listeria monocytogenes. In: Second Symposium on Listeric Infection, p. 244—248. Ed. by M.L. Gray. Montana State College: Bozeman 1963. — **Weingärtner, L.**, u. **S. Ortel**: Zur Behandlung der Listeriose mit Ampicillin. Dtsch. med. Wschr. **92**, 1098—1104 (1967). — **Winblad, S.**: Human listeriosis in Sweden 1958—1965. Proc. 3rd Symp. Listeriosis, Bilthoven 1967, p. 304—307.

Erysipeloid

Von W. Mohr, Hamburg

I. Definition

Das Erysipeloid, auch Rotlauf, Schweinerotlauf, Erysipeloid Rosenbachi, in Englisch Red Fever genannt, ist eine Infektionskrankheit der Schweine, die meist mit einem charakteristischen Exanthem akut verläuft. Sie kann auf den Menschen übergehen. Es gibt aber auch andere Infektionsmöglichkeiten für den Menschen, da der Erreger auch sonst in der Natur, so z. B. auf faulenden Substraten, vorkommt.

II. Geschichte

Die erste klare Schilderung des Krankheitsbildes beim Menschen stammt von Tilbury Fox und Morrant Baker aus dem Jahre 1873. Sie bezeichneten das Krankheitsbild als Erythema serpens und fanden es vor allem bei Schlachtern. 1884 wurde es dann von Rosenbach genauer dargestellt und Erysipeloid benannt. 1882 hatten Pasteur und Thuillier im Verlauf einer Epizootie bei Schweinen einen Bacillus entdeckt, der mit dem später von Löffler gefundenen Erreger identisch war. In der Folgezeit haben dann Klauder (1926, 1944), Callomon (1929, 1962), Bierbaum und Gottron, Gottron und Leipold (1958) ausführliche Darstellungen des Krankheitsbildes gegeben.

III. Erreger

Der Erreger des Rotlaufs wurde 1885 von Löffler entdeckt. Es ist der *Bac. erysipelatis suis* oder *Bac. rhusiopathiae suis*. Er ist ein sehr dünnes, grampositives Stäbchen, unbeweglich, etwa 1—1,5 μ lang und 0,2—0,4 μ dick. Seine Züchtung gelingt auf allen Nährböden, allerdings zeigt er ein langsames Wachstum. Besonders typisch wächst er in den Gelatine-Stichkulturen (Gläserbürsten-Form). Den verschiedenen Nährböden entsprechen jeweils differente Wuchsformen des Erregers.

Mit der Differenzierung zwischen Listeria monocytogenes und Erysipelothrix rhusiopathiae beschäftigten sich Jentsch (1959), Dias und Da Silva (1958). Füzi hat 1963 über eine Blut-Agarplatte mit Neomycin 100 γ/ml oder Kanamycin 400 γ/ml als Selektiv-Nährboden zur Züchtung von Erysipelothrix berichtet. Er hat mit diesem Nährboden Erysipelothrix rhusiopathiae und Listeria monocytogenes gut trennen können. Eine Schnellmethode zur Unterscheidung der beiden Bakterien arbeitete Plaschke (1959) aus. Vorher hatte Brill und Politynska (1961) eine Differenzierung der einzelnen Erysipelothrix-Stämme mittels Bacteriophagen versucht. Er und seine Mitarbeiter hatten sich auch mit der Antigen-Struktur und mit den in Rotlauf-Bakterien enthaltenen Polysacchariden, die die Träger der Typenspezifität zu sein scheinen, beschäftigt. Mit der Veränderlichkeit der serologisch abzugrenzenden Rotlauf-Typen hatte sich Hubrig (1962) befaßt.

Bei chronischem Verlauf bildet der Erreger auch im Tierkörper, und nicht nur *in vitro*, lange Fäden. Die vergleichenden Untersuchungen haben ergeben, daß das Bact. rhusiopathiae, das Bact. murisepticum Koch und der von Rosenbach noch als besondere Art aufgefaßte Erreger des menschlichen Erysipeloids identisch sind. Mit der Hyaluronidasebildung durch die Rotlauf-Erreger haben sich verschiedene Autoren beschäftigt (Ewald, Decowski und Sozanski).

Es gibt verschiedene Serotypen des Rotlaufbacteriums, nämlich die Gruppen A, B und N (DEDIE), die sich auch genau differenzieren lassen. Die Unterschiede zwischen den einzelnen Stämmen sind allerdings nicht sehr groß, wenn man den Untersuchungsergebnissen von LANGFORD und HANSEN folgen will. Die einzelnen Typen scheinen sich allerdings hinsichtlich der Schwere des Krankheitsverlaufs zu unterscheiden. So ist der Sero-Typ A für fast alle tödlichen Verläufe beim Schwein verantwortlich zu machen, während beim Typ B milde Krankheitsverläufe beobachtet werden und der Typ N bei klinisch gesunden Schweinen isoliert werden konnte.

Gegenüber schädigenden Einflüssen ist der Erreger verhältnismäßig widerstandsfähig. So konnte WELLMANN feststellen, daß eine schon 22 Jahre alte Rotlaufbouillonkultur noch Mäuse zu töten vermochte. In faulendem Fleisch z. B. kann er sich vier Monate lang halten. Salzen und Pökeln vermag ihn nicht abzutöten. Auch im feuchten Erdreich hält sich das Bacterium viele Monate infektionstüchtig. Von Interesse dürfte die Beobachtung von ROWSELL sein, daß mit steigendem pH-Wert des Mageninhaltes sich die Überlebenszeit der Rotlaufbakterien verlängerte. Mit den gebräuchlichsten Desinfektionsmitteln allerdings sind sie verhältnismäßig rasch zu vernichten. Die Pathogenität des Keimes für die verschiedenen Tierarten ist sehr unterschiedlich. Wenig empfänglich sind Meerschweinchen, Hunde und Katzen. Kaninchen zeigen ausgedehnte Hauterkrankungen, Mäuse und Tauben gehen unter septischen Erscheinungen zugrunde.

Die Erkrankung der Schweine trifft am häufigsten Jungschweine und zwar im Alter von 3 Monaten bis zu 1 Jahr. Doch scheint es auch da eine gewisse konstitutionell bedingte gesteigerte Anfälligkeit zu geben (FORTNER und WELLMANN). Nach einem septischen Bild zu Beginn entwickeln sich lokale Hauterscheinungen in Form von dunkelroten, erhabenen Stellen, die backsteinartig nebeneinander liegen (Backsteinblattern der Schweine). Diese Form ist fast stets gutartig. Da gelegentlich bei den Reihenuntersuchungen gesunder Schlachtschweine in den Tonsillen dieser Tiere Rotlaufbakterien gefunden wurden (LANGKAMP, GEISSLER), erhebt sich die bisher noch nicht abschließend zu beantwortende Frage nach gesunden Bacillenträgern unter den Tieren. Bei solchen gesunden Bacillenträgern kann dann aber ein Streß zum Ausbruch der Erkrankung führen. MAAS (1962) wies dieses nach, als er durch schroffen Futterwechsel einen Tierbestand einem solchen Streß aussetzte und beobachtete, daß 45% der Tiere an Rotlauf erkrankten, ohne daß Rotlauf-Bakterien zugeführt worden wären. Daneben gibt es aber auch ein sehr stürmisch verlaufendes, rein septisches Bild, das in 50—85% tödlich endet. Als dritte Verlaufsform ist die chronische zu nennen, die gar nicht selten zu einer verrukösen Endokarditis und gelegentlich auch zu Gelenkentzündungen, Arthritis und auch Discospondylitis (GRABELL u. Mitarb.) führt. Daß es dann von einer solchen Endokarditis aus zur bakteriellen Streuung auf dem Blutwege mit Absiedelung der Keime und allergischen Herdreaktionen in den verschiedensten Organen kommt, ist selbstverständlich (SCHOOP). Tritt diese Herzinnenhautentzündung auf, so gehen die Tiere meist unter dem Bild einer Septicämie ein. Hierzu gab GLAWISCHNIG ein besonders eindrucksvolles Beispiel bei 12 drei Wochen alten Saugferkeln.

Für die Schweineerkrankung besteht in Deutschland Meldepflicht, nicht für die menschliche Infektion.

Rinder, Schafe, Pferde und Hunde erkranken selten, gelegentlich gibt es beim Rind eine Rotlauf-Endokarditis (WÜLFING-PUTEANUS). Treten Infektionen auf, so verlaufen sie meist schwer als Septicämien. Allerdings sind solche bei Rindern häufig als Trikuspidalklappen-Endokarditis auftretende Erkrankungen in Deutschland selten (ROEMMELE). CLIFFORD u. Mitarb. konnten in Südchile Erysipelotrix rhusiopathiae als Erreger einer mit Lähmungen einhergehenden Erkrankung der Schafe feststellen. Bei Hühnern (HALL), Truthühnern (HUDSON sowie BROWN, DOLL, BRUNER, KINDKAID und ELLIOT), Fasanen (RAINES und WINKEL), Enten

und Tauben (VACCARO u. a.) kann die Erkrankung auch einmal auftreten, meist
ausgehend von der Infektion eines Schweinebestandes, gelegentlich auch eines
Schafbestandes (BROWN u. a.). Unhygienische Haltung der Tiere ist dann häufig
die Ursache für die Weiterverbreitung (ZIEGLER). Mit der Möglichkeit des Ba-
cillenträgertums für Erysipelotrix bei der grauen Ratte haben sich OVASANIAN,
ESADZHANIAN und GALOIAN (1964) beschäftigt.

IV. Geographische Verbreitung

Der *Rotlauf der Schweine* ist auf der ganzen Erde verbreitet. So liegen Berichte
nicht nur aus europäischen Ländern sowie den USA vor, sondern auch aus verschiedenen Gebieten Afrikas (z. B. aus Erythräa von CILLI und BARTELLI), sowie
aus Latein-Amerika (CLIFFORD u. a.).

Ein wesentlicher Unterschied in dem Ablauf des Rotlaufs in den einzelnen Ländern
besteht allem Anschein nach nicht. (Hier sei besonders auf die vergleichenden Untersuchungen
von WELLMANN in den USA und in Deutschland verwiesen.)

Von Interesse sind die Mitteilungen von MYASNIKOV und NABOKOVA über das Vorkommen
des Erysipeloids in der Umgebung von Tula bei kleinen Säugetieren und von diesen ausgehend
beim Menschen. Der Kontakt mit aufgetautem Fleisch (Ochsen- und Schweinefleisch) und die
mechanische Verletzung der Hände scheinen die Infektion zu begünstigen. Nach Auffassung
der Autoren werden allerdings nur 65% der Fälle diagnostiziert.

Das Studium der Seuche hat gezeigt, daß es bestimmte Gegenden gibt, in
denen sie gehäuft auftritt. Es sind dies vor allem Niederungsgebiete mit feuchtem
Lehmboden und hohen Durchschnittstemperaturen. In diesen Gebieten kann es
zu explosionsartigen Epidemieausbrüchen kommen. Man hat hier von einer sog.
Bodenseuche gesprochen. Die Untersuchungen der letzten Jahre haben ergeben,
daß aber nicht nur der direkte Kontakt für die Verbreitung des Rotlaufs in einem
Tierbestand eine Rolle spielt, sondern auch die Übertragung durch die gemeine
Stechfliege, Stomoxys calcitrans (WELLMANN, 1949).

Man muß aber nach dem, was bei der Pathogenese gesagt wird, nicht nur beim
Kontakt mit Schweinen an die Möglichkeit einer solchen Erkrankung denken, sondern vor allem auch bei Personen aus der *fischverarbeitenden Industrie* und bei
solchen, die *mit Wild und Geflügel* zu tun haben, daneben natürlich bei Landwirten
und im Fleischgewerbe Beschäftigten, aber auch im Haushalt tätigen Personen.
Hier seien als Beispiel die Zahlen von PRICE angeführt, der unter 31 Fällen
8 Hausfrauen, 8 Fischhändler, 6 Schlachter und einen Speckschneider fand.
Unter den von uns in der letzten Zeit gesehenen Fällen waren vorwiegend
Personen aus der fischverarbeitenden Industrie (Auslader im Fischereihafen,
Filetschneider usw.), sodann Fleischer zu verzeichnen.

Nach dem Genuß des rohen Fleisches von an Rotlauf verendeten Tieren sind
selten generalisierte Erkrankungen vorgekommen. Nach dem Fleischbeschau-
gesetz ist auch in Deutschland das Fleisch von an Rotlauf verendeten Schweinen
nur dann zum menschlichen Genuß untauglich, wenn sinnfällige Veränderungen bestehen. In allen anderen Fällen darf es nur in gekochtem Zustand durch die Frei-
bank in den Handel gebracht werden. Bei Herzklappenrotlauf muß man wohl mit
einer Septicämie rechnen, hier wäre stets im vorgenannten strengen Sinne zu verfahren (KETZ).

Das Eindringen des Erregers durch die unverletzte Haut scheint nicht möglich.

V. Pathologische Anatomie

Bei der lokalisierten Form des Erysipeloids bei Menschen kommt es zu einer umschriebenen serös-ödematösen Hautentzündung. Dabei entwickeln sich perivas-

culäre Infiltrationen. Es kommt zu einer Capillardilatation und Rundzellendurchsetzung. In den Infiltraten fehlen polynucleäre Leukocyten nahezu ganz (Gans und Steigleder).

VI. Pathogenese

Für den Menschen kommt als *Infektionsquelle* nicht nur das infizierte und erkrankte *Schwein* infrage oder Schweine, die Bacillenträger sind, sondern auch Infektionen, die auf *Verletzungen* zurückgehen, die beim Hantieren mit verschiedensten Materialien aufgetreten sind. Die Rotlaufbakterien können sich nämlich auf verschiedenen faulenden Substraten ansiedeln und vermehren. Aus Rußland berichten Olsufev, Petrov und Shlygina über den Befund von Erysipelothrix und Listeria in Quellwasser, doch bedürfen diese Befunde noch der Nachprüfung. Eine Übertragung des Erysipeloids von Mensch zu Mensch ist nur ein einziges Mal im Schrifttum erwähnt (Lemierre).

Nach Verletzungen beim Hantieren mit Wild, Geflügel, Fischen, Krebsen, Muscheln und anderen Wassertieren, ja selbst Gemüsen kann eine Rotlauf-Infektion entstehen. Besonders beim Hantieren mit Fischen können die scharfen Kiemendeckel, spitze Stacheln, harte Schuppen und Rückenflossen leicht Verletzungen hervorrufen und so den Eintrittsweg für die Infektion eröffnen. Ob Süßwasserfische häufiger als Seefische die bei ihrer Verarbeitung beschäftigten Personen gefährden, ist nicht sicher zu sagen. Bei der *Seefisch verarbeitenden Industrie* kommt die Rotlauferkrankung in einem nicht geringen Prozentsatz zur Beobachtung. Wahrscheinlich spielt der Transportweg von der Fangstelle zum Heimathafen eine Rolle dabei, denn die Rotlaufbakterien können sich in dieser Zeit auf den Fischkadavern erheblich vermehren (Wellmann). Zwischen den aus Fischen gezüchteten und den Schweine-Rotlaufbakterienstämmen konnte bisher kein Unterschied festgestellt werden.

Ein Unterschied in der Virulenz der Stämme scheint nach einigen Untersuchungen insofern zu bestehen, als bei Übertragung auf die Maus die vom Fisch stammenden Stämme einen langsameren Verlauf der Infektion zeigten als die „Schweine"-Stämme. Erkrankungen der Fische durch den Rotlauf-Erreger sind bisher allerdings weder bei Süßwasser- noch bei Salzwasser-Fischen beobachtet worden; auch wenn gelegentlich die Erreger in ihren Organen nachgewiesen wurden.

Anders liegt es beim *Wild*. Bei einer ganzen Reihe von Tieren der freien Wildbahn gelang der Nachweis von Rotlauf-Erregern, so z. B. bei Wildschweinen (Wellmann und Liebke); aber auch bei Wildvögeln und anderen in einem Wildpark verendeten Tieren konnten Blackmore und Gallagher Septicämien durch Rotlauf-Bacillen nachweisen. Schließlich wurden auch bei Tümmlern (Delphinen) Rotlauf-Bakterien nachgewiesen.

Nach Auffassung von Schellner hat sich die Rotlauf-Situation bei den Schweinebeständen heute gewandelt. Als Seuche ist der Rotlauf bei den Schweinen heute kein solches Problem mehr wie früher. Allerdings haben Untersuchungen von Görtler und Hubrik gezeigt, daß 67% einer Gruppe von untersuchten Schweinen Rotlauf-Bakterien in den Tonsillen hatten. Die Virulenz dieser Stämme schwankte sehr stark. Immerhin konnte in 5% der inländischen Schweineschlachtungen von Gräz Polyarthritis durch Rotlauf nachgewiesen werden. Der Erregernachweis erfolgte in den Gelenkpunktaten. Endokarditiden bei den Schweinen sind in den letzten Jahren seltener geworden.

Man faßt heute meist die Arthritis (Freemann, Segre und Berman, 1964) und Endokarditis bei Schweine-Rotlauf als allergische Erscheinung im Zusammenhang mit der ständigen Aufnahme von Bakterien aus dem Boden oder aus dem Organismus selbst auf (Schellner).

Mit der Frage der *Rotlauf-Allergie der Schweine* befassen sich auch HUBRIG und KIELSTEIN (1963) und HUPKA (1957) wies auch schon darauf hin, daß es beim Schwein zu Allergosen durch Rotlauf-Bakterien-verseuchte Düngerhaufen komme. STÖHR, RUDOLPH und HARM (1963) vertreten allerdings die Auffassung, daß der Endokarditis valvularis beim Schwein keine Allergie, sondern eine örtliche chron. Infektion zugrunde liege. Sie glaubten letzteres durch bestimmte Versuchsanordnungen bei Mäusen beweisen zu können. Auch die Arbeiten von COHRS und SCHULZ (1960) befaßten sich mit dem Problem der Pathogenese der spontanen und experimentellen Rotlauf-Arthritis beim Schwein. Schließlich ist die Beobachtung von LANGRAP (1957) nicht unwesentlich, daß die Rotlaufinfektion beim Schwein häufiger mit einer Salmonellose als Mischinfektion vorkommt.

VII. Klinisches Bild

Da die Verletzung, durch die Rotlauf-Erreger in die Haut der Hände, Unterarme, Zehen oder des Gesichtes gelangen, oft geringgradig ist und wenig beachtet wird, sind die Angaben über die *Inkubationszeit* oft schwer zu überprüfen. Im allgemeinen dauert die Inkubation 1—4 Tage, oft aber treten schon 18—48 Std nach dem Kontakt mit infektiösem Material die ersten Erscheinungen auf. Verlängerte Inkubationszeiten bis zu 7 Tagen sind nur vereinzelt beschrieben.

Vorwiegend französische Autoren haben 4 verschiedene *Verlaufsformen* unterschieden, doch ist diese Einteilung nicht unwidersprochen geblieben.

1. Hautform mit 3 verschiedenen Phasen
2. Gelenkform
3. Septicämische Form
4. seltene Verlaufform.

Im deutschen Schrifttum werden vor allem die *Hautformen* herausgestellt. Die Hautform ist sicher die verbreitetste. Bei dieser cutanen Form treten sehr bald nach der Infektion in der Umgebung der infizierten Stelle Juckreiz und ein brennender, oft auch leicht stechender Schmerz auf. Es kommt zum Gefühl der Steifheit und des Strammens in dem betreffenden Bezirk und zu einer Behinderung der Gelenkbeweglichkeit, wenn sich die Schwellung über ein Fingergelenk erstreckt. Auffallend ist, daß das für eitrige Entzündungsprozesse im befallenen Bezirk charakteristische Pochen fehlt.

Die häufigste Lokalisation des Prozesses sind die Zeigefinger, Daumen, Handrücken oder Vorderhand. Es entwickelt sich eine quaddelartige Schwellung, die in der Mitte blau-rötlich verfärbt ist. Von hier aus ziehen gerötete, schmerzende Lymphgefäßstreifen zu den benachbarten Lymphdrüsen. Oft sind diese geschwollen und auf Druck empfindlich.

Bei der cutanen Form fehlen meist Allgemeinerscheinungen und Fieber. So fand z. B. McDOUGALL unter einer Gruppe von 30 Fällen nur 3mal leicht erhöhte Temperaturen und Störungen des Allgemeinbefindens, dabei 1mal Erbrechen.

In einigen Fällen können isolierte Quaddeln ineinander übergehen und es kann zur Blasenbildung kommen, doch entwickelt sich eine solche Veränderung verhältnismäßig langsam und bleibt auf die nähere Umgebung der Verletzungsstelle lokalisiert. Im weiteren Verlauf stellt sich dann eine Verfärbung des ganzen befallenen Bereiches ins Bläulich-Rötliche ein. Im allgemeinen heilt der Prozeß nach 2, höchstens 3 Wochen unter Schuppung ab. Bei unvernünftigem Verhalten des Patienten verlängert sich oft die Erkrankungsdauer durch Rückfälle.

Daß aber doch eine gewisse Beteiligung des Gesamtorganismus an der Infektion vorliegt, zeichnet sich in dem Anstieg der Blutsenkung ab, sowie in der allerdings nicht sehr erheblichen Leukocytose mit einer gewissen Monocytose (BINGOLD und TRÜMMERT). Auch die Elektrophorese zeigt eine leichte β- später γ-Globulin-Erhöhung, die aber nicht sehr ausgeprägt ist. Die Serumlabilitätsproben weisen, soweit Untersuchungen vorliegen, keine signifikanten Veränderungen auf. Allerdings sind beim Menschen nur ganz vereinzelt elektrophoretische Untersuchungen durchgeführt worden, im Gegensatz zu den Erkrankungen beim Schwein, wo TACU u. Mitarb., sowie andere die Elektrophorese-Diagramme unter verschiedenen Bedingungen untersuchten.

Bei der unkomplizierten Form fehlen sonstige Organschädigungen, insbesondere kommt es nicht zu Nierenschädigungen.

Bei der *Gelenkform* entwickeln sich meist in den Gelenken, die der Verletzung benachbart sind — wie Fingergelenke, Hand- und Ellenbogengelenke — Schwellungen und eine ausgesprochene Schmerzhaftigkeit. Diese kann sich bis zur Unbeweglichkeit steigern. Die Gelenke sind dann deformiert, gerötet, geschwollen. Eine Generalisation wird aber auch in solchen Fällen nur selten gesehen. Auch die Gelenkform bleibt im allgemeinen auf die Gelenke in unmittelbarer Nähe des Eintrittsherdes des Erregers lokalisiert.

Die *septicämische Form* tritt glücklicherweise nur sehr selten auf. Bei ihr stellen sich 2—3 Tage nach dem Beginn der Lokalerscheinungen Schüttelfrost, Fieber mit Gelenkschwellungen, besonders an Hand- und Fußgelenken, ein, manchmal zeigt sich ein scharlachartiger Ausschlag am ganzen Körper. Im Bereich dieses Ausschlages werden auch Petechien beobachtet.

Bei diesen septicämischen Fällen steigt das Fieber hoch an, meist mit einem Schüttelfrost. Bei der Septicämie kommt es gelegentlich zu einer Aussaat ins Endocard. Der weitere Verlauf ist bei solchen Fällen dann sehr dramatisch mit zunehmender Benommenheit und führt schließlich zum Tode durch Kreislaufversagen. Ähnlich den Erscheinungen beim Tier entwickeln sich in einigen Fällen auch beim Menschen verrukös-ulceröse Prozesse an den Herzklappen (LODENKÄMPER und NICKEL, sowie SKALOVA und FALISEVAC). Eine Endokarditis, die sich auf dem Boden eines alten Mitralvitiums entwickelte, beschreiben auch MONCKE und OTTE. Ähnlich ist der Fall von SCHIFFMANN. SILBERSTEIN beobachtete einen 41jährigen Mann, bei dem sich 4 Wochen nach dem akuten Krankheitsgeschehen, das mit Gelenkschmerzen, Schüttelfrost und Fieber bis 39°, sowie mit petechialen Blutungen und später Anämie einherging, eine akute Endokarditis der Aortenklappen entwickelte. Aus 5 von 6 Blutkulturen wurde Erysipelothrix gezüchtet, der auf Penicillin gut ansprach, so daß das akut entzündliche Stadium ausgeheilt werden konnte. Die Belastungsinsuffizienz des Herzens durch die Aortenklappeninsuffizienz bleibt aber bestehen.

In diesem Zusammenhang sind auch noch zwei weitere, in der Literatur mitgeteilte Fälle von Interesse. THEODORESCU, SEROPIAN und GRECEANU schildern einen Krankheitsverlauf bei einem 35jährigen Patienten, der nach einer Stichverletzung bei der Zubereitung von rotlaufinfiziertem Schweinefleisch erkrankte, das anschließend von ihm ungenügend gegrillt genossen wurde. Nach der Entwicklung eines typischen Lokalbefundes kam es 24 Std später zum Schüttelfrost, zu Gelenk- und Muskelschmerzen und einem septischen Bild; einen Monat nach Beginn der Erkrankung trat eine Hemiparese mit Aphasie auf, die sich nach einer Woche wieder zurückbildete. Aus der bakteriologischen Kultur wurde der Erreger gezüchtet, der auf Penicillin-Streptomycin-Behandlung sehr gut ansprach.

Einen ähnlichen, wahrscheinlich auch auf einer oralen Infektion beruhenden Fall beschreiben FIESSINGER und BROUET. Hier entwickelte sich eine Purpura, eine Anämie, Leukopenie sowie arthritische Veränderungen in mehreren Gelenken. Nach zunächst erfolgreicher Therapie verstarb der Patient an akutem Herzversagen.

Auch der Fall von KLAUDER, KRAMER und NICHOLAS konnte nicht der Genesung zugeführt werden. Hier heilte der Lokalherd am Daumen nach einer langdauernden Periostitis und Ostitis nach 2 Monaten ab, dann stellte sich nach 2 Monaten Intervall ein septisches Krankheitsbild ein, das zu einer subakuten Endokarditis der Aortenklappen führte und zum Tod an akutem Herzversagen bei dem 46jährigen Schlachter. Aus 3 von 4 Blutkulturen war Erysipelothrix gezüchtet worden. Die Sektion ergab eine Aortenklappen-Endokarditis mit Bakterienkolonien, Milzinfarkte, fokale akute Hepatitis und embolische, herdförmige, akute Glomerulonephritis.

Auch LUKAS, SCHABINSKI und LINDE beobachteten, daß sich auf eine bestehende latente Endokarditis eine Rotlauf-Infektion aufpfropfte. Weitere Mitteilungen über Endokarditiden durch Rotlaufbakterien stammen von McCARTY und BORNSTEIN, 1960, sowie von SEROPIAN, GRECEANU und THEODORESCU, 1965 gab PROCTER zusammen mit einem Fallbericht einen Überblick über die Rotlauf-Endokarditis in der Weltliteratur.

Diffuse Rotlauf-*Meningitiden* sind selten. BOCK hat einen solchen Fall beschrieben. Ein Hirnhautabsceß durch Rotlauf-Bacillus wurde von THJÖTTA diagnostiziert. Im allgemeinen kommt es aber nicht zu so schweren, neurologischen Komplikationen.

Lungenprozesse durch Rotlauf-Bakterien sind ebenfalls außerordentlich selten.

Etwas häufiger werden *enterale Infektionen* beim Menschen beobachtet, wenn rohes Fleisch erkrankter Tiere genossen wurde. Solche enteritischen Infektionen verlaufen im allgemeinen verhältnismäßig gutartig, können aber mit Fieber, Erbrechen und meist kurz dauernden, aber oft heftigen Durchfällen verbunden sein. Blutbeimengungen im dünnflüssig entleerten Stuhl sind dabei selten. Innerhalb weniger Tage klingen diese Erscheinungen ab. Selten kann es auch einmal — wie HABERSANG mitteilt — im Anschluß an eine solche Infektion zu einer schwer verlaufenden, generalisierten Erkrankung kommen.

Die *chronische Verlaufsform* ist beim Menschen sehr selten. Sie wird bei einem Personenkreis gefunden, der mit der Impfstoffherstellung beschäftigt ist, oder auch bei Tierärzten. In solchen Fällen können atypische Lokalisationen und ein gelegentlich sehr buntes Symptomenbild gefunden werden.

Diagnose

Sie bereitet in typischen Fällen kaum Schwierigkeiten. Die Lokalisation, das Aussehen der Hautveränderung, die Schmerzhaftigkeit des benachbarten Gelenks, das Fehlen des Fiebers, und nicht zuletzt die Tätigkeit des Betroffenen weisen in die entsprechende diagnostische Richtung. Die Erreger lassen sich in über 85% der Fälle aus der Wunde oder einem im Bereich der Infektion sitzenden Hautstückchen nachweisen. STAFANSKI und GRÜNFELD haben eine Methode des Erregernachweises angegeben, durch die es besonders rasch möglich sein soll, zu positiven Ergebnissen zu kommen: Sie injizieren in den veränderten Hautbezirk physiologische Kochsalzlösung, die dann sofort wieder aspiriert wird. In dem so mit der Kochsalzlösung aufgesogenen Gewebssaft sind die Erreger nachzuweisen.

Während die *serologische Diagnostik* durch Agglutinationsproben unsichere Ergebnisse vermittelt, und auch die Komplementbindungsreaktion keine ganz sicheren Resultate bringt, scheint die von FEY ausgearbeitete serologische Testmethode, die auf Hemmungseinflüssen auf Kulturen beruht, eine gewisse Bedeutung erlangt zu haben. Die Hämagglutination wurde zur Diagnostik der menschlichen Erkrankung bisher nicht herangezogen, sie ist aber eingehend als diagnostische Methode für die Tiererkrankungen studiert worden (POTEL und DEGEN, STRAU und NIETZSCHKE).

Der *Intradermaltest* nach SAURAT ist in seiner Aussagekraft beschränkt, da er noch relativ lange positiv bleibt, wenn die Infektion schon lange abgeklungen ist. Man kann wohl bei der Differentialdiagnose weitgehend auf ihn verzichten. Mit dem Hauttest hat auch PARNAS gearbeitet. Er glaubt ein genügend empfindliches und spezifisches Antigen, das nicht toxisch wirkt, für diesen Zweck gefunden zu haben.

Der exakte *Nachweis* der Infektion *mit Kulturen des Erregers* ist bei *allen gewerblich zugezogenen Infektionen versicherungsrechtlich von großer Bedeutung*, da nur in exakt nachgewiesenen Fällen einer solchen Verursachung geltend gemachte Versorgungsansprüche anerkannt werden können.

Prognose

Die Prognose ist im allgemeinen günstig. Wie in dem Vorhergehenden schon dargelegt wurde, sind die schweren Verlaufsformen große Seltenheit. Ob es wirklich zur Entwicklung einer dauernden Immunität kommt, ist von einigen Untersuchern bezweifelt worden. Immerhin scheint das Überstehen der Infektion doch eine Immunität über eine gewisse Zeit zu hinterlassen.

Therapie

Nachdem die ersten Erfahrungen mit Sulfonamiden und Antibiotica wohl infolge zu niedriger Dosierung keinen rechten Erfolg zu bringen schienen, haben die späteren Mitteilungen der Veterinärmedizin mit höherer Dosierung (KIELSTEIN) gezeigt, daß Penicillin — u. U. kombiniert mit Rotlauf-Serum — doch sehr gute Erfolge brachte, und daß ein großer Teil (bis zu 90%) der so behandelten Tiere geheilt werden konnte.

Mit der Frage, ob die Antibiotica-Behandlung beim Schweinerotlauf bakteriostatisch oder bactericid wirke, befaßt sich GEVIDZE (1964) und prüfte auch verschiedene Kombinationen von Antibiotica. Auch mit der Frage, wie weit die Antibiotica-Behandlung die Immunisationsvorgänge beeinflussen könne, haben sich verschiedene Autoren befaßt (STÖCKL und WILLINGER u. a.).

Diese guten Erfahrungen in der Veterinärmedizin führten dazu, daß man frühzeitig auch beim Erysipeloid des Menschen *Penicillin* zur Anwendung brachte (LADEHOFF, LILIEDAHL und ROMANUS, PRICE, SCHEMBRA, VOCK u. a.), nachdem noch 1957 NAGEL Sulfonamide, insbesondere Prontosiloral, zusammen mit Lokalbehandlung empfohlen hatte.

Die anfangs empfohlenen niedrigeren Dosen von Penicillin brachten Rückfälle, so daß die o. g. Autoren sich zu höherer Dosierung entschlossen. Die Gabe von 300000—6000000 Einheiten, 3—4 Tage, machte die Patienten vielfach schon am 5. Tag wieder arbeitsfähig. Die von uns früher angegebene Dosierung von 400000 Einh. Depot-Penicillin, 2—4 Tage, in schweren Fällen länger, dürfte heute durch die Gabe von 1 Mill. IE über 2—3 Tage abgelöst sein. Rückfälle sind bei einer so durchgeführten Intensivbehandlung nicht zu befürchten. Nur bei stärkerer Gelenkbeteiligung wird eine Verlängerung der Behandlungszeit notwendig sein.

Ist es allerdings zur Endokarditis gekommen, dann sind höhere Dosierungen und längere Behandlungszeiten erforderlich. SCALOVA und FALISEVAC konnten zwar die septischen Krankheitserscheinungen in ihrem Fall beherrschen, nicht aber das Eintreten des Todes durch die dann einsetzende Herzinsuffizienz verhindern.

MONKE und OTTE benötigten zur Ausheilung ihres Falles 36 Tage und eine Dosis von 62 Mill. Einh. Penicillin, sowie 14 g Streptomycin an 13 Tagen. LAVES empfiehlt bei septischen Formen mit Endokardbeteiligung 2 Mill. Einh. pro Tag über mindestens 3—4 Wochen.

Nachdem schon KLAUDER (1955) in der Veterinär-Medizin mit Terramycin und Aureomycin positive Behandlungsresultate erzielen konnten, sind in der Folgezeit von COOPER und ALLEN, STÖCKL und WILLINGER und SMITH die Versuche fortgesetzt worden. MÖHLMANN, HARM und STÖHR hatten vorher Behandlungsversuche mit einer Kombination von Serum und Hyaluronidase, sowie Penicillin mit gutem Erfolg angewandt. Die günstigsten Resultate erzielten sie allerdings mit Gabe von Serum i. v. und zusätzlich Penicillin.

MOLLARET bevorzugt die Aureomycin-Behandlung. Auch LITTLE sah von 2 g Aureomycin täglich eine rasche gute Wirkung. Ebenso konnte DESSONE, GALIMBERTS u. a. mit Terramycin Rotlauf-Erkrankungen gut beherrschen. STERN empfiehlt eine kombinierte Behandlung mit Tetracyclin und Novobiocin.

Die *Serum-Therapie* spielt heute für die Humanmedizin keine Rolle mehr, da sie offensichtlich der Penicillin-Behandlung in hoher Dosierung, oder der Breitband-Antibiotica-Behandlung unterlegen ist. Die früher häufig angewandte Dosierung von 10—20 ml Rotlauf-Serum, subcutan oder i. m. angewandt oder auch als Umspritzung des Infektionsherdes empfohlen, ist heute weitgehend verlassen.

Neben der Allgemein-Therapie soll natürlich die Lokalbehandlung durch Ruhigstellung, feuchte Alkohol-Verbände oder Verbände mit Trypaflavin-Lösung nicht außer Acht gelassen werden.

Vorbeugung

Personen, die mit rotlaufkranken Tieren zu tun haben, müssen sich besonders vorsehen; ebenso gilt dies für Tierärzte und für alle, die in der Impfstoffherstellung tätig sind.

Den in der Fischindustrie oder in der tierärztlichen Praxis Tätigen durch Gabe von Vaccine einen Impfschutz zu verleihen, hat sich nicht bewährt, da die Erkrankung ja meist leicht verläuft, und der Impfschutz nur 6 Monate anhält.

Für die *veterinärmedizinische Praxis* allerdings hat man die verschiedensten Methoden eingesetzt, um die Tiere vor Epidemien zu schützen. Dabei haben sich *Adsorbat-Vaccinen* bewährt, die schonend abgetötete Rotlauf-Bakterien enthalten, bei denen die Antigenstruktur erhalten geblieben ist. Allerdings hält auch dieser Impfschutz nicht sehr lange, im ganzen etwa 6 Monate, und er entwickelt sich relativ langsam.

Mit der Wirksamkeit und der Prüfung des Rotlauf-Impfstoffes haben sich vor allem MÖHLMANN, MAAS und MEESE, sowie GÜRTLER befaßt. Auch von russischer Seite hat man sich mit dem avirulenten Lebendimpfstoff (WR-2-Vaccine) beschäftigt. Von besonderem Interesse ist die Mitteilung von STRYSZAK, daß die Impfung allein nicht ausreicht, um die Tierbestände vor Rotlauf zu schützen, sondern daß auch die Stallhygiene eine sehr große und wichtige Rolle spielt.

Über Dauer und Grad der passiven Immunität nach Injektion von *Rotlauf-Immunserum* oder daraus hergestellten Gammaglobulinen beschäftigten sich WELLMANN und ENGEL. Diese Versuche basierten auf früheren Untersuchungen über serologisch nachweisbare Antikörper und Immunität beim Schweinerotlauf. Wichtig erschien in diesem Rahmen die Beobachtung, daß Klostral-Milch dem Ferkel eine Rotlauf-Immunität vermitteln kann.

Schließlich sei noch darauf hingewiesen, daß die Schutzimpfungsbehandlung bei den Schweinen nicht ganz ohne gewisse Nebenerscheinungen wie die Entwicklung allergischer Reaktionen, z. B. Arthritis und anderes (NEHER und SWENSON, DOYLE und SIKES, 1958; FEY und STÜRCHLER, 1962) verlaufen kann.

Literatur

Barcaccia, E.: Beobachtungen über einen Rotlaufseuchengang bei Fasanen. Vet. ital. **11**, 459 (1960). — **Brill, J.**, E. Mikulaszek u. M. Truszczynski: Immunochemische Untersuchungen über die Antigenstruktur des Erysipelothrix rhusiopathiae. Zbl. Bakt., I. Abt. Orig. **175**, 558 (1959). — **Brill, J.**, u. E. Politynska: Die Differenzierung von Erysipelothrix rhusiopathiae-Stämmen mit Bakteriophagen. Zbl. Bakt., I. Abt. Orig. **181**, 473 (1961). — **Cohrs, P.**, u. **L. C. Schulz**: Zur Pathogenese der spontanen und experimentellen Rotlauf-Arthritis des Schweines. Mh. Vet.-Med. **15**, 608 (1960). — **Cooper, M. S.**, u. **G. A. Allen**: Der Einfluß von Chlortetracyclin auf die Immunisierung. II. Der Einfluß auf die Entstehung schützender Antikörper nach Vaccination mit einem lebenden avirulenten Stamm von Erysipelothrix rhusiopathiae. J. Immunol. **82**, 232 (1959). — **Decowski, M.**: Die Bildung von Hyaluronidase durch Erysipelothrix rhusiopathiae. 2. Eigenschaft des Enzyms. Acta micro. biol. pol. **10**, 161 (1961). —

Decowski, M., u. T. Sozański: Produktion von Hyaluronidase durch Erysipelothrix rhusiopathiae. Acta micro. biol. pol. **7**, 201 (1958). — **Dias, V. M., u. N. P. da Silva**: Untersuchungen zwischen Listeria monocytogenes und Erysipelothrix rhusiopathiae mittels Triphenyltetrazolium-Chlorid. Zbl. Bakt., I. Abt. Orig. **171**, 317 (1958). — **Elliot, H. B.**: Rotlauf bei im Käfig gehaltenen Truthühnern. J. Amer. vet. med. Ass. **128**, 537 (1956). — **Erler, W.**: Die Beiträge der Chemie zur Erforschung des Rotlauferregers (Erysipelothrix indiosa; E. rhusiopathiae). Mh. Vet.-Med. **19**, 221 (1964). — **Ewald, F. W.**: Über das thermolabile Antigen von Erysipelothrix rhusiopathiae. Arbeiten aus dem Paul Ehrlich-Institut **52**, 130 (1957). ~ Das Hyaluronidase-Bildungsvermögen von Rotlaufbakterien. Mh. Tierheilk. **9**, 33 (1957). ~ Differentialdiagnostische Gesichtspunkte bei der Diagnose des Schweine-Rotlaufs unter besonderer Berücksichtigung des Vorkommens von Streptokokken. Arch. Lebensmittelhyg. **11**, 97 (1960). ~ Typendifferenzierung von Erysipelothrix rhusiop. in Agargel. Berl. Münch. tierärztl. Wschr. **75**, 71 (1962). ~ Über die Diasoziation von Erysipelothrix rhusiopathiae. Die Virulenz dissozierter Rotlaufbakterien. Mh. Tierheilk. **14**, 260 (1962). ~ Ein Beitrag zur Frage der Virulenzübertragung bei Rotlaufbakterien. Mh. Tierheilk. **14**, 256 (1962). ~ Erysipeloid und septische Rotlauf-Komplikationen. Münch. med. Wschr. **107**, 365 (1965). ~ Bakteriologie und Serologie humaner Rotlauferkrankungen unter besonderer Berücksichtigung des Ferrochlorid-Gelatine-Mediums nach **Kauffmann**. Arbeiten aus dem Paul-Ehrlich-Institut **61**, 29 (1964). — **Fey, H., u. W. Stürchler**: Ein weiterer Fall von Rotlaufserum-Anaphylaxie beim Schwein. Schweiz. Arch. Tierheilk. **104**, 236 (1962). — **Fiessinger, N., et G. Brouet**: Rouget du Porc chez l'Homme à Forme Porcine et d'Origine Digestive. Presse méd. **43**, 889 (1934). — **Freeman, M. J., D. Segre, and D. T. Berman**: Hypersensitivity in erysipelas arthritis of swine. I. Hypersensitization of swine with viable and nonviable erysipelothrix. Amer. J. vet. Res. **25**, 135 (1964). ~ II. Hypersensitization of swine with sterile erysipelothrix antigen. Amer. J. vet. Res. **25**, 145 (1964). ~ III. Passive transfer of hypersensitivity with immune serum. Amer. J. vet. Res. **25**, 151 (1964). — **Füzi, M.**: Über die selektive Züchtung der Schweinerotlaufbakterien. Zbl. Bakt., I. Abt. Orig. **188**, 387 (1963). — **Füzi, M., u. J. Pillis**: Über die Trennungsmöglichkeiten der Listeria monocytogenes- und Erysipelothrix rhusiopathiae-Stämme. Kisérl. Orvostud. (Exp. Med. Wissensch.) **15**, 2, 148 (1963). — **Galimberti, P.**: Su alcuni casi di erisipeloide di Baker-Rosenbach trattati con terramicina. Arch. ital. derm. **28**, 434 (1956). — **Geraci, J. R., R. M. Sauer, and W. Medway**: Erysipelas in dolphins. Amer. J. vet. Res. **27**, 597 (1966). — **Gevidze, V. E.**: The bacteriostatic and bactericidal action of antibiotics and their combinations on the swine erysipelas. Antibiotiki **9**, 62 (1964). — **Glawischnig, E.**: Über eine Rotlauf-Septicämie bei einem 3 Wochen alten Wurf von 12 Saugferkeln. Wien. tierärztl. Mschr. **50**, 599 (1963). — **Goerttler, V., u. Th. Hubrig**: Untersuchungen zur Rotlaufpathogenese beim Schwein. Zbl. Vet.-Med. **7**, 364 (1960). — **Grabell, J., H. J. Hansen, S. E. Olsson, K. Ovstadius, and E. Thal**: Discospondylitis and arthritis in swine erysipelas. Acta vet. scand. **3**, 33 (1962). — **Grätz, H.**: Das Vorkommen und die Bedeutung der Rotlaufarthritis bei Schlachtschweinen. Dtsch. tierärztl. Wschr. **67**, 34 (1960). — **Hall, S. A.**: A disease in pullets due to Erysipelothrix rhusiopathiae. Vet. Rec. **75**, 333 (1963). — **Hubrig, Th**: Vereinfachung der Wachstumsprobe nach WELLMANN zur serologischen Rotlaufdiagnostik. Zbl. Bakt., I. Abt. Orig. **180**, 422 (1960). — Über die Veränderlichkeit der serologischen Rotlauf-Bakterientypen. Zbl. Bakt., I. Abt. Orig. **186**, 344 (1962). — **Hubrig, Th., u. P. Kielstein**: Untersuchungen zur Rotlauf-Allergie der Schweine. Zbl. Vet.-Med. **8**, 869 (1961). — **Hubrig, Th., P. Kielstein, A. Maas u. M. Meese**: Rotlaufschutzimpfung und Antikörpernachweis. Arch. exp. Vet.-Med. **16**, 929 (1962). — **Hupka, E.**: Über ein selbständiges, gehäuftes Auftreten von Rotlauf-Endocarditis in einem großen Schweinebestand. Dtsch. tierärztl. Wschr. 1957, 553. — **Jentzsch, K. D.**: Reduktionsproben zur Unterscheidung von Rotlaufbakterien und Listerien. Arch. exp. Vet.-Med. **13**, 685 (1953). — **Kielstein, P.**: Zur bakteriellen Chemoresistenz des Rotlauferregers. Arch. exp. Vet.-Med. **15**, 1161 (1961). — **Klauder, J. V.**: Terramycin, Aureomycin, Ilotycin bei der Behandlung der experimentellen Erysipeloid-Infektionen der Maus. Arch. Derm. Syph. (Berl.) **200**, 346 (1955). — **Klauder, J. V., D. W. Kramer, and L. Nicholas**: Erysipelothrix rhusiopathiae septicemia: Diagnosis and Treatment. J. Amer. med. Ass. **122**, 938 (1943). — **Langford jr., G. C., u. P. A. Hansen**: Erysipelothrix insidiosa. VI. Int. Mikrobiol. Kongr., Rom, I, 21 (1953). — **Langrap, A.**: Ein Beitrag zur Frage der bakteriologischen Fleischuntersuchung des Schweinerotlaufs. Dtsch. Schlacht- u. Viehhof-Ztg. **44** (1957). — **Lemierre, A.**: Zit. nach Theodorescu u. Mitarb. — **Lucas, J., G. Schabinski u. K. Linde**: Rotlauf-Sepsis. Dtsch. med. Wschr. **84**, 1817 (1959). — **Lübke, H.**: Zur Frage der Anzeigepflicht des Rotlaufs. Berl. Münch. tierärztl. Wschr. **73**, 212 (1960). — **Maas, A.**: Experimenteller Beitrag zur Rotlauf-Pathogenese beim Schwein. Mh. Vet.-Med. **17**, 41 (1962). — **McCarty, D., and S. Bornstein**: Erysipelothrix endocarditis. Report on a septicemic form of the erysipeloid of ROSENBACH. Amer. J. clin. Path. **33**, 39 (1960). — **Möhlmann, H.**: Rotlauf-Antikörper im Serum früherer Rotlauf-Serumpferde. Mh. Vet.-Med. **15**, 365 (1960). — **Möhlmann, H., M. Harm u. P. Stöhr**: Hyaluronidase in der Rotlauftherapie. Arch. exp. Vet.-Med. **10**, 688 (1956). — **Möhlmann, H., A. Maas u. M. Meese**: Untersuchungen und Vorschläge zur Prüfung der Rotlauf-Adsorbat-Vakzine.

Arch. exp. Vet.-Med. **15**, 150 (1961). — **Möhlmann, H.**, M. Meese u. D. Gürtler: Über die Prüfung der Wirksamkeit von Rotlauf-Lebendimpfstoff und Rotlauf-Adsorbatvakzine. Arch. exp. Vet.-Med. **17**, 665 (1963). — **Mohr, W.**: Rotlauf. In: Handb. d. inn. Med., 4. Aufl., Bd. I, 1. Berlin-Heidelberg-Göttingen Springer, 1952. ~ Rotlauf. In: Klinik d. Gegenwart, Bd. IV, S. 1. Urban & Schwarzenberg 1956 (siehe in beiden auch weiteres, älteres Schrifttum). — **Moncke, C., u. H. J. Otte**: Ein Fall von chron. Rotlauf-Endocarditis. Wiss. Ztschr. d. Univ. Rostock, mathem.-naturw. Reihe **3**, 155 (1953/54). — **Myasnikov, Y. A., u. A. V. Nabokova**: Erysipeloid-Vorkommen in Tula. Zh. Mikrobiol. (Mosk.) **33** (12), 31 (1962). — **Nagel, V.**: Die Behandlung des Erysipeloids. Münch. med. Wschr. **99**, 517 (1957). — **Neher, G. M., Ch. B. Swenson, L. P. Doyle and D. Sikes**: The incidence of arthritis in swine following Vaccination for swine erysipelas. Amer. J. vet. Res. **19**, 5 (1958). — **Novák, Z., A. Žuffka u. A. Záměcník**: Die Immunitätsdauer nach einmaliger Impfung mit lebender, avirulenter WR-2-Vakzine gegen den Schweinerotlauf. Vet. Med. (Praha) **8**, 36, 3, 173 (1963). — **Nyström, G.**: Antibiotika und Rotlauf-Immunität. Medlemsblad Sveriges Veterinärförbund **9**, 372 (1957). — **Olsuf'ev, N. G., V. G. Petrov, and K. N. Shlygina**: Detection of Erysipelothrix and Listeria in spring water. Zh. Mikrobiol. (Moskva) **30**, 89 (1959). — **Ovasanian, O. V., M. M. Esadzhanian, and V. O. Galoian**: Possible carriage of erysipelothrix in gray rats. Zh. Mikrobiol. **41**, 35 (1964). — **Papp, E., and D. Sikes**: Electrophoretic distribution of protein in the serum of swine with rheumatoid-like arthritis. Amer. J. vet. Res. **25**, 1112 (1964). — **Parnas, J.**: Untersuchungen über diagnostische Allergene bei Brucellose, der Tularämie, dem Malleus und dem Rotlauf. Z. Immun.-Forsch. **114**, 186 (1957). — **Plaschke, W.**: Eine Schnellmethode zur Unterscheidung zwischen Rotlaufbakterien und Listerien. Arch. Lebensmittelhyg. **10**, 60 (1959). — **Potel, J., u. L. Degen**: Die Bestimmung des Haemagglutinationsgehaltes von Erysipelothrix rhusiop.-Antigenen mittels der photometrischen Methode nach DRESCHER. Zbl. Bakt., I. Abt. Orig. **181**, 395 (1961). — **Procter, W. J.**: Subacute bacterial endocarditis due to Erysipelothrix rhusiopathiae. Report of a case and review of the literature. Amer. J. Med. **38**, 820 (1965). — **Raines, T. V., and F. H. Winkel**: Erysipelas in pheasants. J. Amer. vet. med. Ass. **129**, 399 (1956). — **Renk, W., u. G. Wellmann**: Immunbiologische und pathologisch-histologische Untersuchungen von künstlich erzeugten Rotlaufarthritiden und -endocarditiden des Schweines. Zbl. Vet.-Med., Reihe B, **10**, 551 (1963). — **Rowsell, H. C.**: The effect of stomach contents and the soil on the viability of Erysipel. rhusiopathiae. J. Amer. vet. med. Ass. **132**, 357 (1958). — **Schellner**: Mündl. Mitteilung zur veränderten Rotlaufsituation. — **Schembra, F. W.**: Die Behandlung des Erysipeloids. Münch. med. Wschr. **99**, 121 (1957). — **Schiffmann, W. L., and A. Black**: Acute Bacterial Endocarditis due to Erysipelothrix rhusiop. New Engl. J. Med. **225**, 1148 (1956). — **Seropian, E., J. Greceanu, and B. Theodorescu**: Considerations on a case of malignant endocarditis due to the swine erysipelas bacillus. Med. interna (Buc.) **13**, 1183 (1961). — **Silberstein, E. B.**: Erysipelothrix endocarditis. Report of a case with cerebral manifestations. J. Amer. med. Ass. **191**, 862 (1965). — **Smith, H. W.**: The chemotherapy of experimental erysipelothrix rhusiopathiae infection in chicks and turkeys. J. comp. Path. **66**, 151 (1956). — **Stern, F. H.**: Erysipeloid of ROSENBACH: treatment with a combination of tetracycline and novobiocin. Amer. Practit. **11**, 699 (1960). — **Stöckl, W., u. H. Willinger**: Antibiotica-Gaben beim Schwein und die Ausbildung der Rotlauf-Immunität. Schweiz. Arch. Tierheilk. **104**, 360 (1962). — **Stöhr, P., W. Rudolph, u. M. Harm**: Zur Pathogenese der Endocarditis bei Rotlauf-Serumschweinen. Arch. exp. Vet.-Med. **5**, 1019 (1963). — **Strauch, D., u. E. Nitzschke**: Über die hämagglutinierenden Eigenschaften von Erysipelothrix rhusiopathiae. Tagungsbericht (6. Österr. Tagung, Wien/Graz). Zbl. Bakt., Parasitenkd./Inf. krh. **169**, 571 (1958) und: Zbl. Vet.-Med. **5**, 968 (1958). — **Stryszak, A.**: Die Epizootologie des Schweinerotlaufs. — Arch. exp. Vet.-Med. **10**, 404 (1956). — **Tacu, D., L. Gocimian, J. Isopescu, and T. Mindras**: Electrophoregram of the blood serum proteins from the swine after anti-erysipelas vaccination and hyperimmunization with a view to obtaining hyperimmune serum. Rev. Immunol. (Paris) **25**, 274 (1961). — **Tacu, D., L. Gocimian, T. Mindras et al.**: Recherches électrophorétiques et immunologiques sur les proteines sériques des lapins vaccinés ou hyperimmunisés contre le rouget. Rev. Immunol. (Paris) **28**, 271 (1964). — **Theodoresco, B., E. Seropian, and J. Greceanu**: On a case of subacute endocarditis caused by swine fever bacillus with recovery. Bull. Soc. méd. Hôp. Paris **76**, 1125 (1960). — **Torkilden, A.**: Intracranial Erysipelothrix Abscess. Bull. Hyg. (Lond.) **18**, 1013 (1943). **Vaccaro, A.**: La dihydrostreptomicina nel malrossino sperimentale del piccione. Acta Vet.-Med. (Napoli) **2**, 237 (1956). — **Wellmann, G.**: Zum Problem des Rotlaufs in den USA. Dtsch. tierärztl. Wschr. **64**, 32 (1957). — **Wellmann, G., u. H. Engel**: Die Dauer und der Grad der passiven Immunität bei Schweinen nach der Injektion von Rotlauf-Immunseren oder daraus hergestelltem Gamma-Globulin. Dtsch. tierärztl. Wschr. **69**, 333 (1962). — **Wellmann, G. u. F. Heuner**: Die Bedeutung von serologischen Untersuchungen in der Schweinerotlauf-Forschung. Zbl. Bakt., I. Abt. Orig. **170**, 91 (1957). ~ Über die passiv durch die Kolostralmilch erworbene Rotlauf-immunität der Ferkel. Zbl. Vet.-Med. **4**, 557 (1957). ~ Beziehungen zwischen serologisch nachweisbaren Antikörpern und der Immunität beim Schweinerotlauf. Zbl. Bakt., I. Abt.

Orig., **175**, 373 (1959). — **Wellmann, G.,** u. **H. Liebke**: Versuche, die Rotlauf-Endocarditis beim Schwein durch laufende Aufnahme von Rotlaufbakterien hervorzurufen. Dtsch. tier-ärztl. Wschr. **66**, 268 (1959). ~ Über das Vermögen junger Ferkel, eine Rotlaufimmunität zu bilden. Zbl. Bakt., I. Abt. Orig., **177**, 394 (1960). ~ Versuche, bei Schweinen und Ratten eine Rotlauf-Endocarditis hervorzurufen. Zbl. Vet.-Med. **9**, 865 (1962). — **Wülfing-Puteanus, J.**: Zur Kasuistik der Rotlauf-Endocarditis beim Rind. Tierärztl. Umschau **18**, 242 (1963).

IV. Krankheiten durch gramnegative Stäbchen ohne Sporenbildung

Pest

Von Heinz Eberhard Krampitz, München

Mit 6 Abbildungen

I. Definition

Die Pesterkrankung des Menschen ist eine durch den bakteriellen Erreger *Pasteurella pestis* hervorgerufene gefährliche und zur Massenausbreitung neigende Anthropozoonose. Sie kann in verschiedenen in einander übergehenden klinischen Erscheinungsformen potentiell kosmopolitisch auftreten und zählt nach der Definition der Weltgesundheitsorganisation zu den großen quarantänepflichtigen Weltseuchen. Als Träger, Vehikel und Quelle für den Erreger fungieren freilebende Kleinsäugetiere (Nager, Hasenartige) und blutsaugende Ektoparasiten, in erster Linie Flöhe.

II. Geschichte

Die Herkunft des klassischen lateinischen Wortes „pestis" ist unter den Etymologen umstritten. Sicher ist nur, daß es zunächst an die Stelle der entsprechenden griechischen Bezeichnung λοίμος trat und man darunter allgemein eine seuchenhafte Massenerkrankung verstand. Daher sind nicht alle „Pesten", die uns seit dem Altertum in oftmaligen Hin- und Her-Übersetzungen und unterschiedlichen Deutungen überliefert sind, dasselbe gewesen, was wir heute im Sinne der Definition unter Pest verstehen. Als Fremd- und späterhin Lehnwort ist pestis in die meisten großen europäischen Sprachen eingedrungen, um oft und bis zur Gegenwart als Sinn- und Urbild des Massenkrankseins gebraucht zu werden, ja um schließlich im übertragenen Sinne etwas Unangenehmes oder Gefährliches schlechthin zu kennzeichnen. In einer Betrachtung des historischen Bedeutungswandels des Pestbegriffes in der deutschen Sprache weist Herrlinger (1955) darauf hin, daß man den Umfang seines Inhaltes bald weiter, bald enger faßte. Bezeichnenderweise entsprach der Pestbegriff im 15. und 16. Jahrhundert, als das Erfahrungswissen um die echte Pest mit ihren „bülen" und „trüsen" allgemein verbreitet war, etwa dem heutigen. Von Renaissance und Barock an wurde er mehr und mehr zum reinen Schreckgespenst verwässert und degenerierte in nurmehr verschwommene Reminiszenz an die Seuche, die er einmal allein bezeichnete, zum Inbegriff des Schrecklichen und Superlativen. In der Umgangssprache des Laien ist es bis heute so geblieben.

Schon vor Martin Luther, der das gemeinverständliche Fremdwort Pest oder Pestilentz allenthalben benutzte, hat es an Eindeutschungsversuchen nicht gefehlt, unter denen im Spätmittelalter vereinzelt auch die Bezeichnung „plage" auftaucht, die die Angelsachsen heute für Pest gebrauchen. Bei uns verhalf nicht zuletzt die sprachschöpferische Autorität des Reformators dem Worte Pest zum Siege. Hierbei kam allerdings lautmalerische Kürze und Schärfe dem Bedürfnis nach Kennzeichnung des Schreckens, der die Seuche durch die Geschichte begleitete, sicher sehr entgegen. Keine menschliche Massenerkrankung hat in der Vergangenheit die Gemüter so erregt, keine die abergläubische Phantasie so sehr beflügelt, keine der Menschheit aber auch solche Opfer abgefordert, wie die Pest. Der historischen Berichte über das Wüten der Infektion gibt es zahllose. Mit nicht mehr nachprüfbaren Angaben über den zahlenmäßigen Umfang der Menschenverluste wird jedoch stets recht großzügig operiert. In Sitte und Sage, Kunst und Literatur der Völker des Abendlandes sind überall unauslöschliche Spuren der furchtbaren Pestseuchenzüge des Mittelalters und der beginnenden Neuzeit zu finden. Die politische, geistige und religiöse Geschichte der alten Welt ist oft von der Pest mitgeprägt worden. Auch berühmte Männer fielen ihr in stattlicher Zahl zum Opfer. Ohne Zweifel war sie ein in Einzelfällen oft entscheidender geschichtsbildender Faktor. Das Unwissen, später mehr noch das Halbwissen vom Zustandekommen der Erkrankung belasteten lange Zeit alle Versuche, ihr Wesen zu erkennen mit einer drückenden Last spekulativer Elemente.

Der globalen Zusammenarbeit in der Pestforschung und -bekämpfung sind in den letzten Jahrzehnten große Erfolge zu verdanken. Sie zeigen sich am deutlichsten in dem außerordentlich starken Rückgang der jährlichen Pesterkrankungen und vor allem der Todesopfer in der Welt bei weitgehendem Fortbestand der Erregerverbreitung in den schwer bekämpfbaren tierischen Basisreservoiren.

III. Der Erreger

Pasteurella pestis wurde als Erreger der Menschenpest 1894 gleichzeitig, aber unabhängig voneinander, von dem Schweizer Arzt YERSIN und dem japanischen Bakteriologen KATASATO in Ostasien entdeckt. Man reiht die Gattung *Pasteurella* heute in die Familie der Parvobacteriaceae ein. Der Pesterreger ist ein plumpes, oft ovoid konfiguriertes, gramnegatives, unbewegliches und unbegeißeltes 1—2 μ langes und 0,5—0,7 μ breites Stäbchen, das mit allen Anilinfarbstoffen an beiden

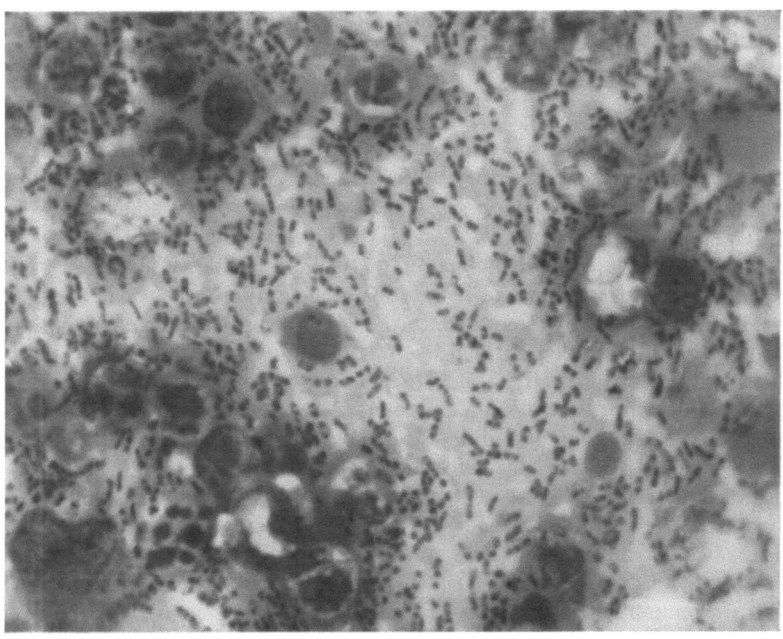

Abb. 1: Ausstrich einer Reinkultur von *Pasteurella pestis*, gefärbt mit Methylenblau (nach HORMANN, 1952)

Polen intensiver anzufärben ist als in der Mitte, aber entsprechend seiner systematischen Position keine Sporen bilden kann (s. Abb. 1). Die Gestalt des Einzelbakteriums kann erheblich variieren, wenn auch nicht in dem Ausmaß wie bei der verwandten *P. tularensis*. Von der Formvariabilität ist vor allem das Längenwachstum betroffen. Als Extreme kommen Stäbchen- und Kokkenform in einer Kolonie vor, in flüssigen Medien besteht Tendenz zur Kettenbildung. Die Morphologie wird maßgeblich vom Wachstumsmilieu mitbestimmt und kann erhebliche Modifikationen durch die Einwirkung von Chemotherapeutica, Antikörpern und extremen Lebensbedingungen erfahren. Der Erreger ist anspruchslos und daher leicht auf und in den verschiedensten Nährmedien aerob zur Vermehrung zu bringen.

Für das Wachstum in flüssigen Medien werden als Bebrütungsoptimum 27—32° C, für die Züchtung auf festen Nährböden 37,5° C empfohlen. pH-Optimum in Flüssigmedien 7,2—7,6. enthalten. Auf der Blutagarplatte entstehen kleine zarte glänzend grauweiße Kolonien mit etwas gewölbtem derberem Zentrum und zartem lappigem Rand (Abb. 2). Auch größere

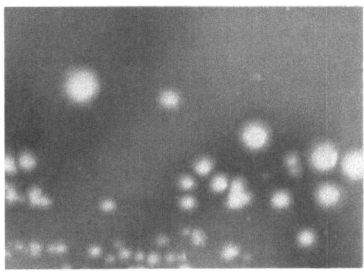 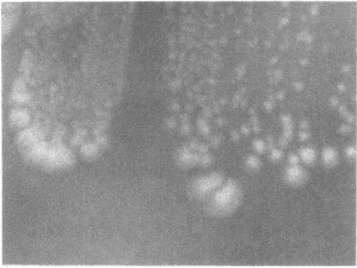

Abb. 2 (links) Vier Tage alte bei tropischer Raumtemperatur auf Blutagar gewachsene Kulturen von *Pasteurella pestis* (Kenya-Stamm)

Abb. 3 (rechts): Gleichaltrige Kulturen von *Pasteurella pseudotuberculosis* unter denselben Bedingungen auf Blutagar gewachsen (nach Kulturen von Dr. R. B. HEISCH, Nairobi/London)

runde gelbliche krümmlige Kolonien mit feingezackter Begrenzung kommen vor. Bei der weltweiten Verbreitung und dem bunten Wirtsspektrum ist es nicht verwunderlich, daß verschiedene Stammvarianten bekannt geworden sind, die klinisch, tierexperimentell und biochemisch unterschieden werden können.

Die Fähigkeit von *P. pestis* außerhalb eines lebenden Organismus unter Wahrung seiner Infektiosität überleben zu können, wurde früher als Gefahr oft überschätzt und hat in der Pestgeschichte mitunter zu phantasievollen Kombinationen und skurilen Abwehrversuchen Anlaß gegeben. Die zelluläre Tenazität von *P. pestis* in der Umwelt ist vom Suspensionsmedium und der Umgebungstemperatur abhängig.

MOLLARET (1963), der eine historische Übersicht über dieses Problem gibt, hielt im Experiment Pesterreger 16 Monate lang in sterilisierter Gartenerde virulent, während sie in nichtsterilisierten Bodenproben der gleichen Art unter denselben Bedingungen schon nach 7 Monaten zugrunde gegangen waren. Daß diese Form des freien Überlebens etwa in Rattenhöhlen von praktischer epidemiologischer Bedeutung sein kann, bewies KARIMI (1963) und gab BALTAZARD et al. (1963) und DEVIGNAT (1964) Veranlassung zu einer neuen Arbeitshypothese, wonach die Dauerbewahrung des Pesterregers in den Nagetierbehausungen in Form zweier Cyclen vor sich gehe, nämlich auf einer „statischen" im Erdboden und einer „dynamischen" Route in Nagern.

Intensive Sonneneinstrahlung oder UV-Licht wirken in kurzer Zeit tödlich. Gegenüber *niederen* Temperaturen ist der Erreger unempfindlich. Die Frage seiner Resistenz gegenüber *trockener Wärme* unter natürlichen Verhältnissen ist schwer zu beantworten. Im Sputum kann er in Schleim und Protein eingebettet dem Austrocknungstod lange widerstehen, besonders gut an Baumwollgewebe. In festgetrockneten Kottröpfchen von Flöhen ist er auch gut geschützt. Temperatur, Luftfeuchtigkeit und Beleuchtung sind wichtige, die Überlebenszeit bestimmende Faktoren.

Empfindlichkeit besteht gegenüber Schimmelpilzen und Fäulniserregern. Unbeschadet auch einer längeren Überlebensfähigkeit in der Umwelt unter für ihn günstigen Umständen ist *P. pestis* schlecht an ein saprophytisches Dasein angepaßt. Die Möglichkeit, daß durch leblose Gegenstände, Staub usw. Neuinfektionen des Menschen auftreten, sind daher sehr begrenzt. Bei der Desinfektion von Instrumenten und Gebrauchsgegenständen ist die Empfindlichkeit des Erregers gegenüber *feuchter Hitze* auszunutzen. Im kochenden Wasser stirbt er in wenigen Minuten. Für *Raumdesinfektionen* eignen sich alle bewährten Mittel in den gebräuchlichen Konzentrationen. Am billigsten ist 10%ige Karbolsäurelösung, Formalindämpfe müssen 24 Std einwirken.

Toxinbildung: Die allgemeine Ansicht geht heute dahin, daß *P. pestis* nur ein *Endotoxin* bildet, welches Proteincharakter hat und sich in mehreren Eigenschaften von dem anderer gramnegativer Bakterien unterscheidet.

Vor allem fehlt ihm deren Glukolipoidstruktur, es ist thermolabil wie ein Exotoxin, diffundiert leicht in flüssige Vermehrungsmedien und kann durch Formaldehyd in ein Toxoid übergeführt werden. Alle durch die Infektion bedingten Krankheitsmorphen und pathoanatomischen Veränderungen bei Mensch und Tier sind durch die Endotoxinproduktion des Erregers und die defensiven Reaktionen des Wirtsorganismus gegen diese geprägt. Hauptangriffspunkt des Toxins ist das Herz und das Gefäßsystem, vornehmlich in den terminalen Strombahnen. Der Pesttod ist immer eine direkte Folge der Intoxikation.

Immunbiologie. Seit Jahrhunderten ist es gesichertes Erfahrungsgut, daß Menschen, die in Epidemiezeiten die Pest einmal glücklich überstanden haben, nur in relativ seltenen Ausnahmefällen und niemals unmittelbar nach der Rekonvaleszenz ein zweites Mal an Pest erkranken. Sie schienen daher als Pfleger in den Pestspitälern besonders geeignet. Diese aktive Immunität ist aber meist keine absolute und hält in anfänglicher Stärke nicht das ganze Leben lang an.

Die entscheidenden pathophysiologischen Determinanten bei Infektionen mit *P. pestis* sind Art und Ausmaß der mesenchymalen cellulären Reaktion des Wirtsorganismus, vor allem seine Bereitschaft und Fähigkeit zu wirkungsvoller *Phagocytose*. Die Möglichkeiten für den Erreger dieser Phagocytose zu widerstehen und sich intracellulär zu vermehren, werden durch seine Virulenz bestimmt. Nach MEYER und ENGLESBERG (1950) ist sie durch eine besondere Hüll- oder Kapselsubstanz bedingt, meist als Antigenfraktion I bezeichnet. Experimentell kann im Versuchstier Immunität nur mit Erregermaterial erzeugt werden, das ausreichende Mengen dieser Fraktion I besitzt. Nach BURROWS (1963) und CHEN (1965) entwickelt der Erreger aber auch zwei weitere Antigene V und W genannt, die unter besonderen Umständen und ungenügendem Vorhandensein der Hüllfraktion I ebenfalls das Phagocytiertwerden be- oder verhindern. JANSSEN et al. (1963) weisen darauf hin, daß Überleben und Vermehrung des Erregers in der phagocytierenden Zelle für die Pathogenese von großer Wichtigkeit ist. Seit langem ist einwandfrei erwiesen, daß alle Immunisierungsvorgänge mit einem *cellulären* Faktor eng verknüpft sind. Dieser beeinflußt Phagocytierbarkeit und Vermehrung der aufgenommenen Erreger. Zum mindesten ein Teil der sich entwickelnden Immunität hat daher seinen Sitz *außerhalb* des strömenden Blutes. Das Serum aktiv immunisierter Versuchstiere besitzt allein und ohne Zugabe phagocytierender Zellen keine bakteriolytischen Fähigkeiten, scheint aber trotzdem einen Stoff von Opsonincharakter beizusteuern, der die Pasteurellen für die Phagocytose anfälliger macht.

Nach MEYER (1950) sind immer mesenchymale Gewebszellen für celluläre und humorale Abwehr in gleicher Weise verantwortlich. Bei wirksamem Kontakt mit den einzelnen Antigenfraktionen entwickeln die Wirtszellen „*adaptive Enzyme*", so daß das Schicksal des Pestinfizierten von einer Art Wettlauf zwischen dem Reinigungsmechanismus und der Erregervermehrung mit Toxinproduktion abhängt. Immer sind dabei lokale Vorgänge von Bedeutung. Die normale *Haut* ist beim Menschen ein Schutzwall von hoher Wirksamkeit für alle transepidermalen Eintrittsversuche des Erregers. Kreist das spezifische Toxin in genügender Konzentration im Blut, so kann durch dieses die Empfänglichkeit der *Lunge* für eine nachfolgende Keimbesiedlung signifikant herabgesetzt werden.

Noch etwas diskutiert, meist aber verneint, wird die Frage, ob es Menschen gibt, die ohne vorherige Auseinandersetzung mit dem komplexen Antigen eine *natürliche Immunität* gegen die Pestinfektion durch Flohstich besitzen, wie es von manchen Nagetierarten bekannt ist.

Einzelne Autoren wollen gesunde menschliche Keimträger beobachtet haben. Hierbei wird man allerdings auch an vorangegangene leichte und kaum beachtete Infektionen (Pestis minor) zu denken haben. Dann handelt es sich in Wirklichkeit um Rekonvaleszenten, die zu Keimausscheidern geworden sind. Im Sputum können noch lange Zeit nach der Genesung einzelne Erreger nachweisbar sein. Obwohl nicht jede Pestimmunität bei Mensch und Tier mit *steriler*

Immunität gleichgesetzt werden sollte (KOROBKOVA und SAMOILOVA, 1962), besteht auch nach einem weiteren halben Jahrhundert Pestforschung kein Anlaß, dem schon von STICKER (1909) für den Menschen kategorisch als nicht bestehend abgelehnten Begriff der „*Schlummerpest*" irgendwelche klinische oder epidemiologische Bedeutung beizumessen. Ob und aus welchen Gründen einzelne Menschen trotz erwiesener Exposition gegenüber der direkten aerogenen Ansteckung mit P. pestis resistent sein können, bedarf noch weiterer Klärung. Verschiedengradige Empfänglichkeit und Resistenzerscheinungen bei den einzelnen Kleinnagerarten, die als Reservoirtiere fungieren, sind von hoher epidemiologischer Bedeutung. Die immunbiologischen Vorgänge in diesen sind mit den beim Menschen nicht in allen Stücken identisch.

In den *Beziehungen zu anderen Infektionen* mit pathogenen Mikroorganismen sind von *P. pestis* eine Reihe auch klinisch interessanter Fakten bekannt geworden. Immunbiologische Beziehungen bestehen nicht nur zu den nächsten Verwandten, vor allem *P. pseudotuberculosis*, mit der *P. pestis* ein Teilantigen gemeinsam hat (THAL, 1955; CHEN, 1965), sondern auch zu systematisch ihr ferner stehenden, wie den Mykobakterien. Bei Lungentuberkulose verläuft die zusätzliche Lungenpest protrahierter, wenn auch nicht wesentlich gutartiger. WEISS (1960) injizierte einen Alkoholextrakt von phenolisierten BCG i.p. auf Mäuse und fand diese daraufhin deutlich resistenter gegenüber *P. pestis* als die nicht behandelten Kontrollen. Den Leprösen verschont die Pest offenbar (GIRARD, 1952). Vorher war bereits bekanntgeworden, daß Ratten, die mit *Mycobacterium lepraemurium* infiziert wurden, ebenfalls deutliche Resistenz gegen die nachfolgende Pestinfektion zeigten. Der Einfluß der BCG-Impfung auf die Pestempfänglichkeit beim Menschen ist noch nicht untersucht. Bekannt ist aber, daß die Typhus-Paratyphus-Schutzimpfung eine positiv synergistische Wirkung auf die Pestschutzimpfung ausübt (MEYER, 1960).

Infektionswege und Pathogenese

Auf mehreren Wegen hat man versucht, die klinischen Bilder der Menschenpest zu klassifizieren, wobei nach POLLITZER (1954) der Punkt, an dem die Einteilungsversuche am meisten voneinander abweichen, meist die Position des sog. primär septikämischen Typs ist. Die heute gültige Definition lautet, daß es sich dabei in jedem Falle um eine Erscheinungsform der Infektion handelt, die ihre Lokalmanifestation schnell und oft klinisch inapparent durchlaufen hat. Die Bubonen können tief liegen und die Schwellung so gering sein, daß sie bei der Inspektion übersehen wird.

Als Folge überstarker Infektion oder herabgesetzter Wirtsresistenz kann die Lymphdrüsenbarriere früh durchbrochen, die Lungenstationierung umgangen werden, so daß sofort eine initiale massive septikämische Keimstreuung ins Peripherblut einsetzt (*Pestis siderans*), ohne daß vorher die klinischen Bilder der Beulenpest oder Pestpneumonie festgestellt werden können. In den meisten solcher Fälle, die nach Flohstich aufgetreten sind, wird man eine vorangegangene Bubonenpest mit unauffälliger Lokalisation annehmen müssen.

Es empfiehlt sich daher entsprechend dem Eintrittsweg des Erregers in den Körper nur von *primärer Beulen-* und *primärer Lungenpest* zu sprechen.

Die heute übliche Form der Pestinfektion geht *transepidermal durch den Stich eines infizierten Flohes* vor sich und zwar relativ am häufigsten im Bereich der *unteren* Extremität.

Eine Erregerübertragung durch andere blutsaugende Gliederfüßler, wie Zecken, Milben, Läuse oder Wanzen ist zwar im Experiment, also im Prinzip gelegentlich gelungen, hat in der Praxis jedoch geringe oder gar keine Bedeutung. Selten sind auch Infektionen durch direkten Kontakt mit Nagetieren oder Hasenartigen, mit menschlichen Pestleichen oder der Kleidung und Gebrauchsgegenständen der Verstorbenen sowie die Erregeraufnahme von solchen oder ähnlichen lebendigen oder leblosen Keimträgern über die Schleimhäute des Respirations- oder Digestionstraktes.

Im Gegensatz zu der verwandten Tularämie sind auffällige und perseverierende *Primärläsionen an der Einstichstelle* des Überträgers kein fester Bestandteil des Krankheitsbildes. Nur bei einer *Minderzahl* der Erkrankten ist daher die Eintrittspforte der Erreger noch an einem kleinen Knötchen, Pustelchen oder Furunkel zu erkennen. Auch sichtbare Erscheinungen an den aufsteigenden Lymphbahnen im Sinne einer Lymphangitis gehören weder zur Anamnese noch zum klinischen Bild der Beulenpest.

Dabei wird man allerdings berücksichtigen müssen, daß die Pest heute meist nur noch in sehr bescheidenen Verhältnissen lebende mehr oder minder indolente Menschen befällt. Hier erfordert die anamnestische Exploration hohes Einfühlungsvermögen und die Diagnostik an der farbigen Haut hat ihre eigene Problematik. MENGIS (1962) beschreibt einen Fall mit ausgeprägten schmerzhaften Primärsensationen an der Stichstelle und aufsteigender Lymphangitis. Es lag eine Mischinfektion mit hämolysierenden Streptokokken (Gruppe A) vor, die auch im Sinne einer Verstärkung des hämorrhagischen Syndroms wirkten.

Hinsichtlich der *Schwellung regionaler Lymphdrüsen* als einem der ersten und wichtigsten Symptome bei der Beulenpest, ist die alte Einteilung noch von orientierender Bedeutung. Nach ihr wird zwischen *primären und sekundären Bubonen* unterschieden. Die *Primärbubonen* erster Ordnung werden auf dem *Lymphwege* direkt von der Eintrittspforte des Erregers her besiedelt und können auf dem gleichen Wege benachbarte Lymphknoten in den Prozeß miteinbeziehen, die dann als Primärbubonen zweiter Ordnung bezeichnet werden. Zur Ausbildung von *Sekundärbubonen* kommt es durch Erregerstreuung auf dem *Blutweg* bei Septikämie. Diese haben lokalisatorisch keine Beziehungen mehr zur Eintrittsstelle der Bakterien, sind kleiner, kaum schmerzhaft und schmelzen selten oder nie eitrig ein. Der Primärbubo bevorzugt die Umgebung der Leistenbeuge (50—75 %). Axillare (20 %) oder cervicale (10 %) Lokalisationen kommen immer nur in der Minderzahl vor. An den der Keimeintrittsstelle zugeordneten Lymphknoten oder Lymphdrüsenpaketen können die Erreger festgehalten und bei gutartigem Verlauf der massive Einbruch in die Blutbahn vermieden werden. Je nach Intensität des Prozesses und der Krankheitsdauer werden an den Bubonen alle Entzündungsgrade beobachtet, beginnend von der einfachen speckigen oder markigen Schwellung bis zur gelatinösen Infiltration, Erweichung, Einschmelzung und kompletten Nekrose mit Durchbruch durch die Haut. In den Bubonen und deren Umgebung besteht hohe Toxinkonzentration, so daß dort hämorrhagische Erscheinungen, ödematöse Infiltration und Schwellung des angrenzenden Binde- und Fettgewebes konzentriert auftreten. Wandschädigung der Gefäße führt oft zu deren thrombotischem Verschluß. Fascien und Muskeln werden ebenfalls in der Tiefe mit in den Entzündungsprozeß einbezogen.

Wird die lymphoglanduläre Abwehrschranke durchbrochen und kommt es zur massiven *Erregergeneralisierung* im Sinne einer Septikämie und verstärkter Toxämie, dann besteht echter Organotropismus der Keime in Richtung auf die *Lunge*. Der Übergang von der primären Beulenpest in die *sekundäre Lungenpest* ist allerdings nach übereinstimmenden Beobachtungen in den heute noch bestehenden Endemiegebieten ein verhältnismäßig *seltenes Ereignis*, das aber auch als Einzelfall von großer epidemiologischer Bedeutung sein kann. Genaue bakteriologische Frühuntersuchungen bei klinischer Beulenpest ergaben nahezu in allen Fällen initiales Einzelauftreten von Erregern im Peripherblut und Sputum. Es muß nicht unbedingt ein signum mali ominis sein und beweist lediglich, daß grob-schematische Vorstellungen von einer hermetischen Lymphdrüsensperre für den Erreger fehl am Platze sind. Wegen der Filterwirkung des RES in den großen parenchymatösen Organen hat die initiale Bakteriämie mehr passageren Charakter (JAWETZ und MEYER, 1944). Nur wenn die Bakteriämie unverändert anhält oder gar kontinuierlich zunimmt, ist die Prognose infaust. Aktive extracelluläre Vermehrung der Erreger im Blutstrom tritt offenbar nur als terminale Erscheinung auf.

Bei der *primären*, also unter Umgehung des tierischen Reservoirs aerogen erworbener *Lungenpest* sind die sich in den Alveolen stürmisch vermehrenden Erreger eher im Sputum zu finden als im Blut und können in diesem vielfach selbst in der Agone und nach dem Tode fehlen. Tritt eine *Septicämie* bei primärer Lungenpest auf, dann ist sie immer nachgeordneter Natur und nie unmittelbare Todesursache. Die explosive Vermehrung der inhalierten Keime in dem ihnen sehr zusagenden Lungenmilieu führt zu leichter Absorption großer Toxinmengen. Daher beschleunigt die Lungenmanifestation vor allem den toxischen Herz- und Kreislaufschaden immer bedrohlich. Inkubation und Krankheitsverlauf sind *kurz*, das Schicksal des Patienten entscheidet sich in wenigen Stunden und zwar ohne Behandlung in über 90 % der Fälle zu seinen Ungunsten.

Ob es neben der primär durch Tröpfcheninfektion von einem anderen Pestpneumoniker erworbenen und der sekundär hämatogenen Lungenpest noch eine *lymphogene* Variante des sekundären Lungenbefalls gibt, war eine zeitlang umstritten. Bei cervicaler oder axillarer Lokalisation der Primärbubonen werden die subpectoralen Lymphdrüsen gelegentlich auf dem Lymphwege als Primärbubonen zweiter Ordnung mit einbezogen. Sie stehen zwar mittels intrathoracaler Lymphbahnen auch mit den Hilusdrüsen in Verbindung, die Invasion der Erreger auf diesem Wege mit anschließender sekundärer klinischer Pestpneumonie ist jedoch ungewöhnlich. Sie wird praktisch immer auf dem Blutweg erzeugt, wobei, wie schon erwähnt, der Erregernachweis im Sputum im Rahmen der initialen Bakteriämie bei Beulenpest auch ohne klinischen Lungenbefund etwas durchaus gewöhnliches und zunächst unerhebliches ist.

IV. Pathologisch-anatomische Befunde

Da das endemische und epidemische Auftreten der Pest sich heute immer mehr auf warme Klimazonen konzentriert, ist damit zu rechnen, daß die Obduktionsbefunde von der Umgebungstemperatur und der Zeitspanne, die seit dem Eintritt des Todes verstrichen ist, erheblicher beeinflußt werden, als in unseren Breiten. Wegen der Schwankungen der Virulenz des Erregers und den Reaktionsunterschieden der befallenen Personen lassen sich nur wenige *allgemeingültige* Aussagen über die zu erwartenden pathoanatomischen Befunde machen.

Von der *Totenstarre* der Pestleiche wird berichtet, daß sie schnell einsetzt, hohe Grade erreicht und verhältnismäßig lange bestehen bleibt. Sofern keine Mischinfektion vorliegt, sollen die postmortalen Auflösungserscheinungen verzögert in Gang kommen. Beim Zustandekommen des mittelalterlichen Trivialnamens „Schwarzer Tod" sind sicher z. T. auch die cyanotischen Hautverfärbungen des Pestkranken, der an akutem toxämischen Kreislaufkollaps starb, von Erlebniswert gewesen. Wenn Hämorrhagien im Bereich des Hautorgans vorhanden sind, dann sind sie ebenso wie die *Totenflecke* von eigentümlich schwarz-rötlicher Farbe.

Bei der *äußeren Leicheninspektion* können Pustelchen, Karbunkel, petechiale oder flächige Hämorrhagien, pemphigusartige Erscheinungen und Ulcera wahrgenommen werden. Sie wechseln in ihrem Ausmaß von Epidemie zu Epidemie und sollen bei derzeitigen Pestfällen seltener beobachtet werden. Primärläsionen an der Eintrittsstelle der Erreger oder deren näherer Umgebung sind an der Haut in der Regel nicht mehr nachweisbar. Bei unkomplizierter *Beulenpest* stehen die Veränderungen der diesem Bezirk zugeordneten Lymphdrüsensysteme im Vordergrund. Von der hämorrhagischen Entzündung und Koagulationsnekrose können einzelne oder mehrere benachbarte *Lymphknoten* befallen sein. Im letzten Falle sind sie miteinander und dem umgebenden Gewebe entzündlich verbacken, so daß sich bis kartoffelgroße über das Hautniveau hervorwölbende *Tumoren* ergeben, die auf dem Schnitt mehr oder minder ausgeprägte *eitrige Einschmelzungen* aufweisen können.

Mundhöhle und Halsorgane zeigen im allgemeinen keine Besonderheiten, cervicale Primärbubonen können aber auf dem Lymphweg die Tonsillen mit einbeziehen und an diesen Entzündungen, Beläge und Ulcerationen hervorrufen. Es ist jedoch ungewöhnlich, daß solche Lokalisationen auf dem Aspirationswege zu einer Lungenpest Anlaß geben. Auch bei einfacher primärer Beulenpest ist gelegentlich schon eine gewisse Mitbeteiligung des *Respirationstraktes* in Form eines Bronchialkatarrhs zu beobachten. Auch bronchopneumonische Herde sind in tödlichen Fällen primärer Bubonenpest nichts ungewöhnliches. In diesen und im Bronchialschleim gelingt der Erregernachweis so gut wie immer.

Die fudroyant verlaufende und in der Regel als akute Intoxikation schnell zum Tode führende primäre *Lungenpest* bietet verständlicherweise außer einer Desquamation des Alveolarepithels in der Lunge oft keine besonders eindrucksvollen morphologisch faßbaren Defensivreaktionen. Die oberen Teile des Respirationstraktes zeigen gewöhnlich *Schleimhauthämorrhagien* und *bronchitische Veränderungen*. Wenn solche überhaupt vorhanden sind, finden sich die Haupterscheinungen in den Unterlappen in Form einer *lobären Pneumonie mit* deutlich *hämorrhagischer Note*.

Die Lappenpneumonie entsteht oft durch Konfluieren mehrerer bronchopneumonischer Herde, die oberflächlich oder zentral liegen können. Sie erscheinen auf dem Schnitt rund oder keilförmig, oft von einer ödematösen Zone umgeben und von dunkel-grauroter Farbe. Die feine Granulation, die sonst für die kruppöse Pneumonie typisch ist, fehlt, auch ist von der Schnittfläche kein Fibrin abzuschaben, sondern nur eine gleichmäßig grauweiße oder sanguinolente Flüssigkeit. Stark veränderte Lungenabschnitte zeigen in der Regel deswegen ein buntes Bild, weil Zonen grauer und roter Hepatisation miteinander abwechseln. Über den pneumonisch veränderten Lappen sind die Pleurablätter verbacken, Exsudat fehlt in der Regel.

Am *Herzen* imponiert meistens leichte Rechtsdilatation. Die Kammern sind mit dunkelrotem Blut gefüllt, das herabgesetzte Gerinnungstendenz zeigt. Unter dem Perikard oft subseröse Hämorrhagien. Im Herzbeutel sind kleinere serös-sanguinolente Flüssigkeitsansammlungen möglich. Im Myokard kommt es zu trüber Schwellung, ödematöser Auflockerung und scholligem Zerfall des Muskelgewebes sowie beginnender fettiger Degeneration. Hämorrhagien werden auch unter dem Endokard und der Klappenintima, sowie in den *Venen* besonders in der Umgebung der Bubonen beobachtet.

Bei den *überall* auch *im Körperinnern* der Pesttoten zu beobachtenden *Hämorrhagien und petechialen Blutungen* fällt die schwarz-rötliche bis *pechschwarze Verfärbung* auf, die deutlich von den sattroten Extravasaten bei septischen Prozessen anderer Ätiologie absticht.

Die *Milz*, die im allgemeinen nur etwas vergrößert ist, zeigt Auflockerung und Hyperplasie der Pulpa (SCHEIDEGGER, 1957), aber nicht die eigentümlich weiche septische Konsistenz. Sie ist immer merklich härter, als es sonst bei septischen Prozessen der Fall zu sein pflegt. Dilatation, Kapselspannung und opake Verfärbung des Organs sind offenbar in Fällen sehr raschen Krankheitsverlaufes ausgeprägter. Subkapsuläre Blutungen und anämische Infarkte können vorkommen.

In der meist auch etwas vergrößerten *Leber* fallen ähnliche subkapsuläre Hämorrhagien auf, ferner trübe Schwellung und Anzeichen fettiger Degeneration. Gelbliche diffus verstreute Knötchen und Fleckchen sind Ausdruck beginnender Parenchymnekrose.

An den *Nieren* sind neben den überall vorkommenden Hämorrhagien Veränderungen im Sinne einer Herdnephritis und nicht selten kleine nekrotische Herde nachweisbar.

Nichts Besonderes ist indessen am *Magen-Darmtrakt* zu bemerken. Die Hämorrhagien liegen hier in der Regel mehr auf der Seite des Peritonealüberzuges. Oft besteht gewisse Hyperämie im Splanchnikusgebiet.

Hirn- und Hirnhäute werden in der Regel normal befunden. In einigen Fällen ist jedoch eine eitrige Meningo-Encephalitis durch *P. pestis* beschrieben. Der Erregernachweis kann in den großen parenchymatösen Organen und im Knochenmark geführt werden.

V. Epidemiologie

Der überwiegende Teil der internationalen Aktivität in der Pestforschung ist seit jeher den vielfältigen Fragen des *Zustandekommens* der Infektion und ihrer herdförmigen *Dauerbewahrung in der Tierwelt* gewidmet. Wie alle Angehörigen der Gattung *Pasteurella* ist auch der Pesterreger des Menschen primär tiergetragen. Die Infektion geht von Nagetier zu Nagetier durch Flohvermittlung über.

Entsprechend der qualitativ wie quantitativ unterschiedlichen Zusammensetzung der *Reservoir- und Überträgerfauna* in den einzelnen Weltgegenden gibt es für jede Zone der enzootischen Pestverbreitung bei Kleinsäugetieren eine epidemiologische Formel, die bezüglich der in die Gleichungen einzusetzenden Tiernamen von der anderer Endemiegebiete abweicht. Unterschiedlich ist auch das Zivilisationsniveau, die Lebensweise und die Ektoparasiteninfestation der exponierten menschlichen Bevölkerungen, vor allem ihr wohnungs- und siedlungshygienischer Standard. Diese letzten Momente erhalten erhöhtes Gewicht, wenn die Pest sich von ihren Tierreservoiren löst und zu einer direkt oder indirekt von Mensch zu Mensch überspringenden Infektion wird.

Bei Abstraktion der in den letzten Jahrzehnten ins Unübersehbare angewachsenen Detailkenntnis lassen sich die grundsätzlich möglichen *Wege der Ansteckung* in vier einfachen Formeln ausdrücken:

1. Der Erreger kann *von* einem *nicht synanthrop* lebenden *Wildnagetier*, etwa Zieseln, Murmeltieren, Sandrennmäusen, Hasenartigen usw. *durch deren Flöhe direkt* auf Jäger, Bauern, Hirten, Campingtouristen usw. übergehen. In allen Endemiegegenden gibt es Arten von Nagetierflöhen, die den Menschen gern als Verlegenheitswirt annehmen. Die sporadischen Einzelinfektionen im Westen der USA kommen so gut wie alle auf diese Weise zustande.

2. Der Pesterreger kann *von* einem *nicht synanthropen* tierischen *Basiswirt auf* eine *kommensal* lebende *Wildnagerart* (Ratten, Hausmäuse, Schläfer, Hörnchenartige) *durch Flohvermittlung weitergegeben* werden. Er kann dann in die menschlichen Wohngemeinschaften zu Wasser und zu Lande eingeschleppt und durch Flohstich insbesondere dann leicht in den Menschen geraten, wenn das synanthrope Nagetier an der Pest stirbt und seine hungrigen Flöhe einen neuen Wirt suchen müssen. Dieser Weg ist bei den heute noch vorkommenden Pestausbrüchen offenbar der übliche.

3. Der Erreger kann ferner aus dem Blut eines an Pest erkrankten Menschen von *Menschenflöhen* (*Pulex irritans*) aufgenommen werden. Besonders leicht ist das während der agonalen Septicämie möglich. Im Darm von *Pulex irritans* erfolgt immer eine starke Anreicherung von *P. pestis* bis zur Infektiosität des Blutsaugers. In diesem Falle hört die Pest auf, eine Anthropozoonose zu sein und wird zur *menschengetragenen Seuche* mit vereinfachter Infektkette. Hohe Siedlungsdichte des Menschenflohes kann dann zu explosiven Pestausbrüchen führen. Man nimmt an, daß die sog. „historische Pest", die besonders im Mittelalter und zu Beginn der Neuzeit Europa heimsuchte, etwas mit der einstigen Häufigkeit des Menschenflohs zu tun hatte.

4. Der Erreger kann, wenn er erst einmal in der menschlichen Wohngemeinschaft festen Fuß gefaßt hat, den Infektionsweg noch weiter vereinfachen und *von* einem Patienten mit *Lungenpest* massenhaft abgehustet und *auf aerogenem Wege weitere Personen* schlagartig und in großer Zahl infizieren, sofern die klimatischen und ökologischen Verhältnisse es begünstigen. Ein sich nach außen entleerender Lymphdrüsenabsceß enthält dagegen meist nur noch wenige Erreger. Neuerkrankungen etwa durch Schmierinfektion kommen praktisch nicht vor.

Alle Gebiete, in denen die Pest in den autochtonen Nagetierbeständen enzootisch verbreitet ist, bleiben potentielles Vorkommensareal für menschliche Infektionen, auch wenn solche dort jahrelang nicht mehr beobachtet wurden.

Für die Dauerbewahrung in der Natur ist stets ein aus mehreren Nagetierarten zusammengesetzter „*Trägerkomplex*" verantwortlich, in dem sich sowohl vulnerable, als auch resistente Species in genügender Menge auf gleicher Fläche zusammenfinden müssen. Die Hausratte (*Rattus rattus*) mit ihren Unterarten ist für Pest sehr empfänglich. Als häufigster unmittelbarer *Zubringer* für den Menschen haben ihre Bestände jedoch ebenso wenig Bedeutung als *Dauerreservoir*, wie der Mensch selbst. Ihre Bekämpfung wirkt sich lediglich abschirmend und daher segensreich auf die epidemiologische Lage aus, stellt aber keine wirksame Maßnahme zur Naturherdsanierung dar.

Nie sind Pestausbrüche beim Menschen als Einzel- oder Massenerscheinung das Endergebnis eines einfachen Wechselspiels von Ursache und Wirkung. In epidemiologischer wie pathophysiologischer Sicht liegt stets ein dynamisches *Vielfaktorengefüge* vor. Makro- und Mikroklima, Jahreszeit, Immunität und Resistenz bei Mensch und Tier, unterschiedliche Virulenz und Virulenzänderungen der Erregerstämme, Populationsdynamik und jahrescyclisches Aktivitätsverhalten von Basiswirten und Zwischenträgern komplizieren das Bild bis zur Undurchschaubarkeit im Einzelfall. Sie belasten alle *prognostischen* Aussagen über die örtliche und globale Häufigkeitsentwicklung der Erkrankung mit manchen Unsicherheitsfaktoren.

Mehrere hundert verschiedene *Nagetier- und Flicharten* können sich nach den Zusammenstellungen von POLLITZER (1954, 1960) an der Aufrechterhaltung der Pestcyclen in der Natur beteiligen. Nicht alle Flöhe sind wegen unterschiedlicher Wirtsbevorzugung, Infektionsfähigkeit, Trägertum und Übertragungsleistung von gleicher Wichtigkeit. Der Erreger bekundet jedoch durch seine Anpassung an eine Vielzahl z. T. recht differenter zoogeographischer Gegebenheiten in seinen verschiedenen Vorkommensgebieten, das seiner transkontinentalen und transhemisphäralen Verschleppung keine Grenzen gesetzt sind. Hierfür sind in der Seuchengeschichte zahllose Belege vorhanden.

Einige Grundsätzlichkeiten in der *Flohbiologie* begünstigen die Ausbreitung von *P. pestis* und ihren Übergang von Tier zu Mensch. Von wenigen, im Hinblick auf die Pest unerheblichen Ausnahmen abgesehen, gibt es bei Säugetierflöhen als den so gut wie ausschließlichen tierischen Pestübertragern keine streng spezifischen Bindungen an bestimmte Wirtsarten, wie es im Extrem bei den Läusen der Fall ist. Mehr oder weniger deutliche Wirtsbevorzugung sind bei diesen holometabolen Nestparasiten dagegen die Regel. Sie beruhen nach PEUS (1953) auf der Anpassung der Larven an bestimmte ökologisch wirksame Nestqualitäten. Die Sprungtüchtigkeit der einzelnen Familien und Gattungen hat Beziehungen zur Größe und Beweglichkeit der Vorzugswirte.

Dem *Irrgängertum* einzelner hungriger Individuen auf der Wirtssuche ist ein breiter Spielraum gesetzt. Oft wird es sekundär nach dem Prinzip von Versuch und Irrtum wieder korrigiert. Diese relative Instabilität des Wirts-Parasitverhältnisses dient bei Flöhen der Erhaltung der Art und hat für *P. pestis* dieselbe biologische Bedeutung.

Mit der Blutmahlzeit aufgenommene *Pestbakterien vermehren sich im Darm des Flohes*, dringen aber *nicht* in die Speicheldrüsen ein. Die Vermehrung setzt schon im Vorderdarm und im Bereich der Vormagenreuse so heftig ein, daß die Darmpassage des Insekts blockiert werden kann und Bakterien bis in den Stechrüssel gelangen. Bei mehr oder minder erhaltener Darmpassage treten sie auch in den Kottröpfchen auf und können mit diesen festgetrocknet bis $1^1/_2$ Jahre lebensfähig bleiben (BALTAZARD, 1961). Geeignete Flöhe, d. h. solche, bei denen der Verschluß des Proventriculus durch den Bakterienpfropf nicht so vollständig ist, daß sie schnell verhungern, können unter experimentellen Bedingungen länger als 1 Jahr infektiös bleiben. In einem toten, vertrockneten Menschenfloh überleben Pasteurellen ohne Einbuße ihrer Infektiosität bis zu 150 Tage.

Ein besonders gutes Vermehrungsmedium ist der Darmkanal von Flöhen der Überfamilie Pulicoidea, zu der die Gattungen *Xenopsylla* und *Pulex* gehören. Die Arten dieser Gattungen nehmen gleichzeitig den Menschen willig als Wirt und Nahrungsquelle an. Insbesondere die tropischen Rattenflöhe *X. cheopis, astia* und *brasiliensis* sind in der Pestepidemiologie wegen ihrer Bereitschaft von Ratte zu Mensch überzuwechseln von großer Bedeutung. Der Menschenfloh dagegen nimmt Nagetiere nur widerwillig an. Die Pestinfektion des Menschen über den Floh hat keinen vollständigen Saugakt des Ektoparasiten zur Voraussetzung. Sie wird dadurch erleichtert, daß bereits Einstich- und Saugversuche zum Eindringen von *P. pestis* in die Haut genügen.

Die sog. *Alters- und Geschlechtsdisposition* scheint maßgeblich durch expositionelle Momente und die epizootische Lage bestimmt. Dasselbe gilt für die früher eifrig diskutierte *Rassendisposition*. Es gibt *keine* menschliche Rasse oder Altersgruppe, die bevorzugt empfänglich wäre oder von der Pest in höherem Prozentsatz verschont würde als eine andere, wenn gleiche Ansteckungsmöglichkeiten gegeben sind. Die bei der Feldarbeit, beim Weidegang oder auf der Jagd erworbene Infektion bevorzugt den erwachsenen *männlichen* Bevölkerungsteil, die häusliche Übertragung ergreift *beide Geschlechter und alle Altersklassen*, ausgenommen sehr kleine Kinder (SEAL und PATNAIK, 1963). Dieser Teil des Genius epidemicus kann jedoch wie stets bei der Pest entsprechend der Vielfalt der Möglichkeiten erheblich variieren. In epidemischen Situationen muß mit Pestinfektionen praktisch bei Menschen jeden Alters gerechnet werden.

Ein epidemiologischer Sonderfall ist die *Laboratoriumsinfektion*. Das Arbeiten mit dem Erreger ist aus gutem Grund in Deutschland besonders hierzu autorisierten Speziallaboratorien vorbehalten. Schon beim Versand hinreichend verdächtigen Untersuchungsmaterials sind besondere Vorsichtsmaßregeln zu beachten, die über das übliche Maß hinausgehen. Zu Laboratoriumsinfektionen kommt es nach BURMEISTER et al. (1962) besonders leicht, wenn Saugexperimente mit Flöhen gemacht werden oder bei unachtsamen Manipulationen mit Untersuchungsmaterial und vor allem mit flüssigen Nährmedien (Verspritzen, Inhalation).

Aktuelle geographische Verbreitung und Häufigkeit: Die historische und gegenwärtige Erfahrung lehrt, daß die Pest in ihrem Vorkommen bei Mensch und Tier an keine bestimmte *Klimazone* gebunden ist. Der Erreger ist erst in jüngster Zeit bei den Schneehasen Alaskas ebenso zu bestätigen gewesen, wie in tropischen Wüstennagern. Die bevorzugte Lage der heutigen endemischen Pestherde und die dortige Summation menschlicher Erkrankungsfälle in *warmen Ländern*, vor allem in dünn besiedelten nagetierreichen Steppen- und semiariden Wüstenrandgebieten hat ökologische Gründe. Entscheidende Faktoren beim Übergang der Infektion auf den Menschen sind die Flächendichte und das jahrescyclische Verhalten der *tierischen* Reservoire sowie der Index der Flohinfestation bei Mensch und Tier. Die tierische Vermehrungsaktivität und das menschliche Aufsuchverhalten sind an bestimmte Perioden gebunden, woraus sich eine gewisse *jahreszeitliche Häufung* von menschlichen Erkrankungen erklären läßt. Hohe Luftfeuchtigkeit soll die Ausbreitung der primären Lungenpest begünstigen, ist aber sicher nur ein Faktor und offenbar nicht der wichtigste beim Zustandekommen solcher Epidemien. Das epidemische, explosionsartige Auftreten der Erkrankung, die sog. „historische Pest" wird heute kaum mehr in der Welt beobachtet. Die Gründe für diese Entwicklung sind vielfältig. Ein wichtiger Faktor ist der allgemeine *Rückgang des Menschenflohs*. DEVIGNAT (1952) unterscheidet eine gefährliche Variatio antiqua von *P. pestis*, die beim Menschen stärkere Bakteriämien erzeugen soll und in vitro durch typische Stoffwechseleigenschaften von der Variatio orientalis unterscheidbar ist. Es ist sehr wohl möglich, daß der „schwarze Tod" des Mittelalters durch besonders *bösartige Stammvarianten* von *P. pestis* hervorgerufen wurde. Die heute übliche Form des Pestauftretens ist die der örtlich und zeitlich verdichteten Einzelinfektionen ohne Tendenz zur Massenausbreitung in der menschlichen Bevölkerung. Die moderne Therapie und Möglichkeiten der präventiven Nagetierbekämpfung haben an dieser Lage wesentlichen Anteil.

Die *Erkrankungs- und Todeszahlen* für Pest schwanken nicht nur im Jahrescyclus, sondern auch von Jahr zu Jahr. Sie lassen im Überblicksbild der statistischen Summation seit jeher auch übergeordnete sekundäre und tertiäre Wellenbewegungen erkennen.

Die zunehmende Konsolidierung des gesundheitsdienstlichen Meldewesens auch in den Aufbauländern und die Koordinierungsarbeit der Weltgesundheitsorganisation verleihen der globalen Peststatistik immer größere Verläßlichkeit. Sie werden die periodischen Morbiditätswellen auf weite Sicht noch deutlicher aufzeigen.

Tab. 1 veranschaulicht die ständig fallende Zahl der jährlichen Pesttodesopfer auf der Welt für das letzte Halbjahrhundert. Noch zu Ende des 2. Weltkrieges betrug die Mortalität im Durchschnitt 50 %. Zahlreiche Verschleppungen mit anschließenden Explosionsepidemien in sonst pestfreien Gebieten kamen in dieser turbulenten Zeit vor und könnten sich unter ähnlichen Umständen wiederholen. Die beiden *letzten* kleinen *europäischen Epidemien* ereigneten sich 1945 in Ajaccio auf Korsika und in der Stadt Tarent. Hier starben von insgesamt 42 infizierten Personen 25. Tab. 2 gibt die Häufigkeit des Pestauftretens und den Anteil der Todesopfer für das letzte Jahrzehnt nach den Unterlagen der WHO wieder. Seit dem absoluten Tiefstand von 1959 ist wieder ein leichter Anstieg der Pesthäufigkeit zu bemerken. Kein Pestfall, direkt oder indirekt, ist in den letzten Jahrzehnten auf den stark angeschwollenen *internationalen Reiseverkehr* zurückzuführen gewesen. Das Flugzeug scheint im Gegensatz zu Segel- und Dampfschiff in der Pest-epidemiologie keine Rolle zu spielen.

Der *Hauptteil der Pesterkrankungen* wird nach wie vor aus abgelegeneren Teilen des *Iran, Indiens, Burmas, Vietnams,* aus dem tropischen Afrika einschließlich Madagaskars und den Ländern des tropischen Südamerika, vornehmlich aus *Ecuador,* gemeldet. Auch aus dem Westen der USA werden immer wieder einzelne,

Tabelle 1. *Jährliche Zahl der Todesfälle an Pest 1919—1964* (nach Weekl. Epid. Rec. *36,* 84 [1961] ergänzt)

1919—1928	ca. 170300
1929—1938	ca. 92300
1939—1948	ca. 21800
1949—1953	ca. 4600
1954—1958	ca. 670
1959—1964	ca. 150

Tabelle 2. *Jährliche Zahl der gemeldeten Pest-fälle und Toten auf der Welt 1955—1965* (nach den statistischen Unterlagen der WHO)

Jahr	Erkrankungen	Tote	Mortalität
1955	1312	424	33%
1956	917	490	54%
1957	684	320	47%
1958	571	288	50%
1959	472	246	51%
1960	443	155	35%
1961	771	96	13%
1962	1447	123	8%
1963	826	125	15%
1964	1457	121	8,3%
1965	1303	83	6,3%

meist tödlich endende Fälle bekannt. *Das westliche Europa* ist seit dem frühen 18. Jahrhundert von endemischer Pest *frei,* der große Herd an der äußersten Ostgrenze des Kontinents, im Kaspischen Tiefland, scheint nach den Berichten der örtlichen Experten dank intensiver Eindämmungsmaßnahmen im Erlöschen begriffen zu sein.

VI. Klinisches Bild

Symptomatologie und klinischer Verlauf: Die *Inkubationszeit* kann zwischen wenigen Stunden bei der primären Lungenpest und 10 Tagen bei der Infektion durch Flohstich schwanken. Als Mittelwert sind für die Beulenpest 6 Tage anzu-nehmen. Diese Zeitspanne ist auch von der Weltgesundheitsorganisation für die Quarantäne infektionsverdächtiger Personen festgesetzt worden. Der Flohstich wird oft nicht bemerkt oder beachtet. Primärsensationen an der Stichstelle fehlen in der Regel. Daher sind über den genauen Infektionszeitpunkt häufig keine ver-läßlichen anamnestischen Erhebungen möglich. *Schlagartig* und aus voller Gesund-heit heraus kommt es zum *Fieberanstieg* bis auf 40°C und zur *Schwellung der* für das Infektionsgebiet zuständigen *Lymphdrüsen.* Am Beginn kann ein Schüttelfrost stehen. Heftige Kopf- und Gliederschmerzen, Lichtscheue und große körperliche Schwäche gehören zu den *Initialsymptomen,* psychotische und delirante Begleit-komponenten, lallende Sprache, taumelnder unkoordinierter Gang bei mehr oder minder großer motorischer Unruhe sind u. U. schon früh wahrzunehmen. Oft be-reitet es Schwierigkeiten, unruhige Patienten mit getrübtem Sensorium im Initial-stadium im Bett zu halten. Ein ängstlicher oder apathischer Ausdruck des ge-röteten oder geschwollenen Gesichts, von älteren Autoren als *Facies pestica* be-schrieben, injizierte Conjunctiven, manchmal auch schon als Frühsymptom Nasenbluten, gesellen sich hinzu. Diese Symptome sind der Bevölkerung in Ende-miegebieten meist wohlbekannt und werden entsprechend gefürchtet.

Subjektiv wird an den geschwollenen *Lymphdrüsen* ein schmerzhaftes Span-nungsgefühl wahrgenommen. Liegen diese inguinal, wird das Bein im Liegen ge-beugt, bei axillarer Lokalisation der zugehörige Arm vom Körper abgehalten. Bei

cervicalen Bubonen neigt der Patient den Kopf nach der befallenen Seite. Schließlich wird die Bewegung der Extremitäten und des Kopfes ängstlich vermieden. In
mehr als der Hälfte der Fälle liegt der Bubo inguinal (Abb. 4 u. 5). In abnehmender

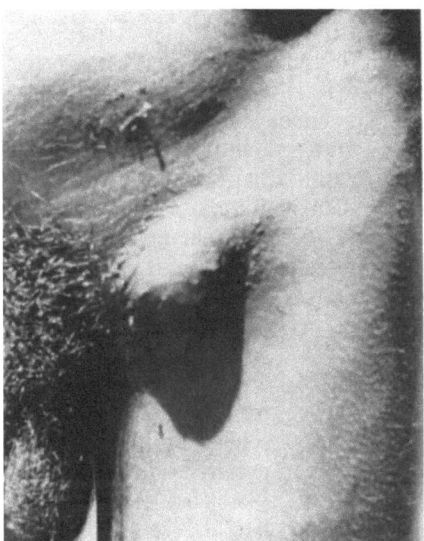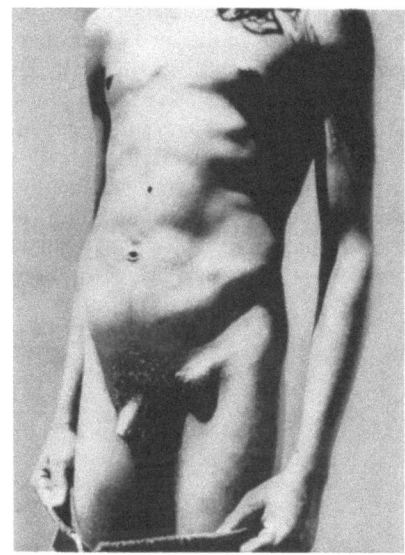

Abb. 4 und 5. Typischer Leistendrüsen-Bubo bei Pestinfektion durch Flohstich im Bereich der Unterextremität
(zur Verfügung gestellt von Prof. M. BALTAZARD, Teheran/Paris)

Häufigkeit folgen dann die axillare, cervicale, cubitale und popliteale Lage. Manchmal werden die Drüsenschwellungen erst 1—2 Tage nach dem Fieberanstieg feststellbar. An der Stelle, an der sie sich entwickeln werden, ist aber schon vorher
Palpationsschmerz vorhanden.

Der Lymphdrüsenbefund kann erheblich variieren, ohne daß die Stärke des Lokalgeschehens etwas über die Prognose aussagt. Im allgemeinen entwickeln sich die Bubonen in
1—2 Tagen zu Wallnuß- bis Faustgröße. Bei der Inspektion und Palpation fällt die entzündlich
gerötete und teigig ödematöse Umgebung der Knoten auf, die oft erst in der Tiefe als runde
oder ovale harte Gebilde palpabel sind. Sind mehrere Primärbubonen zu einem großen Tumor
konglomeriert, fühlt sich dessen Oberfläche höckrig an. Die aufliegende Haut weist dermatitische Veränderungen, petechiale Blutungen, seltener flächenhafte Nekrosen auf.

Den Symptomen von seiten des *Kreislaufes* als Folge der Toxämie muß von
Anfang an besondere Aufmerksamkeit gewidmet werden. Der Puls wird zunehmend flach und beschleunigt, schließlich fliegend, dikrot und arhythmisch, agonal
ist er kaum mehr zu fühlen. Dementsprechend besteht Hypotonie, Kollapsneigung
und Druckgefühl über dem Herzen. Dieses bedrohliche Bild akuten Herz- und
Kreislaufversagens kann sich innerhalb eines Tages, bei primärer Lungeninfektion
in wenigen Stunden entwickeln. Akutes Herzversagen ist nicht nur in diesem
Stadium jederzeit möglich, sondern auch noch in der Rekonvaleszenz bei verhältnismäßig leichten körperlichen Belastungen. Nach MENGIS (1962) zeigt das EKG
Sinustachykardie und Schenkelblock.

Die *Temperatur* erreicht in der Regel bereits am Abend des ersten Krankheitstages einen absoluten Höhepunkt oder hält mit leichten morgendlichen Remissionen als Continua 1—2 Tage an. Sofern der Patient es noch erlebt, ist vom 4.
oder 5. Tage an ein Abfall der Temperatur um 2—3°C zu bemerken, dem ein zweiter
steiler Temperaturanstieg folgt, der die anfängliche Höhe erreichen oder sie sogar
noch übertreffen kann. Übersteht der Kranke auch diese zweite Attacke und kommt

es nicht zur sekundären Lungenmanifestation, so kann es am Ende der ersten Krankheitswoche zu allmählichem Fieberabfall auf normale oder subnormale Werte kommen. Präfinal fällt die Temperatur steil ab. Bei unkomplizierten Fällen von Beulenpest geht der Fieberabfall in der Regel mit dem transcutanen Durchbruch der eingeschmolzenen Bubonen oder dem Beginn ihrer Resorption einher.

Es können in diesen Fällen aber auch manche *Irregularitäten* des Krankheitsverlaufes beobachtet werden. Im Extrem ist die toxische Komponente so gering, daß der klinische Verlauf dem eines gewöhnlichen Karbunkels entspricht. Solche Fälle von *Pestis minor* sollen gegen Ende der Epidemien häufiger sein. Moderne Medikamente verkürzen die febrile Periode stets und senken die Temperatur entweder akut oder schrittweise, nehmen aber keinen Einfluß auf die bereits im Körper vorhandenen Toxinmengen. In schweren Fällen bleibt die vorübergehende Fiebersenkung nach Art einer Sattelkurve aus, so daß eine mehrtägige Continua von 39—40⁰ C registriert wird, die erst beim Einsetzen wirksamer Therapie oder im agonalen Zusammenbruch abfällt.

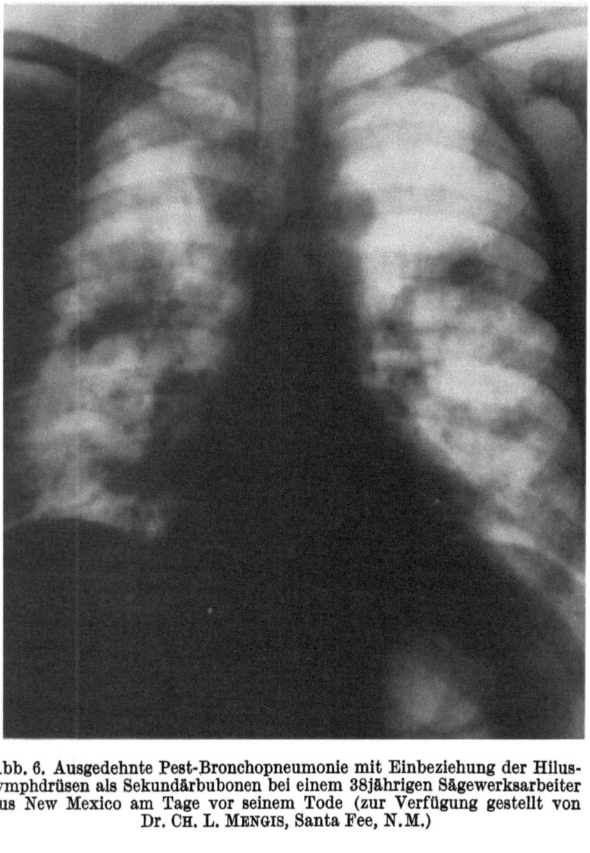

Das *Blutbild* zeigt eine Leukocytose mittlerer Stärke mit Linksverschiebung. Die Leukocytenvermehrung unterbleibt bei Beulenpestfällen, die schnell tödlich verlaufen. Starke Leukocytenvermehrungen über 40000 hinaus sind auch ein Signum mali ominis. Sie dokumentieren dann ebenfalls die Schwere der Septicämie (WAGLE und COLAH, 1947). Für die ersten 3 Krankheitstage geben ROGERS und MEGAW (1944) für die Hälfte ihrer Patienten auch einen Lymphocytenanstieg im Blutbild an. Mit Heilungsbeginn sinken die Leukocytenzahlen. Im Gegensatz hierzu ist das rote Blutbild im akuten Stadium nicht erkennbar verändert.

Abb. 6. Ausgedehnte Pest-Bronchopneumonie mit Einbeziehung der Hiluslymphdrüsen als Sekundärbubonen bei einem 38jährigen Sägewerksarbeiter aus New Mexico am Tage vor seinem Tode (zur Verfügung gestellt von DR. CH. L. MENGIS, Santa Fee, N.M.)

Nur wenn sich später Komplikationen hinzugesellen, kann es zu sekundärer Anämie kommen. Die Senkung ist immer stark erhöht, die Gerinnungsfähigkeit herabgesetzt.

Die klinischen Befunde am *Respirationssystem* sind bei primärer und sekundärer Lungenpest nicht wesentlich unterschieden (Abb. 6). Eine Differenzierung ergibt sich aus der Anamnese. Beide Formen der Lungenmanifestation können im klinischen Bild in gewissen Grenzen variieren, vor allem im Hinblick auf die physikalischen Befunde an der Lunge. In vielen Fällen kontrastiert die Schwere des Allgemeinzustandes mit der Spärlichkeit des Lungenbefundes. In manchen Fällen ist lediglich Bronchitis oder Lungenödem, aber keine Zeichen einer Pneumonie feststellbar. Die *primäre Lungenpest* setzt aus voller Gesundheit heraus akut mit Schüttelfrost und steilem Fieberanstieg ein. Sekundärer Lungenbefall beginnt ebenso, nachdem das Bild der typischen Beulenpest schon einige Tage bestanden hat. *Dyspnoe, Tachypnoe, Cyanose und heftiger Hustenreiz* verbunden mit bedrohlichen Kreislaufsymptomen setzen binnen weniger Stunden ein. Ein zunehmend *blutiges Sputum* wird oft nur mühsam abgehustet. Es ist in seiner Konsistenz schleimig-schaumig, wird wegen seiner hämorrhagischen Beimengungen mit Himbeersirup verglichen, erreicht aber im allgemeinen nicht den Viscositätsgrad, der bei gewöhnlicher kruppöser Pneumonie beobachtet wird.

Hämoptoe ist in Einzelfällen auch als Frühsymptom beschrieben und hat zu Verwechslungen mit Lungentuberkulose Anlaß gegeben. Über den Unterfeldern sind auskultatorisch verstärktes Bronchialatmen und Rasselgeräusche aller Art wahrzunehmen, perkutorisch oft nur leichte Dämpfung. Reibegeräusche kündigen ein Übergreifen des Prozesses auf die Pleura an. Ein Erguß ist jedoch nur selten und dann immer nur im geringen Umfange zu bestätigen. Es gibt bei der Lungenpest neben ausgeprägten Pneumonien auch akute septicämische Todesfälle zwischen dem 2. und 5. Tage ohne einen nennenswerten physikalischen Lungenbefund.

Symptome von seiten des *Verdauungstraktes* fehlen im allgemeinen, vor allem gibt es keine primäre, etwa alimentär erworbene Darmpest. Übelkeit, Erbrechen oder Obstipation sind im Prodromal- und Initialstadium üblich, Appetitlosigkeit gehört zum Krankheitsbild. Ein leichter Meteorismus kann auftreten, ist aber nicht pathognomonisch. Für Spleno- und Hepatomegalie gilt dasselbe. Sind die iliakalen Lymphdrüsen Sitz des Primärbubos, so wird im Bereich des Unterbauches schmerzhafte Spannung empfunden, die zu den verschiedensten differentialdiagnostischen Schwierigkeiten führen kann. Obwohl die Leber bei septicämischen Patienten massenhaft Erreger zu enthalten pflegt, sind ikterische Verlaufsformen relativ selten. In Brasilien und Ostafrika soll dieser „*Gelbfiebertyp*" der Pest aber gelegentlich gehäuft auftreten. Bei stark fiebernden Patienten ist der Urin dunkel und von hohem spez. Gewicht, fibrile Albuminurie ist gewöhnlich. Wegen der allgegenwärtigen Hämorrhagien muß immer mit *Mikrohämaturie*, in schweren Fällen auch mit massiver Hämaturie gerechnet werden. Bei deliranten Patienten kommt es leicht zur Harnverhaltung. Stuhl und Urin enthalten bei septicämischen Patienten massenhaft den Erreger.

Hämorrhagien und Parenchymdegenerationen in den Organen von *Foeten* pestinfizierter Mütter und *Fruchttod* durch Toxinwirkung sind seit langem bekannt. In Rußland und China konnten später auch sichere diaplacentare Infektionen mit *P. pestis* beobachtet werden. Pestsepticämie führt bei schwangeren Frauen so gut wie immer zu Abort oder Fehlgeburt mit *ungünstigem* Einfluß auf den mütterlichen Krankheitsverlauf.

In kaum mehr als *1%* der septicämischen Fälle kommt es zur Beteiligung des *Zentralnervensystems* im Sinne einer Meningitis, seltener Meningoencephalitis. Ihre Symptomatologie entspricht derjenigen anderer eitriger Meningitiden. Unbehandelt führen sie immer binnen 2—4 Tagen zum Tode. TUNNELL (1947) machte darauf aufmerksam, daß es zu einer Zunahme meningealer Komplikationen im Krankheitsverlauf unter dem Einfluß unvollständiger Therapie kommen könne.

Ungewöhnliche Verlaufsformen: Die *Augenregion* kann unter natürlichen Verhältnissen und unter tierexperimentellen Bedingungen zur Eintrittspforte für den Erreger werden, indem etwa infektiöser Flohkot auf die Conjunctiven gerät oder eingerieben wird. Die regionalen Lymphdrüsen werden dann von diesen her lymphogen infiziert zu Primärbubonen. Primäre Conjunctivalpest ist in der Praxis zwar selten, kann aber leicht zur Opticusneuritis, Zerstörung des Bulbus und bedrohlichen meningealen Komplikationen führen. Sehr selten ist auch die *otitische* Manifestation bei Pestsepsis.

Nicht immer reinigt sich der Lymphdrüsenabsceß innerhalb von 14 Tagen. Es kann zu einer chronisch superinfizierten *Ulceration* mit Fistelbildung kommen. Auch späte *Lungenabscesse* sind beschrieben. Oft tritt in solchen Fällen der Tod erst nach Monaten durch Sepsis, Marasmus, Amyloidbildung und zunehmenden Kräfteverfall ein (NAPIER, 1946). Zu zeitige oder unzweckmäßige chirurgische Manipulationen an den Bubonen können solche Zustände heraufbeschwören.

Auch beim Menschen sind gelegentlich *schleichende Verlaufsformen* bekannt geworden, die an die in manchen Nagetierarten erinnern und oft sekundär mit anderen Bakterien superinfiziert sind. Einzelne Rekonvaleszenten können in ihren Primär- oder Sekundärbubonen Erreger mit herabgesetzter Virulenz bis zu einem Jahr beherbergen. Große Abscesshöhlen und Kavernensysteme an Stelle erweichter und nach außen abscedierter Bubonen zeigen bei hochgradig geschwächten Personen oft schlechte Heilungstendenz, so daß schließlich Muskeln, Nerven und Gefäße freiliegen. Iliakale und pelvikale Bubonen sind in dieser Hinsicht wegen ihrer Beziehungen zu den Beckengefäßen besonders gefürchtet. *Spättodesfälle* durch deren Arrosion, speziell der Arteria iliaca sind bekannt. Solche oder ähnliche Komplikationen müssen bei der Pest aber deswegen *selten* sein, weil die Infektion in der Regel fudroyant verläuft und das Schicksal des Patienten sich schnell zu seinen Gunsten oder Ungunsten entscheidet. An *Nachkrankheiten* sind Neuritiden und Lähmungen vor allem im Bereich der Hirnnerven möglich, auch zentralnervöse Störungen wie Aphasie oder Para- und Hemiplegien mit unterschiedlicher Rückbildungstendenz sollen vorkommen.

Benigne Verlaufsformen sind bei unbehandelten und nicht schutzgeimpften Patienten gleichfalls erheblich in der Minderzahl. Verläßliches Zahlenmaterial über den Anteil der ambulant durchgemachten Infektionen bei einer Epidemie liegt natürlich meist nicht vor. Immerhin sind kleinere Gruppenerkrankungen beschrieben, bei denen nur geringe subjektive Beeinträchtigung, mäßiger Temperaturanstieg und unerhebliche Drüsenschwellungen festgestellt wurden. Der Anteil der ambulanten Fälle scheint regional von Ausbruch zu Ausbruch und innerhalb derselben zeitlich zu variieren. Aus epidemiologischen Gründen wird man aber versuchen müssen, möglichst viele Fälle von Pestis minor ausfindig zu machen und zu behandeln.

Diagnose: Aus dem klinischen Verlauf wurde evident, daß Diagnose und Therapie bei der Pest immer unter *Zeitdruck* stehen. In Pestgebieten, in denen die Erkrankung täglich erwartet werden muß, wird in der Regel bei allen ausgeprägten Fällen eine *klinische Diagnose* prima vista möglich sein. Die gezielte drastische Therapie hat dann auch in Fällen begründeten Verdachtes (schmerzhafte Lymphdrüsenschwellungen, hohes Fieber, blutiges Sputum) sofort zu beginnen und zwar schon bevor der beweisende bakteriologische Befund eingetroffen ist. Der anamnestischen Exploration des Kranken und seiner Angehörigen kommt in diesen Situationen große Bedeutung zu.

Verstreute oder verschleppte Einzelerkrankungen, besonders solche in sonst pestfreien Gebieten, und die ersten Fälle einer jeden Epidemie können diagnostische Schwierigkeiten bereiten und sind wegen der gesundheitspolizeilichen Konsequenzen immer durch *bakteriologische Untersuchungen* zu klären. Mit serologischen Methoden kann die Pestdiagnose allenfalls retrospektiv bei vorher ungeimpften Personen gesichert werden. Es gibt eine Möglichkeit der *Komplementbindung* mit gereinigtem Antigen, die zur Prüfung des humoralen Antikörperspiegels benutzt werden kann; in der akuten klinischen Notsituation ist sie jedoch als Diagnostikum ohne Wert. Die Tatsache, daß der *Erreger* auch bei klinisch zunächst unkomplizierten Beulenpestfällen relativ früh *im Blut und im Sputum* auftaucht, kann zur bakteriologischen Diagnose und Differentialdiagnose ausgenutzt werden. Die schonende *Bubonenpunktion* in oft schwer zu beurteilenden Frühstadien ergibt meistens nur sehr geringe Mengen Material.

Die Punktionsnadel muß daher sorgfältig in physiologischer Kochsalzlösung ausgespült und die gewonnenen Gewebsspuren in vitro und im *Tierversuch* geprüft werden. Das *Sputum* Lungenpestverdächtiger kann auch direkt zu Objektträgerpräparaten verarbeitet werden, weil es große Mengen von Erregern zu enthalten pflegt. Am besten färbt man zwei Präparate parallel mit Methylenblau oder Giemsa und nach Gram. Pneumokokken und Sporenbildner sind grampositiv, P. pestis gramnegativ. Milzbrandstäbchen sind morphologisch unverkennbar.

Bei allen anderen Untersuchungsmaterialien ist der *Direktnachweis der Erreger* erst nach ihrer *Vermehrung in vitro oder durch Tierversuch* möglich. Für den letzten eignen sich vor allem *Meerschweinchen.* Verdächtiges Material, besonders potentiell mischinfiziertes, kann in die rasierte und leicht skarifizierte Bauchhaut der Tiere einmassiert oder subcutan verimpft werden. 24—36 Std post inf. ist das Tier an hämorrhagischer Septicämie verendet, wenn *P. pestis* im Material enthalten war. Bei Überdosierung tötet die Toxämie das Versuchstier bevor eine genügende Bakterienausbeute erreicht ist und die pathoanatomischen Befunde in ihrer charakteristisch hämorrhagisch-nekrotischen Form ausgeprägt und beweisend sind.

Intraperitoneale Verimpfung von Patientenblut aus der bakteriämischen Phase ergibt eine stürmische exsudative Peritonitis und Bakteriämie im Meerschweinchen, denen es binnen 48 Std immer erliegt. Oft ist dieser Tierversuch ein empfindlicherer Erregernachweis als die Züchtung auf leblosen Nährböden. Ein einzelner virulenter Pesterreger genügt, um ein Meerschweinchen in kürzester Frist zu töten.

Da der Erreger nicht sehr anspruchsvoll ist, gelingt die *Züchtung* auf einfachen festen Nährböden und in Nährlösungen unter tropischen Bedingungen auch bei einfacher Raumtemperatur (Abb. 2).

Bevorzugt wird heute ein Blutagar mit Zusatz von Rindergalle nach MARKENSON und BEN EFRAIM (1963), der bei 28° C 2 Tage bebrütet wird. Von indischen Autoren wird ein Kasein-Hydrolysat als Flüssigmedium benutzt, das bei 32° C bebrütet eine optimale Bakterienausbeute ergibt. Es wird auch zur Impfstoffherstellung im Haffkine-Institut bevorzugt (HABBU und KRAMPITZ, 1965). KNISELY et al. (1964) empfehlen einen Blutagar mit Zusätzen, der als saures Anreicherungsmedium wirkt und die meist vorhandene unerwünschte Begleitflora unterdrückt. Für den Geübten ist die Unterscheidung von *P. pestis* von der verwandten *P. pseudotuberculosis* schon auf Grund der einfachen Wachstumsmorphologie auf Blutagar möglich (Abb. 2 u. 3). Kompliziertere Differenzierungsmethoden (THAL und CHEN, 1955) müssen Speziallaboratorien vorbehalten bleiben. Bei epidemiologischen Untersuchungen an Reservoirtieren kommt dieser Unterscheidung große, bei der klinischen Diagnose nur untergeordnete Bedeutung zu.

Differentialdiagnose: Bei allen akuten Fieberattacken in tropischen und subtropischen Gebieten ist zunächst die *Malaria* als Ursache auszuschließen. Den Hautaffektionen und Lymphangitiden, hervorgerufen durch banale Eitererreger, fehlt klinisch die toxische Komponente. In Fällen von Pestis minor muß die epidemische Situation und der bakteriologische Befund entscheiden. *Fleckfieber* und Viruskrankheiten machen keine Leukocytose und nur in wenigen leicht auszuschließenden Sonderfällen Lymphdrüsenschwellungen (Pfeiffersches Drüsenfieber). *Tularaemie* ergreift mehr die Lymphdrüsen der oberen Körperhälfte und zeigt in der Regel deutliche Primärläsionen. Der cervicale Bubo muß gegenüber der *Tuberkulose*, der submandibuläre gegen Parotitis, die Lungenpest gegenüber dem *Lungenmilzbrand* und Pneumonien anderer Genese abgegrenzt werden. Inguinale Lymphknotenschwellungen sind von Lues, Lymphogranuloma inguinale und banaler Lymphadenitis zu trennen. Tritt die Pestinfektion zu einer bestehenden Tuberkulose oder Syphilis hinzu, so ist die Prognose schlecht und der Verlauf meist aberrant. Atypische ikterische oder abdominelle Verlaufsformen der Pest können große differentialdiagnostische Schwierigkeiten bereiten und werden oft erst postmortal diagnostiziert.

Prophylaxe: Alle präventiven Maßnahmen lassen sich in zwei Kategorien einteilen: *Langzeitprophylaxe* und sofort wirksame *Notmaßnahmen.* Zur ersten Gruppe zählen aktive Schutzimpfungen, Nagetierbekämpfungen und gesetzgeberische Maßnahmen, wie etwa Quarantänebestimmungen und administrative Kontrollen des menschlichen Verkehrs.

Im Gegensatz zu vielen anderen gemeingefährlichen Massenerkrankungen kann bei der Pest mit allen bisher bekannten und bewährten Methoden der aktiven Immunisierung durch *Schutzimpfung* nur eine Feiung auf weite Sicht durch eine Art Langzeittraining des Körpers in der Auseinandersetzung mit dem Erreger erreicht werden (MEYER, 1960; KRAMPITZ, 1962; HABBU und KRAMPITZ, 1964). Es sind mit dem amerikanischen Impfstoff insgesamt drei Injektionen nötig, deren letzte und entscheidende erst nach einem halben Jahr verabfolgt werden soll. Groß- und kleinräumige Bekämpfungen der vierfüßigen *Reservoirtiere* sind kaum wirksam, wenn die Infektionskette sich bereits auf den interhumanen Cylcus eingespielt hat, haben aber auf weite Sicht immer Gutes geleistet, besonders auf seegehenden Fahrzeugen. Die Wirksamkeit rigoroser Absperrverfügungen darf in der Moderne, in der man kaum mehr Lungenpestepidemien kennt, als umstritten gelten. Für die Quarantäne von Einzelpersonen und kleinen Gruppen hat die WHO Empfehlungen ausgearbeitet.

In allen Fällen drohender Pestausweitungen unter Menschen sind sofort wirksame hygienische *Notmaßnahmen* von Wichtigkeit. In vielen Entwicklungsländern wird man sich nicht zuvörderst auf den behördlichen Anordnungsweg verlassen können. Muß *Pflege- oder Laborpersonal* kurzfristig gegenüber der Pestexposition geschützt werden, ist eine *Sulfonamidprophylaxe* von 3,0 g pro die für die Dauer erhöhter Gefährdung, wenigstens aber *6 Tage lang* angezeigt. Der immer noch am leichtesten und schnellsten mit *Bekämpfungsmaßnahmen* zu treffende Teil der Infektkette ist das blutsaugende *Wohnungs- und Körperungeziefer*. Durch gezielte Flohbekämpfung *mit Kontaktinsektiziden* in den Behausungen erkrankter und gefährdeter Personen hat man lokalisierte Pestausbrüche meist sehr rasch unter Kontrolle bringen können (HEISCH et al., 1953). Das hierbei und bei der Rattenbekämpfung eingesetzte Personal muß bei der Arbeit ebenfalls prophylaktisch medikamentös geschützt werden. Aus Indien mehren sich neuerdings Berichte (MOHAN, 1963) wonach es besonders nach ausgedehnten Bekämpfungskampagnen gegen Malariamücken in den Behausungen auch zur *Kontaktinsektizidresistenz* des tropischen Pestflohs gekommen sei. Mit einem Umsichgreifen dieser Entwicklung ist leider zu rechnen. Die sich dann für die Prophylaxe ergebenden Probleme sind noch nicht zu übersehen. Auch aus präventiven Gründen ist allen Erkrankten Bettruhe zu verordnen. Die Kleidung ist zu entwesen, die Ausscheidungen zu desinfizieren. Organischer Abfall, besonders Speisereste, müssen sofort beseitigt, zulaufende synanthrope Nagetiere systematisch mit Rodentiziden bekämpft werden.

Therapie: Die Behandlung Pestkranker sollte so *früh* wie irgendmöglich einsetzen. Je weniger Toxin im Körper gebildet wurde, um so größer sind die Aussichten auf schnelle und vollständige Heilung. Mit modernen *Sulfonamiden* und *Breitbandantibiotica* gelang es beachtliche Erfolge zu erzielen. Das *Absinken der Mortalität* bei der Lungenpest *von über 90% auf etwa 23%* in den letzten Jahrzehnten ist zweifelsfrei ein Erfolg kurativer Maßnahmen. Penicillin hat allerdings bei der Pesttherapie recht eindrucksvoll versagt. In der Notfallsituation ist also damit keine wertvolle Zeit zu verlieren. *Beulenpest* kann nach den Direktiven des Sachverständigenausschusses der Weltgesundheitsorganisation *allein mit Sulfonamidgaben* behandelt und beherrscht werden. Besonders geeignet sind moderne Präparate mit protrahierter Verweildauer im Blut und möglichst geringer Tendenz die Konkrementbildung in den ableitenden Harnwegen zu begünstigen. Man beginnt am besten *sofort* mit einem *intravenösen Initialstoß* von 4,0 g und behandelt *dann* mit 3,0 g pro die möglichst *per os* bis zur Entfieberung oder wenigstens 6 Tage weiter. Während der Sulfonamidtherapie ist für leichtverdauliche Kost und genügend Flüssigkeitszufuhr zu sorgen. Im Urin wird ein pH-Wert von 7,2 als optimal angesehen. Er ist notfalls durch Alkalisubstitution zu erzwingen. Sollte es etwa bei Sulfonamidunverträglichkeit nicht gelingen eine Besserung des Zustandes zu erreichen, ist auf Antibioticatherapie überzugehen. *Streptomycin* und die *Breitbandantibiotica* auf Tetracyclin- und Chloramphenicol-Basis haben sich im Gegensatz zu Penicillin sehr gut bewährt. Alle *septicämischen und Pneumoniefälle* sind grundsätzlich sofort *antibiotisch* zu behandeln. Es wird empfohlen, insgesamt 16—20 g Streptomycin auf etwa eine Woche verteilt zu verabreichen. In ernsten Fällen darf bis 25 g hinaufgegangen werden, während man bei Kindern altersgemäß zu dosieren hat. Die Gesamtdosis ist zweckmäßig in Einzelgaben von 0,5 g aufzuteilen und in den ersten beiden Behandlungstagen 3stündlich zu verabfolgen. Vom 3. Tage an sollte der Applikationsabstand der Einzelgabe auf 4 Std vergrößert werden. Die Streptomycintherapie ist so bald als möglich durch Sulfonamidgaben abzulösen, gerade dann, wenn der Patient auf die initiale Streptomycintherapie gut angesprochen hat. Für Aureomycin wird empfohlen 2,5—7,5 g täglich in Einzeldosen von 250 mg und mehr alle 2 Std aufzuteilen. Bei Chloramphenicol hat sich eine kurative Gesamtdosis von 20—25 g i.v. oder per os in Einzelgaben von 0,5 g alle 3 Std bewährt.

An den schmerzhaften *Drüsenschwellungen* ist *konservative Salbentherapie* angezeigt, jedes weitere Manipulieren an den Lymphknoten im entzündlichen Stadium (Incisionen, Medikamentinjektionen usw.) sollte grundsätzlich unterbleiben. Fluktuiert der Drüsenabszeß in seiner ganzen Ausdehnung, so kann er schonend eröffnet, drainiert und lokal mit Sulfonamiden behandelt werden. In diesen Regionen sollte aber im Prinzip dem Körper möglichst viel selbst überlassen werden. So wird insbesondere davor gewarnt, den Reinigungsprozeß etwa durch scharfe Ausräumung der Abszeßhöhle forcieren zu wollen. Selbst ein allzu häufiges Wechseln des Verbandes wird nicht als Vorteil für den Heilungsverlauf angesehen. Sind weitere *eitrige Hautaffektionen* vorhanden, so müssen sie nach den *Regeln der septischen Chirurgie* behandelt werden. Das Einhalten der strengen *Bettruhe* ist unruhigen und psychotisch-deliranten Patienten durch *Sedativa* zu erleichtern. In jedem Falle sind *Herz und Kreislauf zu stützen* und die Patienten bei Tag und Nacht zu beobachten. Bekommt man sie bereits in desolatem Zustand, ist an die Möglichkeit einer *intravenösen Dauertropfinfusion* zu denken. Ein stabiler Blutspiegel von 10—20 mg *Sulfonamid* per 100 ml Blut wird als optimal angesehen. Gewarnt werden muß nach Gallut und Girard (1960) vor irgendwelchen Cortisongaben bei Pestkranken oder -verdächtigen, weil es die Virulenz der Erreger deutlich erhöht und den Patienten dadurch gefährdet. Ein zwingendes Motiv für eine solche Therapiesubstitution dürfte bei der Pest ohnehin kaum gegeben sein. Russische Autoren haben Cortisonpräparate routinemäßig bei epidemiologischen Untersuchungen benutzt, um latente Infektionen bei Nagetierwirten zu aktivieren und dadurch leichter diagnostizierbar zu machen. Größte Vorsicht ist herz- und kreislaufgeschädigten Patienten in der *Rekonvaleszenz* anzuraten. Akutes tödliches Herzversagen ist bei relativ geringfügigen körperlichen Belastungen nach glücklich überstandener Infektion gelegentlich beobachtet worden. In jeder Phase der Erkrankung ist der Alkoholgenuß streng kontraindiziert. Der Rekonvaleszent darf auch nicht zeitlebens als immun gegen eine Zweitinfektion mit Pest gelten und sich bedenkenlos exponieren oder exponiert werden.

Es wollte noch vor wenigen Jahren so scheinen, als ob alle in früherer Zeit geübten oder versuchten Behandlungsmethoden durch die modernen Möglichkeiten abgelöst und daher überflüssig wären. Eigentlich hätte es nicht erst der Entdeckung *antibioticafester Mutanten* von *P. pestis* bedurft, um zur Rückbesinnung auf die *herkömmlichen Behandlungsmethoden* anzuregen. Auch die vollkommenste Therapia sterilisans trifft nur den Toxinproduzenten, nicht die durch diesen bereits im Körper erzeugten Toxinmengen (Meyer, 1957). Bei der experimentellen Affenpest ist die antibiotische Therapie unwirksam, wenn die Behandlung erst im letzten Stadium der Krankheit beginnt (McCrumb et al., 1953). Versuchstiere können auch an Toxinschädigungen sterben, wenn die Organe völlig frei von Pesterregern sind. *Antitoxische Serumgaben* senken dann aber die Mortalitätsrate signifikant. *Hyperimmunseren* enthalten besonders in ihrer γ-Globulinfraktion (Kotliarova, 1959) Antikörper sowohl gegen die Erreger wie gegen das Toxin. Die alte Serumtherapie könnte also in Kombination mit der antibakteriellen noch Gutes leisten. Wie auf vielen anderen Gebieten der Infektionsverhütung und -therapie scheint auch bei der Pest die Periode überschwenglicher Beurteilung moderner Bekämpfungsmöglichkeiten allmählich einer gewissen Nüchternheit in der Einschätzung der Gegebenheiten zu weichen. Auch in dieser Hinsicht ist der schwarze Tod seiner uralten Symbolbedeutung treu geblieben.

Literatur

Ältere Zitate, die bereits in der letzten Auflage des Handbuches (1952) aufgeführt sind, oder in der Pestmonographie von POLLITZER (1954) nachgelesen werden können, sind, auch wenn im Text auf sie verwiesen ist, in die folgende Zusammenstellung nicht erneut aufgenommen.

Baltazard, M.: Declin et destin d'une maladie infectieuse: La peste. Bull. Wld Hlth Org. **23**, 247—262 (1960). ~ La peste: état actuel de la question. Acta med. iran. **4**, 1—19 (1961). — **Baltazard, M., Y. Karimi, M. Eftekhari, M. Chamsa, et H.-H. Mollaret**: La conservation inter-épizootique de la peste en foyer invétéré. Hypothèse de travail. Bull. Soc. Path. exot. **56**, 1230 (1963). — **Burmeister, R.W., W.D. Tigeritt, and E.L. Overholt**: Laboratory acquired pneu-monic plague. Report of a case and review of previous cases. Ann. intern. Med. **56**, 789—800 (1962). — **Burrows, T.W.**: Virulence of Pasteurella pestis and immunity to plague. Erg. Mikro-biol. **37**, 59—113 (1963). — **Chen, T.H.**: The antigenic structure of Pasteurella pestis and its relationship to virulence and immunity. Acta Tropica **22**, 97—117 (1965). — **Devignat, R.**: Réflexions sur la consideration du virus de la peste à travers les âges. Acad. Roy. Sci. d'Outre Mer Bull. **1964**, 938—952. — **Ehrenkranz, N.J., and K.F. Meyer**: Studies on immunization against plague. J. infect. Dis. **96**, 138—144 (1955). — **Englesberg, E., T.H. Chen, J.B. Levy, L.E. Forster, and K.F. Meyer**: Virulence of Pasteurella pestis. Science **119**, 413—414 (1954). — **Gallut, J., et G. Girard**: Action de la chlorpromazine (CPZ) sur l'intoxication et l'infection expérimentale de la souris par Pasteurella pestis (souche vaccinal EV). Ann. Inst. Pasteur **100**, 672—676 (1961). — **Habbu, M.K., u. H.E. Krampitz**: Schutzimpfungen bei Pest. In: Handbuch der Schutzimpfungen, hrsg. von A. Herrlich. Berlin-Göttingen-Heidelberg: Springer 1965. — **Herrlinger, R.**: Die geschichtliche Entwicklung des Begriffes Pest. Dtsch. med. Journ. **6**, 696—699 (1955). — **Hormann, H.**: Pest. In: Handbuch der Inneren Medizin, 4. Aufl., Bd. I, 2. Teil, S. 203—223. Hgg. von Bergmann et al. Berlin-Göttingen-Heidelberg: Springer 1952. — **Janssen, W.A., W.D. Lawton, G.M. Fukui, and M.J. Sergalla**: The pathogenesis of plague. I. A study of the correlation between virulence and relative phagocytosis resistance of some strains of Pasteurella pestis. J. infect. Dis. **113**, 139—143 (1963). — **Heisch, R.B., E.W. Grainger and J. St.A.M. d'Souza**: Results of a plague investigation in Kenya. Trans. R. Soc. Trop. Med. Hyg. **47**, 503—521 (1953). — **Karimi, Y.**: Conservation naturelle de la peste dans le sol. Bull. Soc. Path. exot. **56**, 1183—1186 (1963). — **Knisely, R.F., L.M. Swaney and Fridlander**: Selective media for the isolation of Pasteurella pestis. J. Bacter. **88**, 491—496 (1964). — **Korobkova, E.J., and L.V. Samoilova**: The nature of immunity against plague. Zh. Mikrobiol. (Mosk.) **11**, 76—81 (1962). — **Kotliarova, R.I.**: Study of the part played by separate fractions of plague immune sera in the prevention and treatment of plague. Zh. Mikrobiol. (Mosk.) **30**, 152—158 (1959). — **Krampitz, H.E.**: Neuere Gesichtspunkte der Epidemiologie, Prophylaxe und Therapie der Pest. Dtsch. med. Wschr. **87**, 1853—1860 (1962). — **Lippelt, H.**: Pest. In: Hand-buch der Kinderheilkunde. Hrsgg. von H. Opitz u. F. Schmid. Berlin-Göttingen-Heidelberg: Springer 1963. — **Markenson, J., and Sh. Ben Efraim**: Oxgall medium for idendication of Pasteurella pestis. J. Bact. **85**, 1443—1445 (1963). — **Mengis, C.L.**: Plague. New Engl. J. Med. **267**, 543—546 (1962). — **Meyer, K.F.**: Plague. In: Diseases transmitted from animals to men, hrsg. von Th.G. Hull, 5. Aufl. 1963. ~ Fortschritte in der Erforschung und Behandlung der Pest. Schweiz. med. Wschr. **90**, 1392—1398 (1960). ~ Serological tests for the confirmation of plague infections: A preliminary communication. Bull. Wld Hlth Org. **30**, 750—751 (1964). — **Mohan, B.N.**: Susceptibility status of rat fleas X. cheopis and X. astia to chlorinate hydro-carbon insecticides in some areas of Madras and Mysore States. Indian J. Malar. **16**, 277—282 (1963). — **Mollaret, H.-H.**: Conservation expérimental de la peste dans le sol. Bull. Soc. Path. exot. **56**, 1168—1182 (1963). — **Peus, F.**: Flöhe. Leipzig: Geest & Portig K.-G. 1953. — **Pol-litzer, R.**: Plague. Wld Hlth Org. Monogr. Ser. Nr. 22. Genf 1954. ~ A review of recent literature on plague. Bull. Wld Hlth Org. **23**, 313—400 (1960). — **Schär, M., and E. Thal**: Comparative studies on toxins of Pasteurella pestis and P. pseudotuberculosis. Proc. Soc. exp. Biol. (N.Y.) **88**, 39—42 (1955). — **Scheidegger, S.**: Beitrag zur pathologischen Anatomie der Pest. Schweiz. Z. allg. Path. **20**, 47—52 (1957). — **Seal, S.C., and K.C. Patnaik**: A short story of plague in Madras and Mysore with reference to plague in India. Indian. J. med. Res. **51**, 113—152 (1963). — **Thal, E., and T.H. Chen**: Two simple tests for the differentiation of plague and pseudotuberculosis bacilli. J. Bact. **69**, 103—104 (1955). — **Weiß, D.W.**: Inhanced resist-ance of mice to infection with Pasteurella pestis following vaccination with fractions of phenol-cillid tubercle bacilli. Nature (Lond.) **186**, 1060—1061 (1960). — **World Health Organization**: Techn. Rep. Ser. Nr. 74 Expert Committee on plague 2. Rep. Genf 1953 and Nr. 165 3. Rep. on plague, Genf (1959). ~ Weekly Epidemiological Record: **34**, 36 (1959); **35**, 52 (1960); **36**, 84 (1961); **37**, 355 (1962); **38**, 207 (1963); **39**, 550 (1964). Epidem. vital. Satist. Rep. **19**, 513—536 (1966).

Tularämie

Von Hans Schulten † und Josef Zach, Köln

Mit 13 Abbildungen

I. Definition

Die Tularämie ist eine infektiöse Anthropozoonose, die durch das Bacterium tularense hervorgerufen wird. Der klinische Verlauf der Erkrankung ist sehr polymorph und die Erkrankung hinterläßt eine langandauernde, wenn auch nicht absolute Immunität. Der Nachweis des Erregers durch die direkte kulturelle Züchtung und der Tierversuch ermöglichen die positive Diagnose. Tularämie tritt in der Regel in kleineren oder größeren Epidemien auf. Die Kontagiosität von Mensch zu Mensch ist gering. Die Prognose quoad vitam und quoad sanationem ist gut. Todesfälle sind sehr selten, wenn auch die Letalität in den verschiedenen Statistiken außerordentliche Schwankungen aufweist.

II. Geschichte

Die eigenartige und interessante Krankheit, die wir heute allgemein mit dem Namen Tularämie bezeichnen, ist in erster Linie eine *Tierseuche*. Die Bezeichnung stammt übrigens nicht von der russischen Stadt Tula, wie in Deutschland gelegentlich angenommen wird, weil die deutschen Truppen im 2. Weltkrieg in dieser Gegend zuerst in Berührung mit der Krankheit kamen, sondern von der kalifornischen Stadt *Tulare*.

Bei Tieren kommen große Epidemien, gelegentlich geradezu *Pandemien* vor, die Infektiosität ist unter ihnen anscheinend erheblich, während von Mensch zu Mensch niemals eine Ansteckung gesehen wurde. Im Gegensatz zu den Verhältnissen bei Krankheiten mit ähnlichen Infektionsverhältnissen kann es aber auch *beim Menschen* durch die Massenhaftigkeit der erkrankten Tiere zu einer solchen Häufung von Fällen kommen, daß man berechtigt ist, von Epidemien zu sprechen. Glass sah in Sibirien 11% einer Menschengruppe erkrankt. Hierin liegt übrigens eine der vielen Unterschiede zwischen der „*russischen*" und der „*amerikanischen*" *Tularämie*. Die östliche Tularämie tritt im Frieden und natürlich noch mehr unter den unhygienischen Kriegsverhältnissen in Massenerkrankungen auf, sie wird fast ausschließlich von Ratten und Feldmäusen direkt übertragen, sie verläuft fast ohne Todesfälle, die meisten Erkrankungen sind innere Tularämien. In Amerika sind nur Einzelfälle und kleine Häufungen beschrieben, die Übertragung erfolgt offenbar zu einem großen Teil durch Insekten als Zwischenträger, es werden Letalitätszahlen von 5% und mehr berichtet, auch scheinen die äußeren Tularämien zu überwiegen. Woher diese Unterschiede kommen, ist noch unbekannt, die naheliegende Annahme zweier zwar nahe verwandter, aber verschiedener Erregertypen hat sich bisher nicht bestätigen lassen.

Man kennt die Krankheit genauer erst seit etwa 40 Jahren. Sie wurde damals in mehreren Ländern unter verschiedenen Namen beschrieben (Parinaudsche Krankheit – Frankreich, Oharasche Krankheit – Japan, Francissche Krankheit – Nordamerika, Lemmingfieber – Schweden, Hirschfliegenkrankheit – Amerika, Hasenpest – Österreich u. a. m.). In Japan wird diese Erkrankung Jato-byo (Wildkaninchen-Krankheit) genannt und wurde recht genau von dem japanischen Arzt S. Homma bereits 1837 beschrieben. Ohara hat sie 1925 „wiederentdeckt". Auch in Rußland ist sie schon seit einem Jahrhundert bekannt (Silchenko).

Erst allmählich gelang, namentlich durch die grundlegende Arbeit von Francis die Aufklärung, daß es sich um eine einheitliche Krankheit handelte. Sie wurde und wird in vielen Ländern der Welt beobachtet, ob sie auch noch in anderen vorliegt, aus denen Berichte nicht vorliegen, ist durchaus möglich, da die Bilder für den Unerfahrenen oft schwer zu deuten sind. Man hat lange geglaubt, daß die Tularämie in Deutschland und Westeuropa nicht vorkäme; das ist offenbar nicht richtig.

In *Deutschland* wurden einzelne Epidemien verschiedenen Ausmaßes in Unterfranken, Schleswig-Holstein, in Mecklenburg, in und um Berlin und in Hessen beschrieben (LAUN und DONLE, JUSATZ, SCHIFF, UNGER, LENZ, SCHUERMANN und HÜTTNER, POEHLIG, MOCHMANN und OTTE, TRAUTMANN, KNOTHE, ZIMMERMANN und HAVEMEISTER, KÖHLER, RABE und CRUSE, H.W. SCHMIDT). Ziemlich viele Fälle sind in *Frankreich* nach dem Kriege beobachtet worden, offenbar dadurch, daß man die dortigen Hasenbestände aus Ungarn ergänzt hat. In Lothringen wurde das Vorkommen der Tularämie von DE LAVERQUE u. Mitarb. beschrieben. Von Frankreich aus ist die Seuche dann auch bei Tier und Mensch in *Belgien* eingeschleppt (BETZ-BAREAU). 1967 ist sie erstmals in der *Schweiz* aufgetreten (GSELL).

In fast allen *Staaten Nordamerikas*, in *Kanada* und *Mexiko* sind ziemlich viele Fälle beschrieben. In den Vereinigten Staaten von Nordamerika hängt die Häufigkeit der Tularämie von den klimatischen Gegebenheiten der einzelnen Bundesstaaten ab (MILLAR, FOSHEY, MILLER).

Aus *Osteuropa* liegen Berichte aus dem europäischen und den angrenzenden Teilen des asiatischen Rußland, vor allem aus dem Stromgebieten der Wolga, der Oka, des Don, des Dnjepr, aus dem Nordkaukasus, aus dem Ural und aus Sibirien vor. In Mittel- und Südrußland kamen im 2. Weltkrieg die deutschen Truppen mit der Seuche in Berührung, wobei viele Tausende von Soldaten erkrankten. Mit dem russischen Verbreiterungsgebiet stehen vermutlich die schwedischen, norwegischen, tschechoslowakischen und österreichischen Epidemien im Zusammenhang.

Schließlich wurden noch Häufungen von Fällen in der *Türkei* und in *Japan* beschrieben. Aus Spanien und England sind unseres Wissens noch keine Tularämiefälle beim Menschen mitgeteilt worden. Über mehr oder minder typische Einzelfälle wird schließlich noch aus vielen anderen Ländern berichtet.

III. Erreger und Serologie

Das Bacterium tularense gehört der Familie der Parvobacteriaceae RAHN an und wird der *Pasteurellagruppe* zugeordnet. Der Erreger wurde 1912 von McCOY und CHAPIN bei Tieren gefunden. Es ist ein kleines polymorphes gramnegatives, nicht sporenbildendes unbewegliches Bacterium. Von der Stäbchen- bis zur Rundform kommen alle Übergänge vor. Der Erreger hat keine Kapseln. In jungen Kulturen findet man mehr stäbchenartige Formen, während in älteren Kulturen die kokkenähnlichen Formen vorherrschen. Nach Überimpfung der kokkenähnlichen Formen entwickeln sich auf frischen Nährböden wiederum vermehrt stäbchenartige Formen. Zum Nachweis der Erreger im Schnittpräparat eignen sich am besten die Färbungen mit Eosin, Methylenblau oder die Giemsa-Lösung. Ausstriche von Kulturen färben sich am besten mit einer Lösung von Anilinwasser-Gentianaviolett. Taxonomie s. BELL u. S. 351.

Als obligater Aerobier gedeiht das Bacterium tularense nur bei Vorhandensein von genügend Sauerstoff. Das Temperaturoptimum des Wachstums liegt bei 37°C., das optimale pH liegt zwischen 6,8 und 7,3. Beim Menschen ist der direkte Nachweis im Gewebe in Se- und Exkreten selten möglich, wohl aber bei erkrankten Tieren. Auch die Züchtung gelingt im allgemeinen nicht direkt aus dem menschlichen Körper, sondern nur auf dem Wege über den Tierversuch; dazu sind Meerschweinchen und Kaninchen besonders geeignet. Das alles zeigt, daß der Keim an den Menschen noch nicht oder noch nicht gut angepaßt ist.

Der Erreger wächst auf den gewöhnlichen Agar Gelatine, Bouillon, Milch und Kartoffelnährböden nicht. Am besten wächst der Erreger auf den koagulierten Eiernährböden nach McCOY und FRANCIS oder auf dem Blut-Traubenzucker-Cystin-Agar nach FRANCIS. Ausgezeichnete Züchtungserfolge erzielten OHARA und ODASHIMA auf einem Schweineleber-Nährboden. Neuerdings gelang es, das Bacterium tularense im bebrüteten Hühnerei zu züchten (VELUE und BAZOLET, DOWNS u. Mitarb.). Auf Eidotternährböden tritt das Wachstum 2—7

Tage nach Überimpfung ein. Die Kolonien zeigen tautropfenähnliche Kulturen und ragen aus der Ebene des Nährbodens heraus. In der Regel konfluieren die Kolonien nicht. Sie zeigen eine feine Granulierung der Oberfläche. Auf dem Blut-Cystin-Glucose-Agar entwickeln sich milchigweiße Flecken, die schließlich konfluieren. Der Erreger bildet kein Exotoxin.

Der *mikroskopische Nachweis* des Bacterium tularense im Blut und Organabstrichen ist nicht leicht. Manche Autoren halten sogar die mikroskopische Identifizierung des Erregers für unmöglich. Gewisse Hinweise ergeben sich aus der Kleinheit der zerstreuten Lage, der schwachen Färbbarkeit mit der Giemsa-Lösung, der Gramnegativität und der intracellulären Lagerung in den Monocyten.

Sicherer als die mikroskopische Untersuchung ist der *Tierversuch*. Als Tiere stehen Meerschweinchen und Mäuse zur Verfügung. Nach intraperitonealer Injektion von tularämieverseuchtem Material und von Tieren und Menschen (Punktionseiter, Lymphknotengewebe, Milzbrei) verenden die Tiere nach etwa 1 Woche. Die histologische Untersuchung der befallenen Organe ermöglicht in der Regel die Diagnose Tularämie. — Die makroskopischen Befunde der Tularämie sind jedoch von den Pestveränderungen kaum zu trennen. Die Ähnlichkeit der Krankheit mit einer leicht verlaufenden Pest ist oft ziemlich groß (Übertragung durch Nager, Drüsen- und Lungenbefall), es sind auch zweifellos schon Verwechslungen vorgekommen (ZEISS). Erkrankungsfälle des Menschen durch Pseudotuberkulosebakterien sind offenbar selten, auch sie scheinen unter ähnlichen Bildern verlaufen zu können.

Bei Menschen werden nach der Infektion mit dem Bacterium tularense im Serum *spezifische Antikörper* gebildet, die frühestens 10—12 Tage post infectionem auftreten. Sie können durch *Agglutination* nachgewiesen werden. Die höchsten Titerwerte finden sich in der 4. und 5. Krankheitswoche. Als krankheitsspezifisches Minimum gilt im allgemeinen ein Titer von 1:20. Ein Titer von 1:100 ist in der Regel beweisend für eine stattgehabte Infektion. Die höchsten Titer fand SCHAD bei Untersuchungen im 2. Weltkrieg an Soldaten der Ostfront. Er stellte eine positive Agglutination bis zu einer Serumverdünnung von 1:6400 fest. GIRARD und CHEVALIER fanden bei einer Epidemie in den Jahren 1949/50 Titer bis zu 1:10000 und höher.

KRESS und SCHARFEN empfehlen zur raschen Ermittlung der Tularämie einen *Objektträger-Schnelltest*, der auf der Agglutination einer gefärbten Suspension von Bacterium tularense beruht. Eine positive Reaktion kann bereits nach 10 sec abgelesen werden. WIEDERMANN und REINHART empfehlen zur serologischen Diagnose einen Schnelltest mit einem Latex-Antigen nach der Methode der üblichen Latex-Teste.

Da die bakteriologische Sicherstellung der Tularämiefälle durch den notwendigen umständlichen Weg über den Tierversuch erschwert ist, bedeutet es eine erwünschte Erweiterung der spezifischen Diagnostik, daß neben der Agglutination auch eine *Hautreaktion* möglich ist. Sie spielt naturgemäß im Felde eine besonders große Rolle, da sie unabhängig von jedem Laboratorium auch unter primitiven Verhältnissen ausgeführt werden kann. *Tularin*, Tularämin und ähnliche Präparate sind Aufschwemmungen abgetöteter Tularämiebakterien in einer Verdünnung von 100 Mill. je Kubikzentimeter. Davon werden 0,1 cm^3 intracutan injiziert. Im positiven Falle bildet sich nach 3—8 Std, gelegentlich auch noch später, eine scharf umschriebene Rötung und Schwellung, die manchmal in eine kleine, gelegentlich sogar in eine große Nekrose übergeht. Die Reaktion fällt frühestens am 5. Tage nach Beginn der Krankheit, oft auch erst wesentlich später, zum ersten Male positiv aus. Sie kann die Krankheit gleichfalls lange Zeit überdauern. Es scheint selten zu sein, daß ein Kranker zu keiner Zeit positive Hautreaktionen zeigt.

DOEPFMER empfahl zur Schnelldiagnose der Tularämie einen Intracutantest mit einem Antigen, das aus dem Eiter eingeschmolzener Lymphknoten von Tularämiekranken gewonnen wird. Nach spätestens 72 Std fand er bei allen 31 untersuchten Tularämiefällen eine positive Hautreaktion. JIROVEC fand den intradermalen Test noch 15 und 17 Jahre nach der Infektion positiv. LJUNG weist mit Recht darauf hin, daß ein positiver Intradermaltest allein nichts über die Akuität der Erkrankung aussagen kann. Er postuliert, daß nur ein Titeranstieg auf das vierfache des Ausgangswertes in der Agglutination eine akute Infektion wahrscheinlich macht, während ein gleichbleibender oder nur gering ansteigender Titer eine akute Erkrankung ausschließt. Eine von ASCOLI angegebene Thermopräcipitationsreaktion ermöglicht die Feststellung, ob bestimmte Nager tularämie-infiziert sind oder nicht. Präcipitierende Tularämie-Seren ergeben mit gereinigten Organextrakten, am besten Milzextrakten, schon nach wenigen Minuten eine positive Präcipitin-Reaktion. Eingeschränkt wird der Wert dieser Präcipitin-Reaktion dadurch, daß sie bei Kaninchen und Meerschweinchen nicht anwendbar ist.

Serologische Überschneidungen finden sich in der Form, daß Seren Tularämiekranker *Brucellen agglutinieren* und umgekehrt. Bei Absättigung der Seren Tularämiekranker mit dem Bact. tularense findet keine Agglutination der Bruc. abortus Bang und melitensis statt. Werden Tularämieseren jedoch mit Bruc. abortus Bang oder melitensis abgesättigt, tritt kein Verlust der Agglutination gegenüber dem Bact. tularense auf.

Bemerkenswert ist, daß stark agglutinierende Tularämieseren das *Zonenphänomen* zeigen, das zu diagnostischen Irrtümern führen kann. Es beruht darauf, daß bei diesen Seren bei niedrigen Titern eine Agglutination ausbleibt, um bei höheren Titern positiv zu werden. FLAMM und WIEDERMANN konnten nachweisen, daß gelegentlich während der Erkrankung im Serum der Erkrankten blockierende inkomplette Antikörper vorhanden sind, die für eine falsch-negative Agglutination verantwortlich gemacht werden konnten. KNOTHE und HAVEMEISTER berichteten neuerdings über eine *Hämagglutinationsreaktion*, die in ihren Ergebnissen der Aussagekraft der Agglutinationsreaktion entsprachen. Nach durchgemachter Infektion mit dem Bact. tularense tritt eine langdauernde, wenn auch nicht absolute Immunität gegen eine Neuinfektion auf. Gelegentlich vorkommende Reinfektionen zeigen in der Regel mitigierte Krankheitsbilder (FRANCIS). Gegen Infektionen mit der Bruc. abortus Bang besteht aber trotz der häufig gekreuzten Agglutination keine gekreuzte Immunität.

IV. Pathologische Anatomie

Soweit die pathologischen Befunde nicht bei den einzelnen Organen beschrieben werden, sollen sie hier zusammengefaßt werden. Die Kenntnisse der Pathologie der Tularämie stützen sich auf die verhältnismäßig spärlichen Sektionen, die fast alle aus Amerika stammen (eine ausgezeichnete zusammenfassende Darstellung findet sich bei LILLIE und FRANCIS), auf zahlreiche Probeexcisionen von Drüsen- und Hautveränderungen sowie auf Tiersektionen, deren Ergebnisse allerdings nur mit größter Reserve auf Menschen angewandt werden dürfen: die Tularämie verläuft im allgemeinen beim Tier viel stürmischer und schwerer als beim Menschen. Es überwiegen daher auch die Nekrosen, während die *Granulombildung* beim Menschen im Vordergrund steht. Diese erinnert stark an entsprechende Veränderungen bei der *Tuberkulose*, mit der die Bilder von Unerfahrenen wohl regelmäßig *verwechselt* werden. Die Pathologie der tularämischen Lymphknotenveränderungen und vor allem deren Unterscheidung von der Tuberkulose ist in ausgezeichneter Weise von RANDERATH herausgearbeitet worden (s. Abb. 1, 2, 12, 13, die einer Arbeit von RANDERATH entnommen wurden). Die Histologie der cutanen Läsionen ist besonders eingehend von SCHUERMANN und REICH untersucht worden.

Die tularämischen Herde neigen zwar auch zum Zerfall; es bilden sich aber keine homogenen Verkäsungen, sondern *Nekrosen mit Blutungen*. Darumherum findet sich ein *Epitheloidzellsaum*, der dann später von unspezifischem Granulationsgewebe durchwachsen wird. Hier zeigt sich die im Vergleich zur Tuberkulose offenbar stärkere Abwehrkraft des Menschen gegenüber der Tularämie. Auffallend spärlich ist die Beteiligung segmentkerniger Leukocyten. Es überwiegen Lymphocyten und Plasmazellen. In der Nähe der spezifischen Veränderungen finden sich häufig entzündliche Erscheinungen an den Arterien und Venen.

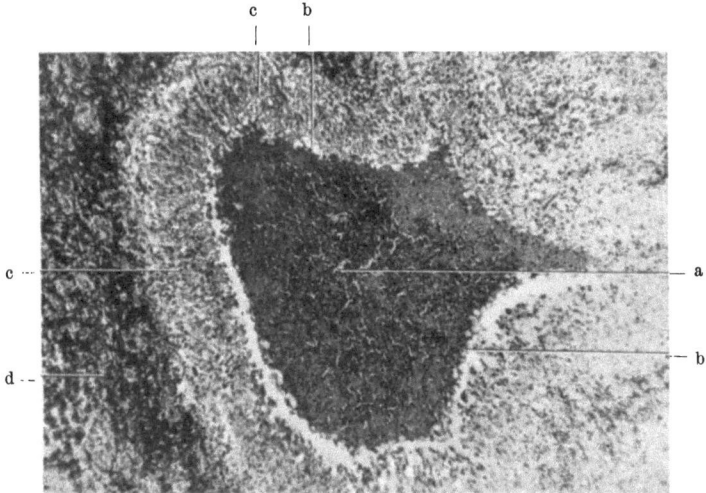

Abb. 1. Spezifisches tularämisches Granulom im Lymphknoten. Zentrale Nekrose (a) mit Blutungen, Leukocyten, Lymphocyten, Makrophagen und zerfallenden Zellen. Wabige Strukturen an der Grenze zwischen Nekrose und Epitheloidzellwand (b). Breiter Wall palisadenförmig angeordneter Epitheloidzellen (c), Hyperämisches Lymphknotengewebe (d). Mikrophotogramm. Vergrößerung 80fach

Auch REICH findet bei der histologischen Untersuchung tularämischer Lymphknoten ein weitgehend charakteristisches Bild mit 3 Zonen in den Granulomen, das dem Erfahrenen ermöglicht, schon histologisch die Tularämie von der Tuberkulose abzutrennen. Im Gegensatz

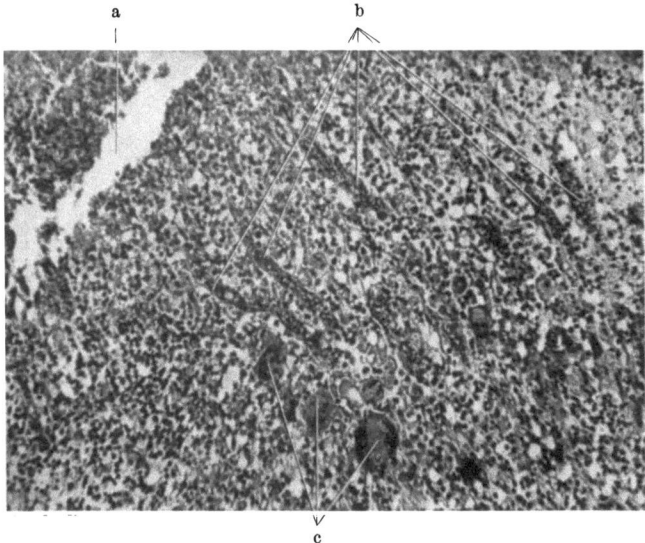

Abb. 2. Spezifisches tularämisches Granulom mit zentraler Nekrose und Höhlenbildung (a), mit völliger Durchwachsung des Epitheloidzellwalles durch junges unspezifisches Granulationsgewebe mit zahlreichen Capillarsprossen (b). Erhaltene Langhanssche Riesenzellen (c). Mikrophotogramm. Vergrößerung 150fach

zu den Verhältnissen beim Tier ist es beim Menschen fast niemals möglich, die Erreger im Schnittpräparat nachzuweisen. Natürlich findet man aber auch nicht die oft nach den pathologischen Befunden erwarteten Tuberkelbacillen. STARCK teilte einen Sektionsbefund bei Tularämie nach lymphohämatogener Generalisation mit, bei dem er auch spezifische Herde im Knochenmark mit einer daraus resultierenden Panmyelophthise feststellen konnte.

V. Epidemiologie

Voraussetzung für menschliche Epidemien sind *tierische Seuchen*, die sich offenbar nur *in steppenartigen Gebieten* entwickeln können. Daher ist wohl zunächst auch kaum anzunehmen, daß es in den anderen Ländern Mitteleuropas zu einem seuchenhaften Auftreten menschlicher Tularämien kommt, weil hier die klimatischen Voraussetzungen fehlen (JUSATZ). Wenn allerdings die weitgehende Abholzung, die Senkung des Grundwasserstandes und andere zur Versteppung führenden Momente weiter zunehmen, könnte das doch schließlich auch hier eintreten.

In diesen Steppengegenden kommt es aus bekannten oder unbekannten Gründen von Zeit zu Zeit zu einer enormen Vermehrung bestimmter *Nagetiere*, unter diesen breitet sich dann, falls ein entsprechendes Bakterienreservoir vorhanden ist, die tierische Tularämie plötzlich enorm aus und dem Tiersterben folgen bald massenhafte Menschenerkrankungen. Das konnte besonders gut in Rußland beobachtet werden, wo die infolge der Kriegsereignisse unvollständig abgeernteten Felder zu einer gewaltigen Verbreitung der Feldmäuse und Wasserratten führten. Wie die Verhältnisse in Ländern mit mehr sporadischen Infektionen, also vor allem in Nordamerika liegen, ist noch nicht hinreichend bekannt. Es wäre dringend erwünscht, wenn einmal ganz systematische Untersuchungen bei den in Frage kommenden Tierarten durchgeführt würden.

Der *Übertragungsweg vom Tier zum Menschen* ist häufig unklar. Gelegentlich erfolgt er durch *Biß*, in anderen Fällen durch *Verletzung* beim Abhäuten der Tiere. Es ist wahrscheinlich, daß ein Teil der Infektionen durch *Genuß von Nahrungsmitteln* erfolgt, die von Tieren angefressen und so infiziert sind. Bakterienverseuchtes *Wasser* kann ebenfalls Ursache einer Tularämie beim Menschen sein. JELLISON u. Mitarb. berichten über eine tonsillo-glanduläre Form der Tularämie, die offenbar durch Trinken bakterienverseuchten Wassers in einem ländlichen Gebiet verursacht wurde. Auch kommen vereinzelt okulo-glanduläre Formen, hervorgerufen durch verunreinigtes, bakterienhaltiges Wasser, vor (LINDSAY und SCOTT). In Amerika scheint die Übertragung vielfach durch *Insekten* als Zwischenwirte zu erfolgen; genannt werden vor allem *Hirschfliegen* sowie verschiedene *Zecken-, Läuse- und Milbenarten*.

CALHOUN und ALFORD untersuchten in Arkansas in den Monaten Mai, Juli und September Zecken und fanden, daß diese nur in einem geringen Prozentsatz von 0,04% mit dem Bacteriun tularense infiziert waren. Im Osten der Vereinigten Staaten von Nordamerika fanden PARKER u. Mitarb. bei der Untersuchung von etwa 180 Zeckenarten nur einen außerordentlich geringen Prozentsatz von Zecken, die mit dem Bacterium tularense infiziert waren. GLASS machte für eine Epidemie in Sibirien mit vorherrschenden Primäraffekten an den unteren Extremitaten Insektenbisse verantwortlich. HOPLA konnte zeigen, daß tropische Rattenmilben, die mit dem Bacterium tularense infiziert waren, keine Bißinfektionen bei Ratten erzeugen konnten; diese infizierten sich vielmehr nur durch Fressen der Schmarotzer.

Immer wieder kommen *Laborinfektionen* vor, die nach dem klinischen Bild als thoracal-pulmonale Formen verlaufen (OVERHOLT u. Mitarb.). SASLAW u. Mitarb. wiesen bei freiwillig untersuchten Personen nach, daß durch Inhalation der Erreger ein grippeähnliches klinisches Bild auftrat. Damit erbrachten sie den Nachweis, daß auch auf dem Inhalationsweg eine Infektion erfolgen kann.

Spontan erkranken in erster Linie *Nager*, und zwar vor allem *Hasen, Kaninchen*, Ratten, Mäuse, Eichhörnchen, Erdhörnchen, Lemminge, Wiesel und Hamster. Einzelfälle sind aber auch bei Hunden, Katzen, Schafen, Rindern, Pferden, Füchsen, Vögeln und Kaltblütern beschrieben. Alle diese Tiere und manche andere lassen sich auch künstlich leicht infizieren. Im allgemeinen verläuft die Krankheit bei Tieren viel schwerer als beim Menschen, sie endet sehr oft in kurzer Zeit tödlich.

VI. Klinisches Bild

Einteilung und Verlaufsformen

Eine bunte Mannigfaltigkeit von klinischen Bildern kann beim Menschen durch das Bacterium tularense hervorgerufen werden. Ohne das einigende Band der bakteriologischen und serologischen Befunde würde man kaum auf den Gedanken kommen, daß hier zusammengehörige Krankheitsbilder vorliegen.

Neuerdings teilen JELLISON et al. und BELL die Tularämie in 2 Verlaufsvarianten ein; dabei ist die Trennung in 2 Formen einerseits durch Virulenzunterschiede des Erregers und andererseits durch tierökologische Charakteristika begründet. Der Typ A ist stärker virulent und scheint ausschließlich auf Amerika beschränkt zu sein. Der Typ B ist auf der ganzen Welt nachgewiesen worden und ist weniger virulent. Der Erreger des Typs A ist die Francisella tularensis (McCoy und CHAPIN), der Typ B die Francisella palearctica (OLSUFIEW und EMELYANOVA). Die Unterscheidung beider Formen voneinander ist auch durch verschiedene biochemische Eigenschaften der Erreger, durch ihr verschiedenes Vorkommen und den unterschiedlichen Übertragungsmodus gerechtfertigt.

Für das Verständnis der Krankheit hat es sich als sehr fruchtbar erwiesen, den Begriff des *Primärkomplexes* auf das Leiden anzuwenden (SCHULTEN, RANDERATH). Bei vielen Fällen ist es eindeutig klar, daß sich an der Eintrittspforte der Krankheit eine Läsion bildet, bei der sich der Vergleich mit einem luischen Primäraffekt aufdrängt. Das gilt nicht nur bei den Fällen durch Nagetierebiß. Solche *Primäraffekte* sitzen an der Haut, der Mundschleimhaut oder Augenbindehaut. Ihr Aussehen soll im speziellen Teil näher beschrieben werden (s. S. 353). Fast gleichzeitig oder unmittelbar hinterher kommt es zu einer Erkrankung der zugehörigen Lymphknoten, die nicht selten bis auf Kartoffelgröße anschwellen. Manchmal findet man namentlich am Halse, ähnlich wie bei der Tuberkulose, nur eine *Lymphknotenschwellung*, ohne daß sich an der Mundschleimhaut oder anderswo etwas Krankhaftes nachweisen läßt. Es ist sehr wahrscheinlich, daß es sich dabei um flüchtige oder versteckt sitzende Primäraffekte gehandelt hat. Es scheint daher auch unzweckmäßig, diese Fälle als „einfach glanduläre" besonders hervorzuheben. Es hat sich eingebürgert die Fälle mit Befall äußerer Drüsen als *äußere Tularämien* zu bezeichnen. Je nach dem Sitz des Primäraffektes spricht man dann von cutano-glandulären, oculo-glandulären und oral-glandulären Fällen. Letztere lassen sich auch noch in tonsillo-glanduläre, gingivo-glanduläre und glosso-glanduläre unterteilen.

Neben diesen relativ klaren Fällen sprechen die meisten Autoren auch noch von einer *inneren oder typhösen Tularämie*, womit sich offenbar die etwas unklare Vorstellung von einer von vornherein allgemeinen Verbreitung des Erregers im Gesamtorganismus ohne lokale Haftung verbindet. Die Zahl der Fälle, auf die diese Annahme passen würde, verkleinert sich bei genauer Untersuchung immer mehr, so daß wir Zweifel an ihrer Existenz haben. Die meisten dieser Fälle jedenfalls haben zum mindesten röntgenologisch einen erheblichen thorakalen Befund in Form von Lungeninfiltraten oder Lymphknotenschwellungen. Danach haben wir die Vorstellung gebildet, daß hier ein pulmonaler Primärkomplex vorliege. Andere wesentlich seltenere Fälle zeigen Darmbeschwerden und Mesenterialdrüsenschwellungen. Gelegentlich versucht man auch in Analogie zum Typhus abdominalis diese abdominalen Fälle als typhöse abzutrennen. Ob es darüber hinaus noch eine Generalisation ohne Primärkomplex entsprechend der Syphilis d'emblée gibt, ist unbekannt. Sicher scheint dies nicht zu sein. Nach dem Auftreten des Primärkomplexes kommt es immer oder wenigstens meistens zu einer *Generalisation* mit mannigfaltigen sekundären Lokalerscheinungen, die im speziellen Teil besprochen werden sollen.

Wir kommen somit zu folgender Einteilung, die sich im wesentlichen mit der von RANDERATH deckt:

A. *Primärstadium* (Primärkomplex)
   I. Äußere Tularämien
     a) cutano-glanduläre Form
     b) oculo-glanduläre Form
     c) oral-glanduläre Form
   II. Innere Tularämien
     a) thorakale Form
     b) abdominale Form
B. *Generalisationsformen*
     a) primäre Generalisation (typhöse Form)
     b) sekundäre Generalisation (mit Beteiligung von Haut, Lymphknoten, Lunge, Zentralnervensystem, Abdominalorganen usw.).

Außerordentlich große Unterschiede werden für die *Häufigkeit der einzelnen Formen* angegeben. Die Zahl für die inneren oder „typhösen" Fälle schwanken zwischen 0 und 70%. Das mag z. T. an regionären Unterschieden liegen. Es ist denkbar, daß die amerikanische Tularämie mit ihrer häufigen Übertragung durch Insektenstich tatsächlich öfters primär generalisiert ist.

Die Hauptursache dürfte aber in der mangelnden Erkennung liegen. Eine oculo-glanduläre Tularämie ist wohl kaum zu übersehen, die äußeren Formen überhaupt sind so charakteristisch, daß sie zum großen Teil richtig gedeutet werden. Innere Tularämien aber sehr schwer zu erkennen und werden daher bestimmt in einem großen Teil der Fälle übersehen bzw. nicht richtig diagnostiziert. Bei den Sanitätseinheiten der Armee im Raume von Orel wurde behauptet, daß angeblich innere Tularämien nicht vorkamen, die jedoch bei der Nachprüfung in großer Zahl entdeckt wurden. Es müssen deshalb Berichte über das Fehlen innerer Tularämien beim Vorhandensein zahlreicher äußerer Fälle mit großer Skepsis angesehen werden. Wie fehlerhaft es ist, aus örtlichen Beobachtungen allgemeine Schlüsse zu ziehen, zeigt eine Arbeit von GLASS, der nach Beobachtungen in Sibirien allgemein die pulmonale Tularämie in Rußland für „extrem selten" hält, während sie z. B. nach anderen Beobachtungen im Okagebiet ausgeprägt häufig ist.

Klinische Symptomatologie

1. Allgemeinerscheinungen

Wie bei jeder Infektion, so treten auch bei der Tularämie klinische Erscheinungen erst nach einer gewissen *Inkubationszeit* auf, die im allgemeinen zwischen 1 und 10 Tagen, meist 3 Tage betragen dürfte. Die Beobachtung von FRANK und WOHLFEIL, daß Tularämien auch nach monatelanger Latenz zum Ausbruch kommen können, ist bisher ziemlich alleinstehend geblieben. GERLACH hat allerdings bei Laboratoriumstieren ähnliche Beobachtungen beschrieben. Ob chronische Tularämieformen vorkommen, ist nicht sicher bewiesen. Russische Autoren wollen chronische Verlaufsformen mit Rezidivneigung beobachtet haben (DROBINSKIJ und MILOCHINA). Es bestehen aber erhebliche Zweifel, ob es sich in den mitgeteilten Beobachtungen tatsächlich um echte Rezidive handelt.

Die *Allgemeinerscheinungen*, die den Lokalbefund begleiten, sind außerordentlich verschieden stark ausgeprägt. Es gibt zweifellos Fälle, bei denen man überhaupt nichts von objektiven und subjektiven Symptomen feststellen kann und bei denen nur das Positivwerden von Haut- und Serumtest während des Aufenthaltes in einem verseuchten Gebiet beweist, daß eine Berührung mit dem Erreger mit eindeutigen Folgeerscheinungen stattgefunden hat. Auch wenn man von diesen unterschwelligen Formen absieht, gibt es noch sehr große Unterschiede im Erscheinungsbild.

Fieber ist bestimmt in der großen Mehrzahl der Fälle vorhanden, gelegentlich kann es das Bild wie bei einem Typhus beherrschen. Der Beginn ist meist plötzlich, nicht selten mit einem Schüttelfrost. Das Fieber kann schon nach wenigen Tagen zur Norm zurückkehren, häufiger kommt es nach einem vorübergehenden

Absinken zu einer kleinen Kontinua. Das kann sich mehrfach wiederholen, so daß ein Fieberverlauf ähnlich dem Morbus Bang resultiert. Nach der endgültigen Entfieberung treten häufig noch einzelne Fieberzacken, gelegentlich auch längere Perioden mit subfebrilen Temperaturwerten auf. Die beigefügten Kurven sollen das Gesagte illustrieren, man sieht daraus, daß sich keine Gesetzmäßigkeit im Fieberverlauf ergibt (Abb. 3—5). Fieberverlauf einer Tularämie.

Das Fieber ist meist von sehr starken *Kopfschmerzen* begleitet, die vor allem in der Stirn und hinter den Augen empfunden werden. Die differentialdiagnostische Bedeutung dieses Symptoms ist allerdings gering, da gerade die hier in Frage kommenden Erkrankungen (Wolhynien-Fieber, Dengue-Fieber, Q-Fieber, Viruspneumonie, Grippe, russisches Kopfschmerzfieber (SCHULTEN) usw.) meist auch mit erheblichen Kopfschmerzen verbunden sind. Nicht viel anders ist es mit den *Rücken- und Gliederschmerzen*. Werden diese besonders in den Schienbeinen empfunden, dann erhob sich in Rußland oft die Frage, ob nicht eine Mischinfektion mit dem dort fast ubiquitären Wolhynien-Fieber vorlag.

Eine hochgradige Schlappheit und leichte Ermüdbarkeit besteht in allen schweren Fällen nicht nur während des Fiebers, sondern noch lange in die Rekonvaleszenz hinein.

Das *Blutbild* zeigt im allgemeinen wenig und uncharakteristische Veränderungen. Gelegentlich findet man eine leichte hypochrome Anämie, häufig eine gewisse Leukocytose bis zu 15000 Zellen, öfters eine relative und absolute Lymphocytose. Die Eosinophilen verschwinden meist. Wichtig ist das Blutbild vor allem zum Ausschluß gewisser symptomatologisch ähnlicher Erkrankungen (Typhus, Trichinose, infektiöse Mononucleose). BLANC und BOISSEL veröffentlichten übrigens zwei sichere Tularämiefälle, bei denen nicht nur im Blutbild Anklänge an eine infektiöse Mononucleose bestanden, sondern auch die Paul-Bunnel-Reaktion positiv ausfiel.

Die *Senkung* ist gewöhnlich auf mittlere Werte, bei Fällen mit starken Lokalerscheinungen z. B. mit vereiterten Lymphknoten auch auf hohe Werte beschleunigt.

SCHUERMANN (mündliche Mitteilung) fand elektrophoretisch in 3 Fällen auffallenderweise eine Erniedrigung der Albumine und der β-Globuline.

Der *Urin* enthält manchmal etwas Eiweiß und öfters Urobilinogen. Die Diazoprobe kann positiv sein.

Der *Puls* ist zunächst meist nicht wesentlich beschleunigt. In der Rekonvaleszenz kann es zu sehr langdauernden, erheblichen und lästigen Tachykardien kommen (Abb. 4).

In einem Teil der Fälle ist eine kleine *Milz*vergrößerung tastbar. Besondere *Schweiße* treten gewöhnlich nicht auf.

2. Haut und Schleimhäute

Haut und Schleimhäute können in der verschiedensten Weise sowohl im primären wie im sekundären Stadium der Tularämie beteiligt sein.

Der *Primäraffekt der Haut* hat ein uncharakteristisches Aussehen. Er kann außerordentlich klein und flüchtig sein, so daß man ihn nur beim Suchen im Quellgebiet einer Lymphknotenschwellung findet. Er erscheint dann einfach als unspezifische Schrunde. Selten hört man, daß es sich um die Folgen eines Tierbisses handelt, in anderen Fällen hat es sich ursprünglich um Schnitt- oder häufiger um Brandwunden gehandelt, die offenbar sekundär infiziert sind. Manchmal sind die Primäraffekte größer, es kommen Geschwüre bis zu Talergröße vor. Die Umgebung ist oft etwas infiltriert, aber nicht mehr so hart wie bei einem Ulcus durum. Meist sind die Läsionen ziemlich schmerzlos. Oft sieht und fühlt man nur eine

Infiltration unter der Haut, wobei man annehmen muß, daß eine minimale Verletzung der Haut sich schon vor Beginn der Entzündung geschlossen hat. Die Primärläsionen der Haut heilen meist ohne jede Behandlung ziemlich rasch wieder ab.

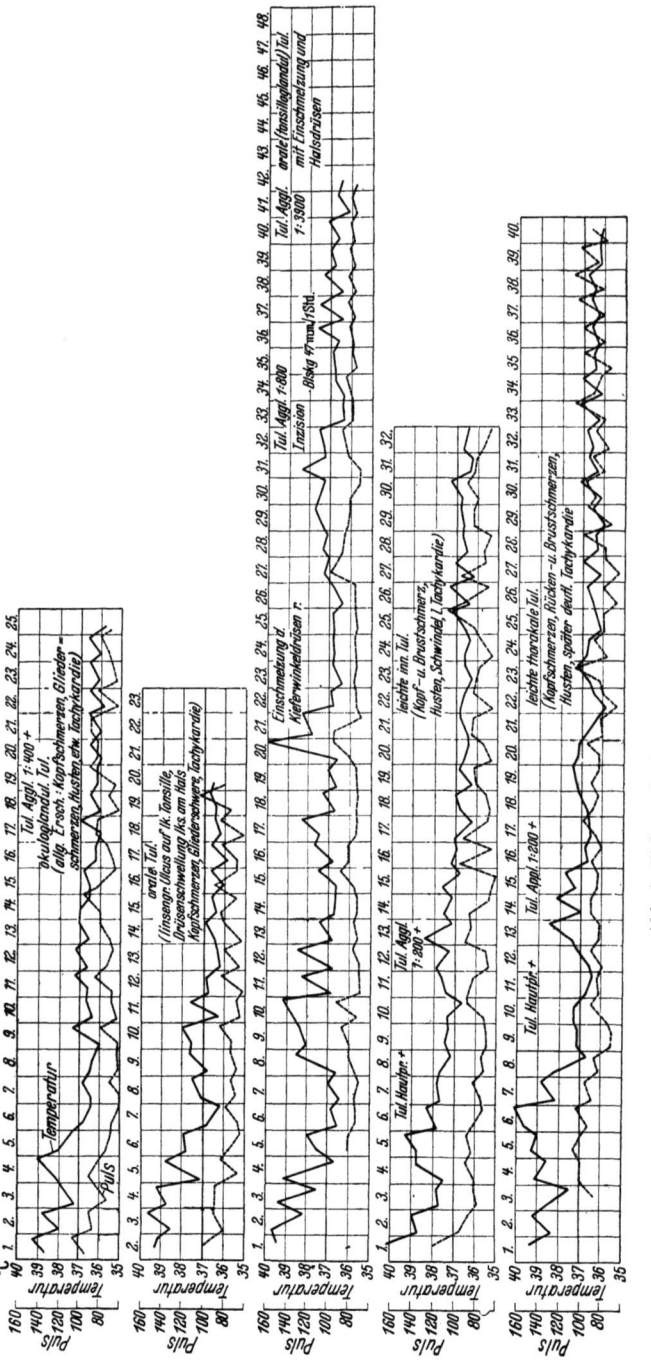

Abb. 3. Fieberverlauf einer oral-glandulären Tularämie

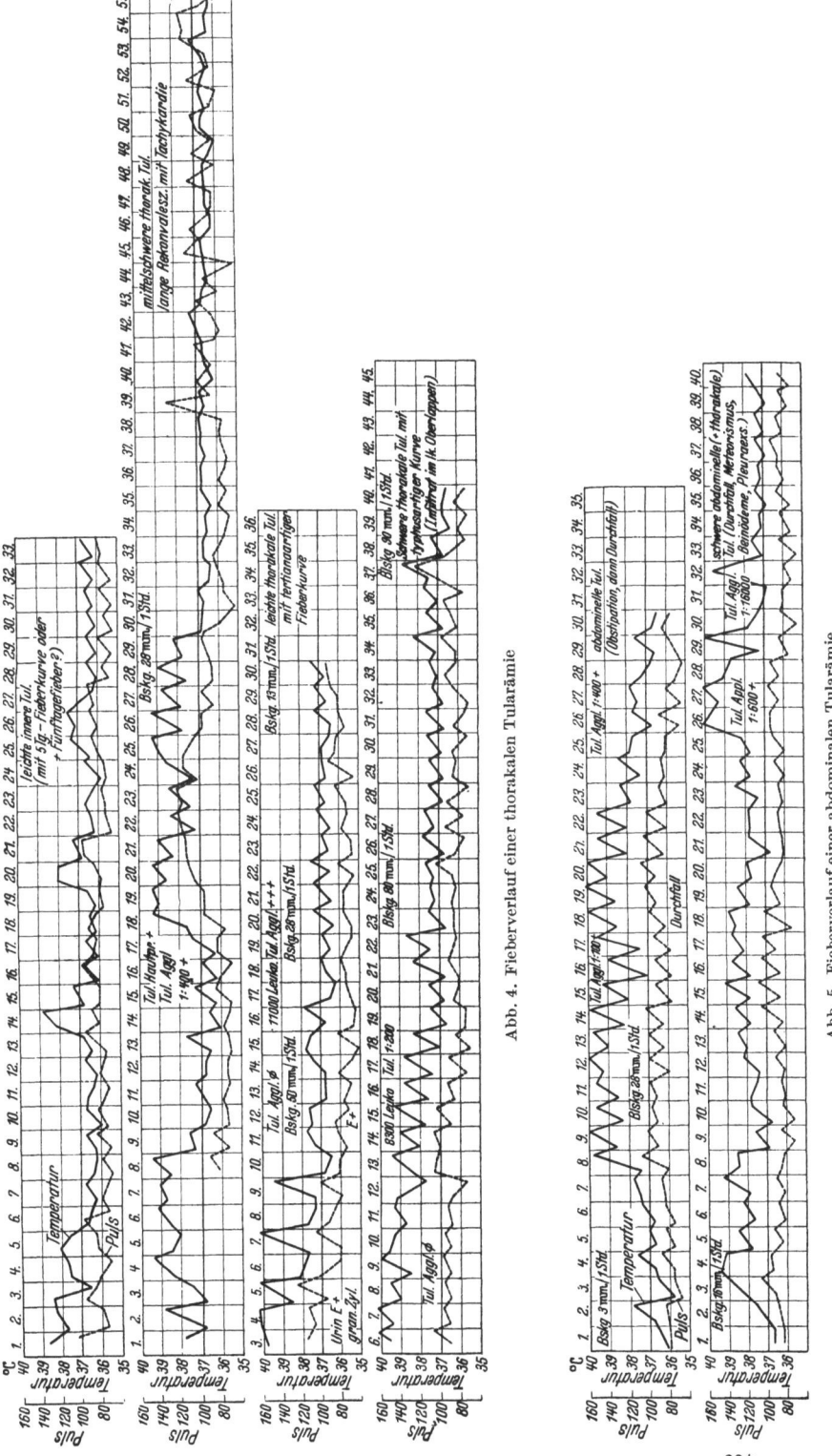

Abb. 4. Fieberverlauf einer thorakalen Tularämie

Abb. 5. Fieberverlauf einer abdominalen Tularämie

23*

Sie können an jeder Hautstelle sitzen. Sie kommen besonders an den Händen vor, sind aber auch an den Beinen, am Scrotum, am Ohrläppchen (Abb. 6), an der Glans penis und an anderen Stellen beobachtet worden. Die Einzahl ist die Regel. Es kommen aber auch nicht ganz selten eindeutig multiple Primäraffekte vor. Die Haut in der Nähe des Primäraffektes ist oft ekzemartig verändert, in anderen Fällen sieht man wie bei banalen Hautentzündungen eine abführende Lymphangitis. Gelegentlich fühlt man im Laufe der Lymphstränge perlschnurartige Verdickungen.

Ziemlich häufig sind flüchtige *Exantheme*, die bald an Scharlach, bald an Masern oder Fleckfieber erinnern. Relativ oft findet man an den Unterschenkeln subcutane Knötchen mit allen Zeichen des Erythema nodosum. Auch der histolo-

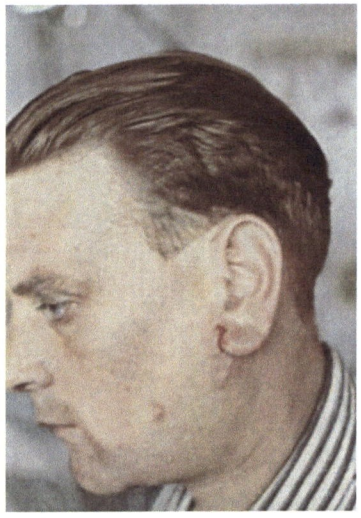

Abb. 6. Primäraffekt am Ohrläppchen
mit Halsdrüsenbeteiligung

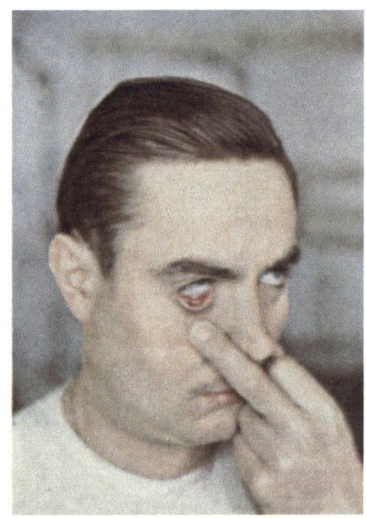

Abb. 7. Parinaudsche Conjunctivitis
mit Halsdrüsenbeteiligung

gische Aufbau ist mit dieser Krankheit identisch (RANDERATH). Es ist das eine weitere merkwürdige Parallele zur Tuberkulose, in deren Primärstadium diese Hauterscheinungen ja auch oft auftreten. Auch ein Erythema multiforme und ekthymaartige Hautveränderungen kommen gelegentlich vor.

Neben diesen häufigeren Veränderungen können noch so ziemlich alle Erscheinungen auftreten, die überhaupt an der Haut beobachtet werden. So sieht man gelegentlich Petechien und urticarielle Exantheme und Knötchen.

Besonderes Interesse bietet bei gewissen Tularämieformen die *Augenbindehaut*. 1889, lange bevor der Tularämieerreger und das allgemeine Krankheitsbild der Tularämie bekannt war, wurde von PARINAUD eine bestimmte Form von Conjunctivitis tierischen Ursprungs beschrieben. Dabei fiel neben der gefährlich aussehenden, aber gutartigen Schwellung und Ulceration der Augenbindehaut die außerordentlich starke lokale Lymphknotenschwellung auf.

Viel später wurde festgestellt, daß unter diesem Bilde die menschliche Tularämieinfektion verlaufen kann. Anderseits ist es mehr als zweifelhaft, ob alle Fälle, die in der Literatur als Parinaudsche Conjunctivitis beschrieben worden sind, als Tularämiefälle zu gelten haben. Bei einigen, wie bei beiden von BAYER und HERRENSCHWAND in Südtirol hat sich, obwohl es sich um ganz isolierte Fälle gehandelt hat, dieser Beweis nachträglich serologisch bringen lassen, bei vielen anderen ist es zweifelhaft geblieben, bei wieder anderen ist durch den Nachweis anderer Erreger und den negativen Ausfall der spezifischen Proben sogar das Gegenteil bewiesen, so bei den Fällen von PASCHEFF, die dieser als Conjunctivitis infectiosa necroticans bezeichnet und bei der Leptothrichosis conjunctivae von VERHOEFF. Die Epidemiologie der Tularämie ist durch diese sporadischen Parinaud-Fälle mehr verwirrt als gefördert worden. Man muß daher unbedingt fordern, daß jeder einschlägige Fall serologisch und bakteriologisch durchuntersucht wird.

Die *tularämische Conjunctivitis* beginnt gewöhnlich plötzlich mit Fieber und anderen Allgemeinerscheinungen. Fast immer *einseitig* kommt es zu einer starken Rötung und Follikelschwellung, anschließend meist zur Geschwürsbildung. Die Lider und ihre Umgebung schwellen oft chemotisch so stark an, daß das Auge zum Verschluß kommt. Lichtscheu und Tränenfluß sind dabei meist geringer als es den starken Lokalerscheinungen entspricht. Zum Erstaunen des unerfahrenen Beobachters heilen diese bedrohlich aussehenden Erscheinungen gewöhnlich in wenigen Tagen ohne wesentliche Narben ab. Der Fall von FRANCIS stellt offenbar eine große Seltenheit dar. Die Gutartigkeit der tularämischen Bindehautentzündung steht in einem scharfen Gegensatz zu den Verhältnissen bei der Conjunctival-Tuberkulose, mit der sonst wohl eine gewisse Ähnlichkeit vorhanden ist. Die Erscheinungen sind fast stets einseitig (Abb. 7). Gelegentlich sieht man auch bei andersartigen Tularämien genau wie bei manchen anderen Infektionskrankheiten eine leichte Begleitconjunctivitis.

Das proteusartig vielfältige Bild zeigt sich besonders deutlich auch bei den *Primäraffekten der Mundhöhle*. Gelegentlich findet man — wie schon erwähnt — nur eine Lymphknotenschwellung am Hals und muß annehmen, daß die Affektion der Mundschleimhaut so flüchtig war, daß sie sich dem Nachweis entzog. In anderen Fällen sieht man an Zahnfleisch, Zunge, Gaumen oder an anderen Stellen ein kleines Geschwürchen, das an eine eröffnete Aphthe erinnert. Andere Fälle zeigen tiefe Ulcerationen, die beim Sitz auf der Tonsille an eine Plaut-Vincentsche Angina oder eine Diphtherie denken lassen. KAINDL fand bei einer Epidemie in Österreich Schleimhautveränderungen der Mundschleimhaut, die an eine Herpangina erinnerten. Einmal sahen wir eine große carcinom- oder luesverdächtige Ulceration an der hinteren Rachenwand. Die Mundherde teilen mit den anderen tularämischen Primäraffektionen die große Gutartigkeit und rasche Heilungstendenz.

Ein Unikum dürfte der von BOST u. Mitarb. beschriebene Fall sein, bei dem der Primäraffekt an der Glans penis saß; man fand unter dem Praeputium eine tote Zecke.

Seltener sieht man bei nicht-oralen Tularämien leichte Anginen, gelegentlich eine glasige Schwellung des Zäpfchens oder Vergrößerung des lymphatischen Gewebes an der hinteren Rachenwand.

3. Lymphknoten

Die andere Hälfte des Primärkomplexes stellen die entzündeten Lymphknoten dar. Völliges Fehlen der Lymphknotenreaktion ist offenbar extrem selten, es ist sogar schon die Ausnahme, wenn die Schwellung so gering ist, daß sie nur durch Betastung, nicht auch schon mit dem Auge feststellbar ist. Meist geht die Vergrößerung der Lymphknoten weit über das hinaus, was man sonst bei banalen bakteriellen Infekten zu sehen gewohnt ist. Sie erreicht meist in wenigen Tagen Hühnereigröße und darüber, wobei auch hier die Schmerzhaftigkeit meist ziemlich gering ist. Die Schwellung kann rasch wieder zurückgehen, in anderen Fällen bleibt sie lange Zeit nach Abheilen des Primäraffektes bestehen. In einem Drittel bis zur Hälfte der Fälle kommt es zur *eitrigen Einschmelzung*. Das Ödem der Umgebung nimmt zu, die Haut wird unverschieblich und gerötet, oft kann man Fluktuation feststellen. Punktiert man jetzt, so bekommt man einen dünnflüssigen, nicht riechenden Eiter, oft mit kleinen weißlichen Bröckelchen. Da die üblichen mikroskopischen kulturellen Untersuchungen gewöhnlich keine Bakterien ergeben, so liegt der Verdacht auf eine Lymphknotentuberkulose besonders nahe; in der Tat wird diese Fehldiagnose sehr häufig gestellt. Inzidiert man, so kommt es aber nicht wie bei einer Tuberkulose zu einer langdauernden Fisteleiterung, sondern meist zu einer leidlich schnellen Abheilung. Immerhin ist es jedoch besser, möglichst ohne Incision mit Punktionen auszukommen. Es scheint, daß man durch Röntgentiefenbestrahlung den Abheilungsprozeß fördern kann (FRANK und WOHLFEIL). Gelegentlich brechen die Drüsen spontan durch die Haut durch, in seltenen Fällen nach innen in tiefere Gewebsschichten. Gelegentlich kommen Befunde wie bei einer Subpectoralphlegmone vor.

Beim Primärkomplex handelt es sich natürlich immer um die Schwellung der regionären Lymphknoten, wobei gelegentlich eine Station übersprungen wird oder mehrere ergriffen werden. Bei Ulcerationen an den Händen erkranken die Ellenbogendrüsen, vor allem aber oft auch alleine die Achsellymphknoten. Gelegentlich greift der Prozeß auch noch auf die infra- und die supraclaviculären Lymphknoten über. Bei der oculo-glandulären Tularämie sind vor allem die Kieferwinkeldrüsen derart befallen, daß der ganze Hals asymmetrisch erscheint. Oft findet sich auch eine Vergrößerung des präauriculären Lymphknotens, dieser erreicht aber selten mehr als Haselnußgröße oder schmilzt gewöhnlich nicht ein. Primärläsionen im Mund führen je nach dem Sitz zu Lymphknotenentzündung am Kieferwinkel oder Kinn. Ulcerationen an den unteren Extremitäten zur Drüsenschwellung in der Leiste, evtl. in der Kniekehle.

Es wurde schon erwähnt, daß Fälle mit früher lokaler Drüsenschwellung ohne nachweisbare Primärläsion auch als einfach glanduläre bezeichnet werden. Auf die Unzweckmäßigkeit dieser Bezeichnung wurde schon hingewiesen (s. S. 351). Das Wort wird aber noch in einem anderen Sinne gebraucht. Im weiteren Verlauf einer beliebigen Tularämie kommt es manchmal zu einer weitverbreiteten, bis universellen Lymphknotenschwellung, genau wie man das ja auch selten bei Tuberkulosen sieht. Diese lymphoglanduläre Generalisation ist eine Komplikation einer beliebigen Tularämie, aber keine selbständige Erkrankungsform. Wir bezeichnen sie als *späte Lymphknotenschwellung*. An einem größeren Material wurde sie in rund 10 % der Fälle beobachtet (TENNER). Diese Lymphknoten neigen viel weniger zu Einschmelzung als die des Primärkomplexes.

4. Atemwege

Es herrscht Einigkeit darüber, daß die Lunge und der dazugehörige Lymphknotenapparat außerordentlich oft bei Tularämien beteiligt ist. Amerikanische Sektionsstatistiken zeigen das in 60—100 % der Fälle; natürlich handelt es sich aber dabei um ungewöhnlich schwere Fälle.

Will man Ordnung in die Befunde bringen, so muß man unseres Erachtens in die von RANDERATH und SCHULTEN geschaffene Stadieneinteilung zurückgreifen. Nach unseren Erfahrungen sieht man bei Tularämien ohne äußeren Primärkomplex auch bei leichteren Fällen außerordentlich häufig, zumindest im Röntgenbild, eindeutige Veränderungen. Diese können das *Lungenparenchym*, die *mediastinalen Lymphknoten* und die *Pleura* betreffen. Die Art der Veränderungen zwingt einem die Parallele zum tuberkulösen Primärkomplex geradezu auf. Wir möchten daher für diese Veränderungen auch eine gleiche Pathogenese annehmen. Primär ist die Parenchymentzündung, die von einer starken Reaktion der zugehörigen Lymphknoten gefolgt ist, wobei diese gelegentlich das Bild beherrschen können. Der klinische Befund ist *ähnlich wie bei Viruspneumonien* oft dürftig. Häufig besteht Husten, nicht selten bellend und mit Retrosternalschmerz, wie man ihn einerseits bei einer grippösen Tracheitis, andererseits bei der spezifischen mediastinalen Lymphadenitis sieht. Der physikalische Befund ist oft gering, so daß man gelegentlich bei der Röntgenuntersuchung von der Ausdehnung der Herde überrascht ist. Sie *erinnern*, wie die Abb. 8—11 beweisen, sehr stark an entsprechende *tuberkulöse Veränderungen*, sind wohl ohne Kenntnis der Vorgeschichte nicht von diesen zu unterscheiden. Auch hier ist oft die Pleura in Form einer trockenen, seltener einer feuchten *Pleuritis* beteiligt. Die Exsudate werden gewöhnlich nicht groß, sie sind meist klar, kaum je eitrig.

Die Lungenveränderungen können zwar ziemlich hartnäckig sein, sind aber in unseren Fällen, soweit wir sie verfolgen konnten, stets in einigen Wochen abge-

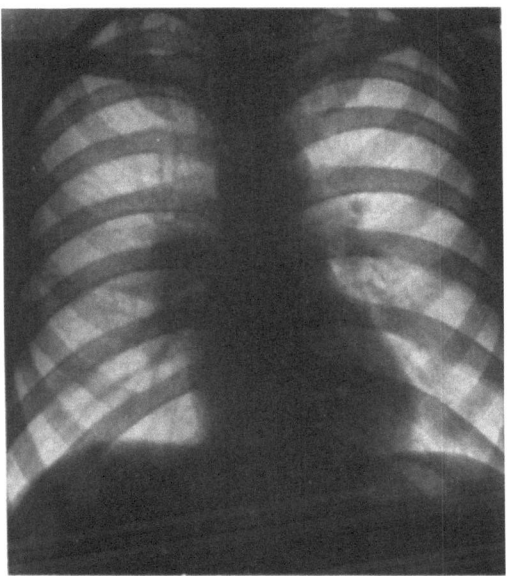

Abb. 8. Hilusdrüsentularämie

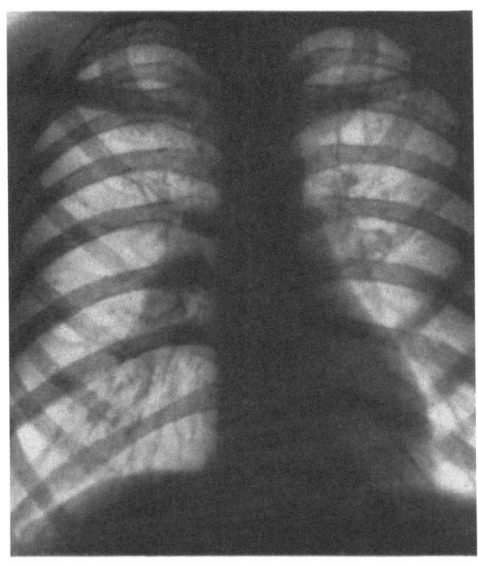

Abb. 9. Hilusdrüsentularämie mit streifiger Lungenbeteiligung

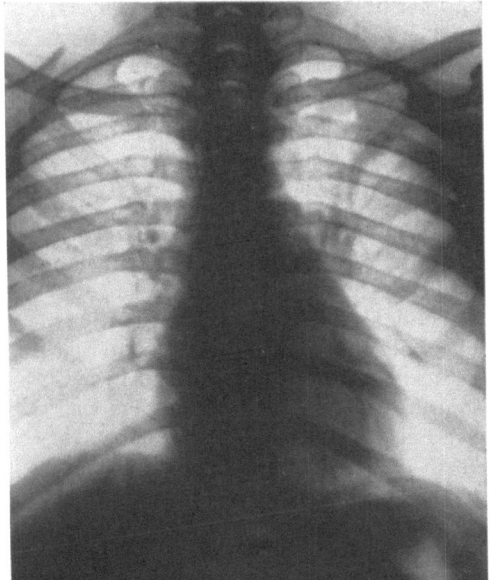

Abb. 10. Tularämischer Primärkomplex links oben

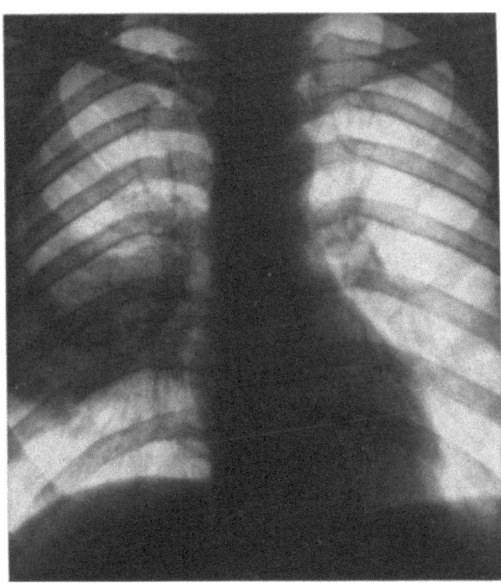

Abb. 11. Großes tularämisches Lungeninfiltrat

heilt. Auch die Suche nach Folgezuständen an den Lungen von früheren Tularämiekranken ist bisher trotz einer besonders darauf gerichteten Aufmerksamkeit immer vergeblich gewesen. Wir haben auch nie Höhlenbildungen gesehen.

Auch auf diesem Gebiet haben die Amerikaner einige abweichende Beobachtungen gemacht. So finden sie bei ihren *tularämischen Pneumonien* zumindest eine zweifelhafte Prognose, das für die östliche Tularämie nicht gilt. Sie fanden bei Sektionen auch häufig Nekrosen mit Kavernenbildung, ferner gelegentlich miliare Aussaaten und schließlich ausgedehnte Fibrosen, die noch jahrelang nach Überstehen einer Tularämie nachweisbar waren und wohl auch nicht ganz reversibel sind.

Schwierig ist die Frage zu beantworten, ob die tularämischen Hiluslymphknoten ähnlich wie die peripheren Lymphknoten einschmelzen können. Die Möglichkeit muß man unbedingt bejahen. Der Nachweis ist allerdings unseres Wissens nie gelungen.

Auch im weiteren Verlauf kommt es bei Tularämien, die nicht thorakal begannen, ziemlich häufig zu einem Befall der Lungen, meist sicher durch spezifische Veränderungen. Interessant ist das Problem, ob bei diesen Fällen, die schon einen Primärkomplex an anderer Stelle durchgemacht haben, auch die starke Neigung zur Lymphknotenbeteiligung besteht, oder ob diese Eigenschaft wie bei der Tuberkulose nur der Erstmanifestation zukommt. Allerdings muß dabei berücksichtigt werden, daß hier das ganze Krankheitsgeschehen sich von Jahren auf Tage zusammenschiebt und daß es zweifelhaft ist, ob sich in dieser Zeit die notwendigen immunisatorischen Voraussetzungen bilden können. Die Frage ist bisher noch unbeantwortet, ausgedehnte Lungeninfiltrate sind jedenfalls im weiteren Verlauf auch äußerer Tularämien häufig.

Es ist nicht von der Hand zu weisen, daß es rein pneumonische Formen der thorakalen Tularämie gibt. In diesen Fällen erfolgt die Infektion häufig oder sogar ausschließlich durch Inhalation bakterienhaltigen Staubes, wie es PUNTIGAM (1960) bei einer Epidemie in Österreich beschrieben hat. Ähnliche Beobachtungen machten FRIZA und KRAUSLER.

Die *röntgenologischen Veränderungen an den Lungen* sind nach OVERHOLT und TIGERTT durch unscharf begrenzte Verschattungen im Durchmesser von 2—8 cm und Hilusvergrößerungen charakterisiert. Von peribronchialen Verdichtungen bis zu homogenen Verschattungen mit gelegentlicher Kavernisierung sind alle Übergänge möglich, so daß eine sichere Abgrenzung von tuberkulösen Veränderungen nicht möglich ist. IVIE vertritt den Standpunkt, daß pneumonische Lungenveränderungen mit Abscedierungstendenz, die der üblichen Therapie trotzen, mit großer Wahrscheinlichkeit als tularämiebedingt angesehen werden können.

5. Verdauungskanal

Die Erkennungsmöglichkeiten tularämischer Veränderungen des Magen-Darm-Kanals sind leider noch wesentlich schlechter als die der Brustorgane, unsere Kenntnisse daher auch dürftiger. Es scheint in der Tat vorzukommen, daß der *Primärkomplex in den Bauchorganen* auftritt, bei den russischen Fällen allerdings wesentlich seltener als in der Brust. Manche Fälle aber mögen der genaueren Analyse entgangen sein. SCHULTEN berichtet über einen Fall der wegen Erscheinungen, die auf Appendicitis verdächtig waren, operiert wurde, und bei dem sich eine *Mesenterialdrüsenschwellung* mit positiven Serumreaktionen fand. SYLLA sah bei einem Fall daneben eine tumorartige Infiltration der Coecalwand. Wahrscheinlich hat es sich in beiden Fällen um abdominelle Primärkomplexe gehandelt. Sicher ist, daß *auch* die Bauchorgane *sekundär* ergriffen werden können. Im weiteren Verlauf der Krankheit sahen wir ziemlich häufig starke *Durchfälle*, gelegentlich aber auch Verstopfung, zweimal mit ileusartigen Erscheinungen. Wie andere Autoren beobachteten wir gelegentlich im Verlauf von Tularämien, die zunächst an anderen Körperstellen auftraten, einen *Ascites*.

Gröbere Störungen von seiten der *Leber* sind ausgesprochen selten, ein Ikterus kommt so gut wie niemals vor, gelegentlich aber eine Leberschwellung. SYLLA will allerdings ziemlich oft einen Subikterus beobachtet haben. In einem gewissen

Gegensatz dazu findet man bei Sektionen und im Tierversuch fast regelmäßig Granulome und Nekrosen in der Leber.

6. Kreislauforgane

Im großen und ganzen ist die Beteiligung des Kreislaufs bei der Tularämie gering, vor allem in den ersten Wochen ist meist an Herz und Gefäßen nichts Krankhaftes festzustellen. Etwa von der 3. Woche an kommt es allerdings relativ häufig zu einer *Tachykardie*, auch wenn das Fieber inzwischen normal geworden ist. Die Pulsbeschleunigung, die auch aus einigen der Kurven der Abb. 3—5 hervorgeht, kann recht hochgradig und langwierig sein. Der objektive Befund ist allerdings gewöhnlich bis auf die Tatsache der erhöhten Pulszahl gering. Der Blutdruck ist normal, die Herztöne sind rein, das Herz ist nicht wesentlich vergrößert. Vor allem zeigt das Elektrokardiogramm im allgemeinen normale Verhältnisse, ziemlich selten findet man eine gewisse Verlängerung der Überleitungszeit. Es erscheint daher auch zweifelhaft, ob die Ursache der Erscheinung eine schwere Myokardschädigung bzw. eine Myokarditis ist. Möglicherweise handelt es sich dabei, ähnlich wie beim Wolhynischen Fieber, um eine zentralnervöse Pulsbeschleunigung, was die Tachykardie betrifft.

Vereinzelt wurden aber auch *Perikarditiden beschrieben*, die in Einzelfällen zur konstriktiven Perikarditis führen können (MEREDITH, LJUNG, MARSHALL und ZIMMERMAN). MEREDITH fand bis 1950 12 Fälle von tularämischer Perikarditis.

Im allgemeinen scheint auch bei Sektionen der Herzmuskelbefund dürftig zu sein. LILLIE und FRANCIS sahen manchmal teils mehr umschriebene, teils diffuse Lymphocyteninfiltrationen.

Venenthrombosen kommen bei Tularämie vor, aber nicht in besonderer Häufigkeit.

7. Sonstige Organe

Unter den übrigen Organen interessieren vor allem die Veränderungen von seiten des *Nervensystems*. Die starken anfangs bestehenden Kopfschmerzen sind wohl sicher cerebral bedingt. Im Gegensatz zum Typhus fehlt allerdings meist jede Somnolenz, in seltenen Fällen wurde bei Tularämie ein Bild beschrieben, das als *Encephalitis* bezeichnet werden muß. Manchmal erinnern die Symptome mit mimischer Starre, Schlafsucht und Hirnnervenerscheinungen an eine Encephalitis lethargica (ASSMANN). SCHULTEN sah mehrfach flüchtige Mono- und Hemiplegien. Etwas häufiger sind die Meningen beteiligt. Gelegentlich bildet sich das Vollbild einer *Meningitis* heraus mit einem zellreichen Liquor, in dem dann auch Tularämie-Bakterien nachgewiesen werden können. Im Gegensatz zu diesen Befunden steht die Mitteilung von LEYPOLD, der bei einzelnen Epidemien mit meningealencephalitischen Symptomen keine Veränderungen des Liquors gefunden hat. Die Häufigkeit der cerebralen Komplikationen wechselt offenbar bei einzelnen Epidemien.

Der pathologisch-anatomische Befund soll dem einer tuberkulösen Meningitis entsprechen, allerdings mit stärkerer Beteiligung der Konvexität. GLASS sah eine Gruppe von Fällen in Sibirien, von denen mehr als die Hälfte cerebrale und meningeale Komplikationen aufwiesen.

Gelegentlich findet man in der Rekonvaleszenz lästige *Neuralgien*. TENNER beobachtete einige Male einen Herpes zoster. Veränderungen, die auf stärkere Beteiligung der *Nieren* hinweisen, fehlen bei der Tularämie. Manchmal besteht eine leichte Eiweißausscheidung. Die innersekretorischen Organe sind gewöhnlich klinisch und pathologisch-anatomisch unbeteiligt. Über Störungen an den männlichen und weiblichen Geschlechtsorganen ist nichts Wesentliches bekannt geworden. Bei schwangeren Frauen scheint es nicht regelmäßig, wohl aber gelegentlich zum *Abort* zu kommen.

Als Rarität beschreibt LIDE bei einem totgeborenen Kind einer tularämiekranken Frau an den inneren Organen histologisch eindeutig tularämische Veränderungen. In diesen Rahmen gehört auch die Beobachtung von DAHLEN u. Mitarb., die einen Fall einer septikopyämischen Tularämie beschreiben, bei der kurz ante finem ein *Priapismus* beobachtet wurde. Die histologische Untersuchung ergab Thrombosen in den Corpora cavernosa und in der Vena dorsalis penis.

Der Befall des Knochenmarkes kann als selten gelten. Vereinzelte Beobachtungen, so z. B. die von SICKE, machen es wahrscheinlich, daß tularämiebedingte *Osteomyelitiden* vorkommen können.

Flüchtige subjektive und gelegentlich auch objektive *Gelenkerscheinungen* sind zum Beginn der Krankheit ziemlich häufig, stärkere Arthritiden, vor allem solche eitriger Natur, sind sehr selten.

Diagnose und Differentialdiagnose

Die Diagnose der Tularämie, vor allem die einzelner sporadisch auftretender Fälle, ist schwierig. Es ist ziemlich sicher, daß ein Einzelfall von innerer Tularämie

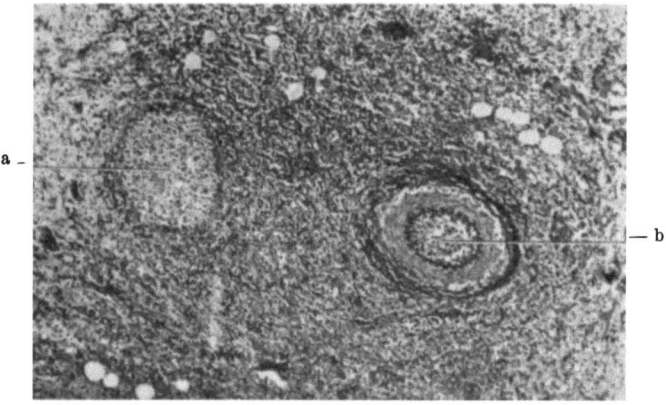

Abb. 12. Periglanduläres Fettgewebe mit diffuser perifokaler Entzündung. Endophlebitis obliterans (a). Endarteriitis obliterans und Periarteriitis (b). Mikrophotogramm. Vergrößerung 80fach

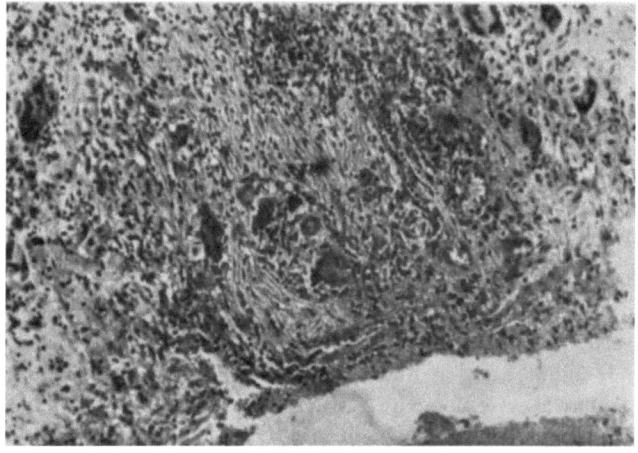

Abb. 13. Vorgeschrittene Vernarbung. Zahlreiche erhaltene Langhanssche Riesenzellen. Mikrophotogramm. Vergrößerung 150fach

kaum erkannt wird. So ist es auch ganz unwahrscheinlich, daß solche Fälle von Ärzten richtig gedeutet werden, die das Leiden gar nicht oder nur aus Büchern kennen. Dagegen sind die oculo-glandulären Fälle nicht zu verkennen, wenn man sie auch nur einmal im Bilde gesehen hat. Die anderen äußeren Fälle stehen in der Schwierigkeit der Diagnose dazwischen. In Epidemiegegenden ist es verhältnismäßig einfach, sie richtig zu erkennen. Bei den pulmonalen wie bei den glandulären Fällen ist wohl die häufigste Fehldiagnose die einer Tuberkulose. Man kann den Ablauf einer Tularämie wohl am besten als eine Tuberkulose beschreiben, die in ungeheuer beschleunigtem Tempo abläuft, trotzdem aber gutartig bleibt. Anders herum kann man sie aber auch mit einer sehr benignen und subakut verlaufenden Drüsen- und Lungenpest vergleichen. So ist für die richtige Diagnose oft weniger der einmalige Befund als vielmehr der Ablauf des krankhaften Geschehens wichtig.

Bei der großen Wahrscheinlichkeit, daß man bei einer Tularämie positive Haut- und Serumreaktionen erhält, kommt alles darauf an, daß man in einschlägigen Fällen die Krankheit überhaupt in den Kreis der Erwägungen zieht. Das muß vor allem dann geschehen, wenn in der Vorgeschichte eine Berührung mit Nagetieren angegeben wird. In vielen Fällen ist aber eine solche dem Patienten selbst gar nicht zum Bewußtsein gekommen.

Im übrigen gibt es wohl keine Krankheit, mit der die Tularämie nicht gelegentlich verwechselt wurde. Neben Tuberkulose und Pest spielen vor allem Grippe, Typhus, Wolhynien-Fieber, Lungenentzündung, insbesondere die verschiedenen Formen von Viruspneumonien, Fleckfieber und die infektiöse Mononucleose eine Rolle.

Verlauf und Prognose

Die Dauer der akuten Erscheinungen bei der Tularämie ist sehr verschieden, neben leichtesten Fällen, die in wenigen Tagen oder einigen Wochen in Heilung ausgehen, gibt es andere, die noch nach Monaten objektive Veränderungen und Fieberbewegungen haben. Auch wenn diese abgeklungen sind, kann die Tachykardie noch längere Zeit bestehen. Im allgemeinen dürften aber nach 6 Monaten, in seltenen Fällen nach einem Jahr, alle Symptome verschwunden sein. Länger dauernde Fälle sind nach unseren Erfahrungen extrem selten.

Die große Gutartigkeit der Primärläsionen wurde schon betont. Die Lymphknotenveränderungen können wesentlich länger bestehen, verschwinden dann aber auch. Bis auf belanglose Narben nach Lymphknotenperforationen und Incisionen haben wir niemals Dauerfolgen gesehen. Auch was andere Autoren darüber berichten sind anscheinend Raritäten.

Sehr eigenartig sind die Beobachtungen von FRANK und WOHLFEIL, die beiden Autoren berichten über Tularämiehäufungen bei russischen Kriegsgefangenen, die seit vielen Monaten in Deutschland und anscheinend ohne eine Möglichkeit der Ansteckung waren. Die Autoren vermuten eine Aktivierung der Krankheit nach jahrelanger Latenz. Entsprechende Beobachtungen, die natürlich für die Epidemiologie der Krankheit und ihre Dauer von großer Bedeutung sein würden, sind bisher von anderen Ärzten nicht mitgeteilt worden.

SCHULTEN sah in seinem großen Krankengut von mehreren tausend Fällen keinen einzigen Todesfall. Russische Autoren, z. B. CHATENEVER, berichten über eine *Letalität* von etwa 1%. Alle amerikanischen Veröffentlichungen bringen wesentlich höhere Todeszahlen, die gewöhnlich zwischen 3 und 5% liegen. Einzelne sind sogar noch bedeutend höher, so z. B. die von PULLEN und STUART von 7,5% unter 225 Fällen, sowie von BOST u. Mitarb. von 14% in 27 Fällen. Die Ursache dieser erstaunlichen Differenz ist noch unbekannt.

Prophylaxe

Der Satz, daß Verhüten besser ist als Heilen, gilt bestimmt auch für die Tularämie und zweifellos bieten sich hier für die Prophylaxe manche Anhaltspunkte.

Dafür ist zunächst wichtig festzustellen, welche Tierarten in dem betreffenden Seuchengebiet als Infektionsquelle in Frage kommen. Die Maßnahmen werden sehr verschieden sein je nachdem, ob es sich wie in Amerika um Einzelübertragungen von verschiedenen Tierarten oder wie im Osten um Massenübertragungen aufgrund einer Seuche bei einer oder wenigen Tierarten handelt. PUNTIGAM hat zusammenfassend dargestellt, wo die veterinärpolizeilichen Vorschriften in Österreich bzw. Deutschland in dieser Beziehung ergänzungsbedürftig sind. Im Osten wird es sich vor allem um die systematische Vernichtung gewisser Nager, vor allem der Ratten und Mäuse, in der Umgebung menschlicher Behausungen und um den sorgfältigen Schutz von Nahrungsmitteln und Wasser vor Verunreinigung handeln. Die Einzelübertragungen lassen sich wohl nur durch individuelle Vorbeugung vermeiden: größte Vorsicht bei Berührung von Nagern, z. B. beim Abhäuten von Hasen und Kaninchen, vor allem, wenn diese krank oder tot aufgefunden wurden, Schutz gegen Insektenstiche usw.

Therapeutisch stand man der Seuche während des 2. Weltkriegs in Rußland noch völlig machtlos gegenüber.

Was man tun konnte, waren kleine symptomatische Maßnahmen wie Drüsenpunktionen oder Incisionen, Bekämpfung der quälenden Kopfschmerzen und der Tachykardie, die im übrigen nicht auf Digitalis oder Strophanthin, eher auf Atropinpräparate oder leichte Narkotica anspricht. Atebrin, Salvarsan und verschiedene Sulfonamide sind immer wieder ohne jeden Erfolg versucht worden. Österreichische Autoren (FUHS, ARZT und DAVID) haben Versuche mit einer Vaccine-Therapie gemacht, die angeblich günstig ausgefallen sind. Amerikanische Ärzte, vor allem FOSHAY, glaubten Günstiges von einer Immunserumbehandlung gesehen zu haben. KADULL u. Mitarb. fanden, daß nach einer Vaccination nur in etwa 30% der Vacciniierten abortive Formen der Tularämie auftraten, die in manchen Fällen nur durch einen Titeranstieg im Serum zu erkennen waren. Vaccinetherapie und Immunserumbehandlung standen uns nicht zur Verfügung, so daß wir über eigene Erfahrungen nicht berichten können.

Ab 1944 wurde festgestellt, daß sich die Krankheit in spezifischer Weise durch *Streptomycin* beeinflussen läßt. Die Mitteilungen darüber sind so einheitlich, daß an den Erfolgen kein Zweifel bestehen kann. Der Erste, der das Mittel 1944 bei der Tularämie anwandte, war offenbar HEILMAN. BOST u. Mitarb. berichten, daß ihnen von 27 Fällen ohne Streptomycin 3 starben, während bei der gleichen Zahl mit Streptomycinbehandlung keiner tödlich verlief. Sie gaben 1—1,25 g täglich während 5—7 Tagen. Die meisten Autoren behandeln etwas länger, so BERSON und HARVELL, während 4—18 Tagen mit einer Gesamtdosis von 1,9—20 g. PULASKI und ANSBACHER gaben 1—3 g täglich während 7—14 Tagen. Weitere Berichte liegen u. a. von ABEL, HOWE u. Mitarb., von JOHNSON, von MINDEN u. a. vor. Alle Autoren berichten von einem raschen Abfall der Temperatur und der anderen Allgemeinerscheinungen. Ulcerationen sollen schnell abheilen, nicht ganz so rasch scheinen die Lymphknotenveränderungen auf das Mittel anzusprechen.

Nach einer Mitteilung von WOODWARD u. Mitarb. und vielen anderen Autoren scheint *Aureomycin* im Mäuseversuch dem Streptomycin überlegen und klinisch mindestens gleichwertig zu sein. Es hat den Vorteil, keine Nebenerscheinungen zu machen und auch peroral wirksam zu sein. Die Ergebnisse wurden inzwischen auch von anderen Autoren beim Menschen bestätigt (RANSMEIER, PRICE und BARNES u. a.). Die Autoren gaben insgesamt 20—25 g.

Es ist zweifellos ein sehr bedeutsamer Fortschritt, gegen dieses zwar nicht sehr gefährliche (wenigstens wenn man die Erfahrungen in Mittel- und Osteuropa zugrunde legt), aber doch quälende und lästige Leiden ein sicheres Mittel zu haben. Bei der zweifelhaften Prognose der pulmonalen Tularämie in Amerika rät MORGAN dazu, Streptomycin anzuwenden, auch wenn ein nicht ganz gesicherter Verdacht auf Lungentularämie besteht.

Literatur

Die ältere Literatur bis 1929 findet sich bei **Francis**, die bis 1944 bei **Schulten**; deswegen wurden hier neben einigen grundlegenden Arbeiten nur solche angeführt, die nach 1944 erschienen sind.

Abel, O.: Tularämie mit Streptomycin behandelt. Missouri State med. Ass. J. 1943, 167. **Allison, F.**, jr.: Pleuropulmonary tularemia. Sth. med. J. (Bgham, Ala.) **52**, 1019—1927 (1959). — **Atwell, R. J.**, and **D. T. Smith**: Primary tularemia pneumonia treated with Streptomycin. Sth. med. J. (Bgham, Ala.) **39**, 858 (1946).

Bansi, H. W.: Zur Klinik der Tularämie. Dtsch. med. Wschr. **1947**, 339. — **Bell, J .F.**: Ecologie of Tularaemia in North America. J. Jinsen Med. **11** (2), 33—44 (1965). — **Berson, R. P.**, und **A. B. Harwell**: Streptomycin in der Behandlung der Tularämie. Amer. J. med. Sci. **215**, 243 (1948). — **Betz-Bareau, M.**: Apparition de la tularémie en Belgique. Rev. méd. Liège **5**, 500 (1950). — **Blanc, et Boissel**: Deux cas de tularémie. Bull. Soc. Méd. Paris **1948**, 189. — **Bost, R. B., S. C. Percefull**, and **H. E. Lencing**: Tularemia in the Ozarks Region. J. Amer. med. Ass. **137**, 352 (1948).

Calhoun, E. L., and **H. I. Alford** jr.: Incidence of tularemia and rocky mountain spotted fever among common ticks of Arkansas. Amer. J. trop. Med. **4**, 310—317 (1955). — **Carr, E. A.**, jr., and **P. J. Kadull**: Persistence of bacterium tularense in man the absence of serious clinical illness. Arch. Path. **64**, 382—384 (1957). — **Coriell, L. L., C. M. Downs**, and **M. P. Clapp**: Studies on tularemia. 3. Immunisation of mice. J. Immunol. **56**, 245, 1947. — **Cornelson, D. Petrea, M. Duca, E. Duca** et **H. Feller**: Variation d'aspect épidémique sous l'influence des conditions de milieu dans l'évolution d'une épidémie de tularémie de type estival. Stud. Bercet. şti. (Iaşi), Med. 7 Nr. 2, 105—123 mit franz. Zusammenfass. (1956) (rumänisch).

Dahlen, C. P., L. Kaplan, and **W. E. Goodwin**: Priapism occouring as a complication of tularemia. J. Urol. (Baltimore) **72**, 1192—1195 (1954). — **Dennis, J. M.**, and **R. P. Boudreau**: Pleuropulmonary tularemia: its roentgenmanifestations. Radiology **68**, 25 (1957). — **Doepfmer, R.**: Beitrag zur Frühdiagnose der Tularämie durch Untersuchungen mittels Tularämie-Hautdiagnostikum. Med. Klin. **1952**, 768. — **Downs, C. M., L. L. Coriell, G. B. Pinchot, E. Maumenee, A. Klauber, S. S. Chapman**, and **B. Owen**: Studies on tularemia. I. The comparative susceptibility of various laboratory animals. J. Immunol. **56**, 217 (1947). — **Downs, C. M., L. L. Coriell, H. T. Eigelsbach, K. F. Plitt, G. B. Pinchot**, and **B. Owen**: Studies on tularemia. 2. Immunization on the white rats. J. Immunol. **56**, 229 (1947). — **Drobinskij, I. R.**: Über einige Spätfolgen der Tularämie (chronische Tularämie). Ter. Arkh. 26, H. 5 81, (1954) (russisch). — **Dyadichew N. R.**: Data on epidemic processes. III. Comm. Epidemiologic peculiarities of the plague and tularemia caused by different ways of infection. Z. Mikrobiol. (Mosk.) 28, H. 3, 8, 1957 (russisch).

Eckel, J.: Über neuerliches gehäuftes Auftreten von Tularämie. Wien. klin. Wschr. **1946**, 75. **Faivre, G., L. Blanc**, et **P. Boissel**: Deux cas de tularémie. Bull. Soc. Méd. Paris **1948**, 189. — **Flamm, H.** u. **G. Wiedermann**: Zur Methodik der serologischen Tularämiediagnostik. Zbl. Bakt., I. Abt. Orig. **180**, 254 (1960). ~ Neue Methoden der serologischen Tularämiediagnostik. Wien. klin. Wschr. **72**, 819 (1960). — **Foshay, L.**: Tularämie. Annual Rev. Microbiol. **4**, 313 (1950). — **Foshay, L.**, and **A. B., Pasternack**: Streptomycin treatment of tularemie. J. Amer. med. Ass. **130**, 393 (1946). — **Friza, F.**: Beobachtungen thorakaler Formen von Tularämie in Rußland. Wien. klin. Wschr. **72**, 816 (1960). — **Francis, E.**: Tularämie. Aus Kolle-Kraus-Uhlenhuths Handbuch der pathologischen Mikroorganismen. 3. Aufl., 6. Is., S. 207 (Lit.), 1929. — **Frank, H.**, u. **T. Wohlfeil**: Epidemiologie und bakteriologisch-serologische Diagnostik leicht verlaufender Formen der Tularämie. Z. ges. Hyg. **128**, 486 (1948).

Gerlach F.: Latent bleibende experimentelle Infektionen mit Tularämie. Ärztl. Wschr. **1949**, 351. — **Girard, G.**, et **A. Chevalier**: Donnees complémentaires relatives au sérodiagnostic de la tularémie. C. R. Soc. Biol. (Paris) **144**, 343 (1950). — **Glass, G. B. J.**: An epidemie of tularemia. Amer. J. med. Sci. **216**, 411 (1948). — **Gsell, O.**: Schw. med. Wschr. **98**, im Druck (1968).

Hamilton, E. L.: A case of pulmonary tularemia treated with aureomycin. New Engl. J. Med. **248**, 1013 (1953). — **Heilmann, F. R.**: Streptomycin in the treatment of experimental tularemia. Proc. Mayo Clin. **19**, 553 (1944). — **Hopla, C. E.**: Experimental transmission of tularemia by the tropical rat mite. Amer. J. trop. Med. **31**, 768 (1951). — **Howe, C., L. L. Coriell, H. L. Bookwalter**, and **H. V. Ellingson**: Streptomycin treatment of tularemia. J. Amer. med. Ass. **132**, 195 (1946). — **Hunt, J. S.**: Pleuropulmonary tularemia. Ann. intern. Med. **26**, 263 (1947).

Ivie, J. M.: Roentgenological observations on pleuropulmonary tularemia. Amer. J. Roentgenol. **74**, 466 (1955). — **Imhäuser, K.**: Über eine Spätform der pulmonalen Tularämie. Dtsch. med. Wschr. **1953**, 1021 u. 1027.

Jackson, W. W.: Zur Tularämiebehandlung. Amer. J. med. Sci. **1945**, 513. — **Jellison, W. L.**, and **R. R. Parker**: Amer. J. trop. Med. **25**, 349 (1945). — **Jellison, W. L., D. C. Epler, E. Kuhns**, and **G. M. Kohls**: Tularemia in man from a domestic rural water supply. Publ. Health

Rep. (Wash.) 1950, 1219. — Jellison, W.L., C.R. Owen, J.F. Bell and G.M. Kohls: Tularaemia and Animal Population: Ecology and Epizootologie. Wildlife Disease Nr. 17, 1961. — Jirovec O.: Wie lange bleibt der intradermale Tularin-Test positiv? Zbl. Bakt., I. Abt. Orig. 168, 591 (1957). — Johnson, J.B.: Treatment of tularemia with Streptomycin. Amer. J. trop. Med. Sci. 1947, No. 909. — Jusatz, H.J.: Zweiter Bericht über das Vordringen der Tularämie nach Mittel- und Westeuropa in der Gegenwart. Geomedizinische Untersuchung über die Entwicklung der Seuchenlage im letzten Jahrzehnt und epidemiologische Prognose. Z. ges. Hyg. 134, 350 (1952).

Kadull, P.J., H.R. Reames, L.L. Coriell, and L. Foshay: Studies on tularemia. V. Immunization of man. J. Immunol. 65, 425 (1950). — Kaindl, A.: Schleimhauterscheinungen im Verlaufe der Tularämieerkrankungen. Wien. klin. Wschr. 72, 818 (1960). — Knothe, H.: Über die Epidemiologie der Tularämie, VIII, 122 S. (Beitrag z. Hygiene und Epidemiologie, H. Habs u. J. Kathe eds., H. 7). Leipzig: Johann Ambrosius Barth 1955. — Knothe, H., O. Zimmermann u. G. Havemeister: Über die Tularämie in Schleswig-Holstein. Ein epidemiologischer Bericht anläßlich des Wiederauftretens der Tularämie in Eiderstedt im Winter 1957/58. Dtsch. med. Wschr. 84, 906 (1959). — Knothe, K., u. G. Havemeister: Ein Beitrag zur Serologie der Tularämie. Zbl. Bakt., I. Abt. Orig. 181, 80 (1961). — Krausler, J.: Klinik der thorakalen Form der Tularämie. Wien. klin. Wschr. 72, 816 (1960). — Kress, F., u. R. Scharfen: Frischblut-Farbschnelltest für die rasche Ermittlung der Tularämie. Wien. klin. Wschr. 72, 820 (1960).

Laun, R.H., u. W. Donle: Über zwei ganz verschiedenartige Tularämieepidemien. Münch. med. Wschr. 1953, 146. — de Laverque, W., L. Pierquin, J.-R. Helluy, et R. Dornier: Cinquante cag. de tularémie en Lorraine. Bull. Soc. méd. Hôp. Paris 66, 476 (1950). — Lenz, W.: Tularämie in Schleswig-Holstein. Ärztl. Wschr. 1951, 523. — Leydhecker, F.K.: Conjunctivitis Parinaud-Tularämie. Klin. Mbl. Augenheilk. 3, 116 (1945/46). — Leypold, F.: Erscheinungen von Seiten des Zentralnervensystems und der Muskulatur bei thorakalen Formen der Tularämie. Wien. klin. Wschr. 72, 817 (1960). — Lide, T.N.: Congenital tularemia. Arch. Path. 43, 165 (1947). — Lillie, R.D., and E. Francis: The pathology of tularemia (Lit.), Bull. 167, Nat. inst. Health, US Publ. Health Serv. 1936. — Lindsay, W.R.N., and J.W. Scott: Oculoglandular tularemia treatment from contaminated sewer water. Canad. J. publ. Hlth. 42, 146 (1951). — Ljung, O.: Tularemic pericarditis. Nord. Med. 53, 814—815, u. engl. Zusammenfass. 815 (1955) (schwedisch). ~ Tularemic infection. Nord. Med. 60, 1044 mit engl. Zusammenfass. (1858) (schwedisch). ~ The intradermal test in tularemia. With particular reference to the reaction elicited in regions of different incidence of the disease. Acta med. scand. (Stockh.) 160, 135 (1958). ~ The diagnosis of tularemia. With particular reference of difficulties presented by atypical, abortive and asymptomatic forms of the disease. Acta med. scand. 163, 243 (1959).

Martin, R., P. Mercier, et R. Peret: Un nouveau cas de tularémie humaine par morsure. Animal vecteur: Le sauglier. Bull. Soc. méd. Hôp. Paris 63, 464 (1947). — Marshall, B.W., and S.L. Zimmermann: Tularemic pericarditis. Arch. intern. Med. 100, 300 (1957). — McCoy, G.W., and Chapin: A plague-like disease of rodents. Publ. Hlth Bull. (Wash.) 43, Part. II, 53. Washington 1911. — Meredith, H.C., jr.: Tularemic pericarditis: a report of two cases including one of constrictive pericarditis. Ann. intern. Med. 32, 688 (1950). — Millar, J.: Tularaemia in Northwestern Ontario. Canad. Med. Ass. J. 69, 102 (1953). — Miller: Human tularemia in New York State. N.Y. State J. Med. 61, 3652 (1961). — Milochina, M.A.: Über Spätrezidive der Tularämie. Sovets. Med. 19, Nr. 10, 85 (1955) (russisch). — Minden, P., and J.E. Springer: Ocuglandular tularemia treated with Streptomycin. J. Amer. med. Ass. 134, 1061 (1947). — Mochmann, H., u. H.J. Otte: Zur Diagnostik, Epidemiologie und Therapie der Tularämie im Raume Mecklenburg. Prophylaxe 2, 97 (1955). — Morgan, H.J.: Experimental studies with Pasteurella tularensis in fish. Amer. J. trop. Med. 27, 399 (1947). ~ Pleuropulmonary Tularemia. Ann. intern. Med. 27, 519 (1947).

Neri, W.: Richerche sperimentali sulla reazione di "termoprezipitazione" applicata alla diagnosi della tularemia. Igiene mod. 50, 377 (1957). — Nordmann, M., u. W. Doerr: Die pathologische Anatomie der Tularämie mit besonderer Berücksichtigung primärer Lungenbefunde. Virchows Arch. path. Anat. 313, 66 (1944).

Ohara, S.: Studies on yato-byo, report II. Jap. J. exp. Med. 25, 7 (1955). — Overholt, E.L., and W.D. Tigertt: Roentgenographic manifestations of pulmonary tularemia. Radiology 74, 758 (1960). — Overholt, E.L., W.D. Tigertt, P.J. Kadull, M.K. Ward, N.D. Charkes, R.M. Rene, T.E. Salzmann, and M. Stephens: An analysis of 42 cases of laboratory-acquired tularemia. Treatment with broad spectrum antibiotics. Amer. J. Med. 30, 785 (1961).

Pannell, L., and C.M. Downs: Studies on the pathogenesis and immunity of tularemia. I. The Demonstration of a protective antibody in mouse serum. J. infect. Dis. 92, 195 (1963). — Parinaud, E.J.: Conjunctive infectieuse d'origine animal. C.R. Soc. Ophthalm. Paris 1889. — Parker, R.R., L.M. Lister, R.E. Bauer, H.E. Hall, and T.E. Woodward: Chloramphenicol in the treatment of tularemia. J. Amer. med. Ass. 1950, 143. — Parker, R.R., J.F. Bell, W.S. Chalgren, F.B. Thrailkill, and M.T. McKee: The recovery of strains of Rocky Mountain spotted fever and tularemia from ticks of the eastern United States. J. infect. Dis. **91**, 231 (1952). — **Pulaski**: Streptomycin therapy of tularemia, in U.S. Army-hospitals. Amer. J. med. Sci. **214**, 144 (1947). — **Pullen, R. L.**, and **B. M. Stuart**: Tularemia. Analysis of 225 cases. J. Amer. med. Ass. **129**, 495 (1945). — **Puntigam, F.**: Zur Epidemiologie der Tularämie nach Beobachtungen in Niederösterreich. Wien. klin. Wschr. **1947**, 103. ~ Thorakale Formen im Seuchengeschehen der Tularämie in Österreich. Wien. klin. Wschr. **72**, 813 (1960). ~ Erkrankungen an thorakalen Formen der Tularämie bei Arbeitnehmern in Zuckerfabriken.Z. Hyg. Infekt.-Kr. **147**, 162 (1960).

Rabe, H. H., u. **C. Cruse**: Die Tularämie, eine beachtenswerte Infektionskrankheit im westdeutschen Raum. (Erfahrungen einer Kleinraum-Epidemie in Schleswig-Holstein.) Med. Welt (Berl.) **1951**, 933. — **Randerath, E.**: Die mikroskopischen Befunde in den Lymphknoten bei der Tularämie mit besonderer Berücksichtigung der Differentialdiagnose zwischen Tularämie und Tuberkulose. Virchows Arch. path. Anat. **312**, 164 (1943). ~ Zur pathologischen Anatomie und zur Frage der Einteilung der Erscheinungsformen der Tularämie des Menschen. Münch. med. Wschr. **1943**, 461. — **Ransmeier, J. C.**, **H. J. Price**, and **Z. B. Barnes** jr.: Aureomycin in the treatment of tularemia. Amer. J. med. Sci. **1949**, 598. — **Ray, E. S.**, and **S. Warren**: Tularemic lung abscess. A case report. Amer. Rev. Tuberc. **65**, 627 (1952). — **Reich, H.**: Zur Kenntnis der Tularämie hautnaher Lymphknoten. Arch. Derm. Syph. (Berl.) **192**, 175 (1950). ~ Zur Kenntnis der Tularämie hautnaher (regionaler) Lymphknoten. Arch. Derm. Syph. (Berl.) **192**, 175 (1951).

Saslaw, S., **H. T. Eigelsbach**, **J. A. Prior**, **H. E. Wilson**, and **S. Carhart**: Tularemia vaccine study. II. Respiratory challenge. Arch. intern. Med. **107**, 702 (1961). — **Saslaw, S.**, and **S. Carhart**: Studies with tularemia vaccines in volunteers. III. Serologic aspects following intracutaneous of respiratory challenge in both vaccinated and nonvaccinated volunteers. Amer. J. med. Sci. **241**, 689 (1961). — **Siecke, H.**: Tularämie und Osteomyelitis. Ärztl. Wschr. 14, 365, 1959. — **Silchenko, V. S.**: On the 30-years long study of tularemia in the Soviet Union. Sovets. Med. **21**, H. 3, 135 (1957). ~ Studies on the immunological effect of vaccination against tularemia. Zh. Microbiol. (Mosk.) **28**, H. 4, 34 (1957) (russisch). — **Simons, S. A.**, **I. M. Stevens**, and **W. C. Reeves**: Some epidemiological observations on tularemia in California 1927—1951. Amer. J. trop. Med. Hyg. **2**, 483 (1953). — **Schiff, W.**: Beitrag zum derzeitigen Vorkommen der Tularämie in Deutschland. Med. Mschr. **6**, 103 (1952). — **Schmidt, B.**: Der Einbruch der Tularämie in Europa. Z. ges. Hyg. **127**, 139 (1947). — **Schmidt, H. W.**: Die Entwicklung der Tularämie in Europa. Zbl. all. Path. path. Anat. **87**, 180 (1951). — **Schuermann, H.**, u. **H. Reich**: Zur Klinik und Histologie des cutan lokalisierten tularämischen Primäraffektes. Arch. Derm. Syph. (Berl.) **190**, 579 (1950). — **Schulten, H.**: Zur Differentialdiagnose zwischen Tularämie und Tuberkulose. Dtsch. med. Wschr. **1943**, 683. ~ Tularämie. Ergebn. inn. Med. Kinderheilk. **64**, 1160 (1944). — **Schulten, H.**, u. **Scheppach**: Das klinische Bild der Tularämie. Münch. med. Wschr. **1943**, 464. — **Starck, H. J.**: Sektionsbefunde bei Tularämie nach lymphohämatogener Generalisation. Zbl. all. Path. path. Anat. **89**,233 (1952).

Tielsch, R.: Über die exanthematischen Hauterscheinungen bei Tularämie. Klin. Med. (Wien) **15**, 447 (1960). — **Trautmann, F.**, u. **E. M. Schneemann**: Frische einheimische Fälle von Tularämie. Zbl. inn. Med. **4**, 375 (1949). — **Trautmann, F.**: Frische einheimische Fälle von Tularämie. Zbl. inn. Med. **4**, 375 (1949).

Wiedermann, G., u. **F. Reinhardt**: Eine neue serologische Methode zur Diagnose der Tularämie. Zbl. Bakt., I. Abt. Orig. **182**, 80 (1961). — **Woodward, T. E.**, **W. T. Raby**, **W. Eppes, W. A. Holbrook**, and **J. A. Hightower**: Aureomycin in treatment of experimental and human tularemia. J. Amer. med. Ass. **1949**, 830.

Pseudotuberkulose

(Pasteurella pseudotuberculosis, Syn. Yersinia pseudotuberculosis)

Von W. KNAPP, Erlangen

Mit 6 Abbildungen

I. Definition

Die menschliche Pseudotuberkulose ist eine durch Past. pseudotuberculosis, einem gramnegativen sporenlosen Stäbchen, ausgelöste Infektionskrankheit mit unterschiedlichen klinischen Verlaufsformen. Sie tritt bei Erwachsenen vor allem unter den klinischen Symptomen einer septisch-typhösen oder enteritischen Erkrankung und bei Kindern oder Jugendlichen einer mesenterialen Lymphadenitis auf (KNAPP und MASSHOFF). Das pathologisch-anatomische Bild der septisch-typhösen Form wird durch tumorförmige, knotige, abscedierende oder verkäsende, einzeln oder in großer Zahl, vornehmlich in der Leber oder Milz nachweisbare Herde bestimmt, während der pseudotuberkulösen mesenterialen Lymphadenitis eine abscedierende reticulocytäre Entzündung der mesenterialen Lymphknoten mit und ohne sichtbare Beteiligung der Appendix und ileocoecalen Darmabschnitte zugrunde liegt.

II. Geschichte

Als Tuberculose zoogléique beschrieben MALASSEZ und VIGNAL 1883 eine durch kokkoide, kulturell nicht näher untersuchte Bakterien ausgelöste Infektion beim Meerschweinchen, die spontan oder durch die Übertragung von menschlichem Untersuchungsmaterial aufgetreten sein konnte. Über ähnliche, als ,,Pseudotuberkulosen'' beschriebene, ätiologisch ebenfalls nicht ausreichend geklärte Beobachtungen berichtete kurze Zeit später EBERTH. Aber erst die Untersuchungen von PREISZ (1894—1896) führten zu einer ätiologischen Einengung des klinischen Begriffes der Pseudotuberkulose. Vergleichende Untersuchungen mit ,,Pseudotuberkulose-Stämmen'' verschiedener Herkunft bewiesen, daß seine Stämme mit der von PFEIFFER 1888—1889 als Erreger der Pseudotuberkulose beschriebenen Bakterienart übereinstimmten.

Die Isolierung und eingehende Beschreibung der heute Past. pseudotuberculosis benannten und als Erreger der Pseudotuberkulose geltenden Keimart war somit wohl zuerst PFEIFFER (1888/89) gelungen. Obwohl schon ein Jahrzehnt später die ersten Infektionen beim Menschen mit Past. pseudotuberculosis mitgeteilt wurden (ALBRECHT, LOREY, SAISAWA), wurden bis 1954 nur 16 ätiologisch gesicherte menschliche Krankheitsfälle in der Weltliteratur veröffentlicht, die vorwiegend der septisch-typhösen, meist tödlichen Verlaufsform angehörten (KNAPP, a). Von ihnen unterschieden sich nur die zwei von ALBRECHT sowie PIECHAUD mitgeteilten Fälle und die in den letzten zwölf Jahren immer häufiger ätiologisch geklärten pseudoappendicitischen Krankheitsbilder als Folge einer durch Past. pseudotuberculosis ausgelösten mesenterialen Lymphadenitis (MASSHOFF, a, b; MASSHOFF und DÖLLE; KNAPP und MASSHOFF; KNAPP, a,f,g; KNAPP und THAL).

III. Taxonomie und Systematik

Seit seiner ersten Bezeichnung als Bacillus der Pseudotuberkulose (Bacillus pseudotuberculosis rodentium) durch PFEIFFER bis zu seiner derzeitigen Benennung ,,Pasteurella pseudotuberculosis'' (TOPLEY und WILSON) hat der Erreger der

Pseudotuberkulose die verschiedensten Gattungs- und Speciesbezeichnungen erhalten (*Bergey's Manual*; HAUPT, a, b; VAN LOGHEM; PRÉVÔT u. a.). Seine Einordnung in die Familien des Systems der Bakterien war wechselnd.

Zur Zeit nimmt Past. pseudotuberculosis noch folgende, nicht allgemein anerkannte Stellung (VAN LOGHEM; GIRARD, a, b; VAN DORSSEN; POLLITZER; THAL u. a.) im System der Bakterien ein: Klasse: Schizomycetes Naegeli; Ordnung IV: Eubacteriales Buchanan; Familie V: Brucellaceae, Nom. Nov.; Gattung I: Pasteurella Trevisan; Art: Pasteurella pseudotuberculosis Pfeiffer. Der gleichen Gattung gehören bisher noch Past. pestis, Past. multocida, Past. septicaemiae, Past. haemolytica, Past. anatipestifer, Past. pfaffii, Past. novicida und Past. tularensis an. Die zwischen den verschiedenen Species der Gattung Pasteurella, vor allem zwischen Past. pestis, Past. pseudotuberculosis und „Pasteurella X" (DANIËLS, b; KNAPP und THAL) bzw. Past. tularensis und Past. novicida einerseits und Past. multocida als „type species" andererseits, bestehenden Unterschiede machen für die Zukunft ihre neue Einordnung im System der Bakterien erforderlich. Bei einer Änderung der Nomenklatur und Klassifikation sind die nahe verwandten Bakterienarten Past. pestis und Past. pseudotuberculosis nach einem Vorschlag von VAN LOGHEM einer neuen Gattung „*Yersinia*" und diese nach einem Vorschlag von THAL (a) u. a. der Familie Enterobacteriaceae zuzuordnen. In dieselbe Familie und Gattung gehört wohl auch die als Bact. enterocoliticum (SCHLEIFSTEIN und COLEMAN), Past. pseudotuberculosis Typ b (DICKINSON und MOCQUOT) oder Pasteurella „X" (DANIËLS u. Mitarb.; KNAPP und THAL u. a.) beschriebene, mit Past. pestis bzw. Past. pseudotuberculosis ebenfalls verwandte Bakterienart, für die FREDERIKSEN die Gattungsbezeichnung Yersinia enterocolitica vorschlägt.

Past. pseudotuberculosis

Morphologie

Past. pseudotuberculosis ist ein gramnegatives, fakultativ anaerob wachsendes, pleomorphes Stäbchen, das keine Kapseln und Sporen bildet. Seine Pleomorphie wird vor allem durch Umwelteinflüsse, wie z. B. durch Nährbodenzusammensetzung, Bebrütungstemperatur und -dauer bestimmt.

Neben kokkoiden bzw. ovoiden Formen mit einer Länge und Breite von 0,8—2,0:0,8 μ werden vor allem Stäbchen, deren Länge und Breite zwischen 1,5—6,0:0,4—0,8 μ variiert, beobachtet. Die als Gattungsmerkmal herausgestellte stärkere Anfärbbarkeit der Pole ist so inkonstant, daß ihr keine diagnostische bzw. differentialdiagnostische Bedeutung zukommt

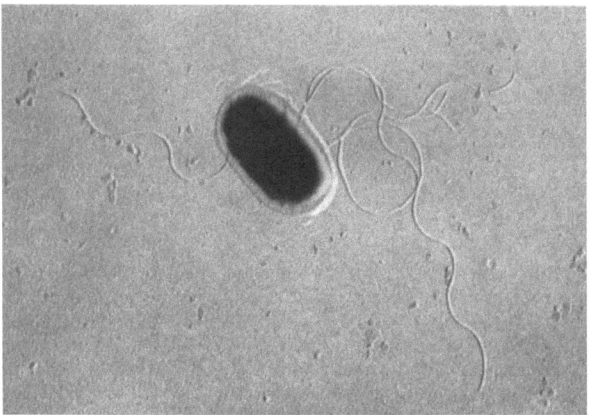

Abb. 1. Peritriche Begeißelung von Past. pseudotuberculosis. Elektronenoptische Vergrößerung 6000 ×; Gesamtvergrößerung 9000 ×. Gerät Bosch

(GIRARD, a; VAN LOGHEM; KNAPP, a). Nur in einem Temperaturbereich von 20—30° C, aber nicht bei 37° C, ist Past. pseudotuberculosis gut beweglich. Mit Hilfe der Geißelfärbung oder elektronenoptischen Untersuchung können in der Regel 3—6 peritrich angeordnete Geißeln nachgewiesen werden. Ihre Länge beträgt häufig das 6—9fache des Bakterienleibes (Abb. 1). Die optimale Wachstumstemperatur bzw. die größte Vermehrungsgeschwindigkeit liegt bei etwa 24—37° C bzw. 30° C.

Kulturell-biochemische Eigenschaften

In Reinkultur läßt sich Past. pseudotuberculosis in flüssigen und auf festen Nährböden ohne besondere wachstumsfördernde Zusätze bei 22°C und 37°C leicht züchten. Einzelne Stämme sollen in der Erstkultur nur bei etwa 22°C (KNAPP, a; MAIR u. Mitarb.; DANIËLS, a) oder nur in anaerobem Milieu (KNAPP und MASSHOFF) wachsen.

In *flüssigen Medien* führt Past. pseudotuberculosis bei 37° C und 22° C in 24 Std zu einer schwachen, diffusen Trübung. Nach zwei- und mehrtägiger Bebrütung setzt sich unter zunehmender Klärung des Mediums ein bald schleimiger, bald mehr häutiger oder krümeliger Bodensatz ab. Rauhformen, die sich häufiger bei 37° C als bei 22° C entwickeln, wachsen mit klumpigem oder flockigem Bodensatz. Auf *Nähr- und Blutagar* wächst Past. pseudotuberculosis innerhalb 24 Std in hellen, durchsichtigen Kolonien mit 0,25—1,0 mm Durchmesser. Die *Kolonien* werden bei weiterer Bebrütung milchig-trüb und undurchsichtig und zeigen eine weißlichgraue bis grau-gelbliche Farbe. Ausgewachsene Kolonien mit etwa 1,0—2,0 mm Durchmesser sind bei 22° C von weicher, oft etwas schleimiger Konsistenz und leicht erhaben; ihre Oberfläche ist meist glatt, selten granuliert und feucht spiegelnd, der Rand ist glatt und regelmäßig. Unter ungünstigen Nährboden- und Temperaturverhältnissen gewachsene Kolonien sind, als Zeichen der Rauhdissoziation, trocken und flach. Die deutlich granulierte Oberfläche ist matt spiegelnd oder stumpf, der Kolonierand ist unregelmäßig oder saumartig begrenzt (Abb. 2).

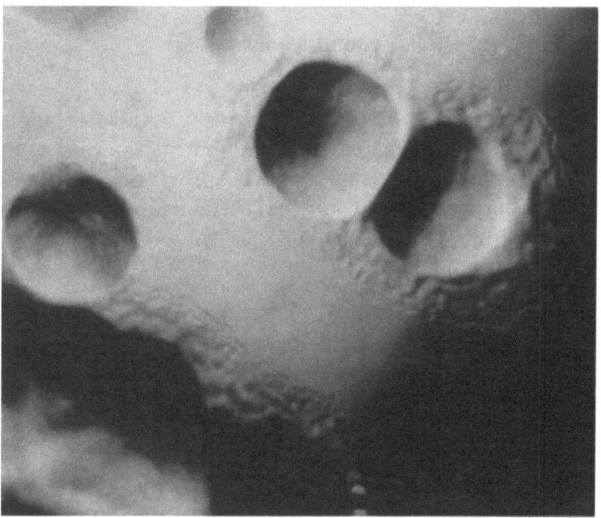

Abb. 2. Kolonien von Past. pseudotuberculosis in Intermediärform mit deutlicher Randsaumbildung auf Endoagar nach 48 Std Bebrütung bei 37° C. Vergrößerung 20 ×

Für die Isolierung von Past. pseudotuberculosis aus mischinfiziertem Untersuchungsmaterial werden vor allem die Aufbewahrung des in Phosphatpufferlösung oder Nährmedium suspendierten Untersuchungsmaterials bei 3—4° C über 2—4 Wochen (PATERSON und COOK) und die Verwendung von tellurhaltigen *Nährböden* mit und ohne Antibioticazusatz empfohlen (MORRIS; DANIËLS, a; BRZIN). Unter den zur selektiven Züchtung und Differentialdiagnose von pathogenen und apathogenen Darmkeimen bevorzugten Nährmedien werden für die Isolierung von Past. pseudotuberculosis der Desoxycholat-Citratagar nach LEIFSON, das Gallemilchzuckermedium nach MacCONKEY und der Milchzuckersulfitagar nach ENDO angegeben (THAL und CHEN; BALTAZARD u. Mitarb.; DANIËLS, a; MAIR u. Mitarb.; KNAPP, b).

Ihre *kulturell-biochemischen Eigenschaften* lassen Past. pseudotuberculosis folgende Kohlenhydrate bzw. höherwertige Alkohole ohne Gasbildung fermentieren: Arabinose, Galactose, Glucose, Glycerin, Laevulose, Maltose, Mannit, Melibiose, Rhamnose, Trehalose und Xylose, während Lactose, Erythrit und Inosit nicht angegriffen werden. Ein uneinheitlich fermentatives Verhalten der Stämme besteht gegenüber Amygdalin, Dextrin, Raffinose und Sorbit. Das Fehlen der Säuerung von Melibiose, Adonit und Salicin oder die Spaltung von Dulcit, Inulin und Saccharose stellen sehr seltene Ausnahmen dar. Differentialdiagnostisch ist bei kulturell-biochemisch und tierexperimentell atypischen Stämmen an ihre Zugehörigkeit zur Species „Pasteurella X" zu denken (Daniëls, b; Knapp und Thal; Struve).

An weiteren *fermentativen Eigenschaften*, die im Einzelfall auch fehlen können, sind rasche Nitrat- und Methylenblaureduktion, Ammoniakbildung, Harnstoffspaltung, positive Methylrot- und Katalasereaktion zu nennen. Die Schwefelwasserstoffbildung sind schwach oder fehlend und die Indol- bzw. Voges-Proskauerreaktionen negativ. Diese und weitere zur Differentialdiagnose zwischen Pasteurellen und Salmonellen empfohlenen kulturell-biochemischen Eigenschaften (Knapp, a,b,f; Parnas; Mollaret, c; Le Minor und Pichinoty; Daniëls, a; Meyer u. Mitarb.; Knapp und Thal u. a.) sind Tab. 1 (S. 371) zu entnehmen.

Tabelle 1. *Kulturell-biochemische Eigenschaften menschenpathogener Pasteurella-Arten*[1]

Art der Untersuchungen	Pasteurella					Salmonellen
	pstbc.	pestis	„X"	multocida	haemolytica	
Beweglichkeit 37°	−	−	−	−	−	+
22°	+	−	+	−	−	+
Salicin	+	±	(∓)	−	∓	−
Sorbit	(∓)	−	(±)	+	+	+
Adonit	+	±	−	−	−	−
Rhamnose	+	−	−	−	∓	+
Lactose	−	−	−	±	±	−
Saccharose	−	−	+	+	+	−
Aesculin	+	+	−	−	−	−
Urease	+	−	+	−	∓	−
H₂S	(+)	−	−	(+)	(+)	+
Indol	−	−	−	+	−	−
β-Galactosidase	+	+	+	−	+	−
Ornithin	−	−	+	+	−	+
Ammoniumcitrat	−	−	−	−	−	+
MacConkey-Agar	+	+	+	−	+	+
KCN	−	−	∓	∓	−	−

[1] Sehr seltene Ausnahmen im kulturell-biochemischen Verhalten bleiben in dieser Tabelle unberücksichtigt.

Die Erregerdiagnose kann mit Hilfe eines bei Past. pseudotuberculosis isolierten (Girard, a, b) als „*PST-Phage*" bezeichneten Phagenstammes beschleunigt werden. Dieser Phage, der zumindest in seinen morphologischen und serologischen Eigenschaften den Coliphagen T₂ und T₄ nahe steht (Knapp und Zwillenberg; Knapp, d, e) lysierte alle bisher geprüften Stämme von Past. pseudotuberculosis Typ I—V. Die Lysis von Peststämmen durch den PST-Phagen bereitet in Europa aus epidemiologischen Gründen und die von einzelnen Colistämmen (Knapp, W.) wegen ihres kulturell-biochemisch verschiedenen Verhaltens keine differentialdiagnostischen Schwierigkeiten.

Antigene Eigenschaften

Die Antigenanalyse von Past. pseudotuberculosis läßt mit Hilfe der Agglutinationsmethode fünf typenspezifische thermostabile *O-Antigene* (Typ I—V) und fünf thermolabile *H-Antigene* (a—e) unterscheiden (Thal, a, d). Kreuzweise Absättigungsversuche lassen bei Typ I und II und bei Typ IV die Subtypen A und B

Tabelle 2
Antigenschema von Past. pseudotuberculosis

Typ	Subtyp	Körperantigene			Geißelantigene
I	Ia	1	2	3	a, c
	Ib	1	2	4	a, c
II	IIa	1	5	6	a, d
	IIb	1	5	7	a, d
III	—	1	8		a
IV	IVa	1	9	11	b
	IVa	1	9	11	a, b
	IVb	1	9	12	a, b, d
V	—	1	10		a, e

unterscheiden. Allen Typen von Past. pseudotuberculosis ist mit Past. pestis ein als Rauhantigen (R-Antigen) angesehenes Antigen gemeinsam. Wahrscheinlich kommen bei Past. pseudotuberculosis auch thermolabile O-Antigene vor (KNAPP, a). Die von SCHÜTZE (a, b), KAUFFMANN, BHATNAGAR, THAL (a, d) und KNAPP (a, c) durchgeführten serologischen Untersuchungen ermöglichten die Aufstellung eines *Antigenschemas* (Tab. 2, S. 371).

Von differentialdiagnostischer Bedeutung bei der Antigenanalyse von Past. pseudotuberculosis-Stämmen Typ II und IV und der Untersuchung von Patientensera ist vor allem die Partialantigengemeinschaft zwischen den O-Antigenen von Past. pseudotuberculosis Typ II und IV und den O-Faktoren 4 und 9 der Salmonella B- und D-Untergruppen (KAUFFMANN; KNAPP, a, c).

Diese antigenen Beziehungen fanden später in der chemischen Charakterisierung von Salmonella- und Pasteurella-O-Antigenen und dem Nachweis gemeinsamer 3,6-Didesoxyzucker eine weitere Bestätigung. Als immunologisch determinante Endgruppen wurden u. a. in den O-Antigenen 4 bzw. 9 der Salmonella B- und D-Untergruppen Abequose (3,6-Didesoxy-d-xylo-hexose) bzw. Tyvelose (3,6-Didesoxy-d-arabino-hexose) und im O-Antigen von Past. pseudotuberculosis Typ II Abequose bzw. von Past. pseudotuberculosis Typ IV Tyvelose nachgewiesen (DAVIES, a, b; DAVIES u. Mitarb.). Die serologische Spezifität der Lipopolysaccharide von glatten und rauhen Stämmen bestätigten CRUMPTON u. Mitarb. schließlich im Hämagglutinationshemmungstest. Auf der Suche nach einem „virulence and protective antigen" bei Past. pestis fanden BURROWS (a, b) und BURROWS und BACON auch bei virulenten Past. pseudotuberculosis-Stämmen VW-Antigene (VW +) und das Vermögen, Pigment (P +) und Purin (Pu +) zu bilden. Interessant ist schließlich noch die weitere Beobachtung, daß einzelne Stämme von Past. pseudotuberculosis eine im Tierversuch tödlich wirkende Substanz besitzen (LAZARUS und NOZAVA; GIRARD, c) und ein vor allem bei Typ III-Stämmen nachweisbares Toxin in vitro und in vivo durch spezifisches Antitoxin neutralisiert wird (THAL, a; SCHÄR und THAL).

IV. Pathologisch-anatomische Befunde

Bei den wenigen bisher pathologisch-anatomisch untersuchten Fällen der *septisch-typhösen Verlaufsform* der menschlichen Pseudotuberkulose wurden *tumorartige*, knotige, abscedierende oder verkäsende *Herde*, einzeln oder in großer Zahl, vor allem *in der Milz und Leber* oder nur in einem Organ gefunden. Selten waren Ascites, Zeichen einer ulcerierenden Enteritis oder Veränderungen der mesenterialen Lymphknoten festzustellen. Die grau-weißen oder gelblichen Herde in den Organen oder Lymphknoten wiesen Nekrosen mit unterschiedlich starker leukocytärer Infiltration und Granulation auf. Der Erregernachweis gelang in der Regel ohne Schwierigkeiten. Makro- und mikroskopisch scheinen die mitgeteilten Veränderungen weitgehend den bei spontaner und experimenteller Infektion von Haus- und Laboratoriumstieren zu beobachtenden Befunden zu entsprechen (Zusammenstellung der Fälle bei KNAPP, a).

Bei der enteralen oder *pseudoappendicitischen Verlaufsform* der menschlichen Pseudotuberkulose findet man vor allem *entzündlich veränderte* ileocoecale *mesenteriale Lymphknoten* in unterschiedlicher Zahl und Größe. Sie treten auch isoliert oder in als Tumoren imponierenden Konglomeraten auf. Auf den Schnittflächen befinden sich in den subkapsulären Zonen der vergrößerten, weichen und fleckigen Lymphknoten kleinste, punktförmige, weißlich-gelbliche Flecken oder Abscesse. Im histologischen Präparat (Abb. 3 u. 4) zeigen sie die für eine „abscedierende reticulocytäre Lymphadenitis" charakteristischen und in verschiedenen Entwicklungsstadien vorkommenden Reticulumzellherde (MASSHOFF, a, b; MASSHOFF und DÖLLE; LENNERT, a, b).

Das *erste Stadium* der Entzündung zeigt hauptsächlich in der Rinde gelegene, sich zu lockeren Ansammlungen formierende Proliferationen der Reticulumzellen, die Typhusknötchen ähneln. In den Herden treten zentrale Nekrosen und Nekrobiosen und zunächst einzelne Leukocyten und Kerntrümmer auf. Die Erscheinungsformen des *zweiten und dritten Stadiums* sind dagegen durch konfluierende und sich diffus ausbreitende reticulocytäre Proliferationen und eine sich anschließende leukocytäre Infiltration mit scharf begrenzten Einschmelzungsherden gekennzeichnet. Ein Befall der Appendix ist makroskopisch selten festzustellen, während mikroskopisch charakteristische Veränderungen wiederholt gesehen wurden. Entzündliche Reaktionen mit und ohne Ulcerationen wurden am unteren Ileum wiederholt, dagegen selten am Coecum und Colon ascendens beobachtet (MASSHOFF, a, b; MASSHOFF und DÖLLE; HÖRSTEBROCK; RANDERATH; GRABER und KNAPP; GRABER; LENNERT, a, b; RINIKER; DANIËLS, a; BRAUN; BRENNER; FLAMM und KOVAC; VORTEL u. Mitarb.; KESSLER u. a.).

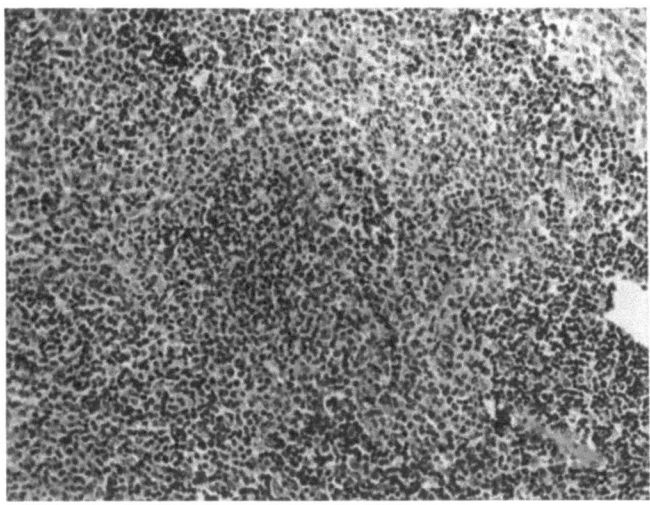

Abb. 3. Typisches Bild der abscedierenden reticulocytären Lymphadenitis. Ausschnitte aus einem kapselnahen Gebiet des Lymphknotens. In der Peripherie des Lymphknotens zahlreiche z. T. konfluierende Herdbildungen. Die einzelnen Herde besitzen einen hellen aus proliferierten Reticulumzellen bestehenden Saum, die dunkleren zentralen Teile bestehen aus zugrunde gegangenen Reticulumzellen und aus Leukocytenmassen

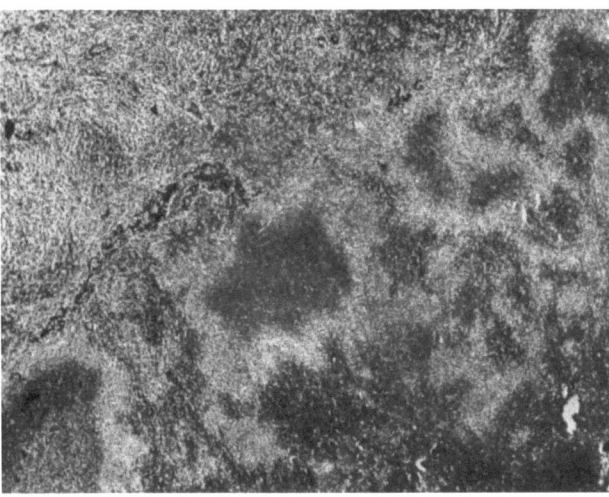

Abb. 4. Abscedierende reticulocytäre Lymphadenitis. Frischer Einzelherd. Starke Reticulumzellwucherung. Durchschwärmung mit Leukocyten, Anreicherung der Leukocyten im Zentrum

Dieses als *abscedierende, reticulocytäre Lymphadenitis* beschriebene, recht charakteristische Entzündungsbild mesenterialer Lymphknoten wird auch bei der ätiologisch noch nicht als Virusinfektion gesicherten Katzenkratzkrankheit, dem Lymphogranuloma inguinale oder der Tularaemie beobachtet (MASSHOFF, a; MASSHOFF und DÖLLE). LENNERT (a, b) sieht daher in der „abscedierenden reticulocytären Lymphadenitis" einen Oberbegriff für Lymphadenitiden, die morphologisch dieses Substrat bieten, aber ätiologisch nicht durch mikrobiologisch-serologische Untersuchungen geklärt sind. Er spricht von einer Lymphadenitis pseudotuberculosa, wenn der Erreger- oder Antikörpernachweis diese Ätiologie sichert oder wahrscheinlich macht.

V. Pathogenese

Die Pathogenese der menschlichen Pseudotuberkulose, die mit größter Wahrscheinlichkeit auf eine enterale Infektion zurückzuführen ist, findet verschiedene Interpretationen. So wird mit Hinweis auf die meist ausgeprägte Lymphadenitis von verschiedener Seite die Auffassung vertreten, daß die Darmveränderungen (Ileum oder Appendix) primär und der Lymphknotenbefall sekundär seien (GRABER und KNAPP; GRABER; FLAMM und KOVAC; LENNERT, a, b). Eine primäre Auslösung der Ileum- oder Appendixveränderungen halten dagegen MASSHOFF (a, b) und DANIËLS (a) für nicht bewiesen. Nach MASSHOFF (b) besitzen die als cyclische Infektionen zu deutenden enteralen und septischen, nur graduell voneinander unterscheidbaren Verlaufsformen pathogenetische Beziehungen zum Typhus abdominalis. Als wesentlicher Hinweis auf die enterale Genese der menschlichen Pseudotuberkulose darf sicher die Isolierung von Past. pseudotuberculosis aus dem Stuhl von zwei Patienten gelten (DANIËLS, a; KAMPELMACHER). Unterschiede sollen bei den verschiedenen Verlaufsformen nur im Ausmaß der Organmanifestationen, aber nicht in ihrer Qualität bestehen. So sieht MASSHOFF (b) in der enteralen, pseudoappendicitischen und gastroenteritischen Verlaufsform der menschlichen Pseudotuberkulose nur einen modifizierten und deshalb gutartigen Verlauf der früher meist tödlichen, septisch-typhösen Form. Schließlich deutet DANIËLS (a), der von einer reticulocytären, nekrotisierenden Lymphadenitis ileocoecalis spricht, Schwellung und Rötung des unteren Ileums als Folge eines Verschlusses der Lymphwege in den ileocoecalen Lymphknoten. Er vertritt die von MASSHOFF (b) abgelehnten Beziehungen zur Ileitis terminalis (CROHN). Pathogenetisch noch unklar ist, warum die pseudotuberkulöse Lymphadenitis vor allem bei Kindern und Jugendlichen männlichen Geschlechtes gesehen wird. Wir wissen auch noch nicht, ob heute die menschliche Pseudotuberkulose tatsächlich vor allem in der gutartigen Verlaufsform auftritt oder ob jetzt die pseudoappendicitische Form nur leichter und sicherer diagnostiziert wird, während die septisch-typhöse Verlaufsform differentialdiagnostisch zu wenig beachtet oder durch eine frühzeitige Antibioticatherapie günstig beeinflußt wird.

VI. Epidemiologie

Über die Epidemiologie der menschlichen Pseudotuberkulose können noch keine endgültigen Aussagen gemacht werden. Obwohl Infektionen mit Past. pseudotuberculosis bei den verschiedensten Tierarten beobachtet und experimentell erzeugt werden, waren die Infektkette unter den Tieren und der Übertragungsmodus vom Tier auf den Menschen bisher nicht in ihren Einzelheiten zu klären. So erfordert die perorale experimentelle Infektion die wiederholte Keimfütterung (FLAMM und KOVAC; THAL u. Mitarb.). Die weite Verbreitung dieser primären Zoonose unter den verschiedensten Tierarten und der Nachweis, daß die beim Menschen gefundenen Stämme mit denen tierischer Herkunft übereinstimmen, lassen die *menschliche Infektionsquelle* auf jeden Fall *im Tierreich*, und zwar vor allem bei *verschiedenen Nagetierarten*, wie z. B. Mäusen und Ratten, aber auch bei Hasen, Meerschweinchen, Katzen und Vögeln suchen. Besonders unter Hasen, Meerschweinchen, Truthühnern, Vögeln und Affen wurden wiederholt epizootische Ausbrüche beobachtet (Lit. bei THAL, a; KNAPP, a; BORG und THAL; LUCAS; MOLLARET, SIZARET u. Mitarb.; PATERSON und COOK u. a.).

Voraussetzungen für die Infektion des Menschen können vor allem bei Kindern ein naher Kontakt mit gesunden keimtragenden oder kranken Tieren, mit infizierten Ausscheidungen und Gegenständen oder der Genuß durch tierische Ausscheidungen infizierter Lebensmittel, wie z. B. Milch (KNAPP, a), Gemüse (PATERSON und COOK) oder Wasser sein.

Die *Aufnahme der Keime* erfolgt wohl *in der Regel peroral.* An die Möglichkeit ihrer Inhalation mit infiziertem Staub oder ihrer parenteralen Aufnahme durch Verletzungen (VORTEL u. Mitarb.) muß gedacht werden. Eine aerogene oder intratracheale Infektion von Tieren kann zu typischen Veränderungen nicht nur im Respirationstrakt, sondern auch im Bauchraum führen (MASSHOFF, b; THAL u. Mitarb.).

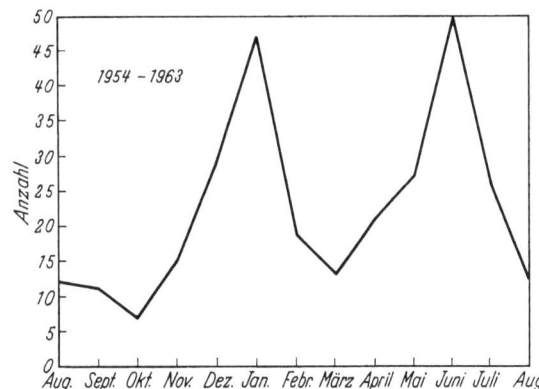

Abb. 5. Jahreszeitliche Verteilung von 277 menschlichen Krankheitsfällen mit enteralem oder pseudoappendicitischem Verlauf *

Jahreszeitlich scheint das epi- und enzootische Auftreten der Pseudotuberkulose vor allem an die naßkalten Wintermonate gebunden zu sein (URBAIN und NOUVEL; CLAPHAM; LUCAS; BORG und THAL; MOLLARET, SIZARET u. Mitarb.; PATERSON und COOK). In der Häufigkeit und jahreszeitlichen Verteilung der menschlichen

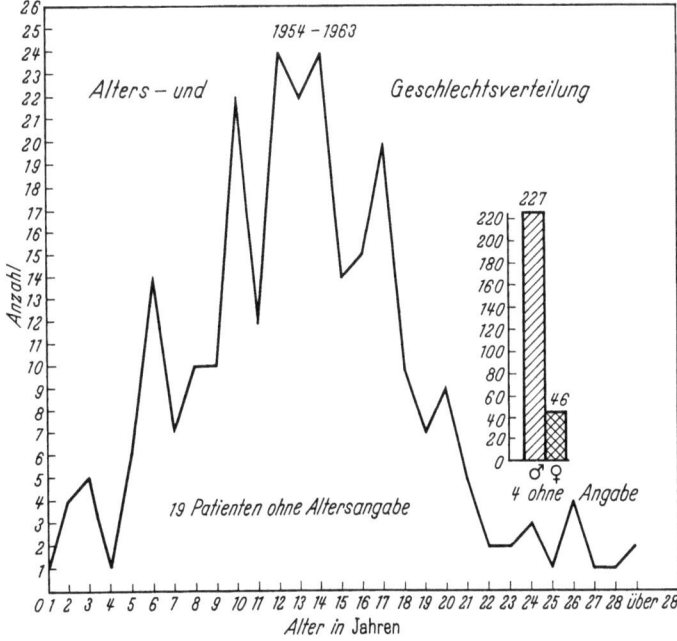

Abb. 6. Alter und Geschlechtsverteilung des eigenen Beobachtungsgutes *

---

* Beide Abbildungen wurden der Arbeit von W. KNAPP in Nord. Vet. Med. **16,** 18—30 (1964) entnommen.

Erkrankungen sah KNAPP (a, f, g) jeweils im Spätherbst und Winter bzw. im Frühjahr und Frühsommer einen Gipfel (Abb. 5, S. 375). Über vermehrte Erkrankungen vor allem in den Wintermonaten berichteten HECKER, VORTEL u. Mitarb., MOLLARET (a, d), KATZMANN, DANIËLS (a), während bei HAENSELT ebenfalls bei einem kleineren Beobachtungsgut der Gipfel im Frühjahr-Frühsommer lag.

Eine Durchsicht der Veröffentlichungen über *Alter und Geschlecht* der Patienten führte zu einer Bestätigung der ersten Mitteilungen von MASSHOFF, MASSHOFF und DÖLLE, und KNAPP (a).

Im eigenen Beobachtungsgut standen bis 1963 277 männlichen 46 weibliche Patienten gegenüber. Bei 4 Patienten war das Geschlecht nicht zu erfragen. 204 Patienten waren zwischen 6 und 18 Jahren alt. Der jüngste Patient war noch nicht 1 Jahr und die beiden ältesten Patienten waren 35 und 39 Jahre alt (KNAPP, a, f, g; Abb. 6, S. 375). Über entsprechende Beobachtungen berichten vor allem MOLLARET (a, d) und DANIËLS (a).

Die epidemiologisch wichtige Frage, ob Patienten ländlicher Herkunft oder mit regelmäßigem, bzw. wiederholtem direkten oder indirekten Kontakt mit Tieren häufiger an Pseudotuberkulose erkranken, bleibt unbeantwortet, da keine statistisch gesicherten Erhebungen an einem ausreichend großen Untersuchungsgut vorliegen.

Auf die Möglichkeit oder Wahrscheinlichkeit einer Kontaktinfektion wurde wiederholt bei Einzel-, Geschwister-, Gemeinschafts- und Gruppenerkrankungen in der Umgebung kranker oder Tage bzw. Wochen zuvor erkrankter bzw. verstorbener Tiere (Mäuse, Katzen, Goldhamster, Meerschweinchen, Vögel, Schoßhunde usw.), die z. T. Antikörper gegen Past. pseudotuberculosis besaßen, hingewiesen. Ein sicherer Beweis für die Ansteckung der Erkrankten durch ihre Tiere konnte aber nicht erbracht werden (GRABER und KNAPP; VORTEL u. Mitarb.; LATAIX u. Mitarb.; DANIËLS, a; MOLLARET und BERTHON; RANDALL und MAIR; MATZDORF; KESSLER u. a.). Nur DANIËLS (a) gelang bisher der gleichzeitige Nachweis von Past. pseudotuberculosis im Stuhl eines kranken Kanarienvogels und seines ebenfalls erkrankten jugendlichen Besitzers, der außerdem einen hohen Antikörpertiter nachweisen ließ.

VII. Klinisches Bild

In der Klinik der menschlichen Pseudotuberkulose werden vor allem
1. die septisch-typhöse, meist tödliche und
2. die enterale oder pseudoappendicitische, gutartige Verlaufsform unterschieden. Der septisch-typhösen Form ist wahrscheinlich auch die seltene enteritische Verlaufsform zuzurechnen.

1. Septisch-typhöse Verlaufsform

Der bisher vor allem bei Erwachsenen beobachtete septisch-typhöse Verlauf beginnt meist mit uncharakteristischen Prodromalsymptomen, wie Fieber, Schüttelfrost, Kopf-, Glieder- und Gelenkschmerzen. Die Temperatur ist im weiteren Verlauf intermittierend oder es findet sich eine *septische Fieberkurve*. Im Einzelfall treten in wechselnder Stärke Appetitlosigkeit, rasche Gewichtsabnahme, Erbrechen, Diarrhoe oder Obstipation und Ikterus auf. Leber- und Milzvergrößerungen können zu erheblichen Schmerzen im Oberbauch führen; schließlich weisen Ergüsse in den Körperhöhlen, Bronchitis oder Bronchopneumonien, Herz- und Nierenbefunde auf eine Miterkrankung weiterer Organe hin. Unter zunehmenden *Intoxikationserscheinungen* trat bei den meisten Patienten, solange noch keine Sulfonamid- und Antibioticatherapie möglich war, zwischen dem 10. und 20. Tag der *Tod* ein. Bekannt ist aber auch eine kürzere oder längere Krankheitsdauer.

Die Zahl der bisher durch Erregernachweis bzw. wiederholte serologische Untersuchungen während der Erkrankung oder postmortal als ätiologisch gesichert beschriebenen Fälle dieser Verlaufsform liegt noch unter 30. Die von KONRATH mitgeteilten Beobachtungen bei drei Kindern sind bakteriologisch-serologisch nicht ausreichend gesichert. Über die Häufigkeit ihres Vorkommens sind keine sicheren Aussagen möglich. Sie werden, wie verschiedene Beobachtungen an ätiologisch zuerst nicht geklärten Enteritiden zeigen (FISCHER; KNAPP, a; SCHMIDT, a, b), erst möglich, wenn der routinemäßig für die Diagnose der Salmonella-, Shigella- und Brucellainfektionen geforderte Agglutininnachweis auch auf die Diagnose bzw. Differential-diagnose der septisch-typhösen, enteritischen und enteralen Formen der menschlichen Pseudo-tuberkulose ausgedehnt wird.

2. Enterale oder pseudoappendicitische Verlaufsform

Diese in der Regel gutartig verlaufende Form der menschlichen Pseudotuber-kulose entspricht in ihren *klinischen Symptomen einer akuten bis subakuten Appen-dicitis* (MASSHOFF, a; MASSHOFF und DÖLLE; KNAPP und MASSHOFF; KNAPP, a). Bei den meisten Patienten treten als erste Beschwerden aus voller Gesundheit Kopfschmerz, rechtsseitige Bauchschmerzen, Übelkeit bis zum Erbrechen, Appe-titlosigkeit, Verstopfung oder Durchfall und Temperaturen zwischen etwa 38 und 40° C auf. Die Differenz zwischen rectaler und axillarer Temperatur ist nicht auf-fallend (EDELHOFF; SANDER). Das Blutbild zeigt mit wenigen Ausnahmen (EDEL-HOFF) wie bei einer Appendicitis eine Leukocytose, während die Blutsenkung im Gegensatz zur Appendicitis beschleunigt ist (MASSHOFF, a; KÖNIG und MAURATH; LENNERT, a, b; MOLLARET, a, b, c; PERCEBOIS; DANIËLS, a). Diese Symptome, eine häufig zu beobachtende Abwehrspannung im rechten Unterbauch und der meist fehlende rectale rechtsseitige Douglasdruckschmerz führen unter der Verdachts-diagnose einer akuten Appendicitis zur Laparatomie und Appendectomie, bei der die klinische Diagnose in der Regel nicht bestätigt wird. Nur in einzelnen Fällen scheint der akuten Erkrankung ein Prodromalstadium vorauszugehen oder ein Recidiv zu folgen (SANDER u. a.). Da bei mehreren Patienten 1 Monat vor ihrer Erkrankung die Tiere, mit denen sie nahen Kontakt hatten, gestorben waren, hält DANIËLS (a) eine Inkubationszeit von 4 Wochen für wahrscheinlich.

Bei der *Operation* findet man in der Bauchhöhle in unterschiedlicher Menge ein klares, seröses Exsudat. Die *mesenterialen Lymphknoten*, besonders im Ileocoecal-winkel, sind *entzündlich verändert und geschwollen*, und an den Mesenterialblättern zeichnet sich häufig eine diffuse oder auf die Umgebung der entzündlich veränder-ten Lymphknoten beschränkte Rötung ab.

Das distale Ileum und Coecum können hyperämische Schwellungen und ein Ödem der Serosa aufweisen. Die Appendix zeigt in der Regel makroskopisch keine oder nur geringe ent-zündliche Veränderungen. Schmerzhafte, tumorartige Verdickungen, Invaginationen, Er-scheinungen eines Ileus und Subileus oder einer Ileitis terminalis können im Einzelfall die Folge von Lymphknotenvergrößerungen oder Entzündungen im Bereich des untersten Ileum oder des Coecum und Colon ascendens sein und in seltenen Fällen zu einer Ileocoecalresektion führen (GRABER und KNAPP; KNAPP, a; BRENNER; BARON; BERG und HECKER; GIBEL; GRABER und KNAPP; KNAPP, a; MOLLARET, GRENET und INIGUEZ u. a.).

Bei den meisten Patienten ist der *postoperative Heilungsverlauf rasch und kompli-kationslos.* Sie sind spätestens nach 2—3 Wochen beschwerdefrei und lassen keine pa-thologischen Befunde mehr erheben. In einzelnen Fällen wird ein Erythema nodosum (MOLLARET, e; MORGER) oder ein Recidiv (SANDER) gesehen. Der fast regel-mäßig schon mit dem Auftreten der akuten Beschwerden mögliche *Antikörper-nachweis* bleibt nach etwa 2—3 Monaten wieder aus (KNAPP, a, b; SCHMIDT, a; MOLLARET, a, b; DANIËLS, a). Länger anhaltende oder recidivierende postopera-tive abdominelle Beschwerden, anhaltende gastroenteritische Symptome, ein langsamer oder fehlender Fieberrückgang und ein über mehrere Wochen gleich hoher Antikörpertiter sprechen gegen eine Ausheilung der nun eine Antibiotica-therapie erfordernden Infektion (SANDER; KNAPP, a; DANIËLS, a). Vielleicht wird in diesen Fällen durch eine frühzeitige Antibioticatherapie der bisher noch nicht bewiesene Übergang der enteralen in die enteritische oder septisch-typhöse Ver-laufsform vermieden.

Daß vor allem die enterale Verlaufsform der menschlichen Pseudotuberkulose weit verbreitet ist und häufiger als angenommen werden konnte vorkommt, zeigen einschlägige Berichte aus Belgien, Kanada, Deutschland, England, Frankreich, Holland, Indien, Jugoslawien, Neuseeland, Nordamerika, Österreich, Polen, Rußland, Skandinavien, der Schweiz und Tschechoslowakei oder aus Ungarn (Lit. bei KNAPP, a, f; HENSHALL; SZTABA u. Mitarb.; DANIËLS, a; YUSCHENKO u. Mitarb.; NIŽNÁNSKI u. a.).

Diagnose

Die uncharakteristischen Symptome der verschiedenen Verlaufsformen der menschlichen Pseudotuberkulose lassen *nur* eine *Verdachtsdiagnose* stellen. Differentialdiagnostisch ist daher bei klinisch, bakteriologisch und serologisch nicht als Salmonellosen oder Brucellosen zu klärenden septisch-typhösen oder enteritischen Krankheitsbildern mit eventueller Milz- und Leberschwellung an eine Infektion mit Past. pseudotuberculosis zu denken und die Untersuchung vor allem des Blutes auf Erreger und Antikörper auszudehnen. Der Erregernachweis ist außerdem noch im Stuhl mit Hilfe verschiedener Selektivmedien (MORRIS; DANIËLS, a; KAMPELMACHER; BRZIN) zu versuchen; er gelang postmortal wiederholt aus Blut, Peritonealexsudat, Galle, Leber- und Milzgewebe und einmal intravital im Urin (BERNESCU).

Auch die enterale oder pseudoappendicitische Verlaufsform bietet keine charakteristischen, eine echte Appendicitis mit Sicherheit ausschließenden Symptome. Wie die Erfahrungen der letzten Jahre zeigten, führen in der Regel erst die bei der Appendectomie erhobenen bioptischen Befunde (s. S. 377) und die in diesem Zusammenhang veranlaßten bakteriologisch-serologischen und histologischen Untersuchungen oder noch später erst die auf Grund der *histologischen Diagnose* einer abscedierenden reticulocytären Lymphadenitis durchgeführten *serologischen Untersuchungen* zur Diagnose dieser Pasteurella-Infektion. *Ätiologisch eindeutig geklärt* ist eine Infektion mit Past. pseudotuberculosis nur durch die *Isolierung des Erregers*, während der Nachweis spezifischer Antikörper und das charakteristische histologische Bild ihr Vorliegen sehr wahrscheinlich machen.

Bei der enteralen Verlaufsform soll der Erregernachweis im Operationsmaterial (mesenteriale Lymphknoten, resezierte Darmstücke, Punktionseiter) und, wie bei der septisch-typhösen Erkrankung, im Blut und Stuhl versucht werden. Da erfahrungsgemäß das Operationsmaterial nur selten in einem noch die bakteriologischen und tierexperimentellen Untersuchungen ermöglichenden unfixierten Zustand vorliegt und der bisher nur zweimal gelungene Erregernachweis im Stuhl (DANIËLS, a; KAMPELMACHER) wegen Fehlens eines speziell die Isolierung von Past. pseudotuberculosis ermöglichenden Anreicherungs- und Selektivmediums sehr schwierig ist, kommt dem Agglutininnachweis in Sera von Patienten besondere diagnostische Bedeutung zu. Über die Möglichkeiten der bakteriologischen, serologischen und tierexperimentellen Diagnostik der septisch-typhösen und enteralen Verlaufsformen wurde von KNAPP (b), MEYER, HUMPHREYS, KNAPP et al. eingehend berichtet.

Entsprechend den en- und epizootischen Beobachtungen überwiegen auch beim Menschen Infektionen mit Past. pseudotuberculosis Typ I, während Infektionen mit Typ II, V, III und IV — Reihenfolge nach der Häufigkeit ihres Vorkommens — nur selten beobachtet werden. Ein *Agglutinintiter* zwischen 1:80 und 1:10240, in der Regel zwischen 1:160 und 1:640 der Serumverdünnung wird bei den meisten Patienten, sofern es sich um eine Infektion mit Past. pseudotuberculosis handelt, schon beim Auftreten der ersten zur Appendicitisverdachtsdiagnose und Appendectomie führenden Symptome oder beim Vorliegen eines septisch-typhösen, nicht als Salmonellose oder Brucellose zu klärenden Krankheitsbildes bestimmt. Titer, die bei Wiederholungsuntersuchungen, d. h. während der Erkrankung, bei oder unter 1:80 bleiben, sind diagnostisch nicht verwertbar. Dagegen sprechen der Nachweis eines höheren Titers schon beim Auftreten der ersten Symptome, ein weiterer Titeranstieg in den ersten Tagen nach der Operation oder während des septikämischen Verlaufes und ein rascher Titerabfall in der Rekonvaleszenz, bzw. innerhalb 3—4 Monaten nach der Erkrankung, für eine Infektion mit Past. pseudotuberculosis (Braun und Müller; Knapp, a, b; Schmidt, b; Mollaret, a, d; Daniëls, a; u. a.).

Die Agglutination von Past. pseudotuberculosis Typ II und Typ IV in Patientensera beweist bei ihren antigenen Beziehungen zu den Salmonella B- und D-Untergruppen nicht das Vorliegen einer Infektion mit Past. pseudotuberculosis. Eine sichere serologische Diagnose ist nur nach kreuzweiser Serumabsättigung möglich. Knapp und Steuer fanden im Gegensatz zu Vortel u. Mitarb. eine Überlegenheit der Agglutinationsmethode im Vergleich mit der Komplementbindungsreaktion. Diagnostisch wichtig ist schließlich die Beobachtung, daß von den meisten Seren der an der pseudoappendicitischen Verlaufsform der menschlichen Pseudotuberkulose erkrankten Patienten gekochte Antigene — im Gegensatz zu lebenden oder schonend abgetöteten Antigenen — nicht oder nur schwach agglutiniert werden, obwohl die gekochten homologen Antigene zu einer Absättigung der Patientensera führen können (Knapp, a; Mair u. Mitarb.; Daniëls, a).

Das Fehlen charakteristischer Krankheitserscheinungen und klinischer Untersuchungsmethoden zur Abgrenzung vor allem der enteralen, keinen operativen Eingriff erfordernden Verlaufsform der menschlichen Pseudotuberkulose von der echten Appendicitis ließ die *Objektträgeragglutination* zur „ätiologischen" Schnelldiagnose am Krankenbett empfehlen (Christiansen; Herrmann; Girard, Leger et al. u. a.). Die leichte Spontanagglutinabilität der Stämme und die durch Partialantigengemeinschaften bedingten Kreuzreaktionen (s. S. 372) sprechen gegen die Verwendung der Objektträgeragglutination als Schnelldiagnostikum am Krankenbett.

Auch der von Mollaret (a, b) angegebene *intracutane Hauttest* ermöglicht keine Schnell- und Frühdiagnose, da ein positiver Ausfall in der Regel erst 8 oder mehr Tage nach der Operation gesehen wird (Mollaret). Auch für diesen Hauttest, dessen Spezifität noch nicht ausreichend bewiesen ist (Knapp, f; Daniëls, a), gilt, daß eine positive Reaktion nichts über die Aktivität oder Inaktivität der Krankheit aussagt.

Immunität und Prophylaxe

Über die *Immunitätsverhältnisse nach Überstehen einer Infektion oder* nach aktiver *Immunisierung* mit Past. pseudotuberculosis ist beim Menschen, im Gegensatz zu den verschiedenen Beobachtungen an Tieren, *nichts bekannt*, da die bisherigen epidemiologischen und seuchenhygienischen Kenntnisse über die Pseudotuberkulose des Menschen keine Veranlassung zu diesbezüglichen Untersuchungen gaben. Die nunmehr in zunehmender Anzahl bei Kindern und Jugendlichen nachgewiesenen Erkrankungen berechtigen zu der Frage, ob die Pseudotuberkulose des Menschen nicht durch eine aktive Immunisierung der in nahem Kontakt besonders mit Kindern stehenden Tiere, wie von Vögeln, Kaninchen, Meerschweinchen, Goldhamstern, Katzen und Hunden, verhütet werden kann. Praktische Bedeutung können für eine aktive Immunisierung eventuell auch gegen Pest möglicherweise die in den letzten Jahren mit dem avirulenten Stamm 32^{IV} von Past. pseudotuberculosis gemachten Beobachtungen erlangen (Thal, a, c; Thal u. Mitarb.).

Mit diesem avirulenten, lebenden Stamm erreichte Thal (a, c) nach intraperitonealer Injektion eine antiinfektiöse Immunität von etwa 5 Monaten Dauer auch gegen Infektionen mit Stämmen der heterologen Typen, so daß der serologischen Heterogenität von Past. pseudotuberculosis Typ I—V eine immunbiologische Einheitlichkeit gegenübersteht. Nach peroraler und intranasaler Gabe wurde im mesenterialen Lymphknoten, im Dünndarm, Coecum und Rectum von Meerschweinchen eine Persistenz der Keime über eine Beobachtungszeit von 3 Wochen, die zu einer deutlichen Immunität gegen einen virulenten Stamm (Typ I) führte, beobachtet (Thal, c; Thal u. Mitarb.).

Therapie

In vitro zeigt Past. pseudotuberculosis gute Empfindlichkeit vor allem gegen Tetracycline, Chloramphenicol, Streptomycin und verschiedene Sulfonamide

(BERGER; KNAPP, a; u. a.), aber nicht, wie Past. multocida, gegen Penicillin. Therapeutische Erfolge in der Klinik wurden vor allem mit Tetracyclinen gesehen. Über die Behandlung der septisch-typhösen Verlaufsform fehlen bei der geringen Zahl der bisher beobachteten Fälle ausreichende Beobachtungen. Schon die wenigen mit Antibiotica rechtzeitig und erfolgreich behandelten und nicht mehr tödlich verlaufenen Fälle (BURIANEK u. Mitarb.; FISCHER; KNAPP, a) weisen auf die Notwendigkeit einer frühzeitigen Diagnosestellung und *Antibioticatherapie* hin, zumal die erst spät behandelten Fälle tödlich endeten. Bei der enteralen, meistens gutartig verlaufenden Form ist eine antibiotische Therapie in der Regel nicht notwendig (KNAPP, a; EDELHOFF; DANIËLS, a; u. a.). Von chirurgischer Seite wird aber in wiederholten Fällen eine postoperative Antibioticabehandlung, vor allem mit Tetracyclinen, für richtig gehalten (HECKER; KÖNIG und MAURATH; SANDER; MOLLARET, a; u. a.). Eine gezielte Antibioticatherapie ist bei der enteralen Verlaufsform vor allem bei längeren und recidivierenden postoperativen Beschwerden, langsamem oder fehlendem Fieberrückgang oder über mehrere Monate nicht abfallendem Antikörpertiter und bei den septisch-typhösen oder enteritischen Verlaufsformen spätestens zum Zeitpunkt ihrer ätiologischen Klärung (KNAPP, a) angezeigt.

Literatur

Albrecht, H.: Zur Ätiologie der Enteritis follicularis suppurativa. Wien. klin. Wschr. **23**, 991—994 (1910). — **Baltazard, M., D. H. S. Davis, R. Devignat, G. Girard, M. A. Gohar, L. Kartman, K. F. Meyer, M. T. Parker, R. Pollitzer, F. M. Prince, S. F. Quan**, and **P. Wagle**: Recommended laboratory methods for the diagnosis of plague. Bull. Wld Hlth Org. **14**, 457—509 (1956). — **Baron, M., G. Labbe, et H. Mollaret**: Invagination intestinale et adénite mésentérique. Un cas dû à une adénite à Pasteurella pseudotuberculosis. Arch. franç. Pédiat. **18**, 512—516 (1961). — **Berg, H., u. W. Ch. Hecker**: Perforiertes mit Pasteurella pseudotuberculosis infiziertes Enterokystom. Zbl. Chir. **81**, 2483—2488 (1956). — **Berger, K.**: Chemotherapieversuche an Pasteurella pseudotuberculosis. Inaug. Diss. Tübingen 1957, S. 53 (Maschinenschrift). — **Bernescu, E.**: Pseudotuberculoză umană confirmată izolavčă germenului din urina. Microbiologia (Buc.) **9**, 337—342 (1964). — **Bhatnagar, S. S.**: Bacteriological studies on Pasteurella pestis and Pasteurella pseudotuberculosis, Part I and II. Indian J. med. Res. **28**, 1—15, 17—42 (1940). — **Borg, K., u. E. Thal**: Pseudotuberkulosen (Pasteurella pseudotuberculosis) som zoonos. Svenska Läk.-Tidn. **58**, 1923—1935 (1961). — **Braun, O.**: Zur Lymphadenitis mesenterialis (Masshoff). Wien. klin. Wschr. **72**, 478—480 (1960). — **Braun, O. H., u. K. Müller**: Über den Nachweis von Agglutininen gegen Pasteurella pseudotuberculosis bei Kindern. Z. Kinderheilk. **80**, 7—12 (1957). — **Breed, R. S., E. G. D. Murray**, and **N. R. Smith**: Bergey's Manual of Determinative Bacteriology, 6th/7th ed. Baltimore, Williams and Wilkins Company 1948/57. — **Brenner, H.**: Zur Klinik der ileocaecalen Pseudotuberkulose. Wien. klin. Wschr. **72**, 480—482 (1960). — **Brzin, B.**: Growth of Pasteurella pseudotuberculosis on tellurite media. Zbl. Bakt., I. Abt. Orig. **189**, 543—545 (1963). — **Buriánek, J., J. Málkova**, et **F. Tion**: Pripad sepse pusobene Pasteurellose pseudotuberculosis. Čas. Lék čes. **88**, 775—777 (1949). — **Burrows, T. W.**: (a) An antigen determining virulence in Pasteurella pestis. Nature (Lond.) **177**, 426—427 (1956). ~ (b) Virulence of Pasteurella pestis and immunity to plague. Ergebn. Hyg. Bakt. **37**, 59—113 (1963). — **Burrows, T. W.**, and **G. A. Bacon**: V and W antigens in strains of Pasteurella pseudotuberculosis. Brit. J. exp. Path. **41**, 38—44 (1960). — **Christiansen, W.**: Abscedierende Lymphadenitis mesenterialis. Zbl. Bakt., I. Abt. Ref. **165**, 591 (1957). — **Clapham, P. A.**: Pseudotuberculosis among Stock-Doves in Hampshire. Nature (Lond.) **172**, 353 (1953). — **Crumptom, M. J., D. A. L. Davies**, and **A. M. Hutchison**: The serological specifities of Pasteurella pseudotuberculosis somatic antigens. J. gen. Microbiol. **18**, 129—139 (1958). — **Daniëls, J. J. H. M.**: (a) Enterale infecties met Pasteurella pseudotuberculosis bij de mens, p. 194. Amsterdam: These 1963. ~ (b) Untersuchungen an als Pasteurella pseudotuberculosis diagnostizierten Stämmen von Chinchillas. Zbl. Vet.-Med. **10**, 413—419 (1963). — **Davies, D. A. L.**: (a) The smooth and rough somatic antigens of Pasteurella pseudotuberculosis. J. gen. Microbiol. **18**, 118—128 (1958). ~ (b) Dideoxysugars of Pasteurella pseudotuberculosis-specific polysaccharides, and the occurrence of ascarylose. Nature (Lond.) **191**, 43—44 (1961). — **Davies, D. A. L., A. M. Staub, I. Fromme, O. Lüderitz**, and **O. Westphal**: Contribution of deoxymethylpentoses to the serological specifity of some bacterial polysaccharides, and the recognition of a new sugar, Paratose. Nature (Lond.) **181**, 822—823 (1958). — **Dickinson, A.B.**, and **G. Mocquot**: Studies on the bacterial flora of the alimentary tract in pigs. J. appl. Bact. **24**, 252 to 284 (1961). — **Dorssen, C.A. van**: Pseudotuberculosis bij duiven. T. Diergeneesk. **76**, 249—254 (1951).

Eberth, C.J.: Der Bacillus der Pseudotuberkulose des Kaninchens. Virchows Arch. path. Anat. **103**, 488—497 (1886). — **Eberth, C.J.**, u. **H. Preiß**: Menschliche und tierische Pseudotuberkulose. Ergebn. allg. Path. path. Anat. **1**, 732—734 (1896). — **Edelhoff, J.**: Über die abszedierende retikuläre appendizitiforme Lymphadenitis mesenterica (Masshoff). Kinderärztl. Prax. **29**, 97—105 (1961).

Fischer, W.: Beitrag zur Infektion mit Pasteurella pseudotuberculosis beim Menschen. Medizinische **1958**, 1264—1266. — **Flamm, H.**, u. **W. Kovac**: Die Pathogenese der pseudotuberkulösen Lymphadenitis ileocaecalis. Schweiz. Z. Path. **21**, 1127—1136 (1958). — **Frederiksen, W.**: A study of some Yersinia pseudotuberculosis-like bacteria ("Bacterium enterocoliticum" and "Pasteurella X"). Proc. XIV Scand. Congr. Path. Microb. Oslo 1964 (in press).

Gibel, W.: Abszedierende retikulozytäre Lymphadenitis mesenterialis (Masshoff) bei einem Erwachsenen unter dem Bilde eines malignen Tumors der Zökalwand. Zbl. Chir. **86**, 779—782 (1961). — **Girard, G.**: (a) Sur quelques nouveaux caractères différienciant les bacilles de la peste et de la pseudotuberculose des Pasteurella. Ann. Inst. Pasteur. **68**, 476—478 (1942). ~ (b) Sensibilité des bacilles pesteux et pseudotuberculeux, d'une part des germes du groupe coli-dysentérique, d'autre part aux bactériophages homologues. Ann. Inst. Pasteur **69**, 52—54 (1943). ~ (c) La toxine de Pasteurella pseudotuberculosis; ses analogies avec la toxine de Past. pestis. Ann. Inst. Pasteur **79**, 33—43 (1950). — **Girard, G., H. Leger, J. Paulhet**, et **A. Duffau**: Premier cas autochtone d'adénopathie mésentérique aiguë à Pasteurella pseudotuberculosis confirmé par la sérologie. Presse méd. **67**, 249—250 (1959). — **Graber, H.**: Der appendicitische Symptomenkomplex als Folge einer enteralen Infektion mit Pasteurella pseudotuberculosis. Chirurg **27**, 401—403 (1956). — **Graber, H.**, u. **W. Knapp**: Die abscedierende reticulocytäre Lymphadenitis mesenterialis (Masshoff) als Bestandteil eines enteralen Primärkomplexes und Folge einer Infektion mit Pasteurella pseudotuberculosis. Frankfurt. Z. Path. **66**, 399—415 (1955).

Haenselt, V.: Zur Kenntnis der abscedierenden, reticulocytären Lymphadenitis (Masshoff). Ärztl. Wschr. **12**, 509—515 (1957). — **Haupt, H.**: (a) Bacterium pfaffii Hadley 1918 = Bacillus pseudotuberculosis Eisenberg 1891. Zbl. Bakt., I. Abt. Orig. **132**, 349 (1934). ~ (b) Medizinisch-bakteriologische Diagnostik für Ärzte und Tierärzte, S. 98—102. Stuttgart: Ferdinand Enke 1963. — **Hecker, W. Ch.**: Zur Pasteurella pseudotuberculosis-Erkrankung (Rodentiose) beim Menschen. Arch. Kinderheilk. **156**, 151—163 (1957). — **Henshall, T.C.**: Pasteurella pseudotuberculosis mesenteric adenitis. N. Z. med. J. **62**, 462—464 (1963). — **Herrmann, W.**: Fortschritte der Serologie bakterieller Infektionen. Zbl. Bakt., I. Abt. Orig. **170**, 33—56 (1957). — **Hörstebrock, R.**: Zur Frage der abscedierenden, reticulocytären Lymphadenitis (Maßhoff). Zbl. allg. Path. path. Anat. **91**, 221—222 (1954).

Kampelmacher, E.H.: persönliche Mitteilung 1963. — **Katzmann, H.**: Die appendizitische Verlaufsform der Pseudotuberkulose. Zbl. Chir. **87**, 691—698 (1962). — **Kauffmann, F.**: Vergleichende Untersuchungen an Pseudotuberkulose-, Paratyphus-, Pasteurella- und Pestbacillen. Z. Hyg. Infekt.-Kr. **114**, 97—105 (1933). — **Kessler, P.**: Ein Fall von enteraler Pseudotuberculose mit appendicitischem Verlauf, S. 19. Inaug. Diss. Basel 1963. — **Knapp, W.**: (a) Pasteurella pseudotuberculosis unter besonderer Berücksichtigung ihrer humanmedizinischen Bedeutung (mit Literaturangabe von 1928—1958). Ergebn. Hyg. Bakt. **32**, 196—269 (1959). ~ (b) Die Laboratoriumsdiagnose von Infektionen mit Past. pseudotuberculosis. Ärztl. Lab. **6**, 197 bis 206 (1960). ~ (c) Über weitere antigene Beziehungen zwischen Past. pseudotuberculosis und der Salmonellagruppe. Z. Hyg. Infekt.-Kr. **146**, 315—330 (1960). ~ (d) Untersuchungen mit Pasteurella pseudotuberculosis- und Pasteurella pestis-Phagen. Z. Hyg. Infekt.-Kr. **148**, 375 bis 382 (1962). ~ (e) Über unterschiedliches Verhalten von Pasteurella-Phagen. Zbl. Bakt., I. Abt. Orig. **190**, 39—46 (1963). ~ (f) Klinisch-bakteriologische und epidemiologische Befunde bei der Pseudotuberkulose des Menschen. Arch. Hyg. **147**, 369—380 (1963). ~ (g) Weitere Beobachtungen zur Klinik, Epidemiologie und Diagnose der menschlichen Pseudotuberkulose. Nord. Vet.-Med. **16**, 18—30 (1964). ~ (h) Neuere experimentelle Untersuchungen mit Pasteurella pseudotuberculosis (Yersinia pseudotuberculosis) Arch. Hyg. **149**, 715—731 (1965). — **Knapp, W.**, u. **W. Maßhoff**: Zur Ätiologie der abszedierenden retikulozytären Lymphadenitis. Dtsch. med. Wschr. **79**, 1266—1271 (1954). — **Knapp, W.**, u. **E. Steuer**: Untersuchungen über den Nachweis komplementbindender und agglutinierender Antikörper gegen Pasteurella pseudotuberculosis in Sera infizierter und immunisierter Menschen und Tiere. Z. Immun.-Forsch. **113**, 370—374 (1957). — **Knapp, W.**, u. **E. Thal**: Untersuchungen über die kulturell-biochemischen, serologischen, tierexperimentellen und immunologischen Eigenschaften einer vorläufig „Pasteurella X" benannten Bakterienart. Zbl. Bakt., I. Abt. Orig. **190**, 472—484 (1963). — **Knapp, W.**, u. **L.O. Zwillenberg**: Morphological differences between Pasteurella-Bacteriophages. Arch. ges. Virusforsch. **14**, 563—566 (1964). — **König, P.**, u. **J. Maurath**: Zur Chirurgie der Lymphadenitis mesenterialis durch

Pasteurelleninfektion. Chir. Praxis 1, 165—172 (1957). — **Konrath, M.**: Todesfälle nach Infektion mit Pasteurella pseudotuberculosis. Zbl. allg. Path. path. Anat. **100**, 355 (1960). — **Lataix, P., H. Mollaret, M. Coulet, et M. Perny**: Double observation d'adénite mésentérique à Pasteurella pseudotuberculosis. Mém. Acad. Chir. **85**, 721—727 (1959). — **Lazarus, A. S.**, and **M. M. Nozawa**: The endotoxin of Pasteurella pseudotuberculosis. J. Bact. **56**, 187—190 (1948). — **Lennert, K.**: (a) Zur Kenntnis der reticulocytären, abscedierenden Lymphadenitis (Masshoff). Zbl. allg. Path. path. Anat. **96**, 398—399 (1957). ~ (b) Die reticulocytäre abscedierende Lymphadenitis. In: Hdb. spez. path. Anat. Histolog., 1. Bd., 3. Teil, Lymphknoten, Cytologie und Lymphadenitis, S. 231—244. Berlin-Göttingen-Heidelberg: Springer 1961. — **Loghem, J. J. van**: (a) The classification of the plague-bacillus. J. Microbiol. Serol. **10**, 15—16 (1945). ~ (b) La classification du bacille pesteux. Ann. Inst. Pasteur **72**, 975 (1946). — **Lorey, A.**: Über einen unter dem klinischen Bild des Typhus abdominalis verlaufenden Krankheitsfall, hervorgerufen durch ein anscheinend der Gruppe der Bakterien der Septicaemia haemorrhagica angehörendes Stäbchen. Z. Hyg. Infek.-Kr. **68**, 49—62 (1911). — **Lucas, A.**: Quelques maladies du gibier français transmissibles à l'homme. Concours méd. **83**, 3627—3656 (1961).

Mair, N. S., H. J. Mair, E. M. Stirk, and **J. G. Corson**: Three cases of acute mesenteric lymphadenitis due to Pasteurella pseudotuberculosis. J. clin. Path. **13**, 432—439 (1960). — **Malassez, L.**, et **W. Vignal**: Tuberculose zoogléique. Arch. Physiol. **2**, 369—412 (1883). — **Maßhoff, W.**: (a) Eine neuartige Form der mesenterialen Lymphadenitis. Dtsch. med. Wschr. **78**, 532—535 (1953). ~ (b) Die Pseudotuberkulose des Menschen. Dtsch. med. Wschr. **87**, 915—920 (1962). — **Maßhoff, W.**, u. **W. Dölle**: Über eine besondere Form der sog. mesenterialen Lymphadenopathie: „Die abscedierende, reticulocytäre Lymphadenitis". Virchow Arch. path. Anat. **323**, 664—684 (1953). — **Matzdorff, F.**: Zur Epidemiologie der Pasteurella-pseudotuberculosis-Infektion beim Menschen. Öff. Gesundh.-Dienst **24**, 54—59 (1962). — **Meyer, K. F., F. A. Humphreys, W. Knapp, C. L. Larson, R. Pollitzer, S. F. Quan**, and **E. Thal**: Pasteurella infections. In: Diagnostic Procedures and Reagents 4th ed., chapter 13, p. 357—397. Amer. Publ. Hlth. Assoc. N. Y. 1963. — **Minor, Le L.**, et **F. Pichinoty**: Recherche de la tétrathionate-réductase chez les bactéries gram négatives anaérobies facultatives (Enterobacteriaceae, Aeromonas et Pasteurella). Ann. Inst. Pasteur **104**, 384—393 (1963). — **Mollaret, H.**: (a) L'adénite mésentérique aiguë à „Pasteurella pseudotuberculosis" I—III. Presse méd. **68**, 1375—1378; 1447—1450; 1485—1488 (1960). ~ (b) Bilan étiologique actuel de l'adénite mésentérique aiguë. Mém. Acad. Chir. **87**, 293—301 (1961). ~ (c) Le bacille de Malassez et Vignal. Caractères culturaux et biochimique, p. 131 (mit weiterer Literaturangabe, auch der eigenen Arbeiten bis 1962). Paris 1962. ~ (d) L'étiologie des adénites mésentériques aiguës. Rev. Prat. (Paris) **12**, 391—401 (1962). — (e) Les formes cliniques de l'infection humaine à bacille de Malassez et Vignal. Path. et. Biol. **13**, 554—560 (1965). — **Mollaret, H.**, et **P. Berthon**: Une épidémie due au bacille de Malassez et Vignal. Presse méd. **70**, 2570—2572 (1962). — **Mollaret, H., P. Grenet, et M. Iniguez**: La forme pseudo-tumorale de l'adénite mésentérique due au bacille de Malassez et Vignal. Arch. franç. Pédiat. **21**, 521—539 (1964). — **Mollaret, H., Ph. Sizaret**, et **A. Vallee**: À propos d'une épizootie due au bacille de Malassez et Vignal (Pasteurella pseudotuberculosis) chez le singe. Rev. Path. gén. **1963**, 753—766. — **Morger, R.**: Zur „appendizitischen" Form der Pasteurella-pseudotuberculosis-Infektion beim Kind. Praxis **51**, 142 bis 144 (1962). — **Morris, E. J.**: Selective media for some Pasteurella species. J. gen. Microbiol. **19**, 305—311 (1958). — **Nižnánsky, F.**: Gegenwärtiger Stand der Erkenntnisse über die Pseudotuberkulose und die epidemiologischen Perspektiven. Für die sozialistische Landwirtschaftswissenschaft **14**, 177—185 (1965).

Parnas, J.: L'épreuve esculinique dans le diagnostic de la peste et de la pseudotuberculose. Ann. Inst. Pasteur **100**, 691—692 (1961). — **Paterson, J. S.**, and **R. Cook**: A method for the recovery of Pasteurella pseudotuberculosis from faeces. J. Path. Bact. **85**, 241—242 (1963). — **Percebois, G.**: Contribution à l'étude de Cillopasteurella pseudotuberculosis, p. 195. Inaug. Diss. Nancy 1961. — **Pfeiffer, A.**: Über die bazilläre Pseudotuberkulose bei den Nagetieren, S. 42. Leipzig: Georg Thieme 1889. — **Piechaud, M.**: Un nouveau cas de pseudotuberculose humaine. Ann. Inst. Pasteur **83**, 420—421 (1952). — **Pollitzer, R.**: Plague. Wld Hlth Org. Monogr. Ser. 22. Genf 1954. — **Prévôt, A. R.**: (a) Manual de classification et détermination de bactéries, Paris 1948. ~ (b) Traité de systématique bactérienne. 2. vol. Paris, Dunod, Tome II 1961, 217 à 218. — **Preiß, H.**: (a) Recherches comparatives sur les pseudotuberculoses bacillaires et une nouvelle espèce de pseudotuberculose. Ann. Inst. Pasteur **8**, 231—255 (1894). ~ (b) Bacilläre Pseudotuberkulose der Tiere. Ergebn. allg. Path. path. Anat. **1**, 733—737 (1896).

Randall, K. J., and **N. S. Mair**: Family outbreak of Pasteurella pseudotuberculosis infection. Lancet **1962**, 1042—1043. — **Randerath, E.**: Beiträge zur Morphologie der sog. Viruslymphadenitis und zu deren Differentialdiagnose. Verh. dtsch. path. Ges. **38**, 116—128 (1954). — **Riniker, P.**: Über die enterale Pseudotuberkulose. Schweiz. Z. Path. **20**, 52—58 (1957).

Saisawa, K.: Über die Pseudotuberkulose beim Menschen. Z. Hyg. Infekt.-Kr. **73**, 353—400 (1913). — **Sander, K.**: Beitrag zur abszedierenden retikulozytären Lymphadenitis mesenterialis (Masshoff). Zbl. Chir. **83**, 1281—1285 (1958). — **Schär, M.**, and **E. Thal**: Comparative studies on toxins of Pasteurella pestis and Pasteurella pseudotuberculosis. Proc. Soc. exp. Biol. (N.Y.) **88**, 39—42 (1955). — **Schleifstein, J.**, and **M.B. Coleman**: Bacterium enterocoliticum. Annal Report of the Division of Laboratories and Research, Albany 1963. — **Schmidt, J.**: (a) Über Pasteurella pseudotuberculosis-Infektionen des Menschen. Arch. Hyg. **143**, 262—286 (1959). ~ (b) Untersuchungen über die Durchseuchung der Bevölkerung mit Pasteurella pseudotuberculosis. Zbl. Bakt., I. Abt. Orig. **180**, 530—536 (1960). — **Schütze, H.**: (a) Bacterium pseudotuberculosis rodentium. Receptorenanalyse von 18 Stämmen. Arch. Hyg. **100**, 181—194 (1928). ~ (b) Studies on B. pestis antigens II/III. Brit. J. exp. Path. **13**, 289—293 (1932). — **Struve, M.**: Untersuchungen mit Bakterienstämmen einer vorläufig als ,,Pasteurella X" bezeichneten Bakterienart, S. 51. Inaug. Diss. Tübingen 1963 (Fotodruck). — **Sztaba, R., S. Kryński, H. Mollaret, L. Cynowski**, et **R. Znamirowski**: Pseudotuberculous infection of the mesenteric nodes in children [polnisch]. Pol. Tyg. lek. **18**, 1149—1153 (1963).

Thal, E.: (a) Untersuchungen über Pasteurella pseudotuberculosis, S. 69. Lund: These 1954. ~ (b) Immunisierung gegen Pasteurella pestis mit einem avirulenten Stamm der Pasteurella pseudotuberculosis. Nord. Vet.-Med. **7**, 151—153 (1955). ~ (c) Oral immunization of guinea pigs with avirulent Pasteurella pseudotuberculosis. Nature (Lond.) **194**, 490—491 (1962). ~ (d) Weitere Untersuchungen über die thermolabilen Antigene der Yersinia pseudotuberculosis (Syn. Pasteurella pseudotuberculosis). Zbl. Bakt. I. Abt. Org. **200**, 56—65 (1966). — **Thal, E.**, and **T.H. Chen**: Two simple tests for the differentiation of plague and pseudotuberculosis bacilli. J. Bact. **69**, 103—104 (1955). — **Thal, E., E. Hanko** und **W. Knapp**: Intranasale Vakzination von Meerschweinchen mit einem avirulenten Stamm der Pasteurella pseudotuberculosis. Acta vet. scand. **5**, 179—187 (1964).

Urbain, A., et **J. Nouvel**: Epidémie de pseudotuberculose constatée sur des singes patas «Erythrocebus patas» (Schreber). Bull. Acad. nat. Méd. (Paris) **133**, 299—301 (1949).

Vortel, V., K. Jindrak u. **F. Vymola**: Zur Ätiologie der Lymphadenitis mesenterialis. Virchows Arch. path. Anat. **331**, 631—640 (1958).

Wilson, B.S., and **H.A. Miles**: Topley and Wilson's Principles of Bacteriology and Immunity, 4th ed. London 1955.

Yuschenko, G.V., and **R.I. Kuzmaite**: A case of mesenteric lymphadenitis caused by Pseudotuberculosis causative agent. (russ.) J. Microbiol. Epid. Immunobiol. **5**, 96—99 (1964).

Literatur bis 1965 berücksichtigt

Pasteurellose
(Pasteurella multocida)

Von W. Knapp, Erlangen

I. Definition

Als „Pasteurellose" des Menschen bezeichnet man eine durch Past. multocida, einem gramnegativen Stäbchen, ausgelöste Infektionskrankheit, die in Abhängigkeit von Art und Ort der Infektion zu klinisch verschiedenen Verlaufsformen und meist pathologisch-anatomisch uncharakteristischen Befunden führt. Im Vordergrund stehen bei der menschlichen Pasteurellose die nach Biß- u. a. Hautverletzungen durch kranke oder keimtragende Tiere ausgelösten Wundinfektionen mit phlegmonösem oder abscedierendem Verlauf. Außerdem werden vor allem als Folgen von Schädeltraumen oder -operationen Entzündungen der Meningen und Nebenhöhlen gesehen, die, ebenso wie die immer häufiger als Pasteurellainfektionen ätiologisch geklärten Erkrankungen des Respirationstraktes, auf vorausgegangene latente Infektionen der oberen und unteren Luft- und Atemwege mit Pasteurellen zurückgeführt werden. Das Erregerreservoir ist im Tierreich zu suchen.

II. Geschichte

Die ersten Berichte über den zuerst „*Bacillus bipolaris septicus*" und erst später „*Pasteurella multocida*" (Breed u. Mitarb. in Bergey's Manual 1957) oder „*Pasteurella septica*" (Topley und Wilson, 1936/1955) benannten Infektionserreger betrafen Keime einer Bakterienart, die an beiden Polen stärker anfärbbar erschienen und bei verschiedenen Tierarten seuchenhafte Erkrankungen auslösten. Die diagnostische Überbewertung der bipolaren Färbbarkeit von Past. multocida und eine oft unexakte Bestimmung ihrer kulturell-biochemischen und pathogenen Eigenschaften führten auch dann noch zu klinischen und bakteriologischen Fehldiagnosen, als schon bekannt war, daß z. B. die Geflügelcholera (Toussaint, 1879; Pasteur, 1880; Kitt, 1886), Wild- und Rinderseuche (Bollinger, 1878; Kitt, 1885; Hueppe, 1886), Büffelseuche (Oreste und Armanni, 1887), Schweineseuche (Löffler, 1886; Schütz, 1886) oder Meerschweinchen- und Kaninchenseuche (Toussaint, 1879; Hueppe, 1886 u. a.) durch Erreger ausgelöst werden, die sich in ihren morphologischen, kulturell-biochemischen, pathogenetischen und pathologischen Eigenschaften sehr ähnlich, wenn nicht gleich waren. Hueppe wählte für diese Erkrankungen auf Grund seiner bakteriologischen und pathologischen Untersuchungsergebnisse die Sammelbezeichnung „*Septicaemia haemorrhagica*", die aber den chronischen, vor allem bei Haustieren zu beobachtenden Verlaufsformen nicht gerecht wurde. Im Gegensatz zu ihm faßte Lignières (1898, 1900), der für den Erreger Speziesbezeichnungen nach dem tierischen Fundort wählte, die akuten oder chronischen Verlaufsformen von Pasteurella-Infektionen der verschiedenen Tierarten unter der klinischen Bezeichnung „*Pasteurellosis*" zusammen (Literatur bei v. Hutyra; Manninger; Glässer).

Bei allen gegen Ende des letzten und zu Beginn dieses Jahrhunderts als menschliche Pasteurellosen beschriebenen Krankheitsfällen lassen die Literaturangaben den ursächlichen Erreger als dieser Spezies sicher nicht zugehörig ausschließen oder seine Zugehörigkeit heute nicht mehr sicher genug beweisen. Wiederholt wurde darauf hingewiesen, daß wohl Brug-

NATELLI (1913) oder DEBRÉ (1919) die ersten menschlichen Pasteurellosen ätiologisch gesichert hätten, doch waren die von ihnen beschriebenen Stämme z. B. beweglich oder galleresistent (Literatur bei FOERSTER, REGAMEY u. a.). Seit dieser Zeit, besonders aber in den letzten drei Jahrzehnten, wurde Past. multocida in Rein- und Mischkulturen immer häufiger bei Erkrankungen des Respirationstraktes isoliert, ohne daß in jedem Fall ihre ursächliche Bedeutung am Infektionsgeschehen hätte gesichert werden können. Die verbesserten Verfahren der Erregerisolierung und der differentialdiagnostischen Abgrenzung vor allem gegen Klebsiella pneumoniae, Haemophilus influenzae und Mima polymorpha ließ Past. multocida immer häufiger als *Saprophyten* auf der gesunden Schleimhaut *der oberen Atemwege* nachweisen.

Wird bei einer kritischen Sichtung der als menschliche Pasteurellosen beschriebenen Fälle von den heute für die Speciesdiagnose gültigen kulturell-biochemischen, serologischen und tierexperimentellen Eigenschaften von Past. multocida ausgegangen, so haben wohl TEISSIER, GASTINEL, REILLY und RIVALIER (1922) bzw. VINCENT und LÉVY-BRÜHL (1930/1934, 1938) zum ersten Mal eine eitrige Pleuritis bzw. Meningitis ätiologisch als Pasteurellosen gesichert. Wundinfektionen mit Past. multocida als Folgen von Katzen- oder Hundebißverletzungen wurden zuerst von KAPEL und HOLM (1930), REIMANN (1931) bzw. ALLOT u. Mitarb. (1944) beschrieben. Eine tabellarische Zusammenstellung der von 1930—1946 veröffentlichten menschlichen Fälle bringt SCHIPPER (1947).

III. Taxonomie und Systematik

Zur Zeit nimmt *Past. multocida* im System der Bakterien die im Kapitel „Pseudotuberkulose" (S. 368) angegebene Stellung ein. Die für einzelne bisher zur „Pasteurellagruppe" gerechneten Keimarten anzustrebende Änderung der Taxonomie und Systematik (s. S. 369) kann möglicherweise auch Past. multocida betreffen (Literatur bei TALBOT und SNEATH u. a.).

Morphologie

Past. multocida ist ein gramnegatives, geißelloses, aerob wachsendes Stäbchen, das keine Sporen, z. T. aber Kapseln bildet. Form und Lagerung werden vom Milieu bestimmt. In Ausstrichen aus Körperflüssigkeiten und Organen findet man neben zarten, schlanken, sehr kurze ovoide oder kokkoide Stäbchen, während in jungen Kulturen die kokkoiden oder ovoiden und seltener die schlanken Stäbchenformen vorherrschen.

Zur ausgeprägten Pleomorphie der Keime mit Involutionsformen führen wiederholte Kulturpassagen oder ungünstige Umweltsbedingungen. Länge und Durchmesser der kokkoiden, ovoiden oder Stäbchenformen variieren zwischen 0,3—2,0 μ:0,15—0,25 μ. Die Lagerung von Past. multocida in Kultur- und Organausstrichen ist vorwiegend einzeln, in Paaren oder in kleinen unregelmäßigen Haufen. Nur selten werden Ketten gesehen. Mit Anilinfarbstoffen färben sich die Keime in jungen Kulturen oder Organausstrichen gleichmäßig gut an, während sie vor allem in den Ausstrichen aus Körpergeweben und Flüssigkeiten an den Polen stärker gefärbt erscheinen können. Als einfache Methode einer Poldarstellung hat sich die Färbung der alkoholfixierten Ausstriche mit Methylenblau oder Fuchsin bewährt. Ihr diagnostischer Wert ist aber gering (v. HUTYRA; BRIGHAM und RETTGER; SCHENK; MULDER; ROSENBUSCH und MERCHANT; LUDLAM; SVENDSEN; SMITH; TALBOT und SNEATH u. a.).

In Organ- und Exsudatausstrichen, z. T. auch noch in Erstkulturen, werden bei Past. multocida häufig, aber nicht regelmäßig Schleimkapseln nachgewiesen (BRUNSDON und MALLETT; MCGEACHIE; SMITH b; CARTER und BAIN u. a.). Sie gehen bei Kulturpassagen rasch verloren. Ihre Darstellung mit der Jasmin- u. a. Färbungen (JASMIN; GURR; SMITH; DUGUID) ist leicht möglich. Die größten Kapseln, die z. T. aus Hyaluronsäure bestehen (CARTER und ANNAU; BAIN d; MANNHEIM), werden bei Stämmen des serologischen Typs A gesehen, während die Kapseln der Stämme der weiteren Subtypen wesentlich schmäler erscheinen (CARTER a; CARTER und BAIN). Bei Bakterien, die in der M-Phase (s. Tab. 1) vorliegen, können unter Umständen die Kapseln mit den üblichen Färbemethoden nicht dargestellt werden.

Kulturell-biochemische Eigenschaften

In Reinkulturen wächst Past. multocida in bzw. auf einfachen flüssigen oder festen Nährmedien. Wachstum und Vermehrung werden aber durch Zusatz von Blut, Serum oder Ascites wesentlich gefördert. Als wichtige Wachstumsfaktoren sind Nicotinamid, Pantothensäure, Aneurin, Biotinkonzentrate, Hämatin u. a. zu nennen (BERKMANN u. Mitarb., a, b; JORDAN; NAMIOKA und MURATA). Eine erfolgreiche Isolierung der Keime direkt aus Untersuchungsmaterial (Eiter, Liquor, Sputum, Punktaten, Blut oder Operations- und Sektionsmaterial) oder aus den Organen mit ihm infizierter Tiere setzt die Beimpfung optimaler Nährböden, wie z. B. von Blut- oder Serumagarplatten mit großen Einsaaten voraus. Einzelne Stämme lassen sich nur unter anaeroben Bedingungen isolieren.

Die günstigste Wachstumstemperatur beträgt für Past. multocida 35—38° C. Zimmertemperaturen ermöglichen selbst auf optimalen Nährmedien nur ein verzögertes und gehemmtes Wachstum. Die obere Wachstumstemperatur wird bei 42—44° C und die untere bei 13° C angegeben. Das pH-Optimum und die pH-Toleranzgrenzen liegen bei pH 7—8 (7,3—8,4) bzw. bei pH 6,0 und 9,4 (v. HUTYRA; MANNINGER; REGAMEY b u. a.). Temperaturen über und unter 37° C oder eine Bebrütung der Kulturen über länger als 24 Std bei 37° C hemmen die Kapselbildung (PRIESTLEY).

In flüssigen Medien wachsen glatte Pasteurella-Stämme mit diffuser Trübung. Erst nach mehreren Tagen zeigt sich ein schleimiger Bodensatz. Bei rauhen Kulturen bildet sich dagegen auch in optimalen eiweißreichen Nährmedien schon nach wenigen Stunden Bebrütung ein grob-flockiges oder körniges Sediment. Auf Nähr-, Serum- oder Ascitesagar wächst Past. multocida in 24—48 Std bei 35—38° C zuerst in hellen, durchsichtigen, später weißlichen Kolonien mit einem Durchmesser von etwa 0,5—1,5 mm. Nicht selten sind selbst auf eiweißreichen Nährmedien die Kolonien erst nach 24 Std zu erkennen. Sie führen auf Blutagarplatten ohne Hämolyse nur zu einer bräunlichen Verfärbung des Mediums. Charakteristisch ist ein spermaähnlicher Geruch der Kulturen.

Form, Aussehen und Größe der Kolonien, das Kapselbildungsvermögen und die Antigenstruktur der Keime, ihre Agglutinierbarkeit in Trypaflavin und ihre serologische Typenzugehörigkeit (Hämagglutination) lassen bei Past. multocida mindestens *vier Kolonievarianten* (Tab. 1) unterscheiden (ELBERG und CHENG-LEE HO; CARTER und BIGLAND; CARTER a, b, c, g, k; SMITH; HELLMANN; CARTER und BAIN; MEYER u. Mitarb. u. a.).

Tabelle 1. *Kolonievarianten von Past. multocida**

Kolonie-variante	Antigen-bezeichnung	Kapsel-bildung	Serologischer Typ (Hämagglutination)	Verhalten in Trypaflavin	Pathogenität für Mäuse
M-Form. . . . (mucoid)	M	+ +	Typ A	schleimige Verklumpung	+ +
S-Form . . . . (schillernd)	S	+	Typ B	homogene Suspension	+
S-Form . . . . (glatt; nicht schimmernd)	S^R	—	—	Ausflockung	wechselnd
R-Form (rauh)	R	—	—	Ausflockung	—

* Nach CARTER a, b, c, g, k; CARTER und BAIN.

Für die Isolierung von Past. multocida aus mischinfiziertem Untersuchungsmaterial geben DAS einen Nähragar mit Zusatz von Kristallviolett, Kobaltchlorid und Äsculin bzw. MORRIS einen tellurhaltigen Nährboden mit Antibioticazusatz an. Zur Gewinnung von Massenkulturen, vor allem für die Impfstoffgewinnungen, werden belüftete Spezialnährböden mit Caseinhydrolysat als Basalmedium und Zusätzen von pankreatisch verdauter Leber (BAIN und JONES; BAIN e) oder selbst verdautem Pankreas (STERNE und HUTCHISON; SEHGAL und MUKHERJEE) empfohlen. Auf Milchzuckersulfitagar nach Endo, Desoxycholat-Citratagar nach Leifson, Gallemilchzuckermedium nach MacConkey und Wismutsulfitagar nach Wilson und Blair wächst Past. multocida nicht.

Die Prüfung der *kulturell-biochemischen Eigenschaften* von Past. multocida zeigt ihre häufige Dissoziation und Variabilität in verschiedenen Stoffwechselleistungen (DAS). Die einzelnen Stämme spalten ohne Gasbildung Dextrose, Mannit, Saccharose, Sorbit und Fructose aber nicht Lactose, Inosit, Rhamnose, Adonit, Salicin, Amygdalin, Erythrit. Einzelne Ausnahmen werden beobachtet. Ein unterschiedliches kulturell-biochemisches Verhalten wird gegenüber Maltose, Arabinose, Dulcit, Xylose, Glycerin, Galaktose, Dextrin, Mannose, Glykogen und Stärke beobachtet (Mørch und Krogh-Lund; Kauffmann; Rosenbusch und Merchant u. a.). In Abhängigkeit von der Nährbodenzusammensetzung werden in unterschiedlicher Menge Katalase, Phosphatase, Ammoniak, Schwefelwasserstoff oder Indol gebildet; Nitrat und Methylenblau werden reduziert und Harnstoff nicht angegriffen (weitere Einzelheiten s. Tab. 1, S. 371; Pseudotuberkulose).

Alle Versuche, Past. multocida-Stämme allein nach ihrem kulturell-biochemischen Verhalten, ihrer tierischen Herkunft und Tierpathogenität oder nach ihren serologischen bzw. antigenen Eigenschaften in Typen oder Gruppen einzuteilen (Webster und Hughes; Mørch und Krogh-Lund; Ochi a, b; Kauffmann; Khalifa; Rosenbusch und Merchant; Little und Lyon; Roberts; Carter und Byrne; Hudson a; Bain b, c; Das) führten zu keinem befriedigenden oder allgemein gültigen Ergebnis (Brigham und Rettger; Carter und Bain u. a.). Praktische Bedeutung besitzt bisher nur der Versuch einer *Gruppen- oder Typeneinteilung* der Stämme nach serologischen oder immunologischen Gesichtspunkten (Little und Lyon; Roberts; Hudson a, b; Carter und Bain; London und Yaw; Namioka und Murata u. a., s. S. 386), obwohl eine Typeneinteilung nach dem kulturell-biochemischen Verhalten von Stämmen wiederholt versucht wurde. So sollen Beziehungen zwischen der Fermentation von Xylose, Arabinose und Dulcit bestehen und Typ A-Stämme nur Arabinose und Dulcit und Typ B- und C-Stämme Xylose, aber keine Arabinose oder Dulcit spalten (Roberts; Carter und Bigland u. a.).

Antigene Eigenschaften

Unser Wissen über die Antigenstruktur von Past. multocida ist noch lückenhaft und unbefriedigend. Verschiedene K- (Kapsel-) und O-(Körper-) Antigene werden unterschieden (Tab. 2).

Vor allem die rasche Dissoziation der Keime und ihr wechselnder Gehalt an Kapselsubstanz bzw. Hyaluronsäure (Bain a) erschweren eine sichere und einfache *Bestimmung der Antigene mit Hilfe der Agglutinationsmethode* (Bain a; Carter f u. a.). Die Antigenanalysen werden deshalb mit verschiedenen anderen Methoden, die zu unterschiedlichen und z. T. nicht reproduzierbaren Ergebnissen führen, durchgeführt. Die neuesten Untersuchungen von Namioka und Murata, Namioka und Brunner, die in nHCl-vorbehandelten Kulturen

Tabelle 2. *O-Gruppen und Kapselantigentypen von Past. multocida**

O-Gruppe	K-Antigen Typ	OK Typ
1	A	1:A
	D	1:D
2	D	2:D
3	A	3:A
	D	3:D
4	D	4:D
5	A	5:A
6	B	6:B
7	A	7:A
8	—	8:
9	A	9:A
10	D	10:D

* Nach Namioka und Brunner.

geeignete O-Antigene für Immunisations-, Agglutinations- und Adsorptionsversuche fanden, lassen für Past. multocida unter Berücksichtigung der von Carter (a, b, c, h) u. a. angegebenen Kapselantigentypen ein Antigenschema mit vorläufig *10 O-Gruppen* und *12 Serotypen* aufstellen:

Die diesen Untersuchungen und ihren Ergebnissen vorausgehenden Versuche, bei Past. multocida verschiedene Kapsel- und Körperantigene und damit verschiedene serologische Gruppen bzw. Typen zu unterscheiden, wurden vor allem mit Hilfe der direkten Agglutination und indirekten Hämagglutination (CORNELIUS; ROSENBUSCH und MERCHANT; LITTLE und LYON; OCHI b; SINHA u. Mitarb.; LONDON und YAW; CARTER und BAIN; DHANDA u. a.), der Präcipitation (CARTER a; CARTER und BYRNE; LONDON und YAW), des Mäuseschutz-versuches (ROBERTS; YAW und BRIEFMAN; YAW und KAKAVAS), des Kapsel-Quellungstestes (CARTER a) oder der kreuzweisen Serumabsättigung (DOUBLY; NAMIOKA und MURATA) durchgeführt.

Die neueren immunologischen Untersuchungen führten zur Aufstellung verschiedener serologischer Gruppen oder Typen (CARTER a, b, h, k); ROBERTS; CARTER und BAIN; NAMIOKA und BRUNNER u. a.) und dem Nachweis, daß alle Past. multocida-Stämme außer einem *gemeinsamen O-Antigen weitere O- und K-Antigene* besitzen, die, wie bei den Salmonellen, innerhalb der O-Gruppen Serotypen unterscheiden lassen. Mit Hilfe der Hämagglutination fanden CARTER (b) bei der K-Antigen-Analyse die Typen (besser Gruppen) A—E und ROBERTS mit Hilfe des Mäuseschutzversuches die Typen I—IV. Vor allem die zu den Typen (Gruppen) A, B, D gehörenden Stämme sollen epidemiologische Bedeutung besitzen (CARTER und BAIN). Die neuesten Ergebnisse in der Antigenanalyse von 156 Stämmen verschiedener geographischer und tierischer Herkunft erlauben NAMIOKA und BRUNNER die Aussage, daß innerhalb der O-Gruppen von Past. multocida, ähnlich wie bei einzelnen O-Gruppen der Gattung Salmonella, Beziehungen zwischen einzelnen Serotypen und ihrem tierischen Standort bestehen.

IV. Pathogenese und pathologisch-anatomische Befunde

Die *Pathogenese* der menschlichen Pasteurellose ist nicht für alle Verlaufsformen geklärt. Sie ist bei den durch Biß- und Kratzverletzungen oder auf anderem Wege traumatisch ausgelösten akuten und subakuten Entzündungsprozessen (Panaritium, Paronychie, Phlegmone, Absceß, Tendovaginitis, Osteomyelitis) klar. Krankheitsbild und -verlauf werden sehr wesentlich durch *Ort, Art und Tiefe der Verletzungen* bestimmt. Das seltenere Auftreten von Infektionen bzw. Komplikationen nach Hundebissen sieht SMITH (a) im Gegensatz zu BYRNE u. Mitarb. nicht mit den weniger spitzen Fangzähnen der Hunde erklärt, sondern in der Beobachtung, daß die Past. multocida-Stämme im Rachen der Hunde meist avirulent und rauh sein sollen. Nach BYRNE u. Mitarb. sollen die tiefergehenden Katzenbisse häufiger zu Verletzungen von Periost und Knochen und damit zu Periostitis, subperiostalen Abscessen, oberflächlichen Knochennekrosen, Osteomyelitis usw. führen. Die nach komplizierten Schädeltraumen oder nach Schädel-, Nebenhöhlen- oder Nasenoperationen auftretenden Entzündungen der Nebenhöhlen oder Meningen und die vereinzelt beobachteten Hirnabscesse werden als ascendierende Infektionen gedeutet, zumal sich auch beim Menschen Past. multocida wochen- oder monatelang saprophytär im Respirationstrakt oder in den Nebenhöhlen aufhalten kann. Voraussetzung für das spätere Manifestwerden der Infektionen nach schweren Schädeltraumen oder operativen Eingriffen sind mit großer Wahrscheinlichkeit eine Reduzierung der Widerstandskraft des Patienten oder eine Verschleppung des Erregers in ein anderes Milieu, die möglicherweise zu einer Virulenzsteigerung oder Modifikation des Erregers führt (CAWSON und TALBOT).

Für die Pathogenese einer ursächlich als Pasteurellainfektion in Rein- oder Mischkultur diagnostizierten Bronchitis, Pneumonie und Pleuritis bzw. eines Lungenempyems oder von Bronchiektasien u. a. Infektionen des Respirationstraktes werden den Beobachtungen bei Tieren analoge Verhältnisse angenommen. So sollen bei Keimträgern Stress-Situationen, eine erhebliche Reduzierung der allgemeinen Widerstandskraft oder eine Schädigung der physiologischen Abwehrkräfte der Schleimhäute des Respirationstraktes den Erreger die Schleimhaut

passieren und pathogen werden lassen (BLAŠKOVIČ; GOODMAN u. a.). Diese Deutung mag für
einzelne Fälle richtig sein, sie kann bei den noch wenig gesicherten Kenntnissen über die
Pathogenese dieser *Pasteurella-Infektionen des Respirationstraktes* nicht verallgemeinert werden und voll befriedigen. Für die Beurteilung der Pathogenese der Infektionen des Respirationstraktes ist außerdem die Beobachtung wichtig, daß Past. multocida oft nicht in Reinkultur vorliegt und es häufig unbekannt bleibt, ob sie bei den Mischinfektionen als primärer
bzw. sekundärer Infektionserreger oder als apathogener Begleitkeim zu gelten hat (CAWSON
und TALBOT; OLSEN und NEEDHAM; MEYER u. a.). Auch zur Pathogenese der bisher sehr selten
beobachteten Infektionen des Bauchraumes (Appendicitis, Peritonitis, Enteritis) können
keine sicheren Angaben gemacht werden.

Die *pathologisch-anatomischen Veränderungen* nach einer Infektion mit Pasteurella multocida sind *uncharakteristisch.* Infizierte Biß-, Kratz- u. a. Wundinfektionen zeigen bei akutem oder subakutem Verlauf ein bald *phlegmonöses*, bald
abscedierendes Bild. Eine Beteiligung der regionären Lymphknoten und das Auftreten einer Septicämie sind selten (WILLIAMS; LENNERT). Sehnenscheiden und
Sehnen können primär oder sekundär mitinfiziert und in den nekrotisierenden
Prozeß einbezogen sein. Obwohl die oberflächlichen wie die tiefergehenden Ent-
zündungs- und Einschmelzungsprozesse bei den meisten Patienten chirurgische
Maßnahmen erfordern und im Einzelfall sogar zu Amputationen führen (WEBER;
KAPEL a, b), liegen über sie nur wenige pathologisch-anatomische Befunde vor.
Ihr Fehlen in den meisten einschlägigen Arbeiten spricht gegen eine häufige Untersuchung
von Operationsmaterial bzw. gegen das Vorliegen eines für Past. multocida charakteristischen
anatomischen Substrates. LEHNERT weist darauf hin, daß bisher systematische Untersuchungen von Lymphknoten, die wahrscheinlich eine follikuläre, lymphatische Hypoplasie zeigen,
fehlen. Nach ANDRÉ und DREYFUSS findet man in Punktaten ein der Lues ähnliches Zellbild
mit reichlich „Hämocytoblasten", phagocytierten Kerntrümmern und neutrophilen Granulocyten neben jungen und alten Lymphocyten.

Charakteristische pathologisch-anatomische Befunde lassen auch die post-
traumatisch oder postoperativ, allein oder zusammen mit anderen Keimen ausgelösten Entzündungen der Nebenhöhlen oder Meningen, die vielfach als krypto-
genetisch bezeichneten Infektionen des Respirationstraktes (Bronchitis, Pneumonie, Lungenabsceß, Lungenempyem, Pleuritis u. a.), des Darmes, der Appendix
und schließlich auch die septicämischen Verlaufsformen vermissen (FOERSTER;
BEZJAK und MIMICA; LEWIS; HORNE und BERLYNE; COGHLAN; SWARTZ und
KUNZ u. a.).

V. Epidemiologie

Die Epidemiologie der menschlichen Pasteurellose ist noch in vieler Hinsicht
unklar. Bei der starken *Verbreitung des Erregers unter den verschiedensten Tierarten* (Literatur bei v. HUTYRA; MANNINGER; GLÄSSER; HUDSON b; BIVINS; BORG-
MAN und WILSON; CARTER und BAIN; McGEACHIE u. a.), unter denen außer den
kleinen Haustieren, wie Katzen, Hunde, Geflügel, Kaninchen und Meerschweinchen, auch Rind, Büffel und Schweine oder unter den Nagern besonders Maus und
Ratte zu nennen sind, muß die *menschliche Infektionsquelle,* wie bei der Pseudotuberkulose, *im Tierreich* gesucht werden. Von epidemiologischer Bedeutung ist
der hohe Prozentsatz an wochen- oder monatelang keimtragenden Tieren, doch
sind Masseninfektionen z. B. von Mäusen von keiner Häufung der Erkrankungen
beim Menschen gefolgt (FLAMM u. Mitarb.). Die Übertragung der Infektion scheint
einen längeren engen Kontakt mit den kranken oder keimtragenden Tieren vorauszusetzen. Unter den mit Menschen in besonders nahem Kontakt stehenden
Haustieren sollen *Katzen* Past. multocida in 75—90 % (SCHENK; LENORMANT u. a.)
und *Hunde* in 54 % im oberen Respirationstrakt bzw. in 10 % der Fälle in der Nase
beherbergen (Literatur bei SMITH a; CAWSON und TALBOT u. a.). Während der
Infektionsmodus bei Verletzungen durch Tierbisse, Kratzen, infizierte Gegenstände, wie Holzsplitter, Scherben von Freßnäpfen u. dgl. klar erscheint, sind bei

den übrigen, sich vor allem als Infektionen der Nebenhöhlen, Meningen oder des
Respirationstraktes manifestierenden Pasteurellosen die epidemiologischen Zusammenhänge oft nicht sicher zu klären.

Die Beobachtung, daß sich Past. multocida beim Menschen wie beim Tier über Wochen
oder Monate latent im Respirationstrakt aufhalten kann, läßt auch bei *Patienten ohne direkten
oder indirekten Kontakt* mit Tieren kurz vor der Erkrankung die Infektionsquelle in einem
längere Zeit zurückliegenden und zur Keimübertragung führenden Kontakt mit Tieren suchen
(COGHLAN u. a.). Latente oder manifeste Kontaktinfektionen mit Ansiedlung von Past. multocida auf den Schleimhäuten des Respirationstraktes sind besonders bei Farmern, Landarbeitern (OLSEN und NEEDHAM; SMITH c), Viehhändlern oder Schlächtern oder bei Personen
mit Haustieren (Schoßkatzen und -hunden), denen das Schlecken von Gesicht und Händen
nicht verwehrt wird, zu erwarten. Von epidemiologischem Interesse ist die Beobachtung, daß
bei *Angehörigen der landwirtschaftlichen Berufe* vornehmlich Stämme der serologischen Typen
A und D, die vor allem bei Rindern, Schafen, Schweinen oder Geflügel und nicht oder nur sehr
selten bei Katzen und Hunden vorkommen, isoliert werden (CARTER h; CARTER und BAIN u. a.).

Trotz des vielfach sehr intensiven Kontaktes mit kranken oder keimtragenden
Tieren scheint beim Menschen nur sehr selten eine Infektion mit Past. multocida
manifest zu werden. Diese Feststellung versuchte man mit einer großen Anpas-
sungsfähigkeit des Erregers an den Wirtsorganismus, und zwar vor allem an die
Schleimhäute des Respirationstraktes zu erklären. Man wird diese Anschauung
etwas revidieren müssen, nachdem eine verbesserte klinische und bakteriologische
Diagnose und Differentialdiagnose dieser Pasteurellainfektionen ihre zunehmende
Häufigkeit nachweisen läßt. Über Kontaktinfektionen von Mensch zu Mensch,
Gruppen- oder Familienerkrankungen liegen aber noch keine Beobachtungen vor.

Unter 34 durch *Katzenbiß- oder -Kratzverletzungen* infizierten Patienten mit
gesichertem Erregernachweis waren 24 weiblichen und 10 männlichen Geschlechtes.
Von Patienten mit bekanntem Alter erkrankten nur 6 im 1.—40., dagegen 23 im
41.—78. Lebensjahr (Literatur bei SCHENK; LENORMANT; ALLIN; ALLOT u. Mitarb., KAPEL; RASMUSSEN; BYRNE und BOYD; SWARTZ und KUNZ; ERICSON und
JUHLIN; GOODMAN; BRODIE und HENDERSON b u. a.).

Unberücksichtigt blieben in dieser Aufstellung über Katzenbißverletzungen mit Erregernachweis eine größere Anzahl weiterer Fälle. Bei ihnen fehlte entweder der Erregernachweis
oder er war nicht als bakteriologisch gesichert anzusehen. Bei anderen Patienten lagen keine
Angaben über Alter und Geschlecht vor oder die Diagnose einer Pasteurella-Infektion war nur
mit Hilfe positiver Hautteste bzw. durch eine Antikörperbestimmung gestellt worden (WEBER;
VEYRASSAT und DELLA SANTA; WORMS und LE QUINTREC; MAUTNER und McINTYRE; TRUM-
MERT u. Mitarb.; WILLIAMS; GOODMAN u. a.).

Auch über Infektionen mit Past. multocida durch *Hundebiß* mehren sich die
Berichte (WEBER; ALLOT u. Mitarb.; BRUNSDON und MALLET; EMSON; LEE und
BUHR; WILLIAMS; BAIN u. Mitarb.; HENDERSON; DEBOER und DUMLER).

LEE und BUHR isolierten Past. multocida aus 12 von 69 bakteriologisch untersuchten
Hundebißwunden, von denen nur 20 eine deutliche Wundinfektion zeigten. Zehn dieser Fälle
mit Erregernachweis wiesen eine Wundinfektion auf, so daß bei 50% aller manifest infizierten
Patienten Past. multocida — fünfmal in Reinkultur — isoliert wurde. Sie folgerten aus ihren
Beobachtungen eine jahreszeitliche Häufung der Erkrankungen in den Wintermonaten.
SMITH (a) gelang bei Hunden eine häufigere Isolierung der Keime in Nasen- und Tonsillenab-
strichen während der Monate Oktober bis März. Unter 165 von WILLIAMS isolierten Stämmen
stammten 48 bzw. 33 aus Hunde- bzw. Katzenbißwunden. Diese Zahlen weisen auf die Bedeutung kranker und keimtragender Hunde als Infektionsquelle hin, die bisher im Vergleich
mit den Katzen als unbedeutend erachtet wurde.

Einzelinfektionen durch Panther-, Löwen- oder Kaninchenbisse und durch Verletzungen
mit einem infizierten Messer teilten RIVOALEN; McGEACHIE; BOISVERT und FOUSEK; MILLAR
und PETERSON mit. Wahrscheinlich wurden weitere einschlägige Fälle bakteriologisch gesichert, aber nicht publiziert.

Auch für die *postoperativen* oder *posttraumatischen Infektionen* im *Schädel-
bereich* oder die *kryptogenetischen Infektionen des Respirationstraktes* muß die In-

fektionsquelle im Tierreich gesucht werden, obwohl in wiederholten Fällen der Zeitpunkt der Erregeraufnahme und ein naher Kontakt mit latent oder manifest infizierten Tieren nicht gesichert wurde.

Einschlägige *Meningitisfälle* wurden wohl fünfmal nach Unfällen, sechsmal nach Operationen, zweimal nach Nebenhöhlenaffektionen und fünfmal ohne sichere Ursache gesehen (Literatur bei ZELLER und LEPPER; OLSEN und NEEDHAM; BARTLEY; HENDERSON u. a. s. S. 393). Epidemiologisch ungeklärt blieben die meisten *Infektionen des Respirationstraktes*, bei denen Past. multocida als alleiniger ursächlicher Erreger oder als Begleitkeim mit und ohne pathogene Bedeutung vorkommen kann (CAWSON und TALBOT). Die Tatsache, daß Infektionen des Respirationstraktes mit Past. multocida besonders häufig bei landwirtschaftlich tätigen Personen gesehen werden, in deren Umgebung sich kranke, latent infizierte oder keimtragende Tiere befinden, läßt auch für diese Fälle, die häufig eine lange „Lungenanamnese" aufweisen, die Infektionsquelle im direkten Kontakt mit Tieren suchen (OLSEN und NEEDHAM; FREIGANG und ELLIOTT; HENDERSON u. a.). Bleiben in diesem Rahmen die nur zahlenmäßig mitgeteilten und nicht eingehend beschriebenen Beobachtungen z. B. von OLSEN und NEEDHAM (32 Fälle), GOODMANN (20 Fälle) oder WILLIAMS (51 Isolierungen) u. a. unberücksichtigt, so können etwa 20 Pleuritis-Empyem- bzw. 11 Bronchitis-Bronchiektasen-Fälle, die eingehend untersucht und beschrieben wurden, zusammengestellt werden.

Schließlich sind noch durch den Erregernachweis gesicherte 5 Sepsisfälle, von denen zwei mit Leberzirrhose einhergingen, 4 bzw. 2 Fälle mit Appendicitis, Peritonitis bzw. Abscessen im Bauchraum und eine zu Ikterus gravis führende Hühnerfleischinfektion zu erwähnen (Literatur bei COGHLAN; HENDERSON; WONG und CHANG TEOH u. a.). Zwei Keimträger unter 73 Veterinärstudenten fand SMITH (a).

Ein *epi- oder enzootisches Auftreten* der Pasteurellose wird *bei Vieh und Vögeln* in der Regel durch kranke oder keimtragende, in empfängliche Herden und Zuchten verpflanzte Tiere ausgelöst. Resistenzminderungen durch schlechte oder falsche Ernährung, lange Transporte, unhygienische Verhältnisse während des Transportes, in Ställen oder auf Weiden, ungünstige Witterungsverhältnisse oder vorausgegangene Virus- u. a. Infekte lassen gesunde Tiere anfälliger oder keimtragende Tiere manifest krank und für ihre Umgebung zur Infektionsquelle werden (HOERLEIN u. Mitarb.; HETRIK u. Mitarb.; HAMDY u. Mitarb. u. a.). Da die Umweltresistenz von Past. multocida gering ist, erfolgt die Übertragung der Erreger auf Tier und Mensch in der Regel direkt.

VI. Klinisches Bild

Das klinische Bild der menschlichen Infektionen mit Past. multocida ist *uncharakteristisch und vielfältig*. Nach Art und Ort der Infektionen, die sehr wesentlich die klinischen Symptome bestimmen, lassen sich die Erkrankungen in verschiedene *Gruppen* einteilen, von denen drei den praktischen Bedürfnissen der klinischen und bakteriologischen Diagnostik am ehesten entsprechen (REGAMEY b; COGHLAN; TRUMMERT u. Mitarb.; HENDERSON u. a.).

In die *erste Gruppe* gehören die durch Biß- und Kratzverletzungen ausgelösten phlegmonösen oder abscedierenden Infektionen der Haut und des Unterhautzellgewebes.

(REIMANN; KAPEL a, b, c,; RIMBAUD u. Mitarb.; PALTAUF u. Mitarb.; RIVOALEN; SCHENK; WEBER; ALLIN; VEYRASSAT und DELLA SANTA; HANSMANN und TULLY; AUBERT; ALLOT u. Mitarb.; TRICOT und GAULTIER; COOPER und MOORE; RASMUSSEN; BRUNSDON und MALLETT; WORMS und LE QUINTREC; BYRNE und BOYD; MAUTNER und McINTYRE; EMSON; McGEACHIE; SWARTZ und KUNZ; TRUMMERT u. Mitarb.; ERICSON und JUHLIN; GOODMAN; LEE und BUHR; WILLIAMS; BAIN, ROUNTREE u. Mitarb.; BRODIE und HENDERSON; FREIGANG und ELLIOTT; DE BOER und DUMLER; ESSEVELD).

Der *zweiten Gruppe* sind primär latente Infektionen der oberen Luft- und Atemwege zuzurechnen, die vor allem nach Schädeltraumen oder -operationen als Meningitiden, Nebenhöhlenentzündungen oder Hirnabscesse manifest werden.

(LÉVY-BRÜHL b; RIVOALEN; HADORN; REGAMEY a, b; PELTIER u. Mitarb.; LE CHUITON u. Mitarb.; BLAŠKOVIČ; FOLMER und TEN HAVE; TOMIC-KAROVIC und IVANOVIC; SVENDSEN; BARTLEY und HUNTER; CAPELLATO; BEZJAK u. Mitarb.; LEWIS; EWAN; SWARTZ und KUNZ; BARTLEY u. Mitarb.; BURDIN u. Mitarb.; DE LAVERGNE u. Mitarb.).

Der *dritten Gruppe* sind schließlich die *kryptogenetischen Infektionen*, vor allem des tieferen Respirationstraktes zuzuordnen, die oft ohne erkennbare äußere Ursachen allein oder zusammen mit anderen Keimen Entzündungen der Bronchien, Bronchiektasen, Pleura, Lunge, des Endokards und der Nebenhöhlen oder Meningen auslösen. Bei den Erkrankungen des Respirationstraktes ist ein Erregernachweis über Wochen, Monate oder Jahre möglich.

(RIMBAUD u. Mitarb.; FAARUP und RASMUSSEN; MULDER und DEBOER; FOERSTER; PLETTE; LÉVY-BRÜHL a; REGAMEY b; THJÖTTA und HENRIKSEN; BEZJAK und MIMICA; REILLY u. Mitarb. b; OLSEN und NEEDHAM; CAWSON und TALBOT; WORMS und LE QUINTREC; ATIN und BEETHAM; HORNE und BERLYNE; DHANDA u. Mitarb.; ERICSON und JUHLIN; COGHLAN; BRODIE und HENDERSON a, b,; GOODMAN; HENRIKSEN und JYSSUM; HOOGENDIJK; FREIGANG und ELLIOTT; DEBOER und DUMLER; HENDERSON; ESSEVELD; MANECHE u. Mitarb.

Ein septicämischer Verlauf wird nur selten beobachtet (PELTIER u. Mitarb.; ROBINSON; ZELLER und LEPPER; SAUTER; PIZEY; BEARN u. Mitarb.; ZELIGOWSKA-SZULC u. a.). Eine sinnvolle Gruppeneinteilung für die bisher nur selten diagnostizierten Infektionen des Darmtraktes und der inneren Organe (SCHLECHT; LUDLAM; BEARN u. Mitarb.; COGHLAN; GOODMAN; WONG und CHAN-TEOH) ist noch nicht möglich.

1. Phlegmonöse oder abscendierende Entzündungen nach Hautverletzungen

Sie treten bei den meisten Patienten nach Tier- und hierbei vor allem *nach Katzen- oder Hundebissen* und wesentlich seltener nach Kratz- u. a. Hautverletzungen auf. Nach dem Verlauf und klinischen Bild dieser Pasteurellainfektionen werden im wesentlichen eine akute und subakut-chronische Form, die fließende Übergänge zeigen, unterschieden.

a) Akuter Verlauf

Den oberflächlichen oder tiefergehenden *Biß- u. a. Hautverletzungen*, die vor allem an Händen, Unterarmen, in der Knöchelgegend der Unterschenkel oder im Gesicht auftreten, folgen innerhalb weniger Stunden bis Tage Rötung, Schwellung und starke Schmerzen. Auffallend ist bei zahlreichen Fällen die Kürze der Zeit zwischen Verletzung und Auftreten der ersten *starken Wundschmerzen*. Eine häufig zu beobachtende auffallende Diskrepanz zwischen den noch geringen klinischen Symptomen und den angeblich sehr starken subjektiven Beschwerden, die an Aggravation denken lassen (TRUMMERT u. Mitarb.) ist differential-diagnostisch zu beachten. In einzelnen Fällen bleiben aber auch bei *fortschreitenden phlegmonösen oder abscedierenden Prozessen*, die zu Bewegungseinschränkungen führen, die Beschwerden auffallend gering (ERICSON und JUHLIN). Wiederholt werden durch Mitverletzung oder erst durch Fortschreiten des Entzündungsprozesses Sehnenscheiden und Sehnen, periartikuläres Gewebe oder der nächstliegende Knochen mitbetroffen. *Nekrosen* der Sehnenscheiden und Sehnen, Periostitis und Osteomyelitis können die Folge sein, während eine Lymphangitis, Lymphadenitis und Septicämie selten beobachtet werden. Bei komplikationslosem Verlauf bleibt die Temperatur auch bei starker örtlicher Entzündung oft normal oder subfebril; sie ist dagegen bei tiefergehenden Prozessen, vor allem aber bei Mischinfektionen mit Staphylokokken, in der Regel hoch.

Die erste chirurgische Versorgung des Wundgebietes führt häufig zu einem raschen Rückgang der Symptome und Beschwerden, der oft fälschlicherweise als Beginn der Ausheilung gedeutet wird, während sich nach Tagen, Wochen oder

Monaten mit erneuten Beschwerden eine Periostitis, ein subperiostaler Absceß oder eine *Osteomyelitis* manifestiert (ALLIN; BOISVERT und FOUSEK; COOPER und MOORE; BYRNE und BOYD; ERICSON und JUHLIN, SWARTZ und KUNZ; GOODMAN; FREIGANG und ELLIOTT).

b) Subakuter Verlauf

Diese Verlaufsform der Pasteurella-Infektion wird, wenn ein direkter Umgang mit Tieren oder eine Verletzung durch sie unbekannt bleiben, leicht verkannt. Der subakute Verlauf ist fast ausnahmslos *fieberfrei* oder subfebril. Entzündungserscheinungen an der Infektionsstelle werden zuerst nicht oder kaum beachtet; sie gehen, eine Heilung vortäuschend, rasch zurück. Erst das Auftreten von Panaritien, Paronychien oder Abscessen an den Händen oder am Arm führt zu einer erneuten Untersuchung, bei der vor allem *Entzündungen* und Veränderungen *der kleinen Fingergelenke*, z. T. mit Osteoporose, eine *Periostitis, Osteomyelitis* oder ein *subperiostaler Absceß* mit und ohne schmerzhafte Vergrößerung der regionären Lymphknoten festgestellt werden. Bei schlechter Heilungstendenz ist an Mischinfektionen, vor allem mit Staphylokokken zu denken. Diese Fälle weisen im Gegensatz zur nicht mischinfizierten Pasteurella-Phlegmone eine Lymphangitis mit hohen, teils septischen Temperaturen auf (WEBER).

2. Entzündungen der Meningen und Nebenhöhlen nach Schädeltraumen oder -operationen

Das klinische Bild einer nach Schädelverletzungen oder -operationen auftretenden Meningitis und Sinusitis oder eines Hirnabscesses zeigt keine auf eine Pasteurella-Infektion hinweisenden, charakteristischen Symptome.

Anamnestische Erhebungen und die klinischen Befunde weisen häufig auf eine vorausgegangene Schädigung oder Entzündung der Schleimhaut der oberen Luft- und Atemwege, der Nebenhöhlen, des Mittelohrs oder des Mastoids und auf einen nahen Kontakt mit in hohem Prozentsatz keimtragenden Haustieren (Katze, Hunde, Vögel, Vieh) hin. Veränderte Schleimhautverhältnisse scheinen eine wesentliche Voraussetzung für eine — latente — Ansiedlung von Past. multocida und ihre spätere postoperative, posttraumatische oder kryptogenetische Ausbreitung (LE CHUITON u. Mitarb.; SAUTER; BLAŠKOVIČ; FOLMER u. Mitarb.; SVENDSON; LEWIS; EWAN; SMITH; SWARTZ und KUNZ; GOODMAN; DE LAVERGNE u. Mitarb. u. a.) zu sein.

3. Kryptogenetische Infektionen des Respirationstraktes

Auch die Infektionen der tieferen Atemwege lassen für Past. multocida charakteristische Symptome vermissen. Das klinische Bild bestimmen vor allem Art, Ort und Dauer der Erkrankung. In der Regel geht der Pasteurella-Infektion eine *längere „Lungenanamnese"*, die auf Asthma, chronische Bronchitis, Tuberkulose, Bronchiektasen, Lungencarcinom oder wiederholte Erkältungskrankheiten hinweist, voraus (FAARUP und RASMUSSEN; MULDER und DEBOER; FOERSTER; MORRIS u. Mitarb.; OLSEN und NEEDHAM; HORNE und BERLYNE; THJÖTTA und HENRIKSEN; CAWSON und TALBOT; DE LAVERGNE; HOOGENDIJK; FREIGANG und ELLIOTT; BRODIE und HENDERSON; MANECHE u. Mitarb.; KNAPP). Erst eine Resistenzminderung des örtlichen Gewebes, des Gesamtorganismus oder eine Stress-Situation lassen den mitunter über Wochen, Monate oder Jahre saprophytär im Respirationstrakt lebenden Keim eine akute Entzündung auslösen. Ist Past. multocida nicht der alleinige ursächliche Erreger, so wird er Schwere und Dauer der Erkrankung wesentlich mitbestimmen (GOODMAN). Gefährdet sind vor allem Personen, die, wie Landarbeiter, Farmer oder Hausfrauen, beruflich oder aus Liebhaberei einen intensiven Kontakt mit Tieren haben (OLSEN und NEEDHAM; FREIGANG und ELLIOTT u. a.).

Diagnose

Das Fehlen charakteristischer klinischer, bioptischer und pathologisch-anatomischer Befunde bei allen Verlaufsformen der menschlichen Pasteurellose läßt ihre Diagnose als eine Infektion mit Past. multocida oder in seltenen Fällen mit Past. haemolytica nur mit Hilfe bakteriologisch-serologischer Untersuchungen stellen. Differentialdiagnostisch ist bei allen sehr schmerzhaften Wundinfektionen nach Biß- oder anderen Verletzungen durch Katzen und Hunde, aber auch andere Tiere, mit phlegmonösem oder abscedierendem, zu Panaritien, Paronychien, Tendovaginitis, Periostitis oder Osteomyelitis führendem Verlauf an eine Infektion mit Past. multocida zu denken. Diese *Verdachtsdiagnose* ist auch zu stellen, wenn einer zuerst erfolgreichen antibiotischen und chirurgischen Behandlung noch nach Wochen oder Monaten Sehnenscheidenentzündungen, Periostitis, Osteomyelitis oder andere entsprechende Komplikationen folgen.

Ein wertvoller diagnostischer Hinweis ist die oft sehr kurze Latenzzeit zwischen dem Auftreten der ersten Zeichen einer Wundinfektion und dem Zeitpunkt der Verletzung. Die schon kurze Zeit nach der Verletzung vorgebrachten, angeblich sehr starken lokalen Schmerzen sind oft nicht mit dem noch unerheblichen klinischen Befund in Einklang zu bringen. Trotz ausgeprägtem phlegmonösem oder abscedierendem Verlauf kann die Körpertemperatur auffallend niedrig sein.

Die zunehmende Zahl der ätiologisch sicher geklärten Fälle zeigt, daß differentialdiagnostisch auch bei Entzündungen der Nebenhöhlen oder Meningen nach Schädeltrauma oder -operationen sowie bei chronischen Infektionen der tieferen Atemwege an eine Pasteurellainfektion zu denken ist. Dies gilt vor allem bei Patienten, die durch Beruf (Bauer, Landarbeiter, Stallpersonal, Tierpfleger u. a.) oder aus Liebhaberei (Halten von Katzen, Hunden u. a.) einen nahen und längerdauernden *Kontakt mit* häufig keimtragenden *Tieren* haben.

Zum *Erregernachweis* sind je nach Art und Verlauf der Erkrankung Wundsekret, Eiter, Punktions- oder Operationsmaterial bzw. Sputum oder Bronchialsekret einzusenden.

Die Entnahme des Untersuchungsmaterials hat möglichst vor jeder antibiotischen Behandlung zu erfolgen, da Past. multocida — eine seltene Ausnahme unter den gramnegativen Stäbchen — penicillinempfindlich und schon nach Behandlungsbeginn kaum mehr kulturell und tierexperimentell nachzuweisen ist. Die Isolierung der Keime aus mischinfiziertem Untersuchungsgut ist über Selektivmedien und den Mäusetierversuch (MORRIS, SMITH c) zu versuchen; vor ihrer Übertragung sind Sputum und Bronchialsekret mehrfach auszuwaschen. Diagnostische Verwechslungen mit H. influenzae, Klebsiella pneumoniae oder Mima polymorpha lassen sich u. a. durch Prüfung der Penicillinempfindlichkeit (Past. multocida) bzw. Penicillinresistenz (H. influenzae, Klebs. pneumoniae) vermeiden (SWARTZ und KUNZ; GOODMAN; FREIGANG und ELLIOTT u. a.; kulturell-biochemische Eigenschaften s. S. 386). Eine routinemäßig noch kaum mögliche *serologische Typisierung der Stämme* (s. S. 387) zeigt, daß beim Menschen von den fünf mit der Hämagglutinationsmethode nachweisbaren Typen A—E (CARTER k, i) die Typen A und D vor allem bei Infektionen des Respirationstraktes vorkommen, während die aus Katzen- und Hundebißverletzungen gezüchteten Stämme in der Regel nicht typisierbar sind. Epidemiologisch interessant ist, daß diese Typen in den gemäßigten Zonen vor allem bei keimtragendem oder krankem Vieh, bei Schafen, Schweinen und Geflügel vorkommen, während die Typen B und E, die bisher beim Menschen nicht nachgewiesen wurden, in den Tropen bei Vieh und Wasserbüffeln zu finden sind (CARTER und BAIN; GOODMAN u. a.). Nur selten gelang es, die bei Katzen oder Hunden vorkommenden und durch Bißverletzungen übertragenen Stämme zu typisieren.

Der *Nachweis von Antikörpern in Patientensera* ist wegen der Schwierigkeit der Antigenherstellung (s. S. 387) routinemäßig noch kaum möglich. Steht zu den Antikörperbestimmungen der Eigenstamm nicht zur Verfügung, müssen Teststämme der verschiedenen serologischen Typen verwendet werden. Die bisher mitgeteilten serologischen Untersuchungsergebnisse über Agglutininnachweis in Patienten- und Tiersera (Literatur bei BRODIE und HENDERSON a, b; CARTER und RAPPAY) lassen noch keine Rückschlüsse auf den Titerverlauf während der verschiedenen Verlaufsformen zu. Es scheint, daß bei Bißverletzungen die Titer niederer bleiben als bei Infektionen des Respirationstraktes bzw. Erkrankungen mit septicämischem Verlauf, sofern nicht, wie wiederholt beobachtet, bei den Erkrankten ein Agglutininnachweis ausbleibt. Bei 48 von 225 menschlichen Serumproben, die wegen Lues-, Rheuma- und Typhusverdacht eingesandt waren, fanden BRODIE und HENDERSON einen Titer von 1:4 bis 1:128. Titer ab 1:32, die auch bei Pasteurella-Infektionen mit Erregernachweis beobachtet wurden, sollen diagnostische Bedeutung haben.

Am Krankenbett kann die klinische Verdachtsdiagnose einer Pasteurellaphlegmone mit Hilfe des *Intracutantestes*, der beim Patienten zu einer lokalen und Herdreaktion sowie zu einem Antikörperanstieg führen kann (REILLY u. Mitarb.; WORMS; TRUMMERT u. Mitarb.), unterbaut werden. Die diagnostische Bedeutung des Testes liegt in einer deutlichen Herdreaktion und in einem mit dem Mikrohämagglutinationstest nachweisbaren Titeranstieg. Der als unspezifisch angesehenen lokalen Reaktion kommt keine diagnostische Bedeutung zu (TRUMMERT u. Mitarb.). Eine Bestätigung dieser Beobachtungen an einem größeren Beobachtungsgut steht aus.

Immunität und Prophylaxe

Über die Immunitätsverhältnisse beim Menschen nach Überstehen einer Infektion bzw. nach aktiver Immunisierung ist nichts bekannt. Auf die zahlreichen diesbezüglichen Untersuchungen von veterinär-medizinischer Seite kann in diesem Rahmen nur hingewiesen werden (Literatur bei CARTER; CARTER und BAIN; BAIN a, d, e).

Therapie

In Abhängigkeit von Art und Ort der Infektion wird die *Therapie* entweder eine konservative oder operativ *chirurgische und antibiotische* oder nur eine antibiotische sein. Das *Antibioticum der Wahl* ist bei akuten Bißverletzungen *Penicillin*, das sich bei der Behandlung der meisten akuten Pasteurella-Infektionen gut bewährt hat (OLSEN und NEEDHAM; LEE und BUHR u. a.). Die rasche und ausreichende Behandlung der Bißverletzungen mit Penicillin oder einem geeigneten Breitspektrumantibioticum stellt zugleich eine geeignete prophylaktische Maßnahme gegen Komplikationen (Tendovaginitis, Osteomyelitis usw.) dar. Ohne vorausgegangene Entnahme von Untersuchungsmaterial ist sie eine wesentliche Ursache, daß Pasteurellosen, die sicher nicht selten vorkommen, ätiologisch nicht geklärt werden. Bei verschleppten Infektionen und Komplikationen kann die Sulfonamid- und Antibioticatherapie versagen (WORMS; TRUMMERT u. Mitarb.). Für diese Fälle wird die *Antigen- oder Vaccinetherapie* mit dem Hautantigen nach REILLY empfohlen. Schon kleine Antigenmengen im Intervall von wenigen Tagen zwei- bis viermal (0,1—0,2 ml i. c.) gespritzt, lassen die Schmerzen und Ankylosen, mitunter auch die Osteoporosen schwinden (WORMS; REILLY; TOURNIER und BERTIN a; TRUMMERT u. Mitarb.). Die antibiotische Behandlung bei Mischinfektionen des Respirationstraktes, der Meningen, Nebenhöhlen usw. hat sich nach der Art der Keime und ihrer Antibioticaresistenz zu richten.

In vitro sind die meisten Stämme von Past. multocida gegen Penicillin, Tetracycline, Chloramphenicol, Erythromycin, Novobiocin, Oleandomycin, Polymyxin empfindlich, gegen Streptomycin, Neomycin und Sulfonamide mäßig empfindlich und gegen Kanamycin, Bacitracin und Viomycin resistent. Ausnahmen, wie z. B. der Nachweis streptomycin-resistenter Stämme, bestätigen die Notwendigkeit der Resistenzbestimmung im Einzelfall als Grundlage einer gezielten Antibioticatherapie (Literatur bei CARTER und BAIN; HENRIKSEN und JYSSUM; KARLSON und NYSTRÖM).

Literatur

Allin, A. E.: Cats-bite wound infection. Canad. med. Ass. J. **46**, 48—50 (1942). — **Allot, E. N., R. Cruickshank, R. Cyrlas-Williams, V. Glass, I. H. Meyer, E. A. Straker** and **G. Tee**: Infection of cat-bite and dog-bite wounds with Pasteurella septica. J. Path. Bact. **56**, 411—415 (1944). — **André, R.,** et **B. Dreyfuss**: Adénopathies subaiguës par griffure de chat: Pasteurellose. Bull. Soc. med. Hôp. (Paris) **68**, 157—160 (1962). — **Atin, H. L.,** and **W. P. Beetham**: Pasteurella multocida empyema. New Engl. J. Med. **256**, 979—981 (1957). — **Aubert, A. B.**: Et tilfelle av Pasteurella-infeksjon i hundebitt. Nord. Med. **29**, 77—78 (1946).

Bain, R. V. S.: (a) Vaccination against haemorrhagic septicaemia of bovines. Nature **173**, 584—585 (1954). ~ (b) Studies on haemorrhagic septicaemia of cattle. IV. A preliminary examination of antigens of Pasteurella multocida type I. Brit. vet. J. **111**, 492—498 (1955). ~ (c) A note on some pasteurella types found in Australian animals. Aust. vet. J. **33**, 119—121 (1957). ~ (d) Haemorrhagic septicaemia of cattle. Observation on some recent work. Brit. vet. J. **115**, 365—369 (1959). ~ (e) Haemorrhagic septicaemia of cattle and buffaloes; a laboratory manual for livestock development and improvement, p. 65. Bangkok 1961. — **Bain, R. V. S.,** and **R. F. Jones:** The production of dense cultures of Pasteurella multocida. Brit. vet. J. **114**, 215—220 (1958). — **Bain, R. V. S., Ph. M. Rountree,** and **J. Walker-Smith:** Human infection with Pasteurella multocida (Pasteurella septica). Med. J. Austr. **48**, 395—396 (1961). — **Bain, R. V. S.,** and **K. Knox:** The antigens of Pasteurella multocida-Type I, II. Lipopolysaccharides. Immunology **4**, 122—129 (1961). — **Bartley, E. O.,** and **K. Hunter:** Penicillin in surgical treatment of Pasteurella sinusitis. Lancet **1947**, 908—909. — **Bartley, E. O.:** Pasteurella septica in chronic nasal sinusitis. Lancet **1960**, 581—582. — **Bearn, A. G., K. Jacobs,** and **M. McCarty:** Pasteurella multocida septicemia in man. Ann. J. Med. **18**, 167—168 (1955). — **Berkmann, S., F. Saunders,** and **St. A. Koser:** (a) Accessory growth factor requirements of some members of the pasteurella group. Proc. Soc. exp. Biol. (N. Y.) **44**, 68—70 (1940). ~ (b) Accessory growth factor requirements of the members of the genus Pasteurella. J. infect. Dis. **71**, 201—211 (1942). — **Bezjac, V.,** and **M. Mimica:** Two human infections caused by Pasteurella multocida. Brit. med. J. **1952**, 757—758. — **Bivins, J. A.:** Pasteurellosis in a starling. Cornell Vet. **43**, 241—243 (1953). — **Blaškovič, D.:** Über eine pasteurellöse Mittelohrenentzündung. Schweiz. med. Wschr. **1944**, 1010—1011. — **Boisvert, P. L.,** and **M. D. Fousek:** Human infection with Pasteurella lepiseptica following a rabbit bite. J. Amer. med. Ass. **116**, 1902—1903 (1941). — **Borgmann, R. F.,** and **C. E. Wilson:** Pasteurellosis and enzootic pneumonia in goats, J. Amer. vet. med. Ass. **126**, 198—204 (1955). — **Breed, R. S., E. G. D. Murray,** and **N. R. Smith:** Bergey's Manual of Determinative Bacteriology, 7th ed. Baltimore: Williams and Wilkins Comp. 1957. — **Brigham, G. D.,** and **L. F. Rettger:** A systematic study of the Pasteurella genus and certain closeley related organisms. J. infect. Dis. **56**, 225—237 (1935). — **Brodie, J.,** and **A. Henderson:** (a) A case of empyema thoracis infected with Pasteurella multocida. Scot. med. J. **5**, 452—454 (1960). ~ (b) Pasteurella multocida: Human infections. Scot. med. J. **8**, 314—317 (1963). — **Brugnatelli, E.:** Puerperalfieber durch einen Bacillus aus der Gruppe „Haemorrhagische Septikaemie" (Pasteurella). Zbl. Bakt., I. Abt. Orig. **70**, 337—345 (1913). — **Brunsdon, D. F. V.,** and **B. L. Mallett:** Local infection with Pasteurella septica following a dog-bite. Brit. med. J. **1953**, 607. — **Burdin, J. C., E. de Lavergne, J. Schmitt,** et **A. Peters:** Considérations à propos de 260 germes isolés de méningites suppurées. Presse méd. **68**, 1291—1292 (1960). — **Byrne, J. J., T. F. Boyd,** and **A. K. Daly:** Pasteurella infections from cat-bites. Surg. Gynec. Obstet. **103**, 57—61 (1956).

Capellato, M.: Sull'esistenza di una spezie di Pasteurella umana non pestosa Pasteurella hominis. Boll. Soc. ital. Biol. sper. **23**, 922—924 (1947). — **Carter, G. R.:** (a) The type specific capsular antigen of Pasteurella multocida. Canad. J. med. Sci. **30**, 48—53 (1952). ~ (b) Studies on Pasteurella multocida: I. A haemagglutination test for the indetification of serological types. Amer. J. vet. Res. **16**, 481—484 (1955). ~ (c) Studies on Pasteurella multocida: II. Identification of antigenic characteristics and colonial variants. Amer. J. vet. Res. **18**, 210—213 (1957). ~ (d) Studies on Pasteurella multocida: III. A serological survey of bovine and porcine strains from various parts of the world. Amer. J. vet. Res. **18**, 437—440 (1957). ~ (e) Some characteristics of type strains of Pasteurella multocida. Brit. vet. J. **114**, 356—357 (1958). ~ (f) Failure of the agglutination test to identify types of Pasteurella multocida. Nature (Lond.) **181**, 1138 (1958). ~ (g) Studies on Pasteurella multocida: IV. Serological types from species other than cattle and swine. Amer. J. vet. Res. **20**, 173—175 (1959). ~ (h) A new serological type of Pasteurella multocida from central Africa. Vet. Res. **73**, 1052 (1961). ~ (i) Animal serotypes of Pasteurella multocida from human infections. Canad. J. publ. Hlth. **1962**, 158—161. ~ (k) Further observations on typing Pasteurella multocida by the indirect haemagglutination test. Canad. J. comp. Med. **26**, 238—240 (1962). ~ (l) The preparation and use of vaccines for the prevention of Pasteurellosis. Canad. vet. J. **2**, 96—98 (1961). — **Carter, G. R.,** and **E. Annau:** Isolation of capsular polysaccharides from colonial variants of Pasteurella multocida. Amer. J. vet. Res. **14**, 475—478 (1953). — **Carter, G. R.,** and **C. H. Bigland:** Dissociation and virulence in strains of Pasteurella multocida isolated from a variety of lesions. Canad. J. comp. Med. **17**, 473—479 (1953). — **Carter, G. R.,** and **J. L. Byrne:** A serological study of the hemorrhagic septicemia Pasteurella. Cornell Vet. **42**, 223—230 (1953). — **Carter, G. R.,** and **R. V. S. Bain:** Pasteurellosis (Pasteurella multocida). A review stressing recent developments. Vet. Rev. Annot. **6**, 105—128 (1960). — **Carter, G. R.,** and **D. E. Rappay:** A haemagglutination test employing specific lipopolysaccharide for the detection and measurement of Pasteurella antibodies to Pasteurella multocida. Brit. Vet. J. **119**, 73—77 (1963). — **Cawson, R. A.,** and **J. M. Talbot:** The occurrence of Pasteurella septica in bronchiectasis. J. clin. Path. **8**, 49—51 (1955). — **Coghlan, J. D.:** Isolation of Pasteurella multocida from human peritoneal pus and a study of its relationship to other strains of the same species. J. Path. Bact. **76**, 45—53 (1958). — **Cooper, T.V.**, and **B. Moore**: Pasteurella septica infection of a catbite wound Lancet **1945**, 1753—1754. — **Cornelius, J.T.**: An investigation of the serological relationships of twenty-six strains. J. Path. Bact. **32**, 355—364 (1929). — **Le Chuiton, F., J. Bideau, et J. Pennanéac'h**: A propos d'une Pasteurelle isolée du liquide cephalo-rachidien, dans un cas de traumatisme cranien. C. R. Soc. Biol. (Paris) **130**, 1096—1098 (1939).

Das, M.S.: Studies on Pasteurella septica (Pasteurella multocida). J. comp. Path. **68**, 288—294 (1958). — **De Boer, R.G.**, and **M. Dumler**: Pasteurella multocida infections. A report of six cases. Amer. J. clin. Path. **40**, 339—344 (1963). — **Debré, R.**: Une bactérie voisine des Pasteurelles, pathogène pour l'homme. C. R. Soc. Biol. (Paris) **82**, 224—226 (1919). — **Dhanda, M.R.**: A note on serotypes of Pasteurella septica and Pasteurella haemolytica found in animals, birds and man in India. Indian vet. J. **36**, 327—335 (1959). — **Dhanda, M.R., S. Ganguli**, and **P. Chandra Sekariah**: A case of human infection caused by Pasteurella septica. Proc. Indian. Sci. Congr. **1959**, 461. — **Doubly, J.A.**: Diverse antigenic character of Pasteurella multocida. Bact. Proc. **98** (1956). — **Duguid, J.P.**: The demonstration of bacterial capsules and slime. J. Path. Bact. **63**, 673—685 (1951).

Elberg, S.S., and **Cheng-Lee Ho**: Studies on dissociation in Pasteurella multocida. J. comp. Path. **60**, 41—53 (1950). — **Emson, H.E.**: Local infection with Pasteurella septica after a dog bite. J. clin. Path. **10**, 187—190 (1957). — **Ericson, C.**, and **I. Juhlin**: A case of Pasteurella multocida infection after cat bite. Acta path. microbiol. scand. **44**, 47—60 (1951). — **Esseveld, H.**: Pasteurella multocida: besmetting van de ademhalingswegen en infectie na dierebeten. Ned. T. Geneesk. **107**, 1730—1732 (1963). — **Ewan, E.P.**: A case of meningitis due to Pasteurella multocida. Canad. J. med. Technol. **17**, 57—59 (1955).

Faarup, C., og **H. Rasmussen**: Et tilfaelde af Pasteurellainfection hos mennesket. Hosp. tid. **176**, 1225—1231 (1933). — **Flamm, H., W. Kovac**, u. **J. Loew**: Epidemiologische Untersuchungen zur Infektion mit Pasteurellen im nordöstlichen Niederösterreich. Wien. med. Wschr. **110**, 993—994 (1960). — **Foerster, W.**: Pasteurella-Bakterien als Krankheitserreger beim Menschen. Klin. Wschr. **17**, 599—603 (1938). — **Folmer, P.R.**, en **B. Ten Have**: Een geval van Pasteurella-meningitis. Ned. T. Geneesk. **87**, 1378—1379 (1943). — **Freigang, B.**, and **G.B. Elliott**: Pasteurella septica infections in humans. Canad. med. Ass. J. **89**, 702—704 (1963).

Glässer, K.: Schweineseuche. In: Hdbch. pathog. Microorganismen, Bd. VI, 2, S. 835—872. W. Kolle, R. Kraus u. P. Uhlenhut; eds. Jena: Fischer 1929. — **Goodman, Y.**: Human Pasteurella multocida infections in Alberta. Canad. J. med. Technol. **22**, 104—109 (1960). — **Gurr, E.**: A practical manual of medical and biological staining techniques. 2nd Edit. New York: Interscience Publishers, Inc. 1956.

Hadorn, W.: Über eine ätiologisch seltene Meningitisform (Pasteurellenmeningitis). Schweiz. med. Wschr. **68**, 665—666 (1938). — **Hamdy, A.H., A.L. Trapp**, and **C. Gale**: Further preliminary studies on transmission of shipping fever in calves. Amer. J. vet. Res. **25**, 128—134 (1964). — **Hansmann, G.H.**, and **M. Tully**: Cat bite and scratch wounds with consequent Pasteurella infection in man. Amer. J. clin. Path. **15**, 312—318 (1945). — **Hellmann, E.**: Zur kulturellen und morphologischen Differenzierung der Pasteurella multocida. Zbl. Vet.-Med. **6**, 781—795 (1959). — **Henderson, A.**: Pasteurella multocida infection in man, a review of literature. Antonie v. Leeuwenhoek **29**, 359—367 (1963). — **Henriksen, S.D.**, and **K. Jyssum**: A study of some Pasteurella strains from the human respiratory tract. Acta path. microbiol. scand. **51**, 354—386 (1961). — **Hetrick, F.M., S.C. Chang, R.J. Byrne**, and **P.A. Hansen**: The combined effect of Pasteurella multocida and Myxovirus Parainfluenza-3 upon calves. Amer. J. vet. Res. **102**, 939—947 (1963). — **Hoerlein, A.G., M.E. Mansfield, F.R. Abinanti**, and **R.J. Huebner**: Studies on shipping fever of cattle. I. Parainfluenza-3 virus antibodies in feeder calves. J. Amer. vet. med. Ass. **135**, 153—160 (1959). — **Hoogendijk, J.L.**: Pasteurella strains isolated from human sputum. Antonie v. Leeuwenhoek **28**, 315—320 (1962). — **Horne, W.I.**, and **G.M. Berlyne**: Empyema caused by Pasteurella septica. Brit. med. J. **1958**, 896—897. — **Hudson, J.R.**: (a) Prophylaxie de la pasteurellose bovine. Note préliminaire sur la classification de souches de Pasteurella septica et sur un vaccin vivant atténué. Bull. off. internat. Epiz. **42**, 267—277 (1954). ~ (b) Pasteurellosis. In: Infections Diseases of Animals; Diseases due to bacteria, p. 413—436. Butterworth Scientific Publications 1959. — **Hutyra, F.v.**: Septicaemia haemorrhagica. In: Hdbch. pathog. Microorganismen Bd. VI, 1, S. 483—528 (W. Kolle, R. Kraus, u. P. Uhlenhut eds.). Jena: Fischer 1929.

Jasmin, A.M.: An improved staining method for demonstrating bacterial capsules with particular reference to Pasteurella. J. Bact. **50**, 361—364 (1945). — **Jordan, R.M.M.**: The nutrition of Pasteurella septica; I.: The action of haematin; II.: The formation of hydrogen peroxyde in chemically defined medium. Brit. J. exp. Path. **33**, 27—35; 36—45 (1952).

Kapel, O.: (a) Pasteurellose hos Mennesket. Nord. Med. **14**, 1229—1232 (1942). ~ (b) Cat bite-Pasteurellosis-Halisteresis. Acta chir. scand. **95**, 27—30 (1947). — **Kapel, O.**, u. **J. Holm**: Pasteurellainfektion beim Menschen nach Katzenbiß. Zbl. Chir. **57**, 2906—2910 (1930). — **Karlsson, K. A.**, and **K. G. Nyström**: In vitro sensitivity of bovine and porcine strains of Pasteurella multocida to antibiotics. Acta vet. scand. **3**, 226—234 (1962). — **Kauffmann, F.**: Vergleichende Untersuchungen an Pseudotuberkulose-, Paratyphus-, Pasteurella- und Pestbazillen. Z. Hyg. Infekt.-Kr. **114**, 97—105 (1932). — **Khalifa, Abu Bark**: Les pasteurelles chez les animaux et leur classification. Min. Agr. Egypt. Bull. **147**, 861—863 (1934). — **Knapp, W.**: Unveröffentlichte Beobachtungen.

Lavergue de, E., **P. Briquel, J.-C. Burdin**, et **J. Schmitt**: Pasteurelloses humaines, aspect peu connu: Les formes par infection seconde. Presse méd. **69**, 1591—1593 (1961). — **Lee, M. L. H.**, and **A. J. Buhr**: Dog-bites and local infection with Pasteurella septica. Brit. med. J. **1960**, 169—171. — **Lennert, K.**: Katzenpasteurellose: Hdbch. spez. path. anat. Histol. 1. Bd. 3. Teil Lymphknoten, Bandteil A, Cytologie u. Lymphadenitis. Anhang: Lymphadenitis durch Pasteurella multocida, S. 244—246. Berlin-Heidelberg-New York: Springer 1961. — **Lenormant, Ch.**: Les Pasteurelloses humaines par morsures de chats. Presse méd. **1941**, 946—948. — **Lévy-Brühl, M.**: (a) Un cas de méningite humaine à pasteurelle. Rev. Path. comp. **34**, 277—285 (1934). ~ (b) Les Pasteurelloses humaines. Ann. Méd. **44**, 406—437 (1938). — **Lewis, M. L.**: Fatal meningitis with septicemia caused by Pasteurella multocida. Amer. J. clin. Path. **23**, 241—245 (1953). — **Little, P. A.**, and **B. M. Lyon**: Demonstration of serological types within nonhemolytic Pasteurella. Amer. J. vet. Res. **4**, 110—112 (1943). — **London, S. A.**, and **K. E. Yaw**: Antigenic analysis of dissociants and serological types of Pasteurella multocida. Canad. J. Microbiol. **3**, 1021—1029 (1957). — **Ludlam, G. B.**: Isolation of Pasteurella septica from an appendicular abscess. J. Path. Bact. **56**, 308—314 (1944).

Maclennan, A. P., and **C. J. M. Rondle**: Antigens of Pasteurella septica. J. comp. Path. **67**, 7 (1957). ~ Type specific antigen in Pasteurella septica. Nature (Lond.) **180**, 1045—1046 (1957). — **Maneche, H. C.**, and **H. L. Foll**: Pulmonary cavitation and massive Hemorrhage; caused by Pasteurella multocida. New Engl. J. Med. **271**, 491—494 (1964). — **Mannheim, W.**: Über die Erkennung mukoider Stämme von Pasteurella multocida (P. septica) auf Grund ihrer Hyaluronidase-Sensibilität und ihre Eignung zum biologischen Nachweis des Enzyms. Zbl. Bakt., I. Abt. Orig. **183**, 180—195 (1961). — **Manninger, R.**: Geflügelcholera. In: Hdbch. pathog. Microorganismen, B. VI, 1, S. 529—562, W. Kolle, R. Kraus und P. Uhlenhuth eds. Jena: Fischer 1929. — **Mautner, L. S.**, and **J. A. McIntyre**: Infection with Pasteurella multocida following cat bite. Canad. med. Ass. J. **75**, 218—219 (1956). — **McGeachie, J.**: Isolation of Pasteurella septica from a lion-bite wound and lion's mouth. J. Path. Bact. **75**, 467—470 (1958). — **Meyer, K. F.**: Pasteurella and Francisella, in: Bacterial and Mycotic Infections of Man, 4th ed. Lippincott Comp. p. 659—697. — **Meyer, K. F.**, **F. A. Humphreys, W. Knapp, C. L. Larson, R. Pollitzer, S. F. Quan**, and **E. Thal**: Pasteurella infections. In: Diagnostic Procedures and Reagents, 4th ed, p. 357—397. New York: Amer. Publ. Hlth. Ass. Inc. 1963. — **Millar, J.**, and **H. Peterson**: Infection with Pasteurella multocida. Canad. med. Ass. J. **73**, 474—475 (1955). — **Mørch, J. R.**, u. **G. Krogh-Lund**: Untersuchungen über die Bakterien der Pasteurella-Gruppe. Z. Hyg. Infekt.-Kr. **112**, 471—491 (1931). — **Morris, A. J.**, **G. B. Heckler, I. G. Schaub**, and **E. G. Scott**: Pasteurella multocida and bronchiectasis (Report of two cases). Bull. Johns Hopk. Hos. **91**, 174—177 (1952). — **Morris, E. J.**: Selective media for some Pasteurella species. J. gen. Microbiol. **19**, 305—311 (1958). — **Mulder, M. D. J.**: Pasteurella in the sputum of a patient suffering from chronic purulent bronchitis. Acta med. scand. **97**, 165—174 (1938). — **Mulder, J.**, en **A. De Boer**: Pasteurella van het type der Pasteurella avicida (Vogelcholera-Bakterie) in etterig sputum van een lijder aan chronische, etterige bronchitis. Ned. T. Geneesk. **82**, 977—983 (1938).

Namioka, S., and **M. Murata**: Serological studies on Pasteurella multocida: I. A simplified method for capsule typing of the organism. II. Characteristics of somatic (0) antigen of the organism. III. O antigen analysis of cultures isolated from various animals. Cornell Vet. **51**, 498—507; 507—521; 522—528 (1961). — **Namioka, S.**, and **D. W. Bruner**: Serological studies on Pasteurella multocida. IV. Type distribution of the organisms on the basis of their capsule and O groups. Cornell Vet. **53**, 41—53 (1963).

Ochi, Y.: (a) Studies on hemorrhagic septicemia organisms, especially on their variability (Report I—V). J. Jap. Soc. Vet. Sci. I—III: **10**, 331—366 (1931); IV: **12**, 47—52 (1933); V: **12**, 185—199 (1933). ~ (b) Studies on hemorrhagic septicemia organisms. VI. On the relation between four types of hemorrhagic septicemia organisms classified by me and the diseases of various animals caused by them (engl. Zus. fassg.). J. Jap. Soc. Vet. Sci. **13**, 163—180 (1934). ~ (c) Haemorrhagic septicaemia and its prevention. Bull. off. Internat. Epiz. **38**, 226—232 (1952). — **Olsen, A. M.**, and **G. M. Needham**: Pasteurella multocida in suppurative diseases of the respiratory tract. Amer. J. med. Sci. **224**, 77—81 (1952).

Paltauf, R., u. **H. Reimann**: Eine Pasteurellainfektion beim Menschen. Wien. med. Wschr. **85**, 815—816 (1935). — **Peltier, M.**, E. **Arquie, H. Jonchère**, et **G. le Blouch**: Septicémie mortelle à Pasteurella. Bull. Soc. Path. exot. **31**, 475—478 (1938). — **Pizey, N.C.D.**: Infektion with Pasteurella septica in a child aged three weeks. Lancet **1953**, 324—325. — **Plette, J.G.**: Pasteurellose bij den Mensch. Ned. T. Geneesk. **82**, 6106—6110 (1938). — **Priestley, F.W.**: Some properties of the capsule of Pasteurella septica. Brit. J. exp. Path. **17**, 374—378 (1936).

Rasmussen, J.: Pasteurella infection efter kattebid. Nord. Med. **43**, 508—509 (1950). — **Regamey, R.**: (a) Un nouveau cas de méningite cérébrospinale à B. bipolaris septicus. Schweiz. med. Wschr. **68**, 666—668 (1938). ~ (b) Les infections humaines à B. bipolaris septicus (Pasteurelloses) p. 126. Bern: H. Huber 1939. — **Reilly, J.**, P. **Tournier**: Les réactions allergiques au cours des pasteurelloses humaines, leur mise en évidence, leurs manifestations, leur intérêt diagnostique et thérapeutique. Ann. Méd. **53**, 113—137 (1952). — **Reilly, J.**, et **P. Tournier**: Les Pasteurelloses humaines. Rev. Prat. (Paris) **4**, 1929—1931 (1954). — **Reimann, H.**: Pasteurellose nach Katzenbiß (Demonstration). Med. Klin. **27**, 1880 (1931). — **Rimbaud, L.**, M. **Lisbonne**, et P. **Rimbaud**: Un cas de pleurésie purulente à Pasteurella. Bull. Soc. med. Hôp. (Paris) **55**, 305—307 (1931). — **Rivoalen, A.**: Septicémie mixte causée par un bacille perfringens et un germe du genre Pasteurella. Bull. Soc. Path. exot. **29**, 709—712 (1936). — **Roberts, R.S.**: An immunological study of Pasteurella septica. J. comp. Path. **57**, 261—278 (1947). — **Robinson, R.**: Human infection with Pasteurella septica. Brit. med. J. **1944**, 725. — **Rosenbusch, C.T.**, and I.A. **Merchant**: A study of the hemorrhagic septicemia Pasteurellae. J. Bact. **37**, 69—89 (1939).

Sauter, E.: Pasteurellosen beim Säugling. Kinderärztl. Prax. **21**, 488—494 (1953). — **Schenk, H.**: Pasteurellen in den Luftwegen von Katzen als Ursache von Wundinfektionen beim Menschen nach Katzenbiß, S. 26. Inaug. Diss. München 1938. — **Schipper, G.J.**: Unusual. pathogenicity of Pasteurella multocida isolated from the throats of common wild rats. Bull. Johns Hopk. Hosp. **81**, 333—355 (1947). — **Schlecht, H.**: Icterus gravis infolge Infektion mit Hühnercholerabazillen. Med. Klin. **27**, 1100—1102 (1931). — **Sehgal, C.L.**, and R. **Mukherjee**: Cultural conditions affecting growth of Pasteurella septica. Indian J. Microbiol. **2**, 117—120 (1962). — **Sinha, S.K.**, T.F. **Tachibana**, and R. **Fagan**: A quantitative evaluation of immune response in mice following intraperitoneal inoculation of killed strains and on a virulent strain of Pasteurella multocida (Typ II). Cornell Vet. **47**, 281—291 (1957). — **Smith, J.E.**: (a) Studies on Pasteurella septica: I. The occurrence in the nose and tonsils of dogs. J. comp. Path. **65**, 239—245 (1955). ~ (b) Studies on Pasteurella septica: II. Some cultural and biochemical properties of strains from different host species. J. comp. Path, **68**, 315—323 (1958). ~ (c) Studies on Pasteurella septica. III. Strains from human beings. J. comp. Path. **69**, 231—235 (1959). — **Sterne, M.**, and I. **Hutchison**: The production of bovine haemorrhagic septicaemia vaccine by continous culture. Brit. vet. J. **114**, 176—179 (1958). — **Svendsen, M.**: Brain abscess caused by Pasteurella septica. Acta path. microbiol. scand. **24**, 150—154 (1947). — **Swartz, M.N.**, and **L.J. Kunz**: Pasteurella multocida infections in man. New Engl. J. Med. **261**, 889—893 (1959).

Talbot, J.M., and **P.H.A. Sneath**: A taxonomic study of Pasteurella septica, especially of strains isolated from human sources. J. gen. Microbiol. **22**, 303—311 (1960). — **Teissier, P.**, G. **Gastinel**, J. **Reilly**, et E. **Rivalier**: Contribution à l'étude des Pasteurelloses à propos d'un cas de Pasteurellose humaine. J. Physiol. Path. gén. **20**, 212—225; 241—255 (1922). — **Thjötta, Th.**, and S.D. **Henriksen**: Pneumonia and empyema caused by a pasteurella of the hemorrhagic septicemia group. Acta path. microbiol. scand. **23**, 412—414 (1946). — **Tomič-Karovič, K.**, u. M. **Ivanovic**: Klinischer Beitrag zur Frage der Pathogenität der Bakterien der Pasteurella-Gruppe. Jb. Kinderheilk. **163**, 177—182 (1944). — **Topley, W.**, and **G.S. Wilson**: The Principles of Bacteriology and Immunity. 2nd ed. Baltimore: William Wood and Co 1936 (s. Wilson u. Miles 1955). — **Tricot, L.**, et L. **Gaultier**: Les infections humaines à Pasteurella. Bull. méd. (Paris) **59**, 105—107 (1944). — **Trummert, W.**, H. **Remky**, u. C. **Anders**: Über traumatische Pasteurella-Phlegmonen beim Menschen. Münch. med. Wschr. **101**, 34—37 (1959).

Veyrassat, J., et R. **Della Santa**: Les pasteurelloses par morsure de chat. Schweiz. med. Wschr. **24**, 1510—1512 (1943). — **Vincent, C.**: Le muscle de Lapin, employé comme hémostatique cérébral peut conférer une Pasteurelle mortelle. Rev. neurol. **32**, 272—273 (1930).

Weber, B.: Pasteurellosen beim Menschen nach Tierbissen. Zbl. Chir. **68**, 653—657 (1941). — **Webster, L.T.**, and **T.P. Hughes**: The epidemiology of fowl cholera, Report I and II. J. exp. Med. **51**, 219—223; 225—238 (1929). — **Williams, E.**: Septicaemia caused by an organism resembling Pasteurella septica after a dog-bite. Brit. med. J. **1960**, 1926—1929. — **Wilson, G.S.**, and **H.A. Miles**: Topley and Wilsons Principles of Bacteriology and Immunity. 4th ed. London 1955. — **Wong, Pui-Ching**, and **C.H. Chang-Teoh**: A report of three strains of Pasteurella septica isolated in Hongkong. J. clin. Path. **17**, 107—110 (1964). — **Worms, R.**, et le **Quintrec, Y.**: Pasteurellose humaine à forme de cellulite scapulo-cervicale, consécutive à une plaie de la main. Presse méd. **63**, 77—78 (1955).

Yaw, K. E., L. Briefman, and **J. C. Kakavas:** A comparison of virulence for mice and chickens of different colonial variants of the three serological types of Pasteurella multocida. Amer. J. vet. Res. **17,** 157—159 (1956). — **Yaw, K. E.,** and **J. C. Kakavas:** A comparison of the protection-inducing factors in chicken and mice of a type 1 strain of Pasteurella multocida. Amer. J. vet. Res. **18,** 661—664 (1957).

Zeligowska-Szulc, J.: Zakazenie paleczka Pasteurella u Ludzi. Pol. Tyg. lek. **11,** 799—801 (1956). — **Zeller, W. W.,** and **M. H. Lepper:** Meningitis due to Pasteurella other than Pasteurella tularensis and Pasteurella pestis. Amer. J. Med. **9,** 701—706 (1950).

Literatur bis 1965 berücksichtigt

Krankheiten durch Brucellen

Teil A: Geschichte, Mikrobiologie und Epidemiologie

Von WILHELM WUNDT, Mannheim

Dieser Beitrag befindet sich auf S. 483

Teil B: Pathogenese und Klinik

Von H.-F. VON OLDERSHAUSEN, Tübingen

Dieser Beitrag befindet sich auf S. 500

Bordetellainfektionen

Von G. Joppich, Göttingen

Mit 4 Abbildungen

A. Pertussis

(Keuchhusten, Whooping cough, coqueluche)

I. Definition

Der Keuchhusten ist eine durch *Bordetella* (früher Haemophilus) *pertussis* hervorgerufene Infektionskrankheit, deren Charakteristikum ein eigentümlicher, krampfartiger, attackenweise auftretender Husten ist, welcher von laut ziehendem, juchzendem Inspirium unterbrochen wird. Die dabei auftretende Gesichtscyanose und das Gefühl des „Erstickenmüssens" gaben ihm die Namen: „Stickhusten, Blauhusten".

II. Geschichte

Hippokrates und Galen kannten den Keuchhusten noch nicht, nach Isensee aber wohl Avicenna (Hoffmann). 1556 wird von Kraftheim ein Kinderkatarrh mit Erstickung und Anfällen beschrieben (Glanzmann). 1578 kommt es in Paris zu einer Keuchhusten-Epidemie, die von G. de Baillou beschrieben wurde. Der Keuchhusten wurde lange Zeit teils als Neurose teils als Infektionskrankheit aufgefaßt. Mit Beginn der bakteriologischen Ära setzte sich die letzte Auffassung durch; nach Entdeckung der Erreger durch Bordet und Gengou (1900) und ihrer Züchtung (1906) konnte der experimentelle Nachweis für den infektiösen Charakter des Keuchhustens erbracht werden.

III. Erreger

H. pertussis ist ein zu den kleinsten züchtbaren Stäbchen gehöriges eliptoides Bacterium von durchschnittlich 0,5 μ Größe, das gram-negativ und unbeweglich ist (Abb. 1). Im Gegensatz zu dem von ihm morphologisch schwer unterscheidbaren H. influenzae neigt er nicht zur Fadenbildung. B. pertussis findet

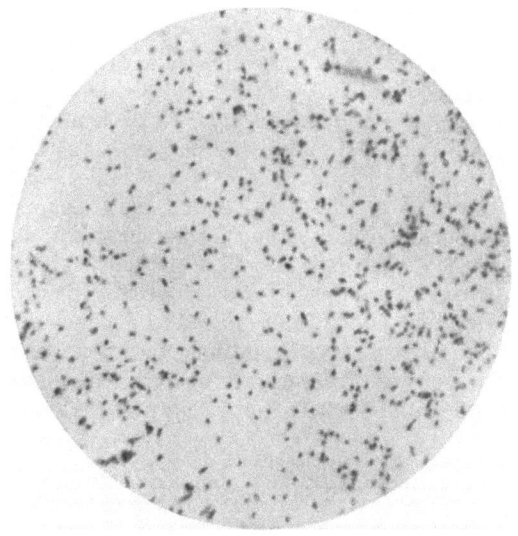

Abb. 1. Bordet-Gengou-Bacillen (Vergr. 1000fach)

sich nur beim kranken Menschen. Außerhalb desselben geht er nach kurzer Zeit zugrunde. Gesunde Keimträger, die den Erreger von Mensch zu Mensch übertragen oder infizierte Gegenstände spielen bei der Verbreitung des Keuchhustens keine Rolle. Die Ansteckung erfolgt vielmehr praktisch nur durch Tröpfcheninfektion vom Kranken. In die Blutbahn dringt B. pertussis fast niemals ein; seine Vermehrung im Organismus des Kranken findet in der Schleimhaut statt und erfolgt nach der Infektion sehr rasch.

Zur *Züchtung* verwandten BORDET und GENGOU (1906) einen Kartoffel-Glycerin-Blutagar, der auch heute noch allgemein benutzt wird. CHIEVITZ und MEYER empfahlen 1916, dem Kranken eine solche Platte beim Hustenanfall in 10—15 cm Entfernung vor den Mund zu halten („Husten-Platte"). BRADFORD u. Mitarb. verwenden zum Erregernachweis ein in die Nase bis zum Pharynx eingeführtes Wattestäbchen, das vor der Verbringung auf die Kulturplatte mit Penicillin benetzt wird. Nach 2—3 Tagen wachsen auf der Husten- oder Ausstrichplatte, besonders in dem durch Penicillin von anderen Keimen freigehaltenen Bezirk die kleinen, wie Quecksilberperlchen glitzernden kugeligen Kolonien, die den Nährboden gar nicht oder nur geringfügig verfärben (Abb. 2). Nach KLEINSCHMIDT (1931) wächst B. pertussis auf Levinthal-Agar nicht, wodurch er sich von H. influenzae kulturell unterscheiden läßt.

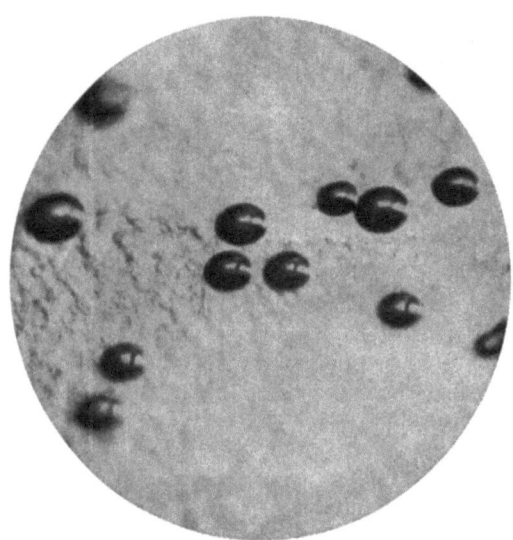

Abb. 2. Einzelkolonien des Bordet-Gengouschen Bacillus auf Kartoffel-Glycerin-Blutagar (KLEINSCHMIDT)

LESLIE und GARDNER beschrieben *4 verschiedene Phasen* des B. pertussis. Als Phase 1 bezeichneten sie die virulente S-Form, die die Mehrzahl der frisch isolierten Stämme darstellte. Phase 2 und 3 sind serologische Varianten, Phase 4 die völlig avirulente Form, die auch auf blutfreiem Nährboden wächst. Es wurde eine Reihe von Substanzen antigenen Charakters aus B. pertussis isoliert. 1953 fand ANDERSEN ein *thermostabiles („O")* und ein *thermolabiles („K") Antigen*. EVANS und MAITLAND berichteten 1937 über die Präparation eines *Endotoxins*. Es bewirkt bei Kaninchen Nekrosen und Hämorrhagien in der Haut und tötet Meerschweinchen. Bei 55° wird es zerstört. Formalinisiert ruft es Antitoxinbildung hervor. Das Antitoxin neutralisiert das Endotoxin. Es ist besonders in den Phase 1-Stämmen enthalten. Das *Hämagglutinin* scheint keine Beziehung zu Immunität und Virulenz zu haben. Das Agglutinogen ist nicht toxisch. Der Agglutinationstiter besitzt eine gewisse Aussagekraft über die Immunität, wie die folgende Tabelle nach SAKO (zit. bei BRADFORD) zeigt, in der das Verhalten exponierter Personen in Beziehung zum Agglutinationstiter dargestellt wird.

Tabelle 1

Serumtiter	Fallzahl	Erkrankungen in %
1:320	149	0
1:160	53	11,3
1:40	91	18,7
0	27	33,3
nicht Geimpfte		89,7

IV. Pathologisch-anatomische Befunde

Bei leichtem Keuchhusten findet sich eine leukocytäre *Infiltration der Bronchialschleimhaut* und eine mäßige intramurale Zellvermehrung. In den schweren Fällen bewirkt die rasche Keimvermehrung schon in dem Frühstadium eine ausgedehnte, bis in die Bronchiolen reichende intramurale Entzündung mit Nekrosen des Bronchialepithels (ENGEL). Beim Descendieren wird von den Bronchiolen aus das interstitielle Gewebe erfaßt, wobei die Bronchiolen mantelförmig von einer aus Lymphocyten, Histiocyten und spärlichen Leukocyten gebildeten Infiltration umschlossen werden (GERHARDT, 1877; FEYRTER, 1927; GIESE, 1962 u. a.). Diese *Peribronchiolitis* erreicht durch Übergreifen der interstitiellen Entzündung die Alveolen, welche durch die Infiltration zusammengedrückt und luftleer werden. So kommt es zu kleineren oder größeren Atelektasen. Die *spezifische*, wohl bei jedem schweren Keuchhusten zu vermutende *Pneumonie* hat also *peribronchiolitisch-interstitiellen Charakter*. Das in den Alveolen auftretende ödematöse oder hämorrhagische Exsudat enthält keine Erreger.

Erst eine *sekundäre Infektion* durch Str. Pneumonie, H. influenzae, seltener Str. pyogenes führt zu meist stark ausgeprägter fibrinös eitriger Bronchitis, Bronchiolitis und alveolären Pneumonien, unter Umständen mit Beteiligung der Pleura. Für die klinische Beurteilung des Keuchhustens ist es wichtig, festzuhalten, daß sich zwei grundsätzlich verschiedene Prozesse in der Lunge abspielen, nämlich eine wohl bei jedem schweren Keuchhusten vorhandene spezifische, durch B. pertussis und sein Endotoxin hervorgerufene interstitielle Pneumonie und eine durch Sekundärinfektionen ablaufende alveoläre Entzündung, die nicht durch B. pertussis hervorgerufen, von ihm aber gefördert wird.

Aus der Keuchhusten-Pneumonie kann sich, wenn auch selten, eine Bronchiolitis obliterans mit nachfolgender Bronchiektasie und herdförmiger interstitieller Lungeninduration entwickeln (GIESE, ENGEL, LASSRICH, PRÉVÔT und SCHÄFER).

V. Pathogenese

Es kann heute als gesichert gelten, daß die Infektion durch B. pertussis allein das typische Krankheitsbild des Keuchhustens hervorzurufen vermag, wie für den Menschen besonders der heroische Versuch des Ehepaares MACDONALD an ihren vier Kindern gezeigt hat. Die Aufpinselung von B. pertussis auf die Tonsillen führte bei den empfänglichen Kindern zum typischen Keuchhusten, während die geimpften nicht erkrankten, auch den Erreger nicht vermehrten. Bei ihnen blieb die Hustenplatte negativ. Die nur aus kurzer Entfernung (1—2 m) übertragbaren Erreger vermehren sich rasch in der Schleimhaut. Für die Entwicklung des Krankheitsbildes sind einerseits die *Keimvermehrung am Ort*, anderseits die beim Zerfall der Keime freiwerdenden toxischen Substanzen verantwortlich, besonders das thermolabile, Nekrose hervorrufende *Endotoxin*. Die intensive bakterielle Besiedlung der Schleimhäute des Respirationstraktes führt zu *rascher Ausbildung von Antikörpern*, die schon im Stadium katarrhale wirksam werden und die Keimvermehrung bremsen. Daher nimmt die Infektiosität schon mit Beginn des konvulsiven Stadiums ab. Die sich entwickelnde *Immunität* beim Keuchhusten ist vorwiegend *antibakteriell*. Dies ist der Grund, weshalb es keine gesunden Keimträger gibt. Die Zufuhr von Antipertussis-Serum beseitigt die Erreger schneller aus dem Nasen-Rachen-Raum als Antibiotica (AMES u. Mitarb.). Der weitere Verlauf des Keuchhustens, vor allem das Stadium convulsivum ist demnach weniger durch die vorhandenen Keime als durch die Veränderungen bedingt, die sich im Gewebe eingestellt haben.

Die *Ursachen für* den eigentümlichen *Charakter des Keuchhustens* sind noch nicht geklärt. Nach JOCHIMS, STENGER u. a. ist die starke Haftfähigkeit des zähen Schleims, der sich nur schwer aushusten läßt, dafür verantwortlich. Nach CZERNY ist aber die Viscosität des Sputums am geringsten, wenn der Husten die höchste Intensität zeigt und nimmt zu, wenn die Hustenanfälle nachlassen. Auch NEUMANN konnte keine Beziehung zwischen der Viscosität des Sputums und der Schwere der Keuchhustenanfälle feststellen. Das Vorkommen von pertussoidem Husten nach Vaccination spricht nach HANSEN und DORTMANN eher für eine toxische Komponente, ebenso die Tatsache, daß durch Lobelin jederzeit ein

Keuchhustenanfall ausgelöst werden kann, ohne daß Schleim ausgehustet wird (s. S. 408).

Immunität: Keuchhusten hinterläßt eine solide, aber *keine absolute Immunität.* Zweiterkrankungen sind demnach sehr selten, kommen aber im Erwachsenenalter vor, meist in schwer erkennbarer abortiver Form, deren wahrer Charakter sich durch die von ihnen ausgehenden Übertragungen zeigt. Durch frühzeitige Antibioticabehandlung scheint es mitunter zur Störung der Immunitätsentwicklung zu kommen, so daß Zweiterkrankungen beobachtet werden können (HANSEN, 1963; VYSOKA). Ihrer Natur nach handelt es sich beim Keuchhusten vorwiegend um eine antibakterielle Immunität, welche die Tatsache erklärt, daß ein bakterieller Impfstoff wirksam ist.

VI. Epidemiologie

Obwohl der Keuchhusten in manchen Ländern meldepflichtig ist und dies auch zeitweilig in der Bundesrepublik war, sind uns die wahren *Häufigkeitszahlen* des Keuchhustens *nicht bekannt,* da nur ein Teil der Keuchhustenfälle in ärztliche Behandlung kommt, viele abortive Fälle nicht erkannt werden, manche wohl sogar klinisch unterschwellig ablaufen. Da die Empfänglichkeit, beobachtet in exponierten Familien, Kinderheimen usw. immer über 80 % bei nicht immunen Personen beträgt, der *Contagionsindex* daher auf *70* (DE RUDDER) *bis 80* (KELLER-WISKOTT) geschätzt wird, ist zu berechnen, daß bei einem jährlichen Geburtenzuwachs von rund 1 Mill. Kindern in der Bundesrepublik im Mittel jährlich 7—800000 Krankheitsfälle auftreten müssen. Die Zahl der gemeldeten Fälle liegt aber nur zwischen 30—60000. Die gleiche Zahl wird aber auch in Dänemark, das nur 1/10 der Bevölkerung der Bundesrepublik besitzt, registriert. In Frankreich wurden 1943 4859, in Großbritannien im gleichen Jahr 174928 Fälle gemeldet. Bei dieser Sachlage ist es zwecklos, Zahlen über die Epidemiologie des Keuchhustens vorzulegen. In den dicht besiedelten Industriestaaten ist der Keuchhusten *endemisch* vorhanden. *Verdichtungswellen,* bedingt durch das Nachwachsen nicht immuner Kinder treten in den Städten alle 2—3 Jahre auf (DE RUDDER).

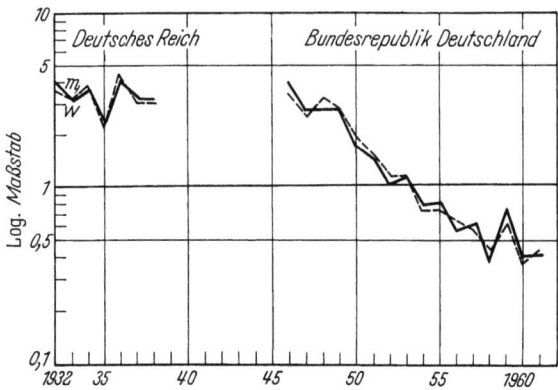

Abb. 3. Sterbeziffern an Keuchhusten 1932—1961 nach dem Geschlecht (auf 100000 Einwohner des jeweiligen Geschlechts) im Deutschen Reich und der Bundesrepublik Deutschland

Trotz wahrscheinlich gleichbleibender Erkrankungshäufigkeit ist aber die *Keuchhustenmortalität* in den europäischen Ländern seit der Jahrhundertwende *stark abgesunken,* in Schweden beispielsweise von 20 auf 0,1 auf 100000 Einwohner, in den Niederlanden auf 0,2, in England von 30 auf 0,3, in der Schweiz von 28 auf 0,3. Abb. 3 zeigt die Entwicklung der Sterblichkeitsziffern in der Bundesrepublik

Deutschland. 1961 starben 118 Knaben und 143 Mädchen an Keuchhusten (= 0,4 auf 100 000). Neben der Besserung des allgemeinen Lebensstandards wirken an dieser Entwicklung wahrscheinlich die Keuchhustenimpfung und die Verringerung der Sterblichkeit durch Antibiotica mit. Eine Eigentümlichkeit der Mortalität des Keuchhustens, die diese Krankheit von allen anderen Infektionskrankheiten unterscheidet, ist die konstante Übersterblichkeit der Mädchen.

VII. Klinisches Bild

1. Symptomatologie: Keuchhusten kann in jedem Alter, selbst schon bei Neugeborenen auftreten. Nach einer *Inkubationszeit* von 1—2, höchstens 3 Wochen entwickelt sich ein trockener, zunächst uncharakteristischer, zuweilen auffallend beklemmender Husten, das *Stadium katarrhale*. Auskultatorisch nimmt man zunächst nur einige Rhonchi sowie Rasselgeräusche wahr. Der von POSPISCHIL beschriebene besondere Charakter des Auskultationsbefundes, der die Diagnose eines Keuchhustens ohne weiteres erlaube, wurde von vielen anderen Autoren nicht bestätigt. Die Temperatur ist zuweilen etwas erhöht, manchmal treten kurzdauernde höhere Fieberzacken auf, der Rachen ist gerötet. Schon frühzeitig fällt auf, daß der Husten auch nachts, zuweilen etwas stärker als am Tage auftritt.

Nach 1—2 Wochen stellen sich die ersten, immer typischer werdenden Hustenanfälle ein: *Stadium convulsivum*. Die anfangs seltenen, dann immer häufiger werdenden *Attacken* leiten sich mit einigen Hustenstößen ein, bei denen oft schon die Zunge ein wenig herausgestreckt wird. Der Gesichtsausdruck wird ängstlich, weil das Kind weiß, was jetzt kommt, und schon setzt der aus schnellen *Hustenstößen* bestehende, keine Einatmung duldende, rasch zur Cyanose führende *Anfall* ein. Erst nach einer ganzen Reihe von Hustenstößen kommt es zur lauten, juchzenden Inspiration, der *Reprise*. Gewöhnlich ist der Anfall dann aber noch nicht vorüber, der Husten setzt erneut ein, es kommt zu mehrfachen Wiederholungen, bis unter Würgen und Erbrechen ein glasiger, zäher Schleim entleert wird. Erst dann tritt nun eine oft mehrstündige Pause ein, in der das Kind nicht hustet (refraktäre Phase).

Der heftige Anfall hinterläßt ein zunächst erschöpftes, mit Schweiß bedecktes, sich aber bald wieder erholendes Kind. Da die Kranken gewöhnlich nicht bettlägerig sind, widmen sie sich alsbald wieder ihren Spielen und verhalten sich wie gesunde. Die beim Anfall sich einstellende Kongestion kann zu zahlreichen *Hautblutungen* im Gesicht, in den Conjunctiven und der Haut des Brustkorbs sowie zu einem *Gedunsensein des Gesichtes* führen, woran man den schweren Keuchhusten erkennen kann. Bei kleinen Kindern, über deren untere Schneidezähne die herausgestreckte Zunge sich reibt, entwickelt sich zuweilen ein weißlich belegtes *Zungenbandgeschwür*. Diese Symptome sind von diagnostischer Wichtigkeit, weil trotz des eindrucksvollen Krankheitsbildes der Auskultationsbefund uncharakteristisch und oft auffallend gering ist. Man hört im Intervall gar nichts oder höchstens einige Rasselgeräusche.

Nach durchschnittlich 3—4 Wochen lassen die Anfälle an Häufigkeit und Stärke nach, das Erbrechen verschwindet, das *Stadium decrementi* hat begonnen, mit welchem die Krankheit ausklingt.

Von diesem *Verlauf* gibt es *Varianten* nach beiden Seiten. Es kommen *abortive*, nur aus der epidemiologischen Situation (Familienexposition) oder durch den Bacillennachweis zu klärende *Verlaufsformen* vor, von denen zwar schon typische, aber auffallend leichte oder kurzdauernde Fälle zum ausgeprägten Krankheitsbild überleiten. Ein Teil der leichten und kurzen Keuchhustenfälle sind allerdings auf Infektionen mit B. parapertussis zurückzuführen (s. dort). Auf der anderen Seite stehen die extrem *schweren Verlaufsformen*, bei denen bis zu 50 Hustenanfälle in 24 Std die Kranken Tag und Nacht nicht zur Ruhe kommen lassen, der Anfall bis zur Benommenheit, ja zum cerebralen Krampf führen kann, die Krankheit sich über 3—4 Monate erstreckt. Da Kinder, die sich an der gleichen Infektionsquelle angesteckt haben, einen sehr verschiedenen Verlauf zeigen können, hat CZERNY die Intensität des Krankheitsbildes „nicht so sehr vom Infekt als von der Qualität des Nervensystems des betroffenen Kindes abhängig" genannt.

Eine besondere Verlaufsform bietet der *Keuchhusten im Säuglingsalter.* Er kann schon in den ersten Lebenstagen vorkommen. FEER (zit. nach GLANZMANN) sah am 3., HANSEN (1963) am 6., HEUBNER am 8. Lebenstage Keuchhusten. Auch Frühgeborene können erkranken. Bei ihnen tritt die gefährlichste Form des Keuchhustens auf: die *akute Apnoe,* die sich kurz nach Beginn des meist nur kraftlosen Hustenanfalls einstellt. Erst in bedrohlicher Cyanose löst sich die krampfhafte Exspiration, jedoch kann auch der Tod im Anfall eintreten. Auch beim reifen jungen Säugling bildet sich der typische Keuchhustenanfall meist nicht aus. Es stellt sich stattdessen ein stakkatoartiger Husten mit herausgestreckter Zunge und Kongestion ein, dem aber die Reprise fehlt. So wird der Keuchhusten des jungen Säuglings oft verkannt, zumal bei Laien vielfach die Meinung anzutreffen ist, daß Neugeborene und junge Säuglinge wie gegen andere Erreger auch gegen B. pertussis immun sind. Für den Erfahrenen ist auch der modifizierte Anfall des Säuglings ohne Schwierigkeiten erkennbar.

Auch *beim Erwachsenen* bietet der Keuchhusten Besonderheiten. Die Zahl der Anfälle ist meist gering, sie sind auch nicht so schwer wie bei Kindern, jedoch klagen Erwachsene besonders über das beängstigende Erstickungsgefühl beim Anfall, besonders nachts. Erbrechen tritt selten auf. Die richtige Diagnose wird oft nicht gestellt, weil man beim Erwachsenen an Keuchhusten nicht denkt, besonders wenn es sich um einen der seltenen Zweiterkrankungen handelt.

2. Komplikationen: Vielleicht ist bei jedem Keuchhusten das Lungengewebe in seinem interstitiellen Anteil betroffen, wie es POSPISCHIL, DEBRÉ u. a. behauptet haben. Die gleiche Auffassung leitet GÖTTCHE aus dem Röntgenbild der Lunge beim Keuchhusten ab. Was man gewöhnlich mit dem Wort „*Keuchhusten-Pneumonie*" bezeichnet, ist allerdings die Folge sekundärer Keimbesiedelung meist durch Str. pneumoniae und H. influenzae (s. oben). Das Nebeneinander von interstitieller wie intraalveolärer Entzündung erklärt die Schwere des Krankheitsbildes bei der Keuchhusten-Pneumonie. Von ihr werden wiederum besonders die Säuglinge betroffen; schon im 2. Jahr wird sie seltener, Schulkinder erkranken nur noch selten an einer Pneumonie. Das Ansteigen der Temperatur, Dyspnoe, Nasenflügeln und die Verstärkung des Hustens, der nicht mehr nur in typischen Anfällen auftritt, sondern auch im Intervall anhält, kennzeichnen die Pneumonie, die sich nun auch auskultatorisch in dichten feinblasigen Rasselgeräuschen und u. a. in Bronchialatmen und Schalldämpfung manifestiert. Die Kinder sind meist schwerkrank. Die Sorge um sie ist berechtigt, da die Pneumonie die häufigste Todesursache des Keuchhustens ist. Röntgenologisch ist eine Entscheidung, was zum unkomplizierten Keuchhusten, was zu einer Pneumonie gehört, oft nicht zu fällen. Besonders die Abgrenzung gegen die beim Keuchhusten häufigen Atelektasen ist schwierig (Röntgenbefunde, s. S. 409). Auch exsudative Pleuritis kommt vor.

Manchmal führt die Sekundärinfektion nur zur eitrigen Bronchitis oder Bronchiolitis. Aus Bronchopneumonien und Bronchiolitis können sich beim Keuchhusten *Bronchiektasen* entwickeln (BRAUER). An diese muß man nach KLEINSCHMIDT (1962) denken, wenn längere Zeit über einem der beiden Unterlappen klingendes maschinengewehrähnliches Geknatter bestehen bleibt. In dem großen Krankengut von FIELD war die Keuchhusten-Pneumonie in 9,4 %, der unkomplizierte Keuchhusten sogar in 18 % Ursache von Bronchiektasen. CZERNY bestritt einen solchen Zusammenhang. Auch HANSEN (1963) hält persistierende Bronchiektasen nach Keuchhusten für ein sehr seltenes Ereignis und verweist auf MARQUEZY und RENAULT, die den transitorischen Charakter von Bronchialerweiterung beim Keuchhusten erwiesen haben. Auf die Rückbildungsfähigkeit selbst der Trommelschlegelfinger hat auch KLEINSCHMIDT (1962) aufmerksam gemacht. KESSON und HARLING fanden bei Nachuntersuchungen niemals Bronchiektasen, selbst wenn Atelektasen bestanden hatten. Angesichts der Verbreitung des Keuchhustens, dem in den dichtbesiedelten Industriestaaten kaum ein Kind entgeht, ist es recht unwahrscheinlich, daß durch ihn in nennenswertem Umfang die Bildung von Bronchiektasen verursacht wird. Wird die Alveolenwand aber durch pneumonische Prozesse geschädigt, so wird man die Möglichkeit bronchiektatischer Erweiterung nicht in Abrede stellen können.

Weitere Komplikationen sind Otitis media und Dyspepsie. Die *Otitis media* wird nicht durch B. pertussis hervorgerufen, sondern durch Eitererreger, die wahrscheinlich beim Husten durch die Tube ins Mittelohr gelangen. Die Angaben über die Häufigkeit der Otitis beim Keuchhusten schwanken zwischen 3 und 40 %. *Durchfälle* treten als parenteral bedingte Darmstörungen besonders beim Säugling auf.

Die gefürchtetste Komplikation des Keuchhustens ist die *Encephalopathie*. Im Düsseldorfer Krankengut wurde sie bei 2,1 % (HANSEN, 1963) nach ZELLWEGER bei 1,5—14 % der Kranken gefunden. Die wahre Häufigkeit dürfte erheblich niedriger liegen, als es das nach schweren Krankheitsfällen ausgelesene Krankengut einer Klinik zeigt. Nach POSPISCHIL stellt sich die Encephalopathie besonders häufig bei Kindern ein, die auch eine „Pertussis-Lunge" haben. NISHIMURA fand unter 40 Kranken mit Encephalopathie bei 33 eine Pneumonie. Das Prädilektionsalter für die Encephalopathie sind die ersten 4 Lebensjahre, besonders das 1. und 2. Jahr. Der Häufigkeitsgipfel liegt in der 3.—4. (bis 6.) Krankheitswoche (LITVAK et al., GLANZMANN, KLEINSCHMIDT (1962), HANSEN (1963) u. a.). Die Krankheit setzt gewöhnlich mit einem Krampfanfall ein, der sich zuweilen an eine schwere Hustenattacke anschließt, aber auch unabhängig davon, sogar im Schlaf auftreten kann. Zuweilen erwachen die Kranken aus der dem Anfall folgenden *Somnolenz* gar nicht mehr, sondern erliegen der schweren Erkrankung in wenigen Tagen. Meist handelt es sich um generalisierte, zuweilen um herdförmige *Konvulsionen*, zwischen denen die Kranken mehr oder minder komatös sind. In anderen Fällen beginnt die Krankheit nur mit zunehmender Somnolenz. Im Liquor finden sich manchmal, aber nicht immer, Pleocytose und Eiweißvermehrung. Spastische wie schlaffe *Lähmungen*, Bulbärsymptome mit Abducens- und Facialislähmung (GLANZMANN), Erblindung, Ertaubung, Aphasie werden beschrieben. Nach LITVAK u. Mitarb. behält die Hälfte der überlebenden Kranken dauernde Schäden. Es sind dies Lähmungen, epileptische Krämpfe, Intelligenzdefekte, Charakterveränderungen. Die Letalität ist höher als bei den meisten anderen Encephalitiden und wird mit rund 30 % (LITVAK et al.), 22—86 % (MÖLLER), 51 % (HANSEN) (1963) angegeben.

Das pathologisch-anatomische Bild ist nicht einheitlich. NEURATH fand lymphocytäre Infiltrate, Hyperämie und Blutung in den Meningen. Im Gehirn selbst, besonders in den oberen Rindenschichten, stehen nach SPATZ und HUSLER in das Gebiet der Nekrobiose gehörige irreversible Veränderungen im Vordergrund. Eine Encephalitis liegt dagegen nicht vor. Nach ORTHNER und ZOBEL formt besonders ein toxisch bedingtes Ödem das anatomische Bild der Encephalopathie.

Diese Erscheinungen werden auf die gewebstoxische Wirkung des Endotoxins der Keuchhustenbacillen zurückgeführt, das anscheinend zuweilen aus den Gefäßen in das Hirnparenchym überzutreten vermag und bei dem eine besondere Affinität zu Hirnzellen in der Gewebekultur nachweisbar ist (FELTON u. Mitarb.). Bei den in vollständige Heilung übergehenden Fällen handelt es sich wohl mehr um vorübergehende Zirkulationsstörungen und Ödem. Nicht jedem Krampfanfall liegt eine Keuchhusten-Encephalopathie zugrunde. Auch an einen harmlosen Infektkrampf oder eine Virusencephalomyelitis durch Echo-, Adeno- und Myxoviren ist zu denken, ferner an purulente Meningitis durch Pneumokokken und H. influenzae sowie an Spasmophilie.

Daß der Keuchhusten eine gleichzeitig bestehende aktive *Tuberkulose* ungünstig beeinflussen kann, ist verständlich. Es kommt zum Fortschreiten der pulmonalen Tuberkulose, auch zur Generalisation. Der Keuchhusten wirkt also auf die Tuberkulose ähnlich aktivierend wie die Masern, denen er auch durch die Fähigkeit, die Tuberkulinempfindlichkeit herabzusetzen, ähnelt.

3. Diagnostische Hilfsmittel: Da es beim Keuchhusten gesunde Keimträger nicht gibt, ist der *kulturelle Nachweis der Erreger* mit Hilfe der Hustenplatte oder des Nasen-Rachen-Abstriches (s. S. 402) das sicherste diagnostische Verfahren, besonders, da es am ergiebigsten im klinisch noch uncharakteristischen aber besonders kontagiösen Stadium katarrhale ist. Außerdem gestattet es die auf andere Weise nicht mögliche Abgrenzung gegen Parapertussis (s. S. 413). Neuerdings gelingt der Bakteriennachweis auch mittels fluorescierend gemachter Antikörper, deren Fluorescenz von B. pertussis adsorbiert wird, so daß die Keime eines Nasenabstrichs im Fluorescenzmikroskop sichtbar werden (DONALDSON und WHITAKER, MARIE u. Mitarb.).

Schon etwa 10 Tage nach Beginn der Erkrankung, also meist noch im Stadium katarrhale, können *Agglutinine* im Serum ziemlich häufig nachgewiesen werden. Sie gestatten zugleich eine Abgrenzung gegen Parapertussis, da nur bei hohen Agglutinintitern Kreuzreaktionen zwischen Pertussis und Parapertussis vorkommen. Die *Komplement-Bindungsreaktion* wird erst später positiv und kommt daher für die Frühdiagnose nicht in Betracht. Jedoch erlaubt sie die Erkennung uncharakteristisch verlaufender Fälle (KLEINSCHMIDT, 1962). Bei uns wenig gebräuchlich ist der von FLOSDORF u. Mitarb. entwickelte *intradermale Test*, zu dem ein gereinigtes Agglutinogen benutzt wird. Dieser Test besitzt eine gute Übereinstimmung mit der Komplementablenkung. Bei Heranziehung des Kulturverfahrens, des Agglutinationstiters, des Opsoninindex und des Blutbildes konnten SOARE u. Mitarb. bei 95 % der von ihnen untersuchten keuchhustenverdächtigen Kinder die Diagnose sichern.

Gelingt es, bei den Kranken einen *Keuchhustenanfall auszulösen*, ist die Diagnose einfach. Das geschieht durch den Reiz eines Spatels bei der Racheninspektion, bei der ein Würgreiz hervorgerufen wird, oder durch einen Druck von außen auf den Kehlkopf. HANSEN und DORTMANN empfehlen die intravenöse Gabe von Lobelin (0,03—0,04 mg/kg), welches, rasch injiziert, regelmäßig einen Keuchhustenanfall — sogar schon im katarrhalischen Stadium oder bei abortivem Keuchhusten — provoziert. Das gelingt auch in der refraktären Phase.

Seit FRÖHLICH (1897) auf die beim Keuchhusten in der 3.—4. Woche auftretende *Leukocytose mit Lymphocytose* aufmerksam gemacht hat, hat sich eine große Anzahl von Autoren mit dem diagnostischen Wert des Blutbildes beschäftigt (Literatur bei KLIMT 1). Im allgemeinen kann man etwa bei 50—75 % der Kranken im konvulsiven, z. T. auch schon im katarrhalischen Stadium eine charakteristische Leuko-Lymphocytose mit Rechtsverschiebung beobachten, die erst nach 9—10 Wochen wieder verschwindet (FRIEDERISZICK, HANSEN und GRUBE, HANSEN (1963), KLIMT (1), LAGERGREN u. a.). Dabei können Leukocytosen von mehr als 100- oder 200000 Zellen mm³ beobachtet werden. Im Säuglingsalter gibt es allerdings nicht selten Versager, da Säuglinge schon normalerweise hohe Leukocyten- und Lymphocytenwerte aufweisen. Ein Zusammenhang mit der Schwere des Krankheitsbildes, wie FRÖHLICH gefunden hatte, besteht nicht. Selbst bei schwerem Keuchhusten kann ein typisches Blutbild fehlen, andererseits bei abortiven Fällen vorhanden sein, was natürlich diagnostisch wertvoll ist. Bei komplizierender Pneumonie oder Bronchiolitis nimmt die Leukocytose meist noch deutlich zu, jedoch vorwiegend die Zahl der Neutrophilen, die jetzt eine Linksverschiebung zeigen. Bei Atelektasen, Otitis media und Encephalopathie ist das nicht der Fall (KLIMT). Die Blutsenkungsgeschwindigkeit wird z. T. verlangsamt, z. T. normal, z. T. beschleunigt gefunden (Literatur bei KLIMT).

Die Ursache der Leuko-Lymphocytose des Blutbildes ist unklar. Im Knochenmark finden sich eher niedrige Zellwerte. BINDER und GÖBEL fanden bei verstorbenen Kindern die Lymphknoten leer und zellarm, die Follikel verkleinert, den Lymphocytengehalt vermindert. Sie führen die Lymphocytose auf eine Entleerung der Lymphknoten zurück. Andere denken an einen verminderten Abbau der Lymphocyten in der erkrankten Lunge.

Auf Besonderheiten im *Röntgenbild der Lunge* beim Keuchhusten hat zuerst GÖTTCHE (1929) aufmerksam gemacht. Inzwischen sind zahlreiche Untersuchungen hierüber erfolgt (Schrifttum bis 1961 bei KLIMT). Im Stadium katarrhale fehlen Veränderungen noch gänzlich (GÖTTCHE, KLIMT u. a.) oder es ist nur eine mäßige Lungenblähung wahrnehmbar (SCHMIDT und WEBER, KLEINSCHMIDT (1962)). LASSRICH u. Mitarb. finden jedoch Röntgenveränderungen schon im Stadium katarrhale. Alle Autoren betonen die besondere Ausprägung der Veränderungen im Stadium convulsivum. GÖTTCHE beschreibt als charakteristisch eine

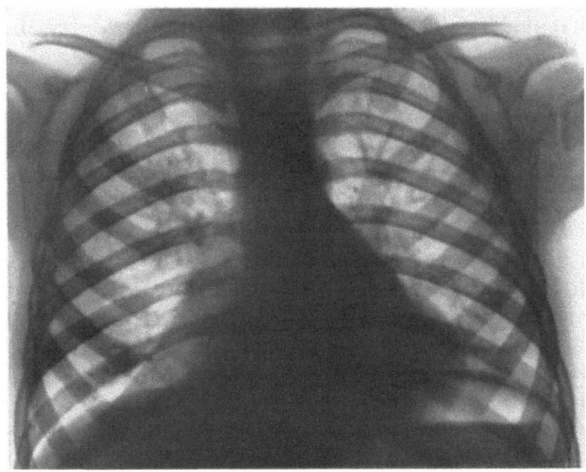

Abb. 4. „Basales Dreieck" bei Keuchhusten, bedingt durch eine Atelektase des rechten Unterlappens. Streifenatelektase im linken Unterlappen

streifig-fleckige, symmetrisch vom Herzen *nach den beiden Unterfeldern verlaufende Verschattung*, das „*basale Dreieck*". Es ist Ausdruck der peribronchiolitischen und interstitiellen Infiltration. Zum Teil verbergen sich dahinter Atelektasen (SEYSS), die beim Keuchhusten auffallend häufig angetroffen werden (15,3 % bei KLIMT), wobei der rechte Mittellappen dominiert (rund 50 %), gefolgt vom rechten Unterlappen und der Lingula (Abb. 4). BARNHARD und KNIKER sprechen dem Ausgefranstsein der Herzsilhouette („shaggy-heart") eine besondere diagnostische Bedeutung zu. Die Keuchhusten-Pneumonie kann miliaren Charakter haben, wie die Pneumonie bei Masern; bei Sekundärinfektionen entwickelt sich ein mehr uncharakteristisches Bild. Über die Häufigkeit einer *Pleuritis* differieren die Meinungen. GÖTTCHE findet geringe pleurale Affektionen sehr oft; nach LASSRICH u. Mitarb. sind kleine interlobäre Ergüsse neben peribronchialen und interstitiellen

Prozessen für das „lange Dreieck" verantwortlich. Hierunter verstehen sie dichte Streifenschatten, die bei Säuglingen und Kleinkindern fast von der Lungenspitze bis zur Basis ziehen. KLIMT fand eine Pleuritis nur selten.

GÖTTCHE findet bei schweren Fällen so gut wie immer ausgeprägte Röntgenveränderungen, in 40 % aber auch bei leichtem Keuchhusten. Im Krankengut von KLIMT zeigen 83 % der Kinder pathologische Röntgenbefunde. Die Rückbildung der Röntgenveränderungen kann sich über Wochen oder Monate hinziehen. Sie sollte wegen der möglichen Entwicklung von Bronchiektasen besonders nach Keuchhusten-Pneumonien sorgfältig überwacht werden. Obwohl es kein so typisches Röntgenbild des Keuchhustens gibt, daß aus ihm allein die Diagnose gestellt werden kann, ist das Röntgenverfahren doch geeignet, bei Zweifelsfällen die Diagnose zu erleichtern.

4. Diagnose und Differentialdiagnose: Die Diagnose eines Keuchhustens kann gestellt werden,

1. bei einem hustenden Kind nach sicherer intrafamiliärer Exposition, sofern es noch nicht immun ist.

2. Bei Beobachtung eines Keuchhustenanfalls.

3. Bei Nachweis des Erregers.

4. Durch Antikörpernachweis, falls keine Schutzimpfung erfolgt ist.

5. Bei typischem Blutbild und charakteristischen röntgenologischen Veränderungen.

Abortive Krankheitsfälle können nur durch den Erregernachweis gesichert, durch die geschilderten diagnostischen Hilfsmaßnahmen aber oft wahrscheinlich gemacht werden. Differentialdiagnostisch kommt die nur bakteriologisch und serologisch mögliche Abgrenzung gegen Parapertussis in Betracht, an die man bei leichtem Verlauf und angeblicher Zweiterkrankung an Keuchhusten denken muß. Im frühen Säuglingsalter ist die *interstitielle pertussoide eosinophile Pneumonie* von BOTSZTEJN abzugrenzen, die durch die Eosinophilie, eine starke, durch ausgedehnte interstitielle Pneumonie bedingte Dyspnoe, pertussisähnliche Hustenanfälle und gutartigen Verlauf gekennzeichnet ist. Das „*Pertussoid" bei Mucoviscidose* ist durch die dabei gewöhnlich bestehende Durchfall- und Gedeihstörung zu erkennen. Der Ausfall des Schweißtests erleichtert die Differentialdiagnose. *Sinobronchitis* und *Asthma* mit nächtlichen Hustenparoxysmen, auch *atypische Pneumonien*, röntgenologisch nicht schattengebende aspirierte Fremdkörper (Nußkerne!) und mediastinale Läsionen müssen in Betracht gezogen werden. Auch bei der akuten infektiösen Lymphocytose soll pertussiformer Husten vorkommen (FIEHRER).

5. Prophylaxe

Expositionsprophylaxe: Sie ist notwendig und praktisch durchführbar nur beim Säugling, besonders beim jungen oder unreifen, da diese die größte Quote der Mortalität des Keuchhustens aufweisen.

Spezifische Prophylaxe durch Schutzimpfung: Es gilt heute als einer der Beweise für die ätiologische Bedeutung des H. pertussis, daß es gelingt, durch Injektion abgetöteter Keuchhustenbacillen eine tragfähige Immunität gegen Keuchhusten zu erzeugen. Voraussetzung ist die *Verwendung* geeigneter *frischisolierter Stämme* der Phase 1 für den Impfstoff (s. S. 402), die *Verwendung hoher Keimzahlen* (10—30 Milliarden Keime pro Injektion) und die *drei- bis viermalige Wiederholung* der Injektion. Den besten Einblick in den *Erfolg* der Impfung bieten sorgfältige Feldversuche, die in England unter Anwendung des doppelten Blindverfahrens durchgeführt wurden. Bei Verwendung guter Impfstoffe wurde die Erkrankungshäufigkeit bei intrafamiliärer Exposition von 82% auf 14% herabgesetzt. Bei den Geimpften, die doch erkrankten, verlief der Keuchhusten auffallend leicht. Zu gleichen Ergebniszahlen, nämlich der Herabsetzung der Erkrankungshäufigkeit durch die Impfung auf $1/4$ bis $1/6$ gegenüber den Nichtgeimpften, waren bei Zusammenstellung größerer Zahlen schon JOPPICH sowie MARTIN DU PAN und ZOURBAS gekommen. Eine eingehende Besprechung der umfangreichen Literatur kann hier nicht erfolgen. (Zusammenstellung bis 1958 bei HANSEN (1958).)

Die Angaben über die Dauer des erzielten Impfschutzes schwanken erheblich. Wahrscheinlich spielt hier die Qualität des Impfstoffes eine Rolle. Nach PSTRAGOWSKA und STRZELECKA übersteigt die Dauer des Impfschutzes bei Verwendung eines nichtadsorbierten Impfstoffes nicht 1 Jahr. BOUSFIELD und HOLT (zit. nach HANSEN, 1958) konnten ihn mit Adsorbatimpfstoff über 4 Jahre verfolgen. Schon ein Impfschutz von wenigen Jahren Dauer wäre von hohem Nutzen, weil der Keuchhusten fast nur in den ersten Lebensjahren zum Tode führt. Dies bleibt sich bei hoher wie bei niedriger Sterbezahl gleich, wie eine Gegenüberstellung der Sterblichkeit an Keuchhusten 1948 und 1957 in der Bundesrepublik Deutschland zeigt.

Tabelle 2. *Absolute Todeszahlen und deren prozentuale Verteilung auf die Altersklassen*

Alter in Jahren	1948		1957	
	Anzahl	%	Anzahl	%
0— 1	1087	76,77	223	70,57
1— 5	315	22,25	84	26,58
5—15	12	0,85	7	2,22
15	2	0,14	2	0,63

Bei dieser in allen Ländern gleichen *Gefährdung der Säuglinge* wird von allen Autoren die Notwendigkeit betont, einen *frühzeitigen Schutz* zur Überbrückung dieser Gefahrzone durch die Impfung zu erhalten. Dem steht die langsame Entwicklung des Impfschutzes, die 2—4 Monate beansprucht, entgegen. Außerdem erstreckt sich die Impfung selbst über einen Zeitraum von 2—3 Monaten. Daher sollte spätestens mit Beginn des zweiten Vierteljahres mit der Impfung begonnen werden. Auch bei Säuglingen im ersten Vierteljahr kann man schon einen Impfeffekt erzielen, der allerdings von kürzerer Dauer ist.

In den USA, in denen von der Keuchhustenimpfung in großem Umfang Gebrauch gemacht wird, wurde über bisher etwa 100 Fälle mit schweren, z. T. tödlichen cerebralen Komplikationen durch die Impfung berichtet. In Europa ist dies nur sehr selten beobachtet worden; man hat empfohlen, cerebralgeschädigte Kinder von der Impfung auszuschließen. Da das diese Kinder aber der Gefahr des Keuchhustens aussetzen würde, der Keuchhusten aber gefährlicher als die Impfung ist, wird von MELIN sowie VAHLQUIST auch die Impfung cerebralgeschädigter Kinder für notwendig gehalten.

Chemoprophylaxe und passive Immunisierung: Um gefährdete Kinder, die exponiert wurden — kranke Säuglinge, Frühgeborene, tuberkulöse Kinder — zu schützen, kann man eine *Chemoprophylaxe* sowie eine *passive Immunisierung* anwenden (Schrifttum bei DEBUSMANN). Bei Beobachtung von Krankenhausinfektionen sowie im Tierversuch läßt sich die protektive Wirkung beider Maßnahmen nachweisen. SPIESS empfiehlt folgendes Vorgehen: Wenn die Exposition höchstens bis 6 Tage zurückliegt und die Ansteckungsquelle entfernt wurde, Chemoprophylaxe mit 30 mg/kg Chloramphenicol oder Tetracyclin 5—7 Tage. Liegt die Ansteckung länger zurück oder ist die Trennung von der Infektionsquelle nicht gesichert, wird die Chemoprophylaxe durch eine Pertussis-Hyperimmunglobulin-Injektion (0,3 ml/kg) ergänzt, die evtl. nach 3 Wochen zu wiederholen ist. Nach ZOURBAS und CHEVE vermag Hyperimmunglobulin menschlicher wie tierischer Herkunft allein in der Dosis von 0,2 ml/kg zweimal im Abstand von 48 Std vor Beginn des Stadium katarrhale injiziert 77—100% der Kinder vor Keuchhusten zu schützen.

6. Therapie: Der entscheidende Wandel, den die Antibiotica beim Scharlach, den bakteriellen Pneumonien, den bakteriellen Meningitiden usw. gebracht haben, ist beim Keuchhusten nicht im gleichen Maße eingetreten, obwohl *B. pertussis* sich gegen eine Anzahl von *Antibiotica* wie Streptomycin, Polymyxin, Tetracyclin, Chloramphenicol als *hochsensibel* erwiesen hat (DE RUDDER und VETTERMANN, BUSILA und VENTURINI, ZISCHINSKY, EICHLSEDER, CANESTRI, DAY und BRADFORD u. a.). Gewöhnlich zeigt nur die Hälfte der Kranken einen guten Heilerfolg bei unkompliziertem Keuchhusten.

In einem Versuch des Medical research council wurden 294 Kinder zwischen 0—5 Jahren mit Aureomycin bzw. Chloramphenicol behandelt und mit einer unbehandelten Kontrollgruppe verglichen. Zwischen Aureomycin und Chloramphenicol fand sich kein Unterschied. Die Zahl der Anfälle war in den Antibioticagruppen etwas niedriger als in der Kontrollgruppe und bei früher Behandlung von milderem Charakter. In jeder der drei Gruppen starb ein Kind, zweimal an pulmonaler Komplikation, einmal an Encephalopathie. Insgesamt war die Zahl der pulmonalen Komplikationen in allen Gruppen gleich. Die Verfasser kommen zu dem Ergebnis, daß nicht einmal bei früher Behandlung der Erfolg „dramatisch" sei. Ein in Gang gekommener Keuchhusten lasse sich nicht beeinflussen.

Die routinemäßige *Verwendung von Antibiotica* beim Keuchhusten älterer Kinder wird daher nicht allgemein empfohlen (HANSEN, 1963; KAUFMANN et al). Der Grund für diese Sachlage ist darin zu suchen, daß B. pertussis nur im Stadium katarrhale für die Entwicklung des Krankheitsbildes verantwortlich ist und schon zu diesem Zeitpunkt der Grund für die sich bildenden pathologisch-anatomischen Veränderungen gelegt wird. Mit Beginn des konvulsivischen Stadiums verringert sich die Keimzahl unter dem Einfluß der antibakteriellen Antikörper des Organismus. Jetzt ist ein Stadium der Krankheit erreicht, in dem durch die nekrotischen, hämorrhagischen, peribronchiolitisch-interstitiellen Veränderungen der Krankheitsverlauf bestimmt wird, der überdies nun auch vom Nervensystem des Kindes beeinflußt wird. Auf diese, z. T. durch Bakterienendotoxine bewirkten Veränderungen vermögen Antibiotica nicht einzuwirken. WERNER hat gezeigt, daß der Zusatz eines wirksamen Antibioticums zu einer B. pertussis-Aufschwemmung das gewebstoxische Verhalten der Keime nicht oder nur ausnahmsweise zu beeinflussen vermag. Die Endotoxinbildung wird durch Antibiotica nicht gebremst oder aufgehoben. Eine Verminderung der Keime wird im konvulsivischen Stadium schon durch die auftretenden antibakteriellen Immunkörper vom Organismus selbst erzielt, weshalb es nur schwer gelingt, in diesem Stadium noch Keime beim Kranken nachzuweisen. Den antibiotischen Mitteln bleibt daher im konvulsiven Stadium keine wesentliche Aufgabe. BUSILA und VENTURINI sind der Ansicht, daß der Keuchhusten zwar durch eine Infektion mit B. pertussis beginnt, aber im späteren Verlauf ein pluriätiologisches Syndrom wird.

Die *Domäne der Antibiotica* ist darum
die Unterdrückung der Krankheit bei nachgewiesener Infektion,
die Behinderung der Keimvermehrung im Stadium katarrhale und
die prompte Beeinflussung der pulmonalen Sekundärinfektionen.

Da letztere die Ursache der meisten beim Keuchhusten vorkommenden Todesfälle darstellen, konnte die Mortalität des Keuchhustens durch Antibiotika entscheidend gesenkt werden. Daher sollen alle *gefährdeten Kinder*, insbesondere Säuglinge, beim Keuchhusten etwa *8—10 Tage antibiotisch behandelt* werden, um Lungenkomplikationen zu verhindern (Tetracyclin oder Chloramphenicol). Bei *Keuchhusten-Pneumonie* hat sich auch *Streptomycin* unverändert bewährt. Eine Prophylaxe der nicht bakteriell bedingten Keuchhusten-Encephalopathie ist durch Antibiotica nicht möglich.

Die *Kombination* von Antibiotica-Gabe *mit Gammaglobulin oder Hyperimmunglobulin* (zwei- bis dreimal 2 ccm im Abstand von 2 Tagen) soll die Ergebnisse noch verbessern (HANSEN, DEBUSMANN, 1962; IBOSAN, STRÖDER u. a.). EICHLSEDER konnte aber im doppelten Blindversuch an 127 Kindern keine Wirkung des Pertussis-Hyperimmunglobulins feststellen.

Die Anwendung einer therapeutischen Vaccination mit Pertussis-Impfstoff wird heute von den meisten Autoren wegen der Gefahr einer Provokation cerebraler Komplikationen abgelehnt (HANSEN, 1958; BYERS und MOLL, KELLER-WISKOTT, KLIMT, HILLE u. a.). Gerade im Anfangsstadium der Krankheit, in der allein durch Anregung der Antikörperbildung ein Erfolg dieser Maßnahme erzielt werden könnte, befindet man sich noch im Wirkungsbereich der Antibiotica. Cortison und ACTH haben beim unkomplizierten Keuchhusten nach HANSEN (1963) keine Wirkung. Die meisten Hustenmittel sind wirkungslos. Luminal dagegen vermag eine erwünschte Beruhigung herbeizuführen. Chlorpromacin soll den Keuchhustenablauf erheblich verkürzen (TERETOGLU, CANESTRI). Unzählbar ist die Menge der wahrscheinlich meist suggestiv wirkenden Heilmittel und Verfahren von Luftwechsel, Höhenflug, Klimakammer bis zur Rachenpinselung. Unverändert erfordert die Behandlung der von schweren Keuchhusten gequälten Kinder viel Geduld, eine liebevolle aber auf Suggestivmaßnahmen nicht verzichtende, eher feste Haltung. Es wäre ganz unärztlich, wollte man den Erfolg suggestiver Maßnahmen als Scharlatanerie abtun.

Bei der Encephalopathie sah HANSEN (1963) nur eine unsichere Wirkung von ACTH oder Cortison. Andere glauben, mehr oder minder deutliche Erfolge erzielt zu haben (COTELLESSA, GOTTI und GRAZIA). PSTRAGOWSKA und SZCZEPANSKA behandelten 12 Kinder im Alter von 6 Wochen bis zu 2 Jahren, die an einer Enzephalopathie erkrankt waren, 7—10 Tage zweimal täglich mit intravenöser Einspitzung einer 0,5%igen Novocain-Lösung (2 mg/kg). 11 der Kranken konnten geheilt werden.

B. Parapertussis

I. Definition

Parapertussis ist ein durch *Bordetella parapertussis* hervorgerufener *akuter Katarrh der Luftwege*, der in einem Teil der Krankheitsfälle einem *leichten Keuchhusten* gleicht.

II. Geschichte

1933 isolierte MILLER in Kopenhagen 2 Stämme auf Hustenplatten, die ein atypisches Wachstum zeigten und von ihm als „*green strains*" bezeichnet wurden. 1937 wurden von ELDERING und KENDRICK sowie von BRADFORD und SLAVIN ebenfalls atypische Stämme gefunden, denen ELDERING und KENDRICK den Namen H. parapertussis gaben. Die Prüfung eines der „Green strains" MILLER's durch ELDERING bestätigte, daß es sich um typischen Parapertussis handelte. B. parapertussis ist inzwischen in vielen Teilen der Erde nachgewiesen.

III. Erreger

B. parapertussis ist ein unbewegliches, gram-negatives *Stäbchen*, das etwas *länger als B. pertussis* ist. Die Kolonien wachsen auf Bordet-Nährboden in 24—48 Std an und sind von einer dunkelverfärbten Zone umgeben. Nach der Anzüchtung auf bluthaltigem Nährboden gelingt die Überimpfung auf blutfreien Nähr-Agar, weshalb die Bezeichnung „Haemophilus" nicht zutreffend ist. B. parapertussis *spaltet im Gegensatz zu B. pertussis Harnstoff*. Nach Injektion von B. parapertussis in die Kaninchenhaut treten Nekrosen auf, die man auch mit Toxinlösung hervorrufen kann (NAKASHIMA). KANEKO erzeugte mit einem durch Gefrieren und Auftauen von B. parapertussis-Kulturen gewonnenen Endotoxins hämorrhagische Nekrosen bei Kaninchen und Meerschweinchen. Mäuse wurden

durch intraperitoneale Injektion getötet. Nach intranasaler Installation von
B. parapertussis entwickeln sich peribronchiale Infiltrate und interstitielle Pneumonien (BRADFORD und WOLD, KANEKO). Die Ähnlichkeit der Veränderungen bei
experimenteller Infektion beruht auf der *nahen Antigenverwandtschaft* zwischen
B. pertussis und parapertussis. Beide haben ein gemeinsames O-Antigen und produzieren ein nahe verwandtes Toxin. Das Antitoxin gegen das thermolabile Endotoxin des B. pertussis neutralisiert auch das Endotoxin von B. parapertussis
(EVANS und MAITLAND).

Nach Erkrankungen an Parapertussis treten im Serum Agglutinine auf, die
länger als 3 Jahre nachweisbar bleiben können (MILLER u. Mitarb.). Vereinzelt
tritt bis zum 30. Tage der Krankheit eine Kreuzimmunität zu B. pertussis auf.
Pathologisch-anatomische Befunde sind beim Menschen nicht bekannt.

IV. Epidemiologie

Die Empfänglichkeit für B. parapertussis (Manifestationsindex) wird
von TANEFF u. Mitarb. mit 15—46% angegeben. LAUTROP fand bei familiärer
Exposition die Kinder von 0—7 Jahren zu 85%, die Kinder zwischen 7 und
17 Jahren zu 35% und die Erwachsenen zu 10% erkrankt. In zwei Kindergärten
in Prag erkrankten bei einer Parapertussisendemie 35—47% der Kindergarten-
besucher. Intrafamiliär erkrankten 75% der Kinder zwischen 0—3 Jahren und
11% der Erwachsenen (ADONAJLO et al.). Absolute *Häufigkeitszahlen* der Erkrankungen mit B. parapertussis sind nicht bekannt. LAUTROP beobachtete in Kopenhagen von November 1950 bis März 1952 256 Fälle von bakteriologisch gesicherter Parapertussis; in ganz Dänemark waren es bis 1957 1040 Fälle (LAUTROP 2).
TANEFF u. Mitarb. fanden in Sofia von 1955—1957 51 Fälle von parapertussis.
Diese and andere Zahlenangaben (Literatur bei C. SIMON) geben aber sicherlich
die wahren Verhältnisse nicht wieder. Die Häufigkeit von B. parapertussis-Infek-
tion ist sicher viel größer, weil viele Parapertussis-Fälle unter dem Bilde
einer einfachen Tracheitis und Bronchitis verlaufen und gar nicht zur bakteriologischen Kontrolle kommen. Daher sind Untersuchungen über die *Häufigkeit des
Vorkommens von Agglutininen* gegen B. parapertussis instruktiver. LAUTROP fand
bei 565 Schulkindern in 47%, MILLER et al. in 40% Agglutinine gegen Parapertussis, SIMON bei 110 Proben von Kindern zwischen 8 und 12 Jahren in 41%. 76%
der 11jährigen Kinder in Kopenhagen hatten einen positiven Agglutininbefund
gegen Parapertussis. In Untersuchungen von HENNECKE in Göttingen fanden
sich in 540 Serumproben doppelt so häufig Agglutinine gegen Parapertussis wie
gegen Pertussis. Nach diesen Untersuchungen muß man annehmen, daß Paraper-
tussis-Infektionen *häufig* sind. LAUTROP schätzt, daß Parapertussis und Pertussis
in gleicher Häufigkeit vorkommen.

V. Klinisches Bild

Nach einer Inkubationszeit von 6—20 Tagen beginnt meist ziemlich plötzlich eine *Tracheitis und Bronchitis*, zuweilen auch ein *pertussiformer Husten*. Letzterer war unter 51, von TANEFF u. Mitarb. bakteriologisch gesicherten Fällen
eines Kinderheimes allerdings nur fünfmal zu beobachten. Klinisch lassen sich
die pertussiform-verlaufenden Krankheitsfälle von echtem Keuchhusten nicht
unterscheiden. LAUTROP nimmt an, daß es auch gesunde Keimträger gibt und
TANEFF hatte unter seinen bakteriologisch gesicherten Kranken tatsächlich drei
klinisch gesunde Kinder.

Die Krankheitsdauer beträgt 1—7 Wochen (BRADFORD, LAUTROP, MILLER
et. al., DEBRÉ u. Mitarb.). Die Unterscheidung eines Stadium katarrhale, convulsivum und decrementi ist meist nicht möglich. Im Blutbild kommen Leukocytosen

mit relativer Lymphocytose vor, jedoch nicht so ausgeprägt wie bei Pertussis. Leichtes Fieber im Stadium katarrhale ist selten, meist besteht keine Temperaturerhöhung.

Komplikationen sind sehr selten. LAUTROP beobachtete viermal, TANEFF einmal eine Bronchopneumonie. ZUELZER und WHEELER beschrieben zwei Todesfälle durch Bronchopneumonie. Über das Auftreten von cerebralen Komplikationen ist nichts bekannt.

Die *Diagnose* ist *ausschließlich durch den Erregernachweis* möglich. Nach SIMON liefert der Nasen-Rachen-Abstrich die besten Ergebnisse (s. S. 402). Nach BRADFORD und SLAVIN kann man bei älteren Kindern auch mit der Hustenplatte befriedigende Ergebnisse erhalten. Wie bei dem Nachweis von B. pertussis ist auch bei Parapertussis die Fluorescenzmethode angewandt worden. Nach KENDRICK u. Mitarb. gibt es dabei keine Kreuzreaktion zwischen B. parapertussis- und Pertussisantiserum. Bei nachgewiesenem Krankheitskontakt, bei Zweiterkrankungen und bei Keuchhustenfällen vaccinierter Kinder ist an Parapertussis zu denken.

Eine Vaccinationsprophylaxe wird angesichts des leichten Verlaufs nicht für notwendig gehalten.

Immunität: Trotz der Antigenverwandtschaft und der Identität des O-Antigens schützt eine Pertussiserkrankung nicht gegen Parapertussis und umgekehrt. LAUTROP, TANEFF u. Mitarb., sowie MILLER et al. beobachteten Parapertussis-Kranke, die früher an Pertussis gelitten hatten oder gegen Pertussis vacciniert waren. Von LAUTROP wurden Pertussis- und Parapertussis-Bakterien sogar gleichzeitig gefunden. Ob die voraufgegangene Krankheit die nachfolgende abzuschwächen vermag, ist strittig. Zweiterkrankungen an Parapertussis wurden bisher noch nicht beobachtet (BRADFORD).

Therapie: Die von TANEFF u. Mitarb. geprüften Parapertussisstämme waren gegen Streptomycin, Aureomycin und Terramycin empfindlich. Nach DAY und BRADFORD ist die Empfindlichkeit des Parapertussis gegenüber Chloramphenicol und Tetracyclinen aber geringer als bei B. pertussis. ADONAJLO u. Mitarb. fanden nach Chloramphenicolbehandlung bei 31,5% der Kinder B. parapertussis noch 1—6 Wochen lang. TANEFF hält nur eine Behandlung mit Expectorantien für angezeigt, SIMON empfiehlt bei pertussiformem Verlauf antibiotische und sedierende Behandlung. Bei leichtem Krankheitsverlauf hält auch er Antibiotica für überflüssig.

C. Erkrankungen durch Bordetella bronchiseptica

Gelegentlich sind pertussiforme Erkrankungen auch durch *Bordetella* (früher Brucella) *bronchiseptica* beschrieben worden (BRADFORD). Dieser unbewegliche ovoide gramnegative Keim hat etwa die gleiche Größe wie B. pertussis. Er wurde 1926 zuerst von BROWN isoliert (zit. nach BRANDIS). B. bronchiseptica zeigt sowohl mit Pertussis wie Parapertussis Antigenverwandtschaften, jedoch keine Identität. Der Keim produziert ein ähnliches Toxin wie B. pertussis (ANDERSEN).

Das *Krankheitsbild* ist klinisch *von Keuchhusten nicht zu unterscheiden.* Es ist anscheinend *selten.* Nach LACEY wurden in London 0,1% der Keuchhustenfälle durch B. bronchiseptica verursacht. Komplikationen sind nicht beschrieben. Über das pathologisch-anatomische Bild ist nichts bekannt.

Literatur

Adonajlo, A., B. Vysoká-Burianowa, and **T. Pellar:** Verlauf einer Parapertussisepidemie in zwei Kindergärten des 10. Bezirks in Prag. Przegl. epidem. **17,** 207—213 mit engl. Zus. Fass. (1963). — **Ames, R.G., S.M. Cohen, A.E. Fischer, J. Kohn, A.Z. McPherson, J. Marlow, J.**

Rutzky, and **H.E. Alexander:** Comparison of the therapeutic efficacy of four agents in pertussis. Pediatrics **11,** 323 (1953). — **Andersen, E.K.:** Serological studies on H. pertussis, H. parapertussis and H. bronchisepticus. Acta path. microbiol. scand. **33,** 202 (1953).

Barnhard, H.J., and **W.T. Kniker:** Roentgenologic findings in pertussis. With particular emphasis an the "shaggy heart" sign. Amer. J. Roentgenol. **84,** 445—450 (1960). — **Binder, L., Z. Göbel:** Über die Lymphocytose bei Pertussis. Z. ges. inn. Med. **13,** 916 (1958). — **Bordet, J.,** u. **O. Gengou:** Le microbe de la coqueluche. Ann. Inst. Pasteur **20,** 731—741 (1906). — **Botsztejn, A.:** Die pertussoide, eosinophile Pneumonie des Säuglings. Ann. paediat. **157,** 28 (1941). — **Bradford, W.L.:** The Pertussis Group. In: Bacterial and mycotic infections of man, S. 486. III. Aufl. (R. J. Dubos edit). Philadelphia u. Montreal: Lippincott. — **Bradford, W.L., E. Day,** u. **G.P. Berry:** Improvement of the nasopharyngeal swab method of diagnosis in pertussis by use of penicillin. Amer. J. publ. Hlth **36,** 468 (1946). — **Bradford, W.L., u. B. Slavin:** An organism resembling Hemophilus pertussis with special reference to color changes produces by its growth upon certain media. Amer. J. publ. Hlth **27,** 1277 (1937). — **Brandis, H.:** Die Bakteriologie und Virologie der akuten Infektionen des Respirationstrakts. In: Handbuch der Kinderheilkunde, Bd. VII, Opitz-Schmid edit. Berlin-Heidelberg-New York: Springer 1965. — **Brauer, L.:** Pathologie und Therapie der Bronchiektasien. Verh. dtsch. Ges. inn. Medizin (37. Kongr.) 1925; 95. — **Byers, R.K.,** u. **F.C. Moll:** Encephalopathies following prophylactic pertussis vaccine. Pediatrics **1,** 437 (1948). — **Busila, V.T.,** u. **E. Venturini:** Immunologische Indexzahlen bei Keuchhusten unter Antibioticabehandlung. Med. interna (Buc.) **11,** 1465 bis 1472 m. franz., engl. u. dtsch. Zus. Fass. (1959) (Rumänisch). —

Canestri, G.: Pertosse e promazina. Minerva pediat. **12,** 641—645 (1960). — **Chievitz,** u. **Meyer:** Weitere Untersuchungen über den Keuchhusten nebst einer Methode zur Frühdiagnose der Krankheit. Arch. Kinderheilk. **66,** 186 (1918). — **Cockburn, W.C.:** Large-scale field trials of active immunizing agents, with special reference to vaccination against pertussis. Bull. Wld Hlth Org. **13,** 395 (1955). — **Czerny, A.:** Keuchhusten. Sammlung klinischer Vorlesungen über Kinderheilkunde. Leipzig: Thieme 1942. — **Cotellessa, G.:** Encefalite da pertosse in due fratelli. Trattamento e guarigione con cortisone. Minerva pediat. **12,** 314—317 (1960).

Day, E., u. **W.L. Bradford:** Susceptibility of H. parapertussis to certain antibiotics. Pediatrics **9,** 320 (1952). — **Debré, R., M. Lamy, M. Mignon,** et **J.J. Welti:** Le «poumon coquelucheux» et son image radiologique. Presse méd. **1938 I,** 1011—1014. — **Deré, R., J. Marie, F. Herzog, D. Devallois,** et **M. Gaiffe:** Une epidémie de coqueluche à H. parapertussis dans la région parisienne. Société de pediatrie (juin 1954). — **Debusmann, M.:** Die Behandlung des Keuchhustens mit Hyperimmunserum. Kinderärztl. Prax. **29,** 343, (1961). ~ Die Behandlung des Keuchhustens mit Hyperimmunserum. Kinderärztl. Prax. **30,** 221 (1962). — **Donaldson, P.,** and **H.A. Whitaker:** Diagnosis of pertussis by fluorescent antibody staining of nasopharyngeal smears. Amer. J. Dis. Child. **99,** 423—427 (1960).

Eichlseder, W.: Erfahrungen bei der Keuchhustenbehandlung mit Chloramphenikol und Pertussis-Hyperimmun-Globulin. Med. Klin. **57,** 1749—1751 (1962). — **Eldering, G.,** u. **P.L. Kendrick:** Bazillus parapertussis: species resembling both Bacillus pertussis and Bacillus bronchisepticus but identical with neither. J. Bact. **35,** 561 (1938). — **Engel, St.:** Die Lunge des Kindes. Stuttgart: Thieme 1950. — **Evans, D.G.,** u. **H.B. Maitland:** The preparation of the toxin of H. pertussis. J. Path. Bact. **45,** 715 (1937).

Felton, H.M., A. **G. Gaggero,** and **C.M. Pomerat:** Effect of H. pertussis in human brain fissure cultures. Amer. J. Dis. Child. **88,** 779 (1954). — **Feyrter, F.:** Über die path. Anatomie der Lungenveränderungen beim Keuchhusten. Frankfurt. Z. Path. **35,** 213 (1927). — **Fiehrer, A.:** La lymphocytose sanguine dans la coqueluche. Rev. Path. gén. **59,** 1291—1295 (1959). — **Field, C.E.:** Bronchiektasis in chilhood. Pediatrics **4,** 21 (1949). — **Flosdorf, E.D., H.M. Felton, A. Bondi,** and **A.C. McGuiness:** Intradermaltest for susceptibility to and immunization against whooping cough using agglutinogen from phase I H. pertussis. Amer. J. med. Sci. **206,** 421 (1943). — **Friederiszik, F.K.:** Der diagnostische Wert des Keuchhustenblutbildes. Z. Kinderheilk. **66,** 229 (1949). — **Fröhlich, J.:** Beitrag zur Pathogenese des Keuchhustens. Jb. Kinderheilk. **44,** 53 (1897).

Gerhardt, C.: Handbuch der Kinderkrankheiten, Tübingen 1877. — **Giese, W.:** Die Keuchhustenpneumonie. In: Kaufmann-Staemmler, Lehrbuch der speziellen path. Anatomie. 11. u. 12. Auflage. 11. Bd., 3. Teil, (Kaufmann-Staemmler edit.). Berlin: de Gruyter. — **Glanzmann, E.:** Keuchhusten. In: Hb. Inn. Med. IV. Aufl. I/2, S. 275. Berlin-Heidelberg-New York: Springer 1952. — **Göttche, O.:** Die Pertussislunge und ihr Röntgenbild. Mschr. Kinderheilk. **44,** 457 (1929). — **Gotti, D.,** e **G. Grazia:** Keuchhusten und seine Komplikationen angesichts verschiedener Behandlungsverfahren im Jahrzehnt 1953—1962. Clin. pediat. (Bologna) **45,** 19—28 (1963).

Hansen, F.: Die Keuchhustenschutzimpfung. In: Schutzimpfungen (H. Spieß edit.). Stuttgart: Thieme 1958. ~ Keuchhusten. In: Handbuch d. Kinderheilk. Bd. V. Berlin-Göttingen-Heidelberg: Springer 1963. — **Hansen, F.,** u. **A. Dortmann:** Über die Provokation typischer Keuchhustenanfälle durch intravenöse Lobelingaben. Arch. Kinderheilk. **152**, 121 (1956). — **Hansen, F.**, u. **B. Grube**: Eine weitere Besonderheit des Keuchhustenblutbildes. Kinderärztl. Prax. **22**, 49 (1954). — **Hennecke, C.**: Dissertation Göttingen 1965. — **Hille, H.**: Der Einfluß einer „therapeutischen Vakzination auf die Entstehung von Keuchhustenkomplikationen". Münch. med. Wschr. **1958 I**, 873. — **Hoffmann, K.F.**: Aus der Geschichte des Keuchhustens. Med. Mschr. **16**, 694 (1962). — **Husler, J.**, u. **H. Spatz**: Die Keuchhusten-Eklampsie. Z. Kinderheilk. **38**, 428 (1924).

Ibosan, S.R.: The influence of the gamma-globulin treatment on the clinical course of whooping cough and indices of nonspecific immunity. Pediatriya **42**, Nr. 1. 22—26 m. engl. Zusfass. (1963).

Jochims, J.: Experimentelle Untersuchungen über die Spinnfähigkeit der Sputa. Z. Kinderheilk. **45**, 542 (1928). — **Joppich, G.**: Zwei- und Dreifachimpfungen. Der öffentliche Ges. Dienst **13**, 1, (1951).

Kaneko, Y.: Pathological changes in the nervous system of animals caused by parapertussal toxin. I. Histopathological findings of the lung caused by parapertussal toxin and the influence of antitoxin serum. Ann. paediat. jap. **5**, 637—649 u. engl. Zusfass. 775 (1959). ∼ Pathological changes in the nervous system of animals caused by parapertussal toxin. II. Pathological findings in the ganglion cells of the lung caused by parapertussal toxin and the influence of antitoxic serum. Ann. paediat. jap. **5**, 650—655 u. engl. Zusfass. 776 (1959). — **Kaufman, St.**, and **H.B. Bruyn**: Pertussis. A clinical study. Amer. J. Dis. Child. **99**, 417—422 (1960). — **Keller, W.**, u. **A. Wiskott**: Keuchhusten. Lehrbuch d. Kinderheilk. Stuttgart: Thieme 1961. — **Kesson, C.W.**, and **M. Harling**: An investigation into certain aspects of pertussis. Arch. Dis. Childh. **28**, 409 (1953). — **Kleinschmidt, H.**: Der Bordet-Gengousche keuchhustenbazillus und der Pfeiffersche Influenzabazillus. Klin. Wschr. **10**, 1847 (1931). ∼ Keuchhusten. In: Lehrbuch d. Kinderheilk. XX. Aufl. (Feer/Kleinschkidt edit.). Stuttgart: Fischer 1962. — **Klimt, F.**: Das Keuchhustenblutbild. Z. Kinderheilk. **85**, 423 (1961). ∼ Die Keuchhustenlunge im Röntgenbild. Z. Kinderheilk. **85**, 633 (1961).

Lacey, B.W.: Cultural diagnosis of whooping cough. Bull. Wld Hlth Org. **23**, 31 (1960). — **Lagergren, J.**: The white blood cell count and the erythocyte sedimentation rate in pertussis. Acta paediat. (Uppsala) **52**, 405—409 (1963). — **Lassrich, A.**, **R. Prévot**, u. **K.H. Schäfer**: Pathologisches Thoraxbild. Paediatrischer Röntgenatlas. Stuttgart: Thieme (1955). — **Lautrop, H.**: Papapertussis, Bakteriologiske, Epidemiologiske og Kliniska under s gelser. København, Ejnar Munksgaard 1954. ∼ Observations on parapertussis in Denmark 1950—1957. — **Leslie, P.H.**, and **A.D. Gardner**: The phases of haemophilus pertussis. J. Hyg. (Lond.) **31**, 423 (1931). — **Litvak, A.M.**, **H. Gibel**, **S.E. Rosenthal**, and **Ph. Rosenblatt**: Cerebral complications in pertussis. J. Pediat. **32**, 357 (1948).

MacDonald, H., and **E.J. MacDonald**: Experimental pertussis. J. infect. Dis. **53**, 328 (1933). — **Marie, J.**, **F. Herzog**, et **M. Gaiffe**: Le diagnostic rapide de la coqueluche par la technique des anticorps fluorescents (100 premiers résultats). Ann. Pédiat. **39**, 53—56 (1963). — **Marquézy, R.A.**, et **R. Renault**: Etude anatomique et radiologique de la dilatation des bronches chez l'enfant. Sem. Hôp. Paris **25**, 3702 (1949). — **Martin du Pan, R**, et **J. Zourbas**: La vaccination anticoquelucheuse chez le nouvisson. Praxis **46**, 24 (1957). — **Medical research council**: Treatment of whooping-cough with Antibiotics. Lancet **264**; 1109 (1953). — **Melin, K.-A.**: Zur Frage der Impfung gegen Keuchhusten. Svenska Läk.-Tidn. **49**, 1174 (1952). — **Miller, J.J.**, **T.M. Saito**, and **R.J. Silverberg**: Parapertussis. Clinical and serological observations. J. Pediat. **19**, 229 (1941). — **Müller, F.**: On post-infections nervous involvement and related disorders of spontaneous origin. Acta med. scand. Suppl. **232**, (1949).

Nakashima, K.: Pathological changes in the lymph nodes in experimental parapertussis. II. Pathological changes in the lymph nodes of rabbits challenged with toxin prepared from hemophilus parapertussis. Ann. paediat. jap. **5**, 1081—1086 u. engl. Zusfass. 1196 (1959). — **Neumann, L.**: Untersuchungen über die Viscosität des Sputums und ihre Beziehung zum Husten, insbesondere zur Pertussis. Arch. Kinderheilk. **35**, 3 (1903). — **Neurath, R.**: Der Keuchhusten. Wien. klin. Wschr. **46**, 113 (1933). — **Nishimura, T.**: Statistical abservations on encephalopathie accompenying whooping cough. Ann. paediat. jap. **4**, 449 (1958).

Orthner, H., u. **G. Zobel**: Zur pathologischen Anatomie der Pertussis-Encephalopathie. Z. Kinderheilk. **84**, 248 (1960).

Pospischill, D.: Über Klinik und Epidemiologie der Pertussis. Berlin: S. Karger 1921. — **Pstragowska, W.**, and **M. Strzelecka**: Studies on the value of antipertussis vaccination. Pediat. pol. **36**, 1041 (1961). ∼ The treatment of cerebral complications in the course of pertussis by means of novocain. Pediat. pol. **37**, 1283 (1962).

De Rudder, B.: Die akuten Zivilisationsseuchen. Leipzig: Thieme 1934. — **De Rudder, B.**, u. **H. Vettermann**: Antibiotische Pertussisbehandlung. Dtsch. med. Wschr. **79**, 1317 (1954).

Schmid, F., u. **G. Weber**: Lunge und Luftwege. Röntgendiagnostik im Kindesalter. München: J. F. Bergmann 1955. — **Seyss, R.**: Zur Schichtuntersuchung der Pertussislunge. Mschr. Kinderheilk. **102**, 243 (1954). — **Simon, C.**: Parapertussis. Dtsch. med. Wschr. **89**

(1964). — **Soare, I., M. Goilaesco**, et **A. Scurtu**: Le diagnostic bactériologique séro-allergique complexe de la coqueluche. Arch. roum. Path. exp. **20**, 269 (1961). — **Spiess, H.**: Chemoprophylaxe gegen verschiedene Infektionskrankheiten. Vortrag a. d. Tagung d. Nordwestd. Ges. f. Kinderheilk. in Göttingen 1964. — **Stenger, K.**: Theorie des Keuchhustenanfalls und der exspiratorischen Apnoe. Mschr. Kinderheilk. **98**, 462 (1950). — **Ströder, J.**: Umfrage über die Sterblichkeit keuchhustenkranker Kinder. Kinderärztl. Prax. **30**, 260 (1962).

Taneff, I., S. Scheljaskoff, P. Schtereff, M. Todoroff, M. Bojadjiewa, u. **S. Awramoff**: Über die Parapertussis. Neue öst. Z. Kinderheilk. **5**, 254 (1960). — **Tevetoglu, F.**: The use tranqualizing agents in the treatment of pertussis. Turk. J. Pediat. **2**, 1 (1959); zit. aus Zbl. Kinderheilk. **73**, 189 (1960).

Vahlquist, B.: Pertussis. Lehrbuch der Paediatrie von Fanconi u. Wallgren, VII. Aufl. Basel-Stuttgart: Schwabe 1963. — **Vysoka, B.**: The epidemiology of pertussis and parapertussis. J. Hyg. Epidem. (Praha) **2**, 196 (1958).

Werner, E.: Beitrag zur Behandlung des Keuchhustens mit antibiotischen Mitteln. Mschr. Kinderheilk. **102**, 341 (1954).

Zellweger, H.: Pertussisencephalopathie. Arch. Pediat. **76**, 381 (1959). — **Zischinsky, H.**: Die Behandlung des Keuchhustens. Neue öst. Z. Kinderheilk. **4**, 158 (1959). — **Zourbas, J.**, et **J. Chevé**: Epidémiologie et prophylaxie de la coqueluche. Rev. Hyg. Méd. soc. **9**, 114 (1961). — **Zuelzer, W.W.**, and **W.E. Wheeler**: Parapertussis Pneumonia. J. Pediat. **29**, 493 (1946).

Erkrankung durch Hämophilus influenzae

Von G. Joppich, Göttingen

Mit 3 Abbildungen

I. Definition

H. influenzae kann auf zweierlei Weise pathogene Wirkung entfalten:

1. Als Primärerreger, wobei er eine besondere Affinität zu serösen Häuten (Meningen, Perikard, Pleura, Gelenke) wie zu Schleimhäuten zeigt.

2. Als Sekundärerreger in Verbindung mit Viren (Influenza- und Parainfluenza-Virus) und Bakterien (besonders Pneumokokken).

Die Rolle des H. influenzae als Sekundärerreger ist umstritten und schwer aufzudecken. Seine klinische Bedeutung beruht zweifellos überwiegend auf seiner Fähigkeit, primäre purulente Infektionen hervorzurufen.

II. Geschichte

Während der Influenzapandemie des Jahres 1890 beobachtete der Koch-Schüler R. Pfeiffer gramnegative kokkoide Bakterien, die er 1892 unter dem Namen *Influenzabacillen* beschrieb und die er für die Erreger der epidemischen Influenza hielt. Schon 1897 wurde diese Annahme aber in Zweifel gezogen, da viele Untersucher den Erreger bei Grippekranken nicht regelmäßig fanden. Sein Vorkommen bei nicht an Grippe Erkrankten (in 5—85%) verstärkte diesen Zweifel. So wurde bereits während der Pandemie von 1918 ein Grippevirus postuliert (Selter) und später nach dessen Entdeckung immer häufiger die Frage aufgeworfen, ob H. influenzae mehr als ein Saprophyt sei. Jedoch waren Influenzabacillen schon 1899 bei einer *eitrigen Meningitis* gefunden worden (Slawyk) und in der Folge wurden sie bei *verschiedensten eitrigen Prozessen* angetroffen, so z. B. bei Pleura- und Gelenkempyemen, Otitis media, Sinusitis, Cystopyelitis, Epididymitis, Bartholinitis, Prostatitis, Pyosalpinx, subcutanen Abscessen u.s.f. 1931 zeigte Pittman, daß diejenigen Influenzabacillen, die aus eitrigen Prozessen gezüchtet werden können, sich durch andere serologische und morphologische Eigenschaften auszeichnen als die ubiquitär anzutreffenden Erreger. Seit 1932 kennt man H. influenzae als Erreger einer *obstruktiven Laryngitis*. 1939 beschrieb Kleinschmidt ein charakteristisches, durch H. influenzae hervorgerufenes Syndrom mit Laryngitis, Mediastinitis, eitriger Perikarditis und eitriger Meningitis.

III. Erreger

H. influenzae ist ein unbeweglicher, nicht sporenbildender, gramnegativer, streng aerober, kurzer stäbchenförmiger Keim (Abb. 1). Infolge schwach entwickelter Enzymsysteme ist er anspruchsvoll im Nährboden. Er wächst am besten auf durch Kochen oder peptisch aufgeschlossenem Blut-Agar (Lewinthal-, Kochblut-, Fildes-Agar), in dem ihm die Faktoren X und V zur Verfügung stehen. Faktor X ist mit dem eisenhaltigen Teil des Hämoglobinmoleküls verbunden, Faktor V identisch mit Warburgs Co-Zymase (Coenzym). H. influenzae kann auch auf gewöhnlichem Agar zum Wachsen gebracht werden, wenn er in seiner Nachbarschaft Staphylokokken findet, die die Faktoren X und V zu bilden imstande sind (Ammen- oder Satellitenwachstum) (Abb. 2). In Kulturen bildet er gern charakteristische Fäden, die seine morphologische Trennung von B. pertussis ermöglichen. Letztere unterscheiden sich von H. influenzae durch fehlendes Wachstum auf Lewinthal-Agar (Kleinschmidt, 1931), gewebsbiologisch durch nekrotisierende Entzündung (s. S. 402).

PITTMAN trennte durch Präzipitation und Agglutination *sechs verschiedene Typen (a—f)* voneinander. *Typ b* erwies sich als fast alleiniger *Erreger der Meningitis.* Die pathogenen Typen — außer b gelegentlich a, e, f — besitzen eine Kapsel, auf der wie bei den Pneumokokken die Typenspezifität beruht. Bei Zusatz von

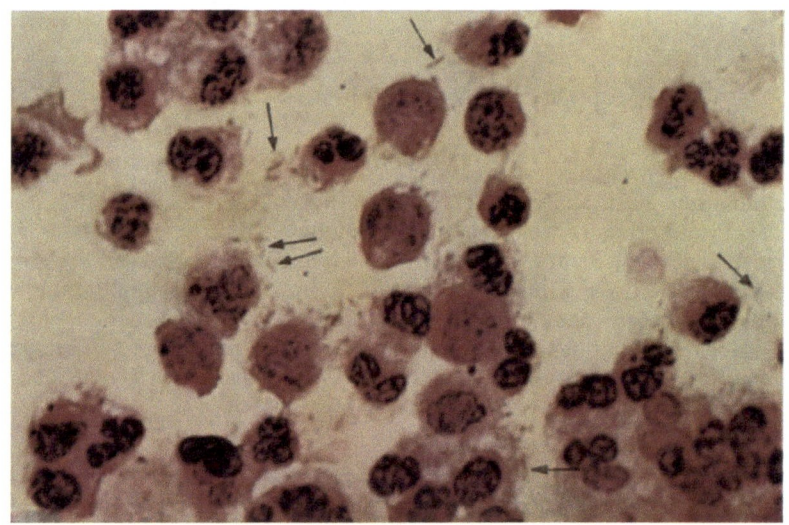

Abb. 1. Influenzabacillen bei
eitriger Meningitis. Gramfärbung

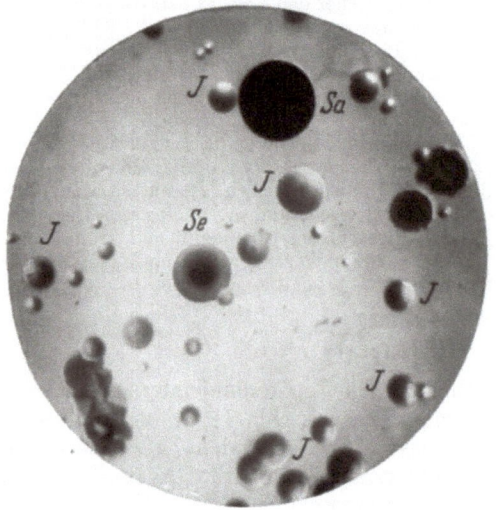

Abb. 2. Influenzabacillenkolonien
(*J*) neben Streptokokken (*Se*) und
Staphylokokkenkolonien (*Sa*) ge-
züchtet aus Sputum. 3 Tage 37°.
Levinthalplatte

typenspezifischem Serum entsteht die gleiche Kapselschwellung wie bei den Pneumokokken (Neufeldsche Reaktion). Hierdurch ist eine rasche Typenbestimmung möglich. Ein echtes Ektotoxin bildet H. influenzae anscheinend nicht, wohl aber besitzt er ein allen Typen gemeinsames Endotoxin, das möglicherweise klinische Bedeutung besitzt.

H. influenzae findet sich *nur beim Menschen*; sein normaler Fundort ist der *Nasen-Rachenraum.* Kranke werden oft zu langdauernden Keimträgern und daher findet man virulente Typen oft auch bei gesunden Familienangehörigen. Auch die virulenten Typen, einschließlich Typ b, sind jedoch nur fakultativ pathogen. Die Infektion führt nicht immer zur Krankheit. Bei den gesunden Keimträgern überwiegen allerdings nicht typisierbare, kapselfreie avirulente Stämme. Bei Medizinstudenten fand man in 50 % solche apathogenen Bacillen (ALEXANDER). H. influenzae ist sehr empfindlich. Ein Weiterleben außerhalb des menschlichen Organismus ist ihm nur kurze Zeit, eine Vermehrung überhaupt nicht möglich.

IV. Pathologisch-anatomische Befunde

Ein spezifisches, für H. influenzae-Infektionen charakteristisches und beweisendes pathologisch-anatomisches Bild gibt es nicht (GIESE). Die Ursache der Erkrankung der serösen Häute (Perikard, Pleura, Meningen usw.) ist nur durch den Bakteriennachweis aufzuklären. Bei durch H. influenzae hervorgerufenen Lungenentzündungen handelt es sich um uncharakteristische eitrig-katarrhalische Herdpneumonien (BRANNAN und GOODPASTURE). Jedoch sind auch lobäre Pneumonien (NYHAN et al.) sowie abscedierende Pneumonien beobachtet worden.

V. Pathogenese

Die durch Tröpfcheninfektion übertragenen Keime gelangen in den Nasen-Rachenraum, wo sie eine *fieberhafte Nasopharyngitis* hervorzurufen vermögen (WALKER). *Von hier* kann *per continuitatem* die Infektion die Nebenhöhlen, die Paukenhöhle, Larynx, Bronchien, Alveolen und schließlich die Pleura erreichen. Das Perikard kann durch Übergreifen von der Pleura sowie durch das Mediastinum (Mediastinitis) infiziert werden (KLEINSCHMIDT, 1939; HOTZ, NAVASQUEZ). Auch eine *hämatogene Infektion* ist möglich; denn ein Nachweis von H. influenzae im Blut gelingt bei solchen Erkrankungen häufig (KOCH, ALEXANDER, SINCLAIR, DAVIS, ACHILLES und LINZENMEIER u. a.). Dabei zeigt sich eine ausgeprägte *Affinität zu den Hirnhäuten*, weshalb die Meningitis die häufigste purulente Erkrankung durch H. influenzae ist. Auch die Gelenkempyeme und die seltenen Erkrankungen des Knochenmarks, des Urogenitaltrakts, der Prostata, Tuben und Nebenhoden werden auf dem Blutwege hervorgerufen (KOCH und KRÄMER, RAVN, LOEWENTHAL und ZURUKZOGLU, dort Literatur bis 1928).

Inwieweit H. influenzae synergistische *Beziehungen zu den Influenza- oder Grippeviren* besitzt, ist eine noch umstrittene Frage. Bei dem verwandten, aber nicht identischen H. suis ist ein Zusammenwirken zwischen dem Virus der Schweineinfluenza und dem H. suis nachgewiesen. Die Schweineinfluenza entsteht nur bei Gegenwart beider Keime (MASSINI und BAUR). Vielleicht ist es beim Menschen ähnlich (ALEXANDER), jedoch besteht sicherlich keine *obligate* Mitwirkung des H. influenzae bei der Grippe des Menschen. Eine Erschwerung des Krankheitsablaufs durch zufälliges Zusammentreffen der Infektionen ist aber denkbar, denn durch experimentelle Inhalation von H. influenzae entsteht beim Menschen eine katarrhalische Erkrankung der oberen Luftwege mit Fieber, Kopfschmerz, Gelenkschmerzen oder Herpes labialis (MASSINI und BAUR). Eitrige Meningitiden durch H. influenzae treten während epidemischer Influenza jedoch nicht gehäuft auf. H. influenzae besitzt Antigenverwandtschaft *zu einigen Pneumokokkentypen* (6, 11, 15). Auch hier ist nicht klar, ob dies klinische Bedeutung hat.

Im allgemeinen sind *Erkrankungen* durch H. influenzae *auf das Kleinkindesalter beschränkt*. Die höchsten Erkrankungsziffern finden sich zwischen 2 Monaten und 3 Jahren. FOTHERGILL und WRIGHT machten auf die reziproke Beziehung zwischen Empfänglichkeit und Blutbactericidie gegen H. influenzae aufmerksam. Ein meßbarer, nach dem 3. Jahr immer stärkerer Gehalt des Blutes an bakteriziden Antikörpern gegen H. influenzae fällt mit der Abnahme der Erkrankungshäufigkeit durch H. influenzae zusammen. Mehr als 80 % der Meningitisfälle treten bis zum 3. Jahr auf.

VI. Epidemiologie

Epidemisches Auftreten von primären H. influenzae-Infektionen wurde bisher nicht beobachtet. Über die Rolle des H. influenzae bei Grippe-Epidemien s. S. 425.

VII. Klinisches Bild

1. Die akute Larynxstenose

Seit 1829 ist das Bild der akuten Larynxstenose bekannt (LOTHER). Seit 1932 weiß man, daß es durch Influenzabacillen hervorgerufen werden kann (KOCH). Heute gilt H. influenzae-Typ b als der häufigste Erreger einer besonders akuten und foudroyanten Entzündung der Epiglottis und des Kehlkopfeingangs, so daß in der angelsächsischen Literatur von „*H. influenzae-Typ b-Laryngitis*" ge-sprochen wird. Synonyme sind: supraglottisches Larynxödem und Epiglottitis phlegmonosa oedematiens acutissima. Es handelt sich um eine Krankheit, die *bei Kindern von 2 Jahren und darüber* beobachtet wird. Sie beginnt manchmal zunächst mit mäßigem Fieber, Schluckbeschwerden und wundem Hals, meist aber hochakut mit hohem Fieber. Gewöhnlich stellt sich rasch ein *obstruktives Ödem des Pharynx und der Epiglottis* ein. Die mächtig geschwollene und gerötete Epiglottis ist schon vom Mund aus zu sehen oder, wenn dies wegen der bestehen-den Kieferklemme nicht möglich ist, als kolbig aufgetriebenes Gebilde zu fühlen. Inspektion und Palpation sind mit äußerster Vorsicht vorzunehmen, da reflekto-rische Todesfälle dabei vorgekommen sind. Man hat daher empfohlen, bei Verdacht die Epiglottisschwellung besser röntgenologisch nachzuweisen, wobei sie in fron-talem Strahlengang als mächtig aufgetriebenes Gebilde erscheint. Ominös ist die graublasse Farbe der ängstlichen, nach Luft ringenden Kinder. Oft sind auch die Tonsillen entzündet. Es besteht meist nur eine geringe Heiserkeit, kaum Husten, aber ein pharyngealer *Stridor* und eine *gutturale Stimme*, die im amerikanischen Schrifttum als „*hot potato voice*" bezeichnet wird (GILBERT et al.).

Der Tod kann innerhalb von 24 Std eintreten, ja wurde einmal bereits 2 Std nach Krankheitsbeginn beobachtet (VETTO). Im Blutbild findet sich eine deutliche Leukocytose mit starker Linksverschiebung und toxischer Granulation, Lympho-penie und Fehlen der Eosinophilen. Protrahierte Verläufe kommen vor, sind aber selten. Nach ALEXANDER wird dieses Krankheitsbild immer durch H. influenzae-Typ b hervorgerufen, der sich dabei fast konstant im Blute nachweisen lasse. Jedoch werden im Schrifttum auch andere Eiterkokken als Erreger der Krankheit bezeichnet (Literatur bei LOTHER). GASSER fand H. influenzae nicht regelmäßig.

2. Syndrom der Larynxstenose, Perikarditis und Meningitis (Kleinschmidt)

Der Zusammenhang zwischen einer Larynxstenose und einer Infektion mit H. influenzae wurde 1930 erstmalig von KLEINSCHMIDT bei einem Kind beobach-tet, bei dem sich der Larynxstenose eine eitrige Perikarditis und schließlich eine letale eitrige Meningitis anschloß, wobei H. influenzae aus Herzbeutel und Menin-gen gezüchtet wurde. 1939 erkannte er anläßlich eines ähnlichen, allerdings ohne Meningitis verlaufenden Krankheitsfalles, daß es sich hier offenbar um ein für H. influenzae charakteristisches Syndrom handele. KOCH (1932) und BAUMEYER (1933) hatten über ähnliche Krankheitsbilder berichtet, bei denen sich auch noch lobuläre Pneumonie und Pleuraempyem hinzugesellten. In einem von uns beobach-teten Fall folgte der Larynxstenose, die eine Tracheotomie notwendig machte, keine Perikarditis, jedoch eine tödlich verlaufende purulente Meningitis. Inzwi-schen ist über H. influenzae-Laryngitis mit eitriger Pleuritis, Perikarditis und/ oder Meningitis mehrfach berichtet worden (HOTZ, SINCLAIR, ADAMS und POLDER-MANN, NAVASQUEZ, KRESKY, WILKINS et al., GASSER, ALEXANDER, LAGERCRANTZ et al. u. a.). Der hochakute Verlauf sowie die oft monströse ödematöse Schwellung des Kehldeckels hat gelegentlich an eine allergische Genese denken lassen, was aber von GASSER abgelehnt wird.

Das von KLEINSCHMIDT beschriebene *Syndrom* vermittelt wohl am anschaulichsten die Pathogenese der H. influenzae-Infektion. Eintrittspforte ist der Rachen, bevorzugt erkrankt der Kehlkopfeingang. Die regionalen Lymphknoten sind immer angeschwollen. Der Kehlkopf kann mit pseudomembranöser Entzündung erkranken, Trachea und Bronchien sind gewöhnlich beteiligt. Wahrscheinlich beschränkt sich die Infektion in den meisten Fällen auf diesen fieberhaften Respirationskatarrh, wie er auch experimentell erzeugt werden kann. Nur zuweilen descendieren die Erreger und rufen Mediastinitis, Lobulär-Pneumonie, Pleuritis und Perikarditis hervor. Kommt es zum Einbruch in die Blutbahn, so ist die eitrige Meningitis die häufigste Komplikation, subcutane Abscesse und Gelenkempyeme sind seltener. Von der Nasopharyngitis kann auch eine Infektion der Nebenhöhlen, am häufigsten der Kieferhöhlen entstehen. Auch die Siebbeinzellen können infiziert werden und mit periorbitaler Cellulitis erkranken. Übergreifen

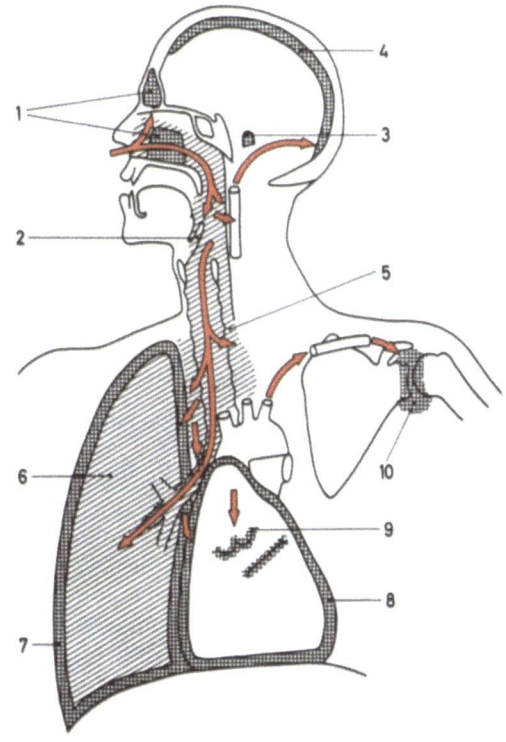

Abb. 3. Ausbreitungswege des H. influenzae

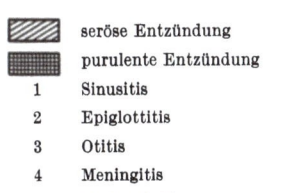

	seröse Entzündung
	purulente Entzündung
1	Sinusitis
2	Epiglottitis
3	Otitis
4	Meningitis
5	Mediastinitis
6	Lobulärpneumonie
7	Pleuritis
8	Pericarditis
9	Endokarditis
10	Arthritis

auf das Mittelohr mit eitriger Otitis ist beschrieben. Abb. 3 gibt die Ausbreitungswege des H. influenzae wieder. Von entscheidender klinischer Bedeutung ist, daß alle diese Organe auch einzeln oder in beliebiger Kombination durch die Infektion ergriffen werden können. Dies bedingt das bunte, schwer überschaubare Bild der H. influenzae-Infektion.

3. Meningitis purulenta

1899 wurde die H. influenzae-Meningitis durch SLAWYK beschrieben. Sie steht zahlenmäßig hinter derjenigen durch Meningokokken und Pneumokokken an dritter Stelle der eitrigen Hirnhautentzündungen. Seit dem chemotherapeutisch bedingten Rückgang der Pneumokokken-Meningitis ist die H. influenzae-Meningitis zeitweilig an die zweite, örtlich sogar an die erste Stelle gerückt. Nach Kühn gibt es bei Meningitis einen Beginn

1. aus vollster Gesundheit ohne erkennbare Ursache,

2. nach Schädeltrauma oder

3. als Folge von akuten Infektionen der oberen Luftwege mit Pneumonie, was dann bereits zum Kleinschmidt-Syndrom überleitet.

Der Beginn ist meist stürmisch. Hohes Fieber, Kopfschmerzen und Nackensteifigkeit, Somnolenz, Erbrechen, Krämpfe, lassen sogleich an Meningitis denken. Häufig findet man eine Nasopharyngitis. Hautblutungen, wie bei der Meningokokken-Meningitis sind ungewöhnlich, kommen aber vor (Achilles und Linzenmeier). Wir haben sie nur in einem einzigen Fall gesehen. Auch das Waterhouse-Friederichsen-Syndrom ist bei H. influenzae-Meningitis beobachtet worden (Glanzmann). Bei der Lumbalpunktion entleert sich ein trüber Liquor mit zahlreichen neutrophilen Zellen. Meist sieht man die kokkoiden Stäbchen bereits im Direktausstrich. Anfärbung nach Gram ist erforderlich, da sonst die Unterscheidung zu anderen Eitererregern schwierig sein kann. Mit Hilfe eines typenspezifischen Serums kann man sogleich durch die Neufeldsche Reaktion die Typendiagnose stellen, die in 95% Typ b ergibt (Zinnemann). In seltenen Fällen sind im Ausstrich keine Erreger zu finden, so daß die Differentialdiagnose zur Meningokokken-Meningitis schwierig ist, bei der ja auch zuweilen Erreger im Direktpräparat vermißt werden. Die Krankheit führt gewöhnlich innerhalb von 1—2 Wochen zum Tode. Die Letalität betrug vor der Antibiotica-Therapie 84—97% (Literatur bei Massini und Baur). Zuweilen sieht man nach einigen Tagen eine spontane Besserung eintreten, die Kinder erwachen ein wenig aus der Somnolenz, können jedoch einem erneuten Schub der Krankheit immer noch erliegen.

Es gibt jedoch Fälle, die von vornherein subakut verlaufen und zeitweilig meningitische Zeichen vermissen lassen, so daß erst die Lumbalpunktion die Meningitis aufdeckt. Selbst Fieber kann in solchen Fällen lange Zeit fehlen (Rivers, 1922a; Glanzmann, Wiedemann u. a.). Möglicherweise handelt es sich in diesen Fällen um Infektionen mit nur schwachpathogenem, kapselfreiem H. influenzae (Alexander). Dies wurde besonders bei Meningitis junger Säuglinge beobachtet, die allein durch Sulfonamidgaben geheilt werden konnten.

4. Perikarditis purulenta

Die eitrige Perikarditis tritt fast nie isoliert sondern meist nach oder in Verbindung mit einer Entzündung der oberen Luftwege, einer Pneumonie, Pleuritis oder Mediastinitis auf. Sie wird nicht nur bei Kleinkindern, sondern auch später, selbst bei Erwachsenen beobachtet. Ihre Erkennung ist bei gleichzeitig bestehender Lungen- und Rippenfellentzündung erschwert, sie wird dann zuweilen übersehen. Zunehmende Cyanose, Kreislaufkollaps, quälender Reizhusten, Vergrößerung der Herzdämpfung, massive Verbreiterung des Herzschattens im Röntgenbilde müssen an Perikarditis denken lassen. Die Herzbeutelpunktion fördert influenzabazillenhaltigen Eiter zu Tage. Die Prognose der Perikarditis ist dubiös. Die Letalität beträgt 50% und darüber. Erst mit Hilfe der Antibiotica konnten die Behandlungsergebnisse verbessert werden.

5. Endokarditis septica

Als Erreger einer septischen oder ulcerösen Endokarditis ist H. influenzae seit 1899 bekannt. Ein Teil der berichteten Fälle ist allerdings nach Frank nicht stichhaltig, da nicht immer der Nachweis des H. influenzae aus dem Blut oder — postmortal — aus der Herzklappe erfolgt ist. Bis 1931 waren in der Literatur nur 21 sichere Fälle von bakteriologisch gesicherter Endokarditis bekannt. Sie zeigten im allgemeinen den klinischen Verlauf, wie ihn SCHOTTMÜLLER für die Endokarditis lenta beschrieben hat. Schüttelfröste, remittierendes Fieber, Anämie und Leukocytosen kennzeichnen das Krankheitsbild. Die Endokarditis wird hauptsächlich bei Erwachsenen beobachtet (Literatur bei McGEE et al.). Dieses auffällige Verhalten in der Altersverteilung beruht wahrscheinlich darauf, daß es sich nur selten um Infektionen mit klassischem H. influenzae handelt (MULDER und VAN RIJSSEL). Gewöhnlich werden H. parainfluenzae, H. haemolyticus und H. parahaemolyticus gefunden (s. unten). Bei der Anlegung der Blutkultur ist zu beachten, daß die Keime oft erst nach langer Zeit anwachsen, so daß mehrtägige Beobachtung erforderlich ist. Der Verlauf der Endokarditis ist infaust. Ohne Behandlung tritt der Tod in 2—4 Monaten ein. Bei der Obduktion findet man verrucöse und ulceröse Prozesse, die reichlich gramnegative Stäbchen enthalten.

6. H. influenzae und Grippe

Ob H. influenzae bei der Grippe als Sekundärerreger eine Rolle spielt, die über diejenige anderer Bakterien des Respirationstraktes und des Nasopharynx hinausgeht, ist strittig. Die Tatsache, daß H. influenzae bei Grippeepidemien sowie in Pleuraempyemen neuerdings nur noch selten gefunden wird (MASSINI und BAUR, RAVITSCH, zit. nach BACHMANN) spricht mehr für eine zufällige Rolle als für eine echte Symbiose oder eine ätiologische Assoziation. Auch die Tatsache, daß die bakteriologisch nachweisbaren Erkrankungen durch H. influenzae vornehmlich auf die ersten Lebensjahre beschränkt sind, und daß sie bei Grippeepidemien zahlenmäßig nicht ansteigen, gibt zu denken. Da jedoch, wie erwähnt, H. influenzae Katarrhe des Respirationstraktes hervorzurufen vermag, ist es möglich, daß die durch Influenzaviren bedingten katarrhalischen Erscheinungen durch H. influenzae verstärkt werden, das Krankheitsbild sich somit verschlechtert. Ob das Phänomen des Ammenwachstums mittels Staphylokokken auch klinische Bedeutung besitzt, ist unbekannt. Überhaupt ist die pathogenetische Bedeutung von H. influenzae im Bereich der Luftwege wegen der dort vorhandenen anderweitigen Keime schwer aufzuklären.

Die Parainfluenzagruppe

H. parainfluenzae ist die Bezeichnung des von RIVERS (1922b) isolierten H. influenzae, der ohne Faktor X zu kultivieren ist.

H. hämolyticus ist durch Hämolyse von H. influenzae zu unterscheiden. H. parahämolyticus benötigt ebenso wenig wie H. parainfluenzae Faktor X. Die drei genannten Keime der Influenzagruppe sind normale Bewohner des Nasopharynx, jedoch alle auch als Erreger einer subakuten bakteriellen Endokarditis des Menschen nachgewiesen worden (ALEXANDER, McGEE et al.).

Prognose

Die Prognose der primären H. influenzae-Infektion ist stets dubiös bis schlecht. Erst die Antibiotica haben eine entscheidende Wendung gebracht. Jedoch gilt dies nur bei frühzeitiger gezielter Therapie. Bei akuter Epiglottitis ist die Prognose noch immer zweifelhaft, wenn auch neuere Statistiken schon befriedigende Ergebnisse aufweisen (VAINER und LUDVIGSEN).

Therapie

Die Empfindlichkeit des H. influenzae gegen Tetracycline, Chloramphenicol, Streptomycin u. a. Antibiotica hat alle älteren Behandlungsverfahren einschließlich der Serumbehandlung mit dem Rattenserum ALEXANDERs verdrängt (ALEXANDER, FOTHERGILL).

Leichte Krankheitsfälle, wie Infekte des Respirationstraktes einschließlich Sinusitis und Otitis, sprechen bereits auf Sulfonamide an. Bei *schweren Erkrankungen*, insbesondere der *Meningitis*, ist *Chloramphenicolverabreichung mit Beigabe von Sulfadiazin* heute das *Verfahren der Wahl* (ALEXANDER, ROSSI u. a.). (Chloramphenicol bis zu 200 mg/kg/Tag oral, bei Kindern nicht über 3, bei Erwachsenen nicht über 4 g täglich. Sulfadiazin 0,2—0,3 g/kg/Tag oral.) Bei frühzeitiger Erkennung der Krankheit ist mit dieser Behandlung die Prognose im allgemeinen gut und besser als mit Sulfonamiden allein oder in Kombination mit Serum, Penicillin oder Streptomycin (DIDIER). Freilich kann die bakteriologische Diagnose, die allein die Ätiologie der Erkrankung exakt erklären kann, Schwierigkeiten bereiten, wenn eine hausärztliche Anbehandlung mit Sulfonamiden oder Antibiotica erfolgt ist und ein Bacillennachweis nicht gelingt. Jedoch ist die geschilderte Therapie auch bei ätiologisch nicht mehr zu klärender purulenter Meningitis richtig, da sie auch Infektionen durch Meningokokken und Pneumokokken erfaßt und Chloramphenicol eine optimale Liquorgängigkeit besitzt. Gewöhnlich erübrigen sich alle weiteren Maßnahmen. Nur bei verzögerter Normalisierung der Liquorzellzahl kann in der Rekonvaleszenz ein Versuch mit Nebennierenrindenhormon gemacht werden. Gelingt die Züchtung der Erreger aus dem Liquor, kann ihre Empfindlichkeit gegen die Skala der Antibiotica getestet und das jeweils wirksamste Antibioticum — gute Liquorgängigkeit vorausgesetzt — zur Anwendung gebracht werden. Neben den genannten Antibiotica haben sich Erythromycin und Polymyxin B als brauchbar erwiesen (DEL LOVE und FINLAND u. a.). Hohe Penicillinempfindlichkeit kommt zuweilen vor (ACHILLES und LINZENMEIER), ist aber die Ausnahme.

Für die *anderen primären purulenten Infektionen* mit H. influenzae bei Perikarditis, Pleuritis, Gelenkempyemen usw. gelten dieselben therapeutischen Prinzipien. Bei Perikarditis wurde die Installation von Streptokinase und Streptodornase zur Vorbeugung einer Herzbeutelobliteration mit Erfolg durchgeführt (LUNDSTRÖM). HENSLER sowie SHIPLEY und WINSLOW halten die Perikardiotomie für die Methode der Wahl. Ob Perikardadhäsionen immer vermeidbar sind, ist fraglich. Vielleicht ist ein Versuch mit Cortison angezeigt.

Bei *Epiglottitis oedematiens acutissima* werden zusätzlich Nebennierenrindenhormone empfohlen (LOTHER, dort zusammenfassendes Schrifttum). Eine Tracheotomie ist bei Erstickungsgefahr erforderlich, sie wird von manchen Autoren in jedem Fall vorgenommen (ALEXANDER et al., GASSER u. a.). Die Klinik lehrt indes, daß eine Tracheotomie nicht in jedem Fall notwendig ist. Intubationsversuche gelten allgemein als kontraindiziert. Im übrigen sind alle jene Maßnahmen indiziert, die bei Larynxstenosen üblich sind, wie Kaltluftvernebler mit und ohne medikamentösen Zusatz von Tacholiquin, Antibiotica, Corticosteroiden, Sauerstoffzelt mit Luftanfeuchtung, gegebenenfalls Freiluftbehandlung, vorsichtige medikamentöse Sedierung der durch Angst und Unruhe gequälten Kranken. Ausreichend dosierte Gaben von Chloramphenicol dürften die Entstehung einer Meningitis oder Perikarditis in den meisten Fällen unterbinden und dadurch für die Besserung der Prognose dieser Krankheit mitverantwortlich sein.

Literatur

Achilles, H., u. **G. Linzenmeier**: Meningitis und Sepsis durch H. influenzae. Kinderärztl. Prax. **22**, 147 (1954). — **Adams, R.,** and **H. Poldermann**: Suppurative Pericarditis. New Engl. J. Med. **225**, 897 (1941). — **Alexander, H.E.**: The Hemophilus Group. In: Bacterial and mycotic infections of man, III. Aufl. (R. J. Dubos edit.). Philadelphia u. Montreal: Lippincott 1958. — **Alexander, H.E.,** C. **Ellis**, and **G. Leidy**: Treatment of type-specific Hemophilus influenzae infections in infancy and childhood. J. Pediat. **20**, 673 (1942). — **Baumeyer, S.**: Über Pericarditis purulenta mit stenoseartigem Anfangsbefund als Teilerscheinung einer Influenzaallgemeininfektion. Mschr. Kinderheilk. **55**, 123 (1933). — **Bachmann, K.D.**: Pneumonien durch H. influenzae. Opitz-Schmid, Handb. f. Kinderheilk. Berlin-Heidelberg-New York: Springer 1965. — **Brannan, D.**, and **E.W. Goodpasture**: The pathologic of pneumonia by Bacillus influenzae during an inter-epidemic period. Arch. intern. Med. **34**, 739 (1924). — **Davis, H.V.**: Obstructive Laryngitis ("croup") caused by H. influenzae type B. Kansas Med. Soc. J. **48**, 57 (1947). — **Del Love, B.**, and **M. Finland**: Susceptibility of recently isolated strains of H. influenzae to eleven antibiotics in vitro. J. Pediat. **45**, 531 (1934). — **Didier, R.**: Méningite à bacille de Pfeiffer. Considerations thérapeutiques. Bull. Soc. Méd. Paris **63**, 248 (1947). — **Frank, H.**: Influenzabazillen-Endokarditis unter dem Bilde der Endocarditis lenta. Münch. med. Wschr. **78**, 1509 (1931). — **Fothergill, L.D.**, and **J. Wright**: Influenzal meningitis. The relation of age incidence to the bactericidal powder of blood against causal arganism. J. Immunol. **24**, 281 (1933). — **Fothergill, L.D.**: Hemophilus influenzae (Pfeiffer bazillus) meningitis and its spezific treatment. New Engl. J. Med. **216**, 587 (1937). — **Gasser, C.**: Epiglottitis phlemonosa oedemariens acutissima. Schweiz. med. Wschr. **82**, 374 (1952). — **Giese, W.**: in Kaufmann-Staemmler: Lehrbuch der speziellen Pathologischen Anatomie (Kaufmann-Staemmler eds.). 11. u. 12. Aufl. Bd. II. Berlin: De Gruyter 1960. — **Gilbert, J.G.**, **H. Meyersburg**, and **J.S. Silverberg**: Croup; preliminary report on one year's investigation of 226 cases. Arch. Otolaryng. **34**, 281 (1941). — **Glanzmann, E.**: Influenzabazillenmeningitis. Einführung in die Kinderheilkunde, III. Aufl. Wien: Springer 1949. — **Hensler, L.**: Influenzabazillen-Pericarditis. Cardiologia (Basel) **27**, 154 (1955). — **Hotz, A.**: Influenzabazillen-Perikarditis, eingeleitet durch Kehlkopfstenose. Ein charakteristisches Syndrom. Schweiz. med. Wschr. **20**, 1023 (1939).— **Kleinschmidt, H.**: Der Bordet-Gengousche Keuchhustenbazillus und der Pfeiffersche Influenzabazillus. Klin. Wschr. **10**, 1847 (1931). ~ Ein charakteristisches Syndrom durch Influenzabazilleninfektion. Kinderärztl. Prax. **10**, 53 (1939). — **Koch, F.E.**, u. **E. Krämer**: Influenzabakterien bei Bartholinitis. Münch. med. Wschr. **78**, 1131 (1931). — **Koch, F.E.**: Influenzabakterien-Sepsis. Münch. med. Wschr. **79**, 706 (1932). — **Kresky, P.J.**: Suppurative Pericarditis due to Hemophilus influenzae, Type B. Charakteristic Syndrom ushered in by symptoms of croup. Amer. J. Dis. Child. **65**, 305 (1943). — **Kühn, E.**: Über die Bedeutung des Influenzabazillus als Entzündungs- und Eitererreger. Zbl. Bakt., I. Abt. Orig. **131**, 181 (1934). — **Lagercrantz, R.**, **B. Thalme**, **T. Torstenson**, and **P. Zetterquist**: Kvävningshot vid haemophilus — influenzae — percardit. Nord. Med. **71**, 491 (1964). — **Loewenthal, W.**, u. **S. Zurukzoglu**: Die Gruppe der hämoglobinphilen Bakterien. Handb. Path. Mikroorgan. V/2 von Kolle-Kraus-Uhlenhut, Bd. V/2 S. 1271. Jena-Berlin-Wien: Fischer, Urban und Schwarzenberg 1928. — **Lother, K.**: Klinik und Therapie der Epiglottis phlegmonosa oedematiens accutissima. Berl. Med. **14**, 475 (1963). — **Lundström, R.**: Purulent Pericarditis and Empyema caused by Hemophilus influenzae, Type B. Amer. Heart J. **49**, 108 (1955). — **Massine, R.**, u. **H. Baur**: Grippe (Influenza). Handb. Inn. Med. von L. Mohr und R. Staehelin. IV. Aufl. Bd. I/1. Berlin-Göttingen-Heidelberg: Springer 1952. — **McGee, Ch.J.**, **W.S. Priest**, and **D. Kenney**: Subacut bact. endocarditis due to H. parainfl. J. Amer. med. Ass. **137**, 1316 (1948). — **Mulder, J.**, en **T.G. van Rijssel**: Multipele bacteriëlle infectie van de Aortakleppen en het pericardium met Haemophilus influenzae en een a-Haemolytische Streptococcus. — **De Navasquez, S.**: Acute laryngitis and septicaemia due to H. influenzae (typ B). Brit. med. J. **1942 II**, 187. — **Nyhan, W.L.**, **D.R. Rectanus** u. **M.D. Fousek**: H. influenzae type B pneumonia. Pediatrics **16**, 31 (1955). — **Pittman, M.**: Variation and type spezifity in the bacterial spezies Hämoph. influenzae. J. exp. Med. **53**, 471 (1931). — **Ravn, H.**: Acute haematogenous Osteomyelitis due to Type-B Haemophilus Influenzae. Lancet **7436**; **517** (1966). — **Rivers, T.M.**: Influenzal meningitis. Amer. J. Dis. Child. **24**, 102 (1922a). ~ Bacterial nutrition; growth of a hemophilic bacillus on media containing only an autoclavestable substances as an accessory factor. Bull. Johns Hopk. Hosp. **33**, 149 (1922b). — **Rossi, E.**: Die moderne Behandlung der eitrigen Meningitiden in der Paediatrie. Schweiz. med. Wschr. **83**, 766 (1953). — **Selter, H.**: Zur Aetiologie der Influenza. Dtsch. med. Wschr. **44**, 932 (1918). — **Shipley, A.M.**, and **N. Winslow**: Purulent pericarditis; report of five cases in which treatment was by pericardiotomy and review of the literatur from April 30, 1927 to January 1, 1934. Arch. Surg. **31**, 375 (1935). — **Sinclair, S.E.**: Haemophilus influenzae type B in acute laryngitis with bacteremia. J. Amer. med. Ass. **117**, 170 (1941). — **Slawyk, E.**: Ein Fall von Allgemeininfektion mit Influenzabazillen. Z. ges. Hyg. **32**, 443 (1899). — **Vainer, u. L. Ludvigsen**: Akute Epiglottitis. Ugeskr. Laeg. **124**, 211 (1962); zit. nach Zbl. Kinderheilk. **84**, 179 (1962). — **Vetto, R.R.**: Epiglottitis. Report of thirtyseven cases. J. Amer. med. Ass. **173**, 990 (1960). — **Walker, S.H.**: The respiratory manifestations of systemic hemophilus influenzae infection. J. Pediat. **62**, 386 (1963). — **Wiedemann, H.R.**: Über Meningitis im Kindesalter. Dtsch. med. Wschr. **72**, 357 (1947). — **Wilkins, R.B.**, **F.J. Jarvis**, and **R.L. King**: Purulent pericarditis due to hemophilus influenzae Typ B. Amer. Heart J. **42**, 749 (1951). — **Zinnemann, K.**: Haemophilus influenzae and its pathogenity. Ergeb. d. Mikrobiologie, *Immunitätsforschung u. experimentellen Therapie*. **33**, 307 (1960).

Rotz

Von W. MOHR, Hamburg

I. Definition

Die als Rotz bezeichnete Krankheit ist eine Infektionskrankheit der Tiere, insbesondere der Einhufer wie Pferde, Esel und der Maultiere, die akut oder chronisch auftreten kann. Unter natürlichen Verhältnissen können, wenn auch seltener, katzenartige Raubtiere und Hunde erkranken. Die Erkrankung geht mit Bildung von knötchenartigen Infiltraten und Geschwüren in der Haut, an den Schleimhäuten und den inneren Organen einher. Sie kann gelegentlich auf den Menschen übergehen.

II. Geschichte

Schon im Altertum war bekannt, daß die heute als Rotz bezeichnete Infektionskrankheit ansteckend ist und von Tieren auf den Menschen übergehen kann. Den Erreger der Erkrankung entdeckten SCHÜTZ und LÖFFLER 1882.

Mit dem Rückgang der Tierhaltung und den intensiven veterinärpolizeilichen Maßnahmen ist die Zahl der Erkrankungen ganz erheblich abgesunken. Nach der Statistik des Reichsgesundheitsamtes waren es von 1876—1886 20 und von 1886—1897 23 menschliche Krankheitsfälle, die in Deutschland beobachtet wurden. Der erste Weltkrieg brachte einen erheblichen Anstieg der *Erkrankungen unter den Pferden* der deutschen Truppen im Osten. Während 1914 nur 256 Pferde erkrankten, stieg die Zahl der Erkrankungen 1915 auf 2487 an. 1914/18 wurden im gesamten Heimatheer fast 6000 Pferde befallen, im Befehlsbereich Osten mußten in der gleichen Zeit aber fast 20000 Pferde wegen Rotz getötet werden (LÜHRS). Trotz dieser großen Zahl von Rotzerkrankungen unter den Pferdebeständen kam es nur verhältnismäßig vereinzelt zu Übertragungen auf den Menschen. Man schätzt etwa 50 Erkrankungen, von denen aber nur 18 offiziell gemeldet und registriert wurden. Mit dem Rückgang der Pferdeverseuchung nach dem 1. Weltkrieg ging auch die Zahl der menschlichen Erkrankungen erheblich zurück. Anzahl der Fälle (nach POPPE):

1928:	2	1932:	0
1929:	0	1933:	3
1930:	2	1934—1937:	0
1931:	0		

Während des 2. Weltkrieges kam es nochmals zu einem Anstieg der Rotzerkrankungen unter den Pferden in Deutschland, bzw. in den besetzten Ostgebieten. Doch blieben die menschlichen Erkrankungen nach wie vor Einzelfälle. Der Rotz stellt also für den mitteleuropäischen Raum, insbesondere Deutschland, eine *Kriegstierseuche* dar, der in Friedenszeiten kaum Bedeutung zukommt.

III. Erreger

Der Erreger der Krankheit ist der *Actino-Bacillus mallei* (ZOPF, THOMPSON) oder *Bacillus mallei*, Malleomyces mallei, Pfeifferella mallei, Rotzbacillus; franz.: „bacillus de la morve", engl.: „glanders bacillus".

Es ist ein kleines, 2—5 μ langes und 0,5—0,8 μ breites, gram-negatives, an den Enden abgerundetes Stäbchen und gehört zu den Leptothrixarten.

Es besteht eine starke Variabilität der Form. Bei Färbung mit alkalischer Methylenblaulösung oder bei Doppelfärbung mit Fuchsin und Patentblau nach FROSCH findet man häufig Körnchenstruktur oder Polfärbung. Die Züchtung aus dem Tierkörper auf künstlichen Nährböden gelingt nicht leicht, da die Rotzbakterien sich nur langsam an die Nährmedien anpassen (Genaueres über die Kulturverfahren bei LÜHRS). Über die Innenstruktur der Bakterien brachten neuere elektronenoptische Untersuchungen von MILLER u. Mitarb. wichtige Aufklärungen. Von seinem Arbeitskreis wurden auch verschiedene Kulturverfahren in ihrer Wirksamkeit geprüft und Studien über die wechselnde Virulenz des Malleomyces mallei und des Malleomyces pseudomallei bei den verschiedenen Laboratoriumstieren vorgenommen. Am empfänglichsten für beide Keime war der Hamster. Gegen Austrocknung, Sonnenlicht und Fäulnis ist der Erreger sehr empfindlich, ebenso wird er von allen Desinfektionsmitteln vernichtet.

Die künstliche Infektion gelingt bei Einhufern, Katzen, Hunden und Feldmäusen. Zur diagnostischen Übertragung ist das Meerschweinchen am geeignetsten. Bei Verimpfung virulenter Bakterien in die Bauchhöhle eines männlichen Meerschweinchens entwickelt sich eine Erkrankung der Hoden und Nebenhoden mit erheblicher Schwellung (Straußsche Reaktion). Die Virulenz spielt hierbei eine sehr wesentliche Rolle, so führen Bakterien aus älteren Rotzknoten des Pferdes nicht mehr zu Erkrankungen.

Die Erkrankung bei Tieren

Die Infektion wird beim Tier auch durch Kontakt, meist aber durch Aufnahme von Futter und Trinkwasser, das mit Nasensekret, Speichel oder Eiter von rotzkranken Tieren verunreinigt ist, übertragen. Gemeinsame Tränken und Futterkrippen sind wesentliche Quellen für die Ausbreitung innerhalb eines Tierbestandes. Man kann beim Rotz von einer *Stallseuche* sprechen. Gemäß diesem Infektionsweg gelangt der Erreger auch meist durch die Pharynxschleimhaut in den Organismus. Letztere braucht nicht unbedingt verletzt zu sein. Die intakte Haut ist für den Erreger nicht passierbar, wohl aber kann er durch verletzte Hautbezirke eindringen, z. B. an Geschirrdruckstellen bei Pferden.

Bei *Esel und Maultier*, die sehr empfänglich für die Krankheit sind, und den Fleischfressern verläuft die Krankheit meist akut und führt in 3—4 Wochen stets zum Tod. Das *Pferd* hingegen bietet häufig ein chronisches Krankheitsbild. Hier kann die Infektion weitgehend stagnieren oder sogar ausheilen. Neben der Pharynxschleimhaut spielt aber auch der Darmkanal als Eintrittspforte eine Rolle. Die Mesenteriallymphdrüsen werden dann befallen, und von hier aus erfolgt eine Streuung fast stets in die Lungen. Der *Lungenrotz* kann allerdings auch von der Primärinfektionsstelle im Pharynx durch Aspiration (Tröpfcheninfektion!) entstehen. Der Lungenrotz beim Pferd ist deshalb besonders gefährlich für den Menschen, weil er oft ohne stürmische Erscheinungen verläuft und deshalb gar nicht erkannt wird. In diesem Zusammenhang sei auch auf die Beobachtungen von DOMMA verwiesen, der von solchen fast symptomlosen Pferdeerkrankungen eine menschliche Infektion ausgehen sah.

Katzenartige Raubtiere und Hunde können sich durch den Genuß von Fleisch infizierter Pferde anstecken. Bei Wildtieren in Gefangenschaft, die mit infiziertem Pferdefleisch gefüttert wurden, konnte man auch das Auftreten von Rotzerkrankungen beobachten (FELSENFELD).

IV. Pathologische Anatomie

Das Eindringen der Rotzbakterien führt im Gewebe zur Bildung eines *Knötchens* aus Epitheloidzellen, um die sich zahlreiche Leukocyten anlagern. Im Zentrum des Knötchens lassen sich die Bakterien am besten nachweisen. Bei zunehmender leukocytärer Infiltration in der Peripherie kommt es unter dem Einfluß der Bakterien zum Zerfall der zentralen Teile des Knötchens. Bei der Einschmelzung bleiben Kernreste erhalten (Karyorrhexis). In tieferen Gewebsschichten entsteht so ein *Absceß*, bei oberflächlicher Lage ein *Geschwür*. Beim Menschen finden sich beim generalisierten Rotz diese Herde vorwiegend in der Körpermuskulatur, aber auch in Leber, Milz und Nieren. Die Veränderungen beim Hautrotz sitzen vor allem in der Cutis. Die kleinen *Pusteln* zu Anfang entwickeln sich rasch zu größeren Eiterblasen und Geschwüren mit unregelmäßigen Rändern und reichlich zähem, übelriechendem Eiter. Von dieser Lokalisation kann die Infektion auf das subcutane Bindegewebe übergreifen, Phlegmonen hervorrufen und Venenthrombosen nach sich ziehen. Die letzteren können eitrig zerfallen, aber auch leicht metastatische Muskelherde setzen. Beim Sitz der Veränderungen in der Nasenschleimhaut kann der Krankheitsprozeß auch die Nasenknochen und -knorpel angreifen und zerstören; so werden Geschwüre am Gaumen beobachtet und damit ein Übergehen des Prozesses in die Mundhöhle. Bei Befall der Kehlkopf- und Trachealschleimhaut kann es zu Zerstörungen der Stimmbänder, Kehlkopf- und Trachealknorpel kommen. In der Lunge finden sich einmal miliare Rotzknötchen, daneben aber auch Prozesse in Form lobulärer Pneumonien. Bei Lokalisation der Knötchen in anderen Organen kann es auch hier zu Absceßbildungen unter gleichzeitiger Vergrößerung der Organe, so z. B. Milz und Leber, kommen. Auch in den Gelenken sind metastatische Prozesse beobachtet worden, die meist als seröse oder eitrige Ergüsse ablaufen.

V. Pathogenese

Die Empfänglichkeit des Menschen für diese Infektion ist gering. Für das Zustandekommen der Übertragung ist ein sehr naher und *direkter Kontakt* mit dem erkrankten Tier erforderlich. So sind Personen, die *mit Pferden* zu tun haben, in erster Linie gefährdet, da dieses Tier die Hauptinfektionsquelle darstellt. VON BRUNN hat bis 1914 403 Fälle menschlicher Rotzerkrankungen aus dem Schrifttum zusammengestellt. Hierunter waren 180 Übertragungen vom Pferd unter den 242 genau beschriebenen Fällen und nur 62 Übertragungen *von Mensch zu Mensch* bzw. im Laboratorium. Solche Laboratoriumsinfektionen beim Menschen durch die Arbeit mit dem Actinobacillus mallei wurden vereinzelt beschrieben (FELSENFELD). Kleine Hautwunden, Schürfstellen, aber auch Nasen- und Mundschleimhäute können als Eintrittspforte des Erregers in Betracht kommen. Nach den Tierversuchen von LÜHRS scheint die Möglichkeit zu bestehen, daß der Erreger auch durch die unverletzte Haut eindringen kann, doch ist diese Frage nicht endgültig geklärt. Eine Infektion beim Menschen über den Magendarmtrakt ist zweifelhaft.

VI. Epidemiologie

Die Hauptherde dieser Tierseuche sind Nordafrika, Nord- und Ostasien, Japan, die Philippinen und die Sundainseln. Die Infektion kommt in den USA zur Zeit nicht vor. In geringerem Maße sind auch heute noch Ost- und Südosteuropa ständig verseucht. Nord-, Mittel- und Westeuropa sind in den letzten Jahrzehnten frei von Rotz gewesen. Ein letzter menschlicher Krankheitsfall im mitteleuropäischen Raum ist 1946 aus Wien beschrieben worden (DOMMA, 1953). Überhaupt ist es auch im letzten Krieg nur zu wenigen Einzelfällen menschlicher Erkrankung gekommen.

VII. Klinisches Bild

Die *Inkubationszeit* beträgt 3—5 Tage, selten 1 Woche oder länger. Ganz selten kommt es schon nach 1 Tag zum Krankheitsausbruch.

Dem eigentlichen Krankheitsbeginn gehen gewisse *Prodromalsymptome* voraus, wie Unbehagen, Kopfschmerzen und leichtes Fieber. An der Stelle der Infektion bildet sich eine *Primärpustel* in Form eines graugelblichen, etwa linsengroßen Knötchens, das innerhalb weniger Tage zu einem großen Reizgeschwür zerfällt. Die weitere Verbreitung der Erreger erfolgt auf dem Lymphwege. Nach einer *Lymphangitis und* einer *Lymphadenitis* kommt es schon nach wenigen Tagen zur Generalisation.

Bei der *akuten Verlaufsform*, bei der die *Generalisation* 3—7 Tage nach dem Auftreten des Lokalherdes festzustellen ist, kommt es zu hohem Fieber bis 40°, subjektivem schwerem Krankheitsgefühl, Muskel- und Gelenkschmerzen und Auftreten von Hautabsiedlungen des Erregers an den verschiedensten Körperstellen. Diese *Hautmetastasen* stellen zunächst indolente, teigige Schwellungen dar, die sich nach 1—2 Tagen eitrig umbilden, in den Bereich von Subcutis und Muskulatur eindringen, schmerzhafte Beulen mit blutigem Inhalt entwickeln und dann zu kraterartigen Geschwüren zerfallen und den Ausgangspunkt für ausgedehnte gangränöse Gewebszerstörungen bilden können.

Zwischen dem 6. und 12. Krankheitstag entwickelt sich dann meist ein ziemlich charakteristischer *Hautausschlag*, dessen Erscheinen von einem stärkeren Fieberanstieg begleitet ist. Es kommt zum Auftreten teils verstreuter, teils dichter stehender mattroter Flecken, die sich bald leicht erhaben zeigen und in Eiterpusteln umwandeln. Diese Pusteln können dann konfluieren. Das Bild hat manchmal Ähnlichkeit mit Variola, doch pflegen die Pusteln nicht eingedellt zu sein. Im weiteren Verlauf platzt die Hülle der Pusteln und es kommt zu einem größeren geschwürigen Defekt. Gleichzeitig bilden sich Abscesse in den Muskeln, aber auch in den inneren Organen. Die schon frühzeitig sich einstellende Lymphangitis und *Lymphadenitis* nehmen an Ausdehnung und Intensität zu. In diesem Stadium können auch Erscheinungen des *akuten Nasenrotzes* auftreten. Unter Schweißen, starken toxischen Durchfällen erfolgt ein allgemeiner Kräfteverfall; Kreislaufschwäche und Atemstörungen führen dann rasch zum Tode. Bei Lokalisation der Hautaffektion im Gesicht kann das Krankheitsbild zunächst auch erysipelähnlich verlaufen.

Neben dieser akuten Form des Hautrotzes tritt beim Menschen auch der *primäre akute Nasenrotz* auf. Als erstes Symptom ist hier eine gewisse Behinderung der Nasenatmung durch Schleimhautschwellung und ein anfangs zähes, dann aber reichlicheres und dünnflüssigeres, schließlich rein eitrig-blutiges Sekret zu nennen. Die Haut der Nasenflügel schwillt erysipelähnlich an, und diese entzündliche Rötung kann sich über das ganze Gesicht ausbreiten. Oft treten Blasen- und Pustelbildung, sogar gangräneszierende Prozesse dazu. Von den Schleimhäuten der Nase, die speckig belegte Erosionen aufweisen, geht der Prozeß in die Tiefe. Knorpel und Knochen können zerstört werden, Perforationen des Septums und Gaumens sich einstellen. Auch eine descendierende Ausbreitung auf Mund, Rachen, Kehlkopf und Luftröhre kann eintreten. Sie führt zu Schlingstörungen, Heiserkeit, Atemnot und einem übel stinkenden Atem. Bei Befall der Mundhöhle sitzen die Prozesse an der Wange, auf den Tonsillen oder auch am Zungengrund. Auch das Zahnfleisch kann befallen sein. Bei Übergreifen auf die tieferen Luftwege kommt es zu schwerer Bronchitis mit eitrig-schleimigem, oft hämorrhagischem oder auch jauchigem Auswurf. Zu diesen Lokalerscheinungen stellen sich dann die vorher beschriebenen Symptome der allgemeinen Infektion ein. Unter Bewußtseinstrübung, Durchfällen und Herzkreislaufschwäche kommt es im Laufe von 2—3 Wochen zum Tode.

Die foudroyanteste Verlaufsform beobachtet man dann, wenn sich aus einem chronischen Rotz ein akuter entwickelt. In solchen Fällen kommt es innerhalb von 2—3 Tagen zum Exitus. Ganz vereinzelt sind allerdings auch Fälle von geheiltem Rotz mitgeteilt worden.

Chronischer Rotz entwickelt sich ohne stürmische Erscheinungen langsam und schleichend. Ein Primärherd läßt sich häufig nicht nachweisen. In den ersten Wochen nach der Infektion wird über Glieder- und Gelenkschmerzen geklagt. Es können beschwerdefreie Pausen folgen und nun erst in der Haut oder Muskulatur und im Unterhautgewebe Knoten entstehen, die sich in Abscesse umwandeln. Auffallend oft sitzen diese Eiterungen im periartikulären Gewebe und führen dann zu Ergüssen in die Gelenke, die meist spurlos zurückgehen. Die Absceßhöhlen können wieder vernarben. Nach monatelanger Pause stellen sich oft neue Krankheitserscheinungen und neue Absceßbildungen wieder ein. Bei dieser Verlaufsform fehlt die typische Hauteruption. Auch sind die Lymphdrüsen und Lymphbahnen meist nicht beteiligt. Der chronische Rotz erstreckt sich über *2—3 oder auch mehr Jahre*. Mischinfektionen mit Eitererregern und dadurch bedingtes septisches Bild oder Hinzutreten einer Lungentuberkulose führen schließlich zum Tode. Aber es kann auch aus dem latenten chronischen Rotz ein akuter Rotz, wie oben erwähnt, entstehen, und dieser verläuft dann meist in wenigen Tagen tödlich. FELSENFELD weist darauf hin, daß es beim chronischen Rotz zu Absceßbildung nicht nur an Knochen, sondern auch im Bereich des Verdauungs- und Respirationstraktes kommen kann.

In manchen Fällen von chronischem Rotz stehen *Symptome von seiten der Nase und des Respirationstraktes* im Vordergrund, wie trockener Schnupfen, Brennen im Rachen, später Absonderung spärlichen, schleimig-blutigen Nasensekrets; auch finden sich Ulcerationen in der Schleimhaut der Nase und des Mundes. Es können sich alle Erscheinungen des akuten Nasenrotzes in protrahierter Form hier anschließen, auch eine eitrige Dakryocystitis. Gelegentlich wird der chronisch verlaufende Rotz auch ein typhus- oder pyämieähnliches Bild hervorrufen.

Ähnlich wie die chronische Infektion verhält sich auch die sog. *latente Infektion des Menschen*, die, wie beim Pferd, ohne offensichtliche Symptome verläuft und meist zur Heilung kommt. Sie ist während ihres Bestehens dann nur serologisch zu diagnostizieren.

Diagnose

Der akute Rotz kann differentialdiagnostisch mit Sepsis, Erysipel, Typhus (HOKE: Bericht über eine Laborinfektion, die mit typhusähnlichem Bild verlief), Polyarthritis (V. KORANYI beschreibt einen solchen Fall) verwechselt werden, vor allem dann, wenn Lokalerscheinungen an der Eintrittspforte fehlen und auch kein Fall von Rotz in der Umgebung des Erkrankten bekannt geworden ist. Erschwert kann die Diagnose auch sein, wenn Lymphangitis und Lymphadenitis beim Hantieren mit Tierkadavern erworben wurden. Für die Diagnose besonders wichtig sind die beschriebenen Hauterscheinungen. Bei Lokalisation der Primärpustel im Gesicht kann die Abgrenzung gegenüber Erysipel im Anfangsstadium Schwierigkeiten machen. Auch können die zerfallenen Geschwüre Ähnlichkeit mit syphilitischen Gummen haben. Doch wird hier die serologische Untersuchung Klarheit bringen. Zwar ist auch das Auftreten von Abscessen im Zusammenhang mit den anderen Erscheinungen durchaus charakteristisch für das Bild des Rotzes, aber bei schwacher Ausprägung der anderen Symptome kann hier die Frage eines tuberkulösen Geschehens mit hineinspielen und zu Verwechslungen Anlaß geben.

Die *Sicherung der Diagnose* ist nur *bakteriologisch* und *serologisch* möglich. Da offene Geschwüre mischinfiziert sein können, empfiehlt es sich, einen ungeöffneten Absceß zu punktieren und das bei der Punktion gewonnene Material mikroskopisch, kulturell und auch im Tierversuch zu verarbeiten. Zum Tierversuch werden männliche Meerschweinchen verwendet, die intraperitoneal infiziert werden. Zwei Tage nach der Infektion treten Hodenschwellungen oder Entzündungen der Tunica vaginalis auf (Straußsche Reaktion).

Stets sollte, da die bakteriologische und tierexperimentelle Untersuchung oft nicht befriedigende Resultate ergibt, die serologische Untersuchung mit eingeschaltet werden. Zwischen dem 17. und 20. Tag treten *komplementbindende Antikörper* im Serum auf. *Agglutinine* werden erst *nach dem 24. Tag* beobachtet. Ein Agglutinationstiter von 1:400 ist verdächtig, ein Titer von 1:800 ist als beweisend anzusehen. Es empfiehlt sich unter Umständen, die Komplementbindungsreaktion in zeitlichen Abständen zu wiederholen, um in chronischen Fällen von Rotzerkrankung gesicherte Ergebnisse zu erhalten.

Ein weiteres Hilfsmittel ist die *Intracutan-Probe* mit Mallein, die man beim Menschen allerdings seltener angewandt hat, die aber vor allem in der Veterinärmedizin benutzt wurde. Man hat sie hier als Intracutanprobe und als Conjunctivalprobe verwandt. Nach diesen Proben können Temperaturanstiege, örtliche und allgemeine Reaktionen auftreten. Der Mallein-Hauttest ist während der ersten Woche der Infektion beim Pferd noch nicht positiv, die Komplementbindungsreaktion kann schon am Ende der ersten Krankheitswoche leicht positiv ausfallen. Beim Menschen liegen bisher über diese Reaktionen keine Studien vor.

Prognose

Sie ist beim akuten Rotz fast immer schlecht. Viele Autoren geben eine Letalität von 100 % an. Bessere Aussichten bestehen bei der chronischen Form. Doch ist auch hier der Ausgang dubiös, wenn sich die Lokalisation in der Nase findet. Der chronische Hautrotz geht aber auch gar nicht selten in Heilung über. BOLLINGER nennt Zahlen von 50 % Heilungen. Selbst der Lungenrotz kann nach Angaben mancher Autoren gelegentlich abheilen.

Immunität

Das Überstehen der Krankheit hinterläßt keine sichere Immunität, denn im Serum der gesundeten Tiere finden sich keine spezifischen Schutzstoffe mehr. Ganz geklärt sind die Immunitätsverhältnisse nicht, möglicherweise liegen sie ähnlich wie bei der Tuberkulose. Denn man hat feststellen können, daß sowohl Pferde als auch Meerschweinchen nach Überstehen der Infektion gegen eine Neuinfektion nicht geschützt waren (LÜHRS). Wiederinfektionen wurden bei Pferden beobachtet, aber bisher nicht beim Menschen (FELSENFELD).

Therapie

Die ersten Versuche einer spezifischen Behandlung wurden mit Vaccine gemacht. Mit dieser konnten auch in einigen Fällen Erfolge erzielt werden. Auch der Versuch mit Antiserum von Pferden, die man durch kombinierte subcutane und intravenöse Injektionen von abgeschwächten Rotzkulturen immunisiert hatte, brachte verschiedentlich Heilung. Allerdings darf bei der Beurteilung des Behandlungserfolges die Tatsache, daß bei chronischen Erkrankungsfällen Selbstheilungen durchaus möglich sind, nicht außer acht gelassen werden.

Mit der Einführung der Sulfonamide, mehr aber noch der Antibiotica, scheint auch für diese Anthropozoonose ein wesentlicher Wandel in der Prognose eingetreten zu sein. So berichten ANSARI und MINOU über zwei Fälle von latentem, bzw. chronischem Rotz beim Menschen, bei denen die Bacillen durch Überimpfung auf Mäuse nachgewiesen wurden, daß es durch Sulfadiazingabe zu einer Besserung und schließlich bei Fortsetzung der Therapie zur völligen Heilung gekommen sei. Tierversuche von MUNTIE mit Eleudron hatten schon in diese Richtung gewiesen. Die günstige Wirkung des *Sulfadiazins* wurde auch von CRAVITZ und MILLER bestätigt, die sechs Personen mit Laborinfektionen von Rotz beobachteten und alle unter Sulfadiazin völlig ausheilen sahen. Allerdings wird auch in dieser Mitteilung darauf hingewiesen, daß die Behandlung nicht zu kurze Zeit und nicht mit zu geringer Dosierung durchgeführt werden dürfe.

In neuerer Zeit haben dann WOMACK und WELLS mit der Kombination von *Penicillin und Streptomycin* gute Erfahrungen gemacht. Dem Streptomycin sprechen auch SELVI und FELSENFELD u. Mitarb. eine günstige Wirkung zu, während Penicillin nach Ansicht des letztgenannten Autors unwirksam ist. Der von DOMMA beschriebene Fall wurde mit Aureomycin behandelt und heilte unter dieser Therapie aus. Die zur Anwendung gelangte Aureomycindosis betrug aber auch 22 g. Neben dem Aureomycin sahen amerikanische Autoren auch vom Chloromycetin Günstiges.

Bei dieser therapeutischen Situation wird man natürlich von der früher geübten Behandlung der Rotzherde durch aktives chirurgisches Eingreifen nur in solchen Fällen Gebrauch machen, in denen größere Abscesse entstanden sind. Von einer Excision der Rotzknoten ist überhaupt abzusehen, selbstverständlich wird eine Lokalbehandlung von Hautgeschwüren mit Antibioticasalben oder -puder angebracht sein und hier die früher empfohlenen Behandlungsmaßnahmen mit Chlorwasser, Kaliumpermanganat usw. ersetzen, denn es muß das Ziel gerade auch der Therapie der Hauteffloreszenzen sein, Sekundärinfektionen zu vermeiden.

Vorbeugung

Die große Gefährlichkeit der Rotzinfektion für Tiere, aber auch für den Menschen hat dazu geführt, daß schon der *Rotzverdacht anzeigepflichtig* wurde. Rotzkranke Tiere müssen sofort getötet werden. Ihre Kadaver sind unter verschärften Vorsichtsmaßregeln zu beseitigen. Auch für das nur möglicherweise erkrankte Tier kann aufgrund des Viehseuchengesetzes Beseitigung angeordnet werden; zumindest sind die Tiere abzusondern und laufend durch den Amtstierarzt zu überwachen. Vor Aufhebung der Schutzmaßnahmen ist eine gründliche Stall-Desinfektion erforderlich.

Menschen, die mit kranken Tieren zu tun haben, sind gefährdet, besonders wenn sie Hautwunden haben. Diese müssen durch Deckverbände geschützt und bei Verunreinigung gründlich behandelt werden. Erkrankte Menschen sind streng zu isolieren. Rotz und Rotzverdacht ist auch beim Menschen sofort zu melden. Baldige diagnostische Klärung ist anzustreben. Die Ausscheidungen der Kranken, ihre Wäsche und die Gebrauchsgegenstände müssen laufend desinfiziert werden, ebenso ist der Raum, in dem der Kranke untergebracht war, einer Schlußdesinfektion zu unterziehen. Das Pflegepersonal muß größte Vorsicht walten lassen.

Literatur

Baber, C., et **N. Muntin**: Sur la composition chimique des variantes "Rongle" et "Smooth" du bacille malleomyces mallei. Arch. roum. Path. exp. **16**, 113 (1957). — **Felsenfeld, O.**: Glanders (Farey). In: The epidemiology of tropical diseases. p. 166 ff. Springfield: Charles C. Thomas 1966. — **Lausecker, H.**: Die Morphogenese der Rotz-Infektion. Arch. exp. Vet.-Med. **14**, 496 (1960). — **Lührs, E.**: Rotz. In: Handbuch der pathogenen Mikroorganismen, 3. Aufl., Bd. 6, S. 1 (1929). — **Marcussen, P. V.**: Chronic glanders, allergic granulomatosis or pemphigus vegetans. Acta derm.-venereol. (Stockh.) **39**, 166 (1959). — **Mohr, W.**: Rotz. In: Handbuch der inneren Medizin, hrsg. von Mohr-Staehelin-Schwiegk (siehe dort auch weitere Literatur bis 1951) Berlin-Göttingen-Heidelberg: Springer 1952. — Rotz. In: Handbuch der praktischen Medizin. Klinik der Gegenwart Bd. III, S. 633 (1956) (siehe dort auch Literatur bis 1956). — **Muntiu, N.**, **T. Andrian**, et **A. Fetzenanu**: Dynamie des anticorps dans la morve expérimentale. Arch. roum. Path. exp. **23**, 643 (1963). — **Muntiu, N.**, **C. Barber** u. **Tr. Andrian**: Die passive Haemagglutination von mit Rotzantigenen sensibilisierten roten Blutkörperchen. Arch. roum. Path. exp. **16**, 120 (1957). — **Nemotot, H.**, **H. Yokobori** u. **R. Azuma**: Untersuchungen über die Behandlung mit Antibiotika von experimentellem akutem Rotz bei Meerschweinchen. Bull. nat. Inst. Anim. Hlth. **41**, 11 (1960). — **Perpezat, A.**, **F. Mariat, P. Destombes** et al.: Importance du farcin chez le zébu du Tchad. Bull. Soc. Path. exot. **56**, 375 (1963). — **Smith, P. B.**, u. **W. B. Cherry**: Bestimmung von Malleomyces durch spezifische Bakteriophagen. J. Bact. **74**, 668 (1957).

Infektionen durch anaerobe Stäbchen

(Ristellosen, Ramibakteriosen, Sphaerophorosen, Corynebakteriosen,
Angina Plaut-Vincenti, Noma, Fundiliformisinfektionen, Whipplesche Krankheit)

Von R. H. REGAMEY, Genf

I. Definition und Geschichte

Anaerobe Bakterien, die keine Sporen bilden, sind sehr verbreitet. Sie werden in der Außenwelt, auf der Haut oder in den natürlichen Körperhöhlen von Mensch und Tier getroffen. Das vorliegende Kapitel befaßt sich mit solchen *sporenlosen anaeroben Stäbchen* (im folgenden als „spl.an.St." bezeichnet), die in der Regel nicht aus dem Erdboden stammen und *für den Menschen pathogen* sind. Seit VEILLON und ZUBER diese Erreger anerkannt haben (1897, 1898), hat man sie häufig bei den verschiedensten *eitrigen Entzündungen* getroffen. Jedoch lassen vielfach gewisse Schwierigkeiten bei der Isolierung und Identifizierung eine Diagnose scheitern.

Viele Versuche sind unternommen worden, um Ordnung in die Einteilung der spl.an.St. zu bringen (*18, 40, 51, 163, 224, 226*). Eine extreme Vereinfachung bietet die letzte Ausgabe des Handbuches von TOPLEY und WILSON (1964). Praktisch sind nur die Nomenklatur von PRÉVOT (1957, 1961a) und diejenige des Bergey's Manual (1957) von Bedeutung (vgl. u. a. das ausgezeichnete Übersichtsreferat von WERNER, 1964 und das neue Handbuch von PRÉVOT, TURPIN und KAISER, 1967). „Bergey's Manual" ist das am meisten benützte, obwohl es sicherlich noch nicht ausgereift ist. Die Einteilung von PRÉVOT stützt sich eher auf morphologische Merkmale, aber sie ist logisch aufgebaut, weshalb wir sie gewählt haben. PRÉVOT unterscheidet 17 Gattungen von spl.an.St.

II. Erreger

Morphologie. Es handelt sich um grampositive oder gramnegative, bewegliche oder unbewegliche Stäbchen, 0,5—1 μ dick und 1—4, manchmal 8—20, sogar 100 μ lang. Ihrer äußeren Form nach könnte man sie grob wie folgt einteilen: gramnegativ, sehr polymorph und kugelförmig: *Sphaerophorus*; spindelförmig mit zugespitzten Enden: *Fusiformis*; regelmäßig und kurz: *Ristella* (*119*).

Im Eiterausstrich sind die Erreger machmal rar (Autolyse), oder es findet sich eine reiche Mischflora. In den Kulturen variiert die äußere Gestalt der Stäbchen beträchtlich je nach Art des Nährbodens, der Inkubationsdauer und der Wachstumsbedingungen. Wir verfügen über vereinzelte elektronenmikroskopische Beobachtungen (SMITH et al., 1948; BLADEN et al., 1963), die bereits Anhaltspunkte über gewisse Besonderheiten der Ultrastruktur und der Vermehrung geben.

Unsere Kenntnisse über die *Kultur*bedingungen sind empirisch; Weniges ist über Metabolite und Nutrolite bekannt. Die Anzüchtung ist oft schwierig, selbst auf angereicherten Nährböden. Die lag-Phase kann mehrere Tage dauern; manche Autoren empfehlen sogar, die Kulturen bis zu 3 Wochen im Thermostat zu belassen (*217*).

Zahlreiche *Nährböden* wurden vorgeschlagen (*14, 106, 126, 131, 132, 177, 199, 217, 226*). Anaerobes Wachstum wird entweder unter Sauerstoffentzug (ZEISSLER, FORTNER, Pyrogallol, usw.) oder durch Einführung einer reduzierenden Substanz (Reduktase, Cystein, Thioglykolat, Organstückchen, usw.) erzeugt. Die Toleranz gegenüber O_2 erweist sich als unterschiedlich (*33*). Die Grundbouillons: Fleisch und Leber, Herz und Gehirn, Brewer, Liborius, Tarozzi, Rosenow enthalten fast immer einen Zusatz von Glucose. Zugabe von Katalase (*96*) wurde empfohlen. Gewisse Anaerobier gedeihen besser in einer CO_2-Atmosphäre, bei einem Druck von 30 Torr oder mehr (*158*). Andere benötigen essentielle Aminosäuren (*206*) oder bevorzugen Ascites-,

Tabelle 1. *Einteilung der nichtsporulierten anaeroben Stäbchen, die für den Menschen pathogen sind*
(nach Prévot, 1957, S. 48) *

Ordnung	Familie	Unterfamilie	Gattung: 1. Name	Art: beide Namen zusammen
2. Bacteriales	1. Parvobacteriaceae	Pasteurelleae	Pasteurella	*serophila*
		Hemophileae	Dialister	*pneumosinies*
	2. Ristellaceae		Ristella	*melaninogenica*
			Capsularis	*variabilis*
			Zuberella	*serpens*
	3. Bacteriaceae		Eubacterium	*discoformans*
			Catenabacterium	*filamentosum*
			Ramibacterium	*pleuriticum*
			Cillobacterium	*endocarditis*
3. Spirillales	1. Vibrionaceae		Vibrio	*tenuis*
1. Actinobacteriales	1. Sphaerophoraceae		Sphaerophorus	*funduliformis*
			Sphaerocillus	*virthi*
			Fusiformis	*fusiformis*
			Fusocillus	*girans*
			Leptotrichia	*haemolytica*
	2. Actinomycetaceae		Corynebacterium	*anaerobium*
			Actinobacterium	*israeli*

Stamm: Schizomyceten
Unterstamm: Eubacteria
Klasse II: Eubacteriales asporulales

Unterstamm: Mycobacteria
Klasse I: Actinomycetales

* Nach Prévot (1967, S. 64/65) sollte nun die Familie *Sphaerophoraceae* der Ordnung *Bacteriales* angegliedert und zwischen *Ristellaceae* und *Bacteriaceae* eingereiht werden.

Serum- oder hämoglobinhaltige Medien. Die Kulturen entwickeln oft Gas und foetiden Geruch. Die optimale Temperatur liegt bei 37° C; sie kann aber auch auf 30, ja sogar 23° absinken.

Selektivnährböden begünstigen die Gewinnung von Reinkulturen: 20%ige Galle zur Isolierung von *Eggerthella* (*17*), 1:10000 Natriumstickstoffhydrat für *Ristella*-Arten, Gentianaviolett bzw. Brillantgrün (1:10000) für *Sphaerophorus* und *Fusiformis*. Raffiniertere Methoden sind z. B. *Lederberg* (*205*) Replika-Technik, die Plastikfilm-Methode (*194*), usw. Für Blutkulturen kann man z. B. nach den von REILLY, JAUBERT und GORY oder nach der von MOSSEL (*119*) vorgeschlagenen Methode vorgehen. Falls der Patient Penicillin oder Sulfonamide erhalten hat, darf man nicht vergessen. dem Nährboden Penicillinase bzw. p-Aminobenzoesäure beizufügen.

Die *Identifizierung* erfordert Erfahrung und Geduld. Hie und da kommt es zu enttäuschenden Ergebnissen, wenn die Eigenschaften eines isolierten Keimes mit den Beschreibungen im Bergey's Manual nicht übereinstimmen (*107*); eine Fehldiagnose führt dann zur Entdeckung einer neuen Art (*58*)! Man hat sich bemüht, die Untersuchung nach fermentativen Eigenschaften zu vereinfachen.

BEERENS (1953/1954a,b) begnügt sich mit Rosenow, Milch, Gelatine, H_2S, Indol, Acetyl-Methyl-Methanol, Reduktion von Nitraten, Zuckerreihe. Wie DE LAVERGNE (1962) verwendet REINHOLD (1964) einfachere Mittel; er wählt eine verkürzte bunte Reihe: Gallehochschicht, Lactose, Rhamnose, Dextrose, Indol und Agar-Gelatine. Im allgemeinen sind die spl.an.St. starke Gärer. Mit Hilfe der Chromatographie versucht man die aliphatischen Säuren C_1 bis C_6 zu ermitteln, die sich während des Wachstums bilden; die Natur der entstandenen Säure wechselt je nach Art der Bakterien, aber für die Stämme einer und gleicher Art ist sie konstant (*79*, *80*).

Serologische Methoden gaben nur zu wenigen Arbeiten Anlaß (*10, 14, 53, 79, 107, 128, 223*), so daß unsere Kenntnisse über die *Antigenstruktur* noch lückenhaft sind; das Fehlen einer taxonomischen Verständigung erschwert die Situation gleich von Anfang an.

Die Corynebakterien z. B. enthalten Arabinose und Galaktose in ihrer Wand; Mykobakterien und Nokardien besitzen ebenfalls diese beiden Zucker und zeigen dadurch eine Antigenverwandtschaft, obschon sie zu ganz anderen Spezies gehören (*53*). Jeder Versuch, eine allgemeine Übersicht nur skizzieren zu wollen, wäre verfrüht. Die Nachweis- und Identifizierungsmethoden sind umständlich, was ihre beschränkte Anwendung in der Praxis erklärt.

Die L-Formen wurden wiederholt untersucht (*57, 109, 200*). Sie erschweren die Identifizierung des Erregers; andererseits erklären sie die Rezidivneigung gewisser Anaeroben Infektionen (*132*).

Experimentelles pathogenes Vermögen. Manche Arten entwickeln *Hämolysine*. Ektotoxine konnten nicht nachgewiesen werden. Gewisse Autoren glauben *Endotoxine* erkannt zu haben (*38, 142*), deren chemische Zusammensetzung noch nicht geklärt ist. Bei Versuchstieren bewirkt die Injektion von Kulturfiltraten oft lokale, entzündliche oder nekrotische Veränderungen mit oder ohne Allgemeinreaktion. Die Tiere sterben an Kachexie, oder aber sie unterliegen innert einiger Stunden (*32, 199*).

Die Einverleibung lebender menschenpathogener Anaeroben schädigt die Tiere nicht unbedingt. Ratten und Mäuse können refraktär sein. Kaninchen, Meerschweinchen, Affen und Hamster sind mehr oder weniger empfindlich. Die Symptomatologie hängt von der Bakterienspecies, bzw. vom Stamm ab, sowie von der Art der Inokulation. *Im allgemeinen* sind die spl.an.St. *eiterbildende Erreger; in situ* entsteht ein Absceß, der sich in eine Phlegmone umwandelt und die anatomischen Schichten über weite Flächen aufspalten kann. Hämatogene Metastasen entstehen in einem beliebigen Teil des Organismus.

Gewisse Erreger bilden eher Geschwüre, andere eher eitrige und gangränöse Prozesse. Der Eiter ist geruchlos oder aber riecht widerlich. TEISSIER u. Mitarb. (1931), PHAM HUU CHI (1935) beobachteten einen besonderen Tropismus: Erreger, die von einem bestimmten menschlichen Organ abstammen, greifen beim Tiere dasselbe Organ an. Züchtet man z. B. einen Sphaerophorus funduliformis aus einem Leberabsceß und injiziert ihn intravenös einem Kaninchen, so entsteht beim Tiere wiederum ein Leberabsceß (analog den Versuchen ROSENOWS am Streptococcus).

III. Pathologisch-anatomische Befunde

Die Vielfalt der Schäden (entzündlich, ulcerierend, eitrig, abscedierend oder phlegmonös, nekrotisch oder gangränös) macht es unmöglich, ein einheitliches Bild zu schaffen. Die Veränderungen sind nur bei wenigen Anaerobiern spezifisch; sie gehen vom einfachen *Katarrh der Luftwege* (z. B. durch *Dialister pneumosintes* verursacht) über die degenerativen Erscheinungen des *Morbus Whipple* (welcher gewissen anaeroben Corynebakterien zugeschrieben wird) zu den *Hämoreticulosen* (ebenfalls durch gewisse Stämme des *C. anaerobium* hervorgerufen). Zu den spezifischen Erscheinungen gehört auch der so typische Eiter der durch *Sphaerophorus funduliformis* verursachten *Meningitis*. Auf die Besonderheiten der Dialisteriosen, Corynebacteriosen, Sphaerophorosen usw. wird später eingegangen.

IV. Pathogenese

Der Mensch beherbergt spl. an. St. auf der Haut, im Nasopharynx, Mund, Darm, Urogenitalsystem und deren Annexen. Diese Erreger *gehören zu* der *Mischflora*, die man in grundsätzlich gutartigen Läsionen findet, wie Pyorrhea alveolaris, Bronchiektasen, Vaginitis.

Der extremen *Häufigkeit dieser Erreger* (30 % der Darmflora) steht die relative *Seltenheit der Infekte* gegenüber. Nur bei Verminderung der lokalen oder allgemeinen Abwehrmechanismen kann sich die Krankheit entwickeln (*132, 162*). Die Veränderung in der Resistenz scheint aber nicht allein verantwortlich für die Krankheit zu sein, kann diese doch plötzlich bei anscheinend Gesunden ausbrechen (*32, 34*). Bei exogener Infektion müssen wir ein spezielles pathogenes Vermögen annehmen, dem der Organismus nicht gewachsen ist. Wahrscheinlich schafft das Zusammenwirken einer anaeroben oder aero-anaeroben Mischflora (Streptokokken-Angina, Bronchiektasen) plötzlich günstige Verhältnisse, so daß einer der anwesenden Erreger die Abwehrmechanismen durchbrechen kann.

Die Läsionen können offenbar keinem Ekto- oder Endotoxin zugeschrieben werden. Schädigung und Verdauung der Leukocyten, Makrophagen und Zellen des RES sind eher invasiven und fermentativen Eigenschaften zuzuschreiben. Resistenz gegen die Phagocytose kommt häufig vor und erklärt z. T. die Neigung zu Rezidiven (*185*). Der Angriff richtet sich gegen die Cellularproteine; er führt zu einer Gewebseinschmelzung, begleitet von foetidem Geruch.

V. Epidemiologie

Die spl. an. St. sind *Epiphyten*, Kommensalen oder gelegentliche Transienten, denen manchmal eine Tendenz zur Symbiose oder Synergie zugeschrieben wurde (*95, 141, 163*). Sie befinden sich bei den verschiedensten Tierarten und lösen bei ihnen Krankheiten aus, die denen der Menschen oft ähnlich sein können. Sie werden für endogene, ausnahmsweise exogene Infektionen verantwortlich gemacht (*161*). Das brustgenährte Kind besitzt praktisch keine Ristella oder ähnliche pathogene Erreger im Darm; beim Erwachsenen hingegen machen diese Anaerobier ein *Drittel der Darmflora* aus (*32, 93, 182, 191, 192*). Die extreme Häufigkeit dieser Bakterien sichert eine stetige Neubevölkerung der mit der Außenwelt in Verbindung stehenden Körperhöhlen; sie erklärt z. B. ihr reichliches Vorkommen auf den Genitalschleimhäuten der Frau (*48, 101*).

Noch vor einigen Jahren kamen Infekte ziemlich häufig vor; zwischen 1947 und 1955 sammelten LODENKÄMPER und STIENEN (1956) in Hamburg 722 Beobachtungen, welche sich folgendermaßen verteilten:

ORL	194 Fälle	Urogenital-Trakt .	164 Fälle
Bauchraum	137 Fälle	Sepsis	54 Fälle
Brustraum	122 Fälle	Verschiedenes . .	47 Fälle

tierischen Eiweiß züchtbar; er bildet auf Blutagar kleine durchsichtige, nicht hämolysierende Kolonien. Indol negativ. Säurebildung aus Glucose, aber ohne Gas. *Dialister granuliformans:* mikroaerophil, neigt, in flüssigen Medien körnige Kolonien zu bilden, vergärt Saccharose und Mannit. In die Luftröhre des Kaninchens gebracht rufen beide Arten hämorrhagische, exsudative Lungenaffektionen hervor.

Die *Dialisterarten* kommen häufig bei Mensch und Tier als Schmarotzer der *Nasenrachenhöhle* vor. Sie wurden damals für die Erreger der Grippe gehalten und werden heute als „microbes de sortie" oder als *Begleitflora* im Verlaufe von Bakterien- und Virusinfektionen betrachtet. Sie sind für verschiedene eitrige Lungenentzündungen (*111*), posttraumatische Hirnhautentzündungen (*94*) sowie für Endokarditis (*136*) und Sepsis mit Hirnabsceß (*172*) verantwortlich gemacht worden.

3. Ristella*

Die Gattung Ristella umfaßt 28 Arten, von denen 16 pathogen sind. Es handelt sich um gramnegative, *unbewegliche sporenlose*, geißel- und *kapsellose Stäbchen.*

Hier wird nur eine weitverbreitete Art, *R. melaninogenica* beschrieben, ein kurzes Stäbchen, 1—3 μ lang und 0,5 μ dick, mit abgerundeten Enden. Der Keim ist hämoglobinophil und benötigt Hämin (welches in *schwarzes Pigment* umgewandelt wird), gewisse Aminosäuren (*206*) und manchmal Vitamin K (*67, 117*). Besseres Wachstum in einer CO_2-Spannung von über 30 Torr (*158*); Gasbildung und fötider Geruch. Vergärung von zahlreichen Kohlehydraten; Bildung einer Kollagenase (*68*) sowie eines Toxins, welches das Sanarelli-Schwartzmann-Phänomen (*163*) hervorruft. Ristellen erweisen sich für Kaninchen pathogen. Die Antigenstruktur ist noch wenig erforscht (*186, 223*).

Die Ristellen sind ausgesprochen eiterbildende und gegen die Phagocytose besonders resistente Erreger (*185*). Die Schleimhäute sind Ausgangspunkt von Infekten, die sich dann per continuitatem ausbreiten, in den Blutkreislauf gelangen und metastasieren (*82, 185*).

---

* *Bacteroidaceae-Ristellaceae:* Einige Erklärungen werden zum Verständnis dieser umfangreichen Gruppe von Anaerobiern beitragen (*189, 226*).

Unter den Eubacteriales führt Bergey's Manual (1957) die *Bacteroidaceae* als VI. Familie auf, die 5 Gattungen von Anaerobiern umfaßt.

I. Einfache, selten polymorphe Stäbchen

A. Durchmesser über 0,3 μ		
1. Abgerundete Enden	Gattung I	*Bacteroides*
2. Zugespitzte Enden	Gattung II	*Fusobacterium*
B. Durchmesser unter 0,3 μ	Gattung III	*Dialister*

II. Polymorphe Stäbchen

A. Obligate Anaerobier	Gattung IV	*Sphaerophorus*
B. Fakultative Anaerobier	Gattung V	*Streptobacillus*

PRÉVOT (1967) sieht unter den *sporenlosen Eubacteriales* die Ordnung der *Bacteriales* (Ordnung II) vor, welche folgende 4 Familien umfaßt: 1. *Parvobacteriaceae* (zu denen die bereits besprochenen Gattungen *Pasteurella* und *Dialister* gehören), 2. *Ristellaceae*, 3. *Sphaerophoraceae* und 4. *Bacteriaceae* (vgl. Fußnote S. 443). Die Familie der *Ristellaceae* besitzt 3 Gattungen:

A. Unbewegliche Formen		
1. Ohne Kapsel	Gattung I	*Ristella*
2. Mit Kapsel	Gattung II	*Capsularis*
B. Bewegliche Formen	Gattung III	*Zuberella*

In Bergey's Manual umfaßt die Gattung *Bacteroides* nicht nur die meisten Prévotschen *Ristellaceae*, aber auch noch andere Bakterien, wie *Pasteurella*. Die Gattung *Bacteroides* und die Familie der *Ristellaceae* stimmen somit nicht überein. In den folgenden Kapiteln nehmen wir jedoch an, daß

Bacteroidose = Ristellose + Kapsularose + Zuberellose.

R. melaninogenica findet sich in der Mundhöhle, besonders in Zahnfleischab-
strichen (*72*), im Respirations-, Verdauungs- und Urogenitaltrakt. Sie wurde auch
zwischen den Zehen gefunden (*91*). Sie kommt häufig in den *Alveolarpyorrhoe* vor,
ferner bei *foetor ex ore* (*72*), eitriger Mundschleimhautentzündung, Septikämien
nach Zahnextraktionen (*117*), Lungen- und Darminfektionen.

R. fragilis, R. putredinis, R. furcosa, R. clostridiiformis, R. insolita, R. distasonis treten
öfters im normalen Darm auf, seltener in den Atmungswegen; sie können eine Aktinomykose
vortäuschen (*223*). *R. fragilis* wurde in einer eitrigen Sehnenscheidenentzündung beschrieben
(*137*). Seltenere Spezies halten sich als Epiphyten im Verdauungstrakt auf: *R. incommunis,
R. insolita,* deren Wachstum ebenfalls durch Hämin gefördert wird (*176*), *R. uniformis,
R. tumida* und *R. trichoides,* welche für Appendicitis, Peritonitis, Colitis ulcerosa, Cholecystitis,
Perikarditis, eitrige Pleuritis und Lungenabsceß, Sepsis verantwortlich gemacht wurden (*11*).

Diese lange, jedoch unvollständige Aufzählung der *Ristella*-Arten zeigt, wie
wichtig es wäre, diese Gattung genauer zu kennen, besonders bei Krankheiten des
Atmungs- oder Darmapparatus, sowie bei aus der Vagina stammenden Infektionen
(*58, 185*). Die Diagnose ist meist nur ein Laboratoriumsbefund und somit von den
Fähigkeiten eines Laborangestellten abhängig. Serologische Untersuchungen könnten interessante Aufschlüsse liefern (BASTIEN u. Mitarb., 1961).

Die *Ristella*-Arten sprechen auf die gebräuchlichen Sulfonamide und Antibiotica an, mit
Ausnahme von Streptomycin, Chloromycetin, Selektomycin und Polymyxin (*11, 121, 175*).
Eine Hirnhautentzündung mit Septicämie heilte nach kombinierter Behandlung mit Peni-
cillin, Chloromycetin und Sulfadiazin in 12 Tagen ohne Folgen aus (*126*).

4. Capsularis

PRÉVOT (1967) gibt 4 Arten an, die alle pathogen sind: *Caps. mucosus, Caps. variabilis,
Caps. zoogleiformans* und *Caps. stabilis*; Bergeys Manual führt nur die ersten beiden Arten an
und reiht sie in die Gattung *Bacteroides* ein. Es handelt sich um *unbewegliche,* polymorphe,
gramnegative Stäbchen mit einer oft äußerst schleimigen *Kapsel.* Sie können in Form von
lang ausgezogenen Fäden bis zu 15 *μ* erreichen, aber auch kurz bleiben und 1—2 *μ* nicht überschreiten.

Kapsularosen sind selten: Pleuraabscesse, eitrige Salpingitiden, gangränöse
Appendicitis gefolgt von tödlicher Sepsis, eitrige Hirnhautentzündung. Diese Infektionen gehen vor allem von den Atmungswegen und vom weiblichen Genitalapparat aus, wo die Erreger normalerweise als Schmarotzer leben. Die *Capsularis*
kommen häufig in Mischinfektionen vor.

BEERENS u. Mitarb. (1960) führen den Fall einer 59jährigen Patientin an, die seit ihrer
Kindheit an fötider Ohrsekretion litt; eine akute Meningitis trat auf, der Liquor cerebrospinalis
war eitrig-dickflüssig. Therapie: Petro-mastoidektomie und kombinierte Penicillin-Streptomycin-Behandlung. Vorübergehende Besserung, dann Exitus. Der Fall ist von Interesse, denn
er zeigt die Folgen einer unkontrollierten Antibioticatherapie: das aus dem Liquor isolierte
Caps. variabilis war gegen das vom Arzt gewählte Penicillin und Streptomycin resistent;
es hätte auf Tetracycline, Chloromycetin sowie Erythromycin reagiert.

5. Zuberella

Im Gegensatz zu *Ristella* und *Capsularis* besitzen die Vertreter der Gattung *Zuberella*
keine Kapsel und sind *beweglich.* Die zwei im Bergeys Manual erwähnten Arten werden unter
der Gattung *Bacteroides* aufgeführt. PRÉVOT beschreibt 12 Arten, darunter 8 pathogene:
Z. girans, Z. serpens, Z. praeacuta, Z. clostridiiformis, Z. nova, Z. constellata, Z. rhinitis und
Z. plauti.

Sie bewohnen Verdauungstrakt und Atmungswege, wobei *Z. serpens* und
Z. rhinitis am häufigsten vorkommen. Sie verursachen lokale, eitrige Entzündungen wie: Mastoiditis, Lungengangrän und -absceß, akute Appendicitis. *Z. constellata* wurde in einer Tränensackphlegmone nach Dakryocystitis gefunden.
Z. rhinitis wird für akute oder chronische Rhinitiden mit eventueller Beteiligung
der Nasennebenhöhlen verantwortlich gemacht.

6. Eubacterium*

Nach Bergeys Manual gibt es 20, nach Prévot (1957) 23 Arten, von denen 13 (Bergey) oder sogar 15 (Prévot) pathogen sind. Neuere Arbeiten sind nicht zahlreich *(162)*. Diese Anaerobier kommen mit Sicherheit häufiger vor, als man annimmt, jedoch sind sie weniger gut bekannt und oft unter unzutreffenden Gattungen aufgeführt, wie Bacillus, Bacteroides, Coccobacillus. Man findet im

— Atmungstrakt: *Eu. niosii, Eu. discoformans, Eu. crispatum;*
— Darm: *Eu. rectale* (Rektum), *Eu. quartum* und *Eu. quintum* (eher bei Kindern), *Eu. ethylicum* (Magen), *Eu. tortuosum, Eu. pseudotortuosum, Eu. poeciloides, Eu. typhi exanthematici, Eu. ventriosum, Eu. minutum* (bei Säuglingen), *Eu. parvum;*
— Erdboden: *Eu. nitrogenes.*

Diese Erreger sind hie und da an eitrigen Prozessen der Schleimhäute, auf denen sie vegetieren, beteiligt: Infektionen der Luftwege, vor allem eitrig-putride Pleuritiden, Lungenabscesse und -gangrän, Pulpaabscesse vom gangränösen Typ, Mundschleimhautabscesse; weiterhin eitrige Appendicitis und Pankreatitis, Leberabsceß und Rektalgeschwür; Säuglingsdiarrhoe, Gastritis, Cervicitis und Hautkrankheiten. Da die Eubakterien meistens in einer Mischflora vorkommen, könnten sie als „microbes de sortie" oder als zufällige Begleitbakterien, nämlich bei Tuberkulose- oder Aktinomykosefällen, angesehen werden.

Die Therapie ist noch nicht klar definiert. Gernez-Rieux u. Mitarb. (1947) haben Penicillin mit Erfolg angewandt.

7. Catenabacterium

Die Gattung *Catenabacterium* umfaßt 7 (Bergey) oder 11 (Prévot) Arten, von denen 4 pathogen sind: 2 gasbildende Arten (*Cat. contortum* und *Cat. filamentosum*) und 2 nichtgasbildende Arten (*Cat. catenaforme* und *Cat. nigrum*). Noch umstritten bleibt die Rolle von *Cat. lottii* bei Appendicitis, von *Cat. leptothricoides* bei Zahnkaries und von *Cat. rotans* in Fällen von Fluor vaginalis.

Diese Keime kommen in den natürlichen Körperhöhlen des Menschen und einiger Tiere, zuweilen in Fäulnisprozessen vor. Infekte durch *Catenabacterium* mit Ausnahme von *Cat. filamentosum* und *Cat. catenaforme* sind selten; außerdem sind sie weniger genau bekannt. Es handelt sich vorwiegend um eitrige Entzündungen *(210)*, deren Ausgang tödlich sein kann. Eine kausale Therapie ist nicht bekannt.

8. Ramibacterium

Die durch Pseudoverzweigungen charakterisierte Gattung enthält 6 Arten, die ähnliche pathogene Eigenschaften entfalten: *Ram. pleuriticum, Ram. ramosum, Ram. ramosoides, Ram. pseudoramosum, Ram. alactolyticum* und *Ram. dentium.* Die erste kommt recht häufig vor, *Ram. ramosoides* schon weniger, und die anderen eher selten. Merkwürdigerweise scheinen die Vertreter von *Ramibacterium* außerhalb Deutschlands und Frankreichs unbekannt zu sein *(162, S. 449);* bis jetzt wurde nur ein Fall von tödlicher Sepsis publiziert *(211).* Der Grund dieser geographischen Eigentümlichkeit liegt in einer ungenauen Identifizierung des Erregers, der dann fälschlich in die Gattungen Bacillus, Bacteroides oder Fusiformis eingereiht wird. Infolge der Pseudoverzweigungen wurden sie auch für Aktinomyceten bzw. für Nokardien gehalten *(15, 168);* der rasche Erfolg der Behandlung dieser falschen Aktinomykosen läßt vermuten, daß es sich in Wirklichkeit um Ramibakteriosen handelte.

---

* *Bacteriaceae* (Lactobacillosen): Bergeys Manual unterteilt die große Familie der *Lactobacillaceae* in zwei Unterfamilien: I. *Streptococceae* und II. *Lactobacillaceae.* Letztere umfaßt alle Gattungen, die Prévot (1967) unter der Familie der *Bacteriaceae* aufführt. Diese geraden oder gebogenen grampositiven Stäbchen sind obligate Anaerobier und besitzen weder Sporen noch Kapsel. Man unterteilt sie in 4 Gattungen:

A. Unbewegliche Stäbchen,
   1. Ohne Pseudoverzweigungen
      a) einzeln, zu Paaren, selten in Ketten   Gattung *Eubacterium*
      b) meist in Ketten oder Fäden   Gattung *Catenabacterium*
   2. Mit Pseudoverzweigungen   Gattung *Ramibacterium*
B. Bewegliche Stäbchen   Gattung *Cillobacterium*

Vertreter von *Ramibacterium* finden sich vor allem im Respirations- und Verdauungstrakt, in der Appendix. Sie treten entweder als Erreger von Primärinfektionen auf, gehören zur Begleitflora oder erweisen sich als „microbes de sortie" in Entzündungsherden. Diese *Eiterbildner par excellence* verursachen die verschiedensten Entzündungserscheinungen des Mundes und der benachbarten Regionen, des Verdauungsapparates, des Urogenitalsystems und des Zentralnervensystems entweder per continuitatem oder durch Metastasierung. Die Infektion kann von ihrem Primärherd aus in die Blutbahn gelangen und zur Septicämie bzw. Septicopyämie führen.

Im Gegensatz zu den meisten anderen durch spl.an.St. verursachten Infektionen ist hier die Prognose eher günstig. Die Eröffnung und Excision des Eiterherdes allein führen oft schon zur Heilung. *Ramibacterium* spricht auf Sulfonamide an.

In zwei Fällen von mehrmonatiger Lungentuberkulose — jedoch ohne isolierbare Tuberkelbacillen — bestand eine *Ramibacterium*-Sekundärinfektion, mit mehreren Abscessen und Kavernen; eine Sulfathiazolbehandlung heilte die Komplikationen in wenigen Wochen aus. Die Antibiotica, vor allem Penicillin, liefern ebenfalls befriedigende Ergebnisse (*170*). Die Gefahren bei *Ramibacterium*-Infektionen bestehen eher in einem Spätrezidiv. Folgender Fall möge dies illustrieren: Eine durch *Ramibacterium* verursachte eitrige Pleuritis sprach auf Sulfonamide günstig an; 8 Monate später starb jedoch der Patient an multiplen Hirnabscessen (*49*).

9. Cillobacterium

Infektionen mit den beweglichen Stäbchen der Gattung *Cillobacterium* sind *selten*. In den letzten 20 Jahren ist ein einziger Fall veröffentlicht worden (*171*) und zwar ein postmortem-Befund bei Lymphogranulomatose. Vertreter von Cillobakterien finden sich hie und da in den Luftwegen des Menschen. Ihr normales Milieu ist der Erdboden. Von den 6 (BERGEY) oder 10 (PRÉVOT) bekannten Arten sind nur 3 pathogen: *Cill. moniliforme* (Lungengangrän), *Cill. endocarditis* (entzündliche Endokarditis) und *Cill. meningitidis* (eitrige Meningitis nach Otitis).

10. Vibrio

Gramnegative, komma- oder spiralenförmig gebogene Stäbchen bilden die Gattung *Vibrio* (nach PRÉVOT zur Familie der *Vibrionaceae* gehörend, nach Bergey's Manual zu der der *Spirillaceae*). Es gibt *aerobe Arten* (*V. coma*, der Choleraerreger, s. Band II, 2. Teil) *sowie* fakultative und obligate *Anaerobier*.

PRÉVOT gibt 13, davon 7 menschenpathogene Anaerobierarten an: *V. tenuis*, *V. crassus* und *V. niger* kommen am häufigsten vor; *V. stomatitis*, *V. bucalis* und *V. sputorum* sind nur selten pathogen. Diese Arten finden sich vor allem in der Mundhöhle und den oberen Luftwegen. Sie wurden in zahlreichen Publikationen beschrieben: ihre Einteilung bleibt jedoch mangelhaft. Eine besonders in der Tschechoslowakei bekannte Art, *V. mulieris*, wird im weiblichen Genitalapparat angetroffen (*71, 154, 162*).

Die Reinkultur stößt auf gewisse technische Schwierigkeiten, da das Ausgangsmaterial meistens reichlich Begleitbakterien enthält (*138*). Die Keime bevorzugen eine hohe CO_2-Spannung in Gegenwart organischer Flüssigkeiten, bilden nach 3—5 Tagen Kolonien von 4—6 mm, mit einem grünen Hof. Sie sind 2—8 μ lang, 0,5—0,8 μ dick und besitzen eine oder mehrere endständige Geißeln. Die serologischen und die infektiösen Eigenschaften der Vibrionen sind wenig bekannt.

Im allgemeinen sind die *anaeroben Vibriosen* gutartig (Stomatitis, Karies, Zahnwurzelabscesse, Parodontitis, Fluor vaginalis, usw.), jedoch hie und da bösartiger (Mastoiditis, Hirnabsceß, Lungenabsceß, Puerperalinfektionen mit putridem Charakter). Anaerobe Vibrionen wurden auch in der Begleitflora bei Fusotreponematosen und tuberkulösen Kavernen isoliert.

In den letzten Jahren hat man zahlreiche, durch *V. foetus* verursachte Infektionen beschrieben. Diese Art verursacht häufig einen Abort bei Rind und Schaf. Sie wurde als Erreger von akuter Enteritis (*143, 227*), septischer Arthritis (*108*) und Sepsis des Menschen identifiziert (*23*). *V. foetus* ist nicht obligat anaerob, sondern mikroaerophil (*60*).

Die Behandlung dieser seltenen Infektionen ist noch nicht genau bekannt. Neben der chirurgischen Therapie dürfte die Anwendung von Streptomycin und Chloromycetin empfohlen werden.

11. Sphaerophorus; Funduliformis-Infektionen

PRÉVOT (1957) unterscheidet in der Gattung Sphaerophorus[1] 20 Arten, von denen 16 für den Menschen pathogen sind. *Sph. funduliformis*, *Sph. necrophorus*, *Sph. pseudonecrophorus* und *Sph. gulosus* sind weit verbreitet. *Sph. ridiculosus*, *Sph. freundii*, *Sph. pyogenes* und *Sph. glycolyticus* (bei der Frau) sind ziemlich häufig, während die folgenden Arten wie *Sph. varius*, *Sph. gonidiaformans*, *Sph. influenzaformis*, *Sph. abscedens* selten sind. Sehr selten trifft man: *Sph. necroticus*, *Sph. peritonitis*, *Sph. mortiferus*, *Sph. floccosus*.

Geschichte. 1898 findet HALLÉ in der Scheidenflora ein anaerobes, aufgetriebenes (*funduliformis*), sehr polymorphes Stäbchen. VEILLON und ZUBER (1898), dann RIST (1898) und GUILLEMOT (1899) treffen es bei verschiedenen eitrigen Prozessen. TEISSIER und seine Schule (*208, 209*) beschreiben es wieder im Jahre 1929. PHAM HUU CHI (1935), LEMIERRE, GRUMBACH u. Mitarb. (*76, 78, 123, 220*) machen auf die große Häufigkeit der durch *Bacillus funduliformis* ausgelösten Infektionen aufmerksam; sie bemühen sich, das klinische Bild abzugrenzen und etwas Klarheit in die verwirrende Taxonomie[2] zu bringen.

In bezug auf die Geschichte: s. GRUMBACH u. Mitarb., 1936; WEINBERG, NATIVELLE und PRÉVOT, 1937; PRÉVOT, 1955, 1967; Bergeys Manual, 1957, S. 442). Für DACK u. Mitarb. (1938, 1940), für JONSON und THJØTTA (1948) sowie für die meisten modernen angelsächsischen Autoren sind *Sph. funduliformis* und *Sph. necrophorus* identisch. PRÉVOT (1957) hebt aber hervor, daß eine Unterscheidung zwischen den beiden Arten gerechtfertigt ist (Tab. 2). Wir beschränken uns hier auf die Beschreibung des Sph. funduliformis.

Morphologie. Im *Organismus*: gramnegatives Stäbchen, 1,5—3 μ lang und 0,5—1 μ dick, ziemlich regelmäßig; in den Faeces nicht unterscheidbar von der Begleitflora. *In den Kulturen*: ausgesprochene Vielgestaltigkeit: 1. *Bacillenartige Formen*, kokkoid, mit hellem Zentrum und endständigen metachromatischen Granula (Giemsa); Tendenz zur Polymorphie, mit in die Länge gezogenen Fäden, wurstartigen Formen, die den Übergang zur Sphaeroiden bilden. 2. *Fadenartige*

---

[1] Nach dem Bergeys Manual gehört die Gattung *Sphaerophorus* zur Familie der *Bacteroidaceae*. PRÉVOT hingegen unterstellt sie den *Mycobacterien*.

A. Gramnegative Stäbchen. Familie I. *Spaerophoraceae*
  1. Gerade oder gebeugte Stäbchen, ovoid, sehr polymorph, mit Sphaeroiden.
    a) Unbeweglich   Gattung   I   *Sphaerophorus*
    b) Beweglich   Gattung II   *Sphaerocillus*
  2. Beidseitig zugespitzte Stäbchen (*Spindelförmig*)
    a) Unbeweglich   Gattung III   *Fusiformis*
    b) Beweglich   Gattung IV   *Fusocillus*
  3. *Sehr lange* Stächen, fadenförmig, *unverzweigt*, unbeweglich, mit metachromatischen Granulationen
                                        Gattung V   *Leptrotrichia*
B. Grampositive Stäbchen. Familie II. *Actinomycetales*

In seinem neuesten Handbuch stützt sich PRÉVOT (1967) auf die letzteren Arbeiten von SEBALD und vertritt eine neue Auffassung: die *Sphaerophoraceae* gehören nicht zu den *Actinomycetales*; toxonomisch wären sie von den *Ristellaceae* nicht entfernt (Tab. 1).

[2] *Synonyme Bezeichnung: — Sph. funduliformis*: Bacillus funduliformis (1898), *Bacillus thetoides* (bacilles en théta grec, RIST, 1898), *Budaybacillus* (1916), *Bacteroides funduliformis* (Bergeys Manual, 1930), *Bacterium funduliformis* (DACK, 1938). — *Sph. necrophorus* (FLÜGGE, 1886): *Bacillus der Kälberdiphtherie* (LÖFFLER, 1884), *Bacillus diphtheriae vitulorum* (FLÜGGE, 1886), *Bacillus necrophorus* (FLÜGGE, 1886), *Streptothrix cuniculi* (SCHMORL, 1891), *Actinomyces necrophorus* (LEHMANN und NEUMANN, 1899), *Cohnistreptothrix cuniculi* (CHALMERS und CHRISTOPHERSON, 1916), *Necrobacterium necrophorus* (JONSON und TJØTTA, 1948), *Bacteroides necrophorus*, *Nekrosebacillus*, *Fusiformis necrophorus*, *Streptothrix necrophora*, *Bangs necrosis bacillus*, *Actinomyces cuniculi*, *Bacillus filiformis*, *Bacillus pyogenes anaerobius*.

Formen, kurz oder bis zu 100 μ lang, gestreckt oder gekrümmt, in Knäuelform, regelmäßig gefärbt, sich aufzweigend oder keulenförmig endend; 3. *Sphaeroide*, oft sehr zahlreich, mit einem Durchmesser von 4—15 μ, reich an Granulationen von launenhafter Form; ihre Zahl vermindert sich in der Kultur unter der Wirkung eines oberflächenaktiven Stoffes (*32*). Kapsel, Geißel und Sporen fehlen.

Tabelle 2. *Unterschiede zwischen Sphaerophorus funduliformis und Sphaerophorus necrophorus* (zit. z. T. nach PRÉVOT, 1957)

	Sph. funduliformis	Sph. necrophorus
Vorkommen	Natürliche Körperhöhlen des *Menschen*	Eingeweide der *Tiere*
Häufigkeit beim Menschen in Europa	häufig	selten
Morphologie	vielgestaltig	weniger vielgestaltig
Wachstum auf Bouillon	keine Trübung	Trübung
Exotoxine	0	+
Stoffwechsel	Diaminosäuren	Monoaminosäuren
Infektionsart beim Menschen . .	endogen	exogen
Reaktion nach LAPORTE und BROCARD (1939)	+	0
Hämagglutinine (*16, 207*)	0	+
DNS-Struktur (*189*)	Verschieden	

Nach den elektronenoptischen Beobachtungen von SMITH u. Mitarb. (1948) pflanzt sich *Sphaerophorus* auf besondere Weise fort. Das Bacterium konzentriert seinen Zellinhalt in einer endständigen Anschwellung. Es entstehen aus einem Sphaeroiden entweder vier bis fünf normale Tochterbakterien, oder zwei bis sechs Fäden, die sich zu Tochterzellen teilen. L-Formen erscheinen spontan oder unter Penicillineinfluß; sie sehen wie PPLO aus.

Isolierung und Kultur. Die Isolierung bereitet nur dann Schwierigkeiten, wenn der Keim von weniger anspruchsvollen Bakterien umgeben ist. Man überimpft dann das Ausgangsmaterial subcutan oder intraperitoneal auf ein empfindliches Tier, Kaninchen oder Maus: Blutprobe vor dem Tod oder metastatischer Absceß liefern meistens eine Reinkultur. Brillantgrün, Kristallviolett (*114, 115*) oder Natriumazothydrat (*20*), werden oft den Nährböden zugefügt, um das Wachstum der Begleitflora zu hemmen.

Die *Kulturen* entwickeln sich normalerweise innerhalb 24—48 Std, manchmal aber erst nach Tagen (*185*). Wachstum bei 26—40° C (Optimum bei 37° C), streng anaerob, noch besser in Gegenwart von Kohlehydraten oder Reduktoren wie Cystein oder organischen Lösungen (Blut, Serum, Ascitesflüssigkeit). Die Kulturen erzeugen *Gas* und sind *übelriechend*. Indol $\pm$, H_2S +, M.R. —, V.P. —, Katalase $\pm$, B.M. Reduktion +, Lactocoagulase + oder —. Keine Verflüssigung der Gelatine, keine Hydrolyse von Serum oder geronnenem Eiweiß. Bildung von Säuren und Gas aus Glucose, Maltose, Saccharose, Galaktose, Laevuluose, Mannose, Arabinose, Sorbose und Xylose (zahlreiche Varianten!). Als Gärungsprodukte entstehen Essig-, Butter-, und Succinylsäure, Ketokörper, Aldehyde. Auf halbflüssigem Serumagar sind die Kolonien grau; auf festem Serumagar sind sie eher braun. Auf reichhaltigen Nährböden erscheinen die Kolonien nach 48 Std konvex, transparent, mit 1 mm im Durchmesser; eine Woche später werden sie von einem feinen, gezackten Kranz umgeben, der bald mit den benachbarten Kolonien verschmilzt. Smooth-, rough- und Übergangsformen werden beschrieben.

Toxine. Gewisse Stämme hämolysieren Menschen-, Ochsen-, Kaninchen-, Schaf-, Pferd- und/oder Ziegenblutkörperchen (*16, 40, 102, 159, 207*). BEVERIDGE (1934) beschrieb in Filtraten von Kulturen ein toxisches Prinzip (glukolipidisches *Endotoxin*), das Kaninchen und Meerschweinchen tötete und die Virulenz gleichzeitig injizierter anderer Organismen erhöhte (*95*). Ein *Exotoxin* ist bisher nur für Sph. necrophorus bekannt.

Serologie. Die Antigen-Struktur der Gattung Sphaerophorus ist wenig erforscht. Man weiß, daß die Stämme derselben Species über gemeinsame Antigene verfügen, und daß die verschiedenen Species miteinander Kreuzreaktionen zeigen. Eine Beziehung zwischen Antigenvermögen und Herkunft (Lungenabsceß, Parametritis oder Parathyroiditis) fehlt (*77, 199, 209*). Die hämagglutinierende Eigenschaft des Sph. necrophorus wurde als Unterscheidungsmerkmal gegenüber dem Sph. funduliformis verwendet (*16, 207*). (Über klinische Serologie vgl. S. 449).

Experimentelles pathogenes Vermögen. Das Kaninchen spricht auf alle Inokulationswege an. Nach PHAM HUU CHI (1935) sollen gewisse organspezifische Affinitäten des Keimes bestehen: im Experiment werden dieselben, beim Kranken vorher beobachteten, Schäden erzeugt. Die intravenöse Injektion verursacht eine rasch tödliche Septicopyämie, mit fibrinöseitrigen Herden in der Lunge und multiplen, übelriechenden Abscessen im ganzen übrigen Körper. Bei subcutaner Applikation zeigen sich ähnliche Schäden nach 4—12 Tagen. Die intraperitonäale Injektion löst eine tödliche Peritonitis aus. Der Keim wird aus dem Eiter und dem Blut isoliert.

Maus, Affe und Hund sind empfindlich. Meerschweinchen und Ratte sind mehr oder weniger resistent. 0,1 ml einer V.F.-Bouillonkultur tötet das Hühnerembryo innerhalb von 6 Tagen; es entsteht Gas mit fötidem Geruch; der Eidotter wird verdaut und ausgefällt; die Leber weist degenerative Myokardveränderungen, Mikroabscesse und Blutungen auf (*180*). Die verschiedenen Stämme wechseln in ihrem aggressiven Charakter, die Tiere ebenso in ihrer individuellen Empfindlichkeit.

Pathologische Anatomie. Die Sphaerophorosen sind charakterisiert durch gangränöse, nekrotische und eitrige Herde, mit *Neigung zum Befall des Gefäßsystems.* Erstaunlich ist die *Ausdehnung der Nekrosen* im Vergleich zur *geringen entzündlichen Reaktion.* Der Eiter ist meist wenig gebunden, bluthaltig und übelriechend. Die gelb-weißlichen Abscesse weisen ein nekrotisches Zentrum mit verkäster Umgebung auf; an der Peripherie zeigen die Leukocyten eine deutliche Karyolyse. Die früh thrombosierten benachbarten Venen beschleunigen die rasche Ausbreitung des Infektes. Generalisierte Infektionen erinnern in großen Zügen an die durch Aerobier verursachten Pyaemien. Festzuhalten ist jedoch die Seltenheit von Endokarditis (*220*) und die Vielzahl der Schäden vornehmlich im Gebiete der *Lungen* (pyo-hämorrhagische Infarkte, Abscesse, Gangrän, Pleuraempyem), der *Leber* (Hepatitis, Abscesse), der *Meningen* (massiv-eitrige Meningitis, Hirnabscesse) und der *Gelenke* (akute Entzündungen, eitrige Arthritis). Gewisse Herde können sich zu einem chronischen Zustand hin entwickeln (man findet Tiere in anscheinend guter Gesundheit, deren Leber mit zahlreichen *Sph. necrophorus*-Abscessen durchsetzt ist).

Pathogenese. Ausgangspunkt der Sphaerophorose ist eine Haut- oder Schleimhautverletzung, in der sich der Keim einnistet. Die im Anfang diskrete entzündliche Reaktion ist wahrscheinlich durch bremsende Stoffwechselprodukte des Keimes bedingt; im weiteren kommt es aber zu einem raschen Angriff der benachbarten Venen und Lymphgefäße. Rund um den Primärherd vervielfachen sich Nekrosezonen und eitrige Einschmelzungen; Thrombo-Phlebitiden dehnen sich rasch aus und helfen zur Ausbreitung des Infektes. Die *Primärherde* entwickeln sich in den Tonsillen, Mundschleimhaut (Zahnfleisch, Zähne), Darm, Endometrium, Harnwegen, sogar in der Haut. Primäre verborgene foci sind die Quellen sog. kryptogener Septicämien (*209*), Hirnabscesse, Meningitiden, eitriger Pleuritiden usw.

Die *Metastasen* weisen je nach Lokalisation des Primärherdes eine gewisse Bevorzugung auf. Bei der septischen Angina und bei den übrigen sich über die Venae cavae ausbreitenden Infektionen erreichen sie zuerst die Lunge. Nach Infektionen im Einzugsgebiet der Vena porta wird vor allem die Leber getroffen. Befall der Augen und Hirnhäute entstehen *per continuitatem* (*193*). Mono- oder Polyarthritiden sind frühe und häufige Komplikationen.

Chronisch-ulceröse Formen von Colitis werden vielfach *Sph. necrophorus* als Folge einer peroralen Infektion zugeschrieben (*54*). Gewisse pulmonale Prozesse bescheinigen eine aerogene Quelle, besonders dann, wenn ein Absceß dem Empyem vorangeht (*3*).

Epidemiologie. Als Erreger der tierischen Nekrobacillose findet sich *Sph. necrophorus* hauptsächlich bei Herbivoren (*33, 99, 161, 199*). Dagegen lebt *Sph.*

funduliformis als Epiphyt der natürlichen Körperhöhlen des Menschen: im Mund, Verdauungskanal, Urogenitaltrakt (vor allem bei der Frau), auf der Haut. Die Infektionen waren ziemlich häufig und nahmen einen besonders schweren Verlauf bis zum Einsatz der Sulfonamide und Antibiotica (*3, 163*). Seit 1940 stellen LEMIERRE u. Mitarb. sowie andere Autoren (*34, 163*) eine Abnahme der Häufigkeit wie auch des Schweregrades fest. Es ist wohl möglich, daß die Sphaerophorosen zahlreicher vorkommen als angenommen; die meisten Infektionen werden nicht identifiziert, weil sie gleich bei Ausbruch mit Antibiotica behandelt und oft geheilt werden.

Klinisches Bild. Aus den zahlreichen Erscheinungsformen der Sphaerophorosen hebt sich das Syndrom der *Septikopyaemie* hervor, die *in drei Phasen* abläuft: Fokalinfektion, Thrombophlebitis und Septikopyaemie.

1. *Die Fokalinfektion* unterscheidet sich kaum von den übrigen banalen lokalisierten Infektionen. Der Beginn ist häufig polymikrobiell; der Sphaerophorus entwickelt sich sekundär ganz plötzlich. Die abscedierenden Prozesse werden durch einen im allgemeinen übelriechenden Eiter charakterisiert; sie heilen aus oder gehen zur zweiten Phase über. Die *Sph. funduliformis-Anginen* zeigen in ihrer Entstehung keinerlei spezifische Besonderheit; immerhin sollte jede Angina, die sich trotz 3—4tägiger Behandlung nicht bessert, als verdächtig angesehen werden (*97*).

2. *Die thrombophlebitische Phase* (SCHOTTMÜLLER und BRINGOLD) wird durch eine plötzliche Verschärfung der lokalen und allgemeinen Symptome gezeichnet. In der septischen Angina werden die tonsillären und peritonsillären Venen rasch befallen, wenig später die Venae faciales et jugulares internae; diese Entwicklung erfolgt ein- oder beidseitig. Lymphadenitis und entzündliches Ödem führen zu submandibulären, bzw. retro-mandibulären Anschwellungen, später zu Anschwellungen im Bereich des M. sternocleidemastoideus. Die Augenhäute sind hyperämisch, das Gesicht cyanotisch. Bei thrombophlebitischen Prozessen im Gebiete der Tonsillen, Zähne, Eingeweide oder Genitalien, führt die Infektion in der Regel rasch zur dritten Phase (*34, 97, 141, 153, 188, 209*).

3. *Die septikopyämische Phase*, früher *Funduliformis-Sepsis* genannt, ist durch die Aussaat der Metastasen gekennzeichnet (*123, 124*), wobei folgende Trias beschrieben wurde: *hektisches Fieber, Lungeninfarkt mit Pleuraempyem, eiternde Arthritis.* Diese Hauptsymptome werden oft von Ikterus und Anämie begleitet. Heftiger Schüttelfrost, hohes Fieber, Beschleunigung des Pulses beherrschen zu Beginn das klinische Bild. Der Puls wird dann unregelmäßig. Der arterielle Blutdruck sinkt ab. Die Gesichtszüge verändern sich. Die Zunge wird trocken. Alle Zeichen eines generalisierten Infektes stellen sich ein. Der Ikterus bezeugt den Befall des Leberparenchyms. Atemnot, ein- oder beidseitige Thoraxschmerzen, blut- oder eiterhaltiger Auswurf weisen auf den Befall der Lungen hin. Die anfängliche Leukopenie wandelt sich in eine Leukocytose, die nach einem Maximum am 8. Tag gegen den Tod hin ständig abnimmt. Die Leukocyten zeigen dabei ein granuliertes und vakuolisiertes Protoplasma. Anämie ist die Regel, was der hämolysierenden Eigenschaft des Sphaerophorus zugeschrieben wurde (*42*). Gelenkentzündungen entstehen ein- oder beidseitig; sie eitern oder verschwinden spurenlos nach wenigen Tagen. Hie und da ist die Haut selbst mit multiplen kleinen Abscessen besät. Die Eitermassen sind umfangreich (Pleura, Peritonäum, Abscesse), der Eiter im allgemeinen übelriechend.

Es existieren auch leichte Septicämien (*124*), gutartige *Sph. funduliformis* Anginen, mit Milztumor (*77*), dessen Ätiologie durch serologische Reaktionen nachgewiesen wird. Bei der *chronisch-ulcerösen Colitis* tritt der *Sph. necrophorus* wahrscheinlich sekundär auf. *Rezidive* sind nicht selten. Sie erfordern eine verlängerte Therapie. Vielleicht sind sie hie und da den L-Formen zuzuschreiben, die durch Antibiotica nicht vernichtet wurden (*193*).

In der Vergangenheit war die *Prognose* düster, besonders wenn die Infektion die septikopyämische Phase erreichte (*3, 97, 123, 186, 217, 220*); Spontan-Heilungen oder Heilungen nach chirurgischem Eingriff waren selten (*4, 124, 187*). Das Überleben war eher abhängig von der Virulenz der Keime und der Widerstandskraft des Organismus als von der Behandlung (*146*). Dank der heutigen Therapeutika ist die Prognose günstig; die Heilungserwartung ist von 10 auf 90 % angestiegen.

Die endgültige *Differentialdiagnose* ist Sache des Bakteriologen. Anzüchtung und Identifizierung der Keime bieten manche Schwierigkeiten und sind oft zeitraubend (*185*). Die serologischen Methoden haben ihre Vorteile, obschon der Nachweis spezifischer Antikörper im Serum des Kranken nicht unbedingt als Kausalitätsbeweis betrachtet werden soll; er zeugt nur, daß der Keim ins Gewebe eingedrungen ist. Die Agglutinine können höhere Titer erreichen (*32, 77, 199, 209*), falls die Bakteriensuspensionen nicht Autoagglutinabel sind! Komplementbindung und Flockungsreaktion nach LAPORTE und BROCARD (1939) haben brauchbare Resultate geliefert (*42, 77, 209*). Allergie-Teste sind unbrauchbar, denn der Kranke zeigt keine Überempfindlichkeit gegenüber Bakteriensuspensionen oder Extrakten (*209*). Es ist im übrigen noch unbekannt, ob die Heilung von einer gültigen Immunität gefolgt ist.

Therapie. Vor der Entdeckung der Sulfonamide war der Kliniker schlecht ausgerüstet. Der chirurgische Eingriff stand im Vordergrund: Tonsillektomie, Eröffnung oder Entfernung der abscedierenden Teile mit nachfolgender Drainage, sofortiges Abbinden der großen Gefäße (Venae jugulares internae und Venae faciales bei der septischen Angina). Die übrige Therapie blieb symptomatisch: Transfusion und Infusion, Analeptica und Beruhigungsmittel (*146*). Die Verabreichung von Neosalvarsan und acidum arsenicosum hatten sich nicht durchgesetzt (*76, 220*). Heute verfügt der Arzt über sichere Mittel. Bereits Sulfonamide geben gute Resultate. Für LEMIERRE (1947) ist *Penicillin* das Antibioticum der Wahl; aber Aureomycin, Chloromycetin und Tetracycline, Erythromycin sind ebenfalls wirksam. Erfolgreich erweist sich auch die Kombination von Penicillin mit Sulfonamiden oder anderen Antibiotica. Streptomycin hingegen hat sich nicht bewährt. Erfahrungen mit Steroiden wurden noch nicht mitgeteilt.

12. Sphaerocillus

Diese Gattung unterscheidet sich von *Sphaerophorus* nur durch die Beweglichkeit (Geißeln). Sie umfaßt 3 Arten, von denen nur *Sphaerocillus wirthi* pathogen ist. Zwei Fälle von sekundärer tödlicher Septikopyämie sind bisher bekannt.

13. Fusiformis; Angina Plaut-Vincenti, Fusotreponematose, Noma etc.

Die Art *Fusiformis* stellt uns vor große taxonomische Schwierigkeiten, so daß jeder Versuch einer Einteilung im Augenblick als provisorisch betrachtet werden muß (*9, 24, 29, 31, 38, 73, 150, 197, 198*). Der Kliniker wird deshalb bei der Suche nach dem ätiologischen Agens oft irregeführt: *Sphaerophorus funduliformis* wird z. B. mit *Fusobacterium nucleatum* verwechselt (*78*) usw. In der Tat sind — nach PRÉVOT (1955) — die beiden Arten *Sphaerophorus* und *Fusiformis* einander so sehr ähnlich, daß morphologisch ein einziger wirklicher Unterschied sie trennt: *Sphaerophorus* besitzt nie zugespitzte Enden, die bei *Fusiformis* regelmäßig erscheinen. 1967 nimmt PRÉVOT (S. 62 u. 298) sogar an, daß sämtliche bis jetzt als *Fusiformis* bezeichneten Species entweder *Ristella* oder *Sphaerophorus* sind, und daß infolgedessen der Ausdruck *Fusiformis* taxonomisch nicht mehr angewendet werden sollte.

Die *Geschichte* der Fusiformen ist mit derjenigen der fusotreponemialen Assoziation eng verknüpft. PLAUT (1894) erkannte sie als erster in Fällen von Pseudodiphtherie mit starkem Foetor; indessen beschrieb VINCENT dieselbe Flora bei Spitalbrand (1896) und in gewissen Formen von Angina (1899). KNORRS Annahme bleibt in einem gewissen Grade aktuell: sie vereinigt 3 *Fusobacteria* zu ein und derselben Art: *F. plautvincenti, F. nucleatum* und *F. polymorphum.* In der ehemaligen Prévotschen Einteilung (1957) blieb die Beweglichkeit ein grundlegendes Merkmal, obschon sie oft schwer zu erkennen ist (*24, 38, 40, 88*): die gramnegativen spindelförmigen und zugespitzten Bakterien gehörten der Art *Fusiformis* an, wenn sie unbeweglich, der Art *Fusocillus*, wenn sie beweglich waren. Die Art *Fusiformis* zerfiel in 6 Species, wovon 5 für den Menschen pathogen sind: *F. fusiformis, F. nucleatus, F. polymorphus, F. biacutus* und *F. vescus.* Im einzelnen wird hier nur der erstgenannte Keim besprochen, vor allem was sein Verhältnis mit den Treponemen betrifft.

Fusiformis fusiformis

(Synonyma: *Fusobacterium fusiforme, Bacillus fusiformis, Bacillus hastilis, Corynebacterium fusiforme, Fusiformis dentius, Fusobacterium plautvincenti*).

Morphologie: Gramnegative, unbewegliche Stäbchen; klassische Spindelform mit zugespitzten Enden. Länge 2—10 μ. Geißellos. Häufig mehrzellige Organismen, die unter natürlichen Verhältnissen die L-Form durchlaufen (*144*). Polymorphie, mit Sphaeroiden von 2—3 μ Durchmesser, die aus spindelförmigen Auftreibungen entstehen (*24*). Zahlreiche metachromatische Granula, welche, wie das Elektronenmikroskop zeigt, eine Rolle in der Zellteilung spielen (*12*). Zuweilen lange, dünne, gewellte Formen, die zu Unrecht als Treponemen betrachtet wurden (*214*).

Kultur: Die Anzüchtung wird durch Zugabe von organischen Stoffen sowie durch Anwendung selektiver Nährböden mit Aethylkristall- oder Gentianaviolett, Sulfonamid oder Antibioticum begünstigt (*5, 8, 38, 140, 151*). Variiert man den Gehalt an hemmenden Substanzen, so wird das Wachstum des *Fusiformis* einerseits oder der *Leptotrichia* andererseits begünstigt (*8*). Steriler menschlicher Speichel enthält einen Wachstumsfaktor und soll eine aerobe Kultur ermöglichen (*63, 148*). Thioglykolat verhindert das Wachstum der Fusiformen (*151*). Auf Agar-Agar mit Schafblut erhält man nach 2—3 Tagen Kolonien von 2—3 mm; sie sind konvex, glänzend und farblos. Die proteolytischen Stämme zeigen im Zentrum eine dunkle Pigmentierung; an der Luft werden sie grün (*24*). Gewisse Fusiformen brauchen CO_2. Fibrinolytische und proteolytische Fermente, Leucocidin, Hyaluronidase und Kollagenase fehlen (*26, 225*). Zahlreiche Zucker werden angegriffen. Manche Merkmale bleiben widersprüchlich. Nach „Bergeys Manual" (1957): keine Gasentwicklung, kein Geruch, kein Indol, kein H_2S. Nach PRÉVOT (1957): Gasentwicklung, fötider Geruch, Indol und H_2S. *Fusiformis* ist resistent gegen Lysozym und Lipase (*25*). Häufige Aufspaltung in S- und R-Formen, welche ihrerseits unstabil sind und in Zwischenformen übergehen.

Die *Antigenstruktur* des Fusiformis ist wenig bekannt, daher z. T. die jetzigen Schwierigkeiten der Taxonomie (*7, 38, 83, 150, 197*). Die Methode von Heidelberg und Kendall erlaubte die Erkennung eines für den Typus spezifischen Proteins, während ein Polysaccharid artspezifisch sein sollte (*225*). Nach GUSTAFSON und KROEGER (1962) soll die Außenschicht der Bakterien Sitz der Typusspezifität, das Cytoplasma Sitz des gemeinsamen Antigens sein. DE ARAUJO u. Mitarb. (1963) erkannten die *Haupteigenschaft* der isolierten artspezifischen Lipopolysaccharide der *Fusiformis* und der *Leptotrichia;* durch Hämagglutination können beide Arten trotz Anwesenheit eines gemeinsamen Proteinantigens unterschieden werden.

Toxine: Den meisten Autoren war es nicht möglich, lösliche Hämolysine, Ekto- oder Endotoxine zu erkennen (*26, 40, 163, 202*). In den Kulturfiltraten läßt sich durch die Schwartzmannsche Reaktion ein toxisches Agens erkennen (Hautsensibilisierungsfaktor und Provokationsfaktor), das von einem Endotoxin abstammen muß, einem Ektotoxin aber näher steht. Dieses Agens wird durch ein entsprechendes Antiserum neutralisiert (*38*). DE ARAUJO u. Mitarb. (1963) haben die Polysaccharide in reiner Form isoliert und betrachten sie als Bestandteile des Endotoxins.

In Reinkultur ist *F. fusiformis* für *Versuchstiere* wenig pathogen. Nach Passagen auf künstlichen Medien verliert er rasch seine aggressiven Eigenschaften; diese sind übrigens von Stamm zu Stamm verschieden. Die Inokulation einer 2—3 Tage alten Kultur ins Peritonäum der *Maus* bewirkt nach 24—48 Std eine fibrinöse Peritonitis, eine Sepsis mit großer, dunkler Milz. Die zahlreichen Erreger werden wenig phagocytiert. Das *Meerschweinchen* reagiert kaum auf eine intraperitoneale Einspritzung; nach subcutaner Injektion bildet sich eine vorübergehende Schwellung. Das aerogen infizierte *Kaninchen* kann einem Lungenabsceß oder Empyen erliegen. Eine vorherige Schwächung, z. B. durch Tuberkulose (*222*), Scilaren (*215*), C-Avitaminose (*92*), usw. macht die Tiere empfindlich.

Versuche am Menschen sind ebenfalls unternommen worden, nämlich durch VINCENT et al. (1896) mit Mischkulturen und durch BØE et al. (1941) mit Reinkulturen. BØE spritzte sich subcutan in den Vorderarm eine lebende Suspension, welche aus einem Hirnabsceß stammte; innert 24 Std entstand eine Schwellung, der bald ein Absceß folgte, mit schwerem, schmerzhaftem Ödem und Schwellung der Achsellymphknoten. Nach Eröffnung des Abscesses, Drainage und Neosalvarsanverabreichung erfolgte die Heilung innert einer Woche. Der Absceß zeigte keine Tendenz zur Nekrose; der Eiter war übelriechend und enthielt eine Reinkultur von *Fusiformis*.

Die anderen Species: *F. nucleatus, F. polymorphus, F. biacutus* und *F. vescus* sind ebenfalls Epiphyten der Mundhöhle, der Mandeln, der oberen Luftwege. Man trifft sie im Darm und in den Geschlechtsorganen. Alle Fusiformen können in der fusotreponemialen Assoziation vorkommen.

Die fusotreponemiale Assoziation

(Der frühere Ausdruck „*Fusospirillose*" ist unrichtig, denn die assoziierten Keime sind *Spirochaeten* und nicht Spirillen. Der Ausdruck „Fusospirochätose" wird häufig verwendet; er ist weniger genau als *Fusotreponematose*).

In der Pathologie des Menschen ist dies die einzig bekannte Form einer Assoziation, in der zwei Erreger angeblich in Symbiose leben und ihre pathogenen Eigenschaften potentialisieren. Die verantwortlichen Treponemen sind ebenfalls Kommensalen des Menschen bzw. des Tieres. PRÉVOT (1957) beschreibt 18 Species, welche sich nach ihren morphologischen, kulturellen und pathogenen Eigenschaften unterscheiden lassen. Die wichtigsten sind: *T. microdentium, T. macrodentium, T. ambigua, T. trimerodonta, T. comandoni, T. skoliodonta, T. mucosum* und *T. phagedenis*; sie wurden im Laufe von Infekten beim Menschen isoliert. Nach BERGER (1958c) sind die Treponemen nicht imstande die Kochschen Postulate zu erfüllen (vgl. SMITH, 1932).

Die Fusotreponematosen sind über den ganzen Erdball verbreitet und erscheinen zu jeder Jahreszeit. *Fusiformis* und *Treponema* leben nebeneinander beim Gesunden, auf zahlreichen Schleimhäuten und in allen Organen, welche durch ihre anatomische Beschaffenheit oder durch die Begleitflora, die sie besiedelt, gute Bedingungen für ihre Entwicklung schafft. Die Fusiformen finden sich häufiger am Oberkiefer; man trifft sie bei 84 % der gesunden Personen, in 94 % bei Eiterungen, in 100 % bei Karies, Periodontitis, Pyorrhea, Zahnfleischabsceß. Hingegen fehlen sie beim Säugling und bei Zahnlosigkeit (*62*). Die Assoziation läßt sich, je nach Alter, bei 18—63 % gesunden Menschen nachweisen (*35*); diese Häufigkeit wird übrigens nicht durch alle Autoren bestätigt.

Die fusotreponemiale Assoziation ist keine *wirkliche Symbiose*, denn keiner der Partner ist dem anderen unentbehrlich. Unabhängig voneinander haben *Fusiformis* und *Treponema* ihr eigenes pathogenes Vermögen. Sind gewisse Bedingungen erfüllt, so schließen sie sich zusammen, wobei sie ihre aggressiven Eigenschaften nicht summieren, sondern *potentialisieren*. In zahlreichen *in vitro* und *in vivo* Arbeiten wurde versucht, die Faktoren des Zusammenspiels und das „warum" der Synergie zu eruieren. Jeder Partner des fusotreponemialen Paares wurde durch einen Pseudo-Symbionten ersetzt (*29, 38, 73, 86, 92, 134, 135*); so suchte man nach Wachstumsfaktoren, die ein Partner dem anderen abnehmen oder übergehen könnte (*87, 147*), speziell nach Coenzymen: Carboxylase, Codecarboxylase, Coenzym A, Adenosin-Triphosphat, Diphosphopyridin-Nucleotid, Glucose-1-Phosphat, Acetylphosphat usw. Diese Arbeiten haben nur wenig Klarheit geschafft; höchstens haben sie gezeigt, daß die funktionellen Verhältnisse der Assoziation sehr komplexer Natur sind. Vor kurzem haben HAMPP und MERGENHAGEN (1963) das Studium der Assoziation von *Fusiformis* (F) und *Treponema* (T) wieder aufgenommen; hier kurz ihre Beobachtungen am Kaninchen:

F allein, lebend oder abgetötet, intracutan: lokal umschriebener Herd, nach 24 Std
        Absceß; Höhepunkt nach 5—7 Tagen; Heilung nach 1 Monat.

$F+T$ gemeinsam gezüchtet, oder getrennt gezüchtet und im Augenblick der Injektion
        gemischt: synergischer Effekt, stürmischer Verlauf der Läsionen mit multiplen
        Abscessen.

$F+T$ getrennt intracutan gespritz: F dringt in den T-Absceß ein.

F intravenös gespritzt und T lokal: F dringt in die T-Läsionen ein.

Fusiformis, allein injiziert, bleibt lokalisiert; er hat nur dann invasive Eigenschaften, wenn ihm die Treponemen den Weg bereiten; die Ansicht früherer
Autoren, wie z. B. Bøe (1941), findet also ihre Bestätigung: die Treponemen
spielen die wichtige Rolle; die Fusiformen aggravieren die Läsion nur. Die primäre
Rolle der Treponemen hätte ebenfalls „ex juvantibus" angenommen werden
können, nämlich durch den Erfolg der Arsenobenzol-Therapie auf die Assoziation.

Da Fusiformen und Treponemen weit verbreitet sind und eine Krankheit
doch selten vorkommt, muß man annehmen, daß ein klinisch manifester Infekt
nur bei einer *besonderen Anfälligkeit* oder noch etwaiger primärer Schädigung ausbrechen kann: kleine nekrotische Herde, Avitaminose (*195*), schwächende Erkrankungen, vorangehender Befall mit anderen Mikroorganismen usw. Die Fusotreponematosen sind vor allem *endogene* Infektionen. Selbstansteckung kann
beobachtet werden: Paronychien, Infizierung von Biß- und anderen Wunden durch
Speichel (Autoinokulation). Es gibt sicherlich auch *Exogene* Infektionen; nach
Bißwunden (*152, 174*), bei Spitalbrand, wahrscheinlich in gewissen Pseudoepidemien, wobei sich die Virulenz durch Passagen erhöhen kann. Die Fusotreponemiale Assoziation ist manchmal mit Aktinomykose vergesellschaftet (*40*).

Pathologisch-anatomisch ist der Primärherd durch einen Substanzverlust der Schleimhaut
gekennzeichnet, anfänglich von einer nekrotischen Pseudomembran bedeckt. Die Erreger
finden sich in großer Zahl auf der Oberfläche, oft mit einer banalen Flora vermengt; in der
Tiefe findet man sie spärlich und in reiner Form. Gewöhnlich bilden die Treponemen die
Vorhut. Die Fusiformen folgen nach und entfalten ihre nekrotischen Eigenschaften. In den
torpiden Herden findet man vor allem den *Fusiformis*, wogegen man in den phagedänischen
Geschwüren die Assoziation trifft. An der Läsion beteiligen sich sowohl toxische Phänomene
wie auch invasives Vordringen der Keime. Die Ulceration selbst ist unregelmäßig begrenzt.
Die Oberfläche ist blutig. Das entzündliche Infiltrat geht der Nekrose voran und verbreitet
sich schubweise ins umgehende Gewebe. Entwickelt sich der Herd in der Dermis, so gewinnt
die Entzündung die Muskelschicht, anschließend das Bindegewebe. Während einiger Tage
wuchern die Fibroblasten, dann entwickelt sich ein Absceß gemäß dem gewöhnlichen histologischen Vorgang.

Angina Plaut-Vincent (Angina ulcero-membranosa)

Die Krankheit ist beim Kind selten, häufiger beim Jugendlichen. Sie kommt
nicht epidemisch vor, ist nicht ansteckend und meistens einseitig. Sie befällt
sogar den Gesunden, vor allem männlichen Geschlechts, und erscheint öfters im
Gefolge einer Verletzung der benachbarten Schleimhäute: Zahnbefall, Hervor-
brechen des Weisheitszahns, vernachlässigte Karies, infizierte Brücke, trophische
Störung der Schleimhaut durch chronische Entzündung einer Zahnalveole. Man
begegnet ihr im Verlaufe schwächender Allgemeinkrankheiten: Infektiöse Erkrankungen (Abdominaltyphus, Fleckfieber), Leukämie, Agranulocytose, Avitaminose, wie auch im Verlaufe von Vergiftungen mit Beteiligung der Mundhöhle:
Hg, Bi, Cu, As, Sb, Sn. Sie erscheint zuweilen in Form von Pseudoepidemien,
wenn die Zahnpflege vernachlässigt wird, in Kriegs- und Hungersnot, sowie in
Skorbutzeiten; sie ist dann häufig und verläuft schwerer (*145*).

Die *Krankheit* beginnt mit leichtem Halsweh. Gleichzeitig erscheint eine grau-
grünliche Pseudomembran auf der einen— seltener auf beiden — Tonsillen, bzw.
Arcus palatinus; die Pseudomembran löst sich bald und hinterläßt ein Geschwür

mit erhobenen Rändern, dessen Grund nekrotisch und kankriform ist. Ausgesprochener, fader Foetor. Man spricht von *diphtheroider Angina*, wenn die Pseudomembranen vorherrschen, von *Angina ulcero-membranosa*, wenn der ulcerative Charakter ausgeprägt ist. Die retro-angulo-maxillare Lymphdrüsenschwellung ist erheblich, ein- oder doppelseitig, druckempfindlich, doch ohne Periadenitis. Regelmäßig findet man eine schmerzhafte Dysphagie. Ausgesprochene Allgemeinsymptome sind selten. Hohe Temperatur weist auf Superinfektion hin.

Der Infekt kann schubweise verlaufen und lange dauern. Die Heilung erscheint zuweilen spontan. Verschiedene Komplikationen sind möglich: die Ausbreitung ins Nachbargewebe führt zur Infiltration des Nackens und Halses (*Angina Ludwig*), zur Otitis, gefolgt von Mastoiditis und Meningitis, zur Erosion der V. jugularis interna oder gar der A. carotis interna, gefolgt von einer Streuung in den ganzen Organismus. Aspiration von Fragmenten der Pseudomembranen verursacht den Befall der Lungen.

Die *Diagnose* stützt sich auf das klinische Bild und wird bestätigt durch die mikroskopische Betrachtung der Ausstriche in Gram-, Methylenblau- oder Giemsafärbung. Die Kultur benötigt einige Tage und dient nur als Ergänzungsmethode. Da man die Fusotreponemiale Assoziation auch beim Gesunden findet, hat die Interpretation des Ausstriches oft nur subjektiven Charakter. Man neigt zur Diagnose Fusotreponematose, wenn die spezifischen Keime zahlreich und vorherrschend sind, besonders in der Tiefe der Ulceration (*74*).

In der *Differentialdiagnose* muß man die Möglichkeit einer Tuberkulose, einer Lues (I, II, III), eines neoplastischen Geschwürs erwägen. Die Diagnose Angina ulcero-membranosa muß zu gewissen Untersuchungen Anlaß geben, wie z. B. Bestimmung von Blutzucker, Harnsäure, Harnstoff, Cholesterin. Die Wassermannsche Reaktion ist negativ. Stellt sich die Frage einer Differentialdiagnose mit der Lues, so sollen die mit einem Reiterschen Antigen erhaltenen serologischen Resultate kritisch betrachtet werden. Andere spezifische serologische Teste (Agglutination, Komplementbindung) sind vorgeschlagen worden, doch hat sich in der Praxis ihr Gebrauch nicht eingebürgert (*41, 56*).

Therapie: siehe unten.

Andere fusotreponemialen Erkrankungen der Mundhöhle

Das *Noma* (Stomatitis gangraenosa, Cancrum oris) ist eine Fusotreponematose der Schleimhäute und der muco-cutanen Orifizen. Es entwickelt sich im Gefolge von kachektisierenden Krankheiten mit lokalem Befall des Blutgefäßsystems, hauptsächlich beim Kleinkind nach Keuchhusten und Masern, nach Grippe, Ruhr, Fleckfieber, Rückfallfieber. Das bei uns seltene Noma ist gekennzeichnet durch große Substanzverluste von phagedänischem Aussehen. Die Ansiedlung der Fusotreponemen findet sicher *sekundär* statt, was auch für die nachfolgend beschriebenen Krankheiten der Fall ist. Fusiformen und Treponemen treten selten in reiner Form auf, sondern gemischt mit anderen, vor allem anaeroben Keimen.

Die *Stomatitis ulcerosa* erscheint primär oder sekundär, z. B. nach Vergiftungen mit Schwermetallen, bei hämorrhagischen Diathesen, Skorbut, schweren Infektionskrankheiten.

Die Rolle der Fusotreponemen in der *Periodontitis* (*92*), der *Gingivitis marginalis*, der *Pyorrhea alveolaris* sowie in anderen ulcerierenden und eitrigen Entzündungen der Mundhöhle und ihrer Annexe, ist noch nicht geklärt. Die Keime sind vielleicht „Nutznießer" der lokalen Verhältnisse (es handelt sich um nekrotische Vorgänge); sie können aber diese Verhältnisse auch unterhalten, also für die Chronizität verantwortlich sein. Solche Infektionen führen zu cervico-facialen Pseudo-Aktinomykosen (*174*) und zu ähnlichen Komplikationen wie die Angina Plaut-Vincent.

Erkrankung der Luftwege

Hier treten die Fusotreponemen allein auf oder beteiligen sich an der Misch-flora, welche für Lungenherde verantwortlich ist. Die Infekte entstehen aerogen oder metastatisch; fötide Bronchitis, Bronchopneumonie, Lungenabsceß oder -gangrän, putride Pleuritis; Bronchiektasen bieten den verschiedensten Keimen Unterschlupf und spielen in diesen Infektionen eine nicht zu unterschätzende Rolle.

Darmerkrankungen

Hier sind vor allem die Treponemen verantwortlich — besonders am Anfang —, aber bald stellen sich auch die Fusiformen ein. SHERA (1962) beobachtete in 52 Fällen von C-Hypovitaminose eine *Proctitis ulcerosa*, meist im Übergang Rectum-Sigmoïd lokalisiert; in mehr als 8% konnte die *Fusotreponematose* für blutige Durchfälle verantwortlich gemacht werden. Auch bei *Colitis ulcerosa* und *gangränöser Appendicitis* ist diese Assoziation im Spiele.

Erkrankungen des Urogenitaltractus

Balanitis, *Vulvitis*, spitze *Kondylome* können, wenn von Ulcerationen und regionaler Lymphdrüsenschwellung begleitet, gewisse differential-diagnostische Schwierigkeiten mit der Lues bieten.

Hautkrankheiten

Außer dem Noma werden das *Ulcus tropicum* und gewisse Formen von *Spitalbrand* als Fusotreponematosen betrachtet. Es handelt sich hier um exogene oder Autoinfektionen, welche nach kleinen Verletzungen, wie Insektenstiche oder Kratzer, auftreten können. Diese heute seltenen Infektionen verlaufen torpid, haben phagedänisches Aussehen, ohne früh-zeitig das Allgemeinbefinden des Patienten zu verändern.
Auf dem Blutwege oder per continuitatem ist der Fusotreponematose jede Lokalisation zu-gänglich: Hirnabsceß, Peristrumitis, eitrige Arthritis, usw. Es handelt sich um seltene Fälle.

*

Therapie: Bei Plaut-Vincentscher Angina empfielt ESCHER (1963) die Ober-flächen-Anästhesie (Kokain 5%), das Entfernen der Pseudomembranen und die Kauterisation mit AgNo$_3$ 10%, Chromsäure 10%; zur Lokalbehandlung kommt Arsphenamin oder Tyrothricin in 0,2—0,5%iger Lösung in Frage. Abscesse werden chirurgisch angegangen.

Über die in vivo-Wirkung der Sulfonamide ist wenig bekannt. Die Antibiotica Vancomycin, Spiramycin, Neomycin, Bacitracin, Erythromycin, Carbomycin, und Polymixin B sind wirkungslos. *Penicillin* (500000—1 Mill. E während 3—6 Tagen) (75, 114), Terramycin und Tetracycline sollen bessere Resultate zeigen; auch Furacin und Furadantin sind wirksam (23, 38, 30, 174, 195). Bei Antibiotica-Resistenz leisten die Arsenobenzole intravenös oder die Goldpräparate nützliche Dienste.

14. Fusocillus

Diese Art unterscheidet sich vom *Fusiformis* nur durch seine Beweglichkeit. Man unter-scheidet vier Species *Fusocillus*, wovon zwei für den Menschen pathogen sind: *Fusoc. plauti* und *Fusoc. girans*.
Fusoc. plauti wurde im *Ulcus tropicum* und Mischinfektionen gefunden; sein pathogenes Vermögen ist umstritten. *Fusoc. girans*, häufiger Kommensal des Darms, wurde hie und da als Erreger von Appendicitis, Enterocolitis oder gangränöser Suppuration betrachtet.

15. Leptotrichia

Die Geschichte dieser Gattung bildet die unübersichtlichste Seite der mikrobiologischen Taxonomie (GINS, 1934; GILMOUR, HOWELL und BIBBY, 1961). Ein *Leptothrix buccalis* wurde 1847—1853 von ROBIN beschrieben als „trichonomatibus rigidulis linearibus rectis vel in-flexis, non moniliformibus, achromaticis, extremitatibus obtusis, basi in stomate amorpho granuloso adhaerentibus". 1879 schuf TREVISAN die Art *Leptotrichia* mit der Artspecies *Leptotrichia buccalis* „somatia cylindrica, plus minus distincte articulata, tenua, elongata, filiformis, recta, laxe fasciculata". Seither haben sich unsere Kenntnisse nicht wesentlich erweitert und die 7. Ausgabe des Bergeys Manual (1957) erwähnt gar nicht mehr die Art *Leptotrichia*; die Art *Leptothrix* gehört der Ordnung der *Clamydobacteriales* an und umfaßt praktisch nur im Wasser lebende Species.

Man verwechselt oft *Leptotrichia* und *Fusiformis* (*31, 229*), obwohl zahlreiche Faktoren eine Unterscheidung berechtigen (*38, 163*). Nach PRÉVOT (1957) sind die *Leptotrichia* gerade, längliche Stäbchen, fadenförmig, mit abgerundeten oder zugespitzten Enden, vakuolisiertem Cytoplasma und ovoiden, spindelförmigen oder kugeligen Auftreibungen, die sich mit Jod violett färben und metrachromatische Granulationen zeigen. Sie sind im allgemeinen gramnegativ, aber gewisse Segmente bleiben grampositiv, was den Fasern ein buntscheckiges Aussehen verleiht.

Die *Leptotrichia* durchkreuzen sich in allen Richtungen, bilden falsche Verzweigungen und zeigen das Bild eines filzartigen Gewebes. Gewisse Stämme sind serophil, andere nicht. Studien über Morphologie, Biologie und Antigenstruktur wurden im Laufe der letzten Jahre von vielen Autoren unternommen; die Ergebnisse sind jedoch nur schwer zu interpretieren, da die Identität der untersuchten Keime nicht immer sichergestellt ist (*8, 85, 98, 112, 140, 150*). Die Gattung *Leptotrichia* (*163*) umfaßt, außer den aeroben, 4 anaerobe Species, die wahrscheinlich apathogen sind. *L. innominata* kommt häufig in der Mundhöhle, besonders in den alveolo-dentalen und interdentalen Räumen vor. *L. tenuis* ist selten, wurde in der Mundhöhle der Säuglinge getroffen. *L. vaginalis* wurde gelegentlich in den Geschlechtswegen der Frau nachgewiesen. *L. haemolytica* vegetiert in den menschlichen Eingeweiden und den weiblichen Geschlechtsorganen; sie wurde einmal bei einer Septicämie post-abortum mit eitriger Peritonitis isoliert.

16. Corynebacterium; Whipplesche Krankheit etc.

Die *Corynebakteriosen* werden durch Vertreter der Familie der *Corynebacteriaceae* verursacht, deren zahlreiche pathogene Species weit in der Natur verbreitet sind. LUCET (1893), dann kurz darauf ROUX (1905) und JUNGANO (1908, 1909) beschrieben die ersten anaeroben Corynebakterien (C.). MASSINI erkannte 1913 in *C. anaerobium* die erste pathogene Art. Ein zusammenfassendes Referat über die Corynebakterien verdanken wir PRÉVOT (1960), der 1961 noch 63 weitere Fälle besprach (*166*). Bis heute wurden aus Infekten beim Menschen 9 Arten isoliert: *C. anaerobium, C. granulosum, C. liquefaciens, C. pyogenes, C. lymphophilum, C. parvum, C. diphtheroides, C. avidum, C. renale cuniculi.*

Die pathogenen anaeroben *C.* sind Kommensale oder Epiphyten der natürlichen Körperhöhlen von Mensch und Tier. Sie gehören zur normalen Bakterienflora der *Vagina* (*48, 101*). Sie wurden auch in Fäulnisprozessen und im Schlamm gefunden. Diese Verteilung der *C.* erklärt den endogenen sowie den exogenen Ursprung der durch sie hervorgerufenen Infektionen, die man als Anthropozoonosen betrachten könnte (*65*). So besteht eine feste Beziehung zwischen Häufigkeit ihres Vorkommens in der Natur einerseits und Frequenz der durch sie verursachten Affektionen andererseits. Die häufigsten pathogenen Species sind *C. anaerobium*, das u. a. als Erreger der Whippleschen Krankheit bezeichnet wurde, und *C. parvum*; *C. liquefaciens* (*C. acnes*) kommt etwas weniger vor. *C. pyogenes* verursacht eitrige Prozesse bei Rindern und anderen Tieren. *C. lymphophilum* wurde in den Lymphknoten des Menschen und *C. renale cuniculi* in den Nieren von Kaninchen, Affen und Meerschweinchen getroffen.

Die anaeroben *C.* sind grampositive, unbewegliche, 0,3—3 μ lange Stäbchen; oft sind sie zu kurzen Ketten aufgereiht, die hie und da Verzweigungen zeigen, so daß man sie fälschlich für Nokardien oder Aktinomyceten halten kann. Sie erscheinen oft keulenförmig, mit metachromatischen Körperchen und zeigen anaerobes Wachstum mit wechselnder Sauerstofftoleranz je nach Katalaseproduktion (Tab. 3). Die Reinkultur ist oft schwierig und zeitraubend; sie wird durch Gebrauch von Neomycin erleichtert (*13, 213*). Praktisch erfolgt kein Wachstum auf gewöhnlichem Agar; auf Serum- oder Blutagar erscheinen nach 24—48 Std punkt- oder linsenförmige, manchmal rosig pigmentierte Kolonien. Verschiedene Gärungstype (*166, 190*) werden mit anderen wesentlichen Wachstumseigenschaften in Tab. 3 aufgeführt. Zahlreiche Varianten existieren innerhalb ein und derselben Art. Die menschlichen und tierischen Rassen sind oft ähnlich, wenn nicht identisch (*157*). Auftreten von L-Formen wurde nach Antibioticabehandlung öfters beschrieben (*1, 230*).

Proteolytische Eigenschaften sowie Gelatineverflüssigungen werden durch zahlreiche normale Seren gehemmt (90). Das thermolabile β-Lysin ist löslich und wird durch Immunseren inaktiviert (89). Ein Toxin (2, 155, 156) ist nicht sicher nachgewiesen. Nach tschechischen Autoren bildet das beim Menschen isolierte C. pyogenes eine Substanz, welche die a- und β-Hämolysine hemmt, und so einen umgekehrten CAMP-Test erzeugt (232). Diese Eigenschaft soll es möglich machen, nicht nur die pathogenen Rassen zu erkennen, sondern auch die menschlichen von den tierischen Stämmen zu unterscheiden (184, 201).

Tabelle 3. *Anaerobe Corynebakterien. Biochemische Eigenschaften* (nach PRÉVOT, 1960)

Art	Gas	Gelatine	Milch	Indol	H₂S	Nitrat-Reduktion	Katalase	Gärungstyp
C. anaerobium .	—	—	+	—/+	—	+	—/E	PAV
C. granulosum .	—	—	—	+	+	+	—/E	P(+A, V o. F)
C. liquefaciens .	—	+	+	+	+	+	+++E	PAV
C. pyogenes . .	—	—	—	—	—	—	—/E	PA
C. lymphophilum	—	—	—	—	—	—	+	PA
C. parvum . .	+	—	+	Spur	—/Spur	+	—/E	PAV
C. diphtheroides	+	—	—	+	—	—	—	PA(+F,B,V o. C)
C. avidum . . .	+	+	+	—/+	—/+	—/+	+++E	PAV
C. renale cuniculi	+	—	—	+	+	—	—	PAV

Zeichenerklärung: Katalase: E bedeutet „erworben" und +++ E „rasch erworben"
 Gärungstyp: P = Propionsäure
 A = Essigsäure
 V = Valeriansäure
 F = Ameisensäure
 B = Buttersäure
 C = Capronsäure

Weitere Differentialeigenschaften: Form der Kolonien.
Z.B. bildet C. pyogenes punktförmige und C. lymphophilum linsenartige Kolonien, usw.

Die Lysotypie steckt noch in den Anfängen. PRÉVOT und THOUVENOT (1961) haben eine Reihe Bakteriophagen isoliert, mit deren Hilfe sie 45% der 212 Stämme ihrer Kollektion in 11 Lysotypen einteilten. Serologische Methoden, vor allem Hämagglutinationsreaktionen (43, 127, 128, 164, 216), helfen wenig bei der Identifizierung. Die verschiedenen Arten besitzen gemeinsame und spezifische Antigene, die eine serologische Unterteilung gestatten (164):
Serotyp I umfaßt C. anaerobium, C. granulosum, C. liquefaciens (C. acnes), C. parvum, C. avidum; die antigene Verwandtschaft von C. granulosum mit dieser Gruppe ist am schwächsten ausgeprägt.
Serotyp II: C. diphtheroides.

Ein *experimentelles pathogenes Vermögen* wurde öfters nachgewiesen. Manchmal sind die Symptome nur von geringer Bedeutung; in anderen Fällen führen sie zum Tode. PRÉVOT (1960) bespricht die Ergebnisse von Versuchen an Kaninchen, Mäusen, Hamstern und Affen, die mit verschiedenen C. Arten infiziert wurden. Unter der Vielfalt der eitrigen, nekrotischen bzw. septicopyämischen Erscheinungen hat PRÉVOT eine *allgemeine Schädigung des Reti-kuloendothelialen Systems (RES)* hervorgehoben. Beim Kaninchen auch nach Einspritzung von abgetöteten Bakterien, bildet sich eine entzündliche Retikulo-Endotheliose, die zu einer interstitiellen Sklerose führt. Die Injektion abgetöteter C. parvum bewirkt bei der Maus keine toxische Erscheinung; der opsonische Index erhöht sich jedoch um etwa das zehnfache; histologisch wird eine lympho-histiocytäre Infiltration in Leber und Milz festgestellt (169). Führt die Infektion nicht unmittelbar zum Tode, so entwickelt sich eine *Septicämie* mit positiver Blutkultur. Das experimentell infizierte Hühnerembryo stirbt; Leber und Nieren sind pathologisch verändert (179). Auch Kulturfiltrate entfalten eine pathogene Wirkung (156).

Pathogenese. Die C. sind für Infektionen aller Art verantwortlich. Zuweilen begleiten sie andere pathogene Bakterien oder sie entwickeln sich sekundär im Anschluß an spezifische Infekte (129, 182). Meistens handelt es sich um eitrige

Entzündungen, welche drei Phasen durchlaufen: Fokalinfektion, Septicämie, Metastasen im RES (*164*). Tab. 4 schildert die Häufigkeit verschiedener klinischer Bilder je nach Bakterienart.

Gegenwärtig beobachtet man eine Vermehrung der Infektionen durch *C. granulosum* und *C. liquefaciens (C. acnes)*. Der letztgenannte Erreger verursacht nicht selten iatrogene Infektionen, denn das in den Talgdrüsen lebende *C.* wird in die tieferen Gewebe gebracht, was z. B. nach neurochirurgischen Eingriffen

Tabelle 4. *Zusammenstellung von Infektionen mit anaeroben Corynebakterien*
Nach Prévot (1960) und neueren Angaben der Literatur (*61, 65, 149, 167, 178, 184, 213*)

	Total	C. anaerobium	C. granulosum	C. liquefaciens (C. acnes)	C. pyogenes	C. lymphophilum	C. parvum	C. diphtheroides	C. avidum	C. renale cuniculi	Nicht näher identifizierte C.
Hämoretikulopathie	24	8	—	2	—	—	10	—	4	—	—
Endokarditis	45	14	7	7	—	—	14	—	3	—	—
Septicämie	21	7	2	2	1	—	7	2	—	—	—
Mund- und Zahninfektion	19	4	2	1	1	—	—	1	—	—	10
Pneumopathie	15	4	5	3	—	—	2	1	—	—	—
Hirnabsceß und eitrige Meningitis . .	11	1	3	2	—	—	4	—	—	1	—
Knochen-, Gelenkinfektion	9	1	2	1	1	—	2	2	—	—	—
Eitrige Adenitis	20	5	4	1	2	—	5	2	1	—	—
Fluor albus	5	—	—	—	1	—	2	—	2	—	—
Verschiedene Infektionen	37	14	8	7	3	1	3	—	1	—	—
Total	206	58	33	26	9	1	49	8	11	1	10

schwerwiegende Entzündungen zur Folge hatte (*178*). Die *Prognose* kann ernst sein: Trevisani (1962) beschreibt 9 Fälle, davon 2 mit tödlichem Ausgang. Roy (1962) verzeichnet 5 Exitus bei 17 kontrollierten Fällen. Prévot (1960) berichtet von 24 Patienten mit bösartigen Hämoretikulopathien; 22 von ihnen starben; die *C.* traten hier jedoch nur sekundär auf.

Die anaeroben *C.* sind insgesamt durch ihre *Affinität zum RES* gekennzeichnet; sie führen oft zu Krankheitsbildern, die Prévot (1960) als *Hämoretikulosen* bezeichnet. Septicämien und Septicopyämien sowie lokalisierte Infektionen nehmen oft einen protrahierten Verlauf und neigen zu Rückfällen. Dadurch entsteht eine Blockade des RES, das nun für noch unbekannte Faktoren der malignen Entartung anfällig wird (*100, 166*).

Bei den Retikulosen treten die anaeroben *C.* nicht erst im Endstadium der Krankheit als „microbes de sortie" auf; vielmehr sind sie von Anfang an vorhanden und dürften so für die retikuläre Reaktion verantwortlich sein. Daher sind frühzeitige Entdeckung, wirksame Behandlung, langandauernde Beobachtung notwendig. Des weiteren hat Roy (1962) versucht, ein durch ausgeprägte Neigung zu Embolien charakterisiertes Syndrom mit Endokarditis zu definieren.

Die Whipplesche Krankheit

1907 beschrieb Whipple eine „intestinale Lipodystrophie" mit Schaumzellen (foamy cells) und zahlreichen argyrophilen Körperchen wahrscheinlich bakteriellen Ursprungs, die vor allem im Darm und im mesenterialen Lymphapparat konzentriert waren, aber auch überall im Körper vorhanden sein konnten. Erst ein halbes Jahrhundert später zeigten elektronenmikroskopische Arbeiten, daß die PAS (Periodic Acid Schiff) positiven Körperchen, welche BLACK-SCHAFFER (1949) für Glykoproteide gehalten hatte, als Bakterien oder als Substanzen bakteriellen Ursprungs angesehen werden mußten. Die Keime vermehren sich in der Lamina propria des Dünndarms; sie erfahren dort eine Reihe von Umwandlungen, welche ihren Polymorphismus sowie ihr Erscheinen in den Zellen des Retikulo-Endothels erklären (50, 52, 113, 196, 231). 1963 beobachteten CAROLI u. Mitarb. (44, 45, 46, 47, 103) einige Fälle von Whipplescher Krankheit und versuchten eine moderne Erklärung des Infektbildes zu schildern.

Die *Krankheit* verläuft langsam und erstreckt sich über Jahre. Sie beginnt mit multiplen Gelenk- und Darmbeschwerden, Leibschmerzen; später tritt eine periphere Micropolyadenopathie hinzu. Es kommt öfters zu schweren Durchfällen, zu Fettstühlen sowie zu Störungen des Wasser- und Elektrolythaushaltes. Der Allgemeinzustand verschlechtert sich bis zur Kachexie.

Eine peroral ausgeführte *Probeexcision* aus dem Jejunum zeigt, daß Epithelium und Drüsen histologisch normal sind. Die pathologischen Veränderungen befinden sich in der Tunica propria mucosae. Man beobachtet zahlreiche Fettablagerungen in den erweiterten Chylusgefäßen sowie eine Infiltration durch große Histiocyten, deren schaumiges Protoplasma reich an PAS-positiven Körperchen ist.

Die Ablagerungen führen zu einer vesikulösen Aufschwellung der Zotten. Der Aufbau der Lymphknoten ist verändert; die Sinus sind mikrokystisch erweitert und enthalten zahlreiche Fettablagerungen; es besteht außerdem eine retikuläre Hyperplasie mit hypertrophischen, schaumigen Zellen, die mit PAS-positiven Körperchen vollgestopft sind. In den betroffenen Geweben beobachtet man massenhaft Bakterienkörper, die folgende Umwandlungsstadien aufweisen: Pinocytose, Agglutination, Zersprengung der Bakterienkörper, Ansammlung der Überreste in den retikuloendothelialen Zellen.

C. anaerobium wurde jedesmal in Reinkultur gezüchtet und die Autoren betrachten es daher als den Erreger der Whippleschen Krankheit. Der Keim spricht auf die Antibiotica an. Erythromycin und die Tetracycline haben die Prognose dieser enteromesenterialen Histioretikulose von Grund auf verändert.

*

Die *Diagnose* der Corynebakteriosen beruht im wesentlichen auf dem Ergebnis der bakteriologischen Kulturen. Denn zu Beginn der Infektion weist kein pathognomonisches Symptom auf einen Infekt mit *C.* hin. Bestenfalls wird der erfahrene Kliniker beim Zusammentreffen von Fieber, Milzvergrößerung, Trommelschlägelfinger und eitrigem Herdinfekt mit Endokarditis eine solche Infektion verdächtigen (184).

Serologische Untersuchungen auf Agglutinine und andere spezifische Antikörper sowie Hautproben auf Allergie führen nicht zu schlüssigen Ergebnissen. Für TURPIN u. Mitarb. (1959) wird auch der Gesunde im Laufe der Jahre allergisch; er wird wahrscheinlich durch das *C. liquefaciens (C. acnes)* sensibilisiert, das sich häufig in den Talgdrüsen ansiedelt und enge Antigenverwandtschaft mit den anderen anaeroben *C.* besitzt (43).

Die Behandlung der Corynebakteriosen wurde bereits allgemein in der Einleitung beschrieben: Beseitigung des Ausgangsherdes, Penicillin und Antibiotica mit breitem Wirkungsspektrum. Besonders bei längerer Behandlung sind regelmäßige Resistenzbestimmungen unerläßlich, wenn Rückfälle vermieden werden sollen. Es kann übrigens vorkommen, daß ein *C.* nur auf ein einziges Antibioticum anspricht: PRÉVOT (1960) beschrieb ein *C. avidum*, das nur auf Chloromycetin ansprach. Bei einer chronischen Corynebakteriose erzielte PRÉVOT (1963) gute Erfolge mit einer Autovaccine.

17. Actinobacterium

Diese Art umfaßt sechs anaerobe Species, wovon fünf für den Menschen pathogen sind: *Actinobacterium israeli*, *A. meyori*, *A. abscessus*, *A. liquefaciens* und *A. cellulitis*. Sie wird gemeinsam mit den aeroben Species (*A. bovis* et al.) in Band III beschrieben.

Literatur

1. AKTAN, M., u. F. AKTAN: Die Entstehung der L-Phase von Corynebacterium pyogenes nach der Antibiotikabehandlung einer an Pyogenesmastitis erkrankten Kuh. Dtsch. tierärztl. Wschr. 67, 405—408 (1960). — 2. ALBERTSEN, B. E.: Corynebakterium pyogenes toxin with particular reference to its measurement. Acta path. microbiol. scand. 32, 481—491 (1953). — 3. ALSTON, J. M.: Necrobacillosis in Great Britain. Brit. med. J. 2, 1524—1528 (1955). — 4. AMMANN, J.: Über einen Fall von postappendicitischer Peritonitis, hervorgerufen durch den Bazillus funduliformis. Inaug. Diss., Zürich 1943. — 5. DE ARAUJO, W. C., and R. J. GIBBONS: Ineffectiveness of streptomycin as a selective agent in the cultivation of oral fusobacteria. J. Bact. 84, 593—594 (1962). — 6. DE ARAUJO, W. C., E. VARAH, and S. E. MERGENHAGEN: Immunochemical analysis of human oral strains of "Fusobacterium" and "Leptotrichia". J. Bact. 86, 837—844 (1963). — 7. BACHMANN, W., u. H. GREGOR: Kulturelle und immunbiologische Differenzierung von Stämmen der Gruppe „Fusobakterium". Z. Immun.-Forsch. 87, 238—251 (1936). — 8. BAIRD-PARKER, A. C.: Isolation of Leptotrichia buccalis and Fusobacterium species from oral material. Nature (Lond.) 180, 1056—1057 (1957). — 9. BAIRD-PARKER, A. C.: The classification of Fusobacteria from the human mouth. J. gen. Microbiol. 22, 458—469 (1960). — 10. BARKSDALE, W. L., K. LI, C. S. CUMMINS, and H. HARRIS: The mutation of Corynebacterium pyogenes to Corynebacterium haemolyticum. J. gen. Microbiol. 16, 749—758 (1957). — 11. BASTIEN, P., H. BEERENS, R. BREYNAERT, H. FIEVEZ, et J. VAN AGT: Un cas de septicémie à «Ristella incommunis». Lille méd. 6, 224—226 (1961). — 12. BAUER, L.: Über die Kernverhältnisse bei „Fusobacterium plauti-vincenti" Knorr. Arch. Hyg. (Berl.) 146, 263—267 (1962). — 13. BEER, J.: Ein Beitrag zum Vorkommen und zur Diagnose der Genitalinfektion des Rindes mit Corynebacterium pyogenes. Mh. Vet.-Med. 14, 393—396 (1959). — 14. BEERENS, H.: Amélioration des techniques d'étude et d'identification des bactéries anaérobies. Ann. Inst. Pasteur 6, 36—48 (1953—1954a). — 15. BEERENS, H.: Etude de 25 souches d'une bactérie anaérobie non sporulée. Ann. Inst. Pasteur 6, 116—123 (1953—54b). — 16. BEERENS, H.: Procédé de différenciation entre Sphaerophorus necrophorus (SCHMORL, 1891) et Sphaerophorus funduliformis (Halle 1898). Ann. Inst. Pasteur 86, 384—386 (1954). — 17. BEERENS, H.: Milieux sélectifs pour l'isolement de quelques espèces de bactéries anaérobies à gram négatif. Ann. Inst. Pasteur 9, 86—89 (1957). — 18. BEERENS, H., M. M. CASTEL, et L. FIÉVEZ: Classification des Bacteroidaceae, p. 120. Abstr. 8th int. Congr. Microbiol., Montreal 1962a. — 19. BEERENS, H., M. M. CASTEL, et A. MODJADEDY: Recherches sur la détermination de la sensibilité des bactéries anaérobies non sporulées à onze antibiotiques par la méthode des disques. Résultats obtenus avec 180 souches. Ann. Inst. Pasteur 13, 105—122 (1962b). — 20. BEERENS, H., L. FIÉVEZ, et M. M. CASTEL: Milieu sélectif pour l'isolement de «Sphaerophorus necrophorus» en surface. Ann. Inst. Pasteur 12, 75—79 (1961). — 21. BEERENS, H., J. J. PIQUET, L. LEROY, et P. GHESTEM: Un cas de méningite aiguë à «Ristella variabilis». Lille méd. 5, 406—407 (1960). — 22. BEERENS, H., Y. SCHAFFNER, J. GUILLAUME, et M. M. CASTEL: Les bacilles anaérobies non sporulés à gram négatif favorisés par la bile. Ann. Inst. Pasteur 14, 5—48 (1963). — 23. BERGER, U.: Zur Empfindlichkeit der Fusobakterien gegen einige neuere Antibiotica und Chemotherapeutica in vitro. Arch. Hyg. (Berl.) 140, 288—291 (1956a). — 24. BERGER, U.: Untersuchungen an Fusobakterien. I. Mitteilung: Systematik, Züchtung und Morphologie. Zbl. Bakt., I. Abt. Orig. 166, 484—497 (1956b). — 25. BERGER, U.: Untersuchungen an Fusobakterien. III. Mitteilung. Zbl. Bakt., I. Abt. Orig. 168, 29—36 (1957a). — 26. BERGER, U.: Untersuchungen an Fusobakterien. II. Mitteilung. Zbl. Bakt., I. Abt. Orig. 167, 372—383 (1957b). — 27. BERGER, U.: Die Empfindlichkeit einiger sporenfreier Anaerobier gegen neue Antibiotica in vitro. II. Oleandomycin. Z. Hyg. Infekt.-Kr. 145, 1—4 (1958a). — 28. BERGER, U.: Die Empfindlichkeit einiger sporenfreier Anaerobier gegen Spiramycin in vitro. Z. Hyg. Infekt.-Kr. 145, 160—165 (1958b). — 29. BERGER, U.: Die Treponemen der Mundhöhle und ihre Bedeutung für die Pathogenese der oralen Fusospirochätosen. Beitr. Hyg. Epidem. 1958c, Nr. 12. — 30. BERGER, U.: Die Wirkung des Vancomycin gegenüber oralen Spirochäten und Fusobakterien. Arch. Hyg. (Berl.) 143, 316—320 (1959). — 31. BERGER, U.: Spirillaceae, Bacteroidaceae, Leptotrichia usw. In: Einführung in die Mikrobiologie und Immunologie, S. 109 sqq. 2. Aufl. Hrsg. von BERGER u. HUMMEL. München-Berlin: Urban und Schwarzenberg 1964. — 32. BERGER, U., M. KAPOVITS u. G. PFEIFER: Zur Besiedlung der kindlichen Mundhöhle mit anaeroben Mikroorganismen. Z. Hyg. Infekt.-Kr. 145, 564—573 (1959). — BERGEY's manual of determinative bacteriology, 1957 (siehe BREED, R. S., E. G. D. MURRAY, and N. R. SMITH, 1957). — 33. BEVERIDGE, W. I. B.: A study of twelve

strains of Bacillus necrophorus with observations on the oxygen intolerance of the organism. J. Path. Bact. 38, 467—491 (1934). — 34. BIEGELMAN, P.M., and L.A. RANTZ: Clinical significance of Bacteroides. Arch. intern. Med. 84, 605—613 (1949). — 35. BLACK, W.C.: Acute infections gingivostomatitis (Vincent's stomatitis). Amer. J. Dis. Child. 56, 126—131 (1938). — 36. BLACK-SCHAFFER, B.: The tinctorial demonstration of a glycoprotein in Whipple's disease. Proc. Soc. exp. Biol. (N.Y.) 72, 225—227 (1949). — 37. BLADEN, H.A., Jr.: Demonstration of an unusual ultrastructure found in "Bacteroides", a conjugatory bridge? J. Bact. 85, 250—253 (1963). — 38. BØE, J.: Fusobacterium. Studies on its bacteriology, serology and pathogenicity. Oslo: Kommisjon Hos Jacob Dybwad 1941. — 39. BOKKENHEUSER, V.: Etude d'une nouvelle espèce anaérobie du genre Pasteurella : P. serophila n. sp. Ann. Inst. Pasteur 80, 548—551 (1951). — 40. BREED, R.S., E.G.D. MURRAY, and N.R. SMITH: Bergey's manual of determinative bacteriology, 7th ed. Baltimore: The Williams and Wilkins Co. 1957. — 41. BROCARD, H.: Le pouvoir agglutinogène du Bacille fusiforme. Application de la réaction d'agglutination au diagnostic de l'infection humaine. C.R. Soc. Biol. (Paris) 130, 435—437 (1939). — 42. BRUNNER, W.: Gramnegative anaerobe Stäbchen, insbesondere Bacillus funduliformis bei dentalen Infektionen und ihre klinische Bedeutung. Schweiz. Mschr. Zahnheilk. 48, 367—374 (1938). — 43. CAILLE, B., et M. TOUCAS: Etude antigénique de «Corynebacterium acnes» par l'épreuve d'hémagglutination passive. Antigènes communs avec d'autres corynébactéries. Ann. Inst. Pasteur 98, 276—281 (1960). — 44. CAROLI, J., C. JULIEN, J. ETÉVÉ, A.R. PRÉVOT, et M. SÉBALD: Trois cas de maladie de Whipple. Remarques cliniques, biologiques, histologiques et thérapeutiques. Etude au microscope électronique de la muqueuse jéjunale. Démonstration de l'origine bactérienne de l'affection. Isolement et identification du germe en cause. Sem. Hôp. Paris 39, 1457—1480 (1963a). — 45. CAROLI, J., A.R. PRÉVOT, C. JULIEN, L. GUÉRITAT, et H. STRALIN: L'étiologie bactérienne de la maladie de Whipple. III. A propos d'une nouvelle observation. Isolement de «Corynebacterium anaerobium». Arch. Mal. Appar. dig. 52, 177—194 (1963b). — 46. CAROLI, J., A.R. PRÉVOT, C. JULIEN, M. SÉBALD, et J. ETÉVÉ: Contribution à l'étiologie et au traitement de la maladie de Whipple. Note. C.R. Acad. Sci. (Paris) 256, 329—330 (1963c). — CAROLI, J., H. STRALIN, et C. JULIEN: Considérations thérapeutiques et pathogéniques sur la maladie de Whipple. II. Maladie de Whipple, maladie microbienne? L'apport de la microscopie électronique. Arch. Mal. Appar. dig. 52, 55—72 (1963d). — 48.. CARTER, B.: Anaerobic infections in obstetrics and gynaecology. Proc. roy. Soc. Med. 56, 1095—1096 (1963). — 49. CASTAIGNE, P., et GOURY-LAFFONT: Pleurésie purulente à «Bacillus ramosus» compliquée après un intervalle libre de 8 mois d'abcès du cerveau. Bull. Soc. méd. Hôp. Paris 62, 365—371 (1946). — 50. CHEARS, W.C., Jr., and C.T. ASWORTH: Electron microscopic study of the intestinal mucosa in Whipple's disease. Demonstration of encapsulated bacilliform bodies in the lesion. Gastroenterology 41, 129—138 (1961). — 51. CHRIST, P.: Über Erkrankungen durch anaerobe nicht sporenbildende Bakterien. Dtsch. Arch. klin. Med. 203, 186—200 (1956). — 52. COHEN, A.S., E.M. SCHIMMEL, P.R. HOLT, and K.J. ISSELBACHER: Ultrastructural abnormalities in Whipple's disease. Proc. Soc. exp. Biol. (N.Y.) 105, 411—414 (1960). — 53. CUMMINS, C.S.: Chemical composition and antigenic structure of cell walls of Corynebacterium, Myobacterium, Nocardia, Actinomyces and Arthrobacter. J. gen. Microbiol. 28, 35—50 (1962). — 54. DACK, G.M.: Non-sporeforming anaerobic bacteria of medical importance. Bact. Rev. 4, 227—259 (1940). — 55. DACK, G.M., L.R. DRAGSTEDT, R. JOHNSON, and N.B. McCULLOUGH: Comparison of Bacterium necrophorum from ulcerative colitis in man with strains isolated from animals. J. infect. Dis. 62, 169—180 (1938). — 56. DICKER, H.: Fusobakterien als echte Krankheitserreger beim Menschen. Zbl. Bakt., I. Abt. Orig. 141, 37—45 (1938). — 57. DIENES, L.: Isolation of L-type cultures from Bacteroides with the aid of penicillin and their reversion into the usual bacilli. J. Bact. 56, 445—446 (1948). — 58. EIKEN, M.: Studies on an anaerobic, rod-shaped, gram-negative microorganism: Bacteroides corrodens N.SP. Acta path. microbiol. scand. 43, 404—416 (1958). — 59. ESCHER, F.: In: Lehrbuch der Therapie. Hrsg. von W. HADORN: Bern-Stuttgart: Hans Huber 1963. — 60. FLETCHER, R.D., and W.N. PLASTRIDGE: Chemically defined medium for some microaerophilic vibrios. J. Bact. 85, 992—995 (1963). — 61. FRANTZ, J.: Contribution à l'étude des corynébactérioses anaérobies à localisation cardiaque et à évolution maligne éventuelle. Thèse Méd., Paris 1960. — 62. FUJIMOTO, K.: Supplementary studies on "Fusobacterium". I. The parasitic state of the "Fusobacterium" of various oral cavities. Germ-Free Human Saliva 1, 18—19 (1961a); zit. nach Bull. Inst. Pasteur 60, 1988 (1962). — 63. FUJIMOTO, K.: Supplementary studies on "Fusobacterium". II. The influence of germ-free human sublingual-submandibular saliva upon the growth of the fusobacteria and its growth factor. Germ-Free Human Saliva 1, 19—20 (1961b); zit. nach Bull. Inst. Pasteur 60, 1988 (1962). — 64. GARROD, L.P.: Sensitivity of four species of Bacteroides to antibiotics. Brit. med. J. 2, 1529—1531 (1955). — 65. GÄRTNER, H., u. H. KNOTHE: Über das Auftreten von C. pyogenes bei scharlachähnlichen Erkrankungen und Eiterungen beim Menschen (Bericht über acht Isolierungen bei entsprechenden Fällen). Arch. Hyg. (Berl.) 144, 308—317 (1960). — 66. GERNEZ-RIEUX, CH., H. BEERENS, et CL. PERRARD: Pyothorax tuberculeux surinfecté par «B. Disciformans». Presse méd. 55, 428 (1947). — 67.

GIBBONS, R.J., and J.B. MACDONALD: Hemin and vitamin K compounds as required factors for the cultivation of certain strains of Bacteroides melaninogenicus. J. Bact. **80**, 164—170 (1960). — **68.** GIBBONS, R.J., and J.B. MACDONALD: Degradation of collagenous substrates by "Bacteroides melaninogenicus". J. Bact. **81**, 614—621 (1961). — **69.** GILMOUR, M.N., A. HOWELL, and B.G. BIBBY: The classification of organisms termed Leptotrichia (Leptothrix) buccalis. I. Review of the literature and proposed separation into "Leptotrichia buccalis" Trevisan 1879 and "Bacterionema" gen. nov., "B. matruchotii" (MENDEL, 1919) comb. nov. Bact. Rev. **25**, 131—141 (1961). — **70.** GINS, H.A.: Die nicht versporenden Anaerobier der Mundhöhle und der Zähne. Zbl. Bakt., I. Abt. Orig. **132**, 129—145 (1934). — **71.** GINS, H.A.: Einführung in die Bakteriologie. Für Zahnärzte und Studierende der Zahnheilkunde, 2. Aufl. München: Carl Hasser 1949. — **72.** GINS, H.A.: Beiträge zur Kenntnis der nicht versporenden Anaerobier. VI. Int. Kongr. Mikrobiol. Rom **4**, 148—149 (1953). — **73.** GINS, H.A.: Die Plaut-Vincent-Infektion als pathogenetischer Begriff. Zbl. Bakt., I. Abt. Orig. **165**, 450—459 (1956). — **74.** GRUMBACH, A.: Die Angina Plaut-Vincent (Fusospirillose). In: Die Infektionskrankheiten des Menschen und ihre Erreger, Bd. I, S. 718—723. Hrsg. von A. GRUMBACH u. W. KIKUTH. Stuttgart: Georg Thieme 1958. — **75.** GRUMBACH, A.: Die Ristellosen, Ramibakteriosen Vibriosen, Sphaerophorosen und Corynebakteriosen. In: Die Infektionskrankheiten des Menschen und ihre Erreger, Bd. II, S. 1073—1088. Hrsg. von A. GRUMBACH u. W. KIKUTH. Stuttgart: Georg Thieme 1958b). — **76.** GRUMBACH, A., A. LEMIERRE u. J. REILY: Zur Bakteriologie der Anaeroben-Sepsis. Die Identität von Fusobacterium nucleatum, Bacillus funduliformis und Bacterium pyogenes anaerobium Buday. Schweiz. med. Wschr. **66**, 834—840 (1936). — **77.** GRUMBACH, A., E. LIEBMANN u. H. SCHINDLER: Über eine durch Bac. funduliformis bedingte, gutartige Angina mit Milztumor. Schweiz. med. Wschr. **69**, 1198—1200 (1939). — **78.** GRUMBACH, A., u. C. VERDAN: Fusobacterium nucleatum als Erreger von septischer Angina und Mastoiditis purulenta acuta. Arch. Hyg. (Berl.) **115**, 116—125 (1935). — **79.** GUILLAUME, J., H. BEERENS, et R. OSTEUX: La chromatographie sur papier des acides aliphatiques volatils de C_1 à C_6. Son application à la détermination des bactéries anaérobies. Ann. Inst. Pasteur **8**, 13—52 (1956a). — **80.** GUILLAUME, J., H. BEERENS, et R. OSTEUX: Etude des acides volatils aliphatiques de C_1 à C_6 produits par 215 souches de bactéries anaérobies. Ann. Inst. Pasteur **90**, 229—233 (1956b). — **81.** GUILLEMOT, L.: Recherches sur la gangrène pulmonaire. Thèse Méd., Paris 1899. — **82.** GUNN, A.A.: Bacteroides septicemia. J. roy. Coll. Surg. Edinb. **2**, 41—50 (1956). — **83.** GUSTAFSON, R.L., and A.V. KROEGER: Antigenic characteristics of Leptotrichia buccalis (Fusobacterium fusiforme). J. Bact. **84**, 1313—1320 (1962). — **84.** HALLÉ, J.: Recherches sur la bactériologie du canal génital de la femme. Thèse Méd., Paris 1898. — **85.** HAMILTON, R.D., and S.A. ZAHLER: A study of Leptotrichia buccalis. J. Bact. **73**, 386—393 (1957). — **86.** HAMPP, E.G., and S.E. MERGENHAGEN: Experimental intracutaneous fusobacterial and fusospirochetal infections. J. infect. Dis. **112**, 84—89 (1963). — **87.** HAMPP, E.G., and T.A. NEVIN: Substitution of known compounds for ascitic fluid in the cultivation of "Borrelia vincentii". J. Bact. **77**, 800—803 (1959). — **88.** HAMPP, E.G., D.B. SCOTT, and R.W.G. WYCKHOFF: Morphological characteristics of oral fusobacteria as revealed by the electron microscope. J. Bact. **79**, 716—728 (1960). — **89.** HARTWIGK, H.: Untersuchungen über das Hämolysin des „Corynebacterium (C.) pyogenes" und seiner atypischen Variante. Z. Hyg. Infekt.-Kr. **148**, 142—151 (1961). — **90.** HARTWIGK, H., u. I. MARCUS: Gelatinaseaktivität und proteolytische Eigenschaft der typischen und atypischen Corynebakterien des „Corynebakterium (C.) pyogenes". Zbl. Bakt., I. Abt. Orig. **186**, 544—549 (1962). — **91.** HEINRICH, S., G. PULVER u. Ü. HANF: Über das physiologische Vorkommen des „Bacteroides melaninogenicus" bei Mensch und Tier. Schweiz. Z. allg. Path. **22**, 861—870 (1959). — **92.** HEMMENS, E.S., and R.W. HARRISON: Studies on the anaerobic bacterial flora of suppurative periodontitis. J. infect. Dis. **70**, 131—146 (1941). — **93.** Anaerobe Darmbakterien bei Neugeborenen und Erwachsenen. Zbl. Bakt., A. Abt. Ref. **169**, 381—382 (1958). — **94.** HEUBACH, H.: Bacterium pneumosintes als Erreger einer posttraumatischen Meningitis. Klin. Wschr. **17**, 271—273 (1938). — **95.** HITE, K.E., M. LOCKE, and H.C. HESSELTINE: Synergism in experimental infections with nonsporulating anaerobic bacteria. J. infect. Dis. **84**, 1—9 (1949). — **96.** HOLMAN, R.A.: The use of catalase in the growth of anaerobes. J. Path. Bact. **70**, 195—204 (1955). — **97.** HOUDECEK, E.E.: Sepsis nach Angina. Inaug. Diss., Zürich 1938. — **98.** HOWELL, A., Jr., and M. ROGOSA: Isolation of Leptotrichia buccalis. J. Bact. **76**, 330—331 (1958). — **99.** IPPEN, R., u. L. STOLL: Enzootischer Nekrobazilloseverlauf bei Saiga-Antilopen. Arch. exp. Vet.-Med. **14**, 1220—1227 (1960). — **100.** JANBON, M., L. BERTRAND, A. MANDIN, et J. MANDIN: Corynébactériose anaérobie bactériémique de longue durée. Révélation tardive d'une leucémie lymphoblastique aiguë. Bull. Soc. Méd. Hôp. Paris **1956**, 75—81. — **101.** JONES, C.P., F.B. CARTER, W.L. THOMAS, C.H. PEETE, and W.L. CHERNY: Nonspore-forming anaerobic bacteria of the vagina. Ann. N.Y. Acad. Sci. **83**, 259—264 (1959). — **102.** JONSEN, J., and T. THJØTTA: Studies on bacteroides. II. B. funduliformis and its relation to Necrobacterium necrophorus (Actinomyces necrophorus). Acta path. microbiol. scand. **25**, 688—702 (1948). — **103.** JULIEN, C., J. CAROLI, et J. ETÉVÉ: Considérations thérapeutiques et pathogéniques sur la maladie de

Whipple. I. La guérison de la maladie de Whipple par les antibiotiques ? A propos d'un cas personnel traité par l'auréomycine. Arch. Mal. Appar. dig. 52, 31—53 (1963). — 104. JUNGANO, M.: „Bacillus parvus liquefaciens" anaérobie. C.R. Soc. Biol. (Paris) 65, 618—620 (1908). — 105. JUNGANO, M.: Sur la flore anaérobie du rat. C.R. Soc. Biol. (Paris) 66, 112—114; 122—124 (1909). — 106. KALEMBER, M.: Erste Erfahrungen mit der Isolierung von anaeroben Bakterien auf dem Thioglukonat-Nährboden. Vojnosanit. Pregl. 1—2, 25—28 (1956); zit. nach Zbl. Bakt., I. Abt. Ref. 164, 234 (1957). — 107. KHAIRAT, O.: Four new species of the Genus fusiformis. J. Egypt. med. Ass. 38, 287—299 (1955). — 108. KING, S., and D. BRONSKY: Vibrio fetus isolated from a patient with localized septic arthritis. Recent evidence suggests that this infection is less rare than figures indicate. J. Amer. med. Ass. 175, 1045—1048 (1961). — 109. KLIENEBERGER-NOBEL, E.: Do Fusiformis necrophorus and Streptobacillus moniliformis show a primitive form of sexuality according to Mellon's view ? (Rep. 9th Meeting Soc. gen. Microbiol.). J. gen. Microbiol. 4, vi (1950). — 110. KNORR, M.: Über die fusospirilläre Symbiose, die Gattung Fusobacterium (K.B. LEHMANN) und Spirillum sputigenum.(Zugleich ein Beitrag zur Bakteriologie der Mundhöhle.). II. Mitteilung: Die Gattung Fusobacterium. Zbl. Bakt., I. Abt. Orig. 89, 4—22 (1923). — 111. KOCH, F.E., u. E. RINSCHE: Erstzüchtungen von Bact. pneumosintes aus Eiterungen. Zbl.Bakt., I. Abt. Orig. 134, 367—375 (1935). — 112. KROEGER, A.V., and L.R. SIBAL: Biochemical and serological reactions of an oral filamentous organism. J. Bact. 81, 581—585 (1961). — 113. KURTZ, S.M., T.D. PAVIS, and J.M. RUFFIN: Light and electron microscopic studies of Whipple's disease. Lab. Invest. 11, 653—665 (1962). — 114. LAHELLE, O.: Penicillin-sensitivity of Fusobacterium and Bacteroides funduliformis. Acta path. microbiol. scand. 24, 567—574 (1947a). — 115. LAHELLE, O.: Necrobacterium. A study of its bacteriology, serology and pathogenicity, and its relation to Fusobacterium. Acta path. microbiol. scand. suppl. 67, 1—361 (1947b). — 116. LAPORTE, A., et H. BROCARD: La réaction de floculation du sérum en présence d'un extrait alcoolique microbien dans les infections à Bacillus funduliformis. C.R. Soc. Biol. (Paris) 131, 4—7 (1939). — 117. LAUTENBACH, E., u. G. LINZENMEIER: Zur Frage der Bakteriämie nach Zahnextraktion. Dtsch. Zahnärztl. Z. 12, 980—992 (1957). — 118. DE LAVERGNE, V.: Formes cliniques de septicémies aiguës ou chroniques spécifiques à virus connus ou inconnus. Rapport présenté au XIX Congrès français de médecine, Paris 1927; zit. nach P. TEISSIER, et al., Ann. Méd. 30, 97—144 (1931). — 119. DE LAVERGNE, E.: Les septicémies à anaérobies stricts. Diagnostic bactériologique. Intérêt clinique du laboratoire. Bull. Inform. Minist. Santé publ. Population 1962, 54—70. — 120. DE LAVERGNE, E., J.C. BURDIN, et J. SCHMITT: Du choix des antibiotiques dans le traitement des infections à anaérobies stricts. Presse méd. 65, 1054—1055 (1957). — 121.. DE LAVERGNE, E., J.C. BURDIN, J. SCHMITT, et M.T. LE MOYNE: Etude du comportement de 17 espèces anaérobies strictes vis-à-vis de 11 antibiotiques. Ann. Inst. Pasteur 91, 631—640 (1956). — 122. LEMIERRE, A.: Les septico-pyohémies à Bacillus funduliformis. Ann. Méd. 48, 97—112 (1947). — 123. LEMIERRE, A., A. GRUMBACH, et J. REILLY: Sur l'identité du «Bacillus funduliformis» et du «Fusobacterium nucleatum», agents de septico-pyémies post-angineuses. Bull. Acad. Méd. (Paris) 115, 945—950 (1936). — 124. LEMIERRE, A., A.P. GUIMARAES, et J. LEMIERRE: Les formes curables et frustes des septico-pyohémies post-angineuses à «Bacillus funduliformis». Presse méd. 1940, 97—101. — 125. LEVY, V.: New method of preparing "Corynebacterium pyogenes" toxoid with high anti-haemolysin titre in rabbits. Nature (Lond.) 192, 189—190 (1961). — 126. LIFSHITZ, F., C. LIU, and A.N. THURN: Bacteroides meningitis. Amer. J. Dis. Child. 105, 487—489 (1963). — 127. LINZENMEIER, G.: Etude sérologique des Corynebactéries anaérobies par la méthode des agglutinines. Ann. Inst. Pasteur 87, 572—579 (1954). — 128. LINZENMEIER, G.: Serologie anaerober Corynebakterien. II. Mitteilung. Serologie und pathogenetische Bedeutung von Corynebacterium acnes. Zbl. Bakt., I. Abt. Orig. 170, 85—90 (1957). — 129. LODENKÄMPER, H., M. FISCHER u. H. NICKEL: Über die klinische Bedeutung und Differentialdiagnose der anaeroben Corynebakterien. Z. Hyg. Infekt.-Kr. 143, 467—479 (1957). — 130. LODENKÄMPER, H., and G. STIENEN: Importance and therapy of anaerobic infections. Antibiot. Med. 1, 653—660 (1955). — 131. LODENKÄMPER, H., u. G. STIENEN: Über das Auftreten und die Resistenzbestimmung anaerober sporenloser Infektionserreger. Z. Hyg. Infekt.-Kr. 142, 371—382 (1956a). — 132. LODENKÄMPER, H., u. G. STIENEN: Zur Therapie anaerober Infektionen. Dtsch. med. Wschr. 81, 1226—1231 (1956b). — 133. LUCET, A.: Recherches bactériologiques sur la suppuration chez les animaux de l'espèce bovine. Ann. Inst. Pasteur 7, 325—330 (1893). — 134. MACDONALD, J.B., R.M. SUTTON, and M.L. KNOLL: Production of fusospirochetal infections in guineapigs with recombined pure cultures. J. infect. Dis. 95, 275—284 (1954). — 135. MACDONALD, J.B., R.M. SUTTON, M.L. KNOLL, E.M. MADLENER, and R.M. GRAINGER: The pathogenic components of an experimental fusospirochetal infection. J. infect. Dis. 98, 15—20 (1956). — 136. MAGRASSI, F.: Studi sulle endocarditi lente non streptococciche: un caso di endocardite lenta da cocco-bacillo di difficile classificazione, affine ai germi appartenenti al genere Dialister (Bergey). Boll. Ist. sieroter. milan. 23, 185—188 (1944). — 137. MARKHAM, N.P., and C. KERSHAW: Bacteroides infection. A report of two cases. N. Z. med. J. 55, 293—296 (1956). — 138. MASHIMO, P.A., and S.A. ELLISON: Simple method for the isolation of anaerobic oral vibrios. J. Bact. **78**, 636—639 (1959). — **139.** MASSINI, R.: Über anaerobe Bakterien. Z. ges. exp. Med. **2**, 81—167 (1913). — **140.** McCARTHY, C., and M. L SNYDER: Selective medium for fusobacteria and leptotrichia. J. Bact. **86**, 158—159 (1963). — **141.** McVAY, L. V., and D. H. SPRUNT: Bacteroides infections. Ann. intern. Med. **36**, 56—76 (1952). — **142.** MERGENHAGEN, S. E., E. G. HAMPP, and H. W. SCHERP: Preparation and biological activities of endotoxins from oral bacteria. J. infect. Dis. **108**, 304—310 (1961). — **143.** MIDDELKAMP, J. N., and H. A. WOLF: Infection due to a "related" vibrio. J. Pediat. **59**, 318—321 (1961). — **144.** MORRIS, E. O.: Observations upon the cytology and life history of Fusiformis. J. Hyg. (Lond.) **51**, 49—54 (1953). — **145.** MÜHLENS, P.: Verschiedene als pathogen angesehene Spirochaeten. In: Handbuch der pathogenen Mikroorganismen, 3. Aufl., Bd. 7/II, S. 753—911. Hrsg. von W. KOLLE, R. KRAUS u. P. UHLENHUTH (1930). — **146.** NAVILLE, M., M. PICTET, et A. GAMPERT: Septicémie à bacillus funduliformis. Rev. méd. Suisse rom. **60**, 171—178 (1940). — **147.** NEVIN, T. A., E. G. HAMPP, and B. V. DUEY: Interaction between "Borrelia vincentii" and an oral diphtheroid. J. Bact. **80**, 783—786 (1960). — **148.** OE, M.: Studies on culture media using germ-free human sublingual-submandibular saliva. II. On cultivation of "Fusobacterium". Germ-Free Human Saliva **1**, 17 (1961); zit. nach Bull. Inst. Pasteur **60**, 1988 (1962). — **149.** OEHRING, H., u. W. BAUMANN: Über die Isolierung von Corynebacterium pyogenes aus einem Schwielenabszeß. Dtsch. Gesundh.-Wes. **14**, 2293—2295 (1959). — **150.** OMATA, R. R., and R. C. BRAUNBERG: Oral fusobacteria. J. Bact. **80**, 737—740 (1960). — **151.** OMATA, R. R., and M. N. DISRAELY: A selective medium for oral Fusobacteria. J. Bact. **72**, 677—680 (1956). — **152.** OTTE, H. J., u. F. F. BACHMANN: Übertragung einer Fusospirochätose durch Bißverletzung. Zbl. Bakt., I. Abt. Orig. **162**, 284—286 (1955). — **153.** ÖZSAN, K., ve N. SEZEN: Spherophorus'lar ve yaptiklari infeksiyonlar. Türk. Ij. tecr. Biyol. Derg. **21**, 96—99 (1961). — **154.** PARK, R. W. A., and M. H. JEYNES: Identity of the so-called vibrios of the oral flora. J. Bact. **77**, 667 (1959). — **155.** PATOČKA, F.: Lidské varianty Corynebakteria pyogenes (Human Variants of corynebacterium pyogenes). Cas. Lék. Čes. **94**, 1323—1335 (1955). — **156.** PATOČKA, F., M. MÁRA, A. SOUČEK, A. SOUČKOVA: Observations on the biological properties of atypical haemolytic corynebacteria isolated from man as compared with Cor. haemolyticum, Cor. pyogenes bovis and Cor. ovis. I. In vivo investigations. J. Hyg. Epidem. (Praha) **6**, No. 1, 1—12 (1962). — **157.** PATOČKA, F., A. SOUČEK, M. MÁRA, A. JEDLIČKOVÁ, and L. ZÁHOROVA: A contribution to the problem of the so-called atypical corynebacteria considered as human variants of Corynebacterium pyogenes. Čs. Epidem. **10**, No. 3, 184—191 (1961). — **158.** PETER, A.: Der Einfluß von CO_2 auf das Wachstum von Bacteroides melaninogenicus. Zbl. Bakt., I. Abt. Orig. **189**, 189—202 (1963). — **159.** PHAM HUU CHI: Les septicemies dues au Bacillus funduliformis. Ed. Nguyen Van Cua, Saigon 1935. — **160.** PLAUT, H. C.: Studien zur bakteriellen Diagnostik der Diphtherie und der Anginen. Dtsch. med. Wschr. **20**, 920—923 (1894). — **161.** POGREBŠČIKOVA, T. A.: Nekrobacillosen beim Menschen. Ven. u. Dermat. **3**, 44—46 (1955); zit. nach Zbl. Bakt., I. Abt. Ref. **160**, 544 (1956). — **162.** PRÉVOT, A. R.: Biologie des maladies dues aux anaérobies. Editions médicales Flammarion, Paris 1955. — **163.** PRÉVOT, A. R.: Manuel de classification et de détermination des bactéries anaérobies. 3ème éd. Masson et Cie, Paris 1957. — **164.** PRÉVOT, A. R.: Les corynébactérioses anaérobies. Ergebn. Mikrobiol. **69**, 1—48 (1960). — **165.** PRÉVOT, A. R.: Traité de systématique bactérienne. Dunod, Paris 1961a. — **166.** PRÉVOT, A. R.: Fréquence des corynébactérioses anaérobies sur le pourtour du Bassin Méditerranéen. Arch. Inst. Pasteur Tunis **38**, 221—228 (1961b). — **167.** PRÉVOT, A. R.: Curabilité des corynébactérioses anaérobies par autovaccinothérapie. Ann. Inst. Pasteur **104**, 697—698 (1963). — **168.** PRÉVOT, A. R., G. J. BÉAL, et P. TARDIEUX: Rôle des anaérobies appartenant aux genres Actinobacterium, Corynebacterium et Ramibacterium dans l'étiologie des suppurations des régions jugales et cervico-faciales. Ann. Inst. Pasteur **79**, 763—766 (1950). — **169.** PRÉVOT, A. R., B. HALPERN, et G. BIOZZI: Stimulation du système réticuloendothélial (SRE) par les corps microbiens tués de »Corynebacterium parvum». C.R. Acad. Sci. (Paris) **257**, 13—17 (1963). — **170.** PRÉVOT, A. R., F. MAGNIN, J. LEVREL, D. DUBY, et F. DE CADORE: Recherches sur le pouvoir pathogène de Ramibacterium pleuriticum. Ann. Inst. Pasteur **95**, 241—252 (1958). — **171.** PRÉVOT, A. R., M. PIÉCHAUD, et H. THOUVENOT: Etude d'une souche de Cillobacterium spatuliforme (DISTASO) P. 1940. Ann. Inst. Pasteur **86**, 778—781 (1954). — **172.** PRÉVOT, A. R., et M. RAYNAUD: Etude d'une variété de Dialister pneumosintes isolée d'une septicémie mortelle avec abcès du poumon et du cerveau. Ann. Inst. Pasteur **73**, 67—68 (1947). — **173.** PRÉVOT, A. R., et H. THOUVENOT: Essai de lysotypie des Corynebacterium anaérobies. Ann. Inst. Pasteur **101**, 966—970 (1961). — **174.** PRÉVOT, A. R., H. THOUVENOT, R. MARIE, F. GARLOPEAU, et J. BARÉTY: Contribution à l'étude des pseudoactinomycoses cervico-faciales d'origine dentaire. Rev. Stomat. (Paris) **61**, 37—43 (1960). — **175.** PULVERER, G., u. S. HEINRICH: Die in vitro-Empfindlichkeit des Bacteroides melaninogenicus gegen die gebräuchlichen Antibiotica und Sulfonamide (Penicillin, Streptomycin, Chloramphenicol, Tetracyclin, Oxytetracyclin, Chlortetracyclin, Erythromycin, Inamycin, Oleandomycin, Selectomycin, Polymyxin B, Supronol, Aristamid, Lederkyn). Z. Hyg. Infekt.-Kr. **146**, 1—7 (1959). — **176.** QUINTO, G. C., M. SEBALD, et A. R. PRÉVOT: Etude sur le pouvoir pathogène de «Ristella pseudoinsolita». Rôle de l'hémine dans sa croissance. Ann. Inst. Pasteur **105**, 455—459 (1963). — **177.** REINHOLD, L.: Stoffwechselleistungen bei Stämmen des Genus Bacteroides. Zbl. Bakt., I. Abt. Orig. **193**, 491—501 (1964). — **178.** RENTSCH, R.: Zur Diagnostik nicht sporenbildender Anaerobier. Path. et Microbiol. (Basel) **26**, 635—644 (1963). — **179.** DEL REY CALERO, J.: Inoculacion experimental al embrion de pollo con "Corynebacterium liquefaciens". Medicina (Madr.) **29**, 581—585 (1961a). — **180.** DEL REY CALERO, J.: Inoculacion experimental al embrion de pollo con "Spherophorus funduliformis". Med. trop. (Madr.) **37**, 78—80 (1961b). — **181.** RIST, E.: Etudes bactériologiques sur les infections d'origine otique. Thèse Méd., Paris 1898. — **182.** ROSEBURY, TH.: Microorganisms indigenous to man. New York: McGraw-Hill Book Co. Inc. 1962. — **183.** ROUX, L.: Anaerobe Bakterien als Ursache von Nekrose und Eiterung beim Rinde. Zbl. Bakt., I. Abt. Orig. **39**, 531—544 (1905). — **184.** ROY, G.: Les endocardites à «Corynebacterium» anaérobies. Thèse Méd., Paris 1962. — **185.** SALIBI, B.S.: Bacteroides infection of the brain. Successful management of case with three intracranial abscesses. Arch. Neurol. (Chic.) **10**, 629—634 (1964). — **186.** SCHEUER-KARPIN, R., u. K. PFLEGER: Nekrobazillose beim Menschen. Dtsch. Gesundh.-Wes. **15**, 1261—1265 (1960). — **187.** SCHMIDT, M.: Über Funduliformis-Mastoiditis. Schweiz. med. Wschr. **77**, 1247—1249 (1947). — **188.** SCURO, L. A.: Le infezioni da Bacteroides. Policlinico, Sez. prat. **68**, 514—520 (1961). — **189.** SÉBALD, M.: Etude sur les bactéries anaérobies Gram-négatives asporulées. Thèse Sci. nat., Paris 1962. — **190.** SEELIGER, H.P.R.: Ein Beitrag zur Bakteriologie anaerober Corynebacterien und deren Vorkommen in pathologischem Material. Arch. Hyg. (Berl.) **137**, 1—10 (1953). — **191.** SEELIGER, H.P.R.: Das Dysbakterie-Problem vom Standpunkt des Mikrobiologen. Zbl. Bakt., I. Abt. Orig. **170**, 288—316 (1957). — **192.** SEELIGER, H.P.R., et H. WERNER: Recherches qualitatives et quantitatives sur la flore intestinale de l'homme. Ann. Inst. Pasteur **105**, 911—936 (1963). — **193.** SEZEN, N., and K. ÖZSAN: A case of "Spherophorus pseudonecrophorus" septicemia complicated with meningitis following pulmonary involvement. Türk. Ij. tecr. Biyol. Derg. **21**, 100—109 (1961). — **194.** SHANK, J.L.: Applications of the plastic film technique in the isolation and study of anerobic bacteria. J. Bact. **86**, 95—100 (1963). — **195.** SHERA, A.G.: Specific granular lesions associated with intestinal "spirochaetosis". Brit. J. Surg. **50**, 68—77 (1962). — **196.** SIERACKI, J.C., and G. FINE: Whipple's disease. Observations on systemic involvement. II. Cross and histologic observations. Arch. Path. **67**, 81—93 (1959). — **197.** SLANETZ, L.W., and L.F. RETTGER: A systematic study of the fusiform bacteria. J. Bact. **26**, 599—620 (1933). — **198.** SMITH, D.T.: Oral spirochetes and related organisms in fusospirochetal disease. Baltimore: Williams and Wilkins Co. 1932. — **199.** SMITH, L.D.S.: Introduction to the pathogenic anaerobes. Chicago: The University of Chicago Press 1955. — **200.** SMITH, W.E., S. MUDD, and J. HILLIER: L-type variation and bacterial reproduction by large bodies as seen in electron micrographic studies of Bacteroides funduliformis. J. Bact. **56**, 603—618 (1948). — **201.** SOUČEK, A., A. SOUČKOVÁ, M. MÁRA, and F. PATOČKA: Observations on the biological properties of atypical haemolytic corynebacteria isolated from man as compared with Cor. haemolyticum, Cor. pyogenes bovis and Cor. ovis. II. in vitro investigations. J. Hyg. Epidem. (Praha) **6**, No. 1, 13—23 (1962). — **202.** SPAULDING, E.H., and L.F. RETTGER: The Fusobacterium genus. I. Biochemical and serological classification. J. Bact. **34**, 535—548 (1937). — SPINK, W.W.: Human vibriosis caused by vibrio fetus. J. Amer. med. Ass. **163**, 180—182 (1957). — **204.** STEVENS, W.C., and A.P. HARRISON, Jr.: In vitro antibiotic sensitivities of Bacteroides and similar forms. Antibiot. and Chemother. **8**, 192—194 (1958). — **205.** SUZUKI, S.: A simple method of isolation of obligate anaerobes excluding facultative anaerobes by means of REPLICA-technique. Acta. Sch. med. Gifu. **3**, (1956); zit. nach Zbl. Bakt., I. Abt. Ref. **162**, 87 (1962). — **206.** SAMIMI, H.A., W. HILLBRAND, and H. LOERCHER: Some growth requirements of Bacteroides fragilis. J. Bact. **80**, 472—476 (1960). — **207.** TARDIEUX, P.: Contribution à l'étude du genre Spherophorus. Recherche du pouvoir hémagglutinant. Ann. Inst. Pasteur **89**, 686—687 (1955). — **208.** TEISSIER, P., J. REILLY, E. RIVALIER, et F. LAYANI: Contribution à l'étude des septicémies primitives à microbes anaérobies. Etude clinique et expérimentale d'un cas de septicémie due au «Bacillus funduliformis». Paris méd. **1929**, 297—306. — **209.** TEISSLER, P., J. REILLY, E. RIVALIER, et V. STÉFANESCO: Les septicémies primitives dues au Bacillus funduliformis. Etude clinique, bactériologique et expérimentale. Ann. Méd. **30**, 97—144 (1931). — **210.** THEILADE, E., and M.N. GILMOUR: An anaerobic oral filamentous microorganism. J. Bact. **81**, 661—666 (1961). — **211.** TOMELLINI, R.: Isolamento di ramibacterium ramosoides (RUNEBERG, 1908) da un caso di setticemia mortale. Igiene mod. **50**, 583—587 (1957). — TOPLEY and WILSON's principle of bacteriology and immunity, 1964. Siehe WILSON, G.S., and A.A. MILES, 1964. — **212.** TREVISAN, V.: Prime linee d'introduzione allo studio dei batteri italiani. Rend. Ist. Lombardo Sci., Ser. II, **12**, 133—151 (1879); zit. nach Bact. Rev. **25**, 131—141 (1961). — **213.** TREVISANI, E.: Les méningites et abcès du cerveau à «Corynebacterium» anaérobies. Thèse Méd., Paris 1962. — **214.** TUNNICLIFF, R.: Relation of spiral organisms to the rough colony of Bacterium fusiformis. J. infect. Dis. **53**, 280—286 (1933). — **215.** TUNNICLIFF, R., and J.J. KLEIN: J. infect. Dis. **55**, 380—392 (1934). — **216.**

TURPIN, R., A.R. PRÉVOT, B. CAILLE, et J. CRUVEILLER: Contribution à l'étude des antigènes des corynebactéries aéro-anaérobies et à l'étude de leur pouvoir allergisant chez l'homme. Sem. Hôp. Paris 35, 1773—1779 (1959). — 217. TYNES, B.S., and W.B. FROMMEYER: Bacteroides septicemia. Ann. intern. Med. 56, 12—26 (1962). — 218. VEILLON, A., et A. ZUBER: Sur quelques microbes strictement anaérobies et leur rôle dans la pathologie humaine. C.R. Soc. Biol. (Paris) 49, 253 (1897). — 219. VEILLON, A., et A. ZUBER: Recherches sur quelques microbes strictement anaérobies et leur rôle en pathologie. Arch. Méd. exp. 10, 517—548 (1898). — 220. VERDAN, C.: Les pyémies à bacillus funduliformis. Rev. méd. Suisse rom. 56, 751—756 (1936). — 221. VINCENT, H.: Sur l'étiologie et sur les lésions anatomo-pathologiques de la pourriture d'hôpital. Ann. Inst. Pasteur 10, 488—510 (1896). — 222. VINCENT, H.: Recherches bactériologiques sur l'angine à bacilles fusiformes. Ann. Inst. Pasteur 13, 609—620 (1899). — 223. VINKE, B., and J.G.A. BORGHANS: "Bacteroides" as a cause of suppuration and septicaemia. Trop. geogr. Med. 15, 76—81 (1963). — 224. WEINBERG, M., R. NATIVELLE, et A.R. PRÉVOT: Les microbes anaérobies. Paris: Masson et Cie. 1937. — 225. WEISS, C., and D.G. MERCADO: Demonstration of type specific proteins in extracts of fusobacteria. J. exp. Med. 67, 49—59 (1938). — 226. WERNER, H.: Zum gegenwärtigen Stand der Diagnostik der gramnegativen anaeroben sporenlosen Stäbchen. Zbl. Bakt., I. Abt. Ref. 197, 137—158 (1965). — 227. WHEELER, W.E., and J. BORCHERS: Vibrionic enteritis in infants. Amer. J. Dis. Child. 101, 60—66 (1961). — 228. WHIPPLE, G.H.: A hitherto undescribed disease characterized anatomically by deposits of fat an fatty acids in the intestinal and mesenteric lymphatic tissues. Bull. Johns Hopk. Hosp. 18, 382—391 (1907). — 229. WILSON, G.S., and A.A. MILES: Topley and Wilson's principles of bacteriology and immunity, 5th ed. London: Edward Arnold Ltd. 1964. — 230. WITTLER, R.G., W.F. MALIZIA, P.E. KRAMER, J.D. TUCKETT, H.N. PRITCHARD, and H.J. BAKER: Isolation of a "Corynebacterium" and its transitional forms from a case of subacute bacterial endocarditis treated with antibiotics. J. gen. Microbiol. 23, 315—333 (1960). — 231. YARDLEY, J.H., and T.R. HENDRIX: Combined electron and light microscopy in Whipple's disease. Demonstration of "bacillary bodies" in the intestine. Bull. Johns Hopk. Hops. 109, 80—98 (1961). — 232. ZÁHOROVÀ, L., and V. KUBELKA: A reverse CAMP diagnostic test with Corynebacterium pyogenes varietas hominis. Folia Microbiol. (Praha) 5, 57—59 (1960).

Nachtrag

PRÉVOT, A.R., A. TURPIN, et P. KAISER: Les bactéries anaérobies. Paris: Dunod 1967.

Die Rattenbißkrankheit (Sodoku)

Von HEINRICH LIPPELT, Hamburg

Mit 3 Abbildungen

I. Definition

Bei der Rattenbißkrankheit handelt es sich um eine akute, fieberhafte Infektionskrankheit, die durch das *Spirillum minus* verursacht wird. Die Infektion kommt durch den Biß infizierter Tiere zustande. Der lokalen Infektion folgt eine zu Rückfällen neigende Temperaturerhöhung, die häufig von allgemeinen Hauterscheinungen begleitet ist. Die Zahl der menschlichen Erkrankungen ist begrenzt und steht im engen Zusammenhang mit der Verbreitung des Erregers in den Tierpopulationen. So kommt es immer zu menschlichen Einzelerkrankungen und nicht zu Epidemien.

II. Geschichte

Die ersten Berichte über die Rattenbißkrankheit stammen aus Japan, wobei zuerst die mannigfachen Vermutungen über den Erreger keine Bestätigung finden konnten. Als erster vermutete 1912 HATA, daß der Erreger der Rattenbißkrankheit eine Spirochaete sein könnte. Zu dieser Annahme veranlaßte ihn der therapeutische Erfolg durch Salvarsan. FUTAKI u. Mitarb. fanden 1915 im Drüsenpunktat einen Mikroorganismus, den sie *Spirillum morsus muris* nannten. Die noch bestehenden Zweifel an der ätiologischen Bedeutung dieses Mikroorganismus für die menschliche Rattenbißkrankheit wurden beseitigt, als es gelang, im Versuchstier ein Krankheitsbild zu erzeugen, das der menschlichen Infektion gleich ist.

Eine erneute Verwirrung trat 1914 auf, als in Deutschland, England und Amerika nach Rattenbiß der *Streptobacillus moniliformis* (Aktinomyces muris) aus der Bißstelle oder den beteiligten Lymphdrüsen isoliert wurde. *S. moniliformis* wurde 1914 bei einer durch den Genuß roher Milch verursachten Epidemie durch PARKER zuerst isoliert. Er nannte die Erkrankung „*Haverhill-Fever*". Dieser gleiche Streptobacillus wurde bei Infektionen nach Rattenbiß isoliert.

Trotz der gleichen Übertragungsweise und dem sich sehr ähnelnden Krankheitsbild unterscheidet man heute zwischen der Rattenbißkrankheit, verursacht durch *S. minus* und dem Haverhill-Fever, verursacht durch *S. moniliformis*.

III. Erreger

Bei dem 1915 zuerst von FUTAKI nachgewiesenen Erreger der Rattenbißkrankheit handelt es sich um eine Spirille von 2—5 μ Länge, die verhältnismäßig grob erscheint. Die Zahl der Windungen beträgt in der Regel 3—5. Endständig sind ein oder mehrere Geißeln festzustellen, die dem Erreger eine Gesamtlänge bis zu 15 μ geben. Im Nativpräparat sind die Bewegungen des Organismus hastig und ähneln denen von Vibrionen. Auch hierin zeigt sich ein deutlicher Unterschied gegenüber echten Spirochaeten. Am besten erfolgt der Nachweis der Spirille im Dunkelfeld oder im Blutausstrich (bzw. „Dicken Tropfen"). Bei Benutzung der Gram-Färbung ist der Erreger gram-positiv. Zweckmäßiger ist aber die Giemsa-Färbung, die Tusche-Färbung oder Versilberungsmethoden. Trotz des septicämischen Ablaufes ist es schwierig, die Spirille im strömenden Blut mikroskopisch nachzuweisen.

Hierfür eignet sich besser die Bißstelle oder deren Umgebung, wie der Punktionsinhalt beteiligter Lymphdrüsen. Häufig wird der Nachweis des Erregers aber nur mit Hilfe eines Tierversuches gelingen. Hierzu benutzt man Nager (Ratten oder weiße Mäuse, bei denen man durch Voruntersuchung sicherstellen muß, daß sie spirillenfrei sind) durch intraperitonaeale Verimpfung von menschlichem Blut, Sekret oder Organmaterial. Nach 7 Tagen erscheint der Erreger im strömenden Blut des Versuchstieres oder noch zahlreicher im Peritonealexsudat. Positive Berichte über geglückte Kulturverfahren oder das Anwachsen der Spirillen in Gewebekulturen warten noch auf eine endgültige Bestätigung, so daß der Tierversuch immer noch das beste diagnostische Hilfsmittel ist.

Die Kenntnisse über die Antigenstruktur sind mangelhaft. Bemerkenswert ist dagegen die Behauptung, daß *Spirillum minus* antigenetische Gemeinschaften mit der Rickettsia tsutsugamushi habe. Damit werden positive Agglutinationen mit dem Proteusstamm OXK bei Fällen von Rattenbißkrankheit erklärt. Die WAR ist in vielen Fällen unspezifisch positiv. Ebenso kommt es immer

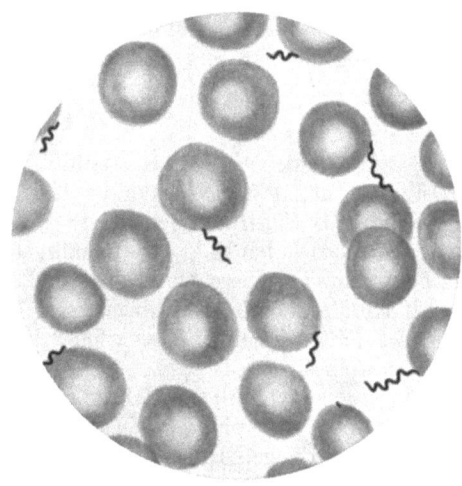

Abb. 1. Spirillum minus

wieder zu positiven Citochol- oder Kahn-Reaktionen. Die Meinecke-Klärungsreaktion bleibt dagegen meistens negativ. Überstandene Infektionen schützen sowohl Mensch wie Tier gegen Neuinfektionen.

IV. Pathologisch-anatomische Befunde

Über Organveränderungen nach menschlichen Erkrankungen liegen nur vereinzelte Mitteilungen vor. Nekrotische Herde und Riesenzellen wurden in excidierten Drüsen nachgewiesen und als „Rattenbißfiebergranuloma" angesprochen. Diese sind aber ebenso wenig charakteristisch wie die Hyperämie der parenchymatösen Organe oder weichen Meningen. Degenerative Veränderungen in Leber und Niere haben keine spezifische Beweiskraft. So wird man auch bei der Sektion zur Sicherung der Diagnose den Erregernachweis anstreben, wozu sich Blut, Drüsen, Nieren, Nebenniere und Hodenzwischengewebe eignen.

V. Pathogenese

Die Zahl menschlicher Rattenbißkrankheitsfälle steht in engster Beziehung zur Verbreitung der Nager, welche die Infektion erhalten und übertragen. Fast ausnahmslos kommen menschliche Erkrankungen durch den *Biß der Tiere* zustande. Während Meerschweinchen an der Infektion zugrunde gehen, zeigen Ratten und Mäuse keine Krankheitserscheinungen. Sie sind nur Wirte, aber keine Opfer des *Spirillum minus*. Bei der Übertragung auf den Menschen ist es aber wichtig zu wissen, daß die Spirillen den Körper der Tiere beim Biß nicht durch den Speichel verlassen. Erst durch Verletzungen der Mundhöhle gelangen die Spirillen aus dem Blut oder bei Augenaffektionen über den Tränenkanal in den Speichel.
Erst auf diesem Wege werden die Spirillenträger infektionstüchtig. An der sehr häufig nur kleinen Bißstelle kommt es nach vorübergehendem Abheilen zu entzündlichen Veränderungen. Bei dem geschwürigen Zerfall, der eine Neigung hat, in die Tiefe zu gehen, werden Lymphstränge und Lymphdrüsen beteiligt. Der Ein-

bruch der Spirillen in die Blutbahn wird von eindrucksvollen Allgemeinerscheinungen begleitet und häufig durch einen Schüttelfrost eingeleitet. Im Verlauf der Lymphstränge können Blasen auftreten und sich über den ganzen Körper ein papulöses Exanthem verteilen. Während Milz- und Leberbeteiligungen nicht zum üblichen Krankheitsverlauf gehören, kommt es auf dem Wege der septicämischen Verbreitung des Erregers zu Nierenveränderungen und häufig zu Bronchopneumonien.

VI. Epidemiologie

Die Zahlen menschlicher Rattenbißkrankheitsfälle werden in engster Beziehung zur Verbreitung des *S. minus* in der Tierwelt stehen. In *Rattenpopulationen* konnte der Erreger in Südfrankreich bei 18 % nachgewiesen werden, in Amsterdam bei 1 %, in Venezuela bei 10 % und in Kalkutta bei 2 %. Doch erfolgte die Übertragung *auch* durch *andere Tiere*. Durch Katzen kam es zu 33 menschlichen Erkrankungen, durch Hunde 3 Fälle, Eichhörnchen 4 Fälle, Mäuse 4 Fälle, Frettchen 3 Fälle, Wiesel 2 Fälle, Ziesel 4 Fälle, Affen 2 Fälle und 1 Infektion durch den Biß eines Hausschweines.

Einzelfälle menschlicher Erkrankungen sind *aus der ganzen Welt* gemeldet worden. Bei einer geographischen Zusammenstellung steht Asien mit fast 1000 menschlichen Erkrankungen an erster Stelle der Kontinente. Allein aus Indien sind über 500 Fälle berichtet worden. An zweiter Stelle steht Europa mit 286 gemeldeten Erkrankungen. Sie kommen vorwiegend aus Südeuropa, Frankreich und England. Die Nordländer scheinen frei zu sein. In Deutschland sind bisher 7 Fälle vorgekommen. An dritter Stelle steht Amerika, wo aber der durch Rattenbiß übertragene *Streptobacillus moniliformis* weit häufiger nachgewiesen werden konnte als das *S. minus*. In der Reihenfolge der Kontinente folgen dann Afrika und Australien. Das hier mitgeteilte Zahlenmaterial muß unvollkommen sein, da die Krankheit nicht immer diagnostiziert wird oder die Erkrankten sich der Behandlung entziehen (China, Afrika, Südamerika).

Die *Übertragung auf den Menschen* kommt nur durch das infizierte Tier zustande. Infektionen von Mensch zu Mensch sind nicht bekannt. Durch die berufliche Tätigkeit sind Männer der Möglichkeit eines Rattenbisses stärker ausgesetzt, und sie erkranken daher auch häufiger als Frauen. Es kann sogar zu einer besonderen beruflichen Exposition kommen, z. B. Sielarbeiter (Ratten), Erntearbeiter (Feldmäuse). Es scheint keine Unterschiede in dem Befall der Altersgruppen zu geben, denn die Rattenbißkrankheit ist auch unter Kindern mehrfach beschrieben worden (Spieltrieb mit Tieren).

VII. Klinisches Bild

Die *Inkubationszeit* schwankt zwischen 1 Tag und 7 Wochen, beträgt aber im Mittel 5—10 Tage. In dieser Zeit heilt die Bißstelle, die sich überwiegend an der Hand befindet, ab. Doch dann setzt an dieser scheinbar schon verheilten Wunde

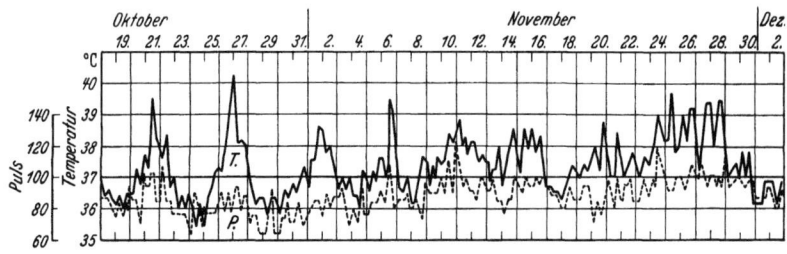

Abb. 2. Fieberkurve bei Rattenbißkrankheit

eine starke Entzündung ein, begleitet von einem Infiltrat, das sich tiefgehend nekrotisch verändert. In der Umgebung dieses *Primäraffektes* kommt es zu Schwellungen und Rötungen der Haut, Bläschenbildungen und sehr bald zu einer entzündlichen Beteiligung der zugehörigen Lymphstränge und Lymphdrüsen. Entsprechend dem Sitz der Bißstelle sind die Supraclaviculardrüsen besonders häufig befallen. Es ist durchaus nicht ungewöhnlich, daß die Infektion in dieser Phase ohne Behandlung und ohne besondere Allgemeinerscheinungen abklingt und zur Ausheilung kommt. Die meisten Fälle nehmen aber einen eindrucksvolleren Verlauf. Mit der Temperatursteigerung, die in 2—3 Tagen 40° C erreicht oder auch in Form eines Schüttelfrostes beginnen kann, kommt es zu deutlichen subjektiven Beschwerden.

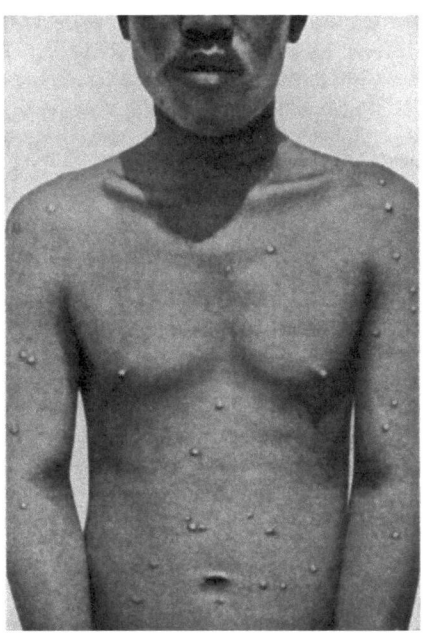

Die Patienten klagen über Kopf- und Gliederschmerzen, Durchfälle, selbst Erbrechen und Benommenheit sind nicht ungewöhnlich. Neben den Bläschen in der Umgebung des Primäraffektes tritt häufig ein papulöses oder erythematöses Exanthem auf, das auch einer Urticaria ähneln kann. Die blauroten Flecke werden handtellergroß und verteilen sich über den ganzen Körper.

Abb. 3. Papulöser Ausschlag bei Rattenbißkrankheit

Während dieser *fieberhaften Periode* sind Kopf-, Muskel- und Gelenkschmerzen die Hauptbeschwerden. Darüber hinaus sind aber auch Hyperaesthesien und Steigerung der Reflexe nachzuweisen. Im Blutbild kommt es zu einer leichten fortschreitenden Anämie und einer Leukocytose, die sich zwischen 15 000 und 20 000 bewegt. Während im Beginn der Erkrankung die Segmentkernigen betont sind, zeigen sich später bei der Differenzierung vorwiegend Lymphocyten. Trotz der septicämischen Invasion des Erregers ist die Milz meistens nicht geschwollen. Auch Leberbeteiligungen sind ungewöhnlich. Dagegen werden Nierenschädigungen häufiger gesehen mit positiven Eiweißreaktionen und dem Ausscheiden von Erythrocyten und Cylindern. Die *Hauptkomplikationen* sind die *Arthritis* und *Bronchopneumonie*. Diese ist häufig die Todesursache. Die *Letalitätsrate* ist aber *gering*. Der Fieberverlauf ist undulierend. Nach einer kurzen Continua von 3—5 Tagen kommt es nach einem kritischen Abfall, der von starken Schweißausbrüchen begleitet wird, zu einem 4—5 Tage dauernden Intervall. Ähnlich wie beim Rückfallfieber verkürzen sich die Fieberphasen und verlängern sich die Zeiten des Intervalls. Mit den einzelnen Fieberschüben nehmen die Allgemeinerscheinungen ab. Diese Fieberschübe können sich über Wochen und Monate erstrecken.

Bei der *Klärung der Diagnose* ist der Biß durch ein Tier der wichtigste Hinweis. Gesichert wird aber die Diagnose erst durch den *Erregernachweis*. Er kann mikroskopisch im Fieberanstieg im peripheren Blut durch einen Ausstrich oder „Dicken Tropfen" unter Benutzung der Giemsa-Färbung mit Erfolg versucht werden. Größere Aussichten, den Erreger mikroskopisch nachzuweisen, bieten das Wundsekret des Primäraffektes oder Gewebsflüssigkeit aus den Lymphbahnen oder Lymphdrüsen. Neben der Untersuchung gefärbter Präparate ist die Benutzung der Dunkelfelduntersuchung besonders zu empfehlen. Häufig wird aber der mikroskopische Nachweis nicht glücken, so daß der *Tierversuch* herangezogen werden muß. Auf Meerschweinchen oder weiße Mäuse, die frei von Spirillen sein müssen, bringt man intraperitoneal Blut des Patienten, das im Fieberanstieg abgenommen wurde, oder Sekret des Primäraffektes, oder Organmaterial der beteiligten Lymphdrüsen. Es kommt zu einer schnellen Anreicherung im Versuchstier, und der Nachweis im Peritonaealexsudat ist nicht schwierig. Von der Serologie ist bisher keine Möglichkeit zum Nachweis von Antikörpern gegeben. In diesem Zusammenhang sei nochmals auf das Auftreten unspezifisch positiver Lues-Reaktionen hingewiesen.

Im Beginn der Erkrankung hat sich die *Differentialdiagnose* mit der Abgrenzung gegen Pest, Tularämie, Lues und Tuberkulose zu beschäftigen. Der Fieberverlauf läßt besonders an Rückfallfieber und Brucellose denken. Die Urticaria und das papulöse Exanthem stiftet bei der Klärung der Diagnose häufig einige Verwirrung. In tropischen Gegenden muß das Vorliegen einer Malaria mit Sicherheit ausgeschlossen werden.

In der *Vorbeugung* und Bekämpfung der Rattenbißkrankheit gibt die Durchseuchung der in menschlicher Umgebung lebenden Tierwelt einen besonderen Hinweis. Man darf sich dabei aber auf den Nachweis unter Nagern nicht beschränken, da feststeht, daß das *S. minus* auch unter Haustieren vorkommt. Aufklärung und Schutzmaßnahmen bei Menschen, die durch ihren Beruf besonders gefährdet sind, sollte man erwägen. Bei besonderer Exposition wird die einmalige Gabe von 0,6 g Neosalvarsan empfohlen. Mit dieser prophylaktischen Maßnahme kann man einen Schutz für 3—4 Tage erreichen.

Therapie

In früheren Zeiten wurde vorwiegend als Therapeuticum Neosalvarsan angewandt. Bereits nach der ersten Injektion, die dem Alter und Zustand des Patienten entsprechend zwischen 0,3 und 0,6 g lag, konnte ein schneller Rückgang der Krankheitserscheinungen und des Fiebers erreicht werden. Es wird aber zur Vermeidung von Recidiven empfohlen, die Injektionen auf 6 zu erweitern. Trotzdem blieb aber in Japan die Todesrate über 10%, da sich zeigte, daß schwere Verlaufsformen wie Sepsis oder chronische Verläufe mit Neigungen zu Rückfällen nicht ausreichend beeinflußt werden konnten.

Heute ist Penicillin das Therapeuticum der Wahl. Tagesdosen von 1—10 Mill. I.E. sind entsprechend der Verlaufsform empfehlenswert. Die Therapiedauer soll im Mittel 10 Tage dauern. Wichtig ist, daß auch das Haverhill-Fever mit dem *Streptobacillus moniliformis* als Erreger durch Penicillin in derselben Dosierung ausgezeichnet beeinflußt werden kann. Das Penicillin, mit dem die meisten Erfahrungen vorliegen, ist auch bei den prognostisch ungünstigen Krankheitsformen wirksam. Tetracycline, vor allem bei hoher parenteraler Gabe, sind ebenfalls nützlich. Die früher immer wieder erforderlich gewesenen lokalen chirurgischen Eingriffe wie auch eine lokale Chemotherapie sind bei der ausgezeichneten Wirkung des Penicillins in der Regel überflüssig geworden. In neuester Zeit wurde das Entstehen resistenter Stämme, vor allem nach Streptomycin und Neosalvarsan, bekannt. Nach Einführung der Antibiotica in die Behandlung der Rattenbißkrankheit ist die Letalitätsgrenze fast auf Null gesunken.

Literatur

Ash, J. E., and S. Spitz: Pathology of tropical diseases. An Atlas. Philadelphia and London: W.B. Saunders Co. 1947. — Blattner M.D., and J. Russel: Rat-bite-fever. J. Pediat. 67, 884 (1965). — Das Gupta, D.: Indian med. Gaz. 77, 541 (1942). — Futaki, F., J. Takaki, T. Taniguchi, S. Osumi: Spirochaeta morsus muris n. sp. — the cause of rat-bite-fever. Second paper. J. exp. Med. 25, 33 (1917). — Gundel, M.: Die ansteckenden Krankheiten. Stuttgart: Georg Thieme 1950. — Lippelt, H.: Die Rattenbißkrankheit (Sodoku). Handbuch der Inneren

Medizin, 4. Aufl., Bd. I. Berlin-Göttingen-Heidelberg: Springer 1952. ~ Die Rattenbißkrankheit (Sodoku). Klinik der Gegenwart. Handbuch der praktischen Medizin. Urban und Schwarzenberg München 1957. — **Manson-Bahr, P.H.**: Manson's trop. diseases. A manual of the diseases of warm climates. Cassel & Co. Ltd. 1966. — **Richter, C.**: J. Amer. med. Ass. **128**, 324 (1945). — **Roux, M.**: Z. ges. Hyg. **49**, 318 (1942). — **Schottmüller, H.**: Derm. Wschr. (Festschr.) **58**, 77 (1914). — **Swyer, G.**: Brit. med. J. **1945** I, 388. — **Wheeler, W.**: Amer. J. Dis. Child. **69**, 215 (1945).

Bartonellosis = Carrionsche Krankheit:
a) Oroyafieber, b) Verruga peruana

Von Reinhard Wigand, Homburg/Saar

Mit 2 Abbildungen

I. Definition

Als Bartonellen werden kleine, runde oder stäbchenförmige Mikroorganismen bezeichnet, die an den roten Blutkörperchen der befallenen Wirte liegen und, im Gegensatz zu anderen Blutparasiten, keine Innenstruktur oder Differenzierung in Kern und Cytoplasma erkennen lassen.

Die Bartonellosis des Menschen, deren Erreger *Bartonella bacilliformis* ist, tritt in zwei Krankheitsformen auf, dem *Oroyafieber*, einer akuten fieberhaften Anämie, und der *Verruga peruana*, einer gutartigen Hautaffektion. Außerdem sind asymptomatische Infektionen häufig.

II. Geschichte

Die Hauterkrankung („Verruga") ist, wie man nach prähistorischen Keramikfunden aus Peru vermutet, dort schon seit vielen Jahrhunderten endemisch. Zur Zeit der spanischen Eroberer war sie den Eingeborenen im heutigen Peru und Ekuador als selbständiges Krankheitsbild bekannt. In diesen alten Berichten ist die Abgrenzung gegenüber der Frambösie allerdings nicht immer eindeutig. Die *akute fieberhafte Form* fand weniger Beachtung, bis sie 1880 in einer größeren Epidemie auftrat und beim Bau der Eisenbahn von Lima nach Oroya unter den Arbeitern etwa 7000 Todesopfer forderte. Die bereits im vorigen Jahrhundert von manchen peruanischen Ärzten vertretene Ansicht, daß es sich bei Oroyafieber und Verruga um *verschiedene Stadien der gleichen Krankheit* handelt, wurde 1885 durch einen Selbstversuch des peruanischen Studenten Daniel A. Carrión gestützt: Er infizierte sich mit Material aus Verrugaknoten und erkrankte an Oroyafieber mit tödlichem Ausgang. Odriozola hat 1898 in einer ausführlichen Monographie beide Krankheitsformen unter der Bezeichnung *Carrionsche Krankheit* zusammenfassend dargestellt. Aus dem Jahre 1905 stammt die erste Beobachtung des *Erregers* auf den Blutkörperchen durch Barton (publ. 1909). 1910 gelang Jadassohn und Seifert die Übertragung der Verruga peruana auf den Affen, der 1913 die Entdeckung spezifischer Einschlußkörper in den Gewebszellen durch Mayer, da Rocha Lima und Werner folgte. Eine weitere Klärung ätiologischer und pathogenetischer Zusammenhänge beider Krankheitsformen erbrachten die Ergebnisse einer 1913 nach Peru entsandten Expedition der Harvard University (Strong u. a., 1915), die Züchtung von B. bacilliformis durch Noguchi und Battistini (1926) und die Übertragungsversuche von Mayer und Kikuth (1927). Eine ausführliche und kritische monographische Darstellung aller Arbeiten, die bis zum Jahre 1943 über B. bacilliformis sowie über die Tierbartonellen (siehe unten) und die durch sie hervorgerufenen Krankheiten erschienen sind, wurde von D. Weinman (1944) veröffentlicht, der selbst als Parasitologe an der zweiten nach Peru entsandten Harvard-Expedition (Pinkerton, Weinman, Hertig, 1937) teilgenommen hat.

Geographische Verbreitung: Die Bartonellosis des Menschen tritt, soweit bekannt, nur *im westlichen Südamerika* in Teilen der Länder Peru, Ekuador und Kolumbien auf, und zwar in einem schmalen Streifen der westlichen und zentralen Kordillerenketten der Anden. In Bolivien wurden Verdachtsfälle beobachtet; in anderen Teilen Süd- und Mittelamerikas sah man gelegentlich Verruga-ähnliche Hauteruptionen („Pseudoverruga"), deren Ätiologie jedoch ungeklärt ist. Die Krankheit ist in den letzten Jahren überwiegend auf dem Land und kaum in den Städten aufgetreten (Urteaga, persönliche Mitteilung).

III. Erreger

Morphologie. B. bacilliformis erscheint im Giemsa-gefärbten Blutausstrich recht polymorph. Die typische Form sind Stäbchen, die öfters im Winkel Y- oder V-förmig aneinandergelagert sind; sie haben manchmal Polverdichtungen. Daneben sieht man oft kokkoide Elemente. Gelegentlich sind Ringformen mit hellem Zentrum beschrieben worden (NOGUCHI, 1928). Die Organismen färben sich nach Giemsa violett; sie sind gramnegativ. Auf dem Höhepunkt der Infektion sind sie in großer Zahl vorhanden und können bis zu 90 % der Erythrocyten (Abb. 1), ja sogar Leukocyten befallen. Die Größe der Bartonellen beträgt etwa 0,25—0,5 × 1—3 μ (STRONG u. a., 1915; WIGAND u. a., 1953). Die schon früher vermutete Lage der Parasiten auf den Ery-throcyten (ALDANA, 1929) wurde elektro-nenoptisch mit dem Pseudo-Abdruckver-fahren bestätigt (WIGAND u. a., 1953). In der Kultur sind die Bartonellen weniger polymorph. In jungen Kulturen überwiegen Stäbchen, in alten kokkoide Formen. Die Organismen liegen oft in dichten Aggre-gaten. Unter geeigneten Züchtungsbedin-gungen zeigen sie Eigenbewegung, die auf dem Vorhandensein unipolar angeordneter Geißelbündel beruht (NOGUCHI, 1928; PE-TERS und WIGAND, 1962). Die Organismen sind von Zellwänden umschlossen (PETERS und WIGAND).

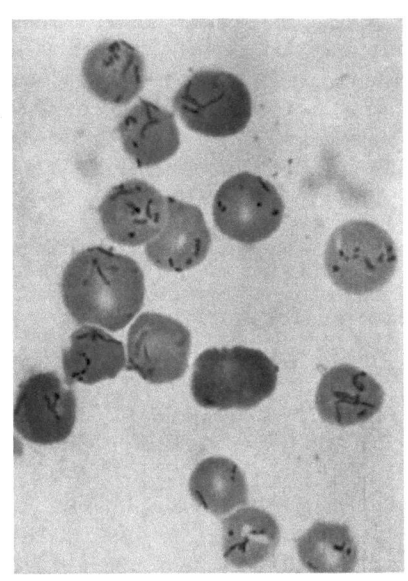

Abb. 1. Bartonella bacilliformis im Blutausstrich (Giemsafärbung)

Züchtung. Die Züchtung von B. bacilli-formis ist seit den ersten Versuchen von NOGUCHI und BATTISTINI (1926) auf ver-schiedenen serum- oder bluthaltigen Nähr-böden möglich. Sie erfolgt optimal bei 28° C und dauert je nach Einsaatmenge einige Tage bis mehrere Wochen. Bioche-mische Leistungen sind bei den Organis-men nicht nachgewiesen worden, ebenfalls keine unterschiedlichen Serotypen. Eine Züchtung ist aus Blut, Verrugamaterial oder inneren Organen möglich. Auch in Gewebekulturen (PINKERTON und WEINMAN, 1937a) und auf der Chorioallan-toismembran des Hühnerembryos (JIMENEZ und BUDDINGH, 1940) vermehrt sich B. bacilliformis.

Nach dem Gesagten besitzt B. bacilliformis die Eigenschaften typischer Bak-terien und würde als gramnegatives, kleines, unipolar-lophotrich begeißeltes, fer-mentschwaches Bacterium am ehesten in die *Familie der Pseudomonadaceae* ein-zuordnen sein. Dagegen sind die im Tierreich vorkommenden Organismen der Gattungen *Haemobartonella* (MAYER, 1921; TYZZER und WEINMAN, 1939) und *Eperythrozoon* (SCHILLING, 1928) in ihren Eigenschaften so *verschieden von B. bacil-liformis* (PETERS und WIGAND, 1955; WIGAND, 1958), daß sie in diesem Zusam-menhang nicht besprochen zu werden brauchen. Infektionen mit diesen Blutpara-siten lassen sich in keiner Weise als Modellversuche für die Bartonellosis des Men-schen gebrauchen. Es bestehen allerdings vereinzelte Hinweise darauf, daß viel-leicht auch Hämobartonellen-Infektionen beim Menschen vorkommen (OTTO und REZEK, 1943; PAPPENHEIMER u. a., 1944). In diesen Fällen war dem Auftreten der fraglichen Mikroorganismen im Blut eine Milzexstirpation vorhergegangen, was in Parallele zu der Aktivierung der Tierbartonellosen durch Splenektomie stehen würde.

Übertragungsversuche. Die Verruga läßt sich, wie zuerst von JADASSOHN und SEIFERT (1910) gezeigt, experimentell *auf Affen* übertragen und in Passagen weiter-führen. Verschiedene Affenarten sind empfänglich (siehe WEINMAN, 1944, S. 266). Bevorzugt wird die intracutane Infektion der Augenbrauenhaut. Nach Inkuba-tionszeiten zwischen 10 und 65 Tagen entwickelt sich an der Injektionsstelle eine Verruga, die makro- und mikroskopisch der Hauteruption des Menschen gleicht. Zu einer generalisierten Hauteruption oder zum Oroyafieber kommt es beim Affen fast nie. Eine Verruga läßt sich mit Material von Menschen- oder Affenverruga, mit Bartonellenkulturen oder Lymphknotenpunktat von Oroyafieberkranken (WEIN-MAN und PINKERTON, 1937) erzielen, merkwürdigerweise aber nicht durch Ver-impfung bartonellenhaltigen Blutes. Weiterhin ist bemerkenswert, daß bei den Affen nicht immer eine Verruga, sondern öfters lediglich eine durch positive Blut-kultur feststellbare asymptomatische Infektion entsteht, was sowohl von der Resistenz der Tiere, wie auch von der Virulenz des verwendeten Bartonellenstam-mes anhängt (NOGUCHI, 1928; WIGAND und WEYER, 1953).

Die künstliche Erzeugung von Oroyafieber ist beim Affen nur in Einzelfällen gelungen (MAYER und KIKUTH, 1927; WEINMAN und PINKERTON, 1937), und auch dabei fehlten die beim Menschen typischen Endothelveränderungen (siehe unten).

Die Infektion anderer Versuchstiere ist nicht möglich, wenn man von einigen unregel-mäßigen Ergebnissen bei Hunden absieht (STRONG u. a., 1915; NOGUCHI, MULLER u. a., 1929; SAMPER und MONTOYA, 1940).

IV. Pathologische Anatomie

Die Haut des an Oroyafieber gestorbenen Patienten ist sehr blaß, oft leicht ikterisch verfärbt; häufig sind petechiale Blutungen vorhanden. An den inneren Organen finden sich als Zeichen starker Anämie zentrale Leber-nekrosen sowie Infarkte in Milz und Lymphknoten. Besonders charakteristisch ist weiterhin der *Befall der Endothelzellen der Blut- und Lymphcapillaren mit B. bacilliformis* (STRONG u. a., 1915). Die intracelluläre Vermehrung der Erre-ger in diesen Zellen erreicht oft extreme Grade, so daß die Zellen, angefüllt mit kokkoiden Elementen von B. bacilliformis, stark vergrößert sind und in das Lumen der Capillaren hineinragen. Derart befallene Endothelzellen findet man in verschiedenen inneren Organen (PINKERTON und WEINMAN, 1937b) und auch in der Haut (ALDANA, 1929), wodurch die Möglichkeit entsteht, daß stechende Insekten die Infektion, auch ohne Blut zu saugen, verbreiten können.

Die *Verruga peruana* ist ein *spezifisches Granulom*, das durch die Bildung zahl-reicher neuer Blutgefäße und durch Endothelwucherung gekennzeichnet ist. Diese Endothelzellen wurden von DA ROCHA LIMA (1913) als Angioblasten gedeutet. Bei geeigneter Technik lassen sich in diesen Zellen *intracytoplasmatische Einschlüsse* mit granulärer Struktur (MAYER u. a., 1913) oder auch mit *stäbchenförmigen Bar-tonellen* (PINKERTON und WEINMAN, 1937b) nachweisen. Bei älteren, in Rück-bildung begriffenen Verruganoten kommt es zu starker Vermehrung des Binde-gewebes.

V. Pathogenese

Die Ursache der im Verlauf des Oroyafiebers auftretenden *Anämie* ist nach allgemeiner Ansicht die Blutzerstörung, deren Mechanismus allerdings noch keineswegs geklärt ist. Aus dem Anämietyp (siehe unten) kann man keine sicheren Schlüsse ziehen. Eine Knochenmarkshemmung spielt, wenn überhaupt, wohl nur eine sekundäre Rolle in späten Krankheitsstadien (HURTADO u. a., 1938). Dagegen sprechen vor allem die Gallenfarbstoffbefunde (siehe unten) für einen hämolytischen Mechanismus (HURTADO u. a.). Da man keine Hämolysine im Blut hat nachweisen können, ist eine *direkte Zerstörung der Blutzellen durch die Bartonellen* (PITTALUGA, 1938) wahrscheinlich, wozu noch eine gesteigerte Erythrophagocytose kommt (STRONG u. a., 1915; URTEAGA, 1948). Eine erhöhte mechanische Fragilität und eine stark verkürzte Überlebenszeit Bartonellen-befallener Blutkörperchen fanden REYNAFARJE und RAMOS (1961).

Die interessante Frage, warum sich das Oroyafieber nur bei bestimmten Individuen entwickelt, während andere die harmlose Verruga oder lediglich eine symptomlose Infektion durchmachen, läßt sich nicht sicher beantworten. KUCZYNSKI-GODARD (1937) glaubte, daß ein niedriger Ernährungszustand oder gleichzeitige Darminfektionen (die in der Tat häufig gefunden werden, siehe unten) durch eine Senkung der allgemeinen Resistenz die Blutinvasion durch B. bacilliformis begünstigen. Völlig ungeklärt ist auch die Frage, wieso der gleiche Erreger zwei so unterschiedliche Krankheitssyndrome hervorrufen kann. Zum Versuch einer Deutung stellte ALDANA (1947) eine Theorie auf, nach welcher B. bacilliformis in drei verschiedenen biologischen Stadien, als Bacterium, Rickettsie und Virus, vorkommen soll, die auf einer Reihe unrichtiger Voraussetzungen und Folgerungen beruht und daher abzulehnen ist.

VI. Epidemiologie

Schon ältere Berichte weisen darauf hin, daß die *Verrugagebiete* auffällig *begrenzt* sind. Sie betreffen überwiegend *Gebirgstäler in bestimmten Höhenlagen* (800 bis höchstens 3000 m) von gleichartigem Landschaftscharakter. Die Annahme, daß Wasser die Infektionsquelle sei, wurde frühzeitig widerlegt. Bereits 1899 wurde durch ARCE (s. STRONG u. a., 1915) eine Übertragung durch Insekten vermutet. Unter diesen wurden *Phlebotomen* durch TOWNSEND (1913) verdächtigt und durch NOGUCHI, SHANNON u. a. (1929) *als Überträger* nachgewiesen. Man hat B. bacilliformis von freilebenden Mücken in Kultur gezüchtet (BATTISTINI, 1931) und durch Stich oder Injektion auf Affen übertragen (NOGUCHI, SHANNON u. a., BATTISTINI, HERTIG, 1942), wobei es stets zu asymptomatischer, nur durch Blutkultur nachweisbarer Infektion kam. Das Vorkommen der Phlebotomen in bestimmten geographischen Bereichen und Höhenlagen erklärt die erwähnte Begrenztheit der endemischen Verrugazone (PATIÑO, 1939; REBAGLIATI, 1940; HERTIG, 1948). In Peru sind Infektionen überwiegend zur Nachtzeit erworben worden, was ebenfalls mit den Stechgewohnheiten der Phlebotomen im Einklang steht. In Peru ist *Phlebotomus verrucarum* Hauptüberträger (NOGUCHI, SHANNON u. a., 1929, HERTIG, 1938), und auch in Kolumbien sind gleiche oder verwandte Arten als Überträger gefunden worden (ROZEBOOM, 1947). Bei der Epidemie in Peru im Jahre 1959 fand sich als wahrscheinlicher Überträger *Phlebotomus pescei* (HERRER u. a., 1959/60).

Andere Arthropoden konnten zwar experimentell infiziert werden, so Zecken der Gattung *Dermacentor* (NOGUCHI, 1926) und Kleiderläuse (WIGAND und WEYER, 1953), spielen aber als natürliche Überträger wahrscheinlich keine Rolle (NOGUCHI, SHANNON u. a.).

Der Mensch ist, als Patient oder mit latenter Infektion, der alleinige Ausgangspunkt für die weitere Verbreitung der Krankheit. Die längere Zeit in Peru verbreitete Theorie, daß B. bacilliformis in bestimmten Pflanzen vorkäme (MALDONADO, 1931; MACKEHENIE und CORONADO, 1933) entbehrt jedes stichhaltigen Beweises und wurde zudem von HERRER (1953a) widerlegt.

VII. Klinisches Bild

Eine ausführliche Darstellung des klinischen Bildes findet sich bei RICKETTS (1949b).

Die *Inkubationszeit* beträgt zwischen 15 und 40 Tagen (ODRIOZOLA, 1898), gelegentlich noch länger, am häufigsten zwischen 20 und 23 Tagen (RICKETTS, 1947). Nach Selbstinoculation erkrankte CARRIÓN nach 21 Tagen (s. WEINMAN, 1944), KUCZYNSKI-GODARD (K.-G. und MACKENEHIE, 1937) nach 17 Tagen.

Art und Schwere der Symptome unterliegen erheblichen Schwankungen, ebenso die Dauer der Erkrankung. Beide Syndrome (Oroyafieber und Verruga peruana) können isoliert vorkommen oder nacheinander auftreten, selten auch gleichzeitig bestehen. Die Intensität der Initialerscheinungen kündigt oft schon an, ob das schwere Oroyafieber oder die mildere Verruga peruana folgen wird.

a) Oroyafieber: Die Krankheit beginnt oft plötzlich mit Frösteln, starkem Schweißausbruch und heftigen Kopf- und Gliederschmerzen. Der *Fieber*verlauf ist variabel und uncharakteristisch; Temperaturen von 40° C werden öfters erreicht. Schmerz- und Fiebererscheinungen verlaufen manchmal schubweise mit kurzen Intervallen relativen Wohlbefindens. Der weitere Verlauf ist durch die *Anämie* und das Auftreten von B. bacilliformis im Blut charakterisiert. Die Anämie nimmt oft in wenigen Tagen hohe Grade an (1 Mio Erythrocyten/mm^3 und weniger). Die Erythrocytenzahlen sinken in schweren Fällen auf etwa 1 Mio/mm^3 ab. Eine Genesung ist bei 800000/mm^3 noch möglich (REBAGLIATI, 1940). Die Hämoglobinwerte können bis auf 15 % der Norm abfallen; der Färbeindex ist meist leicht erhöht. Makrocytose ist konstant verhanden; das Durchschnittsvolumen des Erythrocyten erhöht sich um etwa 50 % (HURTADO u. a.). Berücksichtigt man dieses vergrößerte Volumen, so ist die Anämie trotz des erhöhten Färbeindex als hypochrom zu bezeichnen (HURTADO u. a.). Auf dem Höhepunkt der Krankheit sind zahlreiche *Blutkörperchen mit B. bacilliformis* befallen. Zu den bereits erwähnten Symptomen treten als Zeichen bzw. Folgen der Anämie eine extreme Blässe mit subikterischer Verfärbung von Haut und Schleimhäuten, Schwäche und Schwindelgefühl, Beschleunigung von Atmung und Puls, auch in fieberfreien Perioden, systolische Herzgeräusche und Blutdruckerniedrigung. Die Kranken sind entweder unruhig und delirieren oder sie verfallen in einen apathischen Zustand. Charakteristisch ist ferner eine allgemeine *Vergrößerung der Lymphknoten*. Die Leber, seltener die Milz können vergrößert und druckschmerzhaft sein. Öfters besteht eine Blutungsneigung mit *Petechien*, die am häufigsten im Gesicht, am Hals und an den Extremitäten sitzen (ODRIOZOLA). Aus ihnen entwickeln sich später manchmal Verrugaknoten. Nasenbluten kommt häufig vor. Ödeme, besonders an den Fußknöcheln und Unterschenkeln, sowie abnorme Hautpigmentierungen (JARAMILLO, 1939) sind beobachtet worden.

Symptome von seiten des Gastrointestinaltraktes, die über Übelkeit, Erbrechen und Appetitlosigkeit hinausgehen, sind nicht charakteristisch für Oroyafieber; wenn vorhanden, weisen sie auf eine Komplikation hin, insbesondere auf die häufig vorkommende Sekundärinfektion mit Salmonellen (RIBEYRO, 1933; HURTADO u. a., 1938; RICKETTS, 1948a; CUADRA, 1954).

Das Nervensystem ist an dem Krankheitsbild durch Auftreten allgemeiner *nervöser Symptome* beteiligt (siehe oben). In seltenen Fällen kommt es zu encephalitischen Symptomen mit sehr vielfältiger Symptomatik (LASTRES, 1945). Auch Poliomyelitis-ähnliche Krankheitsbilder sind in Einzelfällen beschrieben worden (MENDEZ und QUINTANA, 1940; TRELLES und ARANIBAR, 1956), ohne daß der Zusammenhang zwischen Bartonelleninfektion und Symptomatik gesichert wäre.

Laboratoriumsbefunde. B. bacilliformis ist nur selten im Blut sichtbar, solange noch keine Anämie besteht. Die Anzahl der Parasiten nimmt mit fortschreitender Anämie zu. Dabei werden Normo- und Mikrocyten häufiger befallen als Makrocyten (HURTADO u. a., 1938). Auch Retikulocyten und Normoblasten können befallen sein (STRONG u. a., 1915). Bei günstigem Verlauf verschwinden die Parasiten oft plötzlich. Vor dem Verschwinden (RICKETTS, 1948b) sowie unter dem Einfluß von Antibiotica (ALDANA und TISNADO, 1945) treten vermehrt kokkoide Elemente auf.

Die osmotische Resistenz der Erythrocyten ist nicht (JARAMILLO, 1939) oder nur geringfügig (HURTADO u. a., 1938) vermindert. Weiterhin bestehen Anisocytose, Poikilocytose und Polychromasie mit Retikulocytenzahlen bis über 50 % (HURTADO u. a.). Normoblasten und häufig auch Megaloblasten (MONGE und WEISS, 1930) finden sich im strömenden Blut.

Das Plasmavolumen des Blutes ist stark vermehrt, die Gerinnungszeit normal, die Blutsenkungsgeschwindigkeit stark erhöht. Hämolysine oder Autoagglutinine wurden nicht festgestellt (MONGE, 1911; GUZMÁN BARRÓN, 1926). Die Wassermannsche Reaktion ist negativ, dagegen weist eine positive Formolgelprobe auf Veränderungen der Serumproteine hin (GROOT u. a., 1941). Die Blutlipoide sind vermindert (MANRIQUE, 1952). Freies Hämoglobin ist im Blut nicht vorhanden, jedoch ist das indirekte Bilirubin erhöht (GUZMÁN BARRÓN, 1926; HURTADO u. a.).

Die Leukocytenwerte sind oft erhöht (MONGE und WEISS, 1930; ESCOMEL, 1938), aber auch Leukopenie kann bestehen oder die Leukocytose ablösen (MANRIQUE und DA ROCHA LIMA, 1937), offenbar in Abhängigkeit vom Vorhandensein sekundärer Infektionen (HURTADO u. a.). Im akuten Stadium findet sich häufig eine Linksverschiebung, in der Krise eine Zunahme der Lymphocyten und Monocyten (HURTADO u. a.).

Im *Urin* sind Urobilin und Urobilinogen meist vermehrt (MONGE, 1912; GROOT u. a., 1941); man findet kein Bilirubin (GUZMÁN BARRÓN) und kein Hämoglobin (HURTADO u. a.). Febrile Albuminurie ist häufig, gelegentlich mit granulären oder hyalinen Zylindern (PIMENTEL, 1913). Die Diazoreaktion ist manchmal positiv.

Verlauf. Das Fieber hält mit maximalen Werten von 38,5°—40° 10—30 Tage an, wobei ein remittierender Fiebertypus vorherrscht. Der Tod kann frühestens nach 10 Tagen eintreten, häufiger in der 3.—4. Krankheitswoche (ODRIOZOLA). Bei Besserung verschwinden die Bartonellen rasch aus dem Blut, das Fieber läßt nach, während anfallsweise Schmerzen noch länger bestehen bleiben. Die Anämie bessert sich; normale Blutwerte werden zwischen 5 und 10 Wochen nach Krankheitsbeginn erreicht.

Prognose. Vor der Antibiotica-Ära lag die Sterblichkeit an Oroyafieber bei 40 % und darüber. Fiebersenkung und Verschwinden der Bartonellen sind günstige Zeichen; allerdings können gelegentlich Relapse oder Komplikationen nachfolgen. Das Auftreten einer Verruga-Eruption im Verlauf des Oroyafiebers gilt, besonders wenn sie ausgedehnt ist, als günstiges Zeichen. Komplikationen, welche die Prognose verschlechtern, sind vor allem die bereits erwähnten Salmonelleninfektionen, während die häufig vorkommende gleichzeitige Malaria keinen ungünstigen Einfluß hat (RICKETTS, 1948a, 1949a). Auch nach Antibiotica-Behandlung kommen Todesfälle vor, wahrscheinlich infolge verspäteten Behandlungsbeginnes oder therapieresistenter Sekundärinfektionen (ALDANA und TISNADO, 1945).

b) Verruga peruana: In der Mehrzahl der Fälle folgt dem Oroyafieber nach verschieden langer Zeit, am häufigsten nach etwa einem Monat, das eruptive Stadium. Die Verruga kann sich aber auch ohne vorausgegangenes anämisches Stadium entwickeln. Es treten multiple, zunächst *papulöse Hauteflorescenzen* auf, die sich zu kleinen *Knoten* von Größe und Farbe einer Preißelbeere („*miliare Form*", Abb. 2) oder zu größeren Knoten („*nodöse*" bzw. „*muläre Form*") entwickeln. Sie bevorzugen Gesicht und Streckseiten der Extremitäten (ODRIZOLA, 1898) und sind am Rumpf, Genitalien und am behaarten Kopf seltener, können aber an Handtellern und Fußsohlen zu finden sein. Sie überragen das Niveau der umgebenden Haut und erinnern so, wie der Name sagt, an Hautwarzen. Die Knoten sind lebhaft rot gefärbt und histologisch aus zahlreichen neugebildeten Blutgefäßen und gewucherten Endothelzellen (Angioblasten) aufgebaut (siehe oben). Gelegentlich entwickeln sich Verrugaknoten auf den Schleimhäuten (Mundhöhle, Nase, Conjunctiva), während ihr Vorkommen in inneren Organen vermutet wurde, aber nicht sicher ist.

Das eruptive Stadium, das oft schubweise auftritt, dauert im Mittel 4—6 Monate. Allgemeinsymptome (Fieber, Schmerzen) können wechselnd auftreten, jedoch bilden sich die Knoten stets spontan zurück und die Prognose ist unbedingt günstig. Die Laboratoriumsbefunde sind meist normal; B. bacilliformis findet man nur selten mikroskopisch im Blut; dagegen sind Blutkulturen im Stadium der Verruga meist, aber nicht immer (HERRER, 1953b) positiv.

Immunität: Das Überstehen der Krankheit hinterläßt eine über längere Zeit andauernde Immunität (WEISS, 1933; HOWE, 1943a). Jedoch sind Zweiterkrankungen beobachtet worden, vor allem Verruga (HERTIG, 1942).

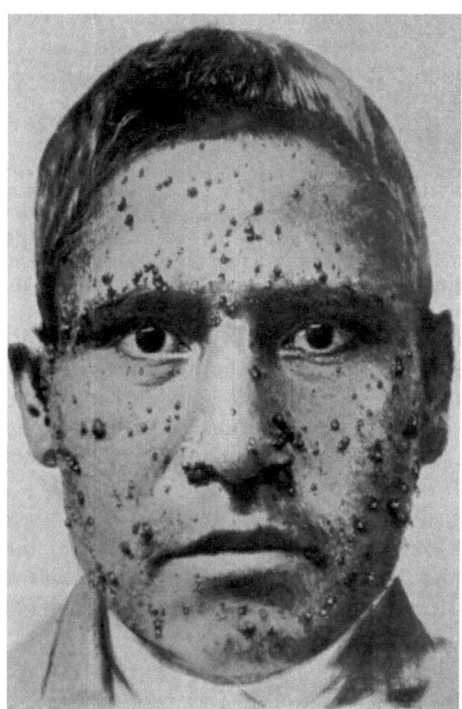

Abb. 2. Verruga peruana, miliare Form (nach ODRIOZOLA)

Diagnose: Die Herkunft des Patienten aus dem endemischen Gebiet ist wesentlich für die Vermutungsdiagnose einer Bartonellose. Das Anfangsstadium des *Oroyafiebers* ist uncharakteristisch; bei heftigen Gelenkschmerzen wird man an akuten Gelenkrheumatismus denken, im übrigen je nach Fiebertyp an Typhus, Malaria, Brucellose u. a. schwere Fieberkrankheiten, wobei zu bedenken ist, daß Doppelinfektionen mit Malaria nicht selten vorkommen. Multiple Lymphknotenschwellungen, das Auftreten der Anämie und vor allem der mikroskopische Nachweis von B. bacilliformis gibt den Ausschlag für die Diagnose. Bei Verdachtsfällen sollte frühzeitig und vor Beginn einer Antibiotica-Therapie eine Blutkultur angelegt werden. Der Nachweis von Agglutininen gegen B. bacilliformis im Patientenserum ist möglich (HOWE, 1942, 1943a), hat aber keine praktische Bedeutung gewonnen.

Das Aussehen der *Verrugaknoten* ist charakteristisch. Von anderen Hautkrankheiten kann allenfalls die Frambösie differentialdiagnostische Schwierigkeiten bereiten; sie ist durch den Ausfall der Wassermannschen Reaktion abzugrenzen. Bei Verruga kann, wenn nötig, die Diagnose durch Probeexzision und histologische Untersuchung gesichert werden. Histologisch besteht eine Verwandtschaft mit dem von BASSEWITZ (1906) beschriebenen Angiofibroma cutis circumscriptum contagiosum (DA ROCHA LIMA, 1925; ASCHOFF, 1937), dessen Ätiologie unbekannt ist. Die Züchtung von B. bacilliformis aus dem Blut gelingt bei Verruga peruana meist; aus den Knoten ist sie wegen häufiger bakterieller Verunreinigung schwieriger.

Therapie: In der Zeit vor Einführung der Antibiotica gab es keine erfolgversprechende Behandlung des *Oroyafiebers*. Chinin, Arsenikalien und Sulfonamide sind ohne Effekt. Dagegen ist *B. bacilliformis in vitro empfindlich gegenüber Penicillin* (ALDANA und TISNADO, 1945), Streptomycin (MORRE u. a., 1947; ALDANA u. a., 1948), *Tetracyclinen und Chloramphenicol* (WIGAND, 1952), während mit den neueren Antibiotica keine Versuche vorliegen. Wegen der unregelmäßigen Reproduzierbarkeit des Oroyafiebers sind Affenversuche für eine Prüfung chemotherapeutischer Agenzien nicht geeignet.

Die Beurteilung des Behandlungserfolges des Antibiotica beim Menschen wird durch den wechselnden Verlauf des Oroyafiebers und durch das häufige Vorkommen bakterieller Sekundärinfektionen, die ihrerseits den Verlauf beeinflussen, erschwert. Übereinstimmend wird jedoch hervorgehoben, daß die Bartonellen nach Behandlung mit verschiedenen Antibiotica rasch aus dem Blut verschwinden. Oroyafieberkranke sind mit folgenden Medikamenten behandelt worden: Penicillin (MERINO, 1945; ROBINSON, 1945; ALDANA und TISNADO, 1945; ALDANA 1946; RICKETTS, 1949b), Streptomycin (ALDANA u. a., 1948), Chloramphenicol (KRUMDIEK, 1949; PAYNE und URTEAGA, 1951; CUADRA, 1954; URTEAGA und PAYNE, 1955), Aureomycin, Terramycin (LARREA, 1959), Erythromycin (URTEAGA u. a., 1953) und Furadantin (URTEAGA u. a., 1954). Wenn auch die Patientengruppen klein sind und kein exakt kontrollierter Versuch vorgenommen wurde, spricht die Gesamtheit der Beobachtungen sehr für eine *Wirksamkeit der Antibiotica* in vivo. Nach den günstigen Erfahrungen von PAYNE und URTEAGA (1951, 1955) dürfte vor allem Chloramphenicol als das Mittel der Wahl anzusehen sein, da es auch gegen etwaige Begleitinfektionen mit Salmonellen wirkt.

Zur *Behandlung der Anämie* werden weiterhin *Bluttransfusionen* empfohlen (GROOT u. a., 1941; RICKETTS, 1948b), die allerdings mit Vorsicht zu verwenden sind, weil gelegentlich ungeklärte Schockzustände nach Transfusion beobachtet wurden (ALDANA, 1929; WEISS, 1933). Zur Besserung der Anämie gibt man ferner Leberpräparate, Eisen und Vitamine (HURTADO u. a. (1938), JARAMILLO (1939)), während Salizylate der Schmerzlinderung dienen (ODRIOZOLA, 1898). Eine Serumtherapie mit Rekonvaleszentenserum (GROOT u. a., 1941) oder mit Immunserum vom Tier (HOWE, 1943b) zeigte keinen sicheren Effekt.

Die *Verrugaknoten* bilden sich spontan zurück und bedürfen im allgemeinen keiner Behandlung. Bei Blutungen oder Strangulationserscheinungen sind ausnahmsweise chirurgische Maßnahmen erforderlich. Der Wert der Antibiotika-Behandlung im Verrugastadium ist ungewiß.

Prophylaxe: Bekämpfungsmaßnahmen haben sich in erster Linie gegen die übertragenden *Phlebotomen* zu richten. Die Anwendung DDT-haltiger Mittel hat in den Endemiegebieten gute Erfolge gezeitigt (HERTIG und FAIRCHILD, 1948; CORADETTI, 1949; HERTIG, 1950; HERRER, 1956). (Über Phlebotomenbekämpfung siehe das Kapitel Leishmaniase!).

Eine Immunisierung mit Formalin-inaktivierten Suspensionen von B. bacilliformis scheint einen relativen Schutz gegen die Carrionsche Krankheit zu verleihen (HOWE, 1943a; HOWE und HERTIG, 1943); jedoch ist dies Verfahren nicht in größerem Maßstab erprobt worden. Ebenfalls ist eine Impfung mit lebenden abgeschwächten Bartonellenkulturen mit Erfolg versucht worden (URTEAGA, persönliche Mitteilung).

Wenn auch im letzten Jahrzehnt eine starke Abnahme der Carrionschen Krankheit zu bemerken ist, bleibt sie in den betroffenen Ländern vorerst noch ein gesundheitliches Problem. Neue Epidemien sind immer dann aufgetreten, wenn nicht-immune Menschengruppen in endemische Zonen einwanderten. Auch ist die Möglichkeit nicht von der Hand zu weisen, daß durch Reisen asymptomatisch infizierte Menschen die Krankheit in Verruga-freie Gebiete verschleppen, in denen Phlebotomen vorkommen.

Literatur

Aldana G., L.: Bacteriologia de la enfermedad de Carrión. Crón. méd. (Lima) **46**, 235, (1929). ~ Estado actual del tratamiento en la enfermedad de Carrión por la penicilina. Rev. Sanid. Polic. (Lima) **6**, No. 35 (1946). ~ Estados biológicos de la Bartonella en la enfermedad de Carrión Rev. Sanid. Polic. (Lima) **7**, 387 (1947). — **Aldana G., L., R. Gastelumendi, y J. Dieguez**: La estreptomicina en la enfermedad de Carrión. Arch. peru. Pat. Clin. **2**, 323 (1948). — **Aldana G., L., y S. Tisnado M.**: Penicilina y enfermedad de Carrión: estudio experimental y clínico. Rev. Sanid. Polic. (Lima) **5**, 275 (1945). — **Aschoff, L.**: Sobre tumores de Bassewitz. Novena reunión Soc. Argent. de Pat. reg. **2**, 569 (1937) (zit. nach Weinman 1944).

Barton, A.: Descripción de elementos endoglobulares hallados en los enfermos de fiebre verrucosa. Crón. méd. (Lima) No. 481, 7 (1909). — **von Bassewitz, E.**: Das Angiofibroma cutis circumscriptum contagiosum, eine neue exotische Dermatose. Arch. Schiffs- u. Tropenhyg. **10**, 201 (1906). — **Battistini, T. S.**: La verrue péruvienne. Sa transmission par le phlébotome. Rev. sud-amér. Méd. Chir. (Paris) **2**, 719 (1931).

Coradetti, A.: Esperimento di prevenzione della Verruga peruviana e della malaria nella valle des Rio Santa Eulalia (Peru). Riv. Parassit. **10**, 53 (1949). — **Cuadra, C. M.**: La complicación salmonelósica en la bartonelosis aguda. Rev. méd. Peru. **25**, No. 307 (1954).

Escomel, E.: La maladie de Carrion ou verruge du Pérou. Les dernières acquisitions. Bull. Soc. Path. exot. **31**, 536 (1938).

Groot, H., P. Mayoral, y E. Martínez L.: Resumen des observaciones y estudios sobre Bartonellosis. Rev. Fac. Med. (Bogotá) **10**, 377 (1941). — **Guzmán Barrón, A.**: La reacción de van den Bergh, hemaglutininas y hemolisinas en la enfermedad de Carrión. Crón. méd. (Lima) **43**, 79 (1926).

Herrer, A.: Carrión's disease. I. Studies on the plants claimed to be reservoirs of Bartonella bacilliformis. Amer. J. trop. Med. Hyg. **2**, 637 (1953a). ~ II. Presence of Bartonella bacilliformis in the peripheral blood of patients with the benign form. Amer. J. trop. Med. Hyg. **2**, 645 (1953b). ~ Phlebotomus y DDT en el Peru. Experimentos sobre control de la verruga y la uta. Rev. Med. exp. (Lima) **10**, 99 (1956). — **Herrer, A., F. Blancas, R. Cornejo-Ubillús J., J. Lung, L. Espejo, y M. Flores**: Estudios sobre la enfermedad de Carrión en el valle interandino del Mantaro. I. Observaciones entomológicas. Rev. Med. exp. (Lima) **13**, 27 (1959/60). — **Hertig, M.**: Notes on Peruvian sandflies. Amer. J. Hyg. **28**, 463 (1938). ~ Phlebotomus and Carrion's disease. Amer. J. trop. Med. suppl., 80 pp., 1942. ~ Sandflies of the genus Phlebotomus. A review of their habits, disease relationships, and control. Proc. IV. Intern. Congr. trop. Med. 4th, p. 1609, Washington 1948. ~ Observations sur la fréquence des phlébotomes à la suite de campagnes de pulvérisations du DDT. Bull. Org. mond. Santé **2**, 659 (1950). — **Hertig, M., and G. B. Fairchild**: The control of Phlebotomus in Peru with DDT. Amer. J. trop. Med. **28**, 207 (1948). — **Howe, C.**: Demonstration of agglutinins for Bartonella bacilliformis. J. exp. Med. **75**, 65 (1942). ~ Carrion's disease. Immunologic studies. Arch. intern. Med. **72**, 147 (1943a). ~ Immune serum therapy for Oroya fever. Arch. intern. Med. **72**, 429 (1943b). — **Howe, C., and M. Hertig**: Prophylactic immunization against Carrion's disease. J. Immunol. **47**, 441 (1943). — **Hurtado, A., J. Pons, y C. Merino**: La anemia de la enfermedad de Carrión (Verruga peruana). An. Fac. Med. Lima **21**, 25 (1938).

Jadassohn, W.-E., u. G. Seifert: Ein Fall von Verruga peruana, gelungene Übertragung auf Affen. Z. Hyg. **66**, 247 (1910). — **Jaramillo, R.**: Contribución al estudio de la bartonelosis en Colombia. Rev. Hig. (Bogotá) **20**, 13 (1939). — **Jiménez, J.F., and G. J. Buddingh**: Carrion's disease. II. Behavior of Bartonella bacilliformis in the developing chick embryo. Proc. Soc. exp. Biol. (N.Y.) **45**, 546 (1940).

Krumdiek C., F.: La enfermedad de Carrión o Verruga peruana en el niño. An. Fac. Med. Lima **32**, 227 (1949). — **Kuczynski-Godard, M.H.**: La inmunidad fisiológica. III. La vitamina B 1 y la enfermedad de Carrión. Reforma méd. **23**, 262 (1937). — **Kuczynski-Godard, M.H., y D. Mackehenie**: Un caso de verruga humana por autoinoculación experimental. Nota adicional. El curso de la infección experimental. Reforma méd. **23**, 7 (1937), zit. nach Trop. Dis. Bull. **36**, 484 (1939).

Larrea, P.: Los antibióticos en la bartonelemia humana. Arch. peru. Pat. Clin. **12**, 1 (1958). — **Lastres, J.B.**: Las neurobartonelosis; sindromes neuro-psíquicos de la enfermedad de Carrión y Verruga peruana, 155 pp. Lima 1945.

Mackehenie, D., y D. Coronado: Plantas reservorias de virus. Contribución al conocimiento de la fitopatogénesis peruana. Rev. méd. Peru **5**, 803 (1933). — **Maldonado, A.**: Rôle probable de quelques plantes charactéristiques de la région verrucoeuse sur l'étiologie de la verruga du Pérou. Bull. Soc. Path. exot. **24**, 27 (1931). — **Manrique, B., y L. da Rocha Lima**: El problema terapeútico de la fiebre anemizante grave de Carrión. Reforma méd. **23**, 661 (1937). — **Manrique, V.V.**: Verruga peruana. Los lípidos totales. Su determinación por método sencillo y

rápido. Comparación con otras determinaciones. Actualid. méd. Peru. **18**, 27 (1952), zit. nach
Trop. Dis. Bull. **52**, 441 (1955). — **Mayer, M.**: Über einige bakterienähnliche Parasiten der
Erythrocyten bei Menschen und Tieren. Arch. Schiffs- u. Tropenhyg. **25**, 150 (1921). — **Mayer,
M., u. W. Kikuth**: Zur Ätiologie und Einheit der Verruga peruana und des Oroyafiebers.
Abhandl. aus dem Gebiet der Auslandskunde, Universität Hamburg, **26**, Reihe D, 319, 1927.
— **Mayer, M., H. da Rocha Lima** u. **H. Werner**: Untersuchungen über Verruga peruviana.
Münch. med. Wschr. **60**, 739 (1913). — **Méndez, M., y P. A. Quintana**: Síndrome de poliomie-
litis anterior aguda en el curso de la enfermedad de Carrión. Rev. Neuro-psiquiat. **3**, 88 (1940).
— **Merino, C.**: Penicillin therapy in human bartonellosis (Carrion's disease). J. Lab. clin. Med.
30, 1021 (1945). — **Monge, C.**: Algunos puntos de la hematología de la enfermedad de Carrión.
Thesis, Fac. Med., Lima 1911. ~ Carrion's disease, or verruga peruana. J. London School trop.
Med. **1**, 163 (1912). — **Monge, C.**, et **P. Weiss**: A propos de l'hématologie de la maladie de
Carrion ou verrue péruvienne. Rev. sud-amer. Méd. et Chir. (Paris) **1**, 570 (1930). — **Moore,
G.B., M. Puglisevich J.**, y **S. Tisnado M.**: Acción in vitro de la estreptomicina sobre Bartonella
bacilliformis. Arch. peru. Pat. Clin. **1**, 663 (1947).
   Noguchi, H.: The experimental transmission of Bartonella bacilliformis by ticks (Derma-
centor andersoni). J. exp. Med. **44**, 729 (1926). ~ Comparative studies of different strains of
Bartonella bacilliformis, with special reference to the relationship between the clinical types
of Carrion's disease and the virulence of the infecting organism. J. exp. Med. **47**, 218 (1928). —
Noguchi, H., and **T. S. Battistini**: Cultivation of Bartonella bacilliformis. J. exp. Med. **43**, 851
(1926). — **Noguchi, H., H. R. Muller, E. B. Tilden**, and **J. R. Tyler**: Effect of immune serum
on the course of Bartonella bacilliformis infection in Macacus rhesus. J. exp. Med. **50**, 355
(1929). — **Noguchi, H., R. C. Shannon, E. B. Tilden**, and **J. R. Tyler**: The insect vectors of
Carrion's disease. J. exp. Med. **49**, 993 (1929).
   Odriozola, E.: La maladie de Carrion ou la verruga péruvienne. Paris 1898. — **Otto, T. O.**,
and **P. Rezek**: A new type of bartonella infection in man ? J. Fla. med. Ass. **30**, 62 (1943).
   Pappenheimer, A.M., W. P. Thompson, D. Parker, and **K. E. Smith**: Unidentified inclusions
within erythrocytes in cretain cases of febrile anemia. Proc. Soc. exp. Biol. **56**, 145 (1944). —
Patiño Camargo, L.: Bartonelosis en Colombia. Bartonelosis del Guáitara o fiebre verrucosa
del Guáitara. Rev. Fac. Med. Bogotá **7**, 467 (1939). — **Payne, E.H.**, and **O. Urteaga B.**:Carrion's
disease treated with chloromycetin. Antibiot. and Chemother. **1**, 92 (1951). — **Peters, D.**, u.
R. Wigand: Neue Untersuchungen über Bartonella bacilliformis. 1. Mitteilung: Morphologie
der Kulturform. Z. Tropenmed. Parasit. **3**, 313 (1952). ~ Bartonellaceae. Bact. Rev. **19**, 150
(1955). — **Pimentel, S.O.**: Las albuminurias en la enfermedad de Carrión. Crón. méd. (Lima)
30, 95 (1913). — **Pinkerton, H.**, and **D. Weinman**: Carrion's disease. I. Behavior of the etio-
gical agent within cells growing or surviving in vitro. Proc. Soc. exp. Biol. **37**, 587 (1937a). ~
II. Comparative morphology of the etiological agent in Oroya fever and Verruga peruana.
Proc. Soc. exp. Biol. **37**, 591 (1937b). — **Pittaluga, G.**: Les infections à „Bartonella". Bull.
Inst. Pasteur **36**, 961 (1938).
   Rebagliati, R.: Verruga peruana (Enfermedad de Carrión). Universidad mayor de San
Marcos, Lima 1940. — **Reynafarje, C.**, and **J. Ramos**: The hemolytic anemia of human bar-
tonellosis. Blood **17**, 562 (1961). — **Ribeyro, R.E.**: Verruga peruana y paratifo B. Crón. méd.
(Lima) **49**, 361 (1933). — **Ricketts, W.E.**: Carrion's disease. A study of the incubation period
in thirteen cases. Amer. J. trop. Med. **27**, 657 (1947). ~ Intercurrent infection of Carrion's
disease observed in Peru. Am. J. trop. Med. **28**, 437 (1948a). ~ Bartonella bacilliformis
anemia (Oroya fever), a study of thirty cases. Blood **3**, 1025 (1948b). ~ A study of 22 cases
of Carrion's disease with intercurrent malaria. Amer. J. med. Sci. **218**, 525 (1949a). ~ Clinical
manifestations of Carrion's disease. Arch. intern. Med. **84**, 751 (1949b). — **Robinson, F.**:
Acción de la penicilina en la fase hemática de la verruga peruana. Rev. Sanid. Polic. (Lima) **5**,
76 (1945). — **da Rocha Lima, H.**: Zur Histologie der Verruga peruviana. Verhandlg. Deutsche
Path. Gesellschaft, 16. Tagung, S. 409, Jena 1913. ~ Verruga peruana und teleangiektatische
Granulome. Arch. Schiffs- u. Tropenhyg. **29**, 525 (1925). — **Rozeboom, L.E.**: The identity of
the phlebotomus associated with bartonellosis in Columbia. Ann. ent. Soc. Amer. **40**, 705
(1947).
   Samper, B., y J. A. Montoya: Estudios bacteriológicos y experimentales de un germen
aislado da una epidemia de bartonelosis en el departamento de Nariño. VIII. Congrès scientif.
panaméric., Washington 1940. — **Schilling, V.**: Eperythrozoon coccoides, eine neue durch
Splenektomie aktivierbare Dauerinfektion der weißen Maus. Klin. Wschr. **7**, 1853 (1928). —
Strong, R., E. E. Tyzzer, C. T. Brues, A. W. Sellards, and **J. C. Gastiaburu**: Report of first
expedition to South America 1913. Harvard School of Tropical Medicine. Cambridge 1915.
   Townsend, C.H.T.: Progress in the study of verruga transmission by bloodsuckers. Bull.
ent. Res. **4**, 125 (1913). — **Trelles and Aranibar**: Bartonellotic poliomyelitis. Note in: J. Amer.
med. Ass. **162**, 1024 (1956). — **Tyzzer, E.E.**, and **D. Weinman**: Haemobartonella n.g. (Bartonella olim pro parte). H. microti, n. sp., of the field vole, Microtus pennsylvanicus. Amer. J.
Hyg. **30**, 141 (1939).

Urteaga B., O.: Histo-patogenie de la anemia en la Verruga peruana. Arch. peru. Pat. Clin. **2**, 355 (1948). — **Urteaga, B. O., J. Calderon M., y P. Larrea**: El furadantin en la Verruga peruana. Arch. peru. Pat. Clin. **8**, 235 (1954). — **Urteaga B., O., y E. H. Payne**: Treatment of the acute febrile phase of Carrion's disease with chloramphenicol. Amer. J. trop. Med. Hyg. **4**, 507 (1955). — **Urteaga B., O., N. Zegarra, P. Larrea, J. Calderon M., y Z. Burstein**: Tratamiento de la verruga peruana con la iloticina. Arch. peru. Pat. Clin. **7**, 53 (1953).

Weinman, D.: Infectious anemias due to Bartonella and related cell parasites. Trans. Amer. phil. Soc. **33**, 243 (1944). — **Weinmann, D., and H. Pinkerton**: Carrion's disease. III. Experimental production in animals. Proc. Soc. exp. Biol. **37**, 594 (1937). — **Weiss, P.**: Contribución al estudio de la verruga peruana o enfermedad de Carrión. Rev. méd. latino-am. **18**, 1 (1933). — **Wigand, R.**: Neue Untersuchungen über Bartonella bacilliformis. 2. Mitteilung: Verhalten gegenüber Sulfonamiden und Antibiotica in vitro. Z. Tropenmed. Parasit. **3**, 453 (1952). ~ Morphologische, biologische und serologische Eigenschaften der Bartonellen, S. 95. Stuttgart 1958. — **Wigand, R., D. Peters u. O. Urteaga B.**: Neue Untersuchungen über Bartonella bacilliformis. 4. Mitteilung: Elektronenoptische Darstellung aus dem Blut. Z. Tropenmed. Parasit. **4**, 539 (1953). — **Wigand, R., u. F. Weyer**: 3. Mitteilung: Übertragungsversuche auf Rhesusaffen und auf Kleiderläuse. Z. Tropenmed. Parasit. **4**, 243 (1953).

Krankheiten durch Brucellen

Teil A: Geschichte, Mikrobiologie und Epidemiologie

Von Wilhelm Wundt, Mannheim

Mit 3 Abbildungen

I. Definition

Krankheiten durch Angehörige der Bakteriengattung Brucella werden als *Brucellosen* bezeichnet. Sie gehören zu den Anthropozoonosen, da die Erreger von Tieren, und zwar hauptsächlich von Rindern, Ziegen, Schafen oder Schweinen auf den Menschen übergehen können. Die Brucellen verursachen cyclische Allgemeininfektionen mit späterer Neigung zur Organmanifestation. Wegen des häufig zu beobachtenden wellenförmigen Fieberverlaufes ist auch die Bezeichnung „*Undulierendes Fieber*" (undulant fever, fièvre ondulante) üblich. Für die von Ziegen oder Schafen ausgehende Form der menschlichen Brucellose wird oft der Name „*Maltafieber*" gebraucht, die von Rindern erworbene Krankheit auch „*Bang'sche Krankheit*" genannt. Beide Namen sind zwar historisch begründet, aber wissenschaftlich nicht berechtigt. Die Ziegen- und Schafbrucellose und die dazugehörigen menschlichen Erkrankungen haben keineswegs ihren Ursprung auf der Insel Malta, noch waren sie jemals auf diese beschränkt. Vielmehr handelt es sich um eine weltweit verbreitete Menschen- und Tierseuche, deren Erreger mehr oder weniger zufällig auf Malta entdeckt wurden. Auch der Name Bang kann nicht mit menschlichen, auf Rinderbrucellosen zurückgehende Krankheitsformen verknüpft werden, da dieser Forscher sich lediglich mit der Tierseuche befaßte und an die Möglichkeit menschlicher Erkrankungen noch nicht gedacht hat.

II. Geschichte

Schon im Altertum sind gewisse Hinweise auf die Existenz der Krankheit zu finden, doch als die erste eindeutige klinische Darstellung gilt die Beschreibung des „Mittelmeerfiebers" von Marston (1859). Allerdings wurde die sichere Abgrenzung gegen andere fieberhafte im Mittelmeerraum vorkommende Krankheiten erst nach der Entdeckung des Erregers durch Bruce im Jahre 1887 möglich.

Ihm gelang es, aus der Milz eines auf der Insel Malta an der Krankheit verstorbenen Soldaten kleine, kokkenartige Mikroorganismen zu züchten und auf Affen zu übertragen. Er gab ihnen den Namen Micrococcus melitensis. 1897 erschien die klassische Beschreibung des klinischen Krankheitsbildes von Hughes, auf den die Bezeichnung „undulant fever" zurückgeht. Die englische Regierung beauftragte 1904 eine Kommission mit der weiteren Erforschung und Bekämpfung der Krankheit auf Malta. Dabei fand Zammit bei einem hohen Prozentsatz der Ziegen Serum-Agglutinine gegen die Erreger, die dann auch aus der Milch der Tiere isoliert wurden. Somit stellten offensichtlich Ziegen das Erregerreservoir dar, und die Erkrankungen der Soldaten waren auf den Genuß roher Ziegenmilch zurückzuführen.

Wie sich sehr bald ergab, kam die Krankheit im ganzen Mittelmeergebiet vor, und überall waren infizierte Ziegen anzutreffen. 1910 fanden Aubert, Cantaloube und Thibault in Südfrankreich erstmalig infizierte Schafe, was sich für die Ausbreitung der Seuche noch als bedeutsam erweisen sollte.

In anderen Teilen Europas beschäftigte der infektiöse Abort der Rinder die Forscher, als dessen Erreger 1896 Bang und Stribolt in Dänemark kleine, stäbchenförmige Bakterien nachweisen konnten. 1914 fand Traum in USA ähnliche Keime als Ursache des Schweineabortes.

Nachdem ALICE EVANS (1918) die nahe Verwandtschaft zwischen den Erregern dieser Tierseuchen und den von BRUCE entdeckten Keimen festgestellt hatte, schlugen K. F. MEYER und SHAW (1920) den Gattungsnamen *Brucella* vor. Darauf setzten sich für die Angehörigen dieser Gattung die Bezeichnungen Brucella melitensis, Brucella abortus und Brucella suis durch. Wie sich in den folgenden Jahren zeigte, rufen Br. abortus und suis nicht nur Tierseuchen hervor, sondern können auch menschliche Erkrankungen verursachen.

III. Erreger

1. Definition und Morphologie

Die Angehörigen der Gattung Brucella werden nach dem Vorschlag des Sub-komitees für Taxonomie der Brucellen (STABLEFORTH und JONES, 1963, 1967) und nach *Bergey's Manual* (1957) folgendermaßen beschrieben: „Kleine, nicht be-wegliche und nicht sporenbildende gramnegative kokkoide Stäbchenbakterien von 0,5—2,0 μ Länge und 0,5 μ Dicke. Die spärliche Vermehrung auf den üblichen Nährböden erfordert zur Züchtung Spezialmedien. Aerobier, die sich unter streng anaeroben Verhältnissen nicht vermehren, jedoch oft bei erhöhtem CO_2-Gehalt der Atmosphäre. Geringe fermentative Aktivität gegen Kohlenhydrate auf den üblichen Nährmedien, Harnstoff wird gespalten, jedoch in unterschiedlicher Stärke. Fakultativ intracellulär gelegene Erreger akuter und chronischer Krank-heitszustände von Tieren und Menschen. Im Anschluß an die generalisierte In-fektion ist vor allem bei Tieren der Befall der Brustdrüsen und der Genitalorgane charakteristisch."

Nach der zur Zeit im allgemeinen anerkannten systematischen Einteilung besteht die Gattung Brucella aus *vier Species*, die nicht nur mikrobiologisch sondern auch epidemiologisch und hinsichtlich ihrer Pathogenität gewisse Unter-schiede zeigen. Wie in Tab. 1 zu sehen ist, können die Species *Br. melitensis, abortus* und *suis* in eine mehr oder weniger große Anzahl von Typen unterteilt werden (s. auch S. 487).

Tabelle 1

Familie	Genus	Species	Typ
Brucellaceae	Brucella	Br. melitensis	1—3
		Br. abortus	1—9
		Br. suis	1—4
		Br. neotomae	

Nach den Untersuchungen von MEYER (1964) und WUNDT (1966) sind die in Sibirien und Alaska bei Rentieren und Eskimos gefundenen Stämme, denen von russischen Autoren (DAVYDOW) der Name *Brucella rangiferi* gegeben wurde, als Br. suis Typ 4 anzusehen. Als Angehörige der Gattung Brucella wurde neuerdings auch die von STOENNER und LACKMANN (1957) beschriebene *Brucella neotomae* anerkannt (STABLEFORTH und JONES, 1967). Dagegen steht noch nicht fest, ob es sich bei den von BUDDLE (1956) in Australien bei einer Epididymitis von Widdern isolierten sog. *Br. ovis* um eine Brucella handelt.

Die Brucellen sind durch bestimmte *Spezialfärbung* selektiv anfärbbar.

Bei der Diagnose der menschlichen Brucellose spielt allerdings der unmittelbare mikro-skopische Nachweis der Erreger eine geringe Rolle und ist nur ausnahmsweise möglich, wie z. B. bei einer von BURGER (1957) beschriebenen Hautbrucellose, wo in den histologischen Präparaten excidierter Hautproben Brucellen dargestellt werden konnten. In der Veterinär-medizin sind dagegen die Färbemethoden von größerer Bedeutung, da die Brucellen im Magen abgegangener Foeten, im Chorionepithel der Placenta u. a. massenhaft auftreten und dabei oft mikroskopisch nachzuweisen sind.

Die Färbungen nach KÖSTER und HANSEN beruhen auf der Fähigkeit der Brucellen, alkalische Farbstoffe besonders gut festzuhalten. WEGENER und BÖRGER (1957) empfehlen eine von STABLEFORTH (1953) angegebene Methode, die sich an die Ziehl-Neelsen-Färbung für Tuberkelbakterien anlehnt (Einzelheiten s. WUNDT, 1961).

2. Kultur

Die Isolierung der Brucellen aus menschlichem oder tierischem Untersuchungs-material erfordert *Nährmedien* besonderer Qualität. Empfohlen wird ein Zusatz von 5% Serum und 1% Dextrose zu Fleischwasseragar, ein Kartoffelinfusionsagar und Blutagar. Wesentlich für eine gute Vermehrung der Brucellen ist die Her-stellung der Nährmedien mit tryptisch verdauten Peptonen (z. B. Fleisch- oder Casein-Pepton Merck, WUNDT, 1957 a).

Weitaus am meisten werden heutzutage fertige *Trockennährböden* verwendet, die neben hochwertigen Peptonen tierischer oder pflanzlicher Herkunft bestimmte Wuchsstoffe (Thiamin, Hefeautolysat u. a.) und 0,1% Dextrose enthalten.

Die wichtigsten *im Handel befindlichen Präparate* sind folgende:

1. Albimi-Brucella-Agar (Albimi Inc. New York), nach dem 4. Report des FAO/WHO Expert Committee on Brucellosis (1964) sind auf diesem Medium nicht immer konstante Züchtungsergebnisse zu erzielen.

2. Tryptose-Broth und Tryptose-Agar (Difco, Detroit).

3. Trypticase-Soy-Broth und Trypticase-Soy-Agar, (BBL, Baltimore).

Durch einen Serumzusatz können diese Medien noch verbessert werden.

Die Isolierung von Brucellen aus Milch und anderem mit schnell wachsenden Keimen verunreinigtem Material wird durch ein Elektivmedium erleichtert, das auf 1 l Albimiagar (Originalvorschrift) oder eines anderen der oben genannten Medien 6000 Einheiten Polymyxin B, 100 mg Actidion, 25000 E Bacitracin, 15000 E Circulin und 1,4 mg Kristallviolett (Aethyl-violett) enthält (KUZDAS und MORSE, 1953; RENOUX, 1954).

Am häufigsten gelingt es, die Brucellen aus Blut zu züchten, dem bei der Entnahme gerinnungshemmende Substanzen wie Natrium-Citrat, Liquoid (Poly-aethanolsulfonsaures Natrium) u. ä. zugesetzt werden sollten. Die *Blutkulturen* wer-den am besten nach dem Verfahren von CASTANEDA (1947) angelegt, bei dem sich ein flüssiges und ein festes Medium im gleichen Kulturgefäß befinden und der Agarnährboden durch Bespülen der Nährboden-oberfläche ohne Öffnung des Kulturgefäßes beimpft werden kann (s. Abb. 1). Außer Blut können Sternal-mark, excidierte Lymphknoten, Gallensaft, Abszeß-eiter und Knocheneiter als Untersuchungsmaterial infrage kommen. Die Kulturen müssen in erhöhter CO_2-Spannung bebrütet werden, vor allem, wenn mit dem Vorkommen von Br. abortus zu rechnen ist.

Auf optimalen festen Nährmedien entwickeln sich frühestens nach 48 Std, oft aber erst nach mehreren Tagen kleine halbkugelig gewölbte Ko-lonien von 1—2 mm Durchmesser, die im durch-scheinenden Licht leicht bläulich schimmern können und transparent sind. Neben dem mikroskopischen Präparat, in dem die charakteristischen zarten Kurzstäbchen zu sehen sind, ist die Agglutination in Immunseren für die Erkennung der Brucellen entscheidend. Blutkulturen und andere Kulturen zur Erstisolierung von Brucellen sollten 5—6 Wochen bebrütet werden, bevor sie als negativ verworfen werden,

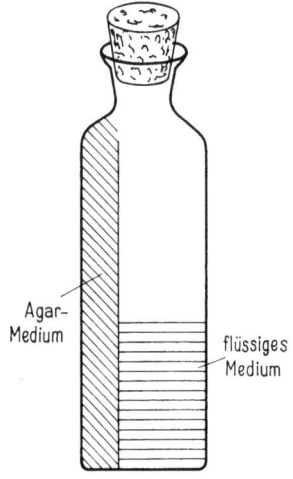

Agar-Medium

flüssiges Medium

Abb. 1. Kulturgefäß nach CASTAÑEDA

Der *Meerschweinchenversuch*, der bei der Isolierung der Brucellen aus der Milch eine wichtige Rolle spielt, wird zur Diagnose der menschlichen Brucellose nur selten herangezogen. Mit seiner Hilfe kann es ausnahmsweise gelingen, die Erreger im Urin festzustellen, doch lohnt sich bei der geringen Aussicht auf Erfolg der Aufwand im allgemeinen nicht. Mit zuverlässigen Ergebnissen ist auch deshalb nicht zu rechnen, weil die Empfänglichkeit der Meerschweinchen ebenso wie die anderer Versuchstiere sehr unterschiedlich sein kann. Wenn eine Brucellose des Meerschweinchens zustande kommt, sind etwa von der 3. Woche an im Blut der Tiere Agglutinine nachzuweisen und aus Leber und Milz die Erreger zu isolieren.

3. Klassifizierung

Durch die Bestimmung der Species- und Typenzugehörigkeit der aus menschlichem oder tierischem Untersuchungsmaterial gezüchteten Brucellastämme lassen sich oft die Infektionsquellen und die epidemiologischen Zusammenhänge erkennen. Die Klassifizierung erfolgt mit *biochemisch-kulturellen und serologischen Methoden* (s. Tab. 2). Von den ersteren sind die von HUDDLESON angegebenen Verfahren, nämlich die Prüfung der Schwefelwasserstoffbildung und der Empfindlichkeit gegen die bakteriostatische Wirkung von Thionin, basischem Fuchsin und unter Umständen noch weiteren Farbstoffen, wie Pyronin, Methylviolett und Safranin von besonderer Bedeutung. Weitere Merkmale sind der CO_2-Bedarf bei der Erstisolierung, die Ureaseaktivität und die Hemmung durch Diaethyldithiocarbamat nach RENOUX (1952a).

Die Analyse der *Antigenstruktur* beruht auf den Untersuchungen von WILSON und MILES (1932), nach denen die serologischen Unterschiede zwischen den Species nur quantitativer und nicht qualitativer Art sind. So enthält Br. melitensis überwiegend ein Antigen, das *M-Antigen* genannt wird und nur in geringer Menge ein weiteres, das als *A-Antigen* bezeichnet wird. Bei Br. abortus und suis liegen die Verhältnisse umgekehrt, diese Arten besitzen reichlich das A-Antigen und nur wenig M-Antigen. Dies wirkt sich folgendermaßen aus:

Immunseren, die durch Vorbehandlung eines Tieres z. B. mit Br. melitensis Typ 1 gewonnen werden, agglutinieren ohne wesentliche Titerunterschiede auch alle anderen Angehörigen der Gattung Brucella. Durch Absorption eines solchen Melitensisserums durch eine große Menge des heterologen Stammes, z. B. Br. abortus Typ 1 oder Br. suis, werden auch die Agglutinine für den homologen Stamm entfernt. Dies spricht dafür, daß keine wesentlichen qualitativen Unterschiede der durch die Agglutination erfaßbaren Antigenstruktur bestehen. Wird das Serum aber mit einer geringen Bakterienmenge des heterologen Stammes abgesättigt, so kann diese so eingestellt werden, daß nur Agglutinine für den homologen Stamm zurückbleiben, während der heterologe nicht mehr agglutiniert wird. Auf diese Weise gewonnene Seren werden als monospezifische Seren bezeichnet, die nur mit Stämmen reagieren, bei denen entweder das A- oder das M-Antigen überwiegt.

Die Untersuchung zahlreicher Brucellastämme der verschiedensten Herkunft mit monospezifischen Seren zeigt, daß die *quantitative Verteilung der A- und M-Antigene* nicht für die eine oder die andere Species charakteristisch ist. Vielmehr kommen z. B. im Mittelmeergebiet nicht selten Stämme vor, die kulturell-biochemisch und auch ihrer Herkunft nach als Br. melitensis (Br. melitensis Typ 2) anzusehen sind, jedoch durch monospezifische Anti-A-Seren agglutiniert werden (WILSON, 1933; RENOUX, 1952b). Gelegentlich werden auch Stämme gefunden, die alle Kriterien von Br. abortus aufweisen, jedoch nur von monospezifischen Anti-M-Seren agglutiniert werden (Br. abortus Typ 4). Voraussetzung für eine serologische Untersuchung von Brucellastämmen ist das Vorliegen der Glatt-S-Form. Eine Dissoziation zur Rauh-(R)- oder Schleim-(M)-Form ist meistens an der Koloniemorphologie zu erkennen.

Da auch das Verhalten gegenüber den Farbstoffen, die Schwefelwasserstoffbildung und sonstige biochemische Merkmale nicht allzu selten von der Regel abweichen, ist eine Unterteilung der Species aufgrund der klassischen Merkmale nicht ohne weiteres möglich.

So sind außer den bereits erwähnten Ausnahmen der Antigenstruktur weitere wichtige *Varietäten* zu finden, z. B. Abortusstämme, die gegen alle Farbstoffe hochempfindlich sind (Br. abortus Typ 2) oder von Thionin nicht so stark gehemmt werden (Br. abortus Typ 3). Bedeutsam sind die von THOMSEN (1929) beschriebenen Stämme von Br. suis, die zum ersten Mal in Dänemark bei einem Ausbruch von Schweinebrucellose nachgewiesen wurden. Sie bilden keinen Schwefelwasserstoff und werden gelegentlich auch bei Feldhasen gefunden (Br. suis Typ 2).

1940 isolierte MENTON aus Rindern in England Brucellastämme, die sich durch nichts von den mediterranen Melitensisstämmen unterschieden und die BÖRGER (1959) auch bei Rindern in Norddeutschland fand. Das Auftreten dieser sog. *„britischen"* *Melitensisstämme* konnte nicht erklärt werden, denn weder in England noch in Norddeutschland war es zu einer Einschleppung der Melitensisbrucellose durch Ziegen oder Schafe gekommen. Erst neuerdings durch die *Prüfung der Phagenempfindlichkeit* und die *Untersuchung des Stoffwechsels* war es möglich, die Stämme als Biotyp von Br. abortus (Br. abortus Typ 5) zu erkennen (MORGAN u. Mitarb., 1960; MEYER, 1962; WUNDT, 1963).

Tabelle 2.

Species	Typ	CO₂-Bedarf	H₂S-Bildung	Wachstum auf Thionin	Wachstum auf Fuchsin[1]	Agglutination in monosp. Se. A	Agglutination in monosp. Se. M	Arabinose	Ribose	Stoffwechselmerkmale[2] Xylose	Stoffwechselmerkmale[2] Asparagin	Stoffwechselmerkmale[2] Arginin	Stoffwechselmerkmale[2] Lysin
Br. melitensis	1	—	—	++	++	—	+	—	—	—	+	—	—
	2	—	—	++	++	+	—	—	—	—	+	—	—
	3	—	—	++	++	+	+	—	—	—	+	—	—
Br. abortus .	1	+ (—)	+	—	++	+	+	—	—	—	+	—	—
	2	+	+	—	—	—	+	±	+	—	+	—	—
	3	+ (—)	+	+++	++	+	—	±	+	—	+	—	—
	4	+ (—)	+	—	++	—	+	±	+	—	+	—	—
	5	—	—	++	++	—	+	±	+	—	+	—	—
	6	—	—od.+	++	++	+	+	±	+	—	+	—	—
	7	—	—od.+	++	++	+	+	±	+	—	+	—	—
	8	+	—od.+	++	++	+	+	±	+	—	+	—	—
	9	—od.+	+	++	++	—	+	±	+	—	+	—	—
Br. suis . . .	1	—	++	+++	—	+	—	+	+	+	±	+	+
	2	—	—	++	—	+	—	+	+	+	±	+	—
	3	—	—	+++	++	+	—	±	+	±	+	+	+
	4	—	—	+++	++	+	+	±	+	±	±	+	+
Br. neotomae	1	—	+	+	—	+	—	+	+(—)	+	+	—	+

[1] Die Angaben über die Farbstoffresistenz bedeuten:

Thionin: + Vermehrung bei 1:100000
 ++ Vermehrung bei 1:50000 und 1:100000
 +++ Vermehrung bei 1:25000 und 1:100000
 — keine Vermehrung bei allen Konzentrationen

Fuchsin: ++ Vermehrung bei allen Konzentrationen
 — keine Vermehrung

[2] Bei den Angaben der Stoffwechselmerkmale wurden die eigenen Erfahrungen soweit möglich mit berücksichtigt.

Die von POPKHADZE und ABASHIDZE (1955) in Tiflis und von PARNAS (1958) in Polen entdeckten Brucellaphagen und die Stoffwechseluntersuchung mit der Warburgtechnik (MEYER und CAMERON, 1958, 1961a, b) ergaben eine neue Basis für die Taxonomie der Brucellen (STABLEFORTH und JONES, 1963; s. Tab. 2).

Durch die manometrische Messung der Verwertung bestimmter Kohlenhydrate und Aminosäuren lassen sich Br. melitensis, Br. abortus und Br. suis eindeutig voneinander unterscheiden. Auch Brucellastämme, die bei der Untersuchung mit den klassischen Verfahren Abweichungen zeigen, können aufgrund ihres Stoffwechsels der einen oder anderen Species zugeordnet werden. Wird gleichzeitig die Phagenempfindlichkeit geprüft, so werden nur solche Stämme angegriffen, die die Stoffwechselmerkmale von Br. abortus haben (MEYER, 1961; MEYER und MORGAN, 1962; WUNDT, 1963). Nach den bisher vorliegenden Ergebnissen der meisten Autoren (JONES, 1960; WUNDT, 1962; MORGAN, 1963) verhalten sich alle bisher zur Verfügung stehenden Phagenstämme in dieser Beziehung gleichartig, doch wurden von PARNAS (1961) und russischen Autoren abweichende Resultate mitgeteilt.

Die neuen Verfahren, insbesondere die Stoffwechseluntersuchungen erfordern einen erheblichen Aufwand und lassen sich nur in Speziallaboratorien durchführen. Sie brauchen jedoch nur dann herangezogen zu werden, wenn es sich nicht um typische Stämme handelt oder die Herkunft des Stammes nicht mit dem Ergebnis der Klassifizierung mit den üblichen Methoden übereinstimmt. Da auch für deren Anwendung eine gewisse Erfahrung notwendig ist, hat das FAO/WHO Expert Committee on Brucellosis (1964) besondere Referenzlaboratorien und Brucellosezentralen namhaft gemacht.

4. Antigene Eigenschaften

Wie bereits im vorigen Abschnitt dargelegt wurde, bestehen innerhalb der Gattung Brucella nur quantitative Differenzen der durch die Agglutination erfaßbaren Antigene. Diese befinden sich in der Zellwand (OLITZKI, 1959; GLENCHUR u. Mitarb., 1963), die isoliert von den übrigen Zellbestandteilen in der Lage ist, die Produktion von humoralen Antikörpern anzuregen und eine Sensibilisierung der Haut zu bewirken. Nach SMITH u. Mitarb. (1962) ist auch die immunisierende Wirkung an die Zellwand gebunden, während der lösliche Inhalt des Cytoplasmas zwar eine Reihe von präcipitierbaren Antigenen aufweist und zu einer Sensibilisierung führen kann, aber keine Immunität erzeugt. Untersuchungen der löslichen Antigene ergaben, daß Polysaccharid-Polypeptid-Lipid-Komplexe mit toxischen und antigenen Eigenschaften extrahiert werden können. Bei der Präcipitation der Extrakte mit Immunseren in der doppelten Diffusionstechnik im Agargel entstehen eine Reihe von Präcipitationslinien, ohne daß sich die Unterschiede der Species zeigen (OLITZKI und SULITZEANU, 1957). Auch an Protein gebundene DNS stellt zwar ein präcipitierbares Antigen dar, jedoch sind auch hier keine Differenzen innerhalb der Gattung Brucella festzustellen (OLITZKI, 1960).

Ein noch nicht befriedigend gelöstes Problem, das vor allem die Veterinärmedizin betrifft, ist die Herstellung eines für Hautreaktionen geeigneten Präparates. Dieses sollte ausschließlich Haptencharakter besitzen, damit seine Anwendung nicht zur Bildung von Antikörpern führt, die spätere serologische Untersuchungen erschweren.

Eine Infektion mit Brucellen führt unabhängig von klinischen Erscheinungen im allgemeinen zur Bildung von Antikörpern im Serum, die durch die *Agglutinationsreaktion** (AR) und die *Komplementbindungsreaktion* (KBR) nachgewiesen werden können. Da Titerunterschiede keinen Hinweis auf die ursächliche Brucellaspecies oder den Typ geben, wird (s. S. 486) für die praktische serologische

---

* Da Agglutinine im Serum von Brucellosepatienten erstmalig 1897 von WRIGHT nachgewiesen wurden, ist im angelsächsischen Schrifttum häufig die Bezeichnung Wright'sche Reaktion zu finden.

Diagnostik die Aufschwemmung nur eines Brucellastammes als Antigen verwendet, der in der S-Form liegen muß.

Bei der AR findet sich häufig eine *Prozone*, d. h. eine Agglutination ist in den niedrigen Serumverdünnungen nicht festzustellen, sondern nur in höheren Verdünnungen. Dieses Phänomen wird auf einen Überschuß von inkompletten Antikörpern zurückgeführt, doch ist diese Erklärung möglicherweise nicht für alle Fälle zutreffend. *Inkomplette Antikörper* sind entweder mit Hilfe des Blocking-Testes oder durch die Coombstechnik nachweisbar. Den Röhrchen, in denen keine Agglutination eingetreten ist, wird beim Blocking-Test Immunserum zugegeben. Ist das Antigen bereits durch inkomplette Antikörper blockiert, kann es nicht agglutiniert werden, der Blocking-Test ist positiv. Bei der Coombstechnik werden die negativen Röhrchen zentrifugiert und den mehrmals gewaschenen Bakterien ein Antiglobulinserum zugesetzt. Sind sie mit Antikörpern beladen, tritt eine Agglutination ein.

Die Antigenstruktur des ursächlichen Brucellenstammes kann durch Absättigung des Serums bei frischen Erkrankungen im allgemeinen ermittelt werden, doch nicht immer entspricht der mengenmäßige Anteil der Anti-M- und Anti-A-Agglutinine im Serum der Verteilung der entsprechenden Antigene beim Erreger. Besonders bei länger zurückliegendem Infektionstermin und chronischen Formen ist der Titerunterschied oft so gering, daß es nicht möglich ist, durch fraktionierte Absättigung mit abgestuften Bakterienmengen verwertbare Ergebnisse zu bekommen (WUNDT, 1957b, 1961).

Überwiegen in einem Serum entweder die Anti-A- oder die Anti-M-Agglutinine, so ist dies ein Hinweis, der nur im Zusammenhang mit der epidemiologischen Anamnese richtig gedeutet werden kann, da Biotypen mit abweichender Antigenstruktur innerhalb der Species Br. melitensis und abortus vorkommen (s. Tab. 2). In Europa muß z. B. mit Br. melitensis Typ 2 gerechnet werden, die sich serologisch wie Br. abortus verhält. Auch eine Infektion mit Br. suis ist auf dem Wege der Serumabsättigung nicht zu erkennen.

Um in verschiedenen Laboratorien vergleichbare Ergebnisse mit der AR zu erzielen, wird auf Empfehlung des FAO/WHO-Expert-Committee (1958) von der englischen Brucellosezentrale (Central Veterinary Laboratory, Weybridge, England) ein *Standardserum* abgegeben, mit dem die als Antigen dienenden Bakterienaufschwemmungen geprüft werden können. Das Serum enthält in 1,0 ml 1000 aggl. Einheiten. Aus einem Vergleich mit dem Titer des Standardserums läßt sich die Zahl der agglutinierenden Einheiten in dem zu untersuchenden Serum errechnen, wenn z. B. vom Standardserum das Gebrauchsantigen bis zu einer Serumverdünnung von 1:400, vom Patientenserum bis 1:800 agglutiniert wird, so enthält es $\frac{1000 \times 800}{400} = 2000$ aggl. Einheiten.

Zwischen Brucellen und einigen anderen Bakterien bestehen *Antigengemeinschaften*, die bei der Bewertung der Agglutinationsreaktion berücksichtigt werden müssen, z. B. mit Choleravibrionen und Tularämiebakterien. Infolgedessen haben Personen, die gegen Cholera geimpft sind, oder Tularämiekranke Agglutinine gegen Brucellen im Blut. Eine Antigengemeinschaft besteht außerdem zum Salmonellen-O-Antigen 30 (S. urbana u. a.), dagegen sind gemeinsame Antigene mit dem Stamm Proteus OX 19 nicht nachweisbar (WUNDT, 1959).

Werden in Verdachtsfällen die KBR mit Bakterienaufschwemmungen oder Extrakten und die AR nebeneinander ausgeführt, so ist eine höhere Anzahl von positiven Resultaten als durch eine Reaktion allein zu erwarten. Nach BRODHAGE und WEY (1955) wurden 2,8% (7 von 250) der Seren, die Brucellenantikörper enthielten, ausschließlich durch die KBR erfaßt. Aus der gleichen Zusammenstellung geht hervor, daß die allgemeine Ansicht, die komplementbindenden Antikörper seien bei chronischen Brucellosen häufiger und länger als die agglutinierenden Antikörper anzutreffen, einer kritischen Prüfung nicht standhält. Wohl scheint die KBR bei frischen Infektionen später positiv zu werden als die AR, doch können Antikörper bei chronischen Brucelloseformen und latenten Infektionen entweder durch beide Reaktionen, nur durch eine oder überhaupt nicht nachgewiesen werden. Oft ist lediglich eine Sensibilisierung der Haut gegen Brucellenantigen festzustellen.

IV. Epidemiologie

1. Erregerreservoir

Träger von Brucellen sind in erster Linie landwirtschaftliche Nutztiere, wobei im allgemeinen *Ziegen und Schafe* mit Br. melitensis, *Rinder* mit Br. abortus und *Schweine* mit Br. suis infiziert sind. Brucellainfektionen wurden außerdem schon festgestellt bei Gemsen, Rentieren, Kamelen, Büffelarten, Pferden, Hunden u. a. Auch Nagetiere können mit Brucellen infiziert sein. Über ihr Auftreten bei Feldhasen berichten WITTE (1941), JACOTOT und VALLÉE (1954), BENDTSEN (1954), FRITSCHE (1956). Ob eine primäre Hasenbrucellose existiert oder ob die Erreger, wie es der allgemeinen Ansicht entspricht, auf den Weiden der Nutztiere aufgenommen werden, ist ungeklärt. Auffallend ist, daß in Deutschland und Dänemark ausschließlich, in Frankreich überwiegend Br. suis Typ 2 bei Hasen gefunden wurden. Eine Zusammenstellung der Brucellenbefunde bei Wildtieren gibt REMENZOWA (1965).

Die einzelnen Brucellaspecies sind nicht standortgebunden, sondern können ebenso wie auf den Menschen auch auf andere Tierarten übergehen. Am häufigsten beobachtet und epidemiologisch wichtig ist der Übergang von Br. melitensis von der Ziege oder dem Schaf auf das Rind.

In der Pathogenese und der Symptomatik der *Tierbrucellosen* stehen nach dem meist unerkannten Generalisationsstadium die *Erscheinungen* von Seiten *der Geschlechtsorgane und der Abort im Vordergrund.* Beim männlichen Tier kann es zu einer Orchitis und nachfolgender Sterilität kommen. Mit einer Verbreitung durch den Deckakt muß gerechnet werden. Häufig ist die Milchdrüse befallen, was zu der epidemiologisch bedeutsamen Ausscheidung der Brucellen in der Milch führt. Im übrigen verläuft die Tierbrucellose sonst mehr oder weniger symptomarm, die Gelenke können betroffen sein, in Leber, Milz und Lymphknoten sind granulomatöse Veränderungen zu finden.

Die Rinder-, Ziegen- und Schafbrucellosen unterscheiden sich pathogenetisch nicht grundsätzlich voneinander. Auch bei der Schweinebrucellose kommt es zum Abort, doch verursachen Infektionen mit Br. suis beim Schwein, ebenso wie beim Menschen nicht selten umschriebene eitrige Prozesse in den Gelenken, den inneren Organen oder im Bereich der Haut.

Während und nach dem Abort werden die Erreger in großer Menge ausgeschieden, auch die Placenta und die ausgestoßene Frucht sind hochinfektiös. Die Muttertiere abortieren im allgemeinen nur einmal, bleiben aber Keimträger, so daß es bei späteren normalen Geburten wieder zu einer Verstreuung der Erreger kommt. Sie können auch mit den Faekalien und dem Urin in die Außenwelt gelangen.

Werden Brucellen in einen gesunden Rinderbestand eingeschleppt, so treten nach 2—3 Monaten die ersten Aborte auf. In Ziegen- und Schafbeständen kann ihre Zahl so gering sein, daß die Infektion einer Herde gar nicht bemerkt wird.

Zur Überwachung der Rinderbestände dient im allgemeinen die Agglutinationsreaktion. Hierbei wirft allerdings die vielerorts übliche Vaccinierung der Tierbestände besondere Probleme auf, da nach dem 8. bis 9. Lebensmonat geimpfte Jungrinder noch lange Zeit Antikörper im Blut haben können. Zur Untersuchung von Ziegen und Schafen werden hauptsächlich allergische Proben herangezogen. Außerdem besteht die Möglichkeit, die Erreger in den Ausscheidungen, bei Aborten oder in der Milch nachzuweisen.

2. Übertragungsweise

Brucellen sind außerhalb des Organismus einige Zeit lebensfähig und auch gegen Austrocknung ziemlich resistent. Das Tier nimmt sie fast ausschließlich per os auf und zwar entweder mit dem Futter, das durch infektiöse Abgänge verunreinigt ist, oder die Erreger gelangen auf eine andere, durch den engen Kontakt in Stallungen oder innerhalb einer Herde begünstigten Weise, auf die Schleimhäute der Verdauungswege.

Für den Menschen bestehen verschiedene Infektionsmöglichkeiten:

a) *Die Infektion über die Verdauungswege*

Als Überträger kommen fast ausschließlich *Rohmilch* oder daraus hergestellte *Milchprodukte* infrage, da durch die übliche Pasteurisierung Brucellen sicher abgetötet werden. Obwohl Infektionsversuche von OTERO (1930) dafür sprechen, daß Br. abortus per os gegeben, nicht mit der gleichen Regelmäßigkeit zur Erkrankung führt wie Br. melitensis, zeigen die von DALRYMPLE-CHAMPNEYS (1960) seit 1928 gesammelten und analysierten 1255 Brucelloseerkrankungen in England, wo ausschließlich Br. abortus vorkommt, daß 885, also etwa 70% auf den Genuß roher Milch zurückgeführt werden müssen.

Unter den Milchprodukten können *Sahne*, und in den Mittelmeerländern auch frischer *Schaf- und Ziegenkäse*, in dem sich die Brucellen bis zu 2 Monaten halten können (GARGANI, 1952), zur Infektionsquelle werden.

Brucellosen durch *Fleischgenuß* wurden bisher nur wenige beobachtet, doch sind in den Muskeln von infizierten Schafen, Rindern oder Schweinen gelegentlich Brucellen nachzuweisen (HUDDLESON u. Mitarb., LERCHE und ENTEL, 1959;

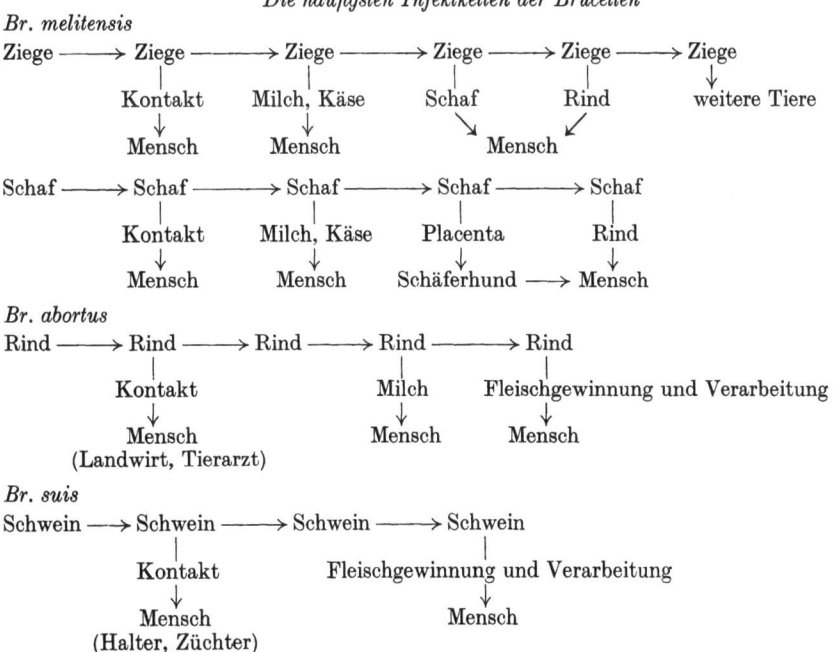

Die häufigsten Infektketten der Brucellen

ENTEL, 1959), so daß die Möglichkeit der Infektion durch rohes oder halbgares Fleisch besteht. Freilich darf diese Gefahr nicht überbewertet werden, da Erhitzung des Fleisches die meistens nur spärlich vorhandenen Keime vernichtet (DRIEUX, 1963).

b) *Kontaktinfektion*

In der Landwirtschaft oder in der Fleischverarbeitung Beschäftigte, Tierärzte, Arbeiter in Tierkörperverwertungsanstalten und andere Personen, die mit Tieren umgehen, infizieren sich meistens durch direkten oder indirekten Kontakt. Besonders gefährlich sind Hilfeleistungen bei Geburten und Aborten, aber auch bei der Schlachtung können die Erreger unmittelbar auf die Haut gelangen und wahrscheinlich durch kleinste Läsionen in den Organismus eindringen. Wichtig ist die Infektion der Schleimhäute, z. B. der Conjunktiven, der Atemwege und der oberen Verdauungswege, die durch Verspritzen von brucellenhaltigem Sekret, durch Inhalation von infektiösen Aerosolen oder Staub zustande kommt, in dem die Brucellen einige Tage infektionstüchtig bleiben, insbesondere wenn sie von angetrocknetem Sekret eingehüllt sind. Auf diese Weise entstehen auch die nicht seltenen Laboratoriumsinfektionen. Eine Infektion kann beim Umgang mit Schafen auch als Folge einer starken Staubentwicklung beim Transport, beim Verladen, beim Scheren usw. erworben werden.

Wie aus der Darstellung hervorgeht, bildet der Mensch ein blindes Ende der Infektkette. Übertragungen von Mensch zu Mensch sind, wenn sie überhaupt vorkommen, außerordentlich selten. Da Brucellen in Vaginalabstrichen gefunden wurden, wird die Möglichkeit einer Ansteckung durch den Geschlechtsverkehr diskutiert. Mit Brucellen infizierte Frauen scheiden die Erreger während der Stillperiode mit der Milch aus, so daß Infektionen von Säuglingen beobachtet werden können (RENOUX, 1952). Besondere Beachtung muß der Brucellenübertragung durch Bluttransfusionen geschenkt werden (SPINK und ANDERSON, 1950; STRAUCH und WINTER, 1956). Personen, die eine Brucellose gehabt haben, sollten daher als Blutspender ausgeschlossen werden.

3. Jahreszeitliche Verteilung, Alter, Geschlecht, Beruf

Die Zahl der Meldungen von Neuerkrankungen zeigt in den europäischen Ländern einen *Gipfel im Frühjahr und im Frühsommer* und zwar unabhängig davon, ob die Ziegen- oder Schafbrucellose wie in Italien und Spanien oder die Rinderbrucellose wie in Deutschland die Hauptinfektionsquellen sind (s. Abb. 2). Dies ist darauf zurückzuführen, daß das Ende Tragzeiten im allgemeinen in die ersten Monate des Jahres fällt und daher die meisten Infektionen in dieser Zeit vorkommen. Bis zur Diagnose können einschließlich der Inkubationszeit 6 Wochen oder mehr vergehen, so daß die größte Zahl der Erkrankungen von April bis Juli gemeldet wird.

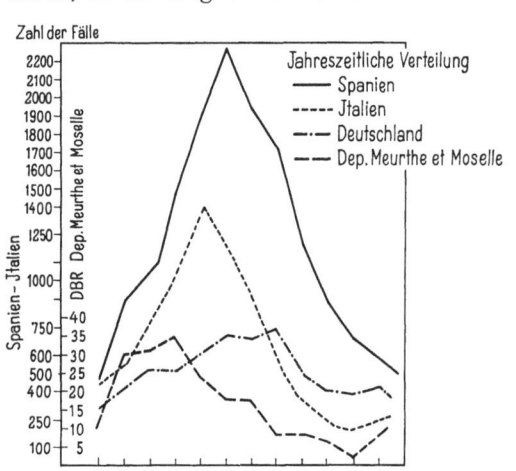

Abb. 2. Jahreszeitliche Verteilung der Meldungen von Neuerkrankungen an Brucellose in verschiedenen Ländern

Auch in bezug auf die *Altersverteilung* stimmen die Statistiken weitgehend überein, wie aus Tab. 3 zu entnehmen ist. Kinder erkranken selten, wobei die Frage offen bleibt, ob dies nur auf einen Mangel an Gelegenheit zur Infektion zurückzuführen ist, oder ob die Empfänglichkeit entsprechend den Beobachtungen bei Jungtieren geringer ist. Die meisten Erkrankungen werden in den *mittleren Altersklassen* registriert.

In bezug auf das *Geschlecht* ist im allgemeinen die Morbidität der Männer größer als die der Frauen und zwar im Verhältnis 2 zu 1 oder 3 zu 1. Es wurde versucht, dies mit der stärkeren beruflichen Exposition zu erklären, doch hat sich

Tabelle 3. *Altersverteilung der gemeldeten Brucelloseerkrankungen in verschiedenen europäischen Ländern in %*

	0—9	10—19	20—29	30—39	40—49	50—59	über 60
Deutschland[1] (Bundesrepublik 1956—58) . . .	3,3	7,7	20,9	15,4	27,5	18,7	6,5
England[2] (seit 1928)	5,6	10,8	15,4	22	20	15	10,9
Frankreich[3] (1963)	3,7	11,4	19,0	23,2	20,4	15,4	6,9
Italien[4] (1942)	5,0	18,3	17,7	25	22,8	7,2	4

[1] ANDERS, 1959.
[2] DALRYMPLE-CHAMPNEYS, 1960.
[3] Bull. Inst. Nat., 1965, p. 77.
[4] MAZETTI, 1950.

gezeigt, daß in Gebieten, in denen die Frauen der gleichen oder sogar einer größeren Infektionsgefahr ausgesetzt sind, wie z. B. in der Türkei oder in Rumänien ebenfalls mehr Männer als Frauen erkranken (DALRYMPLE-CHAMPNEYS, 1960).

Für das Zustandekommen einer Brucellose spielt die *berufliche Gefährdung* eine wichtige Rolle. Wird eine Aufteilung der gemeldeten Fälle nach verschiedenen Berufen vorgenommen, so ergibt sich, daß die meisten Kranken in der Landwirtschaft arbeiten. Es folgen die in der Fleischgewinnung und -verwertung Beschäftigten; an dritter und vierter Stelle sind Tierärzte und Laboratoriumspersonal zu nennen. Eine solche Aufstellung gibt aber ein falsches Bild von der tatsächlichen beruflichen Gefährdung. Diese kann nur festgestellt werden, wenn die Zahl der Brucellosekranken zur Zahl der in dem betreffenden Beruf tätigen Personen in Beziehung gesetzt wird. Abgesehen von dem besonders exponierten Personal in Laboratorien, in denen mit Brucellen oder brucellösem Material gearbeitet wird, weisen die *Tierärzte* weitaus die höchste Infektionsrate auf. Dies geht aus den von HERTER, JACKWITZ und SCHAAL (1954) zusammengestellten Zahlen hervor, nach denen von 736 befragten Tierärzten 122 (17%) eine Brucellose durchgemacht haben. Dabei sind latente und unerkannt verlaufene Infektionen nicht berücksichtigt. In diesem Zusammenhang sind Befunde aus der Vorkriegszeit zu erwähnen, die ergaben, daß in Dänemark 94% und in den USA 57% aller Tierärzte Antikörper gegen Brucellen im Blut hatten.

4. Geographische Verbreitung

Die Brucellosen sind *in der ganzen Welt* verbreitet, wenn auch aus vielen Teilen der Erde nur spärliche Mitteilungen darüber vorliegen. Das überwiegende Vorkommen von Br. melitensis, Br. abortus oder Br. suis in bestimmten geographischen Räumen ist von der *Struktur der Landwirtschaft und* damit auch von *klimatischen Bedingungen* abhängig. In den sommertrockenen Mittelmeerländern werden in großer Zahl die anspruchslosen Ziegen und Schafe gehalten, die die Infektionsquelle für Melitensisbrucellosen bilden. Die Tierseuche verläuft dort außerordentlich symptomarm, wie dies für enzootisch verseuchte Gebiete charakteristisch ist. In Nord-, West- und Mitteleuropa, wo feuchte Sommer das Klima bestimmen und daher die Rinderzucht im Vordergrund steht, ist Br. abortus zu Hause. Die Verbreitungsgebiete sind jedoch nicht scharf voneinander zu trennen, denn neben

Br. melitensis kommt in den Rinderbeständen Südeuropas auch Br. abortus vor. Ebenso kann Br. melitensis in nördliche Regionen übergreifen, wie das Vordringen von Br. melitensis nach Nordostfrankreich und ihre Einschleppung nach Westdeutschland durch infizierte Wanderschafherden bewiesen haben. Die Übersichtskarte in Abb. 3 zeigt, wie diese Herden mit ihrem ständigen Wechsel zwischen

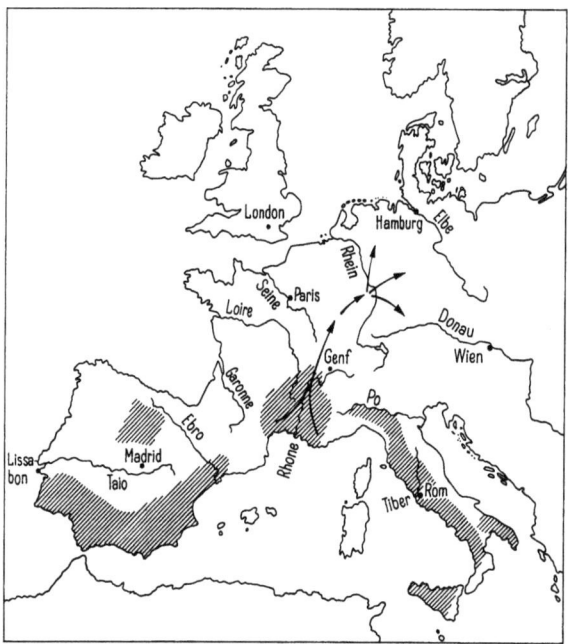

Abb. 3. Die Ausbreitung der Melitensisbrucellose in Europa durch Wanderschafherden

Sommer- und Winterweide die Melitensisbrucellose von Frankreich in die linksrheinische Pfalz (ZERFASS u. Mitarb., 1954) und von da nach Hessen (KREY, 1954; ROOTS und v. SPROCKHOFF, 1954), nach Württemberg (WUNDT, 1955) und Nordrhein-Westfalen (TRÜB, 1955) gebracht haben.

Ausbrüche von Schweinebrucellose sind in Dänemark (THOMSEN, 1934; BENDTSEN u. Mitarb., 1954) und in Norddeutschland beobachtet worden, menschliche Erkrankungen wurden nur vereinzelt festgestellt. Über eine gewisse Häufung der Schweinebrucellose wird aus Ungarn und Rumänien berichtet (s. WUNDT, 1956).

Einige Angaben liegen aus *Nordafrika* und Vorderasien vor, die geomedizinisch in das mediterrane Verbreitungsgebiet von Br. melitensis gehören. Aus Mittelafrika ist wenig bekannt, dagegen ist das Vorkommen der Brucellose durch Br. melitensis bei Ziegen, Schafen und Rindern in Südafrika gut untersucht. Von den *asiatischen Ländern* berichtet Japan über Rinderbrucellose, einzelne Mitteilungen aus indischen Provinzen und aus Südostasien sprechen dafür, daß auch diese Länder nicht brucellosefrei sind. In *Australien* existiert nur Rinderbrucellose, während die Schafbrucellose unbekannt ist.

In den *Vereinigten Staaten* und *Canada* kommt Rinderbrucellose durch Br. abortus vor. Vor allem in den Staaten des Mittelwestens ist die Schweinebrucellose durch Br. suis zu Hause, wodurch auch zahlreiche menschliche Erkrankungen vorkommen. In den Gebirgszügen des westlichen *Südamerikas* ist die Ziegenbrucellose durch Br. melitensis weit verbreitet und führt zu einer hohen Morbidität unter der Bevölkerung. Dagegen wurde in den Rinderherden der argentinischen

Ebenen Br. abortus festgestellt. Sowohl in Argentinien als auch in Brasilien sind Ausbrüche von Schweinebrucellose durch Br. suis beobachtet worden.

Tabelle 4. *Gemeldete Brucellosefälle in verschiedenen Ländern von 1955—1965*
(Kursivzahlen = durchschnittl. jährl. Erkrankungen seit 1945 oder seit Beginn der Zählung)

		1955	1956	1957	1958	1959	1960	1961	1962	1963	1964	1965
Afrika:												
Kenya	*127*	73	164	141	178	201	185	284	148	+	+	+
Südafr. Union . .	*7*	2	11	17	25	52	14	14	17	17	2	+
Ver. Arab. Rep. .	*61*	82	81	14	17	26	67	13	21	31	11	11
Amerika:												
Argentinien . . .	*2217*	3565	3398	2741	2747	1698	1362	1133	566?	1146	2102	649
Canada	*111*	122	141	120	113	120	142	109	98	57	54	34
Mexiko	*1251*	1096	1218	921	1220	1579	1356	2001	1339	1121	1335	+
Peru	*396*	445	639	880	522	696	845	1433	963	858	842	+
USA	*3839*	1444	1300	983	924	892	751	636	409	407	411	258
Asien:												
Iran	—	—	—	—	—	1329	1810	1766	1877	2706	4736	+
Israel	*51*	54	32	144	60	48	23	24	32	20	61	17
Türkei	*24*	31	40	81	32	36	45	70	112	149	61?	69?
Europa:												
Österreich	*101*	82	96	98	99	64	62	76	34	46	36	18
Belgien	*17*	22	25	26	21	12	14	17	8	9	11	2
Bulgarien . . .	—	—	—	—	—	—	10	—	—	—	+	+
Tschechoslowakei.	—	—	92	56	57	41	75	91	90	89	58	10
Dänemark	*171*	21	11	7	7	1	—	—	—	—	—	—
Frankreich . . .	*1264*	697	715	856	684	655	860	720	781	782	684	813
DDR	—	—	82	68	79	100	138	313	331	291	336	295
BR Deutschland *	*253*	424	444	429	340	288	253	189	167	143	89	93
Gibraltar	—	3	2	3	—	1	2	5	15	1	3	+
Griechenland . .	*390*	542	618	370	493	640	766	593	641	900	852	+
Ungarn	—	48	34	11	28	11	21	42	50	42	33	47
Irland	*6*	7	3	7	8	6	11	9	13	13	17	16
Italien	*8534*	6914	7822	8597	7516	7157	7473	7319	6255	5467	4851	5105
Luxemburg . . .	—	1	1	6	1	1	—	2	—	—	—	1
Malta und Gozo .	*609*	522	432	257	117	220	260	126	90	69	57	70
Niederlande . . .	*43*	38	37	34	21	33	28	31	17	11	8	+
Norwegen	*1*	—	—	—	—	—	—	—	—	—	+	+
Polen	—	124	99	104	64	55	54	52	66	75	67	+
Portugal . . .	*486*	264	209	236	167	192	258	258	241	283	267	+
Spanien	*4219*	3024	3223	3104	3149	3005	3150	3642	4298	4879	3989	3333
Schweden	*10*	3	3	—	1	—	2	—	2	3	+	+
Nordirland . . .	*5*	1	13	6	5	4	4	3	4	2	—	7
Schweiz	*168*	170	228	95	46	56	43	26	29	24	22	25
Jugoslawien . . .	*21*	—	3	5	7	5	1	18	7	3	2	17
Ozeanien:												
Australien . . .	*43*	41	37	51	46	33	33	43	74	69	75	78
Neuseeland . . .	*64*	44	32	23	38	36	42	39	31	29	18	34

* einschließlich West-Berlin

+ = Fälle gemeldet, Zahlen noch nicht bekannt

Zur Ausbreitung der Brucellose über die Landesgrenzen und über die Kontinente trägt der *Viehexport und -import* bei, doch dürfte dies im einzelnen nur schwer nachzuweisen sein, da Untersuchungen über die Verseuchung autochthoner

Tierbestände fast nie vorliegen. Auch im kleinen ist der Viehhandel und der Viehtausch häufig Ursache von Neueinschleppungen in einzelne Bestände oder Gemeinden.

In den letzten Jahrzehnten sind in einer Reihe von Ländern bedeutende *Erfolge der Brucellosebekämpfung* zu verzeichnen, die zu einem erheblichen *Rückgang der menschlichen Erkrankungen* geführt haben. Hierzu gehören die Vereinigten Staaten und Canada, die skandinavischen Länder, sowie Deutschland, die UdSSR und andere. Dagegen ist die Brucellose in den Mittelmeerländern, in Südamerika und anderen Teilen der Welt nach wie vor ein schwerwiegendes wirtschaftliches und soziales Problem.

Tab. 4 enthält eine Auswahl der von der Weltgesundheitsorganisation veröffentlichten Zahlen der in verschiedenen Ländern gemeldeten menschlichen Erkrankungen. Da die Meldungen auch in Ländern mit gut entwickeltem Gesundheitsdienst lückenhaft sind, wird nur ein unvollständiges Bild der tatsächlichen Morbidität gegeben. Auch ist zu beachten, daß neben den gemeldeten Neuerkrankungen durch den oft chronischen Verlauf ähnlich wie bei der Tuberkulose mit einem gewissen Bestand an Brucellosekranken gerechnet werden muß. Dennoch läßt sich aus der Zusammenstellung ablesen, daß in Ländern, in denen die Abortusbrucellose der Rinder vorherrscht, die Morbidität offensichtlich geringer ist als in den Ländern, in denen die Schaf- und Ziegenbrucellose verbreitet ist. Während in den ersteren hauptsächlich berufliche Kontaktinfektionen vorkommen und Milchinfektionen zurücktreten, sind es in den Ländern wie Italien oder Spanien u. a. neben den durch Br. melitensis häufig verursachten Berufsinfektionen auch zahlreiche Erkrankungen durch Milch- und Käsegenuß, die zu einer hohen Morbidität führen. Bei der bäuerlichen Bevölkerung ist allerdings der Infektionsweg nicht immer klar zu ermitteln.

5. Bekämpfung

Die Verhütung der menschlichen Brucellose ist nur durch die *Ausrottung der Tierbrucellose* möglich. Nach den Empfehlungen des zuständigen Expert Committee der Weltgesundheitsorganisation (1964) ist zur Bekämpfung der *Rinderbrucellose* in stark verseuchten Gebieten zunächst mit der Schutzimpfung zu beginnen. Hierzu wird eine Lebendvaccine aus dem Stamm Br. abortus Buck 19 verwendet, dessen Virulenz für Rinder deutlich abgeschwächt ist. In weniger stark befallenen Gebieten steht die Ausmerzung der Reagenten im Vordergrund. Für den Weg, der zur Bekämpfung der Tierseuche eingeschlagen wird, sind häufig finanzielle und organisatorische Überlegungen ausschlaggebend.

Während in Deutschland die *Schafbrucellose* verhältnismäßig rasch durch Abschlachtung der infizierten Herden eliminiert wurde, ist die Bekämpfung in Ländern mit ausgedehnter Schaf- und Ziegenhaltung wesentlich schwieriger. Eine organisierte Bekämpfung ist bisher noch kaum versucht worden. Radikale Ausmerzung ist aus wirtschaftlichen Gründen meistens nicht möglich. Untersuchungen über die Möglichkeiten einer Schutzimpfung sind in verschiedenen Ländern im Gange. Hierzu wird überwiegend der Stamm Br. melitensis Rev 1 als Lebendvaccine verwendet, der eine nicht abhängige Mutante eines streptomycinabhängigen Stammes darstellt (ELBERG und FAUNCE, 1957).

Die Bekämpfung der *Schweinebrucellose* erfolgt durch Ausmerzung infizierter Bestände. Sie stellt hauptsächlich ein wirtschaftliches und organisatorisches Problem dar.

Durch Überwachung des Viehhandels und durch gesetzliche Maßnahmen zur Regelung des Viehimports — tierärztliche Untersuchung, Absonderungsfristen usw. — suchen die meisten Länder eine Einschleppung zu verhindern.

Der *Mensch* kann *unmittelbar* dadurch *geschützt* werden, daß nur pasteurisierte Milch oder aus pasteurisierter Milch hergestellte Produkte genossen werden. Besonders exponierte Personen wie Tierärzte u. a. können durch das Tragen von Handschuhen und durch gute Hautpflege und Vermeidung von Verletzungen an den Händen und Unterarmen die Infektionsgefährdung etwas mindern. Schutzimpfungen bei Angehörigen gefährdeter Berufe sind in größerem Umfang in der UdSSR durchgeführt worden, wobei Lebendvaccinen benutzt wurden, da nach den Erfahrungen der Veterinärmedizin nur von solchen eine schützende Wirkung zu erwarten war. Untersuchungen von SPINK u. a. (1962) haben aber ergeben, daß alle heute zur Verfügung stehenden Lebendvaccinen in der Lage sind, beim Menschen eine Brucellose auszulösen. Schutzimpfungen von Menschen sind daher nicht zu empfehlen. Abgesehen von ihrer Gefährlichkeit können sie nicht dazu dienen, die Kosten und den Aufwand der Tierseuchenbekämpfung zu ersparen.

Literatur

Übersichtsarbeiten und zusammenfassende Werke

Bergey's Manual of Determinative Bacteriology: 7th edit. Baltimore: Williams and Wilkins Company 1957. — **Dalrymple-Champneys, W.**: Brucella infection and undulant fever in man. London: Oxford University Press 1960. — **Huddleson, I. F., A. V. Hardy**, and **A. D. Debono**: Brucellosis in man and animals. New York: Commonwealth Fund 1943. — **Löffler, W., D. L. Moroni**, u. **W. Frei**: Die Brucellose als Anthropozoonose, Febris undulans. Berlin-Göttingen-Heidelberg: Springer 1955. — **Seelemann, M.**: Die Brucellose der Haustiere unter besonderer Berücksichtigung der Immunisierung, der Antikörper- und Schutzstoffbildung. Stuttgart: Ferdinand Enke 1960. — **World Health Organisation**: Technical Rep. No. 37, Joint FAO/WHO Expert panel on brucellosis. 1st Report 1951. ∼ Technical Report No. 67, Joint FAO/WHO Expert Committee on brucellosis. 2nd Report 1953. ∼ Technical Report No. 148, Joint FAO/WHO Expert Committee on brucellosis. 3rd Report 1958. ∼ Technical Report No. 289, Joint FAO/WHO Expert Committee on brucellosis. 4th Report 1964. — **Wundt, W.**: Die Biochemie und Serologie der Brucellen. Ergebn. Mikrobiol. **34**, 120 (1961).

Bakteriologie und Serologie

Börger, K.: Vorkommen von Br. melitensis-Infektionen bei Milchkühen in Schleswig-Holstein. Dtsch. tierärztl. Wschr. **66**, 261 (1959). — **Brodhage, H.**, u. **W. Wey**: Agglutinations- und Komplementbindungsreaktion in der Serodiagnose der Bang-Brucellose des Menschen. Schweiz. med. Wschr. **85**, 601 (1955). — **Buddle, M. B.**: Studies on Brucella ovis (N. Sp.), a cause of genital disease of sheep on New Zealand and Australia. J. Hyg. (Lond.) **54**, 352 (1956). — **Burger, I. L.**: Hautbrucellose. Arch. klin. exp. Derm. **204**, 13 (1957). — **Castaneda, R. M.**: A practical method for routine blood cultures in brucellosis. Proc. Soc. exp. Biol. Med. **64**, 114 (1947). — **Davydov, N. N.**: Properties of Brucellae isolated from reindeer. [russ.]. Trudy vsesoiu. Inst. eksp. Vet. **27**, 24 (1961). — **Glenchur, H., K. S. Seal, H. H. Zinneman**, and **W. H. Hall**: Antigenicity of some Brucella melitensis cell fractions, J. Bact. **85**, 363 (1963). — **Jones, L. M.**: Comparison of phage typing with standard methods of species differentiation in Brucellae. Bull. Wld Hlth Org. **23**, 130 (1960). — **Kuzdas, C. D.**, and **E. V. Morse**: A selective medium for the isolation of Brucellae from contaminated materials. J. Bact. **66**, 502 (1953). — **Menton, J.**: Brucellosis in the midlands of England. Med. Offr. **27**, 33 (1940). — **Meyer, M. E.**: Metabolic characterization of the genus Brucella. IV. Correlation of oxydative metabolic patterns and suspectibility to Brucella bacteriophage type Abortus strain 3. J. Bact. **82**, 950 (1961). ∼ Metabolic and bacteriophage indentification of Brucella strains described as Br. melitensis from cattle. Bull. Wld Hlth Org. **26**, 826 (1962). ∼ Species identity and epidemiology of Brucella strains isolated from alaskan eskimos. J. infect. Dis. **114**, 169 (1964). — **Meyer, M. E.**, and **H. S. Cameron**: Species metabolic patterns within the genus Brucella. Amer. J. vet. Res. **19**, 754 (1958). ∼ Metabolic characterization of the genus Brucella. I. Statistical evaluation of the oxydative rates by which type 1 of each species can be identified. J. Bact. **82**, 387 (1961a). ∼ Metabolic characteriztion of the genus Brucella. II. Oxydative metabolic patterns of the described biotypes. J. Bact. **82**, 396 (1961b). — **Meyer, M. E.**, and **W. J. B. Morgan**: Metabolic characterization of Brucella strains that show conflicting identity by biochemical and serological methods. Bull. Wld Hlth Org. **26**, 823 (1962). — **Morgan, W. J. B.**: The examination of Brucella cultures for lysis by phage. J. gen. Microbiol. **30**, 437 (1963). — **Morgan, W. J. B., D. Kay**, and **D. E. Bradley**: Brucella bacteriophage. Nature (Lond.) **188**, 74 (1960). — **Olitzki, A. L.**: Difference between antigenic specifity of non soluble particles and solubles extracts prepared from Brucellae by disintegration. Proc. Soc. exp. Biol. Med. **101**, 388 (1959). ~ The antigenic relationship between phenol extracted bacterial deoxyribonucleic acid and other soluble antigens of Brucellae studied with the aid of the agat gel präzipitation technique. Brit. J. exp. Path. **41**, 623 (1960). — **Olitzki, A.L.**, and **D. Sulitzeanu**: The antigen structure in the genus Brucella. Bull. Res. Coun. Israel E **6**, 112 (1957). — **Parnas, J.**, **A. Feltynowski**, and **W. Bulikowski**: Anti-brucella phage. Nature (Lond.) **182**, 1610 (1958). — **Parnas, J.**: Weitere Untersuchungen über die Anti-Brucella-Bakteriophagen. Zbl. Vet.-Med. **8**, 175 (1961). — **Popkhadze, M.Z.**, and **T.B. Abashidze**: Characteristics of the Brucella bacteriophage isolated at the Tbilisi Scientific-Research Institut of Vaccines and Sera, U.S.S.R. Sbornik Trudov Mezhinstituskoy Konferentsii-Bakteriofagyia. Tbilisi **5**, 321 (1955). — **Renoux, G.**: Une nouvelle méthode de différenciation des variétés de Brucella, action de diethyldithiocarbamate de soude. Ann. Inst. Pasteur **82**, 566 (1952a). ~ Une nouvelle „espèce" de Brucella: Brucella intermedia. Ann. Inst. Pasteur **83**, 814 (1952b). ~ Sur un milieu sélectif pour l'isolement de Brucella melitensis. Ann. Inst. Pasteur **87**, 325 (1954). — **Smith, H.**, **J. Keppie**, **J.H. Pearce**, and **K. Witt**: The chemical basis of the virulence of Br. abortus. IV. Immunogenic products from Brucella abortus grown in vivo and in vitro. Brit. J. exp. Path. **43**, 538 (1962). — **Stableforth, A.W.**: Advances in the control of zoonoses. Wld Hlth Org. Monogr. Ser **19**, 71 (1953). — **Stableforth, A.W.**, and **L.M. Jones**: Report of the subcommittee on taxonomy of the genus Brucella. Speciation in the genus Brucella. Int. Bull. Bact. Nomencl. **13**, 145 (1963). ~ Minutes of the IAMS. Subcommittee of Brucella Int. J. of syst. Bact. (im Druck). — **Stoenner, H.G.**, and **D.B. Lackmann**: A new species of Brucella isolated from the desert wood rat, Neotoma lipida Thomas. Amer. J. vet. Res. **18**, 947 (1957). — **Thomsen, A.**: Smitson Kasthingsenzooti (Bang-Infektion) blandr Soeri Midtjylland. Maanedskrift for Dyrläger **41**, 386 (1929). — **Wegener, K.H.**, u. **K. Börger**: Beitrag zur Selektivfärbung von Brucellen. Zbl. Bakt., I. Abt. Orig. **167**, 415 (1957). — **Wilson, G.S.**: The classification of the Brucella group, a systematic study. J. Hyg. (Lond.) **33**, 516 (1933). — **Wilson, G.S.**, and **A.A. Miles**: The serological differentiation of smooth strains of the Brucella group. Brit. J. exp. Path. **13**, 1 (1932). — **Wundt, W.**: Untersuchungen zur Entwicklung leistungsfähiger Brucellennährböden. Zbl. Bakt., I. Abt. Orig. **169**, 393 (1957a). ~ Methodik und Verwertbarkeit serologischer Verfahren zur Ermittlung des Erregertyps bei Brucellosen. Z. Hyg. Infekt.-Kr. **144**, 229 (1957b). ~ Zur Frage der Antigengemeinschaften zwischen Brucellen und Bakterien anderer Gattungen. Z. Hyg. Infekt.-Kr. **145**, 556 (1959). ~ Monospezifische Agglutinine bei experimenteller Kaninchenbrucellose. Z. Immun.-Forsch. **122**, 149 (1961). ~ Die Prüfung der Empfindlichkeit von Brucellastämmen gegen Bakteriophagen. Zbl. Bakt., I. Abt. Orig. **185**, 182 (1962). ~ Stoffwechseluntersuchungen als experimentelle Grundlage zur Einteilung des Genus Brucella. Zbl. Bakt., I. Abt. Orig. **189**, 389 (1963). ~ Ergebnisse neuerer bakteriologischer und serologischer Untersuchungen an Brucellen. Wiss. Z. Karl-Marx-Univ. Leipzig **15**, 561 (1966).

Epidemiologie und Bekämpfung

Anders, W.: Gegenwärtiger Stand der Epidemiologie der Brucellosen des Menschen in der Bundesrepublik Deutschland. BGBl. 353 (1959). — **Bendtsen, H.**, **M. Christiansen**, and **A. Thomsen**: Brucella enzootics in swine herds in Denmark. Presumybly with hare as source of infection. Nord. Vet.-Med. **6**, 11 (1954). — **Drieux, H.**: The problem of animal brucellosis in connexion with meat inspection. WHO/Bruc. 238 (1963). — **Elberg, S.S.**, and **K. Faunce jr.**: Immunization against Brucella infection. VI. Immunity conferred on goats by a nondependent mutant from a streptomycin-dependent strain of Brucella melitensis. J. Bact. **73**, 211 (1957). — **Entel, H.J.**: Brucella-Bakterien in Fleisch und Fleischerzeugnissen. Berl. Münch. tierärztl. Wschr. **72**, 461 (1959). — **Fritzsche, K.**: Die Hasenbrucellose in Rheinland-Pfalz. Berl. Münch. tierärztl. Wschr. **69**, 301 (1956). — **Gargani, G.**: Periodo di infettività del formaggio detto "Pecorino" inquinato da Brucella. La Clin. Vet. **75**, 257 (1952). — **Gargani, G.**, e **M. Guerra**: La brucellosi umana in Italia negli anni 1946—1957. Ann. Sa. pubbl. **19**, Fasc. IV (1958). — **Herter, R.**, **H.U. Jackwitz** u. **E. Schaal**: Die Bang-Infektion des Menschen. Dtsch. med. Wschr. **79**, 1411 (1954). — **Jacotot, H.**, et **A. Vallée**: Quelques considérations sur la brucellose du lièvre à propos de huit cas identifiés en France. Ann. Inst. Pasteur **87**, 218 (1954). — **Krey, W.**: Zunehmende Brucellose — einschließlich Maltafieber — in Hessen. Münch. med. Wschr. **96**, 1421 (1954). — **Lerche, M.** u. **H.J. Entel**: Nachweis lebender Melitensisbakterien in Geweben und Organen brucella-ansteckungsverdächtiger Schlachtschafe. Berl. Münch. tierärztl. Wschr. **72**, 319 (1959). — **Mazzetti, G.**: Brucella infection in Italy. Sci. med. ital. **1**, 538 (1950). — **Otero, P.M.**: Brucella abortus in Puerto Rico. Puerto Rico J. publ. Hlth. **6**, 3 (1930). — **Remenzowa, M.M.**: Naturherdreservoire. In: Die Brucellose des Menschen. Hrsg. von J. Parnas, W. Krüger u. E. Töppich. Berlin: VEB-Verlag Volk und Gesundheit 1966. — **Renoux, G.**: Some aspects of human brucellosis. FAO/WHO Seminar on Zoonoses, Wien 1952. — **Roots, E.** u. **H. v. Sprockhoff**: Die Methodik der quantitativen Agglutininabsättigung zur Gewinnung typspezifischer Brucellenseren. Zbl. Vet.-Med. **1**, 660 (1954). — **Senault, R.**: Evolution de la brucellose humaine en Meurthe — et — Moselle (1931—1952). Rev. d'Hyg. et Med. soc. **3**, 14 (1955). — **Spink, W.W.**, and **D. Anderson**: Brucella studies on bank blood in a general hospital. J. Lab. clin. Med. **35**, 440 (1950). — **Spink, W.W., J.W. Hall, J. Finstad**, and **E. Mallet**: Immunization with viable Brucella organisms. Results of an safety test in humans. Bull. Wld Hlth Org. **26**, 409 (1962). — **Strauch, D.**, u. **H. Winter**: Brucellen-Bakteriämie bei klinisch symptomloser Melitensis-Brucellose. Münch. med. Wschr. **98**, 1535 (1956). — **Thomsen, A.**: Brucella infection in swine. Studies from an epizootic in Denmark, 1929—1932. Acta path. microbiol. scand. Suppl. 21 (1934). — **Trüb, P.**: Humane Melitensis-Brucellose (Maltafieber) im Regierungsbezirk Düsseldorf 1954. Veröff. Akad. Staatsmed. Düsseldorf 511 (1955). — **Villalonga, V.J.**: Bases y orientaciones de la luche contra las brucelosis humanas en Espana. Rev. San. Hig. Publ. **21**, 361 (1947). — **Witte, J.**: Über das Vorkommen von Bang'schen Abortus-Bakterien beim Wild in freier Wildbahn. Berl. Münch. tierärztl. Wschr. **11**, 128 (1941). — **Wundt, W.**: Erstmalige Beobachtung von Maltafieber in Württemberg. Dtsch. med. Wschr. **80**, 114 (1955). ∼ Brucellose in Europa 1929—1955. In: Weltseuchenatlas, Teil III, S. 7. Hrsg. von E. Rodenwaldt u. H. Jusatz. Hamburg: Falk Verlag 1956. ∼ Die Verbreitung der Brucellose auf der Erde 1930—1957. In: Weltseuchenatlas, Teil III, S. 11. Hrsg. von E. Rodenwaldt u. H. Jusatz. Hamburg: Falk Verlag 1959. — **Zerfass, H., K. Fritzsche, E. Taylor** u. **B. Schoregge**: Die Schafbrucellose in Rheinland-Pfalz. Tierärztl. Umsch. 35 (1954).

Krankheiten durch Brucellen

Teil B: Pathogenese und Klinik

Von Hans-Felch v. Oldershausen, Tübingen

Mit 12 Abbildungen

I. Pathogenese und pathologische Anatomie

1. Untersuchungen zur Pathogenese bei Tieren

Die Pathogenese der experimentellen Infektion wird bestimmt durch eine anfängliche Ausbreitung der Brucellen auf dem Lymphwege. Nach Speicherung und Proliferation der Erreger in den regionalen Lymphknoten gelangen diese über die Lymphe in den Blutstrom, wodurch die Milz und verschiedene andere Organe infiziert werden. Die Organmanifestation ist in Abhängigkeit von der Tierspecies unterschiedlich. So wird bei Rindern und Kaninchen der schwangere Uterus bevorzugt infiziert, wobei noch unentschieden ist, ob Progesteron das Eindringen und die Vermehrung der Brucellen im Uterus zu beschleunigen vermag (Payne, 1960; Kniazeff und Elberg, 1964). Nach einer starken Vermehrung der Erreger in den Trophoblasten des Chorionepithels und des Plazentargewebes kommt es zu einer Infektion der foetalen Blutgefäße und der Milz, später auch von Magen sowie Lungen der Foeten und zum Abort (Payne, 1959; Elberg, 1965). Es wird angenommen, daß die *intracelluläre Proliferation der Brucellen* durch einen vermehrt nachweisbaren Polyalkohol (Erythritol) gefördert wird (Williams u. Mitarb., 1962), und der Abort durch die Freisetzung von bakteriellen Endotoxinen hervorgerufen wird (Urbaschek u. Mitarb., 1961).

Eingehend sind die *experimentell* hervorgerufenen brucellären *Organveränderungen* bei Meerschweinchen, Mäusen, Kaninchen, Hunden oder Affen u. a. von Fabyan (1912), Jaffe (1922), Sheldon (1939), Braude (1951), Konwaler u. Mitarb. (1960) geschildert worden. Bei Meerschweinchen und Mäusen wird als konstantestes Symptom einer Infektion mit Brucellen eine *Splenomegalie* beobachtet, die durch eine Blutstauung der Sinusoide bedingt ist und als Abwehrleistung des RES auf die Erreger angesehen wird, da die Größe der Milz mit der Zahl der aus der Milz isolierten Brucellen zunimmt, und es bei splenektomierten Tieren zu einer stärkeren Aktivierung der Kupffer'schen Sternzellen und sehr viel ausgeprägteren *granulomatösen Reaktion in der Leber* kommt (Braude und Spink, 1951).

In Verlaufsbeobachtungen konnte Braude (1951 a, b) zeigen, daß sich Brucellen bereits 90 min nach intraperitonealer Inokulation bei *Mäusen* in den polymorphkernigen Leukocyten, später auch in großen mononucleären Zellen und nur vereinzelt extracellulär bis zu 5 Tagen im Blut nachweisen ließen. 3—6 Std nach der Infektion waren Brucellen in den Kupffer'schen Sternzellen und Granulocyten, die in den Sunisoiden der Leber vermehrt angetroffen wurden, festzustellen. Nach 24—72 Std wurde eine knötchenförmige Ansammlung von stark angeschwollenen Sternzellen mit phagocytierten Brucellen und eine deutliche Verminderung der zirkulierenden Granulocyten beobachtet. Nach 5 Tagen hatten sich aus den Zellaggregaten kleine und größere Epitheloidzellgranulome in der Leber gebildet, in denen nur noch ganz vereinzelt Brucellen nachgewiesen wurden.

Gleichartige Veränderungen waren bei *Meerschweinchen* zu beobachten. Hier wurden 1 Monat nach intracerebraler Infektion größere Lebergranulome infolge einer Fusion von kleineren Knötchen festgestellt. Nach 3 Monaten traten zentrale hyaline Nekrosen und Langhans' sche Riesenzellen auf. Nach 6 Monaten nahm die Zahl der Epitheloidzellen und der polymorph-kernigen Granulocyten, die die hyalinen Nekrosen umgaben, deutlich ab, und nach 12 Monaten waren weder Granulome noch Narben in der Leber nachweisbar. Bei desensibilisierten Meer-schweinchen wurden ähnliche granulomatöse Reaktionen in der Leber beobachtet, die jedoch seltener auftraten und nur ganz vereinzelt mit hyalinen Nekrosen einhergingen. Während sich Mikroabscesse der Leber nur selten (11 %) bei einer Infektion von Meerschweinchen durch Br. abortus nachweisen ließen, wurden diese häufiger (28 %) nach Infektion mit Br. melitensis und am häufigsten (88 %) nach Infektion mit Br. suis angetroffen. Um diese Abscesse bildeten sich fibröse Kapseln. Unter Einwirkung von Chlortetracyclin oder kombinierten Streptomycin- und Sulfonamidgaben kam es teilweise zur zentralen Verkalkung der Abscesse.

Die *histopathologischen Veränderungen* sind lediglich quantitativ in bezug auf Ausmaß und Schwere, jedoch nicht qualitativ von der Infektionsdosis abhängig (BRAUDE, 1951; ELBERG u. Mitarb., 1955; McCAMISH und ELBERG, 1962). Nach tierexperimentellen Ergebnissen russischer Autoren (BEKLEMISCHEW, 1966a) soll die Schwere des Krankheitsverlaufs von der Empfänglichkeit für Brucellose ab-hängen und der Virulenz des Brucellenstammes und der Größe der Infektionsdosis direkt proportional sein, indem es bei Verwendung hoher Dosen virulenter Stämme eher zu einer länger anhaltenden septischen Generalisation kommt, während bei kleinen Dosen oder bei geringer Virulenz sich die Inkubationszeit verlängert und die lokalisierten Formen der Krankheit überwiegen.

Von BRAUDE (1951a, b,) und SPINK (1956) werden die *nicht eitrigen granulo-matösen Reaktionen*, die sich vor allem in der Leber und Milz, seltener auch in den Nebenhoden, Hoden, Nieren, Lungen und im Knochenmark nachweisen lassen, als Ausdruck einer erfolgreichen Abwehr des Wirts gegen die Brucellose-Infektion an-gesehen und das Überwiegen von mononucleären Zellelementen in den Granulomen als Hinweis auf einen günstigen Krankheitsverlauf gewertet, während eine Per-sistenz von polymorphkernigen Granulocyten und eine *Absceßbildung* bei Tieren mit schlechterer Abwehrlage anzutreffen sei.

Die *Genese der Granulome* bei der experimentellen Brucellose läßt sich mit ent-sprechenden Veränderungen bei der experimentellen Tuberkulose in Parallele set-zen, wo ebenfalls das Vorliegen einer Überempfindlichkeit keine strikt notwendige Bedingung darstellt (RICH, 1951). Andererseits weisen zahlreiche tierexperimen-telle Untersuchungen mit Brucellen ebenso wie mit Mykobakterien auf die beson-dere *Bedeutung einer Überempfindlichkeit* für das raschere Auftreten und die Inten-sität der grunulomatösen Haut- und Organreaktionen wie für die Schnelligkeit der Verdauung und Zerstörung der Erreger und ihrer Antigenkomponenten hin (LETTE-RER, 1951; ELBERG u. Mitarb. 1955; ROULET, 1956). Untersuchungen über die un-terschiedliche Phagocytose von Brucellen bei nicht-immunen und immunen Leu-kocyten und in Zellkulturen von Monocyten (HUDDLESON u. Mitarb., 1943; DICKEY und FORBUS, 1945; POMALES-LEBRON und STINEBRING, 1957; BRAUN u. Mitarb., 1958, 1962) sowie die Verbreitung von radioaktiv markierten Brucellen im norma-len und sensitiven Organismus (SULITZEANU, 1958) unterstützen diese Anschauung. Welcher Art die *immunbiologischen Reaktionen* sind, die einerseits zur *Phagocytose und Lyse der Brucellen* in Makrophagen oder Monocyten (PULLINGER, 1938; HUDD-LESON, 1943; HOLLAND und PICKETT, 1958; ELBERG, 1960), andererseits zur *intra-cellulären Persistenz und Vermehrung der Erreger* in Gewebekulturen (GOODPA-STURE und ANDERSON, 1937; STINEBRING und KESSEL, 1959) und Organen wie ins-besondere im RES (MEYER, 1943; CASTAÑEDA, 1947; SMITH u. Mitarb., 1962) füh-ren, ist bisher nicht im einzelnen geklärt. Nach ELBERG, SCHNEIDER und FONG (1957) beinhaltet eine Immunität gegenüber Brucellen, daß Histiocyten die Fähig-keit haben, die Vermehrung von Brucellen in Gegenwart von Hyperimmunserum zu verzögern oder zu verhindern. Die Resistenz der mononucleären Zellelemente gegen die aufgenommenen Brucellen wird durch Hyperimmunserum deutlich verstärkt, ist jedoch nicht streng spezifisch, da sie sich auch bei Immunisierung von Kaninchen gegen Mykobakterien entwickelt (ELBERG und MEYER, 1958). Die Bakteriolyse in den Histiocyten soll neben der Anwesenheit von Immunserum von dem Lysozymgehalt der Histocyten und dem Vorhandensein einzelner Metabolite, wie etwa Glykokoll, abhängig sein (RALSTON, BEER und ELBERG, 1961; STINEBRING, 1962). Auch bei Mäusen kann eine Resistenz gegen Brucellen durch eine BCG-Vaccination erzielt werden (SULITZEANU u. Mitarb., 1962). Bisher fehlen weitgehend experimentell gesicherte Vorstellungen über die Faktoren, welche die *unterschiedlichen Empfänglichkeits- und Immunitätsverhältnisse* bei der Brucellose hinreichend erklären (HELLMANN, 1961; MANTHEY, 1964). Dem humoralen Antikörpergehalt wird keine entscheidende Bedeutung für die körpereigene Abwehr eingeräumt (SPINK, 1956, 1965; PARNAS, 1966). Inwieweit eine in vitro nachgewiesene Serumbactericidie (HALL, 1950) eine Rolle spielt, ist unklar. Nach HUDDLESON (1943, 1955) sowie SHAFFER, KUCERA und SPINK (1953) werden die Brucellen vor der bactericiden Wirkung des Serums durch Phagocytose in den neutrophilen Leukocyten des Blutes geschützt. Die Brucellen können in den Leukocyten über viele Tage am Leben bleiben und auf diese Weise zu den Organen transportiert werden, wo sie sich unbeeinflußt von der Serumbactericidie in den epithelialen oder mesenchymalen Zellen vermehren können.

Immunchemisch sind verschiedene Antigenderivate aus Brucellen isoliert worden, insbesondere mehrere Polysaccharidfraktionen (BÜRKI, 1961b) und ein Polysaccharid-Lipoid-Protein-Komplex, der ein weitgehend thermoresistentes *Endotoxin* enthält, welches in kleinen Dosen eine Aktivierung von Leukocyten, in großen Dosen jedoch eine Leukopenie hervorruft und wie andere gramnegative Endotoxine einen vasculären Kollaps bewirken kann (HUDDLESON, 1943; SPINK, 1956, 1965; PARNAS, 1966). Dabei scheint das Endotoxin zu Veränderungen des Komplements und zur Freisetzung von Histamin oder auch anderen Aminen zu führen (WEIL und SPINK, 1957; SPINK u. Mitarb., 1964). Ein Schutz gegen die letale Wirkung von Brucella-Endotoxin kann durch Rekonvaleszentenserum erzielt werden (SPINK, 1965). Nach SPINK (1964) steigern die Endotoxine der Brucellen bei Tieren mit intakter Hypophyse die Corticosteroidsekretion, so daß evtl. Corticosteroide substituiert werden müssen, um die Tiere vor der tödlichen Wirkung großer Endotoxinmengen zu schützen (HALBERG u. Mitarb., 1956). Hohe Corticosteroiddosen können aber auch die Antikörperbildung unterdrücken, den Properdin-, Lysozym- und Komplement-Gehalt des Blutes senken sowie die Wanderung der Leukocyten zum Entzündungsherd und die Phagocytose behindern (SPINK, 1964; BEKLEMISCHEW, 1966a).

Die *Fähigkeit* der Brucellen sich in mesenchymalen und ektodermalen Geweben *intracellulär* zu *vermehren*, hat SPINK (1952, 1956) mit den häufig latenten oder chronischen Verlaufsformen der Brucellose in Beziehung gesetzt. Da die intracellulären Brucellen für Antibiotica in therapeutischen Dosen nur schwer zugänglich sind (MAGOFFIN und SPINK, 1952; SHAFFER u. Mitarb., 1953; SPINK und BRADLEY, 1960), ergibt sich hieraus vielfach eine Therapieresistenz.

2. Beobachtungen zur Pathogenese und pathologischen Anatomie beim Menschen

Im Gegensatz zum Krankheitsverlauf bei Haustieren, wo die Organmanifestation insbesondere an den Generationsorganen und Foeten im Vordergrund steht, wird die Pathogenese der Brucellose bei Menschen durch ein ausgeprägtes, ohne Behandlung häufig über Wochen und Monate oder gar Jahre anhaltendes *hyperergisches Generalisationsstadium* ausgezeichnet. Dieser Umstand bedingt, wie HÖRING (1950, 1953, 1961) und SPINK (1956, 1965) dargelegt haben, weitgehend die eigentümlichen Empfänglichkeits-, Fieber- und Immunitätsverhältnisse beim

Menschen mit rezidivierendem Fieberverlauf, Befall des RES, Zurücktreten einer regelmäßigen Organmanifestation, Ausbleiben einer wirksamen Krankheitsimmunität und die daraus folgende Neigung zu Spätrückfällen in einem Teil der Fälle.

Die *Empfänglichkeit* ist offenbar bei oraler Infektion durch Br. abortus und Br. suis *nicht groß* (SCHOOP, 1959). Häufig kommt es nur zu latenten Infektionen oder subklinischen Verlaufsformen. Dabei mag die Acidität des Magensaftes eine Rolle spielen, da Brucellen im Vergleich zu anderen pathogenen Bakterien besonders leicht durch Salzsäure abgetötet werden (GARROD, 1937). Die verhältnismäßig niedrigere Morbidität bei Kleinkindern und Kindern (SPINK, 1956; DALRYMPLE-CHAMPNEYS, 1960; BOTHWELL, 1962) ist ungeklärt. Eine geringere Exposition, atypische leichte, oft chronische Verläufe sowie ein geringerer diagnostischer Einsatz sind dafür angeschuldigt werden (HAGEBUSCH und FREI, 1941; McCULLOUGH, 1955; WALLIS, 1959). Auch im Greisenalter sollen atypische und länger währende Formen der Brucellose nicht selten sein (INTROZZI und BASERGA, 1943). Die Ursache der auch bei gleicher Exposition anscheinend geringeren Morbidität des weiblichen Geschlechts (ÖZLÜARDA, 1957; DALRYMPLE-CHAMPNEYS, 1960) ist unbekannt.

Die eigentümlichen, teils *undulierenden*, teils intermittierenden *Fieberschübe* werden auf eine Bacteriämie zurückgeführt. Es ist bisher nicht geklärt, ob ein durch zirkulierendes Endotoxin aus geschädigten Granulocyten oder Geweben entstehendes endogenes Pyrogen auch entsprechend der Bacteriämie wellenförmig freigesetzt wird, oder die Empfindlichkeit der thermoregulatorischen Zentren gegenüber endogenem Pyrogen aus dem infizierten Gewebe Schwankungen aufweist (WOOD, 1958; GANADO und BANNISTER, 1960; ATKINS und SNELL, 1964).

Nach SPINK (1952, 1956) und HÖRING (1950, 1961) beruht das Vorliegen einer Infektionsimmunität bzw. einer *lange* bestehenden *Latenz* auf der *intracellulären Anwesenheit der Erreger*, die im Spätrückfall erneut generalisieren. Ob und wann die Erreger aus dem Wirt verschwinden, ist unbestimmt. Bei noch nicht völlig überwundener Hyperergielage kann sich eine *Brucellensepsis* entwickeln, die etwa unter dem Bild der subakuten Endokarditis lenta verläuft. Flüchtige Exantheme, Arthralgien, Pleura- oder Meningealreizungen können als weitere Symptome der hyperergischen Phase auftreten.

Die Symptomatologie der Brucellose wird von SPINK (1952, 1956, 1965) vor allem auf eine gegenüber Abbauprodukten von Brucellen gerichtete *Überempfindlichkeit*, die sich während der Inkubationszeit innerhalb von meist 1—3 Wochen entwickelt, sowie auf *lokale* und *allgemeine allergische entzündliche Reaktionen* zurückgeführt. Wenn eine Überempfindlichkeit bereits durch eine frühere Exposition besteht, kann bei Reinfektion die Inkubationszeit nur wenige Stunden betragen, was mit einer verstärkten Bacteriolyse und Freisetzung von Endotoxinen, die weitere allergische und toxische Reaktionen hervorrufen, in Zusammenhang gebracht wird.

LÖFFLER und v. ALBERTINI, die 1930 erstmals die *histopathologischen Veränderungen* der Brucellose beim Menschen beschrieben haben, sowie v. ALBERTINI und LIEBERHERR (1937) sehen die Milz als Hauptsitz der Erkrankung an und vermuten eine konsekutive Infektion der Leber über eine Endophlebitis. Nach WOHLWILL (1932) stehen die Granulome im gesamten RES als Ausdruck einer cellulären Abwehr gegen die Brucellen und ihre Toxine im Mittelpunkt der histopathologischen Befunde. RÖSSLE (1933) rechnet die Brucellose zu den granulomatösen allergischen Krankheiten. Nach INTROZZI und BASERGA (1943) ist der histopathologische Ausdruck der regelmäßig verlaufenden Fälle eine vorwiegend produktive Retikuloendotheliitis, während bei den hypoergischen Formen, wie den sehr akut verlaufenden typhusähnlichen Brucellosen, die Erscheinungen exsudativ-nekrotischer Art überwiegen und bei den chronischen Brucellosen in stark hyperergischen Individuen die typischen granulomatösen Erscheinungsbilder vorherrschen.

Der histologische Aufbau der *Epitheloidzellgranulome* (Abb. 1), die Langhans' sche, seltener auch Sternberg'sche Riesenzellen sowie Lymphocyten, Plasmazellen und eosinophile Granulocyten enthalten können, ähnelt vielfach dem der Granulome bei Tuberkulose (insbesondere nach tuberkulostatischer Behandlung), Morbus Boeck, Lepra, Lues, Tularämie, Listeriose, Berylliose, Bilharziose, Rickettsiosen, Viruskrankheiten und Mykosen oder Arzneimittelreaktionen und ist somit nicht streng spezifisch (BOCK, v. OLDERSHAUSEN und v. OLDERSHAUSEN, 1955, 1956; ROULET, 1956).

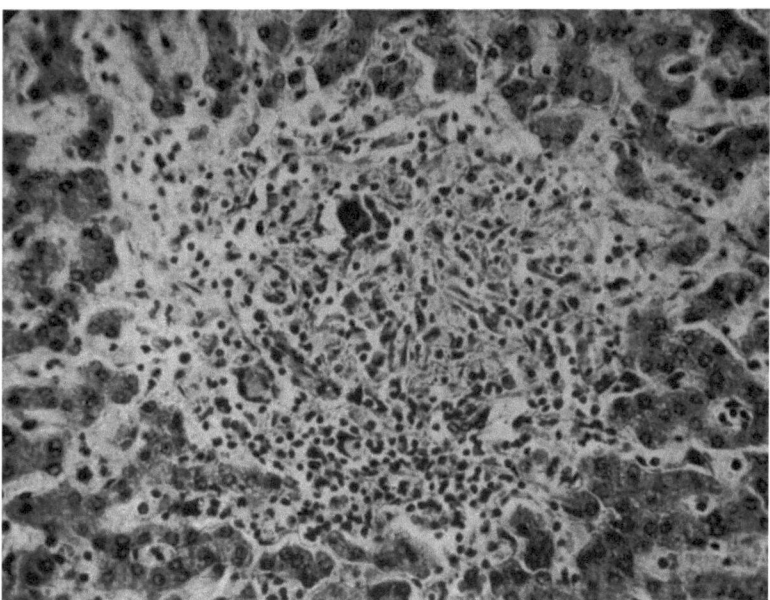

Abb. 1. Epitheloidzellgranulom der Leber bei Brucellosis abortus (Vergr. 280:1) (Aus V. ALBERTINI und LIEBERHERR)

Die Seltenheit zentraler Nekrosen, die bevorzugt perivasculäre Lokalisation, eine schwächere Differenzierung und lockerere Zusammenlagerung der Epitheloidzellen, das nicht so regelmäßige Auftreten von Riesenzellen und der häufigere Nachweis von Plasmazellen, neutrophilen und eosinophilen Granulocyten in den Granulomen bei Brucellose erlaubt oft eine gewisse Abgrenzung von Granulomen bei Tuberkulose (ROULET, 1956). Die noch unspezifischeren *Retothelknötchen* (HAMPERL, 1953) sind vielfach von Typhusknötchen nicht zu unterscheiden. Epitheloidzellgranulome und Retothelknötchen können bei chronischer Brucellose noch über Jahrzehnte in der Leber nachgewiesen werden (v. OLDERSHAUSEN, 1956). Auch können sich Perioden mit starker, geringer oder völlig fehlender granulomatöser Reaktion des intrahepatischen RES abwechseln (KALK und HEINEMANN, 1952; BOCK u. Mitarb., 1955; v. OLDERSHAUSEN, 1961). Nicht selten werden größere läppchenförmige Herde von Granulomen festgestellt (SPINK u. Mitarb., 1949). Aus der Menge zentraler Nekrosen in den Granulomen, die relativ selten bei Brucellosis abortus, häufiger dagegen bei Brucellosis suis angetroffen werden, läßt sich auf die Prognose des Krankheitsprozesses schließen (SPINK, 1956). Gelegentlich können die Granulome verkalken (STEIGER, 1954; SPINK, 1957a).

Am häufigsten lassen sich Granulome in Leber, Milz und Lymphknoten, seltener in Nieren, Knochenmark, Lungen oder anderen Organen nachweisen; manchmal werden jedoch nach eigenen Beobachtungen bioptisch oder autoptisch nur sehr wenige oder gar keine Granulome in der Leber und der Milz selbst bei akuter Brucellose festgestellt.

Anstelle von knötchenförmigen Reaktionen kann auch eine *diffuse Hyperplasie des RES* sowie eine *generalisierte produktive Vasculitis*, teils mit fibrinoider Nekrose der Gefäße beobachtet werden. Den oft ausgedehnten entzündlichen Gefäßveränderungen wird eine wesentliche Bedeutung für die Pathogenese der lokalisierten brucellären Organmanifestationen in dem Nervensystem, Herzen, hepatolienalen System, Bewegungs- und Urogenitalapparat eingeräumt (OTSCHKUR, 1966).

Im Bereich des *Nervensystems* findet sich pathologisch-anatomisch eine herd-förmige oder diffuse Meningoencephalitis (Abb. 2a, b), seltener eine vorwiegend cervikale und lumbale Myelitis oder eine periphere Neuritis in Form von lympho-

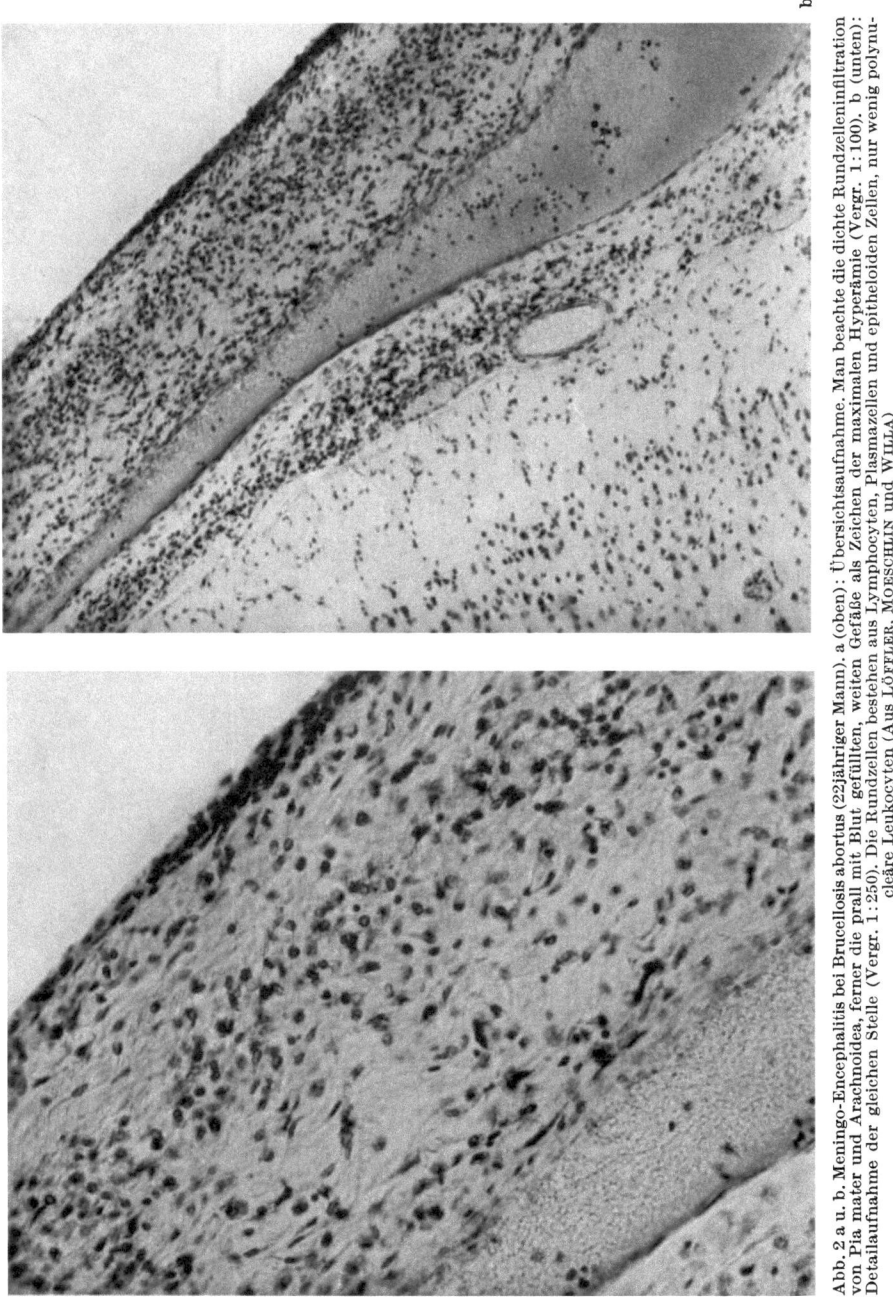

Abb. 2 a u. b. Meningo-Encephalitis bei Brucellosis abortus (22jähriger Mann). a (oben): Übersichtsaufnahme. Man beachte die dichte Rundzelleninfiltration von Pia mater und Arachnoidea, ferner die prall mit Blut gefüllten, weiten Gefäße als Zeichen der maximalen Hyperämie (Vergr. 1:100). b (unten): Detailaufnahme der gleichen Stelle (Vergr. 1:250). Die Rundzellen bestehen aus Lymphocyten, Plasmazellen und epitheloiden Zellen, nur wenig polymu-cleäre Leukocyten (Aus LÖFFLER, MOESCHLIN und WILLA)

histiocytären Zellinfiltraten, Epitheloidzellgranulomen, Proliferationen der Mikro-glia, einer produktiven Vasculitis sowie mykotischen Aneurysmen mit konsekutiven

Tabelle 1. *Todesalter, Dauer der Symptome und autoptische Befunde bei 45 Kranken mit brucellärer Endokarditis nach* PEERY *und* BELTER (1960). Die Brucellose war bei 10 Kranken durch hohe serologische Titer (über 1:400) sehr wahrscheinlich, bei 35 Kranken durch Blutkultur gesichert (Br. abortus bei 19, Br. melitensis bei 9, Br. suis bei 3 und ohne Typisierung bei 4 Patienten). Fehlende Angaben in Gruppe 1 über Todesalter und Dauer der Symptome in einem Fall, über eine Klappenverkalkung in 4 Fällen, in Gruppe 5 und 6 über eine Klappenverkalkung in je einem Fall sind durch * gekennzeichnet

Herzerkrankung:	Fall-zahl	Mittleres Todesalter (Jahre)	Mittlere Dauer der Symptome (Monate)	Vorschädigung des Herzens	Klappen-verkalkung	Embolien	Myokard-abscess oder Myokard-aneurysma	Myokarditis	Perikar-ditis
1. Endokarditis der Aortenklappen	24	40*	9*	6 (25%)	8* (40%)	18 (75%)	10 (42%)	9 (37%)	8 (33%)
2. Endokarditis der Mitralklappen.	7	42	15	1 (14%)	3 (43%)	6 (86%)	1 (14%)	2 (28%)	0
3. Endokarditis der Aorten- und Mitralklappen .	11	41	17	7 (64%)	6 (55%)	9 (82%)	3 (27%)	8 (73%)	3 (27%)
4. Endokarditis der Aorten- und Tricuspidalklappen . .	1	47	6	1	1	1	1	0	0
5. Endokarditis der Mitral- und Pulmonalklappen .	1	30	2	0	0*	1	0	0	1
6. Endokarditis ohne Angabe der Klappenbeteiligung . .	1	30	24	0	0*	1	0	1	1
Gesamte Endokarditiden . . .	45	40*	12*	15 (33%)	18* (46%)	36 (80%)	15 (33%)	20 (45%)	13 (29%)

Erweichungsherden oder auch Subarachnoidalblutungen (SCHEIDEGGER und STERN, 1937; LÖFFLER u. Mitarb., 1943, 1955; WERNER, 1949). Weiterhin werden nicht selten Ganglienzelldegenerationen und Neuronophagien u. a. auch im Bereich der vegetativen Hirnzentren und sympathischen Halsganglien angetroffen (OTSCHKUR, 1966).

Als *Herzaffektionen*, die zu den häufigsten Todesursachen der Brucellose gehören, sind eine polypös-ulceröse *Endokarditis*, produktiv entzündliche Veränderungen der Coronarien, eine zunächst seröse, später exsudative oder produktiv-granulomatöse *Myokarditis* sowie eine teils eitrige *Perikarditis* anzuführen.

Die pathologisch anatomischen Befunde der kardiovasculären Veränderungen wurden von POLI (1953) aufgrund von 15 Autopsien und von PEERY und BELTER (1960) anhand von 59 Obduktionen des Weltschrifttums eingehend geschildert. Bei 45 (76%) der 59 Fälle fand sich eine Endokarditis, die aus ungeklärten Gründen insbesondere die Aortenklappen befällt (vgl. Tab. 1), und bei weiteren 5 Fällen ohne entzündliche Klappenveränderungen eine diffuse interstitielle Myokarditis, die teilweise mit kleinen Granulomen einhergeht, welche den Aschoff' schen Knötchen weitgehend ähneln. Relativ häufig (14%) wurde ein mykotisches Aneurysma des Sinus Valsalvae aufgefunden, das in 2 Fällen rupturierte und in 5 Fällen zu einer abscedierenden Myokarditis führte.

Nach PEERY und EVANS (1958) soll die brucelläre Endokarditis eine der häufigsten Ursachen der kalzifizierenden Aortenklappenstenose sein, und die Häufigkeit pathologischer Befunde an den Herzklappen mit der Dauer der Brucelloseexposition zunehmen, da durch Super- und Reinfektion immer wieder Bacteriämien auftreten, die den Klappenapparat in Mitleidenschaft ziehen. Dies könnte auch das mit 40 Jahren relativ hohe mittlere Todesalter an Endokarditis bei Brucellose mit erklären (Tab. 1). Rheumatische Klappenschädigungen und angeborene Klappenfehlbildungen disponieren zur endokarditischen Manifestation der Brucellose, die ausgesprochen chronisch verläuft, vielfach mit einer starken Hyalinisierung und Verkalkung einhergeht und eher infolge einer Herzinsuffizienz als durch septische Embolien zum Tode führt (BÄCKER und HEINRICH, 1959; PEERY und BELTER, 1960). Dagegen haben GRIFFITH und NORRIS (1961) kein gehäuftes Vorkommen einer verkalkten Aortenstenose bei Brucellose festgestellt.

Brucelläre *Gefäßerkrankungen* können etwa in Form einer Panarteriitis mit Intimahypertrophie, Nekrosen, Granulomen, Fremdkörperriesenzellen sowie eosinophilen Zellinfiltraten (CERRITO, 1959; OTSCHKUR, 1966) oder auch als Thrombophlebitis (LÖFFLER u. Mitarb., 1943, 1955) auftreten und zu tödlichen Lungenembolien führen (WOHLWILL, 1932). OTSCHKUR (1966) nimmt eine infektionsallergische Affektion der Coronararterien an, die Ausgangspunkt einer interstitiellen Myokarditis sein kann.

Die Pathogenese der *Leberveränderungen* bei Brucellose ist insbesondere durch autoptische und bioptische Erhebungen (v. ALBERTINI und LIEBERHERR, 1937; SPINK u. Mitarb., 1949; JANBON und BERTRAND, 1957b) näher analysiert worden. Danach kann es sowohl zu einer ,,granulomatösen Hepatopathie" (BOCK, v. OLDERSHAUSEN und v. OLDERSHAUSEN, 1955) als auch einer meist leichten akuten ,,Hepatitis" mit starker Hyperämie der Capillaren, diffuser Reaktion des RES sowie einzelnen Leberzellnekrosen kommen. Außerdem lassen sich insbesondere bei Brucellosis melitensis öfters ausgeprägte Stauungserscheinungen, Hämorrhagien und ausgedehnte entzündliche Nekrosen in Form einer ,,hämorrhagischen subakuten splenomegalen Hepatitis" oder einer ,,nekrotisierenden Hepatitis" nachweisen, aus denen sich vereinzelt eine Lebercirrhose entwickeln kann (CAZAL, 1945, 1949; JANBON und BERTRAND, 1957b).

Im Gegensatz zur früheren Annahme (LÖFFLER, MORONI und FREI, 1955), daß 30% der Patienten mit Brucellose an einer Lebercirrhose erkranken sollen (in der als Beleg stets zitierten Veröffentlichung von BERTSCHINGER (1942) finden sich keinerlei diesbezügliche Angaben), dürfte nach pathologisch-anatomischen und klinischen Erhebungen die Häufigkeitsquote einer

Lebercirrhose etwa 1—2% (höchstens 5%) betragen (Abb. 3). Dabei ist vielfach bereits eine vorher bestehende Leberschädigung anzunehmen und die Entstehung einer brucellären Lebercirrhose aus vernarbenden Granulomen nur höchst selten gegeben (v. OLDERSHAUSEN, 1956, 1961).

Auch die Annahme, daß sich eine Lebercirrhose aus einer chronischen Splenomegalie bei Brucellose im Sinne der Pathogenese eines sog. Banti-Syndroms entwickelt (HEGLER, 1933; LÖFFLER u. Mitarb., 1943; JANBON u. Mitarb., 1952), ist bisher nicht durch Verlaufsbiopsien gesichert worden. Soweit keine Vor- oder Zweitschädigung der Leber vorliegt, scheint sich eine Cirrhose vielmehr aus nekrotisierenden Schüben einer monate- oder jahrelang aktiven Brucellose zu entwickeln.

In der *Milz* wird meist eine diffuse Hyperplasie des RES angetroffen, die mit Epitheloidzellgranulomen, Kollagenisierung der Reticulumfasern, Follikelatrophie sowie einer diffusen oder lokalisierten Fibrose einhergehen kann (GREGERSEN und

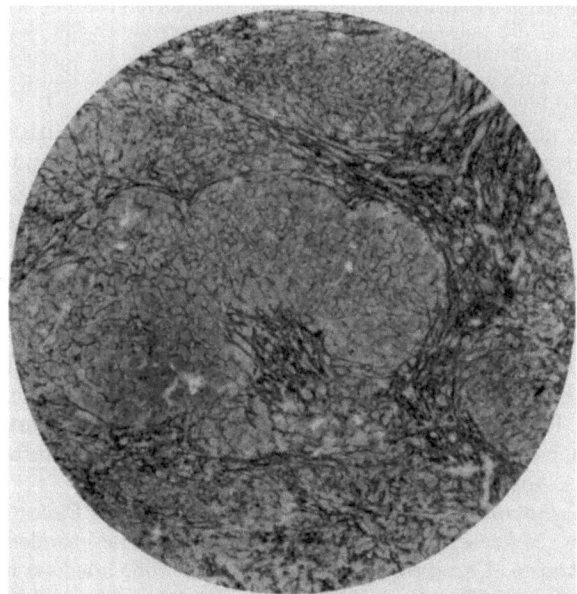

Abb. 3. Lebercirrhose infolge einer brucellären Hepatitis (VETTER), Silberimprägnation. Hier kommt die Cirrhose sehr schön zur Darstellung, die schwarz gefärbten intraacinären Gitterfasern sind stark vermehrt und die normale Läppchenstruktur ist verschwunden (Vergr. 1:45) (Aus LÖFFLER, MOESCHLIN und WILLA)

LUND, 1931; v. ALBERTINI und LIEBERHERR, 1937; LÖFFLER u. Mitarb., 1930, 1955). Eine starke Erythrophagocytose ist von NICOD (1935) beobachtet worden. In den *Lymphknoten* sind häufig Sinuskatarrh, diffuse oder knötchenförmige Reaktionen des RES mit Epitheloidzellen und Riesenzellen, vereinzelt auch verkalkte Granulome festzustellen (RÖSSLE, 1933; STEIGER, 1954; OTSCHKUR, 1966).

Der dabei allerdings meist seltene Nachweis von Sternberg'schen Riesenzellen und eosinophilen Granulocyten dürfte gelegentlich zu Verwechslungen mit der Lymphogranulomatose führen. So haben WISE und POSTON (1940) bei 14 Kranken aufgrund von Lymphknotenbiopsien einen Morbus Hodgkin angenommen, wobei aber Brucellen aus den Lymphknoten oder dem Blut isoliert worden sind. In Nachuntersuchungen sind diese Befunde bei Kranken mit Lymphogranulomatose nicht bestätigt worden.

Am *Respirationstrakt* sind granulomatöse oder auch nekrotisierende Entzündungen im Bereich des Larynx (STIGLIANI, 1941), der Bronchien und der Lunge verschiedentlich nachgewiesen worden (v. ALBERTINI und LIEBERHERR, 1937; CHASSOT, 1941; LÖFFLER u. Mitarb., 1943, 1955). Rezidivierende und chronisch verlaufende Brucellosen können zu einer Exazerbation einer exsudativen Lungentuberkulose sowie käsigen Lymphadenitis im Hilusbereich führen.

Am *Magen-Darmtrakt* lassen sich manchmal erosive chronische Gastritiden, Dünndarmulcera oder auch eine katarrhalische Enterocolitis feststellen (HUGHES, 1897; CURSCHMANN, 1932; BEATTIE u. Mitarb., 1936). Die *Gallenblase* und das *Pankreas* weisen gelegentlich produktiv-granulomatöse oder auch exsudative Entzündungen sowie eine nekrotisierende Vasculitis auf (HARDY u. Mitarb., 1930; ROTHENBERG, 1933; METTIER und KERR, 1934; BEATTIE u. Mitarb., 1936; DE GOWIN u. Mitarb., 1945).

Entzündliche *Nierenveränderungen* finden sich nach OTSCHKUR (1966) bei einem Drittel der an Brucellose Verstorbenen. Daneben werden bei der akuten Brucellose auch tubuläre Verfettungen und Nekrosen angetroffen. Bei der subakuten und chronischen Brucellose läßt sich öfters eine interstitielle Nephritis, embolische Herdnephritis (bei Endokarditis) oder diffuse Glomerulonephritis nachweisen, die zur Niereninsuffizienz führen kann (HUGHES, 1897; MATZDORF, 1933; CHASSOT, 1941; GREENE u. Mitarb., 1952; OTSCHKUR, 1966). Die granulomatösen sowie pyelonephritischen Veränderungen bei Brucellose können einer Nierentuberkulose weitgehend ähneln (ABERNATHY u. Mitarb., 1955; ZINNEMAN u. Mitarb., 1961).

An den *Genitalorganen* sind außer einer akuten interstitiellen Orchitis mit herdförmigen, vorwiegend perivasculären Zellinfiltraten und nur geringen Parenchymschäden eine chronische produktive *Orchitis* mit Epitheloid- und Riesenzellen, Sklerose des Stromas und deutlicher Atrophie des Parenchyms sowie Abscesse im Bereich des Hodens und Nebenhodens beobachtet worden (MATZDORF, 1933; INTROZZI und BASERGA, 1943; OTSCHKUR, 1966). Entzündliche Veränderungen lassen sich vereinzelt auch am *Endometrium* und an den *Adnexen* nachweisen. Nach VĚŽNÍK (1957) soll die *Placenta* bei brucellären Frühaborten charakteristisch verändert sein, wobei Gefäßektasien, Thrombenbildungen und besondere degenerative Veränderungen (pyknotische oder schollenförmige Kerne, später Zellnekrosen) des Chorionepithels hervorgehoben werden.

Auch am *Bewegungsapparat* finden sich nicht selten brucelläre Veränderungen. So sind Epitheloidzellgranulome, lympho-histiocytäre Zellinfiltrate, entzündliche Gefäßveränderungen oder lediglich eine seröse Entzündung und Schwellung sowohl im Bereich der Muskulatur, der Sehnenscheiden und Schleimbeutel, als auch der Knochen, Wirbel und periarticulären Gewebe festgestellt worden (HEGLER, 1933; LOWBEER, 1949; KELLY u. Mitarb., 1960; OTSCHKUR, 1966).

Übereinstimmend mit tierexperimentellen Untersuchungsbefunden weisen somit die Beobachtungen am Menschen auf eine Abhängigkeit der exsudativen oder produktiven sowie reparativen Gewebsreaktionen vom immunbiologischen Verhalten des Organismus hin. *Im Mittelpunkt der formalen Pathogenese stehen diffuse sowie knötchenförmige Reaktionen des RES* vor allem im Bereich der Leber, Milz, Lymphknoten und Knochen sowie die auch in verschiedenen anderen Organen nachweisbaren *entzündlichen Gefäßveränderungen mit fibrinoider Nekrose der Gefäßwand*. Diese morphologischen Veränderungen sind nicht allein als Ausdruck der körpereigenen Abwehr anzusehen, sondern auch unter dem Gesichtspunkt der *Infektionsallergie* und der *Überempfindlichkeit vom verzögerten Typ* (LETTERER, 1951; HÖRING, 1953, 1961; LAWRENCE, 1958) zu betrachten.

Das gleiche gilt für die Pathogenese der damit einhergehenden klinischen Symptomatologie. So haben ABERNATHY und SPINK (1958) gezeigt, daß Injektionen von Brucella-Endotoxin in der Rekonvaleszenz einer Brucellose Fieber, Schüttelfrost, Schwitzen, Abgeschlagenheit, Kopf- und Muskelschmerzen hervorrufen. Die Schwere dieser Erscheinungen entspricht weitgehend der Intensität der Hautreaktion mit Brucellenantigen und kann durch vorherige Gaben von ACTH oder Corticosteroiden stark gemildert werden, wie auch manchmal das klinische Bild der akuten Brucellose durch eine Corticosteroidtherapie überzeugend gebessert werden kann (SPINK und HALL, 1952).

Auf die engen Beziehungen zwischen Überempfindlichkeit und entzündlichen Reaktionen bei der Brucellose weist auch die Beobachtung von BRAUDE (zit. bei SPINK, 1965), der wenige

Stunden nach Durchführung eines Intradermaltestes bei einem Patienten, welcher eine akute Brucellose gerade durchgemacht hatte, Fieber, Schüttelfrost und Ikterus auftraten sah. Bioptisch ließen sich zahlreiche Granulome in der Leber nachweisen. Der ungewöhnlich rasch entstandene Ikterus und die Lebergranulome waren nach 16 Tagen nicht mehr festzustellen.

Der *intracelluläre Aufenthalt der Erreger* vor allem in mesenchymalen, aber auch epithelialen Geweben bedingt die häufig *latenten* und *chronischen Verlaufsformen* der Brucellose und die dann vielfach bestehende *Therapieresistenz*, während sich bei hyp-ergischer Reaktionslage und extra- wie intracellulärem Aufenthalt der Brucellen entzündliche *Lokalmanifestationen* entwickeln können. Die hierdurch hervorgerufenen brucellären Organkomplikationen sind zunächst in Abhängigkeit von der Durchblutung des infizierten Gewebes einer antibiotischen Therapie zugänglich. Liegen jedoch abgekapselte Eiterherde z. B. in Leber und Milz vor, so kann die Brucellose manchmal erst nach vielen Jahren ausheilen (SPINK, 1964a). Ob das Vorkommen von Phagen und L-Formen der Brucellen für Rezidive und Trägertum bei chronischen Verlaufsformen verantwortlich zu machen ist, wie von NELSON und PICKETT (1951), PARNAS (1966) u. a. erwogen wird, läßt sich vorerst nicht entscheiden.

Die Schwere der Allgemeinveränderungen und Organkomplikationen ist außer von der Immunitätslage u. a. von der *Art des Erregers* abhängig. So führen Infektionen durch Br. melitensis und Br. suis meist zu schwereren und länger anhaltenden Krankheiten als solche durch Br. abortus. Bei Brucellosis melitensis werden im allgemeinen eine Orchitis, Spondylitis oder neurologische Störungen häufiger angetroffen als bei Brucellosis abortus. Die Brucellosis suis ist besonders oft durch Eiterungen im Bereich der Knochen und anderer Gewebe kompliziert. Auch Stämme mit stark verminderter Virulenz, wie Br. abortus Buck 19 oder Rev I, die als Lebendvaccine für die Immunisierung von Rindern verwandt und auch für die Vaccination beim Menschen (VERSHILOVA, 1961) empfohlen werden, können gelegentlich zu leichteren Erkrankungen von nicht-immunen Personen führen sowie deutliche Überempfindlichkeitsreaktionen bei Personen hervorrufen, die, wie etwa viele Tierärzte, bereits früher eine Brucellose durchgemacht haben (SPINK, 1957b; SPINK u. Mitarb., 1962).

II. Klinisches Bild

1. Prodromalstudium

Die *Inkubationszeit* der Brucellose schwankt in Abhängigkeit von der Art, Menge und Virulenz des Erregers, dem Infektionsweg und der Allergielage des infizierten Organismus. Sie beträgt bei *Brucellosis melitensis* nach oraler Infektion im allgemeinen *1—3 Wochen*. Bei *Brucellosis abortus und Brucellosis suis* schwankt die Inkubationszeit *zwischen 2 Wochen und einigen Monaten*. Bei bereits früher durchgemachter Brucellose oder perkutaner Infektion (etwa nach Wundverletzungen) verkürzt sich die Inkubationszeit öfters auf wenige Tage (SPINK, 1956, 1965; DALRYMPLE-CHAMPNEYS, 1960).

Das Einsetzen der Krankheitserscheinungen geschieht vielfach völlig uncharakteristisch. Ein akuter stürmischer Beginn wird bei Erkrankungen an Brucellosis abortus oder suis relativ selten (6—15%), bei Brucellosis melitensis häufiger (40—60%) beobachtet. Wegen der oft fehlenden Erkennung der Ansteckungsquelle und der Initialsymptome ist die Festlegung der Inkubationszeit meistens fragwürdig. Bei 21 Kranken mit zeitlich gesicherten Laborinfektionen durch Br. melitensis und Br. suis traten die ersten Krankheitserscheinungen innerhalb weniger Tage bis zu 18 Wochen, im Mittel 6 Wochen nach der Infektion auf (TREVER u. Mitarb., 1959).

Unter den während der Inkubationszeit auftretenden *Prodromalsymptomen* stehen bei Brucellosis abortus körperliche Schwäche und leichte Ermüdbarkeit, gastrointestinale Beschwerden, katarrhalische Erscheinungen der oberen Luftwege,

Kopfschmerzen, profuse Schweißausbrüche, Glieder-, Muskel- und Gelenkschmerzen im Vordergrund (vgl. Tab. 2). Im allgemeinen sind die Prodromi nach Infektionen durch Br. melitensis stärker ausgeprägt als bei einer Erkrankung durch Br. abortus.

Tabelle 2. *Häufigkeit der wesentlichen Prodromi von 224 Kranken mit Brucellosis abortus nach* TÖPPICH *(1966)*

Prodromi	%
Gastrointestinale Beschwerden	45,1
Körperliche Schwäche und leichte Ermüdbarkeit .	42,4
Kopfschmerzen	30,8
Profuse Schweißausbrüche	21,1
Glieder- und Muskelschmerzen	14,2
Gelenkschmerzen	6,0
Herzsensationen	3,9
Bronchitis	2,8
Schlafstörungen	2,8
Nasenbluten	1,1
Rachenreizerscheinungen	1,1
Schmerzen der Leber oder Milz	1,1
Conjunctivitis	0,6

Bei Kontaktinfektionen, z. B. infolge von Hautverletzungen, wird oft eine lokale Schwellung und Rötung etwa im Bereich der Finger oder Hände und eine regionale Lymphknotenschwellung beobachtet.

Die Prodromalerscheinungen können in eine oligo-sowie asymptomatische (latente) Verlaufsform der Brucellose übergehen oder in das Generalisationsstadium mit dem klinischen Bild der akuten Brucellose überleiten.

2. Generalisationsstadium

In diesem durch die Bakteriämie gekennzeichneten Stadium kommt es im Rahmen der akuten Brucellose zu verstärkten Beschwerden, die wiederum bei Brucellosis melitensis häufiger aufzutreten pflegen als bei Brucellosis abortus.

So wurden nach TUSZKIEWICZ (1962) von 203 an Brucellosis abortus erkrankten Patienten vorwiegend Fieber (68%), Schweißausbrüche (61%), Gelenkschmerzen (55%) und allgemeine Schwäche (51%) angegeben. Es folgen Kopfschmerzen (36%), Wirbelsäulen- und Kreuzschmerzen (36%), Muskelschmerzen (31%), Hautausschläge (21%) und Hodenschmerzen (11% von 194 Männern). Demgegenüber bestanden die Klagen von 333 Patienten, die an Brucellosis melitensis erkrankt waren (TAYLER, LISBONNE und VIDAL, 1937), vor allem in Asthenie (100%), Fieber (99%), Schweißen (94%), Inappetenz (86%), Obstipation (80%), Schlaflosigkeit (78%), Gelenk- und Muskelschmerzen (70%) sowie Nervosität (41%). Die Ergebnisse der medizinalstatistischen Erhebungen von DALRYMPLE-CHAMPNEYS (1960) über 1500 Kranke mit Brucellosis abortus aus England und Wales sind in Tab. 3 wiedergegeben.

Als Leitsympton gilt seit jeher das *Fieber*, von dem es jedoch bereits in der Erstbeschreibung der Erkrankung durch MARSTON (1861) heißt: "There is no fever as irregular as this in its course and symptoms". Außer einem intermittierenden Fiebertyp mit hohen Abendtemperaturen und häufigen Schüttelfrösten, einer Continua mit Temperaturen bis zu 41°C und mehr ist insbesondere ein undulierender Fiebertyp herausgestellt worden mit Fieberwellen, die 1—2 Wochen andauern und nach einem kurzfristigen Abfallen zur Norm sich wochen- und monatelang wiederholen können. Dieser Fiebertyp ist beim Krankheitsbeginn selten und auch später keineswegs so häufig, daß die von HUGHES (1897) vorgeschlagene und seitdem meist verwandte Krankheitsbezeichnung „Febris undulans" berechtigt erscheint. Vielmehr *überwiegen* bei weitem *atypische Fieberverläufe* (EVANS, 1934; SIGNORELLI, 1949; TREVER u. Mitarb., 1959). Dies gilt insbesondere für das Kindes-

und Greisenalter. Manche Brucellosefälle bei Erwachsenen verlaufen aber ebenfalls langzeitig ohne Fieber. Auch die in letzter Zeit häufiger erkannten „ambulanten" und sog. „primär-chronischen" Verlaufsformen der Brucellose zeigen vielfach nur einen unbestimmten oder langsam ansteigenden Fieberverlauf (Febricula).

Tabelle 3. *Häufigkeit der Beschwerden und Symptome von 1500 Kranken mit Brucellosis abortus im Generalisations- und Organmanifestationsstadium nach* DALRYMPLE-CHAMPNEYS (1960)

Beschwerden	%	Symptome	%
Schwitzen	78,7	Splenomegalie	22,2
Schwäche	76,1	Druckempfindlichkeit	
Unwohlsein	71,8	des Leibes	12,1
Kopfschmerzen	64,8	Exanthem (Rash)	8,4
Brechreiz	60,1	Epistaxis	8,3
Glieder- und		Hepatomegalie	6,0
Muskelschmerzen	54,8	Adenitis	4,5
Verstopfung	39,3	Depression	3,3
Schüttelfröste	35,4	Arthritis	2,7
Husten	21,7	Druckempfindlichkeit	
Halsschmerzen	17,2	der Gallenblase	2,7
Arthralgien	13,9	Gewichtsverlust	2,5
Schmerzen im Leib	7,6	Bronchitis	2,1
Erbrechen	5,5	Geschwüre der Mund-	
Durchfälle	5,4	schleimhaut	1,5
Sehstörungen	5,4	Melaena	1,5
Schlaflosigkeit	2,7	Reizbarkeit	1,4
Lichtscheu	1,1	Somnolenz	1,2
		Orchitis	1,1
		Haemoptysis	0,9

Dabei ist allerdings oft nicht zu entscheiden, wie weit es sich wirklich um eine „primäre" Brucellose und nicht die Exacerbation einer bisher latenten Brucellose handelt. Nicht selten werden vor allem bei subakuter und chronischer Brucellose morgendliche Untertemperaturen und nur abends subfebrile Temperaturen festgestellt. die über Jahre und Jahrzehnte, so bei einer eigenen Beobachtung mit wochen- oder monatelangen Intervallen über 32 Jahre lang vorhanden sein können. Demgegenüber sollen die prognostisch ernsten perakuten Verlaufsformen der Brucellosis melitensis vielfach mit einer anhaltenden Hyperthermie, einem schweren toxisch-infektiösen Allgemeinzustand und auffallend selten einer Milzvergrößerung einhergehen (SIGNORELLI, 1949). Leichtere Fröste und ausgeprägte Schüttelfröste kommen in über der Hälfte der Fälle von akuter Brucellose vor.

Als weiteres Leitsymptom sind die *Schweißausbrüche* so charakteristisch, daß die Krankheit von TOMMASELLI (1879) als „*Febre sudorale*" bezeichnet wurde. Vor allem bei der Brucellosis melitensis werden Schweiße (häufig mit einem Geruch nach fauligem Stroh) nur selten vermißt. Schweißausbruche kommen aber auch bei chronischer Brucellose vor. „Nachtschweiß so reichlich wie bei der Tuberkulose" wurde von 11% unter 550 Kranken mit meist chronischer Brucellose bemerkt (CALDER, 1940).

Die allgemeine *Erschöpfung* ist bei Brucellosis melitensis meist viel stärker ausgeprägt als bei Brucellosis abortus, wo die Erkrankten manchmal noch wochenlang berufstätig sind. Unter den weiteren Allgemeinsymptomen sind die *algiformen Schmerzzustände* im Bereich des Rückens, der großen Gelenke und der Gliedmaßen sowie *neuroasthenieähnliche Erscheinungen* hervorzuheben, die insbesondere bei Kranken mit einem über Monate oder Jahre anhaltenden Generalisationsstadium vielfach beobachtet werden (EVANS, 1934; HARRIS, 1950; PYRGIALIS, 1956). Das Sensorium ist im allgemeinen ungetrübt.

Gelegentlich leiten jedoch erst typhusähnliche Benommenheitszustände, flüchtige akustische Halluzinationen, paranoide Wahnvorstellungen, akute Erregungszustände oder kurzfristige echte Delirien eine akute Brucellose ein, wobei im Einzelfall nicht immer zu entscheiden ist, wie weit eine akute Psychose vom exogenen Reaktionstyp im Sinne BONHOEFFER's oder bereits eine Organmanifestation in Form einer diffusen Encephalitis oder Herdencephalitis vorliegt (INTROZZI und BASERGA, 1943; v. OLDERSHAUSEN, 1956; SCHEID, 1960).

Kreislaufveränderungen im Sinne einer relativen Bradykardie werden nur in etwa zwei Fünftel der Fälle angetroffen. Eine Tachykardie, die stärker war, als es der Temperatur entsprochen hätte, fanden INTROZZI und BASERGA (1943) in über einem Fünftel ihrer Kranken. Häufig kommt es zu einer Hypotonie und Kollapserscheinungen.

Unter den weiteren objektiven Befunden wurde ein *Milztumor* von SCHITTENHELM (1934) als ein „so gut wie regelmäßiges Symptom" angesehen. Nach umfangreichen Erhebungen der letzten Jahrzehnte ergibt sich jedoch eine zwischen 10 und 87 % außerordentlich *stark schwankende Häufigkeit*, die u. a. von dem Brucellenstamm, dem Krankheits- und Aktivitätsstadium abhängt.

So wird die Häufigkeit einer Splenomegalie von TUSZKIEWICZ (1962) mit 60 % (unter 203 Kranken), von DALRYMPLE-CHAMPNEYS (1960) mit 22 % (unter 1500 Kranken) oder TÖPPICH u. Mitarb. (1961) mit 41 % (unter 184 Kranken) angegeben. Bei einer Aufteilung nach der Aktivität des Krankheitsprozesses fand BEKLEMISCHEW (nach TÖPPICH 1966) eine Milzvergrößerung nur bei 33 % von 415 Kranken mit dekompensierter Brucellose, 24 % von 806 Kranken mit subkompensierter Brucellose, 8 % von 535 Kranken mit kompensierter Brucellose und 3 % von 169 Kranken mit latenter Brucellose. Bei Brucellosis melitensis soll die Splenomegalie häufiger und stärker ausgeprägt sein als bei Brucellosis abortus.

Auffällig sind die Volumenschwankungen des Organs („Ziehharmonika-Milz"), die im Zusammenhang mit der Aktivität des Krankheitsprozesses stehen. Eine Milzvergrößerung weist fast immer auf eine bestehende Aktivität des Krankheitsprozesses hin, was insbesondere auch für Kranke mit einem jahrelang anhaltenden Generalisationsstadium gilt.

Mindestens ebenso häufig wie eine Milzschwellung läßt sich eine *Lebervergrößerung* zu Beginn einer Brucellose nachweisen. Auch hier schwanken die Schrifttumsangaben zwischen 6 und 96 %, meist zwischen 40 und 90 %.

So hat TUSZKIEWICZ (1962) eine Hepatomegalie bei 90 % (von 203 Kranken) im Generalisationsstadium der Brucellosis abortus festgestellt. Nach MICHELAZZI (1938) fand sich eine Lebervergrößerung bei der klinischen Aufnahme in 77 % und im weiteren Krankheitsverlauf (einschließlich des Organmanifestationsstadiums) sogar in 96 % von 132 Kranken mit Brucellosis melitensis. Dagegen konnte eine Hepatomegalie nur bei 6 % der 1500 Kranken von DALRYMPLE-CHAMPNEYS (1960) und bei 25 % unter 178 Kranken von TÖPPICH (1966) nachgewiesen werden.

Öfters werden auch cervicale, axilläre oder inguinale *Lymphknotenschwellungen*, gelegentlich *Enantheme*, juckende, makulopapulöse Effloreszenzen, flüchtige *Exantheme* oder hämorrhagische Hauterscheinungen im Generalisationsstadium beobachtet.

Das *Blutbild* zeigt im *Initialstadium* der akuten Brucellose in 15—70 % der Fälle eine *Leukocytose* (von meist 10000—15000). Vereinzelt sind leukämoide Reaktionen beobachtet worden (MIKOLOWSKI und ROGALSKA-CHRZANOWSKA, 1961). Der Leukocytose folgt oft erst in der dritten Krankheitswoche eine Leukopenie. Nach AZNAR-GARCIA (1955) läßt sich die für die Brucellose im allgemeinen postulierte Trias: Lymphocytose, Monocytose und Neutropenie nur gewissen Krankheitsstadien zuordnen und gilt auch hier oft nur für die relativen und nicht die absoluten Zahlen der einzelnen Zellformen. Das Differentialblutbild zeigt in den ersten Krankheitstagen überwiegend eine geringe absolute Neutrophilie, Aneosinophilie und verschieden stark ausgeprägte Monocytose. Erst in den Folgetagen wird bei noch bestehender Leukocytose eine zunehmende Linksverschiebung beobachtet, deren Fehlen auf eine funktionelle Knochenmarkschädigung weisen soll. *Nach der 2.—3. Krankheitswoche* sind bei 30—90 % der Kranken eine *Leukopenie* und Neutropenie, eine *relative Lymphocytose* (bis 80 %), normale Monocytenwerte und eine anhaltende Aneosinophilie festzustellen.

Im Knochenmark wird öfters eine medulläre Hypoplasie mit verminderter Erythropoese und linksverschobener Granulopoese bei unveränderter Lympho-, Mono- sowie Thrombopoese angetroffen (SCHMID, 1939; AZNAR-GARCIA, 1955). In 4—20% der Fälle findet sich im Blutbild eine deutliche Eosinophilie (bis über 50%), die auf besondere allergische Reaktionsformen einer Brucellen-Infektion zurückgeführt wird (CALDER u. Mitarb., 1939; HARRIS, 1950; DALRYMPLE-CHAMPNEYS, 1960). Verschiedentlich ist das Auftreten von Endothelzellen, Plasmazellen sowie unreifer Lymphocyten und monocytoider Zellen beobachtet worden, was u. a. auf eine Leberschädigung (MUNGER und HUDDLESON, 1939) bzw. eine aktiv gesteigerte Lymphopoese (CALDER u. Mitarb., 1939) bezogen wurde. Nach TÖPPICH (1961, 1966) weist die meist nur relative Lymphocytose stets auf ein aktives Krankheitsgeschehen hin, auch besteht zwischen Granulocytopenie und Splenomegalie eine signifikante Korrelation.

Eine leichte *Anämie* ist relativ selten zu Beginn der Krankheit, öfter jedoch im weiteren Verlauf nachzuweisen. Zusammenhänge zwischen Anämie und Splenomegalie lassen sich nicht sichern. Nach den Erhebungen von AZNAR-GARCIA (1955) bei 348 Patienten schwankte das Hämoglobin zwischen 5,6—12,5 g% und sank mit zunehmender Krankheitsdauer ab, so daß im späteren Verlauf eine hypochrome Anämie vorlag.

Nach dem zweiten Krankheitsmonat stellen sich gehäuft verlängerte Blutungs- und Gerinnungszeiten sowie eine Thrombocytopenie ein. Eine erhöhte *Blutungsneigung* besteht nach DALRYMPLE-CHAMPNEYS bei 12%, nach AZNAR-GARCIA bei 40% der Kranken und ist offenbar z. T. durch eine Endotoxinwirkung bedingt. Anfänglich treten vor allem Epistaxis und Blutungen der Gingiva, später manchmal eine Purpura auf. Während die seltenen Hämoptoen vorwiegend Ausdruck einer Organmanifestation sind, werden Blutungen in den Intestinaltrakt vereinzelt schon in der 1. Krankheitswoche nachgewiesen und auf eine hämorrhagische Diathese zurückgeführt (INTROZZI und BASERGA, 1943).

Die *Blutsenkung* ist zunächst oft normal oder nur gering erhöht, nach der 2. Krankheitswoche teils mäßig bis deutlich beschleunigt. Eine stark beschleunigte Blutsenkung weist auf Organkomplikationen hin, die sich vielfach nur undeutlich und unregelmäßig bemerkbar machen.

Bei den meisten antibiotisch behandelten Fällen setzt die Rekonvaleszenz bereits unmittelbar nach dem Generalisationsstadium ein.

3. Klinische Erscheinungen im Stadium der Organmanifestation

Da eine regelmäßige Organmanifestation fehlt, sind die Brucellosen im allgemeinen (mit Ausnahme der Neurobrucellosen) *oligosymptomatische Krankheitsbilder*, wenn auch nahezu jedes Organ von der Brucellose befallen werden kann. Es gibt nur wenige Erkrankungen, die wie die Brucellose mit so proteusartig wechselnden und mannigfaltigen Symptomen als Folge verschiedenster Organaffektionen einhergehen können. Frequenz und Schwere der Organkomplikationen nehmen in der Reihenfolge Brucellosis suis, Brucellosis melitensis, Brucellosis abortus ab.

Vielfach lassen sich die brucellären Organmanifestationen von den klinischen Erscheinungen des Generalisationsstadiums nicht scharf abgrenzen. Dies gilt insbesondere für die Veränderungen von Milz, Lymphknoten und Leber.

1. Die Angaben über die Häufigkeit einer Schwellung der *Milz* bei Organkomplikationen der akuten oder chronischen Brucellose schwanken stark. So fanden SCHIRGER u. Mitarb. (1960) eine Splenomegalie bei 17% von 42 Kranken mit Organbrucellose, TUSZKIEWICZ und SZEWCZYKOWSKI (1958) dagegen bei 61% von 161 Kranken mit chronischer Brucellose (vgl. Tab. 4). Die Milz ist meist größer und derber als beim Typhus, jedoch nicht so derb wie die Malariamilz. Manchmal läßt sich ein perisplenitisches Reiben feststellen, das auf einen Milzinfarkt hinweist. Die gelegentlich exzessiven Splenomegalien im Rahmen eines *brucellären Hypersplenismus* können mit einer gesteigerten Hämolyse, Leukopenie und Thrombopenie ein-

hergehen (INTROZZI und BASERGA, 1943; SCHIRGER u. Mitarb., 1960) und zu tödlichen Milzrupturen führen (AUDEOD, 1936; TINTI, 1937). Vereinzelt sind Milzabscesse (SPINK, 1964) und herdförmige Verkalkungen in der Milz (SPINK, 1957; MARTIN u. Mitarb., 1960), die sich röntgenologisch noch nach 25jähriger Dauer der

Tabelle 4. *Symptomatologie von 162 Kranken mit chronischer Brucellose nach* TUSZKIEWICZ (1966)

1. Anamnestische Erhebungen:	Fälle	%	2. Objektive Krankheitszeichen:	Fälle	%
Fieber	99	61	Lebervergrößerung	155	95
Schweiße	90	55	Milzvergrößerung	100	61
Gelenkschmerzen	90	55	Arthritis sacroiliaca	28	17
Müdigkeit	89	54	Hautexantheme (während		
Kopfschmerzen	57	35	des Klinikaufenthalts)	9	5
Rücken- und Kreuzschmerzen	64	39	Orchoepididymitis	8	4
Muskelschmerzen	50	30	Spondylitis	3	—
Hautexantheme	37	22	Myokarditis	2	—
Hodenschmerzen	18	11	Perisplenitis	1	—
Schmerzen in der Lebergegend	16	10	Perihepatitis	1	—
Nervöse Erregbarkeit	10	6	Abortus	1	—
Abmagerung	7	4			
Schmerzen in der Milzgegend	6	3			

Brucellose feststellen ließen (YOW u. Mitarb., 1961), zu beobachten. Die Möglichkeit, daß sich bei einer jahrelang anhaltenden Brucellose die Stadienfolge eines „Banti-Syndroms" entwickelt, wird verschiedentlich bejaht (LÖFFLER, 1931; INTROZZI und BASERGA, 1943; JANBON u. Mitarb., 1952), wenn auch die angenommene Pathogenese (Lebercirrhose als Folge von Hypersplenismus und portaler Hypertension) wenig wahrscheinlich und eine nosologische Selbständigkeit fragwürdig ist. Bei längerer Krankheitsdauer besteht meist eine Fibroadenie der Milz.

2. Schwellungen der cervikalen und axillären sowie tiefen, insbesondere mesenterialen, hilären oder paraaortalen *Lymphknoten* werden in wechselnder Häufigkeit angetroffen. Sie sind von SPINK u. Mitarb. (1949) bei 50 %, LÖFFLER, MOESCHLIN und WILLA (1943) bei 12 %, MARTIN u. Mitarb. (1960) bei 10 %, DALRYMPLE-CHAMPNEYS (1960) bei 4,5 % der Kranken festgestellt worden. Die Lymphknoten sind von mittlerer Konsistenz und teilweise druckschmerzhaft. Sie können Haselbis Walnußgröße erreichen und eitrig einschmelzen (CONVAY, 1949). Paratracheale Lymphknotenschwellungen bedingen manchmal einen hartnäckigen Husten. Der Befall von Ileocoecallymphknoten hat gelegentlich das Bild einer akuten Appendicitis vorgetäuscht (HARRIS, 1950).

3. Eine Vergrößerung der *Leber* ist im Gegensatz zu früheren Feststellungen (GROCCO) nur selten stärker ausgeprägt als die Splenomegalie (INTROZZI und BASERGA, 1943). Doch wird eine mäßig vergrößerte, druckschmerzhafte, zunächst weiche, später derbe Leberschwellung meist angetroffen und insbesondere bei chronischer Brucellose selten vermißt. So stellten TUSZKIEWICZ und SZEWCZYKOWSKI (1958) eine Hepatomegalie bei 95 % von 161 Kranken mit chronischer Brucellose fest (vgl. Tab. 4). Bisweilen ist die Leber derart schmerzhaft, daß ein Leberabsceß vermutet wird. Teilweise ist die Hepatomegalie bei Brucellose auf eine *anikterische Hepatitis* zurückzuführen, die mit dem laparoskopischen Befund einer großen roten Leber und funktionellen Veränderungen wie pathologischen Eiweißlabilitätsproben, α-2- und γ-Globulinerhöhung bei mäßiger Albuminverminderung, vermehrten Urobilinkörpern im Urin, leicht erhöhten Serumtransaminaseaktivitäten, Bromsulfophthaleinretention, verminderter Prothrombinzeit, pathologischer Galaktoselimination sowie geringer Bilirubinerhöhung im Serum einhergehen kann (vgl. Abb. 4).

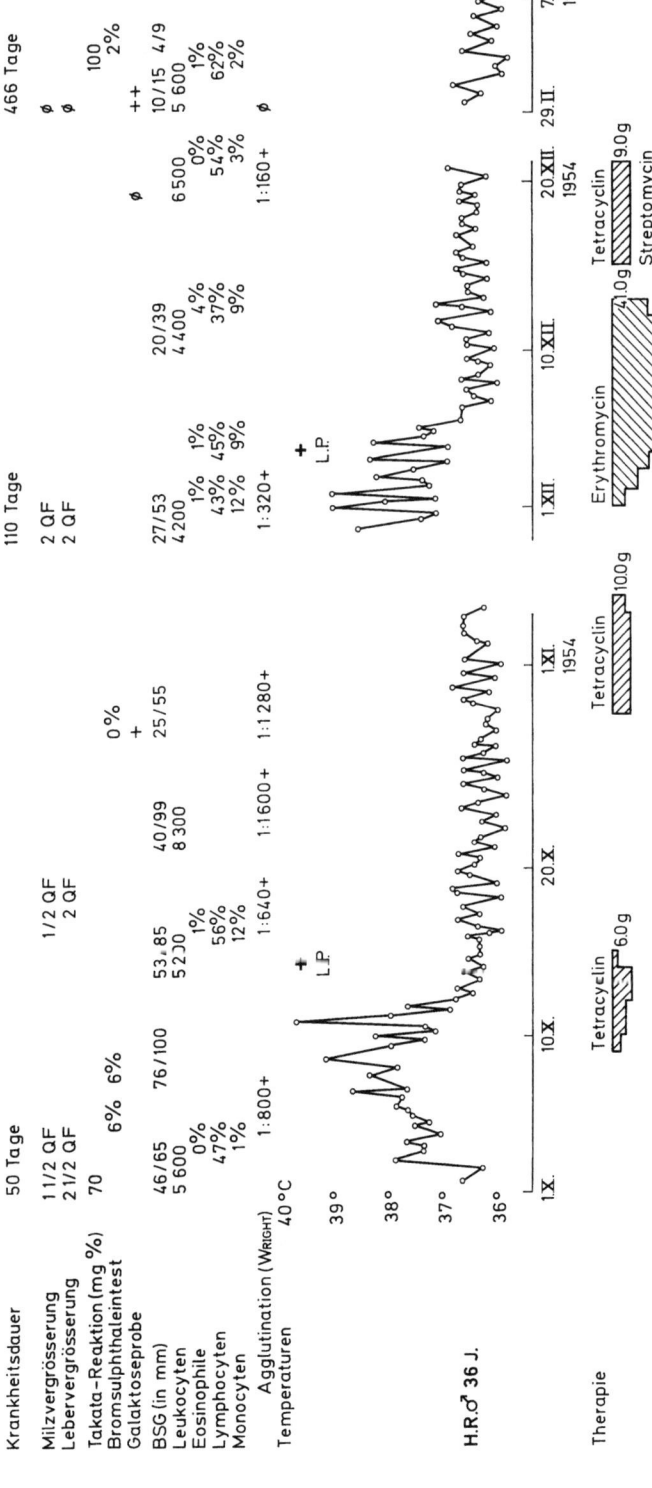

Abb. 4. Klinische Befunde bei subakuter Brucellose (Beobachtung aus der Med. Univ.-Klinik Marburg a. d. L.). Beachte Fieberverlauf unter einer antibiotischen Behandlung, Hepatosplenomegalie und Ausfall einzelner Leberfunktionsproben. Während sich im Leberpunktat (L.P.) histologisch anfangs Retothelknötchen und eine geringe Hämosiderose nachweisen ließen, waren später bindegewebige Verbreiterung und cellulläre Infiltration der portalen Felder, eine herdförmige Leberzellverfettung sowie Aktivierung und Siderose der Sternzellen festzustellen

Ein deutlicher *Ikterus* ist bei Brucellosis abortus lediglich vereinzelt beobachtet worden (KATSCH und WICHELS, 1933; DIEHL und ROTH, 1935; SCHLIERBACH und WURM, 1936; LÖFFLER u. Mitarb., 1943). SPINK (1956) sah nur bei 2 Brucellosekranken einen Ikterus. DALRYMPLE-CHAMPNEYS (1960) fand 8 Fälle mit Ikterus unter 1500 Kranken mit Brucellosis abortus in England. Dagegen ist ein Ikterus bei Brucellosis suis und insbesondere Brucellosis melitensis öfters festgestellt worden (PEDRO-PONS und FARRERAS-VALENTI, 1944; SIGNORELLI, 1949).

Nach JANBON und BERTRAND (1957b) kann der Ikterus infolge einer *nekrotisierenden Hepatitis* bei pluriviscelaler Brucellose auftreten, wobei sich manchmal zugleich eine Endomyokarditis oder eine Nephritis nachweisen läßt. Die Brucellose kann somit eine der seltenen infektiösen Ursachen eines sog. ,,hepato-renalen Syndroms" sein, ohne daß jedoch gesicherte Anhaltspunkte für eine kausale Verknüpfung von Leber- und Nierenveränderungen etwa in dem Sinne bestehen, daß erstere zu Nierenfunktionsstörungen und einer ,,Hepatonephrose" führen, wie es u. a. SIGNORELLI (1949) oder MOHR (1963) annehmen. Von der einfachen Hepatitis bei akuter Brucellose und der nekrotisierenden Hepatitis bei pluriviscelaler Brucellose grenzen JANBON und BERTRAND (1957b) noch eine *brucelläre hämorrhagische subakute Splenohepatitis* ab, die mit erheblicher Hepatosplenomegalie, Granulocytopenie, Thrombopenie, hämorrhagischer Diathese und einem schweren septischen Krankheitsbild einhergeht.

Hierzu gehört wohl die von LÖFFLER, MOESCHLIN und WILLA (1943) zitierte Beobachtung eines dreijährigen Kindes mit intermittierenden hohen Temperaturen, Hepatosplenomegalie und Lymphadenopathie bei kulturell gesicherter Brucellosis suis, das innerhalb von mehreren Wochen einen Ikterus sowie eine schwere hämorrhagische Diathese entwickelte, unter dem Bild der Kreislauf- und Leberinsuffizienz verstarb und autoptisch eine schwere nekrotisierende und granulomatöse Hepatitis aufwies.

Während die Kenntnis der morphologischen Veränderungen der humanen Brucellose früher nur auf Befunden von Probeexcisionen der Leber oder Autopsien gründete, haben *bioptische und laparoskopische Erhebungen* eine wesentlich genauere Analyse der strukturellen Leberveränderungen im Krankheitsverlauf der Brucellosen ermöglicht (CAZAL, 1945, 1948; SPINK u. Mitarb., 1949; KALK und HEINEMANN, 1953; BOCK u. Mitarb., 1955; JANBON und BERTRAND, 1957b).

Eine *interstitielle Hepatitis* mit oder ohne Epitheloidzellgranulome läßt sich nur bei einem mehr oder minder großen Anteil der bioptisch untersuchten Fälle von

Tabelle 5. *Histologische Leberveränderungen nach bioptischen Erhebungen bei 32 Kranken mit Brucellose (26 Fälle von Brucellosis abortus, 6 Fälle von Brucellosis melitensis)*

Histologische Befunde	Akute und subakute Brucellose (n = 18)	Chronische Brucellose (n = 14)
Leberzellnekrosen	4	1
Steatose der Leberzellen (>50%) . . .	5	4
Siderose der Leberzellen	2	3
Siderose der Sternzellen	4	3
Lipofuscinablagerung in Leberzellen .	12	8
Portale Zellinfiltrate	11	9
Diffuse Sternzellwucherung	5	2
Retothelknötchen	12	7
Epitheloidzellgranulome	9	4
Fibrose	2	3

Brucellose erkennen. Das Auftreten von nur selten verkäsenden Epitheloidzellgranulomen weist auf eine Brucellose hin, ohne daß es sich hierbei um einen für die Brucellose streng spezifischen Nachweis handelt (SPINK und Mitarb., 1949; KLATSKIN und YESNER, 1950; BOCK, v. OLDERSHAUSEN und v. OLDERSHAUSEN, 1955, 1956). Noch unspezifischer sind die häufig nachweisbaren *Retothelknötchen*, die keine Korrelation zur Überempfindlichkeit vom verzögerten Typ erkennen lassen, jedoch öfters mit einem erhöhten γ-Globulingehalt im Serum einhergehen. Eine Beziehung zwischen Art, Schwere sowie Dauer der Brucellose und dem Vorkommen einer „granulomatösen Hepatopathie" besteht nicht (SPINK u. Mitarb., 1949; BARRET und RICKARDS, 1953; BOCK u. Mitarb., 1955). Doch kann aus dem Vorhandensein von Epitheloidzellgranulomen oder Retothelknötchen noch Jahre oder gar Jahrzehnte nach einer akuten Brucellose, wie etwa in einer eigenen Beobachtung noch 20—25 Jahre nach ein Laboratoriums-Infektion an Br. abortus, auf eine noch bestehende Aktivität der Krankheit geschlossen werden (v. OLDERSHAUSEN, 1956, 1961). Verlaufsbiopsien der Leber können auch über den Erfolg einer antibiotischen Behandlung insofern Aufschluß geben, als das Verschwinden von Epitheloidzellgranulomen und Retothelknötchen in der Leber einer Abnahme der Aktivität des Krankheitsprozesses entspricht, oder sich etwa ein chronischer Leberschaden entwickelt.

Bei 32 eigenen Beobachtungen von Kranken mit akuter und chronischer Brucellose, deren morphologische Leberveränderungen durch oft mehrfach vorgenommene Aspirationsbiopsien untersucht wurden (Tab. 5), fanden sich Epitheloidzellgranulome bzw. Retothelknötchen in 9 bzw. 12 Fällen unter 18 Kranken mit akuter oder subakuter Brucellose und in 4 bzw. 7 Fällen von 14 Patienten mit chronischer Brucellose. Nur 4 der akut oder subakut Erkrankten und ein Patient mit chronischer Brucellose wiesen disseminierte Leberzellnekrosen auf. Dagegen ließ sich bei über der Hälfte der Kranken eine periportale Zellinfiltration, in wechselndem Ausmaß eine Steatose oder Siderose von Leberzellen und Kupffer'schen Sternzellen, auffallend häufig eine braune Pigmentation durch Lipofuszin-Pigmente und vereinzelt eine mäßig bis deutlich ausgeprägte Fibrose feststellen. Bei 2 Kranken mit chronischer Brucellose hat sich eine Lebercirrhose entwickelt, in einem Fall 1—2 Jahre nach einer Br. abortus-Infektion, in dem anderen Fall etwa 14 Jahre nach einer Gruppenerkrankung an Brucellosis melitensis. Da bei dem ersten Kranken anamnestisch noch anderweitige Lebernoxen zu eruieren waren, ist eine alleinige brucelläre Genese der Lebercirrhose in diesem Fall nicht sehr wahrscheinlich.

Derselbe Einwand trifft nach SPINK (1951, 1956) auf mindestens eine seiner drei Beobachtungen von Lebercirrhose bei Brucellose zu. INTROZZI und BASERGA (1943) geben an, daß einerseits die Brucellose-Infektion einer bereits vorher bestehenden Leberschädigung einen „Peitschenhieb" versetzt, andererseits praecirrhotische und cirrhotische Zustände den Verlauf einer Brucellose im ungünstigen Sinne beeinflussen und schwieriger gestalten. Trotz der statistisch zu erwartenden Koinzidenz und Syntropie bei bereits vorhandenem Leberschaden ist nicht zu zweifeln, daß die Brucellose allein zu einer *Lebercirrhose* führen kann (HABS, 1928, 1950; HEGLER, 1933; DIEHL und ROTH, 1935; MARKOFF, 1937; POPP, 1940; LÖFFLER u. Mitarb., 1943; PEDRO-PONS, 1953; SPINK, 1956; DALRYMPLE-CHAMPNEYS, 1960), wie insbesondere durch Verlaufsbiopsien kontrollierte Beobachtungen erweisen (McCULLOUGH und EISELE, 1951; JOSKE und FINCKH, 1955; JANBON und BERTRAND, 1957b; KLATSKIN, 1963).

Eine Vor- oder Zweitschädigung der Leber vor allem durch chronischen Alkoholismus ist bei den meisten Beobachtungen einer Lebercirrhose bei Brucellose nicht sicher auszuschließen. Dies gilt u. a. auch für die klinischen Erhebungen von AZNAR-GARCIA (1949), wonach in 70—80% von 175 Brucellose-Fällen eine Hepatitis angenommen wurde, aus der sich bei 28 Kranken (16%) eine chronische Hepatitis und in 3 Fällen (1,7%) eine Lebercirrhose entwickelte. Die Häufigkeit einer brucellären Lebercirrhose dürfte nach kritischer Auswertung des Schrifttums um 1—5% liegen (v. OLDERSHAUSEN, 1961) oder noch geringer anzusetzen sein (DALRYMPLE-CHAMPNEYS, 1960). Genauere Aussagen können nur laparoskopische und bioptische Verlaufsuntersuchungen ergeben. Gelegentlich trägt ein positiver Brucellennachweis im Ascites (DIEHL und ROTH, 1935; HARRIS, 1950) zur ätiologischen Klärung bei.

Stärkere Veränderungen der Eiweißlabilitätsproben (wie Thymoltest oder Takata-Reaktion) werden nach eigenen Erhebungen (Tab. 6) bei akuter und subakuter Brucellose seltener beobachtet als bei chronischer Brucellose. In der akuten Krankheitsphase läßt sich vor allem ein Anstieg der a-2- und γ-Globuline, im chronischen Stadium meist nur eine Erhöhung der γ-Globuline und ein kontinuierliches Absinken des Albumins im Serum nachweisen (ANTONACI, 1957; ROYER u. Mitarb., 1957; AWAD, 1959). Diese Befunde erlauben jedoch keine sicheren Rückschlüsse auf das Vorliegen einer persistierenden Leberschädigung. Dagegen sprechen eine pathologische Bromsulfophthaleinretention oder Galaktosebelastung sowie erhöhte

Serumtransaminaseaktivitäten im späteren Krankheitsverlauf für eine *chronische Hepatitis*, die mit entzündlichen und degenerativen Leberveränderungen, aber auch ohne deutliche Leberfunktionsstörungen einhergehen kann.

Tabelle 6. *Serumeiweißveränderungen und pathologische Befunde von Leberfunktionsprüfungen bei 32 bioptisch untersuchten Kranken mit Brucellose*

Laboratoriumsteste	Akute und subakute Brucellose (n = 18)	Chronische Brucellose (n = 14)
Blutsenkungsreaktion (>10mm/1 h)	15	12
Thymoltrübungstest (>4 ME)	6	9
Serumalbuminverminderung (<45 Rel%)	3	6
a_2-Globulinerhöhung (>10 Rel%)	6	2
β-Globulinerhöhung (>14 Rel%)	2	1
γ-Globulinerhöhung (>22 Rel%)	10	9
Bilirubinämie (>1,0 mg%)	3	2
Kälte-Urobilinogen-Rkt. (Ehrlich)	5	3
Bromsulfophthaleinretention (>0,5 mg%/45')	7	5
Galaktosebelastung (>0,5 g%/1½ h)	10	6
SGPT (>18 I. E.)	6 (von 10)	5 (von 11)
SGOT (>20 I. E.)	4 (von 10)	8 (von 11)
Alkalische Serumphosphate (>40 I. E.)	4 (von 10)	1 (von 11)
Hypersiderämie (>140 γ%)	3 (von 10)	4 (von 11)

Vereinzelt läßt sich laparoskopisch eine große weiße Leber nachweisen. Gelegentlich findet sich eine Hypersiderämie und Siderose der Leberzellen (vgl. Tab. 5 und 6). Nur relativ selten lassen sich erhöhte Serumaktivitäten der alkalischen Phosphate feststellen (vgl. Tab. 6), die Ausdruck einer intra- oder extrahepatischen Cholestase sein können.

Außer einer *Cholangiohepatitis* (SIGNORELLI, 1949; JANBON und BERTRAND, 1957b) sind akute wie chronische *Cholecystiden* (vereinzelt mit positivem Brucellennachweis in der Galle) beschrieben worden (AMOSS und POSTON, 1930; HARDY u. Mitarb., 1931, 1936; LOWBEER, 1946; SPINK, 1956). Eine Druckempfindlichkeit der Gallenblase hat in 3% der Kranken von DALRYMPLE-CHAMPNEYS (1960) bestanden. Laparoskopisch kann eine stark verdickte, fleckförmig gerötete Serosa mit ausgeprägten Gefäßerweiterungen und Verwachsungen im Bereich der Gallenblase auf eine subakute Cholecystitis und Pericholecystitis hinweisen. Vereinzelt sind langfristige Brucellen-Gallenausscheider bekanntgeworden (DE LANGEN, 1950).

4. Unter den Veränderungen am übrigen *Verdauungsapparat* hat DALRYMPLE-CHAMPNEYS (1960) bei seinen 1500 Kranken in der Regel eine belegte Zunge, öfters eine *Pharyngitis* (18 %), ferner eine Stomatitis (2 %), Geschwüre der Mundschleimhaut (1,5%), eine Tonsillitis (0,5 %) oder Glossitis (0,3 %) aufgefunden. *Funktionelle Magen-Darmstörungen* wie Brechreiz, Bauchkrämpfe, Meteorismus, Obstipation werden bei akuter wie chronischer Brucellose nicht selten angetroffen (HARDY u. Mitarb., 1931; CALDER, 1940; DALRYMPLE-CHAMPNEYS, 1960).

Bioptische Untersuchungen des Magens und Dünndarms liegen bisher nicht vor. Peptische Ulcera sollen bei Brucellose 2½-mal häufiger auftreten als bei Nichtinfizierten (CARRYER und PRICKMAN, 1946). Mehrfach sind perforierte Magen- oder Dünndarmulcera mit Peritonitis sowie Magenblutungen beschrieben worden (BEATTIE u. Mitarb., 1935; PACHECO, 1956; DALRYMPLE-CHAMPNEYS, 1960). Ihre kausale Zuordnung zur Brucellose ist allerdings ebenso wie mehrere, teils autoptisch gesicherte Beobachtungen von Appendicitis (SIMPSON und BOWERS, 1929; WOHLWILL, 1932; HARRIS, 1950) noch unsicher.

Darmblutungen scheinen eher Symptome des Generalisationsstadiums als echte Organkomplikationen zu sein und werden auf eine erhöhte Blutungsneigung zurückgeführt bzw. mit einer Endotoxinwirkung der Brucellen in Zusammenhang gebracht. Jedoch sind schon in den ersten Beschreibungen der Krankheit durch MARSTON (1861) sowie HUGHES (1897) eine diffuse oder herdförmige katarrhalische *Enterocolitis* und *Dickdarmgeschwüre* angeführt, die als Ursache von Durchfällen sowie

Schleim- und Blutbeimengungen des Stuhls angesehen wurden (CALDER, 1940; DALRYMPLE-CHAMPNEYS, 1960). Sehr selten ist die Brucellose Ursache einer *Peritonitis* (AMOSS und POSTON, 1930).

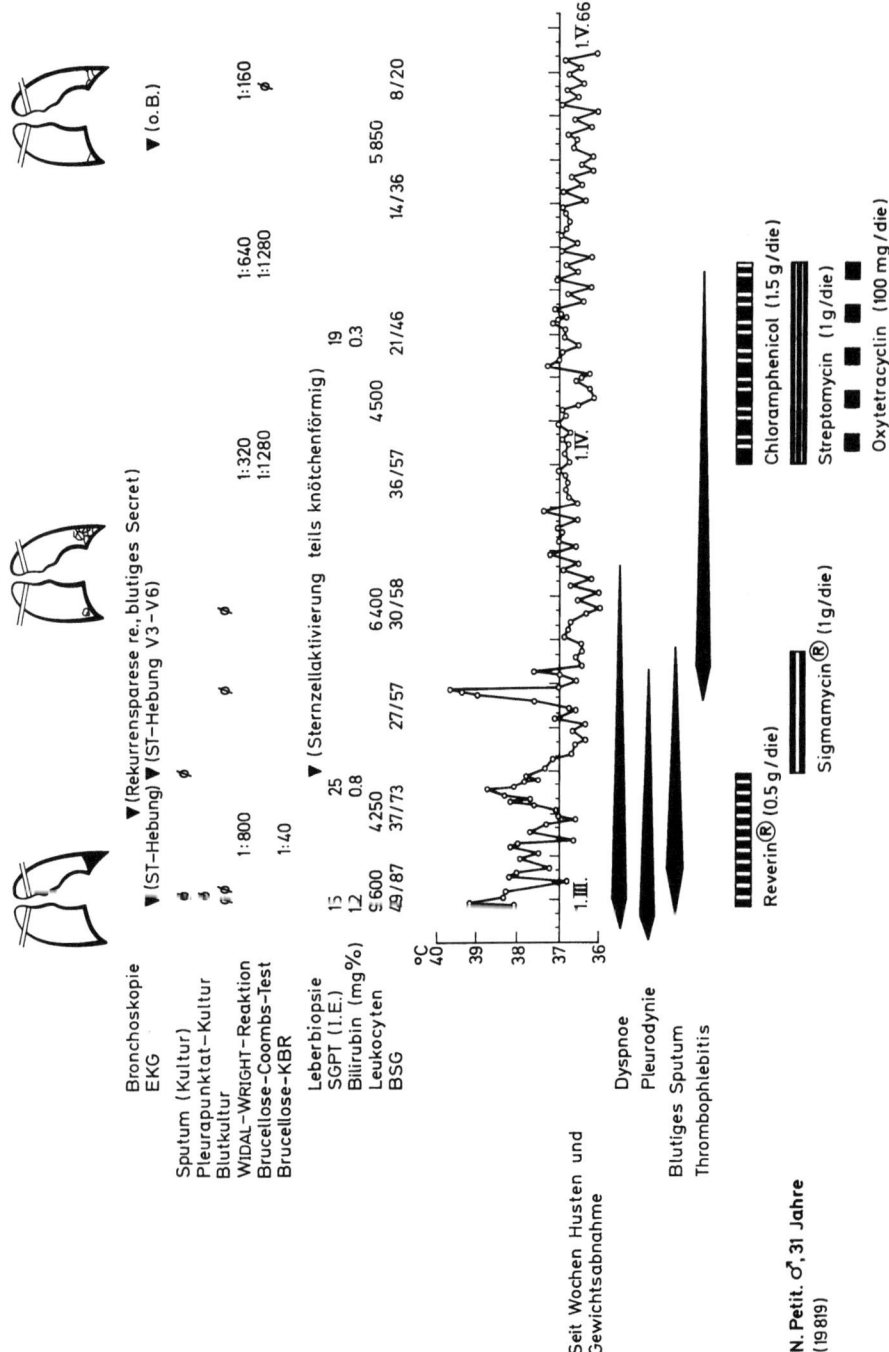

Abb. 5. Pleuropneumonie, passagere rechtsseitige Recurrensparese und vorübergehende Störungen der Erregungsrückbildung im EKG sowie spätere Thrombophlebitis der rechten Vena femoralis bei einem 31 jährigen italienischen Gastarbeiter mit serologisch gesicherter Brucellosis melitensis (Beobachtung aus der Med. Univ.-Klinik Tübingen)

5. Am *Respirationstrakt* sind öfters eine *Rhinitis* oder *Laryngitis*, vereinzelt starke, sogar tödliche *Nasenblutungen* und schwere *Kehlkopfkomplikationen* infolge ulcerös-nekrotischer Schädigungen oder eines Glottis-Ödems beobachtet worden (WEGE-NER, 1935; BEATTY, 1937; STIGLIANI, 1941). Bereits HUGHES (1897) hat darauf hingewiesen, daß eine *Bronchitis* außerordentlich häufig sei und bei schweren Fällen auch *Bronchopneumonien* vorkommen sollen, was sich in späteren Untersuchungen nicht immer bestätigen ließ.

Während HARDY (1930) eine Bronchitis in 33% seiner 230 Fälle nachwies und LÖFFLER, MOESCHLIN und VILLA (1943) in 30% von 150 Fällen typische bronchitische Erscheinungen feststellten, sah CASTAÑEDA (1942) nur jeweils einen Fall mit Bronchitis bzw. Bronchopneumonie unter 245 Kranken mit Brucellosis melitensis. SPINK (1956) erwähnt eine Bronchitis gar nicht. In dem großen Beobachtungsgut von DALRYMPLE-CHAMPNEYS (1960) findet sich nur in 2,1% der Fälle eine Bronchitis, in 0,7% eine Bronchopneumonie und in 0,3% eine Lobärpneumonie. MARKOFF (1940) und GRIESEMER (1941) beschrieben 13 Patienten mit pulmonalen Brucellose-formen, davon 10 mit ein- oder doppelseitiger *Vergrößerung der Hiluslymphknoten*, die teilweise mit einem *perihilären Lungeninfiltrat* oder einer *Pleuritis exsudativa* einhergingen. Derartige Lungenveränderungen (Abb. 5—7) haben im Zusammenhang mit Brustschmerzen, erhöhten Temperaturen, Nachtschweiß, Husten, Auswurf, gelegentlicher Hämoptoe und Gewichtsabnahme nicht selten zu Verwechslungen mit einer Tuberkulose und der Bezeichnung „Mittelmeer-Phthise" geführt (BETHOUX, 1929; BEATTY, 1937; INTROZZI und BASERGA, 1943).

Die Isolierung von Brucellen aus dem Sputum oder Pleurapunktat kann die brucelläre Genese sichern. Wenn dies nicht gelingt, wie in einer eigenen Beobachtung einer bereits vor der klinischen Aufnahme antibiotisch anbehandelten Pleuropneumonie mit Rekurrensparese und blutigem Sputum sowie deutlicher Myokard- und geringer Leberbeteiligung, können nur serologische Untersuchungen die Diagnose stützen (Abb. 5 u .6). Während früher angenommen wurde, daß die „Brucellose der Tuberkulose das Bett bereitet" (JANBON), scheint die Brucellose zur Tuberkulose nicht mehr zu prädisponieren als eine andere langfristige Infektionskrankheit (LONGO, 1937; INTROZZI und BASERGA, 1943). Neben bronchoalveolären Infiltraten und Lobärpneumonien sind äußerst selten *Lungenabscesse* und *Pleuraempyeme*, öfters aber *interstitielle sowie miliare Lungenveränderungen* durch den Röntgenbefund (Bild des „Schneegestöbers") sowie autoptisch festgestellt worden (LÖFFLER u. Mitarb., 1943, 1955; HARVEY, 1948; STETTBACHER und WEGMANN, 1949; GREER, 1956; WALLIS, 1957). Als Folgeerscheinungen chronischer Entzündungsprozesse können sich, wie in zwei eigenen Beobachtungen, interstitielle Lungenfibrosen oder auch isolierte Rundherde (WEED u. Mitarb., 1956) entwickeln.

6. *Cardiovasculäre Krankheitserscheinungen* treten häufiger auf als früher angenommen wurde. Eine brucelläre *Endokarditis* entwickelt sich nicht nur sekundär an alten rheumatischen oder kongenitalen Vitien, sondern auch primär an vorher normalen Klappen, wobei auffallend häufig die Aortenklappen befallen und ungewöhnlich oft Verkalkungen nachzuweisen sind (PEERY und EVANS, 1958), was von GRIFFITH und NORRIS (1961) jedoch bezweifelt wird.

Nur in 15 von 45 autoptisch verifizierten Endokarditisfällen (PERRY und BELTER, 1960) mit kulturell oder serologisch gesicherter Brucellose fand sich in der Vorgeschichte ein rheumatisches Fieber, eine Herzerkrankung oder Dyspnoe. Dabei handelt es sich (vgl. Tab. 1) durchweg um Männer im Alter von 19—63, im Mittel 40 Jahren. Die ersten klinischen Erscheinungen traten 2 Monate bis 7 Jahre, im Durchschnitt 12 Monate vor dem Tode auf. Der subakute bis chronische Verlauf entsprach weitgehend einer Endokarditis lenta. Arterielle Embolien waren häufig und betrafen 25mal die Milz, 19mal die Haut, 13mal die Nieren und 7mal das Gehirn. Der Tod war jedoch häufiger durch eine Herzinsuffizienz infolge einer Klappendeformierung als durch eine Embolie oder Sepsis verursacht. In 36 der 45 Fälle waren die Aortenklappen, in 15 Fällen die Mitralklappen affiziert, in 18 Fällen ließen sich Verkalkungen der Klappen, vor allem in Form einer kalzifizierten Aortenstenose, und in 21 Fällen zugleich eine granulomatöse oder unspezifische Entzündung im Myokard nachweisen.

Die Häufigkeit einer allein klinisch diagnostizierten Endokarditis wird von DALRYMPLE-CHAMPNEYS (1960) mit 4 von 1500 Fällen (0,25%), SPINK (1956) 3 von

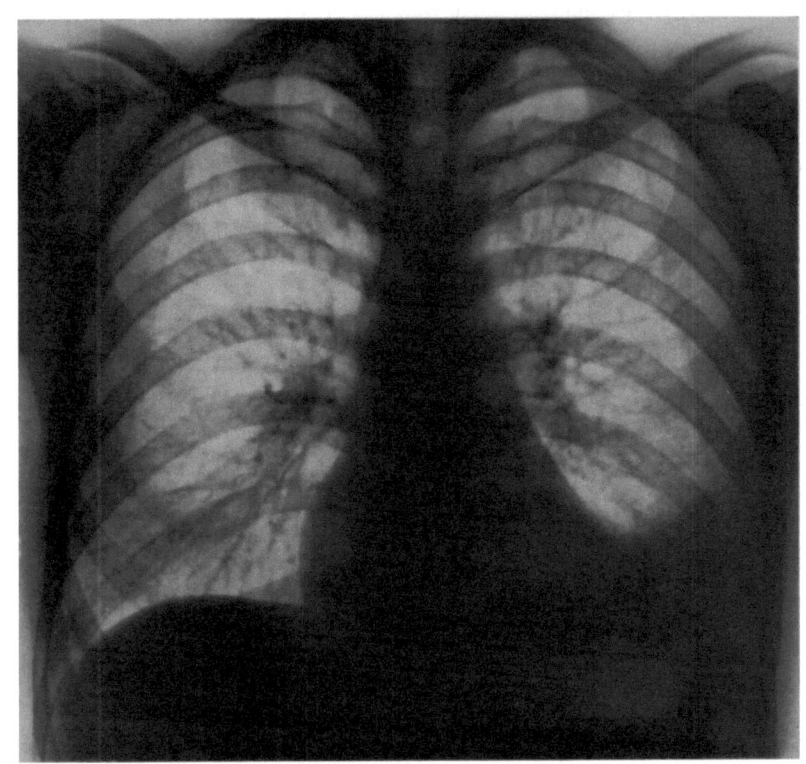

Abb. 6a

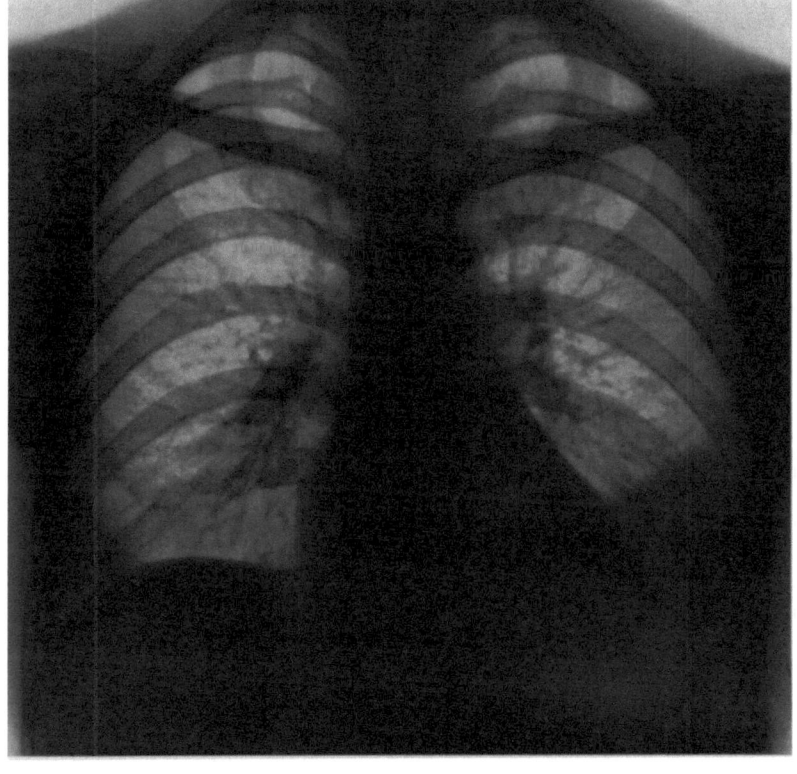

Abb. 6b

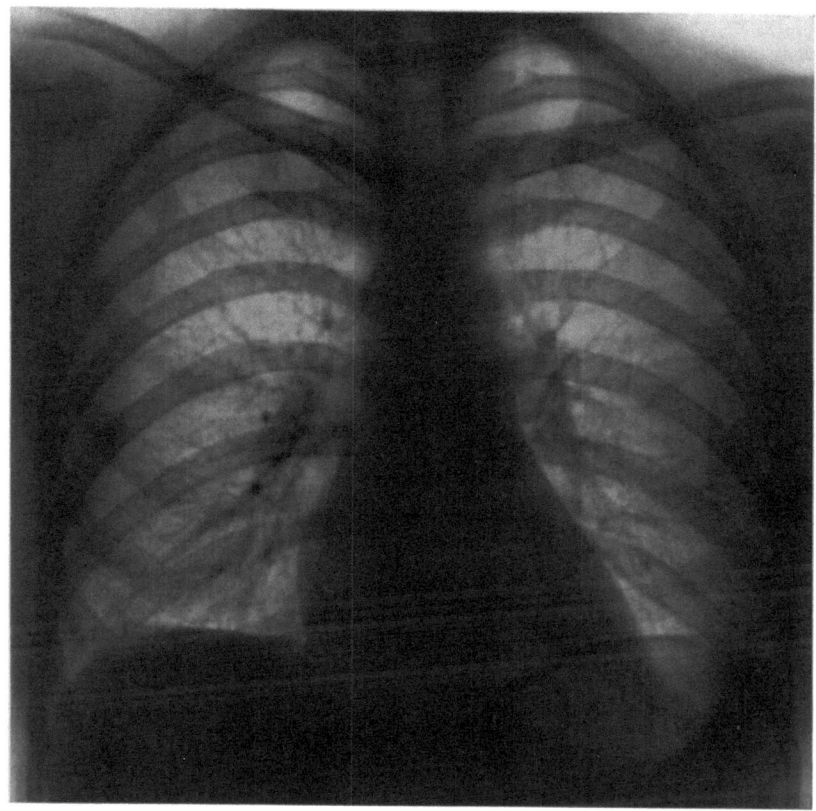

Abb. 6a—c. Röntgenbefunde im Verlauf einer Pleuropneumonie bei einem 31jährigen italienischen Gastarbeiter mit serologisch gesicherter Brucellosis melitensis (gleicher Patient wie Abb. 5). a) am 3. Krankheitstag (28. 2. 1966). b) am 6. Krankheitstag (3. 3. 1966). c) am 49. Krankheitstag (15. 4. 1966). (Beobachtung aus der Med. Univ.-Klinik Tübingen)

244 Kranken (1,2 %), MALDONADO-ALLENDE (1948) 47 von 248 Patienten (10,9 %), und AMUCHASTEGUI (1948 a,b) sogar mit 22 (48 %) von 51 Kindern und 27 (44 %) von 61 Erwachsenen mit Brucellose angegeben. Auch die Angaben über die Häufigkeit von *Myokardschäden* aufgrund elektrokardiographischer Veränderungen, wie Überleitungsstörungen, ST-Senkungen, T-Abflachungen oder auch Vorhofflimmern, schwanken erheblich. So sah MOESCHLIN (1943) bei 9 (29 %) von 31 Patienten sichere Zeichen einer Myokardschädigung, AMUCHASTEGUI (1948 a,b) oft rasch vorübergehende leichte bis deutlich pathologische EKG-Befunde bei 31 (56 %) von 51 Kindern und 38 (62 %) von 61 Erwachsenen. PANUCCIO (1957) stellt bei 22 (16 %) von 137 Kranken elektrokardiographische und klinische Veränderungen im Sinne einer Myokarditis fest. Besonders bei jugendlichem Alter und reversiblen EKG-Veränderungen kann ein kausaler Zusammenhang der Myokardschädigung mit der Brucellose vermutet werden. Nach ATTINGER (1932) und RUBEGNI (1939) gehen die EKG-Veränderungen oft ohne erhebliche Beschwerden und anderweitige klinische Erscheinungen einer Myokarditis einher. Dagegen hebt MOESCHLIN (1943) die deutlichen Herzbeschwerden und eine bei längerer Dauer verdächtige Tachykardie hervor.

Die Dauer der Myokarditis kann Monate oder sogar Jahre betragen, wie die Beobachtung eines 40jährigen Farrenwärters mit einer Pleuropneumonie und Perikarditis bei serologisch gesicherter Brucellose nahelegt, bei dem wir die Zeichen einer schweren Herzinsuffizienz und ausgeprägte EKG-Veränderungen im Sinne einer ausgedehnten transmuralen Myokarditis fanden, die weitgehend einem Vorderwandinfarkt entsprachen. Diese ließen sich über 3 Jahre ohne wesentliche Rückbildung nachweisen (Abb. 8 a, b, c). Der diffuse Charakter und die Dauer der EKG-Veränderungen scheinen in solchen Fällen eher für eine chronische (granulomatöse) Myokarditis als eine brucelläre Koronarerkrankung oder einen toxischen Myokardschaden durch Endotoxine der Brucellen im Rahmen einer aktiven chronischen Brucellose (mit anhaltenden Fieberperioden, Hepatosplenomegalie und deutlich erhöhten Agglutinationstitern) zu sprechen.

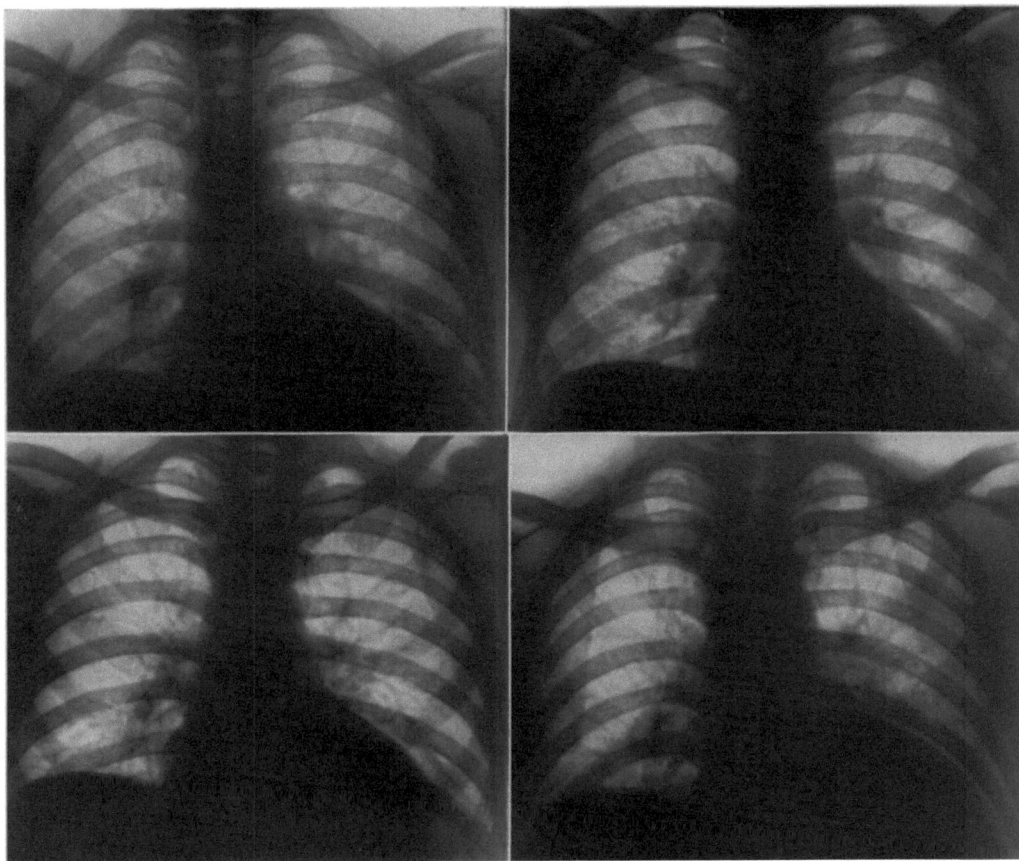

Abb. 7. Tödlich verlaufene Brucellosis suis bei einem 22jährigen Metzger. a) oben links Röntgenbild vom 18. 2. 38: konfluierende pneumonische Herde in beiden Unterlappen, links mit einem Pleuraerguß. Pleuraexsudat ergab kulturell Br. suis. Hili beiderseits vergrößert. b) oben rechts 23. 2.: Linkes Infiltrat immer noch deutlich nachweisbar, rechts hat sich das Infiltrat größtenteils resorbiert. c) unten links 28. 2.: Hili noch verbreitert, immer noch Infiltrat links basal. d) unten rechts 4. 3.: 5 Tage vor dem Exitus, die Infiltrate haben an Ausdehnung beiderseits stark zugenommen (Aus LÖFFLER, MOESCHLIN und WILLA)

Eine Herzmuskelschwäche tritt im protrahierten akuten Stadium besonders bei Patienten mit schweren pulmonalen Komplikationen oder bei jahrelang wiederkehrenden Rezidiven der Brucellose auf (HARRIS, 1950) und kann etwa infolge von Muskelzellnekrosen zum Tode führen (SCHWELLNUS, 1958). Eine (wie im angeführten Fall) klinisch diagnostizierte oder autoptisch nachgewiesene *Perikarditis* ist nur selten beobachtet worden (CURSCHMANN, 1932; HARRIS, 1950; PEERY und BELTER, 1960). Nach MANCHESTER (1942), HOCHREIN (1943), KLIMPEL (1950) u. a. kann die Brucellose primäre Ursache für eine *Koronarerkrankung* sein, wofür der autoptische Nachweis einer produktiven Vasculitis der Coronarien mit Thrombose und fibrinoider Wandnekrose spricht (OTSCHKUR, 1966). Während eine Panvasculitis und Endarteriitis bisher nur vereinzelt beobachtet werden konnten, sind öfters *Endophlebitiden* klinisch oder autoptisch festgestellt und als Ursache von *Thrombosen* und Lungenembolien erkannt worden (LÖFFLER u. Mitarb., 1943, 1955; SPINK,

a   b

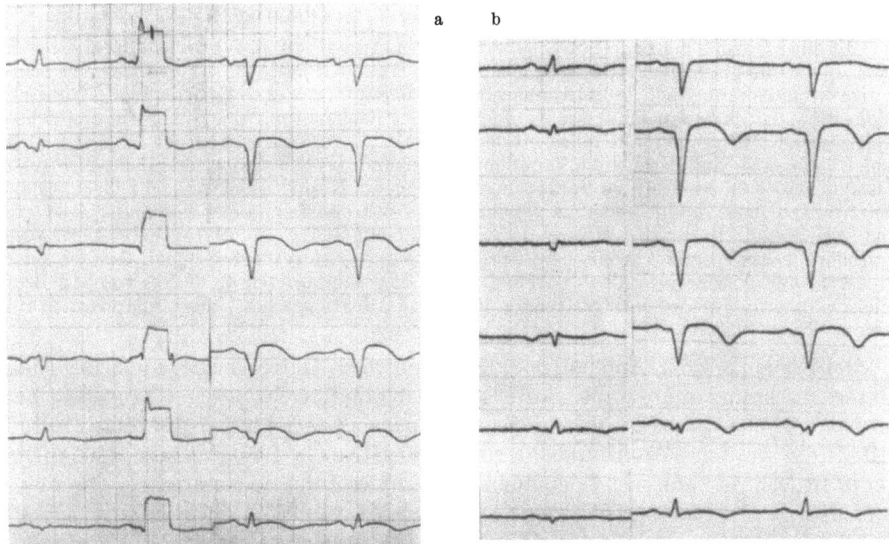

Abb. 8a—c. EKG-Veränderungen im Verlauf einer serologisch gesicherten Brucellosis abortus mit Myokarditis, Perikarditis, Pleuropneumonie, Hepatosplenomegalie und Fieberschüben bei einem 40 jährigen Farrenwärter. Die klinischen Befunde und wechselnden, diffusen, über 3 Jahre nachweisbaren EKG-Veränderungen weisen eher auf eine entzündliche oder toxische myokardiale Schädigung im Sinne einer schweren transmuralen Myokarditis als eines Vorderwandinfarktes hin (Beobachtung aus der Med. Univ.-Klinik Tübingen). a) EKG am 26. Krankheitstag (1. 2. 1965). b) EKG am 62. Krankheitstag (8. 3. 1965)

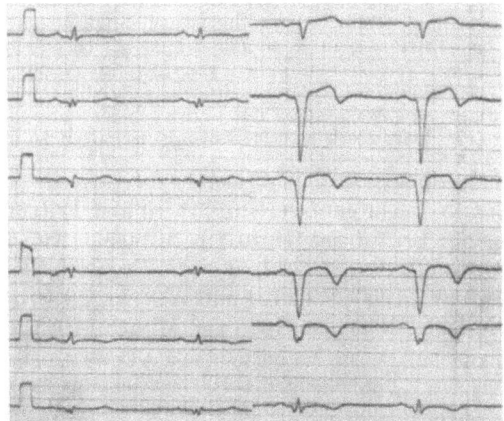

Abb. 8c. EKG 3 Jahre nach Krankheitsbeginn (3. 1. 1968) bei aktiver chronischer Brucellose (gleicher Patient wie Abb. 8a, b)

1956; CERRITO, 1959). Das Auftreten von Pfortaderthrombosen mit Ascites ist bereits von HEGLER (1933) hervorgehoben worden.

7. Zu den Veränderungen am Urogenitalsystem gehören einmal entzündliche Veränderungen des Nierenparenchyms im Sinne der *interstitiellen Nephritis, Glomerulo-*

nephritis oder *Pyelonephritis* mit Albuminurie, Hämaturie, Zylindrurie oder Leukocyturie, die oft wenig ausgeprägt, jedoch sehr langwierig sind und manchmal an eine Nierentuberkulose denken lassen (FORBES u. Mitarb., 1954; ABERNATHY u. Mitarb., 1955; ZINNEMAN u. Mitarb., 1961). Obwohl bei 4—30% der Brucellose-Kranken eine Erregerausscheidung im Urin nachgewiesen werden kann (HARRIS, 1950; BICKEL, 1954), sind klinische Zeichen eines Nierenschadens nur selten festzustellen. Zum anderen sind die Genitalorgane unterschiedlich häufig erkrankt.

Mit einer *Orchitis* bei Brucellosis melitensis ist in etwa 4—20%, bei Brucellosis abortus in etwa 1—5% der Männer zu rechnen (CASTRO, 1946; HARRIS, 1950; SPINK, 1956). Die meist einseitige Orchitis kann rezidivieren, vereinzelt abscedieren (GADRAT u. Mitarb., 1958; TÖPPICH, 1961, 1966), so daß manchmal wie in einer eigenen Beobachtung einer über ein Jahrzehnt rezidivierenden Orchitis eine Semikastration erforderlich wird. Während bei der akuten Orchitis und *Epididymitis* das Parenchym kaum geschädigt und die Spermatogenese nicht gestört ist (OTSCHKUR, 1966), oder nur ein Verhärtungsknötchen am Kopf des Nebenhodens zurückbleibt (SIGNORELLI, 1949), kann besonders die chronische Brucellose zu länger währender *Impotenz* und *Sterilität* führen (BALZE u. Mitarb., 1953; JANBON und BERTRAND, 1957a). Vereinzelt ist die brucelläre Genese einer chronischen *Prostatitis* durch Erregernachweis im Gewebe oder Prostatasekret gesichert worden (TÖPPICH, 1966). Insgesamt wiesen 49 (30%) von 162 Brucellosekranken der Medizinischen Klinik in Barcelona Affektionen des Urogenitalapparates auf (PEDRO-PONS, 1953).

Bei Frauen werden Amenorrhoe, Dysmenorrhoe, Metrorrhagie, sowie ziehende Unterleibschmerzen öfters bei akuter und insbesondere chronischer Brucellose beobachtet. Eine *Oophoritis*, *Salpingitis* oder *Endometritis* ist bisher nur relativ selten festgestellt worden (AMOSS und POSTON, 1930; HARRIS, 1950; VĚŽNÍK, 1957). Die akute Brucellose kann wie jede andere fieberhafte Infektionskrankheit eine Fehl- oder Frühgeburt auslösen. Während SPINK und HALL (1952) sowie HÖRING (1960) eine darüber hinausgehende Aborthäufigkeit bezweifeln, weisen sowohl histopathologische Untersuchungen von Aborten (JANBON und DE KERLEAU, 1939; VĚŽNÍK, 1957) als auch die verschiedentlich gelungene Isolierung von Brucellen aus den Lochien und vom Fetus (CHRISTENSEN und HOLM, 1929; CARPENTER und BOAK, 1931; JANBON und DE KERLEAU, 1939) auf brucelläre *Aborte* hin.

Eine Brucellenübertragung mit der Muttermilch oder eine intrauterine Infektion an Brucellose wird von HAGEBUSCH und FREI (1941) aufgrund der Erkrankung von 26 Säuglingen brucellose-kranker Mütter angenommen. Eine angeborene Brucellose wird auch bei dem von BUSER-PLÜSS (1940) beobachteten Fall einer Frühgeburt bei chronischer Brucellose beider Eltern sowie 7 nicht sicher verifizierten Fällen von IANELLO (1949) vermutet. Über eine ungewöhnlich hohe Abortfrequenz bei chronischer Brucellose berichtet DELVECCHIO (1936, 1938), wonach es bei 125 (79%) von 159 Graviden mit vorwiegend latenter chronischer Brucellose zum Abort und bei 4 (12%) der restlichen 34 Schwangerschaften zu einer Totgeburt kam.

8. Klinische Erscheinungen an den übrigen *endokrinen* sowie *exokrinen Organen*

sind im allgemeinen selten. Nur ganz vereinzelt wird über Entzündungen oder eitrige Einschmelzungen der Brustdrüse (HARDY u. Mitarb., 1936; HARRIS, 1950), der Ohrspeicheldrüse (CURSCHMANN, 1932; JOSKE und FRENCH, 1953), der Schilddrüse (BRUNNER, 1939; STOFFEL, 1950; SCHMIDT und WINTER, 1953) oder Bauchspeicheldrüse (BEATTIE u. Mitarb., 1935; DE GOWIN u. Mitarb., 1945) berichtet.

Exkretorische Pankreasfunktionsstörungen werden von CURSCHMANN (1932) sowie KATSCH und WICHELS (1933) angeführt. BERTSCHINGER (1942) beobachtete eine akute Pankreatitis mit heftigem Linksschmerz, Fettstühlen, erhöhten Diastasewerten und Hyperglykämie im Verlauf einer Vaccine-Therapie bei einer serologisch gesicherten Erkrankung an Brucellose abortus. Eine ganz ungewöhnlich hohe *Diabetes-Morbidität* wird von LEON und AGUIRRE (1943) angegeben, wonach 101 von 150 Fällen (67%) mit Brucellosis melitensis einen Diabetes aufwiesen. HARRIS (1950) und DALRYMPLE-CHAMPNEYS (1960) erwähnen diabetische Komplikationen bei Brucellose. Ob und wie häufig eine von BEKLEMISCHEW (1966) vermutete relative Nebennierenrindeninsuffizienz bei chronischer Brucellose aufgrund einer zunehmenden Parenchymatrophie der Nebennierenrinde (OTSCHKUR, 1966) vorkommt, ist unentschieden. Vereinzelt ist ein *Addisonismus* (BALDUINI, 1941; ALEKPEROV, 1956) beschrieben worden.

9. Unter den brucellären Veränderungen des *Stütz-* und *Bewegungsapparates* ist besonders die *Spondylitis* hervorzuheben, die meist die Lendenwirbelsäule befällt, zunächst auf den Wirbelkörper beschränkt ist und nach Arrosion der Deckplatten auf die Zwischenwirbelscheiben übergreift (SANDSTROM, 1937; LOWBEER, 1949; SPINK, 1956). Bei Zerstörung der Zwischenwirbelscheiben kann es zur Einengung der Zwischenwirbelräume und damit etwa dem Bild eines *brucellären Malum Potti* oder einer *Diskushernie* kommen (INTROZZI und BASERGA, 1943; DE VILLAFANE-LASTRA und GRIGGS, 1957). Die Veränderungen an der Wirbelsäule können zu Nacken-, Rücken oder Kreuzschmerzen, spinalen Reizerscheinungen, der Symptomatik einer Querschnittsläsion (PEDRO-PONS und FARRERAS-VALENTI, 1944) sowie einem hartnäckigen Cervical- oder Ischias-Syndrom (HARRIS, 1950; JANBON u. Mitarb., 1950; SPINK, 1956) führen.

Röntgenologisch sind strukturelle Veränderungen meist erst 2—5 Monate nach Auftreten der Beschwerden zunächst in Form einer Auflockerung und Destruktion im Bereich des oberen vorderen Randwulstes der Wirbelkörper, später intensiven Verdichtungszonen und deutlichen Periostreaktionen zu erkennen, die im allgemeinen unter Sklerosierung und Spangenbildung relativ rasch ausheilen (FRANZEN, 1956; WEBER, 1958; SCHROEDER und TÖPPICH, 1958; ZAMMIT, 1958).

Seltener finden sich eine *Osteomyelitis* der Rippen oder langen Röhrenknochen, eine auffallend oft chronisch verlaufende *Periostitis*, hyperostisierende (pseudotumerale) Knochenprozesse oder *Arthritiden* (Abb. 9 u. 10) vor allem im Bereich der

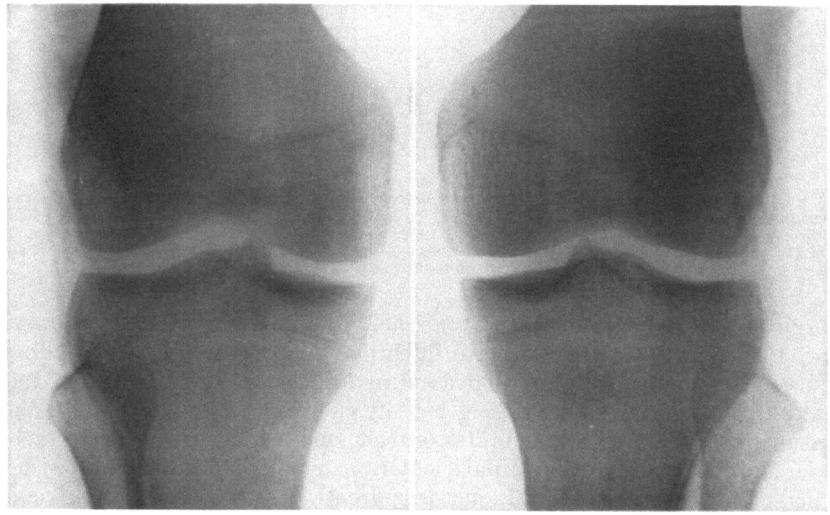

Abb. 9. Akute Arthritis des rechten Kniegelenkes bei Brucellosis abortus. Man erkennt den infolge des entzündlichen Ergusses verbreiterten Gelenkspalt und ferner eine leichte Osteoporose sowie kleine Usuren an den Gelenkflächen. Es bestehen in diesem Bild noch gar keine arthrotischen Randwülste (Aufnahme von 1938) (Aus LÖFFLER, MOESCHLIN und WILLA)

Knie-, Schulter-, kleinen Hand-, Zwischenwirbel- und Ileosacralgelenke (HARRIS, 1950; SPINK, 1956; ROTES-QUEROL, 1957; KELLY u. Mitarb., 1960). Eitrige Gelenksergüsse und paravertrale Abscesse können die Folge sein. Wegen der geringen Schmerzen wird eine (oft präpatellare) brucelläre *Bursitis* vielfach nicht erkannt (HARRIS; 1950). Während *Arthralgien* und *Myalgien* häufig vorkommen, lassen sich umschriebene Entzündungen der Muskulatur nur selten nachweisen. Die Häufigkeitsangaben über Gelenk- oder Knochenveränderungen bei Brucellose schwanken mit 5—75 % außerordentlich.

10. Für die Entstehung der häufigen *neurologischen Symptome* der *Neurobrucellose* spielen die brucellären Veränderungen der Wirbelsäule, wie u. a. *Spondylitiden* und *Diskopathien*, eine wichtige Rolle, indem diese zu *meningealen Reaktionen*, einer *Radikulitis* oder auch einer isolierten *Neuritis* führen können (ROGER und POUR-SINNES, 1938; DE VILLAFANE-LASTRA und GRIGGS, 1957; AGUILAR und ELVIDGE, 1961). Demgegenüber werden die *Polyneuritiden* und andere diffuse Schädigungen

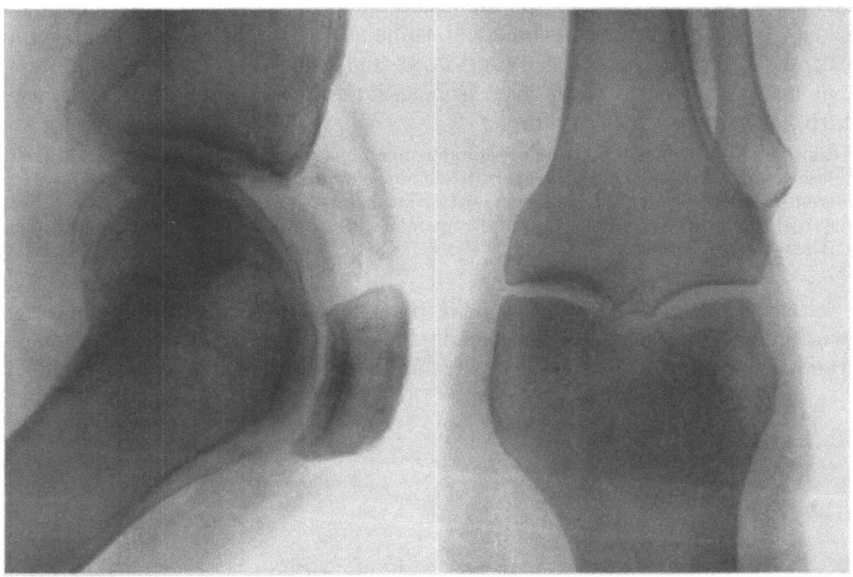

Abb. 10. Spätfolge einer Arthritis. Schwere Arthronosis deformans des rechten Kniegelenks als Folge einer vor 4 Jahren durchgemachten Brucellosis abortus (gleicher Patient wie 9. Aufnahme von 1942). Starker Gelenker-guß, arthronotische Zackenbildungen. Als Kuriosität beachte man ferner die Anwesenheit von Gasblasen inner-halb des Gelenkes, ohne daß irgendein Eingriff vorausging. Das linke Kniegelenk war röntgenologisch kaum verändert und klinisch o. B. (Aus LÖFFLER, MOESCHLIN und WILLA)

des peripheren Nervensystems auf die toxische Wirkung des brucellären Endotoxins (SPINK, 1956) bzw. eine generalisierte infektiöse oder hyperergische Gefäßreak-tion einschließlich einer Endothrombovasculitis der Vasa nervorum (PAVLÁK, 1966; OTSCHKUR, 1966) zurückgeführt. Sie gehen oft mit ausgepragten Schmerzen, seg-mentalen oder peripheren Sensibilitätsstörungen, meist nur geringer Beeinträchti-gung der Motilität und Trophik, initial leichter, später ausgeprägter Eiweißvermeh-rung und geringer Pleocytose im Liquor (Syndrom von GUILLAIN-BARRÉ-STROHL) einher (DE JONG, 1936; LÖFFLER u. Mitarb., 1955; PAVLÁK, 1966). Schäden des peripheren Nervensystems sollen etwa doppelt so häufig vorkommen wie die außer-ordentlich mannigfaltigen zentralnervösen Veränderungen.

Während eine meist leichte, manchmal rezidivierende *lymphocytäre Meningitis* oder eine *Encephalitis* auch bei Brucellosis abortus öfters beobachtet wird (WERNER, 1949; HARRIS, 1950; TÖPPICH u. Mitarb., 1961), scheint eine teils perakut, teils in Schüben verlaufende schwere *septische Meningitis* sowie *Encephalomyelitis* beson-ders häufig bei Erkrankungen an Brucellosis melitensis oder suis vorzukommen (ROGER und POURSINNES, 1952; PAVLÁK, 1966). Die klinischen Erscheinungen können dabei an eine Poliomyelitis (DEBONO, 1964) oder aufsteigende Landry'sche Paralyse (LÖFFLER und MORONI, 1952) erinnern. Bei Hirnnervenbeteiligung ist der N. statoacusticus am meisten betroffen. Das Zusammentreffen von Hörstörun-gen, cerebralen Angiospasmen und Liquorveränderungen wurde (bereits vor der

Streptomycintherapie) von französischen Autoren (RIMBAUD und JANBON, 1936; ROGER und POURSINNES, 1952) als geradezu charakteristisch für eine Neurobrucellose angesehen. Eher als nicht belegte angiospastische Vorgänge ist jedoch das Vorliegen einer *Neurovasculitis* oder *embolischen Herdencephalitis* (infolge einer brucellären Endokarditis oder eines mykotischen Aneurysmas) zu erwägen. Als Folgezustände können mitunter erst nach wochen- oder monatelangem Intervall Sprachstörungen, Krampfanfälle, Myoklonien, Halbseitenparesen, Subarachnoidalblutungen, Opticusatrophien, Zeichen intracranieller Druckerhöhung und sog. pseudotumoröse Formen auftreten, die sich u. a. auch auf ein Hirnödem, eine Arachnitis sowie cisternale oder spinale Blockbildungen zurückführen lassen (NELSON-JONES, 1951; SCHEID, 1960; KOELSCH, 1961; FINKHAM u. Mitarb., 1963).

Die Häufigkeit neurologischer Herdsymptomatik wird von PAVLÁK (1966) für die akute Brucellose mit 14%, die chronische Brucellose mit 75% und die Ausheilungsphase mit 71% angegeben. Bei chronischer Brucellosis abortus fanden sich vorwiegend Kopfschmerzen (30% der Fälle) und leichte extrapyramidale Schädigungen (20%), seltener Läsionen der Pyramidenbahnen (7%), ein Hinterstrangsyndrom (5%) oder disseminierte Veränderungen (4%), die vereinzelt an eine multiple Sklerose erinnern. KYGER und HADEN (1948) haben sogar aufgrund positiver Hautteste eine brucelläre Ätiologie der multiplen Sklerose postuliert, was von EISELE, McCULLOUGH und BEAL (1950) nicht bestätigt werden konnte. Pathogenetisch unklar sind die sowohl bei akuter wie besonders latenter und chronischer Brucellose häufigen monosymptomatischen Schmerzsyndrome, die im Verlauf der peripheren Nerven angegeben werden oder als Lumboischialgien und Cervicobrachialgien in Erscheinung treten (PAVLÁK, 1966). Bei etwa einem Drittel der Brucellose-Kranken sind beträchtliche pathologische Befunde im EEG festgestellt worden, bei etwa der Hälfte Zeichen einer Schlafaktivität, die auf eine erhöhte Ermüdbarkeit weisen (PAVLÁK, 1966; BEKLEMISCHEW, 1966).

11. Körperlich begründbare *Psychosen* mit dem Achsensymptom der *Bewußtseinstrübung* können zu den ersten Erscheinungen einer Brucellose gehören oder im weiteren Krankheitsverlauf auftreten (LEY und STAUDER, 1950; SCHEID, 1960).

An psychopathologischen Veränderungen sind insbesondere Verstimmungen, Depressionen und andere Affekt- und Antriebsstörungen, Amnesien, Benommenheit, Trugwahrnehmungen oder Delirien beobachtet worden. Derartige Störungen wurden in 180 (13%) der 1500 von DALRYMPLE-CHAMPNEYS erfaßten Kranken mit vorwiegend akuter Brucellose festgestellt und sollen bei weit über der Hälfte der Kranken mit chronischer Brucellose vorkommen (EVANS, 1934; ROGER und POURSINNES, 1938; 1952; HARRIS, 1950; JANBON und BERTRAND, 1957a).

Gegenüber der Annahme einer chronischen Neurobrucellose ist Reserve geboten, da eine eindeutige diagnostische Sicherung der chronischen Brucellose meist vermißt wird (SPINK, 1951, 1956) und zufällige zeitliche Verknüpfungen ursächliche Zusammenhänge vortäuschen können (SCHEID, 1960). CLUFF u. Mitarb. (1959) sowie IMBODEN u. Mitarb. (1959) sehen aufgrund klinischer und psychologischer Studien an 24 Patienten, die 4—8 Jahre vorher eine akute Brucellose infolge einer Laboratoriumsinfektion durchgemacht hatten, in der praemorbiden psychischen Konstitution den entscheidenden Faktor für das Zustandekommen eines „neurobrucellären Syndroms" und räumen hierbei der Brucellose lediglich eine Bedeutung als Gelegenheitsursache ein. *Psychoneurotische Reaktionsformen* werden vielfach irrtümlich einer chronischen Brucellose zugeordnet, andererseits können nicht nur psychopathologische Störungen sondern auch ausgeprägte *vegetative Beschwerden* durch eine noch andauernde chronisch-latente brucelläre Infektion bedingt sein.

Während diese Untersuchungen keine Anhaltspunkte für den von SPINK (1956) angenommenen Zusammenhang zwischen chronischer Brucellose und einer persistierenden Infektion oder den Residuen einer organischen Hirnschädigung ergaben, sei ein von SPINK (1956) beobachteter Fall erwähnt, der nach einer Infektion mit Br. suis zunächst zum Alkoholiker, dann zum Morphinisten wurde, ein Familienmitglied zu ermorden versuchte und schließlich einen Sulzidversuch unternahm. Erst nachdem 10 Jahre nach der Infektion ein pericholezystitischer Abszeß eröffnet wurde, aus dessen Eiter Br. suis in Reinkultur gezüchtet werden konnte, wurde der Patient psychisch völlig unauffällig. Derartige Beobachtungen zeigen, daß die Anerkennung eines psychoorganischen Syndroms bei chronischer Brucellose sorgfältig zu prüfen ist, hierfür aber strenge Maßstäbe anzulegen und insbesondere erlebnisreaktive sowie untergrundbedingte Verstimmungen zu beachten sind, die bei dem nur mit funktionellen Störungen einhergehenden „*Postbrucellosesyndrom*" häufiger vorkommen, welches in mancherlei Hinsicht anderen postinfektiösen Zuständen, wie etwa dem Posthepatitissyndrom (v. OLDERSHAUSEN, 1957, 1967) entspricht.

12. An den *Sinnesorganen* werden *Augenläsionen* in Form einer Episkleritis, Keratoconjunctivitis, granulomatösen Uveitis, Chorioretinitis, retrobulbären Neuritis oder Gefäßveränderungen und Blutungen der Netzhaut im allgemeinen nur selten angetroffen (WAGENER, 1947; PUIG-SOLANES u. Mitarb., 1953; FOGGITT, 1954), während CREMONA (1951) bei akuter Brucellose ungewöhnlich häufig eine Conjunctivitis (10 %) sowie Augenhintergrundsveränderungen (12 %) feststellte. Bei gezielten Untersuchungen sind von MOSCHKEWITSCH (nach TÖPPICH, 1966) in 7 % von 329 Fällen mit subakuter Brucellose pathologische Befunde an den *Ohren*, wie Hörminderung, Gleichgewichtsstörungen, Otitis media, Mastoiditis, oder der *Nase*, wie u. a. Geruchsstörungen, Schleimhautveränderungen sowie Blutungen erhoben worden.

13. Die *Hautveränderungen* bei der Brucellose sind äußerst vielgestaltig (vgl. Abb. 11). Eine allergische *Kontaktdermatitis*, oft in Form eines Erythems oder einer

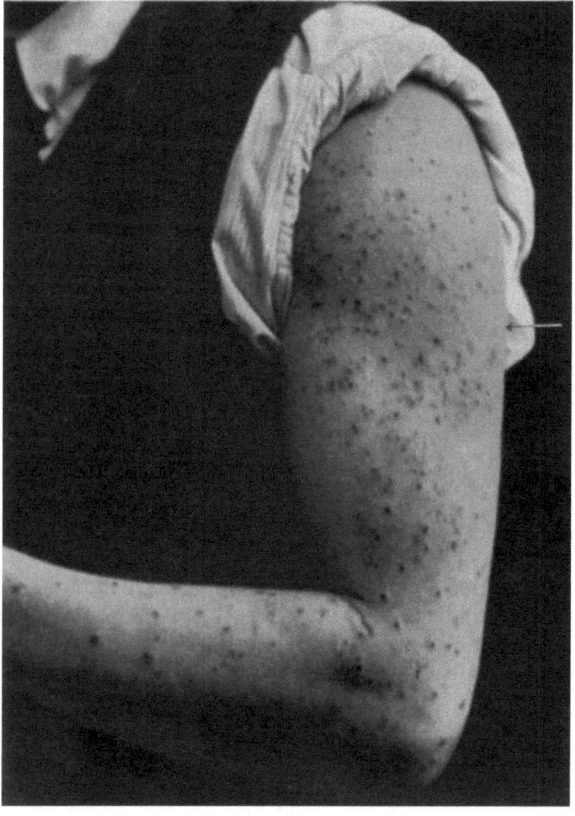

Abb. 11. Typischer Fall von Brucella-Ausschlag bei einem Tierarzt. Unterhalb des Pfeiles sieht man den spontanen Ausschlag, über ihm den durch Abortin hervorgerufenen (H. HAXTHAUSEN u. A. THOMSEN: Arch. f. Dermat. **163**, 1931)

Urticaria tritt kurze Zeit nach Kontakt mit infektiösem Material etwa bei sensibilisierten Tierärzten auf (HAXTHAUSEN und THOMSEN, 1931; GOTTRON, 1957).

Außerdem werden im Verlauf einer akuten wie chronischen Brucellose fleckige *Enantheme*, teils roseola-artige, teils morbiliforme oder auch hämorrhagische *Exantheme* mit Petechien und Ekchymosen, juckende makulo-papulöse Efflorescenzen, Ekzeme sowie Geschwüre beobachtet (HARRIS, 1950; NASEMANN u. Mitarb., 1955; LEIPOLD, 1958). Nach BURGER (1957) lassen sich die sehr verschiedenartigen Hautaffektionen teilweise dem Krankheitsstadium zuordnen. Die Häufigkeit der Hauterscheinungen wird mit 5—9 % der Fälle angegeben.

4. Verlaufsformen und Einteilung der Brucellosen

Eine Klassifizierung und Zuordnung der klinischen Erscheinungen zu bestimmten Stadien und Verlaufsformen der Brucellose kann erhebliche Schwierigkeiten bereiten. Bereits aufgrund der pathogenetischen Stellung der Brucellose zwischen den subakut rezidivierenden und chronischen zyklischen Infektionskrankheiten (HÖRING, 1961) ist eine strenge Stadieneinteilung öfters willkürlich oder unmöglich. So bestehen auch zwischen dem *Stadium der Generalisation*, das im angelsächsischen Schrifttum meist als Stadium der *Bacteriämie* bezeichnet wird und unbehandelt sich über Wochen, Monate oder gar Jahre ausdehnen kann, sowie dem *Stadium der Organmanifestation*, in dem sich nach Normalisierung der Temperaturen meist ein oder mehrere Organe als Sitz der spezifischen Entzündung über Monate, Jahre und Jahrzehnte nachweisen lassen, fließende Übergänge.

Da bereits im Generalisationsstadium Brucellen etwa aus Leber-, Milz- oder Knochenmarkpunktaten isoliert werden können, andererseits im Stadium der Organmanifestation ebenfalls akute und subakute mit Fieber und vereinzelt auch einer Bacteriämie einhergehende Exacerbationen auftreten können, ist z. B. die von SCHIRGER u. Mitarb. (1960) empfohlene Klassifizierung nach Blut- oder Organisolierungen, serologischen Befunden, Krankheitsbeginn und Temperaturverlauf wenig befriedigend.

Wenn auch die Begriffe „akut", „subakut" und „chronisch" eher der pathergischen Reaktion des Organismus entsprechen (HÖRING, 1953, 1961; LÖFFLER u. Mitarb., 1955), als zeitliche Phasen wiedergeben, so möchten wir doch aus praktisch-systematischen Gründen der *Einteilung nach der Krankheitsdauer* folgen, wie sie SPINK (1951, 1956) gegeben hat. Danach wird die Brucellose bei einer Krankheitsdauer bis zu 3 Monaten als *akut*, bei einer Dauer von 3—12 Monaten als *subakut* und von über 12 Monaten als *chronisch* bezeichnet, wobei allerdings die vielfachen Schwierigkeiten einer zeitlichen Festlegung von Beginn und Ende der klinischen Krankheitserscheinungen hervorzuheben sind. Auch kann die chronische Brucellose noch unterteilt werden in die erstmals von EVANS (1934), später von HUDDLESON (1943) und HARRIS (1950) herausgestellte *primär-chronische Form* der Brucellose, die zunächst ohne deutliche Krankheitserscheinungen offenbar latent bzw. subklinisch verläuft und später häufig nur durch neurasthenieähnliche Erscheinungen und erhebliche vegetative Störungen ausgezeichnet ist.

Dabei gelingt eine eindeutige Zuordnung zur Brucellose nur in einem Teil der Fälle, besonders wenn brucelläre Herde im Bereich etwa der Knochen, Gallenblase oder Geschlechtsorgane klinisch diagnostiziert und die Erreger aus diesen Herden angezüchtet werden. Pathogenetisch nehmen JANBON und BERTRAND (1957a) an, daß brucelläre Antigene aus persistierenden Herden zu einer Sensibilisierung und Irritation insbesondere des autonomen Nervensystems führen.

Hiervon abzugrenzen ist (s. Tab. 7) die *sekundär-chronische Verlaufsform* der Brucellose (JULLIEN, 1935; SPINK, 1951, 1956; TUSZKIEWICZ, 1958, 1966), die sich nach einem akuten Krankheitsstadium und meist einem beschwerdefreien Intervall von mehreren Monaten oder seltener auch Jahren entwickelt und manchmal noch nach Jahrzehnten mit Fieberperioden, Schweißen, Gelenkschmerzen oder Müdigkeit, fast immer einer Lebervergrößerung, oft auch einer Splenomegalie und brucellären Organschäden, wie u. a. Arthritis sacroiliaca, Orchitis, Epididymitis, Spondylitis, Polyneuritis oder Myokarditis einhergeht (vgl. Tab. 4).

Als Beispiel sei auf die bereits früher angeführte Beobachtung (v. OLDERSHAUSEN, 1956) verwiesen, wonach sich eine granulomatöse Hepatopathie und Periostitis noch 25 Jahre, subfebrile bis febrile Temperaturen mit erheblichen Tagesschwankungen über 32 Jahre nach einer Laboratoriumsinfektion an Br. abortus nachweisen ließen.

Tabelle 7. *Verlaufsformen der Brucellose*

Initialstadium	*Verlaufsmöglichkeiten*
I. *Inaktive Brucellose*	
Primär latente Brucellose	a) Ausheilung
(ohne klinische Krankheits-	b) Primär-chronische Brucellose
erscheinungen)	c) Postbrucellosesyndrom (?)
II. *Aktive Brucellose*	a) Evtl. letale Brucellensepsis
1. *Akute Brucellose*	b) Ausheilung
(vorwiegendes Generalisations-	c) Sekundär-chronische Brucellose
Stadium mit Krankheitserscheinungen	(Krankheitsdauer über 1 Jahr)
bis zu 3 Monaten)	d) Übergang in sekundäre Latenz
	e) Postbrucellosesyndrom
2. *Subakute Brucellose*	a) Ausheilung
(Stadium der Generalisation und	b) Akute Exacerbation
Lokalmanifestation mit Krank-	c) Sekundär-chronische Brucellose
heitserscheinungen zwischen	(Krankheitsdauer über 1 Jahr)
3 und 12 Monaten)	d) Übergang in sekundäre Latenz
	e) Postbrucellosesyndrom
	f) Metabrucellose
3. *Chronische Brucellose*	a) Ausheilung
a) *primär chronische Brucellose*	b) Übergang in sekundäre Latenz
(Lokalmanifestation ohne vorherige	c) Akute Exazerbation
klinische Krankheitserscheinungen)	d) Postbrucellosesyndrom
b) *sekundär chronische Brucellose*	e) Metabrucellose
(Krankheitsdauer über 1 Jahr)	

Soweit keinerlei organische Veränderungen festzustellen sind, und es sich allein um funktionelle, vor allem vegetative Störungen und vielfach durch Untergrundveränderungen geprägte psychopathologische Auffälligkeiten wie Affektstörungen und Verstimmungen sowie asthenische Versagenszustände handelt, ist es zweckmäßig, diese häufig nach einer akuten und subakuten Brucellose, insbesondere bei Tierärzten, medizinisch-technischen Assistentinnen und anderen Personen, die die Entwicklung einer chronischen Brucellose befürchten, auftretenden Erscheinungen als „*Postbrucellosesyndrom*" von der primären und sekundären chronischen Brucellose abzugrenzen.

Derartige Veränderungen werden auch nach anderen Infektionskrankheiten oft beobachtet und sind von BONHOEFFER (1912) unter dem Begriff des „hyperästhetisch-emotionellen Schwächezustandes" zusammengefaßt, auf den mit SCHEID (1960) wegen der Vieldeutigkeit des Ausdrucks am besten verzichtet wird.

Während die akute und subakute Brucellose meist folgenlos ausheilt, erfolgt die Abheilung insbesondere der chronischen Verlaufsformen öfters mit „Narbenzuständen", die als „*Metabrucellose*" bezeichnet werden (TUSZKIEWICZ, 1966) und auch nach Abklingen der Brucellose etwa als Wirbeldeformitäten, Lebercirrhose oder Hodenatrophie nachweisbar sind. Den verschiedenen Initialstadien einer *aktiven Brucellose* und ihren in Tab. 7 wiedergegebenen Verlaufsmöglichkeiten werden die seit langem bekannten (PARKER, 1932; HARRIS, 1950) *inaktiven Verlaufsformen* einer *primären* oder *sekundären latenten* (symptomlosen) sowie *subklinischen* (abortiven oder ambulanten) *Brucellose* gegenübergestellt, die nach Infektionen durch Br. abortus offenbar häufiger vorkommen als bei solchen durch Br. melitensis oder Br. suis (PYRGIALIS, 1956; SPINK u. Mitarb., 1962, 1964a).

Außer dem Einfluß von Zeitpunkt und Art der Therapie mag dieser Umstand auch die nach TUSZKIEWICZ (1966) größere Häufigkeit chronischer Verlaufsformen bei Brucellosis abortus mit bedingen, da sich die primär-chronische Brucellose oft aus einer latenten Brucellose zu entwickeln scheint. Andere Besonderheiten im Krankheitsablauf treten dagegen bei Br. melitensis offenbar häufiger auf, wie die *perakute, oft tödliche Verlaufsform* mit Hyperthermie und schwerem toxisch-infektiösen Allgemeinzustand oder manche Formen der *Brucellen-Sepsis*, die an eine SHWARTZMAN-SANARELLI-Reaktion infolge eines Endotoxinschocks denken lassen und mit Hämorrhagien der Haut und Schleimhäute, Delirien, ausgeprägter Oligurie und anderweitigen Zeichen der Nieren- oder auch Leberinsuffizienz einhergehen (SIGNORELLI, 1949; JANBON und BERTRAND, 1957a, b).

Die Häufigkeitsangaben für die verschiedenen Verlaufsformen der Brucellose schwanken in Abhängigkeit von dem Erregertyp und diagnostischen Kriterien erheblich. Während etwa SPINK (1951) eine akute Brucellose bei 15%, eine subakute Verlaufsform bei 39% und eine chronische bei 46% von 56 Fällen beobachtet hat, ist von TUSZKIEWICZ (1966) eine akute Brucellose bei 13%, eine subakute Brucellose bei 7%, eine primär-chronische Brucellose bei 40% und eine sekundär-chronische Brucellose bei ebenfalls 40% von 203 Kranken festgestellt worden. Verläßliche Erhebungen über die Häufigkeit einer latenten und manifesten Erkrankung an Brucellose in einer hinlänglich großen auslesefreien Untersuchungsreihe liegen bisher nicht vor.

5. Diagnostik

Außer den anamnestischen Erhebungen über *Exposition* (berufliche Kontaktinfektion, Genuß von Rohmilch und Milchprodukten etc.), mögliche *Eintrittspforte* und *Prodromalerscheinungen* wie rasche Ermüdbarkeit, Abgeschlagenheit, Schwitzen, Kopf- oder Gliederschmerzen, und dem *klinischen Bild* mit meist *hohen remittierendem Fieber, klarem Sensorium, Hepatosplenomegalie, relativer Bradykardie, anfänglicher Leukocytose* mit Linksverschiebung und *späterer Leukopenie mit Lymphocytose* hat sich die Diagnostik vor allem nach den bakteriologischen und serologischen Untersuchungsergebnissen zu richten, wobei das „Denken an eine Brucellose" (LÖFFLER) als Grundbedingung der richtigen Diagnose vorauszusetzen ist.

1. Zwingend wird die Diagnose durch den *Erregernachweis* gesichert. Dieser gelingt am häufigsten im Blut, so daß stets mehrere (mindestens 3, möglichst 7—10) Blutentnahmen im Abstand von mehreren Stunden oder an aufeinanderfolgenden Tagen während des Fieberanstiegs und des Fiebergipfels vor Einleitung einer Antibiotica-Therapie zu fordern sind (SPINK, 1956; WUNDT, 1958). Doch sind Anzüchtungsversuche auch bei normalen Temperaturen mit Erfolg vorgenommen worden (GANADO und BANNISTER, 1960). Manchmal läßt sich der Erreger auch im Knochenmarkpunktat trotz negativer Blutkulturen nachweisen. Eine Anzüchtung von Brucellen gelingt in wechselndem Ausmaß im Urin, Stuhl, Liquor, Sputum, Duodenalsaft, Pleura- oder Perikarderguß, Peritonealflüssigkeit, Tonsillenabstrich, Lymphknoten-, Leber- oder Milzpunktat, Gelenksexsudat, Absceßeiter, Prostatasekret, Sperma, Vaginalabstrich, Fruchtwasser oder bei Abort aus der Placenta sowie Blut, Mageninhalt, Lungen und anderen Organen des Fetus (LÖFFLER u. Mitarb., 1955; SPINK, 1956; PARNAS und KRÜGER, 1966a).

Der Erregernachweis ist im Blut vom 2. Krankheitstag an bis manchmal viele Monate oder Jahre nach Krankheitsbeginn gelungen. Bei Brucellosis melitensis sollen nach GRUMBACH (1958) sowie PARNAS und KRÜGER (1966) häufiger (30—90% der Fälle) positive Blutkulturen erhalten werden als bei Brucellosis abortus (13—69% der Fälle), was jedoch von anderer Seite (SPINK, 1956; MARTIN u. Mitarb., 1960) bestritten wird und auch von der Untersuchungsmethodik (vgl. S. 534), der Häufigkeit der Anzüchtungsversuche und dem Krankheitsstadium abhängig ist. Bei systematisch mehrfach durchgeführten Blutkulturen gelingt nach SPINK (1956) der

Erregernachweis bei akuter und subakuter Brucellose in 80—90%, bei chronischer Brucellose dagegen nur in 20—60% der Fälle. Bei 53 Kranken mit akuter Brucellose und vergrößerten Lymphknoten konnten JANBON u. Mitarb. (1950) Br. melitensis in 90% aus den axillären Lymphknoten, in 75% aus dem Sternalmark und in 60% aus dem Blut isolieren. Von GANADO und BANNISTER (1960) wurde Br. abortus bei 70% von 93 Kranken aus dem Blut und bei 67% derselben aus dem Knochenmark angezüchtet.

Im Stadium der Organmanifestation ist außerdem die Isolierung der Erreger aus Biopsien oder Probeexzisionen der betroffenen Gewebe, wie Knochen, Gelenke, Schleimbeutel, Lungen oder den Organen des Urogenitaltrakts anzustreben (WEED u. Mitarb., 1952; SCHIRGER u. Mitarb., 1960). Zum Erregernachweis in Gewebeabstrichen hat man sich fluorescenzmarkierter Brucellose-Antiseren bedient (BIEGELEISEN u. Mitarb., 1962). Bei Vorliegen einer Meningoencephalitis lassen sich die Erreger nicht selten aus dem Liquor cerebrospinalis isolieren (BINGEL und JACOBSTHAL, 1932; DE JONG, 1936; SPINK, 1956).

2. Gegenüber dem Erregernachweis kommt der Serodiagnostik in Form der *Agglutinationsreaktion* (AR) nach WRIGHT eine geringere Zuverlässigkeit und Beweiskraft zu. Sie wird zweckmäßig mit einer einheitlichen Methodik sowie standardisierten Antigenen durchgeführt. Die mit der AR erhaltenen Ergebnisse werden mit Referenzseren der Weltgesundheitsorganisation verglichen (s. S. 489), um unterschiedliche Ergebnisse in verschiedenen Laboratorien zu vermeiden. Gewöhnlich gelten *Titer von über 1:80* (1:160 und höher), was im allgemeinen 200 aggl. Einheiten entspricht, oder ein mindestens vierfacher Titeranstieg als positiv und hinreichend beweisend für eine Erkrankung an Brucellose (CASTAÑEDA, 1961).

Von 1500 Kranken mit vorwiegend akuter Brucellose betrugen nach DALRYMPLE-CHAMPNEYS (1960) die Titerwerte der AR: unter 1:100 bei 28 Kranken (2%), von 1:100 bis 1:500 bei 441 Kranken (29%), von 1:500 bis 1:1000 bei 261 Kranken (18%), von 1:1000 bis 1:10000 bei 710 Kranken (47%) und über 1:10000 bei 61 Kranken (4%). Die Titerhöhe sagt nichts über die Schwere der klinischen Erscheinungen aus. Bei Verwendung von Antigenen mehrerer Brucelenarten kann aus der Titerhöhe auch nicht auf die die Infektion verursachende Species geschlossen werden. Die AR soll vor Durchführung eines Hauttestes oder einer Vaccine-Behandlung vorgenommen werden, da sonst erhöhte Titer durch Sensibilisierung des Individuums erhalten werden können (CARPENTER u. Mitarb., 1950; SPINK, 1956).

Die AR kann auch im Liquor cerebrospinalis angewandt werden. Titern von über 1:20 im Liquor kommt vor allem bei niedrigen oder negativen Titerwerten der AR im Blut eine diagnostische Bedeutung für die Neurobrucellose zu.

Über einjährige Verlaufsuntersuchungen der AR von TREVER u. Mitarb. (1959) im Blut von 39 Kranken mit einer im Laboratorium erworbenen akuten Brucellose ergaben drei

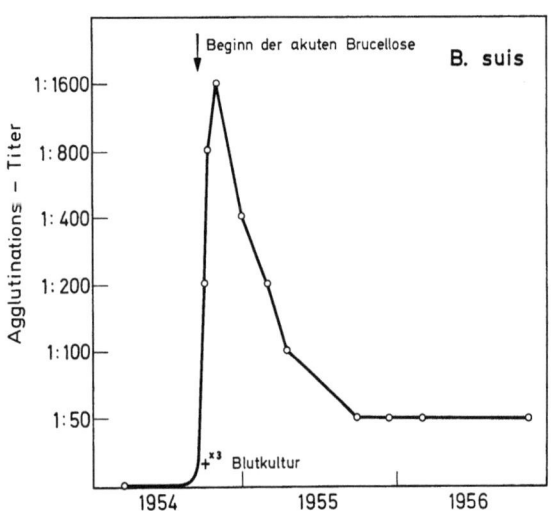

Abb. 12a. Verhalten der Agglutinations-Reaktion über mindestens 1 Jahr nach einer Laboratoriumsinfektion an Brucellose, als typisch beobachtet in 38% der Patienten (Nach TREVER u. Mitarb., 1959)

verschiedene, etwa gleich häufige Verlaufsformen der Antikörperreaktion. Die erste Reaktionsform war durch einen steilen Titeranstieg nach der akuten Infektion mit anschließendem Abfall auf unter 1:100 gekennzeichnet (Abb. 12a). Die zweite zeigte einen ähnlichen Anstieg mit mäßigem Abfall auf ständig deutlich erhöhte Titerwerte (Abb. 12b). Die dritte Gruppe war durch multiple Anstiege der AR charakterisiert, die meist von Fieber und Bakteriämie beglei-tet waren. Nach dem letzten sekundären Titeranstieg sank der Antikörperspiegel allmählich auf Werte unter 1:100 ab oder blieb regelmäßig erhöht (Abb. 12c).

Somit lassen sich agglutinierende Antikörper schon in den ersten Krankheits-tagen, teilweise bereits kurz vor Ausbruch der akuten Krankheitserscheinungen feststellen. Die Titer der AR steigen dann im weiteren Krankheitsverlauf gewöhn-lich rasch auf Werte von meist über 1:800 an, um nach mehreren Wochen oder Monaten in wechselndem Ausmaß wieder abzufallen, so daß in subakutem oder chronischem Stadium teils noch deutlich erhöhte, teils nur niedrige Titer (unter 1:100) oder eine negative AR beobachtet werden. So fand TUSZKIEWICZ (1966) bei 162 Kranken mit chroni-scher Brucellose in 104 Fäl-len (62%) mäßig erhöhte Ti-ter (1:100 und höher). Davon hatten nur 6 Fälle (4%) Titer über 1:400 und keine solche über 1:800. Ein erneuter Ti-teranstieg weist auf eine Re-

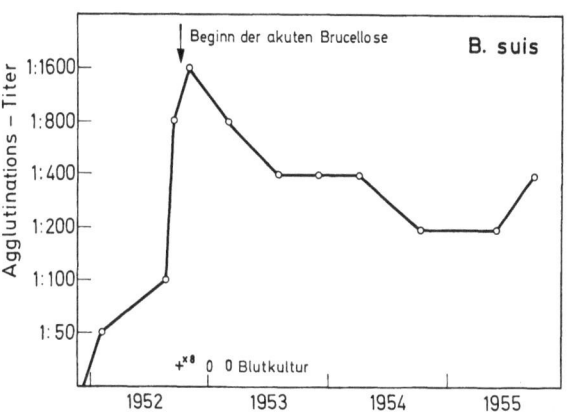

Abb. 12b. Verhalten der Agglutinations-Reaktion über mindestens 1 Jahr nach einer Laboratoriumsinfektion an Brucellose, als typisch be-obachtet in 28% der Patienten (Nach TREVER u. Mitarb., 1959)

aktivierung hin. Doch lassen sich keine sicheren Beziehungen zwischen der Ent-wicklung einer chronischen Brucellose und der Höhe oder dem Verlauf der aggluti-nierenden Antikörper im akuten, subakuten und chronischen Krankheitsstadium feststellen. Eine Unterscheidung von abgeheilten, latenten oder manifesten Er-krankungen an Brucellose ist durch die AR nicht möglich.

Die Frage, wie weit noch viele Jahre oder Jahrzehnte nach einer akuten Erkrankung an Brucellose nachweisbare niedrige Titer für eine Persistenz von Brucellen im Gewebe sprechen, ist nicht sicher entschieden. Die Feststellung niedriger Titer bei gesunden Personen mit nega-tiver Brucellose-Anamnese wird im Gegensatz zur Auffassung von SPINK (1956) heute meist als Hinweis auf einen stattgehabten Kontakt mit Brucellose oder als latente (inaktive) Bru-cellose gewertet (WUNDT, 1958; PARNAS und KRÜGER, 1966a).

Ansteigende Titer der AR bei negativen Blutkulturen werden häufig bei Kindern (BOTH-WELL, 1962) und einem Teil der Erwachsenen mit subakuter und chronischer Brucellose, manch-mal auch ohne klinische Erscheinungen beobachtet (TUSZKIEWICZ, 1958, 1966; MARTIN u. Mit-arb., 1961). Niedrige Titer (1:20 bis 1:80) oder eine negative AR sind von CASTAÑEDA (1942) in 4,7% von 4337 Untersuchungen der AR bei 1348 Fällen mit positiven Blutkulturen an-getroffen worden.

Daraus ergibt sich, daß die Festsetzung eines „positiven Grenztiters" von 1:160 (SPINK, 1956; CASTAÑEDA, 1961) nicht immer gerechtfertigt ist, deutliche Titer-anstiege bei der akuten Brucellose diagnostisch bedeutungsvoll sind, bei der chro-nischen Brucellose aber oft vermißt werden, niedrige Titer auf eine vorhandene oder durchgemachte Brucellose hinweisen und auch eine negative AR bei aktiver Brucellose vorkommen kann.

3. Auf die Möglichkeit von serologischen Kreuzreaktionen durch eine Vaccina-tion oder Erkrankung an Tularämie, Cholera oder einzelnen Salmonellosen sowie das Zustandekommen einer negativen AR durch blockierende bzw. inkomplette Antikörper und deren Nachweis durch den „*Blocking-Test*" oder „*Brucella-Coombs-(Antiglobin)-Test*" ist bereits hingewiesen worden (S. 489).

Mit Hilfe dieser Untersuchungen gelingt es inkomplette Antikörper in etwa 4—9% der Kranken mit akuter und subakuter Brucellose und 5—28% der Kranken mit chronischer Brucellose festzustellen, wo die AR im Sinne des Prozonenphänomens teilweise oder völlig gehemmt wird (SCHUHARDT u. Mitarb., 1951; WILSON und MERRIFIELD, 1951; LÖFFLER u. Mitarb., 1955; ZINNEMAN u. Mitarb., 1959). Eine Unterscheidung von latenten und manifesten Infektionen ist auch mit dem Brucella-Coombs- und Blocking-Test nicht möglich. Jedoch hat man festgestellt, daß agglutinierende Antikörper vom 7S-Globulintyp nur bei bakteriologisch gesicherter Brucellose nachzuweisen sind, bei Personen mit überstandener Brucellose ohne klinische Aktivitätszeichen fehlen und lediglich vorübergehend nach einer Impfung auftreten (ANDERSON u. Mitarb., 1963; SPINK, 1964). Blockierende Antikörper, die 4,5—5,6 S-Globuline darstellen, sind noch längere Zeit nach einer durchgemachten Brucellose nachzuweisen (ZINNEMAN u. Mitarb., 1961). Dagegen werden Agglutinine vom 16—19 S-Globulintyp, die sich durch Hitzeinstabilität und Rivanolpräzipitation von den Agglutininen mit niedrigem Molekulargewicht (5—7 S) abgrenzen lassen, als unspezifisch angesehen (ANDERSON u. Mitarb., 1963; MANTHEY, 1964).

4. Möglicherweise ist auf der von Foz u. Mitarb. (1953, 1954) nachgewiesenen Teilnahme blockierender Antikörper an der *Komplementbindungsreaktion* (KBR) der in etwa 5—20% der Fälle positive Ausfall der KBR bei Kranken mit akuter sowie chronischer Brucellose und negativer AR zurückzuführen. Die KBR ist ebenfalls mit standardisierten Antigenen vorzunehmen (BÜRKI, 1961b) und stellt eine für die Serodiagnostik der Brucellose oft wertvolle Ergänzung der AR dar, wenn letztere negativ oder fraglich ausfällt. Als positiv wird das Ausbleiben der Hämolyse bei vollständiger Bindung durch eine Serumdosis von 0,1 ml (1:10) bewertet. Bei Brucellosis abortus wird eine positive KBR meist erst in der 3.—4. Krankheitswoche oder später beobachtet. Unter einer Antibiotica-Therapie soll die KBR schneller als die AR wieder negativ werden, bei chronischer Brucellose dagegen öfters über viele Jahre positiv bleiben (LERCHE und LENTZE, 1933; BRODHAGE und WEY, 1955; PARNAS und KRÜGER, 1966a). 129 (80%) von 161 Kranken mit chronischer Brucellose wiesen nach TUSZKIEWICZ (1966a) eine positive KBR auf.

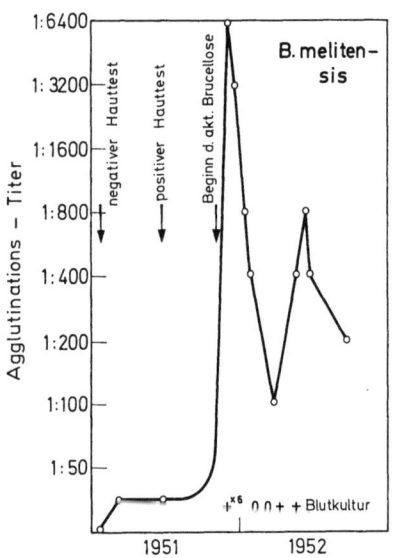

Abb. 12c. Verhalten der Agglutinations-Reaktion über mindestens 1 Jahr nach einer Laboratoriumsinfektion an Brucellose, als typisch beobachtet in 34% der Patienten (Nach TREVER u. Mitarb., 1959)

Bei negativen Blutkulturen sowie negativem Ausfall der AR und KBR können an weiteren ergänzenden serologisch-immunologischen Reaktionen noch die Hämagglutinationsreaktion (PARNAS und KRÜGER, 1966a), die Flockungsreaktionen nach MEINICKE und SACHWEH (JULLIEN und LAURENT, 1930; LINSERT, 1958), die opsonino-phagocytäre Reaktion nach HUDDLESON und die Hautreaktion nach BURNET vorgenommen werden, wovon nur die letzten beiden Reaktionen eine breitere Anwendung gefunden haben.

5. Bei der *Bestimmung des opsonino-cytophagischen Indexes* wird die Phagocytosefähigkeit der Leukocyten des zu untersuchenden Blutes gegenüber einer bestimmten Menge zugesetzter Brucellen mittels einer Spezialfärbung untersucht und aus dem Nachweis und der Anzahl der in mindestens 25 polymorphkernigen Leukocyten phagocytierten Brucellen auf die spezifische Abwehrlage des Organismus geschlossen.

Die Methode soll nach HUDDLESON (1943) gemeinsam mit der Agglutination und Hautreaktion eine Unterteilung in mit der Brucellose noch nicht in Berührung gekommene und empfängliche, infizierte sowie immune Personen ermöglichen. Dagegen wird der Bestimmung des phagocytären Index wegen zahlreicher technischer Schwierigkeiten (Verwendung lebender Keime, rascher Ansatz nach Blutentnahme) und Ungenauigkeiten, indem jegliche Keimveränderung (S-R-Dissoziation) zu einer Verfälschung des Ergebnisses führt, von kompetenter Seite (SPINK, 1956; GRUMBACH, 1958) *kein besonderer diagnostischer Wert* zugemessen.

6. Beim *Hauttest* werden nach intracutaner Verabreichung von 0,1 ml (bei Personen mit langjähriger Exposition 0,05 ml) Brucellen-Antigen (Melitin, Brucellin, Brucellergin) ein Ödem und eine Induration von mindestens 2—3 cm Durchmesser nach 48 Std als geringste signifikante Reaktion angesehen. Bei stärkeren Reaktionen finden sich meist eine Lymphadenitis und gelegentlich auch lokale Nekrosen. Einem vorübergehenden Erythem kommt keine Bedeutung zu. Bei perkutaner Applikation wird nach 12—48 Std eine papulöse Reaktion beobachtet, die über viele Tage anhalten kann. Ein positiver Hauttest kann auf eine vergangene oder vorhandene Infektion hinweisen.

In den USA soll der Hauttest in 10—25% der Bevölkerung positiv ausfallen (McCULLOUGH, 1958), wodurch nicht selten Fehldiagnosen entstehen. So sind in den USA aufgrund eines positiven Hauttestes vielfach Neurotiker oder Patienten mit einer multiplen Sklerose als chronische Brucellosen angesprochen worden. Andererseits werden negative Hautteste vereinzelt auch bei aktiver Brucellose mit kulturellem Brucellennachweis beobachtet. Erfahrene Autoren (SPINK, 1956; McCULLOUGH, 1958) haben daher auf die *Durchführung von Hauttesten grundsätzlich verzichtet*, während etwa TUSZKIEWICZ (1966a) den Hauttest u. a. zur Diagnostik der chronischen Brucellose verwandt und ein positives Ergebnis bei 126 (82%) von 157 Fällen beobachtet hat. Auch andere Autoren wie HUDDLESON (1943), HARRIS (1950), PARNAS und KRÜGER (1966a) verwenden den Hauttest für die Diagnostik unklarer Fälle. Dies ist aber nur gerechtfertigt, wenn alle anderen diagnostischen Möglichkeiten ausgeschöpft und Blutkulturen, AR und KBR negativ ausgefallen sind. Da aber auch ein positiver Hauttest eine aktive Infektion nicht beweist, bleibt der Hauttest überwiegend für epidemiologische und immunologische Fragestellungen reserviert.

Im Gegensatz zu den früher beim Hauttest verwandten Antigenen sollen neuere Antigene aus Br. suis (ELBERG und MEYER, 1958) zu keiner Bildung von agglutinierenden Antikörpern führen, was auch für epidemiologische Untersuchungen von Bedeutung wäre.

7. Auf den *histopathologischen Nachweis granulomatöser Veränderungen* in verschiedenen Organen wie Leber, Lymphknoten, Knochenmark oder Milz und dessen diagnostischer Bedeutung ist bereits eingegangen worden (vgl. S. 503). Von diagnostischem Wert sind diese nicht streng spezifischen morphologischen Veränderungen für Fälle, bei denen die serologischen Titer keine eindeutige Entscheidung zwischen aktiven Brucellosen und latenten oder früher durchgemachten Brucelloseinfektionen, die für das vorliegende Krankheitsgeschehen keine ursächliche Bedeutung haben, erlauben. Doch ist zu betonen, daß der Nachweis von Epitheloidzellgranulomen in einzelnen Geweben nur den Verdacht auf eine Brucellose rechtfertigt und nicht für eine Brucellose pathognomonisch ist.

6. Differentialdiagnose

In Abhängigkeit vom Krankheitsstadium kann die Brucellose die verschiedensten Krankheitsbilder vortäuschen oder eine so uncharakteristische und vielfaltige Symptomatologie aufweisen, daß die Krankheit nicht erkannt wird (SADLER, 1960; MARTIN u. Mitarb., 1961). Eine Differentialdiagnose zwischen Brucellosis melitensis, suis oder abortus ist aufgrund der klinischen Befunde im Gegensatz zu früheren Angaben (HEGLER, 1933; LÖFFLER u. Mitarb. 1952, 1955) nicht möglich.

Im Generalisationsstadium lauten die Einweisungsdiagnosen vor allem „unklarer fieberhafter Infekt", Grippe, Typhus und Paratyphus, Lungentuberkulose, Pneumonie, infektiöse Mononuklerose, Malaria, rheumatisches Fieber, Gastroenteritis, Cholangitis, Appendicitis (DALRYMPLE-CHAMPNEYS, 1960; TÖPPICH, 1966). Damit sind zugleich einige der Krankheiten genannt, die zunächst differentialdiagnostisch außer der Sepsis und Miliartuberkulose zu erwägen sind. Auch an Malignomträger mit uncharakteristischem Fieber ist zu denken (HEGLER, 1933). Weiterhin können manchmal andere Anthropozoonosen wie Leptospirosen, Tularämie und Infektionen durch Pasteurella pseudotuberculosis (KNAPP und MASSHOFF, 1954; MOLLARET, 1960) oder Vibrio fetus (SPINK, 1957c; KAHLER und SHELDON, 1960) einer Brucellose weitgehend ähneln.

Im Stadium der beginnenden *Lokalmanifestation* steht bei Vorhandensein einer Hepatosplenomegalie oder auch Lymphknotenschwellung die Abgrenzung einer Lymphogranulomatose, Lebercirrhose, Leukämie, Milz-, Lymphknoten- oder Peritonealtuberkulose sowie eines Morbus Boeck und Lupus erythematodes visceralis im Vordergrund der differentialdiagnostischen Überlegungen. Lassen sich Verkalkungen in der Leber oder auch Milz nachweisen (SPINK, 1957a; Yow u. Mitarb., 1961), ist neben der Tuberkulose auch ein Echinococcus auszuschließen. Bei Lokalmanifestationen am Bewegungsapparat kommen differentialdiagnostisch vor allem rheumatische Polyarthritis, tuberkulöse, unspezifische oder auch ankylosierende Spondylitis, Arthritis, Osteomyelitis, Periostitis, Arthrose, Spondylose, ein Felty-Syndrom, Morbus Scheuermann, septische oder aseptische Knochennekrosen sowie Tumormetastasen in Frage (LÖFFLER u. Mitarb., 1951, 1955; SPINK, 1956; SCHRÖDER und TÖPPICH, 1958). Hinsichtlich der Herzbeteiligung kann hauptsächlich die Unterscheidung von der Endokarditis lenta (BÄCKER und HEINRICH, 1959), bei brucellären pulmonalen Affektionen die von Lungentuberkulose, Morbus Boeck, verschiedenen Viruspneumonien, Ornithose oder Q-Fieber schwierig sein.

Hinsichtlich der im Verlauf einer Brucellose auftretenden allergischen Hauterscheinungen sind die Ekzeme insbesondere der Tierärzte gegenüber tierischem Eiweiß, die etwa nach geburtshilflichen Manipulationen mit entblößtem Oberarm auftreten, von einer Dermatitis oder makulopapulösen Efflorescenzen infolge einer Allergie gegen Brucellen zu unterscheiden (JADASSOHN, 1930; GOTTRON, 1957; LEIPOLD, 1958).

Bei den brucellären Augenaffektionen müssen differentialdiagnostisch Tuberkulose und Morbus Boeck, weiterhin u. a. Toxoplasmose, Leptospirose und Lues berücksichtigt werden (WAGENER, 1947; FOGGITT, 1954).

Erhebliche differentialdiagnostische Schwierigkeiten können insbesondere im Stadium der chronischen Brucellose hinsichtlich der *Neurobrucellose* mit den zahlreichen ätiologisch unterschiedlichen Formen einer lymphocytären Meningitis, Encephalomyelitis, Polyneuritis oder Radikulitis entstehen. Vor allem sind hier aber die uncharakteristischen neurasthenischen Beschwerden und funktionellen Störungen der chronischen Brucellose zu nennen, die von JANBON und BERTRAND (1957a) unter dem Syndrom der „schlecht gehenden Uhr" („prataquerie") zusammengefaßt und von BEKLEMISCHEW (1966) häufiger bei inaktiver als aktiver chronischer Brucellose beobachtet werden. Andere Autoren (IMBODEN u. Mitarb., 1959; SCHEID, 1960; MARTIN u. Mitarb., 1961; TUSZKIEWICZ, 1966) zeigen gegenüber einem kausalen Zusammenhang derartiger neurasthenischer Beschwerden und einer chronischen Brucellose große Zurückhaltung und führen diese u. a. auf eine abnorme Persönlichkeit oder *neurotische Fehlhaltungen* zurück.

Im Vergleich zu Folgezuständen nach anderweitigen Infektionskrankheiten (wie u. a. Virushepatitis, Fleckfieber, Grippe, Echo-Virus-Infektionen, Toxoplasmose oder Amöbiasis (v. OLDERSHAUSEN, 1957, 1967) fällt bei der chronischen Brucellose und dem Postbrucellosesyndrom die Seltenheit sowohl spastischer Magen-Darmerscheinungen als auch pektanginöser Beschwerden auf. Bei den brucellären Psychosen, die meist mit einer Bewußtseinstrübung, gelegentlich auch dem Syndrom der intrakraniellen Drucksteigerung einhergehen, fehlt im Gegensatz zu anderen Infektionskrankheiten, wie etwa dem Fleckfieber, eine strenge zeitliche Bindung an bestimmte Phasen des Krankheitsverlaufs (SCHEID, 1960).

Soweit weder klar umrissene neurologische oder psychische Störungen, EEG- bzw. Liquorveränderungen und anderweitige Zeichen einer Schädigung des zentralen oder peripheren Nervensystems vorliegen, noch durch positive Blutkulturen oder beweisende serologische Verlaufsuntersuchungen die Ätiologie erhärtet werden kann, sollten unklare Krankheitsbilder oder psychopathologische Krankheitsbilder nicht als Neurobrucellose bzw. chronische Brucellose angesprochen werden. Diese Diagnose stellt besondere Anforderungen an klinische Präzision, kritische Zurückhaltung und differential-diagnostische Erfahrungen des Arztes.

7. Therapie

Bei der Beurteilung der Therapie der Brucellose ist zu bedenken, daß die Krankheitsdauer in Abhängigkeit von der Auseinandersetzung zwischen Wirt und Erreger und dem verschiedenen Immunitätserwerb von Fall zu Fall stark schwankt, und sich Spontanheilungen innerhalb weniger Wochen oder Monate einstellen können. Folgende Behandlungsrichtlinien (McCULLOUGH, 1958; SPINK, 1960; TÖPPICH, 1966; v. OLDERSHAUSEN, 1968) haben sich bewährt:

1. Die *Indikation zur antibiotischen Therapie* einer Brucellose ist nur gegeben, wenn:

a) der bakteriologische Nachweis von Brucellen gelungen ist, oder:

b) ein positiver Titer in der AR mit klinischen Befunden einhergeht. Bestehen keine klinischen Erscheinungen einer Brucellose, so ist die Behandlung von der Titerhöhe und dem Titerverlauf sowie den für eine Brucellose sprechenden Beschwerden abhängig zu machen,

c) die serologischen Untersuchungen (einschließlich des Brucellose-Blocking- und Coombs-Testes) negativ ausfallen, jedoch ein begründeter Verdacht auf Vorliegen einer lokalisierten Brucellose (z. B. aufgrund der Röntgenuntersuchung des Skeletts) besteht,

d) eine Verletzung der Haut mit Inokulation virulenter Brucellen (z. B. im Laboratorium) erfolgt ist.

2. Durch eine geeignete *antibiotische Kombinationsbehandlung* wird ein synergistischer Effekt mit einer baktericiden in vitro-Wirkung auf Brucellen erzielt, während jedes Medikament für sich allein nur bakteriostatisch wirkt (McCULLOUGH und BEAL, 1952; EISELE, 1966).

In vivo wird allerdings meist nur eine Unterdrückung der Infektion sowie Verhinderung von neuen Herdbildungen und keine komplette Vernichtung der teils intracellulär persistierenden Erreger erreicht, wodurch die häufigen Rückfälle nach Absetzen der Chemotherapie bedingt sind (MAGOFFIN und SPINK, 1950; SPINK, 1956). Während bei Verabreichung nur eines Medikaments die Rückfallquote 50—80% betragen kann, läßt sich diese durch die kombinierte Anwendung mehrerer Antibiotica auf 0—30% vermindern (CAYOLLA DA MOTTA, 1955; McCULLOUGH, 1958; SCHIRGER u. Mitarb., 1960; FARID u. Mitarb., 1961).

Die antibiotische Behandlung wird nach den Empfehlungen der WHO (Expert-Committee, 1958, 1964) zweckmäßig mit *Tetracyclinen* (2 g täglich per os in 4 Einzelgaben zu 500 mg) als Basistherapie in Kombination mit *Streptomycin* (1 g täglich intramusculär) und *Sulfonamiden* (orale oder parenterale Gaben von täglich insgesamt 4—6 g eines Additions-Sulfonamids oder initial 1 g, später 0,5 g eines Langzeitsulfonamids) durchgeführt.

Da bei 10% (bis zu 50%) der Kranken HERXHEIMER-Reaktionen, die meist am 2. Behandlungstag durch Endotoxin-Freisetzung auftreten und mit schweren, vereinzelt lebensbedrohlichen Schockzuständen einhergehen können, wird empfohlen, während der ersten 2—3 Tage die Behandlung mit weniger als der Hälfte der angegebenen Dosierung, z. B. 0,5 (—1,0) g Tetracyclin einzuleiten, wodurch sich jedoch die Ausheilung verzögern soll (EISELE, 1966). Therapie der HERXHEIMER-Reaktionen s. S. 542.

Die Dauer der antibiotischen Behandlung beträgt bei unkomplizierter akuter Brucellose mindestens 3 Wochen, bei Vorliegen von Komplikationen, lokalisierter Brucelloseformen oder eines verzögerten Krankheitsverlaufs 4—6 Wochen. SPINK (1964) beschränkt eine über 14 Tage dauernde Kombination mit Streptomycin auf die „schweren Infektionen" und verzichtet sonst auf zusätzliche Streptomycingaben. Wenn ein Rückfall auftritt, soll die antibiotische Kombinationsbehandlung nach 6—8 Wochen wiederholt werden. Bestehen eine deutliche Intoleranz oder anderweitige Kontraindikationen gegenüber einem der drei genannten Medikamente, so sind mehrere Kuren mit einer kombinierten Anwendung von täglich zwei Medikamenten über jeweils 2 Wochen in Abständen von einigen Wochen zu empfehlen.

Während durch die kombinierte antibiotische Behandlung etwa 80—100 % der akuten und subakuten Brucellosen saniert werden können (SPINK, 1956; 1960, McCULLOUGH, 1958), sind die Behandlungserfolge bei der chronischen Brucellose gering und im allgemeinen auf frische Exazerbationen, die mit Bakteriämie, Fieber und toxischen Symptomen verlaufen, beschränkt (JANBON und BERTRAND, 1957a; SCHMIDT, 1958; TUSZKIEWICZ, 1966a).

Abgekapselte Brucellenherde und im RES intracellulär persistierende Brucellen bedingen, daß einerseits auch unmittelbar nach einer längeren Antibiotica-Therapie noch Brucellen im Blut oder Sternalmark angetroffen werden können (SPINK und BRADLEY, 1960; BEKLEMISCHEW, 1966b), andererseits *Rezidive* und *chronische Verlaufsformen* der Brucellose auftreten (SPINK, 1956). Die Rezidivgefahr soll um so größer sein, je höher ein nach der antibiotischen Therapie noch verbleibender Titer in der AR ist (TÖPPICH, 1966). Bleiben auch nach 2 weiteren Sicherheitskuren die serologischen Titer erhöht, wird man jedoch nach JANBON und BERTRAND (1957a), SPINK (1960, 1964) sowie TÖPPICH (1966) von einer weiteren antibiotischen Behandlung absehen, soweit keine Eiterprozesse vorliegen, und sich auf sorgfältige Kontrolluntersuchungen unter zunehmender körperlicher Belastung beschränken, da eine Normalisierung der AR häufig erst nach Monaten oder Jahren eintritt (LÖFFLER u. Mitarb., 1955; TÖPPICH, 1966; BEKLEMISCHEW, 1966b).

Die gastrointestinalen Nebenwirkungen einer längeren *Tetracyclinbehandlung* können durch Zugabe von kalter pasteurisierter Milch, Calciumcarbonat oder Citronensäure (10 g/die) gemildert werden. Eine eindeutige Senkung der Rückfallhäufigkeit soll nach ZINNEMAN u. Mitarb. (1959) durch eine Tetracyclintherapie über 3 und mehr Monate erfolgen. Bei langfristiger Therapie der akuten Brucellose mit teils außerordentlich niedrigen oralen Tetracyclin-Dosen (1—5 mg/kg Körpergewicht/die) sind hohe Ausheilungsraten ohne initiale HERXHEIMER-Reaktionen beobachtet worden (RUIZ-SANCHEZ u. Mitarb., 1951; LOUGHLIN u. Mitarb., 1959; TOLEDO-SOLIS u. Mitarb., 1967). So wird von TOLEDO-SOLIS u. Mitarb. (1967) empfohlen, zunächst eine Tagesdosis von 125 mg Oxytetracyclin bis zum Rückgang der Temperaturen, dann tägliche Gaben von 25 mg bis zum Eintreten einer negativen AR zu verabreichen. Bisher fehlen jedoch vergleichende kontrollierte Studien mit unterschiedlich großen Tetracyclin-Dosen.

CASTAÑEDA (1953, 1957) hat die intramuskuläre Verabreichung von 80 mg Oxytetracyclin in schwer löslicher (amphoterer) Form zweimal wöchentlich neben täglichen Gaben von 1,5 g Oxytetracyclin p.o., 1 g Streptomycin und 3—6 g Sulfonamiden p.o. vorgeschlagen. Nach 3—5 kombinierten Antibiotica-Kuren mit jeweils 5tägiger Dauer und 2—5 tägigerPause wird nur noch 80 mg amphoteres Oxytetracyclin zweimal wöchentlich über mehrere Wochen oder Monate intramuskulär verabreicht, wodurch die Rückfallquote auf unter 10% gesenkt werden konnte. Die Unlöslichkeit der amphoteren Oxytetracyclinbase[1] soll zur Phagocytose der Verbindung im RES führen und dadurch eine bessere Einwirkung des Antibioticums auf intracellulär persistierende Brucellen auch bei chronischer Brucellose ermöglichen, so daß CASTAÑEDA (1957) die Behandlung auch der chronischen Verlaufsformen mit amphoterem Oxytetracyclin empfiehlt.

Liegt eine Niereninsuffizienz bei behandlungsbedürftiger Brucellose vor, so kann lediglich Chlortetracyclin (Aureomycin) ohne stärkere Dosisreduktion verabreicht werden; auf eine Streptomycin- und Sulfonamid-Behandlung ist dann ganz zu verzichten.

Die *alleinige Streptomycin-Therapie* der Brucellose ist wegen der Toxizität bei der erforderlichen höheren Dosierung und der Resistenzgefahr *abzulehnen*. Auch auf die früher übliche Kombination von Streptomycin und Sulfonamiden wird wegen der unzuverlässigen Wirkung und hohen Rückfallquote verzichtet. Während WINTER u. Mitarb. (1956) dem Streptomycin einen zusätzlichen Effekt gegenüber einer alleinigen Tetracyclin-Behandlung der Brucellose absprechen und Streptomycin nur für Fälle mit gleichzeitig bestehendem Verdacht auf das Vorliegen einer Tuberkulose reserviert wissen wollen, lassen experimentelle und klinische Studien an einer synergistischen Wirkung von Streptomycin mit Tetracyclinen und/oder Sulfonamiden kaum zweifeln (HERRELL und BARBER, 1950; MAGILL und KILLOUGH, 1952; McCULLOUGH, 1952, 1958; SPINK, 1956, 1960). Wegen der prognostisch ernsteren Schäden (häufiger Taubheit) nach Dihydrostreptomycin im Vergleich zu Streptomycin (häufiger Schwindel) wird heute meist Streptomycin verwandt. Möglichst sind bereits zu Beginn, während und nach der Streptomycinbehandlung Audiogramme (gegebenenfalls auch Vestibularisprüfungen) anzufertigen. Auftreten von Ohrensausen sowie der Ausfall niedriger Töne zwingt zum sofortigen Absetzen des Streptomycins.

Unter den übrigen Antibiotica ist *Chloramphenicol* bei der Brucellose-Therapie *nicht indiziert*, da der bakteriostatische Effekt geringer ist als der der Tetracycline, Therapieversager häufiger beobachtet werden (GROSSE-BROCKHOFF und RIPPERT, 1956) und die Möglichkeit von Knochenmarksschäden bei einer Gesamtdosierung von über 25 g besteht. Auch *Novobiocin* hat gegenüber Tetracyclin keine Vorteile und ist durch eine erheblich größere Häufigkeit an Nebenwirkungen (25—50%) belastet. *Erythromycin* allein ist der Tetracyclin-Therapie wirkungsmäßig unterlegen, in Kombination mit Streptomycin nahezu gleichwertig (FARID u. Mitarb., 1961), Mit *Nalidixin-Säure* (Nogram®) sind Ausheilungen mit negativen serologischen Reaktionen erzielt worden (SHARMA, 1965). Ob sich jedoch wegen der raschen Resistenzentwicklung und der beträchtlich schwankenden Blut- und Gewebespiegel dieses Antibioticum in der Brucellose-Therapie bewährt, erscheint fraglich. Penicillin in üblicher Dosierung ist wirkungslos. Wie häufig durch eine Infusions-Therapie mit sehr hohen Dosen von Penicillin-G (BINDE, 1962) eine Sanierung erreicht wird, ist unentschieden. Das Gleiche gilt für die *Cephalosporine*. *Ampicillin* hat sich in Einzelfällen als *unwirksam* erwiesen (FARID u. Mitarb., 1964).

Toxische Schäden können ebenfalls durch eine besonders im angloamerikanischen Schrifttum häufig empfohlene hohe Dosierung der *Sulfonamide* (z. B. 4—6 g Sulfadiazin) hervorgerufen werden. Sulfonamidspiegel im Blut von 10 mg%, welche nach McCULLOUGH (1955) und EISELE (1966) zu fordern sind, werden bei Erwachsenen mit einer Tagesdosis von 2 g eines Mittelzeitsulfonamids, wie z. B. Sulfophenazol (Orisul®), oder 1 g eines Langzeitsulfonamids, wie Sulfamethoxydiazin (Durenat®), erzielt. Da jedoch bei längerer Applikation die Gefahr einer Kumulation besteht, sollte die angegeben Dosierung nach wenigen Tagen um die Hälfte reduziert werden.

Bei *Kindern* sind die Dosen der antibiotischen Kombinationsbehandlung auf das Körpergewicht oder die Körperoberfläche zu beziehen. So schlägt McCULLOUGH (1955) eine mindestens 3wöchentliche Behandlung mit Tagesdosen von 40 mg Dihydrostreptomycin, 30 mg Chlortetracyclin und etwa 150 mg eines der älteren Sulfonamide pro kg Körpergewicht vor. Diese Angaben sind heute dahingehend abzuändern, daß außer 30—50 mg Chlortetracyclin 20—40 mg Streptomycin und 10—20 mg eines Langzeitsulfonamids pro kg Körpergewicht verabreicht werden.

---

[1] Zur Herstellung des käuflich nicht erhältlichen amphoteren Oxytetracyclins wird orales Terramycin nach Zusatz von aqua dest. zentrifugiert, durch ein Seitzfilter filtriert und mit NaOH bis zu einem neutralen pH versetzt. Das Präzipitat wird auf sterilem Filterpapier abgetrennt, mit sterilem destillierten Wasser gewaschen und bei 37°C getrocknet. Das erhaltene Pulver, welches aus Partikeln von 3—10 μ Durchmesser besteht, kann bei Raumtemperatur bis zu 3 Monate lang aufgehoben und verwandt werden.

3. Für die Behandlung der schweren toxischen Verlaufsformen und zur Verminderung von HERXHEIMER-Reaktionen sind während der initialen antibiotischen Behandlung *Corticosteroide* angezeigt (SPINK und HALL, 1952; SPINK, 1960). Dabei werden Tagesdosen von 3mal 40 mg ACTH i. m. oder 2—3mal 20 mg Prednison per os (bzw. 2—3mal 25 mg Prednisolon i. v.) über wenige, meist nur 3—4 Tage empfohlen, wodurch die Überempfindlichkeitserscheinungen der schweren Verlaufsformen oder HERXHEIMER-Reaktionen deutlich beeinflußt werden (SPINK, 1965), und es oft schon am ersten Behandlungstag zum Fieberabfall kommt. Nach MAGILL u. Mitarb. (1954) läßt sich durch eine gleichzeitige Corticosteroid-Therapie die Häufigkeit einer HERXHEIMER-Reaktion von 55 % auf 17 % senken, jedoch nimmt die Zahl der Rezidive von 14—18 % bei alleiniger Antibiotica-Therapie auf 29—33 % bei gleichzeitiger Antibiotica- und Corticosteroidbehandlung zu.

Über eine gute Beeinflussung der brucellären Arachnoiditis und Meningitis sowie von frischen brucellären Arthritiden und Synovitiden durch längere Verabreichung von täglich 15—20 mg Prednison unter Antibiotica-Schutz berichten GURSKI sowie BEKLEMISCHEW (zit. nach TÖPPICH, 1966), wobei akute brucelläre Exacerbationen nicht beobachtet wurden. Weiterhin wird von denselben russischen Autoren die Corticosteroid-Therapie vor allem bei hyperreaktiven Formen der aktiven (dekompensierten) chronischen Brucellose mit stark positiver Intracutan-Reaktion empfohlen, die rasch und gut auf Prednison ansprechen sollen.

4. Mit verschiedenen Maßnahmen, wie der *unspezifischen Reizkörper- und Fiebertherapie* sowie der *spezifischen Vaccine-Therapie* ist versucht worden, die Abwehrlage des Wirts zu beeinflussen. Während diese Maßnahmen vor der Chemotherapie bei allen Stadien der Brucellose angewandt wurden (LÖFFLER und MORONI, 1952), ist diese Behandlung heute nur noch bei einzelnen Formen insbesondere der chronischen Brucellose, die sich als antibiotica-resistent erwiesen haben, indiziert.

Die unspezifische Reizkörper-Therapie wurde früher häufig mit dem von LÖFFLER eingehend erprobten *Kollargol* (8 bis 10 i. v.-Gaben einer 3 %igen Lösung in 2tägigen Abständen, beginnend mit 0,3—0,5 ml unter Anstieg bis maximal 10 ml) durchgeführt. Diese Behandlung soll zu etwa 80 % Dauererfolgen geführt haben (LÖFFLER u. Mitarb., 1952, 1955). Ebenfalls bewährt hat sich die parenterale Applikation von *Pyrifer* oder *Pyrexal* in ansteigenden Dosen. Für den Erfolg der Reizkörper- und Fiebertherapie ist wichtig, daß nach jeder Injektion Schüttelfröste auftreten und auch nach Abklingen der Temperatur noch 2—3 Injektionen vorgenommen werden.

Mit der *Vaccine-Therapie* wird einerseits eine spezifische Desensibilisierung, andererseits eine Umstimmung durch Fieberreaktionen und Mobilisierung der intracellulär persistierenden Brucellen aus den Geweben angestrebt, um diese einer antibiotischen Behandlung leichter zugänglich zu machen. Die Behandlung erfolgt mit Autovaccine, handelsüblichen Hydrovaccinen (POPPE, 1933) oder besonderen Brucellin-Chargen (CASTAÑEDA, 1941; HUDDLESON, 1943; PARNAS und KRÜGER, 1966). Die u. a. von INTROZZI und BASERGA (1943), SIGNORELLI (1949), PYRIALIS (1959) empfohlene intravenöse Applikationsweise wird wegen zu starker Herdreaktionen und teils tödlicher allergischer Schockreaktionen zugunsten der intra- oder subcutanen Verabreichung abgelehnt (HUDDLESON, 1943; HARRIS, 1950; PACHECO, 1956). TUSZKIEWICZ (1966a) führt die Vaccine-Therapie meist nach einer 8tägigen Antibiotica-Kur in Form von 5—15 Injektionen mit steigender Dosierung (in Abhängigkeit zunächst von der Hautreaktion, dann den Lokalreaktionen) in Abständen von 2—4 Tagen durch, und schließt 14 Tage nach Beendigung der ersten Antibiotica-Kur eine weitere 8tägige Antibiotica-Behandlung an. Nach TUSZKIEWICZ (1966b) ist die Vaccine-Behandlung nur bei Kranken mit aktiver chronischer Brucellose indiziert, bei denen der Hauttest positiv ausfällt, wiederholte Antibiotica-Kuren zu keinem Heilerfolg geführt haben und insbesondere hartnäckige Neuralgien und Gelenkschmerzen bestehen.

Kontraindikationen stellen für die Vaccine- wie Reizkörper-Therapie hohes Alter, Gefäßkrankheiten, Diabetes, Epilepsie, Gravidität, Herz-, Leber- und Niereninsuffizienz dar. Auszuschließen sind wegen Herdreaktionen auch Fälle mit brucellärer Meningoencephalomyelitis, Augenaffektionen, Orchidoepididymitis oder Spondylitis.

5. An *symptomatischen Maßnahmen* sind bei akuter Brucellose Bettruhe, Vitamingaben, kalorien- und eiweißreiche Diät, häufig auch Flüssigkeitszufuhr anzu-

raten. Besonders bei leichten Fällen und zur Intervallbehandlung hat sich die von Rohr (1936) eingeführte Pyrazolon-Oxychinolinverbindung *Causyth*® (3 × 1 g per os über 10—14 Tage, dann allmähliche Dosisreduktion über weitere 2 Wochen) bewährt (Löffler u. Mitarb., 1943; Stoffel, 1950). Bei Vorliegen von Fieber und Arthralgien, einer Fibrositis oder Synovitis hat die Kombinationsbehandlung von *Phenylbutazon* und Antibiotica zu einer häufigeren und rascheren Beschwerdefreiheit geführt als eine alleinige Antibiotica-Therapie (Aznar-Reig und Lopez, 1959).

Bei lokalisierten brucellären Organveränderungen ist gegebenenfalls eine *chirurgische Revision* der betroffenen Organe erforderlich, was insbesondere für manche Fälle von Osteomyelitis, Cholecystitis, abscedierender Strumitis oder Lymphadenitis, paravertebralen und retroperitonealen Abscessen sowie Bursitis gilt (Michel-Bechet u. Mitarb., 1939; Spink, 1956, 1957a; Kelly u. Mitarb., 1960). Dagegen heilt die brucelläre Spondylitis im allgemeinen konservativ aus (Martin u. Mitarb., 1960). Gelegentlich hat eine Splenektomie bei brucellärem Hypersplenismus zur Krankheitssanierung geführt (Löffler u. Mitarb., 1943, 1955; Schirger u. Mitarb., 1959; Martin u. Mitarb., 1960).

6. Vielfach ist eine *psychische*, gegebenenfalls sogar psychotherapeutische *Führung der Kranken* wegen erheblicher Stimmungsschwankungen, vegetativer Störungen und des nicht selten langwierigen Krankheitsverlaufs notwendig. Dabei ist zu bedenken, daß die Entwicklung eines neurasthenischen Syndroms und neurotischer Reaktionsformen oft iatrogen durch widersprechende Angaben der Ärzte über Schwere und Dauer der Krankheit sowie durch übertriebene Angst vor Brucellosefolgen mitbedingt ist.

8. Prognose und Begutachtung

Angaben wie häufig eine Brucellose ohne Antibiotica-Gaben von selbst ausheilt, sind wegen verschiedenartiger Selektionsbedingungen und des Fehlens zuverlässiger Kriterien für die *Ausheilung* der Krankheit widerspruchsvoll, zumal oft erst eine Beobachtungszeit von 10—15 Jahren ein verbindliches Urteil erlaubt.

Aufschlußreich sind katamnestische Erhebungen von Beklemischew (1966b) an nahezu 1 000 Personen, die in einem endemischen russischen Distrikt im Verlauf von 20 Jahren an Brucellose erkrankt waren, wobei primär latente und inaktive chronische Brucellosen ausgeschlossen wurden. Danach sind Fälle, deren Remission mindestens 1 Jahr lang anhält, in der Regel klinisch geheilt. Wie Tab. 8 veranschaulicht, sind 1—2 Jahre nach Beginn der Krankheitserscheinungen bei etwa 60%, nach 6 Jahren bei etwa 90% und nach 17 Jahren bei praktisch 100% der Fälle alle Krankheitszeichen im Sinne einer klinischen Heilung endgültig verschwunden. Dagegen können die allergischen und immunologischen Reaktionen (z. B. opsoninophagocytärer Index) von 90% der ehemaligen Kranken bis zu 10 Jahren positiv bleiben. Eine hohe phagocytäre Aktivität soll zwar weitgehend die Gewähr einer klinischen Heilung bieten.

Letalität und Krankheitsverlauf sind abhängig von Art und Virulenz des Erregers, der Reaktionslage des Makroorganismus, der Lokalisation der Organmanifestation sowie von Zeitpunkt, Art und Dauer der Therapie.

Die *Letalität* betrug vor der antibiotischen Aera 4—6% bei Brucellosis melitensis oder suis (Introzzi und Baserga, 1943; Signorelli, 1949) und 1—5% bei Brucellosis abortus (Zeller, 1931; Beattie u. Mitarb., 1935; Huddleson, 1943). Durch Antibioticatherapie und Corticosteroide ist es gelungen, auch die Kranken mit früher fast stets letalen schweren toxischen Verlaufsformen am Leben zu erhalten, so daß die Letalitätsziffern jetzt um 1—2% (Spink, 1956; Dalrymple-Champneys, 1960) oder niedriger liegen. Als prognostisch ernst sind insbesondere die Endomyokarditis mit konsekutiver Herzinsuffizienz oder Embolien, die Encephalomyelitis, die nekrotisierende Hepatitis oder Hämorrhagien anzusehen. SPINK (1956) räumt dem Nachweis von Nekrosen in Granulomen von Leberpunktaten eine prognostische Bedeutung ein, in dem diese vor allem bei schweren Erkrankungen (oft Infektionen durch Br. suis) angetroffen werden.

Nach JANBON (1950) weist eine persistierende Lymphadenitis häufig auf ein *Krankheitsrezidiv* hin. Rezidive bzw. Exacerbationen einer latenten oder inaktiven chronischen Brucellose sollen nach BEKLEMISCHEW (1966b) öfters nach schädlichen

Tabelle 8. *Zeitpunkt und Wahrscheinlichkeit der klinischen Ausheilung von 991 Kranken mit Brucellose* (nach BEKLEMISCHEW, 1966b)

Zurückliegen der Ersterkrankung (Jahre)	Anzahl der Patienten	Wahrscheinlichkeit klinischer Heilung in %
< 1	409	—
1— 2	169	58,8
2— 3	77	81,2
3— 4	72	82,5
4— 5	57	86,1
5— 6	46	88,8
6— 7	35	91,5
7— 8	27	93,4
8— 9	21	94,9
9—10	15	96,4
10—11	17	95,9
11—12	15	96,4
12—13	8	98,0
13—14	6	98,5
14—15	8	98,0
15—16	5	98,8
16—17	5	98,8
über 17	8	praktisch 100

äußeren Einwirkungen, wie Überanstrengung, Unterkühlung oder anderweitigen Erkrankungen auftreten, wobei Affektionen des Stütz- und Bewegungsapparates oder des peripheren Nervensystems häufig, eine Milzvergrößerung und vegetative Funktionsstörungen im Gegensatz zur akuten Brucellose auffallend selten vorkommen und das Fieber meist schon nach wenigen Tagen auf subfebrile Werte abfällt.

Reinfektionen sind in den ersten Monaten oder Jahren nach der Erkrankung selten. Doch kann bei exponierten Personen eine Reinfektion mit ungewöhnlich hohen Brucellenmengen die Immunität durchbrechen und zu außerordentlich schweren Krankheitsverläufen mit hohem Fieber und erheblichen lokalen Organmanifestationen führen (BEKLEMISCHEW, 1966b). Doppel- oder Zweitinfektionen von Br. melitensis und Br. abortus sind nur vereinzelt beschrieben worden (HARDY u. Mitarb., 1936; HUDDLESON, 1943; HAAGEN, 1943).

Die Prognose der *chronischen Brucellose* ist quoad vitam gut, quoad sanationem zweifelhaft. Gesundheitsgefühl und Lebensfreude sowie Arbeitsfähigkeit sind auch während der Remissionsperioden eingeschränkt. Die Krankheit kann sich trotz aller therapeutischen Bemühungen jahre- oder sogar jahrzehntelang hinziehen. Als *Dauerschäden* im Sinne der „Metabrucellose" nach TUSZKIEWICZ (1966) können sich u. a. Hodenatrophie, Lebercirrhose oder eine ankylosierende Spondylitis (STRÜMPELL-MARIE-BECHTEREW) einstellen. Die Annahme, daß Intelligenzdefekte und affektive Veränderungen, die an eine Schädigung des Praefrontallappens denken lassen, gehäuft bei chronischer Brucellose vorkommen (APTER u. Mitarb., 1948), ist seither nicht von anderer Seite bestätigt worden. Die Angaben von

SIGNORELLI (1949) über etwa 10 % Defektheilungen bei Brucellosis melitensis (neben 85 % Ausheilungen und 5 % Todesfällen) beziehen sich auf Kranke, die noch nicht mit Antibiotica behandelt wurden.

Eine *Schwangerschaft* kann bei einem Teil der Frauen zu Exacerbationen einer vorher latenten oder kompensierten Brucellose führen (HAARIS, 1950; BEKLEMI-SCHEW, 1966a), ohne daß dies die Regel darstellt, so daß nur ausnahmsweise eine Indikation zur Schwangerschaftsunterbrechung besteht. Wegen foetalen Schäden sind Indikationen, Zeitpunkt und Art einer antibiotischen Behandlung von brucellosekranken Schwangeren zu überprüfen. Unklar ist, ob und wie häufig eine diaplacentare Übertragung der Brucellose, die BUSER-PLÜSS (1940) sowie HAGEBUSCH und FREI (1941) annehmen, stattfindet und zu Aborten, Embryo- oder Fetopathien führt.

Im *Kindesalter* verläuft die Brucellose meist mild, häufig allerdings protrahiert und chronisch (HAGEBUSCH und FREI, 1941). An Komplikationen sind insbesondere eine periphere Neuritis, vor allem des N. ischiadicus, eine Arthritis, Osteomyelitis oder kalte Abscesse beobachtet werden (MCCULLOUGH, 1955). Bemerkenswert sind poliomyelitisähnliche schlaffe Paresen (DEBONO, 1964). Vereinzelt sind Todesfälle bei Hepatosplenomegalie mit Ikterus und ausgedehnten Hämorrhagien mitgeteilt worden (LÖFFLER u. Mitarb., 1943; DALRYMPLE-CHAMPNEYS, 1960). Nur einmal ist über eine fragliche kindliche Lebercirrhose berichtet worden, die jedoch in keinem sicheren Zusammenhang mit der gleichzeitig serologisch diagnostizierten Brucellose steht (BOTHWELL, 1962). Singulär und seither nicht bestätigt sind die Beobachtungen von COZZOLINO (1915) über Entwicklungsstörungen und Intelligenzdefekte nach kindlicher Infektion an Brucellose in 48 Fällen.

Die Brucellose gehört in den meisten Ländern zu den *entschädigungspflichtigen Berufskrankheiten.*

So wird die Brucellose in der Bundesrepublik Deutschland unter den „von Tieren auf Menschen übertragbaren Krankheiten" nach Nr. 38 der 6. Verordnung über Ausdehnung der Unfallversicherung auf Berufskrankheiten vom 28. April 1961 aufgeführt und ist ebenfalls im Unfallversicherungs-Neuregelungsgesetz vom 30. April 1963 aufgenommen (BGBl. I, 241). Auch nach Artikel 3 der Schweizer Verordnung über die Berufskrankheiten vom 6. April 1956 sind Brucellosen, die bei Ausübung des Berufes erworben wurden, als Berufskrankheit anzusehen. Gleichsinnige Verordnungen bestehen u. a. in der DDR, Österreich und verschiedenen Ländern Osteuropas, einschließlich Sowjetrußlands (KOLLMORGEN, 1966).

Für Begutachtungsfragen sind außer der Krankheitsvorgeschichte der Nachweis der beruflichen Infektionsgefährdung, der zeitliche Zusammenhang zwischen Exposition und mutmaßlichem Krankheitsbeginn, sowie die Eintrittspforte etwa im Bereich der Haut und Schleimhäute sowie eine regionäre Lymphknotenbeteiligung besonders zu beachten (GRUMBACH, 1940; KOELSCH, 1961; KOLLMORGEN, 1966).

Für die *Anerkennung als Berufskrankheit* ist ein Kontakt mit Infektionskranken und Infektionsmaterialien bzw. der Kontakt mit kranken Tieren oder mit infizierten Produkten tierischer Herkunft zu fordern. Die Brucellose betrifft vor allem folgende Berufe: Tierzüchter, Melker und Schäfer im landwirtschaftlichen Betrieben, Tierärzte, Schlachthauspersonal, Arbeiter in der Milchindustrie, Gerberei, Pelz- und Wollindustrie, Pflege- und Laborpersonal sowie in der Serum- und Impfstoffproduktion Beschäftigte (KNEIDEL und TÖPPICH, 1959; HÄBERLI u. Mitarb., 1963; VALKENBURG u. Mitarb., 1963; PARNAS, 1966).

Als Infektionsquellen für eine Berufserkrankung kommen besonders in Frage: 1. Placenten und Sekrete der Geburtswege; 2. Fleisch brucelloseerkrankter Tiere (SADLER, 1960); 3. Kot und Sekret enthaltender Staub oder auch Stroh und anderes Streumaterial in der Landwirtschaft; 4. Kontakt mit brucellenhaltigem Untersuchungsmaterial im Laboratorium; 5. Berufliche Sensibilisierung durch Allergene in der Landwirtschaft, die eine Brucellen-Sensibilisierung fördern oder mitbedingen (MICHEL, 1961).

Die versicherungsrechtliche Einschätzung einer Brucellose als *Unfallgeschehen* ist im allgemeinen bei Laboratoriumsinfektionen infolge Verletzung der Haut durch verunreinigte Glaswaren, Pipettieren von lebenden Kulturen usw. nicht schwer, da eine zeitliche und örtliche Bestimmung des Traumas meist möglich ist. Nach Ansicht u. a. von LÖFFLER und MORONI (1952) können auch Mikrotraumen der Haut als Eintrittspforte für eine Infektion mit Brucellen dienen. SCHMIDT und WINTER (1953) betrachten eine von Tierärzten während der Geburtshilfe erworbene Brucellose als Unfall, weil die vor dem Eingriff notwendige Reinigung und Desinfektion der Hände sowie das Tragen von Gummihandschuhen Mikrotraumen infolge einer Maceration der Haut hervorrufen können, die dann eine Keiminvasion ermöglichen. Da jedoch häufig eine scharfe örtliche und zeitliche Begrenzung des Mikrotraumas unmöglich ist, werden die Kriterien einer Unfallverletzung nicht immer erfüllt sein, soweit nicht die ,,Infektionsklausel'' für Tierärzte sowie tiermedizinisches Heil- und Pflegepersonal herangezogen wird. Gegebenenfalls kann auch die richtunggebende Verschlimmerung einer anderen Krankheit (z. B. Tuberkulose) durch eine Brucellose angenommen oder die Brucellose als ,,Schrittmacher'' einer erworbenen Hautallergie, etwa gegen Tierhaare (SCHNEIDER u. Mitarb., 1960), erwogen werden.

Bei den oft erheblichen diagnostischen Schwierigkeiten ist auf eine einwandfreie Sicherung der Brucellose und eine kritische Beurteilung der krankheitsspezifischen Symptome in gutachtlichen Zusammenhangsfragen besonderer Wert zu legen, wie etwa die häufig kritiklos postulierten Beziehungen zwischen chronischer Brucellose und Psychoneurosen (HARRIS und KEMPLE, 1954) veranschaulichen.

9. Prophylaxe

Neben veterinär-prophylaktischen Verfahren, wie einer nicht immer befriedigenden Schutzimpfung der Rinder oder einer etwa in der Schweiz und in den skandinavischen Ländern erfolgreich durchgeführten *Ausmerzung der an Brucellose infizierten Rinder-*, gegebenenfalls auch *Schweine- und Schafbestände* sind folgende Maßnahmen der Vorbeugung gegen eine Brucelleninfektion in Betracht zu ziehen (TUBA, 1957; PARNAS und KRÜGER, 1966b):

1. Eine eindringliche arbeitshygienische Aufklärung der besonders exponierten Berufsgruppen, z.B. in der Landwirtschaft, bei der Milchproduktion, in Schlachthäusern, Gerbereibetrieben oder Brucellose-Laboratorien. Aufgrund mehrfacher Beobachtungen ist zu empfehlen, daß jüngere technische Assistentinnen wegen einer erhöhten Abortgefahr bei Brucellose nicht in Laboratorien tätig sind, in denen mit Brucellen gearbeitet wird. Ein Arbeitsplatzwechsel nach durchgemachter Brucellose ist wegen der Seltenheit von Zweiterkrankungen nicht angezeigt.

2. Der Einsatz von Melkmaschinen anstelle des Handmelkens.

3. Das Tragen einer Arbeitsschutzkleidung (Schutzkittel, Gummischürze, Gummihandschuhe, Gummischuhe).

4. Die Benutzung eines Gesichtschutzes (z. B. bei der Geburtshilfe von Rindern).

5. Die Verwendung von Hautschutzsalben (dermatophile Silikonpräparate) sowie gründliche Reinigung und Desinfektion der Hände (z. B. mit Zephirol [1 %ig] oder Chloramin [2—3 %ig]) nach Kontakt mit infektiösem Material.

6. Die Meidung des Rohgenusses von Milch und Milchprodukten in Endemiegebieten.

7. Der Ausschluß von Personen, die eine Brucellose durchgemacht haben, vom Blutspenderdienst, da Brucellen im Zitratblut bei 4 °C über viele Monate lebensfähig bleiben (SPINK und ANDERSON, 1950), und verschiedentlich Übertragungen durch Bluttransfusionen angenommen worden sind (ALVAREZ und BRITO, 1944; WOOD, 1955; STRAUCH und WINTER, 1956; KNOLL und SCHOSTOCK, 1956).

8. Die Vermeidung einer „Frischzellentherapie", wenn u. a. nicht sicher eine Brucelleninfektion der verwandten Schaffoeten ausgeschlossen worden ist, da Erkrankungen an Brucellose nach einer „Frischzellentherapie" bekannt geworden sind (BENNHOLD, 1954; RIETSCHEL, 1954).

Erst im Ausbau begriffen ist die Schutzimpfung des Menschen, die sowohl mit toten Erregern als auch lebenden Brucellenstämmen (Br. abortus Buck 19, Br. melitensis Rev I) vor allem in den USA und der Sowjetunion teils in Feldversuchen vorgenommen worden ist, wobei die Morbidität der Geimpften stark herabgesetzt werden konnte (VERSHILOVA, 1961). So betrug die Morbidität nach Impfung mit dem russischen BA-19-Stamm 0,5 % gegenüber 12,3 % bei einer Vergleichsgruppe von Nichtgeimpften. Die Immunität nach der Impfung dauerte etwa 2 Jahre. Da die Impfung jedoch mit z. T. erheblichen Komplikationen verbunden sein kann, und schwere, gehäuft mit Polyneuritis und Orchitis einhergehende Verlaufsformen einer Brucellose auch bei den Geimpften beobachtet worden sind, ist die Anwendung der Schutzimpfung bisher noch nicht zu empfehlen (SPINK u. Mitarb., 1957b, 1962; PARNAS und KRÜGER, 1966b; BEKLEMISCHEW, 1966b). Das Problem einer aktiven Immunisierung bei Brucellose ist daher derzeit noch *nicht gelöst*.

Literatur

Übersichtsarbeiten

Beklemischew, N. D.: Zur Pathogenese der Brucellose. In: Die Brucellose des Menschen, S. 295—336 (hgg. v. J. Parnas, W. Krüger u. E. Töppich). Berlin: VEB Verlag Volk u. Gesundheit 1966. ~ Heilung. Reinfektion. Verlauf der Brucellose beim sensibilisierten Organismus. In: Die Brucellose des Menschen, S. 517—531 (hgg. v. J. Parnas, W. Krüger u. E. Töppich). Berlin: VEB Verlag Volk u. Gesundheit 1966. — **Castañeda, M. R.**: Brucellosis. 1. edit. Mexico: La Prensa Medica Mexicana 1942; 2. edit. 1954. — **Dalrymple-Champneys, W.**: Brucella infection and undulant fever in man. London: Oxford University Press 1960. — **Elberg, S. S.**: The Brucellae. In: Bacterial and mycotic infections of man. 4th edit., p. 698—723 (R. J. Dubos and J. G. Hirsch eds.). Philadelphia: J. B. Lippincott 1965. — **Grumbach, A.**: Die Brucellosen. In: Die Infektionskrankheiten des Menschen und ihre Erreger, Bd. II, S. 862—892. Hgg. v. A. Grumbach u. W. Kikuth. Stuttgart: Georg Thieme 1950. — **Habs, H.**: Febris undulans (Bact. abortus Bang) in Deutschland. Ergebn. inn. Med. Kinderheilk. **34**, 567 (1928). ~ Brucellosis. In: Die ansteckenden Krankheiten (hgg. v. M. Gundel). 4. Aufl. Stuttgart: Georg Thieme 1950. — **Harris, H. J.**: Brucellosis (Undulant fever). Clinical and subclinical. 2nd edit. New York: P. Hoeber 1950. — **Hegler, C.**: Bangsche Krankheit des Menschen. Neue Deutsche Klinik **11**, 337 (1933). — **Huddleson, I. F., A. V. Hardy, and A. D. Debono**: Brucellosis in man and animals. New York: Commonwealth Fund 1943. — **Introzzi, P., u. A. Baserga**: Klinik und Therapie der Brucellosen. Ergebn. inn. Med. Kinderheilk. **63**, 595—713 (1943). — **Jadassohn, W.**: Bang-Infektionen und Haut. In: Handbuch der Haut- und Geschlechtskrankheiten, Bd. IX/2, S. 466. Berlin: Springer 1934. — **Kollmorgen, G.**: Begutachtung der Brucellose und gesetzliche Bestimmungen. In: Die Brucellose des Menschen, S. 535—549 (hgg. v. J. Parnas, W. Krüger u. E. Töppich). Berlin: VEB Verlag Volk u. Gesundheit 1966. — **Leipold, W.**: Hautbrucellosen. In: Dermatologie und Venerologie, Bd. II/2, S. 1270 (hgg. v. H. A. Gottron u. W. Schönfeld). Stuttgart: Georg Thieme 1958. — **Löffler, W., S. Moeschlin u. A. Willa**: Klinik und Pathologie der Febris undulans Bang. Ergebn. inn. Med. Kinderheilk. **63**, 714—789 (1943). — **Löffler, W., u. D. L. Moroni**: Die Brucellose. In: Handbuch der inneren Medizin, 4. Aufl., Bd. I/2, S. 100—202. Berlin-Göttingen-Heidelberg: Springer 1952. — **Löffler, W., D. L. Moroni u. W. Frei**: Die Brucellose als Anthropo-Zoonose. Febris undulans. Berlin-Göttingen-Heidelberg: Springer 1955. — **Michel-Bechet, R., R. Puig, et P. Charvet**: Localisation viscérales et aspects chirurgicaux des brucelloses. Paris: Masson 1939. — **Mohr, W.**: Brucellosen. In: Handbuch der Kinderheilkunde, Bd. V, S. 567—577. Berlin-Göttingen-Heidelberg: Springer 1963. — **Oldershausen, H.-F. v.**: Brucellose. In: Klinik der Gegenwart, Bd. IV, S. 275—287. München-Berlin: Urban u. Schwarzenberg 1956. — **Otschkur, P. P.**: Pathologische Anatomie und Histologie. In: Die Brucellose des Menschen, S. 337—373 (hgg. v. J. Parnas, W. Krüger u. E. Töppich). Berlin: VEB Verlag Volk u. Gesundheit 1966. — **Pacheco, G., e M. Thiago de Mello**: Brucelose. Rio de Janeiro: Monografias do Instituto Oswaldo Cruz 1956. — **Parnas, J.**: Mikrobiologie. In: Die Brucellose des Menschen, S. 15—91 (hgg. v. J. Parnas, W. Krüger u. E. Töppich). Berlin: VEB Verlag Volk u. Gesundheit 1966. — **Parnas, J., u. W.**

Krüger: Laboratoriumsdiagnostik. In: Die Brucellose des Menschen (hgg. v. J. Parnas, W. Krüger u. E. Töppich), S. 93—142. Berlin: VEB Verlag Volk u. Gesundheit 1966. ~ Prophylaxe der Menschenbrucellose und Aufgaben des Gesundheitswesens. In: Die Brucellose des Menschen, S. 377—400 (hgg. v. J. Parnas, W. Krüger u. E. Töppich). Berlin: VEB Verlag Volk u. Gesundheit 1966. — **Pavlák, R.**: Neurobrucellose. In: Die Brucellose des Menschen, S. 475 bis 494 (hgg. v. J. Parnas, W. Krüger u. E. Töppich). Berlin: VEB Verlag Volk u. Gesundheit 1966. — **Pedro-Pons, A.**, y P. **Farreras-Valenti**: La Brucelosis humana. Barcelona-Buenos Aires: Salvat Edit. 1944. — **Poli, M.**: L'apparato cardiovasculare nella brucellosi. Pisa: Ed. Omnia Medica 1953. — **Roger, H.**, et Y. **Poursinnes**: Les méningo-neurobrucelloses. Paris: Masson 1938. ~ Meningo-encéphalites brucellosiques. Marseille: Maupetit 1952. — **Roulet, F.**: Die infektiösen „spezifischen Granulome". In: Handbuch der Allgemeinen Pathologie, Bd. VII/1, S. 325—496. Berlin-Göttingen-Heidelberg: Springer 1956. — **Scheid, W.**: Die psychischen Störungen bei Infektions- und Tropenkrankheiten. In: Psychiatrie der Gegenwart, Bd. II, S. 484—488. Berlin-Göttingen-Heidelberg: Springer 1960. — **Schittenhelm, A.**: Febris undulans. Maltafieber und Bangsche Krankheit. In: Handbuch der inneren Medizin, 3. Aufl., Bd. I, S. 934—964. Berlin: Springer 1934. — **Signorelli, S.**: L'infecione brucellare nell'uomo. 2. Edit. Neapel: Idelson 1949. — **Spink, W.W.**: The nature of brucellosis. Minneapolis: University Press 1956. ~ Brucellosis. In: Immunological Diseases, pp. 455—458 (M. Samter and H.L. Alexander, eds.). London: J.A. Churchill 1965. — **Third Inter-American Congress on Brucellosis**. Washington: Pan American Sanitary Bureau, Wld Hlth Org. 1950. — **Töppich, E.**: Klinik und Therapie. In: Die Brucellose des Menschen, S. 401—474 (hgg. v. J. Parnas, W. Krüger u. E. Töppich). Berlin: VEB Verlag Volk u. Gesundheit 1966. — **Tuszkiewicz, A.R.**: Chronische Brucellose. In: Die Brucellose des Menschen, S. 495—509. VEB Verlag Volk u. Gesundheit 1966. ~ Vakzinetherapie. In: Die Brucellose des Menschen, S. 511—516. (hgg. v. J. Parnas, W. Krüger u. E. Töppich). VEB Verlag Volk u. Gesundheit 1966. — **Wallis, H.R.E.**: Brucellosis in England. London: O'Connor 1959. — **World Health Organisation**: Joint FAO-WHO Expert Committee on brucellosis. Wld Hlth Org. techn. Rep. Ser. No. 37 (1951), 67 (1953), 148 (1958), 289 (1964).

Einzelarbeiten

seit 1951 (sowie 56 frühere Veröffentlichungen); weitere Arbeiten vor 1951 siehe in: **Löffler, W.**, u. **D.L. Moroni**: Die Brucellose. In: Handbuch der inneren Medizin. 4. Aufl., Bd. I/2, S. 100. Berlin-Göttingen-Heidelberg: Springer 1952.

Abernathy, R.S., W. **Price**, and W.W. **Spink**: Chronic brucellar pyelonephritis simulating tuberculosis. J. Amer. med. Ass. **159**, 1534 (1955). — **Abernathy, R.S.**, and W.W. **Spink**: Studies with Brucella endotoxin in humans. The significance of susceptibility to endotoxin in the pathogenesis of brucellosis. J. clin. Invest. **37**, 219 (1958). — **Aguilar, J.A.**, and A.R. **Elvidge**: Intervertebral disk disease caused by the Brucella organism. J. Neurosurg. **18**, 27 (1961). **Alekperov, A.**: Die Addisonsche Krankheit brucellöser Ätiologie. Probl. Éndokr. Gormonoter. **2**, 62 (1956). — **Alvarez, M.A.**, y M.A.M. **Brito**: Brucelosis, post-transfusion. Mem. IV. Congr. Nac. Brucel. Mexico: Inst. Invest. Cient. Univ. N. Leon 1944. — **Amuchastegui, S.R.**: Las enfermedades cardiovasculares en el curso de la brucelosis. Rev. Asoc. méd. argent. **62**, 137 (1948a). — **Amuchastegui, S.R.** y J.A. **Herrero**: Miocarditis en la brucelosis: estudio anatomopatologico de dos casos clinicos. Medicina (Buenos Aires) **8**, 193 (1948b). — **Anderson, R.K.**, R. **Jenness**, H.P. **Brumfield**, and P. **Gough**: Brucella agglutinating antibodies. Relation of mercaptoethanol stability to complement fixation. Science **143**, 1334 (1963). — **Antonaci, B.L.**: Las seroproteinas en la brucelosis. Sangre (Barcelona) **2**, 1 (1957). — **Apter, N.S.**, W.C. **Halstead**, C.W. **Eisele**, and N.B. **McCullough**: Impaired cerebral functions in chronic brucellosis. Amer. J. Psychiat. **105**, 361 (1948). — **Atkins, E.**, and E.S. **Snell**: A comparison of the biological properties of Gram-negative bacterial endotoxin with leucocytic and tissue pyrogen. In: Bacterial endotoxins (M. Landy and W. Braun, eds.). New Brunswick: Rutgers Univ. Press 1964. — **Awad, N.A.**: Serumprotein electrophoresis in brucellosis. Trans. roy. Soc. trop. Med. Hyg. **53**, 83 (1959). — **Aznar-Garcia, J.**: Brucelosis y higado. Clín. y Lab. **47**, 81 (1949). ~ Brucelosis y hematologia. Clín. y Lab. **59**, 175 (1955). — **Aznar-Reig, A.**, y A. **López**: Eficacia sintomatica de la butazolidina en la fiebre de Malta. Rev. clín. esp. **75**, 174 (1959).

Bäcker, F., u. H. **Heinrich**: Zur Bang-Endocarditis. Münch. med. Wschr. **101**, 2264 (1959). — **Balduini, N.**: Insufficienza surrenale in decorso di brucellosi. Minerva med. **1**, 56 (1941). — **Balze, F.A. de la**, R.E. **Mancini**, G.E. **Bur**, F. **Arrillaga**, and E.A. **Molinelli**: Human sterility due to brucellosis. Proc. 1st World Congr. on Fertility and Sterility. New York 1953, p. 505. — **Barrett, G.M.**, and A.G. **Rickards**: Chronic brucellosis. Quart. J. Med. **22**, 23 (1957). — **Beattie, C.P.**, J. **Smith**, and W.J. **Tulloch**: Undulant fever in Scotland. Lancet **1935 I**, 1427. — **Bennhold, H.H.**: Gefahren der Frischzellentherapie. Dtsch. med. Wschr. **79**, 704 (1954). — **Bethoux, L.**: Les pseudotuberculoses mélitococciques; contributions a l'étude des formes pulmonaires de la fièvre de malte. Presse méd. **37**, 835 (1929). — **Bickel, G.**: Pyélonéphrite à brucella abortus. Schweiz. med. Wschr. **84**, 54 (1954). — **Biegeleisen jr., J., Z. B.R. Bradshaw, and M.D. Moody**: Demonstration of Brucella antibodies in human serum. A comparison of the fluorescent antibody and agglutination techniques. J. Immunol. **88**, 109 (1962). — **Binde, H.**: Über die Behandlung der Bangschen Krankheit mit hohen Penicillindosen. Schlesw.-Holst. Ärzteblatt **15**, H. 9 (1962). — **Bock, H.E., H.F. v. Oldershausen u. R. v. Oldershausen**: Zur Klinik der sog. granulomatösen Hepatopathien. Klin. Wschr. **33**, 985 (1955). ~ Granulomatöse Hepatopathien. Klin. Wschr. **34**, 400 (1956). — **Braude, A.I.**: Studies in the pathology and pathogenesis of experimental brucellosis. I. A comparison of the pathogenicity of brucella abortus, brucella melitensis and brucella suis for guinea pigs. J. infect. Dis. **89**, 76 (1951a). ~ Studies in the pathology and pathogenesis of experimental brucellosis. II. The formation of the hepatic granuloma and its evolution. J. infect. Dis. **89**, 87 (1951b). — **Braude, A.I., and W.W. Spink**: Studies in the pathology and pathogenesis of experimental brucellosis. III. Infections pertaining to the function of the spleen. J. infect. Dis. **89**, 272 (1951). — **Bothwell, P.W.**: Brucellosis in children. Arch. Dis. Childh. **37**, 628 (1962). — **Braun, W., A. Pomales-Lebron, and W.R. Stinebring**: Interaction between mononuclear phagocytes and Brucella abortus strains of different virulence. Proc. Soc. exp. Biol. (N.Y.) **97**, 393 (1958). — **Braun, W., R.W.I. Kessel, and A. Pomales-Lebron**: Failure of vaccination with killed brucella to modify monocyte-bacterium interactions. Proc. Soc. exp. Biol. (N.Y.) **109**, 875 (1962). — **Brodhage, H., u. W. Wey**: Agglutinations- und Komplementbindungsreaktion in der Serodiagnose der Bang-Brucellose beim Menschen. Schweiz. med. Wschr. **85**, 601 (1955). — **Bürki, F.**: Die Standardisierung der Komplementbindungsreaktion auf Brucellose. Zbl. Bakt., I. Abt. Orig. **185**, 183 (1961). ~ Über die Brucella-Polysaccharide. Berl. Med. **12**, 8 (1961). — **Burger, I.L.**: Hautbrucellose. Arch. klin. exp. Derm. **204**, 13 (1957).

Calder, M.: Chronic brucellosis. Sth. med. J. (Bgham, Ala.) **32**, 451 (1940). — **Carpenter, C.M., and R. Boak**: Isolation of Brucella abortus from a human fetus. J. Amer. med. Ass. **96**, 1212 (1931). — **Carpenter, C.M., C.J. Deboer, S. J. Klein, and C.E. Tempereau**: Agglutinin response to intradermal tests for sensitivity to the brucella. J. Immunol. **65**, 331 (1950). — **Castañeda, M.R.**: Studies on the pathogenesis of brucellosis. J. exp. Biol. Med. **64**, 298 (1947). — **Castañeda, M.R., and C. Carrillo-Cardenas**: A new approach to treatment of brucellosis. Amer. J. med. Sci. **226**, 504 (1953). — **Castañeda, M.R.**: Chemotherapy of brucellosis. Bull. Wld Hlth Org. **16**, 443 (1957). ~ Laboratory diagnosis of brucellosis in man. Bull. Wld Hlth Org. **24**, 73 (1961). — **Castro, H.D.**: Brucelosis genital en el hombre. Arch. urug. Med. **29**, 61, 148 (1946). — **Cayolla da Motta, C.A.C.**: Terapeutica actual das brucelosis humanas. Resultados do tractamento de cerca de maio-milher de dentes de brucelose. O Med. (Brasil.) **1955**, 216. — **Cazal, P.**: La cirrhose mélitococcique. Rev. du foie **4**, 143 (1945). — **Cerrito, P.**: Arteriite da brucellosi. G. Mal. infett. **11**, 1059 (1959). — **Cluff, L.E., R.W. Trever, J.B. Imboden, and A. Canter**: Brucellosis. II. Medical aspects of delayed convalescence. Arch. intern. Med. **103**, 398 (1959). — **Conway, H.**: Lymphadenopathy in brucellosis. Brit. med. J. **2**, 787 (1949). — **Cozzolino, O.**: La febbre melitense o mediterranea o ondulante nei bambini. Pediatria (Napoli) **23**, 561 (1915). — **Cremona, M.**: Manifestaciones oculares de la brucelosis humana. Rev. Asoc. méd. argent. **65**, 613 (1951).

Debono, J.E.: Brucellosis simulating acute anterior poliomyelitis. Lancet **1964 I**, 1132. — **De Jong, R.N.**: Central nervous system involvement in undulant fever, with the report of a case and the survey of the literature. J. nerv. ment. Dis. **83**, 430 (1936). — **Del Vecchio, G.**: Brucelosi e gravidanza nella specie humana. Inchiesta in terri di Bari. Difesa soc. **15**, 606 (1936). ~ Brucelosi e gravidanza nella specie humana. Inchiesta in provincia di Potenza. Arch. ital. Med. sper. **2**, 61 (1938). — **De Villafane-Lastra, T., and J.D. Griggs**: Brucellosis as a cause of herniated disk and spondylitis. Industr. Med. Surg. **26**, 122 (1957). — **Dickey, J.W., and W.D. Forbus**: Chemotactic properties of Brucella suis. A study of phagocytosis of Brucella in vitro by normal non-immune leucocytes. Amer. J. Path. **21**, 195 (1945).

Eisele, C.W., N.B. McCullough, and G.A. Beal: Brucellosis and multiple sclerosis. J. Amer. med. Ass. **143** 147 (1950). — **Eisele, C.W.**: Brucellosis (Undulant fever). In: Current therapy 1966 (edit. H.F. Conn), p. 8—9. Philadelphia: W.B. Saunders 1966. — **Elberg, S.S., P.E. Steiner, and J.P. Doll**: Immunization against Brucella infections. V. Histopathologic appraisal of immunity induced in mice by a streptomycin-dependent mutant of Brucella melitensis. Amer. J. Path. **31**, 1065 (1955). — **Elberg, S.S., P. Schneider, and J. Fung**: Cross-immunity between Brucella melitensis and mycobacterium tuberculosis; intracellular behavior of Brucella melitensis in monocytes from vaccinated animals. J. exp. Med. **106**, 545 (1957). — **Elberg, S.S., and K.F. Meyer**: Caprine immunisation against Brucellosis. Bull. Wld Hlth Org. **19**, 711 (1958). — **Elberg, S.S.**: Cellular immunity. Bact. Rev. **24**, 67 (1960). — **Evans, A.C.**: Chronic brucellosis. J. Amer. med. Ass. **103**, 665 (1934).

Farid, Z., A. Miale jr., M.S. Omar, and **P.F.D. van Peenen**: Antibiotic treatment of acute brucellosis caused by Brucella melitensis. J. trop. Med. Hyg. **64,** 157 (1961). — **Farid, Z., S. Bassily,** and **M.S. Omar**: Ampicillin in treatment of Salmonella typhi carriers and Brucella melitensis septicaemia. Lancet **1964 II,** 763. — **Fincham, R.W., A.L. Sahs,** and **R.J. Joynt**: Protean manifestations of nervous system brucellosis. J. Amer. med. Ass. **184,** 269 (1963). — **Foggitt, K.**: Ocular diseases due to brucellosis. Brit. J. Ophthal. **38,** 273 (1954). — **Forbes, K.A., E.C. Lowrey, T.E. Gibson,** and **W.A. Soanes**: Brucellosis of the genita-urinary tract. Review of the literature and report of a case in a child. Urol. Surv. **4,** 391 (1954). — **Foz, A., u. L. Arcalis**: Die Komplementbindungsreaktion in der Diagnose der menschlichen Brucellose. Z. ges. Hyg. **136,** 55 (1953). **Foz, A.,** et **S. Carriga**: Relation entre la fixation du complément et les „anticorpes incomplets" (test de Coombs) dans la brucellose humaine. Immunol. (Paris) **18,** 288 (1954). — **Franzen, J.**: Die Bang-Spondylitis und ihre Folgeerscheinungen. Chirurg **27,** 199 (1956).

Gadrat, J., J. Quercy, J. Cuzaco, et **J. Izard**: Forme ulcéro-nécrotique d'orchiépididymite mélitococcique. Sem. Hôp. Paris **34,** 227 (1958). — **Ganado, W.,** and **W. Bannister**: Bacteriaemia in human brucellosis. Brit. med. J. **1,** 601 (1960). — **Garrod, L.P.**: The susceptibility of different bacteria to destruction in the stomach. J. Path. Bact. **45,** 473 (1937). — **Goodpasture, E.W.,** and **K. Anderson**: The problem of infection as presented by bacterial invasion of the chorioallantoic membrane of chic embryos. Amer. J. Path. **13,** 149 (1937). — **Gottron, H.A.**: Brucellose des Menschen in dermatologischer Sicht. Dtsch. tierärztl. Wschr. **64,** 10 (1957). — **Greene, L.F., L.A. Weed,** and **D.D. Albers**: Brucellosis of the urinary tract. J. Urol. Baltimore **67,** 765 (1952). — **Greer, A.E.**: Pulmonary brucellosis. Dis. Chest **29,** 508 (1956). — **Griffith, G.C.,** and **H.Th. Norris**: Is brucellosis implicated in calcific aortic valvular stenosis. Ann. intern. Med. **54,** 254 (1961). — **Grosse-Brockhoff, F., u. R. Rippert**: Zur Klinik und Epidemiologie des Malta-Fiebers. Münch. med. Wschr. **98,** 716 (1956).

Häberli, R.T., F. Bürki, R. Bütler, et **M. Jeannet**: A propos de la fréquence des brucelloses en Suisse. Méd. et Hyg. (Genève) **21,** 302 (1963). — **Hagebusch, O.E.,** and **C.F. Frei**: Undulant fever in children. Amer. J. clin. Path. **11,** 497 (1941). — **Halberg, F., W.W. Spink,** and **J.J. Bittner**: Protection by aldosterone and 11, 17-Oxycorticosteroids against effects of Brucella somatic antigens in adrenalectomized mice. Endocrinology **59,** 380 (1956). — **Hamperl, H.**: Über Retothelknötchen in Leberpunktaten von Tuberkulosekranken. Klin. Wschr. **31,** 681 (1951). — **Harris, H.J.,** and **C. Kemple**: Chronic brucellosis and psychoneurosis. Psychosom. Med. **5,** 414 (1954). — **Hellmann, E.**: Ursachen der Allergie und ihre Beziehungen zur Immunität bei der Brucellose. Berl. Med. **12,** 27 (1961). — **Hochron, M.**: Herzkrankheiten, Bd. II, S. 157. Dresden u. Leipzig: Theodor Steinkopff 1943. — **Höring, F.O.**: Exotische Krankheiten und Krankheitsverläufe. Stuttgart: Georg Thieme 1950. ~ Hyperergie bei zyklischen Infektionskrankheiten und ihre Therapie mit spezifischen und unspezifischen Maßnahmen. Acta allerg. (Kbh.), Suppl. III, 158 (1953). ~ Die Brucellosen als zyklische Infektionskrankheiten. Berl. Med. **12,** 49 (1961). — **Holland, J.J.,** and **M.J. Pickett**: A cellular basis of immunity in experimental Brucella infection. J. exp. Med. **108,** 343 (1958). — **Huddleson, I.F.**: Biochemical and histopathological reactions in the evolution of bovine brucellosis. In: Reproduction and Infertility. Michigan State Univ. Centannial Symp. Rep. 1955, pp. 27—33.

Ianello, F.: La brucellosi nel campo obstetrico e ginecologico. Igiene San. pubbl. **5,** 54 (1949). — **Imboden, J.B., A. Canter, L.E. Cluff,** and **R.W. Trever**: Brucellosis. III. Psychologic aspects of delayed convalescence. Arch. intern. Med. **103,** 406 (1959).

Janbon, M., et **J.C. de Kerleau**: Brucellose humaine et avortement. Presse méd. **24,** 453 (1939). — **Janbon, M., L. Bertrand,** et **J. Salvaing**: La spondylarthrite cervicale mélitensique. Presse méd. **58,** 678 (1950). ~ Syndrome de Banti par brucellose chronique: Isolement de Br. melitensis dans la rate après splénectomie. Bull. Soc. méd. Hôp. Paris **68,** 1239 (1952). — **Janbon, M.,** et **L. Bertrand**: Le problème de la brucellose chronique. Montpellier méd. **52,** 1 (1957a). ~ Le foie de la brucellose. Rev. int. Hépat. **7,** 599 (1957b). — **Joske, R.A.,** and **E.C. French**: Chronic brucella hepatitis with suppurative brucella parotitis recurring after antibiotic therapy. Med. J. Aust. **1,** 589 (1953). — **Joske, R.A.,** and **E.S. Finckh**: Hepatic changes in human brucellosis. Med. J. Aust. **1,** 266 (1955). — **Jullien, J.**: La brucellose chronique chez l'homme. Presse méd. **1,** 451 (1935).

Kahler, R.L., and **L. Sheldon**: Vibrio fetus infection in man. New Engl. J. Med. **262,** 1218 (1960). — **Kalk, H., u. K. Heinemann**: Klinische und anatomische Verfolgung des Krankheitsverlaufes bei Morbus Bang mit besonderer Berücksichtigung der Leberbefunde. Z. klin. Med. **149,** 430 (1952). — **Kelly, P.J., W.J. Martin, A. Schirger,** and **L.A. Weed**: Brucellosis of the bone and joints. Experience with 36 patients. J. Amer. med. Ass. **174,** 347 (1960). — **Klatskin, G.,** and **R. Yesner**: Hepatic manifestations of sarcoidosis and other granulomatous diseases. A study based on histological examination of tissue obtained by needly biopsy of the liver.

Yale J. Biol. Med. **23**, 207 (1950). — **Klatskin, G.**: Hepatitis associated with systemic infection. In: Diseases of the liver (ed. by L. Schiff), 2nd edit., p. 543—544. Philadelphia: Lippincott 1963. — **Klimpel, W.**: Therapeutische Erfahrungen bei Morbus Bang. Med. Klin. **45**, 1521 (1950). — **Knapp, W.**, u. W. **Masshoff**: Zur Ätiologie der abscedierenden retikulozytären Lymphadenitis. Dtsch. med. Wschr. **79**, 1266 (1954). — **Kneidel, H.**, u. E. **Töppich**: Zur Epidemiologie der Brucellose in Deutschland und ihre Bedeutung als Berufskrankheit. Z. ärztl. Fortbild. **53**, 866 (1959). — **Kniazeff, A.**, and S. **Elberg**: Experimental brucellosis in the pseudopregnant rabbit. J. comp. Path. **74**, 141 (1964). — **Knoll, H.**, u. P. **Schostock**: Brucellosen und Blutspender. Münch. med. Wschr. **98**, 1246 (1956). — **Koelsch, K. A.**: Fragen der Begutachtung und des Therapieerfolges bei Bangscher Krankheit. Z. ges. inn. Med. **16**, 865 (1961). — **Konwaler, B., Ch. Carpenter**, and S. **Ohno**: Cardiac pathology in experimental brucellosis. Amer. Heart J. **59**, 101 (1960).

Lawrence, H. S.: The transfer of hypersensitivity of the delayed type in man. In: Cellular and humoral aspects of the hypersensitive state (edit. by H. S. Lawrence). New York: Hoeber 1958. — **Leon, A. P.**, and N. **Aguirre**: Brucellosis, diabetes and liver deficiency. Amer. J. publ. Hlth. **43**, 539 (1953). — **Letterer, E.**: Allgemeine Pathologie der Tuberkulose. In: Die Tuberkulose, ihre Erkennung und Behandlung (hgg. v. H. Geist u. H. Krauss). Stuttgart: Ferdinand Enke 1951. — **Ley, H.**, u. K. H. **Stauder**: Zur Neurologie und Psychopathologie des Morbus Bang. Arch. Psychiat. Nervenkr. **183**, 564 (1950). — **Linsert, H.**: Serodiagnostische Untersuchungen auf Brucellose bei Tierärzten unter Berücksichtigung der Flockungsreaktion. Zbl. Bakt., I. Abt. Orig. **173**, 232 (1958). — **Longo, A.**: Brucellosi e tuberculosi. Osserv. Med. (Ital.) **1937**, 5. — **Loughlin, E. H., L. Alcindor**, and A. A. **Joseph**: Extended low-level dosage of oxytetracycline. II. Progress report. In: Antibiotics Annual 1958—1959, p. 256. New York: Medical Encyclopedia Inc. 1959. — **Lowbeer, L.**: Brucellotic osteomyelitis of the os ileum and scapula with brucellotic granuloms of the liver and gall bladder. Amer. J. Bact. **22**, 644 (1946).

Magill, G. B., and I. H. **Killough**: Oxytetracycline-streptomycin therapy in brucellosis due to Brucella melitensis. Arch. intern. Med. **91**, 204 (1953). — **Magill, G. B.**, I. H. **Killough**, and S. I. **Said**: Cortisone and combined antibiotic therapy of acute brucellosis melitensis. Amer. J. Med. **16**, 810 (1954). — **Magoffin, R. L.**, and W. W. **Spink**: The protection of intracellular Brucella against streptomycine alone and in combination with other antibiotics. J. Lab. clin. Med. **37**, 924 (1951). — **Maldonado-Allende, I.**: Aspectos clinicos de la brucelosis cardiovascular. Pren. méd. argent. **35**, 2323 (1948). — **Manchester, R. T.**: The clinical manifestations and diagnosis of chronic brucellosis. Ann. intern. Med. **16**, 950 (1942). — **Manthey, C. A.**: Current advances in brucellosis research. Publ. Hlth Rep. (Wash.) **79**, 1074 (1964). — **Markoff, N.**: Zur Frage der Leberschädigung bei Bangscher Krankheit. Zbl. inn. Med. **58**, 993 (1937). — **Martin, W. E., A. Schirger, P. E. Kelly**, and O. H. **Bears**: Brucellosis. Proc. Mayo Clin. **35**, 717 (1960). — **Martin, W. E., D. R. Nichols**, and O. H. **Bears**: Chronic localized brucellosis with recurrent constitutional manifestations. Arch. intern. Med. **106**, 75 (1961). — **McCamish, J.**, and S. S. **Elberg**: Immunization against Brucella infection. IX. The response of the guinea pig to the immunizing strain (Rev I) of Brucella melitensis. Amer. J. Path. **40**, 77 (1962). — **McCullough, N. B.**, and C. W. **Eisele**: Brucella hepatitis leading to cirrhosis of the liver. Arch. intern. Med. **88**, 793 (1951). — **McCullough, N. B.**, and G. A. **Beal**: Antimetabolic action of sulfadiazine and certain antibiotics for Brucella. J. infect. Dis. **90**, 196 (1952). — **McCullough, N. B.**: Brucellosis in children. Pediat. Clin. N. Amer. **2**, 73 (1955). ~ Human brucellosis with special reference to the diseases in the United States. Ann. N.Y. Acad. Sci. **70**, 541 (1958). — **Meyer, K. F.**: Observations on the pathogenesis of undulant fever. In: Essays on biology, pp. 437—459. Berkeley: University of California Press 1943. — **Michel, H.**: Die Brucellosen als berufsallergische Erkrankungen der Veterinärmediziner. Berl. Med. **12**, 75 (1961). — **Michelazzi, A. M.**: Brucellosi melitense. Studio clinico, statistico e terapeutico di casi osservati nella clinica medica di Pisa. Rass. Fisiopat. clin. ter. **10**, 449 (1938). — **Mikolowski, V.**, and E. **Rogalska-Chrzanowska**: Leukemoid reaction in the bone marrow during course of brucellosis in a child. Ann. paediat. Basel **197**, 166 (1961). — **Mollaret, H.**: L'adénite mesentérique aigue à „Pasteurella pseudotuberculosis". A propos de 30 observations. Presse méd. **68**, 1375 (1960). — **Munger, M.**, and I. F. **Huddleson**: A preliminary report of the blood picture in brucellosis. J. Lab. clin. Med. **24**, 617 (1939).

Nasemann, Th., H. Röckl u. O. **Huber**: Malta-Fieber mit Hautbeteiligung. Arch. klin. exp. Derm. **201**, 9 (1955). — **Nelson, E. L.**, and M. J. **Pickett**: The recovery of L forms of Brucella and their relation to Brucella phage. J. infect. Dis. **89**, 226 (1951). — **Nelson-Jones, A.**: Neurological complications of undulant fever. Lancet **1951 I**, 495. — **Nussbaum, W.**: Beitrag zur Epidemiologie der Bangschen Krankheit. Schweiz. med. Wschr. **88**, 107 (1958).

Oldershausen, H.-F. v.: Katamnestische Erhebungen und klinische Untersuchungen nach vorausgegangener Virushepatitis. Verh. dtsch. Ges. inn. Med. **63**, 374 (1957). ~ Diagnostik der menschlichen Brucellose. Berl. Med. **12**, 53 (1961). — **Oldershausen, H.-F. v., E. Zysno**,

L. Pörksen u. **H.E. Reichenmiller**: Somatopsychische oder psychosomatische Krankheitserscheinungen? Bemerkungen zur Differentialdiagnose und Methodik. Verh. dtsch. Ges. inn. Med. **73**, 689 (1967). — **Oldershausen, H.-F. v.**: Zum derzeitigen Stand der Therapie der Brucellose. Dtsch. med. Wschr. **93** (1968), im Druck. — **Ozlüarda, D.**: An investigation on brucellosis in some areas of Turkey using brucellergin and agglutination tests and epidemiological value of these tests. Türk. Ij. tecr. Biyol. Derg. **17**, 206 (1957).

Pacheco, G., e **G. Pacheco Veiga**: Brucelose intestinal. Rev. bras. Med. **14**, 229 (1957). — **Panuccio, P.**: La miocardite brucellare: considerazioni sui casi della litteratura e su quelli ricoverati nell'ultimo dicennio nella clinica medica di Firenze. Settim. med. **45**, 251 (1957). — **Papadimitriou, G.M.**: Mittelmeerfieber. Med. Klin. **56**, 1124 (1961). — **Parker, D.**: Undulant fever. An epidemic of subclinical infection with Brucella. Arch. intern. Med. **50**, 373 (1932). — **Payne, J.M.**: The pathogenesis of experimental brucellosis in the pregnant cow. J. Path. Bact. **78**, 447 (1959). ~ The pathogenesis of experimental brucellosis in virgin heifers with and without continuous progesterone treatment. J. Endocr. **20**, 345 (1960). — **Pedro-Pons, A., R. Bacardi-Noguera, y R. Alvarez-Zamora**: Hígado melitocócico. Estudio histopatológico del mismo; mediante la punción biopsica aspiradora. Med. clín. (Barcelona) **5**, 15 (1945). — **Pedro-Pons, A.**: Brucelosis. IV. Congr. Internac. de Higiene y Medicina Mediterraneas. Barcelona: Libros de Actas 1953. — **Peery, T.M.**, and **J.M. Evans**: Brucellosis and heart disease. III. Chronic valvular heart disease following nonfattal brucellosis. Ann. intern. Med. **49**, 568 (1958). — **Peery, T.M.**: Brucellosis and heart disease. IV. Etiology of calcific aortic stenosis. J. Amer. med. Ass. **166**, 1123 (1958). — **Peery, T.M.**, and **L.F. Belter**: Brucellosis and heart disease. II. Fatal brucellosis. A review of the literature and report of new cases. Amer. J. Path. **36**, 673 (1960). — **Pfischner jr., W.C.E., K.G. Ishak, E.M. Neptune jr., S.M. Fox, Z. Farid**, and **G. Nor el Din**: Brucellosis in egypte. A review of experience with 228 patients. Amer. J. Med. **22**, 915 (1957). — **Pomales-Lebron, A.**, and **W.R. Stinebring**: Intracellular multiplication of Brucella abortus in normal and immune mononuclear phagocytes. Proc. Soc. exp. Biol. (N.Y.) **94**, 78 (1957). — **Poppe, K.**: Impfbehandlung der Bangschen Krankheit des Menschen. Dtsch. med. Wschr. **18**, 913 (1933). — **Puig Solanes, N., J. Heatley, F. Arenas**, and **G. Guerrero Ibarra**: Ocular complications in brucellosis. Amer. J. Ophthal. **36**, 675 (1943). — **Pullinger, E.J.**: Induced tissue resistance to Brucella abortus infection. J. Path. Bact. **47**, 413 (1938). — **Pyrgialis, A.**: Primäre apyretische Formen des Malta-Fiebers mit Neuralgien und Myalgien als einziges klinisches Symptom. Münch. med. Wschr. **98**, 720 (1956). ~ Die Therapie und Diagnose des Maltafiebers oder der Melitensis-Brucellose des Menschen. Münch. med. Wschr. **101**, 1316 (1959).

Ralston, D.E., B.S. Baer, and **S.S. Elberg**: Lysis of brucellae by the combined action of glycine and a lysozyme-like agent from rabbit monozytes. J. Bact. **82**, 342 (1961). — **Rietschel, H.G.**: Gefahren der Frischzellentherapie. Dtsch. med. Wschr. **79**, 1671 (1954). — **Rich, A.R.**: The pathogenesis of tuberculosis. 2nd edit. Springfield (Ill.): Charles C. Thomas 1951. — **Rotes-Querol, J.**: Osteoarticular sites of brucellosis. Ann. rheum. Dis. **16**, 63 (1957). — **Rothenberg, R.C.**: Undulant fever: A fatal case. Ann. intern. Med. **6**, 1275 (1933). — **Royer, M., E.A. Molinelli**, et **B. Noir**: Les protéines sanguines chez les brucelleux. Rev. int. Hépat. **7**, 599 (1957). — **Rubogni, R.**: Alterazioni elettrocardiografiche in corso di infezioni maltese. Cuore e Circol. **23**, 169 (1939). — **Ruiz-Sanchez, F., M. Paredes, J. Casillas, M. Quezada, T. Garcia, y R. Riebeling**: El tratamiento de la brucelosis aguda con dosis pequeñas de antibióticos. Prem. méd. mex **16**, 191 (1951).

Sadler, W.: Present evidence on the role of meat in the epidemiology of human brucellosis. Amer. J. publ. Hlth. **50**, 504 (1960). — **Schirger, A., W.H. Dearing**, and **J.M. Waugh**: Intermittent fever over a 17-year period in a patient with hypersplenism due to brucellosis. Proc. Mayo Clin. **34**, 262 (1959). — **Schirger, A., D. Nichols, W. Martin, E. Wellman**, and **L. Weed**: Brucellosis. Experiences with 224 patients. Ann. intern. Med. **52**, 827 (1960). — **Schlierbach, P.**, u. **K. Wurm**: Bang-Infektion unter dem Bilde eines Ikterus catarrhalis. Dtsch. med. Wschr. **64**, 889 (1936). — **Schmid, N.**: Blut und Knochenmark bei Morbus Bang. Schweiz. med. Wschr. **1939**, 191. — **Schmidt, W.**, u. **H. Winter**: Febris undulans (Bang-Brucellose), eine im Zunehmen begriffene Krankheit (mit Ausführungen versicherungsrechtlicher Art). Dtsch. med. Wschr. **78**, 1695 (1953). — **Schmidt, W.**: Aktuelles zur Frage der Brucellose. Ther. d. Gegenw. **97**, 140 (1958). — **Schneider, W., R. Coppenrath** u. **H. Ruther**: Über Tierhaar-Allergie. Berufsdermatosen **8**, 1 (1960). — **Schoop, G.**: Die Epidemiologie der wichtigsten Zoonosen. Münch. med. Wschr. **101**, 1337 (1959). — **Schröder, G.**, u. **E. Töppich**: Zur Spondylopathia und Arthropathia Bang. Bruns' Beitr. klin. Chir. **196**, 342 (1958). — **Schuhardt, V.T., H.W. Woodfin**, and **K.C. Knolle**: A heat-labile brucella-agglutinin-blocking-factor in human sera. J. Bact. **61**, 299 (1951). — **Schwellnus, S.**: Ein tödlicher Fall von Brucellose. Münch. med. Wschr. **100**, 1058 (1958). — **Shaffer, J.M., C.J. Kucera**, and **W.W. Spink**: The protection of intracellular brucella against therapeutic agents and the bactericidal action of serum. J. exp. Med. **97**, 77 (1953). — **Sharma,**

B.: Treatment of brucellosis by nalidixic acid. Lancet **1965 I**, 1171. — **Sheldon, W.H.**: Anatomia patologica dell'infezione brucellare sperimentale nelle scimmie. Riv. Pat. sper. **22**, 147 (1939). — **Smith, H., J. Keppie, J. Pearce**, and **K. Witt**: The chemical basis of the virulence of Brucella abortus. IV. Immunogenic products from Brucella abortus grown in vivo and in vitro. Brit. J. exp. Path. **42**, 538 (1962). — **Spink, W.W.**, and **A. Kimball**: Comparative study of agglutinins and complement-fixing antibodies for Brucella in blood and cerebrospinal fluid. Proc. Soc. exp. Biol. (N.Y.) **73**, 67 (1950). — **Spink, W.W.**, and **D. Anderson**: Brucella studies on bank blood in a general hospital. J. Lab. clin. Med. **35**, 440 (1950). — **Spink, W.W.**: What is chronic brucellosis. Ann. intern. Med. **35**, 358 (1951). ~ Some biological and clinical problems related to intracellular parasitism in brucellosis. New Engl. J. Med. **247**, 603 (1952). — **Spink, W.W.**, and **W.H. Hall**: The influence of cortisone and adrenocorticotrophic hormone (ACTH) in acute and chronic human brucellosis. J. clin. Invest. **31**, 958 (1952). — **Spink, W.W.**: Suppuration and calcification of the liver and spleen due to long-standing infection with Br. suis. New Engl. J. Med. **257**, 209 (1957a). ~ The significance of bacterial hypersensitivity in human brucellosis. Studies on infection due to strain 19. Ann. intern. Med. **47**, 861 (1957b). ~ Human vibriosis caused by Vibrio fetus. J. Amer. med. Ass. **163**, 180 (1957c). — **Spink, W.W.**, and **G.M. Bradley**: Persistent parasitism in experimental brucellosis. Attempts to eliminate brucellae with long-term tetracycline therapy. J. Lab. clin. Med. **55**, 535 (1960). — **Spink, W.W.**: Current status of therapy of brucellosis in human beings. J. Amer. med. Ass. **172**, 697 (1960). — **Spink, W.W., W.H. Hall, J. Finstad**, and **E. Mallet**: Immunization with viable Brucella organisms. Results of a safety test in humans. Bull. Wld Hlth Org. **26**, 409 (1962). — **Spink, W.W.**: Host-parasite relationship in human brucellosis with prolonged illness due to suppuration of the liver and spleen. Amer. J. med. Sci. **247**, 129 (1964a). ~ Host-parasite relationship in brucellosis. Lancet **1964 II**, 161. ~ **Spink, W.W., R.B. Davis, R. Potter**, and **S. Chartrand**: The initial stage of canine endotoxin shock as an expression of anaphylactic shock. Studies on complement titers and plasma histamine conpentrations. J. clin. Invest. **43**, 696 (1964). — **Steiger, U.**: Beitrag zur pathologischen Histologie der Brucellosen beim Menschen. Schweiz. Z. Path. **18**, 303 (1955). — **Stinebring, W.R.**, and **R. Kessel**: Continous growth of Brucella abortus in mononuclear phagocytes of rats and guinea peegs. Proc. Soc. exp. Biol. (N.Y.) **101**, 412 (1959). — **Stinebring, W.R.**: Characteristics of intracellularly grown Brucella abortus. J. infect. Dis. **111**, 17 (1962). — **Stoffel, E.**: Aureomycin-Therapie des Morbus Bang. Schweiz. med. Wschr. **80**, 1005 (1950). — **Strauch, D.**, u. **H. Winter**: Brucellen-Bakteriämie bei klinisch symptomloser Melitensis-Brucellose. Münch. med. Wschr. **98**, 1535 (1956). — **Sulitzeanu, D.**: Distribution of radioiodinated acetone-killed Brucella abortus in the tissues of normal and immune mice. Nature (Lond.) **181**, 245 (1958). — **Sulitzeanu, D., A. Bekierkunst, L. Groto**, and **J. Loebel**: Studies on the mechanism of non-specific resistance to Brucella induced in mice by vaccination with BCG. Immunology **5**, 116 (1962).

Tinti, M.: Rottura spontanea della milza in febbre maltese. Minerva med. **1**, 111 (1937). — **Töppich, E., W. Krüger** u. **D. Töppich-Straub**: Zur Klinik der Brucellose des Menschen. Dtsch. Gesundh.-Wes. **16**, 2079, 2106, 2157, 2197 (1961). — **Toledo-Soles, A. Nicho-Temoche**, and **R. Leon-Barua**: Long-term therapy with small oral doses of oxytetracycline in the management of human brucellosis. Z. Tropenmed. Parasit. **18**, 125 (1967). — **Trever, R.W., L.E. Cluff, R.N. Peller**, and **J.L. Bennett jr.**: Brucellosis. I. Laboratory-acquired acute infection. Arch. intern. Med. **103**, 381 (1959). — **Tuba, J.**: Zur Prophylaxe des Morbus Bang. Int. Z. proph. Med. **1**, 65 (1957). — **Tuszkiewicz, A.R.**, et **W. Szewczykowski**: Symptomatologie de la brucellose chronique en Pologne. Resultat de l'observation des 161 cas de brucellose. Presse méd. **66**, 1343 (1958). — **Tuszkiewicz, A.R.**: Biol. Inform. Min. Zdrow. **12**, 133 (1962); zit. nach J. Parnas, W. Krüger u. E. Töppich: Die Brucellose des Menschen. Berlin: VEB Verlag Volk u. Gesundheit 1966, S. 401.

Urbaschek, B., H. Bäurle u. **H. Kotowski**: Immunologische Studien an Brucellen. III. Die Schultz-Dalesche Versuchsanordnung bei Brucella abortus Bang. Z. Immun.-Forsch. **122**, 358 (1961).

Valkenburg, H.A., E.J. Höfman, O. Mastenieks u. **J.D. Verlinde**: De besmettingsindex van slachthuispersoneel voor Brucella Bang. Med. T. Geneesk. **107**, 439 (1963). — **Vershilova, P.A.**: The use of live vaccine for vaccination of human beings against brucellosis in the USSR. Bull. Wld Hlth Org. **24**, 85 (1961). — **Věžník, Z.**: Pokroky vo vykume Brucelózy. Bratislava 1957, S. 252; 347.

Wallis, H.R.E.: Brucellosis in children. Brit. med. J. **1**, 617 (1957). — **Weber, H.H.**: Brucellose und Echinokokkus in Argentinien. Schweiz. med. Wschr. **88**, 567 (1958). — **Weed, L.A., D.C. Dahlin, D.G. Pugh**, and **J.C. Ivins**: Brucella in tissues removed at surgery. Amer. J. clin. Path. **22**, 10 (1952). — **Weed, L.A., P.T. Sloss**, and **O.T. Clagett**: Chronic localized pulmonary brucellosis. J. Amer. med. Ass. **161**, 1044 (1956). — **Weil, M.H.**, and **W.W. Spink**: A comparison of shock due to endotoxin with anaphylactic shock. J. Lab. clin. Med. **50**, 501 (1957). —

Williams, A., J. Keppie, and **H. Smith:** The chemical bases of the virulence of Brucella abortus. III. Foetal erythritol a cause of the localisation of Brucella abortus in pregnant cows. Brit. J. exp. Path. **43**, 530 (1962). — **Wilson, G.S.,** and **E.V.O. Merrifield:** The antiglobulin (Coombs)-test in brucellosis. Lancet **1951 II**, 913. — **Wood, E.E.:** Brucellosis as a hazard of blood transfusion. Brit. med. J. **1**, 27 (1955). — **Wood jr., W. B.:** Studies on the cause of fever. New Engl. J. Med. **258**, 1023 (1958). — **Wundt, W.:** Die Bedeutung bakteriologischer und serologischer Methoden für die Diagnostik der menschlichen Brucellose. Dtsch. med. Wschr. **83**, 104 (1958).

Yow, E.M., J.C. Brennan, M.H. Nathan, and **L. Israel:** Calcified granulomata of the spleen in long standing brucellar infection. Ann. intern. Med. **55**, 307 (1961).

Zammit, F.: Undulant fever spondylitis. Brit. J. Radiol. **31**, 683 (1958). — **Zinneman, H.H., H. Glencur,** and **W.H. Hall:** The nature of blocking antibodies in human brucellosis. J. Immunol. **83**, 206 (1959). ~ Chronic renal brucellosis. Report of a case with studies of blocking antibodies and precipitins. New Engl. J. Med. **265**, 872 (1961).

V. Krankheiten durch Enterobakterien

Die Salmonellosen

(Typhus, Paratyphus und bakterielle Nahrungsmittelvergiftung)

Von F. O. Höring, Berlin

Mit 4 Abbildungen

I. Definition

Die in diesem Kapitel behandelten, klinisch völlig heterogenen Krankheiten können ätiologisch unter der Bezeichnung „Salmonellosen" zusammengefaßt werden. Es handelt sich dabei im wesentlichen um *zwei Krankheitsgruppen*: die *typhösen Krankheiten* mit den Erregern: Typhus-, Paratyphus A, B und C-Bakterien und den *infektiösen Brechdurchfall* mit den Erregern der heute in die Hunderte von Typen gehenden übrigen Salmonellen. Mikrobiologisch bestehen zwischen den Erregern der ersten und der zweiten Gruppe außer in der Antigen-Kombination keine prinzipiellen Unterschiede, wohl aber in ihrer Wirtspathogenität: diejenigen der ersten Gruppe sind — mit Ausnahme eines Teils der Erreger des Paratyphus C, der als „Provokationskrankheit" eine pathogenetische Sonderstellung besitzt (s. dort) — ausschließlich menschenpathogen, während die Enteritis-Erreger ihr Reservoir in Tieren besitzen und stets von diesen auf den Menschen übergehen. Die typhösen Krankheiten sind also Anthroposen, die Enteritiden Anthropozoonosen.

Der Versuch, entsprechend den Kochschen Postulaten klinische Krankheitseinheiten mit der mikrobiologischen Systematik in Übereinstimmung zu bringen, ist am Beispiel der Salmonellosen auch historisch gesehen zuerst gescheitert. Nicht nur, daß jeder klinischen Gruppe eine Mehrzahl von Erregertypen gegenübersteht; auch umgekehrt — wenn wir die Salmonellentypen als eine Species zusammenfassen — macht dieselbe Species völlig verschiedene klinische Krankheitsbilder. Der modernen Virologie sind zahllose ähnliche Beispiele für beide Fälle bekannt geworden.

Klinik einerseits, Mikrobiologie und Epidemiologie andererseits, erfordern demnach verschiedene Definitionen des Substrates Infektionskrankheiten. Das gilt im vorliegenden Fall der sog. Salmonellosen für die *„bakteriellen Nahrungsmittelinfektionen* noch vielmehr, als das *gleiche klinische Krankheitsbild auch durch nicht zu den Salmonellen gehörende Keime*, Escherichien, Staphylokokken u. a. Bakterien, dazu auch Viren verschiedener Virusgruppen, hervorgerufen sein kann. In dieser Hinsicht muß hier auf die anderen, einschlägigen Kapitel dieses Buches verwiesen werden.

Die Bezeichnung „Paratyphus" die für die Salmonellen-Enteritiden heute abgeschafft ist, was aber oft noch unberücksichtigt bleibt (auch im Meldewesen!), stiftet leider auch heute noch da und dort Unheil. Sie darf nicht mehr auf die gesamten enteritischen Salmonellosen, wie Breslau (= typhi murium), enteritidis Gärtner usw., angewandt werden, sondern nur auf die Infektionen mit Paratyphus A, B Schottmüller und C und wird am besten dann stets mit dem Zusatz „abdominalis" angewandt, um jeder Unklarheit zu begegnen.

Doppelinfektionen kommen vor, wobei meist die Enteritiserkrankung infolge ihrer kurzen Inkubation der typhösen voraus-, aber zuweilen unscharf in diese übergeht. In solchen Fällen muß stets der bakteriologische Nachweis der beiden beteiligten Salmonellentypen angestrebt werden. Diese Doppelinfektionen sind der beste Beweis für das gegenseitige Ausschließungsverhältnis von typhöser und enteritischer Erkrankung.

Freilich wird auch in jüngster Zeit und mit großen Fallzahlen, besonders *in USA* (SAPHRA und WINTER, 1957; HUMBERT, MANNWEILER und SIEMENS, 1960; GERMER, 1963), die strenge *Trennung* der durch Typhus-, Paratyphus A, B und C-Bakterien hervorgerufenen typhösen von den durch die übrigen Salmonellentypen erzeugten enteritischen Verläufen *nicht anerkannt* und damit angenommen, daß auch erstere Typen einschl. dem Typhus-Bacterium selbst zu enteritischen, letztere zu typhösen Verläufen führen können. *Dazu* kommt dann noch die Bezeichnung ,,*septic*" (*septische Form*). Es wird damit also gewissermaßen alles in einen Topf geworfen. Hierzu muß zunächst gesagt werden, daß es im ganzen anglo-amerikanischen Schrifttum an einer klaren Definition des Begriffs der ,,Sepsis" fehlt und das Wort ,,septic" mehr unserem Wort ,,eitrig" als ,,septisch" entspricht. Auch wird vielfach von ,,typhös-septisch" gesprochen und damit bewiesen, daß von unklaren pathogenetischen Vorstellungen ausgegangen wird. Es zeigt sich beim Vergleich amerikanischer und europäischer Statistiken, daß letztere viel weniger Ausnahmen von der Trennungsregel aufweisen, offensichtlich weil hier klinisch anders geurteilt wird als in USA. Ich gebe zu, daß auch mir ganz selten einmal abortive Fälle begegnet sind, wo man bei einem Befund enteritischer Salmonellen im Stuhl klinisch einen typhösen Verlauf vor sich zu haben glaubte; nie aber fand sich die betreffende Salmonelle dann im Blut. Es kann also klinisch sicherlich in Einzelfällen schwierig sein, die *Trennung* korrekt durchzuführen. An ihrer prinzipiellen Richtigkeit, vor allem aber ihrer *klinischen Zweckmäßigkeit und pathogenetischen Eindeutigkeit* ist nicht zu zweifeln. Es sei jedoch hier betont, daß die Ansichten nicht übereinstimmen.

Alle Salmonellen haben unter sich und mit den anderen pathogenen Bakterien gemeinsam die Fähigkeit, unter besonderen Voraussetzungen (so auch beim Säugling) eine echte *Sepsis* hervorrufen zu können sowie vor allem lokale *Eiterungen* (einschl. Gallen- und Harnblasenentzündung), die auf endogenem, hämatogenmetastatischem Wege zustandekommen, selten durch exogene Infektion. Allen Salmonellen gemeinsam ist im Prinzip auch die Eigenschaft, beim Menschen unter bestimmten Voraussetzungen zur *Dauerausscheidung* führen zu können. Da diese beiden pathologischen Zustände aber sehr vielen Keimarten zukommen und daher nichts für Salmonellen Typisches sind, können sie beim Versuch einer Definition der typhösen Krankheiten einerseits, der Enteritis andererseits unberücksichtigt bleiben.

Aus dem Gesagten geht hervor, daß eine Definition der hier zu besprechenden Krankheitsbilder nicht vom Mikrobiologischen, sondern nur von der Klinik her möglich ist. Sie lautet:

1. *Typhöse Krankheiten im weiteren klinischen Sinne* sind solche Infektionskrankheiten, die auf der Höhe ihres Ablaufs eine hohe Febris continua und eine mehr oder weniger starke Beeinträchtigung des Allgemeinzustandes bis zum voll entwickelten Status typhosus aufweisen. Außer den typhösen Krankheiten im engeren Sinn gehören der Flecktyphus, die Brucellosen u. a. zu diesem klinischen Begriff.

Typhöse Krankheiten im engeren Sinne sind diejenigen Salmonellosen, die nach längerer Inkubation mit mehrtägiger Continua, verbunden mit (cyclischer) hämatogener Generalisation der Erreger einhergehen und in meist mehrwöchigem Verlauf, gewöhnlich über eine geschwürige Organmanifestation an den Lymphfollikeln des Ileum, zum Immunitätserwerb führen. Dies sind der *Typhus abdominalis* und die *Paratyphen A, B und C* abdominales.

2. Die *Salmonellen-Enteritiden* sind akute lokale Magen-Darminfektionen, die mit kurzer Inkubation zum klinischen Bild des fieberhaften Brechdurchfalls unter vorwiegender Beteiligung von Magen und Dünndarm führen, nur einige Tage dauern und keine Immunität hinterlassen. Für dieses Krankheitsbild kommen *alle übrigen Salmonellentypen* als Erreger in Betracht.

Zur *internationalen Namengebung* sei hier bemerkt, daß Typhus und Paratyphus abdominalis in den anderen wichtigen Sprachen als Typhoid bzw. Paratyphoid bezeichnet werden, weil man dort unter Typhus die Krankheiten der Fleckfieber-Gruppe versteht; daher entfällt in ihnen auch der in Deutschland übliche Zusatz „abdominalis", da der Ausdruck „*typhoid fever*", *fièvre typhoide*" bzw. „paratyphoid fever" usw. unmißverständlich ist, übrigens sich auch nie für die Salmonellen-Enteritiden geeignet hat. Wegen der nicht abreißenden Mißverständnisse wäre es an der Zeit, daß auch im deutschen Sprachraum von dem Ausdruck „typhoides Fieber", kurz „*Typhoid*", bzw. „*Paratyphoid*" Gebrauch gemacht und die der deutschen Traditionsgebundenheit entspringenden Bedenken hiergegen zurückgestellt würden.

Die Bezeichnung „*Typhoid*" mag manchen sprachlich deshalb nicht befriedigen, weil sie ja, wörtlich genommen, etwas typhusähnliches bedeutet. Der Abdominaltyphus wird damit also gegenüber dem Flecktyphus gewissermaßen degradiert, wenn nicht gar verniedlicht. Historisch gesehen (siehe unten) hat dies jedoch durchaus seine Berechtigung. Es kann jedenfalls der internationalen Verständigung gewiß nicht entgegenstehen.

Erwähnt seien hier noch andere landesübliche Namen des Typhus abdominalis. Über den deutschen Ausdruck „*Nervenfieber*" hat W. Fischer (1943) treffende historische Ausführungen gemacht; er kommt dem ursprünglichen Sinn des Wortes „Typhus" („Umnebelung") ja auch nahe. Der Ausdruck „*Unterleibstyphus* (Bauch-, Ileotyphus), der noch in den dreißiger Jahren gang und gäbe war, kommt mit Recht immer mehr ab, da er ja, ursprünglich im Gegensatz zum „exanthematischen Typhus" geprägt, keineswegs den Kern trifft, etwa den Status typhosus. In England ist „*enteric fever*" noch sehr gebräuchlich und wird z. B. auch in dem amerikanischen Standard-Lehrbuch „Medical Microbiology" von Jawetz, Melnick und Adelberg (1963) angewandt. Der alte französische Name „*dothién-entérite*" geht auf Bretonneau zurück und bedeutet Blutgeschwürs-Enteritis; auch er ist heute noch oft anzutreffen.

II. Geschichte

Wir stellen die Geschichte der wissenschaftlichen Erkennung der Krankheit, der Entdeckung ihres Erregers, der Behandlungsweisen und der Vorbeugung derjenigen voran, die die Rolle der Krankheit in der Geschichte der Menschheit zu deuten versucht.

a) Typhöse Krankheiten: Die Jahrhunderte alten Schwierigkeiten der Unterscheidung der verschiedenen „Nervenfieber", vor allem aber des „Bauch- oder Ileotyphus" vom Flecktyphus, später des Typhus vom Paratyphus abdominalis sind im Schrifttum mehrfach eingehend beschrieben worden (Fischer, 1943; Bingold, 1952). Viele Nationen haben sich an der Aufklärung beteiligt. Die wichtigsten Namen seien hier nur kurz wiederholt:

Deutschland: Peyer, 1677 (nach ihm sind auch die „Peyerschen Plaques" benannt); Riedel, 1748; Roederer und Waegler, 1762; Probst, 1805; Eisenmann, 1835; Staberoh, 1837; Griesinger und Wunderlich, 1859; Liebermeister, 1866; Eberth, 1880; Gaffky, 1884; Pfeiffer, 1885; Curschmann, 1886; Schottmüller, 1899 (Paratyphus A und B); Uhlenhuth, 1908 (Paratyphus C).
England: Huxham, 1782; Hewett, 1826; N. Smith, 1824; Steward, 1840; W. Jenner, 1849; Budd, 1856 und 1873; Murchison, 1862; Gwyn, 1898 (Paratyphus A).
Frankreich: Chomel, 1821; Bretonneau, 1825; Trousseau, 1826; P. Louis, 1829; Valleix, 1839; Rochoux, 1840; Achard und Bensaude, 1896 (Paratyphus B).
Schweiz: Peyer (siehe oben); Lombard, 1836; Naegeli, 1900.
USA: Gerhard, 1836; Bartlett, 1842.
Schweden: Warfwinge, 1875.

Hervorgehoben sei, daß auch Virchow bei seinem in politisch-sozialer Beziehung berühmt gewordenen Bericht über die oberschlesische Epidemie von 1848 dem Irrtum unterworfen war, es handle sich um Bauchtyphus, während diese Epidemie tatsächlich Flecktyphus war, wie jetzt wohl im Gegensatz zu dem bisher oft vertretenen Irrtum gesichert sein dürfte, oder besser: daß er damals die beiden Krankheiten noch für identisch hielt.

Eine schöne Zusammenstellung des Inhalts der wichtigsten Arbeiten von Huxham (1782) bis Gaffky (1884) findet sich bei Bloomfield (1958).

Im weiteren Verlauf der wissenschaftlichen Erforschung treten dann die Fragen der klinischen Diagnostik, der Immunität und des Ausscheidertums, der hygienischen Vorbeugung und Schutzimpfung, der Pathologie und Pathogenese und vor allem in jüngster Zeit die der medikamentösen Therapie in den Vordergrund.

Diagnostik: Seit 1890, also erst ungefähr 10 Jahre nach der Erstbeschreibung durch EBERTH war man so weit, daß man die Typhus-Bakterien im Stuhl einwandfrei erkennen konnte. 1885 war dies A. PFEIFFER gelungen; 1886 berichtete HUEPPE über Anzüchtung aus dem Harn und NEUHAUSS über eine solche aus der Roseola der Haut. ANTON und FÜTTERER erkannten 1888 an der Leiche, daß sich die Typhus-Bakterien vor allem in der Galle auffinden lassen und diese offensichtlich auf sie keine Hemmwirkung ausübt. Aber erst 1901 entwickelte SCHOTTMÜLLER die Anzüchtung aus dem Blute (in Galle), die dann fast gleichzeitig auch CASTELLANI in Italien und COURMONT in Frankreich gelang und die seither das wichtigste Verfahren für die eindeutige Diagnose geblieben ist. Die Standard-Technik der Stuhlkultur wurde 1902 durch v. DRIGALSKI und CONRADI angegeben.

Die *Serodiagnostik* begann mit der Beobachtung GRUBERS zusammen mit DURHAM (1896), daß Serum von vorbehandelten Meerschweinchen spezifische „Agglutinine" enthält, wobei dieser Begriff neu geschaffen, also das Fach der Serologie gewissermaßen begründet wurde. Im gleichen Jahr gab WIDAL in einer kurzen Mitteilung seine Methode an, Patientenserum Bakterienkulturen zuzusetzen, um die Flockulation festzustellen, und GRÜNBAUM aus GRUBERS Institut die endgültige quantitative Methodik der sog. Gruber-Widalschen Reaktion.

Erwähnt sei hier auch, daß das konstante Vorkommen einer Leukopenie beim Typhus zuerst von TUMAS 1887 in Deutschland beschrieben und 1894 von THAYER in USA als wichtiges Diagnostikum erkannt wurde, während dem NAEGELI in Zürich den gesetzmäßigen Ablauf der Neutrophilen- und Lymphocytenwerte in den einzelnen Stadien hervorhob, deren Störung auf Komplikationen hinweisen.

Immunität: Schon vor der Beschreibung der Agglutinine hatten PFEIFFER und KOLLE (1895) Schutzwirkungen des Serums von Typhus-Rekonvaleszenten an verschiedenen Tierarten beschrieben und deren Anwendung zur Schutzimpfung des Menschen erwogen. WRIGHT und SEMPLE berichteten 1897 über Impfversuche an Menschen, freilich ohne positive Ergebnisse.

Grundlegend für die moderne Auffassung der Typhus-Immunität wurden die Studien von GOODPASTURE (1937) über den intracellulären Aufenthalt der Typhusbakterien im Hühnerei und den Kupfferschen Sternzellen.

Ausscheiderfrage: Erst durch die Routine-Stuhlkultur zeigte sich langsam, daß es nicht nur Kranke und Rekonvaleszenten, sondern auch Gesunde gibt, die Erreger ausscheiden (v. DRIGALSKI, 1904). Diese Tatsache war damals ein schwerer Schlag für die KOCHsche Lehre, nach der Vorhandensein spezifischer Erreger auch Kranksein bedeuten mußte (erste große Übersicht über das ganze Problem bei LEDINGHAM und ARKWRIGHT, 1912). Schon damals wurde aber klar, daß eine der wichtigsten Aufgabe der

Bekämpfung des Typhus im großen die Erkennung der Ausscheider ist (R. KOCH, 1903), die auch Grundlage sein muß für die *Stuhldesinfektion*, daß es also nicht nur auf die durch PETTENKOFER schon vor der Entdeckung des Erregers inaugurierte Sanierung des Bodens in den Siedlungen durch Kanalisation usw. ankommt, sondern auch auf die Verstopfung der Quellen der Reinfektion des Bodens durch die menschlichen Ausscheidungen.

Zur Klärung der *pathologischen Anatomie* und *Pathogenese* haben nach der Jahrhundertwende dann viele Untersucher im Frieden und während der Kriege beigetragen, wobei auf die Übersicht bei CHRISTELLER (1928) hingewiesen sei. SCHOTTMÜLLER (1911) hatte den Abdominaltyphus als eine Sepsis aufgefaßt, was erst durch die Klärung des pathogenetischen Gegensatzes von cyclischer Krankheit und Sepsis (HÖRING, 1938) überwunden werden konnte. Dazu haben die Untersuchungen von REILLY (ab 1930) und von RÖSSLE (bes. 1948) besonders beigetragen und schließlich hat das auch SCHOTTMÜLLERs Schüler BINGOLD 1941 als Fortschritt gegenüber der septischen Theorie anerkannt.

Therapie: Noch bis vor 15 Jahren wurde gelehrt, daß die Behandlung des Typhus-Kranken mehr eine Aufgabe der Krankenschwester als des Arztes sei, da kein wirksames Medikament zur Verfügung stand und daher die pflegerischen Aufgaben einschl. einer entsprechenden *Diät* (möglichst *reichliche* Kalorienzufuhr wegen des zu befürchtenden Kräfteverfalls bei Schlackenarmut wegen der Darmblutungsgefahr) ganz im Vordergrund standen (COLEMAN, SCHAFFER, 1909; DU BOIS, 1912 u. a.). Lange wurde über Wert und Gefahren einer *Hydrotherapie* des Typhus (laue, ja kalte Vollbäder) diskutiert, später auch über die Fiebersenkung mit Pyramidon in kleinen Mengen (0,05—0,1) nach Maßgabe stündlicher Temperaturmessungen bei Tag und Nacht (KREHL, 1918).

Schon im 1. Weltkrieg begannen Versuche einer intravenösen *Vaccine-Behandlung* (CARONIA, 1916), die im 2. Weltkrieg zu der Erkenntnis führten, daß es sich dabei nicht um eine spezifische Behandlung, sondern ausschließlich um eine unspezifische Fieberschock-Therapie (HÖRING, 1942) handelt, mit der unter entsprechenden Voraussetzungen eine rasche Entfieberung der Typhus-Kranken zu erreichen ist. Alle diese Therapie-Formen wurden durch die Einführung des Chloramphenicols (WOODWARD, SMADEL et al., 1948) in die Therapie überholt bzw. „historisch", zu der dann noch in neuer Zeit die Cortisonbehandlung als wichtiges Adjuvans hinzutrat. Übrigens beruhte die Entdeckung der Chloramphenicol-Wirkung bei Typhus auf einem Zufall, der diagnostischen Verwechslung der ersten Fälle mit dem Fleckfieber.

Vorkommen und Verbreitung: Der Typhus ist eine *ausschließlich menschliche Erkrankung*, die Ausbreitung geht also immer vom Menschen, nicht etwa vom „Boden" oder von tierischen Zwischenträgern aus. Für größere Epidemien ist demnach eine genügende Dichte menschlicher Gesellschaft Voraussetzung, wie es etwa auch heute noch seine Verbreitung in Afrika zeigt, wo er nur in den Gegenden menschlicher Massierung wie Ägypten eine größere Rolle spielt. In solchen Ländern kann er dann so verbreitet sein, daß er — ähnlich den Masern — eine Kinderkrankheit darstellt.

So berichtet RODENWALDT aus Smyrna, daß man dort anfangs des Jahrhunderts nach der Länge der Haare, die im Typhus ausgefallen waren, erraten konnte, wann die kleinen Mädchen „ihren" Typhus gehabt hatten.

Für große Epidemien sind also nur dort die Voraussetzungen vorhanden, wo die Verbreitung durch Ausscheider einerseits, die Zahl noch nicht Immuner andererseits groß genug ist.

Diese Voraussetzungen dürften aber da und dort schon von vorgeschichtlicher Zeit an gegeben gewesen sein, wenn wir auch bis vor rund 100 Jahren wegen der mangelhaften Unterscheidung des Typhus von anderen Krankheiten nichts Genaues darüber wissen und die Angaben etwa noch aus der napoleonischen und der Virchowschen Zeit (vgl. oben) mit Skepsis zu werten sind. Aber seither hat sich gezeigt, daß entsprechend den obigen Voraussetzungen der Typhus vor allem in größeren Städten zu größeren Ausbrüchen führt und dann, wenn Hunger- und Notzeiten, vor allem Kriege Ausscheider und Nicht-Immune in großer Zahl in Kontakt miteinander bringen.

So alarmieren *Großstadt-Epidemien* (z. B. Hannover 1926: ca. 1700 Fälle) bis in die Gegenwart immer einmal wieder die Öffentlichkeit, zuweilen auch in *Kleinstädten* (Neu-Ötting 1948: 810 Fälle bei 5750 Einw. = 15%) oder einzelnen *Hotels* durch Leitungswasserverunreinigung. Solche Vorkommnisse sind aber im Grunde unbedeutend verglichen mit dem Typhus als *Kriegskrankheit* (so in allen Streitkräften im 1. und 2. Weltkrieg viele Tausende von Fällen) und als Folge *sozialer Katastrophen* (Mecklenburg 1945/46: ca. 35000 Fälle mit ca. 7000 Toten, Berlin 1945—1947: ca. 20000 Fälle mit 4000 Todesfällen). Gerade der *Rückgang* einer stärkeren Durchseuchung in Friedenszeiten, wie er sich für West- und Nordeuropa besonders seit 1897 statistisch erfassen läßt (Kurven bei BINGOLD, 1952) (Preußen: Letalität auf 10000 1875: 7,4; 1885: 3,4; 1895: 1,5; 1905: 0,7; 1915: 0,5; 1925: 0,3; 1935: weniger als 0,1 — nach GOTTSTEIN), hat die Voraussetzungen für diese Ausbrüche noch begünstigt. In den südeuropäischen Ländern ist der Durchseuchungsrückgang noch weniger fortgeschritten, wie die Angaben in Tab. 1 (nach

Tabelle 1. *Letalität an Typhus (auf 10000)*

Schweiz, England	Schweden	Deutschland	Frankreich	Ungarn	Italien	Spanien
1	2	3	5	16	20	21

GOTTSTEIN) für 1925 zeigen, die auch die Aussage von ACKERKNECHT (1963) belegen, daß Südeuropa in diesem Rückgang gegenüber Nordeuropa um 40 Jahre zurück sei, also heute auch eine Letalität von nur noch ca. 1 hat.

Überblickt man das hier Gesagte in wertendem Sinne, so ergibt sich, daß der Typhus eigentlich nicht als „Seuche der Unkultur" bezeichnet werden darf, sondern sogar an ein gewisses zivilisatorisches Niveau gebunden ist, daß sein Rückgang zwar wohl Begleiterscheinung erhöhten Lebensstandards ist, der aber seinerseits gerade wieder die Voraussetzungen für kleinere und mit der Gefährdung jeder Zivilisation durch politische Katastrophen für große Ausbrüche schafft. Der Typhus hat nie solche Katastrophen wie Pest, Fleckfieber, auch Tuberkulose herbeigeführt; aber von seiner „Eradication" ist die heutige Menschheit gerade deshalb nur umso weiter entfernt.

Der Typhus ist also ein rein humanes Phänomen und zugleich ein feiner Gradmesser der Humanität!

Hierzu sei auch noch erwähnt, daß künstliche Verbreitung von Typhus-Bakterien als Mittel der Kriegführung (Bakterienkrieg) viel erforscht und für Sabotage-Akte auch angewandt wurde (Paris 1941: MAASSEN und GERMER, 1943; BERTRAM, 1947).

b) **Salmonellen-Enteritis:** Die wissenschaftliche Geschichte beginnt hier erst 1888 durch GAERTNERS Beschreibung des Bacterium enteritidis, obwohl tierpathogene Salmonellen schon zuvor bekannt geworden waren, so schon 1877 (3 Jahre vor dem Typhus-Bacterium) das Bacterium suipestifer KLEIN, 1885 das Bacterium cholerae suis SALMON, nach dem dann erst ab etwa 1935 die ganze Gattung (das Genus) benannt wurde. 1889 beschrieb KLEIN das Bacterium gallinarum und 1892 LOEFFLER das Bacterium typhi murium, dessen wichtige menschenpathogene Rolle 1893 durch KAEUSCHE in Breslau erkannt wurde (daher der in Deutschland gängige Name „Breslau-Bacillus"). 35 Jahre lang wurden dann alle diese Keime zusammen mit dem Schottmüller-Bacterium als Paratyphus-Bacillen bezeichnet und ihnen sowohl typhöse als enteritische Verläufe zugeschrieben, bis die sog. Kieler Schule (BITTER, SCHITTENHELM) zeigten, daß nur die letzteren ein typhöses, die anderen das diarrhoische Bild hervorrufen.

Merkwürdigerweise wurden bis dahin in der humanen Pathologie meist nur das Gärtner- und das Breslau-Bacterium beachtet, bis sich die Beschreibungen weiterer sog. „Paratyphus-Bacillen" aus allen Erdteilen häuften und vor allem KAUFFMANN (ab etwa 1930) sowie WHITE (1926) durch die *Antigen-Analyse* die moderne Einteilung schufen. Damit und durch die genaue Erforschung des natürlichen Vorkommens der Salmonellen-Typen ist die Zahl derselben (derzeit etwa 1000!) allerdings so angestiegen, daß sie nur noch für den Epidemiologen, nicht mehr für die Klinik von Bedeutung ist. Denn in der Art des hervorgerufenen Krankheitsbildes unterscheiden sie sich nur quantitativ, während freilich ihre verschiedene Tierpathogonität zusammen mit der Analyse der Infektketten für die Epidemie-Entstehung und die Veterinärmedizin wichtig ist.

Die enorme *Ausbreitung der Salmonellen* in neuester Zeit hängt mit der Zunahme des internationalen bzw. interkontinentalen Verkehrs- und Warenaustauschs zusammen, durch den diese Keime weithin verschleppt werden können; die Verfeinerung der menschlichen Ernährung, insbesondere auch die Zunahme des Gebrauchs konservierter Nahrungsmittel, z. B. Milch- und Eipulver, sowie die Steigerung des Fleischverzehrs im Laufe der letzten 100 Jahre haben der Bedeutung der Salmonellen-Enteritiden für den Menschen Vorschub geleistet. Umgekehrt hat man auch Versuche, Salmonellen zur Schädlingsbekämpfung zu benutzen (S. ratin als Rattenköder), gemacht, wegen der Gefahr für die Menschen aber wieder verworfen (HABS und HEINZ, 1951).

III. Erreger

1. Eigenschaften: Die Gattung (Genus) „Salmonella" gehört zusammen mit den Shigellen, der Coli-Gruppe, Proteus und Pseudomonas zur Familie der Enterobacteriaceae und umfaßt nach derzeitigem Stand etwa 1000 Typen. Der übliche Species-Begriff läßt sich innerhalb dieses Genus derzeit noch nicht anwenden, da Variabilitätsphänomene und Typentransformationen den Species-Merkmalen zuwiderlaufen. Man teilt deshalb das Genus in (Unter-)„Gruppen" ein, die nach ihrem jeweiligen Antigenaufbau gebildet werden, also auf serologischen, nicht aber morphologischen oder biochemischen Merkmalen beruhen. Eine eingehende Darstellung des derzeitigen Stands der Taxonomie findet sich bei HAUPT, 1964.

Die Salmonellen sind gramnegative, bewegliche Stäbchen unterschiedlicher Länge, ohne Sporenbildung, mit peritricher Geißelanordnung (mit Ausnahme der nur endständig begeißelten S. pullorum s. gallinarum), gedeihen leicht auf den üblichen Nährböden, verflüssigen Gelatine nicht (mit Ausnahme von S. abortus-bovis), bilden Säure und außer dem Typhusbacterium auch Gas aus Glucose (sowie Maltose, Mannit und Dextrin), nicht aber aus Lactose (sowie Saccharose, Adonit, Salicin und Harnstoff), reduzieren Nitrate zu Nitriten, bilden kein Indol und lassen Milch nicht gerinnen. Sie sind resistent gegen Einfrieren und verschiedene Substanzen wie Brillantgrün, Tetrathionat und Desoxycholat, gegen die andere, vor allem Colibakterien empfindlich sind.

Jedoch gibt es, wie erwähnt, in den biochemischen Leistungen einige Ausnahmen, so daß für die Aufnahme eines Keims in dieses Genus die Antigenstruktur entscheidet, nicht die Stoffwechselleistung. Manche antigen identische Typen lassen sich ferner teils durch diese letzteren, teils durch ihr Verhalten gegenüber Bakteriophagen (*Lysotypie*) in Untertypen unterteilen, so daß auch die Antigenstruktur allein nicht immer zur genauen Typenbestimmung ausreicht.

Die genannten biochemischen Leistungen werden im Labor bei der Anzüchtung und Erkennung der Keime benützt, so vor allem das Unvermögen zur Lactosespaltung beim Gebrauch lactosehaltiger Nährböden (Drigalski-, Endo-, Gassner-Platte etc.) und die Resistenz gegenüber Brillantgrün usw. bei den sog. Anreicherungsmethoden einschl. der Gallekultur. Sie helfen weiterhin, wie schon erwähnt, auch bei der Typenunterscheidung mit.

Dies trifft auch zu für die Heranziehung des *Verwendungsstoffwechsels* (H. BRAUN), besonders in Form der Ammonreihe nach HOHN und HERMANN (1936), bei der die Utilisation anorganischer N-Quellen untersucht wird: die Mehrzahl der Salmonellen sind „ammonstark", während S. typhi, paratyphi A, abortusovis u. a. „ammonschwach" sind. Im allgemeinen sind ammonschwache Typen stärker wirtsspezifisch, ammonstarke finden bei vielen Wirtsarten Haftmöglichkeit.

S. paratyphi B Schottmüller zeigt beim Wachstum auf Agarplatten eine charakteristische *Schleimwallbildung* um einzeln stehende Kolonien herum, die anderen Salmonellen, insbesondere dem nahestehenden Breslau-Bacterium fehlt, so daß hier also auch ein morphologisches Wachstumsmerkmal der Bakterienkolonie zur Erkennung benützt werden kann, ebenso wie bei der Unterscheidung der begeißelten H- von der unbegeißelten O-Form, bzw. der glatten S- von der rauhen R-Form, sowie der mukösen M- von der normalen N-Form solche *Wachstums-merkmale* gebraucht werden. Auch die V-Form (mit stark entwickeltem Vi-Antigen) läßt sich von der VW- und W-Form (mit geringem Vi-Gehalt) an der Transparenz der Plattenkultur unterscheiden.

Die Aufzählung einiger solcher biochemischer und kulturmorphologischer Eigenschaften der Gattung Salmonella soll schon hier zum Ausdruck bringen, daß die mikrobiologische Forschung inzwischen weit über das rein diagnostische Interesse, das die Klinik hat, vorgestoßen und die genaue Kenntnis des Genus Salmonella fast ein Spezialfach für sich geworden ist. Die Kenntnis der *Variabilitätsphänomene* der Salmonellen und ihrer z. T. heute schon nachweisbaren mathematisch-genetischen Gesetzmäßigkeiten ist für die weitere Forschung in der ganzen Mikrobiologie von großer Bedeutung (vgl. die eingangs erwähnte Schwierigkeit bei der Anwendung des Speciesbegriffs); Folgerungen für die klinische Diagnostik entstehen daraus jedoch — mindestens bis jetzt — nicht, so daß die Klinik in praxi an der „Konstanz der Arten" weiterhin festhalten kann.

Gewisse Beziehungen der Variabilitätsphänomene zur Klinik verdienen aber festgehalten zu werden, so etwa die Tatsache, daß die (stark Vi-haltigen) V-Formen ebenso wie die verschleimten M-Formen sich vorwiegend bei Ausscheidern und nicht bei hohem Fieber (JUDE und NICOLLE, 1953) finden, oder daß sich beim gleichen Kranken die Typhusbakterien im Blut nur in V-, im Stuhl nur in VW-Form finden können (KNAPP, 1948). Im ganzen genommen, läßt sich derzeit feststellen, daß die experimentelle Forschung nur noch geringe Beziehung zur Klinik besitzt. Ob sich aus ihr Folgerungen etwa für therapeutische und impfprophylaktische Fragen ziehen lassen werden, muß die Zukunft lehren.

Haltbarkeit: Alle Salmonellen besitzen eine beachtliche Vitalität, d. h. sie sind gegenüber ihrer Umgebung ziemlich widerstandsfähig.

In freier Umgebung, so auch in feuchter Erde, können sich manche bei günstigen Umständen mehrere Monate lebend erhalten, wobei sie aber gegen Licht und Austrocknung empfindlich sind. Während sie in sterilem Wasser bis zu 3 Monaten lebensfähig bleiben, werden sie zusammen mit anderen Keimen von diesen leicht überwuchert. Bei 65° können sie bis zu 1 Std überleben; 1%ige Sublimatlösung tötet sie erst in $^1/_2$ Std. UV-Licht wirkt dagegen rasch, wodurch sich überwiegend die „Selbstreinigung" von Gewässern usw. erklärt. Trotzdem muß damit gerechnet werden, daß Salmonellen sich besonders in stehenden Wässern, auch im küstennahen Meer wochenlang infektionstüchtig halten.

Es bestehen freilich in dieser Resistenz zwischen den verschiedenen Typen ganz erhebliche Unterschiede, wie vor allem die Studien über den Verwendungsstoffwechsel von H. BRAUN zeigen. Jedoch werden diese z. T. dadurch wieder ausgeglichen, daß auch eine weitgehende Adaptation an die gebotene Umwelt durch „Training" möglich ist. Prinzipiell kann man *anspruchsvolle Stämme,* die sich nur bei Anwesenheit zahlreicher Aminosäuren vermehren, von *anspruchslosen* unterscheiden, die anorganische N-haltige Substrate assimilieren. Die pathogenen Typen finden sich vorwiegend unter den ersteren. Doch konnte man artefiziell auch aus Typhus-, Paratyphus A und B-Stämmen anspruchslose Reihen gewinnen, was nicht nur die N-Quellen-Ausnutzung betrifft, sondern auch die der Kohlehydrate, das pH u. a. Dabei bestehen keine gesetzmäßigen Relationen zur Virulenz der Stämme.

Im lebenden Wirtsorganismus ist die Resistenz der Salmonellen praktisch unbegrenzt. Schon in Vogeleiern können sie sich bei Kälte beliebig lange halten. Im Wirtstier (Rinder, Nager usw.) wohl vorwiegend in lymphatischen Organen, und im Menschen, besonders im Knochenmark, werden sie zuweilen noch Jahre und Jahrzehnte nach der Primärinfektion voll infektionstüchtig angetroffen.

2. Morphologie: Die Länge eines Bacteriums des Genus Salmonella schwankt von 0,5—2,3 μ; die Geißeln werden bis 10 μ und mehr lang. In Kulturen können sich weit größere Involutionsformen von Faden- und Schüsselform bilden.

Das Elektronenmikroskop zeigt wie bei anderen Bakterien reichliche Kernsubstanz mit die Feulgen-Reaktion gebenden, also DNS-haltigen Chromosomen, Cytoplasma mit vielen (bis zu 50000) Ribosomen, Zellwand und Geißeln. Dem entspricht die Lokalisation der Hauptantigene: die *O- oder somatischen Antigene,* die sich am besten aus unbegeißelten R-Formen durch Behandlung mit Hitze und Alkohol isolieren lassen, entstammen dem Bakterienleib und sind thermostabil; das *Vi-Antigen* sitzt in der Peripherie des Bakterienkörpers, also Zellwand-nah, und ist thermostabil; die *H- oder Geißelantigene* finden sich bei den stark beweglichen S-Formen in größter Menge und werden durch Erhitzen auf 60°, sowie durch Alkohol und Säuren zerstört.

Die zahlreichen Variantenbildungen gehen also mit teils morphologischen, teils antigenen Veränderungen einher. Solche Varianten entstehen in vitro auch unter der Einwirkung spezifischer Bakteriophagen, sowie artefiziell durch Transduktion („Übertragung") von einem Typ zum anderen (ZINDER und LEDERBERG, 1952).

Wie oben erwähnt, gründet die Einteilung bzw. Erkennung der Salmonellen vorwiegend auf ihrem antigenen Verhalten, das zwar wohl auch zu ihrer jeweiligen Morphologie in Beziehung steht, ohne daß diese aber infolge ihrer Variabilität zur Systematik herangezogen werden kann. Nur die *Lysotypie,* das Ansprechen auf spezifische Bakteriophagen („Lochbildung" im Kolonienrasen auf Agarplatten) hat in praxi bei S. typhi und paratyphi B Bedeutung, da sie es erlaubt, innerhalb dieser Typen verschiedene Stämme zu unterscheiden, was für die epidemiologische Klärung von Infektketten wertvoll ist (CRAIGIE und FELIX, 1947).

3. Antigene: Der komplizierte Antigen-Aufbau der Salmonellen ist die Grundlage für das *Kauffmann-White-Schema* geworden, das heute allgemein für die taxonomische Bestimmung verwendet wird. Diese erfolgt mit Hilfe der Agglutination des betreffenden Stammes durch Kaninchenseren, die jeweils einen bekannten Gehalt an O- und H-Antigenen haben.

Nach den *O-Antigenen*, von denen heute über 35 bekannt sind, erfolgt die Zuteilung zu einer der etwa 25 Untergruppen A—E usw., wobei jede solche durch ein oder zwei O-Antigene charakterisiert ist, jeder Typ aber mehrere solche aufweisen kann (bis zu 4). So gehört zur Untergruppe A (charakteristisches O-Antigen II) nur die S. paratyphi A, zu B (O-Antigen IV) u. a. S. schottmuelleri, typhimurium, zu C (VI) S. paratyphi C, zu D (IX u. XII) S. typhi, das dazu noch das Vi-Antigen aufweist, und S. enteritidis Gärtner, zu E (III) S. anatum usw. Manche O-Antigene zeigen einen gesetzmäßigen ,,Formenwechsel", d. h. bei der Descendens eine Dissoziation ihres Vorkommens (Tab. 2).

Die weitere Unterteilung fußt auf den *H- oder Geißelantigenen*; diese unterliegen dem ,,Phasenwechsel". Dabei erfolgt im Verlauf des Kolonienwachstums die Ausbildung der Antigene in verschiedener, jeweils charakteristischer Reihenfolge. Man nennt diejenigen Antigene, die zu Beginn der Salmonellen-Forschung nur bei einem oder wenigen Typen aufgefunden wurden, ,,*spezifisch*", solche, die sich bei vielen Typen fanden, ,,*unspezifisch*"; jene werden gewöhnlich beim Wachstum zuerst angetroffen, was bei der Typenbestimmung zu beachten ist. Für die 1. Phase werden kleine Buchstaben, für die 2. arabische Ziffern verwendet. Es gibt mindestens 50 Antigene der ersten Phase (a—z, sodann z_{1-30} usw.), dagegen nur wenige der zweiten. Auf weitere Phasenwechsel ($a—\beta$) usw. soll hier nicht eingegangen werden.

Beispiel: S. schottmuelleri (I, IV, V, XII , b : 1,2) hat neben dem somatischen Gruppenantigen IV noch die O-Partialantigene I, V und XII, zeigt in der 1. (spezifischen) Phase das H-Antigen b, in der 2. (unspezifischen) den Komplex 1,2, es ist also diphasisch. S. typhi (IX, XII, Vi d : —) ist monophasisch-spezifisch.

Toxine: Die Salmonellen enthalten wie alle Enterobacteriaceae (Ausnahme: Shigella dysenteriae) keine echten Exo-, sondern nur *Endotoxine*, die sich bei den verschiedenen Arten in ihrer Giftwirkung wohl quantitativ, nicht aber qualitativ unterscheiden. Sie sind chemisch thermoresistente Lipopolysaccharide (BOIVIN u. Mitarb.) mit Molekulargewichten sehr unterschiedlicher Höhe (30000—900000), je nach dem für die verschiedenen Arten charakteristischen komplexen Kettenaufbau (Art und Sequenz der Monosaccharid-Untereinheiten). So ist zwar auch ihre antigene Wirkung relativ artspezifisch, nicht aber die Art ihrer Giftwirkung, die sich bei den Endotoxinen aller gramnegativen Bakterien im Prinzip gleicht (Näheres siehe bei: Pathogenese). Diese Endotoxine sind also mit den O- und H-Antigenen weitgehend identisch, finden sich in der Peripherie des Zelleibs noch als Lipopolysaccharid-Protein-Komplexe und verhalten sich nach Abtrennung des Proteinanteils wie Haptene. Ob der Lipoid- oder der Polysaccharid-Anteil die Toxizität bedingt, ist noch ungeklärt.

Die toxische Wirkung besteht u. a. besonders in der sog. *Pyrogenwirkung*, die eine erste Phase mit kurzer Inkubation (20—30 min) zeigt (direkte Toxinwirkung) und nach Abklingen derselben eine zweite, länger dauernde, hervorgerufen durch endogenes Pyrogen, das unter der Toxinwirkung vorwiegend aus Leukocyten freigesetzt wird. Gegen diese pyrogene Wirkung wird bei wiederholter Gabe zunehmende *Toleranz* erworben. Endotoxine vermögen in höherer Dosis im Versuchstier Schock und bei entsprechender Vorbehandlung das Shwartzman-Phänomen auszulösen. Sie lösen auch die Reaktion auf Stress mit den entsprechenden Zeichen der Leukocytenzahl, am RES und den Nebennieren aus (WOOD, WESTPHAL u. a.).

Nochmals sei aber betont, daß keinerlei Beziehung zwischen der Pathogenität eines gramnegativen Bacteriums und seinem Endotoxingehalt besteht; ebensowenig unterscheiden sich prinzipiell in dieser Beziehung die Salmonellen, die zu typhösen, von denen, die zu gastroenteritischen Bildern führen.

Tabelle 2. *Auszug aus dem Kauffmann-White-Schema (1953)*

Spezies bzw. Typ	Körper- (O-) Antigen	Geißel- (H-) Antigen	
		1. Phase	2. Phase
Untergruppe A			
S. paratyphi A	I, II, XII	a	—
Untergruppe B			
S. schottmuelleri	I, IV, V, XII	b	1, 2
S. typhimurium	I, IV, V, XII	i	1, 2
S. abortusequi	IV, XII	—	e, n, x
S. abortusbovis	I, IV, XXVII, XII	b	e, n, x
S. abortusovis	IV, XII	c	1, 6
S. stanley	IV, V, XII	d	1, 2
S. essen	IV, XII	g, m	—
S. brandenburg	IV, XII	l, v	e, n, z_{15}
und weitere Typen			
Untergruppe C			
S. paratyphi C	VI, VII, Vi	c	1, 5
S. choleraesuis	VI, VII	c	1, 5
S. choleraesuis var.			
kunzendorf	VI, VII	—	1, 5
S. typhisuis	VI, VII	c	1, 5
S. montevideo	VI, VII	g, m, s	—
S. thompson	VI, VII	k	1, 5
S. potsdam	VI, VII	l, v	e, n, z_{15}
S. muenchen	VI, VIII	d	1, 2
S. newport	VI, VIII	e, h	1, 2
und weitere Typen			
Untergruppe D			
S. sendai	I, IX, XII	a	1, 5
S. typhi	IX, XII, Vi	d	—
S. eastbourne	I, IX, XII	e, h	1, 5
S. berta	IX, XII	f, g, t	—
S. enteritidis	I, IX, XII	g, m	—
S. panama	I, IX, XII	l, v	1, 5
und weitere Typen			
Untergruppe E			
S. anatum	III, X	e, h	1, 6
S. nyborg	III, X	e, h	1, 7
S. meleagridis	III, X	e, h	1, w
S. selandia	III, XV	e, h	1, 7
S. newbrunswick	III, XV	l, v	1, 7
S. canoga	III, XV, XXXIV	g, s, t	—
S. illinois	III, XV, XXXIV	z_1 o	1, 5
S. senftenberg	I, III, XIX	g, s, t	—
S. taksony	I, III, XIX	i	z 6
und weitere Typen			
Untergruppe F und weitere			
17 Untergruppen			

4. Tierpathogenität: Ganz anders verhält sich diese bei den Salmonellen. Hier bestehen signifikante Unterschiede.

Natürliches Wirtsspektrum: Als Krankheitserreger kommen S. *typhi, paratyphi*
A, B schottmuelleri *und C* hirschfeldii (UHLENHUTH, 1908) *nur beim Menschen*
vor, und zwar stets nur als Erreger typhöser Erkrankungen. Ab und zu beschriebene Befunde von S. schottmuelleri bei Rindern sind zweifelhaft und beruhen
wahrscheinlich auf Verwechslungen, besonders mit S. java, deren Antigen-Aufbau
jener sehr ähnlich ist.

Demgegenüber haben alle *anderen Salmonellen* ihre natürlichen *Wirte inner-*
halb des Tierreichs, besonders bei Rindern, Schweinen, Nagetieren und Geflügel,
auch bei Kaltblütern, können aber *von dort auf den Menschen übertragen* werden
und rufen bei diesem eine gastroenteritische Erkrankung hervor. Manche von
ihnen sind bei bestimmten Tierarten standortgebunden, sind also die *Ereger pri-*
märer Tiersalmonellosen (Stutenabort = S. abortivoequina, Schafabort = S. abortusovis, Rattentyphus = S. enteritidis ratin, weiße Kükenruhr oder Pullorum-
seuche, bei erwachsenen Hühnern Geflügeltyphus = S. gallinarum s. pullorum,
Entenruhr = S. anatum u. a.), eine sog. sekundäre Tiersalmonellose ist die Schwei-
nepest, deren Erreger zwar ein Virus ist, bei der aber S. choleraesuis SALMON 1885
(= suipestifer KLEIN 1877, zur Untergruppe C gehörig) regelmäßig ausgeschieden
wird.

Eine Sonderstellung besitzt *S. choleraesuis* besonders als var. kunzendorf und america (vgl.
Tab. 2), die der S. paratyphi C sehr nahe steht und die sowohl bei typhösen als auch enteritischen Erkrankungen des Menschen gefunden wurde; es ist aber möglich, daß es sich dabei
doch nur um verschiedene, bislang nicht unterscheidbare Varianten von antigen gleichen Salmonellen handelt (BADER, 1953).

Experimentelle Tierpathogenität: S. typhi ist für Laboratoriumstiere nur wenig bis apathogen. Durch intraperitoneale oder subcutane Injektion in hohen Dosen können zwar Peritonitis
und Abscesse, intravenös auch Septicämie am Meerschweinchen und Kaninchen gesetzt werden. Durch orale Infektion ist es aber — ebenfalls mit großen Bakterienmengen — nur beim
Menschenaffen möglich, das klinische Bild des Typhus abdominalis zu erzeugen. — Ähnlich
verhält sich die S. paratyphi A, von der aber Mäuse durch Fütterungsinfektion getötet werden.
— S. schottmuelleri dagegen ist i.m. und s.c. stark pathogen für Meerschweinchen und Maus,
weniger für das Kaninchen, und erzeugt bei ihnen eine septische Infektion mit Schwellung des
lymphatischen Apparats und Blutungsneigung. — Die Salmonellen der Paratyphus C-Gruppe
sind auf allen Wegen pathogen für Kaninchen, Maus und Meerschweinchen, peroral für das
Schwein, i.m. auch für die Taube.

Demgegenüber sind die beim Menschen zur Enteritis führenden Salmonellen fast durchweg
mehr oder weniger stark pathogen für alle Versuchstiere und auf allen Infektionswegen, wobei
sich freilich im einzelnen bei verschiedenen Wirtsarten vielerlei Abweichungen finden. Hervorzuheben ist aber, daß sich zwischen ihnen und der S. schottmuelleri in dieser Beziehung kein
deutlicher Unterschied findet. Im Tierversuch verwischen sich also die im natürlichen Wirtsspektrum vorhandenen Unterschiede.

Schließlich sei schon hier angeführt, daß nach den Untersuchungen von GOODPASTURE
und ANDERSON (1937) die Chorioallantois des Hühnereis sich mit kleinen Mengen von Typhus-
bakterien infizieren läßt, wobei diese dann intracellulär in ektodermalen Epithelien gedeihen
und die Entwicklung des Fötus davon nur wenig gestört wird.

5. Kulturmethoden: Die Anzucht von Salmonellen aus dem Blut (bei den
typhösen Krankheiten oder einer Sepsis) erfolgt durch Gießen von Blutagarplatten
und Beschickung flüssiger Nährböden, am besten steriler Ochsengalle. Aus Stuhl,
Duodenalsaft, Urin, Eiter usw. werden Oberflächen-Kulturen auf Spezialnährböden angelegt, von denen der Endo-Agar (Fuchsin-Lactose-Agar) immer noch
der bekannteste ist (weitere sind: Drigalski-, Gaßner-, Leifson-, MacConkey-Agar,
Wismut-Sulfit-Agar, auf dem Salmonellen-Kolonien durch H_2S-Bildung schwarz
aussehen). Alle diese Nährböden lassen entweder Colibakterien durch ihre Lactosespaltung erkennen oder hemmen das Wachstum anderer Stuhl- usw. Keime; sie
werden deshalb auch *Selektivnährböden* genannt. Zur Anreicherung aus Stuhl werden flüssige Nährböden mit Zusätzen von Stoffen benützt, gegen die Salmonellen
resistent sind (Tetrathionat, Selenit u. a., vgl. oben); sie müssen nach 1 bis 2
Tagen auf feste Nährböden ausgesät werden, um Einzelkolonien zu erzielen.

Verdächtige Kolonien werden entweder erst zwecks Reinkultur abgestochen oder sogleich zur Identifizierung kulturellen biochemischen Tests („bunte Reihe") und der „Probeagglutination" in einem Tropfen verdünnten Testserums auf dem Objektträger unterworfen. Die für die bunte Reihe wichtigsten Eigenschaften sind

Tabelle 3. *Biochemisches Verhalten einiger Salmonellen-Typen*

Typ	Lactose	Arabinose	Rhamnose	Xylose	H_2S Bildung	Indol-Bildung	Lactose-Agar Oberflächenkultur	Glucose-Agar Stichkultur
Salmonella typhi	—	v	—	+	±	—	—	S
paratyphi A.	—	+	+	—	±	—	alk.	SG
B schottmuelleri	—	+	v	+	+	—	alk.	SG
typhi murium (Breslau) . .	—	+	v	v	+	—	alk.	SG
choleraesuis	—	—	+	+	+	—	alk.	SG
enteritidis (Gärtner) . . .	—	v	+	+	+	—	alk.	SG
Escherichia coli	+	+	+	+	—	+	säuernd	SG

Zeichenerklärung: v = variabel, alk. = alkalisierend, S = Säurebildung, G = Gasbildung.

in Tab. 3 zusammengefaßt. Die weitere Antigen-Analyse erfolgt nach Reinkultur des Stammes und Herstellung einer Bakterienaufschwemmung aus ihr in vitro entsprechend dem Kauffmann-White-Schema.

WOHLRAB (1964) hat Mindestforderungen an die Untersuchungsmethodik auf Salmonellen präzisiert.

Auf die Untersuchung des Patientenserums auf *Agglutinine* (*Gruber-Widal-Reaktion*) wird beim Abschnitt „Diagnostische Hilfsmittel" eingegangen werden.

A. Die typhösen Salmonellosen

Die saubere Trennung zwischen typhösen und gastroenteritischen Verläufen entspricht nicht nur dem klinischen Bedürfnis, sondern hat auch in der jetzt gültigen Nomenklatur ihren Ausdruck gefunden, die das Wort „Paratyphus" nur noch den durch S. schottmuelleri, paratyphi A und C sowie S. sendai („Paratyphus K") hervorgerufenen Salmonellosen vorbehält, es aber für sämtliche enteritische ablehnt.

Diese Trennung wurde zuerst von der „Kieler Schule" (BITTER, SCHITTENHELM) um 1930 richtig erkannt, zwar seither oft bezweifelt, im Grunde jedoch immer wieder bestätigt. Im angloamerikanischen Schrifttum ist sie unbekannt. Ihre Außerachtlassung beruht zumeist auf Fehldeutung der klinischen Bilder, oder man beruft sich auf Beobachtungen von typhösen Erkrankungen durch an sich enteritische Salmonellen, die gewöhnlich durch das Übersehen von Doppel- und Tripelinfektionen mit Salmonellen zu erklären und weit häufiger sind, als sie mikrobiologisch erkannt werden. Zuweilen werden gegen die saubere Trennung typhöser und enteritischer Verläufe und die „Spezifität" ihrer Erreger auch Anzüchtungen von Enteritis-Typen aus dem Patientenblut angeführt, wobei dann der pathogenetische Unterschied von typhöser Erkrankung und Salmonellen-Sepsis verkannt wird, zu welch letzterer gerade auch die Enteritis-Typen führen können (siehe unten). Die strenge Trennung findet, wie oben gezeigt, ihre theoretische und experimentelle Begründung in den Empfänglichkeitsverhältnissen, indem erstere reine Anthropo-, letztere dagegen Anthropozoonosen sind.

Die Darstellung beider Verlaufstypen erfolgt daher im Folgenden in getrennten Abschnitten (A und B), da Pathologie, Pathogenese und Klinik bei ihnen prinzipiell verschieden sind. Dagegen kommen lokale Salmonellen-Prozesse einschl. aus ihnen hervorgehender Sepsis (C) sowie die chronischen Keimausscheider (D) wiederum bei Infektionen mit allen Salmonellen-Typen in prinzipiell gleicher Weise vor und werden daher wieder gemeinsam besprochen werden.

IV. Pathologisch-anatomische Befunde

Der kennzeichnende und „klassische" *makroskopische Leichenbefund* der typhösen Krankheiten ist die Veränderung, die sich an den *Peyerschen Platten* abspielt, und zwar besonders *im unteren Ileum und Coecum.* Sie spielt sich in den Stadien der markigen Schwellung, Nekrose, Verschorfung, Geschwürsreinigung und -vernarbung ab. Im Falle eines Rezidivs werden wiederum neue Platten befallen, und daher läßt sich am Befund der *Darmgeschwüre* in verschiedenen Stadien die Zahl der Rezidive ablesen. Stadium und Tiefe der Geschwüre führen auch zu den typischen todesursächlichen Komplikationen der Typhosen, Darmblutung und Darmperforation mit anschließender diffuser Peritonitis.

Von prinzipieller Bedeutung ist, daß die Zahl der befallenen Platten in keinem Verhältnis zur Schwere des Verlaufs steht; ja, dieser einzige typische Organbefund kann, auch bei schwerem Verlauf, völlig fehlen, so besonders beim Typhus der Kleinkinder und Säuglinge, und er fehlt beim Paratyphus C sogar fast immer. Er ist also keine Conditio sine qua non für die anatomische Typhusdiagnose! Wohl aber ist eine *Schwellung von mesenterialen Lymphknoten* immer vorhanden (auch beim Kindertyphus und Paratyphus C), so daß dieser viel weniger in die Augen fallende Befund für die anatomische Typhusdiagnose entscheidend und wichtiger ist als das Vorhandensein von Darmgeschwüren. Diese Tatsache ist für die Deutung der Pathogenese von großer Bedeutung (vgl. unten).

Zahl, Größe und Sitz der klassischen *Darmgeschwüre* sind wechselnd; ihr Stadium und ihre Ausbildung z. Z. des Todes sind heutzutage auch von der durchgeführten Therapie abhängig. Man sieht „toxische" Frühtodesfälle ohne oder mit nur ein bis zwei befallenen Platten. Die Typhusgeschwüre können zuweilen einen hämorrhagischen Charakter zeigen oder bis zum Konfluieren gehäuft sein. Sie können aber auch sehr diskret und zuweilen in atypischem Sitz bis zum Jejunum reichen oder im Dünndarm fehlen und nur in Teilen oder im ganzen Colon verbreitet sein (Colotyphus) und hier ein beinahe Ruhr-ähnliches Bild erzeugen, das sich dann auch im klinischen Bilde gezeigt zu haben pflegt. Es leuchtet ein, daß überhaupt die Darmsymptomatik im klinischen Verlauf (Schwere oder Fehlen von Durchfällen) dem Sitz und der Zahl der Geschwüre zu entsprechen pflegt, ebenso wie die Bakterienausscheidung im Stuhl, die beim Fehlen von Darmgeschwüren überhaupt ausbleibt.

Die *extraintestinale Lymphknotenschwellung* betrifft in erster Linie, wie gesagt, die mesenterialen Knoten in mehr/weniger großem Anteil, zuweilen auch hier nur wenige. Sie kann sich aber auch auf andere Regionen erstrecken, so auf die am Magen und der Leberpforte gelegenen, ja auch die bronchialen und cervicalen Knoten betreffen oder gar generalisiert sein. Die befallenen Lymphknoten sind im Schnitt weißgrau, hyperämisch, in schweren Fällen hämorrhagisch, sie können nekrotisieren, was selten von durchgebrochenen Mesenterialknoten aus sogar zur diffusen Peritonitis führen kann, bei der dann im Gegensatz zur Darmperforation im Peritoneal-Exsudat eine Reinkultur von Typhus-Bakterien angetroffen wird.

Zum makroskopischen Bild von an Typhus Gestorbenen gehören außer den besprochenen Veränderungen am Lymphapparat:

die *Schwellung der Milz*, die eine Konsistenz hat, die nicht so zerfließlich ist wie bei vielen Sepsisfällen, aber doch weicher und blutreicher als bei reinen Hyperplasien, wobei sie freilich je nach dem Krankheitsstadium wechselt und nach anfänglich hochgradiger Schwellung später wieder kleiner und fester wird;

die Zenkersche wachsartige, schollige *Muskeldegeneration*, besonders im Musculus rectus abdominis und den Oberschenkel-Adductoren;

weiterhin je nach Lage des Falles, also nicht obligat schon mit bloßem Auge sichtbare Schädigungen des Herzmuskels („Myokarditis"), der Gefäßwände, besonders im Sinne der Thrombophlebitis (aber auch Intimaschäden der Arterien), der Lungen (Bronchopneumonie), des Kehlkopfs („Decubitus", Ulcerationen am Aryknorpel, Perichondritis, Ödem), der Leber (bis zur „gelben Dystrophie"), der Gallenwege (Cholangitis), des Knochenmarks (Einschmelzungen und Hämorrhagien) usw.

Das histologische Bild der typhösen Krankheiten, das selbstverständlich auch vom Krankheitsstadium abhängt, ist im Prinzip durch das sog. „*Typhom*" gekennzeichnet, also knötchenartige Zellwucherungen oder Granulome, von VIRCHOW als „Lymphome" bezeichnet, die sich besonders typisch im Leberparenchym, aber prinzipiell gleichartig auch in der Milz, den Lymphknoten, Gefäßwänden, in den Roseolen und anderwärts wiederfinden und im ausgebildeten Zustand die sog. *Typhuszellen*, also histiocytäre und vacuolisierte Makrophagen enthalten. „Das Schockorgan für die typhöse Anaphylaxie ist das syncytiale Reticulum der lymphatischen Gewebe" (RÖSSLE, 1948).

Typhome und Typhuszellen sind also Reaktionsformen des RES, als solche zwar typisch, aber keineswegs „spezifisch". Sie sind, wie RÖSSLE sagt, der Beweis dafür, „daß es sich beim Abdominaltyphus des Menschen um ein Beispiel einer sog. infektiösen Allergie handelt, d. h. solcher Krankheiten, bei denen die aus Leibessubstanzen der Erreger durch Absonderung oder Auflösung freiwerdenden Antigene (Anaphylaktogene) zu einer Sensibilisierung des infizierten Organismus führen."

Neben dieser „produktiven" kommt es aber auch zu mehr/weniger starker *nekrotisierender Entzündung*, sei's in nur kleinsten Herden innerhalb der Typhome, sei's in konfluierend größeren Bezirken, besonders in den befallenen lymphatischen Geweben und im Knochenmark. RÖSSLE vergleicht die „Massennekrose des mit Antigen beladenen Gewebes ... unter sichtbarer Absperrung des betroffenen Gewebsteiles aus der Zirkulation und einer folgenden sequestrierenden entzündlichen Abstoßung des vergifteten Teils mit Geschwürsbildung" dem histologischen Substrat des Arthus-Phänomens, zu dem bekanntlich in besonders akuten Fällen auch hämorrhagische Gewebsdurchsetzung hinzutreten kann.

In der Diskussion über die Entstehungsweise dieser histologischen Zeichen des Typhus hat seit CHRISTELLER (1928), dem wir die grundlegenden Beschreibungen verdanken, die Frage eine große Rolle gespielt, ob sie durch Ansiedlung von lebenden Typhus-Bakterien oder durch deren Zerfall unter Freigabe ihrer „Endotoxine" entstehen oder ohne solch direkte lokale Gewebsvergiftung. Die Keimarmut der frischen Gewebsveränderungen ist den Pathologen immer wieder aufgefallen; erst in den geschwürig zerfallenen Gewebsteilen finden sich reichlich Bakterien, in den oberflächlichen Geschwüren des Darms auch apathogene Darmkeime. Andererseits können sich solche reichlicher auch um Gefäße herum ansammeln, so besonders typisch in den Roseolen, die SCHOTTMÜLLER deshalb als Bakterien-Embolien bezeichnet hat. Dabei ist aber zu bedenken, daß das Aufschießen derselben erst gegen Ende des Continua-Stadiums, also zu einer Zeit erfolgt, wo die Gewebsallergie schon zur sequestrierenden Entzündung übergeht, sich also auch anderswo Bakterien reichlich finden lassen.

Was von den Pathologen bislang wenig beachtet wurde, ist die von GOODPASTURE und ANDERSEN 1937 beschriebene *intracelluläre Lagerung von Typhusbakterien*, die freilich immer nur in spärlicher Zahl angetroffen wird und in der Leber vor allem die Kupfferschen Sternzellen betrifft. Sie dürften auch in den vakuolisierten „Typhuszellen" anzutreffen und im Grunde Anlaß zu deren Bildung sein.

Abschließend sei erwähnt, daß W. DÖRR (1957) zur Frage eines *therapeutisch bedingten Gestaltwandels* des Typhus sagt, daß „gegenüber einzelnen Mitteilungen über ein verändertes morphisches Verhalten des Typhus Zurückhaltung am Platze" sei. Die klinisch zweifelsfreien Erfolge des Chloromycetins führten nicht „zu wirklich veränderten, abgewandelten pathologisch-anatomischen Bildern."

V. Pathogenese

Von jeher ist der Typhus für die Infektionslehre das große Paradigma und der Prüfstein und haben sich gerade die Theoretiker um seine pathogenetische Erklärung bemüht. Man kann rückblickend dabei eine ganze Reihe von „*Typhus-Theorien*" unterscheiden, die sich freilich vielfach überschneiden und durchweg aus dem Gesichtswinkel des Spezialfachs ihrer Schöpfer entstanden und auch danach in ihrer jeweiligen Einseitigkeit zu beurteilen sind. Ein historischer Überblick zeigt etwa Folgendes:

1. *Die mikrobiologische Toxin-Theorie:* Sie versucht, das Krankheitsbild aus Eigenschaften des Erregers zu erklären. Dabei spielt seit der Entdeckung desselben 1880 die experimentelle Analyse der Leibessubstanzen des Bacteriums, seien es seine *Endotoxine*, seien es die verschiedenen *Antigene* die Hauptrolle. Ein ausgedehntes Studium hat, wie oben kurz besprochen, umfangreiches Wissen über die Endotoxinwirkungen im Tierversuch, ihren Chemismus, ihre Stoffwechselwirkungen sowie über die Rolle der verschiedenen Antigene im Krankheitsverlauf (besonders des Vi-Antigens) angehäuft. Wesentliche Konsequenzen für die Klinik, besonders die Therapie (etwa im Sinne eines Heilserums) haben sich daraus nicht ergeben, und es mag bitter erscheinen, wenn ein Mikrobiologe vom Range H. SCHMIDTs 1955 nach seiner vorzüglichen Darstellung dieses Wissensstoffs über die Leibessubstanzen der Keime feststellt: „Aber stets fehlte bei allen Giftstoffen bei Mäusen am Kaninchen am Vergiftungsbild das typisch „Typhöse" des Krankheitsbildes, wie es der typhuskranke Mensch bietet", oder wenn man bei JAWETZ, MELNICK und ADELBERG (1963) kurz und trocken lesen muß: „Es besteht keine Beziehung zwischen der Pathogenität eines gramnegativen Keimes und seinem Endotoxingehalt."

2. *Die septische Theorie;* SCHOTTMÜLLER, dem wir die pathogenetische Aufklärung der Sepsis und damit die heute noch gültige Sepsis-Lehre verdanken, hat schon 1902 den Typhus der Sepsis unterordnen wollen und das noch 1926 in der 1. Auflage des Handbuches der inneren Medizin eingehend dargestellt. Sein Schüler BINGOLD hat in der 4. Auflage 1952 das Unzureichende dieser Theorie offen zugegeben.

3. *Die Anaphylaktogen-Theorie* von E. FRIEDBERGER (1911) hat zweifellos erstmals die richtige Erkenntnis berücksichtigt, daß zu einer Typhus-Theorie ein Sensibilisierungsvorgang herangezogen werden muß. Der Denkweise seiner Zeit entsprechend sah dieser Autor aber das Wesen eines solchen auch noch in einer Erregereigenschaft, der Abspaltung eines allen Bakterien eigenen einheitlichen Eiweißstoffes, seines sog. Anaphylatoxins.

4. *Celluläre Theorien* könnte man diejenigen nennen, die allein von der Histologie aus den Typhus zu erklären versuchten als „spleno-mesaraische Leukomyelotoxikose" (E. FRANK, 1916) oder allgemeiner als eine besonders geartete, nur dem Typhus spezifisch zugehörige zellige Reaktion (MALLORY, 1920).

5. *Die enterogene Theorie* sieht in einem Darmgeschwür („Primäraffekt") die primäre Schädigung durch den Erreger (Affectio), in der Reaktion des angegriffenen Gewebes die Abwehr (Defensio), beide spezifisch toxinbedingt, und zu hämato- und lymphogener Ausbreitung führend, dann schließlich in der Restitutio einen zur Heilung führenden unspezifischen Prozeß. In seiner eingehenden Typhus-Bearbeitung hat vor allem S. GRÄFF (1918) als pathologischer Anatom diese Theorie vertreten, kommt aber selbst zu dem Schluß, daß „von der pathologischen Anatomie eine restlose Aufklärung über die Pathogenese des Typhus nicht zu erwarten sei."

6. *Die neurogene Theorie* stammt — wiederum weitgehend zeitbedingt — vorwiegend von J. REILLY; wir werden sie noch näher zu berücksichtigen haben. Seine Gruppe zeigte, daß in vielen Tierarten (Kaninchen, Meerschweinchen, Katze, Hund, Affe) ein typisches Typhus-Syndrom hervorgerufen werden kann, wenn man wie wenige Typhus-Bakterien operativ direkt in das Ganglion splanchnicum einbringt, daß dies auch mit einer geringen Menge von „Toxin", ja sogar ohne solches durch elektrische oder chemische Reizung des Ganglions gelinge. Der Typhus ist demnach ausschließlich vom autonomen Nervensystem erzeugt, und das Typhus-Bacterium hat nur die Bedeutung, daß es den „richtigen" Reiz am „richtigen" Ort setzt, der aber experimentell auch auf ganz andere Weise gesetzt werden kann und daher nicht für den Erreger spezifisch ist. Spezifisch sei vielmehr nur die Reaktion einer bestimmten Gruppe von Nervenzellen auf unspezifische Reize.

7. *Die infektiös-allergische Theorie* des Typhus liegt seiner pathogenetischen Deutung als Prototyp einer cyclischen Infektionskrankheit zugrunde (HÖRING, 1938 und 1943) und wurde dann auch von pathologisch-anatomischer Seite mit der Einreihung des Typhus in die *spezifischen Granulomatosen* durch R. RÖSSLE (1948) aufgenommen, der hierdurch „eine solche Theorie des Typhus" zu geben beansprucht, die „imstande ist, das Vollbild der Krankheit, wenigstens nach ihren wesentlichen Eigentümlichkeiten klinischer und anatomischer Art zu erklären."

Wie bei jeder cyclischen Infektionskrankheit ist das Grundprinzip der Pathogenese der Übergang vom Zustand der Empfänglichkeit in den der Unempfänglichkeit. Die Besprechung der Pathogenese gliedert sich also in die Darstellung unserer Kenntnisse über die Typhus-Empfänglichkeit, die Mittel und Wege der Umstellung und die Grundlagen der Unempfänglichkeit bzw. Immunität, wobei neben den allgemeingültigen pathogenetischen Gesetzen aller cyclischen Krankheiten besonders auf das zu achten sein wird, was dem Typhus allein eigen ist.

1. *Die Typhus-Empfänglichkeit* ist, wie erwähnt, eine alleinige Eigenschaft der Species Homo sapiens, d. h. der Typhus ist eine reine Anthroponose. Dies gilt auch, wie gezeigt, für alle anderen typhös verlaufenden Salmonellosen; Besonderheiten von deren Pathogenesen, die von der des klassischen Typhus abweichen, werden in den diesbezüglichen Abschnitten erwähnt werden.

Während man nun im allgemeinen keine pathogenetische „Erklärung" für die Empfänglichkeit einer Wirtsart gegenüber den für sie pathogenen Mikroorganismen geben kann und diese einfach als naturgegeben hinnehmen muß, sind wir durch die Forschungen von REILLY u. Mitarb. aus den dreißiger Jahren in der glücklichen Lage, wenigstens *einen* Grund für die Empfänglichkeit des Menschen für das Typhus-Bacterium angeben zu können. Dies ist eine nur beim Menschen vorhandene *Durchlässigkeit der Darmwand* für das Typhus-Bacterium. REILLY konnte nämlich zeigen, daß eine ganze Reihe von Tierarten das Vollbild des Typhus, einschl. Übergang in Heilung und erworbene Immunität, entwickeln, wenn man nur einige wenige Typhus-Bakterien operativ direkt in deren Mesenteriallymphknoten einbringt. Unter natürlichen Verhältnissen haftet die Infektion bei ihnen offensichtlich also nur deshalb nicht, weil ihre Darmwand für den Keim undurchdringlich ist.

Über die Typhus-Empfänglichkeit in der mikroskopischen Größenordnung besitzen wir die vortrefflichen Studien von GOODPASTURE und ANDERSEN, 1937.

Ausdrücklich betonte GOODPASTURE, daß zwar ausgedehnte Untersuchungen über natürliche Resistenz vorlägen, man aber offensichtlich das Studium der Empfänglichkeitsmechanismen in der experimentellen Forschung gegenüber dem der „Abwehr" fast völlig vernachlässigt habe. Als Methode wandte er die *Beimpfung der Chorioallantois* des Hühnerembryos mit Reinkulturen von Bakterien in kleinster Dosis an, um die Frühstadien der Infektion zu verfolgen. Es ergab sich, daß Staphylococcus aureus, Streptococcus haemolyticus und Diphtheriebakterien nie, Typhus-, Tuberkelbakterien und Brucellen aber stets in der Lage waren, den Intracellularraum zu Wachstum und Vermehrung zu benutzen. Das Typhus-Bacterium lokalisierte sich in der Chorioallantois *ausschließlich in ektodermalen Epithelien*, die Brucellen in solchen und mesodermalen Zellen, während Tuberkelbakterien vorwiegend von letzteren aufgenommen wurden.

Aus allem ergibt sich, daß die Erreger cyclischer Krankheiten schon im Hühnerei ihre Befähigung zu langfristigem intracellulärem Aufenthalt zeigen, während diejenigen von Lokalinfektionen dazu nicht fähig sind und höchstens der polymorphkernigen Phagocytose anheimfallen. GOODPASTURE hat dies dann an menschlichem Typhus-Autopsiematerial zu bestätigen gesucht und gefunden, daß einerseits in iliakalen und mesenterialen Lymphknoten junge Plasmazellen auftreten, die mit kleinen, offensichtlich gut erhaltenen Typhus-Bakterien angefüllt sind, andererseits große gramnegative Bacillenleiber in Makrophagen dort zu finden sind, wo ein Zerfall lymphoiden Gewebes stattfindet. In der Leber fand er kleine gut erhaltene Stäbchen in intakten Sternzellen. Er folgert, daß intakte junge Plasma- bzw. RES-Zellen die Typhus-Bakterien schon während der Inkubation und über die ganze Krankheitszeit beherbergen und die Keime „gut ernähren und schützen". Der Intracellularraum des RES-Gewebes ist also, wie bei anderen cyclischen Infektionen, so auch für das Typhus-Bacterium empfänglich.

Aus diesen experimentellen Erkenntnissen von REILLY und GOODPASTURE ergibt sich das Verständnis für das *statistische* Verhalten der Typhus-Empfänglichkeit: der *Kontagionsindex* beträgt beim Typhus ca. 0,2, d. h. von fünf Infizierten erkrankt durchschnittlich nur einer (vgl. auch bei „Epidemiologie"), und der Kontagionsindex ist zudem stark altersabhängig, indem er bis zum 15. Lebensjahr ansteigt und etwa vom 30. an wieder abfällt. Was die für das Haften der Infektion nötige *Keimzahl* angeht, so wird allgemein anerkannt, daß im Prinzip die Ein-Keim-Infektion für die Entstehung der Krankheit ausreicht, was prinzipiell für alle cyclischen Krankheiten zutrifft. Die Durchwanderung der menschlichen Darmwand und das Gelingen der intracellulären Ansiedlung des Typhus-Bacteriums sind individuell von so vielen Einflüssen abhängig, daß daraus der geringe Kontagionsindex sowie die Unabhängigkeit von der Keimzahl, d. h. die schwankende Empfänglichkeit des Menschen für die Haftung der Infektion verständlich wird.

Sehr beachtlich sind dazu auch die statistischen Erkenntnisse von RAETTIG über die große Bedeutung einer „unspezifischen Grundimmunität", die er aus dem Krankengut der großen Mecklenburgischen Nachkriegsepidemie 1946—1948 ableitet. Er stützt sich dabei auf zwei Nachweise, einmal die nach beiden Kriegen aufgetretene stark erhöhte Morbidität der Frauen (geimpften und nicht geimpften) und die auffallende Resistenz von Tuberkulösen gegen den Typhus. Er unterstreicht, daß die Durchlässigkeit der Darmwand für die Typhus-Infektion offenbar durch unspezifisches Training herabgesetzt werden könne. Diese Verhältnisse zeigen eindrucksvoll, daß die Typhus-Empfänglichkeit nicht nur vom Lebensalter, sondern von vielerlei sozialen und akzidentellen Umwelteinflüssen abhängt, was hier im einzelnen aufzuzeigen zu weit führen würde.

Entscheidend für das Ingangkommen der Erkrankung ist nun freilich erst das Geschehen, das sich an das Eindringen und die Ansiedlung des ersten Keims im Intracellularraum anschließt: *die Fähigkeit des Wirtsorganismus, sich nun gegen den Keim zu sensibilisieren.*

Warum dies nur bei den typhösen Salmonellen geschieht, während ein Eindringen von enteritischen Salmonellen in die Mesenteriallymphknoten allenfalls zu einer Salmonellen-Sepsis, nie aber zur Immunitätsbildung führt, bleibt eine naturgegebene, irgendwie genetisch bedingte Tatsache, die damit in engem Zusammenhang stehen muß, daß die typhöse Erkrankung eben artgebunden ist, während die enteritischen Salmonellosen Zoonosen sind, d. h. zumeist keine so enge Wirtsspezifität besitzen.

In dieser Sensibilisierungsfähigkeit des Menschen liegt denn auch das eigentliche Hauptproblem der Typhus-Empfänglichkeit.

2. Die eigentliche *Umstellung von Empfänglichkeit zu Immunität* erfolgt nun im Laufe der klinischen Erkrankung. Das Schema der Stadienbildung, in der dies abläuft, ist in Tab. 4 (aus HÖRING, 1938) wiedergegeben.

Der *Zeitfaktor*, der beim Typhus die Sensibilisierung beherrscht, ist im Vergleich zu anderen cyclischen Krankheiten ausgesprochen *träge*. Daher schon die lange Inkubation, in der sich bereits durch die Vorgänge in den mesenterialen Lymphknoten der weitere Verlauf entscheidet. Von ihnen aus kommt schon zu Ende der Inkubation die Bakteriämie über die zentripetalen Lymphwege und den Ductus thoracicus zustande, die aber im Gegensatz zu jeder Sepsis auch im weiteren Verlauf *stets nur geringe Keimzahlen* aufweist, gewöhnlich 1—5 Keime pro ccm Blut, also immer gezügelt bleibt und damit wohl eher als ein aktives Einlassen der Keime durch den Wirtsorganismus, nicht als ein „Unglücksfall" oder Überfall durch den Keim zu deuten ist.

Die geringen *Keimzahlen* auch bei schwerem Verlauf sind auch den pathologischen Anatomen örtlich in allen frischen Reaktionsherden der Gewebe, den Lymphknoten im Darm und Gekröse wie erst recht den Lymphomen in Leber und Milz aufgefallen. Sie steigen erst bei nekrotischem Zerfall an, besonders in den Darmgeschwüren. Daß diese also erst eine sekundäre und zudem nur fakultative Erscheinung beim Typhus sind, wurde oben (S. u.) schon aufgezeigt. Im Generalisationsstadium hängt Schwere und Dauer des Krankheitsverlaufs noch nicht von ihnen, sondern nur von den Gewebsmanifestationen der zunehmenden *Hyperergie*, also der Intensität der infektiösen Granulomatose ab, wie auch ROESSLE betont. Diese kann *ausnahmsweise*, z. B. bei zusätzlicher Allergisierung durch eine Inkubations-Schutzimpfung, aber so *heftig* werden, daß sie lokal den Charakter des Arthus-Phänomens, das ROESSLE schon bei mittlerer Ausprägung der typhösen Gewebsreaktion seiner Deutung zugrundelegt, überschreitet und zu dem des *Shwartzman-Phänomens* ausartet; dabei kommt es dann zu hämorrhagischer Einschmelzung der granulomatösen Gewebsherde oder zur Nekrose ohne Granulombildung und so meist zum Exitus unter den Zeichen des schweren generalisierten Schocks.

Tabelle 4. *Typhusstadien*

	I	II	III	IV
Dauer	1—3 Wochen	1—3 Wochen	2—5 Wochen	Jahre
Pathogenetisches Stadium	Inkubation	Generalisation	Organmanifestation	Krankheitsimmunität
Klinisches Stadium	prodromale	incrementiacmis	decrementi	Rekonvaleszenz
Fieber	frei, subfebril	staffelförmig zur Continua	amphibolicum	fieberfrei
Symptome	—	Milztumor, Roseolen	Darmerscheinungen	—
Pathologisch-anatomische Stadien	(Primäraffekt)	markige Schwellung	Ulceration, Reinigung	Restitutio ad integr.
Empfindlichkeit und Empfänglichkeit	empfänglich	überempfindlich	unterempfindlich, unempfindlich	langsam wieder zunehmend empfänglich
Gruber-Widalsche Reaktion	—	— +	++ +++	+ ± —
Typhusbacillennachweis im	—	Blut	Stuhl u. Urin (auch Sputum)	(bei Bacillenausscheidern in Galle, Stuhl, Urin)

Durchschnittlich handelt es sich nur um einen *zeitlich begrenzten protrahierten Schock*, aus dem sich, wie auch ROESSLE ausführt, weitgehend die Symptomatik des Typhus verstehen läßt.

Findet die Hyperergisierung träge und beinahe unbemerkt statt, so resultiert nur das Bild des *Typhus ambulatorius*, bei dem dann im Blut die Erreger meist nur kurzfristig und besonders spärlich zu finden sind, während sie — bei vorhandenen Darmgeschwüren — im Stuhl reichlich vorhanden sein können. Dieses Bild ist auch das übliche beim typischen *Greisentyphus*, während beim schweren Kindertyphus höhere Keimzahlen im Blut und wenige oder keine im Stuhl zu finden sind.

Der „protrahierte Schock" durchläuft in seiner Symptomatik die *Stadien der „vegetativen Gesamtumschaltung"* von F. HOFF, wie ich es im einzelnen schon 1943 ausgeführt habe, weshalb ich hier — auch aus Raumgründen — darauf verzichte. Die Kenntnis der nervösen Steuerung dieses Geschehens im Menschen ist aber wichtig, um für die Deutung der Typhus-Pathogenese durch REILLY Verständnis zu haben, der, wie oben gesagt, das Vollbild des Typhus im Tierversuch durch bloße unspezifische Reizung des N. splanchnicus erzeugt haben will. Das Bild des Typhus ist in der Tat dadurch gekennzeichnet, daß es zu einem vom Lymphapparat des Bauchraums ausgehenden protrahierten Schock kommt, der, mindestens im Generalisationsstadium, sonst wenig Krankheitsspezifisches aufweist. Deshalb haben die Kliniker von jeher betont, daß man bei „Status febrilis ohne führende Organzeichen" an Typhus denken muß.

Zur Pathogenese einzelner Typhus-Symptome sei hier nur bemerkt, daß es nach dem Gesagten unnötig ist, etwa den Grund für die typische *Leukopenie* in einer — im Tierversuch freilich leicht demonstrablen — derartigen Typhustoxin-Wirkung zu suchen.

Die langdauernde Leukopenie nach vorausgegangener kurzer leukocytotischer Phase in den ersten Krankheitstagen entspricht vielmehr den Regeln des hyperergischen Schocks bzw. der vegetativen Umschaltung, hat nur beim Typhus ihren besonderen, krankheitsspezifischen

Zeitfaktor. Als Durchgangsphase findet sich die Leukopenie bei allen cyclischen Krankheiten im Generalisationsstadium, so auch bei den Viruskrankheiten. Nur ist dieses Stadium bei den anderen Krankheiten meist viel kürzer als beim Typhus. Es sei deshalb hier nochmals betont, daß die Antigene der Typhus-Bakterien zwar zweifellos die Allergisierung in Gang bringen, die so viel studierten Toxine jedoch am Krankheitsbild mit keinerlei greifbarer Formung beteiligt sind, wie dies ja auch heute von mikrobiologischer Seite zugegeben wird (vgl. oben).

Auch die *anderen typischen Typhussymptome*, wie die Continua, die Trübung des Sensoriums, die relative Bradykardie, die Aneosinophilie im strömenden Blut bei normaler Eosinophilenzahl im Knochenmark (BREDNOW, 1947; SCHMENGLER und BOHLE, 1952) sind als *Fragmente des protrahiert verlaufenden hyperergischen Schocks* bzw. als Teil der mit typhuseigenen Zeitmaßen verlaufenden vegetativen Umschaltung erklärbar.

Erst mit der *Überwindung des Hyperergie-Stadiums* und dem Übergang in eine Hyp- und schließlich (positive) Anergie ändert sich das klinische Bild: es entsteht ein „*Eiterfieber*", kenntlich an den morgendlichen Remissionen (*Stadium amphibolicum*), beginnt die Geschwürsreinigung und -demarkation, endet die Bakteriämie durch Abdrängung der Keime ins Gewebe, was sich klinisch zuerst im Ausbruch der *Roseola* kundtut, die am Ende der Continua stattfindet als Ausdruck der gewonnenen Befähigung, die im Blut kreisenden Bakterien festzuhalten und örtlich zwecks Abbaus zu fixieren, und wird der Heilungsvorgang eingeleitet, wobei es freilich um diese Zeit durch lokal mißlingende Demarkation im Darm zu den typischen Komplikationen, Darmblutung und -perforation kommen kann.

Überblickt man die Pathogenese des Fieberstadiums der Typhus-Infektion, so kann man zusammenfassend sagen: Sie ordnet sich den *pathogenetischen Vorgängen bei* allen *cyclischen Infektionskrankheiten*, speziell den *infektiösen Granulomatosen* unter, ist als für den Typhus typisch aber gekennzeichnet durch *drei Eigenschaften*:

1. Dem Typhus fehlt eine sich klinisch in den Vordergrund schiebende Organmanifestation, die das Bild vieler anderer cyclischer Krankheiten schon frühzeitig beherrscht,

2. den Enterotropismus, der auch beim Typhus das Organmanifestationsstadium, wenn auch klinisch oft nur schwer faßbar, kennzeichnet, hat er mit *allen* Salmonellosen gemein, was letzten Endes mit der genetischen Verwandtschaft dieser Keimgattung mit den normalen Darmsymbionten, vor allem E. coli, zusammenhängt (Näheres darüber siehe bei HÖRING, 1943), und

3. Das für den Typhus am meisten Typische ist der „träge" Zeitfaktor der Hyper- und anschließenden Anergisierung.

3. *Die erworbene Unempfänglichkeit (Immunität)* hat zunächst eine gewisse Besonderheit beim Typhus dadurch, daß sie *schubweise* cyclisch und nur sehr *zögernd* gewonnen wird, was vor allem daraus hervorgeht, daß die *Rezidive* eine typische Eigenheit dieser Krankheit sind, obgleich sie gerade bei anderen Granulomatosen wie Brucellosen, Tularämie, Tuberkulose u. a. ja auch häufig sind. Sie stellen einen cyclischen Rückschlag in die prämorbide Empfänglichkeitslage dar und wiederholen bekanntlich die Ersterkrankung mit allen pathogenetischen Stadien, wenn auch meist abgeschwächt.

Aus diesem Rezidiv-Geschehen beim Typhus geht klar der auch heute noch verbreitete *Irrtum* hervor, die *Antikörper im Serum*, d. h. in der flüssigen Phase von Blut und Geweben, *in ursächliche Beziehung zur Immunität zu setzen*. Gerade zu der Zeit, wo die Serumagglutinine ihre höchsten Titer zu erreichen pflegen, setzt beim Typhus das Rezidiv, also die Wiedererlangung voller Neuempfänglichkeit ein. Serumantikörper sind also ein zwar spezifisches (und daher diagnostisch brauchbares) Phänomen, das aber mit der Pathogenese von Krankheit, Heilung und Immunität nichts zu tun hat. Zur Zeit der Erreichung einer voll wirksamen Immunität fällt der Antikörpertiter denn auch rasch wieder ab. Er verhält sich also zeitlich umgekehrt proportional der Immunität. Die klare Erkenntnis dieser Zusammenhänge ist für die Pathogenese ebenso wichtig wie für die Prophylaxe (Schutzimpfung!) und Therapie.

Der zweite verbreitete *Irrtum* ist, daß Unempfänglichkeit = *Immunität Abwesenheit des Erregers* bedingen müsse. Gerade beim Typhus wird die Pathogenese nur daraus verständlich, daß *Immunität* im Gegenteil *mit der Anwesenheit des Erregers verbunden* ist. Offen bleibt freilich heute noch die Frage, ob es außer diesem pathogenetisch so wichtigen, auch als *Infektionsimmunität* (Prämunition, non sterilizing immunity) bezeichneten Zustand überhaupt eine die

Keimverweildauer überschreitende Immunität gibt, ob nicht vielmehr bei jedem Typhus-Rekonvaleszenten einzelne Keime irgendwo auf Jahrzehnte hinaus, und meist bis zum Lebensende lebend verharren und, wie GOODPASTURE sagt, im Zellinnern „geschützt und genährt" werden. Vieles spricht für diese Annahme.

Der Zeitpunkt des Beginns der Infektionsimmunität liegt schon in der Inkubationszeit, also vor Krankheitsbeginn.

Superinfektionen bleiben von da an wirkungslos. Wäre dem nicht so, wie z. B. beim Scharlach, so dürften wir nicht Typhus-Kranke gemeinsam im gleichen Raum pflegen. Sobald die Hyperergisierung angelaufen ist, kann erneute Keimzufuhr höchstens zum Befall von noch mehr Lymphgewebe führen, dessen Reaktivität dann aber vom zeitlichen Rhythmus der primären „Umstellung" beherrscht wird. Dieses Prinzip der mehrfachen Primärkomplexe ist von Syphilis und Tuberkulose wohlbekannt.

Voll entwickelt ist die Gewebs-Unempfänglichkeit aber erst mit der Erreichung des anergischen Organmanifestationsstadiums: jetzt werden vom Gewebe im Extracellulärraum weilende, noch oder wieder vorhandene Typhus-Keime ebenso behandelt wie jeder andere, nicht hyperergisierende Keim, also wie die Eitererreger (E. coli, Staphylokokken usw.), es kommt zu der „unspezifischen" (eitrigen) polymorphkernigen *Entzündung* mit Phagocytose, Demarkation und normalerweise zur *Heilung*, wie wir sie vom Heilungsstadium der Peyerschen Platten kennen. Jetzt verhält sich der Typhus-Genesene zum Typhus-Bacterium also auch ebenso wie zu den enteritischen Salmonellen, daher *gleichen* die *Spätkomplikationen des Typhus*, wie Osteomyelitis, chron. Cholecystitis besonders bei Steinträgern usw. pathogenetisch völlig *dem*, was auch *andere Salmonellen* oder Eiterkeime klinisch hervorrufen; ja, es kann im unglücklichen Fall nun von einem solchen eitrigen Herd aus zur Typhusbakteriensepsis kommen, bei der dann reichlich Keime im Blut angetroffen werden können wie bei jeder thrombophlebitischen Sepsis. Selten kann sich eine solche posttyphöse Typhus-Bakterien-Sepsis dem Typhus unmittelbar anschließen.

Häufig sieht man vor allem zum Beweis dieser jetzt veränderten Reaktionsweise des Typhus-Rekonvaleszenten, daß es zu *intraglutäalen Spritzenabscessen* kommt, die echten granulocytären Eiter mit einer Reinkultur von Typhus-Bakterien enthalten; die zu dieser Zeit einschmelzenden Muskelinfiltrate stammen dabei meist noch von an sich steril ausgeführten Injektionen im Generalisationsstadium! Die Alten wußten also, warum sie in solchen Fällen von „pus bonum et laudabile" sprachen!

Diese „Unempfänglichkeit" (für cyclische Neuerkrankung) ist zugleich die pathogenetische *Grundlage des Ausscheider-Phänomens*, deren häufigster „Herd" eine chronisch-entzündete steinhaltige Gallenblase ist; dabei findet man die Steine selbst, meist Cholesterin-Kalksteine, von einem feinen, im Schnitt auch mikroskopisch darstellbaren Netz von Typhus-Bakterien durchwuchert. Daneben kommen für zeitweilige Ausscheidung auch kleine Absceßbildungen, besonders im Leber- oder Nierenparenchym in Betracht. Eine *periodische Ausscheidung* kann aber offenbar auch dadurch unterhalten werden, daß eigentlich intracellulär ruhende Keime plötzlich wieder erwachen, so in den Extracellularraum gelangen und dort erneut zu Mikroabscessen mit Verbindung zum Darm führen. Von solchen aus treten oft akzidentelle *latente Bakteriämien* auf, wodurch sich die bekannten Typhus-Bakterien-Befunde im Blut bei Typhus-Ausscheidern erklären, die wegen ihres Überraschungsmoments schon seit langem aufgefallen sind. Im unglücklichen Fall kann ein derartiges Geschehen sogar zu einer Darmperforation jahrelang nach dem akuten Typhus führen.

Fall: W., 27jähriger Mann, fühlt sich seit 11. 5. 1961 krank, aufgenommen am 14. 5., massive Darmblutung bis 33% Hgb am 20./21. 5., unter Chloromycetin entfiebert am 26. 5. Wiederholter Nachweis von Typhus-Bakterien mit dem seltenen Lysotyp C 1. Stuhl und Duodenalsonde negativ ab 5. 7. — Entlassen am 5. 7. — Im Oktober 1961 erkrankt der im Hausgemeinschaft lebende Schwiegervater an Typhus (stationär 24. 10. bis 2. 12. 61), ebenfalls mit Lysotyp C 1 und wird geheilt und bakteriologisch negativ entlassen. — W. wird nach mehrtägigem leichtem

Unwohlsein am 9. 12. 1962 unter den Zeichen des „akuten Bauches" wieder eingewiesen und sofort laparotomiert. Op.-Befund: Perforation eines isoliert stehenden Darmgeschwürs im unteren Ileum, Darm sonst reizlos. Stuhl bakteriologisch: Typhus-Bakterien vom Lysotyp C 1. Mäßiges Fieber, das unter Sigmamycin-Therapie bis zum 15. 12. abklingt. Blut nie bakt. positiv, Stuhl noch bis 17. 12. pos., dann einschl. Duodenal-Sonde wieder negativ. Geheilt entlassen am 12. 1. 1963.

Epikrise: Perforation eines isolierten Peyerschen Plaques $1^{1}/_{2}$ Jahre nach dem akuten Typhus abdominalis, der mit schwerer Darmblutung kompliziert war. An der Ansteckung einer in Hausgemeinschaft lebenden Person in der Zwischenzeit ist erkenntlich, daß der Patient auch inzwischen remittierender Dauerausscheider, wahrscheinlich aus dem befallenen Plaque, war.

Häufiger ist, daß ruhende Keime zur *Spätosteomyelitis, -strumitis oder dgl.* führen, oft nach Latenzzeiten von einem oder mehreren Jahrzehnten. Man sollte dies pathogenetisch nicht als ein Nachlassen der Immunität ansehen, die im Gegenteil bei solchen Individuen einen besonders hohen Stand hat (und das bei gewöhnlich völligem Fehlen von Serumagglutininen), sondern nur als eine *Störung des lokalen Gleichgewichts* zwischen dem ruhenden Typhus-Bacterium und seiner Wirtszelle, freilich meist aus unbekannten Gründen. Ein wesentlicher physiologischer Anlaß ist sicher eine *örtliche* überstarke Cortisonwirkung, von der wir als typisch die Zerstörung des genannten intracellulären Gleichgewichts und damit die „Durchbrechung" der Immunität kennen und die aus den verschiedensten unspezifischen „Stress"-Ereignissen hervorgehen kann.

Der Übergang von Empfänglichkeit zu Immunität muß sich nicht immer unter dem Vollbild der typhösen Krankheit vollziehen; er kann sich trotz nur geringfügiger Symptomatik („Typhus ambulatorius") — oder überhaupt ohne solche („stille Feiung", inapparente Infektion) — einstellen und ist offenbar bei diesem latenten Vorgang besonders gründlich, da sich der Immunitäts-Erwerb gerade bei schwerem Verlauf besonders schwierig gestaltet (mehrere Rezidive!). Hierbei ist die individuelle Disposition, nicht der Erreger der entscheidende Faktor.

Die hier gegebene Darstellung der Pathogenese des Typhus hat sich bei der Deutung der klinischen Eigenarten der Typhusbakterien-Infektion immer wieder bewährt und war insbesondere auch die Grundlage für die Entwicklung der Fieberschocktherapie des Typhus (vgl. S. 588).

a) Der Typhus abdominalis

VI. Epidemiologie

Der Typhus ist ein ständiger Begleiter der Menschheit, und nur dieser. Er braucht keine Überträger, da von seinem ständigen Reservoir, dem Menschen, jede Ansteckung direkt oder indirekt ausgeht. Wo der Mensch nicht heimisch ist, da gibt es auch keine Typhus-Bakterien. Er ist ebenso wie der Mensch vom Klima unabhängig, d. h. *kosmopolitisch*; seine Frequenz steigt allerdings in der gemäßigten Zone im Spätsommer und Herbst an, was aber nicht klimatisch, sondern durch die Lebensweise der Menschen bedingt ist (vermehrter Trinkwasser- und Frischobst-Verbrauch, Freibaden, Infektbahnung durch Sommerdiarrhöen, Rolle der Stubenfliege u. a.).

Die enge Verbundenheit des Typhus mit der *Lebensweise* des Menschen kommt noch deutlicher zum Ausdruck durch seine Beziehungen zur Lebens- und Wohnweise, d. h. den zivilisatorischen, besonders allgemein-hygienischen Verhältnissen (Kanalisation, Trinkwasserversorgung) und von deren historischen Veränderungen in Kriegs- und Katastrophenzeiten.

Hierzu einige nähere Angaben! Wie auch aus den epidemiologischen Berichten der WHO hervorgeht, ist die *Morbidität in Asien und Südamerika höher* als in dem weniger dicht besiedelten *Afrika*, dort aber am *höchsten* in *Ägypten*. Verwiesen sei hier auf die Darstellung von HABS im „Weltseuchenatlas" 1954.

Die permanente Durchseuchung ist in Teilen des vorderen Orients, besonders im städtischen Milieu so groß, daß der Typhus infolge der häufigen Ansteckung zur Kinderkrankheit wird, was dann wieder eine Abnahme vortäuscht, weil der kindliche Typhus infolge seines durchschnittlich leichteren Verlaufs oft nicht erkannt wird, es aber dort bewirkt, daß Erwachsenenerkrankungen infolge der frühzeitig erworbenen Immunität fast ganz fehlen bzw. vorwiegend frisch Zugereiste betreffen. Dies galt auch noch am Anfang dieses Jahrhunderts für *São Paulo* (Brasilien), wo man von der „Paulistaner Krankheit" sprach, welche Neuankömmlinge meist im 1. Jahr durchmachten, bis der Bakteriologe LUTZ bewies, daß diese Krankheit nichts anderes als der Typhus abdominalis war.

Seine große Verbreitung in Ländern wie Ägypten, China und Indien hängt nicht nur mit der Bevölkerungsdichte und dem hygienischen Standard, sondern z. T. auch mit der dort (wie früher in Deutschland) verbreiteten Kopfdüngung zusammen.

In *Europa* ist in Friedenszeiten der *Rückgang* des Typhus in den letzten 100 Jahren beachtlich. Während aber schon 1925 die Morbidität auf 100 000 in England und Schweiz 1, in Schweden 2, in Deutschland 3, in Frankreich 5 betrugen, lag sie in Ungarn bei 16, in Italien bei 20 und in Spanien bei 21 (nach GOTTSTEIN). Die Morbidität 1931—1935 betrug in England 3,8 auf 100 000, in Deutschland 5,8, in Frankreich 13,4, in Polen 46,2, in Griechenland 54,1, in Italien 66,8 und in Ungarn 111,1. Sie fiel im Deutschen Reich von 1875—1934 von 7,4 bis auf 0,08.

Nur der *1. Weltkrieg* brachte von 1915—1920 eine *Welle*, die ihren Gipfel mit 10,2 im Jahre 1915 hatte. Für den *2. Weltkrieg* fehlen ab 1942 genaue Zahlen für Deutschland. In Bayern erhob sich die Morbidität (Mortalität) von einem Vorkriegsstand zwischen 2,5 (0,3) und 3,0 (0,5) auf 100 000 schon 1943 auf 4,4 (1,2), 1944: 5,5 (1,0), *bis 1945*: 56,1 (7,8), um sich abfallend 1950 mit 8,8 (0,53) wieder langsam dem Vorkriegsstand zu nähern. Die *Nachkriegsepidemie*, die vor allem Ostdeutschland (Mecklenburg, 1945/46: ca. 80000 Fälle auf 2 Mill. Einwohner = 4 %) betraf, hat die Kriegszahlen dann noch bei weitem übertroffen: die Morbidität war auch in der Bundesrepublik hoch, so 1946: 51,8, 1947: 43,8, 1948: 26,2, 1949: 17,7, 1950: 11,5, 1952: 6,9 auf 100 000 (nach BADER, 1958).

Tabelle 5. *Typhus-Morbidität (auf 10 000) 1955* (nach WHO-Berichten)

Europa:	Afrika	Nord-Amerika	Süd-Amerika
Schweden . . .0,1	Ägypten . . .12,5	USA. 0,1	Venezuela 2,36
England , . . .0,25	Algier 3,3	Mexiko . . .2,36	Chile 5,2
Schweiz 0,57	Libyen 2,5		
Frankreich . . .1,05	sonst unter . . 2,0		
Bundesrepublik 1,38			
Spanien 4,67			
Italien. 5,03			

Die Morbiditäts-Zahlen sind natürlich wegen der Schwierigkeit der Diagnostik und den vielen abortiven Verläufen mit großen Fehlerquellen belastet, bzw. viel zu klein bemessen. Dies gilt in wesentlich geringerem Ausmaß für die Mortalität. Vor der Einführung des Chloramphenicols lag das Verhältnis von Morbidität zu Mortalität meist zwischen 3:1 und 8:1, die Letalität betrug also 9—25%. Bedenkt man, daß der Kontagionsindex des Typhus 0,2 beträgt (s. S. 570), so kann man leicht errechnen, daß bei einer Morbidität von 33 auf 10 000 pro Jahr 155/10 000 infiziert werden, bis zum 60. Lebensjahr also 100%. Diese natürlich mit großen Fehlern belastete Globalrechnung soll nur zeigen, daß viele Länder auch heute noch von einer totalen Typhus-Durchseuchung nicht weit entfernt sind.

Die *Altersverteilung* des Typhus hängt, wie schon oben angeführt, vor allem vom Grad der Durchseuchung ab. Die Mortalität in den verschiedenen Lebensaltern zeigt, wenn man die absoluten Zahlen nimmt (Abb. 1), einen hohen Gipfel zwischen dem 15. und 30. Lebensjahr, weil in diesem Alter die Erkrankungen am häufigsten und die Verläufe oft heftig sind. Die Letalität dagegen zeigt ein fast genau umgekehrtes Verhalten (Abb. 2), da der seltene Säuglings- und der Greisen-Typhus anteilsmäßig am häufigsten zum Tode führen.

Die *Beteiligung der Geschlechter* an der jeweiligen Typhus-Morbidität wechselt je nach den Voraussetzungen einer Epidemie stark und steht, wie RAETTIG gezeigt hat, mit der unspezifischen Grundimmunität in Beziehung, die bei Männern oft größer ist, so daß der Frauenanteil dann überwiegt.

Die *Zahl der Dauerausscheider* nimmt dagegen mit steigendem Lebensalter begreiflicherweise immer mehr zu (Abb. 3), woran Frauen infolge ihrer größeren Disposition zu Gallenwegserkrankungen wesentlich stärker beteiligt sind; die Verhältnisangaben schwanken von 4:1 bis 8:1.

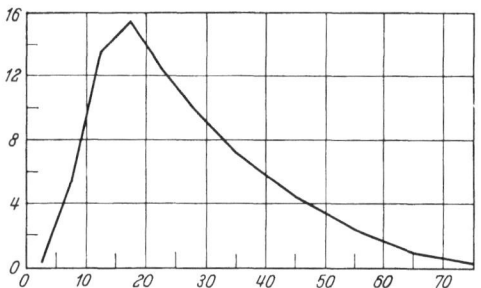

Abb. 1. Von 1000 an allen Krankheiten 1913 in Preußen Verstorbenen starben nach Altersklassen an Unterleibstyphus (nach GOTTSTEIN, 1937)

Als Nachwirkung der Typhus-Epidemie 1945/46, die in Berlin 17350 gemeldete Fälle mit 3546 Todesfällen umfaßte (bei damals etwa 3 Mill. Einwohnern), waren 1963 in West-Berlin noch 601 Typhus-Ausscheider bekannt; ihre tatsächliche Zahl betrug aber sicher ein Vielfaches davon. Man kann daher sagen, daß die heute noch hier auftretenden sporadischen autochthonen Typhus-Erkrankungen (etwa 30 pro Jahr) noch immer Nachwirkungen der damaligen Epidemie sind bzw. ihr als Folgeerscheinung zugehören.

Als *Infektionsquellen* stehen die Dauerausscheider als das ständige Reservoir an erster Stelle. Von ihnen gehen durch Kontakt immer wieder Einzelfälle aus.

So ist mir z. B. eine praktizierende Ärztin bekannt, die im Verlauf von 15 Jahren trotz aller Vorsicht ihren Ehemann, drei ihrer Stiefkinder und zwei Hausangestellte infiziert hat.

Von ihnen aus erfolgt aber auch die Kontamination von Wasser, Milch u. a. Lebensmitteln, die dann zu den bekannten und auch heute immer noch nicht

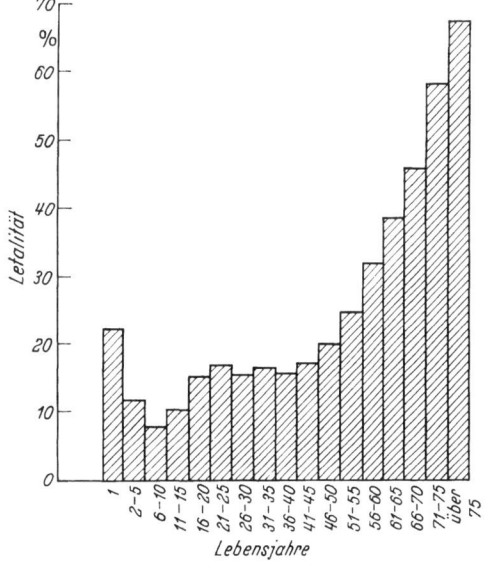

Abb. 2. Die Abhängigkeit der Typhusletalität vom Lebensalter (nach RAETTIG, 1952)

vermeidbaren städtischen oder dörflichen Epidemien führt, wie sie größer und kleiner jährlich vorkommen, auch in den höchstzivilisierten Ländern. Im einzelnen soll hier auf diese bekannten Zusammenhänge nicht eingegangen werden. Auch an Epidemien in Irrenanstalten durch Dauerausscheider sei hier nur erinnert.

Den Dauerausscheidern gegenüber spielen die *Kranken* selbst und die Rekonvaleszenten-, sowie die sog. alimentären (temporären) Ausscheider, d. h. solche, die vorübergehend ohne Erkrankung Typhus-Bakterien durch ihren Darmkanal passieren lassen, als Infektionsquellen nur eine *geringe Rolle*. Ja, die Ansteckungsgefahr eines Typhus-Kranken, bei dem die Diagnose gestellt und der von geschultem Personal gepflegt wird, ist so gering, daß man in manchen Ländern bewußt auf Isolierung im Krankenhaus verzichtet.

Wichtig ist eine exakte Fliegenbekämpfung: zwar ist die *Rolle der Stubenfliege* bei der Typhus-Übertragung nicht sehr groß, sie wird aber, verglichen mit der Ruhr, dadurch verstärkt, daß nicht wie bei jener die abgesetzten Stühle, sondern die Typhus-Kranken selbst die Fliegen stark anlocken, wovon ich mich im Kriege überzeugen konnte: in Behelfslazaretten im Osten mit großen Sälen war die Diagnose „Typhus" leicht, da diese Kranken sich immer schon von Ferne dadurch verrieten, daß sie von Fliegen dicht umschwärmt und besetzt waren.

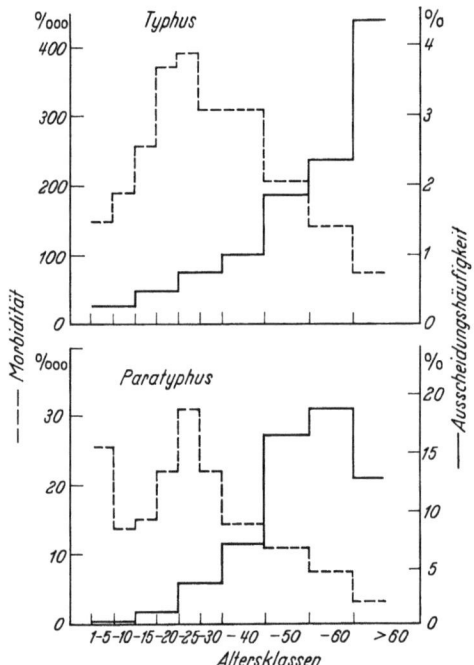

Abb. 3. Die Abhängigkeit der Typhus- und Paratyphusdauerausscheiderhäufigkeit vom Lebensalter, verglichen mit der der Morbidität (nach RAETTIG, 1952)

Als Besonderheit muß der sog. *Austern-* oder besser *Muschel-Typhus* erwähnt werden, der wegen seiner Bösartigkeit besonders in Frankreich gefürchtet ist. Auch die Muscheln werden letzten Endes vom Menschen infiziert, dessen Ausscheidungen ins Meer kommen. Die Muschelfischerei wird meist dort betrieben, wo nicht nur reichlich Abwässer ins Meer kommen, sondern auch die Selbstreinigung des Meeres eben durch seine Seichte herabgesetzt ist (Austernbänke). Offenbar reichern sich aber Salmonellen in den Muschelschalen unter Umständen an, und diese führen so, wenn nur kurz mit heißem Wasser übergossen, zu einer „massiven" Infektion mit Typhus- u. a. Bakterien, was gewöhnlich beim Austern-Typhus schon dadurch kenntlich ist, daß seinem Ausbruch eine akute Diarrhöe alsbald nach dem Genuß der Austern vorausging (BESTIEU, 1951).

Unspezifische Diarrhöen, auch Salmonellen-Enteritis (bei Mischinfektion mit Typhus-Bakterien u. a. Salmonellen) sind als Vorläufer einzelner Typhus-Erkrankungen und von Typhus-Epidemien unter der Bezeichnung *„Wasserkrankheit"* wohl bekannt und weisen stets auf Infektion durch verunreinigtes Wasser hin, wobei infolge der kurzen Inkubation und Dauer derselben der Typhus selbst erst nach einer dazwischen gelegenen Zeit relativen Wohlbefindens ausbricht. Sie erleichtern die Erkennung von *Trinkwasser-Epidemien*.

Solche verlaufen dann als *Explosiv-Epidemien* mit einer hohen Anfangszacke und einer niedrigen zweiten Erhebung der Epidemiekurve, die den Kontaktfällen zuzuschreiben ist. *Milch- und Nahrungsmittel-* (Salat-, Brot-, Speiseeis-, Gemüse-) *Epidemien* verlaufen demgegenüber gern mehr als *Tardiv-Epidemien*, da bei ihnen oft ein Dauerausscheider — meist infolge eigener Unpäßlichkeit — für längere Zeit diese Nahrungsmittel verunreinigt, deren Vertrieb und Verzehr zudem Tage bis Wochen bedarf. Betreffs Einzelheiten verweise ich hier auf BADER, 1958.

Aus der Analyse der Seuchenkurve sind also viele Hinweise zu gewinnen. Ein besonders geartetes Beispiel einer wahrscheinlich durch Sabotage hervorgerufenen *Epidemie* war diejenige 1941 in einem *Soldatenheim in Paris*. Es erkrankten 145 von 1392 Personen (MAASSEN und GERMER, 1943; F. BERTRAM, 1947), was im Grunde nichts anderes zeigt, als daß eine Bakterien-Kriegführung schwieriger ist als meist angenommen. Es gehören offenbar zur Entstehung einer schweren Epidemie außer der Bakterien-Einfuhr in den Menschen noch vielerlei andere Voraussetzungen hinzu, so etwa die Vorschädigung des Darms durch die Wasserkrankheit, auch andere Vorkrankheiten wie die Malaria, an die unmittelbar anschließend wir in *Griechenland* 1941—1944 keineswegs nur Paratyphus C auftreten sahen, sondern häufig echten

Typhus, vor allem aber soziales Elend, Krieg, Massenbewegung von Bevölkerungen (Trecks) und Hunger.

Abschließend sei bemerkt, daß hygienische Fortschritte zwar den Typhus weitgehend eindämmen können, er aber durch besondere Umstände, die meist nachweislicher menschlicher bzw. technischer Unvollkommenheit zuzuschreiben sind, noch immer eine ständige Gefahr, gerade für hochzivilisierte Länder ist, in denen die Menschen bis ins Alter empfänglich bleiben, und daß jedenfalls von einer „Eradication" noch nicht die Rede sein kann.

VII. Klinisches Bild

1. Symptomatologie: Die Symptomatik des Typhus hängt nicht nur von der Schwere der Erkrankung und dem Zeitpunkt ab, in dem der Arzt den Kranken sieht, sondern von vielen individuellen Umständen, wie Lebensalter, Impfstatus, Vorkrankheiten, vor allem aber vorausgegangenen gezielten oder — wie heutzutage so oft — ohne Diagnose gemachten und daher das Bild verwischenden Therapieversuchen.

Jeder Arzt muß das Typische des klinischen Bildes kennen, um die Typhus-Verdachts-Diagnose stellen zu können; durch Verabsäumung derselben werden Blut und Stuhl oft nicht rechtzeitig eingeschickt (an Typhus war „nicht gedacht" worden!). Die rein klinische Typhus-Diagnose ist aber auch heute noch der Schulfall und Prüfstein für die Diagnostik des Arztes.

Aus Raumgründen soll hier nur ein gerafftes Bild der Klinik des Typhus gegeben werden, die große „Oscillationen" um das abstrahierte Idealbild aufweist, aber im Grunde besonders im Rückblick auf den individuellen Verlauf das Typische doch immer wieder erkennen oder besser: hineindeuten läßt. Breite Darstellungen der Klinik des Typhus sind von BINGOLD 1952 und von GRUNKE 1956 gegeben worden, die auch kasuistische Mitteilungen berücksichtigen.

Die schematische *Fieberkurve* des Typhus, wie sie LIEBERMEISTER schon 1866 entworfen hat (Abb. 4), mit dem Stadium incrementi („staffelförmiger Fieberanstieg"), acmis (Continua) und decrementi sive amphibolicum (Febris remittens)

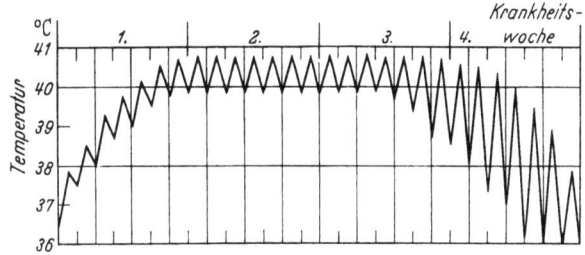

Abb. 4. Schematische Fieberkurve des Typhus abdominalis (nach LIEBERMEISTER)

ist das abstrahierte Idealbild, das man im Kopf haben und bei der Anamnese erfragen muß, wozu bei schon vorgeschrittenen Fällen die nach demselben Schema verlaufenden Rezidive noch hinzugehören. Freilich ist das vollständige Bild dieses unbeeinflußten Ablaufs der heutigen Ärztegeneration nahezu unbekannt geworden.

Der „*allmähliche*" *Krankheitsbeginn* bringt es mit sich, daß die Festlegung des ersten Krankheitstages schwierig ist. Angabe eines initialen Schüttelfrostes und im Zusammenhang damit Vorhandensein eines Herpes labialis spricht gegen Typhus; jedoch wird heutzutage oft „Frösteln" angegeben, was bei der ausgeprägten Temperaturlabilität des Typhus-Kranken sich meist daraus erklärt, daß irgendwelche „Kopfweh-Tabletten" eingenommen wurden, die stets Antifebrilia enthalten, auf die hin bei Nachlassen ihrer Wirkung ein rascher Wiederanstieg des Fiebers unter Frösteln erfolgt. Man versäume nie nach dem Nachtschlaf zu fragen,

der typisch unruhig und mit ängstlichen wirren Träumen durchsetzt ist. Ein plötzlicher Fieberbeginn findet sich bei kürzlich Geimpften, dramatisch unter Umständen bei Inkubationsimpfung. Ist schwerere „Wasserkrankheit" (s. S. 578)
vorausgegangen, so ist der Krankheitsbeginn zuweilen unbestimmbar.

Ein klinisch deutliches „*Vollbild*" des Typhus bietet sich gewöhnlich schon vom
4.—6. Krankheitstag an. Es besteht aus dem „*Status febrilis typhosus*", also hohem
Fieber ohne deutliche Organzeichen mit der typischen Beeinträchtigung des Sensoriums, die schon im Gesichtsausdruck zu erkennen ist: in sich hineinblickend,
ohne viel Beachtung der Umgebung, mit hängenden Oberlidern, offensichtlich
schwerhörig, blaß, aber mit hyperämischen, etwas lividen Lippen döst der Typhus-
Kranke, fast immer nur in Rücken-, kaum in Seitenlage vor sich hin, reagiert
zwar prompt auf laute Ansprache, sinkt aber sogleich wieder in „Abwesenheit"
zurück. Er klagt dabei trotzdem über Schlaflosigkeit und lehnt Nahrungsaufnahme
weitgehend ab. Die nähere Untersuchung zeigt:

die *Typhuszunge*, graugelb belegt, aber „randfrei" und an der Zungenspitze das
typische belagfreie, nach innen zeigende Dreieck, das zusammen mit dem freien
Rand dem Belag der Zungenspitze die Berandung in W-Form gibt,

die Mundhöhle zeigt diffuse Rötung und Trockenheit der Schleimhaut, später
oft beginnenden Soor bzw. Gingivo-Stomatitis,

es besteht ein angedeuteter bis deutlicher Meningismus,

der Puls zeigt die „*relative Bradykardie*" und ist ausgesprochen dikrot,

die *Milz* ist *vergrößert* fühlbar, etwas härter als bei Sepsis, aber weicher als bei
Malaria,

die Bauchpalpation ergibt zwar das charakteristische „*Ileocoecalgurren*" (zuweilen das Bild der „Pseudoappendicitis"), jedoch bestehen keine Durchfälle, eher
Verstopfung, dabei ein zunehmender Meteorismus,

die Auskultation läßt oft, aber nicht regelmäßig, außer Entfaltungsknistern
einige *bronchitische Geräusche*, aber keine Infiltrationszeichen feststellen.

Die übrige körperliche Untersuchung ergibt keinerlei Organzeichen, der Urinbefund zeigt eine febrile Albuminurie (toxische Nephrose), positive Urobilinogen-
und — diagnostisch so wichtig! — *positive Diazoprobe* (bei 70 %). Die Blutsenkung
ist nur mäßig, zuweilen kaum beschleunigt, es besteht *Leukopenie* (2000—4000),
Linksverschiebung, relative Lympho- und vor allem *absolute Eosinopenie*. Nachweis auch nur eines Eosinophilen im peripheren Blut spricht stark gegen Typhus,
während sich im Knochenmark Eosinophile in normalem oder gar erhöhtem Anteil
finden (BREDNOW, 1947).

Charakteristisch ist also die Diskrepanz zwischen der deutlichen Schwere des
Gesamtstatus und dem Mangel an leicht greifbarer Organsymptomatik bzw. der
Diskretheit der faßbaren Symptome, die sich nur geübter ärztlicher Untersuchungs-
technik erschließen und eben daher „Schulfall und Prüfstein" bzw. Klippe für den
Anfänger sind.

Im Laufe der Continua, d. h. 6—14 Tage lang (zuweilen bis zu 6 Wochen!), verändert sich dieses Bild wenig, es sei denn, daß es zu zunehmender Trübung des
Bewußtseins und ungünstigenfalls zum *Frühtod* etwa am Ende der 1. Krankheitswoche kommt, der selten ist und aus zunehmendem Hirnödem, aber ohne histologisch sichtbare Encephalitis erwächst; er erfolgt daher meist plötzlich im akuten
Kollaps, der sich aus dem bestehenden „protrahierten Kollaps" entwickelt.

Erst gegen *Ende des Stadiums der Continua*, das in schweren Fällen bis zu 3
Wochen dauern kann, ändert sich die Symptomatik:

das Sensorium hellt sich langsam auf, wobei aber psychische Abartigkeiten
häufig sind,

die Zunge reinigt sich,

an der Bauchhaut zeigt sich die diskrete *Roseola* (40—70 % der Fälle), seltener auch an Rücken und Extremitäten, die Zeichen der beginnenden Fixation der Erreger ist,

es treten nun manchmal, aber in der Minderzahl der Fälle, *„erbsenbreiartige"* *Durchfälle* auf, deren eventueller Blutgehalt makroskopisch und chemisch zu beobachten ist (Blutungs- und Perforationsgefahr!),

die Milzschwellung geht zurück,

Puls und Blutbild bleiben aber meist noch unverändert.

Dagegen hat die Abmagerung und Austrocknung nun meist so zugenommen, daß die Haut und Schleimhäute sorgfältig gepflegt werden müssen (Decubitus-, Soorgefahr, eitrige Parotitis, Ulcera am Larynx), der Kranke ist erschöpft, der Kreislauf gefährdet.

Mit Deutlichwerden *morgendlicher Fieberremissionen (Stadium amphibolicum)* wird die Heilung eingeleitet, die aber jetzt durch Komplikationen (siehe unten) gefährdet werden kann. Das Interesse an der Umgebung und der Appetit wachsen wieder, der Puls wird schneller und labil, die Pflege wird durch Mithilfe des nicht mehr apathischen Kranken leichter. Jetzt zeigt sich die gereinigte glatte hellrote Rekonvaleszentenzunge, neue Roseolenschübe hören auf, die Milz ist nicht mehr fühlbar, die Senkung ist jetzt stark beschleunigt, das Blutbild normalisiert sich, vor allem durch *Wiederauftreten der* ersten *Eosinophilen* und einer relativen *Lymphocytose*. Es tritt Erholung ein.

Von großer prognostischer Wichtigkeit ist, ob sich die Temperatur schließlich ganz normalisiert. Erreicht sie wenigstens einmal morgens unternormale Werte (unter 36,5), so darf endgültige Überwindung angenommen werden; ist das nicht der Fall oder bleibt sie gar abends um 38°, so ist ein Rezidiv zu befürchten.

Typische *Rückfälle* treten — bei etwa 20 % der Fälle — innerhalb der ersten 12 Tage nach Entfieberung ein, jedoch bei vorausgegangener Chloramphenicol-Behandlung auch noch sehr viel später (bis zum 25. Tag!). Sie wiederholen die gesamten Stadien meist in abgekürzter und leichterer Art, bei früh oder mit ungenügender Chloramphenicoldosis koupiertem Erstschub aber auch mit wesentlich schwererem Verlauf. Sie kommen auch als „Nachschübe" noch aus dem vorangegangenen Fieberstadium heraus vor (Rekrudeszenzen). Ihre Anzahl ist unvoraussehbar: der erste Rückfall erhöht die Wahrscheinlichkeit eines zweiten, der zweite die eines dritten usw., d. h. wenn 20 % einen Rückfall haben, so haben von diesen 30 % auch einen zweiten usw. Mehr als vier Rezidive sind jedoch eine Seltenheit. Das gilt auch für antibiotisch behandelte Fälle. Rückfälle sind zu unterscheiden von sog. „Nachfieber", das man öfters in Form von flüchtigen 1—2tägigen Fiebererhebungen bis 39° sieht.

Spättodesfälle sind immer durch Komplikationen bedingt (siehe unten).

Schwere Verläufe, auch wenn unkompliziert, können bis zu $^1/_4$ Jahr dauern, sie können ausgeprägte zentralnervöse Züge (*„Meningotyphus"*) oder pulmonale Zeichen wie bronchitischen Husten (*„Pneumotyphus"*), seltener Bronchopneumonien zeigen; selten treten auch pyelonephritische Zeichen (*„Nephrotyphus"*) oder colitische (*„Colotyphus"*) in den Vordergrund.

Leichte Verläufe bis zum *Typhus levissimus oder ambulatorius* bieten die Symptomatik nur bei gründlicher Suche und werden als „Grippe" oder überhaupt gar nicht als „Krankheit" gewertet, obwohl sie die Bakteriämie und besonders die Stuhlausscheidung von Keimen als Ausdruck klinisch latent bleibender Darmgeschwüre oft in ausgeprägtem Maße aufweisen.

Ohne den klinischen Wert von Komplikationen zu erreichen, sind meist *EKG-Veränderungen,* besonders Abflachung der Nachschwankung, *Leberschwellung und -funktionsstörungen,* besonders als Transaminasenerhöhung, leichtere cholangitischecholecystitische Symptome, flüchtige *Leukocyturien*, meist mit Bakteriämie, *Neuritis* cochlearis und Reflexabschwächungen, psychotische Zeichen, nicht selten Spritzenabscesse mit Typhusbakterien lange nach der betreffenden Injektion (vgl. S. 601) zu beobachten.

Typische Spät- bzw. Folgeerscheinungen sind beim Wiederaufstehen *Muskelschmerzen* (als Folge der wachsartigen Degeneration), später *Haarausfall* (bis zur totalen, aber stets restitutionsfähigen Alopecie), Hautschuppung, Veränderungen der Fingernägel (Lebeausche Linien), Akrocyanose. Oft zeigt der Typhus-Rekonvaleszent aber eine deutliche Euphorie im Bewußtsein der wiedergewonnenen Gesundheit.

Der Säuglingstyphus verläuft infolge der noch unausgereiften Reaktionsweise prinzipiell verschieden, zuweilen nur als uncharakteristisches Fieber, meist aber als Sepsis mit eitrigen Manifestationen, besonders *Meningitis und Pyelitis purulenta*, Otitis media gewöhnlich tödlich, während die intrauterine Typhusbakterieninfektion bei Müttern, die chronische Ausscheider sind, symptomlos bleibt und nur durch den Erregernachweis im Meconium nachweisbar ist.

Dagegen führt der *Typhus in der Gravidität* oft zum *Abort*, wobei die Früchte infiziert und mazeriert sind, im Wochenbett ebenfalls zu schweren Verläufen (NÜRNBERGER, 1947; BEHR, 1947).

Der *kindliche Typhus* hinwiederum etwa vom 2.—10. Lebensjahr verläuft meist *leicht* und abortiv, um sich dann mehr und mehr dem Erwachsenen-Typus anzugleichen. Bei 12jährigen findet man oft schon schwere typische Verläufe.

Mit zunehmendem Lebensalter zeigt sich die typische Verlaufsform bis etwa zum 5. Dezennium in vorwiegendem Anteil, um ab 45 sich dem Verlaufstyp des *Greisen-Typhus* anzunähern, der bei larviertem und nur gering fieberhaftem Verlauf trotzdem hohe Letalität hat, wobei im hohen Alter es fast als typisch zu bezeichnen ist, daß solche Typhus-Kranke unter dem Bild der „kryptogenen" Peritonitis sterben und erst die Autopsie aufdeckt, daß es sich um eine solche von einem perforierten typhösen Darmgeschwür aus handelte.

2. Komplikationen: Die klassischen Komplikationen des Typhus sind *Darmblutung* und -*perforation*, diese mit anschließender Peritonitis. Ihre frühere Gefahr und Häufigkeit (die Angaben schwanken für jene von 5—30, für diese von 1—5%) sind heute durch die Chloramphenicol-Behandlung sehr reduziert, sofern diese lange genug vor dem typischen Stadium ihres Auftretens (gegen Ende der Continua bis ins Stadium amphibolicum hinein) einsetzt, da gerade die ulcerösen Darmprozesse durch diese Behandlung offenbar gut beeinflußt werden. Doch muß noch immer mit ihrem Auftreten gerechnet werden; ja, selten scheint die Möglichkeit der Spätperforation gerade durch Chloramphenicol begünstigt zu werden, wozu auf den auf S. 574 angeführten Fall verwiesen sei.

Weitere typische Komplikationen sind, in der Reihenfolge ihrer Bedeutung aufgeführt, folgende:

Blande *Thrombosen*, besonders der Beinvenen. Sie verlaufen oft klinisch latent oder nur durch gezielte Untersuchung feststellbar. Auftreten von Lungenembolie ist zwar möglich, tödliche Embolien sind aber selten. Die Thromboseneigung der Typhösen ist stets im Auge zu behalten. Sie kann auch zu Armthrombose nach intravenöser Injektion, ja zu Mesenterial- oder gar Portalvenenthrombose führen.

Myokarditis: von den fast immer im EKG nachweisbaren leichten bis zu schwersten Zeichen, denen dann eine interstitielle Myokarditis mit ausgedehnter Muskeldegeneration zugrunde liegt, führt eine geschlossene Kette. Jedoch sind letztere selten. Im Einzelfall ist Unterscheidung eines peripheren Kollapses vom Herzversagen schwer abgrenzbar. Bei Autopsien findet sich aber meist eine mehr oder weniger deutliche Myokardbeteiligung.

Milzinfarkt und -ruptur sind seltene, aber noch typische Ereignisse. Letztere erfordert wie die Darmperforation stets operatives Eingreifen.

Cholecystitis und -angitis: die aus der Typhus-Erkrankung direkt entstehende Gallenwegsentzündung muß getrennt werden von derjenigen, die nach Abheilung des Typhus, oft erst nach Jahrzehnten, dadurch entsteht, daß sich Gallensteine mit Typhus-Bakterien infiziert hatten, was dann zur chronischen Bakterienaus-scheidung, zu Cholecystitis oder Gallenblasenempyem, ja zuweilen zum Vollbild der biliären Zirrhose führt. Die frische Gallenwegsentzündung beim Typhus ist meist therapeutisch leicht zu beherrschen, es sei denn es handle sich um einen Typhuskranken (meist ältere Frauen!), der schon zuvor Steinträger war. Vgl. im übrigen den Abschnitt über Ausscheider!

Lappenpneumonie, Lungenabsceß und -gangrän, oft mit positivem Typhus-bakterienbefund im Sputum (neben Pneumokokken u. a.) sind *selten* und heut-zutage antibiotisch zu beherrschen. Pleurabeteiligung, auch mit Erguß, kommt vor, gewöhnlich als Folge von Lungeninfarkten.

Encephalopathien bzw. Encephalitis mit und ohne meningeale Beteiligung bis zur vollentwickelten typhös-eitrigen Meningitis finden sich vorwiegend beim Kind und Jugendlichen, im Ganzen jedoch selten. Schwere Dauerschäden (Amau-rose, Hemiplegien, Imbecillität u. a.) wurden beobachtet (SCHACHTER, 1954; GLANDER und ILLERT, 1958).

Auf *Muskelabscesse, Weichteil- und Hautnekrosen,* zuweilen an den Genitalien sei hier nur hingewiesen.

Auf die *Typhus-Osteomyelitis,* besonders -Spondylitis, sowie Spätabscesse nach Jahren und Jahrzehnten, Strumitis, periproktitische und Nierenabscesse, wird im Zusammenhang mit den gleichen Erkrankungen durch andere Salmonellen noch eingegangen werden (s. S. 599ff.). Sie sind höchst selten Frühkomplikationen, sondern treten erst viel später auf.

Posttyphöse Typhusbakterien-Sepsis: Diese ist zwar eine *Rarität,* beweist jedoch pathogenetisch den prinzipiellen Gegensatz zwischen der cyclischen (keimarmen) Erkrankung des Typhus-Empfänglichen und der septischen (keimreichen) Dauer-bakteriämie beim Typhus-Immunen, die stets von einem lokalen Herd, meist ent-weder in den Gallenwegen oder in Weichteilen bzw. Knochenmark ausgeht. Wir sahen sie einmal im unmittelbaren Anschluß an die Typhus-Erkrankung von einem Spritzen-Spätabsceß ausgehend. Sie ist antibiotisch — und zwar im Gegen-satz zum Typhus abdominalis nicht nur mit Chloramphenicol, sondern auch Tetra-cyclin, ja Penicillin — gut zu beherrschen, wenn zugleich der Sepsisherd angegan-gen wird.

Kombination mit anderen Infektionskrankheiten: Einschlägige Erfahrungen sind heute selten geworden (siehe aber bei JOCHMANN-HEGLER, 1924). Verwiesen sei auf die von RAETTIG (1952) statistisch nachgewiesene erhöhte Resistenz der Phthi-siker gegenüber dem Typhus; bricht er aber bei diesen trotzdem aus, so ist der Verlauf besonders schwer. — Wie auch im 1. Weltkrieg beschrieben (HEGLER, LOEWY, 1918), sahen wir im 2. zahlreiche Fälle, wo sich ein echter Typhus abdo-minalis unmittelbar aus einer *Malaria* tertiana entwickelte (,,Provokation''); selten kam es während des Typhus später zu Tertiana-Rezidiven, die gewöhnlich dann den Typhus ,,koupierten'', d. h. zu alsbaldiger Abheilung brachten. Aus sol-chen Erfahrungen wurde die Pyriferbehandlung entwickelt.

Bakterielle Sekundärinfektionen, besonders mit Staphylococcus aureus haemo-lyticus, auch in Form der Staphylokokken-Sepsis sind mehrfach beschrieben.

3. Diagnostische Hilfsmittel: *Anzüchtung des Typhus-Bakteriums* ist für die Diagnose stets zu fordern. Sie gelingt im Stadium der Continua, ja schon am Ende der Inkubationszeit (PREUSS, 1941) stets, wenn nicht zu früh antibiotisch behan-

delt wird, aus dem Blut, erst gegen Ende der Continua aus dem Stuhl oder auch
den Roseolen durch bakteriologische Verarbeitung von durch Ankratzen ge-
wonnener Gewebsflüssigkeit, auch aus Sternalpunktat. In praxi sollte, wie zuerst
von HABS (1940) empfohlen, in jedem Typhus-Verdachtsfall sofort bei Krankenhausaufnahme, am folgenden und übernächsten Morgen eine Blutkultur, wenigstens eine Blut-Galle-Kultur, angesetzt werden, ohne das Ergebnis der ersten Aussaat abzuwarten; sodann kann mit der Therapie begonnen werden. Wird zugleich
jeder Stuhl verarbeitet, so wird in ca. 90 % ein positives Ergebnis erreicht, freilich
oft erst nach 5—8tägiger Beobachtung der Kulturen. Mit jedem Stuhl sollte stets
zugleich auch eine Harnuntersuchung angesetzt werden. Bezüglich der Technik
sei auf den Abschnitt ,,Erreger" verwiesen.

Zur Abschlußuntersuchung auf Bakterienfreiheit vor Krankenhausentlassung
gehört außer mehrfacher (in Berlin vorgeschrieben: sechsmal in 3tägigem Abstand)
Stuhl- und Harnuntersuchung auch die Durchführung einer Duodenalsonde mit
Gallen-Untersuchung auf Typhus-Bakterien.

Demgegenüber spielt die *Gruber-Widalsche Reaktion* als Diagnostikum nur eine
ganz untergeordnete Rolle. Nicht nur, daß sie oft, besonders bei der heutigen
Therapie, negativ oder bei nicht beweisenden Titern (unter 1:200) bleibt; häufig
sind auch die Fälle, die auf Grund eines unspezifisch positiven Ausfalls besonders
der H-Agglutination, unter der Diagnose ,,Typhus" eingeliefert werden und sich
als eine ganz andere Krankheit erweisen. Bei den im Kriege schutzgeimpften Soldaten erwiesen sich die Ausfälle der Widal-Reaktion in Tausenden von Fällen so
oft als verwirrend, daß von mikrobiologischer Seite ihre totale Abschaffung ernst-
lich erwogen wurde. Sie kann heutzutage nur noch in den wenigen Fällen, wo die
Erreger-Anzüchtung aus äußeren Gründen unmöglich ist, als Unterstützung des
klinischen Verdachts mit aller gebotenen Skepsis mitherangezogen, nie aber als
,,Beweis" gewertet werden. Das gilt auch für die Bewertung der H-, O- und V-
Agglutinationen, die in der Klinik keine größere Bedeutung mehr hat.

Alle *sonstigen Labor-Hilfsmittel* haben nur *symptomatischen Wert*. Über Senkung, Blutbild,
Urin- und Stuhl- (okkultes Blut!) Untersuchung wurde das Nötige schon unter ,,Symptomato-
logie" erwähnt, ebenso über Befunde bei den sog. Leberfunktionsproben. Die Analyse der
Plasmaeiweißfraktionen und ihrer Zusammenhänge mit den einzelnen Agglutininen wurde
eingehend durchgeführt (PICKERT, 1948 und 1950; SEELIGER und VORLÄNDER, 1953; VOR-
LÄNDER und SCHMITZ, 1952; HUBER, 1953; KRAUTER, HEROLD und PRANKA, 1957 u. a.), ohne
daß sich daraus für Diagnose und Prognose klinisch Verwertbares ergab.

Daß vor allem im Falle von *Komplikationen* wie Perforation, Myokarditis, Pneumonien,
Thrombosen usw. auch das übrige Rüstzeug des chemischen und apparativen Aufwands
moderner Medizin heranzuziehen ist, versteht sich von selbst.

4. Differentialdiagnose: Der Typhus ist in seiner fieberhaften Phase, wie mehrfach hervorgehoben, klinisch ein Status febrilis ohne hervorspringende führende
Organzeichen. Für solche Zustände muß der Kliniker stets die alte *differentialdiagnostische Trias* als Richtschnur im Kopf haben: Typhus — Sepsis — Miliartuberkulose.

Zum Ausschluß der Sepsis ist klinisch vor allem auf Herzgeräusche und auf sonstige
Zeichen eines Sepsisherdes (Lymphangitis, gynäkologische Symptome u. a.) zu achten. Es
braucht hier im Einzelnen nicht ausgeführt zu werden, mit welchen Hilfsmitteln bakteriologischer, hämatologischer, röntgenologischer usw. Art Sepsis und Miliartuberkulose im
übrigen auszuschließen sind. Erwähnt sei nur, daß zuweilen auch einige andere Krankheiten,
wie die echte Influenza, eine zentrale Pneumonie, die Brucellose, die Lymphogranulomatose,
die akute Pyelitis vorab einen *Status febrilis ohne hervorspringende Organzeichen* bieten können
und sich diese erst allmählich einstellen. Bei Meningitiden und bei Virusencephalitiden
treten Koma und neurologische Symptomatik gewöhnlich mehr in den Vordergrund als
beim Typhus. Unter Kriegsverhältnissen und in tropischen Ländern spielen Fleckfieber,
Trichinose, Malaria tropica, Kala-azar u. a. differential-diagnostisch eine große Rolle, worauf ebenfalls im Einzelnen hier nicht eingegangen werden kann.

Über die Abgrenzung des echten Typhus von den abdominellen Paratyphen wird unten zu sprechen sein.

In früheren Jahren verlief die Hepatitis epidemica manchmal mit hochfieberhaftem längerem Prodromalstadium, das sehr an Typhus denken ließ, bis der mit der Entfieberung hervortretende Ikterus die Situation klärte; aus unbekannten Gründen sieht man das heute kaum mehr.

Bei Säuglings-, Kinder- und Greisentyphus mit ihren larvierten Bildern kann die Zahl anderer Entstehungsweisen ähnlicher klinischer Bilder noch größer sein; aber auch hier ist die alte Regel, daß bei auch nur leichtem Status febrilis ohne Organsymptome an Typhus zu denken ist, stets eine gute diagnostische Grundlage.

Die Differential-Diagnostik der Komplikationen und Spätfolgen des Typhus kann hier aus Raumgründen im einzelnen nicht abgehandelt werden.

5. Prophylaxe: Im Ramen der Besprechung des „klinischen Bildes" kann auf die rein hygienischen Maßnahmen der vorbeugenden Bekämpfung des Typhus hier nur hingewiesen werden. Sie umfassen bakteriologische Kontrollen (evtl. Chlorierung) von Trink-, Gebrauchs- und Abwasser, also besonders von Brunnen und Wasserwerken, auch Schwimm- und Freibädern (auch Meerbädern), weiter von Molkereien und Schlachthöfen, sowie die Suche nach Ausscheidern beim gesamten Personal von Lebensmittelbetrieben, Gastwirtschaften und Gemeinschaftsküchen. Die Mehrzahl der epidemischen Typhus-Ausbrüche der jüngsten Zeit entstand bekanntlich durch die Verunreinigung von Wasserleitungen infolge technischer Defekte.

Den Kliniker gehen bei der Prophylaxe hauptsächlich an: Meldung, Isolierung und Schutzimpfung.

Meldung: Meldepflichtig sind heute in allen Ländern Verdacht auf Typhus, die gesicherte Erkrankung, der Todesfall an Typhus sowie die Feststellung eines Ausscheiders, dessen Wohnungswechsel, Krankenhausaufnahme und -entlassung. Auf das Problem der Dauerausscheider wird am Schluß noch eingegangen, da es für alle Salmonellen gleichmäßig besteht.

Der Kliniker kann nicht jeden Fall melden, bei dem differential-diagnostisch entfernt an Typhus gedacht werden kann, sondern er wird Verdachtsmeldung nur dort erstatten, wo das klinische Bild nach Ausschluß anderer Diagnosen für Typhus spricht, ohne daß der bakteriologische Nachweis — aus äußeren oder, selten, am individuellen Fall liegenden — Gründen gelang; er wird dabei, wie für seine Diagnose auch, stets die epidemiologischen Umstände (bekannter Ausscheider in der Wohngemeinschaft, Massenerkrankungen u. a.) mit berücksichtigen. Bei den bakteriologisch bestätigten Fällen erfolgt heutzutage in praxi die Meldung des positiven Befunds meist schon durch das Untersuchungsamt. Da diese Ämter auch „eindeutig" positive Widal-Reaktionen sowie Bakterienbefunde bei Ausscheidern melden, was zu Irrtümern führen kann, wird die Meldung durch den behandelnden Arzt keineswegs überflüssig, da nur er entscheiden kann, ob wirklich eine „Erkrankung" oder ein „Todesfall" vorliegt.

Isolierung: Ob eine häusliche Isolierung des Erkrankten genügt, hat der Amtsarzt zu entscheiden. In West-Berlin besteht auch heute noch Zwang zur Krankenhauseinweisung (alliierte Vorschrift). Bei jeder Isolierung muß laufende und Schlußdesinfektion gesichert sein, vor allem diejenige der Ausscheidungen. Umgebungsuntersuchungen hat der Amtsarzt zu veranlassen. Für die Isolierungsweise innerhalb der Krankenhäuser bestehen keine Vorschriften; darüber hat der zuständige Chefarzt zu entscheiden. In Deutschland ist es heute üblich, Typhus-Kranke auf Isolierstationen unterzubringen; in anderen, auch benachbarten Ländern wird dies nach wie vor nicht für nötig gehalten, da geschultes Pflegepersonal durch entsprechende Vorsicht und Waschmaßnahmen in der Lage sein muß, die Kontaktansteckung zu vermeiden und die Pflege eines Typhus-Kranken auch auf einer offenen Station deshalb geradezu einen Prüfstein für die Korrektheit derselben darstellt. SCHOTTMÜLLER und KISSLING waren noch dieser Ansicht. Die Ansprüche, die die Öffentlichkeit einschl. der Rechtsprechung heute an die Haftung des Chefarztes in Deutschland stellt, lassen aber ein solches an sich durchaus vertretbares Vorgehen nicht ratsam erscheinen, wie mir meine Gutachtertätigkeit gezeigt hat.

Schutzimpfung: Es ist hier nicht der Ort, um auf die mikrobiologische Problematik der Typhus-Impfung im einzelnen einzugehen, wie sie zuletzt im deutschen Schrifttum von SCHÄFER (1958) wiedergegeben wurde. Hervorgehoben sei hier nur, daß die Beurteilung des Werts bzw. der Wirksamkeit der Typhus-Schutzimpfung auch heute noch, d. h. nach fast 70jähriger Anwendung unter den Hygienikern vom Lob über eine Großtat ersten Ranges (z. B. CROSNIER, 1964) bis zu äußerster Skepsis (RAETTIG, 1952) schwankt, wobei freilich oft die Güte des Impfstoffs als ausschlaggebend angesehen wird (PRIGGE und JANDL, 1964). Hier ist jedoch eine Besprechung vom Standpunkt der Klinik aus angebracht.

Dazu ist zunächst zu sagen, daß nach den heutigen theoretischen Vorstellungen über die Typhus-Pathogenese, wie sie auch hier niedergelegt sind, der Schutzimpfung in der hergebrachten Form eine Wirkung überhaupt nicht zukommen kann. So sehr Lebendimpfstoffe (Pocken, BCG) sowie Toxoide eine cyclische bzw. antitoxische Immunität erzeugen, so wenig läßt sich das von abgetöteten Impfstoffen bei Erregern erwarten, die eine mit Hyper- und schließlicher Anergisierung einhergehende cyclische Krankheit hervorrufen, ohne daß sie echte Exotoxine erzeugen. Die Immunität ist ja hierbei eine celluläre Leistung, und Agglutinine spielen bei ihr nur eine ganz nebengeordnete, wenn überhaupt eine Rolle. Die Grundlagen-Vorstellungen solcher Impfstoffe sind m. E. überholt, und daraus sollten Konsequenzen gezogen werden.

Nachdem, wie auf S. 570ff. dargestellt, die Typhus-Empfänglichkeit des Menschen mindestens z. T. auf der besonderen Durchlässigkeit seiner Darmwand für diesen Keim beruht, erscheint es dagegen theoretisch nicht unmöglich, daß sie durch eine lokale Beeinflussung mittels einer *Schluckvaccine* herabgesetzt werden kann. So ließen sich die in neuerer Zeit behaupteten Erfolge der Typhoral-Impfung vielleicht erklären, was ja der Idee ihres ursprünglichen Schöpfers BESREDKA (1919) von der lokalen Immunität auch entsprechen würde.

Praktisch hat sich die Berechtigung für die Anwendung der umstrittenen Typhusimpfung damit grundlegend geändert, daß wir heute im Chloramphenicol eine gut wirksame Therapie der Erkrankung besitzen, deren Zuverlässigkeit derjenigen des durch die Impfung verliehenen fraglichen Schutzes jedenfalls haushoch überlegen ist. Solange das nicht der Fall war, war der Versuch, die auch noch so kleine Chance eines vorbeugenden Schutzes auszunützen, noch berechtigt. Heute fallen dagegen auch die Impfschäden wesentlich stärker ins Gewicht, die, wenn auch selten, wie insbesondere die Kriegserfahrungen zeigten (KLINGE, 1944; BANNWARTH, 1948), in Einzelfällen schwer waren und noch durch solche bei Inkubationsimpfung (ROESSLE, 1946) und therapeutischer Anwendung des Impfstoffs (HANSEN, 1947) vermehrt wurden.

Es ist auch gerade die Typhus-Impfung gewesen, die durch ihre lokalen Folgen (Schmerzen) und Allgemeinreaktionen (Fieber) im deutschen Volk die allgemeine Unlust gegen Impfungen wesentlich gefördert hat, mehr als alle anderen Impfverfahren. Sie hat schließlich entscheidend zur Entwertung der Widalschen Reaktion für die Typhus-Diagnostik beigetragen, was ebenfalls heute um so stärker ins Gewicht fällt, als die rasche Heilbarkeit einer Erkrankung heute ja meist nur noch eine Frage rechtzeitiger Frühdiagnose ist. So überwiegen heutzutage ihre Nachteile bei weitem ihre zwar oft behaupteten, aber nie bewiesenen Vorteile.

Es soll daher hier nicht näher auf die Kontroversen über ihre Wirkung eingegangen werden, die sich immer nur darum drehen, ob sie vielleicht zwar die Morbidität senke, ohne die Verlaufsschwere zu beeinflussen oder ob sie die Erkrankungshäufigkeit unverändert lasse, aber die Mortalität senke. Auch in den letzten Jahren wurde erneut versucht, die Schuld des Versagens in der Beschaffenheit des

Impfstoffs zu suchen (Yugoslav Typhoid Commission der WHO, 1957) oder unter Aufgabe des Agglutinintiters als Erfolgsmaßstab zu einem solchen in der Überlebensrate von Versuchstieren zu gelangen (PRIGGE und GÜNTHER, 1957), Versuche, die, wenn man das ausschließliche Vorkommen des Typhus beim Menschen bedenkt, von vornherein zweifelhaft erscheinen. Man gewinnt den Eindruck, daß im ganzen Schrifttum über solche Teilfragen letzten Endes nur ein großes Tabu über der Grundfrage lastet, ob diese ganze Methode nicht von vornherein ein heute schon historisch gewordener Irrtum der wissenschaftlichen Medizin war und daher zu verwerfen ist. Ich persönlich stehe nicht an, das zu bejahen, weise aber darauf hin, daß mir zwar oft im Gespräch auch von Mikrobiologen darin recht gegeben wurde, ohne daß sich das im Fachschrifttum der Gegenwart ausgesprochen finden würde. Auf meine ausführliche diesbezügliche Äußerung (1954) wurde bisher nicht Bezug genommen.

6. Therapie: Durch die *Chloramphenicolbehandlung* hat sich die Therapie des Typhus sehr vereinfacht. Ihre Entdeckung 1948 durch WOODWARD et al. war ein unerwarteter und rein empirischer Zufall, nachdem man zuvor schon die Unwirksamkeit des Tetracyclins beim Typhus festgestellt hatte. Sie ist nach wie vor im Rahmen der gesamten Antibiotica ein einmaliger Spezialfall, da es sonst kein Beispiel dafür gibt, daß *eine* Krankheit nur auf *ein* Antibioticum anspricht, und dies völlig ohne eine Beziehung zum Resistenzverhalten der Keime in vitro, die ja für Streptomycin, Tetracyclin u. a. in vitro ebenso empfindlich sind wie für Chloromycetin. Zudem hat Chloramphenicol seine vorzügliche Wirkung nur auf die Krankheitssymptome, besonders das Fieber, nicht aber auf die Erreger, die weitgehend unbeeinflußt bleiben, eine wichtige Tatsache, die den üblichen Vorstellungen über die Antibiotica-Wirkung geradezu ins Gesicht schlägt. Wenn es wohl auch zu weit gegangen wäre zu sagen, das Chloramphenicol habe nur eine Wirkung auf den Makro- und überhaupt keine auf den Mikroorganismus, so steht doch fest, daß die Chloramphenicol-Wirkung beim Typhus an die Trias: Mensch — Keim — Antibioticum gebunden ist und mit der Beziehung Keim—Antibioticum allein nicht erklärt werden kann.

Dosierung: Auch hierbei stellt Chloramphenicol einen Sonderfall dar, da im Gegensatz besonders zum Penicillin eine Überdosierung ausgesprochen gefährlich ist, mindestens bei der Anfangsdosis. Sie kann zu schweren bis tödlichen Kreislaufkollapsen führen, auf die zuerst MOLLARET (1950) hinwies und die gewöhnlich im Sinne der Herxheimer-Reaktion erklärt werden. Diese Gefahr gilt übrigens auch nur bei der Chloramphenicol-Behandlung des Typhus, während man sie bei den zahlreichen anderen Indikationen dieses Mittels nicht kennt. Man kann deshalb beim Typhus mit der *Dosis „einschleichen"*, *jedoch* wird die durchschnittlich perorale Tagesdosis von *30—50 mg/kg Körpergewicht von Anfang an* gewöhnlich *gut vertragen* außer bei den seltenen hyperpyretischen perakuten Fällen. Bei Kindern soll vom 3. Behandlungstag an höher dosiert werden: 50—60 mg/kg. Die *Tagesdosis* beträgt also gewöhnlich 2—3 g in 4—6 Einzeldosen. Sie wird *5—6 Tage* beibehalten. Ist dann noch keine Entfieberung eingetreten, so kann trotzdem abgesetzt werden: entweder handelt es sich dann um einen Chloramphenicol-resistenten Fall, bei dem nach etwa 3tägiger Pause der Versuch mit einem i.m. oder i.v. injizierbaren Chloramphenicol-Präparat gemacht werden sollte, der zuweilen, aber nicht immer noch zum Erfolg führt, oder aber die Entfieberung erfolgt trotz Absetzens in den folgenden Tagen.

Diese sehr auffallende Tatsache, daß manchmal schon nach nur 3tägiger Chloramphenicol-Gabe trotz Absetzens dann doch Entfieberung ebenso am 6.—8. Tag nachfolgt, genau so, wie wenn man das Mittel weitergegeben hätte, ist in den ersten Jahren, wo das Mittel noch knapp und sehr teuer war, wiederholt beobachtet worden.

Bei der Mehrzahl der Chloramphenicol-behandelten Typhus-Fälle tritt die allmähliche Fiebersenkung erst nach einer Verzögerungszeit (lag period) von 4—6 Tagen ein, deren Pathogenese ebenso unerklärt ist wie die der gesamten *Chloramphenicol-Wirkung* überhaupt.

Für diese gelten folgende *Charakteristica* (vgl. hierzu im einzelnen HÖRING und STEINBRECHER, 1957):

1. sie tritt mit einer Zuverlässigkeit von 80—90% ein (10—20% resistente Fälle);
2. sie ist in ihrer typischen Art und Geschwindigkeit streng gebunden an das klinische Vollbild des Typhus;
3. sie ist in weiten Grenzen unabhängig vom Zeitpunkt des Behandlungsbeginns und von der Dosis;
4. sie hat keinen Einfluß auf die Rezidivzahlen und die Entstehung einer Dauerausscheidung. Rezidive sprechen aber erneut ebensogut an.

Ich gebe zur Rezidivprophylaxe 6 Tage nach Beendigung des ersten Chloramphenicol-Turnus auch bei Fieberfreiheit einen *zweiten*, zuweilen auch noch einen dritten Stoß solchen, habe aber trotzdem späterhin Rezidive auftreten sehen.

Ich verweise betreffs der gesamten Problematik des Chloramphenicols beim Typhus einschl. des diesbezüglichen Weltschrifttums auf meine Darstellung von 1957, zu der neue Gesichtspunkte oder gar Klärungen inzwischen leider nicht hinzugekommen sind. Bezüglich der Nebenwirkungen des Chloramphenicols sei auf die Monographie von KÄHLER (1962) verwiesen.

Ein anderes Antibioticum, *Synnematin B*, ein Abkömmling des Penicillin K, dem eine Typhus-Wirksamkeit zugeschrieben wird, hat praktisch noch keine Bedeutung erlangt (HENDERSON et al., 1959). Übrigens scheinen die modernen halbsynthetischen Penicilline beim Typhus unwirksam zu sein (vgl. S. 605).

Wohl ist aber die Chloramphenicol-Therapie seit 1954 (WISSEMANN et al., 1954; CHOREMIS et al., 1956) sehr wesentlich unterstützt worden durch die Einführung der *Corticosteroide* in die Typhus-Behandlung, die stets nur mit Chloramphenicol zusammen gereicht werden sollen. Sie beschleunigen die Fiebersenkung und die Hebung des Allgemeinzustandes. Ob unter ihrer Einwirkung aber Komplikationen nicht doch begünstigt werden, steht noch nicht fest genug, so daß man von ihnen nur sparsam Gebrauch machen soll so weit, als es das klinische Bild bzw. die Schwere des Verlaufs angezeigt erscheinen läßt. In der Mehrzahl der Fälle kommt man mit Chloramphenicol allein auch zum Ziel. Man gibt heute meist Prednisolon 30—40 mg täglich bis zur Entfieberung, längstens aber 6 Tage, kann aber auch andere Corticosteroide in entsprechender Dosis wählen.

Alle älteren medikamentösen Verfahren, wie Chinin, Pyramidon, die Vaccinetherapie (CHRISTINA und CARONIA), auch die Pyrifer-Behandlung (HÖRING, 1942) sind heute obsolet und unnötig geworden. Das hindert freilich nicht, daß die damaligen Erfolge gerade der „*Fieberschocktherapie*" zur Aufklärung der Pathogenese des Typhus von prinzipieller Bedeutung waren, was nicht nur von mir erstmals schon 1943 gezeigt, sondern auch von anderen Autoren (BINGOLD, 1952; GRUNKE, 1956 u.v.a.) bestätigt wurde.

Bei der zuverlässigen Wirksamkeit der modernen Therapie braucht hier auch über die Diätetik und sonstige *Pflege des Typhus-Kranken* nicht gesprochen zu werden. Eine sorgfältige Kreislaufüberwachung, Sorge für Darmentleerung und Beseitigung des Meteorismus ist selbstverständlich. Überwachung des Mineralhaushalts ist nur bei Chloramphenicolresistenten oder steroidbehandelten Fällen nötig. Ebenso ist Unterkühlung (Hibernation) (GAUBERT et al., 1955) im allgemeinen überflüssig und kann den Eintritt von Komplikationen verwischen. Bluttransfusionen haben bei starker Anämie, bei Darmblutung und zur Kräftigung, auch in der Rekonvaleszenz ihre Indikationen; eine „Transfusionstherapie" des Typhus als eigenes Verfahren ist überholt.

Für die Therapie der Perforationsperitonitis gilt auch heute noch, daß chirurgisch vorgegangen werden muß, wenn auch natürlich unter Antibioticaschutz.

b) Der Paratyphus B Schottmüller (abdominalis)

VI. Epidemiologie

Epidemiologisch gesehen ist der Paratyphus B merkwürdigerweise stets eine *Begleiterscheinung des Typhus*: wo Typhus endemisch ist, ist es auch der Paratyphus B. Er ist also kosmopolitisch und wird an Zahl nur in wenigen tropischen Ländern von anderen Paratyphen übertroffen (siehe unten). Bei großen Typhus-Epidemien kommt es stets auch zu Paratyphus B-Fällen, meist etwa im *Verhältnis 15 : 1*. Dabei pflegt die Häufigkeit des Paratyphus B langsamer abzuklingen bzw. die des Typhus zu überdauern. Das *Überdauern des Paratyphus B* im 1. Weltkrieg, wo zunächst nur gegen Typhus geimpft war, wurde als Beweis für die Wirksamkeit der Impfung herangezogen, war aber nach dem 2. Weltkrieg, wo kombiniert geimpft wurde, das gleiche. Auch an den Morbiditätszahlen für das gesamte Gebiet der Bundesrepublik Deutschland zeigt sich, daß der Typhus besonders in den Jahren 1948—1951 schnell abfiel, während der Paratyphus B bis 1951 eine noch gleiche Frequenz beibehielt und erst dann absank. Gewiß kommen sowohl kleinere Epidemien rein typhöser oder rein paratyphöser Art vor (Orts-, Heim-Epidemien). Aber der epidemiologische Zusammenhang ist eindeutig.

Gemessen an der Zahl der Erkrankungen ist die *Zahl der Dauerausscheider* beim Paratyphus B *größer* als beim Typhus: so war das Verhältnis von Typhus : Paratyphus B in Berlin bei den Erkrankungen in den Nachkriegsjahren etwa 11 : 1, das der Ausscheider hinterher ist aber etwa 3 : 1.

Die *Letalität* des Paratyphus B ist wesentlich *niedriger* als die des Typhus. So betrug sie in RAETTIGs Material (Mecklenburg) nur 3,18 % gegenüber 17,5 % beim Typhus.

Zusammenfassend kann gesagt werden, daß sich der Paratyphus B epidemiologisch eng an den Typhus anlehnt und auch die gleiche Ausbreitungsart besitzt. Auch er ist also eine reine Anthroponose.

Frühere abweichende Darstellungen, besonders aber die Meinung, daß der Paratyphus B als „Fleischvergiftung" durch Rinder verbreitet würde, können heute als Irrtum bezeichnet werden, der sich aus der damals noch nicht durchgeführten Typen-Unterscheidung der Salmonellen erklärt. Das Vorkommen von S. paratyphi B Schottmüller beim Rind erklärt sich entweder aus Fehlbestimmungen (meist Verwechslung mit S. java) oder aus gelegentlicher Infektion eines Rinderbestands durch einen menschlichen Paratyphus B-Ausscheider (HENSEL und FRERKING, 1964).

Gerade vom Paratyphus B Schottmüller-Bacterium wird oft angegeben, daß es in hohem Anteil auch enteritische Verläufe mache. Wo dies nicht wie gesagt auf Fehlbestimmung beruht, die hier besonders leicht vorkommt, ist die Angabe sicher vielfach dadurch zu erklären, daß Durchfälle beim Paratyphus B nicht nur häufiger sind als beim Typhus, sondern auch schon früher einsetzen, wodurch das klinische Bild verwischt wird. Im Einzelfall ist deshalb auf den Erregernachweis im strömenden Blut großer Wert zu legen. Ich selbst habe jedenfalls den typhösen Verlauf beim Paratyphus B-Bacterium immer bestätigen können.

Die durch Erkrankung erworbene *Immunität* soll sich nach den meisten Angaben nur spezifisch auf den Paratyphus B beziehen. Eine auf alle typhösen Salmonellosen übergreifende Immunität relativer Art kann aber schon daraus geschlossen werden, daß man im Rahmen der großen Mischepidemien nie Fälle zu sehen bekommt, die etwa zuerst an Typhus und einige Zeit später an Paratyphus B erkranken, wohl aber selten Fälle, in deren Blut bei genauer bakteriologischer Untersuchung sowohl Typhus- als auch Paratyphus B-Bakterien nachzuweisen sind, ohne daß sich klinisch dabei Besonderes zeigen würde. Auch in immunologischer Hinsicht bestehen also enge Beziehungen zwischen Typhus und Paratyphus B.

VII. Klinisches Bild

1. Symptomatologie und Komplikationen: Ohne bakteriologische Klärung ist eine rein klinische Unterscheidung des Paratyphus B vom Typhus unmöglich und höchstens zu vermuten. Mit anderen Worten: er bietet prinzipiell das gleiche klinische Bild, neigt aber mehr zu *leichterem Verlauf* wie der Typhus. An großen Fallzahlen gemessen, ist auch seine Dauer kürzer und ist die Reaktionsweise des Menschen etwas mehr dem Typus der akut-granulocytär-eitrigen als der subakut-lymphoretikulär-granulomatösen des Typhus angenähert.

Das äußert sich schon in einem rascheren Krankheitsbeginn mit kürzerer Inkubationszeit (8—12 Tage) und oft plötzlich unter Frösteln ansteigendem Fieber bei dadurch gelegentlich ausgelöstem Herpes labialis, der also bei einem typhösen Krankheitsbild auf Paratyphus hinweist, in meist weniger ausgeprägter Beeinträchtigung des Sensoriums, geringerer relativer Bradykardie und Leukopenie (zuweilen sogar Leukocytose), dabei aber eher höherem Fieber, das schon nach wenigen Tagen remittierend wird. Positive Diazoreaktion ist seltener, auch Rezidive, Darmblutung und -perforation, Pneumonie und sonstige Komplikationen. Dazu sei in verkürzter Form eine Tabelle von RAETTIG wiedergegeben, in der interessanterweise die häufigere Provokation einer Lungentuberkulose auffällt.

Tabelle 6. *Komplikationshäufigkeit bei Typhus und Paratyphus B in %*
der Fälle in Mecklenburg 1945—1947 (nach RAETTIG, 1952)

	Typhus	Paratyphus B
Rezidive	6,38	3,50
Pneumonie	2,67	1,14
Darmblutung	1,56	0,37
Otitis media	1,38	1,07
Lungen-Tbc	0,51	1,47
Darmperforation	0,24	0,15
Absolute Zahl der Fälle	43351	2715

(also Verhältnis 16:1)

Der am meisten bezeichnende Unterschied ist das Bild der *Roseola*, die zwar beim Paratyphus eher noch *häufiger* als beim Typhus überhaupt fehlt, jedoch, wenn vorhanden, gröber, flächiger und auch zuweilen über den ganzen Körper verteilt auftritt und somit sich mehr anderen septischen Exanthemen nähert. Weiterhin ist die *Disposition zu Thrombosen*, ja ausgesprochenen Thrombophlebitiden noch *größer* und ebenso auch die *Neigung zum Befall der Gallenwege*. Selten wird beim Paratyphus B eine deutliche Druckschmerzhaftigkeit in der Gallengegend vermißt. Entsprechend ist, wie oben erwähnt, der Anteil von Dauerausscheidern beim Paratyphus B höher als beim Typhus. Auch die *Neigung zu Durchfällen* ist *größer*, wobei aber darauf zu achten ist, daß eine vorausgehende, wegbahnende „Wasserkrankheit" (vgl. S. 578) wie auch beim Typhus gewöhnlich durch andere Erreger hervorgerufen ist, oft auch Salmonellen, weshalb bakteriologisch besonders auf Mischinfektionen mit solchen zu achten ist, was meistens viel zu wenig befolgt wird.

Auch Übergang von Paratyphus B abdominalis in Paratyphus B-Sepsis, gewöhnlich mit Ikterus, ist beschrieben (HERMEL, 1920).

Auf vereinzelte chronische Paratyphus B-Verläufe mit den Zeichen einer „Tabes mesaraica" oder eines visceralen Lupus erythematodes sei hier hingewiesen (BINGOLD, 1952; BÖTTIGER und LAGERLÖF, 1959).

2. Diagnose und Differentialdiagnose: Bei dem oft nur wenige Tage dauernden Verlauf, besonders der Continua, dem frühzeitigeren Auftreten von abdominellen und speziell diarrhoischen Lokalsymptomen kann die klinische Abgrenzung gegen ein rein enteritisches Syndrom Schwierigkeiten machen. Die Anzüchtung von Keimen aus dem Blut ist beim Paratyphus B typisch und von guter Prognose, bei Durchfällen mit anderen Salmonellen jedoch atypisch, selten und dann von schlechter Prognose, da sie den Übergang in postenteritische Sepsis anzeigt. Die sonstige klinische Differentialdiagnose ist die gleiche wie beim Typhus.

In der *bakteriologischen Unterscheidung* wird heutzutage oft mehr Wert auf die Antigen-Analyse als auf den Kulturbefund gelegt. Für die schnelle Unterscheidung des Paratyphus B-Schottmüller-Bacteriums von anderen Salmonellen ist jedoch die Beachtung der Schleimwall-bildung nach 1tägigem Stehenlassen der Kultur bei Zimmertemperatur immer noch ein vor-zügliches Hilfsmittel. — Die *Widalsche Reaktion* läßt beim Paratyphus B in noch höherem An-teil im Stich als beim Typhus.

Bezüglich der Feststellung der Keimfreiheit beim Rekonvaleszenten ist noch größere Vorsicht geboten als beim Typhus. Auf Kontrollen des Duodenalsafts darf nie verzichtet werden.

3. Therapie: Wenn auch das *Chloramphenicol* wiederum als das Mittel der Wahl zu bezeichnen ist, so ist seine Wirksamkeit beim Paratyphus B doch weniger zu-verlässig als beim Typhus (GERMER, 1950; DENNIG, 1953; RÜHLING, 1955 u.a.). Das erklärt sich aus der oben ausgeführten Bindung der Chloramphenicolwirkung an das Vollbild des Typhus. Je typischer der Verlauf, um so deutlicher auch der Erfolg. Übrigens war auch schon bei der Pyrifer-Therapie der Erfolg beim Para-typhus B nicht so gut vorhersehbar wie beim Typhus.

Einsatz der Corticosteroide dürfte nur selten nötig werden, sollte m. E. bei der pathogenetischen Eigenart des Paratyphus B auch nur mit besonderer Vorsicht erfolgen.

Dagegen ist sorgfältige Kreislauftherapie und Beachtung der Thrombosegefahr gerade beim Paratyphus B besonders dringlich.

c) Der Paratyphus A (abdominalis)

VI. Epidemiologie

Das Paratyphus A-Bacterium, das auch im Kauffmann-White-Schema mit seinem O-Antigen II (außer I und XII) vereinzelt dasteht, hat seine Verbreitung *hauptsächlich in wärmeren Ländern*: in Europa Südosten (Süd-Rußland, Balkan), im Orient und Indien und im ganzen Tropen- und Subtropengürtel (BADER, 1952, 1958). In den Weltkriegen wurde es vielfach nach Mittel- und Nordeuropa einge-schleppt, hat sich aber entgegen gewissen Befürchtungen (WINKLE und ROHDE, 1955) hier nicht gehalten. Es findet sich auch in Mittelamerika und den Südstaaten der USA, wenn auch selten. Man trifft den Paratyphus A aber auch bei uns derzeit noch manchmal, besonders bei *Urlaubsheimkehrern*. Nach SEELIGER (1953) sind in der Bundesrepublik Deutschland 1949—1952 noch 375 Fälle erkannt worden, später nur noch vereinzelte. Auch seine zeitliche Häufung findet besonders im Rahmen großer Typhus-Epidemien statt.

Auch seine Ausbreitung erfolgt im wesentlichen durch Dauerausscheider, ist also an den Menschen gebunden. Gegenüber vereinzelten Befunden von Typhus- und Paratyphus B-Bakterien bei Haustieren, die vom Menschen infiziert waren, wurde das Paratyphus A-Bacterium bislang noch nie bei Tieren nachgewiesen.

Die Letalität des Paratyphus A ist etwas höher als die des Paratyphus B: ca. 3—8 %.

VII. Klinisches Bild

In der Reaktionsweise des infizierten Menschen steht der Paratyphus A *zwi-schen dem Typhus und dem Paratyphus B abdominalis*, d. h. die Verläufe sind durchschnittlich leichter als beim Typhus, diesem aber klinisch sehr ähnlich und damit auch weniger zu eitrigen Komplikationen geneigt als beim Paratyphus B.

Die Inkubation beträgt meist etwa 8 Tage, die Fieberdauer 3—4 Wochen (gegenüber 1—3 beim Paratyphus B, nach ZWEREW, 1964). Rezidive sind häufiger als bei Paratyphus B; jedoch setzen das Stadium amphibolicum und die Roseola in diskreter, oft aber sehr dichter Form schon früher ein als beim Typhus. Durchfälle sind selten. Auffallend sind die starken Kopfschmerzen und das stärkere Hervortreten initialer katarrhalischer Zeichen wie Enanthem der Mundhöhle, Conjunctivitis, Nasenbluten und Bronchitis. Auch Herpes kommt öfters vor. Beteiligung der Gallenwege ist seltener als beim Paratyphus B; ab und zu werden aber Cystitiden mit Pyurie und nicht selten länger dauernde Urinausscheidung ohne Pyurie als Ausdruck eines Befalls des Nierenparenchyms gesehen. Das Sensorium ist meist wenig affiziert.

Mischinfektionen mit Typhus, auch mit enteritischen Salmonellen sind bekannt. Auch wird öfters Infektbahnung durch vorausgehende andere Infektionskrankheiten (Grippe u. a.) angenommen.

Der Anteil von Paratyphus A-Fällen, die in der Widal-Reaktion negativ bleiben, liegt noch höher als bei den anderen typhösen Krankheiten.

Der Paratyphus A scheint auf Chloramphenicol etwas besser anzusprechen als der B.

Im übrigen gelten für Klinik und Therapie die gleichen Gesichtspunkte wie bei Typhus und Paratyphus B.

d) Der Paratyphus C (abdominalis)

VI. Epidemiologie

Der Paratyphus C spielte für *Mittel- und Nordeuropa* nur *in den Kriegszeiten* eine Rolle und ist nur *in wärmeren Ländern endemisch*: Balkan und Vorderer Orient, Ferner Osten (Indonesien und China), Zentralafrika und Mittel-Amerika.

Die Krankheit wurde 1917 auf dem Balkan entdeckt und verschieden benannt: WEIL (1917) Paratyphus *β*, Erreger *S. suipestifer* Gläßer-Voldagsen; NEUKIRCH (1917) Typhus Ersindjan; HIRSCHFELD (1919) Paratyphus C. Im 2. Weltkrieg erkannten HABS und BADER (1943), daß ein sehr nahestehender Salmonellentyp der Untergruppe C, *S. choleraesuis var. kunzendorf*, ebenfalls als Erreger eines Paratyphus abdominalis vorkommt, der zuweilen auch bei enteritischen Erkrankungen des Menschen gefunden wird und daher die einzige Salmonelle ist, die zu beiden Erkrankungsarten führen kann. BADER (1958) nimmt an, daß es sich dabei trotzdem um verschiedene „biologische Varianten" handelt, deren Unterscheidung mit unseren Mitteln aber noch nicht möglich ist.

Während das Salmonellen-Zentrum in New York noch 1951 das Vorkommen des Paratyphus C *in USA* als extrem selten bezeichnete (SAPHRA, siehe bei BADER, 1953), hat sich inzwischen gezeigt (SAPHRA und WASSERMANN, 1954; SAPHRA und WINTER, 1957), daß dort der *S. choleraesuis var. america* eine ebensolche Sonderstellung zukommt, wie sie für die Variatio kunzendorf in Südeuropa festgestellt wurde. Sie zeichnet sich nämlich nach SAPHRA u. Mitarb. in USA gegenüber den übrigen enteritischen Salmonellen durch den hohen Anteil typhöser (47,6%) und „septischer" (35,7%) gegenüber nur 15,6% enteritischer Verläufe aus; Ausscheider sind dabei extrem selten (1,1%), die Letalität hoch (20,3%). Die Blutkultur war in ca. 75% der Fälle positiv, der Stuhl nur in etwa 6%. Die Infektion mit S. choleraesuis verhält sich also in USA praktisch ebenso, wie wir sie in den Kriegen in der alten Welt kennenlernten, und darf daher zum Paratyphus C abdominalis gezählt werden, hat aber auch dort die schon von BADER früher hervorgehobene Ausnahmestellung durch ihre Ambivalenz.

Es ist bisher noch nicht gelungen, über die Verbreitungsweise des Paratyphus C volle Klarheit zu erlangen. Sie unterscheidet sich nämlich von den anderen typhösen Krankheiten dadurch, daß menschliche *Dauerausscheider keine Rolle* spielen, ja daß man sogar bei Paratyphus C-Kranken den Erreger fast nie im Stuhl, sondern nur im Blut findet. Dementsprechend fehlen auch weitgehend bei der Autopsie die Geschwürsbildungen im Darm und wird nur eine Schwellung der Mesenterialdrüsen angetroffen.

Wenn wir auch den Infektions*weg* des Paratyphus C nicht kennen, so doch einen im Wirtsorganismus gelegenen Grund für die Erkrankung, der fast so, wie sonst der Erreger, hier als conditio sine qua non für die Krankheit bezeichnet werden muß: Fast immer, sicher in $^3/_4$ der Fälle besteht beim betreffenden Individuum *zunächst* eine *andere Infektionskrankheit* und ist der *Paratyphus C* nur *eine sekundäre* bzw. durch die andere Krankheit provozierte *Erkrankung* (*Infektbahnung*, Provokationskrankheit). Man muß daher annehmen, daß eine latente Infektion mit Paratyphus C-Bakterien sehr häufig ist und daß sie nur manifest wird, wenn ihr Träger zufällig eine andere Krankheit erleidet, ein Pathomechanismus, den man übrigens oft auch beim Typhus und beim Paratyphus A beobachten kann. Als *provozierende Vorkrankheit* am wichtigsten ist die *Malaria tertiana*, so daß die klinische Regel aufgestellt werden kann: entfiebert ein Tertiana-Patient bei korrekt durchgeführter Chemotherapie nicht innerhalb 48 Std und besteht weiterhin höheres Fieber, so handelt es sich um Paratyphus C; die bakteriologische Blutuntersuchung wird dies bestätigen. Neben dieser kommen aber als Vorkrankheiten *auch* in Frage: Malaria tropica, Rückfallfieber, Fleckfieber, Grippe, Virushepatitis, Ruhr, besonders auch infizierte (Kriegs-) Verletzungen. Wenn sich Typhus- und Paratyphus C-Bakterien finden, wie das ebenfalls öfters vorkam, so wird man besser von Mischinfektionen sprechen; wir haben jedoch auch bei mit Pyrifer behandelten Typhus-Fällen anschließend Paratyphus C auftreten sehen.

So sehr vereinzelt dieses epidemiologische Charakteristikum des Paratyphus C auf den ersten Blick dazustehen scheint, so sehr enthüllt es uns wohl sicher in einmaliger Weise ein sehr häufiges und wichtiges Prinzip der Infektionslehre, das das Verhältnis von latenter zu manifester Infektion betrifft. Unklar bleibt aber, wie es zu so weiter Verbreitung der latenten Paratyphus C-Infektion kommen kann, wo wir menschliche Ausscheider nur so selten nachweisen können. Dieser Umstand steht in Widerspruch zu den üblichen Kontaktvorstellungen unserer Wissenschaft und läßt sich vermutlich nur so verstehen, daß diese von der Rolle, die latente Infektionen spielen, noch keine adäquate Vorstellung besitzt.

VII. Klinisches Bild

Der Unterschied des Paratyphus C von den anderen typhösen Salmonellosen besteht in der *Seltenheit der Mitbeteiligung der Peyerschen Platten*. Im übrigen besitzt er alle klinischen Charakteristika derselben. Wir sind jedoch bei ihm nicht in der Lage, eine Angabe über die Inkubationszeit zu machen, da seine Manifestation unmittelbar aus der Vorkrankheit hervorzugehen pflegt. Diese setzt offensichtlich und „manifest" denjenigen pathogenetischen Prozeß in Gang, der sonst „latent" vor sich geht und von dem ja mit Recht gesagt wurde, daß er — d. h. die Inkubation — der wichtigste, weil entscheidende Teil der Infektionskrankheit sei; was nachfolgt, die Krankheit ist nur die „Aufräumung" dessen, was in der Inkubation geschah!

Die Dauer der Continua beträgt beim Paratyphus C meist nur wenige Tage, worauf unter Remissionen dann in einigen weiteren Tagen die Entfieberung folgt. Man findet dabei relative Bradykardie, Milzschwellung, Leukopenie, selten auch eine Roseola. Darmerscheinungen aber fehlen.

Selten sind schwerere oder gar tödliche Verläufe. Nur im 1. Weltkrieg, als die Vorkrankheiten noch auszehrend verliefen, genügte öfter der Paratyphus C, um den geschwächten Kranken den Rest zu geben. So gaben LEWY und SCHIFF 1919 eine Letalität bis 58 % an. Wir sahen im 2. Weltkrieg fast immer nur gutartige Verläufe. Dagegen ist in USA die Letalität der Infektion mit S. choleraesuis auch hoch (20 %).

Die Diagnose kann nur durch die Blut-, manchmal auch die Urinkultur gesichert werden.

„Septische" Komplikationen werden aus USA als häufig berichtet.

Wieweit der Paratyphus C auf Chloramphenicol anspricht, ist unsicher. Nach den amerikanischen Erfahrungen sind jedenfalls die Erfolge wesentlich schlechter als beim Typhus.

e) Andere typhöse Salmonellosen

Ein *Paratyphus K* abdominalis mit S. sendai (Untergruppe D) als Erreger wurde 1925 in Japan von AOKI und SAKAI beschrieben und bislang auch nur dort beobachtet.

Ob dem von BOTKIN und SIMITZKY 1912 beschriebenen *Typhus mandschuricus* (Erreger ohne Gas-, aber mit Indolbildung) eine echte Sonderstellung zukommt, konnte später nicht mehr nachgeprüft werden. Auch der von CASTELLANI 1910 beschriebene „*Typhus columbense*" auf Ceylon mit dem „Bact. asiaticum" als Erreger ist heute wohl nicht mehr aufzuklären.

Die Auffindung weiterer Formen erscheint möglich. Dem sog. „*Typhus polonicus*", von dem im 1. Weltkrieg gesprochen wurde, kommt mikrobiologisch *keine Sonderstellung* zu, wie man sich überhaupt heute davor hüten muß, aus Besonderheiten des Genius epidemicus Rückschlüsse auf die Erregerart zu ziehen (vgl. die „Paulistaner Krankheit", S. 576).

B. Die gastroenteritischen Salmonellosen

IV. Pathologisch-anatomische Befunde

Bei Fällen, die im akuten Stadium des Brechdurchfalls bzw. der Cholera nostras ad exitum kommen, bietet sich am Darm das Bild einer *mehrweniger schweren bis zur hämorrhagischen Enteritis*. Besonders im letzteren Fall ist *nicht nur der Dünn-*, sondern *auch der Dickdarm einbezogen*. Die Milz ist dabei hyperämisch vergrößert. Jedoch hängt der Befund an Darm und Milz, wie der Verlauf überhaupt, vom Lebensalter ab, indem ältere Menschen vielfach mehr dem Kreislaufkollaps erliegen und daher nur geringere Organveränderungen zeigen, Kinder jedoch schwere enteritische Veränderungen. Der übrige Sektionsbefund bietet nichts Typisches. Vor allem besteht keine stärkere Mitreaktion des lymphatischen Gewebes im Darm und Mesenterium. — Tritt der Tod erst nach Tagen im anurisch-urämischen Stadium ein, so zeigt sich eine schwere toxische Nephrose bei oft schon wieder abgeklungener Darmschleimhautentzündung, dazu die Zeichen des Kreislaufversagens (Herzdilatation, hyperämische Organe mit Hypostase). Auch an der Leber findet sich dann eine toxische Hepatose, im ganzen jedoch nur spärliche Organveränderungen.

V. Pathogenese

Vor allem in pathogenetischer — mehr noch als in klinisch-symptomatischer Hinsicht besteht der Gegensatz, bzw. das mehrfach erwähnte Ausschließungsverhältnis zwischen typhösen und enteritischen Verläufen der Salmonellosen. Bei letzteren handelt es sich um eine *Lokalinfektion des Darmkanals* mit den Zeichen der „unspezifischen" granulocytären Entzündung, soweit sie nicht nur choleraähnlich das Stadium der „serösen Entzündung", also die exsudative Entzündungsphase erreichen. Ursächlich spielen dabei *primär* die Salmonellen selbst, sekundär durch deren Zersetzung ihre Leibessubstanzen, auch *Endotoxine* genannt, die Hauptrolle, die einen auch im Experiment demonstrierbaren Enterotopismus („Enterotoxin") besitzen. Die *Schwere* der Enteritis steht daher *in Beziehung zur*

aufgenommenen Keimzahl bzw. Endotoxin-Menge, was sich immer wieder darin
zeigt, daß innerhalb von Enteritis-Ausbrüchen diejenigen Personen am schwersten
erkranken, die von der infizierenden Speise am meisten gegessen haben; auch ist
bei ihnen die „Inkubationszeit", die ja nur eine bis einige Stunden betragen kann,
am kürzesten und meist der Erregergehalt der Stühle am höchsten. Jedoch können
bei länger aufbewahrten Speisen die Lebensfähigkeit der Salmonellen bereits vermindert, ihre Endotoxine aber darin angereichert sein, so daß der Pathomechanismus einer „Toxin"-Vergiftung denjenigen der Infektion überwiegt. Bei unkompliziertem Verlauf erschöpft sich die Pathogenese in diesem lokalen entzündlichen
Geschehen im Darmkanal, bei dem freilich auch konstitutionelle Faktoren eine
Rolle spielen (Ushiba et al., 1962).

Überwiegt die Infektion und nicht nur die Vergiftung, so kann es *sekundär* zum
Eindringen der Erreger, vorwiegend auf dem portalen und weniger dem lymphati-
schen Wege ins strömende Blut und damit zur *Sepsis* kommen, wobei kleine
Thrombosen in der ulcerierten Darmwand den Sepsisherd darstellen dürften und
daher im Blut reichlich Keimmengen gefunden werden (bei typhösem Verlauf stets
nur spärliche Keimzahlen im Blut!). Eine solche Sepsis kann abheilen, wenn der
Sepsisherd sich abdichtet, führt aber meist zum Tode, da es nicht zum Erwerb einer
Immunität (wie bei typhösem Verlauf) kommt, weil gegenüber den enteritischen
Salmonellen ja schon prämorbid keine Allgemeinempfänglichkeit wie für die
typhösen besteht, sondern nur Lokalempfänglichkeit (= Allgemein-Resistenz). Die
Allgemein-Unempfänglichkeit (bei Enteritis angeborene oder bei Typhus erwor-
bene Immunität) ist aber Voraussetzung für jede unspezifisch-granulocytär-eitrige
Reaktion und die Entstehung einer Sepsis.

Immunität kann also bei den enteritischen Salmonellosen auch nicht „erworben" werden, weil bei ihnen schon angeboren keine (cyclische) Allgemein-Empfänglichkeit, sondern Resistenz (=angeborene „Immunität") besteht. Salmonellen-
Enteritiden können sich daher beim gleichen Individuum beliebig oft wiederholen.

Nur die Beachtung dieser pathogenetischen Grundregeln durch die Kliniker
wird allmählich die notwendige Klarheit auch in die Systematik der Salmonellosen
bringen können, von der wir in praxi noch immer weit entfernt sind, worauf der
Wirrwarr besonders im anglo-amerikanischen Schrifttum beruht.

VI. Epidemiologie

Die enteritischen Salmonellosen sind *Zoonosen* und haben ihr Reservoir im
Prinzip stets bei Tieren, von denen die *Haustiere als Infektionsquelle* für den Menschen *am wichtigsten* sind. Es gibt unter ihnen viele Erreger spezifischer Tierseuchen, weshalb sie in der Veterinärmedizin wichtig sind; mit und ohne vorausgegangene Erkrankung sind Tiere aber vielfach erscheinungsfrei infiziert, wobei sie
nicht immer Ausscheider sein müssen. So spielt die latente tierische Infektion mit
Salmonellen auch für den Menschen als Infektionsquelle die Hauptrolle. Sie gelangen auf diese Weise auch in *Tierprodukte* wie Eier, Eipulver und Milch, durch
tierische Ausscheidungen aber auch in die freie Umwelt einschl. Wasser, wo sie
sich relativ lange halten können (Schmidt und Lenk, 1960).

Ihre *Verbreitung* ist *weltweit*. Erst in den letzten 20 Jahren hat sich das in vollem Umfang erwiesen. So haben z. B. Collard und Sen 1956 im Verlauf eines
Jahres in Ibadan (Nigerien) 290 Stämme mit 68 Serotypen, darunter 10 (!) bisher
noch nicht beschriebene isolieren können, und zwar sowohl von Menschen als auch
Haus- und Wildtieren. Auch in den USA ist der Anstieg der Darm-Salmonellosen
nach dem letzten Krieg mehrfach hervorgehoben worden. In Europa schieben sich
gegenüber den altbekannten Typen Breslau und Gärtner ebenfalls immer mehr
andere „neue" in den Vordergrund. In der BR Deutschland liegen die jährlichen

Meldungen zwischen 1500 und 4500 Fällen, ungefähr 4—9 auf 100000 mit steigender Tendenz in den letzten 20 Jahren. Dabei ist regelmäßig ein saisonaler Anstieg im 3. Vierteljahr zu beobachten.

Die *Morbidität* liegt in den USA, wie die Tab. 7 von MacCready et al. (1957) für Massachusetts zeigt, eher noch höher. Typisch ist dabei die Altersverteilung, die Säuglinge, Klein- und Schulkinder sowie dann wieder das Greisenalter bevorzugt. Auch die Letalität verhält sich ebenso.

Tabelle 7. *Häufigkeitsverteilung nach Altersklassen bei Salmonellosen außer S. typhi* (nach MacCready u. Mitarb., 1957)

Alter	Anzahl der Infektionen	Durchschnittliche jährliche Rate pro 100000 in %
<1	289	21,6
1—4	430	7,4
5—9	252	4,3
10—19	224	2,3
20—29	214	1,8
30—39	197	1,8
40—49	152	1,6
50—59	124	1,4
60—69	124	1,9
70—74	32	1,6
75—84	43	2,0
85—	1	2,9

Bezüglich der einzelnen, zahlreichen Möglichkeiten, die Infektketten von Tier zu Mensch aufzuklären, muß hier auf die mikrobiologisch-epidemiologische Fachliteratur verwiesen werden, die in diesem Problem ausgedehnte neuere Erfahrungen als besonders beliebtes Teilproblem niedergelegt hat (Brodhage, 1958; Seeliger, 1960; Fey und Wiesmann, 1960).

Neben den fleisch- und lebensmittelbedingten Ausbrüchen, die meist von einzelnen Küchen, Schlachtereien oder Molkereien ausgehen, spielen z. B. in Krankenhäusern auch Kontaktübertragungen eine, wenn auch geringere Rolle (Marcuse und Henze, 1956; Henze, 1957).

Im ganzen muß betont werden, daß mit dem modernen intensivierten Lebensmittelhandel und den dazu nötigen Konservierungsmethoden der weltweiten Bedeutung der enteritischen Salmonellosen Vorschub geleistet wird, während verständlicherweise primitivere Versorgung mit Lebensmitteln der Salmonellen-Verbreitung hindernd gegenüberstand (Henneberg, 1964).

VII. Klinisches Bild

1. Symptomatologie: Nach der Verlaufsschwere kann man folgende Bilder unterscheiden: *akute Gastritis* nur mit flüchtiger Übelkeit und Erbrechen, *akute Gastroenteritis* (Brechdurchfall oder nur Diarrhöen), perakute „*Cholera nostras*", *akute Enterocolitis* mit ruhrähnlichen Bildern besonders bei Kindern; wesentlich seltener ist eine subakute Gastroenteritis mit über Wochen sich hinziehenden *dyspeptischen Symptomen*, wie sie in Chile öfters beobachtet wird; sehr selten ist eine chronische Form mit dem Bild einer Lymphadenitis mesenterialis, evtl. mit Übergang in Peritonitis, bis zu dem einer Reticulose (Böttiger und Lagerlöf, 1959). Die *Inkubation* beträgt wenige Stunden bis höchstens 3 Tage und richtet sich danach, ob die Toxinvergiftung oder die Infektion vorwiegt.

Der *Beginn* ist meist stürmisch und kann zu starker Herpes-Eruption führen. Übelkeit und Erbrechen können rasch überwunden sein, die *Diarrhöen, Bauchschmerzen* und evtl. *Tenesmen* danach aber mehrere Tage andauern. Die Beteiligung des Allgemeinbefindens variiert von nur geringer Störung bis zum protrahierten Kollaps mit Blässe (Facies hippocratica), Tachykardie, *Exsikkose* und Krämpfen. Das Fieber, wenn überhaupt vorhanden, überschreitet selten 39° und dauert meist nur wenige Tage. Untertemperatur ist bei schweren Fällen häufig und geht mit Kältegefühl und starker *Prostration* einher, die oft die sonstigen Symptome noch tagelang überdauert. Die Blutsenkung steigt erst beim Abklingen an, im Blut findet sich eine mäßige bis starke Leukocytose mit Linksverschiebung und toxischer Granulation, bei schweren Fällen die Zeichen der Eindickung. Milzschwellung fehlt, die Leber kann leicht vergrößert und druckempfindlich sein, zuweilen kommt es zu Subikterus.

Die *Durchfälle* sind typische Dünndarmstühle und können „reiswasserähnlich" werden. Zuweilen überdauern sie die Allgemeinsymptome tagelang. Blutbeimengung ist bei Jugendlichen nicht selten, Schleim meist nur bei Kindern.

Bei *Säuglingen und Kleinkindern* kommen toxische Exantheme vor. Auch bei ihnen gibt es zwar leichte Verläufe („akute Dyspepsie"), es überwiegen aber die schweren Bilder („Säuglingstoxikose") mit hoher Sterblichkeit.

Die Schwere des Verlaufs wird im *Greisenalter* wieder ebenso bedrohlich, so daß man bei Familienerkrankungen zuweilen stürmische Bilder bei den Enkeln, letale Verläufe bei den Großeltern (siehe unten) und leichte bei der Zwischengeneration sieht. Menschen mit Anazidität, besonders Magenresezierte, sind in erhöhtem Maße gefährdet (HUMBERT et al., 1960).

2. Komplikationen: Als Frühkomplikation kann es schon in den ersten Stunden oder Tagen zum *Kreislaufkollaps* kommen, der vor allem vorgeschädigte Personen trifft, zu denen besonders Anacide und Magenresezierte gehören.

Die wichtigste und am meisten zu fürchtende Komplikation ist jedoch das bei alten Menschen häufige *Nierenversagen* als Folge des großen Wasserverlustes, das im Verlauf weniger Tage zur *Anurie* und schweren *Urämie* führt. Diese ist teils renal durch eine ischämisch-„toxische" Nephrose, teils aber auch extrarenal bedingt durch die schwere Transmineralisation, vor allem den NaCl-Verlust. Gelingt es therapeutisch nicht, sie auszugleichen und die Diurese wieder in Gang zu bringen, so führt sie in 4—8 Tagen zum Tode; sie ist die häufigste unmittelbare Todesursache bei der Salmonellen-Enteritis.

Sekundär entstehende, meist „hypostatische" Pneumonien sind leichter zu beherrschen.

Als *weitere Komplikationen* seien hier nur angeführt: die Salmonellen-Ausscheidung im Harn ohne und mit hämatogener Pyelonephritis oder Pyelocystitis, die seltene Durchwanderungs-Peritonitis, sowie eitrige Lokalprozesse mit Salmonellen als Erregern, bei Männern der periproktitische Abszeß, bei Frauen Vaginitis mit salmonellenhaltigem Fluor, auch Ulcerationen am äußeren Genitale. Bezüglich sekundär-eitriger Komplikationen an den Gallenwegen, Knochen und Muskeln, der Entstehung sekundärer Salmonellen-Sepsis mit und ohne ulceröse Endokarditis und der Salmonellen-Meningitis, die besonders bei Säuglingen vorkommen, sei auf den Abschnitt C verwiesen, da alle diese Komplikationen sich sowohl an eine manifeste Enteritis anschließen wie auch ohne solche auftreten können.

Aus tropischen Ländern, besonders Indien, wurde auch bei Erwachsenen mehrfach über Salmonellen-Sepsis als unmittelbare und meist tödliche Komplikation einer Enteritis berichtet.

3. Diagnostische Hilfsmittel: Die *Anzüchtung* enteritischer Salmonellen *aus dem Stuhl*, seltener im Erbrochenen oder Urin, macht in den ersten Stunden und Tagen wenig Schwierigkeiten. Es gibt aber zweifellos viele Fälle, bei denen, wie schon erwähnt, die „Toxin"-Bildung im Nahrungsmittel überwog und lebensfähige Salmonellen im Stuhl nicht mehr angetroffen werden; außer im Rahmen von Massenvergiftungen entziehen sie sich meist der Erkennung und werden als „unspezifische" Gastroenteritis, „Sommer-Diarrhoe" u. a. geführt. Nie sollte verabsäumt werden, zugleich auch Kulturen auf Staphylokokken anzulegen sowie auf die übrige Darmflora zu achten (vgl. WOHLRAB, 1964). Auch an Cholera ist bei gegebenen Voraussetzungen zu denken.

Nachträglich kann durch *Agglutination* im Sinne der Widal-Reaktion versucht werden, Salmonellen-Antikörper im Patientenserum nachzuweisen. Doch ist diese Methode hier noch unzuverlässiger als bei den typhösen Krankheiten.

Fallen *Blutkulturen* positiv aus, so ist dies mit Ausnahme der zufälligen Erfassung passagerer Bakteriämien im Anfangsstadium stets prognostisch ungünstig, da es sich dann schon um Entstehung einer Sepsis handelt.

4. Diagnose und Differentialdiagnose: Man achte auf das Aussehen der Stühle! Die Abgrenzung von anderen akuten Durchfallserkrankungen einschl. der Ruhr ist aber nur auf bakteriologischem Wege möglich.

Bei der Differentialdiagnose atypisch verlaufender Fälle, vor allem solcher, bei denen gegenüber den Durchfällen klinisch die akute Gastritis mit mehrtägigem Fieber in den Vordergrund tritt, können zuweilen Zweifel entstehen, ob es sich nicht doch um eine typhöse Erkrankung handelt. Dabei ist vor allem auf den Nachweis der Erreger im Blut Wert zu legen, der bei solchen Formen stets fehlt. Jedoch ist die Möglichkeit im Auge zu behalten, daß eine Salmonellen-Enteritis (,,Wasserkrankheit", vgl. S. 578) in eine typhöse Erkrankung übergeht und dabei eine Mischinfektion etwa mit S. typhimurium und paratyphi B Schottmüller vorgelegen hat. Auf das Vorkommen mehrerer Salmonellen-Typen beim gleichen Patienten ist immer wieder hingewiesen worden.

Die *Abgrenzung nicht-infektiöser Durchfallskrankheiten*, besonders bei alten Menschen, z. B. gastrogener Diarrhöen, bereitet meist bei gründlicher Anamnese keine größeren Schwierigkeiten.

Es muß aber stets an die Möglichkeit einer akuten *Vergiftung*, vor allem mit Nitriten, gedacht werden, die in der Fleischkonservierung zur Rötung gebraucht werden und durch Verwechslung solche enteritischen Bilder auslösen können. Auch Bariumsalze, Arsen, Methylalkohol, Phenolabkömmlinge, Giftpilze (Fliegenpilz) können zu ähnlichen Bildern führen.

5. Prophylaxe: Auf die hygienischen Maßnahmen, wie Überwachung des Lebensmittelhandels, besonders von importierter Trockenware (Eipulver, Viehfuttermittel), weiter von Molkereien, Schlachthöfen usw., Aufsuchung von Salmonellen-Ausscheidern, Wasserkontrollen u. a. sei hier nur hingewiesen. Wichtig ist dabei die enge Zusammenarbeit der human- und veterinärmedizinischen Kontrolle, über die in den meisten Ländern gesetzliche Vorschriften bestehen.

Die individualmedizinische Vorbeugung ist vorwiegend ein küchentechnisches Problem, dessen Bedeutung durch Aufklärung der Bevölkerung über Verwendung, Zubereitung und Konservierung von Nahrungsmitteln, besonders Fleisch, Enteneiern, aber auch vorbereiteter Speisen (Mischsalate!) unterstrichen werden muß.

Für anacide Menschen ist die Einnahme von HCL-Präparaten eine vorbeugende Maßnahme.

Salmonellen-Erkrankungen und -Todesfälle sind meldepflichtig.

6. Therapie: Im Vordergrund steht neben der Bettruhe die diätetische und Wärme-Behandlung: anfangs reine Teediät, dann langsamer Wiederaufbau der Kalorien-Zufuhr bei Wärmeapplikation auf den Leib. Wir pflegen bei unkomplizierten Fällen nach altem Brauch initial mit Ricinusöl abzuführen und geben dann ein Sulfonamid.

Meist wird heutzutage zu Antibiotica, besonders zum Chloramphenicol gegriffen. Wer die Verläufe von der Zeit vor Einführung dieser Mittel kennt, wird bestätigen, daß sie mit und ohne solche gleich sind. Der Normalverlauf ist so stürmisch, daß den Antibiotica keine Zeit zur Einwirkung auf das Krankheitsbild verbleibt. Auch die Salmonellen-Ausscheidung hört meist schon ohne Behandlung nach wenigen Tagen auf; jedoch erscheint es, wenn dies nicht der Fall ist, berechtigt, zu den Antibiotica zu greifen.

Außer bzw. nach Chloramphenicol, dem hier aber keinerlei Sonderstellung wie bei den typhösen Krankheiten zukommt, können dann auch Mittel wie Tetracycline, Paromomycin (Humatin), Kanamycin, Neomycin, Colistin mit oder ohne gleichzeitige Sulfonamidgaben im Wechsel versucht werden, bei Kleinkindern auch Streptomycin per os. Über die Erfolge auf die Rekonvaleszenten-Ausscheidung liegen jedoch keine stichhaltigen Angaben vor, was bei deren Unberechenbarkeit nicht überrascht (Literatur bei Germer, 1963). Auch von Sulfonamiden allein haben zahlreiche Autoren Gutes gesehen.

Neuerdings wird von manchen Autoren vom Ampicillin Gutes erwartet, wie das beim „Londoner Symposium über neue Penicilline" 1964 diskutiert wurde; nach allen früheren Erfahrungen und auf Grund der Pathogenese ist dabei Skepsis berechtigt.

Nur *bei kompliziertem Verlauf*, also wenn das akute Stadium nicht schnell wieder abklingt, wird man die *Antibiotica* zur Unterstützung heranziehen müssen. Jedoch tritt dann die symptomatische *Kreislaufbehandlung* sowie vor allem der *Ausgleich des Flüssigkeitsverlustes* in den Vordergrund. Dabei ist auf den Ausgleich der Elektrolytverluste zu achten und daher bei den *Tropfinfusionen* unter Kontrolle der Na-, K- und Cl-Werte im Blut entsprechende Substitution zu treiben. Auch Mittel zur Schockbekämpfung (Blutdruck-Überwachung!) werden zweckmäßig mit der Infusion zugeführt (Hypertensin, Noradrenalin u. a.). Die Überwachung der Diurese gibt den Gradmesser für die Dauer der Infusionen. Im äußersten Falle einer mehr als 2—3tägigen Anurie kann die „künstliche Niere" (Hämodialyse) lebensrettend sein.

C. Eitrige und septische Salmonellen-Prozesse

V. Pathogenese

Wie schon auf S. 574 und 595 ausgeführt, ist allgemeine Immunität für Salmonellen, sei es im Sinne der erworbenen Immunität bei den typhösen, sei es als angeborener Mangel einer Allgemein-Empfänglichkeit bei den enteritischen Salmonellen, Voraussetzung für die Entstehung lokaler eitriger Prozesse einschl. eines solchen, der durch Verbindung zur Blutbahn zum Sepsisherd wird. Diese Reaktionslage des Makroorganismus führt bei irgendwie erfolgender Einschleppung von Salmonellen ins Gewebe dann zu den gleichen Folgen, wie sie typische Eitererreger, also Staphylokokken und Streptokokken auch haben.

Eine solche *Einschleppung und Deponierung von Salmonellen im Gewebe* erfolgt bei den typhösen Erkrankungen gesetzmäßig im Stadium der Generalisation. Bei den enteritischen Verläufen ist sie Folge akzidenteller Begleitbakteriämien, die, wie oben gesagt, sicher häufig sind, aber klinisch latent bleiben. Im ganzen genommen sind deshalb die *eitrigen Spätfolgen* beim *Typhus abdominalis am häufigsten*, aber auch beim *Paratyphus B häufig*, bei den *Salmonellen-Enteritiden* relativ viel *seltener*, aber bei der Zunahme ihrer absoluten Häufigkeit in jüngerer Zeit immer mehr beachtet.

Typhöse und enteritische Infektionen verlaufen wie ausgeführt in hohem Anteil klinisch latent bzw. unerkannt und führen trotzdem zu Bakteriämien. In einem recht hohen Anteil der eitrigen Salmonellen-Prozesse bleibt deshalb der *Zeitpunkt des Eindringens der Keime unbekannt* oder kann höchstens anamnestisch *vermutet* werden. Dies um so mehr, als die Manifestation derselben zwar der Vorkrankheit unmittelbar als Komplikation zugehören kann, vielfach aber erst nach langem erscheinungsfreiem *Intervall* erfolgt. Dieses Intervall *kann Jahrzehnte dauern!* Wo die Salmonellen in dieser Zeit lebend und infektionstüchtig verharren, kann nur vermutet werden: bevorzugt dürften wie bei den Tuberkelbakterien lymphatische bzw. RES-Gewebe sein, zu denen hier vor allem die Sternzellen der Leber, das Knochenmark, z. T. aber auch lymphatische Organe (Mesenterialknoten, Appendix u. a.) gehören. Daß sie sich daselbst intracellulär aufhalten, wurde oben ausgeführt (S. 574). Zufällige „Stress"-Ereignisse, z. T. auch konstitutionelle Momente (Sichelzellen-Anämie, siehe unten) führen zu erneuter Manifestation nach Jahren.

Zu den letzteren zählt auch das *Lebensalter*: beim Säugling ist die Fähigkeit zu typhöser Allgemeinreaktion noch nicht vorhanden, weshalb die Salmonellen-Infektion, auch die mit Typhus-Bakterien, bei ihm so oft sogleich zu eitriger Reaktion und allgemeiner Sepsis mit eitriger Meningitis führt. Aber auch bei ihm ist für die Entstehung der letzteren die Bildung eines lokalen Sepsisherdes (in den Mesenterialknoten) Voraussetzung. Prinzipiell ist aber alles, was beim Säugling typisch ist, auch in jedem späteren Lebensalter möglich. In diesem kann es auch zur Bildung sekundärer Sepsisherde, wie bei jeder Sepsis, bevorzugt an den Herzklappen, also zur Endokarditis ulcerosa kommen.

Hier sei nochmals angeführt, daß die Pathogenese der Salmonellen-Infektionen nur verständlich ist, wenn man die theoretischen Grundlagen von cyclischer und lokaler Infektion sowie der Sepsis beherrscht. Der im angloamerikanischen Schrifttum gebräuchliche, unglückliche Ausdruck „septic" (= eitrig), der neuerdings leider auch ins deutsche Schrifttum eindringt (GERMER, 1964) und der dortige Mangel einer klaren Sepsis-Definition machen eine Verständigung in diesem Punkte unmöglich und führen zu den fortgesetzten Unklarheiten.

VI. Epidemiologie

Da es sich bei den eitrig-septischen Salmonellen-Prozessen um Infektionsfolgen handelt, deren Pathogenese vom Makroorganismus aus bestimmt wird, ist die Epidemiologie auch nur von endogenen Faktoren aus geregelt, etwa der Häufung von Salmonellen-Osteomyelitiden in Gebieten, wo die Sichelzellenanämie häufig ist. Im ganzen aber kann von einer solchen kaum gesprochen werden. Jedoch wird in Europa und Nordamerika die ubiquitäre Zunahme der eitrigen Prozesse als Früh- und besonders als Spätfolgen mit der Zunahme der Salmonellen-Enteritiden in den letzten Jahren deutlich. Stärkere Aufmerksamkeit in chirurgischen Abteilungen würde zweifellos noch mehr Fälle aufdecken. Die bakteriologische Untersuchung aller eitrigen Prozesse sollte deshalb vorgeschrieben werden.

VII. Klinische Bilder

Auf die große Bedeutung der *Salmonellen-Infektion der Gallenwege* hat BINGOLD (1952) eingehend hingewiesen. Bei regelmäßiger Untersuchung exstirpierter Gallenblasen sind Salmonellen-Befunde häufig. Chronische Salmonellen-Cholangitis kann zum Vollbild der biliären Cirrhose führen. Klinisch unterscheidet sich die Salmonellen-Cholangitis nicht von der gleichen Infektion mit anderen Keimen. Ein Intervall von 20 und mehr Jahren zwischen der Salmonellen-Erstinfektion und Manifestwerden des Gallenleidens ist nichts Ungewöhnliches.

Ebenfalls vor allem als Spätfolge steht an zweiter Stelle die *Osteomyelitis*, besonders in Form der *Spondylitis typhosa*. MILLER et al. (1963) beschrieben einen Fall mit einem Intervall von 27 Jahren. Zweithäufigster Sitz sind die *Rippen*, an dritter Stelle folgt die *Tibia*. Wir sahen einen Fall mit symmetrischem Befall beider Tibien. Salmonellen-Osteomyelitiden sind wie andere solche besonders häufig bei Kindern (ELLENBOGEN et al., 1955; MAIER, 1957; KÖHN, 1959; HENDRICKSE und COLLARD, 1960; DIEMER, 1962 u. v. a.). Jedoch zeigt auch das Greisenalter eine gewisse Prädisposition (MILLER, 1954; SCHÄFER, 1958; MILLER et al., 1963). Sie können durch Übergreifen zu Osteoarthritis und Gelenkempyemen führen (KRÖGER und ZUMFELDE, 1956), ja sogar das Bild einer subakuten Polyarthritis vortäuschen (HIRSON, 1961).

An den Osteomyelitiden ist der interessante Syntropismus mit der Sichelzellenanämie besonders aufgefallen, der ein Hinweis auf konstitutionelle Faktoren bei der Entstehung sekundärer Salmonellosen ist (VAN OYE, 1952; HUGHES und CARROL, 1957; TORREGROSA et al., 1960).

Während *Salmonellen-Pneumonien* und -*Empyeme* meist Frühkomplikationen sind, sind *Lungenabscesse* auch als Spätfolge bekannt. Ähnliches gilt für *Salmo-nellen-Appendicitis* und von Mesenterialknoten ausgehende *Perforations-Peri-tonitis*; doch sind bei letzterer subakute Verläufe bekannt (BÖTTIGER und LAGER-LÖF, 1959: 7 Monate).

Auch *Salmonellen-Cystopyelitis* und -*Pyelonephritis* treten meist als Frühkom-plikation auf. Die *eitrige Entzündung der Genitalorgane* ist dagegen eine vorwie-gende Spätfolge, so Prostatitis, Epididymitis, Orchitis, vereiterte Hydrocele (SCHWANDT, 1964), Salpingitis, vereiterte Tubo-ovarialcyste (MOBERG und SVED-BORG, 1963). Septische Aborte mit Endometritis waren früher keine Seltenheit und wurden schon von SCHOTTMÜLLER, später von NÜRNBERGER 1948 beschrieben. Wir sahen jüngst eine Mastitis bei einer Greisin.

Die verschiedensten, meist scheinbar ganz unvermittelt aus voller Gesundheit entstandenen *Weichteilabscesse* können von Salmonellen hervorgerufen sein, so perinephritische, subphrenische und periproktitische Abscesse, Gehirn-, Milz-, (VAN DE WIEL, 1964), Muskel-, Struma- (DOLD, 1948; MEYTHALER, 1962) Abscesse. Bei Muskelabscessen muß nach einer Ostitis oder Periostitis gesucht werden, die aber völlig fehlen kann. Auf die hämatogen infizierten Spritzenabscesse wurde auf S. 582 hingewiesen.

Otitis media und Mastoiditis durch Salmonellen ist bei Kleinkindern häufige Begleiterscheinung von Enteritiden.

Auf die ebenfalls bei Säuglingen und Kleinkindern auftretende allgemeine *Sal-monellen-Sepsis* mit *purulenter Meningitis* wurde schon hingewiesen, ebenso auf das seltene Ereignis der Endocarditis ulcerosa (LINDHEIMER et al., 1961). Mehrfach wurde in USA eine *Salmonellen-Arteriitis*, besonders als Folge vorhandener Aorten-wandsklerose oder -aneurysmen beschrieben, die auch unter den Zeichen der Sepsis verläuft, aber wenn erkannt, operativ mit Gefäßresektion und -prothese geheilt werden kann (HYDE und DAVIS, 1962). SOWER und WHELAN (1962) unterscheiden: 1. diffuse eitrige Arteriitis mit Ruptur und Bildung eines falschen Aneurysma, 2. herdförmige Arteriitis mit Entstehung eines mykotischen Aneurysma und Rup-tur, 3. Sekundärinfektionen in einem vorhandenen arteriosklerotischen Aneurysma, 4. infizierte Thrombose.

Nochmals sei betont, daß prinzipiell jede Art von hämatogeneitriger Lokali-sation durch Salmonellen hervorgerufen sein kann und man immer dann daran denken sollte, wenn die Genese einer solchen unklar zu sein scheint.

Die *Therapie* aller dieser eitrigen und septischen Prozesse ist, wie von der all-gemeinen Chirurgie von jeher gelehrt, prinzipiell wenn irgend möglich *chirurgisch*. Daran haben die *Antibiotica* nichts geändert (LICHTENAUER, 1963). Sie sind freilich dabei ein wertvolles Adjuvans und können etwa eine Spondylitis typhosa bei recht-zeitiger Diagnose auch ohne größere Eingriffe zur Heilung bringen, so wie sich ja die Therapie der ganzen Osteomyelitiden durch sie geändert hat. Sie ermöglichten auch erst das operative Angehen von Aneurysmen. Trotzdem bleiben die Regeln der Chirurgie für diese ganzen Salmonellen-Prozesse therapeutische Grundlage. Das gilt auch für die Gallenwegsinfektion (s. S. 605ff.) und die Sepsis, außer wenn bei dieser schon eine ulcerierende Endokarditis hinzugetreten ist. Im einzelnen braucht deshalb hier nicht auf die Therapie eingegangen zu werden.

Es sei nur betont, daß hier ebensowenig wie bei den Enteritiden dem Chlor-amphenicol eine Sonderstellung wie bei den typhösen Salmonellosen zukommt, daß hier vielmehr die Tetracycline und die bei der Enteritis angeführten anderen Anti-biotika prinzipiell dieselbe Wirkung haben wie das Chloramphenicol. Auch Nitro-furan-Derivate wurden mit Erfolg angewandt (BALS und BOTGROS, 1957). Vom Ampicillin (Binotal) freilich liegen bislang noch keine überzeugenden Erfolge vor.

D. Die Salmonellen-Dauerausscheider

I. Definition

Vorübergehende (temporäre, transitorische, passagere) *Ausscheider* sind Personen, die Salmonellen, ohne klinische Erscheinungen zu zeigen, nur beschränkte Zeit im Stuhl ausscheiden; sie werden meist bei Umgebungsuntersuchungen entdeckt. Ihre Ausscheidung „heilt" spontan.

Rekonvaleszenten-Ausscheidung kann sich viele Wochen hinziehen. Auch sie „heilt" im Prinzip spontan, ihre Beendigung läßt sich aber medikamentös beschleunigen. Aus seuchenhygienischer Übereinkunft bezeichnet man die Rekonvaleszentenausscheider ab 10 Wochen nach der Erkrankung als *Dauerausscheider*, obwohl diese Grenze willkürlich ist. Ebenso anfechtbar ist die Definition des Dauerausscheiders als einer Person, die keine Krankheitserscheinungen böte, da bei genauer Untersuchung der Großteil derselben durchaus solche bietet, die mit heutigen klinischen Mitteln nachweisbar sind.

Die Unterscheidung von Ausscheidern (= Personen, die zuvor eine manifeste Erkrankung überstanden haben) und Bakterienträgern (= Ausscheidung ohne vorangegangene Erkrankung) wurde aufgegeben, nachdem einerseits die Häufigkeit abortiver oder nicht erkannter Erkrankungen, andererseits die Möglichkeit stummer Feiung bei typhösen Erkrankungen und die sehr verschiedene Resistenz der Menschen gegenüber Enteritis-Salmonellen allgemein anerkannt ist.

V. Pathogenese

Logische Voraussetzung für Dauerausscheidung ist Vorhandensein einer Immunität. Da eine solche aber nur gegen die typhösen Verläufe erworben wird, nicht gegen enteritische, die sich beim gleichen Individuum, auch mit dem gleichen Salmonellen-Typ, beliebig oft wiederholen können, so wird die Dauerausscheidung enteritischer Salmonellen pathogenetisch nur verständlich, wenn erworbene Immunität und angeborene Resistenz richtig verstanden werden als das prinzipiell gleichartige Verhältnis von Makro- und Mikroorganismus, das einesteils Unempfänglichkeit für eine cyclische Allgemein-, aber geradezu unerläßliche Voraussetzung für Entstehung einer Lokalinfektion bedeutet. Der Ausbruch einer Lokalinfektion (hier einer Enteritis oder eines eitrigen Prozesses) ist pathogenetisch von vielerlei, besonders auch quantitativen Faktoren abhängig (Lokalempfänglichkeit), während derjenige einer zyklischen Krankheit eine (cyclische) Empfänglichkeit des Gesamtorganismus zur Voraussetzung hat, die von quantitativen Faktoren unabhängig ist (Ein-Keim-Infektion möglich). Daraus erklärt sich, daß ein Dauerausscheider wohl durch Selbstinfektion erneute Lokalerkrankungen enteritischer oder eitriger Art erleiden kann, nie aber bei Ausscheidern ein zweiter „Typhus" vorkommt.

Durch die Pathogenese der enteritischen Salmonellosen ist auch erklärt, daß echte *Dauerausscheidung nach typhösen Verläufen*, die bei der Generalisation die Keime in alle Organe, besonders die Leber und Gallenwege, einschwemmen, ungleich *häufiger ist als bei* den *enteritischen Salmonellosen*, und zwar ungefähr im Verhältnis *10:1*. Dabei ist weiter noch zu bedenken, daß die Ausscheidung enteritischer Salmonellen meist keine wirkliche Dauerausscheidung ist, sondern nur eine temporäre (sie ist bei Kindern am häufigsten!), während die echte Typhus- und Paratyphus-Dauerausscheidung unbehandelt selten aufhört und daher mit zunehmendem Lebensalter immer häufiger wird.

In etwa *90 %* der echten Dauerausscheider, auch wenn es sich um die selteneren mit enteritischen Salmonellen handelt, wird, wie jetzt allgemein anerkannt, ein *chronisch-entzündlicher Prozeß der Gallenblase*, meist (in 85 % davon) mit *Cholelithiasis*, gefunden. Pathogenetisch gehören sie also zu den im vorangegangenen Abschnitt behandelten „eitrigen und septischen Salmonellen-Prozessen" und bedürfen hier keiner besonderen Besprechung.

Gerade aber die kleine Gruppe (*10 %*) der Dauerausscheider, die *keine Galleninfektion* besitzen, sind pathogenetisch wichtig. Ein kleinerer Teil von ihnen ist

Träger einer *chronischen Appendicitis* oder einer *Diverticulitis*, also ebenfalls eines Lokalprozesses. Es gibt aber seltene Fälle von — meist intermittierender — Dauerausscheidung, zuweilen auch von Gallenausscheidern, bei denen die Autopsie nichts Derartiges aufdeckt. Hier muß *Persistenz* der Erreger *in* — wahrscheinlich meist *reticuloendothelialen* — *Zellen* angenommen werden, die ihren Inhalt von Zeit zu Zeit ausstoßen (siehe auch den auf S. 574 geschilderten Fall); sie können in der Leber, in Peyerschen Plaques und Mesenterialknoten liegen, und von hier aus erreichen die Keime das Darmlumen. Für den Aufenthalt im RES spricht auch, daß man die Keime bei Dauerausscheidern, wenn man häufige Blutaussaaten macht, im Blut antreffen kann, daß sie also wie ins Darmlumen so auch intermittierend ins Blut ausgestoßen werden. Böcker (1950) hat deshalb die Dauerausscheidung als chronische Allgemeininfektion bezeichnet, bei der wahrscheinlich Milz und Knochenmark Sitz der Streuung seien.

Im selben Sinne spricht auch die Tatsache, daß wir bei drei Neugeborenen von Dauerausscheiderinnen im erstgelassenen Meconium Typhusbakterien nachweisen konnten, obwohl die ganzen Schwangerschaften und auch die Kinder erscheinungsfrei waren. Im Abschnitt über die Immunität nach typhöser Erkrankung (S. 573) wurde ausgeführt, daß Persistenz der Erreger im RES durch die erworbene Immunität nicht etwa ausgeschlossen wird, sondern im Gegenteil geradezu deren Voraussetzung ist. Der im Darm (oder Blut) bei Gesunden nachweisbare Daueraufenthalt ist also ebenfalls faßbarer Ausdruck der erworbenen (Infektions-) Immunität und nicht etwa — wie meist aufgefaßt — ein Versagen derselben.

VI. Epidemiologie

1—6 % der Rekonvaleszenten *typhöser Krankheiten* werden Dauerausscheider. Raettig (1952) gibt an seinem großen Material für typhuskranke Männer 0,7 %, Frauen 1,2 % an, für Paratyphuskranke 3,4 bzw. 6 %. Das Überwiegen der Frauen (durchschnittlich 5:1) sowie die Tatsache, daß mit zunehmendem Lebensalter der Anteil der zu Dauerausscheidern werdenden Patienten immer mehr zunimmt, erklärt sich aus der jeweiligen Disposition zu Gallenwegserkrankungen bzw. dem jeweiligen Anteil von Gallensteinträgern. Kinder werden nach Raettigs Zahlen kaum, über 60jährige dagegen in 4,5 % Typhus- und sogar in etwa 15 % Paratyphusausscheider.

Die *S. paratyphi B* neigt auf Grund ihrer Eigenart (vgl. S. 590) weit stärker zur chronischen Gallenwegsinfektion als die S. typhi.

So war in Berlin das Verhältnis der Typhus- zu den Paratyphus B-Kranken 1946—1948 11:1, das der Ausscheider späterhin bis heute noch aber nur 3:1 (nach Weise, 1964). Da die seither in Berlin vorkommenden Erkrankungen bis zur Gegenwart überwiegend von diesen Ausscheidern ausgehen, können sie immer noch als Nachzügler der Nachkriegsepidemie zugerechnet werden. Folge des relativen Überwiegens der Paratyphus-Ausscheider ist auch die Tatsache, daß nach Mischepidemien wie der von 1945—1950 der Typhus viel rascher abklingt als der Paratyphus; so war in Berlin die Friedensfrequenz beim Typhus schon 1951, beim Paratyphus aber erst 1956 etwa wieder erreicht, obwohl letzterer ja während der Hauptepidemiezeit viel seltener war.

In Berlin beträgt die Zahl der bekannten Ausscheider von Typhus- und Paratyphus-Salmonellen z. Z. etwa 0,45⁰/₀₀; die tatsächliche Zahl ist sicher ein Vielfaches hiervon. In anderen Gegenden ist die Frequenz der Ausscheider je nach der Verbreitung der typhösen Salmonellosen wohl meist niedriger, nur in endemischen Gebieten hier jedoch höher.

Eine Sonderstellung hat hier wieder der *Paratyphus C*, der, wie besprochen, nur selten zur Stuhlausscheidung der Erreger führt. Dauerausscheider sind ebenso eine große Seltenheit. Saphra und Winter (1957) geben als Anteil der Dauerausscheider unter ihren Salmonellen-Befunden an für Paratyphus A 17,5 %, für Paratyphus B 16,3 %, für S. choleraesuis (var. america) aber nur 1,1 %. Es wurde schon besprochen, daß die Epidemiologie des Paratyphus C infolge davon sich von derjenigen der anderen Typhosen prinzipiell unterscheidet.

Die Ausscheider von *enteritischen Salmonellen* verhalten sich demgegenüber prinzipiell verschieden. Nach Marcuse, Henze und Pohle (1960) überwiegen nicht nur dabei die Männer, sondern nimmt die Frequenz mit dem Alter ab. Sie betrug in Berlin auf 10000 der Bevölkerung im Alter von 0—3 Jahren 9,4, von 3—6 Jahren 4,8, vom 6. bis 60. Jahr gleichbleibend zwischen 2 und 2,5, von 60—70 1,5, über 70 nur noch 1,1.

Die Ausscheidung enteritischer Salmonellen verschwindet, wie gesagt, spontan, wenn sie nicht zur Infektion der Gallenblase geführt haben und ist überhaupt mehr *temporär*, zudem in der Mehrzahl der Fälle nur ein Zufallsbefund ohne nachweisbare Erkrankung. So standen in Berlin z. B. 1953 nur 288 gemeldeten Erkrankungen 1153 Anzüchtungen gegenüber (Verhältnis 4:1).

Auf die Bevölkerung berechnet geben MARCUSE und HENZE (1956) für Berlin 0,82%, SCHÄFER (1958) für Nürnberg etwa 1%, SAVAGE (1956) für England 0,24% temporäre Salmonellen-Ausscheider an. Auch diese Zahlen dürften nur mit Vorsicht zu werten sein, zeigen aber jedenfalls die weite Verbreitung der Ausscheider von enteritischen Salmonellen, die diejenige der echten Dauerausscheider typhöser Salmonellen absolut noch übertrifft und in neuerer Zeit in dauernder Zunahme begriffen ist.

VII. Klinik der Salmonellen-Ausscheider

Im obigen wurde gezeigt, daß die alte Vorstellung, daß ein „Bacillenträger" ein *gesunder* Mensch sei, der Bakterien ausscheidet, nur für eine kleine Minderzahl der Dauerausscheider zutrifft und es daher durchaus berechtigt ist, von einer „Klinik des Ausscheidertums" zu sprechen. Sie hat aber, nachdem die Bedeutung der Salmonellen für solche Menschen, die als Dauerausscheider bezeichnet werden, nur diejenige eines „unspezifischen" Eitererregers ist, nichts Charakteristisches an sich, sondern fällt mit derjenigen zusammen, die die eitrigen Lokalinfektionen der verschiedenen Organe und Organsysteme betrifft, wobei mit Abstand die Pathologie der Gallenblasenerkrankungen überwiegt.

Im *chronischen Verlauf der Cholecystitis* kann es zu akuten *Exazerbationen* (Gallenblasenempyem) oder ohne solche schließlich zur cholangitischen *Leberzirrhose* kommen, die auch gutachterlich als Spätfolge eines Typhus dann anzuerkennen ist, wenn der Typhus-Bakterien-Nachweis in der Galle geführt wurde. Nicht selten ergibt die routinemäßige bakteriologische Untersuchung exstirpierter Gallenblasen — für den Operateur überraschend — einen positiven Befund auf Typhus-Bakterien; sie sollte daher von jedem Chirurgen verlangt werden.

Auf die selteneren Organlokalisationen, die ebenfalls einmal zu einer Dauerausscheidung nach außen führen können, wie die entzündlichen Prozesse an Nieren und Harnwegen, am Knochen- und Weichteilsystem, an den Lungen (Bronchiektasen, Lungenabsceß) usw. wurde in Teil C hingewiesen.

Therapie: Die Erkenntnis, daß die Klinik aller dieser Erkrankungen nichts für Salmonellen Spezifisches an sich hat und mit derjenigen der entsprechenden Organerkrankungen durch andere Eitererreger, besonders durch E. coli, aber auch pyogene Staphylo- und Streptokokken völlig identisch ist, müßte nachgerade dazu führen, auch die Therapie danach auszurichten und nicht irrtümlicherweise sich von der Chloramphenicol-Behandlung bevorzugte Erfolgstreffer zu versprechen, da diesem Mittel ausschließlich bei den typhösen Krankheiten seine überragende, pathogenetisch wie erwähnt (S. 587) nach wie vor völlig ungeklärte Wirkung zukommt, weder aber bei den enteritischen noch den eitrigen Salmonellosen. Bei diesen besteht, wie bei allen anderen Eitererregern, eine gewisse Parallele zwischen den Ergebnissen der in vitro-Prüfung der Empfindlichkeit der Keime für die verschiedenen antibakteriellen Mittel; sie lassen sich prinzipiell daher ebenso gut und ebenso schlecht wie durch *Chloramphenicol* auch durch *Tetracycline, hohe Penicillindosen* und die auf S. 599 genannten Stoffe beeinflussen. Man wird natürlich nicht so sehr aus individualmedizinischer als vielmehr aus sozialer Indikation bei Ausscheidern die Antibiotica öfter einsetzen als bei Coli- oder Staphylokokken-,,Ausscheidern", und unter diesem Gesichtspunkt mag auch der Versuch mit höchsten Penicillin-Mengen nach KLOSE und KNOTHE (1956) berechtigt sein. Prinzipiell kann man sich von ihm nicht mehr versprechen als von den anderen Antibiotika und ebensowenig wie etwa von einer solchen Behandlung bei einer Coli- oder Staphylokokken-Erkrankung. Das gilt auch für die von KNOTHE, 1963 empfohlene mit Operation kombinierte Penicillin-Anwendung. Wir haben uns von einer andere Maßnahmen übertreffenden Zuverlässigkeit nicht überzeugen können (vgl. ESSEN und KIRSCHNICK, 1964). Ampicillin bietet ebenfalls keine Vorteile. KNOTHE selbst ist 1964 in der Beurteilung der Erfolgsaussichten wesentlich zurückhaltender geworden. Die *Erfolge* aller Arten der Antibiotica-Therapie bei den Salmonellen-Ausscheidern sind *fraglich*, oder besser: sie ist *allein wirkungslos* und höchstens als Adjuvans brauchbar. Scheinbare Erfolge sind durch die Unberechenbarkeit der Ausscheidung zwanglos erklärbar, die mit und ohne Therapie plötzlich erlöschen kann, um dann meist später wieder aufzutreten. Zwar gelingt es ziemlich regelmäßig, den Keimnachweis im Stuhl für kürzere Zeit zu unterdrücken; nach Ausklingen der Antibioticawirkung pflegt sie aber wieder aufzutreten, wie man dies ja auch von der antibiotischen Therapie der Gallenwegserkrankungen durch Coli-Bakterien unter bakteriologischer Kontrolle des Duodenalsafts kennt. Ohne Vorhandensein einer Gallenblaseninfektion ist die Dauerausscheidung therapeutisch gewöhnlich nicht beeinflußbar. Glücklicherweise sind das aber auch nur weniger als 10 % der Dauerausscheider.

Für die 90 % derselben, die eine Gallenblaseninfektion mit Salmonellen haben, ist die *Cholecystektomie* der einzige therapeutische Weg, der *Erfolgsaussicht in 80—90 %* der Operierten verspricht (ANDERS, LINDER und STEPHAN, 1955). Man kann sie zweckmäßig mit Spül-Nachbehandlung durch T-Drain etwa 4 Wochen lang kombinieren. Freilich müssen dabei *Richtlinien* befolgt werden, die von den genannten Autoren wie folgt gegeben werden:

,,1. Die Operationsindikation kann einmal eine rein soziale sein, mit dem ausschließlichen Ziel der Sanierung des Bacillenausscheidens (Lebensmittelgewerbe, Krankenpflege etc.). Sie kann andererseits aber auch eine rein medizinische sein mit dem Ziel, den Patienten von einem erkrankten Organ (Cholecystopathie) zu befreien. Schließlich kann die Operationsindikation auch eine kombinierte medizinische und sozial-hygienische sein.

2. Für die Indikationsstellung ist die Anamnese von Bedeutung. Es ist genau nach Symptomen zu fahnden, die auf eine Erkrankung der Gallenblase schließen lassen (Unverträglichkeit von Speisen, Koliken, Attacken von Gelbsucht usw.). Ihr Vorhandensein ist bei Dauerausscheidern außerordentlich häufig.

3. Der Operation müssen folgende Untersuchungen vorausgegangen sein:

a) Bacillen dürfen nur mit dem Stuhl ausgeschieden werden;

b) der Katheter-Urin ist bakteriologisch zu kontrollieren, um ein Nierenausscheidertum auszuschließen. Hierbei dürfte die Sanierungschance zunächst mit urologischen Maßnahmen zu klären sein;

c) durch Duodenalsondierung ist unbedingt der Duodenalsaft sowohl klinisch wie bakteriologisch zu untersuchen;

d) eine röntgenologische Darstellung der Gallenblase muß versucht werden. Für die Indikation zur Operation ist das Vorliegen eines krankhaften Befundes erforderlich. Dieser ist gegeben, wenn entweder ein negatives Cholecystogramm vorliegt, Konkremente zur Darstellung kommen, oder aber die dargestellte Gallenblase erhebliche funktionelle Störungen aufweist.

4. Der Operationstermin soll so gewählt sein, daß keine Zeichen einer akuten Erkrankung der Gallenblase vorhanden sind. Eine trotzdem durchgeführte Gallenblasenentfernung senkt die Aussichten einer Sanierung erheblich.

5. Es darf keine im Alter oder in begleitenden Krankheitszuständen liegende Kontraindikation vorhanden sein. Über 60jährige Patienten mit einem dekompensierten Herzmuskel- oder -klappenfehler kommen für eine Operation nur ausnahmsweise in Frage."

Überblickt man diese operativen Ergebnisse, so ist heute eine therapeutische Resignation gegenüber dem Dauerausscheider keineswegs mehr gerechtfertigt.

Vielmehr kann gesagt werden, daß bei einer „Krankheit", die in bis zu 90 % der Fälle geheilt werden kann, die therapeutische Aufgabe recht befriedigend gelöst ist. Antibiotica sind allerdings dabei im Prinzip überflüssig oder höchstens als beschleunigende Adjuvantien zu betrachten.

Literatur

Ackerknecht, E.H.: Geschichte und Geographie der wichtigsten Krankheiten. Stuttgart: Ferdinand Enke 1963. — **Anders, W., F. Linder** u. **W. Stephan**: Die chirurgische Sanierung des Typhusbazillen-Ausscheiders. Dtsch. med. Wschr. **1955**, 1637.
Bader, R.E.: Paratyphus A in Europa 1900—1950. In: Weltseuchenatlas. Hamburg: Falck 1952. ~ Paratyphus C 1915—1945. In: Weltseuchenatlas. Hamburg: Falck 1952. ~ Die Epidemiologie des Paratyphus C. Verhandl. d. naturhist.-med. Vereins zu Heidelberg. Neue Folge Bd. 19, Heft 3, S. 29 (1953). ~ Die Salmonellosen. In: Die Infektionskrankheiten des Menschen, Bd. 1, hrsg. von A. Grumbach u. W. Kikuth. Stuttgart: Georg Thieme 1958. — **Babs, M.,** u. **V. Botgros**: Verwendung eines Nitrofuranabkömmlings bei der Behandlung des Typhus. Presse méd. **65**, 1080 (1957). — **Bannwarth, A.**: Über die Schädigungen des Nervensystems durch die Typhus-Paratyphus-Schutzimpfung. Ärztl. Wschr. **1948**, 581 u. 620. — **Behr, W.**: Typhus im Wochenbett. Z. ges. inn. Med. **2**, 639 (1947). — **Bertram, F.**: Klinische Erfahrungen aus einer Typhusepidemie. Dtsch. med. Wschr. **1947**, 32. — **Bestieu, R.**: Étude des principaux facteurs de l'endémie typho-paratyphoidique à Marseille de 1940 à 1950. Comité méd. des Bouches du Rhône, Séance du 16. 3. 1951. — **Bingold, K.**: Voraussetzungen für eine Therapie bei den septischen Erkrankungen. Med. Klin. **1941**, 31. ~ Typhus abdominalis und Paratyphus. In: Handbuch der inneren Medizin, Bd. 1. 4. Aufl. Berlin-Göttingen-Heidelberg: Springer 1952. — **Bloomfield, A.L.**: A bibliography of communicable diseases. The University of Chicago Press 1958. — **Böcker, E.**: Die Typhus-Paratyphus-Erkrankungen. In: Die ansteckenden Krankheiten, hrsg. von M. Gundel. Stuttgart: Georg Thieme 1950. — **Boettiger, L.E.,** and **B. Lagerloef**: Unusual fever case. Chronic Salmonella infection with fatal outcome. Acta med. scand. **165**, 131 (1959). — **Brandis, H.**: Die Anwendung von Phagen in der bakteriellen Diagnostik mit besonderer Berücksichtigung der Typisierung von Typhus- und Paratyphus B-Bakterien sowie Staphylokokken. Ergebn. Mikrobiol. **30**, 96 (1957). — **Brednow, W.**: Knochenmarksreaktion im Verlauf des Typhus abdominalis. Dtsch. med. Wschr. **1947**, 632. — **Brühl, W.**: Eine neue Behandlungsmethode der Typhus- und Paratyphusbazillenausscheider. Med. Welt (Berl.) **1954**, 368.
Choremis, K.V., Th. Athanasiades, Ch. Wonta, D. Zoumboulakis u. **K. Kiosoglu**: Die Behandlung des Typhus abdominalis mit Cortison und Chloromycetin. Arch. Kinderheilk. **166**, 250 (1956). — **Christeller, E.**: Der Typhus abdominalis. In: Handbuch der speziellen pathologischen Anatomie, Bd. IV, S. 2. Berlin: Springer 1928. — **Collard, P.,** and **R. Sen**: Salmonella isolated at Ibadan, Nigeria. West Afr. Med. J. **11**, 77 u. 106 (1962). — **Craigie, J.,** and **A. Felix**: Typing of typhoid bacilli with VI bacteriophages — Suggestions for its standardisation. Lancet **1947 I**, 823. — **Crosnier, R.**: Épidémiologie et pathologie générale infectieuse. Librairie Maloine S.A. Paris 1964.
Diemer, K.: Zum klinischen Bild der Salmonellen-Infektionen im Säuglingsalter. Arch. Kinderheilk. **166**, 265 (1962). — **Dennig, H.**: Die Behandlung des Typhus und Paratyphus. Therap. d. Gegenw. **92**, 381 (1953). — **Doerr, W.**: Gestaltwandel klassischer Krankheitsbilder. Berlin-Göttingen-Heidelberg: Springer 1957. — **Dold, H.,** u. **G. Reimold**: Über einen Fall von spät rezidivierender, durch Paratyphusbakterien bedingter Strumitis. Med. Klin. **1948**, 369. — **Editorial**: Brit. med. J. **1957 II**, 1537. — **Ellenbogen, N.C., J. Raim,** and **L. Grossman**: Salmonella sp. (type montevideo) osteomyelitis. Amer. J. Dis. Child. **90**, 275 (1955). — **Essen, K.W.,** u. **R. Kirschnick**: Über die Sanierung von Typhusbakterien-Dauerausscheidern. Dtsch. med. Wschr. **1964**, 750.
Fey, H., u. **E. Wiesmann**: Die Gefahr des Salmonellen-Importes mit Eiprodukten und tierischen Futtermitteln. Schweiz. med. Wschr. **1960**, 791. — **Fischer, W.**: Vom Nervenfieber. Virchows Arch. path. Anat. **311**, 63 (1943).
Gastinel, P.: Précis de Bactériologie médicale. Paris: Masson et Cie 1949. — **Gaubert, Y., F. Benazet, B. Romani,** et **R. Schier**: Typhoide grave traitée par hibernation. Bull. Soc. méd. Hôp. Paris, Sér. 4, **71**, 438 (1955). — **Germer, W.D.**: Zwei neue Antibiotica. Dtsch. med. Wschr. **1950**, 1133. ~ Klinik und Behandlung der Salmonellosen. Internist 4, 441 (1963). — **Glander, R.,** u. **H. Illert**: Amaurose und Hemiparese nach Typhus abdominalis bei einem 3jährigen Kinde. Arch. Kinderheilk. **158**, 164 (1955). — **Goodpasture, E.W.**: Concerning the pathogenesis of typhoid fever. Amer. J. Path. **13**, 175 (1937). — **Goodpasture, E.W.,** and **K. Anderson**: The problem of infection as presented by bacterial invasion of the chorioallantoic membrane of chic embryos. Amer. J. Path. **13**, 149 (1937). — **Gottstein, A.**: Epidemiologie.

Grundbegriffe und Ergebnisse. Leipzig und Wien: F. Deuticke 1937. — **Grunke, W.**: Klinik der einheimischen Infektionskrankheiten. Leipzig: VEB Thieme 1956.
Habs, H.: Typhus abdominalis. In: Weltseuchenatlas, Bd. 1. Hamburg: Falck 1954. — **Habs, H.**, u. **R. E. Bader**: Über Paratyphus C, verursacht durch B. suipestifer Kunzendorf. Z. ges. Hyg. **124**, 638 (1943). ~ Das Paratyphus C-Problem. Klin. Wschr. **1943**, 581. — **Habs, H.**, u. **H.-J. Heinz**: Beobachtungen bei der Anwendung von Ratinbakterien zur Rattenbekämpfung. Arch. Hyg. **134**, 49 (1951). — **Hansen, K.**: Über die Vakzinebehandlung des Typhus abdominalis, insbesondere die dabei auftretenden hämorrhagischen Reaktionen. Dtsch. med. Wschr. **1947**, 209. — **Haupt, H.**: Medizinisch-bakteriologische Diagnostik für Ärzte und Tierärzte. Stuttgart: Ferdinand Enke 1964. — **Henderson, N. D., F. C. Garlock**, and **B. H. Olson**: Treatment of acute typhoid with synnematin B. J. Amer. med. Ass. **169**, 1991 (1959). — **Hendrickse, R. C.**, and **P. Collard**: Salmonella osteitis in Nigerian children. Lancet **1960 I**, 80. — **Hensel, L.**, u. **H. Frerking**: Eine vom Menschen stammende Paratyphus B-Infektion als Abortursache bei einer Kuh. Landarzt **35**, 1518 (1964). — **Henze, B.**: Hausinfektionen mit Salmonellen und Shigellen in den Berliner Krankenanstalten. Der öfftl. Ges.dienst **19**, 282 (1957). — **Hermel** (1920), zit. nach **Jochmann-Hegler**: Die Infektionskrankheiten. Berlin: Springer 1924. — **Hirson, C.**: Atypical cases of salmonellosis in hospital. Lancet **1961 II**, 1093. — **Höring, F. O.**: Klinische Infektionslehre. 3. Aufl. Berlin-Göttingen-Heidelberg: Springer 1962. ~ Typhus abdominalis. Klinik und Therapie in ihren pathogenetischen Zusammenhängen. Vorträge aus der praktischen Medizin, Heft 16. Stuttgart: Ferdinand Enke 1943. ~ Schutzimpfung gegen Infektionen der Typhusbakteriengruppe. Regensburger Jb. f. ärztl. Fortbild. **4**, 302 (1954). — **Höring, F. O.**, u. **I. Steinbrecher**: Die Chloramphenicolbehandlung des Typhus. Antibiot. et Chemother. (Basel) **4**, 156 (1957). — **Huber, S.**: Beobachtung der Eiweißfraktionen im Verlaufe des Typhus abdominalis. Wien. med. Wschr. **1953**, 478. — **Hughes, J. G.**, and **D. S. Carrol**: Salmonella osteomyelitis complicating sickle cell disease. Pediatrics **19**, 184 (1957). — **Humbert, R., E. Mannweiler** u. **W. Siemens**: Typhöse und gastroenteritische Salmonellosen. Dtsch. med. Wschr. **1960**, 185. — **Hyde, R. D.**, and **P. K. B. Davis**: Infection of an aortic aneurysm with Salmonella choleraesuis. Brit. med. J. **1962 I**, 60.
Jandl, G., u. **J. Khan**: Experimentelle Untersuchungen zur Wertbemessung von Paratyphus A-Impfstoffen. Z. Immun.-Forsch. **126**, 340 (1964). — **Jawetz, E., J. L. Melnick**, u. **E. A. Adelberg**: Medizinische Mikrobiologie. Berlin-Göttingen-Heidelberg: Springer 1963. — **Jude, A.**, u. **P. Nicolle**: Antigene und biologische Variation des Typhusbazillus und Krankheitsablauf beim Typhus. Bull. Acad. Méd. (Paris) **137**, 169 (1953).
Kaehler, H. J.: Kritische Beurteilung der Bluterkrankungen nach Anwendung von Chloramphenicol. Stuttgart: Wissenschaftliche Verlagsges. m. b. H. 1962. — **Klinge, F.**: Die Pathologie der Impfschäden. Virchows Arch. path. Anat. **313**, 89 (1944). — **Kauffmann, F.**: Enterobacteriaceae. 2. Aufl. Kopenhagen: E. Munksgaard 1954. — **Klose, F., H. Knothe** u. **H. H. Staak**: Behandlungsergebnisse bei Typhus- und Paratyphus-Ausscheidern mit hohen Penicillindosen. Dtsch. med. Wschr. **1962**, 292. — **Klose, F.**, u. **H. Knothe**: Sanierung von Typhus-Paratyphus B-Dauerausscheidern durch eine operativ-antibiotische Kombinationstherapie. Internist **5**, 219 (1964). — **Knapp, W.**: Über das Auftreten von Vi-Antigen und Vi-Antikörpern. Z. ges. Hyg. **127**, 608 (1948). — **Knothe, H.**: Penicillin bei Typhus- und Paratyphus-Bazillenausscheidern. Ärztl. Prax. **15**, 497 (1963). ~ Penicillin bei der Sanierung von Salmonella-Dauerausscheidern. Therap. Berichte (Bayer) **36**, 114 (1964). — **Koehn, A.**: Über 3 Erkrankungsfälle durch S. choleraesuis. Mschr. Kinderheilk. **107**, 322 (1959). — **Krauter, St., H Herold** u. **G. Prascka**: Titerhöhe und Immunglobuline bei antibiotisch behandelten Salmonellosen. Wien. med. Wschr. **107**, 323 (1957). — **Kretz, R.**: Über Pathogenese des Abdominaltyphus. Wien. Klin. Wschr. **1916**, 355. — **Kröger, E.**, u. **H. Zumfelde**: Salmonella dublin-Nachweis bei akuter Hüftgelenksentzündung nach einer Beckenprellung. Ärztl. Wschr. **1956**, 1091.
Lenk, V., K. Rasch u. **E. Bulling**: Über das Vorkommen von S. paratyphi B (d-Tartrat negativ) bei Tieren. Zbl. Bakt., I. Abt. Orig. **180**, 304 (1960). — **Lichtenauer, F.**: Zur Behandlung der Spätschäden nach Typhus abdominalis. Zbl. Chir. **88**, 1339 (1963). — **Lindheimer, W., W. Schoop** u. **F. K. Koessling**: Endocarditis ulcerosa, hervorgerufen durch S. dublin. Dtsch. med. Wschr. **1961**, 1960. — **Londoner Symposium über neue Penicilline** vom 2.—4. 6. 1964. Ref. in Med. Klin. **1964**, 1923. — **Lorenz, E.**: Typhus, Paratyphus und die wichtigsten anderen Salmonellosen. In: Handbuch der Kinderheilkunde, Bd. V, hrsg. von H. Opitz u. F. Schmidt. Berlin-Göttingen-Heidelberg: Springer 1963.
Maassen, W., u. **W. D. Germer**: Zur Frage des ambulanten Verlaufs, der Inkubationszeit und der Quarantäne, der Bakterienausscheidung und der Bewertung der Gruber-Widalschen Reaktion beim Typhus abdominalis. Arch. ges. Hyg. **130**, 105 (1943). — **MacCready, R. A., I. P. Reardon**, and **I. Saphra**: Salmonellosis in Massachusetts. A 16-year-experience. New Engl. J. Med. **256**, 1121 (1957). — **Maier, L.**: Über Salmonellosen im Kindesalter. Kinderärztl. Prax. **25**, 159 (1957). — **Marcuse, K.**, u. **B. Henze**: Untersuchungen von Krankenhausneuaufnahmen auf pathogene Darmkeime. Zbl. Bakt., I. Abt. Orig. **167**, 134 (1956). — **Marcuse, K., B. Henze**

u. **H. D. Pohle**: Das Vorkommen von Salmonellen in West-Berlin. 1.—3. Mitteilung. Zbl. Bakt., I. Abt. Orig. **169**, 493 (1956); **180**, 478 (1960); **189**, 147 (1963). — **Meythaler, F.**, u. **A. Ehrmann**: Abszedierende Strumitis bei Salmonella-Infektion. Med. Klin. **1962**, 2175. — **Miller, A. A.**: Salmonella dublin osteomyelitis of the spine. Brit. med. J. **1954 I**, 194. — **Miller, G. A. H.**, **M. Ridley**, and **W. E. Medd**: Typhoid osteomyelitis of the spine. Brit. med. J. **1963 II**, 1068. — **Moberg, P. J.**, og **C. Svedborg**: Salmonella montevideo i tubo-ovarialcysta. Nord. Med. **69**, 423 (1963). — **Mollaret, P.**, **J. Reilly**, **R. Bastin**, et **P. Tournier**: Accidents du traitement des fièvres typhoides et paratyphoides par le chloromycétine. Bull. Soc. Méd. Hôp. Paris **3/4**, 85 (1950). — **Mollaret, P.**: Über Nutzen und Gefahren des Chloromycetins bei der Behandlung des Typhus und Paratyphus. Wien. Klin. Wschr. **1950**, 381.

Nürnberger, L.: Typhus abdominalis im Frühwochenbett. Z. ges. inn. Med. **2**, 193 (1947).

Oye, E. van: Les Salmonellae du Congo Belge. Ann. Soc. belge Méd. trop. **32**, 179 (1952).

Pickert, H.: Studien zur Klinik des Typhus abdominalis. Halle 1950. — **Preuss, H.**: Vorkommen von Typhusbakterien im Blut während der Inkubationszeit. Münch. med. Wschr. **1941**, 8. — **Prigge, R.**, u. **O. Guenther**: Animal experiments on the potency of typhoid reference vaccines. WHO Expert Committee on biological standardization. WHO/BS/378 (1957).

Raettig, H.: Typhusimmunität und Schutzimpfung. Jena: Gustav Fischer 1952. — **Reilly, J.**, **P. Teissier**, **E. Rivalier**, **H. Cambassèdes**, et **J. Delebande**: Nouvelles recherches sur l'immunité typhique. Ann. Méd. **27**, 333 u. 524 (1930); **33**, 388 u. 433 (1933). — **Reilly, J.**, **E. Rivalier**, **A. Compagnon**, et **R. Laplane**: Hémorragies, lésions vasculaires et lymphatiques du tube digestive déterminées par l'injection péri-splanchnique de substances toxiques diverses. C. R. Soc. Biol. (Paris) **116**, 24 (1934). — **Reilly, J.**, **E. Rivalier**, **A. Compagnon**, **R. Laplane**, et **H. du Buit**: Sur la pathogénie de la dothiénentérie. Ann. Méd. **37**, 182, 241, 321 (1935). — **Reilly, J.**, **E. Rivalier**, **A. Compagnon**, **E. Friedmann**, **H. C. Pham**, et **H. du Buit**: Le rôle du système neuro-végétatif dans les réactions d'hypersensibilité. Ann. Méd. **39**, 165 (1936). ~ Les infections éberthiennes larvées. Ann. Méd. **39**, 120, 138 (1936). — **Reilly, J.** et **P. Gastinel**: Sur l'action pathogène des antigènes glucido-lipidiques du bac. d'Eberth. C. R. Soc. Biol. (Paris) **134**, 456 (1940). — **Reilly, J.**: Le rôle du système nerveux en pathologie rénal. Paris: Masson 1942. — **Reilly, J.**, et **P. Tournier**: L'action de la chlorpromazine sur l'intoxication typhique expérimentale. Bull. Acad. Méd. (Paris), Sér. 3, **137**, 385 (1953). — **Reilly, J.**, **A. Compagnon**, **P. Tournier**, **R. Bastin**, et **H. du Buit**: Les accidents du traitement des fièvres typhoides par la chloromycétine. Ann. Méd. **51**, 597 (1950). — **Rössle, R.**: Über hämorrhagische Reaktionen beim Typhus nach Schutzimpfung. Dtsch. med. Wschr. **1946**, 45. ~ Zur Theorie des Typhus abdominalis. Sitzungsberichte der Dtsch. Akad. der Wissenschaften zu Berlin, Mathem.-naturwiss. Klasse. Nr. 1. Berlin: Akademie-Verlag 1948. — **Rühling, O.**: Erfahrungen in der Behandlung typhöser Erkrankungen aus den Jahren 1945—1952. Ärztl. Wschr. **1955**, 25.

Saphra, J., and **M. Wassermann**: Salmonella choleraesuis. A clinical and epidemiological evaluation of 329 infections. Amer. J. med. Sci. **228**, 525 (1954). — **Saphra, J.**, and **J. W. Winter**: Clinical manifestations of Salmonellosis in man. An evaluation of 7779 human infections identified at the New York Salmonella Centre. New Engl. J. Med. **256**, 1128 (1957). — **Savage, W.**: Problems of Salmonella food poisoning. Brit. med. J. **1956 II**, 317. — **Schachter, M.**: Les encéphalopathies post-typhoidiques chez l'enfant. Ann. paediat. (Basel) **183**, 43 (1954). — **Schäfer, H.**: Spondylitis typhosa mit Senkungsabszeß. Ärztl. Wschr. **1956**, 355. — **Schäfer, W.**: Die Typhus- und Paratyphus-Schutzimpfung. In: Schutzimpfungen, hrsg. von H. Spieß. Stuttgart: Georg Thieme 1958. — **Schmengler, F. E.**, u. **A. Bohle**: Über die Funktion des Knochenmarks bei Typhus abdominalis. Ärztl. Forsch. **6**, 508 (1952). — **Schmidt, B.**, u. **V. Lenk**: Der Nachweis von Salmonellen im Abwasser als möglicher Maßstab für die Seuchenlage einer Bevölkerung. Zbl. Bakt., I. Abt. Orig. **178**, 459 (1960). — **Schottmüller, H.**: Die typhösen Erkrankungen. In: Handbuch der inneren Medizin, Bd. 1, 1. Aufl. Berlin: Springer 1911. — **Schwandt, R.**: Das Vorkommen von Salm. anatum in einer abszedierenden Hydrozele. Med. Klin. **1964**, 774. — **Seeliger, H.**, u. **K. O. Vorländer**: Die Widal-Reaktion bei Typhus und Paratyphus unter besonderer Berücksichtigung chloromycetinbehandelter Fälle. Z. Immun.-Forsch. **110**, 128 (1953). — **Seeliger, H.**: Food-born infections and intoxications in Europe. Bull. Wld Hlth Org. **22**, 469 (1960). ~ Salmonella- und Shigella-Typen in Deutschland (1945—1952). Atti del VI Congresso Internat. di Microbiologia, Roma **4**, 189 (1953). — **Sower, N. D.**, and **T. J. Whelan jr.**: Suppurative arteritis due to Salmonella. Surgery **52**, 851 (1962).

Thedering, F.: Über Paratyphus C (Typ Kunzendorf). Dtsch. med. Wschr. **1948**, 558. — **Tore, J. A. de la**, and **J. Olarte**: Synnematin B in the treatment of salmonella enteritis in infants. Antibiot. Med. **6**, 724 (1959). — **Torregrosa, M. V. de**, **R. B. Dapena**, **H. Hernandez**, and **A. Ortiz**: Association of salmonella caused osteomyelitis and sickle cell disease. Report of 3 cases. J. Amer. med. Ass. **174**, 354 (1960).

Ushiba, D., **K. Saito**, and **U. Nakano**: Selective inbreading of mouse strains uniformly susceptible to mouse typhoid and experimental infections of those strains. Jap. J. exp. Med. **32**, 519 (1962).

Vaichulis, I.A.: The chronic typhoid carrier. Ann. intern. Med. **33**, 361 (1950). — **Vogelsang, Th.M.**: Typhoid and paratyphoid B carriers and their treatment. Universitet i Bergen, Medisinsk rekke No 1, Aarbok 1950. — **Vorländer, K.O.**, u. **H. Schmitz**: Zusammenhänge zwischen Toxin-Neutralisation und Immunitätsbeeinflussung durch Chloromycetin bei typhösen Erkrankungen. Ärztl. Wschr. **1952**, 934.

Weise, H.-J.: Zur Seuchenlage in Berlin (West) nach 1945. Mitteilungen aus dem Arbeitsgebiet der Hygiene usw. Der Senator für Gesundheitswesen in Berlin 1964. — **Wiel, Th. W.M. van de**, u. **J.A.M. van Dongan**: Miltabces als complicatie van salmonella-infectie. Ned. T. Geneesk. **108**, 992 (1964). — **Winkle, S.**, u. **R. Rhode**: Über das häufigere Auftreten von Paratyphus A in Deutschland und die Frage, ob es auch bei dieser Salmonellose eine „Infektbahnung" gibt. Arch. Hyg. (Berl.) **139**, 165 (1955). — **Wisseman, C.L., P.Y. Patterson**, and **J.E. Smadel**: Studies on cortisone and antibiotics for prompt control of typhoid fever and scrub typhus. J. clin. Invest. **33**, 264 (1954). — **Wohlrab, R.**: Mindestforderungen an die Stuhluntersuchung auf Enteritis (§ 3 u. 4 BSG). Gesundh.wesen u. Desinf. **56**, 169 (1964). — **Woodward, Th.E., J.E. Smadel, H. Ley, R. Green**, and **D. Manikar**: Preliminary report on the beneficial aspects of chloromycetin in typhoid fever. Ann. intern. Med. **29**, 131 (1948). — **Woodward, Th.E., J.E. Smadel**, and **H. Ley**: Chloromycetin and other antibiotics in the treatment of typhoid fever and typhoid carriers. J. clin. Invest. **29**, 87 (1950). — **Woodward, Th.E.**: Clinical and experimental observations with terramycin in certain rickettsial and bacterial infections. Ann. N.Y. Acad. Sci. **53**, 395 (1950). — **Woodward, Th.E., J.E. Smadel, R.T. Parker**, and **C.L. Wisseman jr.**: Treatment of typhoid fever with antibiotics. Ann. N.Y. Acad. Sci. **55**, 1043 (1952).

Yugoslav Typhoid Commission: Field and laboratory studies with typhoid vaccines. Bull. Wld Hlth Org. **16**, 891 (1957).

Zinder, N.D., and **J. Lederberg**: Genetic exchange in Salmonella. J. Bact. **64**, 679 (1952). — **Zwerew, E.J.**: Besonderheiten des klinischen Bildes und der Diagnostik des sporadischen Darmparatyphus A und B. Klin. Med. (Mosk.) **43**, 78 (1964).

E. coli und Proteus-Infektionen

Teil A: Die Coli-Infektionen: Bakteriologie und Epidemiologie

Von H. BRODHAGE, Luzern

Mit 1 Abbildung

I. Definition

Das Bacterium Coli (Escherichia coli) ist ein gramnegatives, nicht sporenbildendes Stäbchen, das zur großen Gruppe der Darmbakterien gehört. Sein natürlicher Wirt ist der Intestinaltrakt des Menschen und der Tiere, wo es einen Teil
der normalen Darmflora bildet. Kulturell sind die Keime leicht auf den üblichen
Nährböden zu züchten. Das Wachstum ist aerob oder fakultativ anaerob. E. coli
kann verschiedene Kohlehydrate unter Bildung von Säure und Gas abbauen. Die
meisten Stämme sind beweglich.

II. Geschichte

1885 isolierte TH. ESCHERICH (1857—1911), ein bekannter Pädiater und Bakteriologe das
Bacterium coli commune. In seiner Habitilationsschrift: ,,Die Darmbakterien des Säuglings
und ihre Beziehungen zur Physiologie der Verdauung" (1886 München), beschreibt er die Colibakterien eingehend. ESCHERICH hielt die gefundenen Darmbakterien für ,,normale Darmbewohner", die nur unter besonderen Umständen zu Krankheitskeimen würden. In den folgenden Jahren wurde man sich über die pathogene Rolle der Colibakterien langsam klar. Es
war besonders SUTER von Basel der am Internationalen Chirurgenkongreß in Berlin 1914
darauf hinwies, daß das B. coli in 85% der Fälle für die Infektionen der Urogenitalwege verantwortlich sei. Dabei ist es meist nicht in Reinkultur vorhanden, sondern mit anderen Mikroorganismen — besonders Strepto- und Staphylokokken — vergesellschaftet (Literatur siehe
BICKEL).
1930, am 1. Internationalen Mikrobiologenkongreß in Paris, wurde der Entdecker des
Bacterium coli geehrt, indem man diesen Keim nach ihm benannte: Escherichia coli.

III. Erreger

1. Eigenschaften

Escherichia coli ist die klassische Vertreterin der aeroben, gramnegativen
Stäbchenflora des Darmes, und gehört zu der Familie der Enterobacteriaceen
(s. Tab. 1).

Schon bald nach der Geburt beginnen sich die Colibakterien im Darm anzusiedeln, wo sie bestimmte Funktionen zu erfüllen haben. So spielen sie eine große
Rolle für die Regulierung der Zersetzungsvorgänge und Einschränkung der
Fäulnis durch Bildung von Milchsäure. Außerdem produzieren sie Thiamin, Folsäure und Vitamin C (BADER). Der menschliche Organismus ist ein ständiges
Reservoir mit über 100 Milliarden Colibakterien (HAZARD und GENTILINI). Gelangen die Keime in die Gewebe außerhalb des Intestinaltraktes, so werden sie pathogen. E. coli ist ein allgemein bekannter Krankheitserreger bei Infektionen der
Harn- und Gallenwege, Peritonitis, Wundinfektionen, Appendicitis, Meningitis der
Kinder u. a. Infektionen.

Da die E. coli als Prototyp der aeroben Stäbchenflora des Darmes gilt, weist
ihr Nachweis in Wasser, Milch und Lebensmitteln auf eine fäkale Verunreinigung
hin.

Tabelle 1. *Einteilungs- und Differenzierungsschema der gramnegativen Bakterien (Enterobacteriaceen)* (nach Fey[2] und Wiesmann)

Familie	Gattung	Art (Spezies)	Beweg-lichkeit	Lactose (Säure)	Mannit Säure	Mannit Gas	Indol	Urea	KCN
Enterobac-teriaceae	Escherichia	E. coli	+	+	+	+	+	—	—
		E. freundii (Citrobacter)	+	+	+	+	—	—	+
		B. alcalescens	—	V	+	—	+	—	—
	Aerobacter	A. aerogenes	—	+	+	+	X	—	+
		A. cloacae	+	+	+	+	—	—	+
	Klebsiella		—	+	+	+	—	+	+
	Hafnia		X	—	+	(+)	—	—	+
	Erwinia		+	+	+	(+)	—	—	+
	Serratia		+	—	+	—	—	—	+
	Proteus	Pr. vulgaris	+	—	—	—	+	+	+
		Pr. mirabilis	+	—	—	—	—	+	+
		Pr. morganii	+	—	—	—	+	+	+
		Pr. rettgeri	+	—	+	—	+	+	+
	Salmonella	diverse	+	—	+	V	—	—	—
	Shigella	diverse	—	—	+	—	V	—	—
	Ballerup-Bethesda		+	X	+	+	—	—	+

+ = positiv, Wachstum. (+) = schwach oder verzögert positiv. — = negativ, kein Wachstum. X = unregelmäßig. V = verschieden, je nach Typ.

2. Morphologie

E. coli ist ein 2—3 μ langes und 0,6 μ breites Stäbchen mit abgerundeten Ecken. Es färbt sich gleichmäßig Gramnegativ, ist nicht säurefest und bildet keine Sporen. Die meisten E. coli-Stämme sind beweglich (peritriche Begeißelung). Die angeführten Längen- und Breitenmaße gelten für die Idealform. Daneben finden sich Stämme bei denen das Aussehen der Bakterien zwischen kokkoiden bis langen filamentösen Formen variiert. In älteren Kulturen können sogar Fadenbildungen beobachtet werden. Die Bakterienlänge ist daher ein sehr unzuverlässiges Kriterium. Kapselbildung ist bei E. coli selten, mit Ausnahme der A+ Stämme (siehe später).

3. Kultur und Wachstumseigenschaften

Da E. coli keine großen Ansprüche an die Nährlösung stellt, wachsen die Keime gut in 12—18 Std auf den üblichen Laboratoriumsnährböden. Das Temperaturoptimum für die meisten Stämme beträgt 37° C. Jedoch können die Keime in einem Temperaturbereich von 15—45° C wachsen.

Tabelle 2. *Biochemisches Verhalten von E. coli-Stämmen* (nach Fey[2], Kauffmann, Topley und Wilson)

Glucose	SG 90	Voges-Proskauer (VP)	—
Maltose	SG 90	Methyl-rot (MR)	+ 98
Mannit	SG 90	Harnstoff	—
Adonit	—	H_2S (Kligler)	—
Dulzit	S^{1-3} 73	Gelatine	—
Salicin	S^{1-3} 72	KNO_3	—
Inosit	—	KCN	+
Saccharose	—/S	Beweglichkeit	+ 72
Indol	+ 95		

SG = Säure- und Gasbildung, S = Säurebildung, S^{1-3} = Säurebildung nach 1—3 Tagen, — = negativ. SG 90 = Säure- und Gasbildung bei 90% der Stämme.

Schrägagar: gewöhnlich weiße, manchmal gelblich-weiße, feuchte, scharfrandige, glatte Kolonien mit einem Durchmesser von 2—3 mm.

Bouillon: Wachstum mit gleichmäßiger Trübung, manchmal unter Bildung eines geringen Oberflächenhäutchens.

Blutagarplatten: glatte, weiße Kolonien, ähnlich dem Wachstum auf Schrägagar. Einige Stämme bilden ein thermolabiles Hämolysin, das als Zeichen größerer Toxizität bei Colistämmen der O-Gruppen 2, 4 und 6 gefunden wird (HALLMANN).

Endoplatte: (Fuchsin-Sulfit-Milchzuckeragar), Wachstum in dunkelroten, metallglänzenden Kolonien (Lactosespaltung = Fuchsinglanz).

Mac Conkey's Lactose-Agar: Kolonien ähnlich wie auf Schrägagar, jedoch rötlich gefärbt auf Grund der Säurebildung aus Lactose und der Indicatorwirkung von Neutralrot.

Das *biochemische Verhalten* der Coli-Stämme ist aus der Tab. 2 ersichtlich.

Im allgemeinen spalten die E. coli-Stämme Lactose. Es gibt aber auch Stämme, die Lactose spät oder gar nicht angreifen. Wenn sich solche Bakterien im übrigen wie typische Coli verhalten (Indol +, Harnstoff —, Gelatine —, VP —, MR + etc.), dann sollte man sie nach KAUFFMANN als ,,Escherichia coli'' und nicht als ,,Paracolonbakterien'' bezeichnen. Die fehlende Lactosespaltung schließt einen Stamm nicht aus der E. coli-Gruppe aus.

Resistenz: Temperaturen von 50° C für 1 Std oder 60° C für 15—20 min töten die meisten Keime ab. In Stuhlproben bei 0° C halten sich die Bakterien über 1 Jahr.

Resistenz gegen antibakterielle Substanzen: In den letzten Jahren haben besonders in den Spitälern die Infektionen und Kreuz-Infektionen mit gramnegativen Stäbchen (Coli, Proteus, Pyocyaneus) beträchtlich zugenommen. Sie stellen jetzt ein größeres Problem dar, als die Staphylokokken-Infektionen (BRODHAGE, FINLAND u. Mitarb., LEITARTIKEL LANCET[2], NUNGESTER, LOWBURY[2]).

Diese Tendenz kommt auch in der Zahl der durchgeführten Resistenzprüfungen in den verschiedenen Jahren zum Ausdruck. So wurden 1954 z. B. 105 gramnegative Bakterienstämme (Coli, Proteus, Pyocyaneus), 1961 bereits deren 1025 getestet, während die entsprechenden Zahlen für die Staphylokokken 96 und 471 lauten. Dabei ist allgemein eine deutliche Resistenzzunahme der gramnegativen Stäbchen gegenüber den verschiedenen antibakteriellen Substanzen zu verzeichnen (s. Tab. 3).

Tabelle 3. *Anteil der resistenten Coli-Stämme in Prozenten* (nach BRODHAGE)

Jahr	Streptomycin	Chloramphenicol	Tetracycline	Furadantin	Stämme total
1954	17	1	3	—	85
1955	32	0	4	—	99
1056	25	3	12	13	188
1957	20	6	16	11	270
1958	20	20	23	7	445
1959	19	24	17	7	575
1960	19	21	21	7	719
1961	36	31	31	15	808

Nach dem jetzigen Stand sind in vitro die wirksamsten *Mittel gegen E. coli-Infektionen:* Penbritin, Chloramphenicol, Tetracycline, Colimycin, Negram und Furadantin (letztere zwei ausgesprochen bei Harnwegsinfektionen), sowie die Sulfonamide.

E. coli als Indicator für die fäkale Verunreinigung von Wasser. Für die bakteriologische Untersuchung von Trinkwasser und Badewasser spielen *E. coli und die coliformen Bakterien* eine besondere Rolle (s. Tab. 4 und 5). *Bei diesen Untersuchungen* werden zu den coliformen Bakterien alle Gram-negativen, nicht sporenbildende Stäbchen gerechnet, die Lactose unter Bildung von Säure und Gas bei 37° C in weniger als 48 Std zersetzen. Als E. coli (Fäkalcoli, Colityp I) wird ein gramnegatives, nicht sporenbildendes Stäbchen bezeichnet, das Lactose unter Bildung von Säure und Gas in weniger als 48 Std bei 44° C zersetzt.

Die coliformen Bakterien können fäkalen Ursprungs sein, E. coli ist es zweifellos (KRUSE).

Tabelle 4. *Standardzahlen für nicht chloriertes Trinkwasser* (nach TOPLEY und WILSON)

Klasse	Prädikat	Coliforme Bakterien pro 100 ml	E. col pro 100 ml
Klasse 1	ausgezeichnet	0	0
Klasse 2	genügend	1— 3	0
Klasse 3	verdächtig	4—10	0
Klasse 4	ungenügend	mehr als 10	0 oder mehr

Chloriertes Trinkwasser muß der Klasse 1 entsprechen.

Tabelle 5. *Standardzahlen für natürliche Freibäder in Seen und Flüssen*

Autor	Coliforme Bakterien pro 100 ml	E. coli pro 100 ml	
TOPLEY u. WILSON	1000—2500		1000
Mitt. Niedersächs. Gesundheitsrat	—	Seen und Teiche	100
		Flußbäder	10000
MÜLLER (Basel)	—	Seen	10000

4. Toxische und antigene Eigenschaften

A. Toxische Eigenschaften: Ein Bauelement der meisten gramnegativen Bakterien sind die in der Zellwand gelegenen, komplex zusammengesetzten Lipopolysaccharide. Diese Substanzen, *Endotoxine* genannt, lassen sich schon in ganz jungen Kulturen nachweisen (LANDY), werden aber meist dann freigesetzt, wenn die Bakterien lysieren. Die Endotoxine sind hitzestabil, und ihr Molekulargewicht liegt zwischen 30000 und 900000. Es handelt sich bei ihnen um hochmolekulare Komplexe, die aus einem Lipopolysaccharid, einem Protein und einem weiteren Lipoid bestehen. Sie sind Träger der sog. O-Spezifität (*O-Antigene*), wobei das Polysaccharid die spezifitätsbestimmende Komponente darstellt. Für die typischen endotoxischen Eigenschaften, die unabhängig von der Pathogenität der betreffenden, gramnegativen Keime sind, ist die Lipopolysaccharidkomponente verantwortlich (WESTPHAL und LÜDERITZ).

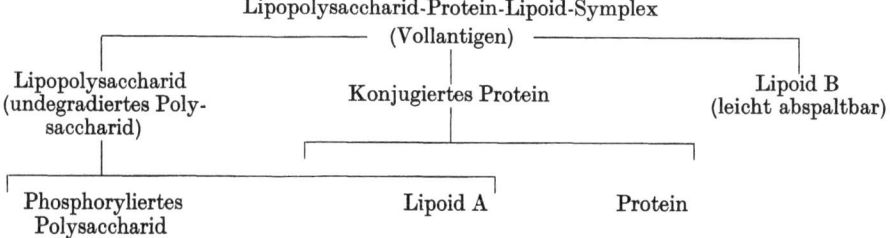

Abb. 1. Die Komponenten der Lipopolysaccharid-Protein-Symplexe (nach WESTPHAL und LÜDERITZ)

Am Aufbau der genuinen Symplexe sind die Komponenten ungefähr folgendermaßen beteiligt:

45—60% phosphoryliertes Polysaccharid,
5—15% Phospholipoid A,
15—20% Protein und
10% Phospholipoid B.

Der genuine Symplex wird im allgemeinen in einer Ausbeute von 5—10% aus den Bakterien gewonnen.

Nach EICHENBERGER u. Mitarb. liegt die LD 50 der bakteriellen Lipopolysaccharide bei: 0,75 ± 0,22 mg/kg Meerschweinchen, 6,5 ± 1,02 mg/kg Maus, 18,0 ± 2,7 mg/kg Ratte.

Von den mannigfaltigen physiopathologischen *Eigenschaften der Endotoxine* sind folgende besonders zu erwähnen:

a) *Letaler Schock:* Werden Versuchstieren große Dosen von Endotoxin i. v. injiziert, so kommt es nach 1—2 Std zu Schwächeanfällen, Schläfrigkeit, Durchfall, Blutdruckabfall und Tod im irreversiblen Schock. Bei der Sektion finden sich gewöhnlich nur gastrointestinale Blutungen. Kommt es beim Menschen zu einer Überschwemmung des Blutes mit gramnegativen Bakterien (Sepsis, Transfusion von bakteriell verunreinigten Blutkonserven), so entsteht ein ähnliches Krankheitsbild. Ein durch starken Blutverlust hervorgerufener reversibler Schock kann in einen irreversiblen übergehen, wenn Endotoxine aus dem Gastrointestinaltrakt resorbiert werden. Der Schock kann durch Corticosteroide oder Ganglienblocker verhindert oder behandelt werden.

b) *Pyrogene Eigenschaften:* Nach der i. v.-Verabreichung von wenigen Mikrogramm Endotoxins tritt beim Kaninchen und Menschen in 20—30 min ein kurzer Temperaturanstieg ein. Gleichzeitig erfolgt eine deutliche Abnahme der polymorphkernigen Leukocyten. Dem ersten, kurzdauernden Temperaturanstieg folgt dann ein zweiter, länger dauernder Anstieg.

c) *Toleranz:* Wiederholte i. v.-Injektion von Endotoxin führt zu einer Toleranz, die in einer Verminderung der febrilen u. a. Reaktionen zum Ausdruck kommt. Wahrscheinlich wird das Endotoxin durch das stimulierte RE-System vermehrt aus dem Kreislauf entfernt.

d) *Wirkung auf Tumoren:* Endotoxine können durch die Bildung von vasculären Thrombosen hämorrhagische Nekrosen im Tumorgewebe hervorrufen. Leider hat dies keine praktische Bedeutung in therapeutischer Hinsicht, da durch die Toleranzentwicklung (siehe c) die Wirkung aufgehoben wird.

e) *Stärkung der Infektresistenz:* Kleine Endotoxingaben (es genügen bereits 0,001—0,002γ/ kg) regen die Phagocytenaktivität der Leukocyten an. Sie führen außerdem zu einem Anstieg der Properdin- und Opsonin(ROWLEY)-Serumkonzentrationen.

Der Grad der erzeugten Infektresistenz ist unterschiedlich. In Mäusen konnte durch Endotoxingaben mit nachfolgender S. typhimurium-Infektion nur eine Verlängerung der Überlebenszeit erreicht werden. Hingegen konnten die Tiere gegen andere pathogene Organismen, wie z. B. Pneumokokken gänzlich geschützt werden (HOWARD, COOPER und STUART).

Werden Mäuse keimfrei, d. h. frei von pathogenen Keimen (insbesondere keine E. coli und Proteusbakterien im Darm) aufgezogen, so sind sie in hohem Grade resistent gegen die letale Wirkung bakterieller Endotoxine. Tiere mit normaler intestinaler Flora (E. coli, Proteus u. a.), oder keimfrei aufgezogene Tiere, die mit hitzeabgetöteten gramnegativen Bakterien geimpft wurden, sind normal empfindlich auf die letale Wirkung der Endotoxine (SCHAEDLER und DUBOS, JENSEN u. Mitarb).

f) *Resistenz gegen ionisierende Strahlung:* Säugetiere, die einer intensiven Bestrahlung ausgesetzt sind sterben, da sie eine erhöhte Empfindlichkeit gegen bakterielle (insbesondere gramnegative Keime) Infektionen aufweisen. Dies kann man bis zu einem gewissen Grad durch wiederholte Endotoxinzufuhr bekämpfen. Der Mechanismus ist noch unbekannt.

Die Antwortreaktionen auf die Zufuhr kleinster Endotoxingaben hat WESTPHAL in zwei Phasen eingeteilt:

1. Phase: *Akut — weitgehend unspezifisch*
Änderungen der Körpertemperaturen (Fieber)
Aktivierung hormonaler und enzymatischer Mechanismen (Fibrinolyse etc.)
Änderungen des weißen Blutbildes
    Leukopenie
    Leukocytose
    Lymphopenie
    Eosinopenie etc.
Konzentrationsänderungen von Serum-Komponenten (Komplement, Properdin-System, Opsonine etc.)
Änderungen der Phagocytose-Aktivität
Änderungen der Stoffwechsel-Leistungen vieler cellulärer Systeme (RES u. a.) und damit
Änderungen der unspezifischen Infektresistenz

2. Phase: *weniger akut — weitgehend spezifisch*
Antikörper-Bildung und damit
Änderungen der spezifischen Resistenz.

Versuche eine wirksame, nicht toxische Vaccine gegen gramnegative Bakterien zu finden, ist ein noch ungelöstes Problem von großer praktischer Bedeutung. Das künstliche Colitose-Antigen von LÜDERITZ u. Mitarb. scheint neue Gesichtspunkte aufgezeigt zu haben. Einen anderen Weg beschritten NOLL und BRAUDE, die das Endotoxin des Colistammes 0:113 mit LiALH$_4$ behandelten. Die Toxizität dieses Produktes ist sehr gering (LD 50—Maus>1,0 mg), keine pyrogene Wirkung am Kaninchen bei 0,1 mg/kg und keine Leukopenie beim Kaninchen bei 5 γ/kg. Mit dieser Substanz immunisierte Ratten zeigten eine signifikante Resistenz gegenüber einer E. coli induzierten Pyelonephritis. Kaninchen ließen eine typische Pyrogen-Toleranz erkennen.

HUNTER u. Mitarb. induzierten bei Ratten durch intravesicale Infektion mit Pr. mirabilis eine retrograde Pyelonephritis. Wurden diese Tiere vorher aktiv mit einem Antigen (hitzeabgetötete Pr. mirabilis) oder passiv mit einem Antiserum immunisiert, so waren sie gegen die Infektionen geschützt.

B. Antigene Eigenschaften: Die Serologie der Colibakterien basiert auf den *3 Antigenen:* O, K und H. Auf Grund der O-Antigene erfolgt die Einteilung in serologische Gruppen, während die K- und H-Antigene für die serologische Typeneinteilung maßgebend sind.

O-Antigene: Bei den O-Antigenen handelt es sich um thermostabile, somatische Antigene, die chemisch einen Lipopolysaccharid-Protein-Lipoid-Symplex darstellen. Sie werden durch Erhitzen auf 100° C und durch Alkohol nicht zerstört. Für die Bestimmung der O-Antigene sind lebende oder formalinisierte Kulturen nicht geeignet, da die K-Antigene — wenn vorhanden — die Stämme O-inagglutinabel machen. Vielmehr muß die Kultur während einer Stunde erhitzt werden, wobei die Temperatur allerdings 120° C nicht erreichen darf, da sonst die O-Antigene zerstört werden. Im Röhrchentest wird die O-Agglutination nach einer Inkubation von 20 Std im Wasserbad bei 50° C abgelesen.

K-Antigene: Die K- (Hüllen-, Kapsel-) Antigene werden in drei Kategorien eingeteilt: L-, A- und B-Antigen.

Das *L-Antigen* ist thermolabil und wird durch Erhitzen auf 100° C während einer Stunde zerstört.

Das *A-Antigen* ist thermostabil. Es übersteht 100° C während 2$^1/_2$ Std.

Das *B-Antigen* nimmt eine Stellung zwischen dem L- und A-Antigen ein. Es ist thermolabil, aber seine Agglutinationsbindungsfähigkeit ist thermostabil. Bei der Typisierung der enteropathogenen Colistämme spielt das B-Antigen eine besondere Rolle (Objektträger-Agglutination mit OB-Gruppenseren).

Nur Colibakterien, die ein K-Antigen vom A-Typ besitzen, bilden Kapseln (KAUFFMANN).

Die Serotypisierung der Escherichia coli ist noch nicht abgeschlossen. Es gibt K-Antigene, die serologisch bisher nicht klassifiziert sind (JANN). Auch die chemische Natur der K-Antigene war unbekannt. Erst in neuester Zeit gelang es JANN in Zusammenarbeit mit I. und F. ØRSKOV aus Colibakterien saure Polysaccharide zu isolieren, die identisch mit den K-Antigenen der betreffenden Bakterien sind.

Das mit Hilfe der Ultrazentrifugation und Cetavlonfraktionierung im Salzgradienten nachgewiesene saure Polysaccharid II besteht aus: Galacturonsäure, Glucosamin, Mannose.

Im Röhrchentest wird die Agglutination der L- und B-Formen nach 2 Std bei 37° C und anschließender Aufbewahrung (20 Std) bei Zimmertemperatur, besser im Kühlschrank (+ 5° C) abgelesen. Die Agglutination der A-Form benötigt eine Inkubation von 20 Std im Wasserbad bei 50° C zur Ablesung.

H-Antigene: Bewegliche Stämme besitzen ein thermolabiles H- oder Geißelantigen. Diese H-Antigene der E. coli sind monophasisch. Sie zeigen daher mit wenigen Ausnahmen kein Übergreifen. — Im Röhrchentest wird die H-Agglutination nach einer Inkubation von 2 Std bei 50° C abgelesen.

Tabelle 6. *Diagnostisches Antigen-Schema der Escherichia coli*
(nach KAUFFMANN-KNIPSCHILDT-VAHLNE)

Gruppe	Antigene			Gruppe	Antigene		
	O	K	H		O	K	H
1	1	1 L	(7)		9	34 A	.
	1	51 L	(7)		9	35 A	.
2	2	1 L	4		9	36 A	(19)
	2	1 L	5		9	37 A	.
	2	1 L	6		9	38 A	.
	2	1 L	(7)		9	39 A	9
	2	2a,2b L	1		9	55 A	.
	2	5 L	(4)	10	10	5 L	4
	2+	5 L	4	11	11	10 L	10
	2	7 L	7	12	12	5 L	.
	2	51 L	(7)	13	13+	11 L	11
3	3	2a,2b L	2		13	.	11
4	4	3 L	(5)	14	14	7 L	.
	4	6 L	5	15	15	14 L	4
	4	12 L	(5)		15	.	17
	4	52 L	(4)		15	.	12
5	5	4 L	4	16	16	1 L	.
6	6	2a,2c L	1	17	17	16 L	18
	6	13 L	(1)		17	.	13
	6	15 L	16	18	18	1 L	7
	6±	.	10		18	5 L	(4)
	6	53 L	.		18+	5 L	7
	6	54 L	10		18	.	14
7	7	1 L	.	19	19a,19 b	.	7
	7	7 L	4		19 a	.	.
8	8	8 L	4	20	20	17 L	.
	8	8 L	20	21	21	4 L	19
	8	25 B	9		21—	11 L	10
	8	25 B	19		21	14 L	(4)
	8	27 A	(10)		21	20 L	(4)
	8	28 A	19	22	22	13 L	1
8	8	40 A	(9)		22—	24 L	.
	8	41 A	11	23	23	18 L	15
	8	42 A	(4)		23	21 L	.
	8	43 A	11		23	22 L	.
	8	44 A	.	24	24	.	.
	8	45 A	9	25	25	19 L	12
	8	46 A	4		25	23 L	.
	8	47 A	2				
	8	48 A	9				
	8	48 A	19				
	8	49 A	11				
	8	49 A	21				
	8	50 A	(9)				
9	9	9 L	12				
	9	26 A	10				
	9	26 A	(19)				
	9	28 A	.				
	9	29 A	.				
	9	30 A	10				
	9	30 A	19				
	9	31 A	4				
	9	32 A	5				
	9	32 A	(10)				
	9	33 A	.				

+ = Vorhandensein eines speziellen Faktors.

± = Stamm enthält nicht das komplette Antigen, aber an Stelle des fehlenden Faktors einen anderen antigenen Faktor.

— = Das komplette Antigen ist nicht vorhanden.

( ) = Dieses Antigen kann fehlen.

. = Diese Art Antigen wurde bis jetzt noch nicht nachgewiesen.

Bis jetzt sind über 140 verschiedene O-, 79 K- (davon 31 vom L-Typ, 26 vom A-Typ und 22 vom B-Typ) sowie 40 H-Antigene bekannt (NETER[1], TOPLEY und WILSON).

Eine *chemische Analyse der Zuckerbausteine* von E. coli-Antigenen haben KAUFFMANN u. Mitarb. durchgeführt. Sie analysierten 29 verschiedene Coli-O-Antigene und fanden folgende Zucker: Galaktosamin, Glucosamin, Heptose(n), Galaktose, Glucose, Mannose, Fucose, Rhamnose, und Colitose. Bei den Coli-Enteritis-Erregern finden sich häufig Fucose und Colitose. Die übrigen Coli-species aus sonstigem pathologischem Material enthalten im O-Antigen sehr selten Fucose, und Colitose überhaupt nicht. In weiteren Versuchen gelang es LÜDERITZ u. Mitarb. ein künstliches Antigen mit Colitose als determinanter Gruppe herzustellen. Dieses künstliche Antigen ist im Gegensatz zu den bakteriellen endotoxischen O-Antigen-Komplexen praktisch nicht toxisch.

Mit der *serologischen Diagnose* der Coli-Infektionen haben sich verschiedene Autoren beschäftigt. Dabei konzentriert sich das Interesse hauptsächlich auf die Diagnose der Harnwegs- und Dyspepsie-Coli-Infektionen (Literatur siehe FISCHER und LICHT, KUNIN u. Mitarb., NEEDELL u. Mitarb., NETER[2], WHANG und NETER, WILLIAMSON u. Mitarb., YOUNG u. Mitarb.). Aus den zahlreich durchgeführten Versuchen hat sich ergeben, daß die *Hämagglutinationsreaktion* der üblichen Bakterienagglutination überlegen ist. Doch sind im Augenblick noch keine der bisherigen serologischen Methoden für die Routinediagnostik geeignet.

C. Pathogenität: Die Pathogenität der meisten E. coli-Stämme für Laboratoriumstiere ist *gering*. Intraperitoneale oder intravenöse Infektion von Mäusen oder Kaninchen mit großen Dosen können auf Grund einer Toxikämie den Tod des Tieres zur Folge haben. Hämolysierende Coli-Stämme (hauptsächlich der O-Gruppen 2, 4 und 6), bzw. Stämme mit K-Antigenen weisen eine größere Toxizität auf. Diese kann jedoch von Stamm zu Stamm, gemessen nach der LD 50 zwischen 0,5 Millionen (O-Gruppe 6) bis zu 340 Millionen (O-Gruppe 9) Keime variieren. Von der gleichen O-Gruppe, die aus Stuhlproben *und* pathologischem Material isoliert werden, sind die letzteren für Mäuse toxischer (Literatur siehe KAUFFMANN, TOPLEY und WILSON).

WAISBREN u. Mitarb. berichten über 6 Fälle von klinisch schweren Coli-Infektionen, bei denen die isolierten Stämme eine stark erhöhte Virulenz für Mäuse aufwiesen.

KAUFFMANN hat die Theorie aufgestellt, daß gewisse serologische Escherichia Coli-Typen die Hauptrolle in der Ätiologie der *Appendicitis* als echter Infektionskrankheit spielen.

Aus den Untersuchungen verschiedener Autoren (NETER[2], RANTZ, UJVÁRI, TURCK u. Mitarb.) scheint sich deutlich eine größere Invasivität und gewisse Uropathogenität bestimmter E. coli-Stämme (vor allem der O-Gruppe 4 und 6, s. Tab. 7) zu ergeben.

Tabelle 7. *Verteilung der extraenteral isolierten E. coli-Stämme auf die verschiedenen O-Gruppen in Prozenten* (modifiziert nach NETER[2])

O-Gruppe	RANTZ	KUNIN u. Mitarb.	TURCK u. Mitarb.	NETER[2]	MUSHIN u. Mitarb.[1]
01	4,5	7,0[2]	6,5	5,0	4
02	3,9	12,3	—	5,0	—
04	12,8	3,5	10,9	5,0	—
06	19,1	10,5	26,3	5,0	5
07	3,2	8,9	4,1	5,0	—
15	—	—	—	5,0	—
62	—	1,8	—	—	—
75	13,5	—	13,3	5,0	3

[1] = Anzahl der Stämme total.
[2] = inkl. O-Gruppe 75.

Auch in der Veterinärmedizin (Coli-Sepsis der Kälber, Coli-Mastitis u. a.) spielen bestimmte O-Gruppen eine dominierende Rolle (FEY[1], KAUFFMANN).

IV. Epidemiologie

a) *Wundinfektionen:* Für die Infektion offener Wunden ist vor allem der Staph. aur. verantwortlich, gefolgt von den Streptokokken, den coliformen- und Proteus-Bakterien u. a. Etwas anders liegen die Verhältnisse bei den postoperativen Wundinfektionen. Hier sind die gramnegativen Bakterien (Coli, Proteus und Pyocyaneus) an zweiter Stelle nach den Staphylokokken anzutreffen.

Eine Zusammenstellung des Public Health Laboratory Service (ca. 3000 Operationen in 21 verschiedenen Spitälern) zeigt, daß von den postoperativen Wundinfektionen in 45% Staph. aureus allein, in weiteren 15% Staph. aureus zusammen mit anderen pathogenen Keimen (hauptsächlich Coli-Bakterien) isoliert werden konnten. In 17% (inkl. Operationen, die nicht mit dem Intestinaltrakt in Verbindung standen), wurden nur coliforme Erreger gefunden.

Auch aus einer Literaturzusammenstellung von SCHMAUSS u. Mitarb. über total 14729 isolierte Stämme geht hervor, daß E. coli nach Staph. aureus der häufigste Keim ist.

In infizierten Brandwunden dagegen wird E. coli seltener nachgewiesen. Hier folgen nach den Staphylokokken die Proteusbakterien und Klebsiellen (LOWBURY[1]).

b) *Harnwegsinfektionen:* E. coli ist der *am häufigsten isolierte Keim* (50—80%) bei unkomplizierten Infektionen

Tabelle 8. *Anteil der Erreger im Untersuchungsmaterial verschiedener Institute und Kliniken.* (Hygiene-Institute Greifswald und München, Chirurgische Universitäts-Klinik Berlin-Dahlem, Chirurgische Universitäts-Poliklinik Greifswald, modifiziert nach SCHMAUSS u. Mitarb.)

Erreger	Anteil in Prozenten
Staph. aureus	45,5
Staph. albus	10,0
B. coli	18,1
Enterokokken	11,8
B. proteus.	9,0
B. pyocyaneus	5,4
Streptokokken	6,3
Total der isolierten Bakterienstämme:	14729

der Harnwege, die meist ascendierend (urogen) von der Urethra aufsteigend, oder seltener via Lymphgefäße von einem benachbarten Entzündungsherd aus, entstehen. Bei chronischen oder komplizierten Infektionen findet sich meist eine Bakterienmischflora.

KUNIN u. Mitarb. untersuchten 3057 Schulkinder (1647 männlichen und 1410 weiblichen Geschlechtes) im Alter von 6—20 Jahren. Eine Keimzahl von 100000 pro ml wurde als Zeichen einer Infektion gewertet. Unter den 1647 Knaben wurden keine, unter den 1410 Mädchen dagegen 15 mit Zeichen einer Harnwegsinfektion festgestellt. 80% der isolierten Keime waren E. coli.

KINCAID-SMITH u. Mitarb. fanden bei 3000 untersuchten schwangeren Frauen 184 (= 6%) mit einer Bakteriurie (mehr als 100000 Keime pro ml). Von den isolierten Organismen waren 78,8% E. coli, 6,5% Staph. aureus und 4,9% Enterokokken. BRYANT u. Mitarb. machten ähnliche Beobachtungen. Von 448 untersuchten schwangeren Frauen wiesen 32 (= 7,1%) eine Bakteriurie auf. Die gezüchteten Keime verteilen sich auf Coli und Aerobacter 76%, Proteus 12% und Enterokokken 12%.

Eine Aufstellung der aus Urin gezüchteten Bakterienstämme von PALVA zeigt folgendes Bild:

Tabelle 9. *Bakterienarten, der aus Urin gezüchteten Keime* (nach PALVA)

Erreger	Stämme total	in Prozenten
E. coli.	2443	33,6
Staphylokokken.	1355	18,6
Klebsiella-Aerogenes	784	10,8
Streptokokken (inkl. Enterokokken) . .	749	10,3
Proteus	563	7,8

Ein großer Teil aller Harnwegsinfektionen (ca. 45%) tritt bei Spitalpatienten auf. Dabei soll der Katheter als ätiologischer Faktor eine große Rolle spielen, was von WILDBOLZ unter der Voraussetzung einer richtigen Indikationsstellung und einwandfreien Technik allerdings abgelehnt wird. Bei diesen Spitalinfektionen ließ sich bis jetzt kein gehäuftes Auftreten bestimmter E. coli-Stämme nachweisen, so daß man nicht von einem ausgesprochenen „Coli-Hospitalismus" (analog dem Staphylokokken-Hospitalismus) sprechen kann (*Leitartikel Lancet*[1]). KIRBY u. Mitarb. stellen dazu fest, daß es sich bei den Spitalinfektionen um solche mit Antibiotika-resistenten ($^1/_5$—$^2/_3$ aller Stämme) coliformen Bakterien handelt. Die Quelle dieser resistenten Keime sowie der Infektionsweg (eine Kontamination der Katheter und Spülflüssigkeiten konnte ausgeschlossen werden) sind unbekannt.

c) *Bakteriämien:* Während der Antibiotica-Ära hat die Zahl der Bakteriämien deutlich zugenommen. Unter denen, die durch gramnegative Bakterien verursacht werden, sind E. coli und Proteus an der Spitze (FINLAND u. Mitarb.).

d) *Cholecystitis:* Bei der Cholecystitis sind neben den Enterokokken die Colibakterien, die am häufigsten isolierten Erreger. LÉON und CAMPUZANO fanden in 13,4 % der Gallenproben von Personen ohne Cholecystitis Bakterien, dagegen bei solchen mit Cholecystitis in 84,4 % (Enterokokken 43,7 %, Coliforme 30,0 %, Staphylokokken 27,1 %).

Der Wert der bakteriologischen Untersuchung von *Duodenalgallenproben* ist umstritten.

PRESSER u. Mitarb. kommen auf Grund ihrer Beobachtungen zu der Einstellung, daß das bakteriologische Untersuchungsergebnis nur im Rahmen der übrigen anamnestischen, klinischen, röntgenologischen u. a. Laboratoriumsresultate verwertet werden kann. Demgegenüber nimmt BARTELT eine ganz ablehnende Haltung ein. Sie hat mehr als 6000 Duodenalgallenproben bakteriologisch untersucht, und kommt zu der Schlußfolgerung: „Der Vergleich unserer bakteriologischen Untersuchungsergebnisse mit den klinischen Diagnosen überzeugte uns davon, daß Bakterienbefunde in der Duodenalgalle keine diagnostische Bedeutung haben. Das gilt insbesondere auch für Colikbakterien".

e) *Meningitis:* Coli- und Proteus-Meningitis ist *selten* bei größeren Kindern und Erwachsenen. Eine kleine Literaturzusammenstellung (Tab. 10) zeigt, daß E. coli und Proteus bei insgesamt 1069 Meningitisfällen 23mal (= 2,3 %) nachgewiesen werden konnten.

Tabelle 10. *Meningitis-Fälle durch E. coli und Proteus*
(in Klammern Todesfälle)

Autoren	Anzahl Fälle total	E. coli	Proteus
HYLAND u. Mitarb. Toronto General Hospital 1947—1956	117	7 (5)[1]	—
QUAADE und KRISTENSEN Blegdamshospital Kopenhagen 1949—1959	658	6 (4)	2 (2)
GORMAN u. Mitarb., EIGLER u. Mitarb. Mayo Clinic 1948—1958	294	9 (6)[2]	3 (1)
Total	1069	22 (15)	5 (3)

[1] = Coliforme Bakterien.
[2] = darunter 4 Neugeborene.

Literatur, s. S. 623

E. coli und Proteus-Infektionen

Teil B: Die Proteus-Infektionen: Bakteriologie und Epidemiologie

Von H. BRODHAGE, Luzern

Mit 1 Abbildung

I. Definition

Die Proteusbakterien sind gramnegative, bewegliche Stäbchen, die zu der Gruppe der Enterobacteriaceen gehören. Viele Stämme zeigen das charakteristische schwärmende Wachstum auf festen Nährböden. Säure- und meist auch Gasbildung aus Glucose. Lactose und Dulcit werden nicht angegriffen. Aerobes und fakultativ anaerobes Wachstum. Proteus ist als wichtigster Vertreter an der aeroben Eiweißfäulnis beteiligt.

II. Geschichte

1885 beschrieb G. HAUSER (Pathologe und Bakteriologe, Schüler von COHNHEIM und WEIGERT) in seinem Werk: ,,Über Fäulnisbakterien und deren Beziehungen zur Septicämie, ein Beitrag zur Morphologie der Spaltpilze" (Leipzig), zum erstenmal die Proteusbakterien, und zwar Pr. vulgaris und mirabilis. Pr. morganii wurde 1906 durch MORGAN, Pr. rettgeri 1918 durch HADLEY u. Mitarb. beschrieben (Literatur siehe TOPLEY und WILSON).

Lange Zeit beschäftigte man sich wenig mit den Proteusbakterien. Erst 1916 wurde das Interesse an diesen Keimen neu geweckt. In diesem Jahr isolierten WEIL und FELIX aus dem Urin eines Fleckfieberkranken einen Proteus-ähnlichen Keim, der heute unter dem Namen *Proteus X 19* bekannt ist. Dieser Stamm agglutinierte nicht nur das Serum des betreffenden Patienten, sondern auch die Seren anderer Fleckfieberkranker.

III. Erreger

1. Eigenschaften: Die Proteusbakterien sind in der Natur weit verbreitet. Sie finden sich im Abwasser (als Zeichen einer fäkalen Verunreinigung), in der Gartenerde (mit Mist gedüngt), auf gewissen Gemüsesorten u. a. Sie zersetzen organisches Material tierischen Ursprungs (Eiweißfäulnis). Pr. vulgaris gehört zur normalen Flora des Intestinums. Es gibt aber Hinweise dafür, daß einzelne Arten und Verwandte der Proteusfamilie, wie Pr. rettgeri und morganii sowie Providencia infektiöse Darmkrankheiten verursachen können (s. auch S. 7). Man sollte daher dem Proteus vermehrte Aufmerksamkeit schenken (SEELIGER). Verläßt Pr. vulgaris seinen normalen Standort, so ruft er beim Menschen ähnliche Infektionen hervor wie die E. coli.

2. Morphologie: Die Größe der Proteusbakterien unterliegt großen Schwankungen. In 24—48stündigen Agarkulturen ist der größere Teil der Keime 1—3 μ lang und 0,4—0,6 μ breit, jedoch sind kokkenförmige Organismen nicht selten. Im Bereich der Schwärmzone kann die Länge bis zu 30 μ betragen. Diese langen Formen sind morphologisch nicht von denen zu unterscheiden, die durch Penicillin induziert werden. Die Proteusbakterien färben sich gleichmäßig gramnegativ. Es werden weder Kapseln noch Sporen gebildet. Die Beweglichkeit beruht auf der peritrichen Begeißelung. Unbewegliche Keime kommen vor (O-Formen).

3. Kultur und Wachstumseigenschaften: Die Proteusbakterien sind anspruchslos, daher wachsen sie gut auf den üblichen Laboratoriumsnährböden. Die optimale Wachstumstemperatur beträgt 34—37° C, während der Grenzbereich zwischen 10° und 43° C liegt. Über 20° C erfolgt bereits eine starke Vermehrung der Keime.

Eine der charakteristischsten Eigenschaften der Proteusstämme ist ihr wellenförmiges Schwärmvermögen (s. Abb. 1). Dies ermöglicht auch ihre leichte Identifizierung.

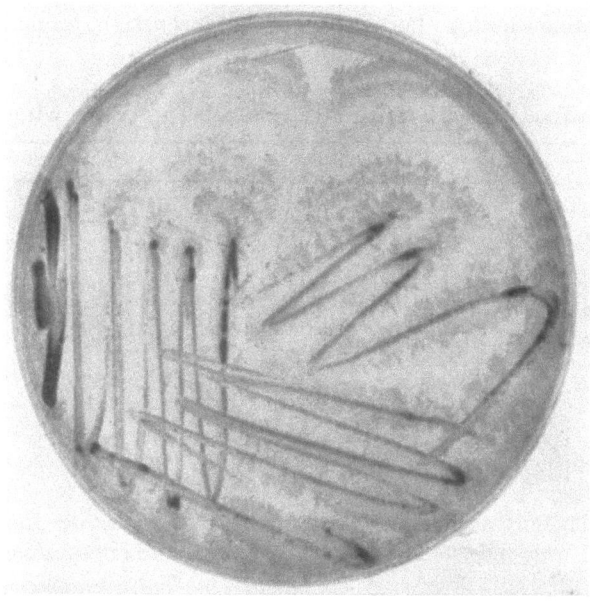

Abb. 1. Typisches, wellenformig-schwärmendes Wachstum von Pr. vulgaris auf Endoplatte

Schrägagar:
  Pr. vulgaris und mirabilis: einheitlich, schwärmendes Wachstum bereits nach 8 Std.
  Pr. morganii und rettgeri: Kolonieformen wie E. coli. Kein typisches Schwärmvermögen bei 37° C. Pr. morganii schwärmt bei 20—28° C auf 1%igem Agar. Pr. rettgeri zeigt bei 22° C auf 1%igem Agar wellenförmiges Wachstum.
  Das Schwärmvermögen des Pr. vulgaris und mirabilis kann durch Zusatz von oberflächenaktiven Substanzen wie Pril und Rei (DÖLL), Chloralhydrat oder Phenyläthylalkohol verhindert werden. Auch hypotone und hypertone Nährmedien eignen sich dazu (KOPP). Das ist wichtig, wenn es sich um Mischkulturen handelt und die einzelnen Keime rein isoliert werden müssen.
Bouillon:
  nach 24 Std mäßiges Wachstum mit leichter bis mittlerer, gleichmäßiger Trübung.
Gelatine:
  Pr. vulgaris und mirabilis: Kraterförmige Verflüssigung gewöhnlich nach 24 Std.
  Pr. morganii und rettgeri: Keine Gelatineverflüssigung.
  Proteusbakterien vermehren sich schlecht bei saurem pH.

Das *biochemische Verhalten* der verschiedenen Proteusarten ergibt sich aus der Tab. 1.

Resistenz: 1 Std bei 60° C genügt um eine Bouillonkultur zu sterilisieren. Das Proteusbacterium weist eine beachtliche Resistenz gegenüber den meisten Antibiotica auf. Es vermehrt sich vor allem dann, wenn die anderen empfindlichen Keime der Coligruppe unterdrückt werden. Gegenwärtig sind am wirksamsten: Furadantin (bei Harnwegsinfektionen), Neomycin, Kanamycin, Chloromycetin und Penbritin.

4. Antigene und toxische Eigenschaften: Seit den Untersuchungen von WEIL und FELIX ist bekannt, daß Proteus in *zwei Formen*, der beweglichen *OH-Form*, und der unbeweglichen *O-Form* vorkommen kann. WINKLE studierte 1084 Stämme inkl. 32 vom X-Typ. Er unterschied 13 O-Antigene und 8 H-Antigene. KAUFFMANN und PERCH stellten für Pr. vulgaris und mirabilis (nach KAUFFMANN: Kulturtyp 1 und 2) ein diagnostisches Schema auf, enthaltend 49 O-Gruppen und

19 verschiedene H-Antigene. RAUSS sowie RAUSS und VÖRÖS fanden bei Pr. morganii 29 O-Gruppen und 19 verschiedene H-Antigene.

Den Proteus-X-Stämmen wurde auf Grund ihres Agglutinationsvermögens von Seren Fleckfieberkranker besonderes Interesse geschenkt. CASTANEDA gelang es aus diesen Stämmen lösliche Polysaccharidsubstanzen zu extrahieren. Davon ist

Tabelle 1. *Biochemisches Verhalten der Proteusarten*
(nach HALLMANN, KAUFFMANN, MILNER und TOPLEY und WILSON)

	Pr. vulgaris	Pr. mirabilis	Pr. morganii	Pr. rettgeri
Lactose	—	—	—	—
Glucose	++	++	++	+
Maltose	+	—	—	—
Mannit	—	—	—	+
Xylose	+	+	—	—
Indol	+	—	+	+
Harnstoff	+	+	+	+
H₂S	+	+	(+)	—
Gelatine	+	+	—	—

++ = Säure- und Gasbildung.
+ = Säurebildung.

das Alkali-stabile Polysaccharid (X) dem *Proteus X 19 und der Rickettsia prowazeki* gemeinsam, während das Alkali-labile Polysaccharid (P) spezifisch für Proteus X 19 ist.

Die O-Antigene des Proteus werden im Gegensatz zu den H-Antigenen durch Erhitzen auf 95° C in Alkohol oder verdünnter HCl nicht zerstört.

O-Agglutination (inkl. Weil-Felix-Reaktion): Objektträgeragglutination ungeeignet. Für den Röhrchentest wird eine 20stündige Bouillonkultur, die 1 Std lang erhitzt wurde, benötigt. Lebende oder formalinisierte Kulturen sind nicht geeignet. Ablesung der Reaktion nach 20 Std bei 50° C Wasserbad.

H-Agglutination: Objektträgeragglutination mit lebenden Agarkulturen, oder Röhrchentest mit formalinisierten, 5—6stündigen Bouillonkulturen. Ablesung nach 4 Std bei 50° C.

Zwischen den O-Antigenen der Proteus-, Escherichia- und Salmonella-Gruppen bestehen viele Kreuzreaktionen (KAUFFMANN).

Eine, der serologischen Typisierung gegenüber einfachere Methode der Identifizierung schwärmender Proteusstämme beruht auf dem *Dienesschen Phänomen.* Werden auf die gleiche Agarplatte zwei verschiedene Proteusstämme geimpft, so gehen deren Schwärmzonen nicht ineinander über, sondern bleiben durch eine 0,5—2 mm breite Demarkationslinie getrennt. Handelt es sich aber um identische Stämme so entsteht keine Trennungslinie, vielmehr gehen die Schwärmzonen ineinander über (DIENES).

Wie die übrigen gramnegativen Darmbakterien besitzen auch die Proteuskeime *Endotoxine.*

Die *Pathogenität* der Proteusbakterien für Laboratoriumstiere ist sehr verschieden. Intraperitoneale Injektionen von 0,5—1,0 ml einer 24stündigen Bouillonkultur ist für Ratten und Mäuse in 18—48 Std, für Meerschweinchen und Kaninchen in 1—7 Tagen tödlich. Bei intravenös mit großen Dosen infizierten Mäusen kommt es zu einem letalen, Sepsis-ähnlichen Krankheitsbild.

Da es beim Menschen kein für Proteusinfektionen typisches Krankheitsbild gibt, sind auch die pathologisch-anatomischen Befunde unspezifischer Art.

IV. Epidemiologie

Die Proteusbakterien sind häufig Erreger von *Harnwegsinfektionen,* und werden bei den infizierten Patienten in Reinkultur oder zusammen mit anderen Keimen isoliert. Auch in *Abscessen,* eitrigen Wunden, speziell *Brandwunden* (LOWBURY[1]),

Peritonitis, Empyemen, Lungengangrän u. a. können sie in Rein- oder Mischkultur nachgewiesen werden. Ihre pathogene Rolle bei diesen letzteren Krankheitsprozessen ist nicht ganz klar, da die Proteusbakterien häufig mit anerkannten Infektionserregern vergesellschaftet, und meist erst sekundär nachweisbar sind (MOOSER). Unbestritten ist ihre pathogene Rolle bei der *Proteus-Meningitis und Sepsis.*

STORY führte über die Epidemiologie von Proteus-vulgaris-Infektionen in einem Spital eingehende Untersuchungen durch. Mit Hilfe des Dienesschen Phänomens verglich er die aus extraenteralen Krankheitsherden (s. Tab. 2) isolierten Proteusstämme mit denen, bei den gleichen Patienten aus Rectumabstrichen gezüchteten Keimen.

Tabelle 2. *Isolierungsort der Proteus-vulgaris-Stämme*
(nach STORY)

Material	Anzahl Stämme	in Prozenten
Urin	211	42,2
Sputum	41	8,1
Ohr, Nase, Rachen . .	36	7,1
Wunden, Ulcera . . .	70	13,8
weibliche Genitale . .	21	4,1
Eiter	30	5,8

In 122 von 147 Fällen waren die aus den Infektionsherden isolierten Stämme identisch den enteralen Stämmen. Von weiteren 128 Stämmen aus verschiedenen Spitälern, die miteinander verglichen wurden, waren mit Ausnahme von 6, alle übrigen nicht identisch. STORY schließt aus seinen Beobachtungen, daß in den Spitälern die Proteusinfektionen mehrheitlich als *Auto-Infektionen* (vom Darm aus) auftreten und Kreuzinfektionen eine untergeordnete Rolle spielen. Demgegenüber fanden DUTTON und RALSTON auf einer urologischen Abteilung ein deutliches Überwiegen der Kreuzinfektionen, und nur selten Anhaltspunkte für eine Auto-Infektion.

PINTELON berichtet über 5 Neugeborene im Alter von 2—12 Tagen, die an einer schweren Gastroenteritis erkrankten. Im Stuhl wurde bei allen Pr. mirabilis nachgewiesen. 2 der 5 Neugeborenen starben.

Bei Erwachsenen konnte MOSER einige Beobachtungen über die Erregerrolle von Proteusbakterien bei *Gastroenteritiden* machen. In einem Falle erkrankten 400, in einem anderen Falle 300 Personen mit Durchfall, Erbrechen und Magenschmerzen. Aus den in Frage kommenden Nahrungsmitteln und den Stuhlproben der erkrankten Personen konnte Proteus isoliert werden.

Die von PINTELON und MOSER gemachten Feststellungen unterstützen die Forderung SEELIGERS, dem Proteus auch als *Erreger infektiöser Darmkrankheiten* vermehrte Beachtung zu schenken.

Literatur

Bader, R. E.: In: Die Infektionskrankheiten des Menschen und ihre Erreger (Grumbach u. Kikuth eds.). Stuttgart: Georg Thieme 1958. — **Bartelt, I.**: Zur Bedeutung von Bakterienbefunden in Duodenalsondenflüssigkeit für die klinische Diagnostik. Gastroenterologia **91**, 20 (1959). — **Bickel, G.**: La Colibacillose. Hdb. Urologie IX/1, Berlin-Göttingen-Heidelberg: Springer 1964. — **Braun, O. H.**: Escherichiosen im Kindesalter. Hdb. Kinderheilk., Band V. Berlin-Göttingen-Heidelberg: Springer 1963. — **Brodhage, H.**: Resistenzverhältnisse einiger klinisch wichtiger Bakterien gegenüber verschiedenen Antibiotika im Verlaufe von 8 Jahren. Praxis **52**, 512 (1963). — **Bryant, R. E., R. E. Windom, J. P. Vineyard, and J. P. Sanford**: Asymptomatic bacteriuria in pregnancy and its association with prematurity. J. Lab. clin. Med. **63**, 224 (1964). — **Bulloch, W.**: The History of Bacteriology. London: 1960. Oxford University Press.

Castaneda, M. R.: The antigenic relationship between Proteus X 19 and Typhus Rickettsia. II. A study of the common antigenic factor. J. exp. Med. **60**, 119 (1934). — **Cooper, G. N.**, and A. E. **Stuart**: Susceptibility of mice to pneumococcal infection after modification of the reticuloendothelial system with simple lipids. J. Path. Bact. **83**, 227 (1962).

Dienes, L.: Reproductive processes in Proteus cultures. Proc. Soc. exp. Biol. (N.Y.) **63**, 265 (1946). — **Döll, W.**: Hemmung des Schwärmens von Proteus-Bakterien durch oberflächenaktive Substanzen (Pril und Rei). Zbl. Bakt., I. Abt. Orig. **166**, 43 (1956). ∼ Weitere Untersuchungen zur Schwärmhemmung von Proteus-Bakterien durch grenzflächenaktive Substanzen. Zbl. Bakt., I. Abt. Orig. **171**, 151 (1957). — **Dutton, A.A.C.**, and **M. Ralston**: Urinary tract infection in a male urological ward. Lancet **1957** I, 115.

Eichenberger, E., **M. Schmidhauser-Kopp**, **H. Hurni**, **M. Fricsay** u. **O. Westphal**: Biologische Wirkungen eines hochgereinigten Pyrogens (Lipopolysaccharids) aus Salmonella abortus equi. Schweiz. med. Wschr. **85**, 1190 und 1213 (1955). — **Eigler, J.O.C.**, **W.E. Wellmann**, **E.D. Rooke**, **H.M. Keith**, and **H.J. Svien**: Bacterial meningitis. I. Proc. Mayo Clin. **36**, 357 (1961).

Fey, H.: Serologische, biochemische und biologische Untersuchungen an Stämmen aus boviner Colimastitis mit spezieller Berücksichtigung der Coli-Säuglingsenteritis. Ergebn. Hyg. Bakt. **29**, 394 (1955). ∼ Differenzierungsschema für gramnegative aerobe Stäbchen. Schweiz. Z. Path. **22**, 641 (1955). — **Finland, M.**, **W.F. Jones**, and **M.W. Barnes**: Occurrence of serious bacterial infections since introduction of antibacterial agents. J. Amer. med. Ass. **170**, 2188 (1959).

Gorman, C.A., **W.E. Wellmann**, and **J.O.C. Eigler**: Bacterial meningitis. II. Proc. Mayo Clin. **37**, 703 (1962). — **Gundel, M.**: Die ansteckenden Krankheiten. Ihre Epidemiologie, Bekämpfung und spezifische Therapie. Stuttgart: Georg Thieme 1950.

Hallmann, L.: Bakteriologie und Serologie. 3. Aufl. Stuttgart: Georg Thieme 1961. — **Hazard, J.**, et **N. Gentilini**: Septicémies et bactériémies à Colibacille de l'Adultes. Presse méd. **72**, 2098 (1964). — **Howard, J.G.**: Natural Immunity, in Cruickshank, Modern Trends in Immunology. London: Butterworths 1963. — **Hunter, B.W.**, **L.L. Akins**, and **J.P. Sanford**: The role of immunity in the pathogenesis of experimental retrograde pyelonephritis. J. exp. Med. **119**, 869 (1964). — **Hyland, H.H.**: Modern experience in bacterial meningitis. Canad. med. Ass. J. **81**, 883 (1959).

Jann, K.: Immunchemische Untersuchungen an K-Antigenen von Escherichia coli. 15. Mosbacher Colloquium, Immunchemie, April 1964. Berlin-Heidelberg-New York: Springer 1965. — **Jawetz, E.**, **J.L. Melnick** u. **E.A. Adelberg**: Medizinische Mikrobiologie. Berlin-Göttingen-Heidelberg: Springer 1963. — **Jensen, S.B.**, **St.E. Mergenhagen**, **R.J. Fitzgerald**, and **H.V. Jordan**: Susceptibility of conventional and germfree mice to lethal effects of endotoxin. Proc. Soc. exp. Biol. (N.Y.) **113**, 710 (1963).

Kauffmann, F.: Enterobacteriaceae. 2. Aufl. Copenhagen: Munksgaard 1954. — **Kauffmann, F.**, **O.H. Braun**, **O. Lüderitz**, **H. Stierlin** u. **O. Westphal**: Zur Immunchemie der O-Antigene von Enterobacteriaceae. IV. Zbl. Bakt., I. Abt. Orig. **180**, 180 (1960). — **Kincaid-Smith, Pr.**, **M. Bullen**, **U. Fussell**, **J. Mills**, **N. Huston**, and **F. Goon**: The reliability of screening tests for bacteriuria in pregnancy. Lancet, **1964** II, 61. — **Kirby, W.M.M.**, **D.O. Copron**, and **D.C. Tanner**: Urinary tract infections caused by antibiotic-resistant coliform bacilli. J. Amer. med. Ass. **162**, 1 (1956). — **Kopp, R.**: Schwärmhemmung von Proteus durch hypotone und hypertone Nährmedien. Z. Hyg. Infekt.-Kr. **148**, 501 (1962). — **Kruse, H.**: Einheitliche Anforderungen an die Trinkwasserbeschaffenheit und Untersuchungsverfahren in Europa. 2. Aufl. Stuttgart: Gustav Fischer 1960. — **Kunin, C.M.**, **V. Beard**, and **N.E. Halmagyi**: Evidence for a common hapten associated with endotoxin fractions of E. coli and other Enterobacteriaceae. Proc. Soc. exp. Biol. (N.Y.) **111**, 160 (1962). — **Kunin, C.M.**, **I. Southall**, and **J. Paquin**: Epidemiology of urinarytract infection. New Engl. J. Med. **263** 817 (1960).

Landy, M.: Bacterial Endotoxins. Tex. Rep. Biol. Med. **20**, 1 (1962). — **Leitartikel**: Urinary infection with coliform organisms. Lancet **1962** I, 785. ∼ Antibacterial policy in other lands. Lancet **1963** II, 928. — **León, A.P.**, u. **B. Campuzano**: Rev. Inst. Salubr. Enferm. trop. (Méx.) **7**, 29 (1946), cit. nach Topley and Wilson. — **Lowbury, E.J.L.**: Infection of burns. Brit. med. J. **1960** I, 994. ∼ Clinical problems of drug-resistant pathogens. Brit. med. Bull. **16**, 73 (1960). — **Lüderitz, O.**, **O. Westphal**, **A.-M. Staub**, and **L. Le Minor**: Preparation and immunological properties of an artificial antigen with Colitose (3-de-oxy-L-fucose) as the determinant group. Nature (Lond.) **188**, 556 (1960).

Milner, P.F.: The differentiation of Enterobacteriaceae infecting the urinary tract. J. clin. Path. **16**, 39 (1963). — **Mitteilungen des Niedersächsischen Landesgesundheitsrates**: Heft 9, 1954. — **Mooser, H.**: In: Die Infektionskrankheiten des Menschen und ihre Erreger. (Grumbach und Kikuth, eds.). Stuttgart: Georg Thieme 1958. — **Moser, L.**: Über bakterielle Lebensmittelvergiftungen. Dtsch. med. Wschr. **78**, 1762 (1953). — **Müller, Th.**: Hygienische Anforderungen an natürliche Freibäder an Flüssen, Seen und Teichen. Plan (Zürich) **18**, 157 (1961). — **Mushin, R.** and **F. Ashburner**: Ecology and epidemiology of coliform infections. I. Med. J. Aust. **1964** I, 257.

Needell, M.H., **E. Neter**, **W.J. Staubitz**, and **W.A. Bingham**: The antibody (hemagglutinin) response of patients with infections of the urinary tract. J. Urol. (Baltimore) **74**, 674 (1955). — **Neter, E.**: Enteropathogenic Escherichia coli infections. In: Brennemann's Practice of Pediatrics, 1963. ~ Bacteriology and immune response in urinary infection. Pediat. Clin. N. Amer, 1964 im Druck. — **Noll, H.**, and **A. I. Braude**: Preparation and biological properties of a chemically modified Escherichia coli endotoxin of high immunogenic potency and low toxicity. J. clin. Invest. **40**, 1935 (1961). — **Nungester, W. J.**: Contributions of microbiology and immunology to medicine and some unfinished business. Tex. Rep. Biol. Med. **21**, 315 (1963).

Palva, I.: Bacteria found in urine. Ann. Med. exp. Fenn. **36**, 468 (1958). — **Pintelon, J.**: Gastro-enteritis onder pasgeborenen veroorzaakt door Proteus mirabilis. Maandschr. Kindergeneesk. **30**, 187 (1962). — **Presser, W., W. Ritzerfeld** u. **Th. Lukas**: Untersuchungen zur klinischen Bewertung des Bakterienbefundes in der Galle. Med. Klin. **54**, 1387 (1959). — **Public Health Laboratory Service**: Report 1960, cit. nach Topley and Wilson.

Quaade, F., and **K. P. Kristensen**: Purulent meningitis. Acta med. scand. **171**, 543 (1962).

Rantz, L. A.: Serological grouping of Escherichia coli. Arch. intern. Med. **109**, 37 (1962). — **Rauss, K. F.**: The systematic position of Morgan's bacillus. J. Path. Bact. **42**, 183 (1936). — **Rauss, K. F.**, and **S. Vörös.**: The biochemical and serological properties of Proteus morganii. Acta microbiol. Acad. Sci. hung. **6**, 233 (1959). — **Rowley, D.**: The role of opsonins in nonespecific immunity. J. exp. Med. **111**, 137 (1960). — **Rudder de, B.**: Zu Theodor Escherichs 100. Geburtstag. Dtsch. med. Wschr. **82**, 1620 (1957).

Schaedler, R. W., and **R. J. Dubos**: The susceptibility of mice to bacterial endotoxins. J. exp. Med. **113**, 559 (1961). — **Schmauss, A. K., H. Poser, E. Czierpka, C. Georgi, J. Ruhnke** u. **B. Wagner**: Die Erreger pyogener Infektionen und ihre Empfindlichkeit gegenüber antibiotischen Substanzen bei poliklinischen Patienten von 1957 bis März 1963. Zbl. Chir. **89**, 657 (1964). — **Seeliger, H. P. R.**: Probleme der mikrobiellen Besiedlung des Darmtraktes. Dtsch. med. Wschr. **83**, 629 (1958). — **Story, P.**: Proteusinfection in hospital. J. Path. Bact. **68**, 55 (1964).

Topley and Wilson's: Principles of Bacteriology and Immunity, 5. Aufl. London: Ed. Arnold 1964. — **Turck, M.**, and **R. G. Petersdorf**: The epidemiology of non-enteric Escherichia coli infections: Prevalence of serological groups. J. clin. Invest. **41**, 1760 (1962).

Ujváry, G.: I. Über die ätiologische Rolle der Escherichia Coli-Gruppe bei extraenteral lokalisierten Infektionen. Zbl. Bakt., I. Abt. Orig. **170**, 394 (1957).

Waisbren, B. A., A. L. Erlandson, and **M. W. Fisher**: Severe infections in adults caused by mouse-virulent strains of Escherichia coli. New Engl. J. Med. **261**, 1056 (1959). — **Weil, E.**, u. **A. Felix**: Zur serologischen Diagnose des Fleckfiebers. Wien. klin. Wschr. **29**, 33 (1916). — **Westphal, O.**: Récentes Recherches sur la Chimie et la Biologie des Endotoxines des Bactéries à Gram négatif. Ann. Inst. Pasteur **98**, 789 (1960). — **Westphal, O.**, u. **O. Lüderitz**: Chemische Erforschung von Lipopolysacchariden gramnegativer Bakterien. Angew. Chem. **66**, 407 (1954). — **Whang, H. Y.**, and **E. Neter**: Study of heterogenic (Kunin) antibodies in serum of healthy subjects and children with enteric and urinary tract infections. J. Pediatr. **63**, 412 (1963). — **Wiesmann, E.**: Bakteriologie, Hdg. der Urologie, Band IX/1, Berlin-Göttingen-Heidelberg: Springer 1964. — **Wildbolz, E.**: Die Pyelonephritis. Dtsch. med. Wschr. **87**, 2509 (1962). — **Williamson, J., H. Brainerd, M. Scaparone**, and **Sing Ping Chueh**: Antibacterial antibodies in coliform urinary tract infections. Arch. intern. Med. **114**, 222 (1964). — **Winkle, S.**: Zur Typendifferenzierung in der Gattung Proteus Hauser. Zbl. Bakt., I. Abt. Orig. **151**, 494 (1944).

Young, V. M., H. C. Gillem, and **J. H. Akeroyd**: Sensitization of infant red cells by bacterial polysaccharides of Escherichia coli during enteritis. J. Pediatr. **60**, 172 (1962).

E. coli und Proteus-Infektionen

Teil C: Coli- und Proteuserkrankungen im Erwachsenenalter: Klinik

Von M. Piller, Altdorf (Schweiz)

Mit 3 Abbildungen

I. Erkrankungen durch E. coli

Die häufigsten Krankheiten durch E. coli sind die Harnwegsinfekte: Cystitis, Pyelitis und Pyelonephritis, wozu als schwerste Form die Colisepsis hinzukommt.

1. Akute und chronische Cystitis

Die *akute Cystitis* ist in ihrer *Symptomatologie* gekennzeichnet durch eine meist sehr unangenehme Dysurie und Pollakisurie. Im Unterschied zu den funktionellen Beschwerden, die bei der sog. Reizblase auf rein nervöser Grundlage auftreten, wird der Patient nachts durch den Harndrang aus dem Schlaf aufgeweckt. Hinter dem Os pubis werden mehr oder weniger starke Schmerzen angegeben. Auf den Gesamtorganismus hat die Erkrankung meist nur unbedeutende Auswirkungen; Fieber ist nicht immer vorhanden und der Allgemeinzustand ist wenig beeinträchtigt.

Bei der *chronischen Cystitis* sind die Beschwerden auch lokal meist gering und nicht selten finden sich lediglich häufigere Miktionen als Zeichen einer herabgesetzten Reizschwelle der Blase.

Ganz allgemein verursachen *gramnegative Bakterien* schwerere Symptome als grampositive Kokken (Arnold, 1959). So bestimmt bei einem Mischinfekt immer der gramnegative Erreger die Schwere der Entzündung, und wenn es gelingt, diesen auszurotten, gehen die klinischen Symptome weitgehend zurück, auch wenn die Kokken nicht ausgemerzt wurden.

Die *klinische Untersuchung* ist bei der reinen Cystitis praktisch ergebnislos.

Makroskopisch trüber Urin wird in normaler Menge ausgeschieden. Bei der Drei-Gläserprobe sehen alle Portionen gleich aus, wenn sich gegen Ende der Miktion nicht etwas Blut beimischt, was gelegentlich vorkommt. Im Gegensatz zur Pyelonephritis erfolgt beim Stehenlassen eine rasche Sedimentation.

Der *Verlauf* der akuten, unkomplizierten Cystitis ist charakterisiert durch eine ausgesprochene *Tendenz zur Spontanheilung* innerhalb von Tagen (Cox und Hinman, 1961; Cotran, Thrupp et al., 1963).

Sind jedoch bestimmte Voraussetzungen gegeben, welche das *Andauern des Infekts* begünstigen, ist eine rasche Heilung nicht mehr zu erwarten. Aus der harmlosen Erkrankung wird dann oft ein chronisches oder chronisch recidivierendes Leiden, das therapeutisch nur schwer zu beeinflussen ist. Es sind anatomische und funktionelle Gegebenheiten, welche vor allem durch die *Beeinträchtigung eines freien Harnabflusses* das Haften eines Harnwegsinfektes erleichtern. Ein anderer Grund ist das *Übergreifen des Infektes auf Nachbarorgane*, in erster Linie die ascendierende Infektion der Nieren, wobei es immer wieder zu Streuungen in die Harnblase kommt.

Die in Tab. 1 stichwortartig angeführten Möglichkeiten sind im Auge zu halten, weil der Therapieerfolg von diesen Faktoren in hohem Maße abhängig ist. Die Korrektur einer diabetischen Stoffwechsellage, die Entfernung eines Blasensteines oder die Behebung einer Striktur sind mindestens so wichtig wie die antibakterielle Therapie.

Tabelle 1. *Dispositionsfaktoren und Komplikationen der Harnwegsinfekte*

a) *Stase und Obstruktion*
   Kongenital:
   Stenosen auf der Höhe des Meatus, der Urethra, der Uretereneinmündung und im Bereich des Ureterenverlaufes. Spina bifida, Myelomeningocele. Vesico-ureteraler Reflux.
   Erworben:
   Urethrastriktur nach Entzündung oder Verletzung, Urethrakompression durch Prostata-hypertrophie, Prostatacarcinom oder chronische Prostatitis.
   Carcinom des Blasenbodens, der Prostata, der Cervix mit Übergreifen auf den Blasen-boden und Verschluß der Ureterenmündung.
   Cystocele.
   Ureterenkompression durch Carcinommetastasen, chronische Ureteritis, Bindegewebs-verhärtung nach Bestrahlung.
   Neurologische Affektionen.
   Schwangerschaft.

b) *Fremdkörper*
   Katheter, Steine.

c) *Lokal verminderte Abwehrbereitschaft*, z. B. Narbenbildungen der Niere, Cystennieren, Nierentuberkulose.

d) *Allgemein herabgesetzte Widerstandskraft*
   Diabetes, langdauernde Bettlägerigkeit etc.

Die Entzündung der Harnblase führt lokal zu Veränderungen, welche das Persistieren des Infektes begünstigen. Wohlbekannt ist die *Alkalisierung des Urins* unter dem Einfluß harn-stoffspaltender Keime; es ergeben sich daraus günstige Voraussetzungen zur *Bildung von Steinen*, welche ihrerseits den Infekt unterhalten. HUTCH (1962) sowie WOELK und ARNHOLDT (1964) haben außerdem nachgewiesen, daß es in der entzündeten Harnblase viel leichter zum vesico-ureteralen Reflux kommt als in der nicht entzündeten Harnblase mit entsprechender Erleichterung einer aufsteigenden Infektion. Diese und ähnliche Wechselwirkungen sind für das Verständnis der chronischen Cystitis von Bedeutung.

Labormäßig wird das Vorliegen einer Cystitis durch die Harnuntersuchung gesichert. Zu Beginn des Infektes imponiert die große Zahl von Bakterien gegen-über den Blutbestandteilen. Vom 2. Tag an sind auch Leukocyten, Lympho-cyten, Erythrocyten und desquamierte Epithelzellen stark vermehrt, während der Eiweißgehalt nicht über 1 g pro Liter hinausgeht. Solange die Pollakisurie ausgeprägt ist, liegt das pH meist noch im sauren Bereich. Entzündliche Ver-änderungen im Blutbild und eine Erhöhung der Blutsenkungsgeschwindigkeit sind nicht obligat vorhanden.

So einfach die erwähnten diagnostischen Kriterien klingen mögen, stellt die *Harnuntersuchung* doch besondere Anforderungen an Pflegepersonal und Labor. Ideale Voraussetzungen bietet nur die durch *Blasenpunktion* gewonnene Harn-probe. Katheter- und sog. *Mittelstromurin* sind in wechselndem Maße mit Ure-thralsekret verunreinigt. Bei der Frau enthält der ohne besondere Vorsichts-maßnahmen gelöste Urin zusätzlich eine wechselnde Beimengung von Sekret aus Vulva und Vagina. Die Untersuchung hat deshalb unter möglichst standardi-sierten Bedingungen und die Interpretation der Resultate unter Berücksichtigung der Entnahmetechnik zu erfolgen.

Die quantitative Beurteilung der *cellulären Elemente* bei der mikroskopischen Betrachtung des Urinsedimentes ist unzuverlässig, weil es praktisch nicht mög-lich ist, das Sediment immer auf die gleiche Weise auf den Objektträger zu über-tragen. Ziemlich genaue Resultate gibt die von ADDIS angegebene *Methode*, doch erfordert sie erheblich mehr Zeit (ADDIS, 1950; LITTLE, 1962).

BULGER und KIRBY (1963) haben zum Nachweis der Pyurie empfohlen, nicht zentrifugier-ten Urin mikroskopisch im Nativpräparat zu untersuchen. Es läßt sich damit eine ideale Stan-dardisierung erreichen, freilich unter dem bewußten Verzicht auf eine Anreicherung der ge-formten Elemente.

Mittels Pasteurpipette (0,03 ml/Tropfen) wird 1 Tropfen gut durchgemischten Urins unter ein Deckglas von 18×18 mm gebracht und mit dem $\times 12,5$-Objektiv untersucht. 1—2 Leuko/ Gesichtsfeld sind als positives Resultat zu werten.

Dem *Bakteriennachweis* im Urin wurde im Zusammenhang mit der chronischen Pyelonephritis in der Literatur große Beachtung geschenkt. Nach Arbeiten von KASS (1957), MONZON et al. (1958), SANDFORD et al. (1956), JACKSON et al. (1958) kann die Unterscheidung zwischen Kontamination und Infekt auf Grund der *Keimzahl* erfolgen. Bei regelrechtem Vorgehen werden dem Urin durch Kontamination mit Bakterien aus der Harnröhre höchstens etwa 10000 Keime pro ml beigemengt, so daß Zahlen von 100000 und mehr den Harnwegsinfekt beweisen.

Da zur *Keimzählung* naturgemäß der Urin (Mittelstrom- oder Katheterurin) gleich nach der Entnahme — d. h. nicht später als eine halbe Stunde — verarbeitet werden muß, erfolgt diese Untersuchung meist im klinischen Labor. Dank der jetzt im Handel erhältlichen gebrauchsfertigen Nährböden läßt sie sich auch im kleinen Labor durchführen.

0,1 ml einer Urinverdünnung 1:100 werden auf der Agar-Oberfläche ausgespachtelt. Das Wachstum von 100 Kolonien entspricht einer Keimzahl von 100000/ml Urin. Die Verdünnung des Urins kann umgangen werden, wenn eine bestimmte kleine Menge mittels standardisierter Platinoese auf den Nährboden übertragen wird (HOEPRICH, 1960).

Als "the poor man's count" wurde folgende Methode bezeichnet: Zentrifugieren von 10 ml Urin während 5 min bei 3000 U/min. Übertragen des gesamten Sediments auf einen Objektträger, trocknen, hitzefixieren und mit Methylenblau färben. Bei 100000 Mikroorganismen oder mehr pro ml Urin sind mit der Immersionsoptik pro Gesichtsfeld eben vereinzelte Keime sichtbar.

Es kann auch ein Tropfen nicht zentrifugierten Harns auf den Objektträger gebracht, getrocknet und gefärbt werden, wobei vereinzelte Bakterien im Präparat nur bei einer signifikanten Bakteriurie gefunden werden. Bei der Kombination dieses letzten Verfahrens mit dem einfachen Pyurienachweis im nicht zentrifugierten Urin lassen sich nach BULGER und KIRBY alle Harnwegsinfekte inkl. der „asymptomatischen Bakteriurie" mit größter Sicherheit feststellen.

Auch mittels chemischer Reaktionen lassen sich Harnwegsinfekte erfassen. Die ältere Nitrit-Probe mit dem Grießschen Reagens, die sich grundsätzlich zur Erfassung eines Infektes mit Coli, Proteus, Aerobacter aerogenes und Staphylokokken eignet, ist wenig empfindlich. Der heute leicht durchzuführende Nachweis der Bakterien mittels Kultur wird dieser Probe wie auch dem Triphenyltetrazoliumtest (Uroscreen, Pfizer), der eine Inkubationszeit von 4 Std benötigt und ebenfalls mit gewissen Mängeln behaftet ist, im allgemeinen vorgezogen (SMITH und SCHMIDT, 1962; PARKER et al., 1965).

Bei einer unkomplizierten, akuten Cystitis sind die einfacheren Laboruntersuchungen durchaus genügend. Bei der Behandlung einer chronischen Cystitis sollte hingegen auf die wiederholte Bestimmung der Keimzahl wenn immer möglich nicht verzichtet werden.

Die Wirksamkeit eines Medikamentes zeigt sich dadurch an, daß der Bakteriengehalt des Urins innerhalb von 48 Std auf 10^4/ml absinkt. Andernfalls ist die weitere Applikation desselben Medikamentes zwecklos (KASS, 1962; TEUSCHER, 1962; BRAYTON und LOURIA, 1964). Der vermehrte Laboraufwand wird durch die erhöhte therapeutische Sicherheit mehr als aufgewogen.

In jedem Fall ist die klinische Diagnose einer Cystitis im Labor bestätigen zu lassen, weil ähnliche Symptome durch eine lokale Irritation der Blase, sei es infolge Abflußhindernis, durch Steine oder durch die Erkrankung eines Nachbarorganes (Appendicitis, Adnexitis, Proctitis, etc.), nicht selten aber auch durch rein psychische Einflüsse hervorgerufen werden. Unnötige Behandlungen werden so vermieden und die Aufmerksamkeit wird rechtzeitig auf die Grundkrankheit gelenkt, welche nur sekundär zu einer Reizung der Blase geführt hat.

Therapeutisch ist bei der unkomplizierten akuten Cystitis in erster Linie eine *symptomatische Linderung* anzustreben. Das wird durch das Tragen warmer Unterwäsche, unter Umständen durch Bettruhe, durch alte Kombinationspräparate wie Antipyrin-Belladonna-Suppositorien, und neuere Spasmolytica wie Palerol® und Baralgin® gewährleistet. Trotz der spontanen Heilungstendenz wird zur Unterstützung der Infektabwehr und besonders als Schutz gegen ein eventuelles Aufsteigen der Keime, neben *reichlicher Flüssigkeitszufuhr*, ein *harngängiges*

Chemotherapeuticum verabreicht, meistens ein Sulfonamid (Dosulfin®, Gantanol®, Urolucosil®). Die Kombination mit einem Schleimhautanaestheticum (z. B. Uro-Gantanol®) soll zur Linderung der Tenesmen beitragen. Die Chemotherapie wird nach frühestens 10 Tagen abgesetzt und der Urin eine Woche, 4 Wochen und 3 Monate später bezüglich Pyurie und Bakteriurie kontrolliert.

Bleibt die *prompte Heilung aus*, ist die Ursache dieser Therapieresistenz unter Berücksichtigung der in Tab. 1 angeführten Möglichkeiten abzuklären. In vielen Fällen läßt sich der Dispositionsfaktor freilich nicht ausschalten; so führt auch eine optimale Chemotherapie bei Katheterträgern oder bei geschwächten, bett-

Tabelle 2. *Hinweise zur antibakteriellen Therapie bei Erkrankungen mit E. coli*

I. *Chemotherapeutica*

Sulfonamide[1]
- a) *mit kurzer Verweildauer im Organismus* (z. B. Dosulfin®, Elkosin®, Gantrisin® und das neuere Gantanol®) geeignet für die Behandlung akuter Erkrankungen;
- b) *mit längerer Verweildauer* (z. B. Durenat®, Madribon®, Orisul®) geeignet für Langzeitbehandlung. Nebenwirkungen selten. Bei Niereninsuffizienz Gefahr der Kumulation.

Hexamethylentetramin (= Urotropin®)
in Kombination mit Mandelsäure = Mandelamine®, Warner Chilcott, $4 \times 1,0$ g per os. Ansäuern mittels Diät oder Methionin[2]. Geringe Toxizität und Resistenzbildung. Kontraindiziert bei schwerem Leber- oder Nierenschaden.

Nitrofurantoinderivate (z. B. Furadantin®)
$4 \times 0,1$ g/die, bei Langzeitbehandlung unter Umständen nur $2 \times 0,05$ g bis $2 \times 0,1$ g/die. Nebenwirkungen bei hoher Dosis häufig. Bei Rest-N zwischen 50—100 mg/100 ml ein Drittel bis zwei Drittel der üblichen Dosis. Bei Paraesthesien oder Hämolyse sofortiges Absetzen.

Nalidixinsäure (= Negram®)
$4 \times 0,5$ g bis $4 \times 1,0$ g/die. Nebenwirkungen gering. Resistenzbildung selten.

II. *Antibiotica*

Chloramphenicol
$4 \times 0,5$ g/die. Nebenwirkungen selten (Knochenmarkschädigung). Dosierung unabhängig von der Nierenfunktion[4]; auch Anurie keine Kontraindikation.

Ampicillin (= Penbritin®, Polycillin®)
$4 \times 0,25$ g bis $4 \times 1,0$ g/die. Resistenz selten. Kontraindiziert bei Penicillinallergie. Penicillinaseempfindlich.

Tetracyclin, Chlortetracyclin, Oxytetracyclin
$4 \times 0,25$ g per os, Demethylchlortetracyclin 0,275 g i.v./die. Nebenwirkungen relativ häufig, besonders gastrointestinale. Gefahr der Staphylokokkenenteritis und Moniliasis. Bei langer Applikationsdauer evtl. Leberschaden und negative N-Bilanz (Gefahr bei Urämie). Bei Nierenschaden[4] Kumulation der Tetracycline, am wenigsten beim Chlortetracyclin.

Streptomycin
1,0 g/die i.m. Nebenwirkung: Vestibularisschädigung. Wegen rascher Resistenzbildung nur kurzdauernde Applikation. Kumulationsgefahr bei Niereninsuffizienz[3].

Colimycin (= Colistin®, Warner Chilcott)
2,5 mg/kg/die. Weniger toxisch als das verwandte Polymyxin; trotzdem Vorsicht bei Nierenschaden. Nebenwirkungen: Circumorale und digitale Paraesthesien, Nausea, Dermatitis, Drug-Fever, Schwindel.

Gentamycin (= Garamycin®, Schering)
1,5 mg/kg/die in drei intramuskulären Dosen während maximal 10 Tagen. Evtl. Kombination mit Ampicillin. Nebenwirkung: Labyrinthschädigung. Bei Rest-N-Erhöhung über 30 mg/100 ml wegen Kumulationsgefahr nur halbe Dosis.

Kanamycin (Resistomycin®, Bayer; Kantrex®, Bristol Lab.; Kanamytrex®, Boehringer)
15 mg/kg/die i.m., 12stündlich. Nebenwirkungen: Albuminurie, Zylindrurie. Gefahr der Ototoxizität, wenn Gehalt im Serum höher als 30—60 γ/ml ansteigt. Kontraindiziert bei Niereninsuffizienz, sofern Kontrolle der Serumkonzentration nicht möglich.

---

[1] GSELL, 1962.
[2] KASS, 1957.
[3] Modern Drugs, MAY, 1964, S. 514—515.
[4] KUNIN und FINLAND, 1959.

lägerigen Patienten meist nur zu einer Verschiebung des Gleichgewichtes zwischen Erreger und Organismus, so daß die Pyurie zurückgeht und die Invasion des Gewebes verhindert wird. Es wird dann eine *monate- bis jahrelange alternierende Behandlung mit Chemotherapeutica und Antibiotica* (s. Tab. 2) notwendig.

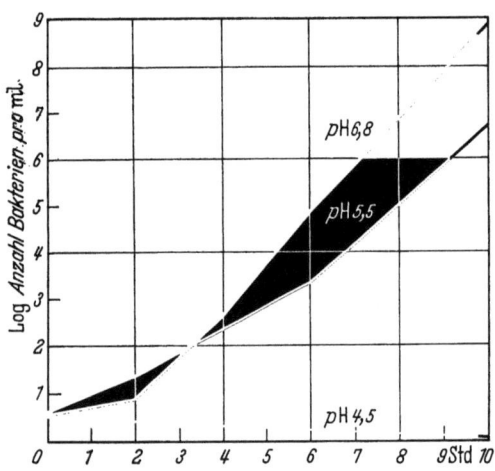

Abb. 1. Einfluß des pH auf die Vermehrung von E. coli im Urin (spez. Gew. 1.020). (Nach KASS, Biology of Pyelonephritis, 1960, vereinfacht)

Als Chemotherapeutica bewähren sich in diesen Fällen neben den Sulfonamiden auch Nitrofurantoinderivate, die kürzlich eingeführte Nalidixinsäure (Negram ®), sowie Mandelamine ® (Hexamethylentetramin und Mandelsäure) unter Ansäuerung des Urins mit eiweißreicher Kost. KASS (1962) empfiehlt zur Ansäuerung Methionin 4—12 g/die, wobei das Urin-pH, das etwa bei 5 liegen sollte, vom Patienten selbst mit Hilfe eines Nitrazinindikatorstreifens kontrolliert wird (s. Abb. 1). Die Ansäuerung mittels Ammoniumchlorid ist ungeeignet, weil sie nur während einiger Tage wirksam ist. Die Leistungsfähigkeit der Behandlung wird durch Resistenzprüfungen und wiederholte Keimzählungen erheblich gesteigert.

Besonders bei schweren Cystitiden mit makroskopisch sichtbarer Pyurie und üblem Geruch sind *Spülungen* mit anschließender Instillation eines Antisepticums oder eines Breitband-Antibioticums, wie Neomycin, von promptem symptomatischem Erfolg begleitet.

2. Akute Pyelonephritis

Während es sich bei der Cystitis um die Oberflächenentzündung eines Hohlorganes handelt, ist bei der Entzündung des Nierenbeckens *immer auch das Nierengewebe beteiligt*.

Nach WILLIAMSON et al. (1964) ist der grundsätzliche Unterschied zwischen diesen beiden Infektionslokalisationen daran zu erkennen, daß der „O"-Antikörpertiter gegen Coli im Verlauf der akuten Pyelonephritis beträchtlich ansteigt, bei der akuten Cystitis jedoch nicht.

Die *akute Pyelonephritis* befällt oft Personen aus völliger Gesundheit mit uncharakteristischen Prodromalerscheinungen, wie allgemeine Müdigkeit, Kopf- und Rückenschmerzen. Der Patient beginnt zu frösteln, und es erfolgt ein rascher Temperaturanstieg auf 40° und mehr. Nach wenigen Tagen wird der Temperaturverlauf sehr unstet, wobei die *Fieberschübe* ein Fortschreiten der Entzündung in der gleichen Niere, ein Befall der zweiten Niere oder eine Erhöhung des intrapelvinen Druckes bedeuten. Während der Fieberperiode ist der Erreger oft auch in der Blutkultur nachweisbar.

Lendenschmerzen oder unbestimmte Rückenschmerzen mit Ausstrahlungen nach unten gegen die Harnblase, aber auch in die Nabel- oder Schultergegend, sind wohl immer vorhanden. *Spannungs- oder Druckgefühl*, wenn überhaupt doppelseitig, werden selten symmetrisch gleich stark empfunden und sind meist ohne Mühe von Steinkoliken zu unterscheiden. *Dysurie und Pollakisurie* sind entweder auf eine Begleitcystitis zurückzuführen oder aber auf eine Blasenreizung durch Bakterienzerfallsprodukte, die vom erkrankten Nierenbecken hereinströmen; im letzteren Fall gehen die Beschwerden bei verstärkter Diurese prompt zurück.

Die *klinische Untersuchung* ergibt nur in etwa der Hälfte der Fälle eine ausgesprochene Klopf- und Druckempfindlichkeit der Nierengegend. Die Diurese ist anfänglich vermindert, später eher leicht vermehrt, wobei der Urin in 10—15% der Fälle durch eine leichte makroskopische Hämaturie dunkel gefärbt ist. Der Bodensatz ist massiger und dichter als bei der Cystitis und die überstehende Flüssigkeit bleibt auch nach längerem Stehenlassen trübe. Der Blutdruck bleibt in der Regel unverändert; eine wesentliche Hypertonie erweckt den Verdacht, daß es sich um den akuten Schub einer chronischen Pyelonephritis handelt.

Sowohl die spontane, akute Pyelonephritis beim Menschen, wie die experimentelle Pyelonephritis der Ratte (COTRAN, THRUPP et al., 1963), zeigen eine *starke Heilungstendenz*, sofern nicht komplizierende Umstände vorhanden sind. Die Erkrankung wird deshalb von den Patienten nicht selten als „Grippe" gedeutet und entgeht der Diagnose. *Schwerere* und unter Umständen tödliche *Verlaufsformen* kommen bei vorgängig geschwächten Patienten vor. Während flüchtige Bakteriämien häufig sind, werden septische Komplikationen mit einem toxischen Zustandsbild ausnahmsweise beobachtet. Gelegentlich stehen gastrointestinale Symptome im Vordergrund, bei älteren Leuten auch cerebrale oder urämische. Eitrige Einschmelzungen (Pyonephrose, Nierenabscesse, para- und perinephritische Abscesse) sind besonders beim Vorliegen eines Abflußhindernisses zu befürchten. Bei der nicht obstruktiven Pyelonephritis liegt die größte Gefahr im *Übergang in eine chronische Pyelonephritis*. Letzteres ist anzunehmen, wenn die Heilung nach 6—8 Wochen noch nicht erfolgt ist oder wenn mehr als ein Rezidiv auftritt. Anhand von genauen Langzeitkontrollen wurde festgestellt, daß mit dieser schwerwiegenden Komplikation in etwa einem Drittel der Fälle (JACKSON et al., 1957; DOCK und GUZE, 1959), bei jungen Mädchen sogar in etwa der Hälfte der Fälle (WOODRUFF und EVERETT, 1954) zu rechnen ist.

Die *Laboruntersuchungen* sind dieselben wie bei der Cystitis: Im Urin sind Pyurie und Bakteriurie nachzuweisen. Die Mitbeteiligung des Nierenparenchyms äußert sich in etwa 75% der Fälle (KLEEMAN et al., 1960) in Form von *Leukocytenzylindern und Leukocytenballungen*, welche mittels Peroxydasefärbung sehr schön dargestellt werden können. Etwa gleich häufig wird eine *Mikrohämaturie* beobachtet.

Die Anfärbung des Sedimentes nach STERNHEIMER und MALBIN (1951) läßt Leukocyten feststellen, die morphologisch auf charakteristische Weise alteriert sind und wahrscheinlich aus dem Nierenparenchym stammen (GOODGOLD und REUBI, 1955; POIRIER und JACKSON, 1957). Sie sind für die akute Pyelonephritis jedoch nicht pathognomonisch. Die *Proteinurie* nach Filtration des Urins erreicht etwa 1—2 g in 24 Std. Die Nierenfunktion ist kaum erheblich beeinträchtigt, doch kommen urämische Schübe besonders in der Schwangerschaft vor. Im *Blut* werden die üblichen entzündlichen Veränderungen festgestellt: Neutrophilie mit Linksverschiebung und eine stark erhöhte Senkungsgeschwindigkeit. Röntgenologisch findet man vor allem eine Änderung im Tonus der ableitenden Harnwege.

Die Tatsache, daß ein Harnwegsinfekt oft neben anderen Krankheiten vorkommt, bereitet *diagnostisch* unter Umständen erhebliche Schwierigkeiten. Auch fanden KLEEMAN et al. (1960) mehr als 50% klinisch atypische oder oligosymptomatische Formen. Infolge des pyelo-intestinalen Reflexes kommt es bei der akuten Pyelonephritis, ähnlich wie bei der Steinkolik, zu Nausea, Erbrechen und Darmatonie. So wird verständlich, daß Verwechslungen mit einem Ulcus, einer Cholecystopathie oder einer Appendicitis vorkommen. Daß eine Lumbalgie infolge Erkrankung des Stützapparates vieles mit dem klinischen Bild der akuten Pyelonephritis gemeinsam hat, liegt auf der Hand, aber auch eine basale Pneumonie, eine Pankreatitis oder ein Herpes zoster können vorübergehend differentialdiagnostische Probleme aufwerfen.

In der *Behandlung* der akuten Pyelonephritis stehen Sulfonamide und Antibiotika an erster Stelle, wogegen die Verabreichung eines Harndesinfiziens wie Urotropin wegen der Lokalisation des Infektes mit der Möglichkeit einer Streuung in die Blutbahn als ungenügend erscheint. Noch vor Therapiebeginn werden Urinkulturen angelegt, damit ohne Verzug eine Resistenzprüfung eingeleitet werden kann. Läßt der klinische Verlauf 48—72 Std nach Beginn der Sulfonamid-Therapie keine Besserung erkennen, wird unter Berücksichtigung der Resistenzprüfung ein Antibioticum gegeben (s. Tab. 2).

Als zusätzliche Maßnahmen bekommt der Patient 2—4 l Flüssigkeit pro Tag, wenn notwenig parenteral, sowie Spasmolytica und Antipyretica. Heiße Umschläge in der Flankengegend können subjektiv angenehm wirken. Außerdem sorge man für eine regelmäßige Entleerung des Darmes.

Wenn auch bei diesem energischen therapeutischen Vorgehen mit einer raschen Besserung gerechnet werden kann, sind doch *zwei Punkte* für das Ergebnis von großer Bedeutung. Erstens sind die *anatomischen Verhältnisse der Harnwege abzuklären* und, wenn notwendig, zu sanieren. Zweitens muß die *Behandlung lange Zeit* über das Verschwinden der klinischen Symptome hinaus fortgesetzt werden. Hier kann das Antibioticum für weitere 4—8 Wochen durch ein *Langzeitsulfonamid* (Bayrena®, Madribon®), Furadantin®, Mandelamine® oder Negram® abgelöst werden. Die Heilung darf erst als gesichert gelten, wenn bei verschiedenen Kontrollen mehrere Monate nach Absetzen jeglicher Behandlung weder Pyurie noch Bakteriurie, Subfebrilität oder erhöhte Senkung festzustellen sind. Die Notwendigkeit dieser Nachuntersuchungen findet sich in der Literatur durch zahlreiche Arbeiten belegt.

3. Chronische Pyelonephritis

Eine chronische Pyelonephritis kann in etwa 10—20 % der Autopsien nachgewiesen werden (Jackson et al., 1962; Gloor, 1961). Wenn sie sekundär als Folge eines Abflußhindernisses, eines Steinleidens oder einer sonstigen Veränderung auftritt, die auch im Tierexperiment den chronischen Infekt begünstigt, ist der Zusammenhang mit einer bakteriellen Besiedelung der ableitenden Harnwege offensichtlich. Bei der *primären, nicht obstruktiven chronischen Pyelonephritis*, deren Häufigkeit von Brod (1956) mit etwa 30 % angegeben wird, ist die Pathogenese nicht einheitlich, wobei chronischer Phenacetinabusus wesentlich ist (Spühler und Zollinger, 1953; Gloor, 1961), und die Rolle des *bakteriellen Infektes*, besonders für die Anfangsstadien der Erkrankung, schwer abzuschätzen. Jackson et al. (1957) fanden in 80 % ihrer Fälle gramnegative Erreger, vor allem Coli; Colby (1957) konnte E. coli in 80 % seiner Fälle nachweisen, meist jedoch zusammen mit Proteus und Pseudomonas und nur in 20 % als alleinigen Erreger.

Die *Symptomatologie* der chronischen Pyelonephritis wird von Spühler (1953) als „armselig" bezeichnet. Nur etwa ein Fünftel der autoptisch nachgewiesenen Fälle werden deshalb auch klinisch diagnostiziert und MacDonald et al. (1957), am Boston City Hospital, konnten auch mit besonders sorgfältiger Untersuchung nicht mehr als 30 % klinisch erfassen.

Müdigkeit, Rückgang der Leistungsfähigkeit und Rückenschmerzen sind häufige, aber wenig spezifische Zeichen der Erkrankung. Übelkeit, Appetitlosigkeit, Erbrechen und Gewichtsverlust können auftreten, auch wenn noch keine Urämie besteht. Klagen über Obstipation, seltener auch Durchfall, sind eher von der Pathogenese der chronischen Pyelonephritis her zu verstehen, als daß es sich um eine Folge der Nierenkrankheit handeln würde.

Nur etwa ein Viertel der Patienten haben Blasenbeschwerden (Kleeman et al., 1960). Polyurie mit Durst und Nykturie tritt erst bei fortgeschrittener Nierenschädigung auf. Oft finden sich zeitlich weit zurückliegende Symptome einer Harnwegserkrankung, sei es ein unklares Fieber während der Windelperiode, eine Enuresis bei einem bereits „trockenen" Kind, Blasen- oder Nierenbeschwerden während der Schulzeit, besonders häufig aber in den Flitterwochen oder während der Schwangerschaft. Es sind anamnestische Inseln, die aus jahre- oder jahrzehntelang klinisch stummen Perioden hervorragen.

Bei der *klinischen Untersuchung* fällt der Patient auf durch eine fahlgraue, turgorarme Haut. Die Temperatur ist normal oder leicht subfebril. Der Urin ist entweder unauffällig oder zeigt eine leichte Trübung, wobei makroskopische Hämaturien intermittierend nicht selten vorkommen (REUBI, 1960). Die Nierenlogen sind indolent. Eine Hypertonie, die in einem Drittel bis der Hälfte der Fälle gefunden wird, kann auf den Übergang in eine Schrumpfniere hinweisen oder aber, ähnlich wie die Defäkationsstörungen, als vorbestehendes Leiden das Angehen des Infektes begünstigt haben (WOODS, 1958).

Im Verlaufe von subakuten entzündlichen Schüben sind bei der chronischen Pyelonephritis ähnliche *Komplikationen* zu erwarten wie bei den anderen, eben besprochenen entzündlichen Harnwegserkrankungen. Eine schwere Organläsion stellen die *Papillennekrosen* dar (KLEEMAN et al., 1960), die besonders häufig beim Diabetiker auftreten (SIMON, 1957) und typische Veränderungen im Röntgenbild verursachen. Häufiger entwickelt sich eine pyelonephritische Schrumpfniere, wobei entweder die *Urämie* oder die *Hypertonie* das klinische Bild beherrschen.

Wie die klinischen Erscheinungen, so sind die *Laborbefunde* auch bei anatomisch ausgedehnter Schädigung *wenig eindrücklich*. Leukocyten, Bakterien und granulierte Zylinder werden in signifikanter Zahl oft erst nach wiederholten Untersuchungen festgestellt und nicht selten besteht, wenn auch aus verschiedenen Gründen, gerade zu Beginn der Behandlung eine Polyurie mit Verdünnung der diagnostisch wichtigen Harnbestandteile. Im Gegensatz zur Glomerulonephritis treten die Erythrocyten im Urinsediment stark zurück (BROD, 1956), wenn nicht gerade eine Hämaturie besteht. Die Blutsenkung kann extrem hoch ansteigen und die Patienten sind mehr oder weniger anämisch. In bezug auf die Nierenfunktionsproben ist ein *vermindertes Konzentrationsvermögen* und eine *Einschränkung der Phenolrotausscheidung* in erster Linie zu erwarten, während die Herabsetzung der Kreatininclearance und Erhöhung des Rest-N ausgesprochene Spätsymptome sind. Auch das intravenöse Pyelogramm ist höchstens etwa in der Hälfte der diagnostizierten Fälle erheblich verändert. Die röntgenologische Bestimmung der Nierengröße, evtl. mittels Tomographie, ist eine nützliche Ergänzung und läßt unter Umständen prognostische Rückschlüsse zu.

Aus dem Gesagten geht hervor, daß der chronischen Pyelonephritis *diagnostisch* wenig Charakteristisches anhaftet und eine Abgrenzung nach verschiedenen Richtungen hin Mühe bereitet. Für die Klinik ist die Einsicht von Bedeutung, daß auch bei unterschiedlicher Genese der nicht obstruktiven chronischen Pyelonephritis der bakterielle Faktor beim Fortschreiten der Erkrankung eine große Rolle spielt und ferner, daß die frühzeitige Feststellung diskreter und flüchtiger Harnveränderungen für das spätere Schicksal eines Kranken von eminenter Bedeutung sein können.

Bei der Erfassung der chronischen Pyelonephritis spielt die *Keimzahlbestimmung* (siehe oben) eine zentrale Rolle. Eine permanente oder intermittierende Bakteriurie stellt unter Umständen die einzige Krankheitsmanifestation dar, und die persistierende, asymptomatische Bakteriurie im Anschluß an einen entzündlichen Schub ist auf Grund von Langzeitkontrollen (HASCHEK, 1963) als prognostisch ungünstiges Zeichen zu werten.

Anderseits gibt es zahlreiche Fälle mit bekannten Abflußhindernissen, mit Steinen oder mit rezidivierenden akuten Schüben, bei denen die Schwierigkeiten viel eher auf der therapeutischen als auf der diagnostischen Seite liegen. Hier ergeben sich meist asymmetrische Symptome mit stärkerem Befall der einen Niere, und auch zeitlich können Befunde und Funktionsproben erhebliche Schwankungen aufweisen.

Differentialdiagnostisch sind die pyelonephritischen Schrumpfnieren von Schrumpfnieren anderer Genese klinisch nicht immer zu unterscheiden. Wichtig ist die Abgrenzung gegenüber der Nierentuberkulose, wobei die Tatsache zu berücksichtigen ist, daß dieselbe sehr oft in Kombination mit einer unspezifischen Pyelonephritis auftritt, so bei 31 von 72 Patienten von JENNY (1958).

Prognostisch sind die Aussichten auf eine vollständige *Heilung* der nicht obstruktiven chronischen Pyelonephritis nicht sehr günstig. Sie liegen bei 10—20 % (TURCK et al., 1962; KASS, 1962). Hingegen läßt sich durch eine konsequente Langzeitbehandlung ein Fortschreiten der Krankheit meist über viele Jahre hintanhalten.

Die *therapeutischen Möglichkeiten* sind durch die in den letzten beiden Jahrzehnten erfolgte Zunahme resistenter Keime erheblich kompliziert worden. Eine Resistenz tritt besonders leicht gegenüber Streptomycin und Tetracyclin auf (RITZERFELD und HERRMANN, 1961; GROSSBERG et al., 1962), aber auch gegenüber Chloramphenicol erwiesen sich im Jahre 1960 30 % der Colistämme als resistent (RITZERFELD und HERRMANN, 1961). Richtige Auswahl, angemessene Dosierung und Applikationsdauer der antibakteriellen Medikamente sind für das therapeutische Ergebnis bestimmend (Tab. 2).

Oft müssen wirksame Präparate monate- bis jahrelang abwechslungsweise in 2- bis 3wöchigem Turnus verabreicht werden, wobei folgende Faktoren für die *Auswahl des Präparates* bestimmend sind: Das Ergebnis der in vitro-Resistenzprüfung, die Beeinflussung der Keimzahl, eine evtl. beeinträchtigte Nierenausscheidung und die Verträglichkeit des Medikamentes. Langzeitbeobachtungen von McCABE et al. (1959) sowie McCABE und JACKSON (1965) haben keine Überlegenheit von Kombinationen verschiedener Antibiotica gezeigt. Tetracycline werden von Patienten, bei denen der Harnstoff i. S. bereits erhöht ist, oft schlecht vertragen, z. T. wahrscheinlich wegen deren antianabolen Wirkung.

Rezidive mit demselben Erreger treten im allgemeinen innerhalb von 2 Wochen auf. In einem späteren Zeitpunkt handelt es sich meist um eine *Reinfektion* mit einem anderen Erreger (KUNIN, 1962). Die Heilung darf erst angenommen werden, wenn der Urin während monatelanger Nachkontrollen steril bleibt und die Senkung zur Norm zurückkehrt. Zu frühes Abbrechen der Kontrollen kann eine Heilung vortäuschen (CZERWINSKI et al., 1961), um so mehr als Rezidive über längere Zeit asymptomatisch zu sein pflegen (DOCK und GUZE, 1959).

4. Coli-Sepsis

Im Gegensatz zu den häufigen, flüchtigen Streuungen in die Blutbahn im Verlauf eines Infektes der Harn- oder Gallenwege, ist die über längere Zeit persistierende Bakteriämie mit gramnegativen Keimen ein seltenes Ereignis. Immerhin wurde am Boston City Hospital zwischen 1935 und 1957 eine sechs- bis siebenfache *Zunahme der Häufigkeit* festgestellt (FINLAND et al., 1959), und ROGERS beschrieb 1959 einen ähnlichen Trend am New York City Hospital. Der relative Anteil von E. coli an diesen Fällen ist freilich zurückgegangen (s. Abb. 2)

Über größere Beobachtungsserien wurde ferner aus der Mayo Clinic (SPITTEL et al., 1956; McHENRY et al., 1962) berichtet, sowie aus dem Minnesota Hospital (WEIL und SPINK, 1958). In etwa der Hälfte der Fälle liegt die Eintrittspforte im *Urogenitaltrakt*. Öfters ist auch der *Gastrointestinaltrakt*, vor allem die *Gallenwege*, als Streuherd zu erkennen. Die Letalität ist hoch, sterben doch etwa ein Drittel bis die Hälfte der Patienten.

Bei der *Symptomatologie* der Sepsis mit gramnegativen Keimen ist zu berücksichtigen, daß diese fast immer als Komplikation eines vorbestehenden Leidens und nicht als eigenständige Krankheit auftritt. Die klinisch typischen Symptome einer Sepsis, plötzlicher Fieberanstieg und Schüttelfrost, begleitet von Kopf- und Muskelschmerzen, sind öfters verschleiert durch die Störungen im Allgemeinbefinden, welche bereits durch die Grundkrankheit verursacht wurden. Unklare Verwirrungszustände, Appetitlosigkeit, Erbrechen, Durchfall und besonders Schocksymptome sollen an die Möglichkeit einer Sepsis mit Coli oder anderen gramnegativen Erregern denken lassen, wenn die Voraussetzungen dazu gegeben erscheinen.

Aus den Statistiken sind folgende Zustände als *Dispositionsfaktoren* zu erkennen:

Erkrankungen der Harn- und Gallenwege, besonders instrumentelle Eingriffe an diesen Organen (in 43% der Fälle von WEIL und SPINK instrumentelle Manipulationen an den Harnwegen);

Schwangerschaft: Pyelonephritis, Puerperalsepsis, in 7 von 55 Fällen von OWEN und SPAULDING (1956) septischer Abort;

Diabetes (in 14 von 137 Fällen von SPITTEL);

Lebercirrhose, Verbrennungen, Röntgenbestrahlung, Malignome (besonders des hämatopoietischen Systems), Behandlung mit Corticosteroiden und Antimetaboliten.

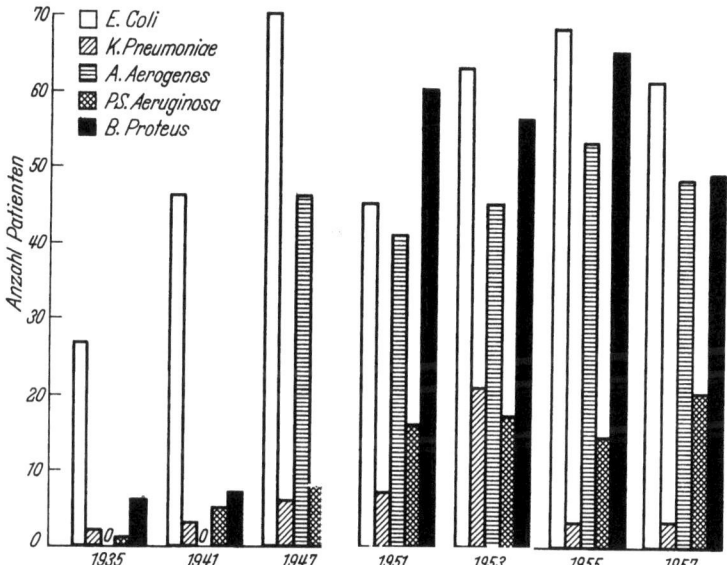

Abb. 2. Häufigkeit von gramnegativen Bakterien in Blutkulturen am Boston City Hospital (nach FINLAND et al., 1959)

Als *Komplikation* sind in etwa einem Zehntel der Fälle *metastatische Abscesse* in den verschiedensten Organen zu erwarten. Die größte Gefahr, die ein Viertel bis ein Drittel dieser Patienten bedroht, liegt jedoch im *Auftreten eines Schockzustandes*, sei es in der milderen Form mit nur mäßiger Hypotonie und normaler Urinproduktion oder als schwerer Kreislaufkollaps mit Oligurie und entsprechend schlechterer Prognose (OECHSLIN et al., 1963; BICKEL, 1964). Die Letalität der mit Schock komplizierten Sepsis beträgt denn auch 43% (McHENRY und MARTIN, 1962). Obschon die Bedeutung der Endotoxine (s. bei BRODHAGE) für die Entstehung dieses oft dramatischen Geschehens feststeht, ist es nicht gelungen, den Angriffspunkt genau zu lokalisieren. Es liegt Grund vor zur Annahme, daß es sich um einen sehr komplexen Vorgang handelt, in dem vasoaktive Polypeptide, Nebennierensteroide, Permeabilitäts- und Gerinnungsfaktoren, Störungen im Kohlehydratstoffwechsel und enzymatische Faktoren wirksam werden (Literatur bei JACOBSON et al., 1964).

Die Diagnose wird *labormäßig* durch den *Erregernachweis im Blut* gesichert, wobei die Wahrscheinlichkeit einer positiven Kultur während eines Fieberanstieges, oder noch besser unmittelbar vorher, am größten ist. Die Verschlechterung der Nierendurchblutung führt häufig zu einem leichten Ansteigen des Harnstoffes im Serum, während ein stärkerer Anstieg, verbunden mit einer metabolischen Acidose, prognostisch ungünstig ist. SIMMONS et al. (1960) fanden bei elf Patienten mit Bakteriämie durch gramnegative Erreger eine respiratorische Alkalose, die in acht Fällen mit einer auch klinisch manifesten Hyperventilation einherging.

Die *Diagnose* wird am ehesten bei sonst irgendwie Schwerkranken oder bei Frischoperierten mit verzerrter oder verschleierter Symptomatologie verpaßt oder beim Vorliegen einer negativen Blutkultur, wenn die Untersuchung entweder zu wenig häufig, nicht im günstigen Zeitpunkt oder unter Anwesenheit störender Antibiotica durchgeführt wurde. In diesem Zusammenhang ist von Bedeutung, daß bei Verdacht auf eine Coli-Sepsis wegen der Gefahr eines irreversiblen Schockzustandes die Behandlung nach Anlegen der Blutkulturen unverzüglich eingeleitet wird.

Aus der Trias
1. Harn- oder Gallenwegserkrankung
2. Instrumenteller Eingriff
3. Fieber, Schüttelfrost, evtl. Schock
ergibt sich bereits die Indikation zur *Therapie*.

McHENRY et al. (1962) empfehlen die Kombination zweier Antibiotica, beginnend mit Streptomycin und Tetracyclin intravenös. Läßt der Verlauf innerhalb von 18 Std eine Besserung vermissen, wird die Kombination unter Berücksichtigung der Resistenzprüfung abgeändert. In erster Linie kommen Chloromycetin und Kanamycin, unter Umständen auch Polymyxin B und Colistin in Frage (Tab. 2). Die Verlaufskontrolle umfaßt u. a. tägliche Blutkulturen.

Ein eventueller Blutdruckabfall wird mit den üblichen vasopressorischen Mitteln wie 1-Noradrenalin, Metaraminol und Hypertensin bekämpft, deren Wirkung sich möglicherweise durch Hydrocortison in hohen Dosen (500 mg pro 24 Std) verstärken läßt (KASS, 1960; SPINK, 1960). Beim Versagen obiger Therapie kommt die Anwendung von Ganglienblockern in Frage (z. B. Phenoxybenzamin = Dibenzylin®, 150 mg während 2 Std per infusionem), ein Vorgehen, das sich sowohl auf tierexperimentelle Untersuchungen wie auf entsprechende Beobachtungen am Patienten stützt (THOMPSON, 1963; RUEDY et al., 1963).

5. Andere Lokalisationen der Coli-Infekte

E. coli finden sich als Erreger entzündlicher Affektionen der verschiedensten Organe (s. bei BRODHAGE). Abgesehen von den eben besprochenen Harnwegsinfekten, der Sepsis und bestimmter Darmerkrankungen (s. bei BRAUN), tritt bei diesen Zuständen E. coli nur als gelegentlicher Erreger auf oder es steht — wie bei den *Entzündungen der Gallenwege* — die anatomische Veränderung, der Stein oder die Stenose im Vordergrund. Das klinische Bild steht mit E. coli nur in sekundärem Zusammenhang und es wird deshalb an dieser Stelle nicht darauf eingegangen (Literatur s. BICKEL).

II. Erkrankungen durch Bact. Proteus

Proteusbacillen gehören zur normalen Darmflora fast ebensosehr wie E. coli. In 50 Stuhlproben von 21 gesunden Erwachsenen konnte HAENEL (1961) ausnahmslos deren Nachweis erbringen. Die Keimzahl liegt meist unterhalb von $10^5/g$ Faeces, d. h. um etwa vier Zehnerpotenzen niedriger als bei E. coli. Auch bei Gastrektomierten, die eine höhere Keimdichte aufweisen, überwiegen die Colibacillen beträchtlich. Die quantitativen Verhältnisse sind möglicherweise dafür verantwortlich, daß die Angaben über das Vorkommen von Proteus im Darm meist viel niedriger liegen (STORY, 1954).

An der *Pathogenität* des Proteus wird heute nicht mehr gezweifelt, seitdem Proteuserkrankungen häufiger geworden sind. Eine Ursache dieser Zunahme liegt wahrscheinlich in der Antibiotica-Therapie, denn es handelt sich oft um chronische oder im Spital erworbene Infekte, für deren Entstehung die Resistenz gegenüber Antibiotika von Bedeutung ist. Tatsächlich entwickelt sich diese bei Proteus (SAN-

FORD et al., 1955; POTEE et al., 1954) besonders leicht, und es besteht in dieser Beziehung, wie auch im klinischen Vorkommen, große Ähnlichkeit mit Aerobacter aerogenes (LATTIMER et al., 1959; TURCK et al., 1961).

Unter 26 Patienten, die beim Spitaleintritt eine Pyelonephritis mit Bakteriurie aufwiesen, fanden KLEEMAN et al. (1960) E. coli 14mal, Proteus 8mal und Klebsiellen 1mal; unter 35 vergleichbaren, im Spital erworbenen Infektionen E. coli nur 1mal, hingegen Proteus 57mal und Aerobacter 9mal.

Zweifel an der Pathogenität des Proteus sind u. a. daraus entstanden, daß dieser häufig als Mischinfekt zusammen mit einem anderen Keim gefunden wird, in der Untersuchungsreihe von STORY (1954) z. B. in 59 % der Fälle. Die Lokalisationen sind grundsätzlich die gleichen wie bei E. coli. Unter den Harnwegsinfekten wird eine Bevorzugung von *Diabetikern* (GROSSBERG et al., 1962) und *Steinträgern* festgestellt. Im letzteren Falle hängt dies mit der Urease-Produktion der Proteus-Bacillen zusammen. Dadurch kommt es zur Bildung von Ammoniak mit Alkalisierung des Harnes und zur Ausfällung von Phosphaten.

Unter klinischen Verhältnissen werden alle Proteus-Arten gefunden, überwiegend jedoch *Proteus mirabilis* und *vulgaris*. Wenn dem Übertragungsmodus von Proteus im Spitalmilieu besondere Beachtung geschenkt wurde (EDEBO und LAURELL, 1958; KIPPAX, 1957; DUTTON und RALSTON, 1957), liegt dies z. T. an technischen Gründen; das Dienes-Phänomen (s. BRODHAGE) läßt diesen Keim für solche Untersuchungen als besonders geeignet erscheinen.

Die *Symptomatologie* der *Harnwegsinfekte*, die auch für Proteus die wichtigste Lokalisation darstellen, zeigt nichts Spezifisches. EDEBO und LAURELL (1958) fanden nicht selten erhebliche Bakteriurien ohne entsprechende Pyurie; aber auch diese Fälle zeigten bei der Autopsie entzündliche Veränderungen der Harnwege. Im Tierversuch verläuft die Proteus-Infektion ausgesprochen schwer (COTRAN, VIVALDI et al., 1963). Beim Menschen äußern sich die gefährlichen Eigenschaften des Proteus in besonderem Maße beim Auftreten einer *Sepsis* (s. BECK). Um 1935 stellte am Boston City Hospital ein Todesfall an Proteus-Sepsis ein seltenes Ereignis dar. 1955 und 1957 hingegen waren je über 30 Fälle pro Jahr zu verzeichnen, womit an diesem Krankenhaus die Häufigkeit der letalen Coli-Sepsis bereits knapp überschritten war (s. auch Abb. 2). Parallel dazu hatten übrigens auch die Fälle mit Aerobacter aerogenes stark zugenommen. Die schlechte Prognose, die vor allem durch das Auftreten eines schwer beeinflußbaren Schockzustandes belastet ist, geht aus dem Verhältnis der letalen Fälle zur Gesamtzahl der Beobachtungen hervor:

65/114 (Boston City Hospital; FINLAND et al., 1959),
41/ 97 (Minnesota Hospital; WEIL und SPINK, 1958),
5/ 25 (Mayo Clinic; SPITTEL et al., 1956; McHENRY et al., 1962).

Für die *Behandlung* der Proteuserkrankungen ist eine bakteriologische Diagnose von großem Wert. Das Empfindlichkeitsspektrum gegenüber antibakteriellen Pharmaka unterscheidet sich nämlich wesentlich von demjenigen der Colibacillen (Abb. 3; ANDERSON et al., 1963).

Bei Harnwegsinfekten kommen in erster Linie Furadantin und Negram (Modern Drugs 1964) in Betracht, beim Vorliegen von Proteus mirabilis auch Penicillin in Dosen von mehr als 10 Mio. E. pro Tag (POTEE et al., 1954; HOOK und PETERSDORF, 1960) oder das neuere Ampicillin (TRAFFORD et al., 1962; ANDERSON et al., 1963). Gegen Sulfonamide besteht in vielen Fällen eine Resistenz (EDEBO und LAURELL, 1958; STEWART, 1962). Chloromycetin ist recht häufig wirksam, Streptomycin und Tetracyclin hingegen eher selten, wobei der Unterschied zwischen dem Ansprechen von Proteus mirabilis und den Indol-positiven Proteusarten viel geringer ist als beim Penicillin. Aus Gründen der Verträglichkeit wird man nur in zweiter Linie Gentamycin (Labyrinthschädigung) und Kanamycin (Oto- und Nephrotoxizität) einsetzen, während Colistin und Polymyxin B praktisch immer versagen. Die Kombination von Gentamycin plus Ampicillin wird von SWEEDLER et al. (1963) besonders empfohlen. Neomycin eignet sich vorzüglich für die lokale Applikation, sei es in der Harnblase, im Magen-Darmtrakt und auf Hautwunden.

Bei der *Proteussepsis* und Endokarditis gelten die unter Coli-Sepsis dargelegten allgemeinen Bemerkungen. Die Antibiotica werden in Kombination verabreicht. Folgende Richtlinien erscheinen gerechtfertigt:

Proteus mirabilis: Penicillin 50 Mio. E. oder mehr pro die als i.v. Infusion, zusammen mit Gentamycin 3 × 0,5 mg/kg oder Kanamycin 2 × 1 g und Chloromycetin 4 × 0,5 g.

Indol-positive Proteusarten: Gentamycin oder Kanamycin plus Chloromycetin in obiger Dosierung, unter Umständen unter Zusatz einer dritten Komponente.

In jedem Fall ist die Kombination so frühzeitig wie möglich dem Ergebnis der Resistenzprüfung anzugleichen. Die Empfindlichkeit gegenüber Antibiotica ist nie mit Sicherheit vorauszusehen und unterliegt im Laufe der Zeit erheblichen Wandlungen. PETERSDORF et al. (1961) haben betont, daß die Ergebnisse der in vitro-Prüfungen auf Grund der im Organismus erreichbaren Konzentrationen zu beurteilen sind. Auch die Verträglichkeits- und Ausscheidungsverhältnisse (KUNIN und FINLAND, 1959) werden die Auswahl der Antibiotica wesentlich beeinflussen.

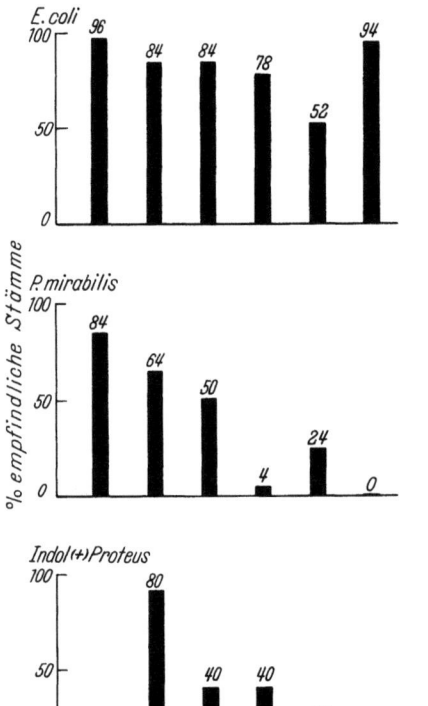

Abb. 3. Bakteriostatische Wirkung von gebräuchlichen Antibiotica gegenüber E.coli und Proteus (nach ANDERSON et al., 1963)

III. Prophylaxe der Coli- und Proteuserkrankungen

Die vorbeugenden Maßnahmen gegen Erkrankungen mit E. coli und Proteus richten sich in erster Linie gegen ein Übergreifen der Bakterien von ihrem natürlichen Standort im Dickdarm auf andere Organe. Das Gleichgewicht, das sich zwischen diesen beiden Erregern und den übrigen Darmbakterien einerseits und dem Wirtsorganismus andererseits von den ersten Lebensstunden an eingespielt hat, kann auf verschiedene Weise gestört werden. Hier sind vor allem Motilitätsstörungen des Dickdarms zu erwähnen, die in Verbindung mit entzündlichen Alterationen der Schleimhaut eine hämatogene Streuung begünstigen (BROOKE und SLANEY, 1958), anatomische Veränderungen am Dünndarm, die zu Stase Anlaß geben ("blind loop syndrom") und die Anwendung von Antibiotika mit ihren bekannten Auswirkungen auf die körpereigene Flora. Patienten mit einer Lebercirrhose haben sich als besonders gefährdet erwiesen, wahrscheinlich weil hier häufig eine bakterielle Besiedelung bis weit hinauf in den Dünndarm vorliegt (MARTINI et al., 1957) und gleichzeitig die Leber ihre Aufgabe als Bakterienfilter des Portalblutes nur ungenügend erfüllt (MARTIN et al., 1956).

Viele Gründe sprechen für die Häufigkeit einer aufsteigenden Infektion der Harnwege, weshalb dem peinlichen Sauberhalten der Vulva vom Säuglingsalter an große Bedeutung zukommt. Während die weibliche Urethra von vornherein nur eine schwache Schranke gegen das Eindringen von Erregern darstellt, ist der *Katheter* bei Mann und Frau ein häufiger Wegbereiter der Infektion. KASS (1956), KLEEMAN et al. (1960), BEESON (1958) u. a. haben die *Gefahren des Katheterismus* warnend herausgestellt, während andere Autoren wie COX und HINMAN (1961), TALBOT et al. (1959), LICH und HOWERTON (1962) und NESBIT (1959) die spontane Heilungstendenz der Bakteriurien betonen. Diese Heilungstendenz gilt jedoch nur für normale anatomische Verhältnisse und intakte Abwehrmechanismen.

Die unterschiedliche Anfälligkeit kommt darin zum Ausdruck, daß die Häufigkeit einer Bakteriurie nach einmaligem Katheterismus bei ambulanten Patienten weniger als 1% beträgt, bei chronisch Kranken jedoch bis gegen 10% ansteigt (TURCK und PETERSDORF, 1962). GROSS-BERG et al. (1962) fanden unter 181 Patienten mit im Spital erworbenem Harnwegsinfekt nur drei Fälle, bei denen kein instrumenteller Eingriff vorgenommen worden war.

Auf Grund solcher Beobachtungen wird empfohlen, den Katheterismus wo möglich durch die Untersuchung des „*Mittelstromurins*" zu ersetzen und den Eingriff, wo er angezeigt erscheint, von geschultem Personal, am besten mit Wegwerfkathetern vornehmen zu lassen. Bei besonderer Gefährdung wird während einiger Tage prophylaktisch ein Chemotherapeuticum verabreicht.

Eine besonders sorgfältige Pflege erheischt der Verweilkatheter, bei welchem die Keime vor allem im Innern des Schlauches, aber auch an dessen Außenfläche im Urethralsekret (KASS und SCHNEIDERMAN, 1957) aufzusteigen vermögen, wenn sie nicht schon beim Einführen eingeschleppt werden. Beim Anlegen einer Dauerdrainage wird der aufsteigende Infekt wirksam hinausgezögert, wenn der Leitungsschlauch zusammen mit dem Auffanggefäß ein steriles, geschlossenes System bildet (ANSELL, 1962; GILLESPIE et al., 1964). Dünne Katheter sind zu bevorzugen, wie überhaupt eine Traumatisierung des Gewebes möglichst zu vermeiden ist. Letzteres stellt gleichzeitig eine wichtige Prophylaxe gegen eine hämatogene Streuung dar, welche SLADE (1958) in 10 von 38 Fällen kurz nach der Entfernung eines Katheters nachweisen konnte.

Sauberkeit und Sorgfalt lassen sich durch prophylaktische Verabreichung von Antibiotika nicht ersetzen, es wird dadurch lediglich der Infektion mit resistenten Keimen Vorschub geleistet. Hingegen gibt die *intermittierende Spülung* mit Neomycin (40 mg/l, plus Polymyxin 20 mg/l, in 0,9% NaCl) (MARTIN und BOOKRAJIAN, 1962) ausgezeichnete Ergebnisse. Während ein Dauerkatheter früher gleichbedeutend war mit einer chronischen Cystitis und deren Gefahren, läßt die Beachtung der angedeuteten Grundsätze den Infekt verhindern oder soweit in Schranken halten, daß schwerere Schädigungen auch über lange Zeit ausbleiben.

Ausgedehnte Untersuchungen an Spitälern über die *Herkunft der* in die Harnwege *eingeschleppten Keime* haben ergeben, daß sowohl Autoinfekte vom Darm her (STORY, 1954), wie eine Verschleppung von Patient zu Patient (EDEBO und LAURELL, 1958; DUTTON und RALSTON, 1957; OMLAND, 1960; KIPPAX, 1957) vorkommen. Letzteres ist von praktischer Bedeutung, weil es dabei zur Selektion resistenter Erreger kommt. Die prophylaktischen Bemühungen sind deshalb nicht auf die Pflege des Katheters einzuschränken, sondern haben sich auch auf die Umgebung, auf Nachtgeschirre, Bettwäsche, Handtücher, Thermometer, Endoskope und nicht zuletzt auf die Hände von Patient und Personal zu erstrecken (DUTTON und RALSTON, 1957).

Während das Problem der Katheter vor allem die Spitäler betrifft, liegt in der *Früherfassung* der klinisch nicht manifesten Harnwegsinfekte eine wesentliche *Aufgabe der ambulanten Praxis*. Epidemiologische Erhebungen über die Keimzahl im Urin (KUNIN et al., 1962; KUNIN und HALMAGYI, 1962; KASS et al., 1961) haben zum Begriff der „*asymptomatischen Bakteriurie*" geführt, die bereits bei Kindern in erheblichem Maß, *vorwiegend* bei Mädchen (1,1%), gefunden wird. Besonders häufig wird dieser Zustand bei Diabetikern (5% ♂, 18% ♀) (KASS, 1957), während der Schwangerschaft (3—12 %) (KASS, 1960; KAITZ, 1961; BRYANT et al., 1964) und bei Spitalpatienten beobachtet. Der Nachweis einer gestörten Nierenfunktion (KAITZ, 1961) und erhöhter Blutdruckwerte (KASS et al., 1961) bei Gruppen von Patienten mit asymptomatischer Bakteriurie deutet auf die nahe Beziehung zur chronischen Pyelonephritis. Ferner ist damit zu rechnen, daß 18—40 % der Patientinnen mit unbehandelter asymptomatischer Bakteriurie während der Schwangerschaft oder im Wochenbett einen akuten pyelonephritischen Schub durchmachen (KASS, 1960; KAITZ und HODDER, 1961).

All das sind Gründe, bei den erwähnten Patientengruppen auch in Abwesenheit aktueller Symptome schon bei geringen anamnestischen Verdachtsmomenten eine Bakteriurie zu suchen und bei positivem Befund zu behandeln. Hierzu gehört auch eine genaue Abklärung der Harnwege, deren anatomischer Zustand für den Verlauf entscheidend sein kann. Man ist deshalb geneigt, auch kleine Veränderungen, wie ein ungünstiger Abgang des Ureters aus dem Nierenbecken und Abknickungen des Ureters operativ anzugehen, noch bevor eine schwere Hydronephrose entstanden ist. Immer braucht es in diesen Fällen die Erfahrung des Spezialisten, um die Operationsrisiken gegen den zu erwartenden Vorteil abzuwägen.

Literatur

Addis, T.: Glomerular Nephritis. Diagnosis and Treatment. New York: Macmillan 1950. — **Anderson, K. N., R. P. Kennedy, J. J. Plorde, J. A. Shulman**, and **R. G. Petersdorf**: Evaluation of Ampicillin in Gram-negative Infections. Antimicrobial Agents Chemotherapy **1963**, 325—330. — **Ansell, J.**: Some Observations on Catheter Care. J. chron. Dis. **15**, 675—682 (1962). — **Arnold, J. H.**: Relationship of Types of Bacteria to Bladder Infection. J. Urol. (Baltimore) **81**, 530—533 (1959).

Beck, E.: Proteussepsis. Schweiz. med. Wschr. **92**, 1108 (1963). — **Beeson, P. B.**: The Case Against the Catheter. Amer. J. Med. **24**, 1—3 (1958). — **Bickel, G.**: La Colibacillose. Hdb. Urologie IX/1. Berlin-Göttingen-Heidelberg: Springer 1964. — **Brayton, R. G.**, and **D. B. Louria**: Gentamycin in Gram-negative Urinary and Pulmonary Infections. Arch. intern. Med. **114**, 205—212 (1964). — **Brod, J.**: Chronic Pyelonephritis. Lancet **1956 I**, 973—981. — **Brooke, B. N.**, and **G. Slaney**: Portal Bacteremia in Ulcerative Colitis. Lancet **1958 I**, 1206—1207. — **Bryant, R. E., R. E. Windom, J. P. Vineyard jr.**, and **J. P. Sanford**: Asymptomatic Bacteriuria in Pregnancy and its Association with Prematurity. J. Lab. clin. Med. **63**, 224—231 (1964). — **Bulger, R. J.**, and **W. M. M. Kirby**: Simple Tests for Significant Bacteriuria. Arch. intern. Med. **112**, 742—746 (1963).

Colby, F. H.: Pyelonephritis. Baltimore: Williams and Wilkins 1957. — **Cotran, R. S., E. Vivaldi, D. P. Zangwill**, and **E. H. Kass**: Retrograde Proteus Pyelonephritis in Rats. Bacteriologic, Pathologic and Fluorescent-Antibody Studies. Amer. J. Path. **43**, 1—31 (1963). — **Cotran, R. S., L. D. Thrupp, S. N. Hajj, D. P. Zangwill, E. Vivaldi**, and **E. H. Kass**: Retrograde E. coli Pyelonephritis in the Rat. A Bacteriologic, Pathologic and Fluorescent Antibody Study. J. Lab. clin. Med. **61**, 987—1004 (1963). — **Cox, C. E.**, and **F. Hinman**: Incidence of Bacteriuria with Indwelling Catheter in Normal Bladders. J. Amer. med. Ass. **178**, 919—921 (1961). — **Czerwinski, A. W., J. P. Colmore, M. M. Cummings**, and **B. Brown**: A Preliminary Report on the Longterm Treatment of Chronic Pyelonephritis with a New Sulfonamide. Antimicrobial Agents Ann. **1960**, 58—61.

Dock, D. S., and **L. B. Guze**: Acute Non-Obstructive Pyelonephritis, Occurrence of Bacteriuria After Apparent Recovery. Ann. intern. Med. **50**, 936—941 (1959). — **Dutton, A. A. C.**, and **M. Ralston**: Urinary Tract Infection in a Male Urological Ward with Special Reference to the Mode of Infection. Lancet **1957 I**, 115—119.

Edebo, L., and **G. Laurell**: Hospital Infection of the Urinary Tract with Proteus. A Clinical-Bacteriologic Study with Special Reference to Modes of Infection. Acta path. microbiol. scand. **43**, 93—105 (1958).

Finland, M., W. F. Jones jr., and **M. W. Barnes**: Occurrence of Serious Bacterial Infections Since Introduction of Antibacterial Agents. J. Amer. med. Ass. **170**, 2188—2197 (1959).

Gillespie, W. A., G. G. Lennon, K. B. Linton, and **N. Slade**: Prevention of Urinary Infection in Gynaecology. Brit. Med. J. **2**, 423—425 (1964). — **Gloor, F.**: Die doppelseitige chronische nicht-obstruktive interstitielle Nephritis. Ergebn. allg. Path. path. Anat. **41**, 64—207 (1961). — **Goodgold, A. L.**, and **F. Reubi**: Appraisal of Sternheimer-Malbin Urinary Sediment Stain in Diagnosis of Pyelonephritis. Urol. int. (Basel) **1**, 225—242 (1955). — **Grossberg, S. E., R. G.**

Petersdorf, J.A. Curtin, and **I.L. Bennet:** Factors Influencing the Species and Antimicrobial Resistance of Urinary Pathogens. Amer. J. Med. **32,** 44—55 (1962). — **Gsell, O.:** Neuere Sulfonamide in ihrer antiinfektiösen Wirkung. Therapiewoche **12,** 804—810 (1962). — **Haenel, H.:** Some Rules in the Ecology of the Intestinal Microflora of Man. J. appl. Bact. **24,** 242—251 (1961). — **Haschek, H.:** Langzeittherapie bei chronischen Entzündungen des Urogenitalsystems. Urologe **2,** 21—27 (1963). — **Hoeprich, P.D.:** Culture of the Urine. J. Lab. clin. Med. **56,** 899—907 (1960). — **Hook, E.W.,** and **R.G. Petersdorf:** In vitro and in vivo Susceptibility of Proteus Species to the Action of Certain Antimicrobial Drugs. Bull. Johns Hopk. Hosp. **107,** 337—348 (1960). — **Hutch, J.A.:** The Role of the Ureterovesical Junction in the Natural History of Pyelonephritis. J. Urol. **88,** 354—362 (1962).

Jackson, G.G., K.P. Poirier, and **H.G. Grieble:** Concepts of Pyelonephritis. Experience with Renal Biopsies and Long-Term Clinical Observations. Ann. intern. Med. **47,** 1165—1183 (1957). — **Jackson, G.G., H.G. Grieble,** and **K.B. Knudsen:** Urinary Findings Diagnostic of Pyelonephritis. J. Amer. med. Ass. **166,** 14—17 (1958). — **Jackson, G.G., J.A. Arana-Sialer, B.R. Andersen, H.G. Grieble,** and **W.R. McCabe:** Profiles of Pyelonephritis. Arch. intern. Med. **110,** 663—675 (1962). — **Jacobson, E., B. Mehlman,** and **J. Kalas:** Vasoactive Mediators as the "Trigger Mechanism" of Endotoxin Shock. J. clin. Invest. **43,** 1000—1013 (1964). — **Jenni, M.:** Gleichzeitiges Vorkommen von Nierentuberkulose und unspezifischer Pyelonephritis. Urol. int. (Basel) **6,** 174—186 (1958).

Kaitz, A.L.: Urinary Concentrating Ability in Pregnant Women with Asymptomatic Bacteriuria. J. clin. Invest. **40,** 1331—1338 (1961). — **Kaitz, A.L.,** and **E.W. Hodder:** Bacteriuria and Pyelonephritis of Pregnancy. A Prospective Study of 616 Pregnant Women. New Engl. J. Med. **265,** 667—672 (1961). — **Kass, E.H.:** Asymptomatic Infections of the Urinary Tract. Trans. Ass. Amer. Phycns **69,** 59—63 (1956). ~ Bacteriuria and Diagnosis of Infections of Urinary Tract with Observations on the Use of Methionine as an Urinary Antiseptic. Arch. intern. Med. **100,** 709—714 (1957). — **Kass, E.H.,** and **L.J. Schneiderman:** Entry of Bacteria into the Urinary Tracts of Patients with Inlying Catheters. New Engl. J. Med. **256,** 556—557 (1957). — **Kass, E.H.:** Effect of Corticosteroids and of Hormones of Pregnancy on the Lethal Action of Bacterial Endotoxin. Ann. N.Y. Acad. Sci. **88,** 107—115 (1960). ~ Bacteriuria and Pyelonephritis of Pregnancy. Arch. intern. Med. **105,** 194—198 (1960). — **Kass, E.H., W.E. Miall,** and **K.L. Stuart:** Relationship of Bacteriuria to Hypertension. An Epidemiological Study. J. clin. Invest. **40,** 1053 (1961). — **Kass, E.H.:** Chemotherapy of Infections of the Urinary Tract. Practitioner **188,** 22—26 (1962). — **Kippax, P.W.:** A Study of Proteus Infections in a Male Urological Ward. J. clin. Path. **10,** 211—214 (1957). — **Kleeman, C.R., W.L. Hewitt,** and **L.B. Guze:** Pyelonephritis. Medicine **39,** 3—116 (1960). — **Kunin, C.M.,** and **M. Finland:** Restrictions Imposed on Antibiotic Therapy by Renal Failure. Arch. intern. Med. **104,** 1030—1050 (1959). — **Kunin, C.M., E. Zacha,** and **A. Paquin:** Urinary-Tract Infections in Schoolchildren. I. Prevalence of Bacteriuria and Associated Urologic Findings. New Engl. J. Med. **266,** 1287—1296 (1962). — **Kunin, C.M.,** and **N.E. Halmagyi:** Urinary Tract Infections in Schoolchildren. II. Characterization of the Invading Organisms. New Engl. J. Med. **266,** 1297—1301 (1962). — **Kunin, C.M.:** Microbial Persistence Versus Reinfection in Recurrent Urinary Tract Infections. Antimicrobial Agents Chemotherapy **1962,** 21—34.

Lattimer, J.K., H. Seneca, H.H. Zinsser, and **O. Troc:** Increasing Seriousness of Resistent Urinary Infections with Aerobacter aerogenes. Current Effectiveness of Kanamycin. J. Amer. med. Ass. **170,** 938—941 (1959). — **Lich, R.,** and **L.W. Howerton:** A Clinical Evaluation of the Urethral Catheter. J. Amer. med. Ass. **180,** 813—815 (1962). — **Little, P.J.:** Urinary White Cell Excretion. Lancet **1962 I,** 1149—1151.

MacDonald, R.A., H. Levitin, G.K. Mallory, and **E.H. Kass:** Relation Between Pyelonephritis and Bacterial Counts in the Urine. An Autopsy Study. New Engl. J. Med. **256,** 915—922 (1957). — **Martin, W.J., J.A. Spittel, C.G. Morlock,** and **A.H. Baggenstoss:** Severe Liver Disease Complicated by Bacteremia Due to Gram-negative Bacilli. Arch. intern. Med. **98,** 8—15 (1956). — **Martin, C.M.,** and **E.N. Bookrajian:** Bacteriuria Prevention After Indwelling Urinary Catheterization. A Controlled Study. Arch. intern. Med. **110,** 703—711 (1962). — **Martini, G.A., E.A. Phear, B. Ruebner,** and **S. Sherlock:** Bacterial Content of Small Intestine in Normal and Cirrhotic Subjects. Relation to Methionine Toxicity. Clin. Sci. **16,** 35—51 (1957). — **McCabe, W.R., G.G. Jackson,** and **H.G. Grieble:** Treatment of Chronic Pyelonephritis. II. Short-Term Intravenous Administration of Single and Multiple Antibacterial Agents. Arch. intern. Med. **104,** 710—719 (1959). — **McCabe, W.R.,** and **G.G. Jackson:** Treatment of Chronic Pyelonephritis. III. Comparison of Several Drugs Combined and One Member of the Combination, Colistin. Amer. J. med. Sci. **240,** 754—763 (1960). ~ Treatment of Pyelonephritis. Bacterial, Drug and Host Factors in Success or Failure Among 252 Patients. New Engl. J. Med. **272,** 1037—1044 (1965). — **McHenry, M.G., W.J. Martin,** and **W.E. Wellman:** Bacteremia Due to Gram-negative Bacilli. Review of 113 Cases Encountered in the Five-Year Period 1955 through 1959. Ann. intern. Med. **56,** 207—219 (1962). — **McHenry, M.C.,** and **W.J. Martin:** Bacteremic Shock Due to Gram-negative Bacilli. Proc. Mayo Clin. **37,** 162—176 (1962). —

Modern Drugs (Neg Gram) **1964**, 514—515. — **Monzon, O.T., E.M. Ory, H.L. Dobson, E. Carter,** and **E.M. Yow:** Comparison of Bacterial Counts of Urine Obtained by Needle Aspiration of Bladder, Catheterization and Midstream-Voided Methods. New Engl. J. Med. **259,** 764—767 (1958).

Nesbit, R.M.: The Relation of Instrumentation to Infection of the Kidney. In: Biology of Pyelonephritis, p. 465—471 (E.L. Quinn and E.H. Kass, eds.). Henry Ford Hospital International Symposium, Detroit, October 8, 9, 10, 1959. Boston: Little, Brown and Co. 1960.

Oechslin, R., W. Scheitlin u. **P. Frick:** Schockzustände bei Sepsis mit gramnegativen Erregern. Schweiz. med. Wschr. **92,** 1151 (1963). — **Omland, T.:** Nosocomial Infections Caused by Proteus rettgeri. Acta microbiol. scand. **48,** 221—230 (1960). — **Owen, T.,** and **W.B. Spaulding:** E. coli Bacteremia. Canad. med. Ass. J. **75,** 1020—1024 (1956).

Parker, R.H., N.M. Nord, G.F. Croft, and **P.D. Hoeprich:** Reliability of a Commercial Triphenyltetrazolium Chloride Reduction Test for Detecting Significant Bacteriuria. Clin. Res. **13,** 129 (1965). — **Petersdorf, R.G., E.W. Hook, J.A. Curtin,** and **S.E. Grossberg:** The Antimicrobial Sensitivity of Gram-negative Pathogens. Bull. Johns Hopk. Hosp. **108,** 48—59 (1961). — **Poirier, K.P.,** and **G.E. Jackson:** Characteristics of Leukocytes in the Urine Sediment in Pyelonephritis. Correlation with Renal Biopsies. Amer. J. Med. **23,** 579—586 (1957). — **Potee, K.-G., S.S. Wright,** and **M. Finland:** In vitro Susceptibility of Recently Isolated Strains of Proteus to Ten Antibiotics. J. Lab. clin. Med. **44,** 463—477 (1954).

Reubi, F.: Nierenkrankheiten. Bern u. Stuttgart: Hans Huber 1960. — **Ritzerfeld, W.,** u. **A. Herrmann:** Erhebungen zur Bakterienresistenz gegen antibiotische Substanzen über einen Zeitraum von 10 Jahren. Arch. Hyg. **145,** 362—375 (1961). — **Rogers, D.E.:** Changing Pattern of Life-Threatening Microbial Disease. New Engl. J. Med. **261,** 677—683 (1959). — **Ruedy, J., J.H. Dirks,** and **D.G. Cameron:** Bacteremic Shock. A Medical Emergency. Canad. med. Ass. J. **89,** 1059—1063 (1963).

Sanford, J.P., C.B. Favour, and **F.H. Mao:** The Emergence of Antibioticresistant Gram-negative Bacilli. J. Lab. clin. Med. **45,** 540—545 (1955). — **Sanford, J.P., C.B. Favour, F.H. Mao,** and **J.H. Harrison:** Evaluation of the "Positive" Urine Culture. Amer. J. Med. **20,** 88—93 (1956). — **Simmons, D.H., J. Nicoloff,** and **L.B. Guze:** Hyperventilation and Respiratory Alkalosis as Signs of Gram-negative Bacteremia. J. Amer. med. Ass. **174,** 2196—2199 (1960). — **Simon, H.B., W.A. Bennett,** and **J.L. Emmett:** Renal Papillary Necrosis. A Clinicopathologic Study of 42 Cases. J. Urol. **77,** 557—567 (1957). — **Slade, N.:** Bacteriaemia and Septicaemia After Urological Operations. Proc. roy. Soc. Med. **51,** 331—334 (1958). — **Smith, L.G.,** and **J. Schmidt:** Evaluation of Three Screening Tests for Patients with Significant Bacteriuria. J. Amer. med. Ass. **181,** 431—433 (1962). — **Spink, W.W.:** The Pathogenesis and Management of Shock Due to Infection. Arch. intern. Med. **106,** 433—442 (1960). — **Spittel, J.A., W.J. Martin,** and **D.R. Nichols:** Bacteremia Owing to Gram-negative Bacilli. Experiences in the Treatment of 137 Patients in a 15-Year-Period. Ann. intern. Med. **44,** 302—315 (1956). — **Spühler, O.,** u. **H.U. Zollinger:** Die chronische interstitielle Nephritis. Z. klin. Med. **151,** 1—50 (1953). — **Sternheimer, R.,** and **B. Malbin:** Clinical Recognition of Pyelonephritis, with New Stain for Urinary Sediments. Amer. J. Med. **11,** 312—323 (1951). — **Stewart, B.L.:** Clinical Results with Gantanol in Severe Urinary Tract Infections. J. Urol. **87,** 491—494 (1962). — **Story, P.:** Proteus Infections in Hospital. J. Path. Bact. **68,** 55—62 (1954). — **Sweedler, D.R., C.F. Gravenkemper, R.J. Bulger, J.L. Brodie,** and **W.M.M. Kirby:** Laboratory and Clinical Studies of Gentamicin. Antimicrobial Agents Chemotherapy **1968,** 157—160.

Talbot, H.S., E.M. Mahoney, and **S.R. Jaffee:** The Effects of Prolonged Urethral Catheterization. I. Persistence of Normal Renal Structure and Function. J. Urol. **81,** 138—145 (1959). — **Teuscher, W.:** Eine einfache Methode zur Bestimmung der Keimzahl im Urin. Helv. med. Acta **29,** 669—673 (1962). — **Thompson, A.E.:** Adrenergic Blockade in Clinical Shock. Canad. med. Ass. J. **88,** 269 (1963). — **Trafford, J.A.P., D.M. MacLaren, D.A. Lillicrap, R.D. Barnes,** and **J.C. Houston:** Ampicillin — A Broad Spectrum Penicillin. Lancet **1962 I,** 987—990. — **Turck, M., M.R. Fournier,** and **R.G. Petersdorf:** Laboratory and Clinical Studies of E. coli Infections. Antimicrobial Agents Chemotherapy **1961,** 113—120. — **Turck, M., A.A. Browder, R.I. Lindemeyer, N.K. Brown, K.N. Anderson,** and **R.G. Petersdorf:** Failure of Prolonged Treatment of Chronic Urinary Tract Infections with Antibiotics. New Engl. J. Med. **267,** 999—1005 (1962). — **Turck, M.,** and **R.G. Petersdorf:** The Role of Antibiotics in the Prevention of Urinary Tract Infections. J. chron. Dis. **15,** 683—689 (1962).

Weil, M.H., and **W.W. Spink:** Shock Syndrome Associated with Bacteremia Due to Gram-negative Bacilli. Arch. intern. Med. **101,** 184—193 (1958). — **Williamson, J., H. Brainerd, M. Scaparone,** and **S.P. Chueh:** Antibacterial Antibodies in Coliform Urinary Tract Infections. Arch. intern. Med. **114,** 222—231 (1964). — **Woelk, E.,** und **F. Arnholdt:** Chronische Harninfektion und vesikoureteraler Reflux. Dtsch. med. Wschr. **26,** 1251—1254 (1964). — **Woodruff, J.D.,** and **H.S. Everett:** Prognosis in Childhood Urinary Tract Infections in Girls. Amer. J. Obstet. Gynec. **68,** 798—809 (1954). — **Woods, J.W.:** Susceptibility of Rats with Hormonal Hypertension to Experimental Pyelonephritis. J. clin. Invest. **37,** 1686—1692 (1958).

E. coli und Proteus-Infektionen

Teil D: Die Colienteritis der Säuglinge

Von O. H. BRAUN, Pforzheim

Mit 1 Abbildung

I. Definition

Unter der *infektiösen Colienteritis der Säuglinge* versteht man eine Sonderform der Durchfallserkrankungen in dieser Altersstufe, die sich nur durch die Ätiologie, jedoch nicht durch das klinische Bild von Durchfallserkrankungen anderer Ursache unterscheidet.

Die Erreger der infektiösen Colienteritis sind spezielle Colitypen, die nach einem Vorschlag von ADAM (1927, 1956) als „*Dyspepsiecoli*" bezeichnet werden, ein Ausdruck, der auch heute noch vorwiegend im deutschsprachigen Schrifttum in Gebrauch ist. Im ausländischen, besonders im anglo-amerikanischen Schrifttum hat sich in der letzten Zeit mehr die Bezeichnung „*Enteropathogene E. coli* (EEC)" durchgesetzt (NETER, 1959). Ähnliche Bezeichnungen sind „Colienteritis-Stämme" (KAUFFMANN und ØRSKOV, 1956), bzw. „enteropathogene Colitypen". In dieser Arbeit wird aus historischen Gründen der Ausdruck „Dyspepsiecoli" verwendet und zum weiteren Gebrauch empfohlen. Dieser Meinung hat sich auch GEBERT (1965) angeschlossen.

Der Ausdruck Colienteritis soll besagen, daß es sich hierbei um einen bakteriell bedingten Entzündungsprozeß vorwiegend des Dünndarms handelt. Der Zusatz „infektiös" bedeutet, daß diese Krankheit sowohl epidemisch, als auch sporadisch auftreten kann. Von der Infektion werden vorwiegend junge Säuglinge betroffen, während Erwachsene nur ausnahmsweise erkranken (KAUFFMANN, 1953; BRAUN, 1956).

II. Geschichte

Nachdem schon ESCHERICH und FINKELSTEIN vermutet hatten, daß coliforme Bakterien die Erreger epidemischer Säuglingsenteritis sein könnten, gelang es erstmals ADAM (1923, 1927) bestimmte Colistämme aus Stühlen von Säuglingen mit einer Intoxikation zu züchten, die er „Dyspepsiecoli" nannte. Die Befunde von ADAM sind 1933 von GOLDSCHMIDT mit serologischen Methoden bestätigt worden, doch wurden sie jahrzehntelang kaum beachtet und es wurde ihnen heftig widersprochen.

KAUFFMANN und seine Mitarbeiter haben von 1941 an die Serologie der Keime der Coligruppe aufgeklärt und bis 1947 ein diagnostisches Antigenschema aufgestellt (KAUFFMANN, 1947). Mit Hilfe dieser methodischen Fortschritte war es möglich, bestimmte Colistämme, die BRAY 1945 bei Fällen von epidemischer Säuglingsenteritis isoliert hatte, später gleichartige Stämme von SMITH, TAYLOR, GILES und SANGSTER (England) genauer serologisch zu definieren. KAUFFMANN und DUPONT kamen 1950 zur Aufstellung der Serotypen O 111:B4 (entsprechend dem Typ a von SMITH) und O 55:B5 (entsprechend dem Typ β von SMITH).

In der Zwischenzeit ist aus vielen Ländern der Welt eine heute kaum noch überschaubare Literatur zur Frage der Colienteritis erschienen, die unsere Kenntnisse wesentlich erweitert hat. Die Anzahl enteropathogener Colitypen ist immer größer geworden. Ältere Bezeichnungen für diese Keime sind durch die serologische Gruppenbezeichnung abgelöst worden. Trotz heute noch mancher offener Fragen konnte die Bedeutung dieser Keime für die Ätiologie und Epidemiologie der Colienteritis geklärt werden. Durch die moderne antibiotische Therapie wurde die Sterblichkeit erheblich gesenkt. (Zusammenfassende Arbeiten siehe bei: BRAUN, 1953; OCKLITZ und SCHMIDT, 1954; DUPONT, 1955; GRÖNROOS, 1954; ADAM, 1956; ØRSKOV, 1956; NETER, 1959; BRAUN, 1963).

III. Erreger der Colienteritis

Die Erreger der Colienteritis sind die Dyspepsiecolibakterien (enteropathogene Colitypen). Ihre wahre Erregernatur konnte durch die Epidemiologie und durch Infektionsversuche an freiwilligen Erwachsenen zweifelsfrei belegt werden. Eine genaue Beschreibung der bis 1956 bekannten Colitypen haben KAUFFMANN und ØRSKOV (1956) gegeben.

Wie auch bei den anderen Colitypen des diagnostischen Antigenschemas von KAUFFMANN kann man bei den Dyspepsiecolitypen sog. *O- (Körper)*, *K- (Hüllen-* oder *Kapsel)* und *H- (Geißel)-Antigene* unterscheiden. Während bisher die K-Antigene der Dyspepsiecolitypen als sog. B-Antigene mit eigenen Nummern belegt waren (z. B. O 111:B4, O 55:B5), wird neuerdings die fortlaufende Numerierung der K-Antigene benutzt. Die Art des K-Antigens wird mit L-, A-, oder B- hinter der Nummer angegeben. Bei Dyspepsiecolitypen sind bisher fast nur B-Antigene gefunden worden. Demnach kann es heißen: O 111:B4 (alte Bezeichnung) oder O 111:58 B (neue Bezeichnung).

In der Tab. 1 wurden alle Coli-Serotypen zusammengestellt, die bis heute im Zusammenhang mit Säuglingsenteritis diskutiert werden. Allerdings handelt es sich nicht bei allen diesen Typen um anerkannte Enteritiserreger. Bis 1956 galten nur die Typen O 111:B4:[2], O 55:B5:[6], O 26:B6:[11] und O 86:B7:[34] als anerkannte Enteritiserreger (sog. „klassische Typen"). Die eckige Klammer um das H-Antigen bedeutet dabei, daß dieser Typ in einer unbeweglichen und beweglichen Form vorkommt. Es ist allerdings wahrscheinlich, daß auch die Typen mit seltener vorkommenden H-Antigenen eine pathogene Bedeutung haben.

Zu den „klassischen Typen" von anerkannter Pathogenität muß heute auch der Typ O 127:B8 gerechnet werden. Dieser zuerst von EWING, TANNER und TATUM (1955) isolierte Typ wurde zunächst in Nordamerika beobachtet. Seit den Jahren 1958/59 wird er auch in Europa im Zusammenhang mit schweren Enteritisepidemien festgestellt.

Bei den übrigen Dyspepsiecolitypen der Tab. 1 kann die echte Erregernatur heute noch nicht mit der gleichen Sicherheit belegt werden. Auch die meisten dieser Typen wurden in Verbindung mit Säuglingsenteritis isoliert, kleinere Epidemien verschiedenen Schweregrades konnten beobachtet werden. Für die Typen O 114, O 119 und O 78 liegen Beobachtungen über gehäuftes Auftreten bei Fällen von Säuglingsenteritis auch in Deutschland vor (LINZENMEIER, 1960, 1962; LINZENMEIER und METZ, 1960; LINZENMEIER und TYMPNER, 1964). Ein gehäuftes Auftreten von O 119:B 14, bzw. von O 124:B 17 haben HUTH und SCHLEIHAUF (1965) gesehen. LE MINOR u. Mitarb. (1965) beobachteten eine Säuglingsenteritisepidemie durch den Typ O 128:B 12 in Straßburg.

Ob alle in der Tab. 1 angeführten H-Untertypen zu den echten Enteritiserregern gehören, ist eine noch nicht geklärte Frage. Daher wird für eine exakte Dyspepsiecolidiagnostik auch die H-Antigenbestimmung gefordert (SIMON, 1965). Nur auf diese Weise läßt sich mit der Zeit beurteilen, welche Bedeutung die einzelnen H-Untertypen besitzen. So beschreiben z. B. GECK u. Mitarb. (1965) eine Enteritisepidemie durch den in der Tab. 1 noch nicht erwähnten Colityp O 111: B 4: H 34.

Im übrigen lassen die neuesten Veröffentlichungen erkennen, daß mit weiteren Enteritiserregern aus der E. Coli-Gruppe zu rechnen ist. COWART und THOMASON

Tabelle 1. *Heute bekannte Dyspepsiecolitypen* (Nach Angaben von KAUFFMANN und ØRSKOV, 1956; NETER, 1959; LE MINOR u. Mitarb., 1962; BRAUN, 1963)

O-Antigen	K-Antigen Bezeichnung		Beobachtete H-Antigene
	alt	neu	
25		11 L	[6]
25		3 L	.
26	B 6	60 B	[11], 32
44		74 L	12, [18]
55	B 5	59 B	[6], 2, 4, 7, 8, 10, 11, 21, 27, 32, 34
78	B	80 B	.
86	B 7	61 B	[34], 7, 8, 9, 10, 11
86		62 L	2
111	B 4	58 B	[2], 4, 6, 11, [12], 16, 21, 25, 27, 40
112 [112a, 112c]	B 11	66 B	.
114	B	?	2, 10, 32
119	B 14	69 B	4, 6, 9, 18, 27
124	B 17	72 B	., 16, 19, 30, 32
125 [125a, 125b]	B 15	70 B	6, 11, 19, 21, 25
126	B 16	71 B	., 2, 27
127	B 8	63 B	., 4, 6, 11, 21, 26, 40
128	B 12	67 B	., 2, 8, 9, 10, 12

Die Bezeichnung . bedeutet, daß der betreffende Typ unbeweglich ist. Die bei einigen H-Antigenen gesetzte eckige Klammer besagt, daß innerhalb desselben Typs bewegliche und unbewegliche Kulturen vorkommen (nach KAUFFMANN und ØRSKOV, 1956).

(1965) berichten über gehäuftes und epidemisches Auftreten des Colityps O 6:K 13 (H 1 und H 31) bei Säuglingen und Neugeborenen. RUCKDESCHEL und LINZEN-MEIER (1966) beobachteten den Typ O 91:K 2:H bei epidemischer und sporadischer Säuglingsenteritis. OLARTE und RAMOS-ALVAREZ (1965) erlebten eine Enteritisepidemie unter Frühgeborenen durch den Typ O 142:K 86(B):H 6. Über weitere Colitypen wird von COSTIN (1966) berichtet. Wenn auch noch Bestätigungen für diese Beobachtungen ausstehen, so zeigt die Entwicklung doch schon jetzt eine ähnliche Tendenz, wie bei den Salmonellaenteritistypen, wo ebenfalls immer wieder neue Typen als Enteritiserreger bekannt werden.

Neben der serologischen Typeneinteilung ist eine weitere Differenzierung nach den biochemischen Vergärungsleistungen der einzelnen Typen möglich.

Eine gewisse Bedeutung für die Epidemiologie hat die *Phagentypisierung* gewonnen, die ab 1952 von NICOLLE u. Mitarb. für die Serotypen O 111:B4, O 55:B5 und O 26:B6 durchgeführt wurde. In der Gruppe O 111:B4 konnten bisher 11, in der Gruppe 55:B5 9, in der Gruppe 26:B6 5 Phagentypen aufgestellt werden. Die epidemiologische Brauchbarkeit dieser Methode ist in mehreren Arbeiten belegt worden (siehe NICOLLE u. Mitarb., 1960). Neuerdings wurde auch für den Serotyp O 127:B8 eine Einteilung in 9 Phagentypen aufgestellt (ACKERMANN u. Mitarb., 1962). Bei dem Typ O 114 wurden 10 Lysotypen gefunden (KAYSER, 1964).

Wie alle anderen Colibakterien enthalten auch die Dyspepsiecolitypen ein *Endotoxin*. Hierbei handelt es sich um das toxische und antigene Prinzip dieser Keime. Nach WESTPHAL und LÜDERITZ (1954) ist das Endotoxin ein Lipopolysaccharid. Sichere Unterschiede in der Toxizität des Endotoxins zwischen Dyspepsiecoli- und gewöhnlichen Colitypen konnten im Tierversuch (LD 50 für Mäuse) nicht nachgewiesen werden (BRAUN, LÜDERITZ, SPECHT und WESTPHAL, 1954).

In letzter Zeit wurde von KAUFFMANN u. Mitarb. (1960) über gewisse chemische Unterschiede der Lipopolysaccharide aus Dyspepsiecoli- und gewöhnlichen Colitypen berichtet. In der Polysaccharidfraktion des O-Antigenes von Dyspepsiecolitypen findet man häufig Desoxyzucker vom Typ der Fucose und der Colitose. Diese war bisher bei sonstigen Colispezies gar nicht, die Fucose nur selten nachweisbar. In dieser Hinsicht ähneln die Endotoxine von bestimmten Dyspepsiecolitypen denen von Salmonellen. Welche Bedeutung diesen Befunden beizumessen ist, kann heute noch nicht gesagt werden.

IV. Pathologisch-anatomische Befunde

Die ersten grundlegenden Untersuchungen stammen von ADAM und FROBOESE (1925), sie wurden später von ILGNER (1956) an einem großen Krankengut mit der Methode der *Frühsektion* bestätigt und erweitert.

Die *Dünndarmepithelien* sind von einem dicken Colirasen überzogen. Die Mucosa kann neben einer Zerstörung des Cuticularsaumes alle Schweregrade einer akuten Schleimhautentzündung zeigen. Auch schwere ulcerierende und nekrotisierende Prozesse bis zum völligen Verlust der Mucosa wurden besonders in den mittleren und unteren Dünndarmabschnitten gefunden. Diese Untersuchungen sind auch von anderen Autoren für die Colienteritis bestätigt worden (Literatur siehe BRAUN, 1953; ILGNER, 1956).

Bei schwersten Verlaufsformen junger Säuglinge und Frühgeborener, hervorgerufen durch Coli O 127:B8, wurde eine schwere, hämorrhagische und nekrotisierende Enteritis beobachtet, die den gesamten Verdauungstrakt vom Ösophagus bis zum Rectum befallen kann (BÄSSLER u. Mitarb., 1961). An *Komplikationen* wurden eine Durchwanderungsperitonitis und Darmwandperforationen im Colon gesehen.

Häufig kann man eine Verfettung der Leber feststellen. Schließlich kann eine Dyspepsiecoliinfektion zu einer Pneumatosis intestini führen (ROZANSKY u. Mitarb., 1964).

Über weitere Organveränderungen wird in der zusammenfassenden Darstellung von ILGNER (1956) berichtet.

V. Pathogenese

Die Aufklärung der Pathogenese der *Colienteritis im Tierversuch* stößt noch immer auf Schwierigkeiten. In allen Tierversuchen, die bis 1956 durchgeführt wurden, ließ sich eine unterschiedliche Wirkung zwischen Dyspepsiecoli und gewöhnlichen Colitypen nicht feststellen (siehe BRAUN, 1956). Nur an der lebenden Harnblase des Meerschweinchens (BRAUN, RESEMANN und STÖCKLE, 1953) oder in einer abgebundenen Darmschlinge des Kaninchens (TAYLOR u. Mitarb., 1956, 1961) erhält man histologisch nachweisbare entzündliche Veränderungen der Schleimhaut, wenn Aufschwemmungen von Dyspepsiecoli instilliert werden. Diese Veränderungen waren mit Coli aus nicht pathologischem Material nicht nachweisbar.

Im Gegensatz zum Versuchstier ergaben *Infektionsversuche von freiwilligen Erwachsenen* den direkten Pathogenitätsbeweis für die Dyspepsiecolitypen O 111:B4, O 55:B5, O 86:B7 und O 127:B8. Die durch diese Typen ausgelöste Infektion führte zu einer Enteritis, deren Regelmäßigkeit und Schweregrad von der Höhe der angewandten Infektionsdosis abhing. Versuche mit normalen Colitypen riefen keine Erscheinungen hervor (FERGUSON und JUNE, 1952; JUNE u. Mitarb., 1953; BRAUN und RESEMANN, 1952; WENTWORTH u. Mitarb., 1956; Lit. siehe FERGUSON, 1956).

Die Infektion mit Dyspepsiecoli führt zur Bildung von *spezifischen Antikörpern*. Als die empfindlichsten Nachweismethoden gelten die *Bakterienagglutination* in der Form *der sog. Zentrifugiermethode* (BRAUN, SEELIGER und WAGNER, 1954) und der indirekte *Hämagglutinationstest* (NETER, 1956). Durch Hinzufügung von Meerschweinchenkomplement kommt es im Hämagglutinationstest zu einer Hämolyse, sog. *Hämolysetest*, der noch empfindlicher ist als der Hämagglutinationstest.

Mit der Agglutinationsmethode ließ sich in etwa $1/3$ bis zur Hälfte der an Colienteritis erkrankten Kinder ein spezifischer Agglutinationstiter nachweisen. Das Maximum der Antikörperbildung liegt in der 2.—3. Woche nach Krankheitsbeginn. Die Antikörper verschwinden wieder in der Rekonvaleszenz. Auch symptomlose Keimausscheider können Agglutinine bilden (BRAUN, SEELIGER und WAGNER, 1954). Ähnliche Ergebnisse konnten auch mit dem indirekten Hämagglutinationstest erzielt werden (KÖDITZ u. Mitarb., 1962).

Auch bei Kindern ohne bekannte Dyspepsiecoliinfektion lassen sich mehr oder weniger häufig spezifische Hämagglutinine nachweisen. NETER u. Mitarb. (1955) fanden mit steigendem Lebensalter Hämagglutinine gegen O 111:B4, O 55:B5 und O 26:B6. Schon in der 2. Hälfte des ersten Lebensjahres sind sie bei mehr als 50% der Probanden, bei Erwachsenen zu über 90% vorhanden. Diese Hämagglutinine, die sich allerdings in nur schwachem Titer nachweisen lassen, werden auf eine latente Infektion mit Dyspepsiecoli in frühem Lebensalter zurückgeführt.

VI. Epidemiologie

1. Vorkommen der Dyspepsiecoliinfektion

Bisher sind Dyspepsiecoliinfektionen in allen Ländern, in denen man nach ihnen gesucht hat, gefunden worden (Literatur siehe BRAUN, 1956; NETER, 1959; NICOLLE u. Mitarb., 1960). Diese Keime sind also *ubiquitär* über die ganze Welt verbreitet.

Die *Häufigkeit der einzelnen Dyspepsiecolitypen* ist jedoch *zeitlich und örtlich* sehr *verschieden*. So war in Deutschland um 1950 der Typ O 111:B4 vorherrschend, später wurde er durch den Typ O 55:B5 abgelöst. In den Jahren 1958/59 wurde hauptsächlich der Typ O 127:B8 gefunden, der bis dahin vorwiegend in den USA bekannt war. Ähnliche Erfahrungen wurden in Frankreich u. a. europäischen Ländern gemacht. Zur Zeit kommen bei uns Dyspepsiecoliinfektionen mit den sog. „klassischen Typen" ziemlich selten vor. Statt dessen wird über örtlich gehäuftes Auftreten von einigen neueren Typen, z. B. O 78, O 114 berichtet (näheres siehe LINZENMEIER, 1962). Das Auftreten der Colienteritis zeigt also ähnliche epidemiologische Schwankungen, wie man sie auch bei einigen anderen Infektionskrankheiten kennt. Über ihre Ursachen ist nichts Sicheres bekannt.

Bei *epidemischem Auftreten* der Colienteritis, z. B. in Säuglingsheimen oder Kliniken, beherbergen fast alle an Enteritis erkrankte Kinder den Erreger in großen Mengen im Stuhl. Bei *sporadischer Enteritis* werden Dyspepsiecolibakterien weniger häufig gefunden. Zeitlich und örtlich verschieden werden etwa *20—50% aller Säuglingsenteritiden* durch Dyspepsiecoli hervorgerufen (Literatur siehe BRAUN, 1956; WEINGÄRTNER, 1959; LINDE und KÖDITZ, 1960; WENDLER, 1966). Zur Zeit (1965—68) besteht der Eindruck, daß auch diese Zahlen noch zu hoch gegriffen sind. Allerdings hängt die Anzahl nachgewiesener Colienteritiden nicht nur von der epidemiologischen Lage, sondern auch von der bakteriologischen Technik und dem Spektrum der angewandten Dyspepsiecoliseren ab (LINZENMEIER, 1962; DIEMER, 1961).

Bei darmgesunden Säuglingen findet man Dyspepsiecoli im allgemeinen in nicht mehr als 5% der Fälle. In der unmittelbaren Umgebung von Colienteritisfällen ist diese Zahl allerdings größer, sie kann dann bis zu 30% betragen.

Die *Colienteritis* tritt *hauptsächlich bei Säuglingen des 1. Trimenons* auf. Frühgeborene und Neugeborene sind besonders empfänglich und zeigen auch die schwersten Verlaufsformen. Jenseits des 6. Lebensmonats nimmt die Morbidität ab. Bei älteren Kindern und Erwachsenen kommt die Colienteritis nur selten vor. Nur Erwachsene mit schweren konsumierenden Erkrankungen und in höherem Lebensalter zeigen eine gewisse Disposition gegenüber einer Dyspepsiecoliinfektion (STEVENSON u. Mitarb., 1950, 1952).

Bis zu 2 % gesunder Erwachsener können *Keimträger* sein (GAMBLE und ROWSON, 1957; MUSHIN und ASHBURNER, 1964). In der Umgebung kranker Säuglinge, z. B. bei Pflegepersonal, insbesondere aber bei Müttern in Entbindungsheimen kann diese Zahl höher liegen (OCKLITZ und SCHMIDT, 1955; SCHAFFER u. Mitarb., 1963).

Außer bei Menschen sind Dyspepsiecoli auch bei *Tieren* gefunden worden, insbesondere beim Großvieh (FEY, 1955; ULBRICH, 1954). Einige Typen, z.B. O 78:80 (FEY, 1957), O 114 und O 119 finden sich bei der Colisepsis des Kalbes. Es konnten Infektionsketten vom Großvieh zum Menschen beobachtet werden (FEY und MARGADANT, 1961). Außerdem wurden Dyspepsiecolibakterien auch bei Haustieren, z.B. Hunden und Katzen, festgestellt (MIAN, 1960; MUSHIN und ASHBURNER, 1964).

2. Auftreten der Colienteritis

Die Colienteritis kann sowohl *epidemisch,* als auch *sporadisch* auftreten. In Kinderkrankenhäusern, Säuglingsheimen und Entbindungsheimen führt sie zu epidemischen Ausbrüchen oft beträchtlichen Ausmaßes. Nach Abklingen eines solchen Ausbruches bleibt die Colienteritis eine zeitlang endemisch in der betreffenden Institution.

Neben diesen *Hospitalsinfektionen* sind auch Colienteritis-*Epidemien in Ortschaften, Stadtteilen und Straßenzügen* beobachtet worden (BRAUN und HENCKEL, 1951; BRETON und GAUDIER, 1957; BUTTIAUX u. Mitarb., 1956; DIEMER, 1961). Anläßlich einer extrahospitaliären Epidemie kann man Keimträger unter den Erwachsenen in den Familien der erkrankten Kinder feststellen (KESSNER u. Mitarb., 1962; BORIS u. Mitarb., 1964). Es ist wahrscheinlich, daß die Kinder von diesen Erwachsenen aus infiziert werden, aber auch der umgekehrte Weg wird für möglich angesehen.

Ob die Colienteritis mehr epidemisch oder sporadisch auftritt, scheint u. a. auch vom Erregertyp abzuhängen. Manche Typen neigen zu epidemischem Auftreten, z. B. O 111:B4, O 55:B5, O 127:B8, andere Typen, wie z. B. O 26:B6, O 86:B7 mehr zu sporadischem Auftreten (SACREZ u. Mitarb., 1963; DIEMER, 1961).

3. Ausbreitung der Colienteritis, Infektketten

Die Abb. 1 zeigt die Ausbreitungsweise der Colienteritis, so wie sie sich nach unseren heutigen Kenntnissen darstellt. Primär werden die Säuglinge wahrscheinlich in ihren Familien *von gesunden Erwachsenen infiziert.* Letztere erwerben ihre Infektion möglicherweise durch den Genuß infizierter Nahrungsmittel (WINKLE und ROHDE, 1958), infizierter Milch (KOBES, 1957) oder infizierten Trinkwassers (MONNET u. Mitarb., 1954). Auch Haustiere und Großvieh kommen als Infektionsquelle in Betracht (siehe oben).

Als Bindeglied zwischen Säugling und Erwachsenem ist in erster Linie *infizierte Säuglingsmilch* anzusehen (PRIOLISI, 1960). Die Infektion der Kinder kann aber *auch direkt* durch die Verwendung *infizierten Trinkwassers* zur Nahrungszubereitung erfolgen (WEBER und FLEISCHHACKER, 1963), sofern dieses nicht abgekocht wird. Auch eine Kontaktinfektion vom Erwachsenen zum Kind ist möglich.

Eine Sonderform der Infektion von Säuglingen durch Erwachsene ist die Infektion von Neugeborenen durch ihre Mütter während der Geburt (OCKLITZ und SCHMIDT, 1955).

Die Epidemien in Säuglingsheimen oder Kinderkrankenhäusern beginnen mit der Aufnahme eines erkrankten Kindes oder eines Keimträgers in eine solche Institution. Es werden zunächst die Bettnachbarn infiziert, die ebenfalls innerhalb weniger Tage an einer Colienteritis erkranken können. Die Infektionsketten können dann auch auf benachbarte Krankenzimmer übergreifen.

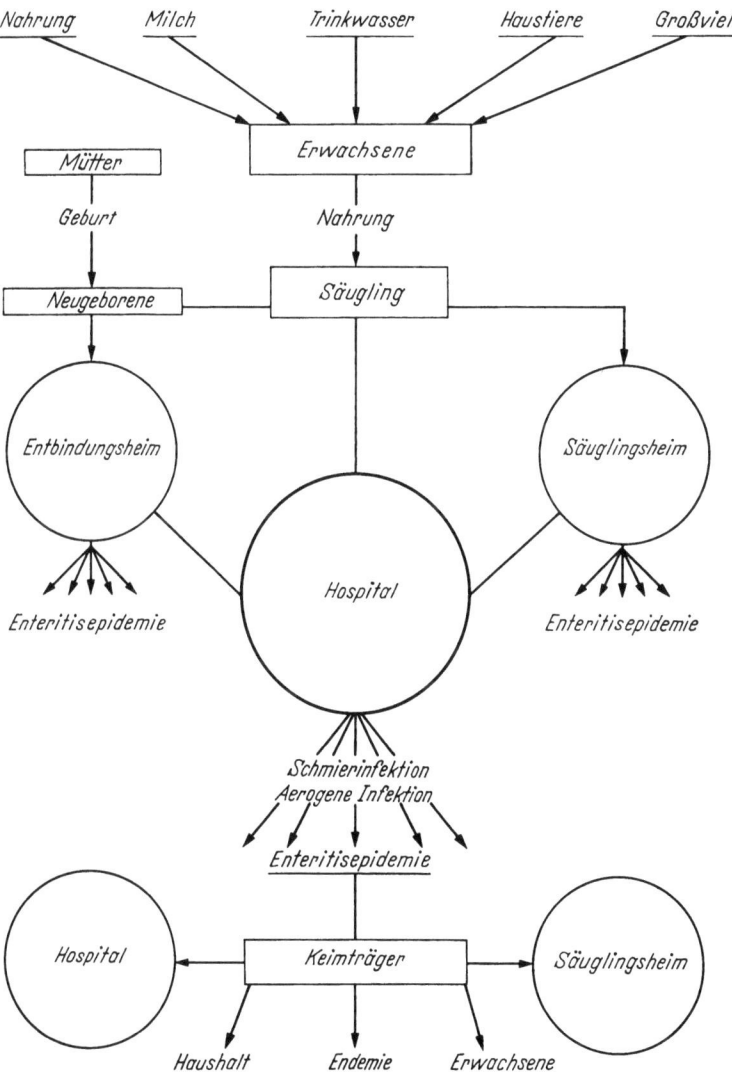

Abb. 1. Schematische Darstellung der Infektionswege und Infektketten bei der Colienteritis

Nach Abklingen einer Epidemie kann die Colienteritis in ein endemisches, weniger foudroyantes Stadium übergehen, da bei jeder Epidemie eine Reihe von Keimträgern übrig bleibt, die die Infektketten unterhalten.

4. Übertragungsmodus

Die Weiterverbreitung der Dyspepsiecoliinfektion geht aus von dem *Stuhl eines frisch erkrankten Kindes*, der die Erreger in großen Mengen und als dominierenden Darmkeim enthält. ROGERS (1951) hat gezeigt, daß innerhalb 18 Std nach der Aufnahme eines erkrankten Kindes das betreffende Krankenzimmer mit Dyspepsiecoli durchseucht ist. Die Keime lassen sich dann an zahlreichen Gegenständen im Krankenzimmer sowie in Luft und Bodenstaub nachweisen. Außer frisch erkrankten Kindern kommen auch Keimträger als Infektionsquelle in Betracht, doch enthält ihr Stuhl im allgemeinen weniger Dyspepsiecoli als der von kranken Kindern.

Die Weiterverbreitung erfolgt hauptsächlich auf dem Wege der *Schmierinfektion* durch die Hände des Pflegepersonals. Weitere Infektionsmöglichkeiten sind infizierte Sauger, verunreinigtes Badewasser oder auch die Inhalation infizierten Luftstaubes (aerogene Infektion). Als Infektionsquelle kommen ferner infizierte Wäsche, Ungeziefer und selten verunreinigte Nahrung in Betracht (Einzelheiten siehe BRAUN, 1956; OCKLITZ, 1956; OCKLITZ und ROMEIKAT, 1959).

VII. Klinik der Colienteritis

1. Symptomatologie

Die Mehrzahl der Autoren steht auf dem Standpunkt, daß die Colienteritis allein nach dem klinischen Bild von Säuglingsenteritiden anderer Ursache nicht zu unterscheiden ist. Andererseits besitzt die Colienteritis in den meisten Fällen ein relativ *einförmiges, klinisches Gepräge*, das alle Schweregrade des Säuglingsdurchfalls umfaßt und eine gewisse Abgrenzung gegenüber anderen Darminfektionen (Salmonellosen, Shigellosen) zuläßt (OCKLITZ, SCHMIDT und BAHR, 1957; LORENZ und QUAISER, 1957).

Die Colienteritis beginnt gewöhnlich mit einer mehr oder weniger schweren Gewichtsabnahme, verminderter Trinklust und Erbrechen. In leichteren Fällen kann das Erbrechen und die Gewichtsabnahme auch ausbleiben. Die Anorexie, zusammen mit Gewichtstillstand vermitteln dann lediglich den Eindruck einer leichten Gedeihstörung.

Schon in den ersten Stunden der Erkrankung, gewöhnlich aber nach 1—2 Tagen treten wäßrige, spritzende bis schleimige *Stühle* auf, die speziell bei der Infektion mit Dyspepsiecoli O 111:B4 einen spermaähnlichen, sonst faden Geruch aufweisen. Im Gegensatz zu den Salmonellosen und Shigellosen fehlt bei der Colienteritis meistens makroskopisch nachweisbares Blut im Stuhl.

Mit dem Auftreten von Durchfall kommt es bei den ausgeprägten Fällen auch zu *Fieber*. Frühzeitig kann eine *Kreislaufschwäche* in Erscheinung treten. Öfters wird ein Meteorismus beobachtet. Alle diese Erscheinungen können sich in schweren Fällen unter Umständen innerhalb von Stunden ausbilden. Die Kinder zeigen dann einen gequälten Gesichtsausdruck und eine blaugraue Hautfarbe. Hinzu kommt eine auffällige Unruhe.

Eine Milzvergrößerung wird in der Regel nicht angetroffen, doch kann die Leber vergrößert sein.

Eine im weiteren Verlauf auftretende *Exsiccose* kann, besonders bei den unbehandelten oder zu spät behandelten Fällen, zu den schwersten klinischen Formen unter dem Bilde der Intoxikation überleiten, die umso häufiger auftritt, je jünger die Kinder sind.

Neben diesen typischen klinischen Bildern werden auch leichtere Fälle beobachtet, die sich nur durch Gewichtsabnahme, verminderte Trinklust und etwas vermehrte Stühle bemerkbar machen.

Eine besondere Erwähnung verdienen *schwerste Verlaufsformen*, wie sie bei jungen Säuglingen und Frühgeborenen zur Beobachtung kommen, besonders bei Infektionen durch Coli O 111:B4 und O 127:B8 (BÄSSLER u. Mitarb., 1961; HANSSLER, 1961). Bei diesen Fällen kommt es zu einer kaum beeinflußbaren Auftreibung des Leibes, die, wie Bauchpunktionen und postmortale Befunde ergeben haben, im wesentlichen durch eine *Durchwanderungs- oder Perforationsperitonitis* hervorgerufen wird und sehr häufig zum Tode führt. Diese Form der Colienteritis kann perakut oder auch protrahiert verlaufen.

Bei Neugeborenen können Dyspepsiecoliinfektionen auch unter dem Bilde einer *Sepsis* auftreten (Fossaert u. Mitarb., 1959). Neuerdings wurden schließlich auch noch Säuglinge beobachtet, die mehrere Tage hoch fiebern, teilweise subfebrile Temperaturen haben, schlecht gedeihen und erbrechen. Die Stühle sind dabei nicht auffällig vermehrt, doch haben sie den der Colienteritis eigenen faden Geruch. Die Stuhluntersuchung klärt die Diagnose, das Fieber geht zurück nach einer gegen die Dyspepsiecoli gerichteten antibiotischen Therapie. (Potacs und Schneider, 1961; Scholz, 1964).

Nicht selten finden sich *Mehrfachinfektionen* mit mehreren Dyspepsiecolitypen oder in Verbindung mit Salmonellen oder Shigellen (Linde u. Mitarb., 1960; Sacrez u. Mitarb., 1963; weitere Literatur siehe Braun, 1956). Wahrscheinlich bedingen sie schwerere Krankheitsbilder, besonders wenn Doppelinfektionen durch Dyspepsiecoli und Salmonellen vorliegen.

Im *Blutbild* findet man, besonders bei den schwereren Formen, häufig eine *Leukocytose* mit Vermehrung der polynucleären Zellen und Linksverschiebung. Die Leukocytose wird z. T. als Folge der Exsiccose aufgefaßt (Ocklitz, Schmidt und Bahr, 1957; Marie u. Mitarb., 1955).

Die *Inkubationszeit* der Colienteritis schwankt zwischen 3—22 Tagen, im Mittel beträgt sie 5—10 Tage (Literatur siehe Braun, 1956; Rogers und Taylor, 1961).

2. Diagnostische Hilfsmittel

Die Diagnose der Colienteritis kann ausschließlich durch den *Nachweis der Erreger im Stuhl* gesichert werden. Auf die übliche bakteriologische Technik mit Hilfe der Stuhlkultur sowie auf die serologische und biochemische Differenzierung der Dyspepsiecolibakterien kann in diesem Zusammenhang nicht eingegangen werden (Einzelheiten siehe Kauffmann und Ørskov, 1956; Rogers und Taylor, 1961).

Eine Bereicherung der bakteriologischen Diagnostik stellt der *Dyspepsiecolinachweis mit Hilfe der fluorescierenden Antikörper* dar (Withaker u. Mitarb., 1958). Mit dieser Methode lassen sich die Keime relativ rasch und zuverlässig nachweisen. Sie erlaubt auch die Diagnose abgestorbener Keime, z. B. unter der antibiotischen Therapie. Die Brauchbarkeit und Spezifität der Methode ist inzwischen von zahlreichen Autoren untersucht und bestätigt worden. Epidemiologisch hat sie sich vor allem für die Entdeckung von Keimträgern bewährt (Petuely und Lindner, 1958; Thomason u. Mitarb., 1961; Le Minor u. Mitarb., 1962; Reimers, 1963; Gebert, 1964).

Neben dem Erregernachweis im Stuhl besitzt der Nachweis spezifischer Antikörper im Blutserum keine praktische Bedeutung für die Diagnostik.

3. Verlauf und Prognose

Der Verlauf der Colienteritis und auch ihre Prognose hängt weitgehend von dem frühzeitigen Einsetzen einer gezielten antibiotischen Therapie ab. Im Verlauf von epidemischen Hospitalsausbrüchen kann die nicht antibiotisch behandelte Colienteritis eine hohe Letalität aufweisen. In der vorantibiotischen Ära wurden hier Letalitätszahlen von 50 % und mehr beobachtet. Die Prognose ist ferner bei jungen Säuglingen und Frühgeborenen schlechter als bei älteren Säuglingen.

Mit der Einführung der antibiotischen Therapie hatte die Colienteritis zunächst ihre Schrecken verloren. Erst mit der Zunahme antibiotica-resistenter Typen hat die Letalität wieder zugenommen.

Die *Prognose* der Colienteritis wird demnach von 3 Faktoren bestimmt: Art des Colityps, Alter des Kindes und Resistenzlage des Erregers.

4. Therapie

Die Colienteritis muß sowohl diätetisch als auch antibiotisch behandelt werden. Bezüglich der *diätetischen Behandlungsmaßnahmen* und der in vielen Fällen notwendigen Flüssigkeits- und Elektrolyttherapie sei auf die entsprechenden pädiatrischen Lehr- und Handbücher verwiesen.

Die *antibiotische Therapie* der Säuglingsenteritis begann 1948 mit der Einführung des Streptomycins durch LOESCHKE. Später gewannen die Tetracycline und dann das Chloramphenicol an Bedeutung. Seit etwa 10 Jahren machte sich in zunehmendem Maße eine *Resistenzzunahme* der Dyspepsiecoli, besonders aber der Typen O 111:B4 und O 127:B8 gegenüber diesen Antibiotica bemerkbar (Literatur siehe BRAUN, 1966; LINZENMEIER, 1962; STEHR, 1963). Diese Resistenzzunahme erstreckte sich später auch auf neuere Antibiotica, wie das Neomycin und das Polymyxin (MONNET und CHASSIGNOL, 1964), ferner auf das Colistin (FLEISCHHACKER, 1960; COURTIEU u. Mitarb., 1961; BOULEZ u. Mitarb., 1961). Glücklicherweise können solchermaßen resistente Dyspepsiecolitypen gelegentlich gegen früher häufiger angewandte Antibiotica (siehe oben) wieder empfindlich sein (LINZENMEIER, 1962; MONNET und CHASSIGNOL, 1964).

Die antibiotische Behandlung der Colienteritis soll in *ausreichender Dosierung*, *aber* relativ *kurz* durchgeführt werden. Die Behandlungsdauer beträgt im allgemeinen etwa 5—6 Tage (GEBERT, 1964). Bezüglich Einzelheiten und Literatur sei auf die ausführliche Darstellung von BRAUN (1966) verwiesen. Hier soll nur der *Gebrauch der wichtigsten Antibiotica* erläutert werden:

Das *Neomycin* hat sich in der Behandlung der Colienteritis bewährt. Es wird enteral nur geringgradig resorbiert, sodaß kaum mit toxischen Nebenwirkungen zu rechnen ist. Dosierung peroral 25—50 mg/kg/Tag. In Deutschland wird das Neomycin meist in Verbindung mit *Bacitracin* in der Form des Nebacetins angewandt. Dosierung $^1/_5$ Tablette/kg und Tag. 1 Tablette enthält 165 mg Neomycinbase und 12500 E Bacitracin.

Auch das *Polymyxin B* hat eine gute klinische Wirkung, die jedoch nicht ganz an die des Neomycins heranreicht. Da auch Polymyxin B enteral kaum resorbiert wird, ist bei peroraler Verabfolgung mit ernsthaften Nebenwirkungen nicht zu rechnen. Dosierung: 10—20 mg/kg/Tag peroral.

Mit dem Polymyxin B eng verwandt ist das *Colistin* (Polymyxin E). Beide Antibiotica besitzen eine Kreuzresistenz. Die klinische Wirkung entspricht etwa der des Polymyxins B. Es wird ebenfalls enteral kaum resorbiert. Dosierung: 150000— 250000 E kg/Tag peroral (manche Autoren geben bis zu 500000 E kg/Tag). Es werden Behandlungszeiten bis zu 10 Tagen empfohlen.

Das *Novobiocin* wurde erst in neuester Zeit bei der Behandlung der Colienteritis verwendet, besonders bei den Infektionen durch O 127:B8 und O 111:B4. Nebenwirkungen und Resistenzentwicklung wurden bisher nicht beobachtet. Dosierung: 25—30 mg/kg/Tag. Man soll es nicht bei Neugeborenen und Patienten mit Leberaffektionen geben.

Weitere empfohlene und peroral anwendbare Antibiotica sind das *Kanamycin* (Dosierung 30 mg/kg/Tag) und das *Paromomycin* (Humatin) (Dosierung 30—50 mg/kg/Tag).

Aus Mitteldeutschland wurden Behandlungsversuche mit einem *schwerlöslichen Penicillinpräparat* in hoher Dosierung mitgeteilt. Es handelt sich um phosphatgepuffertes Procain-Benzyl-Penicillin, das in einer Dosierung von 1,5—3 Mio E täglich, über die Dauer von 6 Tagen gegeben wird. Durchschnittlich am 2.—3. Tag normalisieren sich die Stühle, doch werden diese nicht selten erst nach Abschluß der Therapie gebessert. In über 90 % der Fälle wird entgültige Stuhlsanierung erreicht (LINDE, KÖDITZ und HASENJÄGER, 1962, 1964, 1965; LORENZ und GEBERT, 1964).

Die *Keimausscheider nach Abschluß der antibiotischen Behandlung* stellen noch immer ein ernsthaftes Problem dar. Ziemlich unabhängig von der Art des gewählten Antibioticums muß man mit einer Ausscheiderquote von *20—30 %* rechnen. Ob diese Ergebnisse mit einer zu kurzen Behandlungsdauer zusammenhängen, ist noch nicht sicher geklärt. Im allgemeinen führt die Keimausscheidung nicht zu Störungen des Befindens bei den betroffenen Patienten, doch bleibt bei einzelnen Kindern die Gewichtszunahme aus, solange die Keimausscheidung nicht beseitigt wird (SERINGE u. Mitarb., 1963). Auch stellen diese Kinder eine potentielle Gefährdung ihrer Umgebung dar, wenigstens solange sie sich in einer Klinik oder in einem Säuglingsheim befinden Bei dieser Sachlage ist vielleicht die Einführung der schwerlöslichen Penicilline ein Fortschritt (siehe oben), mit denen es in den meisten Fällen gelingen soll, eine dauerhafte Sanierung zu erreichen. Die antibiotische Behandlung von Keimträgern mit anderen Antibiotica bietet keine besonders guten Erfolgschancen. Sie vergrößert andererseits die Gefahr der Resistenzzunahme der Erreger.

Solange das Problem der dauerhaften Stuhlsanierung bei *Keimträgern* und nach durchgemachter Colienteritis nicht gelöst ist, sollte man diese sobald als möglich aus dem klinischen Milieu entlassen, da sie hauptsächlich hier gefährlich werden können. Nur wenn die Kinder in der Klinik bleiben müssen, ist man gezwungen, eine Stuhlsanierung zu erzwingen unter Anwendung von Antibiotica. Von *Stuhlsanierung* kann hierbei erst gesprochen werden, wenn wenigstens 3 negative Stuhlproben, im Abstand von 2—3 Tagen nachgewiesen wurden, wobei die erste Untersuchung etwa 5 Tage nach Abschluß der Therapie beginnen soll (OCKLITZ, SCHMIDT und SCHMITZ, 1964).

5. Prophylaxe

Die Colienteritis gehört zu den Erscheinungen des Hospitalismus, dessen Kernübel die Massenpflege von Säuglingen ist. Die Colienteritis breitet sich umso weniger aus, desto weniger Säuglinge auf einem Raum zusammen liegen müssen. Es sollten daher schon beim Bau von Säuglingsstationen Zimmer mit geringer Belegungsstärke, etwa 2—3 Säuglinge pro Krankenzimmer, vorgesehen werden.

Eine gezielte Prophylaxe der Colienteritis erfordert ferner eine regelmäßige und gezielte *Erfassung aller Keimträger.* Hierzu ist die Mitarbeit eines bakteriologischen Laboratoriums erforderlich, das neben den üblichen kulturellen Methoden auch die Methode der fluorescierenden Antikörper anwenden sollte.

Einer Stuhluntersuchung sollten regelmäßig *unterzogen* werden: 1. Jeder neu in eine Klinik aufgenommene Säugling. 2. Alle Säuglinge, die interkurrent an einer Enteritis erkranken. 3. Bei allen Coliinfektionen nach Absetzen der Therapie. Hierbei sind mehrere Kontrollen erforderlich, etwa nach den auch bei Salmonella-Ausscheidern üblichen Richtlinien (siehe oben). 4. Bei allen Kindern, die mit einem Keimträger im gleichen Zimmer lagen oder sonst Kontakt hatten.

Bei der Aufnahmeuntersuchung werden von OCKLITZ u. Mitarb. (1964) sogar 3 hintereinanderfolgende Stuhluntersuchungen gefordert. Erst wenn diese negativ sind, kann das Kind auf eine saubere Station verlegt werden. Besonders streng sind Kinder zu behandeln, die aus einem anderen Kinderkrankenhaus oder Säuglingsheim kommen oder in ein solches verlegt werden sollen.

Wird auf einer Säuglingsstation ein Keimträger (Enteritis oder gesund) festgestellt, so soll dieser zunächst auf der Infektionsstation isoliert werden. Die Umgebung des Ausscheiders ist genau auf Keimausscheidung zu untersuchen. Stellt sich hierbei heraus, daß das ganze Zimmer oder gar die ganze Station verseucht ist, würde eine Verlegung dieser Kinder nur eine weitere Verschleppung der Infektion bedeuten. In diesem Falle müssen alle Keimträger antibiotisch behandelt werden. Die Station ist zu schließen und nach ihrer Räumung zu desinfizieren (OCKLITZ, SCHMIDT und SCHMITZ, 1964).

Neu aufgenommene Säuglinge sollten zunächst auf eine Aufnahmestation kommen. Der Idealfall wäre die Einzelisolierung eines jeden Kindes, zumindestens aber jeden Säuglings mit Enteritis, da weder die Colienteritis noch die Enteritiden anderer Ursache eine monoätiologische Krankheit sind (NETER, 1959). Leider können diese Forderungen heute nur in den wenigsten Krankenhäusern erfüllt werden.

Wird in einem Kinderkrankenhaus oder Säuglingsheim ein gehäuftes Auftreten von Colienteritis festgestellt, in welchem Falle sie nach dem Bundesseuchengesetz *meldepflichtig* wird, so wäre eine entsprechende Orientierung aller Kinderkrankenhäuser und Säuglingsheime in der Umgebung durch die Gesundheitsämter angebracht, um Kreuzinfektionen zwischen den einzelnen Institutionen durch eine Vorwarnung zu begegnen.

Da gelegentlich auch unter dem Personal interne Keimträger auftreten können, sollten die Stühle aller *Pflegepersonen bakteriologisch kontrolliert* werden (OCKLITZ, 1956). Zumindesten aber erfordert jede interkurrente Enteritis bei einer Pflegeperson eine bakteriologische Stuhluntersuchung auf pathogene Darmkeime.

Besonders sorgfältig muß die *Bekämpfung der Schmierinfektion* erfolgen. Hierzu ist eine entsprechende Erziehung und laufende Belehrung des Personals erforderlich. Es soll beim Ausbruch einer Colienteritis Schutzkleidung wie auf einer Infektionsstation getragen werden. Nach jeder Berührung eines Kindes ist eine Seifenwaschung und Desinfektion der Hände notwendig. Am besten verwendet man Einmalhandtücher in Kleinformat.

Schon bei der Einrichtung von Säuglingsstationen kann manches zur Erleichterung der Pflege getan werden. Hierzu gehören Wasserhähne mit Arm- oder Fußbedienung sowie Abfalleimer mit Fußbedienung.

Besonders infektiös sind die *Stuhlwindeln,* die sofort nach der Abnahme vom Kinde in die dazu bestimmten Wäschesäcke gehören. Geeignet zur Beseitigung der Wäsche ist eines jener modernen Einwegverfahren, z. B. mit Klebesäcken, von denen es mehrere Varianten gibt.

Die *laufende Desinfektion* soll so erfolgen, daß möglichst wenig Staub im Zimmer aufgewirbelt wird, also am besten als Scheuerdesinfektion. Hierzu kommt das tägliche Aufwaschen der Fußböden mit einem Grobdesinfektionsmittel. Badewannen, Waagen, Wickeltischauflagen und dgl. sollen nach jedem Gebrauch einer Desinfektion unterzogen werden. Zur laufenden Desinfektion gehört selbstverständlich auch die Bekämpfung von Ungeziefer.

Die *Schlußdesinfektion* eines Krankenzimmers oder einer Station geschieht am besten mit dem bewährten Formalindampf. Matratzen, Federkissen usw. sollten nach jeder Entlassung eines Kindes durch Dampf-Formalin schlußdesinfiziert werden.

Die Bekämpfung der aerogenen Infektion erfolgt durch die Verwendung von UV-Strahlen und die Vermeidung von Staubentwicklung. Allerdings ist die Wirkung der UV-Bestrahlung hinsichtlich der Luftverunreinigung mit Dyspepsiecoli nur von begrenztem Wert (FLEISCHHAUER, 1955; VERGER u. Mitarb., 1964).

Bezüglich weiterer Einzelheiten sei auf die Darstellung von OCKLITZ u. Mitarb. verwiesen.

Es besteht Einigkeit darüber, daß Kinder, die an der Brust ernährt worden, nur selten an Durchfallsstörungen und auch an Colienteritis erkranken. Das gleiche kann nicht mit derselben Sicherheit gesagt werden bei der Verwendung von gekochter Frauenmilch. Auch wenn die Kinder mit gekochter Frauenmilch aus der Flasche ernährt werden, können sie an Colienteritis erkranken (LAMBRECHTS u. Mitarb., 1957; ELIACHAR u. Mitarb., 1962). Man kann daher vermuten, daß es sich bei der Schutzwirkung der Frauenmilch teilweise auch um ein epidemiologisches Problem handelt. Brustkinder sind eben der Möglichkeit einer peroralen Infektion weniger ausgesetzt (BRAUN, 1956).

Eine allgemeine Dispositionsprophylaxe mit Hilfe routinemäßiger Anwendung von Antibiotica bei allen Säuglingen, die in einer Klinik zur Aufnahme kommen, wird von der Mehrzahl der Autoren wegen der Gefahr der Heranzüchtung resistenter Dyspepsiecoli abgelehnt.

Eine routinemäßige Anwendung von 1—2% Arobon als Zusatz zur Säuglingsnahrung hat sich französischen Autoren als Prophylaxe der Colienteritis bewährt (VONDERWEIDT und KLEIN, 1955; MARIE und BASSET, 1956). Bei Nachuntersuchungen hat sich jedoch die Wirkung des Arobons bei der Colienteritis nicht bestätigt (BRAUN und KARAGEORGIU-SABUNI, 1961; POTACS und SCHNEIDER, 1961; KREPLER, 1961).

Literatur

Ackermann, H.W., P. Nicolle, et **S.** et **L. Le Minor:** Etude sur les E. coli entéropathogènes du sérotype O 127:B8. II. Lysotypie. Ann. Inst. Pasteur **103,** 523 (1962). — **Adam, A.:** Über die Biologie des Dyspepsiecolis und ihre Beziehung zur Pathogenese der Dyspepsie und Intoxikation. Jb. Kinderheilk. **101,** 295 (1923). — **Adam, A.,** u. **C. Froboese:** Untersuchungen zur Pathologie der Durchfallserkrankungen des Säuglings. Z. Kinderheilk. **39,** 267 (1925). — **Adam, A.:** Dyspepsiecoli. Zur Frage der bakteriellen Ätiologie der sog. alimentären Intoxikation. Jb. Kinderheilk. **116,** 8 (1927). ~ Säuglingsenteritis. Stuttgart: Georg Thieme 1956.

Bässler, R., F.K. Friederiszik u. **C. Meyer:** Zur Pathologie und Klinik der hämorrhagischen und nekrotisierenden Säuglingsenteritis durch Escherichia coli O 127:B8. Z. Kinderheilk. **85,** 343 (1961). — **Boris, M., B.M. Thomason, V.D. Hines, T.S. Montague,** and **T.F. Sellers** jr.: A community epidemic of enteropathogenic Escherichia coli O 126:B16; NM gastroenteritis associated with asymptomatic respiratory infection. Pediatrics **33,** 18 (1964). — **Braun, O.H.** u. **H. Henckel:** Über epidemische Säuglingsenteritis. Z. Kinderheilk. **70,** 33 (1951). — **Braun, O.H.** u. **G. Resemann:** Über das Vorkommen der Colistämme der O-Gruppen 26 und 86 bei der Säuglingsenteritis. Helv. paediat. acta **7,** 597 (1952). — **Braun, O.H., G. Resemann** u. **Ch. Stoeckle:** Untersuchungen über die Tierpathogenität der Dyspepsiecolibakterien. Z. Hyg. Infekt.-Kr. **137,** 581 (1953). — **Braun, O.H.:** Das Problem der Pathogenität von Escherichia coli im Säuglingsalter. Ergebn. inn. Med. Kinderheilk. N.F. **4,** 52 (1953). — **Braun, O.H., H. Seeliger** u. **N. Wagner:** Agglutininnachweis im Reconvalescentenserum von Säuglingen mit infectiöser Colienteritis. Z. Kinderheilk. **75,** 50 (1954). — **Braun, O.H., H. Specht, O. Lüderitz** u. **O. Westphal:** Untersuchungen über die Endotoxine aus Dyspepsiecolibakterien. Z. Hyg. Infekt.-Kr. **139,** 565 (1954). — **Braun, O.H.:** In: A. Adam „Säuglingsenteritis". Stuttgart: Georg Thieme 1956. — **Braun, O.H.,** u. **E. Karageorgiu-Sabuni:** Diätetische Prophylaxe der Säuglingsenteritis mit Arobon. I. Mitteilung: Klinische Ergebnisse. Arch. Kinderheilk. **163,** 253 (1961). — **Braun, O.H.:** Escherichiosen im Kindesalter. Handb. Kinderheilk. V, 1963. ~ Enterale Infektionen: In: Praxis der Antibiotikatherapie im Kindesalter. (Marget-Kienitz eds.). Stuttgart: Georg Thieme, 2. Auflage 1966. — **Bray, Z.:** Isolation of antigenically homogeneous strains of bact. coli neapolitanum from summer diarrhoea of infants. J. Path. Bact. **57,** 239 (1945). — **Breton, A.,** et **B. Gaudier:** Epidémiologie et données thérapeutiques sur les gastroentérites à Escherichia coli. Arch. franç. Pédiat. **14,** 825 (1957). — **Buttiaux, R., P. Nicolle, S. Le Minor,** et **B. Gaudier:** Etude épidémiologique des gastro-entérites à Escherichia coli dans un service hospitalier du nord de la France. Arch. Mal. Appar. dig. **45,** 225 (1956).

Costin, I.D.: Diarrheal diseases in children and adults associated with Escherichia coli strains not belonging to enteropathogenic serotypes. Path. et Microbiol. (Basel) **29,** 214 (1966). — **Courtieu, A.-L., N. Boulez, S. Chassignol,** et **J.M. Botta:** Contrôle bactériologique d'une épidémie de gastroentérites à E. coli specifiques, dans une collectivité de nourrissons et d'enfants. Etude de la sensibilité à la colistine. Ann. Inst. Pasteur **100,** Suppl. au No. 4, 67 (1961). — **Cowart, G.S.,** and **B.M, Thomason:** Immunofluorescent detection of Escherichia coli. Incidence of certain serogroups suspected of being pathogenic. Amer. J. Dis. Child. **110,** 131 (1965).

Diemer, K.: Zur Rolle pathogener Stämme von Escherichia coli bei den Durchfallserkrankungen im Säuglingsalter. Wien. klin. Wschr. **73,** 764 (1961). — **Dupont, A.:** Epidemic infantile diarrhoea. Kopenhagen: E. Munksgaard 1955.

Eliachar, F., P. Nicolle, L. Le Minor, et **R. Tassy:** Les infections par colibacilles entéropathogènes au centre hospitalier d'Aulnay. Essais de prophylaxie par le bactériophage. Ann. Pediat. **38,** 489 (1962). — **Escherich, Th.:** Die Darmbakterien des Säuglings. Stuttgart 1886. — **Ewing, H.W., K.E. Tanner,** and **H.W. Tatum:** A new serotype of Escherichia coli associated with infantile diarrhea. Publ. Hlth. Rep. (Wash.) **70,** 107 (1955).

Ferguson, W.W.: Experimental diarrheal disease of human volunteers due to Escherichia coli. Ann. N.Y. Acad. Sci. **66,** 71 (1956). — **Fey, H.:** Serologische, biochemische und biologische Untersuchungen an Stämmen aus boviner Colimastitis mit spezieller Berücksichtigung der Coli-Säuglingsenteritis. Ergebn. Hyg. Bakt. **29,** 394 (1955). ~ Die Bedeutung des Colityps 78:80 B für die Kälberruhr. Zbl. Vet.-Med. **4,** 447 (1957). — **Fey, H.** u. **A. Margadant:** Zur Pathogenese der Kälber-Colisepsis. II. Umgebungsuntersuchungen in Sepsisbeständen. Zbl. Bakt., I. Abt. Orig. **182,** 465 (1961). — **Finkelstein:** Zur Ätiologie der folliculären Darmentzündungen der Kinder. Dtsch. med. Wschr. **1896,** 608, 627. — **Fleischhauer, O.:** Über den Wert von Desinfektionsmitteln bei Dyspepsiecolierkrankungen. Med. Klin. **50,** 740 (1955). ~ Über Resistenzprüfungen und klinische Erfahrungen mit Colistin. Dtsch. med. Wschr. **85,** 1717 (1960). — **Fossaert, H.C., B. Gavaller, J.J. Mayz Lyon, A. Sucre, R. Gomez Ruiz, L. Briceño Torres,** y **C. Rodriguez:** Sepsiz a Escherichia coli O 111:B4 en el recién nacido. Estudio de una epidemia. Arch. venez. Pueric. **22,** 355 (1959).

Gambles, D.D., and **K.E. Rowson:** The incidence of pathogenic E. coli in routine faecal specimens. Lancet **1957,** 619. — **Gebert, P.:** Über die Aussagekraft fluorescenzmikroskopischer Stuhluntersuchungen bei der Dyspepsiecoli-Enteritis. Mschr. Kinderheilk. **112,** 80 (1964). ~

Polyvalente Antiseren in der fluorescenzmikroskopischen Schnelldiagnostik von Dyspepsie-coli-Enteritiden. Mschr. Kinderheilk. **112**, 358 (1964). ~ Zur optimalen Applikationsdauer von Antibiotica bei der Dyspepsiecoli-Enteritis. Dtsch. Gesundh.-Wes. **19**, 1298 (1964). ~ „Dyspepsie-Coli" oder „Enteritis-Coli"? Bemerkungen zur Nomenklatur. Münch. med. Wschr. **107**, 1838 (1965). — **Geck, P., G. Gágó** u. **S. Kovács**: Immunfluoreszenzuntersuchungen und ihre Bedeutung bei der Bekämpfung von Dyspepsia coli. Dtsch. Gesundh.-Wes. **20**, 1926 (1965). — **Goldschmidt, R.**: Untersuchungen zur Ätiologie der Durchfallserkrankungen des Säuglings. Jb. Kinderheilk. **139**, 318 (1933). — **Grönroos, J.A.**: Investigations on certain Escherichia coli sero-types. Ann. Med. exp. Fenn. **32**, Suppl. 4 (1954).

Hanssler, H.: Die Antibiotica-Resistenz pathogener Colistämme. Dtsch. med. Wschr. **86**, 1517 (1961). — **Huth, E.**, u. **Th. Schleihauf**: Schnelldiagnostik enteropathogener E. coli. Pädiat. Prax. **4**, 307 (1965).

Ilgner, G.: In: Säuglingsenteritis (A. Adam edit.). Stuttgart: Georg Thieme 1956.

Kauffmann, F.: The serology of the coligroup. J. Immunol. **57**, 71 (1947). — **Kauffmann, F.**, and **A. Dupont**: Escherichia strains from infantile epidemic gastroenteritis. Acta path. microbiol. scand. **27**, 552 (1950). — **Kauffmann, F.**: Schlußbemerkung zu den Colienteritisvorträgen. Atti VI. Congr. Internaz. Microbiol. **4**, 280 (1953). — **Kauffmann, F.**, u. **F. Ørskov**: In: Säuglingsenteritis (A. Adam edit.). Stuttgart: Georg Thieme 1956. — **Kauffmann, F., O.H. Braun, O. Lüderitz, H. Stierlin** u. **O. Westphal**: Zur Immunchemie der O-Antigene von Enterobacteriaceae. IV. Analyse der Zuckerbausteine von Escherichia O-Antigen. Zbl. Bakt., I. Abt. Orig. **180**, 180 (1960). — **Kayser, F.H.**: Lysotypie von Escherichia coli O 114. Mit einem Beitrag zur Epidemiologie der Colienteritis durch E. coli O 114. Z. Hyg. Infekt.-Kr. **149**, 373 (1964). — **Kessner, D.N., H.I. Saughnessy, I. Googins, C.M. Rasmussen, N. J. Rose, A.L. Marshall jr., S.L. Andelman, J.B. Hall,** and **P.J. Rosenbloom**: An extensive community outbreak of diarrhea due to enteropathogenic Escherichia coli O 111:B4. I. Epidemiologic studies. Amer. J. Hyg. **76**, 27 (1962). — **Kobes, A.**: Verseuchung der Kuhmilch mit Dyspepsiecoli auf dem Wege vom Erzeuger zum Verbraucher. Z. ärztl. Fortbild. **51**, 340 (1957). — **Köditz, H., K. Linde** u. **P. G. Rao**: Zum Nachweis spezifischer Antikörper bei Dyspepsiecoli-Infektionen der Säuglinge mit Hilfe der indirekten Hämagglutination. Z. Kinderheilk. **86**, 452 (1962). — **Krepler, P.**: Zur diätetischen Dyspepsieprophylaxe. Z. Kinderheilk. **85**, 525 (1961).

Lambrechts, A., H. Heinaut, et **M. Nicolas-Goldstein**: Etude des gastroentérites du jeune nourrisson par „Escherichia coli pathogènes". III. L'influence du lait maternel. Presse méd. **1957**, 1607. — **Le Minor, S.** et **L., P. Nicolle, D. Drean,** et **H.W. Ackermann**: Etude sur les E. coli entéropathogènes du sérotype O 127:B8. I. Caractères biochemiques et antigènes flagellaires. Ann. Inst. Pasteur **102**, 716 (1962). — **Le Minor, L., P.J. Fournier,** et **E. Eliachar**: Le dépistage rapide par la methode de l'immunofluorescence des «Escherichia coli» entéropathogènes pour le nourrisson. Ann. Pédiat. **38**, 493 (1962). — **Le Minor, L., R. Sacrez, J.-M. Levy, R. Minck, P. Nicolle, D. Willard, F. Klein** et **H. Momenteau**: Etude bactériologique et clinique d'une épidémie d'infections enterales à E. coli O128:B 12. Pédiatrie **20**, 393 (1965). — **Linde, K.**, u. **H. Köditz**: Ergebnisse der Dyspepsiekoli-Untersuchungen der Jahre 1954—1959 in klinischer und bakteriologischer Sicht. Dtsch. Gesundh.-Wes. **15**, 943 (1960). — **Linde, K., H. Köditz** u. **G. Funk**: Die Mehrfachinfektionen mit Dyspepsiecoli, ihre Beurteilung in statistischer, bakteriologischer und klinischer Sicht. Z. Hyg. Infekt.-Kr. **147**, 94 (1960). — **Linde, K., H. Köditz** u. **H. Hasenjäger**: Bakteriologische und klinische Ergebnisse bei der oralen Behandlung der Dyspepsiecoli-Infektion der Säuglinge mit höchsten Dosen eines Depot-Penicillin-Präparates. Dtsch. Gesundh.-Wes. **17**, 303 (1962). ~ Orale Therapie der durch Enteritis (Dyspepsie-) coli ausgelösten Säuglingsdyspepsie mit hohen Dosen von phosphatgepuffertem Procain-Benzyl-Penicillin. Z. ärztl. Fortbild. **58**, 357 (1964). ~ Phosphatgepuffertes Procain-Benzyl-Penicillin in hohen Dosen zur oralen Behandlung der Enteritis (Dyspepsie) Coli-Infektion von Säuglingen. Acta paediat. Acad. Sci. hung. **6**, 347 (1965). — **Linzenmeier, G.,** u. **H. Metz**: E. coli O 78:80 B, einer der Erreger der Kälberruhr, als Ursache der Säuglingsdyspepsie. Med. Klin. **55**, 1151 (1960). — **Linzenmeier, G.**: Wandel im Auftreten und Verhalten enteropathogener Colitypen. Zbl. Bakt., I. Abt. Orig. **184**, 74 (1962). ~ Zur Diagnostik und Resistenzentwicklung enteropathogener Colibakterien. Med. Klin. **57**, 351 (1962). ~ Zur Diagnostik von E. coli 114 aus Stühlen dyspepsiekranker Säuglinge. Zbl. Bakt., I. Abt. Orig. **177**, 435 (1960). — **Linzenmeier, G., K. Scheppe** u. **W. Schuster**: Colistin bei Säuglingsenteritis durch E. coli O 114. Dtsch. med. Wschr. **87**, 246 (1962). — **Linzenmeier, G.,** u. **K.D. Tympner**: Säuglingsdyspepsie durch E. coli O 119:K69. Münch. med. Wschr. **106**, 1633 (1964). — **Loeschke, A.**: Über Streptomycinwirkung bei der Säuglingsdyspepsie. Klin. Wschr. **1948**, 375. — **Lorenz, E.,** u. **K. Quaiser**: Zur Klinik der infektiösen Darmerkrankungen beim Säugling. Wien. med. Wschr. **107**, 774 (1957). — **Lorenz, K.,** u. **P. Gebert**: Ergebnisse der oralen Penizillinbehandlung von Dyspepsiecoli-Infektionen unter der Kontrolle mit fluorescenzmikroskopischen Untersuchungen. Dtsch. Gesundh.-Wes. **19**, 1267 (1964).

Marie, J., J. Salet, L. Le Minor, E. Eliachar, et **G. Payet**: Les infections du nourrisson à Escherichia coli de gastro-entérite infantile. Sem. Hop. Paris **31**, No 38, (1955). — **Marie, J.**, et M. **Basset**: Prophylaxie diététique des infections de crèche à Escherichia coli de Gastroentérite infantile. Sem. Hop. Paris **1956**, 3580. — **Mian, V.A.**: Isolation of enteropathogenic Escherichia coli from haushold pets. Relation to infantile diarrhea. J. Amer. med. Ass. **171**, 1957 (1959). — **Monnet, P., R. Buttiaux, J.P. Papavassiliou, P. Nicolle**, et **S. et L. Le Minor**: Escherichia coli des types O 111 et 055 dans des eaux d'alimentation. Ann. Inst. Pasteur **87**, 347 (1954). — **Monnet, P.**, et **S. Chassignol**: Sensibilité aux antibiotiques de 970 souches d'Escherichia coli spécifiques isolées dans un hopital d'enfants durant 1959, 1960 et 1961. Minerva pediat. **16**, 609 (1964). — **Mushin, R.**, and **F. Ashburner**: Ecology and epidemiology of coliform infections. I. The incidence of enteropathogenic and other specific serotypes of escherichia coli. Med. J. Aust. **51**, 257 (1964).

Neter, E., O. Westphal, O. Lüderitz, R. Gino, and **E. Gorzynski**: Demonstrations of antibodys against enteropathogenic Escherichia coli in sera of children of various ages. Pediatrics **16**, 801 (1955). — **Neter, E.**: Bacterial hemagglutination and hemolysis. Bact. Rev. **20**, 166 (1956). ~ Enteritis due to enteropathogenic escherichia coli. J. Pediat. **55**, 223 (1959). ~ Enteropathogenic Escherichia coli infections. Brennemann's Practice of Pediatrics. Vol. I, Chap. 21. — **Nicolle, P., L et S. Le Minor, Y. Hamon**, et **G. Brault**: Le valeur de la Lysotypie de quelques sérotypes d'Escherichia coli pathogènes pour les nourrissons. Rev. Hyg. Méd. soc. **8**, 523 (1960).

Ocklitz, H.W., u. **E.F. Schmidt**: Die Bedeutung pathogener Colistämme (Dyspepsiecoli) für die akuten Durchfallserkrankungen des Säuglings. Beih. Arch. Kinderheilk. **28** (1954). ~ Über das Vorkommen von Dyspepsie-Coli bei Erwachsenen. Helv. paediat. Acta **10**, 450 (1955). — **Ocklitz, H.W.**: In: Säuglingsenteritis (A. Adam edit.). Stuttgart: Georg Thieme 1956. — **Ocklitz, H.W., E.F. Schmidt** u. **J. Bahr**: Spezifische Darminfektionen des Säuglings im klinischen Vergleich. Z. Kinderheilk. **79**, 290 (1957). — **Ocklitz, H.W.**, u. **E.F. Schmidt**: Enteropathogenic Escherichia coli serotypes: Infection of newborn through mother. Brit. med. J. **1957**, 1036. — **Ocklitz, H.W.**, u. **J. Romeikat**: Die Verhütung der Schmierinfektion in der Schwesternarbeit auf der Säuglingsstation. Arch. Hyg. Bakt. **143**, 172 (1959). — **Ocklitz, H.W., H.H. Schmitz** u. **E.F. Schmidt**: Die Säuglings- und Kinderstation. Leipzig: J. A. Barth, 1964.— **Ørskov, F.**: Escherichia coli. København: Nyt Nordisk Forlag 1956. — **Olarte, J.**, and M. **Ramos-Alvarez**: Epidemic diarrhea in premature infants. Etiological significance of an newly recognized type of Escherichia coli (O 142:K 86 [B]: H 6). Amer. J. Dis. Child. **109**, 436 (1965).

Petuely, F., u. **G. Lindner**: Eine einfache Schnellmethode zur Erkennung von pathogenen Colikeimen in Stuhlausstrichen mit Hilfe von fluorescierenden Antikörpern (Markierung mit l-Dimethyliamino-naphthalinsulfosäure — 5 als Fluorescenzfarbstoff). Arch. Kinderheilk. **158**, 248 (1958). — **Potacs, W.**, u. **H. Schneider**: Aktuelle Fragen der Coli-Infektionen bei Säuglingen. Neue öst. Z. Kinderheilk. **6**, 106 (1961). — **Priolisi, A.**: Il contenuto di E. coli patogeni nelle miscele di latte usate per L'alimentazione del lattanti a Palermo. Lattante **31**, 127 (1960).

Reimers, E.: Fluorescenzmikroskopische und kulturelle Stuhluntersuchungen auf enteropathogene Escherichia coli. Mschr. Kinderheilk. **111**, 375 (1963). — **Rogers, K.B.**: The spread of infantile gastroenteritis in a ward. J. Hyg. (Lond.) **49**, 140 (1951). — **Rogers, K.B.**, and **J. Taylor**: Laboratory diagnosis of gastroenteritis due to Escherichia coli. Bull. Wld Hlth Org. **1961**, 59. — **Rozansky, R., M. Berant, E. Rosenmann, Y. Ben-Ari**, and **V.V. Sterk**: Enteropathogenic Escherichia coli infections in infants during the period from 1957 to 1962. J. Pediat **64**, 521 (1964). — **Ruckdeschel, G.**, u. **G. Linzenmeier**: Zum Nachweis von E. coli O 91 bei Dyspepsie. Zbl. Bakt., I. Abt. Orig. **200**, 276 (1966).

Sacrez, R., J.M. Levy, R. Minck, L. Le Minor, P. Nicolle, J. Tenenbaum, et **J. Sofatzis**: Données épidemiologiques sur les infections entérales à Escherichia coli pathogènes observées à la clinique de pédiatrie et puériculture de Strasbourg entre 1954 et 1961. Ann. Pédiat. **39**, 480 (1963). — **Schaffer, J., V. Lewis, J. Nelson**, and **D. Walcher**: Antepartum survey for enteropathogenic Escherichia coli. Detection by cultural and fluorescent antibody methods. Amer. J. Dis. Child. **106**, 170 (1963). — **Scholz, F.**: Zur Therapie der Dyspepsie-Coli-Enteritis unter besonderer Berücksichtigung hygienischer Maßnahmen. Mschr. Kinderheilk. **112**, 259 (1964). — **Seringe, Ph., J. Hallez**, et **B. Dejoulx**: Conduite à tenir devant une nouvelle souche d'Escherichia coli (127 B 8). Ann. Pédiat. **39**, 252 (1963). — **Simon, C.**: Zur Diagnostik der Coli-Enteritis im Säuglingsalter. Mschr. Kinderheilk. **113**, 363 (1965). — **Smith, J.**: The association of certains types (alpha and beta) of b. coli with infantile gastroenteritis. J. Hyg. (Lond.) **47**, 221 (1949). — **Stehr, K.**: Über therapieresistente Enterobakterien. Ihre Biologie und ihre Bedeutung für die enteralen Infektionen im Säuglingsalter. Beih. Arch. Kinderheilk. **49** (1963). — **Stevenson, J.S.**: Bact. coli D 433 in cases of diarrhoea in adults. Brit. med. J. **1950**, 195. ~ Further observations on the occurrence of Bact. coli D 433 in adult faeces. Brit. med. J. **1952**, 123.

Taylor, J., M.P. Maltby, and **J.M. Payne**: Factors influencing the responses of ligated rabbit-gut segments to injected Escherichia Coli. J. Path. Bact. **76**, 491 (1958). — **Taylor, J., M.P. Wilkins**, and **J.M. Payne**: Relation of rabbit gut reaction to enteropathogenic Escherichia coli.

Brit. J. exp. Path. **42**, 43 (1961). — **Thomason, B.M., W.B. Cherry, B.R. Davis,** and **A. Pomales-Lebron:** Rapid presumptive identification of enteropathogenic Escherichia coli in faecal smears by means of fluorescent antibody. 1. Preparation and testing of reagents. Bull. Wld Hlth Org. **25**, 137 (1961).

Ulbrich, F.: Escherichia coli Typ O 55:B5:H6 als Erreger der Kälberruhr. Zbl. Vet.-Med. **1**, 603 (1954).

Verger, P., J. Bentegeat, Y. Marc, et **G. Manon:** Considérations sur l'épidémiologie et la prophylaxie des diarrhées à Escherichia coli et à pseudomonas au centre de prématurés de Bordeaux. Ann. Pédiat. **40**, 355 (1964). — **Vonderweidt, P.,** u. **M.C. Klein:** Verhütung von Verdauungsstörungen bei Säuglingen mit Johannisbrotmehl (Arobon). Sem Hop. Paris **1955**, 3950.

Weber, G., u. **G. Fleischhacker:** Dyspepsie-Coli im Wasser in Verbindung mit Säuglingsdyspepsien im Bezirk Mistelbach (N.-Oe.) Wien. klin. Wschr. **75**, 812 (1963). — **Weingärtner, L.:** Die Dyspepsiecoli in klinischer Sicht. Dtsch. med. Wschr. **84**, 1065 (1959). — **Wendler, H.:** Beiträge zur Epidemiologie und Ätiologie der Durchfallerkrankungen im Säuglingsalter. Wien. med. Wschr. **116**, 138 (1966). — **Wenthworth, F.H., D.W. Brock, C.S. Stulberg,** and **R.H. Page:** Clinical, bacteriological and serological observations of two human volunteers following infection of Escherichia coli O 127:B8. Proc. Soc. exp. Biol. (N.Y.) **91**, 586 (1956). — **Westphal, O.,** u. **O. Lüderitz:** Chemische Erforschung von Lipopolysacchariden gramnegativer Bakterien. Angew. Chem. **66**, 407 (1954). — **Winkle, S.,** u. **R. Rhode:** Über bisher wenig bekannte Infektionsmöglichkeiten durch importierte Lebens- und Futtermittel, insbesondere pflanzlichen Ursprungs, zugleich als Beitrag zur Epidemiologie der durch pathogene Kolitypen ausgelösten Säuglingsdyspepsien. Münch. med. Wschr. **100**, 809 (1958). — **Withacker, J., R.H. Page, C.S. Stulberg,** and **W. Zuelzer:** Rapid identification of enteropahtogenic Escherichia coli O 127:B8 by the fluorescent antibody technique. Amer. J. Dis. Child. **95**, 1 (1958).

Pseudomonas aeruginosa-Infektion

Von F.-H. Caselitz, Hamburg

I. Definition

Unter Pseudomonas aeruginosa-Infektionen werden Erkrankungen verstanden, bei denen die Pseudomonas aeruginosa als ursächlicher Erreger angenommen werden muß. Die Krankheitsbilder sind vielgestaltig (u. a. lokal, septicämisch), und die Infektion ist nicht an ein bestimmtes Organ gebunden. In einem großen Prozentsatz der Erkrankungen besteht ein Grundleiden anderer Ätiologie, und die Pseudomonas aeruginosa-Infektion muß als Sekundärinfektion angesehen werden, die ihrerseits dominiert und den weiteren Krankheitsverlauf entscheidend beeinflußt und beherrscht.

II. Geschichte

Eine gelegentlich auftretende *grüne oder blaugrüne Verfärbung des Eiters*, der Wunde oder des Verbandzeuges, einhergehend mit einem charakteristischen Geruch, war bereits den alten Chirurgen bekannt. Während man zu Beginn des vorigen Jahrhunderts einen „chromogenen Pilz" für diese Verfärbungen verantwortlich machte, gelang es bereits Lücke im Jahre 1862, einen Mikroorganismus nachzuweisen, den er als Vibrio bezeichnete. Er konnte die Übertragbarkeit der Verfärbung auf farblose Verbände demonstrieren. Nach der Isolierung des Erregers in Reinkultur durch Gessard ergab sich, daß die Pseudomonas aeruginosa nicht nur auf Wunden oder im Wundeiter, sondern auch in anderen Organen und Flüssigkeiten vorkommen kann. In den ersten Jahren nach der Reinisolierung schätzten die meisten Autoren die pathogene Bedeutung dieses Keimes gering ein. Sie hielten das Bacterium für einen verbreiteten, aber im allgemeinen harmlosen Saprophyten. Selbst im Jahre 1949 wurde noch von Jawetz und Colemann die Auffassung vertreten, daß die Pseudomonas aeruginosa nicht als ein echter pathogener Keim, sondern als ein Opportunist angesehen werden muß, der über keine eigene Eindringungskraft verfügt, sondern nur pathogene Fähigkeiten bei primärer Abwehrschwäche oder sekundärer Resistenzminderung entfalten kann. Die Auffassung geht heute dahin, daß die Pseudonomas aeruginosa kein harmloser Saprophyt ist, sondern daß ihr eine *primär pathogene Bedeutung*, insbesondere bei Kindern, zukommt.

III. Erreger

1. Eigenschaften: Die Pseudomonas aeruginosa ist ein menschen- und tierpathogener Keim, der nach Bergeys Manual dem Genus I Pseudomonas der Familie Pseudomonadaceae (Winslow et al., 1917) zugeordnet wird.

2. Morphologie: Gramnegatives, gerades, gelegentlich leicht gekrümmtes, monotrich begeißeltes Stäbchen. 0,42—3,32 μ lang, Mittelwert 1,73 μ; im Durchschnitt 0,5 μ breit; obligat aerob, säurefest, keine Sporenbildung. Neigung zur Pleomorphie.

3. Kultur: a) *Feste Nährböden:* Nähragar: großflächige gräuliche Kolonien mit dunklem Zentrum und durchscheinenden unregelmäßigen Rändern. Farbe des Medium grün — dunkelbraun — schwarz; Fluorescenz. Verschiedene Kolonieformen werden beobachtet und nach Köhler folgendermaßen unterteilt:

Glattform (S-Form)
Rauhform (R-Form)
Zwischenstufe (SR-Form)
Mucosus-Form (M-Form).

Blutagarplatte (10% Menschenblut): Hämolyse vom β-Typ.
Gelatineplatte: Kolonien gelblich oder grüngelblich; gefranst, irregulär, garnähnlich granuliert; schnelle Verflüssigung des Nährbodens.

Gelatine-Stichkultur: Schnelle Verflüssigung. Flüssigkeit von gelblich-grüner oder blauer Farbe. Grenze zwischen dem flüssigen oberen und dem noch festen tieferen Teil scharf und gradlinig. Auf älteren Schichten gelbe oder gelbgrüne Kahmhaut.

Kartoffel: Wachstum üppig und schmutzig-braun. Medium dunkelgrün. Nicht selten saftiger, schleimiger, brauner oder gelbgrüner Belag.

b) *Flüssige Nährböden:* Nährbouillon: Auffallende Trübung, dickes Oberflächenhäutchen und starkes Sediment. Medium gelblichgrün bis blau, fluorescierend, in älteren Kulturen bräunlich.

4. Wachstumscharakter: Temperaturwachstum zwischen 5° und 42° C. Temperaturoptimum bei 37° C (die Fähigkeit, auch bei 42° C zu wachsen, gilt heute als Kriterium hinsichtlich der Abgrenzung gegenüber Pseudomonas fluorescens und Pseudomonas putida).

Farbstoffbildung: Folgende Farbstoffe können gebildet werden: Pyocyanin, Oxyphenazin, Pseudomonas blue protein, Fluorescein, Pyorubrin, Chlororaphin, Phenazin-alpha-Karbonsäure, Heterocyanine, sog. „brauner Farbstoff" (wahrscheinlich ein Abbauprodukt des Fluoresceins), sog. melaninähnliches Pigment.

Eine differentialdiagnostische Bedeutung kommt dem *Pyocyanin* — dem sog. blaugrünen Farbstoff — zu. Es wird nur von der Pseudomonas aeruginosa gebildet. — Die Bildung dieses Farbstoffs ist aber keine „conditio sine qua non", apyocyanogene Pseudomonas aeruginosa-Stämme existieren. — Das Pyocyanin scheint als Sauerstoffträger fungieren zu können; es ist u. a. in der Lage, Hyaluronate zu depolymerisieren.

Verhalten gegenüber Zucker und höheren Alkoholen. Bei der Pseudomonas aeruginosa liegt ein typischer oxydativer Kohlehydratabbau vor, der nicht im Emden-Meyerhoff-Cyclus verläuft, sondern bei dem ohne Phosphorylierung die Oxydation der Aldehydgruppe zu Glukonsäure und weiter zu 2-Keto-Glukonsäure verläuft. Pseudomonas aeruginosa wächst und oxydiert Kohlenhydrate nur unter Sauerstoffzutritt und bildet kein Gas. Die bisher vorliegenden Untersuchungsergebnisse sind auf Grund der oxydativen Spaltung unterschiedlich. Es werden die folgenden Kohlenhydrate gespalten: Arabinose, Galaktose, Glucose, Laevulose, Mannose, Xylose und Glycerin.

Proteolytische Eigenschaften: Gelatine, Serum, Fibrin, Casein: schnelle Verflüssigung. Milch: Gerinnung und Peptonisation nach kurzer Zeit.

Oxydase, Cytochromoxydase, Katalase und *Peroxydase* werden gebildet.

Verschiedene Reaktionen: Im allgemeinen keine Indolbildung. — Die Ergebnisse hinsichtlich der Schwefelwasserstoff- und Harnstoffbildung sind unterschiedlich. — Citrat kann von diesem Mikroorganismus als einzige Quelle ausgenutzt werden. — Nitrat wird zu Nitrit reduziert.

5. Antigene Eigenschaften: Thermostabile und thermolabile Antigene wurden nachgewiesen. Eine serologische Einteilung auf Grund der Antigenstruktur ist möglich. Mit Hilfe der Agglutination ließen sich unter Heranziehung des thermostabilen Körperantigens unterschiedliche *serologische Gruppen* aufstellen. Für Antigenstudien und serologische Klassifizierung eignet sich ebenfalls die Präzipitationsmethode bei Verwendung bestimmter Extrakte, z. B. Formamid-, Trichloressigsäure- und Siedeextrakt.

Hämolysin: Es wird ein filtrierbares Hämolysin gebildet. Der Nachweis gelingt mit Hilfe der Zellophanplattentechnik (LIU), der Agarextraktionsmethode (BERK) und dem filtrationsähnlichen Verfahren nach MAHNER. Das Hämolysin ist thermostabil, wird von Trypsin nicht abgebaut, aber durch Formol inaktiviert. Erythrocyten vom Meerschweinchen und Menschen werden leicht hämolysiert, Hammelblutkörperchen sind relativ resistent. Neben dem thermostabilen wird auch ein thermolabiles Hämolysin diskutiert (LIU).

Plasmacoagulase wird von manchen Pseudomonas aeruginosa-Stämmen gebildet (Charge und Methode sind von Bedeutung).

Fibrinolysinbildung positiv, aber in der Stärke unterschiedlich.

Hyaluronidase: Bei Verwendung des ACRA-Testes keine positiven Resultate.

Kollagenase bisher nicht nachgewiesen.

Extracelluläres Enzym: Es ist ebenso wie das Hämolysin toxisch und trägt sowohl zur Letalität der generalisierten Infektion als auch zur Bildung der lokalen Läsion bei (LIU u. Mitarb.).

Nach *Lysenko* ist die Toxinbildung an die Anwesenheit von Peptiden und Aminosäuren gebunden, wie aus Studien mit Raupen von Galleria mellonella hervorgeht.

Bakteriophagen: Die auf Pseudomonas aeruginosa-Kulturen nach längerer Bebrütung entstehenden metallisch glänzenden fleckförmigen Aufhellungen haben über Jahre die Bakteriophagenforschung irritiert. Man ist heute der Auffassung, daß dieser Effekt nicht an eine Bakteriophagen-Wirkung gebunden ist. Bakteriophagen existieren, und eine Typisierung von Pseudomonas aeruginosa-Stämmen mit Hilfe der *Lysogenie* ist möglich. Ebenfalls werden Bacteriocine — Pyocine gebildet. Die *Pyociogenie* ist ebenfalls für die Unterteilung geeignet. Sie dürfte zusammen mit der Lysogenie in den kommenden Jahren an Bedeutung hinsichtlich der Klärung epidemiologischer Fragen gewinnen.

Pyocyanase: Die antibiotische Wirkung der Pyocyanase ist seit 1888 bekannt. In vitro läßt sich eine Wirksamkeit gegenüber zahlreichen Bakterien demonstrieren, u. a. B. anthracis, V. cholerae, B. proteus, Staph. aur. Von der Industrie hergestellte Pyocyanase-Präparate kamen über Jahre in der Otologie und Ophthalmologie zur Anwendung. Wahrscheinlich sind bestimmte Fettsäuren und das gegenseitige Verhältnis der Lipoide hinsichtlich der antibiotischen Wirkung von Bedeutung.

IV. Pathologisch-anatomische Befunde

,,Die anatomische Basis aller dieser durch Pyocyaneus-Infektionen bedingten Organveränderungen muß in einer charakteristischen typischen Ansiedlung der Bacillen in der Gefäßwand des betreffenden Krankheitsprozesses und in der lokal bedingten Ernährungsstörung durch toxische Einflüsse gesehen werden. Diese Befunde erlauben eine pathologisch-anatomische Diagnose der Pyocyaneus-Infektion selbst dann, wenn der Mikroorganismus kulturell nicht nachgewiesen wird.'' — Diese bereits von FRAENKEL gemachten grundlegenden Beobachtungen gelten auch heute noch.

Als Beispiel für die pathologisch-anatomischen Veränderungen seien die Beobachtungen von EGGERS und WÖCKEL wiedergegeben, die diese Autoren bei tödlich verlaufenen *Pseudomonas-Infektionen des Magen-Darmtraktus* niedergelegt haben:

,,Umschriebene herdförmige *Nekrosen* im Rachen sowie im Dünn- und Dickdarm. Sie können von der Mundhöhle bis zum Rectum in mehr oder weniger großer Zahl auftreten. Makroskopisch imponieren sie als einzelne, stecknadelkopf- bis linsengroße gelbliche Herde, die häufig von einem hämorrhagischen Randsaum umgeben werden. Histologisch stellen sie sich als völlig reaktionslose, von weiten Gefäßen und kleinen Blutungen umgebene Gewebsuntergänge dar. Von ganz flachen, nur die oberflächlichsten Schleimhautpartien betreffenden, bis zu tief greifenden, alle Wandschichten des Darmes einnehmenden Nekrosen, kommen alle Übergänge vor. Dabei kann ihre Ausdehnung an der Oberfläche weiter reichen als in der Tiefe, aber auch der Gewebsuntergang in den tiefen Wandschichten, über den die Schleimhaut betreffenden Nekroseherd hinausgehen. Das nekrotische Gewebe wird meistens von dichten Bakterienschwärmen durchsetzt. Außerdem zeichnen sich die Wandschichten der kleinen Arterien durch eine besonders dichte bakterielle Besiedlung aus. Zur Geschwürsbildung kommt es nur selten. Die Ursache dürfte darin zu suchen sein, daß meist der Tod eintritt, bevor es zur Abstoßung der nekrotischen Gewebsabschnitte kommt.''

V. Pathogenese

Pseudomonas aeruginosa ist menschenpathogen. Obwohl es sich bei diesem Keim um einen gefährlichen Krankheitserreger handelt, entwickelt er sehr häufig seine pathogenen Fähigkeiten nur bei primärer Abwehrschwäche (Säuglinge) oder sekundärer Resistenzminderung (Erwachsene). Neben lokalisierten Prozessen werden auch invasive Verlaufsformen beobachtet. Die aufgenommene Keimzahl und die allgemeine bzw. die Organdisposition sind für die Entstehung und den weiteren Verlauf der Erkrankung von Bedeutung.

Durchgeführte experimentelle Studien zur Frage der Pathogenese zeigten, daß neben dem Hämolysin sog. extracelluläre Enzyme und eine Schleimfraktion toxisch für Mäuse sind (LIU u. Mitarb.). Mit bakterienfreien Filtraten einer 18 stündigen Nährbouillon lassen sich Ulcerationen auf der Cornea hervorrufen. Die Wirkung wird auf ein proteolytisches Enzym zurückgeführt (FISHER und ALLEN). Hinsichtlich eines bestehenden Endotoxins gehen die Auffassungen auseinander (LIU u. Mitarb., THOMAS, FORKNER u. a.).

VI. Epidemiologie

Es handelt sich bei der Pseudomonas aeruginosa um einen weit verbreiteten Keim. Auf Grund neuerer differentialdiagnostischer Studien ist bekannt, daß der Mikroorganismus nicht als echter Wasserkeim angesehen werden kann, sondern daß als normaler Standort *Kot der Menschen und Tiere* in Betracht kommt. Man findet den Keim dementsprechend prozentual sehr häufig im *Abwasser*, aber niemals im Quellwasser. Auf Grund seiner relativen Widerstandsfähigkeit läßt er sich nicht selten aus antiseptischen Lösungen isolieren. *Im Hospital* wird er besonders häufig in Urinflaschen, Bettpfannen und selbst im Instrumentarium nachgewiesen (z. B. u. a. Beatmungsgeräte, Lumbalpunktionskanülen, Verbandsstoffe, Brutkästen). — Er kann in verunreinigtem Trinkwasser, Fruchtsäften und Milch gefunden werden; als Lebensmittelverderber rechnen ihn einige Autoren zur sog. „Eisschrankflora" (Wachstum bei niedriger Temperatur). — Die Übertragung erfolgt durch *verunreinigte Hände des Krankenhauspersonals*. Die Pseudomonas aeruginosa spielt im Rahmen des Hospitalismus eine wichtige Rolle und ihr muß größte Aufmerksamkeit gezollt werden.

VII. Klinisches Bild

Allgemeine Symptomatologie

Durch Pseudomonas aeruginosa hervorgerufene Infektionen verlaufen im allgemeinen wenig charakteristisch. Eine für diesen Mikroorganismus typische Symptomatologie existiert nicht.

Magen-Darmtrakt: *Symptomatologie:* Das klinische Bild ist nicht einheitlich. — Die Pseudomonas aeruginosa-Infektion des Magen-Darmtraktes *bei Erwachsenen* wird *häufig in tropischen Gebieten* beobachtet. Die akute Verlaufsform ist charakterisiert durch blutige Durchfälle, Fieber und Dehydration. Ebenfalls können Erbrechen, Hautefflorescenzen und Gelbsucht auftreten.

Das klinische Bild bei *Säuglingen und Kleinkindern* ist vielgestaltig. Die Angaben aus der früheren Literatur müssen z. T. mit Vorsicht bewertet werden, da evtl. andere, damals unbekannte menschenpathogene Mikroorganismen an der Erkrankung ursächlich beteiligt waren. Bei den Frühgeburten ist der Verlauf schwer, die klinischen Erscheinungen können folgendermaßen charakterisiert werden: Die Kinder sind graublaß, zeigen leichtes bis massives Erbrechen, haben dyspeptische, zerfahrene, schaumige, übel riechende und z. T. blutige Stühle und geraten unter Gewichtssturz in Exsiccose. Meteorismus kann auftreten, der Verlauf ist nicht selten afebril. — Es werden akute, rasch zum exitus führende, wie auch schwere chronische, mit Gewichtsstillstand einhergehende Erkrankungen und nur selten leichte Verläufe beobachtet (EGGERS und WÖCKEL). Bei Neugeborenen und Säuglingen ist das erste und oftmals einzige Symptom Durchfall, der zwischen häufigen weichen und wäßrigen Stühlen variiert. Die nächst häufigen Symptome sind Erbrechen, Dehydration, Cyanose, Kollaps und Fieber (ENSIGN und HUNTER).

Typhöse Verlaufsform: Die von DOLD Anfang der zwanziger Jahre mitgeteilten Beobachtungen über ein typhus-ähnliches Krankheitsbild bei Pseudomonas aeruginosa-Infektionen müssen heute mit Zurückhaltung aufgenommen werden. Es ist bekannt, daß die Pseudomonas aeruginosa sich recht gern auf nekrotischem Gewebsmaterial ansiedelt und sich dort längere Zeit halten kann, ohne als Krankheitserreger in Erscheinung zu treten. Gerade bei Typhus-

und Paratyphuskranken wird die Pseudomonas aeruginosa in gewissen Stadien im Stuhl angetroffen, ohne einen Einfluß auf den Krankheitsprozeß auszuüben. Nach Abheilung des Prozesses verschwindet der Stamm wieder.

Als Komplikationen kommen in Betracht: Appendicitis, multiple Darmperforationen, Ileus, Dehydration, Acidose, Leukopenie und Hypoplasie des Knochenmarks.

Meningitis: *Symptomatologie:* Die ersten klinischen Zeichen treten im allgemeinen 24—48 Std nach der Infektion des ZNS auf. Sie kann primär (durch Lumbalpunktion, Anästhesie oder Therapie) oder sekundär (auf hämatogenem Wege bzw. durch Überleiten der Infektion von einem anderen Organ, z. B. Mittelohr oder Matoidzellen) erfolgen. Der Ausbruch erfolgt plötzlich mit Nackensteifigkeit und hohem Fieber. Der Tod des Patienten tritt bei virulenten Stämmen zwischen dem 10. und 25. Tag post infectionem auf. Eine Verzögerung des Verlaufs kann durch die Anwendung von Chemotherapeutika oder Antibiotica eintreten, so daß Spättodesfälle bei remittierendem Verlauf mit freien Intervallen beobachtet werden können. Es ist aber auch über Spontanheilungen nach 6 bis 13 Wochen bei unbehandelten Patienten berichtet worden.

Komplikationen: *Rückfälle* bei Pseudomonas aeruginosa-Meningitis lassen sich durch anatomische Veränderungen im ZNS erklären. Fibrin kann sich in dem Subaranoidalraum, Zisternen und abführenden Wegen ablagern, und die infizierte Cerebrospinalflüssigkeit wird durch Adhäsionen lokalisiert. Diese Ansammlungen, die der Therapie nicht zugänglich sind, können für einen langen Zeitraum ruhen bleiben, bevor von dort der Inhalt wieder in die zirkulierende Lumbalflüssigkeit gelangt. Durch Adhäsionen kann es zur Ausbildung eines *Hydrocephalus* kommen.

Otitis externa et media: Der Keim kommt als Erreger von Otitis externa und Otitis media in Betracht. Durch Pseudomonas aeruginosa hervorgerufene Otitis externa spielt in tropischen Gebieten eine besondere Rolle. In einem relativ hohen Prozentsatz wird der Keim bei Pertussis-Otitiden gefunden.

Als Komplikationen sind beschrieben: Gehirnabsceß, Mastoiditis, Thrombophlebitis des Sinus lateralis und evtl. Meningitis.

Auge: Pseudomonas aeruginosa-Infektionen des Auges werden im Rahmen von Allgemeininfektionen beobachtet, können aber auch isoliert auftreten.

Ulcus corneae: Die Hornhaut stellt einen günstigen Nährboden dar. Die Infektion erfolgt nicht selten durch verunreinigte Fremdkörper, Traumen oder durch Pseudomonas aeruginosa-haltiges Wasser bzw. durch das Einträufeln keimhaltiger Flüssigkeiten. 1—3 Tage nach der Infektion kommt es zur Erscheinung und schnellem Wachstum eines weißen Ulcus mit einer charakteristischen nekrotischen Zone und einem semitransparenten Zentrum. Nicht selten findet man an der Peripherie der Geschwüre eine ringförmige eitrige Infiltration. Die Mikroorganismen wandern schnell von dem Hornhautgewebe in die Lymphspalten, sie vermehren sich rapid an der Eintrittspforte, ergreifen das normale Hornhautgewebe und verursachen evtl. eine vollständige Einschmelzung.

Neben dem eigentlichen Hornhautgeschwür werden ebenfalls beobachtet: Conjunktividen, Nekrose des Augenlides, Dacrocystitis, Keratitis, Meibomitis und Enophthalmitis.

Respirationstrakt: Der Mikroorganismus kann von allen auf dieses Organsystem bezogenen Krankheitsbildern isoliert werden. So wurde er bei den folgenden Erkrankungen gefunden und ihm eine ätiologische Bedeutung zuerkannt: *Chronische Bronchitis, Bronchiektasen, Bronchopneumonie,* Lungenabscesse, *Pleuraempyem,* Nekrosen und Geschwürsbildung am Kehlkopf und der Luftröhre, akuter Epiglottisabsceß.

Primärinfektionen des Respirationstraktes sind selten, bei den meisten Patienten mit schweren, z. T. tödlich verlaufenden Pseudomonas-Infektionen des Respirationstraktes liegt eine organbedingte oder allgemeine Resistenzminderung vor.

Fälle von Pleuraempyem, die auf den Gebrauch von nicht einwandfreien Instrumenten bei der Punktion zurückzuführen sind, werden mitgeteilt.

Endokarditis: Endokarditis, hervorgerufen durch Pseudomonas aeruginosa, ist selten. Es können sowohl die Mitral-, die Aorten- als auch die Tricuspidalklappen befallen sein. Außerdem wurden Perikarditiden beobachtet.

Harnwegsinfektionen: *Symptomatologie:* Der Erreger kann sowohl bei akuten als auch bei chronischen Prozessen dieses Organsystems gefunden werden, und zwar allein oder zusammen mit anderen Mikroorganismen. Recht häufig führen die durch diesen Mikroorganismus hervorgerufenen Infektionen zu chronischen Verlaufsformen und sind therapeutisch schwer zu beeinflussen.

Von den folgenden Erkrankungen der Harnwege konnte die Pseudomonas aeruginosa isoliert und ihre ursächliche ätiologische Bedeutung angenommen werden: Akute *Cystitis,* subakute Cystitis, chronische Cystitis, subakute *Pyelonephritis,* chronische Pyelonephritis, Pyonephrose, Nierenabsceß, perinephritischer Absceß, Papillennekrose, *akute und chronische Infektion der gesamten Harnwege.*

In einem nicht geringen Prozentsatz treten Pseudomonas aeruginosa-Infektionen *nach Katheterisieren* oder kleineren chirurgischen Eingriffen auf.

Komplikationen. Neben den aufsteigenden Infektionen sind insbesondere *Septicämien* gefürchtet. Letztere führen häufig, insbesondere bei allgemeiner Abwehrschwäche, zum Tode.

Als Erreger von *Prostatitis,* Orchitis oder Epididymitis kommt Pseudomonas aeruginosa ebenfalls in Betracht.

Pseudomonas aeruginosa-Infektionen während der Schwangerschaft: Gefürchtet sind die puerperal oder connatal bedingten generalisierten Pseudomonas aeruginosa-Infektionen. Als Eintrittspforte kommt nicht selten der Geburtskanal in Betracht, jedoch muß ebenfalls an eine Infektion auf hämatogenem Wege gedacht werden. Die Infektion bezieht sich sowohl auf die Mutter als auch auf das Kind. Sie kann Ursache von Aborten oder Totgeburten sein.

Symptomatologie: Das Krankheitsbild der *Mutter* ist vielgestaltig. Es können vorübergehende Fieberschübe mit baldiger Genesung auftreten oder schwere, unter dem Bild einer Septicämie über Wochen verlaufende Erkrankungen mit Todesfolge beobachtet werden.

Bei den infizierten *Neugeborenen* stehen Dyspnoe, Cyanose, Leukopenie und Hauteffloreszenzen im Vordergrund. Der Tod erfolgt im allgemeinen 2 Std bis 5 Tage post partum. Die Keime lassen sich in den verschiedensten Organen des Todgeborenen nachweisen. — Die Mütter leiden häufig an einer Pseudomonas-aeruginosa-Infektion der Harnblase oder des Magen-Darmtraktes.

Haut: *Symptomatologie:* Die durch Pseudomonas aeruginosa hervorgerufenen Hauterscheinungen sind mannigfaltig und können von einfachen *Erythemen* über *Hämorrhagien* bis zum Vollbild des *Ecthyma gangränosum* reichen. Es sind u. a. beschrieben worden: Petechien, Roseolen, maculopapuläre Effloreszenzen, lepra-ähnliche Erscheinungen, erysipelähnliche Phlegmonen, Erythema multiforme-ähnliche Krankheitsbilder, Erythema nodosum, multiples Ecthyma, pellagra- und pemphigus-ähnliche Formen.

Die Hauterscheinungen beginnen recht häufig als *Macula,* werden später bullös oder pustulös und es kann zur Entwicklung eines *gangränösen Ulcus* kommen.

Die endogene oder exogene Entstehung läßt sich nicht in jedem Fall klären, jedoch dürften bestimmte Hautprozesse metastatischen Ursprungs sein.

Auf schlecht heilenden Geschwürsflächen muß mit dem Auftreten dieses Mikroorganismus gerechnet werden, der bei der sekundären Wundinfektion eine nicht geringe Rolle spielt, z. B. Dekubitalgeschwür, Ulcera crura, Spätstadium des Ulcus tropicum.

Brandwunden: Eine besondere Bedeutung kommt der Infektion von Brandwunden mit Pseudomonas aeruginosa zu. Bei vorliegender Infektion und einer drohenden Septicämie sind die folgenden klinischen Erscheinungen gegeben:

1. Ausbildung schwarzer, rasch größer werdender Nekrosetaschen, das Brandmal der Pseudomonas aeruginosa-Infektion.

2. Rapides Abfallen der vorher oft erhöhten Leukocytenzahl, oft bis zur Leukopenie.

3. Verschwinden des Fiebers, bisweilen Auftreten einer Hypothermie.

4. Rascher- und Flacherwerden der Atmung (mitunter hyperventiliert der Patient und gerät in respiratorische Alkalose).

Septicämie: Bei den vorher beschriebenen Krankheitsbildern kann es in jedem Fall zu einer vorübergehenden Bakteriämie oder einer echten *Pseudomonas-Sepsis* kommen.

Symptomatologie: Im Vordergrund stehen bei den Patienten hohes Fieber und Schüttelfrost. Es kann zu metastatischen Prozessen kommen, und ebenfalls sind Thrombocytopenie und Agranolocytose beobachtet worden. Pseudomonas aeruginosa-Sepsis wird nicht selten bei Vorliegen von Leukämien beschrieben, Patienten, bei denen die allgemeine Abwehrlage stark reduziert ist. Bei Vorliegen einer echten Sepsis ist die Prognose auch heute noch äußerst ungünstig. Die positive Blutkultur gibt den entscheidenden Hinweis.

Knochen und Gelenke: Durch Pseudomonas aeruginosa hervorgerufene Infektionen der Gelenke und Knochen — *Gelenkempyem* bzw. *Osteomyelitis* — sind selten. Im allgemeinen dürften sie auf eine hämatogene Streuung zurückzuführen sein.

Diagnose

Sie wird gestellt durch den *Nachweis des Erregers* im Untersuchungsmaterial. Ein Originalpräparat kann den Anforderungen nicht gerecht werden. Nur in einem gewissen relativ geringen Prozentsatz wird das klinische Krankheitsbild — z. B. bei Brandwunden oder das Aussehen und der Geruch des Materials (*blaugrüne Verfärbung* des Eiters oder Stuhls und typischer *Geruch*) — den behandelnden Arzt die Diagnose „Pseudomonas aeruginosa-Infektion" vermuten lassen. Selbst in diesen Fällen wird man auf bakteriologische Untersuchungsmethoden nicht verzichten können, da mit Mischinfektionen gerechnet werden muß. Agglutinine können von den Patienten gebildet werden. Der Agglutininnachweis spielt aber in der Routinediagnostik keine Rolle.

Prophylaxe

Die Pseudomonas aeruginosa ist relativ widerstandsfähig und übernimmt bei Vernachlässigung der klassischen Methoden der Antisepsis und Asepsis sehr schnell die Rolle eines „Hauskeimes". Es gibt kaum ein Instrument oder einen Ort in einem Krankenhaus, von dem dieser Keim nicht isoliert werden konnte: z. B. Duodenalsonden, Katheter, Lumbalpunktionskanülen, Sauger, Verbandsstoff, Wasserhähne, Badewannen, Urinflaschen, Bettpfannen, Brutkästen, Beatmungsgeräte. Außerdem wurde das Bacterium nicht selten in den für die Händedesinfektion aufgestellten Desinfektionslösungen nachgewiesen. Dies kann bedingt sein durch den Gebrauch von Desinfektionsmitteln, die gegen Pseudomonas aeruginosa nicht wirksam sind oder Desinfektionsmittel, die ihre anfängliche Wirksamkeit nach längerem Stehenlassen verlieren. Eine erfolgversprechende Prophylaxe verlangt eine strenge Handhabe der klassischen Methode der *Asepsis*. Eine besondere Aufmerksamkeit ist der Behandlung von Beatmungsgeräten, Instrumentenkästen, Spritzenbehältern, Verbandsstoffen und Kathetern zu widmen. Zur Bekämpfung des sog. Pyocyaneus-Hospitalismus wird eine einwandfreie Händedesinfektion auf alkoholischer Basis, Kochen der Wäsche (100° C) und Tragen von Mund- und Nasenschutz empfohlen (PRIMAVESI). Bei Auftreten von Erkrankungen innerhalb des Krankenhauses muß ebenfalls nach Pseudomonas aeruginosa-Trägern geahndet werden.

Therapie

Während die ersten Ergebnisse mit der Sulfonamid- und Antibioticabehandlung wenig erfolgversprechend waren, sind die Heilungsaussichten der Pseudomonas aeruginosa-Infektion nach Einführung der Polymyxingruppe erheblich gestiegen. *Colistin* (Polymyxin E) und *Polymyxin B* sind heute die Antibiotica der Wahl. Die Letalität konnte von ca. 80% (siehe FORKNER), auf weniger als 20% gesenkt werden.

Die Wirkungsspektren dieser beiden Antibiotica stimmen weitgehend überein. Zwischen ihnen besteht Kreuzresistenz.

Die Verabreichung kann oral, intramusculär oder lokal erfolgen, letzteres evtl. in Form von intralumbaler oder intrapleuraler Instillation. Die intravenöse Injektion darf nur in Notfällen bei schweren und bedrohlichen Krankheitsbildern, z. B. Sepsis oder Endokarditis, angewandt werden.

Die Antibiotica werden nach oraler Applikation beim Erwachsenen kaum, beim Kleinkind nur geringgradig resorbiert. Nach intramusculärer Injektion erfolgt beim Polymyxin B-Sulfat eine raschere, bei Colistimethat (Colistin-Methansulfonat) eine langsamere Resorption. In lokalisierten und abgekapselten Krankheitsprozessen wird auch nach intravenöser Applikation auf Grund des schlechten Diffusionsvermögens keine wirksame Konzentration erzielt. Bei vorliegender Meningitis, Arthritis oder Pleuritis kann nur bei lokaler Instillation mit einem Erfolg gerechnet werden.

Von Bedeutung sind die neurotoxischen und nephrotoxischen *Nebenerscheinungen*. Verglichen mit dem Polymyxin-B-Sulfat soll das Colistimethat-Natrium gewisse Vorteile aufweisen, die sich auf eine bessere lokale Verträglichkeit und geringere Nephro- und Neurotoxizität beziehen. Nebenerscheinungen können auch bei Gebrauch des letzteren auftreten.

Vorsicht ist bei Patienten mit Nierenfunktionsstörungen geboten. Kumulationsgefahr!

Die Definitionen der Einheiten von Polymyxin B und Colistin sind nicht einheitlich:

1 Mill. E Colistin   = 33,3 mg CBA (Colistin-Basenäquivalent),
1 Mill. E Polymyxin B = 100 mg PBA (Polymyxin-Basenäquivalent).

Die *Dosierung* der Präparate bezieht sich teils auf das Alter des Patienten, teils auf das Körpergewicht. Die Vorschriften müssen insbesondere bei intramusculärer, intravenöser und intralumbaler Applikation streng eingehalten werden. Als Normdosierung bei Erwachsenen ist zu empfehlen: 1. intramusculär Colistin, resp. Colimycin, 3—4mal 1 Mill. oder Polymycin B 4 × 50 mg pro die während 10 Tagen und 2. intralumbal Colistin, resp. Colimycin, 100 mg, oder Polymycin B 4 mg in 10 ml physiologische Kochsalzlösung pro die, während 3—5 Tagen, resp. bis Liquor klar und abakteriell ist.

In einem gewissen Prozentsatz konnten auch vor Einführung der Polymyxine mit *anderen Antibiotica* Therapieerfolge erzielt werden. Empfehlenswert ist nach WALTER und HEILMEYER eine *Kombinationstherapie* mit Tetracyclinen, vor allem Terramycin, Streptomycin, Kanamycin oder Chloramphenicol. Die Wirksamkeit dieser Antibiotica ist bei alleiniger Gabe gering. Angewandt dürfen sie nur werden, wenn das Antibiogramm positiv ausfällt und höchste Antibioticadosen zur Verwendung kommen.

Gute Erfolge wurden bei lokaler Behandlung mit den Präparaten Xanthocillin, Thyrothricin und Neomycin erzielt. Auf Grund der Tatsache, daß, wenn auch in einem geringen Prozentsatz, Pseudomonas aeruginosa-Stämme existieren, die gegenüber Tetracyclin und Streptomycin wirksam sind, ist die Durchführung eines Antibiogramms stets angezeigt.

Ebenfalls steht das neu eingeführte Gentamicin bei Pseudomonas aeruginosa-Infektionen zur Diskussion. Eine exakte Auswertung der Stämme im Röhrchentest ist erforderlich. Dieses Antibioticum hat eine selektive Neurotoxizität gegenüber dem N. vestibularis. Nephrotoxische Reaktionen wurden bei Patienten mit bereits bestehenden Nierenerkrankungen beobachtet (WALTER und HEILMEYER). – Das neuentwickelte Carbenicillin, ein halbsynthetisches Penicillinpräparat, ist gegen einen bestimmten Prozentsatz der Stämme wirksam. Es gilt als nicht toxisch und wurde bereits in die Therapie, z. T. in Kombination mit Gentamicin, eingeführt.

Neben dieser antibiotischen Therapie dürfen *allgemeine Therapiemaßnahmen* bei Vorliegen von Pseudomonas aeruginosa-Infektionen nicht vernachlässigt werden. Bei Gastroenteritiden müssen diätetische Maßnahmen, notwendige Infusionen und evtl. Kreislaufunterstützung zur Anwendung kommen. Bei erreichbaren Sepsisherden ist stets eine chirurgische Ausschaltung, notfalls eine lokale Chemotherapie, infolge des ungenügenden Diffusionsvermögens der Polymyxine angezeigt. Maßnahmen zur Entwicklung der Abwehrkräfte, z. B. Gaben von γ-Globulinen, sind im Rahmen der Allgemeinbehandlung bei Vorliegen schwerer Krankheitsbilder notwendig.

Literatur

Adam, A.: Säuglings-Enteritis. Stuttgart: Georg Thieme 1956. — **Bergey's Manual of Determinative Bacteriology**, 7th Edition. Edited by R.S. Breed, E.G.D. Murray, and N.R. Smith. Baltimore 1957. — **Caselitz, F.H.**: Aeromonas-Pseudomonas und ihre humanmedizinische Bedeutung. Jena: VEB Fischer 1966. — **Christie, R.**: Observations on the biochemical and serological characteristics of Pseudomonas pyocyanea. Aust. J. exp. Biol. med. Sci. **26**, 425 (1948). — **Eggers, H.**, u. W. **Wöckel**: Zur Klinik und Pathologie der Pyocyaneus-Infektionen bei Frühgeborenen und Säuglingen. Dtsch. med. Wschr. **83**, 174 (1958). — **Ensign, P.R.**, and **C.A. Hunter**: An epidemic of diarrhea in the Newborn Nursery caused by a milkborne epidemic in the community. J. Pediat. **29**, 620 (1946). — **Fisher, E.**, and **J.H. Allen**: Corneal ulcers produced by cellfree extracts of Pseudomonas aeruginosa. J. Ophthal. soc. **46**, 21 (1958). — **Forkner, C.E.**: Pseudomonas aeruginosa infections. Modern Medical Monographs. New York-London: Grune & Stratton 1960. — **Fraenkel, E.**: Über Allgemeininfektionen durch Pyocyaneus. Virchows Arch. **183** (1906). ∼ Über die Menschenpathogenität des Bac. pyocyaneus. Weitere 13 Fälle. Z. ges. Hyg. **84**, 367 (1917). — **Gessard, C.**: Nouvelles recherches sur le microbe pyocyanique. Ann. Inst. Pasteur **4**, 88 (1890). ∼ Sur une proprieté nouvelle du bacille pyocyanique. C.R. Soc. Biol. (Paris) **1897**, 1033. — **Grumbach, A.**, u. W. **Kikuth**: Die Infektionskrankheiten des Menschen und ihre Erreger. Stuttgart: Georg Thieme 1958. — **Gsell, O.**: Therapie der Pseudomonas-Meningitis. Münch. med. Wschr. **35**, 110 (1968). — **Habs, I.**: Untersuchungen über die O-Antigene von Pseudomonas aeruginosa. Z. ges. Hyg. **144**, 218 (1957). — **Jawetz, E.**, and **V.R. Coleman**: Laboratory and clinical observations on Aerosporin (Polymyxin B). J. Lab. clin. Med. **34**, 751 (1949). — **Kleinmaier, H.**, u. H. **Müller**: Vergleichende Prüfung der Präzipitation und Agglutination als Methode zur Bestimmung der O-Antigene von Pseudomonas aeruginosa. Zbl. Bakt., I. Abt. Orig. **172**, 54 (1958). — **Köhler, W.**: Pseudomonas aeruginosa: Cytologie, Biochemie und Serologie. Wissenschaftl. Z. Univ. Rostock, mathemat.-naturw. Reihe, S. 25—79, 1957/58. — **Liu, P.V.**: Survey of hemolysin production among species of Pseudomonas. J. Bact. **74**, 718 (1957). — **Liu, P.V.**, Y. **Abe**, and **J.L. Bates**: The role of various fractions of Pseudomonas aeruginosa in its pathogenesis. J. infect. Dis. **108**, 218 (1961). — **Lode, A.**: Bacillus pyocyaneus. In: Handbuch der pathogenen Mikroorganismen, 3. Aufl., Bd. IV/1, S. 149. Hrsg. von W. Kolle, P. Kraus u. P. Uhlenhuth. Jena-Berlin-Wien: G. Fischer u. Urban u. Schwarzenberg 1929. — **Lücke, F.**: Die sog. blaue Eiterung und ihre Ursachen. Arch. klin. Chir. **3**, 135 (1862). — **Lysenko, O.**: The mechanism of pathogenicity of Pseudomonas aeruginosa (Schroeter Migula). II. A toxic substance produced in filtrates of cultures. J. Insect. Path. **5**, 83 (1963). — **Mahner, W.**: Gewebstoxine bei Pseudomonas aeruginosa und verwandten Mikroorganismen mit Hinweis auf Klinik und Therapie. Diss., Hamburg 1963. — **Primavesi, C.A.**: Pyocyaneus-Hospitalismus auf einer Neugeborenenstation. Dtsch. med. Wschr. **89**, 1303 (1964). — **Thomas, L.**: The physiological disturbances produced by endotoxins. Ann. Rev. Physiol. **16**, 467 (1954). — **Walter, A.M.**, u. L. **Heilmeyer**: Antibiotika-Fibel. Antibiotika und Chemotherapie. 2. Aufl. Stuttgart: Georg Thieme 1965.

Melioidosis

Von W. Mohr, Hamburg

I. Definition

Die Melioidosis ist eine meist als Septicämie verlaufende Infektionskrankheit der Ratten und anderer Nagetiere. Erst im Laufe der letzten Jahrzehnte hat man festgestellt, daß sie auch für den Menschen von Bedeutung ist. Sie verläuft bei ihm mit recht vielgestaltigen und vieldeutigen Symptomen.

II. Geschichte

Der Erreger „*Malleomyces pseudomallei*" wurde von WHITMORE und KRISH-NASWANI (1911) erstmalig in Rangun isoliert und beschrieben. Etwas später entdeckten dann STANTON und FLETCHER (1913) den Erreger bei Meerschweinchen, Kaninchen, Ratten, Katzen und Hunden. Bei diesen Tierarten führte das Bacterium zu Gruppenerkrankungen und Seuchen. Vier Jahre später — 1917 — konnte STANTON den ersten Fall einer menschlichen Erkrankung diagnostizieren, den Erreger isolieren und auf Tiere durch Fütterungsversuch und Injektion übertragen. Aber erst 20 Jahre später wurde über gehäufte Fälle menschlicher Erkrankungen aus dem Gebiet von Rangun und Kuala Lumpur berichtet. In den folgenden Jahren gab es Mitteilungen über Fälle aus Indien, Siam, Malaya, Indonesien, den Philippinen und Guam. Nach dem letzten Weltkrieg wurden auch in Amerika Einzelfälle beobachtet. Epidemien traten beim Menschen bisher nicht auf.

III. Ätiologie

Der Erreger ist gram-negativ, nicht säurefest; mit Giemsa-Färbung lassen sich Polkörnchen erkennen. Im Gegensatz zu dem verwandten Rotzbacterium ist der *Malleomyces pseudomallei* beweglich durch meist vier endständig sitzende Geißeln. Eingehende Untersuchungen über das Verhalten der Geißeln hat LAJUDIE (1953) durchgeführt.

Der Erreger wächst auf allen üblichen Nährböden sehr rasch und üppig, sowohl aerob als auch anaerob. Gegenüber dem Rotzbacillus unterscheidet er sich durch rasche Verflüssigung von Gelatine und Dickmilch sowie durch Hämolyse, die auf den Blutplatten deutlich wird. Auf festen Nährböden bilden sich dichte, unregelmäßig begrenzte Kolonien. Es kann auch zur Schleimbildung kommen, besonders auf Kartoffelkulturen. Verschiedene Autoren (BROWEN, DUNCAN und HENRY, LE GAC, LAJUDIE u. a.) glauben, zwei Stämme unterscheiden zu können, die sich in manchen Kulturen verschieden verhalten. ALAIN u. Mitarb. weisen darauf hin, daß manche Stämme einen schwach fluorescierenden Farbstoff bilden; diese Beobachtung wurde auch von BRYGOO u. Mitarb. bestätigt.

Der Erreger ist sehr widerstandsfähig und hält sich lange Zeit im Wasser, Stuhl, trockener Erde und besonders gut in Schlamm und Wasser von Reisfeldern und Gärten. Man hat ihn dort noch einen Monat und länger nachweisen können. Auch in Kadavern hält er sich über eine Woche (FELSENFELD), wird aber durch Hitze und Desinfektionsmittel rasch zerstört.

STANTON verglich den Bac. pseudomallei mit mehreren Rotzstämmen verschiedener Herkunft, dabei fand er zwar immunologisch gewisse Übereinstimmungen, aber keine Übereinstimmung in den Agglutinations- oder Komplementbindungsreaktionen. Aufgrund ihrer Untersuchungen gaben STANTON und FLETCHER eine sehr genaue Abgrenzung des Malleomyces mallei und des Bac. pseudomallei.

Malleomyces pseudomallei ist leicht auf die verschiedenen *Laboratoriumstiere* zu übertragen, am besten auf Meerschweinchen, aber auch auf Kaninchen, Ratten und Affen. Sowohl Fütterungsversuche als auch Hautscarifikationsinfektionen, subcutane Impfungen wie Inhalationsinfektionen durch Spray gehen an. Für Meerschweinchen ist Malleomyces pseudomallei pathogener als Malleomyces mallei. Aber auch für Mäuse ist ersterer hoch virulent. Die Straußsche Reaktion (Hervorrufen einer Orchitis beim Meerschweinchen bei intraperitonealer Impfung) ist ähnlich wie bei Rotz auch bei der Melioidosis positiv, vorausgesetzt, daß die Stämme nicht so virulent sind, daß sie das Tier innerhalb 24 Std töten. Bei Infektionen durch Fütterungsversuche oder über die Nasenschleimhaut (Spray) bleiben die Meerschweinchen über 2 Wochen am Leben. Es entwickeln sich ulcerative Veränderungen in der Nase, Verkäsungsherde in der Lunge und vergrößerte Trachealdrüsen. Bei parenteralem Infektionsmodus tritt innerhalb von 24 Std eine Septicämie auf, die zum Tode des Tieres führt. Die infizierten Laboratoriumstiere scheiden die Bakterien mit Urin und Stuhl aus.

Eingehende Studien von A. ALAIN, J. SAINT-ETIENNE und V. REGNES befassen sich kritisch mit den *Ratten als Infektionsquelle.* Sie berichten über das Untersuchungsergebnis bei vielen Tausenden von Ratten, unter denen nur einmal ein Stamm von Malleomyces pseudomallei isoliert werden konnte. Es wird auf die Möglichkeit hingewiesen, daß es sich bei Malleomyces pseudomallei um eine *virulente Variante des Bac. pyocyaneus* handeln könnte, oder daß ein bis dahin saprophytisch lebender Keim bei einem geschwächten Menschen (um solche handelte es sich bei den Fällen ALAINS meist) plötzlich virulent werden könnte. Gerade diese Untersuchungen weisen auf verschiedene noch offene Probleme in der Ätiologie und auch in der Klinik dieses Krankheitsbildes hin, die nur durch sorgfältige weitere Beobachtungen und Untersuchungen jedes einzelnen Falles geklärt werden können.

Vorkommen bei Tieren

Spontaninfektionen wurden erstmalig von WHITMORE und KRISHNASWANI bei *Nagetieren*, insbesondere bei *Ratten*, gesehen. Diese scheinen auch das Reservoir für die Erreger zu sein. Eigentümlicherweise aber hat man bisher bei den vielen Rattenuntersuchungen auf Pest keinen Bericht über Melioidosisfälle bei Ratten erhalten. Mit Erkrankungen der *Pferde* hängt dieses Krankheitsbild durchweg nicht zusammen. Den ersten Fall beim Pferd schilderten STANTON, FLETCHER, PONS (1927) in Malaya. Es handelte sich dabei um ein von Australien importiertes Pferd, bei dem der Bacillus aus dem Naseneiter isoliert werden konnte. Auch *Rinder* (NICHOLS), *Schweine, Hunde* und *Katzen* (FLETCHER) können in Einzelfällen befallen sein. Man fand ferner die Erreger bei Schafen und Ziegen im Karibischen Raum, bei Känguruhs und Kaninchen in Australien.

Die Infektion verläuft bei den Tieren akut, subakut oder chronisch und endet in der Regel tödlich. OMAR (1963) bringt eine ausführliche Schilderung des Verlaufs und vor allem der pathologisch-anatomischen Befunde bei der Melioidosis der Schweine, Ziegen und eines Pferdes. Er beobachtete nicht nur Lymphdrüsenschwellungen, sondern auch Eiterherde an den inneren Organen; so wurde in akuten Fällen die Lunge mit Miliarherden bzw. bronchopneumonischen Veränderungen durchsetzt gefunden; auch im Gehirn der Tiere treten kleine Abscesse auf.

IV. Pathologisch-anatomische Befunde

Die Absceßknoten werden durch Eiterzellen und eine Zone reaktiver Entzündung gebildet. Bei längerem Bestehen kann es auch im *Absceß* zur Bildung *käsiger Massen* kommen. So finden sich in den Lungen Herde, ähnlich denen bei Miliartuberkulose, nur nicht ganz so zahlreich und zerstreuter. Außer in den Lungen sind die Abscesse am häufigsten in der Milz und der Leber, aber auch in jedem anderen Organ außer dem Gehirn zu finden.

Hautbläschen und Pusteln, aber auch Abscesse, zeigen nichts besonderes. Sie werden ähnlich auch bei Morphinisten gefunden und ähneln in ihrem Aufbau den Rotzefflorescenzen.

Bei natürlich infizierten Ratten sah man ebenfalls verkäsende Prozesse in den Lungen, daneben aber auch, ähnlich wie bei Pest, subcutane Infiltrate und Hämorrhagien der Nacken- und Achseldrüsen; doch sind die Lungenveränderungen bei Pest ganz anderer Art.

V. Pathogenese

Die Übertragung der Krankheit vom Nagetier auf den Menschen erfolgt nach Ansicht verschiedener Autoren durch mit Rattenurin und -sputum *infizierte* menschliche *Nahrungsmittel*. Andere wie McDowell und Varney schuldigen Rattenflöhe und Aedesmücken als Infektionsüberträger an. Auch Kontaktinfektionen bei Hautverletzungen sollen möglich sein. In dem Schrifttum wird auch über die Infektionen eines Europäers berichtet, dessen Haus mit Ratten verseucht war. Aus dem Darminhalt einer dieser Ratten ließ sich auch der Erreger züchten. Infektionen durch erregerhaltiges Wasser, Milch oder Käse, sowie verunreinigte Nahrung ist auch möglich. Schließlich wird auch die Möglichkeit der passiven Übertragung der Erreger durch beißende und stechende Insekten in Erwägung gezogen (Felsenfeld).

Da sich unter den Erkrankten gar nicht selten Morphinisten fanden, wurde von Stanton auch an die Möglichkeit gedacht, daß die Infektion durch das Hantieren mit unsterilen Kanülen subcutan inoculiert werde, nach einem ähnlichen Infektionsmodus also, wie er bei subcutaner Impfung von Laboratoriumstieren vorliegt.

Eine Übertragung von Mensch zu Mensch ist bisher nicht beobachtet worden. Eine strenge Isolierung der Kranken erscheint deshalb nicht notwendig.

Eine geschlechtsgebundene Häufung der Erkrankung ließ sich nicht finden.

Während frühere Autoren wie Stanton und Fletcher unter 83 Infektionen beim Menschen nur 6 bei Europäern erlebten, sahen Alain u. Mitarb. die Erkrankung unter 28 Fällen 15mal bei Europäern in Indochina auftreten, 2mal bei Negern und 1mal bei einem Hindu — die letzteren 3 lebten nach europäischen Gewohnheiten — und nur 9mal bei Annamiten und einem Chinesen. Nach den Beobachtungen der letzten Zeit scheint aber eine rassische Gebundenheit der Infektion nicht zu bestehen. So sind auch bei Europäern in den letzten Jahren wieder verschiedene Fälle beobachtet worden. Es war Montgomery (1963), der einen Fall bei einem britischen Soldaten beschrieb und Stein (1958) sowie Rubin, Alexander und Yager (1963) erörtern die Frage, ob die Krankheit ein militärisch-medizinisches Problem sein oder werden könnte. Sicher aber spielt der Allgemeinzustand im Augenblick der Begegnung mit der Infektion eine erhebliche Rolle. Die Minderung der allgemeinen Widerstandsfähigkeit durch die verschiedensten Faktoren ist nach Alain einer der wichtigsten Gründe für das Angehen der Infektion. Landwirte, Reisfeldbauern, Sielarbeiter, Brückenbauer, Soldaten und Jäger, sowie andere Personen, die in trübem, sumpfigem Wasser waten müssen, scheinen besonders gefährdet.

VI. Geographische Verbreitung

Nachdem die ersten Untersuchungen über diesen Erreger vor allem aus Ostasien kamen, bestand längere Zeit die Auffassung, daß es sich hier um einen nur in Burma, Malaya, Indien, Ceylon, Siam, Indonesien und auf den Philippinen vorkommenden Keim handele. Mittlerweile aber liegen auch Berichte aus Madagaskar,

Australien, insbesondere Nord-Queensland (RIMINGTON, 1962; CROTTY, 1963), aus England (MAEGRAITH und LEITHEAD, 1964), sowie aus den U.S.A. über Fälle vor, die nicht in Burma, Indien oder einem dieser Länder gewesen sind. Vorher hatte schon GRANT und BARWELL über einen Fall aus England berichtet. Aus Deutschland wurde bisher noch kein Fall mitgeteilt, wohl aber aus den Niederlanden; in diesem Fall war der Infektionsort möglicherweise Indonesien. Auch aus Arabien hat SUTMÖLLER 1957 über einen Fall berichtet.

Eine besondere *Häufung* allerdings scheint die Infektion doch *in Ostasien* zu zeigen, denn immer wieder werden aus diesem Raum die meisten Berichte gebracht, zum Beispiel BRES, der 1957 eine Zusammenstellung von 21 Fällen aus Südvietnam gibt. Es liegt offensichtlich ein gewisser Schwerpunkt der Krankheit im südostasiatischen Raum, wenn sie auch nicht ganz streng auf diese Gebietszonen beschränkt ist. Auch FELSENFELD weist darauf hin, daß die Infektion für Menschen nicht so hochinfektiös sei. Europäer scheinen in den Ländern wie Burma, Thailand, Laos, Kambodscha, Vietnam und Malaysia anfälliger für die Infektion zu sein als die eingeborene Bevölkerung.

VII. Menschliche Infektion, Klinik und Verlauf

Genauere Angaben über die Inkubationszeit liegen heute noch nicht vor. Von den verschiedensten Autoren sind unterschiedliche Vermutungen ausgesprochen worden.

Einige Autoren teilen das Krankheitsbild in zwei Verlaufsarten ein, ALAIN u. Mitarb. sprechen von drei Verlaufsformen.

1. *Die akute Verlaufsform.* Nach ALAIN u. Mitarb. soll sie die häufigste sein. Diese Autoren fanden sie unter 28 Fällen allein 16mal. In den schwersten Fällen setzt das Geschehen mit Erbrechen, choleraartigen Durchfällen und Kollaps ein. Oft entwickeln diese Fälle gar keine Temperaturen mehr. Wenn sie fiebern, dann zeigt das *Fieber septischen Charakter.*

Der initiale Kollaps fehlt bei den weniger schweren Fällen. Die Temperatur steigt hier hoch an und bleibt hoch, das Bild ähnelt dann mehr einem Typhus abdominalis. Gastro-enteritische Erscheinungen können dabei fehlen, sie sind bei den kindlichen Erkrankungen häufiger (ALAIN: zwei von drei Kindern wiesen sie auf!). Auch das Bild einer akuten Peritonitis kann imitiert sein.

ALAIN beobachtete auch häufig ein *pleuropulmonales Syndrom*, das nach anderen Autoren in 90% der Fälle bestehen kann, so daß häufig fälschlicherweise eine lobäre Pneumonie diagnostiziert wird. LIEUT u. Mitarb. fanden in ihrem Fall am 5. Tag eine basal sitzende Pneumonie, die penicillinresistent war. Über Lungenbeteiligung berichtet auch DUROUX (1965). Aber auch Herde in der Leber oder Niere können das Bild richtunggebend bestimmen, so daß ein Amöbenleberabsceß vorgetäuscht wird oder eine Pyelonephritis aus anderer Ursache. Verwirrtheitszustände und Meningismus finden sich gar nicht selten. Doch ist der Liquor fast immer frei, und eine Beteiligung des Zentralnervensystems ist bisher in keinem Fall sicher beschrieben. Terminal kommt es allerdings zu Prostration, Unruhe und Delirium.

Erleben die Kranken die 2. Krankheitswoche, so treten *pustulöse Hauterscheinungen* auf oder tiefsitzende *subcutane Abscesse*, selbst Knochenabscesse.

Nach einem akuten Beginn mit exsudativer Pleuritis und Durchfällen sahen PATON, PECK und VAN DE SCHAAF eine Perikarditis, petechiale Blutungen, septische Arthritis und embolische Herdnephritis auftreten. Die Bildung von *Abscessen* im Verlauf der Erkrankung ist als Charakteristicum zu bezeichnen. Diese können in der Lunge oder Leber, aber auch an anderen Stellen lokalisiert sein. So wiesen alle fünf von HARRIES, LEWIS, WARING und DOWLING beschriebenen Fälle Abscesse in diesen Organen auf. Und auch GRANT und BARWELL berichten von Abscessen, die nach anfänglichen bronchopneumonischen und arthritischen Erscheinungen sich im Bereich des Kopfes und des Dammes entwickelten.

Das Röntgenbild solcher Krankheitsfälle mit bronchopneumonischen Befunden kann dann unregelmäßige, kleine knotige Infiltrate beiderseits in den Lungenfeldern zeigen. Ein Konfluieren der Herde tritt selten ein, auch kommt es meist nicht zu einer Pleurareaktion. MIRICK, ZIMMERMANN, MANNER und HEMPHREY fanden besonders die unteren Lungenfelder verändert. JONES wies darauf hin, daß die Röntgendiagnostik in manchen Fällen die Lungenherde erst aufdeckt, die relativ symptomenarm sein können.

In allen diesen verschiedenen Lokalisationsformen spielt sich das Krankheitsgeschehen in 24 Std bis 5 Tagen ab, selten länger. Sehr oft bringt erst die Sektion die diagnostische Klärung.

2. *Die subakute Form,* von manchen Autoren auch als septische bezeichnet, verläuft meist nicht so stürmisch, aber unter dem Bild sehr schwerer Allgemeinerscheinungen.

Allenthalben im Organismus kommt es zur *Entwicklung von* Eiterungen sowie kleineren und größeren *Abscessen,* so in der Leber, der Prostata, den serösen Höhlen der Pleura und des Peritoneums, den Nieren und den abführenden Harnwegen, dem subcutanen Gewebe, den Knochen, gelegentlich auch den Muskeln und Sehnenscheiden. Die Vielzahl der Lokalisationen führt naturgemäß auch zu einem sehr bunten klinischen Bild. Von manchen Autoren wird der rasche Wechsel klinischer Erscheinungen sehr herausgestellt, doch findet sich dieser nicht immer bestätigt. Diagnostische Irrtümer sind auch bei diesem, meist über 3—4 Wochen verlaufenden Bild sehr leicht möglich, wenn nicht frühzeitig schon die Blutkultur eingeschaltet werden kann. Diese Form kann in eine chronische übergehen. SOUCHARD und RAGIOT (1933) berichten über zwei sehr lange Verläufe von einmal $2^1/_2$ und einmal 6 Monaten. Es sind auch unter dieser Gruppe zwei Heilungen beschrieben (ALAIN).

Das Blutbild zeigte in den akuten Fällen stets eine Leukocytose (McDOWELL und VARNEY, MIRICK u. Mitarb., ALAIN u. a.), in den subakuten meistens. In den Angaben über das Differentialblutbild differieren aber die Autoren erheblich. So fanden die einen eine Lymphocytose (McDOWELL und VARNEY), die anderen ein Überwiegen der Segmentkernigen (MIRICK u. Mitarb.).

3. *Die chronischen Formen* sind nach ALAIN meist nicht als prolongierte subakute aufzufassen. Sie entwickeln sich mit *Remissionen.* Zum Teil verlaufen sie auch afebril.

Ihr Hauptmerkmal sind *Eiterungen verschiedenster Lokalisation* (PECK und ZWANENBURG, HASLE und MGUYEN-DUC-KHOI sowie SUDIBYO). Diese Abscesse können im Nacken sitzen (PECK u. Mitarb.) oder in den Halslymphdrüsen (GREEN und MAKIKAR) oder am Oberschenkel, Gesäß, gelegentlich unter Miteinbeziehung der anliegenden Knochen (McDOWELL und VARNEY). Auch sahen DE MOOR, SOEKAMEN und VAN DER WALLE 1932 fieberfrei verlaufende Fälle mit chronischen Hautveränderungen, aus deren Eiter Malleomyces pseudomallei gezüchtet werden konnte. Manchmal werden solche afebrilen Perioden mit leidlichem Allgemeinbefinden von heftigen Fieberschüben unterbrochen. Diese Verläufe können sich über Jahre hinziehen (bis zu 8 Jahren). Neben den Gefahren, die solche prolongierten Eiterprozesse in sich bergen, besteht aber auch hier immer die Möglichkeit eines akuten Schubes, der dann sehr schnell zum Tode führen kann. ALAIN beschreibt zwei solcher Fälle. Oft wird aber gerade bei diesen „Formes frustes" die Diagnose mehr zufällig gestellt, sei es bei der Untersuchung des Eiters einer der Hautpusteln oder eines Abscesses, der incidiert wurde.

Auch bei der chronischen Form können die Lungenerscheinungen in den Vordergrund treten. GUILLERMAND, BARRIE und MORILLEAU (1964) berichten über solche Lungenbeteiligung bei chronischen Fällen.

Der Bluteiweißspiegel war in einigen Fällen erniedrigt.

Diagnose

Die Diagnose ist nicht einfach zu stellen, da das *Bild* so sehr *bunt* sein kann. Bei den foudroyant verlaufenden Formen muß Cholera oder Pest ausgeschlossen werden. Auf die Möglichkeit der Verwechslung mit Typhus bei den die 2. Woche erlebenden Kranken wurde schon hingewiesen. Schwer kann auch die Unterscheidung gegenüber Miliartuberkulose sein. Auf die differentialdiagnostischen Überlegungen bei Lokalisation der Abscesse in Leber, Niere oder Lunge wurde schon hingewiesen. In letzterem Falle ist die Diagnose aus dem Sputumpräparat oder der Sputumkultur zu stellen. Bei den pustulösen Erscheinungen ist an Rotz oder tertiäre Lues zu denken. Doch wird in diesen Fällen auch die Untersuchung des Pustelinhalts durch bakteriologische Kultur das Bild klären.

Die *bakteriologische Diagnose* ist bei diesem Krankheitsbild die sicherste Methode. Die Keime lassen sich aus dem Blut, Urin, Pusteleiter, Absceßeiter, Sputum oder dem Nasenschleim züchten. Verimpfung des Untersuchungs-Materials auf Hamster und Meerschweinchen kann als weitere Hilfe in der Diagnostik herangezogen werden, um die Keime aus Tieren, Wasser und Boden zu isolieren.

In neuerer Zeit ist die Diagnostik mittels *Komplementbindungsreaktion und Agglutinationsprobe* in stärkerem Maße in den Vordergrund gerückt worden (DARBY und MENDEZ). NIGG und JOHNSTON (1964) studierten bei experimenteller Melioidosis das Verhalten der Komplementbindungsreaktion. Doch stellt diese Methode heute noch kein restlos befriedigendes diagnostisches Verfahren dar, da sie erst in der 2.—3. Krankheitswoche verwertbare Resultate liefert, zu einem Zeitpunkt also, die manche der akut verlaufenden Fälle gar nicht erleben.

Dabei scheint die *Komplementbindungsreaktion* in mancher Hinsicht die sicherere Methode zu sein, wenngleich STANTON und FLETCHER fanden, daß auch die Agglutinationsprobe gute Resultate liefert. So konnten sie mit einem Patienten-Serum Erregerkulturen noch in einer Verdünnung von 1:2400 und 1:3000 agglutinieren. Auch ein *Intracutan-Test* (Melioidin-Probe) wurde von einigen Autoren ausgearbeitet; sie wird relativ frühzeitig positiv.

Prognose

Die Prognose wird von den einzelnen Autoren unterschiedlich angegeben.

Nach MANSON-BAHR sterben die meisten Patienten innerhalb der ersten 10 Tage. Auch GREEN und MAKIKAR sprechen von 95 % tödlicher Ausgänge. STANTON und FLETCHER erlebten unter 83 Fällen nur zwei Heilungen. Etwas günstiger sind die Mitteilungen von ALAIN, der zwar von den akuten Fällen alle verlor, aber im ganzen von seinen 28 beobachteten jedoch nur 19 tödlich enden sah. Er weist darauf hin, daß die subakute und chronische Form prognostisch wesentlich günstiger lägen, daß allerdings auch bei diesen beiden Formen plötzliche, akute Schübe mit tödlichem Ausgang eintreten können.

In der letzten Zeit ist von KHAIRA, YOUNG und HART aus Malaya ein Bericht über drei geheilte Fälle von Melioidosis gebracht worden. FELSENFELD (1966) gibt die Letalität mit 35% an.

Immunität

Hierüber ist kaum etwas bekannt. Da einige Stämme sehr virulent sind und die Arbeit mit diesem Erreger dadurch sehr gefährlich ist, unterblieben bisher genaue Studien über die Immunitätsverhältnisse bei dieser Infektion (FELSENFELD).

Therapie

Vor der Antibioticaära gab es keine wirksame Therapie. Allerdings zeigte es sich schon, daß die Sulfonamide eine gewisse Wirkung auszuüben in der Lage sind, insbesondere Sulfadiazin und Sulfathiazol. Die Behandlung muß nur intensiv und lange genug durchgeführt werden. So gaben HARRIES, LEWIS und WARRING sowie DOWLING Sulfamecathine, 2 g alle 4 Std über 10 Tage. Wurde die Dosis geringer gewählt, wurden auch unter der Sulfonamidbehandlung Todesfälle beobachtet. Daß eine örtliche Behandlung der Abscesse durch Eröffnung, Drainage, Spülung mit Antibioticalösung oder Behandlung mit Antibioticasalben oder -puder angezeigt ist, sei nachdrücklich betont. Von einer Vaccinebehandlung ist wenig zu erwarten. Die *Kombination Sulfathiazol oder Sulfamecathine mit Penicillin in hoher Dosierung* scheint bei Lungenabscessen, aber auch bei abdominalen Lokalisationen, wichtig zu sein. Kleine Penicillindosen sind, wie wiederholte Untersuchungen zeigten, unwirksam. DARBY und MENDEZ verabfolgten Chloramphenicol, Streptomycin und Penicillin gleichzeitig. Von Streptomycin allein sah man keine ausreichende Wirkung. DONLUPE gab Aureomycin und Penicillin in hoher Dosierung. Bei der toxischen Wirkung hoher Streptomycindosen wird von diesem Medikament heute abgeraten.

Das Wichtigste für die Therapie ist das *frühzeitige Einsetzen* der Behandlung *und* eine *ausreichende Dosierung*, die nicht zu früh abgesetzt wird. So sollte nach den verschiedenen Autoren, die in der letzten Zeit die Therapie mit guten Resultaten durchführen konnten, auch noch mindestens 6—10 Tage nach der Entfieberung die Antibiotica-Medikation fortgesetzt werden, und zwar auch dann noch mit relativ hohen Dosen.

Prophylaxe

Immer wieder ist beobachtet worden, daß dem Krankheitsausbruch beim Menschen ein Ratten- bzw. Nagetiersterben vorausging, daß hier also ähnliche Verhältnisse herrschen wie bei der Pest. Da nach der heutigen Auffassung die Ratten bzw. andere Nagetiere die Hauptreservoirs des Erregers zu sein scheinen, ist die planmäßige Rattenbekämpfung gleichzeitig auch eine prophylaktische Maßnahme gegen diese Infektionskrankheit. Die Aufbewahrung von menschlichen Nahrungsmitteln sollte außerdem so erfolgen, daß sie von Ratten nicht verunreinigt werden können. Da vielfach die Lebensweise der eingeborenen Bevölkerung das Risiko einer Infektion in sich trägt, z. B. die Arbeit in den Reisfeldern, und diese zur Zeit nicht zu ändern ist, läßt sich die Infektionsrate in den endemischen Gebieten kaum beeinflussen.

Da möglicherweise auch Flöhe und Mücken als Überträger der Erreger eine Rolle spielen können, ist die Anwendung von Insecticiden ebenfalls als wichtige Vorbeugungsmaßnahme mit einzubeziehen. Erkrankte Personen sollten auf jeden Fall isoliert werden.

Infiziert gefundene Haustiere sind sofort zu isolieren, wenn nicht vorgezogen wird, die Tiere sofort zu töten.

Literatur

Alain, A., J. Saint-Etienne et **V. Regnes:** La mélioidose considérations étiologiques et pathogéniques à propos à 28 cas. Méd. Trop. **9,** 119 (1949). — **Bres, P.:** Analyse des examens bactériologiques pratiques pour 21 cas de mélioidose observés au Sud-Vietnam. Méd. Trop. **18,** 694—707 (1958). — **Crotty, J.M., A.F. Bromwich, J.V. Quinn** and **J. Brotherton:** Melioidosis in the Northern Territory. Med. J. Aust. **50,** 274 (1963). — **Duroux, A.:** La mélioidose pulmonaire. Poumon Coeur **21,** 355 (1965). — **Felsenfeld, O.:** Melioidosis in the epidemiology of tropical diseases. S. 168 ff. Springfield: Charles C. Thomas 1966. — **Guillermand, J., J. Barrie, R. Morilleau** et al.: Mélioidose pulmonaire chronique. Poumon Coeur **20,** 269 (1964). — **Jones, G.P.,** and **J.A. Ross:** Melioidosis. Brit. J.

Radiol. **36**, 415 (1963). — **Khaira, B.S., W.B. Young**, and **P. de V. Hart**: Melioidosis. Brit. med. J. **5127**, 949—952 (1959). — **Maegraith, B.G.**, and **C.S. Leithead**: Melioidosis. Lancet **1964 I**, 862. — **Montgomery, R.**: Melioidosis: report on a fatal case in a British soldier. J. Roy. Army Med. Corps **109**, 223 (1963). — **Mohr, W.**, u. **K. Enigk**: Melioidosis. In: Handbuch der Inneren Medizin, Bd. I/1, 4. Aufl., S. 775 (siehe dort auch weiteres Schrifttum). Berlin-Göttingen-Heidelberg: Springer 1952. — **Mohr, W.**: Melioidosis. In: Handbuch der Kinderheilkunde, Bd. 5 (siehe dort auch weiteres Schrifttum). Berlin-Göttingen-Heidelberg: Springer 1963. — **Nigg, C.**, and **M.M. Johnston**: Complement fixation test in experimental clinical and subclinical melioidosis. J. Bact. **82**, 159 (1961). — **Omar, A.R.**: Pathologie der Melioidosis bei Schweinen, Ziegen und einem Pferd. J. comp. Path. **73**, 359 (1963). — **Rubin, H.L., A.D. Alexander** and **R.H. Yager**: Melioidosis, a military medical problem? Military Med. **128**, 538 (1963). — **Rimington, R.A.**: Melioidosis in North Queensland. Med. J. Aust. **49**, 50 (1962). — **Stein, W., N.H. Duc** and **F.J. Low**: Acute melioidosis. US armed Forces med. J. **9**, 273 (1958). — **Sutmöller, P., F.C. Kraneveld** and **A. van der Schaaf**: Melioidosis in sheep, goats and pigs on Aruba. J. Amer. vet. med. Ass. **130**, 415—417 (1957).

Friedländerpneumonie

Dieser Beitrag folgt in Band III

Krankheiten durch Erreger der Mimea-Herellea-Gruppe

(Infekte durch Mimea- oder Herellea-ähnliche Erreger, B. anitratum, B5W, Moraxellen, Diplococcus mucosus, Achromobacter anitratum)

Von O. Gsell, Basel

I. Definition

Es handelt sich um eine Gruppe weitgehend ähnlicher, *gramnegativer*, kulturell anspruchsloser *Bakterien*, deren Nomenklatur und systematische Zugehörigkeit verschieden und inkomplett beurteilt werden, die oft als Saprophyten gelten, aber zunehmend einerseits als direkte *Ursache lokaler Infekte* (Conjunctivitis, Urethritis), anderseits als meist *sekundäre Erreger allgemeiner infektiöser Krankheitsbilder* (Meningitis, Pneumonie, Endokarditis, Sepsis) isoliert werden und damit auch im Problem des Hospitalismus eine Rolle spielen.

II. Geschichte und Systematik

1939—1943 isolierte DE BORD (*8, 9, 10, 11*) bei Fällen von Conjunctivitis und Vaginitis einen Erreger, der im Grampräparat morphologisch mit Neisseria gonorrhoeae identisch war, jedoch gänzlich verschiedene kulturelle und biochemische Eigenschaften aufwies. In der Folge teilte er seinen „*Mimea*"-genannten Stamm in verschiedene Gattungen (Mima polymorpha, Mima polymorpha var. oxydans, Herellea vaginicola, Colloides anoxydana) auf.

1948 berichtete der Autor (*11*) über einen Fall von Mima polymorpha-Meningitis, wobei die bakteriologische Diagnose zuerst auf Neisseria intracellularis lautete. Er betonte dabei erneut, daß eine korrekte Differenzierung gramnegativer Diplokokken nur kulturell und biochemisch möglich sei und warnte vor den diagnostischen Fehlerquellen der Gramfärbung.

1948 beschrieben SCHAUB und HAUBER (*32*) ein „*Bacterium anitratum*", isoliert aus Urin, Lungengewebe, Pleuraflüssigkeit und Herzblut, das weitgehende Ähnlichkeiten mit den Organismen DE BORDS aufwies.

1949 veröffentlichten STUART et al. (*37*) weitere Details zum Bacterium anitratum, das sie als „B5W" aus Faeces und Urin gezüchtet hatten und zu den Enterobacteriaceen rechneten.

Im folgenden Jahr differenzierten FERGUSON et al. (*15*) serologisch aus eigenem Untersuchungsmaterial sowie aus Stämmen von STUART et al. wie SCHAUB und HAUBER verschiedene Typen. Sie erwähnten dabei den Vorschlag von EWING (*14*), das B. anitratum zum Stamm der Mimeen zu rechnen, ohne indessen zur Systematik Stellung zu beziehen. EWING hatte gezeigt, daß Antiseren gegen B. anitratum *Herelleen* zur Agglutination bringen. Allerdings stammten diese nicht von DE BORD selbst, sondern von DEACON (*7*), der bei „therapieresistenter Gonorrhoe" sowie aus Kriegsverletzungen Erreger isoliert hatte, die mit der Beschreibung DE BORDS übereinstimmten und deshalb von ihm als *Mimeen* bezeichnet wurden. Aufgrund seiner Beobachtung lehnte EWING die Eingliederung des B. anitratum in die Enterobacteriaceen ab. In der 6. Auflage des „Bergey's Manual of Determinative Bacteriology" (*2*) wurden die Mimeen im Anhang unter der Familie der Parvobacteriaceen aufgeführt.

Hingegen blieben Bezeichnung und Systematik dieser Stämme nicht unwidersprochen. SEELIGER (*33*) stellte die Identität von B. anitratum mit *Diplococcus mucosus* (LINGELSHEIM, 1906) fest, währenddem französische Autoren die strittige Erregergruppe zu den *Moraxellen* in Beziehung brachten. HENRIKSEN (*23*) erklärte Mima polymorpha mit Moraxella duplex var. brevis, *Herellea vaginicola* mit *Moraxella lwoffi* (*1*) identisch. BRISOU et al. (*3*) schlugen den Namen *Achromobacter anitratum* (Achromobacteriaceae) vor.

In der 7. Auflage des „Bergey's Manual" wurden die Mimeen weggelassen. Ebenso schlug HENRIKSEN 1963 (*24*) nach einer genauen vergleichenden Analyse im „International Bulletin of Bacteriological Nomenclature and Taxonomy" die Streichung der ganzen Mimea-Gruppe vor. Nach seiner Ansicht ist Colloides anoxydana zu den Enterobacteriaceen zu rechnen. Ferner hält er Mima polymorpha mit Moraxella glucidolytica und die Varietät „oxydans" mit Moraxella duplex nonliquefaciens identisch, währenddem in Folge der ungenügenden Beschreibung DE BORDS Herellea vaginicola, dessen ursprüngliche Stämme nie von einem zweiten Autor weiter untersucht werden konnten, nicht eindeutig identifizierbar sei. Wahrscheinlich sei sie mit Moraxella lwoffi (AUDUREAU, 1940 (*1*)) identisch.

Trotz dieser vielfältigen Unklarheiten erscheinen vor allem im amerikanischen Schrifttum weiterhin Arbeiten, die sich bakteriologisch und klinisch mit „Mimeae" und „Herelleae" befassen. Nach DIETRICH (*12*) ist deshalb die vorläufige Bezeichnung „*Mima-like*" oder „*Herellea-like organism*" vorzuziehen.

III. Morphologie, biochemische und kulturelle Eigenschaften

Die überwiegend gemeinsamen Eigenschaften dieser Keime sind: Gram negativ, selten Gram labil, außerordentlich polymorph, imponiert frisch isoliert oft als Diplococcus oder als coccoides plumpes Kurzstäbchen, das sich je nach Kulturmedium und Alter in ein bipolar anfärbbares Bacterium oder längliches Filament umwandeln, oder alle diese Formen in einer Kultur nebeneinander zeigen kann.

Die Organismen sind kulturell anspruchslos, strikte aerob, meist immobil, zeigen Kapselbildung, weder Nitratreduktion noch Pigmentbildung, keine Oxydasereaktion, verbrauchen Citrat und vermögen meist nur 1% Glucose und Arabinose sowie 10% Lactose unter Säurebildung zu fermentieren, währenddem die meisten übrigen Zucker (wie Dextrose, Trehalose, Raffinose, Inositol und Adonitol) nicht angegriffen werden. H_2S-Bildung fehlt. Auf Agarmedium sind die Kolonien scharf begrenzt, glatt, glänzend, oft schleimig (*12*). Nach TAPLIN (*38*) verbreiten M. polymorpha Kolonien einen putriden Geruch, währenddem H. vaginicola auf Eosin-Methylenblau-Agar eine typische Blaufärbung annimmt.

Das gute Wachstum auf einfachen Nährböden bei Zimmertemperatur, sowie die meist fehlende Oxydase-Reaktion, schließen eine Zugehörigkeit zu den Neisserien, die fehlende Nitratreduktion eine solche zu den Enterobacteriaceen aus.

Kulturell unterscheiden FERGUSON und ROBERTS (*15*) M (-mucoide) und NM (-nicht mucoide) Kolonien, sowie eine Intermediärform. Serologisch wurden verschiedene Körper- und Kapselantigene beschrieben. Eine umfassende Klassierung fehlt jedoch (*5, 14*). CARY et al. (*5*) geben eine Objektträgeragglutination an, die eine rasche Abtrennung gegenüber Salmonellen, Shigellen, E. coli, Alcalescens faecalis, Pseudomonas aeruginosae und Achromobacteriaceen zuläßt und eine Differenzierung in Mimea polymorpha und Herellea vag. erlaubt.

IV. Pathogenität

Die Tierpathogenität wird nicht einheitlich beurteilt, offenbar spielt dabei ein Virulenzverlust nach Züchtung auf Nährböden eine Rolle. Auch die pathogenetische Bedeutung für den Menschen ist heute noch unklar. Sicher handelt es sich nicht um einen obligat pathogenen Keim.

V. Epidemiologie

Die Erkrankungen durch Erreger dieser Gruppe sind Einzelfälle. Eintrittspforten sind vor allem Wunden, auch intravenöse Katheter. Über die Epidemiologie gibt die Tab. 1 von DONALD und DOAK, 1967 (*40*), Auskunft. Diese Autoren fanden bis dann in der englischen Literatur 30 Fälle von Meningitis und 45 Fälle von Sepsis durch Mimea-Organismen. Die *Mortalität* war 27% bei Meningitis und 40% bei Sepsis. Vorbestehende Krankheiten fanden sich vor allem bei septischen Fällen (27 von 40), nicht so oft bei meningitischen Erkrankungen (6 von 30). Bei letzteren kamen in 30% petechiale Exantheme vor. Nach dem *Lebensalter* treten meningitische Erkrankungen vor allem bei Kindern, Sepsis bei alten Personen auf.

Das *Vorkommen* ist weltweit, sicher nicht so selten wie bis anhin ohne genaue Differenzierung von gramnegativen Erregern angenommen wurde. Fälle sind beschrieben aus Europa, Nordamerika, Australien (*41*), neuerdings aus Uganda (*42*).

Tabelle 1. *Gemeldete Fälle von Mimeae bei Meningitis und Sepsis*
(englische Literatur bis 1967, DONALD und DOAK)

	Meningitis	Sepsis
Totalfälle	30	45
Alter: unter 1	12	4
1 —20	11	8
21—40	2	6
41—60	3	8
über 60	1	11
Vorbestehende Krankheiten	6	27
Petechiale Exantheme	9	2
Mortalität	27%	40%

VI. Klinisches Bild

Das klinische Bild zeigt keine spezifischen Eigenheiten bei Infekten durch die Keime der Mimea-Herella-Gruppe. Im allgemeinen sind gleiche *Symptome wie bei Pseudomonas- oder Proteus-Erkrankungen* vorhanden. Die *Meningitis* ist ähnlich wie Meningokokkenmeningitis, nur sind die Mimea-Infektionen seltener und nicht epidemisch.

Asymptomatische oder wenig Krankheitszeichen aufweisende Fälle kommen vor wie auch wieder ernste Infektionen, bei denen diese Erreger Ursache von Organerkrankungen sind.

Einerseits wird der Erreger als primäre Ursache beschrieben, so von *purulenten Conjunctivitiden und Urethritiden* (*7, 8, 9, 10, 11, 34*). Es ist dies, um nicht fälschlicherweise sog. gramnegative Pseudogonokokkenaffektion anzunehmen, eine wichtige Tatsache bei der Gonorrhoe-Diagnose.

Wichtig sind die primären *Mimea-Meningitiden* (*27, 28, 22, 17, 18a*), im deutschen Schrifttum von FLAMM (*16*) als „*Moraxellenmeningitiden*" beschrieben. Die Symptomatik ist variabel: Prodrome in Form von Schwindel, Kopfschmerzen, Nausea und Erbrechen können fehlen oder, bis zu einer Dauer von 6 Wochen, dem eigentlichen meningitischen Krankheitsbild vorausgehen (*12, 22, 36*). Dieses wiederum variiert in seiner Intensität von leichter, kaum febriler Nackensteifigkeit bis zum Vollbild der schweren Meningitis, das mit neurologischen Ausfallserscheinungen, wie Augenmuskellähmungen, Extremitätenparesen (*36*) oder Verminderung peripherer Sehnenreflexe (*22*) einhergehen kann. Flüchtige Exantheme, Petechien (*17*) können die *Fehldiagnose Meningokokkenerkrankung* begünstigen, auch Symptome von Waterhouse-Friderichsen Syndrom (*28, 39*). Peripheres Blutbild und Senkungsreaktion erlauben keine diagnostischen Schlüsse. Die Lumbalpunktion ergibt einen meist klaren oder leicht getrübten Liquor mit leicht erhöhtem Druck und einer Zellzahl zwischen 10—4000 pro mm^3, wobei die Lymphocyten häufig überwiegen (*27, 36*). In wenigen Fällen wurde eitriger Liquor mit sehr starker Zellvermehrung beschrieben. Das Liquoreiweiß ist meist mäßig, der Zuckergehalt nicht erhöht. Entscheidend ist die bakteriologische Untersuchung, vor allem Kultur mit Resistenzprüfung, da die im direkten Ausstrich oft beobachteten intra- und extracellulären Diplokokken zu naheliegenden Fehlschlüssen führen können (*11*). Das durch Resistenzprüfung ermittelte wirksame Antibioticum führt oft zu einer dramatischen Besserung (*27*).

Über einen äußerst protrahierten Verlauf berichten Sprecace und Dunkelberg (36). Bei diesem Kranken überstieg die Zellzahl im Liquor trotz antibiotischer Behandlung und weitgehender klinischer Beschwerdefreiheit noch nach 58 Tagen 300 und der bakteriologische Nachweis gelang erst bei der vierten Lumbalpunktion.

Anderseits kommen *febrile Bakteriämien* vor, die als *zweite Krankheit* bei älteren, bereits anderweitig erkrankten Individuen (Carcinome, Lebererkrankungen usw.), vor allem nach Operationen oder Einlegen eines Venenkatheters, auftreten. Ebenso finden sich Fälle von Schädel- und Rückenmarksoperationen mit *sekundärer Mimea-Meningitis*. Daly et al. (6) haben eine eindrückliche Zahl solcher Erkrankungen beschrieben. Sie schließen auf eine allgemein geringe Virulenz des Erregers, dessen Pathogenität erst bei Individuen mit bereits durch eine vorbestehende Krankheit verminderter Resistenz zur Geltung kommt. Auch nach Reynolds et al. (30) treten ca. 50 % der Infektionen durch Mimea-ähnliche Organismen beim Menschen auf, die bereits an einer anderen Krankheit wie Malignome, schlecht heilende Wunden, chronische Niereninsuffizienz usw. leiden. Das Problem ist mit Infekten durch Staphylokokken, Pilze usw. im Spital, also mit dem Hospitalismus zu vergleichen. Ein Hinweis auf das besondere Virulenz-Resistenz-Verhältnis besteht auch darin, daß die Erkrankungen vorwiegend nur *bei älteren Leuten und kleinen Kindern* (hier hauptsächlich Meningitiden) beobachtet werden (39a).

Daneben werden immer wieder einzelne primär-bedingte Erkrankungen an *Sepsis, Endokarditis, Urininfektion und Pneumonie* beschrieben (11, 12, 16, 18, 24, 26, 31, 34, 35). Man kennt Fälle von *Pneumonien*, die z. B. durch Pneumokokken bedingt waren, wobei unter Penicillin eine Verschlechterung mit plötzlichem massivem Auftreten von Mimeaen in Sputum und Blut beobachtet wurde. Eine Reihe von *Lungenabscessen* weist diese Erreger auf. Im weiteren finden sich Einzelfälle mit positivem Erregernachweis bei *Otitis, Synovitis, Hirnabscessen* und posttraumatischen Infekten. Nach Garrison (18) scheint B. anitratum nicht zur „normalen Sputumflora" zu gehören, was für eine pathogenetische Bedeutung der Erreger bei Affektionen des Respirationstraktes mit positivem bakteriologischen Befund sprechen würde. In einem Krebsspital konnten Green u. Mitarb. bei 56 Patienten und bei 9 Autopsien aus dem Blut den Erreger Mimea polymorpha isolieren. Meist handelte es sich um Infektionen bei schwer krebskranken Personen (vor allem bei Wundinfektionen am Kopf und Nacken) infolge Mischinfekten vom Rachen und von der Luftröhre aus oder nach intravasculären Kathetern bei Chemotherapie. Eine Pneumonie war diesem Erreger zuzuordnen. Von den 56 Isolierungen waren 11 rein und 55 verbunden mit anderen Erregern. Die Autoren sprechen von opportunistisch pathogenen Erregern, da diese üblicherweise nur saprophytär sind.

Sputum ist neben *Urin* das häufigste Exkret mit Mimeabefund. Taplin et al. (38) fanden auf der *Haut* gesunder Männer, vor allem in der Axilla, der Ellbeuge und zwischen den Zehen, in ca. 25 % Herellea vaginicola und ca. 10 % Mimea polymorpha. Der Befund trägt zum Verständnis von Mimeen-bedingten Infekten nach Operationen und Verbrennungen (19) bei und ist wahrscheinlich auch für die präoperative Desinfektion von Bedeutung, da eine Resistenz der Erreger gegenüber quaternären Ammoniumbasen sowie Hexachlorophen vermutet wird (13).

Therapie

Alle Autoren bestätigen die Wichtigkeit der korrekten Diagnose, da der Erreger allgemein eine völlige Resistenz gegenüber Penicillin aufweist. Meist ist er auf *Tetracycline*, vor allem Chlor- und Oxytetracyclin, gut empfindlich (16, 18, 20, 29, 30, 33), oft auch auf Streptomycin. Es empfiehlt sich bei Feststellung von Erregern der Mimea-Gruppe im Einzelfall einen Sensitivitätstest auszuführen und danach die Therapie zu bestimmen. Initial kann mit Tetracyclinbehandlung begonnen werden. GREEN et al. fanden nicht die Tetracycline, sondern Kanamycin und Polymyxin-B als gut wirksam.

Literatur

1. AUDUREAU, A.: Etude du genre Moraxella. Ann. Inst. Pasteur **64**, 126 (1940).— **2.** BREED, R.S., E.G.D. MURRAY, and N.R. SMITH: Bergey's Manual of Determinative Bacteriology. 6th ed. p. 595. Baltimore: The Williams and Wilkins Comp. 1948. — **3.** BRISOU, J., et A.R. PRÉVOT: Etude de systématique bactérienne X. Révision des espèces réunies dans le genre Achromobacter. Ann. Inst. Pasteur **86**, 722 (1954). — **4.** CARLSON, D.J.: Endocarditis caused by Herellea. Amer. J. clin. Path. **40**, 54—57 (1963). — **5.** CARY, S.G., R.B. LINDBERG, and J.E. FABER: Slide agglutination technique for the rapid differentiation of Mima polymorpha and Herellea from the Neisseriae. J. Bact. **75**, 43 (1958). — **6.** DALY, K.A., P. BOSCO, and E.H. KASS: Infections due to organisme of the genus Herellea. Arch. intern. Med. **110**, 580 (1962). — **7.** DEACON, W.E.: A note on the tribe Mimeae (DeBord). J. Bact. **49**, 511 (1945). — **8.** DEBORD, G.G.: Organisms invalidating the diagnosis of gonorrhoea by the smear method. J. Bact. **38**, 119 (1939). — **9.** DEBORD, G.G.: Description of Mimeae tribe nov. with three genera and three species and two new species of Neisseria from conjunctivitis and vaginitis. Iowa State Coll. J. Sci. **16**, 471 (1942). — **10.** DEBORD, G.G.: Species of the tribes Mimeae, Neisseriae and Streptococceae which confuse the diagnosis of Gonorrhea by smears. J. Lab. clin. Med. **28**, 710 (1943). — **11.** DEBORD, G.G.: Mima polymorpha in Meningitis. J. Bact. **55**, 764 (1948). — **12.** DIETRICH, F.M.: Zum Nachweis von Mimeae im Liquor cerebrospinalis und in anderem bakteriologischen Untersuchungsmaterial. Schweiz. med. Wschr. **90**, 1286 (1960). — **13.** EDITORIAL: Bacteria of the tribe Mimeae. J. Amer. med. Ass. **186**, 947 (1963). — **14.** EWING, W.H.: The relationship of Bacterium anitratum and members of the tribe Mimeae (DeBord). J. Bact. **57**, 659 (1949). — **15.** FERGUSON, W.W., and L.F. ROBERTS: A bacteriological and serological study of organisms B5W (B. anitratum). J. Bact. **59**, 171 (1950). — **16.** FLAMM, H.: Eine weitere neue Species des Genus Moraxella. Zbl. Bakt., I. Abt. Orig. **159**, 173 (1952. — **17.** FRED, H., T.D. ALLEN, H.L. HESSEL, and F. HOLTZMANN: Meningitis due to Mima polymorpha. Arch. intern. Med. **102**, 204—206 (1958). — **18a.** GARDNEY, D.L., A. PINES, and S.M. STEWART: Fulminating and fatal pneumonia due to Achromobacter anitratus. Brit. med. J. **5197**, 1108 (1960).— **18b.** GARRISON, R.G.: The occurrence of Bacterium anitratum in secretions of pulmonary origin. Amer. J. clin. Path. **40**, 260 (1963). — **19.** GLICK, M.L., G.P. MORAN, J.M. COLEMAN, and G.F. O'BRIEN: Lobar pneumonia with bacteremia caused by B. anitratum. Amer. J. Med. **27**, 183 (1959). — **20a.** GRABER, C.D.: Increasing incidence of nosocomial Herellea vaginicola infections in burned patients. Surg. Gynec. Obstet. **114**, 109 (1962).— **20b.** GRABER, C.O., L.S. HIGGINS, and J.S. DAVIS: Seldom encountered agents of bacterial meningitis. Amer. J. med. Ass. **192**, 956 (1965). — **21.** GREEN, G.S., R.H. JOHNSON, and J.A. SHIVELY: Mimeae: Opportunistic Pathogens. J. Amer. med. Ass. **194**, 1065—1068 (1965). — **22.** GREEN, J.D.: Bacterium anitratum meningitis. Arch. intern. Med. **106**, 870 (1960). — **23.** HENRIKSEN, S.D.: Moraxella duplex var. nonliquefaciens, habitat and antibiotic sensitivity. Acta path. microbiol. scand. **43**, 157 (1958). — **24.** HENRIKSEN, S.D.: Mimeae. The standing in nomenclature of the names of this tribus and of its genera and species. Int. Bull. bact. Nomencl. **13**, 51 (1963). — **25.** HIRSCH, S.R., and M.L. KOCH: Herellea (Bacterium anitratum) Endocarditis. J. Amer. med. Ass. **187**, 148—150 (1964). — **26.** MINZTER, A.: Human Infections caused by Mimeae organisms: Report of a case of presumably healed bacterial endocarditis due to Herellea vaginicola. Arch. intern. Med. **98**, 352 (1956). — **27.** OLAFSSON, M., Y.CH. LEE, and TH. J. ABERNATHY: Mima polymorpha meningitis: Report of a case and review of the literature. New Engl. J. Med. **258**, 465 (1958). — **28.** PEYLA, T.L., and E.C. BURKE: Mima polymorpha Meningitis: Report of Two Cases in Children. Proc. Mayo Clin. **40**, 236—239 (1965). — **29.** PIÉCHAUD, D., M. PIÉCHAUD, et J. SECOND: Etude de 26 souches de Moraxella Lwoffi. Ann. Inst. Pasteur **80**, 97 (1951). — **30.** REYNOLDS, R.D., and L.E. CLUFF: Infection of Man with Mimeae. Ann. intern. Med. **58**, 759 (1963). — **31.** ROBINSON, R.G., R.G. GARRISON, and R.W. BROWN: Evaluation of the clinical significance of the genus Herellea. Ann. intern. Med. **60**, 19 (1964). — **32.** SCHAUB, I.G., and F.D. HAUBER: A biochemical and serological study of a group of identical unidentifiable gram negative bacilli from human sources. J. Bact. **56**, 379 (1948). — **33.** SEELIGER, H.: Zur Systematik des Bacterium anitratum (Schaub und Hauber). Zbl. Bakt., I. Abt. Orig. **159**, 173 (1952). — **34.** SHIVUS, R.H., E.M. LUCERO, R.J. MIKOLAJCZYK, and E.E. CARTER: Gonorrhoea-like syndroms caused by Penicillin-resistant Mimeae. J. Amer. med. Ass. **177**, 121 (1961). — **35.** SORRELL, W.B., and V.L. WHITE: Acute bacterial endocarditis caused by a variant of the genus Herellea. Amer. J. clin. Path. **23**, 134 (1953). — **36.** SPRECACE, G.A., and W.E. DUNKELBERG: Mima polymorphascausative agent in acute and chronic meningitis. J. Amer. med. Ass. **177**, 706 (1961). — **37.** STUART, C.A.,

S. FORMAT, and V. McGANN: Further studies on B5W, an anerogenic group in the Entero-bacteriaceae. J. infect. Dis. **84**, 235 (1948). — **38**. TAPLIN, D., G. REBELL, and N. ZAIAS: The human skin as a source of Mima-Herellea infections. J. Amer. med. Ass. **186**, 952 (1963). — **39a**. DE TORREGROSA, M.V., and A. ORTIZ: Severe infections in children due to rare gramnegative bacilli. (Mima polymorpha and B. anitratum). Zbl. Bakt., I. Abt. Orig. B **191**, 420 (1963). — **39b**. TOWNSEND, F.M., D.F. HERSEY, and F.W. WILSON: Mima polymorpha as a causative agent in Waterhause-Friderichsen-Syndrome. US Armed Forces med J. **5**, 673 (1954). **40**. DONALD, W.D., and W.M. DOAK: Mimeae Meningitis and Sepsis. J. Amer. med. Ass. **200**, 287—289 (1967). — **41**. GOLDSTEIN, G., D.C. COWLING, and A.J. WALL: Infections with Mima polymorpha: Fatal Meningitis and Septicemia. Aust. Ann. Med. **14**, 167—171 (1965). — **42**. LOTHE, F., and E. GRIFFIN: Bacterium anitratum and Mima polymorpha Infections in Uganda. J. clin. Path. **18**, 301—306 (1965).

Krankheiten durch Serratia

(Serratia marcescens, früher Bacillus prodigiosus)

Von Hans Rudolf Marti, Aarau

I. Definition

Das Genus Serratia mit der einzigen Species Serratia marcescens bezeichnet kleine Gram-negative Stäbchen, die der Definition der Enterobakterien entsprechen. Sie bilden keine Sporen, sind meist mittels peritricher Geißeln beweglich und lassen sich auf einfachen Nährböden aerob und anaerob leicht züchten. Sie vergären verschiedene Zucker unter Säurebildung ohne oder mit nur geringer Gasbildung und verflüssigen Gelatine. Einzelne Stämme produzieren ein rotes, nicht diffundierendes Pigment. Man findet sie meist als Bodenbewohner oder im Wasser, manchmal auch im tierischen Organismus als Saprophyten und gelegentlich als Infektionserreger. Serratia marcescens ist *synonym* mit *Chromobacterium prodigiosum* und *Bacillus prodigiosus* (6, 34).

II. Geschichte und Systematik

Die Entdeckungsgeschichte der Serratia marcescens liest sich nicht ohne Spannung. Im kleinen Dorf Legnaro bei Padua kam es im Jahre 1819 zu einer erheblichen Aufregung, als sich im Speiseschrank des Antonio Pittarello die aufbewahrte Polenta blutrot verfärbte (6). Die Polizei wurde mit einer Untersuchung beauftragt, und Professoren der Universität Padua wurden um Gutachten gebeten. Der junge Apotheker Bartolomeo Bizio war der erste, der für das Phänomen eine natürliche Erklärung fand. Er beschrieb den Erreger, den er für einen Pilz hielt, zuerst anonym in einer Zeitung und dann im Jahre 1823 in einer mit seinem Namen gezeichneten Publikation (3). Arbeiten anderer Autoren folgten bald darauf. Eine ähnliche „*blutige Verfärbung*" wurde später andernorts auch bei weiteren Speisen beobachtet, so bei Brot, Reis, Kartoffeln und Fleisch (6). Die Bezeichnung Serratia marcescens geht auf Bizio zurück, der sie zu Ehren von Serafino Serrati gewählt hat, eines italienischen Physikers, der in Florenz 1787 ein Dampfschiff erfunden haben soll (5).

Die Serratia wurde in der Folge auch als Chromobacterium, Protococcus, Micrococcus, Coccobacterium, Liquobacterium, Erythrobacillus und unter zahlreichen anderen Namen aufgeführt. Breed und Breed (6) drangen aber 1924 mit ihrem Vorschlag durch, Bizios ursprüngliche Bezeichnung beizubehalten. Das Genus Serratia gehört zu den *Enterobakterien* d. h. zu den koliformen Bakterien (34). Neben Serratia marcescens wurden noch zahlreiche andere Species beschrieben, die sich aber später als mit Serratia marcescens identisch erwiesen. Als letzte dieser Species haben Martinec und Kocur (24) die Serratia piscatorum und Serratia plymuthica sowie indica (23) als Serratia marcescens identifiziert. Die ursprünglich für die verschiedenen Species angegebenen Besonderheiten der Farbstoffbildung, der Zellmorphologie, des Temperaturoptimums oder der Gasproduktion wurden alle als inkonstante Eigenschaften der Serratia marcescens erkannt. Ewing et al. (12) führen deshalb die Serratia marcescens als einzige Species des Genus Serratia an, das zur *Gruppe der Klebsiellae* gerechnet wird und damit der Familie der Enterobacteriaceae angehört. Serratia marcescens var. kiliensis ist eine Subspecies, die sich durch eine negative Voges-Proskauer Reaktion unterscheidet.

III. Morphologie, biochemische und kulturelle Eigenschaften

Die Keime sind $0,7—1,0 \times 0,7\,\mu$ messende Kokkobacillen oder kurze Stäbchen; sie sind damit kürzer als andere koliforme Bacillen. Ein und derselbe Stamm kann auf dem gleichen Nährboden Stäbchen und Kokkobacillen produzieren. Die peritrichen Flagellen der beweglichen Formen sind am leichtesten in Kulturen bei Temperaturen unter 37° C nachweisbar. Viele Stämme produzieren *rotes Pigment*, das in Ableitung vom alten Namen Chromobacterium prodigiosum als *Prodigiosin* bezeichnet wird. Es handelt sich wahrscheinlich um eine chemisch nicht einheitliche Substanz, deren Grundstruktur ein Tripyrrol ist (*17*).

Das Pigment ist eisenhaltig und löst sich in absolutem Alkohol, Äther, Chloroform, Aceton und Benzol, ist jedoch in Wasser unlöslich oder sehr schwer löslich. Es wird durch Sonnenlicht innerhalb weniger Tage zerstört. Das Pigment wird nur in Anwesenheit von Sauerstoff gebildet, und die für die Pigmentbildung optimale Temperatur ist oft von der optimalen Wachstumstemperatur verschieden. Viele Stämme wachsen an sich am besten bei 30—37° C, bilden dabei aber kein Pigment, wogegen bei tieferer Temperatur und langsamerem Wachstum reichlich Pigment produziert wird. Nach mehreren Passagen auf künstlichen Nährböden kommt die Pigmentbildung meist zum Stillstand. Alle Serratia-Stämme sind proteolytisch und verflüssigen Gelatine innerhalb weniger Tage; einige produzieren kleine Mengen eines löslichen Hämolysins. Glukose, Maltose, Mannitol, Saccharose, Sorbitol, Trehalose und Glycerin werden meist unter Säurebildung gespalten. WHARTON und CREECH (*32*) haben einen Lipopolysaccharidkomplex aus Serratia marcescens beschrieben, der mindestens zwei Substanzen mit verschiedenen antigenen Eigenschaften enthält, eine toxinähnliche Komponente und ein Agglutinogen. Die toxinähnliche Komponente wurde wegen ihrer cytotoxischen Eigenschaft eine Zeitlang in der Karzinomtherapie versucht; sie wirkt auch als Pyrogen (*21, 28*).

Die somatischen *Antigene* wurden von DAVIS und WOODWARD (*8*) analysiert: 16 Stämme ließen sich serologisch in sechs Gruppen unterteilen, ohne daß aber sichere Beziehungen zwischen diesen Gruppen und der Pigmentbildung oder Pathogenität nachweisbar waren. Auch in den Geißeln der Serratia marcescens ist ein Antigen vorhanden (*29*). Somatische und Geißel-Antigene können zur Identifizierung nicht pigmentbildender Serratia-Stämme herangezogen werden (*15*). Auch eine Typisierung durch Bacteriophagen ist möglich.

IV. Pathogenität

Serratia marcescens ist in der Natur weit verbreitet. Zunächst sind die Keime nur als Erzeuger einer roten Farbe auf Nahrungsmitteln bekannt geworden; pigmentbildende und nicht pigmentbildende Stämme kommen aber auch bei Menschen und Tieren als Saprophyten in den Luftwegen und im Darm vor. Inoculation in Laboratoriumstiere führt meist zu keinen Krankheitserscheinungen außer bei Verwendung großer Keimmengen. In gewissen Fällen kann sich Serratia marcescens aber als pathogen erweisen: solche Stämme töten Mäuse, Ratten, Meerschweinchen und Kaninchen unter dem Bild einer Sepsis (*1*). GUZE und BEESON (*18*) konnten durch intravenöse Injektion von Serratia marcescens bei Ratten mit einseitiger Ureterligatur eine Pyelonephritis erzeugen. Bei Kühen kam es nach experimenteller Infektion der Mamilla zu massiver Keimausscheidung in der Milch (*7*). Spontan aufgetretene Infektionen mit Sepsis wurden bei Füllen beschrieben (*9*). Auch für den Menschen ist Serratia marcescens nicht immer harmlos. Der Keim kann zu Wundinfekten führen. KASS und SCHNEIDERMAN (*20*) haben experimentell gezeigt, daß er bei liegendem Dauerkatheter von der äußeren Urethralöffnung in die Blase ascendieren kann. Es ist auch möglich, daß Serratia marcescens durch Punktionen ins Innere des Organismus verschleppt wird (*15*). Seltener kommen Spontaninfektionen vor, die manchmal als Endokarditis, Arthritis oder Meningitis verlaufen und zur letal verlaufenden Sepsis führen können.

V. Klinisches Bild

Die erste menschliche Infektion wurde von WOODWARD und CLARK (*35*) im Jahre 1913 bei einem Patienten mit chronischer Lungenkrankheit beschrieben. Seither ist der Keim vielfach aus menschlichem *Sputum* isoliert worden, wobei aber seine pathogene Bedeutung in den meisten Fällen sehr fraglich ist. Das Serratia-haltige Sputum ist oft durch das gebildete Prodigiosin rot gefärbt und kann eine Hämoptoe vortäuschen (*14, 30, 35*); mikroskopisch lassen sich aber keine Erythrocyten nachweisen. ROBINSON und WOOLLEY (*30*) sprechen dabei von einer „*Pseudohämoptyse*". Die Rotfärbung tritt manchmal erst auf, wenn der Auswurf unter Luftzutritt aufbewahrt wird. Eine Serratia-Infektion ist in der Klinik differentialdiagnostisch bei Hämoptoe ungeklärter Ätiologie in Betracht zu ziehen. Das seltene Überhandnehmen der bronchialen Besiedlung mit Serratia marcescens wurde vor allem *bei vorbestandenem chronischem Infekt* beobachtet, so bei chronischer *Bronchitis* (*35*), Bronchiektasen (*30*) und Asthma (*14*). GALE und LORD (*14*) diskutieren die Möglichkeit, daß eine vorausgehende Therapie mit Antibiotica durch Beseitigung der übrigen Flora das Wachstum der Serratia marcescens im Bronchialsystem begünstigen kann. Der Keim wurde aber auch als primärer Erreger einer *Pneumonie* beschrieben: AITOFF et al. (*1*) haben ihn als Reinkultur im Sputum eines Pneumoniekranken nachgewiesen. Das gleiche gilt für einen von BÖVRE und TÖNJUM (*4*) mitgeteilten Fall von Bronchopneumonie. Wertvollen Aufschluß über die eigentliche Pathogenität geben experimentelle Infektionen der Luftwege, wie sie PAINE (*25*) vorgenommen hat: Vier gesunde Personen wurden während $2^{1}/_{2}$ Std einem Aerosol mit hoher Serratia-Konzentration ausgesetzt. $2^{1}/_{2}$—4 Std später entwickelte sich ein nur 6—11 Std dauerndes akutes Krankheitsbild mit Husten, Fieber und Leukocytose, das nachher innerhalb von 24 Std spontan abklang. Der Keim konnte im Sputum nur während dieser Zeit nachgewiesen werden. Es schien sich mehr um eine Reaktion auf das aufgenommene Serratia-Toxin als um eine wirkliche Infektion zu handeln. Der Keim spielt hier die gleiche Rolle wie bei seinem gelegentlichen Vorkommen als Verunreinigung in Infusionslösungen, wo er lediglich als Pyrogen-Produzent in Erscheinung tritt (*16*).

Dieselbe mehr saprophytäre und *nur unter besonderen Umständen pathogene Bedeutung* hat Serratia marcescens auf der *Haut*, im *Darm* und in den *Harnwegen*. GRABER et al. (*16*) haben eine Serratia-Infektion von schweren Verbrennungswunden beobachtet. Demgegenüber führte eine von WAISMAN und STONE (*31*) beobachtete reine Serratia-Besiedlung des Darmes bei einem gesunden Neugeborenen zu keinerlei Krankheitserscheinungen. Die mit Stuhl und Urin beschmutzten Windeln wurden beim Aufbewahren rot gefärbt. Zwischen der 6. Lebenswoche und dem 6. Monat trat eine langsame Umstellung der Darmflora von Serratia marcescens zur normalen Koliflora ein, ohne daß für die Serratia irgendeine nachteilige Wirkung auf das Kind nachweisbar war. Später enthielt der Stuhl keine Serratia mehr. Die Infektionsquelle lag wahrscheinlich in einem nahegelegenen Laboratorium, wo mit Serratia marcescens gearbeitet wurde. Auch bei primärer Besiedlung der *Harnwege* mit Serratia marcescens führen meist erst instrumentelle Eingriffe wie Katheterisierung zum Angehen einer eigentlichen Infektion oder zu einer Dissemination (*33*), während zunächst ein Gleichgewicht zwischen körpereigener Infektabwehr und Bakterienbesiedlung vorzuliegen scheint. Auch hier kann eine antibiotische Therapie manchmal durch Beseitigung anderer Keime die Reinkultur der Serratia begünstigen (*11*).

Als seltene schwere Komplikation einer Serratia-Infektion wurden einige Fälle von *eitriger Meningitis* beobachtet (*2, 15, 22, 27*). Bei einem von LEVY (*22*) publizierten Fall handelt es sich um einen 3 Monate alten unterentwickelten Säugling, der vorher an schweren Durchfällen litt. GRABER et al. (*15*) beschrieben eine 28jährige Frau mit postpartaler Endometritis, bei der sich im Verlauf der Grundkrankheit eine tödlich verlaufende eitrige Serratia-Meningitis entwickelte. Es lag hier mit größter Wahrscheinlichkeit eine iatrogene Infektion des Liquors durch wiederholte Lumbalpunktionen vor. Der purulente Liquor enthielt 90% neutrophile Granulocyten mit zahlreichen intracellulären Gram-negativen Stäbchen, die als Serratia marcescens identifiziert wurden.

Bei den wenigen beschriebenen Fällen von *Serratia-Sepsis* handelt es sich ebenfalls meist um die Komplikation eines vorbestehenden Grundleidens (*21a*). GRABER et al. (*16*) beobachteten bei einem 43jährigen Soldaten mit Verbrennung von 90 % der Körperoberfläche durch Explosion eine Sepsis, die von einer Serratia-Besiedlung der Hautwunden ausging. Der Patient starb nach 5 Tagen. Ein von HAWE und HUGHES (*19*) publizierter Fall betraf einen 38jährigen Afrikaner mit langdauerndem Status febrilis unbekannter Ätiologie, der mit Chloramphenicol und Streptomycin behandelt wurde. Zwei Blutkulturen ergaben zuletzt eine Reinkultur von Serratia marcescens. Bei der Autopsie wurde ein Mitralklappen-*Endokarditis* gefunden, und aus den veränderten Klappen konnte wiederum Serratia marcescens gezüchtet werden.

WHEAT et al. (*33*) sahen bei einem 67jährigen Mann mit Dauerkatheter wegen Prostatavergrößerung nach Behandlung mit Sulfonamiden und Aureomycin eine Serratia-Infektion der Harnwege mit anschließender tödlich verlaufender *Serratia-Sepsis*. Die Autopsie ergab eine Tricuspidalklappen-Endokarditis mit septischen Emboli in verschiedenen Organen. Schließlich haben PATTERSON et al. (*26*) über einen 63jährigen Mann mit lokalisierter Oberbauchperitonitis nach wahrscheinlicher Ulcusperforation berichtet. Im Laufe der Therapie mit Penicillin und Aureomycin entwickelte sich eine Serratia-Sepsis, die noch durch eine Pneumonie kompliziert wurde und schließlich zum Tode führte. Es stellte sich auch hier die Frage, inwieweit der inkriminierte Erreger durch die vorangegangene Antibiotica-Behandlung herausselektioniert wurde.

Aus der Übersicht der publizierten klinischen Beobachtungen geht hervor, daß die plötzlich in Erscheinung tretende Pathogenität einzelner Serratia-Stämme weniger auf einer primär erhöhten Virulenz der Keime als auf Veränderungen der Abwehrlage im Organismus beruht und manchmal durch medikamentöse Unterdrückung der Begleitflora begünstigt wird. Damit ergibt sich eine Analogie zur Moniliasis und zu Infektionen durch Erreger der Mimea-Herellea-Gruppe.

Therapie

Alle getesteten Stämme von Serratia marcescens erwiesen sich gegen Penicillin als völlig resistent (*13, 19, 26, 27, 33*). Das Verhalten gegen Streptomycin, Chloramphenicol und Tetracycline ist uneinheitlich: neben empfindlichen (*13, 26, 33*) gibt es resistente Stämme (*27, 33*). Verschiedene Stämme ließen sich in vitro sehr gut durch Chloramphenicol (*13, 19, 27*) oder Neomycin hemmen (*13, 19, 22a, 26*), andere Stämme waren am empfindlichsten auf Kanamycin (*15, 22a*). In schweren Fällen empfiehlt sich eine initiale Therapie mit Chloramphenicol, bis das Resultat der in vitro-Resistenzprüfung vorliegt.

Literatur

1. AITOFF, M., M. DION, et H. DOBKEVITCH: Bacillus prodigiosus pathogène pour les animaux; endotoxine et réaction de Shwartzman. C.R. Soc. Biol. (Paris) **123**, 375 (1936). — 2. ARONSON, J.D., and I. ALDERMAN: Occurrence and bacteriological characteristics of S marcescens from case of meningitis. J. Bact. **46**, 218 (1943). — 3. BIZIO, B.: Sull'arrossimento straordinario di alcune sostanze alimentose osservato nella provincia di Padova l'anno 1819. Biblioteca italiana o sia Giornale de lettera, scienza e arti. **30**, 288 (1823) zit. nach Literatur 6 und 34. — 4. BÖVRE, K., and A.M. TÖNJUM: Non-pigmented serratia marcescens var. Kielensis as a probable cause of bronchopnemonia. Acta path. microbiol. scand. **58**, 251 (1963). — 5. BREED, R.S.: Bergey's Manual of determinative bacteriology, 6th Ed. Baltimore, Md.: Williams & Wilkinson 1948. — 6. BREED, R.S., and M.E. BREED: The type species of the genus serratia, commonly known as bacillus prodigiosus. J. Bact. **9**, 545 (1924). — 6a. CLAYTON, E., and A. VON GRAEVENITZ: Nonpigmented Serratia marcescens. J. Amer. med. Ass. **197**, 1059 (1966). — 7. CUTHBERT, W.A.: "Serratia marcescens" in raw milk. J. appl. Bact. **20**, 2 (1957). — 8. DAVIS, B.R., and J.M. WOODWARD: Some relationships of the somatic antigens of a group of serratia marcescens cultures. Canad. J. Microbiol. **3**, 591 (1957). — 9. DEOM, J., et

J. MORTELMANS: Etude d'une souche pathogène de serratia marcescens. Rev. Immunol. (Paris) 17, 394 (1953). — 10. EDITORIAL: Infection due to chromobacteria. J. Amer. med. Ass. 148, 56 (1952). — 11. EDITORIAL: Chromobacterial infections. Lancet 1952 II, 617. — 12. EWING, W.H., B. R. DAVIS, and J.G. JOHNSON: The genus Serratia: its taxonomy and nomenclature. Int. Bull. bact. Nomencl. 12, 47 (1962). — 13. FULTON, M., C. E. FORNEY, and E. LEIFSON: Identification of serratia occurring in man and animals. Canad. J. Microbiol. 5, 269 (1959). — 14. GALE, D., and J. D. LORD: Overgrowth of Serratia marcescens in respiratory tract, simulating hemoptysis. J. Amer. med. Ass. 164, 1328 (1957). — 15. GRABER, C. D., L. S. HIGGINS, and J. S. DAVIS: Seldom-encountered agents of bacterial meningitis. J. Amer. med. Ass. 192, 956 (1965). — 16. GRABER, C. D., W. T. TUMBUSCH, R. P. RUDNICKI, and E. H. VOGEL: Generalized Shwartzman-like reaction following Serratia marcescens septicemia in a fatal burn. Surg. Gynec. Obstet. 110, 443 (1960). — 17. GUNSALUS, I. C., and R. Y. STANIER: The Bacteria. A treatise on structure and function, Vol. III, p. 565. New York-London: Academic Press 1962. — 18. GUZE, L. B., and P. B. BEESON: Experimental pyelonephritis. I. Effect of ureteral ligation on the cause of bacterial infection in the kidney of the rat. J. exp. Med. 104, 803 (1956). — 19. HAWE, A.J., and M. H. HUGHES: Bacterial endocarditis due to Chromobacterium prodigiosum. Brit. med. J. 1954/I, 968. — 20. KASS, E.H., and L.J. SCHNEIDERMAN: Entry of bacteria into the urinary tracts of patients with inlying catheters. New Engl. J. Med. 256, 556 (1957). — 21. KELLY, M.G., N.H. SMITH, and D.P. RALL: Effect of incubation with rabbit serum on toxicity and tumor-necrotizing action of polysaccharide from S. marcescens. Amer. J. Physiol. 188, 563 (1957). — 21a. LEMENAGER J., and C. MOREL: Septicemia due to Serratia Marcescens. Sem. Hôp. Paris 41, 2720 (1965). — 22. LEVY, J.: Meningitis due to serratia marcescens. Harefuah 42, 88 (1952). — 22a. MAGNUSON, CH. W., and H.R. ELSTON: Infections Caused by Nonpigmented Serratia. Ann. intern. Med. 65, 409 (1966). — 23. MARTINEC, T., and M. KOCUR: The taxonomic status of Serratia plymuthica (Lehmann and Neumann) Bergey et al. and of Serratia indica (Eisenberg) Bergey et al. Int. Bull. bact. Nomencl. 10, 247 (1960). — 24. MARTINEC, T., and M. KOCUR: A taxonomic study of the members of the genus Serratia. Int. Bull. bact. Nomencl. 11, 73 (1961). — 25. PAINE, T.F.: Illness in man following inhalation of Serratia marcescens. J. infect. Dis. 79, 226 (1946). — 26. PATTERSON, R.H., G.B. BANISTER, and V. KNIGHT: Chromobacterial infection in man. Arch. intern. Med. 90, 79 (1952). — 27. RABINOWITZ, K., and R. SCHIFFRIN: A strain of Serratia marcescens isolated from a case of meningitis in a child. Harefuah. 42, 90 (1952). — 28. RALL, D.P., J.R. GASKINS, and M.G. KELLY: Reduction of febrile response to bacterial polysaccharide following incubation with serum. Amer. J. Physiol. 188, 559 (1957). — 29. REITMAN, M., L.C. SUTTON, R.L. ALG, W.S. MILLER, and N.H. GROSS: Agglutinins in sera of laboratory workers exposed to "Serratia marcescens". Proc. Soc. exp. Biol. (N.Y.) 89, 236 (1955). — 30. ROBINSON, W., and P.B. WOOLLEY: Pseudohaemoptysis due to chromobacterium prodigiosum. Lancet 1957 I, 819. — 31. WAISMAN, H.A., and W.H. STONE: The presence of serratia marcescens as the predominating organism in the intestinal tract of the newborn. Pediatrics 21, 8 (1958). — 32. WHARTON, D.R.A., and H.J. CREECH: Further studies of the immunological properties of polysaccharides from serratia marcescens (Bacillus prodigiosus). J. Immunol. 62, 135 (1949). — 33. WHEAT, R.P., A. ZUCKERMAN, and L.A. RANTZ: Infection due to chromobacteria. Arch. intern. Med. 88, 461 (1951). — 34. WILSON, G.S., and A.A. MILES: Topley and Wilson's Principles of Bacteriology and Immunity, Vol. I, p. 806. London: Edward Arnold Publ. 1964. 35 WOODWARD, H., and K. CLARK: A case of infection in man by the Bacterium prodigiosum. Lancet 1913 I, 314; zit. nach Literatur 10 und 14.

Krankheiten durch sogenannte Paracolon-Bakterien:
Citrobacter, Providencia, Hafnia, Edwardsiella und Arizona

Von Otto Gsell, Basel**

Unter den Enterobacteriaceae werden heute verschiedene Erreger, die früher unter der heterogenen Gruppe der Paracolonbakterien zusammengefaßt worden sind, unterschieden, und zwar neben der auf S. 650 besprochenen *Serratia* noch *Citrobacter, Providencia, Hafnia, Edwardsiella und Arizona.* Hier sei in Anlehnung an die neue Übersicht von Fields u. Mitarb. (1967), die wir ergänzten, auf menschliche Krankheiten durch diese Erreger hingewiesen.

Die Vervollständigung unserer bisher fragmentarischen Kenntnisse über Epidemiologie, Pathogenität und Klinik dieser Enterobacteriaceae ist der Zukunft vor-

Tabelle 1. *Differenzierung der häufigen Enterobacteriaceae nach biochemischem Verhalten* (Johnson u. Mitarb.)

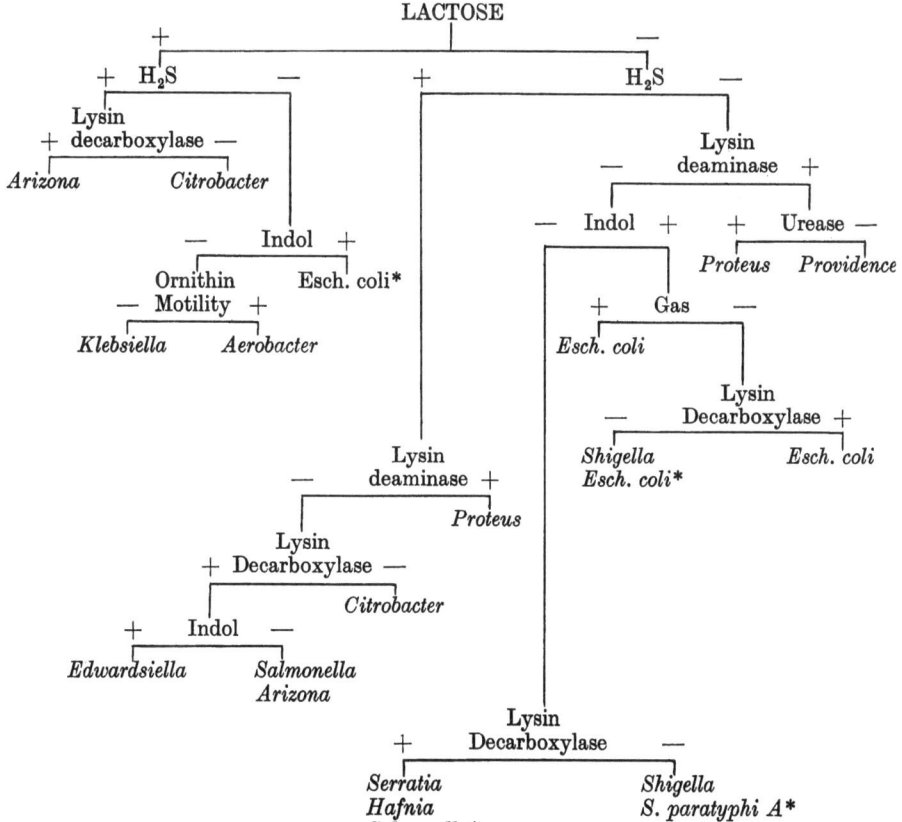

* Unter Einschluß atypischer Stämme anderer Enterobacteriaceae.

** unter Mitarbeit von G. Nagel.

behalten, wenn die differenzierte Diagnostik und Typisierung dieser Stämme, die immer noch in Diskussion steht und auf die hier nicht eingegangen werden kann, zur klinischen Routine geworden ist. Der Arzt muß aber Kenntnis haben, daß diese im Tierreich häufig vorkommenden, beim Mensch vielfach apathogenen Erreger auch ernste Krankheiten bedingen können.

Die *Einteilung* aufgrund biochemischer Differenzierung der früheren Paracolonbakterien, die z. T. den Salmonellosen, z. T. der Proteusgruppe, z. T. den Klebsiellen zugeordnet wurden und heute mehr als Biotypen bewertet werden, ergibt sich aus Tab. 1 nach JOHNSON u. Mitarb.

Folgende Neuordnung der Enterobacteriaceae in 4 Gruppen auf der Basis *biologischer* Ähnlichkeit ersetzen den herkömmlichen Begriff der Paracolongruppe (nach EWING und EDWARDS):

I. Shigella — Escherichia
II. Salmonella — Arizona — Citrobacter — Edwardsiella
III. Klebsiella — Aerobacter — Hafnia — Serratia
IV. Proteus — Providence

Eine andere Einteilung und ausführliche Darstellung der Enterobacteriaceae auf *biochemischer* Grundlage entlehnen wir KAUFMANN (Tab. 2):

Die *Häufigkeit* der Paracolongruppe in ihrem Anteil an den Infekten durch Enterobacteriaceae exklusive Salmonellen und Shigellen beträgt für menschliche Blut- und Urinkulturen 8%, für Sputumkulturen um 23% (FIELDS u. Mitarb.).

Tabelle 2. *Klassifikation der Enterobacteriaceae nach biochemischer Differenzierung*

Familia Enterobacteriaceae

Tribes	Genera
A. *Eschericheae*	I. *Escherichia*
	II. *Shigella*
	III. *Salmonella*
	IV. *Citrobacter*
B. *Klebsielleae*	I. *Klebsiella*
	II. *Enterobacter*
	III. *Hafnia*
	IV. *Serratia*
C. *Proteae*	I. *Proteus*
	II. *Morganella*
	III. *Rettgerella*
	IV. *Providencia*

1. Providencia

Bakteriologisch und biochemisch steht *Providencia* bestimmten Proteusspecies (*Proteus Morganii* und *Proteus Rettgeri*) nahe, mit deren Namen sie gelegentlich belegt werden (EWING, KAUFFMANN). Entsprechend finden sich häufig Proteus-Providencia-Mischinfektionen.

Klinik: Am längsten bekannt und zahlenmäßig überwiegend sind Infektionen des Urogenital- und Gastrointestinaltraktes.

Die Angaben über den prozentualen Anteil von Providencia an *Harnwegsinfektionen* schwanken. Es werden bei männlichen Paraplegikern mit Harnwegsinfekten 39% (MILNER), nach anderen Angaben „mehrheitlich" Providencia als Erreger gefunden. Auf einer urologischen Abteilung wiesen DUTTON und RALSTON bei 17 von 144 Fällen (24,5%) Providencia nach. Providencia nach Coli als zweithäufigsten Erreger von Harnwegsinfekten identifizierten MONTO und RANTZ. Nach FIELDS scheint Providencia vor allem männliche Katheter tragende Paraplegiker unter 40 Jahren im Anschluß an antibiotische Behandlungen zu bevorzugen, während Coliinfekte bei Frauen überwiegen.

Die Existenz Providencia-bedingter *Gastroenteritiden* ist umstritten (FIELDS, BROWN). In Nigeria konnte RANJIT SEN bei Durchfallerkrankungen 200 Stämme der Providenciagruppe feststellen, und weist auf die Bedeutung dieser Erreger bei Durchfallerkrankungen in den Tropen hin. *Bakteriaemie und Sepsis* werden mitgeteilt durch CHIN, VIC-DUPONT. Besiedlung der *Respirationsorgane* — mit oder ohne Symptomatik — berichtet FIELDS.

In bezug auf Pathogenität und Infektionsquellen kommt dem *Hospitalismus* größte Bedeutung zu.

Therapie: Kanamycin ist gewöhnlich das Mittel der Wahl bei Providencia-infekten. Dies entspricht den Sensibilitätsprüfungen in vitro (CHIN, SWEENEY). Auch Neomycin und gegen einige Stämme Penicillin in hohen Dosen — von großem praktischem Wert bei Harnwegsinfekten — wird empfohlen (CHIN, WEINSTEIN).

2. Citrobacter

(Paracolibacterium intermedium, E. freundii, Citrobacter freundii, Salmonella Paracoli Ballerup-Bethesda).

Die *Harnwege* sind der bevorzugte Ort pathogenen Wachstums von Citro-bacter (MILNER, DUTTON). Andere urogenitale Grundleiden (obstruktive Prozesse, chronische Cystitis, Neoplasien) bereiten in der Regel den Boden für Citrobacter (TALBOT). Die Anamnese ergibt in signifikanter Zahl Katheteruntersuchungen und andere urologische, instrumentelle Manipulationen (FIELDS). Im Gegensatz zu Providencia-Infekten handelt es sich bei Citrobacterbesiedlung nicht um vorwie-gend selektioniertes Überwuchern nach Antibioticagaben.

Lungen- und andere Infektionen: Der überraschend häufigen Isolierung von Citrobacter aus dem Respirationstrakt stehen wenige Fälle gegenüber, in welchen dieses Bacterium als krankheitsauslösend verdächtigt wird. Chronische Lungen-krankheiten, Tracheotomie, vorangehende Antibioticatherapie dürften einem In-fekt mit Citrobacter — wie mit anderen gramnegativen Bakterien — Vorschub leisten. Weniges ist dokumentiert über die Mitbeteiligung von Erregern der Citro-bacter-Gruppe an *Enteritiden* (BARNES, BAYLET, CURBELLO, FIELDS, KAHLICH, KOPPEL), *Meningitis* (HARRIS), *Bacteriaemie* (vorwiegend bei Neugeborenen (BAYLET), *Osteomyelitis* nach Cortisontherapie (KLEINT), und *Endocarditis* (ALBI-TES). Im letzten Fall eines Patienten mit Rectum-Carcinom lag als Grundleiden eine Prostatahypertrophie mit Okklusiverscheinungen und Pyelonephritis vor. Epidemiologische Angaben sind bisher nur über Harnwegsinfekte erhältlich. Nach FIELDS dürften sie durchwegs *chronische Spitalinfekte* sein, jedoch berichten WHITBY und MUIR auch über akute Harnwegsinfekte.

Therapeutisch haben sich Colistin, Kanamycin, Tetracyclin, Chloramphenicol, Neomycin nützlich erwiesen. In vitro-Resistenz gegen alle Antibiotica (Kana-mycin nicht getestet), außer Neomycin, berichtet ALBITES.

3. Hafnia

Sie dürfte vielfach in den Namen Paracolobacterium aerogenoides und Aero-bacter aerogenes eingeschlossen worden sein.

Klinik: Wenige Krankheitsfälle wurden bekannt, sie betreffen Harnwegsin-fekte (WHITBY und MUIR, FIELDS), Gastroenteritis (STUART), Besiedlung der At-mungsorgane ohne manifeste Erkrankung (FIELDS). Für die Therapie ergaben die Resistenzprüfungen Empfindlichkeit gegenüber Tetracyclin, Chloramphenicol, Kanamycin (FIELDS), so daß diese Mittel anzuwenden sind.

4. Edwardsiella

(Asacusagruppe, Bartholomewgruppe)

Erst seit 1959 durch EWING beobachtet und erforscht ist diese Gruppe der Enterobacteriaceae noch entfernt von routinemäßiger klinischer Erfassung. KING und ADLER berichteten 1964 über einen ersten Fall von akuter, febriler Gastroen-teritis. EWING isolierte Edwardsiella bei Patienten mehrheitlich mit Diarrhoen und Infektionen, je einen Fall aus dem Blut und Urin. Therapeutisch bewährte sich in einem Fall einer Wundinfektion Penicillin (2 Mill. iE tgl.) + Streptomycin (1 g tgl.) über 6 Tage (FIELDS).

5. Arizona

(Salmonella Arizona)

Der Nachweis gelang ursprünglich bei Tieren, gewissen Reptilien und Vögeln und aus Trockeneipulver (EDWARDS).

Den Kliniker interessieren die Publikationen über Gastroenteritis bei Kindern und Jugendlichen (MURPHY), febrilen Krankheiten mit Bacteriaemie (EDWARDS), Pyelonephritis, Meningo-Encephalitis (EDWARDS) und Otitis media (BUTT). FIELDS konnte hingegen während eines Jahres klinischen Studiums der Enterobacteriaceae keinen Fall von Arizonainfekt nachweisen. DULONG DE ROSNAY und LATRILLE berichten über eine tödlich ausgehende posttraumatische Infektion mit Arizona bei einem 16jährigen Knaben, der an Leberabsceß und Sepsis mit zweimal positiven Blutkulturen und dem Befund von Arizona arizonae in Bordeaux ad Exitum kam. Von den 6 Infektionen in USA waren 4 in einer Kinderklinikepidemie beobachtet worden. Über tödliche Arizonainfektionen beim Menschen liegen bisher 13 Meldungen vor. Epidemiologisch ist besonders zu beachten, daß Schildkröten oft Arizonabakterien beherbergen (FIFE u. Mitarb., DIMOW).

All diese gramnegativen Erreger sind als pathogene Keime vor allem bei geschwächten Personen, nicht selten dann bei Jugendlichen, primär zu finden. Bei Erwachsenen kommen sie meist als sekundäre Krankheiten vor, bei Tumorleiden, nach Trauma und Operation. Hier ist ihre Differenzierung wegen der therapeutischen Möglichkeiten wertvoll.

Literatur

Albites, V. E., and **M. A. Amsterdam:** Endocarditis due to Escherichia freundii and Staphylococcus aureus. N.Y. J. Med. **65,** 451 (1965). ~ **Barnes, L. A.,** and **W. B. Cherry:** A group of paracolon organisms having apparent pathogenicity. Amer. J. publ. Hlth. **36,** 481 (1946). ~ **Baylet, R. J.,** et **J. Linhard:** Paracoli Bethesda (Citrobacter) et Escherichia freundii en pathologie Dakaroise. Bull. Soc. Path. exot. **52,** 723 (1959). — **Brown, G. W.:** Anaerogenic paracolon bacilli associated with gastroenteritis in children. Med. J. Aust. **2,** 658 (1952). — **Butt, E.,** and **J. F. Morris:** Arizona paracolon recovered from middle ear discharge. J. infect. Dis. **91,** 283 (1952). — **Chin, V. S. W.,** and **P. D. Hoeprich:** Susceptibility of Proteus and Providence bacilli to ten antibacterial agents. Amer. J. med. Sci. **241,** 309 (1961). — **Curbello A., V. Marquez, C. A. Guerra,** et **A. J. Aballi:** Escherichia freundii con antigenes completes de S. takarade en case de diarrea. Rev. cuba. Pediat. **30,** 189 (1958). — **Dimow, I.:** Versuche über die experimentelle Infektion mit Arizona-Bakterien bei Landschildkröten. Zbl. Bakt., I. Abt. Orig. **197,** 161 (1965). — **Dulong de Rosnay, Ch.,** et **J. Latrille:** Infection post-traumatique mortelle à Salmonella arizona. Presse méd. **73,** 44, 2495 (1965). — **Dutton, A. A. C.,** and **M. Ralston:** Urinary tract infection in a male urological ward, with special reference to the mode of infection. Lancet **1957 I,** 115. — **Edwards, P. R., A. C. McWhorter,** and **M. A. Fife:** The Arizona group of Enterobacteriaceae in animals and man: occurrence and distribution. Bull. Wld Hlth Org. **14,** 511 (1956). ~ The occurrence of bacteria of the Arizona group in man. Canad. J. Microbiol. **2,** 281 (1956). — **Edwards, P. R.,** and **M. A. Fife:** Eleven undescribed Arizona serotypes isolated from man. Antonie v. Leeuwenhoek **28,** 402 (1962). — **Edwards, P. R., M. A. Fife,** and **C. N. Ramsey:** Studies on the Arizona group of Enterobacteriaceae. Bact. Rev. **23,** 155 (1956). — **Ewing, W. H., A. C. McWhorter, M. R. Escobar,** and **A. H. Lubin:** Edwardsiella, a new genus of Enterobacteriaceae based on a new species. E. tarda. Int. Bull. bact. Nomencl. **15,** 33 (1965). — **Ewing, W. H., K. E. Tanner,** and **D. A. Dennard:** The Providence group: an intermediate group of enteric bacteria. J. infect. Dis. **94,** 134 (1954). — **Ewing, W. H.,** and **P. R. Edwards:** The principal divisions and groups of Enterobacteriaceae and their differentiation. Int. Bull. bact. Nomencl. **10,** 1 (1960). — **Fields, B. N., M. M. Uwaydah, L. J. Kunz,** and **M. N. Swartz:** The so-called "Paracolon" Bacteria. Amer. J. Med. **42,** 89 (1967). — **Fife, M. A., A. C. McWhorter,** and **M. M. Ball:** Four additional serotypes of Arizona bacteria. Int. Bull. bact. Nomencl. **14,** 157—160 (1964). — **Johnson, J. G., L. J. Kunz, W. Barron,** and **W. H. Ewing:** Biochemical differentiation of the Enterobacteriaceae with the aid of lysine-iron agar. Appl. Microbiol. **14,** 212 (1966). — **Kauffmann, F.:** The bacteriology of Enterobacteriaceae. Copenhagen: Munksgaard 1966. — **Kahlich, R.,** and **J. Webershinke:** Contribution to the incidence and evaluation of Citrobacter in man. Čs. Epidem. **12,** 55 (1963). — **King, B. M.,** and

D.L.A. Adler: Previously undescribed group of Enterobacteriaceae. Amer. J. clin. Path. 41, 230 (1964). — Kleint, W., u. H. Herwig: Septische Osteomyelitis durch Citrobacter, zugleich ein Beitrag zum Problem der Cortisonanwendung bei bacteriellen Infektionen. Ärztl. Wschr. 13, 965 (1958). — Koppel, J., D. Prochazka, and Vichnar: An institutional epidemic of infant diarrhea caused by Citrobacter. Čs. Pediat. 15, 822 (1960). — Milner, P.F.: The differentiation of Enterobacteriaceae infecting the urinary tract. A study in male paraplegia. J. clin. Path. 16, 39 (1963). — Monto, A.S., and L.A. Rantz: Classification of so-called paracolon bacilli isolated from urinary tract infection. J. Lab. clin. Med. 65, 64 (1965). — Murphy, W.J., and J.F. Morris: Two outbreaks of gastroenteritis apparently caused by a paracolon of the Arizona group. J. infect. Dis. 86, 255 (1950). — Ranjit Sen: Isolation of strains of the providence group from cases with diarrhoea in Ibadan, Nigera, West Africa. Indian J. med. Res. 50, 4, 622—626 (1962). — Stuart, C.A., K.M. Wheeler, R. Rustigian, and A. Zimmerman: Biochemical and antigenic relationships of the paracolon bacteria. J. Bact. 45, 101 (1943). — Stuart, C.A., and R. Rustigian: Further studies on one type of paracolon organism. Amer. J. publ. Hlth. 33, 1323 (1943). — Sweeney, F.J., and J.F. Rodgers: Therapy of infections caused by gram-negative bacilli. Med. Clin. N. Amer. 49, 1391 (1965). — Talbot, J.M., A.C. Cunliffe, and N.D. Gower: The differentiation of coliform organisms infecting the urinary tract. J. clin. Path. 10, 222 (1957). — Vic-Dupont, J.F. Monsallier, H. Rochant, et F. Vachon: Etude étiologique, thérapeutique, et évolutive de 26 cas d'infections sévères à bacilles gram négatifs (22 septicémies et 4 méningites purulent). Bull. Soc. méd. hôp. Paris 115, 693 (1964). — Weinstein, L., P.I. Lerner, and W.H. Chew: Clinical and bacteriologic studies of the effect of "massive" doses of penicillin G on infections caused by gram-negative bacilli. New Engl. J. Med. 271, 525 (1964). — Whitby, J.L., and G.G. Muir: Bacteriological studies of urinary tract infection. Brit. J. Urol. 33, 130 (1961).

Krankheiten durch Shigellen — Die bakterielle Ruhr

Von Georg Walther†, Westerstede*

Mit 14 Abbildungen

I. Definition

Ruhr ist ein klinischer, kein bakteriologischer Begriff. Ruhr ist eine Krankheit. *Shigellosis* dagegen, der bakteriologische, der ätiologische Begriff bedeutet nicht unbedingt Krankheit. ,,Jeder Ruhrerreger kann klinisch alle Übergänge vom gesunden Ausscheider über den einfachen Darmkatarrh bis zur toxischen Dysenterie verursachen" (Seeliger).

Name: Der Name *Ruhr* hängt sprachlich mit Aufruhr (rühren) zusammen und bedeutet heftige Bewegung, schnelles Fließen.

Ahd: Ruora-Bewegung. Hruora.-Mhd: ruor (e). Asächs.: hrora. Mnd: rōre. ror. Mnld: roere. Nnl: roer. Dän: röre. Schwed.: Röra. Als Krankheitsname erst durch mhd. Quellen bezeugt. (,,Rur, die on plut geend ist" ,,wessrigiu rur" ,,schißende rur".) Mdh: Ruor tranc = Abführmittel.

Ruhralant = beerstrauch (Kornelkirsche). Ruhrnuß (Haselnußart). Ruhrwurz (Herbstzeitlose, deren Zwiebel als Vorbeugungsmittel in der Tasche getragen wurde).

Synonyma für die Krankheit Ruhr: rote sichtuom, rōte webīl, rōte webe, rōte būch. (Grimm, Trübner).

Im Alt-Englisch wird ,,flux" für verschiedene Formen von Diarrhoen und Dysenterie gebraucht (Singer).

Die Bezeichnung *Dysenterie* kommt von Dys-énteron (δυσεντερον). Englisch: Dysentery, Französisch: Dysenterie, Italienisch: Dissenteria, Russisch: Дизентериа.

II. Geschichte

Hippokrates trennte bereits die Dysenterie, die mit blutig-schleimigen Durchfällen einhergehende Darmerkrankung von der Diarrhoe (ῥοή von ῥέω fließe). In der Hippokratischen Periode nahm man an, daß die Ruhr durch ,,Abschaben" des Darmes zu Geschwüren Anlaß gäbe. Die Behandlung erfolgte durch Diät, Milch, Schleime, Öle, warme Begießungen des Unterbauches, durch Nies- und Brechmittel. — *Herodot* berichtet, das Heer der Xerxes habe 480 v. Chr. durch Seuchen, insbesondere durch Dysenterie, $^1/_2$ Mill. Krieger verloren.

In den folgenden Jahrhunderten wurden unter Dysenterie Darmerkrankungen verschiedenster Genese verstanden. Der Schilderung nach handelte es sich um Dysenterie im engeren Sinne des Wortes, welche die norwegischen Krieger in England 845 n. Chr. heimsuchte und zum Rückzug zwang. Sie brachten die Seuche mit nach Norwegen, wo sie seitdem endemisch blieb. Ansgar, der ,,Apostel des Nordens", starb 865 an einem blutigen Darmkatarrh (bloody flux) in Bremen. 1172 n. Chr. wütete die Dysenterie unter den Truppen Heinrich II. in Irland. 1296 wird von ,,epidemics of flux" in England berichtet (Singer). 1646 wies *Fabricius Hildanus* auf die infektiöse Natur der Krankheit hin. Die ausgedehnte Epidemie in England 1669—1672 wurde von *Sydenham, Morton* und *Willis* beschrieben. *Sydenham* wies 1672 auf die durch Dysenterie hervorgerufenen Gelenk- und Muskelschmerzen, 1676 auf die Bedeutung der Jahreszeiten für den Verlauf der Epidemie 1669—1672 hin (Garrison). In Österreich sollen 1684—1685 durch die Ruhr mehr Menschen ums Leben gekommen sein als durch die Invasion der Türken (Singer). *Friedrich Hoffmann* (1660—1742) beschrieb die Rectalgeschwüre bei Ruhrkranken, die starke Austrocknung Schwerkranker. Der Ansteckungsstoff könne längere Zeit im Körper verborgen bleiben. Es begünstige Ausbruch und Ausbreitung von Ruhrepidemien, wenn auf trockene und heiße Sommer kühle und feuchte Witterung folge. Für die Behandlung wurden Opiate abgelehnt, Ipecacuanha, Aderlaß, gelinde Wärme empfohlen, aber auch kaltes Wasser, um die Bewegung der Darmwand zu stärken (Puschmann). J. G. *Zimmermann* schreibt ,,von der Ruhr unter dem Volke im Jahre 1765" (Zürich 1767).

* Herrn Prof. Seeliger, Würzburg, bin ich für seine Unterstützung zu bestem Dank verpflichtet.

Im 19. Jahrhundert brachte zunächst die pathologische Anatomie weitere Klärung. Die Ruhr ließ sich als eine mit geschwürigen und diphtherischen Veränderungen des Dickdarmes einhergehende Erkrankung aus der großen Gruppe von Durchfallskrankheiten abtrennen. *Virchow* erkannte auch, daß ähnliche Veränderungen wie bei der infektösen Ruhr durch andere Ursachen (z. B. Quecksilbervergiftung, Uraemie) hervorgerufen werden können. 1875 folgte durch Lösch, 1883 durch R. Koch, kurz darauf durch Kartulis die Entdeckung der Ruhramöbe und die Feststellung ihrer ätiologischen Bedeutung.

1889 entdeckte Shiga in Tokio, 1900 unabhängig von ihm Kruse in Laar bei Duisburg das Ruhrbacterium.

III. Erreger

1. Allgemeine Eigenschaften

Shigellen sind 2—3 μ lange, 0,5—0,7 μ breite *gramnegative, unbewegliche Stäbchen*, die *keine Sporen* bilden. Sie besitzen ein komplexes Muster von Chromatingranula, welche durch Fäden miteinander in Verbindung stehen. Sie *vergären* eine Anzahl verschiedener *Kohlenhydrate* (bei einer einzigen Art unter Gasbildung). Lactose wird nur von einer Art und nie vor dem 2. oder 3. Tag angegriffen. Die Fähigkeit, Kohlenhydrate zu spalten, kann in ihrer Stärke wechseln, kann verloren gehen, auf besonderen Nährböden auch gewonnen werden. Man kann von *konstitutiven Enzymen* sprechen und *adaptiven Enzymen*, welche bei Bedarf besonders reichlich produziert werden. Die Spätgärung, die erst nach 24 Std bis zu 28 Tagen auftritt, würde dann als eine langsame enzymatische Adaption aufzufassen sein. Die enzymatischen Fähigkeiten hängen nun vom Nährboden ab. Die in hochwertigen Nährböden gewachsenen Bakterien sind enzymstärker. Züchtung in maltosehaltigen Medien bedeutet eine Auslese und einen Anreicherungsvorgang für maltosevergärende Bakterien. Manche Stämme von Sh. alkalescens (Escherichia alkalescens) gewinnen im Laufe von Jahren die Eigenschaft, Salicin und Xylose zu vergären, die sie vorher nicht besaßen. Im allgemeinen wird Salicin von den Shigellen sonst nicht vergoren. Immerhin fand Sereny unter 69 Sh. sonnei-Stämmen 8, die Salicin spät spalteten, so daß also die Spätvergärung von Salicinen die Diagnose Sh. sonnei nicht ausschließt.

Das Fehlen der *Gasbildung* ist für die Artbestimmung der Shigellen ein unentbehrliches Merkmal. (Ausnahme sind lediglich die selten vorkommenden Newcastle-Stämme). Shigellen reduzieren Nitrat zu *Nitrit*, bilden *Ammoniak*. Einige Arten reduzieren Trimethylaminoxyd zu *Trimethylamin*, andere Arten nicht. H_2S wird nur in geringen Mengen gebildet. Bestimmte Arten bilden aus Trypsinbouillon *Indol*. Auf Kosers *Citrat*medium kein Wachstum. Keine *Harnstoff*hydrolyse. Die Voges-Proskauerreaktion ist negativ. *Gelatine* wird nicht verflüssigt.

Die Oberflächenkulturen vieler Shigellentypen — aber auch bestimmter pathogener Colitypen, die serologisch mit Sh. flexneri verwandt sind, haben einen charakteristischen *Geruch*, der an Sperma erinnert. Die Mehrzahl der Shigellatypen wächst *aerob*, facultativ auch anaerob auf Endo-, Mac Conkey-, Drigalski-, Gaßner-, Eosin-Methylenblaunährböden, besonders auf Leifson-Agar, gut. Shigellen bevorzugen ein annähernd neutrales Milieu. Die optimale Wachstumstemperatur liegt bei 37 ° C. Sh. sonnei wächst noch bei 45 °C.

Das Vermögen, bestimmte Kohlenhydrate und Alkohole unter Säurebildung zu vergären, wird in 1 %iger Peptonlösung, der die betreffenden Zucker oder Alkohole in 1 %iger Konzentration zugesetzt sind, geprüft. Ein Indikator (z. B. Lackmus) läßt durch Farbumschlag das Auftreten von Säure erkennen. Zur *Indolbildung* sind wahrscheinlich alle Flexnerstämme außer Typ 6 befähigt, wenn sie über längere Zeit unter entsprechenden Ernährungsbedingungen gehalten und sehr empfindliche Nachweismethoden benützt werden. Bewährt haben sich Fließpapierstreifen, die in ein besonderes Indolreagens eingetaucht sind.

Zur Züchtung der Erreger aus dem Stuhl muß die *Begleitflora* unterdrückt werden. Nährböden, welche das Wachstum der Coliflora weitgehend drosseln, eignen sich besonders zum kulturellen Shigellennachweis (z. B. Leifson-Agar).

Shigellen sind *unbeweglich*. Auftreten beweglicher Formen schließt die Zugehörigkeit des Keimes zur Shigellagruppe aus.

Prüfung auf Beweglichkeit wird durch Beimpfung eines halbflüssigen Nähragarstichs (Agarkoncentration 0,2—0,4%) vorgenommen. Unbewegliche Keime wachsen nur längs des Stichkanales. (Schwach bewegliche Keime bilden bürsten- und pilzförmige Auswüchse. Begeißelte Keime schwärmen aus und trüben das Medium).

2. Wachstumscharakter

(s. Speziallehrbücher). Hier sei erwähnt:

Glatt- (S)- und Rauh- (R)-Form. In Bakterienkulturen ist das Koloniebild gewöhnlich glatt, glänzend, rundlich gewölbt. Mit zunehmendem Alter treten auf künstlichen Nähr-

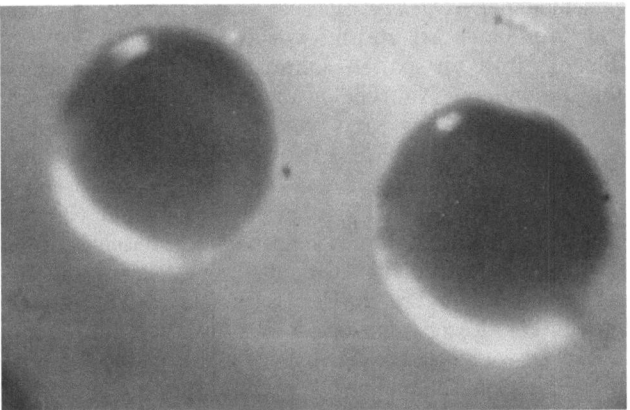

Abb. 1. Sh. sonnei. Phase I (S-Form = Rundform nach ROELCKE)

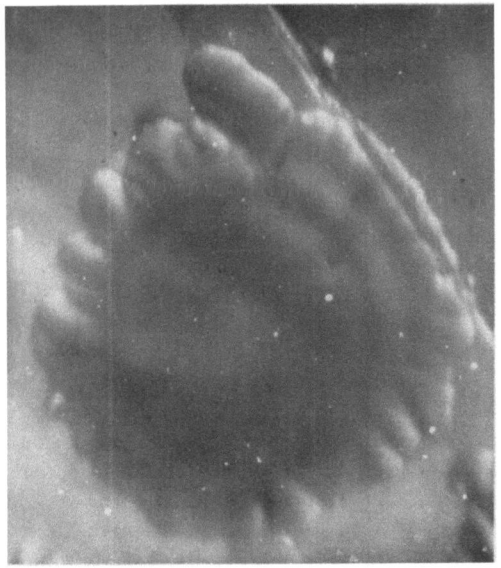

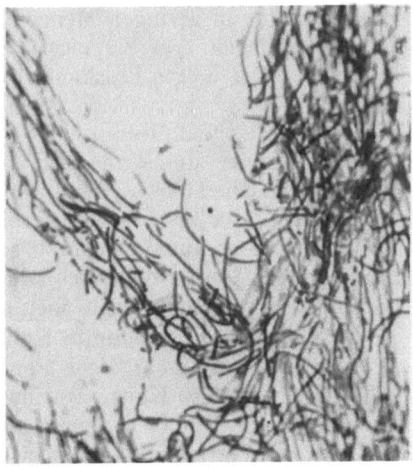

Abb. 2   Abb. 3

Abb. 2. Sh. sonnei. R-Form = Flachform nach ROELCKE

Abb. 3. Sh. sonnei. R—(Flach)form. Klatschpräparat. Fadenförmig verlängerte Bakterien in Bündeln und Strängen angeordnet. (Nach ROELCKE. Die KRUSE-SONNE-E-Ruhr 1943)

böden Änderungen auf: Kolonien werden flacher, breiter, unregelmäßig konturiert, ihre Oberfläche wird rauh. Dieser Übergang der resistenzarmen Glatt- (S = smooth)-Formen in die degenerativen, resistenteren Rauh- (R = rough)-Formen konnte bei allen Dysenteriebakterien nachgewiesen werden.

Die *R-Formen* zeigen körniges Wachstum in Nährbouillon, sie flocken spontan, d. h. ohne Einwirkung von spezifischen Agglutininen in 0,9—3,5%iger Kochsalzlösung oder nach 1stündigem Kochen in physiologischer Kochsalzlösung. Die Agglutination kann durch Entfernung der alkohollöslichen Substanzen verhütet werden (s. Abb. 2).

Die *S-Formen* trüben die Nährbouillon durch diffuses Wachstum und werden durch die genannten Salzlösungen nicht agglutiniert. Meist bedeutet der Übergang von S in R den Verlust der Virulenz wie eine Änderung der Antigenstruktur. Es ist dann das thermostabile somatische Antigen, das die Oberfläche der normalen virulenten Bakterienzelle überzieht, verlorengegangen. Die Umwandlungen der S- in die kulturelle R-Form geht entweder plötzlich oder in kleinen Schritten vor sich: S- Sr- Rs- R-n: Symbole, wobei r oder s bedeuten, daß noch r- oder s-*Anteile* vorhanden sind (s. Abb. 3).

Der Übergang der S- in die R-Form scheint mit einer Änderung der Polysaccharidkonstitution verknüpft zu sein (GUNSALUS-STANIER). Wuchsform und serologischer Begriff der R- und S-Form decken sich nicht völlig, was zu einiger Verwirrung im Schrifttum führte. Neben der echten S-R-Variation beobachtet man bei Dysenteriebakterien häufig einen Dissoziationstyp, der mit einer wesentlichen Veränderung des Antigengehaltes einhergeht und als *Phasenvariation* bezeichnet wird, der aber nichts mit dem Phasenwechsel der H-Antigene bei den Salmonellen zu tun hat.

3. Resistenz

Die Resistenz der Ruhrerreger gegen äußere Einflüsse ist nicht sehr erheblich. Sie sind empfindlich gegen *höhere Temperaturen*: Bei 70°C gehen sie schon nach 10—15 min zugrunde. Pasteurisieren zerstört sie also rasch. Kurzes Kochen der infizierten Wäsche entkeimt sicher. *Niedrige Temperaturen*: Sh. sonnei blieb bei —20°C 30 Tage lebensfähig, bei +4/+15°C etwa halb so lang. Bei Zimmertemperatur sind die Bakterien im *Wasser* (auch Meerwasser) bis zu 6 Monaten lebensfähig, in Eis etwa 2 Monate. *Meerwasser* hat gewisse bactericide Eigenschaften, die nach Klärung erhalten bleiben, nach Sterilisierung im Autoklaven sich um das vier- bis fünffache verringern (RASKIN). Aufbewahrung im Meerwasser bewirkt Änderungen der Fermenteigenschaften und der Agglutinabilität. Auf *Papier*geld bleiben die Keime 1—5 Tage lebensfähig. An Hemden und Kleidungsstücken Ruhrkranker konnten die Erreger über 3 Wochen nachgewiesen werden. Am längsten überleben die Bakterien an rasch getrockneten Fliegen oder gefrorenem Material, wobei $^2/_3$ der wieder gezüchteten Kolonien ihre serologischen, biochemischen und pathogenen Eigenschaften unverändert behalten hatten (MIRSOEW). Fluor in Konzentrationen, wie sie die natürlichen *Trinkwässer* bieten, hat keinen Einfluß auf Lebensfähigkeit und Eigenschaften der Bakterien (KNIZNIKOV).

Unter den *Verhältnissen der Außenwelt* kann man rechnen, daß etwa $^1/_4$ Ruhrstühle noch ein bis mehrere Wochen infektiös ist. In ausgetrockneten Stühlen ist die Lebensdauer offenbar noch länger. Direktes *Sonnenlicht* tötet nach etwa 30 min, *UV-Strahlung* nach 6—10 min ab.

0,5%iges *Phenol* tötet nach 5 Std, 1%iges Phenol nach 16—30 min, *Säure, Alkalien, Formalin* nach 10—20 min, *Kalium-permanganat, Sagrotan* nach 2—6 min, *Sublimat* nach 10—20 sec ab.

Die verschiedenen Typen verhalten sich unterschiedlich: Sh. dys. ist am empfindlichsten, Sh. sonnei am widerstandsfähigsten. Besonders resistent ist die Flach-(R)-Form. Eine Ausnahme bildet das Verhalten gegenüber Seren (Hammel-, Kaninchen-, Meerschweinchen-, menschliche Normalseren), welche zwar die avirulenten Stämme abtöten, die virulenten S-Formen aber kaum angreifen.

4. Toxische und antigene Eigenschaften

Sh. dysenteriae 1 enthält ein *Ekto(Exo)toxin* und ein *Endotoxin*. Das *Ektotoxin* ist thermolabil, wird bei 60—100°C — abhängig vom pH — zerstört. Es ist ein Protein mit einem Molekulargewicht von annähernd 75000. Es wird auch „Eiweißtoxin" genannt. Eine geringe Ektotoxinbildung kommt wahrscheinlich auch Sh. dysenteriae 2 und Sh. sonnei zu. RASKA und SOUREK gewannen durch dreistufiges Einfrieren und Auftauen, Schütteln mit Meersand aus der R-Form eine toxische Roh-Substanz, deren immuno-elektrophoretische Analyse neun Antigene ergab. — Das Ektotoxin ähnelt nun dem Diptherietoxin in verschiedener Hinsicht, auch in der Molekulargröße.

Wirkung im Tierversuch: Mäuse: 0,001—0,01 ml i. v. wirken letal. *Kaninchen* und Mäuse sterben in 48—72 Std unter Lähmung der Hinterbeine, Diarrhoen, Kollaps (ENGLEY). Mäuse, denen das Toxin injiziert worden war und die nur einzelne Zeichen einer Intoxikation wie Diarrhoe, Benommenheit, Paresen der Extremitäten gezeigt hatten und überlebten, boten 72 Std nach der Injektion eine deutliche erhöhte Krampfbereitschaft gegenüber epileptogenen Reizen (Cardiazol, Elektroschock, audiogene Krämpfe). Das Ektotoxin wirkt bei Affen tödlich (parenteral), intestinal bleibt es wirkungslos.

Das *Endotoxin* = O-Antigen = Agglutinogen ist an den Bakterienleib gebunden. Es ist thermostabil (widersteht einer Temperatur von 100°C), wird auch als somatisches Antigen bezeichnet. Es ist eine Verbindung von einem Phospho-Lipoid vom Kephalintyp mit einer Proteingruppe und 2 KH-Komponenten. Das Phospholipoid ist nicht antigen. Für die serologische Reaktion ist das Polysaccharid verantwortlich in Verbindung mit dem Protein. Die KH-Phospholipoidverbindung ist nicht antigen, wohl aber die KH-Proteinverbindung.

Vergleich der Wirkungen des Shiga-Ektotoxins mit dem *Flexner-Endotoxin:* Das Flexner-Endotoxin bewirkt bei Mäusen im akuten, hochdosierten Versuch Durchfälle, raschen Körper-(Kollaps) und sensorischen Verfall (Stupor). Einstellung jeglicher Motilität, gegebenenfalls Tod innerhalb 18—24 Std. Shiga-*Ektotoxin* führt zu gesträubtem Fell, halb oder ganz geschlossenen Augenlidern, Erlöschen des Freß- und Putztriebes, gekrümmter Körperhaltung, Anzeichen gesteigerter zentralnervöser Erregbarkeit, klonischen Krämpfen, schlaffer Bewegungslosigkeit, langem Erhaltenbleiben sensibel-sensorischer Tätigkeit. Thyroxinvorbehandlung steigert die Toxizität des Flexner-Endotoxins, verkürzt die Absterbezeiten. Cortison, Megaphen vermindert die Toxizität bei der Maus für das Flexner-Endotoxin, nicht aber für das Shiga-Toxin.

Kapselantigen. Einige Stämme von Boyd können Kapseln haben (Kapselantigene, welche die O-Agglutination maskieren (BERGEY). Das K-Antigen ist mit dem L-Antigen der Escherichia identisch. In seiner Gegenwart ist die Alkalescens-Dispargruppe O-inagglutinabel. Bei 24°C bilden Kulturen keine Kapselantigene, wohl aber ab 28°C. In Nährböden, die mehr als 0,5% Glucose haben, finden sich keine Kapselantigene (KURIMOTO et al.). Die innere Atmung der K-negativen Zellen war immer größer als die der K-positiven. K-negative Zellen enthalten relativ mehr KH als K-positive (1,4:1,0). Eingehendere Studien über den KH-Stoffwechsel und die KH-Speicherung bei K-positiven und K-negativen Zellen siehe SUZUKI.

Fimbrien-Antigene. Sh. flexneri besitzt eine elektronenoptisch nachweisbare fimbrienbedingte haemagglutinierende Phase, die reversibel zu einer fimbrienfreien mutieren kann. Frischgezüchtete Stämme sind meist fimbrienhaltig, Kulturen nach zahlreichen Passagen eher fimbrienfrei. Das Fimbrien-Antigen hat mit dem bisher bekannten Hüllenantigen nichts zu tun. Es ist streng spezifisch für Flexner bzw. Coli. Zu anderen Fimbrien-Antigenen bestehen gemeinsame Züge. In Seren zahlreicher gesunder Menschen finden sich Titer von 1:30 bis 1:1920 gegen dieses Antigen (GILLIES und DUGUID).

Schließlich besteht noch eine immunchemische Verwandtschaft zu den menschlichen Blutgruppensubstanzen.

5. Nomenklatur und Klassifikation

In der Familie der *Enterobacteriaceae* werden die Escherichieae als Stamm I bezeichnet, deren *Genus I Escherichia,* deren *Genus II Shigella* sind. Phylogenetisch stammen die Shigellen von den Escherichien ab. Sie haben sich gewissermaßen als pathogene Darmkeime spezialisiert, Eigenschaften wie die Beweglichkeit verloren, dafür pathogene (vor allem menschenpathogene) Eigenschaften gewonnen. Die Shigellen werden wieder unterteilt in 1. Shigella dysenteriae, 2. Shigella flexneri, 3. Shigella boydii, 4. Shigella sonnei.

Ist auf Grund der oben angeführten Kriterien die Zugehörigkeit eines Keimes zur Shigellengruppe festgestellt worden, so erfolgt die *Klassifikation auf Grund des biochemischen Verhaltens* wie es in Tab. 1 dargestellt ist. Von besonderer Wichtigkeit ist nun das *serologische Verhalten* (Tab. 2). Die Tabelle gibt auch Auskunft über früher gültige Bezeichnungen, Synonyma. Für die definitive Zuordnung zu einem Typ der Untergruppen ist sowohl das serologische wie das biochemische Verhalten entscheidend.

Tabelle 1. *Biochemische Eigenschaften der Shigellen*

I. Mannitol —

A.	Arabinose —		
	Rhamnose —	Shig. dysenteriae 1	
	Indol —	(Shiga/Kruse)	
	Arabinose +		
B.	Rhamnose +/—		
	Indol +/—		
	1. Rhamnose +	Shig. dysenteriae 2	1.
	Arabinose spät	(Shig. schmitzii)	
	Indol +		
	2. Rhamnose — (ausgenommen Typ 8)	Shig. dysenteriae 3—10.	
	Arabinose langsam, spät	(Shig. arabinotarda,	
	Indol —, ausgenommen Typ 7,8.	Large-Sachs-Gruppe)	

II. Mannitol +

A.	Lactose —		
	1. Rhamnose —		
	Xylose +	Shig. boydii 1—15	2.
	2. Rhamnose wechselnd		
	Xylose —		
	Dulcitol —	Shig. flexneri	3.
	Trimethylamin —		
B.	Lactose spät		
	Indol —	Shig. sonnei	4.

Die *Erregereigenschaften* sind in Tab. 2 angeführt, wozu hinzuzufügen ist:

A. Shig. dysenteriae 1 (SHIGA, Tokio 1898, KRUSE, Laar bei Duisburg 1900) greift von allen Ruhrerregertypen Kohlenhydrate am wenigsten an, enthält eine β-h-Fructosidase = Hefesaccharase, zeigt negative Katalasereaktion, reduziert Nitrat zu Nitriten, bildet kein H_2S. Serologisch homogen. Die Polysaccharide enthalten Glykosamin, Galaktose, Rhamnose.

Shig. dysenteriae 2 (Sh. schmitzii, Sh. ambigua) (SCHMITZ, 1917).

Shig. dysenteriae 3—7 (Large-Sachs-Gruppe, LARGE, 1934; SACHS 1943).

B. Shig. flexneri (FLEXNER, 1900).

Durch den Verlust des typenspezifischen Antigens oder auch Teilen desselben entstehen die unspezifisch reagierenden Varianten X und Y (Y bei Flexner 2a, X bei Flexner 3, 5). Diese Dissoziation findet auch im Organismus, wahrscheinlich auf Grund immunbiologischer Vorgänge statt.

Die Mucinasen verschiedener Flexnergruppen sind serologisch verwandt oder identisch (FORMAL et al.). Unter Benützung von 10 Phagentypen, die GÁSPÁR aus 150 Hühnerkotproben isolierte, läßt sich die Flexnergruppe in *10 Phagentypen* aufteilen, die mit a—k bezeichnet wurden. Dabei entsprechen die Phagentypen a—f den serologischen Typen 1a, 1b, 2a, 3, 4a bzw. 4b. Die Varianten 2a und X sowie 4a und Y zeigen die gleiche Phagenempfindlichkeit wie die Typen i und k, was für enge serologische Verwandtschaft spricht. Der serologische Typ 6 ist mit den Phagentypen g und h unterteilbar. SLOPEK und MULCZYK stellten unter

Tabelle 2. *Klassifikation der Shigellen* nach Tabellen von SEELIGER, 1953 (erweitert nach EDWARDS und EWING, 1962)

A. Shig. dys.	EWING, 1949	EWING, 1962 Abgekürzte Antigenformel	WHEELER, 1940	KAUFFMANN, FERGUSON, 1947	Kapsel-Antigen	BOYD, 1940, 1946	BOYD, 1938	WEIL, BLACK, FARSETTA, 1944	Japanische Bezeichnung	Englische Bezeichnung	Deutsche Bezeichnung	Synonyma	
1	I				KA 1						Shiga-Kruse I	Bact. shigae	1
2	II				KA 2							S. ambigua, S. schmitzii, B. ambiguus	2
3	III				KA 3							Q 771, Typ 8524, S. arabinotarda	3
4	IV				KA 4							Q 1167, S. arabinotarda B	4
5	V				KA 5							Q 1030	5
6	VI				KA 6							Q 454	6
7	VII				KA 7							Q 902	7
8					KA 8							Serotyp 599—52	8
9												Serotyp 58	9
10												Serotyp 2050—50	10
B. Shig. flexneri													
1a	I	I:4	I:1,2,4,5,9	1a		I	V	I	V	V	BC	Flexner	1a
1b	I	I:4,6	I:1,2,4,5,6,9	1b				I/III	V II	VZ	A		1b
2a	II	II:4	II:1,3,4	2a	KB 2a	II	W	II	I	W	D	Strong, Hiss-Russel	2a
2b	II	II:7,8,9	II:1,7,8,9	2b				II/VII	II	W X	D X		2b
3a	III	III:6,7	III:1,6,7,8,9	3		III	Z	III		Z	H		3a
3b	III	III:4,6,7											3b
3c	III	III:(4) 6											3c
4a	IV	IV:4	IV:1,3,4	4a		IV	103	IV			F	Lentz Y2	4a
4	IV	IV:6	IV:1,6			IV	103Z	III/IV			F	S. saigonensis, S. rio	4
4b	IV			4b	KB 6	V	P 119	V/VII	IV/XII		J		4b
5	V	V:1	V:1,5,7,9	5		VI	88	VI	Mitella X	X	G		5
6	VI	VI:4	VI:1,3,4=	6				VII	Y1—III		L	S.Newcastle, S.Manchester	6
X		- 7,8	-:4,7,8,9					VIII	Y2—VI		X		X
Y		- 3,4	-:1,3,4								Y	Hiss-Russell	Y

Fortsetzung Tabelle 2.

	1	2	3	4	5	6	7	8	9	10	11	12	13	14	15	D. Shig. sonnei
Synonyma							Typ I, Lavington, S. etousae	Serotyp 112	Serotyp 1296/7, Flexner VIII	Serotyp 430	Serotyp 34	Serotyp 123	Serotyp 425	Serotyp 2770/51	Serotyp 703	Sonne-Duval, Sonne III, S. ceylonensis A
Deutsche Bezeichnung			R				N		P			M				E
Englische Bezeichnung																
Japanische Bezeichnung																
WEIL, BLACK, FARSETTA, 1944	IX	X	XI	XIV	XIII	XII										
BOYD, 1938																
BOYD, 1940, 1946	170	P 288	D 1	P 274	P 143	D 19										
KAUFFMANN, FERGUSON, 1947																
Kapsel-Antigen	KC 1	KC 2	KC 3	KC 4	KC 5	KC 6	KC 7	KC 8	KC 9	KC 10	KC 11					
WHEELER, 1940	I	II	III													
EWING, 1962 Abgekürzte Antigenformel																
EWING, 1949	I	II	III	IV	V	VI	VII									S. sonnei
C. Shig. boydii	1	2	3	4	5	6	7	8	9	10	11	12	13	14	15	D. Shig. sonnei

Römische Zahlen = Typenantigen, Arabische Zahlen = Gruppenantigen
Nomenklatur der UdSSR s. bei EDWARDS und EWING; Identification of Enterobacteriaceae 1962.

Benützung von 12 verschiedenen Phagen 40 verschiedene Flexner-Lyso-Typen fest. Bei einzelnen Sh. flexner-Untertypen finden sich mehrere Lysotypen, der gleiche Lysotyp kann bei verschiedenen serologischen Untertypen vorkommen.

C. Shig. boydii Typen 1—15.

D. Shig. sonnei (KRUSE, 1907; BAERTHLEIN, 1912; SONNE, 1915).

HAMMARSTRÖM konnte durch Benutzung von 11 spezifischen und 1 nichtspezifischen Bakteriophagen 68 verschiedene Typen von Sh. sonnei finden. Diese Lysotypen sind von besonderem epidemiologischem Interesse, da sie sich von verschiedenen Personen aus ein und derselben Epidemie wie in verschiedenen Kulturen ein und derselben Person konstant isolieren ließen. Die Antigenkomponente der Phase 2 entspricht der von Sh. boydii 6, 4, E. alkalescens und E. dispar (BERGEY).

Verwandtschaftliche Beziehungen innerhalb der Enterobakterien sind schon aus der Phylogenese heraus zu erwarten. Sie lassen sich aufzeigen an der Verwandtschaft der hitzestabilen Antigene der Shigella-Serotypen zu denen coliformer Keime.

Die *Alkalescens-Dispargruppe* wurde früher den Shigellen zugeordnet, sie kann auch ruhrähnliche Erkrankungen hervorrufen, steht in ihrem kulturellen biochemischen Verhalten aber der Escherichia coli näher als den Shigellen und wird jetzt auch folgerichtig als Alkalescens-Dispargruppe aus der Shigellengruppe ausgegliedert (Tab. 2). Die kulturell-biochemischen Unterschiede, die eng verwandtschaftlichen Beziehungen zwischen der Shigellagruppe, dem Proteus-, Alkaligenes-, Klebsiella-, Alkalescens-Dispargruppen sind aus Tabellen bei WILDFÜHR und EWING zu ersehen. Das O-Antigen von 11 Shigella-Serotypen war identisch mit dem O-Antigen von E. coli (WILDFÜHR). Zwischen E. coli und Shigellen besteht eine weitgehende genetische Homologie. Nach STENZEL sind beide Gruppen untrennbar miteinander verflochten und konstituieren eine natürliche systematische Einheit, die zwar auf eine gewisse phylogenetische Segregation zutreibt, sich aber noch nicht zwanglos zweiteilen läßt (persönliche Mitteilungen).

Diese enge Verwandtschaft läßt auch eine Kongregation beider Keimgruppen und eine folgende *Hybridisation* zu: Als männlicher (F$^+$) Partner fungieren stets die Colistämme. Die Shigellen sind sämtlich weiblich (F$^-$) differenziert. Durch Zusammenbringen von E. Coli- mit Shigellenstämmen gelingt es, eine Anzahl typ- und gattungsfremder Eigenschaften (z. B. KH-Stoffwechsel, Vergärung, Gasbildung) auf die Hybriden zu übertragen, wobei diese ihre Schleimhautpathogenität beibehalten. Eine Übertragung der Beweglichkeit gelang aber bisher nicht — auch nicht mittels Phagentransduktion. Die Unbeweglichkeit muß bislang als grundlegendes Charakteristikum der Shigellengruppe gelten. Hybridisiert man hochvirulente Shigellenstämme mit streptomycinresistenten E. coli-Kulturen der Hfr C-Reihe von E. coli K 12, so erwiesen sich die S^s-Hybriden als vollvirulent, die St-Bastarde hatten ihre Virulenz weitgehend eingebüßt. Die Übernahme der Streptomycinresistenz von den Colikulturen zieht regelmäßig die Einbuße der Schleimhautgenität nach sich (tangiert aber nicht die septikämiogene Potenz z. B. bei der i. p. Infektion der Maus). (STENZEL, persönliche Mitteilung).

Enteropathogene Colibakterien (sog. „*Dyspepsie-coli*" nach ADAMS). 10 % der E. coli-Serotypen entfalten Darmpathogenität bei Säuglingen und Kindern unter 2 Jahren, nur unter besonderen Umständen bei Erwachsenen. Diese Coli-Keime sind Hospitalkeime par excellence: Sie werden in großen Mengen ausgeschieden und werden leicht übertragen.

Als Gegenstück zu apathogenen Coli-Formen vom Sh. Biotyp gibt es einige Colitypen, die kulturell und biochemisch in die Escherichiagruppe fallen, pathogenetisch aber sich wie Shigellen verhalten, Ruhr beim Erwachsenen und Keratoconjunctivitis am Meerschweinchenauge erzeugen, also echte „Ruhr"erreger zu sein scheinen. Nach den z. Z. gültigen Regeln der Nomenklatur und Taxonomie der Enterobakterien können sie aber nicht als Shigellen aufgefaßt werden, sondern gehören den Colibakterien zu.

6. Bakteriophagen

D'Hérelle entdeckte 1915 im keimfreien Filtrat von Stühlen Ruhrkranker ein Agens, das imstande war, Ruhrbakterien aufzulösen. Diese Bakteriophagen (Größe 20—30 mμ) vermehren sich auf Reinkulturen von Ruhrbakterien unbegrenzt. Eingetrocknet läßt ihre lytische Kraft nur wenig nach. Trockenphagenpräparate wurden hergestellt. Morphologie, Plaquegröße und Wachstumskurve von nativen und getrockneten Sh. flexneri- und Sh. sonnei-Bakteriophagen unterschieden sich bei elektronenoptischer Untersuchung nicht (Hradecná und Mazácek) (s. Abb. 4 u. 5.).

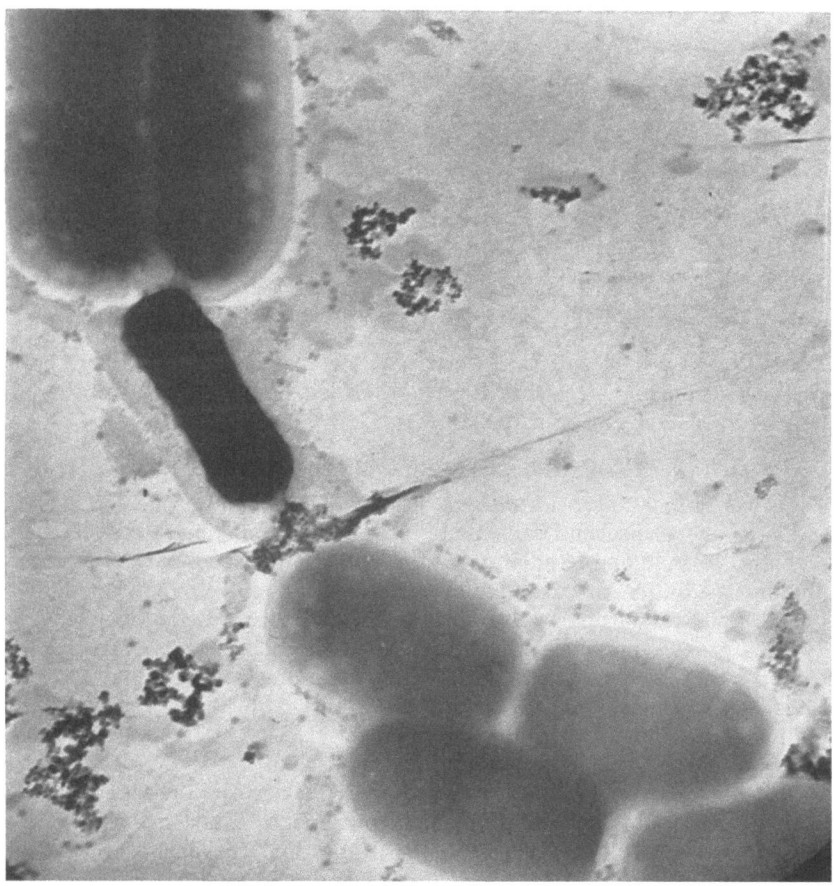

Abb. 4. Ruhrbakterien und kugelförmige Bakteriophagen. Phageneinwirkung auf 4stündigen Bakterienrasen 1¹/₂Std (Elektronenoptisch 9000:1, Abb. 22000:1). [Ruska: Arch. ges. Virusforsch. 2, 345 (1942)]

Unter *Colicinen* (Bacteriocinen) versteht man Substanzen oder Komplexe von antibiotischen Substanzen, die von Enterobakterien produziert werden und spezifische Lyse anderer Bakterien bewirken. Es handelt sich um Proteine mit hohem Molekulargewicht und hoher Spezifität. Die Spezifität erhellt aus der Tatsache, daß die Colicinbildung von Stämmen aus *einem* Epidemieherd gleichbleibt, desgleichen auch die Colicinempfindlichkeit der gezüchteten Stämme, was von epidemiologischem Interesse ist (Hamann). Aktive Colicine gegen Shigellen werden sehr häufig bei Ruhrkranken gebildet. Die Shigellen sind gegen verschiedene Colicine, Sh. sonnei sehr häufig gegen große Zahl von Colicinen sensibel. Diese Eigenschaft kann man auch zur Typisierung von Shigellenuntergruppen benützen. Colicinogene Faktoren werden von Phagen übertragen und können an Chromosomen fixiert werden. *Episome* sind genetische

45*

Faktoren, die sich einerseits im Plasma, andererseits am Chromosom einer Zelle aufhalten können. Ein Bakterienstamm kann mehr als einen Typ von Colicinen produzieren. 20% der untersuchten Enterobakterien produzieren Colicine gegen Sh. flexneri-Stämme.

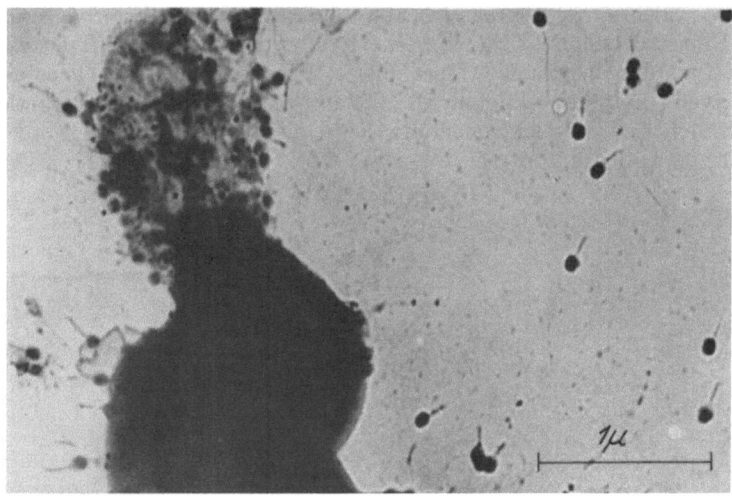

Abb. 5. Ruhrbakterien mit Bakteriophagen (Elektronenoptisch 24000:1). (Nach JAKOB und MAHL)

Diese Fragen haben zunächst vorwiegend genetisches, aber schon bakteriologisches und epidemiologisches Interesse. Es ist denkbar, daß auch die Klinik später davon Nutzen ziehen wird.

IV. Pathologisch-anatomische Befunde

Die *Frühveränderungen* im *katarrhalischen Stadium* unterscheiden sich nicht von anderen unspezifischen Darmentzündungen bakterieller und toxischer Genese: Hyperämie, Stase in den Capillaren, starke Füllung der venösen Gefäße, Ödem in der Submucosa durch Austritt einer eiweißreichen Flüssigkeit zwischen die Faserlücken, Diapedesisblutungen. Kommt es überhaupt zu Zellvermehrungen, so überwiegen große mononucleäre protoplasmareiche Zellelemente, neben Plasmazellen und Lymphocyten (LETTERER). HENZE fand eine eklatante Vermehrung der Plasmazellen, welche die Schleimhaut diffus betraf (s. Abb. 5). — Das katarrhalische Stadium dauert beim Erwachsenen selten länger als 1—2 Tage, kann bei Kindern tagelang bestehen bleiben. Die Stuhle sind dünn, faekulent. — *Perakut verlaufende schwer toxische Fälle*: Der Dickdarm ist paralytisch dilatiert, die Mucosa gerötet, leicht verletzlich, man sieht Sickerblutungen, kaum eine Infiltration der Darmwand, keine Ulcerationen. Diffuse Hyperämie von Dünn- und Dickdarm, Darmwandungen und Mesenterium. Die Mesenterialdrüsen sind rot, weich geschwollen. In der Bauchhöhle ist vermehrt seröse Flüssigkeit vorhanden. Der Exitus tritt durch allgemeine Intoxikation ein, bevor es zu ausgeprägten Lokalveränderungen im Darm kommen kann. — *Pseudomembranös-nekrotisierendes Stadium*: Die Mucosa ist von reichlich Schleim überzogen, frisches Blut scheint durch das relativ intakte Epithel zu dringen. Der Dickdarm ist spastisch verengt, die Darmwand ödematös, die Appendices epiploicae geschwollen, mißfarbig, ödematös. Allmählich überzieht sich die Mucosa mit einer olivgrünen, braunen oder schwarzen Substanz, deren Farbe von der Durchtränkung des toten Gewebes mit Galle und Blutpigmenten herrührt. Die nekrotischen Massen lassen sich mit Mühe abkratzen, die Wundfläche weist an vielen Stellen kleine Blutungen auf. Die kleienförmigen Beläge bevorzugen die Höhe der Falten, die zunehmend gerötet und gewulstet erscheinen.

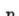
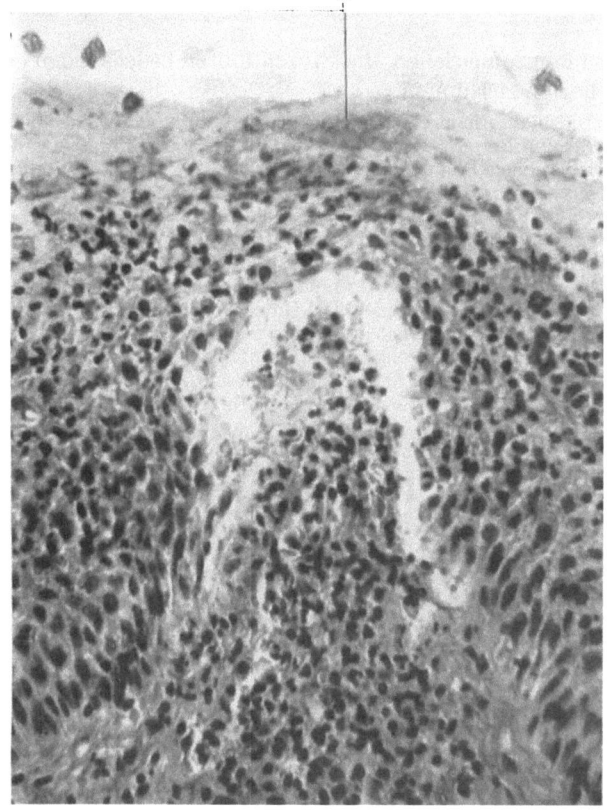

Abb. 6. Dünndarmschleimhaut (Ileum). Zottenschädigungen mit Hyperämie (*h*), Stase (*st*) und Hämorrhagien (*hg*). Rechts plump aufgetriebene, völlig hämorrhagische Zotte. Auf der Oberfläche locker aufliegende Schleimschicht (*ns*) mit nekrotischen Leukocyten (kein Fibrin, nur wenig Bakterien darin)

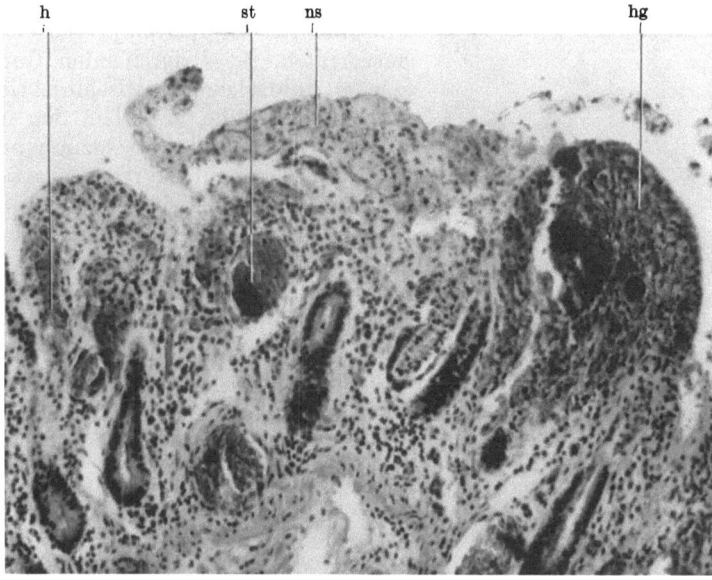

Abb. 7. Papillarnekrose im Plattenepithel mit Verquellung des Stromas und Kernuntergang. Ablösung der bindegewebigen Papille vom Epithel. Leukocyteneinwanderung in Papille und Epithel. Zerfall der Plattenepithelien, fortgeschrittene Oberflächennekrose (*n*) (Analring)

Sie fließen zu kontinuierlichen, die ganzen Falten bedeckenden gelblichen oder mißfarbigen Schorfen zusammen.

Histologisch: Die hämorrhagische Infarzierung befällt besonders die feinen Zotten der Schleimhaut. Im Stroma treten Aufhellungen hervor, die Farbaffinität der Kerne läßt nach, es finden sich Kerntrümmer. Das feine Faserreticulum quillt auf, die Einzelfaser wird dicker, unschärfer, die Zwischenräume sind wolkig getrübt. Das Epithel bleibt zunächst noch unverändert, wird von dem Prozeß nicht miterfaßt. Die Lieberkühnschen Krypten produzieren Schleim. Die Schleimschicht wird von zahlreichen ausgewanderten, rasch absterbenden Leukocyten durchsetzt, verdichtet sich, ist oft feinfädig gestaltet, gibt aber keine Fibrinreaktion (s. Abb. 6). Bei weiterer Schädigung der terminalen Strombahn werden Epithel und Teile von Drüsentubuli in den Zerfall mit einbezogen. Die Untergangszonen erstrecken sich etwa auf das oberste Schleimhautdrittel einschließlich der Zotten. Fibrin als feiner, auf der Schleimhautoberfläche abgeschiedener Schleier kann schon ganz im Anfang der Veränderungen vorhanden sein, aber auch ganz fehlen. Ruhrerreger finden sich in diesen Stadien überhaupt nicht oder nur ganz spärlich im geschädigten oder normalen Stroma (s. Abb. 6 u. 7).

Stadium der Geschwürsbildung: Beim Zugrundegehen des Epithels schwinden Kern und Plasma fast gleichzeitig. Wenn die Nekrose vollzogen ist und die leukocytäre Demarkierung eingesetzt hat, finden sich auch Rasen von Shigellen. Die

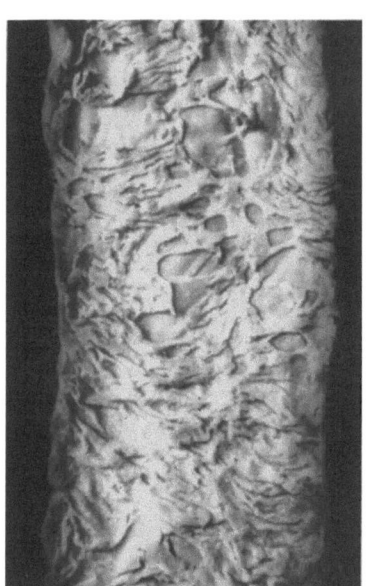

Geschwüre haben im allgemeinen nur geringe Tiefe und überschreiten die Muscularis im Gegensatz zum Typhus nur selten. Das Bild der *Strickleitergeschwüre* (Abb. 8) entsteht, wenn vorzugsweise die Höhe der Falten von nekrotischen, konfluierenden Prozessen ergriffen ist. Mitunter lokalisieren sich die Geschwüre entlang den Taenien. Der Prozeß nimmt distalwärts an Intensität zu, er ist im *Rectum und Sigmoid* am ausgeprägtesten. „Die Ruhr erhält ihr eigentliches Spezificum erst durch die ihr eigene Lokalisation" (LETTERER). Hier können die Geschwüre zwischen Muskelbündel eindringen und submuköse Phlegmonen wie periproktitische Abscesse hervorrufen. Bei tiefgreifenden Geschwüren spielen wahrscheinlich Mischinfektionen die maßgebliche Rolle. Zwischen den Nekrosen bleiben Inseln intakter Schleimhaut stehen, der Darm bekommt ein reibeisenartiges Aussehen. Perforationen sind selten. Lokalperitonitische Prozesse führen schon vorher zu Ver-

Abb. 8. Strickleitergeschwüre bei Dysenterie (Aufnahme von Prof. LAUCHE, Frankfurt)

klebung und Verwachsung der Darmschlingen miteinander. Bedrohliche Blutungen erlebt man nur ausnahmsweise. Der Verlust ausgedehnter Flächen von Dickdarmmucosa bedeutet eine große Gefahr. Ist der Frühtod der Toxinwirkung zuzuschreiben, so kann der Spättod Folge des Schleimhautverlustes sein.

Sigmoidoskopisch sieht man in den ersten Stunden der Krankheit Hyperämie, Ödem, Schleimauflagerung und punktförmige Hämorrhagien in der Mucosa. Die Schleimhaut scheint Blut zu weinen. Innerhalb der ersten 24 Std folgt punktförmige Hyperplasie der Solitärfollikel, die wie Sandkörnchen auf geröteter Unterlage erscheinen. Grünfilter läßt die erweiterten Gefäße besser hervortreten. Am 2. und 3. Tag kommt es zur follikulären Nekrose, an die sich schließlich die Geschwürsbildung anschließt (FELSEN).

In 20—50 % der Obduktionen wird eine *Dünndarmbeteiligung* gefunden. Die Veränderungen sind mehr hämorrhagisch-katarrhalischer Art, es ist bevorzugt der untere Dünndarm befallen. Die Veränderungen sind geringgradiger als im Dickdarm. Nur in Einzelfällen bei schwerer nekrotisierender Ruhr reichen die Ulcera-

tionen bis hoch ins Jejunum hinauf. Fälle isolierter Dünndarmruhr sind beschrieben (JAFFÉ, HENZE). Intussuszeptionen des Dünndarms sind meist postmortale
Erscheinungen. Selten sind pseudomembranöse Entzündungen der *Magen*wand
mit Ödem zwischen Serosa und Muscularis, ferner Ulcerationen im *Oesophagus*.
Die *Heilung* beginnt mit regenerativen Vorgängen am Grunde der Geschwüre.
Capillarreiches Granulationsgewebe steigt gegen die Oberfläche auf. Epithel
schiebt sich von der Seite heran, senkt sich auch in die Tiefe. Die Geschwüre heilen
meist, ohne Narben zu hinterlassen. Die Regeneration der Mucosa, Drüsen und
Lymphknoten ist komplett.

Übrige Organe: Die regionären *Lymphknoten* zeigen Schwellung, Rötung, Ödem, punkt-
förmige Blutungen, auch zentrale Nekrosen. *Milz:* In Einzelfällen degenerative Veränderun-
gen, Nekrosen der Malpighischen Körperchen, Blutungen in der Milzpulpa. *Leber:* Trübe
Schwellung, Atrophie, Steatose, dunkelbraune Färbung durch Lipofuscin. *Nieren:* Trübe
Schwellung, mitunter Glomerulitis, Ausgüsse in den Tubuli, Epitheldestruktionen, fettige
Degenerationen der Tubuli contorti. *Mesenterium, Pankreasbindegewebe, Nierenlager* können
Ödem aufweisen. *Nebennieren:* Kongestionen, Koagulationsnekrosen, Hämorrhagien, Lipoid-
verarmung. *Gehirn:* Hirnödem bei 42% von 210 Obduktionen von NEUHOLD (1947) gefunden.

Chronische Ruhr

Die Geschwüre stehen quer zur Längsachse des Darmes, die Ränder sind meist
nicht unterminiert. Sie betreffen vorzugsweise die Mucosa, selten ist die Muscularis
beteiligt. Zwischen kommunizierenden Geschwüren verbleiben Inseln und Brücken
intakten Epithels. Sie sind oft geschwollen, weisen Ödem, celluläre Infiltration und
gesteigerte Sekretion auf. Es entsteht das Bild der *Pseudopolyposis*. Pseudopoly-
pöse Granulome können sogar einmal das Darmlumen verschließen. *Sekundärinfektionen* dringen tief in die Darmwand ein, folgen den Lymphwegen und können
in der Submucosa Abscesse verursachen. Diese *intramuralen Abscesse* brechen
infolge frühzeitiger peritonealer Verklebung nur selten in die freie Bauchhöhle
durch. Mitunter brechen sie auch an anderer Stelle wieder in das Darmlumen ein.
Mucöse Retentionscysten von Hanfkorn- bis Kirschgröße mit sagoähnlichem
Inhalt bilden sich gelegentlich in Lymphknötchen oder in der Darmwand. Sie
können in das Darmlumen wie nach der Peritonealhöhle zu vorspringen und enthalten öfters einen klaren geleeartigen Schleim, der mit Shigellen und E. Coli infiziert ist. *Intramurale Fibrose* durch Heilungs- und Vernarbungsvorgänge kann die
Darmwand auf das 5—15fache verdicken.

An der Infiltration beteiligen sich mononucleäre, polymorphkernige und Plasmazellen.
Die Lymphknoten verschwinden, die Darmwand wird ein dickes, starres Rohr. Man hat in
diesen Stadien Hypertrophie der Meissnerschen und Auerbachschen Plexus beobachtet. —
Riesenzellen im Granulationsgewebe, besonders im Ileocoecalbereich, können zur Fehldiagnose:
Tuberkulose verleiten. Zieht sich der chronische Prozeß über Jahre hin, so führt das zu chronisch degenerativen Veränderungen in den inneren Organen: fettige Degeneration der Leber,
braune Atrophie des Herzmuskels, Amyloidose.

V. Pathogenese

Studien über die Pathogenese bedürfen des Tierexperimentes. Bei gewöhnlichen Versuchstieren rufen Ruhrerreger kein der menschlichen Erkrankung entsprechendes Bild hervor. *Hunde* und *Affen* können, wenn auch selten, spontan
erkranken. Affen läßt sich eine Fütterungsruhr beibringen, Hunden nicht. Entscheidend für das Angehen und den Verlauf einer *experimentellen Shigellose* ist der
Infektionsweg.

Die *orale Infektion* bewährte sich experimentell bei Mäusen, Meerschweinchen,
Katzen.

Mäuse: können mit Sh. flexneri 3 peroral infiziert werden. Bis zu 5 Tagen nach der Infektion können die Erreger im Magen, Jejunum und in den Ausscheidungen nachgewiesen werden.
Es kommt zur Bacteriämie, Leber- und Milzvergrößerung, Mesenterialhämorrhagien, verein-

zelt Diarrhoen. Nahrungsmangel und Ermüdung setzen die Resistenz herab, verlängern die Dauer der Bacteriämie und der Keimausscheidung, wobei Nahrungsentzug ungünstiger auf die Resistenz wirkt als Ermüdung (McGuire und Floyd). Mäusen, deren Darmflora durch Streptomycin oder Erythromycin vorgeschädigt ist, läßt sich eine chronische Infektion durch orale Verabreichung der Bakterien in Fleischbrühe beibringen (Cooper und Pillow).

Meerschweinchen: Bei nasaler Infektion verweilen die Keime lange Zeit ohne klinische Erscheinung im Organismus. Orale Infektionen mit Sh. flexneri gelingen, wenn den Tieren 0,15 ml Tetrachlorkohlenstoff subcutan gespritzt wird. Es kommt dadurch zu deutlichem Abfall des Properdin- und Komplementtiters. Die orale Infektion erfolgt dann 24—48 Std später. Auch andere zusätzlich schädigende Faktoren (Alkaligaben, Morphin, leichte Vergiftung mit Shigatoxin) verbessert das Angehen der experimentellen Infektion (Burrow, Formal et al.).

Keimfrei aufgezogene Meerschweinchen: Keine Interferenzerscheinungen mit Darmflora, relativ unreife Abwehr! Nach oraler Infektion mit Sh. flexneri 2a starben alle Tiere. Vorangegangene subcutane Immunisierung durch hitzeinaktivierte Bakterien schützt nicht vor tödlicher oraler Infektion. Wohl aber überleben die Tiere, wenn vorher E. coli verfüttert wurden. Vorherige Fütterung von Lactobacillen blieb ohne Wirkung (Formal et al.).

Katzen: Orale Infektion gelang mit Flexnerstämmen in den Sommermonaten, nicht in den Herbstmonaten. Infektion mit Stämmen, die von Menschen gewonnen wurden, führte zur Erkrankung der Katzen am 7.—10. Tag. Stämme von infizierten Katzen bewirkten bei der gleichen Tierart ein schweres Krankheitsbild mit exitus am 4.—10. Tag nach Infektion. Nach 3 Wochen wurden bei überlebenden Tieren Agglutinationstiter von 1:40 bis 1:160 gefunden. Zweitinfektion ergab einen wesentlich leichteren Verlauf der Dysenterie (Belaja).

Intraperitoneale Applikation der Shigellen führt zur Septicämie. Die nach parenteraler Injektion mit abgetöteten oder lebenden Keimen beobachteten Darmläsionen sind unspezifischer Natur.

Bei *Kaninchen* bekommt man mit nicht zu hoch dosierten Sh. dys. Keimen Kongestionen im Coecum und Colon, auch Ödeme, Petechien, Nekrosen. Lebende Keime konnten aus den Mesenterialdrüsen und von der Mucosa wiedergewonnen werden. Würde weißen *Mäusen* Mischkultur von Sh. paradys. 3 + antibiotisch aktive Coli intraperitoneal injiziert, so verringerten sich die Shigellen innerhalb von 2 Std auf ein Minimum, während sich die Coli stark vermehrten. Die Vermehrung der Shigellen war ungestört, wenn die Mischkultur antibiotisch inaktives Coli enthielt (Friedmann und Halbert).

Subcutane Injektion gibt prinzipiell den gleichen Effekt wie *intravenöse*, die Tiere leben aber länger und entwickeln deshalb eher Lokalveränderungen. Bei *Katzen* hat die einmalige Verabfolgung von 2,5—5 Mio Keimen keinen Erfolg, wohl aber die 4—5 Tage lang wiederholte Gabe von je 0,5—1 Mio.

Experimentelle Infektion des *Hühnerembryos* gibt lediglich das Modell einer Allgemeininfektion, dem keine Spezifität zukommt. *Intravaginale* Infektion des Meerschweinchens liefert verwertbare klinische Symptome (Piechaud und Szturm-Rubinstein).

Experimentelle Keratoconjunctivitis: Nach Gallevorbehandlung des *Kaninchen*auges gelang schon 1924 die Infektion mit Sh. dys. 1, nach Scarification der Kaninchencornea die Auslösung einer Keratoconjunctivitis auch durch andere Ruhrerreger. SeréNY zeigte, daß die Kaninchen- und Meerschweinchencornea auch ohne Vorbehandlung für Shigellainfektionen empfänglich ist und baute die experimentelle Keratoconjunctivitis als Tierversuchsmodell aus (Literatur s. Stenzel).

Unspezifische Infektionen seitens coliformer Keime sind nicht zu befürchten. Die eingebrachte Keimmenge soll möglichst groß sein, da mit steigender Bakterienzahl die positive Ausbeute zu- und die Inkubationszeit abnimmt. Sammlungsstämme haben ihre Virulenz häufig eingebüßt. Die überwiegende Zahl der E. coli-Typen einschließlich der Alkalescenz-Disparstämme und Vertreter der Salmonellengruppe sind apathogen für das Meerschweinchenauge.

Die *experimentelle Harnblasenshigellose des Meerschweinchens* wurde von Bingel inauguriert (Methodik und Literatur bei Stenzel). Der Harnblasenversuch kann aber als differentialdiagnostisches Kriterium zur Abgrenzung echter Shigellen von coliformen Keimen shigellenähnlichen biochemischen Verhaltens herangezogen werden.

1—3 Tage nach erfolgter Infektion tritt Vulvaödem, Inkontinenz, Freßunlust, Hinfälligkeit auf, 50% der Tiere starben zwischen dem 3. und 5. Tag. Sektion: Harnblase extrem kontrahiert, subperitoneale Blutextravasate, Harnblasenwand verdickt und starr. Bei etwa 20% der innerhalb von 48 Std spontan ad exitum gekommenen Tiere konnte der Erreger aus dem Blute isoliert werden. Die Empfindlichkeit des Harnblasenversuches ist größer als die der conjunctivalen Infektion, die Spezifität ist geringer.

Von allen zum Nachweis der *Schleimhautpathogenität der Shigellen* entwickelten Tierversuchsmodellen hat sich nur der *Harnblasen- und Augeninfektionsversuch am Meerschweinchen* bewährt.

Eine abgelaufene Shigellen-Keratoconjunctivitis hinterläßt eine geringgradig ausgeprägte humorale Immunität, die typspezifisch ist und auch dem nichtinfizierten zweiten Auge einen gewissen Schutz verleiht. SERÉNY konnte bei 73% der Tiere Agglutinationstiter bis 1:650 nachweisen. Andere darmpathogene Mikroorganismen besitzen diese Fähigkeit nicht. Weiter besteht nun eine auf das erkrankte Auge beschränkte Gewebsimmunität, deren Spezifität die gesamte Shigellengruppe umfaßt. Durch wiederholte Infektionen kann ein absoluter Schutz des behandelten Auges erzielt werden. Bei Kultivierung außerhalb des tierischen Organismus tritt im allgemeinen sprunghaft, also wohl mutativ bedingt, ein Virulenzverlust ein. Antibiotikaresistenz kann rasch zu vollständigem Pathogenitätsverlust führen, bei einem Teil der Fälle aber auch nur zur Virulenzreduktion, die reversibel ist (STENZEL). Zwischen der Schleimhautpathogenität der Ruhrerreger im Meerschweincheninfektionsmodell und ihrer Enteropathogenität besteht strenge Korrespondenz.

Mit diesen Experimenten lassen sich aber nur Teilfragen der *Pathogenese der Ruhr des Menschen* beantworten. Von SEMERAU stammt die These, daß es zunächst zu einer katarrhalischen Entzündung des Dünndarms mit Keimresorption und Allgemeininfektion, dann zur Wiederausscheidung der Bakterien im Darm und sekundärer Ansiedlung im Dickdarm käme. Zwar werden nach Verfütterung von Ruhrbakterien an Mäuse die Erreger 5—30 min später in Milz, Leber, Nieren, Mesenterialdrüsen, Lungen und Herz nachgewiesen. Auch ist eine intrauterine Infektion des Fetus durch Shigellen bekannt (MARCKWALD). Es ist aber zweifelhaft, ob der hämatogene Infektionsweg beim Menschen die Regel ist. Ruhrbakterien werden nur recht selten im Blute nachgewiesen, eine Milzschwellung fehlt bei der Ruhr.

BRAUER (1922) dachte an Resorption der Erregertoxine im Dünndarm nach Bacteriolyse, wobei die Toxine im Dickdarm, dem Exkretionsorgan für so viele körperfremde Stoffe, wieder ausgeschieden würden. Die sekundäre Schädigung der Dickdarmschleimhaut bereite ein im Darm verbliebenen Erregern nunmehr eine Ansiedlungsstätte. Nach RICKER (1924) beginnt der Prozeß nicht mit einer Nekrose. Diese sei erst Folge einer Stase, der Hyperämie und Ödem als prästatischer Zustand vorausgehe. BINGEL (1943) betrachtet das Epithel als Träger der ersten Schadensmerkmale und spricht den Ruhrendotoxinen eine *epithelotoxische Wirkung* zu. Seiner Meinung nach besitzen die Keime nur kurze Zeit, ein proteolytisches Ferment, welches die Epithelien auflöst. LETTERER (1942, 1949) argumentierte dagegen, daß Abtötung von Infektionserregern nicht Funktion des Epithels, sondern des Mesenchyms und der Leukocyten sei, daß ein Nachweis für das Vorhandensein eines proteolytischen Fermentes noch nicht geliefert wäre. Bei Mäusen und Meerschweinchen findet sich am Darm und in der Harnblase bei Benützung reiner Flexner-Endotoxine als erstes Symptom Ödem des submucösen Bindegewebes, Erweiterung der Venen, Engstellung der Arterien.

Beim Menschen beginnt der Prozeß nicht mit einer Epithelnekrose, sondern mit lokalen Kreislaufschäden. Die *Ruhrgifte* sind in erster Linie *Gefäßgifte*. Die erste Wirkung des Ruhrgiftes besteht in einer primären Schädigung der Darmschleimhautgefäße. Direktes Einbringen des Toxins in den Darm wird symptomfrei vertragen (BURROW). Das Toxin schädigt die tieferen Zellen eher als die Oberfläche der Mucosa. Ist der allgemeintoxische Schaden groß, so geht der Mensch an toxischer Ruhr zugrunde, bevor nennenswerte Darmveränderungen zustandekommen. Ist der toxische Effekt an der terminalen Strombahn der Darmschleimhaut geringer, so kommt es zum Eiweißaustritt in den Gruenhagen-Mingazzinischen Raum der Darmzotte, Verquellung des Zottenstromas, Hyperämie, Stase in den Capillaren der Zotten. Die Schädigung des Zottenepithels, die Epithelnekrose ist sekundär.

VI. Epidemiologie

Als Seuche ist die Shigellosis *auf den Menschen beschränkt*. Er ist das alleinige Erregerreservoir, es findet sich keines bei Tieren. Und trotzdem scheint es ein unerreichbares Ziel zu sein, dieses Bakterienreservoir beim Menschen zu beseitigen. Die klinisch gesunden *Bakterienausscheider* sind nicht annähernd erfaßbar. Sie sind die Quelle neuer Ausbrüche der Seuche, wenn die äußeren Bedingungen hierfür günstig sind. Man hat die Ruhr als eine „Krankheit der Unkultur" bezeichnet. Sie wird durch „Mängel der Zivilisation" gefördert und verbreitet. Die Infektion erfolgt peroral, es ist eine „*Schmutz- und Schmierkrankheit*". Mangelhafte individuelle Hygiene und enger Kontakt (Kleinkinder im „Krabbelalter", weniger Säuglinge — geisteskranke Anstaltsinsassen), Zusammenballung von Menschenmassen unter unzureichenden hygienischen Einrichtungen (Kasernen, Lager), das Fluktuieren von Menschenmassen in Kriegszeiten lassen immer wieder kleine Endemien aufflackern, die sich durch besonders ungünstige äußere Faktoren rasch zu Epidemien auswachsen können. Von 100 nachweislich mit dem Erreger in Berührung gekommenen Personen erkrankten nach DONLE 11—20 % (gegenüber 25—50 % bei Typhus).

Bei Epidemien in Truppenteilen und Lagern muß ein großer Teil der klinisch Gesunden als infiziert gelten, was durch Stuhluntersuchungen und Widalsche Probe nachgewiesen wurde. Diese latent Infizierten sind ein besonders gefährliches, weil unerkanntes Zwischenglied in der Infektkette. Sie werden erst frei von Krankheitserregern, wenn man sie aus dem verseuchten Milieu herausnimmt. LAKATOS et al. fanden in einer Bevölkerungsgruppe 1,8 % Bakterienausscheider, in der Umgebung von Ruhrkranken 8,8 %.

Unter Personen, die mit erkrankten Kindern einer Sh. sonnei-epidemie in Kontakt standen, wurden 35 Erwachsene (= 26,9 %), 19 Kinder zwischen 8—15 Jahren (37,2 %) und 24 Kleinkinder zwischen 0—7 Jahren (45,3 %) als symptomlose Ruhrbakterienausscheider festgestellt (DAVIES, zit. nach SEELIGER). Bei Sh. dys.-dauerausscheider sind die Bakterien konstant im Stuhl nachzuweisen, gewöhnlich 4—6 Monate, nur in 4 % länger als ein Jahr. Bakterien der Flexnergruppe werden häufiger intermittierend, oft mit monatelangen negativen Intervallen ausgeschieden. SORVINA et al. fanden sie bei kranken Kindern in 27,6 % der Fälle über 6—12 Monate, in 19,1 % über 13—18 Monate hinweg. Einzelfälle von 3—13 Jahren Dauer sind bekannt. Bei 13356 Stuhlkulturen von Anstaltsinsassen konnten 6,6 % als Träger oder Ausscheider erkannt werden.

Das eigentliche *Seuchenreservoir* sind die *Bakterienausscheider*, die ursprünglich einmal ruhrkrank waren. Die Krankheit kann dabei sehr leicht verlaufen und klinisch gar nicht in Erscheinung getreten sein. Röntgenologisch und sigmoidoskopisch finden sich chronische Ulcera, Retentionscysten, Restabscesse. SEPPI et al. stellten bei anscheinend gesunden Bakterienträgern in der Mehrzahl der Fälle hyperplastische Gastritis fest. Der Begriffsbestimmung gemäß beherbergt der *Bakterienträger* die Keime nur und scheidet sie aus, ohne selbst zu erkranken oder erkrankt gewesen zu sein. Das wird im Einzelfall nicht mit Sicherheit abzugrenzen sein. Jedenfalls ist die Zahl der Träger in der Umgebung von Ausscheidern größer als in völlig gesunder Umgebung. Sie wächst sprunghaft bei aufflackernder Endemie oder Epidemie an und übertrifft dann die Zahl der klinisch Erkrankten bei weitem. Eine *Ausscheidungsquote von 1—20 promille* der Gesamtbevölkerung soll auch in zivilisierten Ländern erreicht werden und bietet jederzeit eine ausreichende Infektionsmöglichkeit. Ruhrbakterien lassen sich leicht an Fingern und Fingernägeln von Dauerausscheidern nachweisen.

Die Verbreitung der Seuche erfolgt von Mensch zu Mensch, die Infektkette ist homogen-homonom. Die Seuche kann langsam einsetzen und schleichend verlaufen

(*Tardivepidemie*). Hier spielt die Kontaktinfektion oder die mittelbare Ansteckung durch Gebrauchsgegenstände, Kleidung usf. eine Rolle. Plötzliches Auftreten (*Explosivepidemie*) ist eher auf Genuß infizierter Lebensmittel und Wasser zurückzuführen. Im Allgemeinen spielt Flußwasser bei der Verbreitung der Ruhr keine maßgebliche Rolle.

PØDDUWNYL fand in 519,5 l gefiltertem Dnjeprwasser nur einmal Ruhrbakterien. Die Masse der Bakterien geht rasch ein. Das Ansteigen des Phagentiters und die erheblich höhere Zahl positiver Phagenreaktionen läßt aber den Schluß auf eine ursprünglich viel stärkere Infektion des Flußwassers mit Ruhrbakterien zu. In Thailand, in Indien steigt die Zahl der Ruhrerkrankungen mit Beginn der Regenzeit an, was sich aus Verunreinigung der Trinkwasserreservoirs durch verunreinigtes Oberflächenwasser nach ausgiebigen Regengüssen erklärt (SEELIGER).

BAKÁCS berichtet aus Ungarn über das Vorkommen von Dysenterie im Zusammenhang mit Überlastung der Wasserwerke, deren periodischer Betrieb negativen Wasserdruck hervorrufen und damit das Eindringen von Abwässern in die Wasserleitungen fördern kann. Ähnliche Folgen hat Stauung der Abwässer im Kanalnetz und Mangel an Schutzzonen um die Quellgebiete der Wasserwerke. Die übliche Chlorierung des Trinkwassers, Fluor in Konzentrationen, wie sie die natürlichen Trinkwässer bieten, reicht nicht aus, um die Ruhrbakterien zu vernichten.

Trinkwasser, Speiseeis, Milch, Käse, Pudding, Kartoffelsalat, Backwaren, Fische, Fischrogen sind Ausgang eines Seuchenausbruches gewesen. Hier haben die *Nahrungsmittel* die *Rolle eines Transporteurs* übernommen. Sind sie gleichzeitig ein guter Nährboden, so führt das zu gewaltiger Vermehrung der Ruhrbakterien. Auch bei Kühlschranktemperatur haben Shigellen in Lebensmitteln auffallend lange Lebensdauer. Besonders gute Nährböden: Butter, Fleischsalat. Schnell starben Shigellen in Rotwein (pH-Wert 3,3) und in Weißwein (pH-Wert 3,0) ab (SIEGMUND, 1960). Auf der Rinde von Kommißbrot wurden noch nach 2- bis 3wöchigem Lagern lebensfähige Keime nachgewiesen. Man fand sie im Knochenmark eines toten Kalbes (DEOM), unter 1128 Fischen vom Kairoer Fischmarkt 35mal (FLOYD et al.).

Wichtigste *Überträger* der Bakterien sind die *Fliegen*. Vor allem kommen in Frage: Musca domestica, Lucilia sericata, Calliphora erythrocephala, Sarcophaga haemorrhoidalis (GROSS und PREUSS). Aus 65273 Fliegen, die außerhalb menschlicher Behausungen gefangen wurden, konnten 69mal Shigellen isoliert werden (RICHARDS et al.). 8% der auf öffentlichen Latrinen gefangenen Schmeißfliegen haben Ruhrerreger im Darm (R. MÜLLER). Noch eine Woche nach erfolgter Infektion konnte man Ruhrbakterien aus dem Verdauungstrakt von Fliegen züchten. An der Körperoberfläche fanden GRUMBACH und KIKUTH bis zu mehreren Millionen Keime.

Fliegenmaden, die auf ruhrbakterienhaltigen Nährsubstanzen gewachsen sind, nehmen die Keime als Symbionten in ihren Darmkanal auf. Die ausgeschlüpften Fliegen scheiden später die Erreger mit dem Kote aus. Von den Larven wurde die R-form der Sh. sonnei-Bakterien, aus der Zerreibung der Imagines nur die Glattform gezüchtet. MARTINI gibt den epidemiologisch wie biologisch interessanten Hinweis, daß auf Fiji die Fliegen- und Ruhrplage sehr stark gewesen sei, bis zufällig eine Ameise (pheidole megacephala) eingeschleppt wurde. Diese sammelte und verzehrte die Eier der Stubenfliegen, die sich besonders auf den Kuhfladen fanden. Die Ruhrepidemien erloschen. Nur wenn bei besonderer Feuchtigkeit die Kuhfladen von den Ameisen nicht mehr betreten werden konnten, kam es zeitweilig zur Fliegenplage und zum Aufflackern von Ruhrepidemien.

Nur in Einzelfällen kommt *Ameisen* oder *Schaben* eine Überträgerrolle zu. — *Hausratten* können an der Verbreitung beteiligt sein und Lebensmittel infizieren. GOLBA fand bei *Wanderratten* Erreger der Flexnergruppe in der Leber, nicht in den Eingeweiden, auch keine Darmentzündung. Fressen *Kaninchen* infiziertes Futter, so erkranken sie nicht, scheiden aber virulente Bakterien aus. *Hunde* und *Affen* können spontan an Ruhr erkranken und einige Zeit Bakterien ausscheiden. HAAS und PETERSEN fanden bei 164 importierten Rhesusaffen 34mal Shigellen (meist

Flexnergruppe) und 4mal Salmonellen. Affen stellen somit als Ausscheider von pathogenen Darmbakterien eine Gefährdung für den Menschen dar, können auch Infektionen in Zoologischen Gärten verbreiten.

Unter der Voraussetzung guter Abwässeranlagen befällt in normalen Zeiten die Ruhr die *Stadtbevölkerung* viel seltener als die *Landbewohner*. Kleine Städte im Agrargebiet mit primitiver Abwässerbeseitigung zeigen umgekehrt gerade in dicht belegten Vierteln wesentlich höhere Morbiditätszahlen als in dünner besiedelten Stadtteilen. Für die Städte wird die *Müllbeseitigung* zu einem wachsenden Problem. BAETGEN stellte eingehende Untersuchungen über das Absterben von Bakterien der TPE- und Ruhrgruppe in kompostiertem Müll und in kompostiertem Schlachthofmist unter Benützung des Indoreverfahrens an.

Ruhrkeime hielten sich in Müll aus Müllabfuhr 24 Tage, in Müll aus Kohlenasche bis zu 136 Tagen, in Stubenkehrricht 80 Tage, in feuchtem Torfstreu 21—29 Tage, in feuchter Gartenerde bis zu 101 Tagen lebensfähig. In kompostiertem Müll mit 25—50% Küchenabfällen sterben sie in 1—3 Tagen ab, wenn die Vergärungstemperatur in dieser Zeit über 60°C liegt. Ist der Prozentsatz an Aschenmüll zu hoch, wie während der Winter- und Frühjahrsmonate, so muß durch Zugabe von Straßenkehrricht, ausgefaultem Schlamm, Abwässerberieselung ein besseres Verhältnis geschaffen werden. Der *Schlachthof-Kompost* enthält eine höhere Beimengung vergärungsfähiger Stoffe, die Durchschnittstemperaturen liegen höher, die Überlebenszeiten der Keime sind kürzer. Das gilt auch im Winter, solange der Mist nicht gefroren ist. Aber auch dann ist nach 2—3 Monaten Kompostierung mit einmaligem Umsetzen nach der Frostperiode das Produkt hygienisch einwandfrei. Winter*müll* dagegen muß 6 Monate bei einmaligem Umsetzen stehen bleiben. Erst dann kann man mit dem Absterben aller pathogenen Keime der TPE-gruppe rechnen.

Zeiten wirtschaftlicher Depression lassen die Ruhrkurve ansteigen, während sie in wirtschaftlichen Blütejahren fällt.

Jahreszeitliche Einflüsse, klimatische Faktoren führen in der gemäßigten Zone zu dem bekannten *Spätsommergipfel* der Seuchenwelle. In außereuropäischen Ländern steigt die Ruhrkurve *mit Beginn der Regenzeit an*, wie z. B. in Thailand, in Zentralindien, während in Bangkok die Morbidität während der Trockenzeit am größten ist. In Bengalen gibt es einen Wintergipfel (SEELIGER). Für unsere Breiten gilt in großen Zügen, daß eine Periode sommerlich warmer Lufttemperatur die Vermehrung der Bakterien in Nahrungsmitteln und die Vermehrung der Fliegen fördert. Kaltlufteinbrüche manifestieren verstärkt und plötzlich bereits vorliegende latente Infektionen.

Jetzt spielen schon die *individuellen Faktoren* der *Disposition* erheblich herein: Vegetative Steuerung, Abwehrlage, Ernährungszustand, Überanstrengungen.

Zahlen und kartographisches Material über Seuchenwellen und Seuchenzüge in Geschichte und Jetztzeit bietet der Weltseuchenatlas (SEELIGER, KLEINMAIER).

Die Bedeutung der verschiedenen *Erregertypen* in Europa während des 20. Jahrhunderts läßt sich wie folgt skizzieren: Die Shiga-Kruseruhr (Sh. dys. 1) ist im gesamten nordeuropäischen Raum seit Beginn des Jahrhunderts zu keiner Zeit endemisch gewesen. Sie wurde jeweils aus Mittel-, Ost- und Südeuropa eingeschleppt. In der UdSSR scheint die bis zur Mitte der 20er Jahre vorherrschende Sh. dys. 1-Ruhr zunehmend durch andere Typen, vorwiegend Sh. flexneri verdrängt worden zu sein. Trotzdem muß man noch größere endemische Vorkommen in den Ostgebieten, in Südpolen, ferner auf dem Balkan, in Spanien und Italien annehmen (SEELIGER).

VII. Klinisches Bild

Disposition. Eine besondere Anfälligkeit besteht im *Kleinkindesalter*. Sie erklärt sich aus der stärkeren Exposition für Schmutz-Schmierinfektion. Säuglinge erkranken viel seltener, sie sind geschützter. Während der ersten 30 Tage post partum fanden FLOYD, HIGGINS und KADER überhaupt keine bakterielle Ruhr. Schutzstoffe, die von der Mutter herstammen, spielen für die Infektabwehr des Säuglings offenbar keine nennenswerte Rolle. — Da ein pH von 4,5 oder niedriger baktericid für Ruhrbakterien ist, sind normale Aciditätsverhältnisse des Magens wichtig für die Abwehr, Subacidität und Achylie (bei sommerlicher Hitze, als Folge von Diätfehlern und Magen-Darmkatarrhen) begünstigen das Angehen einer Infektion. Unterernährung, Strapazen, körperliche Erschöpfungszustände, vorangegangene Krankheiten, z. B. Malaria, begünstigen das Haften des Infektes und die Manifestation der Krankheit. Unterernährung ist bedeutsamer als starke, kurzfristige Erschöpfung. —

Witterungseinflüsse. Einbruch von Wetterfronten, plötzliche Wetterstürze führen zu schlagartigem Ansteigen der Erkrankungsziffern, wobei hier die Witterung wohl nur ein auslösender Faktor bei latent Infizierten ist und die Inkubationszeit verkürzt.

Inkubationszeit. 2—7 Tage. Eventuell auch nur 8—12 Stunden. Bei Epidemien durch infizierte Milch 12—24 Std nachgewiesen, bei Laboratoriumsinfektionen 36—48 Std.

Allgemeiner Krankheitsverlauf. *Prodromalerscheinungen* sind nur in einem Teil der Fälle vorhanden: Mattigkeit, Appetitlosigkeit, Kopf- und Gliederschmerzen, Frösteln, leichtes Fieber. Dies kann als Grippe mißdeutet werden.

12—36 Std später folgen dann aber *Leibschmerzen* und *Durchfälle*. Die Krankheit kann aber auch plötzlich ohne Prodrome einsetzen mit Erbrechen, Schüttelfrost, heftigen Leibschmerzen, Tenesmen, rasch häufiger werdenden Durchfällen, die anfangs noch fäkulent sind, bald aber schleimig und blutig werden. Der *Verlauf* ist außerordentlich *wechselvoll*. Von leichtesten Bildern, die praktisch von einem unspezifischen Darmkatarrh gar nicht zu trennen sind oder überhaupt symptomfrei bleiben, bis zu den schwersten, in wenigen Tagen, ja sogar innerhalb 24 Std tödlich verlaufenden Fällen sind alle Zwischenformen und Übergänge möglich. Eine Minderzahl beginnt atypisch, verleitet zu Fehldiagnosen wie Appendicitis oder Meningitis. Auch Obstipation ist beschrieben. Die Erscheinungen können von vornherein sehr schwer sein oder im Verlauf einer Woche lebensbedrohlich werden oder auch nach wochen- und monatelangem Verlaufe zu stärkster Kachexie und zum Tod führen. Bei einem Teil der Fälle geht die Ruhr in ein chronisches Stadium über, in dem die Darmstörungen jahrelang andauern, mitunter auch Intervalle scheinbarer Gesundheit vom Wiederaufflackern nicht völlig verheilter Prozesse abgelöst werden.

Der schwer an Ruhr Erkrankte ist benommen, hält den Kopf zurückgebogen, die Beine sind an den Leib gezogen, über den tiefliegenden, halonierten Augen sind die Lider nur halb geschlossen. Unter Kriegsverhältnissen konnte man in großen Krankensälen die Schwerstkranken daran erkennen, daß sich die Fliegen vorzugsweise bei ihnen sammelten. Die Atmung des Kranken ist flach, beschleunigt, Haut und Schleimhäute sind ausgetrocknet, die Haut in Falten abhebbar, welche lange Zeit stehenbleiben, die Lippen sind rissig, die Zunge belegt. Vegetativ-nervöse Störungen (Speichelfluß, Schweißausbrüche, Dermographismus, positives Graefesches und Stellwagsches Symptom), zentralnervöse Schäden (Singultus, Schnauftic u.a.m.) kommen hinzu. Der Tod tritt dann als Folge der toxischen Schäden des Kreislaufes, der zentralen Regulation des Stoffwechsels, des Mineralgleichgewichtes bei völliger Entkräftung des Organismus ein.

Fieber. Es gibt keinen für die Ruhr typischen Fiebertyp. Leichte Fälle können völlig fieberfrei oder mit subfebrilen Temperaturen verlaufen. Mittelschwerkranke zeigen Temperaturen zwischen 37,5 und 39°C, die unregelmäßig remittierend in etwa 5—7 Tagen abklingen. Komplikationen, Rezidive bedingen neue Fieberwellen. Klettert in manchen Fällen erst die Fieberkurve nach einigen Tagen bis 39—40°C, so finden sich wiederum andere, bei denen die Krankheit perakut mit

Schüttelfrost und schlagartig einsetzendem hohen Fieber beginnt. Manchmal fällt dann das toxisch bedingte Fieber mit dem Einsetzen blutiger Durchfälle und damit wohl auch dem Ausscheiden der Giftstoffe rasch zur Norm ab. In Epidemien kann man mit 7—10 % afebrilen Verläufen rechnen. Es sind auch schon Epidemien mit 50 % fieberfreier Verläufe beschrieben worden. Es liegt nahe, dieses auf das Ausmaß der Toxinbildung und der Toxinresorption zu beziehen. Schwerste Fälle brauchen nicht von vornherein hohes Fieber zu haben. Die Krankheit verläuft in Schüben mit unregelmäßigen Intervallen. Jeder Schub, der ja erneut den Organismus mit Toxinen überflutet, wird von ein- oder mehrtägigem Fieber beantwortet. Der Tod kann auf dem Höhepunkt einer unaufhaltsamen, manchmal bis auf 42°C steigenden Fieberkurve eintreten, oder aber in toxischem Kreislaufkollaps mit Untertemperaturen und gleichzeitiger Tachykardie. Die Überkreuzung von Puls- und Temperaturkurve ist auch bei der Ruhr das signum pessimi ominis. Plötzlicher Temperatursturz, verknüpft mit Kollapszeichen begleitet die Perforation

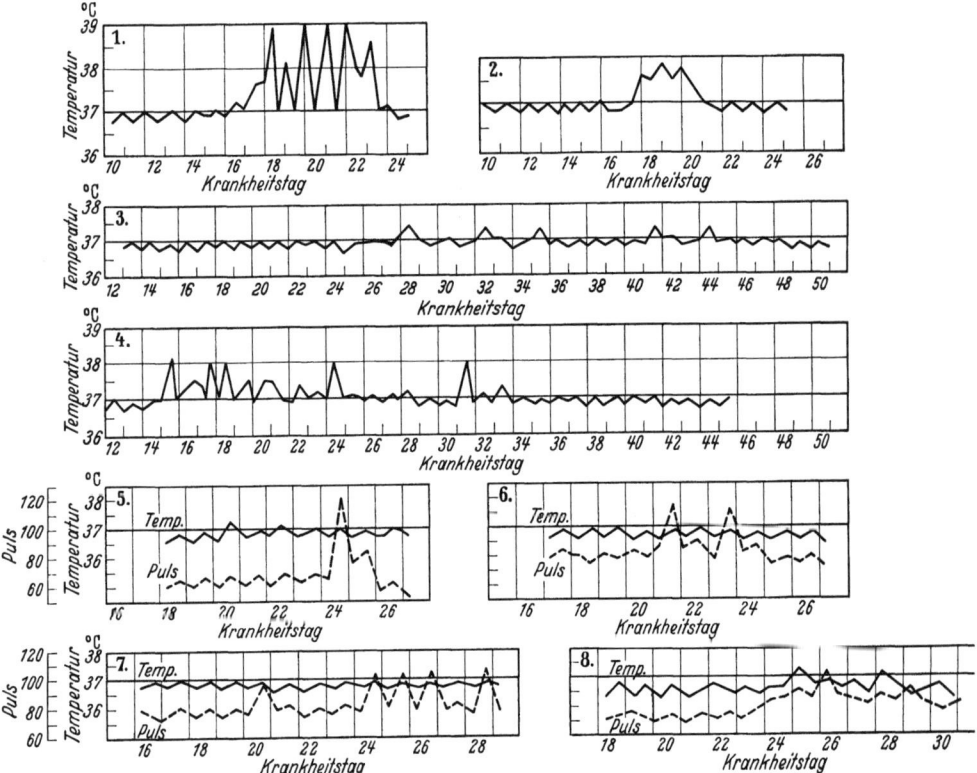

Abb. 9. Verschiedene Formen des Nachfiebers und der Tachykardie bzw. Pulslabilität in der Ruhrrekonvaleszenz

von Darmgeschwüren. Die unregelmäßige Fieberkurve ist bei der Ruhr so sehr die Regel, daß das Auftreten irgendeines Rhythmus, z. B. ein Sägetypus, unbedingt den Verdacht auf das Vorliegen einer Sekundärinfektion erwecken muß. Ist die Körperwärme normal geworden, so bedeutet das nicht etwa die Abheilung der Darmgeschwüre, die durch Sigmoidoskopie nachgewiesen wurden. Dem Absinken des Fiebers folgt als Zeichen überschießender Gegenregulation häufig in der Rekonvaleszenz ein Stadium von Untertemperaturen, ehe die Temperatur sich auf das individuelle normale Niveau einspielt. Das sog. Nachfieber, das sich in der Rekonvaleszenz häufig findet (s. Abb. 9), wird später gesondert besprochen (S. 720).

Abdominale Symptome. *Erbrechen* ist wechselnd häufig, im Beginn der Krankheit als Begleiterscheinung des gastro-intestinalen Infektes aufzufassen. Das tagelang anhaltende, kaum stillbare Erbrechen der Schwerkranken weist aber auf zentrale Intoxikation hin.

Leibschmerzen krampfenden, kneifenden Charakters, Tenesmen, deren Intensität sich zunehmend steigert, die blutig-schleimigen Darmentleerungen sind die eigentlichen charakteristischen Symptome der Ruhr. Der Leib ist diffus druckempfindlich, am stärksten im Bereiche der Flanken. Das Colon ist — vor allem im absteigenden Teil — als harter, walzenförmiger, schmerzhafter Strang zu tasten. Der Dauerspasmus ist wohl im Wesentlichen Folge der lokalen, entzündlichen Veränderung. Hinzu kommen mag die toxische Reizung des sakralen Vagus. Der Kranke empfindet die spastischen Kontraktionen des entzündeten, geschwürig veränderten, verdickten Darmes als sehr schmerzhafte Koliken. Besonders quälend sind die Tenesmen bei stärkeren Veränderungen des Rectums. Die Entleerungen bringen dem Kranken keine Erleichterung mehr, ihre Zahl mag auf 50—100 am Tage steigen oder praktisch unzählbar sein und ihn geradezu an die Bettschüssel fesseln. Mitunter ist in späteren Krankheitsstadien der Leib kahnförmig eingezogen.

Seltener besteht ein *Meteorismus*. Er kann durch Störung der Gasresorption aus dem Darm oder durch Portalstauung bedingt sein. Gasansammlung in der freien Bauchhöhle kann bis zum *Spannungspneumoperitoneum* führen. Peritoneale Reizerscheinungen brauchen nicht zu bestehen. Das Gas ist geruchlos, es gelangt durch mikroskopisch kleine Perforationsöffnungen, vielleicht mit Ventilverschluß, in die Bauchhöhle. Bakterien oder Darminhalt treten nicht durch die Darmwand. (Man wird an das Pneumoperitoneum im Gefolge der Pneumatosis cystoides intestinorum erinnert.) KRISS fand Pneumoperitoneum bei schwerer Dysenterie mit Geschwüren, die bis in die Muscularis reichten. — *Ascites* mag Reaktion auf durchwandernde Toxine, aber auch Folge einer Stauung im Pfortadersystem sein.

Lokalisation der Dysenterie in der *Ileocoecalgegend* täuscht leicht eine Appendicitis vor. Operation zeigt dann intensive Rötung und Schwellung der präcoecalen Ileumschlingen, vergrößerte und gerötete Mesenteriallymphknoten, vor allem im Ileocoecalwinkel, stärkere Injektion der Mesenterialgefäße — aber eine normale Appendix. Viel seltener ist eine *hämorrhagische Appendicitis*.

Der Verlauf ist außerordentlich unterschiedlich. In leichtesten Fällen besteht die ganze Krankheit nur aus einigen wenigen *diarrhoischen Stühlen* und geht schon am nächsten Tag in Genesung über. Bei Kindern, besonders Säuglingen, fehlt häufiger das Blut im Stuhl. Es findet sich porzellanähnlicher Schleim oder ein Gallertstuhl, der aus zähen Schleimmassen besteht und dem nur gelegentlich Eiter oder Blut beigemischt ist. In einer Reihe von Fällen gelingt nicht einmal mit chemischen Methoden der Nachweis occulten Blutes. Schwerste, perakut toxische Fälle können tödlich enden, bevor überhaupt Durchfälle auftreten. Im allgemeinen entspricht aber das *Aussehen der Stühle* der Schwere des Falles.

Der typisch schleimig-blutige Ruhrstuhl hat einen charakteristischen faden, mitunter süßlichen, häufig spermaartigen Geruch. In schweren Fällen wird er zuweilen aashaft stinkend und enthält Gewebsfetzen, Eiterbeimengungen, mitunter sogar röhrenförmige Membranen, die abgestoßene nekrotische Mucosateile sind. Weitgehende Zerstörung und Gangrän der Darmwand sind Folgen einer Mischinfektion. *Mikroskopisch* sieht man in Stuhlausstrichen neutrophile Leukocyten, die vom 4. Krankheitstage ab regressive Veränderungen und Kernpyknose zeigen, später Lymphocyten und Eosinophile, geschwänzte Epithelien, Schleim in Fasern, Bündeln und Netzen.

Das *Aufhören der Durchfälle* bedeutet keineswegs gleichzeitig auch das Verschwinden der Bakterien aus dem Stuhl oder das Abheilen der Darmgeschwüre. Trotz völlig normaler Darmtätigkeit bestehen häufig die Darmveränderungen wie auch die Bakterienausscheidung noch einige Zeit weiter. Das erklärt die Häufigkeit der *Rezidive* bei Diätfehlern oder vorzeitiger körperlicher Belastung. Häufig schließt sich an die Durchfallperiode eine mehrtägige Obstipation an. FELSEN beschrieb einige Fälle, bei denen die ganze Krankheit nur in mehrtägiger Obstipation bestand, aber die Sigmoidoskopie die charakteristischen Veränderungen der Darmschleimhaut und die Stuhluntersuchung den Nachweis von Ruhrerregern ergab.

Herz und Kreislauf. Perakuter Beginn führt nicht selten zum *Kollaps*, bevor noch andere Krankheitszeichen aufgetreten sind. Wenn ein schwerer Infekt plötzlich einsetzt mit massiven Toxaemien und auf einen stark erschöpften, abwehrschwachen Organismus trifft, sind solche initialen Kollapszustände erklärlich. Im Verlauf der Krankheit ist der Puls meist der Temperatur entsprechend beschleunigt, klein, fadenförmig, wenig gefüllt.

Bei schwerem Krankheitsverlauf ist der Kreislauf durch zentrale und periphere Regulationsstörungen gefährdet: Kalte Extremitäten, Cyanose, kleiner, fadenförmiger, wenig gefüllter Puls, Hypotonie, erhebliche Tachykardien. Ansteigen des Pulses auf 150/min und mehr bei absinkender normaler oder sogar subnormaler Temperatur ist wie bei anderen Krankheiten Zeichen des Zusammenbrechens der Regulation und bedeutet äußerste Gefahr. Der Tod tritt bei der akuten Dysenterie meistens unter dem Zeichen peripheren Kreislaufversagens durch toxische Lähmung des Vasomotorenzentrums ein.

Zu beachten ist weiter, daß die toxische Gefäßwandschädigung zu gesteigerter Durchlässigkeit der Capillaren zur Plasmaauswanderung und damit zur Abnahme der zirkulierenden Blutmenge führt. DIECKHOFF fand eine Abnahme der zirkulierenden Blutmenge um 30—40%. Der Gesamteiweißgehalt im Serum Dysenteriekranker betrug 7,39, im Cantharidenblaseninhalt 5,94 g % (normal 7,14 bzw. 5,17).

Die Schwere der Kreislaufsymptome geht nicht ohne weiteres parallel mit heftigen Darmerscheinungen. Bei ein und demselben Kranken kann die Toxinvergiftung des Organismus und besonders der Regulationszentren viel größeres Ausmaß und Bedeutung haben als unter Umständen nicht sehr ausgedehnte Darmveränderungen. Die *Herzklappen* werden durch unkomplizierte Dysenterie praktisch nicht, das *Myokard* auch nur wenig direkt beteiligt. Stärkere Störungen im Mineralhaushalt beeinflussen naturgemäß das *EKG*.

Toxisch-infektiöse Schäden des Myokards findet man bei einer kleinen Zahl von Kranken. KONSCHEGG sah ganz vereinzelt Endokarditis verrucosa, auch Myokarditis. HABS: Verlängerung der Überleitungszeit, pathologisch tiefes Q III, Wilson-Block, Verbreiterung des QRS-Komplexes, Veränderung der Finalschwankung in zwei bis drei Abteilungen. Die Veränderungen waren meist flüchtig und gingen der Schwere der Darmerscheinungen nicht parallel. In späteren Stadien mag es hyperergische Entzündungen, interstitielle Myokarditiden geben. Bei chronischer Ruhr und dann abhängig vom Zustand der allgemeinen Entkräftung und der begleitenden Stoffwechselstörungen sieht man oder degenerative Prozesse bis zur braunen Atrophie des Herzmuskels.

Nervensystem. *Meningitische* Erscheinungen, begleitet von starken Kopfschmerzen, Druckpuls, Benommenheit, Erbrechen sind nicht selten zu beobachten, sie bilden, insbesondere bei der *E-Ruhr der Kinder* mitunter einen dramatischen Beginn der Krankheit, der sich bis zu Krämpfen, Bewußtlosigkeit und lange anhaltendem Koma steigern kann. Die ersten blutig-schleimigen Entleerungen bedeuten dann geradezu eine Entgiftung, klingen doch nach ihrem Einsetzen die bedrohlichen Symptome rasch ab. Die Differentialdiagnose gegenüber Meningitis kann schwierig werden, zumal wenn Durchfälle ganz ausbleiben. In einzelnen Epidemien wurden bis zu 13% meningitische Erkrankungstypen gefunden. *Liquor*-Untersuchungen: Drucksteigerung, geringe Pleocytose oder normale Zellzahl, gelegentlich Eiweißvermehrung und positive Pandy-Reaktion, normaler Globulin- und Zuckerspiegel. — *Hirnödem*, bei Schwerkranken mit Exsiccose nicht selten, führt zu verschiedenartigen cerebralen Erscheinungen. *Encephalitische Symptome* sind mehrfach beschrieben worden. Die zentralnervösen Erscheinungen können in vielen Schattierungen auftreten: motorische Unruhe, Krämpfe, Schnauzkrämpfe, Schnauftics, choreiforme Bewegungen, Para- und Hemiparese, ängstliche Erregung, Delirien, ausnahmsweise Tobsuchtsanfälle, aber auch Stupor, depressive Verstimmungen, schließlich paranoide oder katatonieartige Zustände kommen vor.

Halluzinationen und zeitlich-örtliche Desorientiertheit führen zu Fluchtversuchen, zu nächtlichem planlosem Umherirren. Letzteres ist gewiß bei Ruhr viel seltener als bei Typhus und Fleckfieber. Immerhin sind mir 2 Suicidversuche bekannt, ferner 2 Fälle akuter Amentia, 1 Fall von Koprophagie einen Tag vor dem Exitus an schwerer Ruhr. — Ausgesprochene Euphorie wird ab und zu im Fieber des Endstadiums beobachtet. — Bei Ruhrendemie in Psychiatrischer Abteilung bereitete das psychische Grundleiden keine wesentlichen Schwierigkeiten in der Durchführung seuchenhygienischer Maßnahmen. Lediglich katatone Patienten verweigerten anhaltende Temperaturmessungen und Pulskontrollen (ROHRWASSER).

Häufig greift die toxische Schädigung an den Regulationszentren an. Trifft es das Wärmeregulationszentrum, so kommt es zu Temperatursturz, wie auch im Tierversuch nach Injektion von Dysenterietoxin. Die Tiere verhalten sich dann poikilotherm. Das *Atemzentrum* reagiert in diesen Versuchen mit Tachypnoe, später Bradypnoe. Schließlich tritt Atemstillstand ein. Auch beim Menschen erfolgt mitunter der Tod unter dem Zeichen toxischer Atemlähmung im Atemstillstand bei zunächst noch fühlbarem Puls. Das wiederholt beschriebene *Striasyndrom* erinnert an den postencephalitischen Parkinsonismus: Rigor, katatonieartige Körperhaltung, Bewegungsarmut, Umkehrung des Schlaftypus, Tremor. Bulbäre Symptome wie auch hartnäckiger Singultus bedeuten in der Mehrzahl der Fälle das Todesurteil. Bei 10 % von 312 Ruhrtodesfällen eigener Untersuchung war *Singultus*, oft tagelang anhaltend, vorhanden.

Bei Kindern sind zentralnervöse Störungen etwas häufiger als bei Erwachsenen. ROELCKE beschrieb sie bei 38 % E-Ruhrkranker, in unserem eigenen Beobachtungsgut waren es mindestens 25 % der schweren Erkrankungsfälle. Seltener beobachtet: Myelitis, funikuläre Myelose, aufsteigende Paralyse vom Landry-Typ.

Das *periphere Nervensystem* ist häufiger, sicherlich zu 1 % betroffen. *Motorische Symptome*: Lähmung, Atrophie, Reflexausfälle, Änderungen der elektrischen Erregbarkeit. Erlöschen des PSR und ASR ist in schweren Fällen öfters zu beobachten. Seltener: Facialisparesen, Serratuslähmungen. — *Störungen der Sensibilität*: Paraesthesien an Händen und Füßen, polyneuritische Symptome, Hyper- und Hypaesthesien, Analgesien. Die Tiefenempfindungen bleiben ganz oder fast ganz erhalten. Am häufigsten finden sich Ischias, dann aber auch neuralgiforme Beschwerden im Bereich des N. trigeminus, des N. occipitalis major, des N. ulnaris und cut. fem. lat. — Tetanische Symptome gehen wohl meist auf Störungen des Mineralhaushaltes zurück.

Erscheinungen seitens der übrigen Organe. *Haut:* Herpes tritt meist zugleich mit den Durchfällen als oberflächlicher H. febrilis im Mund-Nasengebiet auf. Seltene Lokalisation: Hand, Trigeminusbereich, harter Gaumen, Penis. Vereinzelt H. gangränosus. Häufigkeit: 1—14 %. GÄNSSLEN sah Herpes bei echter Ruhr selten, bei Gastroenteritiden in 20—30 %. Die Heilungstendenz von Wunden ist schlecht (Eiweißmangel), Impetigo, Furunculose, Schweißdrüsenabscesse sind häufig. *Digestionstrakt*: Die Zunge ist oft stark belegt, trocken, borkig. Glossitis. Stomatitis. Erscheinungen seitens des Magens und des Dünndarms, der Bauchspeicheldrüse gewinnen einige Bedeutung erst in späteren Krankheitsphasen. Leberbeteiligung gehört nicht zum Bild der Bakterienruhr. In Einzelfällen wurden Ruhrbakterien in Gallenblase, Gallenwegen und Leberblut nachgewiesen. *Respirationstrakt*: Bronchitiden sind uncharakteristische, nicht seltene Begleiterscheinungen. Im alten Schrifttum finden sich Einzelfälle, in denen eine Pneumonie den Darmerscheinungen vorausging. *Milz*: bei der unkomplizierten Ruhr nicht geschwollen, differentialdiagnostisch wichtiges Moment. *Nieren*: Hämatogene Infektion der Nieren ist bei den seltenen Fällen dysenterischer Bacteriämie möglich, echte Nierenentzündungen sind selten (der Blutdruck kann dabei hypo-, normo- oder hypertonisch sein). Dysenterietoxininjektion führt im Tierexperiment zu Albuminurie, Leukocyturie, Ausscheidung granulierter Zylinder. Ähnliches sieht man beim ruhrkranken Menschen verhältnismäßig häufig. Die Urinmenge ist infolge der Wasserverarmung oft nur gering, die Urinkonzentration hoch, was die Grundlage für Nierensteinkoliken abgeben mag. Die Diazoreaktion ist öfters positiv. Akute hämorrhagische Nephritiden bei in Abheilung begriffener Ruhr wurden beschrieben, sie setzten mit Fieber ein und waren nach 2 Wochen abgeklungen. *Nierenbecken*: Shigella-Bacteriurie ohne Symptomatik seitens der Harnwege wurde von JAO und JACKSON beschrieben, die auch weitere 35 Fälle im Schrifttum fanden. Infektionen des Nierenbeckens und der ableitenden Harnwege mit Dysenteriebakterien sind selten, sie finden sich vorwiegend bei Frauen, darunter einzelne Schwangere. Der Infektionsweg soll im allgemeinen ascendierend sein. *Cystitis* und *Urethritis* sind demgegenüber häufiger, bei 620 Kranken fand ich sie zu 1,5%, bzw. 1%. Bei anderen Epidemien werden auch höhere Zahlen angegeben. Blasenkrämpfe, Pollakisurie, Harnverhaltung, Balanitis stellen sich ein. Blasentenesmen können durch Übergreifen der Irritabilität und Spasmen vom Darm her ausgelöst werden. ROEMHELD (1949) sah bei 10—15% seiner Kranken stärkere Miktionsbeschwerden.

Laboratoriumsbefunde

Blutbild. Die Zahl der Leukocyten ist meist nur mäßig vermehrt, das Ausmaß der Leukocytose abhängig von der Schwere des Infektes. Stärkere Leukocytose muß unbedingt an das Mitwirken einer Sekundärinfektion denken lassen. Bei Kindern und Säuglingen wurden Leukocytenzahlen bis 80000 und starke myeloische Reaktionen beobachtet. Wie alle schwer toxischen Infekte führt auch die Ruhr nicht selten zu Leukopenien. Bei manchen Schwerkranken ist das Absinken der Leukocyten auf 1200 oder weniger, die Verminderung der Neutrophilen unter 10% so eindrucksvoll, daß FELSEN diese Verlaufsform als agranulocytotischen Typ besonders herausstellte. ROSSI und BRANDT fanden bei Neugeborenen eine vorübergehende Granulocytopenie.

In den polymorphkernigen Zellen finden sich verschiedene Grade toxischer Degeneration, Vacuolenbildung, Pyknose. Im Knochenmark fand SYSSOJEW (1924) eine neutrophile und eosinophile Myelopoese. Das Ausmaß wie die Dauer der Leukocytose und der Linksverschiebung gehen der Schwere des Infektes parallel. Mehr als 20% Stabkernige bedeuten schwere Erkrankungen und sind verdächtig auf Mischinfekte. Das Verhalten der Eosinophilen und Monocyten unterscheidet sich in nichts von demjenigen bei den meisten anderen Infekten. Die Veränderungen des Blutbildes gehen gleichlaufend mit dem klinischen Bild rascher oder langsamer zurück. Im ganzen gesehen löst die Ruhr keine ausgesprochen starke Reaktion im peripheren weißen Blutbild aus.

Die *Thrombocytenzahl* sinkt während des Infektes durchschnittlich auf 100000 bis 200000 mm^3. Die Spontanagglutination der Thrombocyten ist nur in seltenen schwer toxischen Fällen aufgehoben. Die Retraktion des Blutkuchens oder des aus Plasma mit CaCl$_2$ ausgeschiedenen Fibrins ist meist deutlich gestört, oft aufgehoben (Schädigung des Retraktocyms in den Thrombocyten? Kolloidchemische Änderung des Fibrinmoleküls?).

Blutgerinnung: Die erste Phase der Blutgerinnung ist häufig verkürzt, offenbar als Folge des im Infekt absinkenden Antithrombinspiegels. Die Blutungszeit ist etwas verkürzt, der Prothrombinspiegel normal. Seltenere Komplikationen sind Thrombopenien, denen wohl eine besondere Schwäche und Anfälligkeit des thrombopoetischen Apparates zugrunde liegt. STEUER (1940) beschrieb *vasculäre Purpura* mit positivem Rumpel-Leedeschem Zeichen bei schwer toxischen Fällen.

Blutsenkung: In den ersten Krankheitstagen häufig noch normale Werte, in schweren Fällen stark beschleunigt, der klinischen Ausheilung lange nachhinkend, oft noch 2—3 Monate nach Abklingen der Ruhr erhöht. Die Ruhr scheint sich stärker auf das Bluteiweißbild als auf das leukopoetische System auszuwirken.

Bluteiweißbild. *Plasmaproteine:* Der Fibrinogenspiegel ist erhöht, um so stärker, je toxischer die Erkrankung verläuft. Bei eigenen Untersuchungen mäßig erhöhte Fibrinogenwerte zwischen 0,35—0,6 g %, selten darüber. Zunahme der Alpha 2- und Gamma-Globuline. Starkes Absinken des Albumin-Globulin-Quotienten. Hierbei ist nicht nur an absolute Zunahme der Globulinmenge zu denken, sondern auch an relative Vermehrung infolge teilweiser Abwanderung der kleinen Albuminmoleküle ins Gewebe durch die toxisch geschädigte, durchlässiger gewordene Capillarwand hindurch.

TITOV fand bei 87,9% von 103 Patienten linksverschobene Weltmann-Reaktion, bei 10,6% schwach positive Takata-Reaktion. Elektrophorese: Verminderung der Gamma-Globuline. Höhepunkt dieser Veränderungen etwa am 3. und 4. Krankheitstage. Die Eiweißwerte normalisierten sich rasch bei Sulfonamidmedikation, wohingegen Antibiotica den Anstieg der Serum-Globuline und der Antikörper hemmten.

Wasser- und Mineralhaushalt. Die *Eindickung des Blutes* durch Wasserverlust läßt Gesamteiweißwerte bis auf 10 g %, im Einzelfalle sogar darüber hochschnellen.

Es kommt zu Exsiccose — Verringerung der zirkulierenden Plasmamenge — Zunahme des Trockensubstanzgehaltes des Blutes — Ansteigen des spezifischen Gewichtes des Blutes auf 1060: Erhöhung der Erythrocytenwerte auf 5—7 Mill., des Hämoglobins auf 100—120%. Sinkt der Färbeindex bei normalen Erythrocytenwerten ab, ist dies Hinweis auf durch Bluteindickung verdeckte sekundäre Anämie, deren Ursache in toxischer Schädigung des hämatopoetischen Systems wie in Blutverlusten aus den Darmgeschwüren zu erblicken ist.

Wassergehalt im Gewebe: Eigene Untersuchungen zeigten Absinken des Wassergehaltes auf 40—60% gegenüber einer Norm von 70%, im Unterhautzellgewebe auf 9—14% (normal 26—30%). Die Flüssigkeitsverluste durch den Darm können zur Entstehung einer *Exsiccose* ausreichen. Man fand bei Ruhrkranken täglich 1—2—4 l Wasserverlust auf intestinalem Wege. Daneben stehen noch die Wasserverluste auf pulmonalem Wege bei Tachypnoe, schließlich die Wasserabgabe durch kopiöses Erbrechen.

Relative Wasserverteilung: Der Wasservorrat des Körpers im ganzen mag zwar ausreichend sein, aber schon partielle Exsiccosen können schwerste Störungen im intermediären Stoffwechsel auslösen. Bei ausgesprochener Exsiccose, positive Indikan- oder Xanthoproteinprobe im Serum. Klinisch zeigen die exsiccotischen Ruhrkranken trockene, welke, gefältete Haut, Wadenkrämpfe, ähnlich denen bei Cholera. Die Viscosität des Blutes ist erhöht, es tropft bei Venenpunktion langsam und honigartig ab.

Chlor: Die häufigen Darmentleerungen bedingen beträchtliche Chlorverluste, täglich 3—5 g, statt normal 0,1—0,2 g. Mit der zunehmenden Zahl der Durchfälle steigt ihr Chlorgehalt. Darmsekrete sind alkalisch, somit übertrifft der Na-Verlust die Chlorausscheidung. Folge: *Gewebsacidose*. Bei häufigem Erbrechen geht mehr Chlor als Natrium verloren. Folge: Hypochlorämie und Gewebsalkalose. Bei Ruhrkranken fand man Herabsetzung des Chlorgehaltes in Erythrocyten wie im Plasma und erhöhte Blutalkalescenz. Eine *Hypochlorämie* kann bereits am 2. und 3. Krankheitstage vorhanden sein, mitunter volle Ausprägung erst durch fortschreitende Verschlimmerung.

Mit MÜLLER gemeinsam durchgeführte Untersuchungen an Gewebsproben zeigten bei Ruhrleichen einen Chlorgehalt von 120—200 mg % gegenüber einer Norm von 300 mg %. Intravenöse Kochsalzzufuhr beeinflußt wie bei anderen Infektionskrankheiten so auch bei Ruhr den Serumchlorspiegel kurzfristig, da während des fieberhaften Infektes das Chlor in das Gewebe abwandert. Gelegentlich wurde chloroprive Tetanie beobachtet. In der Rekonvaleszenz steigt der Chlorspiegel ziemlich rasch wieder an, vorübergehend Hyperchlorämie gelegentlich beobachtet (verstärkte Abdichtung der Capillarwände durch erhöhten Vagustonus?).

Hypochlorämie zieht verstärkten Eiweißzerfall und Verschlechterung der Harnstoffausscheidung durch die Nieren nach sich, führt zu Rest-N-Steigerung: *chloroprive Azotämie*, Kochsalzzufuhr senkt den erhöhten Rest-N-Spiegel. Der Grad der Azotämie hängt nicht direkt von der Schwere des Krankheitsbildes ab. Nach schweren Brechzuständen und Durchfällen hat man Hyposthenurie für Stickstoff häufig beobachtet. Der Differenzstickstoff im Blutserum, normal bis 10 mg %, steigt bis auf 30 mg % an. Verstärkter Eiweißzerfall (WALTHER, 1942).

Mineralhaushalt: Störung des Na- und K-Stoffwechsels äußert sich in schweren Fällen im Urin durch Absinken der Na-Ausscheidungen des NaCl-Quotienten bis auf 0,02 (normal = 1) und im Anstieg der K-Ausscheidung. Fortschreitende starke Einbußen an Kochsalz und Kaliumsalzen, fortschreitende Exsiccosen münden schließlich im Zusammenbruch des Wasserbindungsvermögens des Gewebes überhaupt. Selbst subcutan oder intravenös zugeführte Kochsalzlösungen gehen dann rasch wieder durch den Darm verloren. Nebennierenrindenschädigungen fördern die Dekompensation des Wasser- und Mineralhaushaltes.

Kohlenhydratstoffwechsel: Vergiftung mit Shiga-Kruse-Toxin, verschlechtert die Glucoseassimilation bei Kaninchen. Die künstlich durchströmte Leber vermag dann nicht mehr Glykogen aus Glucose und Traubenzucker aus Milchsäure zu bilden. *Histologisch*: Hepatitis, schwere degenerative Veränderung der Leberzellen, Läppchennekrosen. — Kinder mit schwer toxischer Ruhr zeigten proportional der Schwere des Krankheitsbildes Erhöhung des Nüchternblutzuckers, des Blutmilchsäurespiegels, nach peroraler Traubenzuckerbelastung hohe Blutzuckermaxima und stark protrahierte Hyperglykämie. Obduktionen ergaben schwere degenerative Veränderungen der Leberzellen.

Der *Cholesterin*spiegel ist während des Infektes häufig gesenkt.

Komplikationen. Dysenterische Ulcera im Oesophagus. Intussusception, Subileus, Perforationen dysenterischer Dickdarmulcera in die Bauchhöhle, Durchwanderungsperitonitis, periproktitische Abscesse, Ruhrgeschwüre im Appendix. Letztere führen kaum je zu Gangrän oder Perforation, offenbar weil die Kommunikation mit dem Coecum ungestört ist. Eitrige Appendicitis im Verlaufe einer Ruhr ist wahrscheinlich Aufflackern älterer Prozesse. — Der abwehrschwache Organismus ist in vermehrtem Maße *Sekundärinfekten* ausgesetzt: Herpes labialis, Soor, Parotitis, Otitis, Angina tonsillaris, Noma, Furunkel, Abscesse, Sepsis, Cystitis, Vaginitis, Balanitis. — *Bronchopneumonien* sind häufige und gefährliche Komplikationen. Colipyelitis und *Colisepsis* entstehen über die Eintrittspforten der Darmulcera hinweg. Nicht selten Hepatitis contagiosa, was auf eine Leberschädigung bezogen wird, durch welche das Ansiedeln des Hepatitisvirus erleichtert wird.

Mehrfachinfektion: In den Tropen muß an *Kombination mit Amöbenruhr* gedacht werden. Hierbei pfropft sich seltener eine Dysenterie auf eine Amöbenruhr auf, die umgekehrte Reihenfolge ist häufiger. Trotz gleicher Organlokalisation überlagern sich die beiden Infektionen ohne größere gegenseitige Beeinflussung. Bakterienruhr und Cholera (HÖRING). Bakterienruhr und *Malaria* (ROEMHELD) scheinen sich wenig zu beeinflussen. Bei Mischinfektionen durch Dysenterie und *Typhus*, Dysenterie und Paratyphus erscheint der Krankheitsverlauf der Ruhr etwas abgemildert. Fällt der Ruhrinfekt in die Typhusinkubation, so wird die typhöse Erkrankung häufig provoziert. Die Prognose wird bei Kindern wesentlich verschlechtert, wenn während oder kurz nach der Darminfektion Masern oder Grippe hinzukommen. Ruhr und Tuberkulose verhalten sich syntrop. — *Doppelinfektionen* mit verschiedenen Ruhrbakterientypen (Shigella flexneri u. Sh. sonnei) sind beschrieben, aber nur bakteriologisch und epidemiologisch interessant (PETERSEN, FELSEN). Die Gefahr einer Diphtherie für den Ruhrkranken besteht in der post-diphtherischen Myokarditis. Wolhynisches Fieber, Virusmeningitis lösen leicht Rezidive aus.

Rekonvaleszenz und Nachkrankheiten. In der zweiten bis vierten Krankheitswoche, nach Abklingen der Darmerscheinungen und des Fiebers, treten eine Reihe von Nachkrankheiten und Funktionsstörungen auf: Bei 1—3 % (0,27—10 %) der Kranken *Ruhrrheumatismus* oder *Ruhrrheumatoid*. In der Mehrzahl der Fälle werden mindestens in leichtem Grade mehrere Gelenke befallen, wobei stark mechanisch beanspruchte bevorzugt werden: Knie, Fuß, Schulter, Hand. Die kleinen Gelenke treten etwas in den Hintergrund. Seltener: Kiefer-, Kehlkopf-, Sternocostal-, Acromioclavicular- und Wirbelgelenke. Die Temperatur steigt häufig schon 1—2 Tage vor Auftreten der Gelenkerscheinungen an. Ausgeprägter Ruhrrheumatismus wird von Fieber wechselnder Dauer und Höhe, mitunter bis 39°C begleitet.

In schweren Fällen ist die Krankheit exsudativ, rezidivierend, sehr hartnäckig, wochen- bis monatelang andauernd. Mehrfache Punktionen können erforderlich werden. Das Gelenkexsudat ist zähflüssig, schleim- und fibrinhaltig, enthält 3—4% Eiweiß, nur selten Ruhrbakterien, gelegentlich positiver Gruber-Widal (als 1:400 und 1:600). Mikroskopisch: polymorphkernige Leukocyten, histologisch: Zellinfiltration der Synovia mit Lympho- und Histiocyten, während die Leukocyten zurücktreten. Das Bild ähnelt der Serumarthritis (WEPLER, 1942). Eiterung und Ankylose sind selten, Komplikationen seitens des Herzens nicht zu befürchten. Gegenüber der Polyarthritis rheumatica fehlt beim Ruhrrheumatismus die Neigung zu profusen Schweißen fast völlig. Leichtere Erkrankungsformen sind Arthralgien ohne nachweisbare Exsudation. Muskelrheumatismus sind bei rund 2% aller Kranken beschrieben. Tendovaginitis, Periostitis, Erythema nodosum.

Rund 75 % der Ruhrrheumatismen treten in der 3.—4. Krankheitswoche beim Rekonvaleszenten auf. Rheumatoide sind in der Rekonvaleszenz nach Scharlach, M. Bang, M. Weil und noch einer ganzen Anzahl weiterer Infektionskrankheiten bekannt. Wiederholte Injektionen von Shigellaextrakten erzeugen bei Kaninchen Arthritis. Es liegt nahe, allergisch-hyperergische Reaktionen als Ursache des Ruhrrheumatismus anzunehmen. ,,Frührheumatismen" während der 1. Krankheitstage sind meist leicht und betreffen Personen mit sensibilisiertem Gelenkapparat, die schon früher rheumatische Beschwerden oder Fokalinfektionen hatten.

Neuritiden, vor allem des N. ischiadicus, Neuralgien, Paraesthesien werden ebenfalls meist in der 2.—4. Krankheitswoche beobachtet.

Conjunctivitis stellt sich im gleichen Zeitraum bei 5—50 % der Kranken ein. *Iritis und Iridocyclitis* mit nachfolgender Synechie sind seltener. Im Tränensekret, gelegentlich im Kammerwasser, werden Agglutinine nachgewiesen. Unspezifische, mitunter eitrige *Urethritiden* treten bei 1 % der Kranken (6—10 % der Ruhrrheumatismusfälle) auf.

Reitersche Trias, Reitersches Syndrom, Reitersche Krankheit. Die Kombination Arthritis-Conjunctivitis-Urethritis wird als Reitersches Syndrom bezeichnet (s. auch S. 723). REITER vermutete 1916 als Erreger eine Spirochaeta forans. FIESSINGER und LE ROY (1916) und in den folgenden Jahrzehnten zahlreiche Autoren brachten das Syndrom mit der Dysenterie in Verbindung. Wenn die *einzelnen Symptome* einer Trias in der Rekonvaleszenz einer Krankheit so häufig vorkommen wie oben angegeben, dann muß nach den Gesetzen der Wahrscheinlichkeit die *Kombination* einmal bei 20000 Erkrankten zu erwarten sein und das, wenn *keine* gegenseitige *Abhängigkeit der einzelnen Faktoren* vorläge. *Disposition*: 80 % der Erkrankten sind zwischen 20 und 40 Jahre alt, nur 10 % der Erkrankten sind Frauen.

Gelenkaffektion: Polyarthritis, seltener Monarthritis, gelegentlich nur Arthralgien. Bevorzugt große Gelenke. Schwellung des periarticulären Gewebes, Haut wenig gerötet. Relativ rasche Muskelatrophie. Gelenkpunktat klar oder serös eitrig, reich an polynucleären Leukocyten. Steril.-Verlauf in Schüben, unter Umständen über Jahre hin. An der Wirbelsäule werden Lendenwirbelsäule und die Sacroiliacalgelenke bevorzugt. Bei langem Verlauf und wiederholten Schüben kommt es zu schweren Gelenkveränderungen, an der WS zu Bechterew-artigen Bildern. Seltener: Periostitiden, periostale Proliferation, Calcaneussporn, Tendovaginitis, perichondrale Prozesse an Brust-, Nasen-, Ohrknorpel, Symphyse.

Augen: Skleroconjunctivitis mit schweren Reizzuständen, selten oberflächliche Keratitiden. Iridocyclitiden. Im allgemeinen folgenlose Heilung.

Urethritis: Schleimiger, eitriger, gelegentlich auch hämorrhagischer Ausfluß. Dauer 1—5 Wochen, Rezidive unter Umständen über Jahre hinweg. Cytologisch: Granulocyten, gelegentlich Eosinophile. *Cystitis*: häufig hämorrhagische Note. Cystoskopisch: Ödeme, gelegentlich multiple Ulcera.

Selten Mitbeteiligung des *Nierenbeckens*. *Genitaltrakt:* Balanitis circinata parakeratotica: fleckförmige, durch Konfluenz kleinbogig begrenzte, landkartenartige Bezirke von Erythem mit leicht erhabenem Randsaum. Prostatitis, Spermatocystitis, Einzelbeobachtung: Orchitis, Epididymitis, Vaginitis. *Haut:* pustulös-parakeratotische Exantheme, vorwiegend über den befallenen Gelenken, an Fußsohlen, Handinnenflächen. Nägel gelegentlich mitbetroffen. Mächtige subunguale Hornmassen. Die Ähnlichkeit mit gonorrhoischen Hyperkeratosen fällt auf. *Schleimhaut:* Veränderungen entsprechen den Hautveränderungen und der Balanitis circinata. *Rhinitis vasomotorica* kann Gelenkfieber begleiten. *Sonstige Lokalisationen:* Endo-, Myo-, Perikarditis. Pleuraerscheinungen. Polyneuritiden (im Liquor Eiweißvermehrung, geringe Pleocytose). Periphere Lymphadenitiden. *Drüsige Organe:* Parotis, Tränendrüsen, Mamma.

Allgemeinerscheinungen: Fieber, Blutsenkungsbeschleunigung, Leukocytose. *Therapie*: Salicylate, Pyramidon, Atophan, Sulfonamide, Antibiotika wirkungslos. Am ehesten Corticosteroide, ACTH, auch Fiebertherapie. Es handelt sich offenbar um ein polyätiologisches Syndrom: Pneumokokken, Streptokokken, Staphylokokken, Enterokokken, Gonokokken, Diphtheriebakterien, E-Coli, Spirochäten, Viren, Trichomonaden, PPLO (pleuropneumonieähnliche Organismen) wurden als Erreger angeschuldigt (s. Band I S. 1062). Nur in einem Teil der Fälle besteht ein Zusammenhang mit der Bakterienruhr. Hier mögen allergische Reaktionsmechanismen von Bedeutung sein.

Nachfieber ist in der Ruhrrekonvaleszenz häufig, wohl bei 25 % aller Kranken nachzuweisen. Bevorzugt 2.—4. Krankheitswoche ohne gleichzeitige Organkomplikationen oder äußere Ursachen. Kurze steile Fieberanstiege oder mehrtägiges mäßiges Fieber oder auch längere Zeit sich hinziehende subfebrile Wellen. Etwas seltener *Tachykardien* mit Herzklopfen, Herzunruhe, Druckgefühl in der Herzgegend. *Blutdrucksenkungen*, Kollapszustände. Selten vorübergehende Hypertonien. *Urticaria, Asthma bronchiale, Migräne, Quincke-Ödem* (ohne vorhergegangene Serumbehandlung) sind am ehesten als Fragmente eines anaphylaktischen Schockes zu deuten, zumal einzelne Fälle echten anaphylaktischen Schockes in der Ruhrrekonvaleszenz nachgewiesen sind.

HUEBSCHMANN (1925) fand bei 23 Obduktionen 8mal hochgradige Lungenblähungen und wies auf die große Ähnlichkeit mit dem Lungenbefund beim anaphylaktischen Schock des Meerschweinchens hin. Auch intra vitam wurde bei Kindern in schwer toxischen Fällen Lungenblähung beobachtet.

Laboratoriumsbefunde: Wegen der Hemmung der Blutsenkungsgeschwindigkeit, kurzdauernder Leukopenie, analog WIDALS hämoklasischer Krise, vorübergehender Stürze des Agglutinationstiters (verursacht durch Antigen-Antikörperreaktionen) ist wahrscheinlich, daß in der Rekonvaleszenz nach Ruhr, ebenso wie nach vielen anderen Infektionskrankheiten eine Phase allergisch-hyperergischer Reaktionslage mit gesteigerter Reizempfindlichkeit und Reaktionsbereitschaft der Zellen und Gewebssysteme, mit einer Labilität des vegetativen Nervensystems sich findet. Die Rekonvaleszenz-Eosinophilie und der Höhepunkt des Agglutinationstiters wie der Hautempfindlichkeit gegenüber Histamininjektionen liegen meist in der 2.—4. Krankheitswoche.

Folgezustände. *Magen-Darm:* Vorübergehende oder dauernde *Subacidität oder Achylie* findet sich bei 12—75 % der Kranken. Praktisch kann man rechnen, daß die Hälfte aller Ruhrkranken für Wochen und Monate eine Verminderung der Salzsäureausscheidung im Magensaft davonträgt, deren Ursache in einer Gastritis, in toxischen oder neuroendokrinen Schäden erblickt wird (Toxämische Gastrose von KATSCH). Bleibt die Achylie bestehen, führt sie zu Dysbakterie des Dünndarmes, häufiger zu Gärungs-, seltener zu Fäulnisdyspepsien. Diese werden durch Pankreashypocholien und Cholecystopathien noch gefördert. Die Fettausscheidung ist bei $1/3$ der postdysenterischen Gastroenterocolitiden vermehrt.

Der Grad der Fettresorptionsstörung und damit der Fettausscheidung geht der Stärke der Dünndarmschädigung parallel (SIEDECK, 1942; BALZER, 1948). *Sprueartige Bilder* mit Fettausscheidung im Stuhl, Anämie, Zungenbrennen, auch postdysenterische perniziöse Anämie sind bekannt. Röntgenbefunde: Schleimhautschwellung im Dick- und Dünndarm, Sekretvermehrung, Gasbildung, Passagebeschleunigung. Auch *Ulcus ventriculi und duodeni* können Folgezustände sein (KRIEGER, 1941: 8,4%, SCHEIDEL 18,3%). SCHIERBACH 1941 sah bei 10—20% seiner Kranken Hyperacidität, STÖRMER 1946 bei Gastroskopien eine hypertrophische Gastritis, der erst in späteren Zeiten Schleimhautatrophien folgten. — Spastische und atonische *Obstipation* (dauernde Schäden in der vegetativ-nervösen Versorgung des Dickdarmes?). Analekzeme, Hämorrhoiden bei Kindern. Selten: Colica mucosa. STOCKINGER (1948) beschrieb eine größere Anzahl von *Cholecystopathien* nach Dysenterie. — *Resorptionsstörungen:* Bei Achylie wird Vitamin C von den in den oberen Dünndarm aufgewanderten Colibakterien zerstört. *B-Komplex:* Beri-Beri war in Japan häufiger Folgezustand nach Dysenterie. Seltener ist mit B_6- und B_2-Mangelerscheinungen zu rechnen. *Ein* latenter *Eiweißmangelschaden* wird durch Ruhr leicht manifest.

Ödeme mehr bei chronischer Dysenterie als bei den akuten Formen. Unter Kriegsverhältnissen traten sie aber häufiger auch in der Rekonvaleszenz nach akuter Ruhr auf und waren umso stärker und hartnäckiger, je schwerer vorher die Exsiccose war. Innerhalb weniger Stunden können sich schwerste Austrocknungen und deutliche Ödeme ablösen, was bei Infusionsbehandlungen besonders zu beachten ist. Die Nierenfunktion war meist intakt. Hypodyname Kreislaufregulationsstörungen, Capillarschädigung, Eiweißmangel, Vitamin B_1-Mangel, Störungen im Mineralhaushalt, schließlich diencephale Regulationsstörungen fügen sich zu einem Komplexschaden zusammen, dessen sichtbarer Ausdruck das Ödem ist.

Zentral und peripher bedingte Kreislauflabilitäten finden sich noch monatelang nach überwundener Ruhr. Die Fähigkeit, besondere Höhen oder Beschleunigungen zu ertragen, ist für einige Zeit herabgesetzt (Flugzeug!).

Chronische Ruhr. Sulfonamide und Antibiotica haben sicher dazu beigetragen, daß die chronische Ruhr viel *seltener geworden* ist als früher. Man unterschied eine *chronisch-dyspeptische* Ruhr (die sich etwa mit dem deckt, was oben unter Folgezuständen geschildert ist) von einer *chronisch-ulcerösen* Form: Tenesmen, dünnflüssige Stühle mit unverdauten Speiseresten, glasigem Schleim, Eiter, Blut. Fieberhafte Schübe sind auf die Bildung intramuraler Abscesse zu beziehen, sie klingen ab, sobald der Absceß in das Darmlumen durchgebrochen ist. In der Mehrzahl der Fälle verschwinden die Ruhrerreger überhaupt, was die geringe Infektiosität der chronisch-ulcerösen Prozesse erklärt.

Sigmoidoskopie zeigt gerötete geschwollene Mucosa, die außerordentlich leicht verletzlich ist, beim geringsten Trauma zu bluten anfängt, Schleimbelag, Proktitis granulosa, Ulcerationen, die isoliert sein können oder auch zu landkartenähnlichen Flächen zusammenfließen. Die Elastizität des Darmrohres geht verloren. Es kommt zu Wandstarren oder Stenosen. *Röntgenuntersuchung:* Aufhebung der Schleimhautstruktur, plumpe Falten, unruhige Reliefzeichnung, Schummerung, Doppelkonturierung als Zeichen von Reiz- und Schwellungszuständen der Schleimhaut, vermehrte Schleimsekretion. Geschwüre zeigen sich durch Zacken- oder Zähnchenbildung an. Gelegentlich auch sog. „Kragenknopfulcera". Ausgedehnte Geschwürsbildungen lassen das Schleimhautbild wie „mottenzerfressen" aussehen. Schließlich Haustren- und Strukturverlust des Dickdarmes, ein Bild, das nicht mehr von dem der Colitis ulcerosa gravis zu trennen ist (s. Abb. 10—14).

Es kann zu einer *Pseudopolyposis* mit feinwabiger Struktur (MOHR 1939, 1941), zu polypoider Schwellung stehengebliebener Schleimhautinseln kommen. Nekrotische Pseudopolypen werden gelegentlich mit dem Stuhl ausgeschieden. *Rectalstrikturen*, Stenosen kleinerer oder größerer Darmabschnitte, perianale und periproctale Abscesse und Fistelbildungen. Perianale Hautatrophien. — Perforation in die freie Bauchhöhle ist sehr selten, da der chronische Prozeß bei seinem langsamen Vordringen in die Tiefe schon vor der Perforation zu peritonealen Verklebungen führt. Ausnahmsweise auch regelrechte Darmtumore dysenterischen Ursprunges (SILVERMANN und LESLIE, 1947).

Begleit- und Folgeerscheinungen: Arthritis, Trommelschlegelfinger wie bei der Ostéoarthropathie hypertrophiante pneumique. *Polyneuritiden* vom proximalen motorischen Lähmungstyp. Sensible Störungen treten zurück. Liquor: Veränderungen im Sinne des Barré-Guillainschen Syndroms. Folge einseitiger Diät: Erniedrigung der Blutwerte von Vitamin A und Carotin, schließlich *Xerophthalmie*, Erniedrigung des B_1-Spiegels, Störungen des B_6-Haushaltes mit pellagroiden Symptomen. *Haut:* Erythema nodosum, Lichen pilariscachekticorum und nekrotisierende Hautläsionen, fortschreitende phagedänische Ulcera. Pluriglanduläre Störungen, Addisonismus, Thyreotoxikosen, tetanische Symptome (teils hypocalcaemischer, teils chloropriver, teils endokriner Genese), Amenorrhoe, Ödeme (die Bluteiweißwerte können erheblich herabgesetzt sein: HERRLICH 1947, Bluteiweißwerte von 3,24—5,75 g % bei 19 Kranken). Anämie, Bradykardie, Hypotonie, fortschreitende Kachexie, Leberschäden, braune Atrophie des Herzens, Amyloidose. In den Spätstadien gleichen sich die Bilder der chronischen ulcerösen Ruhr und der Colitis ulcerosa gravis völlig.

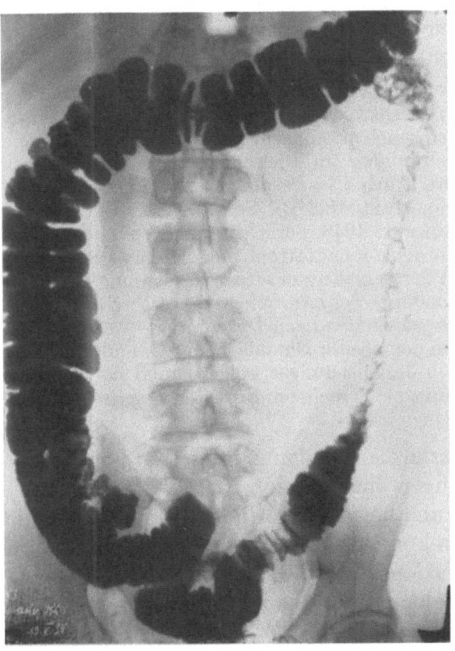

Abb. 10. 6 Wochen alte Ruhr. Querstellung der Falten im Sigma und Descendens. Die Reliefzeichnung spricht für Schwellungszustände

Gutachtliche Beurteilung. Leichte anhaltende Dauerstörung nach Ruhr ist häufig. Für versicherungsrechtliche Anerkennung muß der Nachweis einer Dysenterie und von Brückensymptomen gefordert werden. Säuremangel, Dysbakterie, dyspeptische Beschwerden können zurückbleiben, ohne daß eine nennenswerte Minderung der Erwerbsfähigkeit hierdurch bewirkt wird. Nach KALK kann die EM 20—30 %, nach KUHLMANN 10—20 % betragen. KALK weist darauf hin, daß ein Teil der Colitis ulcerosa gravis-Fälle auf dem Boden einer echten chronischen Ruhr entstanden ist. Auch für einzelne Fälle

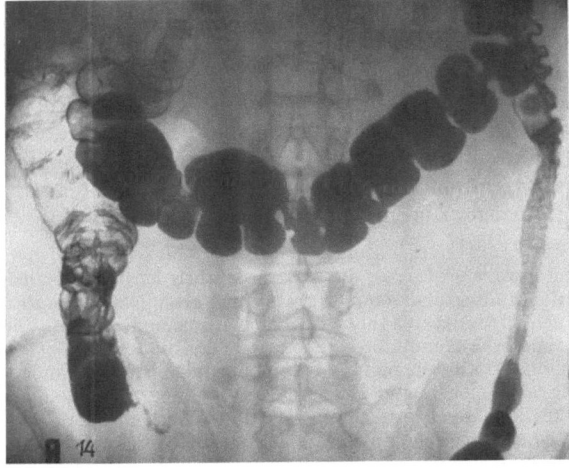

Abb. 11. Chronische Flexner-Ruhr. Einseitige Haustrierung des Transversums. Geringe Haustrierung im Descendens. Wabige Zeichnung im Schleimhautrelief

von Ulcus ventriculi und duodeni gilt dies. Zusammenhang zwischen Mastdarm-
krebs und Ruhr und Hämorrhoidalleiden wird in einer Landesversicherungsamts-
entscheidung für unwahrscheinlich gehalten. Neben den Folgen am Magen-Darm-
Kanal weist HERRLICH auf Basedow, latente
Tetanie, Fettsuchtszustände, Dystrophia adi-
posogenitalis, also auf innersekretorische Störungen als Ruhrkomplikationen hin. Hier bedarf die Zusammenhangsfrage in Einzelfällen
besonders sorgfältiger Überlegung. Mehr Beobachtungen liegen bezüglich Arthritis, Neuritis,
dem Reiterschen Syndrom vor. Sacroileitis,
Spondylarthritis ankylopoetica sind jedenfalls
in der Literatur nach lange dauernden und in
Schüben verlaufender Reiterscher Krankheit
bekannt (GAMP, HAUSER).

Diagnose

Die Diagnose ist zunächst eine klinische
Aufgabe: fieberhafte Darmkatarrhe mit Blut-
und Schleimabsonderung, begleitet von Tenesmen, lassen unter allen Umständen an Ruhr
denken. Aber auch einfache Darmkatarrhe, vor
allen Dingen, wenn sie sich endemieartig häufen, können Verdacht auf eine Shigellose erwecken. Bakteriologische und serologische Untersuchungen sind unbedingt erforderlich.

Erregernachweis: Direktentnahme des
Schleims von der Mucosa mittels Aspirators,

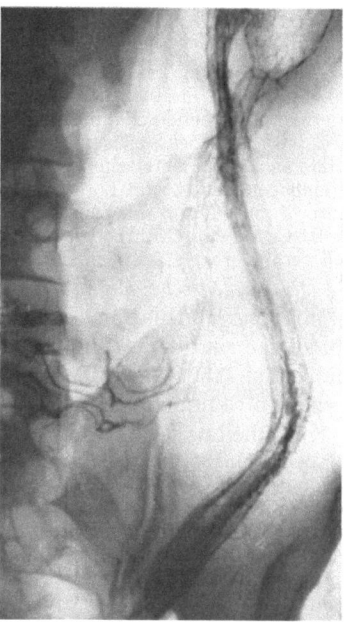

Abb. 12. Chronische Flexner-Ruhr. Doppelkonturierung, aufgehobene Schleimhautstruktur, kleine Zackenbildungen

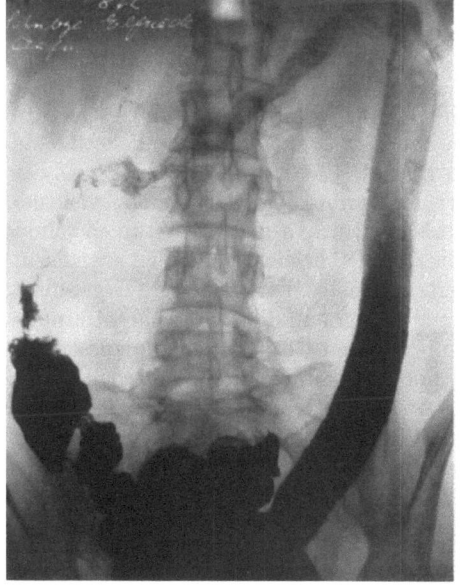

Abb. 13. Chronische Flexner-Ruhr. Atonischer, struk-
turloser Darm

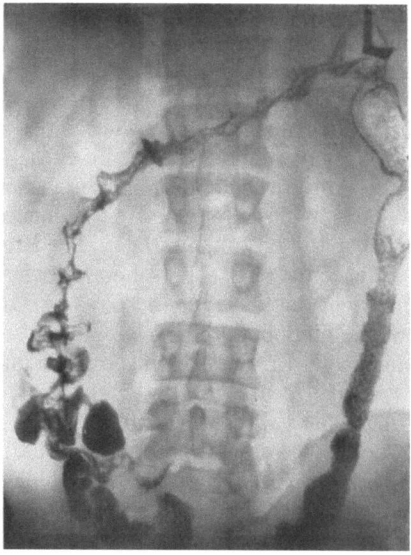

Abb. 14. Chronische Flexner-Ruhr. Feinwabige Struktur im Descendens. Entzündliche Pseudopolyposis
(Fall von Abb. 10 nach 3monatiger Behandlung)

Abstriche von der Darmschleimhaut ähnlich den Diphtherieabstrichen, Entnahme schleimiger Partikel aus den Dejecten, kurzes Abspülen mit physiologischer Kochsalzlösung und Übertragung auf Nährböden sind zunächst der beste Weg, die Erreger zu züchten. Ist die Verarbeitung an Ort und Stelle nicht möglich, muß das Untersuchungsmaterial (am besten Schleimflocken in Kochsalzlösung) auf schnellstem Wege ins Labor gebracht werden.

Aufbewahrung auf Eis ist befürwortet worden. Der pH ist zu stabilisieren: Vermischung des Materials in Traubenzuckerbouillon und eine Messerspitze Calcium-Carbonat zur Neutralisierung entstehender Säuren, oder gepufferte Konservierungsflüssigkeit (30% Glycerin und 70% 0,6%ige Kochsalzlösung). Praktisch bewährt hat sich auch die Antrocknung der Ruhrstühle an Fließpapierstreifen, Trocknung der Tupfer in Silicagel. Zur Ausschaltung der Bakteriophagen Zusatz von Formaldehyd 1:10000. Bei Sulfonamidtherapie ist p-Aminobenzoesäure (5 mg auf 100 ml) zuzusetzen. Für den kulturellen Shigellennachweis ist der Desoxycholat-Citrat-Agar-Nährboden nach LEIFSON besonders geeignet. Er hemmt die Coli-Gruppe und verhindert das Schwärmen von Proteus vulgaris.

Die serologische Diagnose bedient sich des Nachweises der *Serumagglutinine* (Röhrchenagglutination, Trockenblutagglutination, Objektglasagglutination). Für Sh. shigae sind Titer von 1:200 beweisend, für Sh. flexneri 1:100 bis 1:200, für Sh. sonnei 1:50. Nach überstandener Flexner-Ruhr wird oft nur das Antigen des speziellen Stammes agglutiniert. Die Agglutinationsreaktion wird frühestens am 6. Krankheitstage im Blute positiv.

Bemerkenswert für die diagnostische Bewertung von Agglutinationstitern sind die Untersuchungen von BENNET, GORDON und BARNES, 1949. Der durchschnittliche Titer von 1266 Serumproben von Menschen, die während einer Ruhrepidemie wohl exponiert, aber nicht erkrankt waren, betrug gegenüber Sh. flexneri III 6 Monate nach der Exposition noch 1:843 und fiel in den folgenden Monaten auf 1:330. Der Einfluß einer Exposition ohne nachfolgende Erkrankung kann also nach Ablauf von 2 Jahren vernachlässigt werden. 688 Proben von Ruhrkranken hatten demgegenüber nach 6 Monaten ein Durchschnittstiter von 1:3291, der im Verlaufe von 2 Jahren auf 1:336 sank. Der Hämagglutinationstest ist bei Sh. sonnei nach NETER, HARRIS und DRISLANE empfindlicher als der Agglutinationstest, bei Flexnerruhr in 30—40% positiv (HERRMANN).

Die *Ruhrschutzimpfung* kann Titersteigerungen bis zu 6 Monaten verursachen. Das Titermaximum bildet sich während des ersten Monats nach der letzten Injektion aus. Zusatz fluorescierender Farbstoffe erleichtert den direkten Bakteriennachweis mittels *fluorescierender Antikörper* bei verschiedenen Serotypen bei Sh. flexneri in der Reinkultur.

Der Nachweis der *Ruhrbakterien in Stuhlausstrichen* ist aber schwieriger, da durch die gruppen-spezifischen Seren auch andere morphologisch ähnliche Keime angefärbt werden (LABREC, FORMAL, SCHNEIDER) (1959). *Koproantikörper*: Zwar treten Antikörper und Agglutinine am Ort des unmittelbar wirkenden Infektgeschehens nicht selten eher in Erscheinung als im Blut. In den Ruhrstühlen schon in den ersten Krankheitstagen. Die Ergebnisse sind aber nicht genügend spezifisch, die Methodik mit technischen Schwierigkeiten belastet. Etwas bessere Ergebnisse verspricht das *Immunofluorescenzverfahren*: Mit einem an die spezifischen Immunseren gebundenen fluorescierenden Farbstoff-Präparat werden die Stuhlausstriche gefärbt, die Erreger sollen schneller und doppelt so häufig gefunden werden (VOLTAY et al.; ZINOVIEVA und SHPAGINA). Die Antikörpertechnik ergab bei 380 Kotproben 95,6% Übereinstimmung mit den kulturellen Untersuchungen und ermöglicht eine vorläufige Diagnose innerhalb einer Stunde (TAYLER und HEIMER, 1960). *Bakteriophagen*: Monovalente Phagen mit hohem Titer finden sich nur bei Kranken, nie bei Gesunden. Für praktisch-diagnostische Zwecke spielen Bakteriophagennachweise aber keine Rolle mehr.

Differentialdiagnose

Amöbenruhr: Die Differentialdiagnose der Shigellose gegenüber der Amöbenruhr ist in unkomplizierten Fällen leicht. Erstere beginnt akut mit Fieber, Tenesmen, der Kranke ist bettlägerig. Der entleerte Schleim ist durch und durch hellrot gefärbt, haftet sehr am Boden der Bettschüssel. Der Stuhl ist geruchlos oder riecht fade, spermaartig. Demgegenüber Amöbenruhr: Schleichender Beginn, ambulante Patienten, die kaum Fieber haben, Tenesmen fehlen gewöhnlich, der entleerte Schleim ist flüssig, mit Kot untermischt. Das dunkelrote Blut ist in Streifen und Klumpen beigemischt. Starker Fäkalgeruch.

Mikroskopisch: Shigellose: häufig Makrophagen, gallig verfärbt, in Zersetzung begriffene Epithelien, zahlreiche polymorphkernige Leukocyten, deren Kern nur in der Minderzahl pyknotisch ist. Die Makrophagen, Histiocyten sind 10—45 μ groß, machen rund 20% des Zellbildes aus, sind rund oder oval, zweilappig mit alten Vakuolen, Granula, Fettröpfchen, verdaute Erythrocyten und Leukocyten. Gegen Verwechselung mit Entamoeba histolytica schützt ihre Unbeweglichkeit und das körnig getrübte Plasma, wohingegen das Endoplasma der Amoebe klar, grünlich durchscheinend ist. Amöbenruhr: Überwiegend Leukocyten mit pyknotischem Kern, selten Makrophagen, zahlreiche Eosinophile und Charcot-Leydensche Kristalle, zahlreiche unbeschädigte Epithelien.

Sigmoidoskopie: Die Ulcera der chronischen Bakterienruhr stehen quer zur Längsachse des Darmes, können kommunizieren, zeigen unregelmäßige Gestalt, ihre Ränder sind meist nicht unterminiert. Amoebenruhr: Ulcera stehen in Längsachse des Darmes, sind oval, reichen tief, oft bis zur Muskulatur, neigen zu Durchbrüchen und Fistelbildung. Ränder sind unterminiert und aufgeworfen. Tendenz zur Mucosaverdickung, Submucosa und Muskelschicht sind mitbeteiligt. Auch röntgenologisch sind diese Unterschiede nachweisbar.

Paratyphus und *Fleischvergifter:* Gelegentlich ruhrähnliche Krankheitsbilder mit Blutstühlen, Tenesmen sind aber viel geringer ausgeprägt. Bei Enteritis tritt das Erbrechen mehr in den Vordergrund als bei Ruhr. Ähnliches gilt für Enteritiden der Proteus- und Paracoligruppe. *Cholera:* Bestehen ruhrartige Erscheinungen, so ist die Differentialdiagnose zunächst nur bakteriologisch möglich. Exsiccose durch starke Wasserverluste, Cyanose und Wadenkrämpfe sind rascher und stärker ausgeprägt als bei Shigellose. *Trichinose:* kann zu Blutstühlen führen. Starke Eosinophilie im Blutbild! Helminthen (Ankylostomum duodenale, Trichocephalus dispar, Anguillula intestinalis, Anguillula stercoralis) können bei massenhaftem Befall des Intestinaltraktes ruhrähnliche Durchfälle auslösen.

Malaria: Gelegentlich Blutstühle, die durch Mucosanekrosen aufgrund massiver Verstopfung der Mucosagefäße mit parasitierten Zellen zustande kommen. Kopfschmerzen und hohes Fieber treten bei Malaria früher auf als bei Bacillenruhr. In Stuhlausstrichen sind weniger Eiterzellen, in Ausstrichen des aus dem Darm entleerten Blutes Malariaplasmodien nachzuweisen. *Balantidiumcolitis:* läßt sich weder klinisch noch rektoskopisch von klinischer Ruhr oder Colitis ulcerosa unterscheiden. Mikroskopischer Nachweis der Erreger im frischen Stuhl auf erwärmtem Objektträger! Bilharziosis des Rectums: Blut- und Eiterabsonderungen. Rectoskopie: Adenomata papillata, mikroskopisch charakteristische Eier des Schistostomum haematobium im Stuhl bzw. Urin, Schleimhautbiopsie anläßlich der Rectoskopie ergibt Nachweis der lebenden oder verkalkten Eier von Bilharzia mansoni, aber auch von Bilharzia haematobium in der entnommenen Schleimhautprobe, im Blut Komplementbindungsreaktion. Bei *Gärungsdyspepsie* nach längerer einseitiger Reisernährung ruhrähnliche Stühle beobachtet (HAUGH-WOUT, 1948). GIESE 1943 sah bei einer Anzahl an *Hungerkachexie* Verstorbener Geschwüre am Dickdarm, die sich weder makroskopisch noch mikroskopisch von Ruhr unterscheiden ließen. Ruhrerreger nicht nachgewiesen. Seltenere differentialdiagnostische Probleme: *Jejunitis necroticans:* sehr starke Linksverschiebung im Blutbild. Schmerzen mehr im linken Ober- und Mittelbauch, Tenesmen fehlen meist. Darmsteifungen, Subileuserscheinungen. *Ileitis terminalis, Polyposis intestini, Diverticulitis, Intussuszeption, Lymphogranuloma inguinale, Lues, Purpura Henoch, Carcinom, Darminfarkte, Porphyrie.* Ruhrähnliche Bilder mit blutigen Stühlen bei *Quecksilbervergiftungen,* bei der hämorrhagischen Colitis der *Urämie.*

Prophylaxe

Die Verhütungsmaßnahmen ergeben sich aus der Epidemiologie der Shigellose: Händereinigung, Fliegenbekämpfung, Entdeckung und Behandlung von Dauerausscheidern, Bacillenträgern (vor allem im Küchen- und Nahrungsmittelgewerbe), Genuß von Obst und Rohgemüse nur in zuverlässig gereinigtem Zustand, einwandfreie Getränke, in den Sommermonaten am besten abgekocht, Vermeidung von Magen- und Darmstörungen durch unzweckmäßige Kost, vor allem in der warmen Jahreszeit.

Die Chemoprophylaxe ist in ihrem Wert umstritten, empfohlen werden rasch resorbierbare Sulfonamide (Tagesdosen 2—4 g).

Behandlung von Dauerausscheidern: Langzeitbehandlung mit Sulfonamiden und breitwirkenden Antibioticis (THABOUT et al., 1963), mit Bakteriophagen, Dysenterie-Polyphagen (ROHRWASSER), mit Jodchlorhydroxyquin = Enterovioform, oder mit Vaccine: Wiederholte subcutane Injektion. evtl. kombiniert mit oralen Gaben. Die Wirkung ist im Tierversuch nicht zu bestreiten, von GINSBURG et al., AVDJIEV und DIMOV sowie VOLOVIC bei Kindern beschrieben, von HIGGINS et al. bestritten. HIGGINS hält auch die Sulfonamid- und Antibiotica-Prophylaxe für unzureichend.

Therapie

In der *Behandlung der Shigellose* brach mit der Einführung der *Sulfonamide* geradezu eine neue Ära an. WEIL und GALL (1941) fanden eine bakteriostatische Wirkung von Sulfonamiden bei der Flexner-Infektion von Hühnerembryonen, STICKL und GAERTNER (1942) eine hemmende Wirkung von Sulfonamiden auf gramnegative Bakterien ganz allgemein. Im akuten Stadium sind rasch resorbierbare Sulfonamide auch heute gut wirksam (2 g initial, dann 1 g alle 4—6 Std). Aus der Vorstellung heraus, daß schwer und langsam resorbierbare Sulfonamid-Präparate längere Wirksamkeit im Darm gegen die Bakterien entfalteten, wurden bald auch die schwerer resorbierbaren Präparate wie Sulfaguanidin (3×8 g), Ruocid (täglich 6 g), Taleudron (Phthalylsulfathiazol) (8—10 g täglich), empfohlen, auch Kombinationspräparate, rasch und schwer resorbierbare Sulfonamide. ENGELHARDT (1960) erzielte mit Sulfaguanidin 0,05 g/kg alle 4 Std bessere Ergebnisse und fand weniger Rückfälle als mit Chloramphenicol, Terramycin, Achromycin, letztere allerdings nur mit 1 g täglich dosiert.

Ebensogut erwies sich die Wirksamkeit der *Breitspektrumantibiotica*: *Tetracycline*. Sie scheinen schneller wirksam zu sein als Sulfonamide (SCHUETZE), sind hochwirksam bei akuten Shigellosen, nicht so sehr bei chronischen. Stuhlkulturen werden schon nach 24 Std negativ. Die Empfindlichkeit der Mehrzahl der Shigellenstämme liegt bei 0,5 μ/g/100 ml (BRUNNER und MACHEK, 1962). Rückfälle und Reinfektionen fand man bei 7 % der Kranken. STOKER empfahl eine Stoßtherapie von 2,5 g täglich. Wird Tetracyclin (Oxy- oder Chlortetracyclin) in Dosen von 50 mg zweimal täglich intramusculär injiziert, so findet man das Mittel nur in geringer Konzentration im Kot und zwar in 0,5—3 E ml, bei peroraler Gabe 3200—3500 E ml. Trotzdem ist die bakteriostatische Wirkung unverkennbar (KRASNOGOLOVETS). Bei starkem Brechreiz kann Reverin i. v. gegeben werden (FUSSGAENGER, 1958; ROLLY).

Kombination von Antibiotica wie auch Kombinationspräparate von Sulfonamiden und Antibiotica sind mit Erfolg versucht worden, vor allem mit Zugabe von Streptomycin oder Neomycin.

Empfohlen wurden z. B. Neomycin und Polymyxin, jeweils 3,5—3 g täglich (SENECA, BERGENTHAL), Streptomycin und Bacitracin und Dijoddihydromxychinolin (PEZJAK und BREITENFELD), Jodenol, Jodpolyvinyl-Alkohol 4×5 bis 10 ml täglich kombiniert mit Levomycetin und Streptomycin, Nogram (Nalidixin) 4 g täglich. Geringste bakteriostatische Konzentration 2,5—5,0 mg in 1 ml. Nach den Erfahrungen aber der allerletzten Jahre dürfte im Allgemeinen die Anwendung dieser Antibiotica, die auch sehr toxisch sind, wie Polymycin, Streptomycin usw. bei der unkomplizierten Bacillenruhr kaum infrage kommen.

Vereinzelt wurde eine *Langzeitbehandlung* mit kleinen Dosen Tetracyclinen vorgeschlagen, wobei die bakteriocide Wirkung des Blutserums sich bei 0,05 g/ml Tetracycline stärker als bei 1 g/ml erwies. Die kleinen Antibiotikamengen steigerten beim Kaninchen die Funktion des RES, während sie die großen herabsetzten. Auch beim Menschen schienen große Antibiotica-dosen die antitoxischen Leberfunktionen herabzusetzen. Bei Kranken gab KATSURA $^1/_5$ bis

$^{1}/_{10}$ der üblicherweise sonst gegebenen antibiotischen Mengen von Tetracyclinen und fand ein
Verschwinden der Keime bei der kleinen Dosis nach 1,9 Tagen, bei der Normaldosis erst nach
3,1 Tagen in seinem Krankengut.
Wirkung der Antibiotica: Bacitracin, Tetracyclin beeinflussen die bakterielle Zellwand
durch Hemmung des Einbaues von D-Glutaminsäure. Chloramphenicol und Streptomycin
scheinen die Cytoplasmamembran anzugreifen, die Proteinsynthese zu hemmen. Streptomycin wird durch Ribosomen gebunden und stört somit den Aufbau der Nucleotide.

Schon bald stellte sich eine *Resistenz der Shigellen* gegen verschiedene Sulfonamide und Antibiotica heraus, so daß Wechsel der Präparate und Kombinationspräparate sich als notwendig erwiesen. Am schnellsten gewöhnten sich die Shigellen an Streptomycin, am langsamsten an Viomycin, wobei das morphologische,
serologische und fermentative Verhalten sowie die Virulenz unverändert blieben.
Versuchstiere, die mit chloramphenicolresistenten Varianten immunisiert waren,
erwiesen sich gegen chloramphenicolsensible Bakterienstämme weniger geschützt
als solche, die mit einer sensiblen Variante immunisiert wurden (KENDA). Die
resistenten Stämme können in sterilem, destilliertem Wasser, in Milch, 12%iger
Carbolsäure länger überleben als die gegen Chloramphenicol empfindlichen
Stämme. Prüfte man die Empfindlichkeit von Shigellen gegen Sulfonamid-Präparate auf Filtrierpapier, das mit Sulfonamiden getränkt wurde, und zwar mit bis zur
Verdampfung kochender wäßriger Lösung von Sulfonamiden, so erwiesen sich 50%
der Stämme als resistent (ANUSZ).

Mehrfachresistenzen: Es ist möglich, daß mehrfache Resistenzen im Darm von Colibakterien auf Shigellen übertragen werden und zwar durch ein Episom, welches von einer Bakterienzelle auf die andere überwechselt und das genetische Material für eine Resistenzeigenschaft
überträgt. (RT-Faktor = Resistance transfer factor) (WATANABE). LEBEK und SCHMIEDEL
sahen bei Behandlung mit Chloramphenicol allein eine Resistenz gegen Chloramphenicol,
Streptomycin, Tetracycline und Sulfonamide, während Furoxon noch wirkte. Kinder, die
als Säuglinge wegen einer Dyspepsie behandelt wurden, beherbergen in ihrer Darmflora
Resistenzfaktoren, die sie während ihres Krankenhausaufenthaltes erworben haben. Die
resistenten Stämme haben ihre Resistenzspektren durch episomale infektiöse Übertragung
erworben. Bei Kindern, die früher wegen Dyspepsie antibiotisch behandelt wurden, muß man
also an die Erwerbung und das mehrjährige Vorhandensein von Mehrfachresistenzen denken.
Chloramphenicolresistente Mutanten reagieren aber immer noch auf hohe Chloramphenicol-
dosen (YEE, PAN und GEZON).

Allgemeine Therapie. Neben der antibiotischen Behandlung darf die allgemeine
Therapie nicht vernachlässigt werden: Bettruhe, Wärme, Pflege, Diät. Im Hinblick auf den beständigen Stuhldrang sind Stechbecken und Zimmerklosetts
erforderlich, um die häufigen Defäkationen mit dem geringsten Kräfteaufwand
und Wärmeverlust zu ermöglichen. Schwerstkranke sind am besten in Zellstoff-
windeln zu wickeln (Einmalwäsche) und mehrmals am Tage zu reinigen. Toilette
des Anus, Einfettung der Analumgebung mit Borsalbe oder ähnlichem, Verhütung
lästiger Ekzeme und Erosionen, Vorbeugung eines Decubitus.

Abführbehandlung. Der früher empfohlenen Abführbehandlung, deren Ziel ja
eine möglichst gründliche Entleerung nebst Entfernung der Erreger und ihrer
Giftstoffe war, dürfte man jetzt wohl entraten können. Auch früher wurde schon
nur im Beginn der Krankheit hierzu geraten, eine länger dauernde Verabfolgung
von Abführmitteln als schädlich angesehen. *Diät.* Im Anfang steht die Schonung
und Ruhigstellung des Darmes durch 1—2 Teetage. Reisabkochungen. Kurzfristige
Apfelkur, Karottenkur, Johannisbrotkur (Arobon), Reis-Bananen-Tee-Diät,
Schleimsuppen aus Haferflocken, Grieß, Reis oder Mehl können durch Zusatz von
Karottensaft, Tomatenmark oder Spargelbrühe geschmacklich verbessert werden.
Aufbau über Milchsuppen, flüssig-breiige Ernährung mit Nährmittelbreien, Was-
serreis, Eiweißanreicherung durch Quark, weichgekochtes Ei ohne Dotter, zartes,
mageres, gekochtes Fleisch. Einzelheiten des Diätaufbaues siehe bei DRUBE.
Prinzipiell ist bei Ruhrkranken für eine einigermaßen ausreichende Vitamin-, für

eine genügende Eiweiß- und vor allem auch Flüssigkeits- und Mineralzufuhr zu sorgen. An flüssigen Präparaten bieten sich Sonana, Molico, Milco an. Ist bei Schwerstkranken eine *parenterale Ernährung* nötig, denke man an aminosäurehaltige *Infusionen*. Aminovit, evtl. auch Lipofundin etc. *Bluttransfusionen* haben nicht nur die Bedeutung einer Zufuhr von Erythrocyten als Sauerstoffträger, sondern darüber hinaus die Zufuhr von Eiweiß und Abwehrstoffen.

Schrittweise Zufuhr von Teigwaren, Kartoffelbrei, Obstkompotten, feinpürierten Gemüsen, püriertem Fleisch, langsamer Übergang auf Toast, Zwieback, altbackenes Weizen- oder Roggenfeinmehlbrot, gegrilltes Fleisch. Grobe Gemüse, Rohkost, fettes Fleisch und dunkle Saucen sowie marinierte Fische stellen eine ganz besondere Belastung dar und gehören erst an den Schluß des diätetischen Aufbaues. Anschließende Gärungs- oder Fäulnisdyspepsien, Malabsorptions-Syndrom bedürfen einer speziellen Behandlung (siehe DRUBE).

Flüssigkeitsersatz. Bei Exsiccose Tutofusin, bei stärkerem Erbrechen mit entsprechenden Chlorverlusten zusätzlich Kochsalz und Proteinhydrolysate als Infusion: Amigen, Aminosol, Hyprotigen, Parenamin, Draremin (WINTER, HARTING). Vitamin C- und -B-Präparate, evtl. per inj.

Immun-Serum-Injektionen und *Bakteriophagen* sowie *Vaccine*-Therapie sind — obwohl ihre Wirkung sichergestellt ist — durch die Erfolge der antibiotischen Therapie *ausgeschaltet* worden. Auch der *Lokalbehandlung der Darmveränderungen* kommt bei der akuten Ruhr *keine Bedeutung* mehr zu. *Unterstützende Behandlung:* Gegen *Singultus* helfen Atropin, Chloroformwasser, Kokain-Tropfen, Pantocain-Pinselung des Rachens, Pyramidon. Zur Verhütung des Soors Pinselung mit Wasserstoffsuperoxyd, Bor-Glycerin. Brechreiz wird gelegentlich durch einige Tropfen Tinct. jodii im Tee gebessert. Stärker würden wohl jetzt Peremesin oder Pervetral wirken. Die drohende Herzinsuffizienz ist mit Strophanthin zu bekämpfen wie bei anderen Infektionskrankheiten auch, ebenso die peripheren Zirkulationsstörungen.

Behandlung der chronischen Ruhr. Die Behandlung der dyspeptischen Form entspricht derjenigen chronisch-dyspeptisch-postdysenterischer Zustände: cellulosearme Kost, Pankreas-Gallenpräparate, Luizym, Adstringentien, Adsorbentien, Salzsäurepräparate. Umstimmung der Darmflora, Vitaminzufuhr. Beim diätetischen Aufbau wäre an die nicht seltene Allergie gegen Milch und Eiklar als Ursache von Unverträglichkeitserscheinungen zu denken. Citrettenmilch. Diarrhoen: Calcium, Bismut carbonat. oder salicylat. (nicht subnitrat., welches toxische Verbindungen freigeben kann), Aluminiumhydroxyd, Kaolin, Pektin, Tannin, Uzara, Allisatin gemildert. Gelegentlich Sulfonamidstöße. Gegenüber der Großzahl der früher empfohlenen Rezepte zu Einläufen bei chronisch-dyspeptischen und ulcerösen Zuständen kann man jetzt auf kleine Sulfonamidbleibeklysmen, gelegentlich auch auf Corticosteroide als Bleibeklysmen allein verweisen. Rp. Hydrocortison, Hydrocortisonacetat aa 50 mg. Natriumkarboxy-methylcellulose 0,25. Physiol.-Kochsalzlösung ad 100,0 Einzeldosis 10—20 ml. Wärmeanwendungen in Form von Kurzwellentherapie ist günstig. Bekämpfung der Anämie und zugleich Steigerung der Abwehr durch wiederholte Bluttransfusionen, Plasmainfusionen, auch Autovaccine. Es mag eine kleine Zahl von chronisch-dysenterischen Fällen mit Ulcerationen verbleiben, bei denen Operation nicht zu umgehen ist. Operationsindikationen sind Perforation, unbeherrschbare Blutung, Abscesse, Fisteln, Ileus, fortschreitende Intoxikation und Kachexie, Polyposis, maligne Degeneration und schließlich das Versagen der konservativen Behandlung.

Behandlung von Shigellosen bei Kindern verläuft nach etwas anderen Regeln als die des Erwachsenen: Teepause *bei jungen Säuglingen* nicht länger als 8—12 Std. Zufügung von $1/3$ Ringer-Lösung und 5% Traubenzucker zum Tee. Karottensuppe, bei sehr jungen Säuglingen Gemisch von 5%igem Reisschleim und Karottensuppe mit 5%igem Traubenzucker 1:1. *Ältere Säuglinge:* Karottensuppe und 10% Reisschleim. Daucaron. *Ab zweitem Lebensjahr* geriebene Äpfel oder Arobon. — Eledon, Eiweißmilch, Butamyl. Als Übergangsdiät Dexaminol. Flüssigkeitsersatz: Evtl. Dauertropfinfusion. Humanalbumin, Macrodex 6%ig, bzw. Periston

N. $^1/_3$ Kochsalzlösung 0,9%ig und $^2/_3$ 5%ige Dextroso-Lösung. Zur Errechnung der erforderlichen Flüssigkeitsmenge: Bezug auf Körperoberfläche. Bei Acidose n/6 Natriumlactatlösung, bei paralytischem Ileus kann Ursache Kaliummangel oder auch die Giftprodukte der Erreger sein und in letzterem Falle Bepanthen, Prostigmin, Mestinon. Chemotherapie: Resulfon 0,2—0,3 g/kg. Für schwerere Fälle Leukomycin. Bei akuten peripheren Kreislaufstörungen: Peripherin, Sympatol, Coffein. Corticosteroide zur Schockbehandlung (WEINGÄRTNER, 1963).

Literatur

(Älteres Schrifttum, das im Kapitel „Bacillenruhr" im Handbuch d. Inn. Med. 4. Aufl. Springerverlag (1952) Bd. I/2 nachgewiesen wurde, wird hier nicht erneut aufgeführt.)

Abbott, I. D., M. D., and **I. M. Graham:** Colicine typing of shigella sonnei. Mth. Bull. Minist. Hlth. Lab. Serv. **20,** 51 (1961). — **Alisov, P. A., A. P. Egorova,** u. **A. P. Kazangev:** Besonderheiten der Immunogenese bei Dysenterie. Zbl. Bakt., I. Abt. Ref. **170,** 284 (1959). — **Andreewa, S. M.:** Kreislauf und Züchtung von Bakterien und Antigenen bei künstlicher Ruhr. Zbl. Bakt., I. Abt. Ref. **191,** 78 (1963). — **Anusz, Z.:** Über die Filterpapiermethode zur Prüfung der Empfindlichkeit von Dysenterie-Bazillen gegen Sulfonamide und die Eignung dieser Methode zum Routinetest. Zbl. Bakt., I. Abt. Ref. **184,** 483 (1962). — **Audjiev, G.,** u. **N. Dimov:** Wiederholte Immunisierung von Kindern gegen Dysenterie. Zbl. Bakt., I. Abt. Ref. **170,** 284 (1959).

Bader, R. E., u. **H. Kleinmaier:** Über den Nachweis eines thermolabilen Antigens bei Ruhrbakterien (Sh. flexn. Typ 6) Z. Hyg. **135,** 27—35 (1952). ∼ Zur Frage der serologischen Verwandtschaft zwischen Shig. flexn. Typ 6 und Angehörigen der Gattung Paracolibact. Z. Hyg. **135,** 82 (1952). — **Bader, R. E.:** Über die Herstellung eines agglutinierenden Serums gegen die Rundform von Shig. sonnei mit einem Stamm der Gattung Pseudomonas. Z. Hyg. **140,** 450—456 (1954). — **Baetgen, D.:** Das Absterben von Bakterien der TPE- und Ruhrgruppe in kompostiertem Müll und in kompostiertem Schlachthofmist. Arch. Hyg. (Berl.) **46,** 292 (1963). — **Bakacs, T.:** Über das Vorkommen der Dysenterie und anderer wichtigen Enteritiserkrankungen in Ungarn und ihre kommunalhygienischen Beziehungen. Zbl. Bakt., I. Abt. Ref. **186,** 562 (1900). — **Baruschew, A. E.,** u. **W. W. Dobrowolskaja:** Zur Frage der langanhaltenden Bakterienausscheidung nach überstandener Dysenterie. Zbl. Bakt., I. Abt. Ref. **191,** 365 (1963). — **Belaja, I. A.:** Zur Frage über die Verwendung von Katzen bei experimenteller Dysenterie. Zbl. Bakt., I. Abt. Ref. **170,** 285 (1959). ∼ Über die Prüfung von Wachstumsregelmäßigkeiten von frisch gezüchteten und Laboratoriums-stämmen von Ruhr im wachsenden Hühnerembryo. Zbl. Bakt., I. Abt. Ref. **191,** 76 (1959). — **Becker, W.,** u. **G. Lahde:** Shigella sonnei beim Schimpansen. Internat. Symposium on diseases in Zoo animals. Copenhagen 1962. — **Bezjak, B.,** u. **V. Breitenfeld:** Die Therapie der Shigellose und der chronischen Intestinalamöbiasis mit Enterosediv. Ther. d. Gegenw. **1964,** 1129. — **Bogdanova, V. V.:** Untersuchung der Antigenstruktur gasbildender Bakterien, die mit Dysenterieserum nach Flexner agglutinieren. Zbl. Bakt., I. Abt. Ref. **170,** 289 (1959). — **Braun, H.:** Zur Ernährungsphysiologie der Ruhrbakterien. Med. Mschr. **1953,** 293. — **La Brec, E. H.,** and **S. B. Formal:** Experimental Shig. infections. IV. Fluorescent antibody studies of an infection in guinea pigs. J. Immunol. **87,** 562—572 (1961). — **Brodhage, H.:** Harnstoffextrakte aus gramnegativen Bakterien in der indirekten Haemagglutinationsreaktion. Z. Hyg. **148,** 94 (1961/62). — **Brunner, R.,** u. **G. Machek:** In: Die Antibiotika, Bd. 1, S. 499, 546 ff. Nürnberg: Hans Carl 1962.

Cefalú, M.: Shigella boydii, provisorische Typen und Einteilung der Gruppe. Z. Hyg. **141,** 421 (1955). — **Chuncik, A. G.:** Einige Ergebnisse zur Typenveränderlichkeit der Dysenteriebakterien Hiss-Flexner. Zbl. Bakt., I. Abt. Ref. **158,** 259 (1955). — **Chu Shou-Ho.** Künstliche Hibernation bei der Behandlung toxischer Dysenterie. Zbl. Bakt., I. Abt. Ref. **175,** 265 (1960). — **Cooper, G. N.,** and **J. A. Pillow:** Immunological responses to Shig. dys. type 2 infection. Zbl. Bakt., I. Abt. Ref. **181,** 475 (1961). — **Csonka, G. W.:** The natural history of Reiters syndrome. Acta dermatol-vererol. Proc. 11th Congr. Dermatol. Vol. III, pp. 1009 to 1014, 1957. — **Czin-Tao, Van:** Die Endothelialprobe nach V. A. Valdman beim Fleckfieber, Abdominaltyphus und bei der Dysenterie. Zbl. Bakt., I. Abt. Ref. **170,** 285 (1959).

Deom, J., u. **J. Mortelmans:** Shigella sonnei in der Fleischhygiene. Arch. Lebensmitt. Hyg. **1955,** 165; Nature (Lond.) **174,** 4424, 316 (1954). — **Dies, V.:** Transfer of cells incubated in vitro with suspension of shig. paradysent. J. Immunol. **74,** 318 (1955). — **Dimow, J.:** Isolierung von Shigella flexneri aus einem Hund und einer Kuh. Zbl. Bakt., I. Abt. Orig. **186,** 131 (1962). ∼ Mit Dysenterieseren agglutinierende aus Tieren isolierte Escherichiae-Kulturen. Zbl. Bakt. I. Abt. Orig. **187,** 251 (1962). — **Diosi, P., L. Lazar,** et **A. C. Siminonesco:** Sur une épidémie de dysenterie bacillaire, observéen hiver et rapportée à Shigella boydii. Arch. Inst. Pasteur Tunis **37,** 4 443 (1960). — **Domračev, V. M.:** Zur Frage der immunologischen Reaktivität Dysenteriekranker. Zbl. Bakt., I. Abt. Ref. **158,** 267 (1955). — **Donle, W.:** Zur Epidemiologie der Ruhr in Deutschland. In: Ergebnisse der Hygiene, Bacteriologie, Immunitätsforschg. und exp. Ther. 27,

S. 94ff. Berlin-Göttingen-Heidelberg: Springer 1952. — **Drube, H.-Chr.**: Diätetische Therapie bei Enterocolitis. Internist **5**, 331—338 (1964). — **Dunăreanu, H.**: Untersuchungen über experimentelle durch Dysenterie-Bazillen erzeugte Keratoconiunctivitis bei Meerschweinchen. Zbl. Bakt., I. Abt. Ref. **173**, 317 (1959). — **Duplessis, I. L.**: Histopathologie der Shigella viscosum equi-Infektionen bei neugeborenen Fohlen (Zbl. Bakt. I. Abt. Ref. **191**, 80 (1963). — **Dvorsky, K.**: Veränderungen in der Empfindlichkeit einiger Salmonella- und Shigellabakterien gegen verschiedene Antibiotica in vitro in den Jahren 1955 und 1958. Zbl. Bakt., I. Abt. Ref. **178**, 310 (1961).

Eichlseder, W.: Zur Chemotherapie der Sonnei-E.-Ruhr bei Kindern. Münch. med. Wschr. **1959**, 1908. — **Emeljjanow, P. I.**: Über den Ursprung der mannitnegativen Varianten des Flexner-Ruhrbakteriums. Zbl. Bakt. I. Abt. Ref. **191**, 79 (1963). — **Engelhardt, H.-Kl.**: Bacilläre Dysenterie, Antibiotica und Sulfaguanidin. Münch. med. Wschr. **1960**, 1156. — **Engley, F. B.** jr.: The neurotropin of Shig. dys. Tex. Rep. Biol. Med. **1**, 295, (1952); Bact. Rev. **16**, 153 (1952). — **Erlandson, A. L., E. L. Lampley**, and **T. M. Floyd**: Experimental Shig. flex. infections in chick embryos. J. infect. Dis. **1/2**, 237 (1958.

Floyd, T. M., A. R. Higgins, and **M.-A. Kadar**: Studies in shigellosis. Amer. J. trop. Med. Hyg. **5**, 119 (1956). — **Floyd, T. M.**, and **G. B. Jones**: Isolation of shigella and salmonella organism from nile fish. Amer. J. trop. Med. Hyg. **3**, 475 (1954). — **Formal, S. B., G. J. Dammin, H. Schneider**, and **E. H. La Brec**: Experimental shigella infections II. Characteristics of a fatal enteric infection in guinea-pigs following the subcutan inoculation of carbontetrachloride. J. Bact. **78**, 800 (1959). — **Formal, S. B., G. J. Dammin, H. Sprinz, D. Kundel, H. Schneider, R. E. Horowitz**, and **M. Forbes**: Experimental shigella-infections. V. Studies in germfree guinea-pigs. J. Bact. **82**, 284 (1961). — **Formal, S., J. Löwenthal**, and **E. Galindo**: Serological study of the mucinases from shigella flexneri. J. Bact. **75**, 467 (1958). — **Friedman, D. R.**, and **S. P. Halbert**: Mixed bact. infections a. relation to antibiotic activities. IV. Shig-Escherich. coli infections J. Immunol. **84**, 11 (1960).

Gaspar: Korrelation zwischen Antigenaufbau und Phagenempfindlichkeit der Typen Shig. flexnerigruppe. Zbl. Bakt. I. Abt. Ref. **171**, 18 (1959). — **Gebert, P.**: Dyspepsie-coli oder Enteritis-coli. Münch. med. Wschr. **1965**, 1838. — **Gekker, V. D.**: Die Benützung eines gelösten Antigens von Dysenteriebakterien zur enteralen Immunisierung. Zbl. Bakt., I. Abt. Ref. **157**, 237 (1955). — **Gekker, V. D., J. A. Belaja**, u. **A. M. S. Melnik**: Die experimentelle Coniunctivitis als Modell zu dem Studium der Dysenterie. Zbl. Bakt., I. Abt. Ref. **168**, 155 (1958). — **Gerber, D. F.**, and **H. M. S. Watkins**: Growth of Shigellae in monolyar tissue cultures. J. Bact. **82**, 815 (1961). — **Geronismus, E. S.**, u. **I. T. Litinskis**: SR-Formen der Dysenterie-Bakterien Sonne und ihre Korrelationen. Zbl. Bakt., I. Abt. Ref. **158**, 260 (1955). — **Gillies, R. R.**, and **J. P. Duguid**: The fimbrial antigens of Shig. flex. J. Hyg. (Lond.) **56**, 303 (1958). — **Ginsburg-Kalinina, S. I., E. F. Vakrina**, and **T. I. Surnina**: On the formation of postvaccinal immunity against dysentery. Zbl. Bakt., I. Abt. Ref. **190**, 132 (1963). — **Göing, H.**: Experimentelle Untersuchungen über die Gifte der Ruhrbakterien. VIII. Mitt. Über die Bedeutung von Stoffwechsel- und Kreislauffaktoren für den Endotoxintod verschiedener Species. Arbeiten aus dem Paul-Ehrlich-Institut **57**, 80, 1962. — **Golba, J.**: Einige Fälle von Shigellabacillenträgern bei wilden Ratten. Zbl. Bakt., I. Abt. Ref. **180**, 539 (1961). — **Gorzynski, E. A., H. Brodhage**, and **E. Neter**: Hemagglutination by mixtures of enterobacterial antigen and Shig. sonnei-Antiserum. Z. Hyg. **150**, 11 (1964). — **Gross, H.**, u. **N. Preuss**: Infektionsversuche an Fliegen mit darmpathogenen Keimen. Zbl. Bakt., I. Abt. Orig. **16**, 526 (1953). — **McGuire, C. D.**, and **T. M. Floyd**: Studies on experimental shigellosis. Shigella infection of normal mice. J. exp. Med. **108**, 269 (1958). — **Guj-Czen, J.**: Intensität der Ausscheidung und Geschwindigkeit der Entfernung der Dysenterie-Bakterien aus dem Organismus des Meerschweinchens bei intraperitonealer Impfung von Kulturen zusammen mit Ascorbinsäure. Zbl. Bakt., I. Abt. Ref. **172**, 241 (1959).

Haas, R., u. **R. Thomssen**: Über den Entwicklungsstand der in der Immunbiologie gebräuchlichen Adjuvantien. Ergebnisse der Mikrobiologie **34**, 27 (1961). — **Haas, R.**, u. **K. F. Petersen**: Shigella- und Salmonellabefunde bei Affen. Med. Klin. **1959**, 1947. — **Hamon, Y.**: Colicines et Lysotypie. Zbl. Bakt., I. Abt. Orig. **181**, 1156 (1961). — **Harris, T. N., S. Harris, C. A. Ogburn**, and **M. B. Farber**: Versuche mit der Übertragung von Lymphknotenzellen IX. In vitro-Einwirkung von Dialysaten von Shig. Trypsinfiltraten auf Lymphknotenzellen. J. Immunol. **80**, 308 (1958). — **Hauser, W.**: Reitersche Krankheit. In: Dermatologie und Venerologie II, 1 643—675 (Gottron-Schönfeld edit.). Stuttgart: G. Thieme 1958. — **Herrmann, H.**: Der Haemagglutinationstest bei der serologischen Diagnostik der Shigellosen. Wiss. Z. Univ. Leipzig. Math. nat. Reihe **13**, 289—293 (1964). — **Heymann, G.**: Experimentelle Untersuchungen über die Gifte der Ruhrbakterien. Z. Hyg. **138**, 81 (1953); Zbl. Bakt., I. Abt. Orig. **164**, 35 (1955). — **Higgins, A. R., T. M. Floyd**, and **M. A. Kader**: Studies in shigellosis. Amer. J. trop. Med. Hyg. **4**, 262—300 (1955). — **Hormache, E.**, and **C. A. Peluffo**: Laboratory diagnosis of shigella and salmonella infections. Bull. Wld Hlth Org. **21**, 247—277 (1959). — **Hradecna, Z.**: Eine Vergleichsstudie über die Eigenschaften nativer und getrockneter Bakteriophagen. Zbl. Bakt., I. Abt. Orig. **181**, 469 (1961). — **Huet, M., J. Papavassiliov**, et

J. Bonnefous: Recherches sur les shigella colicinogenes. Arch. Inst. Pasteur Tunis **38**, 109 (1961). **Junghans, R.:** Zur Lysotypie von Shigella sonnei. Zbl. Bakt., I. Abt. Orig. **182**, 191, (1963); Dtsch. Gesundh.-Wes. **15**, 2423—2425 (1960). ~ Ergebnisse der Lysotypie von Shig. sonneistämmen in Berlin in den Jahren 1955—57. Zbl. Bakt. I. Abt. Orig. **173**, 5 (1958). **Kalk** in Erkrankungen der Bauchorgane vom internistischem Standpunkt. In: Das Ärztliche Gutachten im Versicherungswesen (Fischer-Herget-Molineus edit.) Bd. II, S. 1027. J.A. Barth. 1955. — **Katsura, Sh.:** Kleinmengen-Langzeitbehandlung der Shigellosen. Verh. dtsch. Ges. inn. Med. **68**, 317 (1962). — **Katsura, Sh., T. Aoki** u. **K. Ogihara:** Erfahrungen über die Langzeitbehandlung mit kleinen Antibiotikadosen bei Massenepidemien von Baz.-Dysenterie. Münch. med. Wschr. **1959,** 1318. — **Katsura, Sh., K. Sasagawa** u. **T. Aoki:** Über die Behandlung der bacillären Dysenterie mit kleinsten Antibiotikadosen. Med. Klin. **1957,** 459. — **Kauffmann, F.:** Enterobacteriaceae. Copenhagen: Ejnar Munksgaard 1954. — **Kinda, K.:** Über die Widerstandsfähigkeit der gegen Chloramphenicol resistenten Shig. flexnerivarianten. Zbl. Bakt., I. Abt. Ref. **168**, 36 (1958). — **Kinda, K., Cz. Hadnagy** u. **A. Jaklovszky:** Untersuchungen über die Ausbildungen der Chlor-Amphenicolresistenz der Shigella flexneri-Stämme, sowie die immunisierende Wirkung der Chlor-Amphenicolresistenten und -sensiblen Varianten. Zbl. Bakt., I. Abt. Ref. **175**, 265 (1960). — **Kniznikov, V.A.:** Zur Frage über die Lebensfähigkeit von Dysenteriebakterien im Wasser. Zbl. Bakt., I. Abt. Ref. **170**, 288 (1959). — **Kostrzewski:** Aetiologie und Bakteriologie der bacillären Ruhr. Zbl. Bakt., I. Abt. Ref. **180**, 540(1961). — **Krasnogolovets, V.N.:** Die Concentration von Antibiotika der Tetracyklin-Reihe bei intramuskularer Applikation in Fällen akuter Dysenterie und der Zustand der Darmmikroflora bei dieser Behandlungsmethode. Kongr.-Zbl. ges. inn. Med. **245,** 126 (1963). — **Krieg, A.:** Pepton- und Lactoseabbau bei Salmonellen und Shigellen. Z. Hyg. **136,** 119 (1953). — **Krücken, H.,** u. **H. Fabry:** Reitersche Krankheit und Pleuropneumoniekeime. Ärztl. Wschr. 1/13:294 (1955). — **Kuhlmann, F.,** u. **H. Engelmann:** Ruhrspätfolgen am Darm und ihre versicherungsrechtliche Bewertung. Med. Klin. **1958,** 1001. — **Kurimoto, S. Suzuki,** and **R. Jujei:** On the O-inagglutinability of alkalescens-dispar-group. Zbl. Bakt., I. Abt. Ref. **162,** 201 (1957). — **Kuzmir, V.G.:** Vergleichende Untersuchungen über die Wirksamkeit einiger Methoden der Vakzinetherapie bei akuter Dysenterie. Zbl. Bakt., I. Abt. Ref. **190,** 133 (1963).

Labrec, E.H., S.B. Formal, and **H. Schneider:** Serological identification of Shig. flexneri by means of fluorescent antibody. J. Bact. **78**, 384 (1959). — **Lachowicz, T.M., M. Mulczyk,** and **S. Rowinski:** Further in vitro-studies on the mechanism of selection among serological Shig. flex. types. Zbl. Bakt., I. Abt. Ref. **184**, 481 (1962). — **Lakatos, M.,** u. **I. Racz:** Die Verteilung der Shigellagruppen und der Serotypen von Shig. flexn. im Komitat Hajdn-Bipar. Zbl. Bakt., I. Abt. Ref. **192**, 349 (1964). — **Lebek, G.,** u. **A. Schmiedel:** Infektiöse Mehrfachresistenz gegen Antibiotika und Sulfonamide bei Ruhrbakterien. Dtsch. med. Wschr. **1964,** 2464. — **Litvak, R.V.:** Material zum Studium von Mikrobe Sonne. Zbl. Bakt. I. Abt. Ref. **158**, 261 (1955).

Madar, J., M. Lakatos, Szepe, Lszekel, J. Földi u. **I. Racz:** Feststellung nach Durchführung von intensiven Bekämpfungsmaßnahmen gegen Dysenterie. Zbl. Bakt., I. Abt. Ref. **188**, 85 (1963). — **Manolov, D.G., A. Trifonova** u. **P. Ghinchen:** Die biochemischen Eigenschaften von drei neuen Stämmen des Genus shigella mit Laktosevergärung. Zbl. Bakt., I. Abt. Ref. **191,** 78 (1963). — **Marckwald:** In Handbuch der Kinderheilkunde Bd. V. 1963. — **Mattek, D.,** u. **N. Kotowrotkiewicz:** Die Abhängigkeit der Ergebnisse der bakteriologischen Untersuchung über Dysenterie von der Methode der Materialgewinnung. Zbl. Bakt., I. Abt. Ref. **180,** 538 (1961). — **Metzger, M.:** Studies on the heat labile antigens in the boyd-group of shigellabacilli. Schweiz. Z. Path. **21**, 645 (1958). ~ New mannitolnegative variety of Shig. flexneri. Schweiz. Z. Path. **19**, 778 (1956). — **Mirzow, G.G.:** Einige Probleme der Ruhr im hohen Norden. Ref. Zbl. Bakt. **191**, 75. ~ The resistance and variability of dysentery flexner bacilli in water. Zbl. Bakt., I. Abt. Ref. **190**, 133 (1963). ~ Überlebenszeit und Variabilität von Flexnerbakterien in der Außenwelt. Zbl. Bakt., I. Abt. Ref. **191**, 365 (1963). — **Morgunov, I.N., S.L. Yagud,** and **Y.A. Barstein:** Experimental findings on the pathenogenesis of dysentery. J. Hyg. Epidem. (Praha) **7**, 2, 205 (1963).

Nabokov, I.S.: Die biologischen Eigenschaften antibioticaresistenter Dysenteriebakterien Flexner und Sonne. Zbl. Bakt., I. Abt. Ref. **164**, 421 (1957). — **Nakamura, M.:** The survival of shigella sonnei on cotton, glass, wood, paper and metal at various temperatures. J. Hyg. (Lond.) **60**, 35 (1962). — **Nakamura, M.,** and **C.R. Clausen:** Lactose-fermentation by shigella sonnei. Nature (Lond.) **196**, 44 (1962). — **Nakamura, M.,** and **D.A. Dawson:** Role of suspending and recovery media in the survival of frozen Shig. sonnei. Zbl. Bakt., I. Abt. Ref. **186**, 36 (1962). — **Nakamura, M., J.L. Farnum,** and **M.A. Oke:** Protective action of glycerol in the freezing Sh. sonnei. Nature (Lond.) **194**, 405 (1962). — **Nakamura, M.,** and **C.M. Ramage:** Increased survival of uv-irradiated Shig. sonnei by decreasing the surface tension. Nature (Lond.) **197**, 1028 (1963). — **Novikova, T. Ja.:** Eine Charakteristik der serologischen Eigenschaften des Bakteriums Sonne. Zbl. Bakt., I. Abt. Ref. **158**, 262 (1955).

Ocklitz, H.-W., u. **E.F. Schmidt:** Dyspepsie-Coli. Dtsch. med. Wschr. **1965,** 214—219. — **Ogima,** u. **Kondo:** Unspezifische Resistenz des Organismus gegenüber Umwelteinflüssen mit besonderer Berücksichtigung des reticuloendothelialen Systems und des Properdinsystems. Kongr. Zbl. ges. inn. Med. **265**, 123 (1964). — **Pan, S.F., R. Yee,** and **H.I. Gezon:** The occurence of a tricarbolic acid cycle in Shigella flexneri. J. Bact. **73**, 402 (1957). — **Petersen, K.F.:** Mehrfachinfektionen mit pathogenen Darmbakterien. Z. Hyg. **146**, 13—18 (1959). — **Petersen, K.F.:** Salmonella und Shigellabefunde in Südbaden 1945—61. Arch. Hyg. (Berl.) **146**, 438 (1963). — **Petersen, K.F.,** u. **G. Rothweiler:** Untersuchungen zur praktischen Diagnose der pathogenen Darmbakterien. Z. Hyg. **143**, 429 (1957). — **Piéchaud, D.,** et S. **Szturm-Rubinstein:** Pouvoir pathogène expérimental des bacilles dysentériques chez le cobaye. Ann. Inst. Pasteur **97**, 511 (1959). — **Podduwnyl:** Nachweis von Ruhrbakterien im Dnjeprwasser mit Hilfe des Ansteigens des Phagentiters und die benützten bakteriologischen Methoden. Zbl. Bakt., I. Abt. Ref. **191**, 365 (1963).

Ranjit, S.: Cystin als notwendige Aminosäure für das Wachstum eines Stammes von Shig. dys. 1, Shig. shigae. Zbl. Bakt., I. Abt. Ref. **179**, 418 (1961). — **Raška, jr. K.,** u. **J. Šourek:** Studie über Shigella dysenteriae-Toxine. Zbl. Bakt., I. Abt. Ref. **191**, 78 (1963). — **Raskin, B.M.:** Zur Frage über die Lebensfähigkeit von Dysenteriebakterien im Meereswasser. Zbl. Bakt., I. Abt. Ref. **170**, 288 (1959). — **Rašková, H.,** u. **J. Vaneček:** Die Wirkung des Shig. shigae-Toxins nach der intracerebralen Injektion. Zbl. Bakt., I. Abt. Ref. **168**, 156 (1958). — **Rauss, K.:** Über die auf dem Gebiete der Untersuchung von Bakteriologie, Pathogenese und Immunologie der Shigellose erzielten Ergebnisse. Zbl. Bakt., I. Abt. Ref. **191**, 76 (1963). — **Ravic-Birger, E.D.:** Material zum Studium des Bakteriums Sonne. Zbl. Bakt., I. Abt. Ref. **158**, 261 (1955). — **Ravic-Birger, E.D., R.W. Litwak-Epschtein, Y.I. Litinsky, I.L. Gofman, E.A. Elchinowa,** u. **L.D. Peremitina:** Vergleich der Flexnertypen mit der internationalen und der augenblicklichen russischen Klassifizierung. Zbl. Bakt., I. Abt. Ref. **191**, 79 (1963). — **Ravic-Birger, E.D., V.L. Troitski** u. **V.D. Gekker:** Über die Klassifizierung und Taxonomie der Ruhrbakterien. Zbl. Bakt., I. Abt. Ref. **183**, 157 (1962). — **Reiter, H.:** Reitersche Krankheit. Dtsch. med. Wschr. **1957**, 1336. ~ Rheumatismus-Reiter-Bechterew. Med. Welt. **1963**, 1972—77. — **Richards, C.S., W.B. Jackson, T.M. de Capito,** and **P.P. Maier:** Studies on rates of recovery of Shigellae from domestic flies and from humans in South-Western United States. Amer. J. trop. Med. Hyg. **1**, 44 (1961). — **Ross, I.P.,** and **I.K. Brandt:** Transient granulocytopenia of the newborn, associated with sepsis to shig. alkalescens and maternal leukocyte agglutinins. Zbl. Bakt., I. Abt. Ref. **180**, 540 (1961). — **Rubinstein,** u. **D. Piéchaud:** Einige Eigenschaften von Shig. sonnei und Shigella boydii. 6. Ihr Wert für die Differenzialdiagnostik. Ann. Inst. Pasteur **86**, 251 [1954]; Zbl. Bakt., I. Abt. Ref. **158**, 22 (1955).

Seeliger, H.: Typenspezifische Seren von Shig. dysenteriae 2 (Typ Schmitz). Z. Hyg. **139**, 182 (1954). ~ Sind Desoxycholat-citrat-Medien auch bei der Shiga-Kruseruhr brauchbar ? Z. Hyg. **138**, 525—529 (1954). — **Seeliger, H.:** Antigenverwandtschaft zwischen Shig. flexneri Typ. 5 und einer neuen E. Coli-O-Gruppe 129. Zbl. Bakt., I. Abt. Orig. **163**, 7 (1955). ~ Der Indolnachweis im Dreizucker-Eisen-Harnstoff-Agar nach Bader und Hotz. Zbl. Bakt., I. Abt. Orig. **158**, 527 (1952). ~ Die Laboratoriumsdiagnostik der Bakterienruhr. Leipzig: J.A. Barth 1953. — **Seeliger, H.,** u. **K.M. Holl:** Zur Differentialdiagnose von Enterobakterien mit dem Lysin-Decarboxylase-Test. Z. Hyg. **147**, 336—346 (1961). — **Sen:** Transaminase in shigellae. Nature (Lond.) **184**, 4687, 741 (1959). — **Seppi, Pligin** u. **Bulawskaja:** Über die sogenannten Bakterienträger bei Dysenterie. Zbl. Bakt., I. Abt. Ref. **169**, 113 (1958/59). — **Sereny, B.:** Experimentelle Keratoconiunctivitis shigellosa. Zbl. Bakt., I. Abt. Ref. **168**, 155 (1958). ~ Salicinspaltende Sh. sonnei-Kultur. Zbl. Bakt., I. Abt. Ref. **176**, 407 (1960). — **Shipolini, R., G. Konstantinow, A. Triponowa** u. **Str. Atanassowa:** Apocholat-Citrat-Agar zur Isolierung von Shigella und Salmonella-Bakterien. Zbl. Bakt., I. Abt. Orig. **174**, 75 (1960). — **Skawroškaja, A.G.:** Vergleichendes Studium der Flexnerruhr-Bakterienantigenkomplexe (S- und R-Form). Zbl. Bakt., I. Abt. Ref. **191**, 364. — **Šlopek, S.T.,** and **L. Dabrowski:** E. colistrain having identical antigens with Sh. flexn. 3. Schweiz. Z. Path. **20**. 330 (1957); Zbl. Bakt., I. Abt. Ref. **165**, 345 (1957). — **Šlopek, St.,** u. **M. Mulczyk:** Lysotypie von Shig. flexneri. Zbl. Bakt., I. Abt. Orig. **181**, 478 (1961). — **Šlopek, St., M. Mulczyk, T.M. Lachowicz,** and **A. Krukowski:** Studies on the antigenic structure of Shig. sonnei. Archiwum immunologiterapii Doswiadczalney **8**, 593 (1960). — **Sompolinsky, D.:** Relations antigéniques entre Proteus morganii et Shigella flexneri. Ann. Inst. Pasteur **92**, 343 (1957). — **Sorvina, L.E.,** u. **S.L. Jagud:** Zur Frage der Dauer des Dysenterieprozesses. Zbl. Bakt., I. Abt. Ref. **158**, 259 (1955). — **Šourek,** u. **K. Raska jr.:** Eine Studie über Shigella-Toxine. Zbl. Bakt., I. Abt. Ref. **186**, 564 (1962). — **Stenzel, W.:** Katalase-Aktivität und Virulenz bei Shigellen. Arch. Hyg. (Berl.) **147**, 172 (1963). ~ Untersuchungen über die Hybridisierung zwischen E. coli und Shigella in vivo. Arch. Hyg. (Berl.) **147**, 444 (1963). ~ Serologische und toxikologische Untersuchungen der Lipopolysaccharide schleimhautpathogener und apathogener Shigellastammpaare. Z. Hyg. **147**, 391 (1961). ~ Untersuchungen über die Harnblasenpathogenität einiger Enterobacteriaceengruppen im Bingelschen Versuch. Z. Hyg. **147**, 123—132 (1960). ~ Über die pathogenetische Bedeutung des thermolabilen Eiweißtoxins der Shig. dys. Z. Hyg. **147**, 240, 521 (1961). — **Stoker:** Treatment of bacillary dysentery with special reference to stosstherapy with tetracycline. Brit. med. J. **1962** I, 1179. — **Suzuki, S., R. Juja**, and **V. Kurimoto**: K-antigen of alkalescens dispar Type 1. Enzymic activity and carbohydrate content of the cells. Zbl. Bakt., I. Abt. Ref. **162**, 201 (1957). — **Stypulkowska**: Prüfung der Immunität nach Dysenterieschutzimpfung durch Shigella-Keratoconiunctivitis an Meerschweinchen. Zbl. Bakt., I. Abt. Ref. **186**, 565 (1962). — **Szturm-Rubinstein, S.**: Pouvoir pathogène expérimental et sensibilité au lysozyme des cultures de shigella. Ann. Inst. Pasteur **94**, 508—511 (1958). — **Szturm-Rubinstein, S.,** et **D. Piéchaud**: Contribution à l'épidémiologie de Shig. sonnei I. Caractères biochimiques. Ann. Inst. Pasteur **92**, 335, (1957). — **Szturm-Rubinstein, S.,** et **D. Piéchaud**: Mode de propagation des bacilles dysénteriques. Ann. Inst. Pasteur **101**, 224—233 (1961). — **Szturm-Rubinstein, S., D. Piéchaud,** et **P. Thibault**: Inoculation coniunctivale au cobaye de Bac. dysentériques. Ann. Inst. Pasteur **93**, 463 (1957).

Talayeva, I.G.: Das Überleben der Dysenteriebakterien im Wasser und die Resultate der Fällungsreaktion mit Hapten. Zbl. Bakt., I. Abt. Ref. **179**, 419 (1961). — **Taylor, C.E.D.,** and **G.V. Heimer**: Rapid diagnosis of Sonne dysentery by means of immunofluorescence. Brit. med. J. **1964** II, 165—166. — **Taylor, P.J.**: Acute bacillary dysentery in Cyprus. Brit. med. J. **1959** II, 5139, 9—12. — **Thabaut, A., Ch. Lauerdant, A. Coupy, J. Petithory,** et **J. Gastaldi**: Les shigelloses dans l'est algérien. Presse méd. **71**, 22, 1123 (1963). — **Thibault, P.**: Der Begriff der Art in der Shigellagruppe. Ann. Inst. Pasteur **94**, 213, (1958). La notion d-espèce dans le groupe Shigella. — **Thibault, P.,** u. **S. Rubinstein**: Ammenwachstum von Shigella sonnei in der Umgebung von laktosespaltenden Mutanten. Zbl. Bakt., I. Abt. Ref. **158**, 22 (1955). — **Troickij, V.L.**: Die experimentelle Dysenterie bei Affen und die prophylaktische Impfung. Zbl. Bakt., I. Abt. Ref. **158**, 262 (1955). — **Timakov, V.D.**: Untersuchung filtrierbarer aus Dysenteriephago-Filtraten gezüchteter Bakterien. Zbl. Bakt., I. Abt. Ref. **158**, 264 (1955). — **Titov, M.B.**: Die Plasmaeiweißkörper des Blutes bei akuten Dysenterien. Zbl. Bakt., I. Abt. Ref. **170**, 284 (1959).

Vaneček, J., H. Raškova, J. Jelinek, K. Raška, and **V. Matejovska**: The changes of Shig. shigae-toxicity induced by phenol. Brit. J. exp. Path. **40**, 203 (1959). — **Volovic, N.I.**: Untersuchung zur Effektivität der enteralen Immunisation gegen Dysenterie. Zbl. Bakt., I. Abt. Ref. **158**, 263 (1955). — **Voltay, B., P. Geck, P. Osvath, R. Backhausz, V. Losonczy, Gy. Vigh** u. **Sz. Bognar**: Immunofluoreszenz und passive Haemagglutination. Untersuchungen bei Enterocolitis. Zbl. Bakt., I. Abt. Ref. **192**, 348 (1964).

Wagner, W.H., u. **H. Bredehorst**: Untersuchungen über Farbstoffagglutination und elektrophoretisches Verhalten von Ruhrbakterien. I. Mitt. Shig. dysenteriae. Zbl. Bakt., I. Abt. Orig. **1955**, 323, 53. — **Weinbach, R.**: Über ein merkwürdiges Verhalten von Kaninchen-Shigella-sonnei-R. Immunsera in der direkten Haemagglutination. Z. Immunforsch. **117**, 244 (1959). — **Winkler-Helmrich, Chr.**: Über Lysosensibilität und antibiotische Resistenz der Typen des Genus shigella. Zbl. Bakt., I. Abt. Orig. **163**, 118 (1955). — **Winter, B.V.,** and **H.B. Harding**: Shigella sonnei Bacteriemia. J. Amer. med. Ass. **180**, 927—931 (1962).

Yamad, C.: Die Bewertung der Shigella-Vaccine durch Haemagglutination an menschlichen Seren von vaccinierten Freiwilligen. Zbl. Bakt., I. Abt. Ref. **183**, 161 (1962). — **Yee, R.B., S. Pan,** and **H.M. Gezon**: Effect of chloramphenicol on protein and nucleic acid synthesis by shig. flexneri. Zbl. Bakt., I. Abt. Ref. **193**, 480 (1964). — **Yee, R.B., H.M. Gezon,** and **J. Mc. Elligott**: Ribonucleic acid synthesis in chloramphenicoltreated Shigella. Nature (Lond.) **196**, 66 (1962).

Zinovieva, T.S., u. **M. Shpagina**: Die Anwendung fluorescierenden Serums zur Schnelldiagnose der Dysenterie. Zbl. Bakt., I. Abt. Ref. **190**, 133 (1963).

VI. Krankheiten durch Vibrio

Cholera asiatica

Von W. D. GERMER, Berlin

Mit 8 Abbildungen

I. Definition

Cholera ist eine akute, oft tödlich verlaufende Infektionskrankheit, die durch den im Jahre 1883 von ROBERT KOCH entdeckten „Kommabacillus" (Vibrio cholerae) hervorgerufen wird. Von ihren endemischen Herden im Ganges-Brahmaputra-Delta ausgehend hat sich die Seuche bis in die jüngste Zeit hinein immer wieder in größeren Zügen epidemisch ausgebreitet.

Die Krankheit wird erworben durch direkten Kontakt oder die Aufnahme von Nahrungsmitteln bzw. Wasser, die mit Vibrionen infizierten menschlichen Abgängen verunreinigt wurden. Vibrio cholerae setzt, ohne in das Blut oder in das Gewebe einzudringen, im Dünndarm Stoffwechselprodukte und entzündungsfördernde Toxine frei. Der Krankheitsverlauf unterliegt großen Schwankungen und variiert zwischen schwersten, innerhalb weniger Stunden tödlichen Brechdurchfällen, mittelschweren Diarrhoen und abortiven und symptomlosen Infektionen. Bei klassischem Verlauf lassen sich folgende fünf Stadien unterscheiden, die nicht immer ausgeprägt sind oder auch ineinander übergehen können: Stadium der prämonitorischen Diarrhoe, Stadium der großen Entleerungen, Stadium des Gefäßkollapses, Stadium der Reaktion und Stadium der Niereninsuffizienz. Das Schicksal des Kranken hängt von Grad und Dauer des Wasserverlustes und von der Schwere des Kreislaufschocks ab.

II. Geschichte

Die Etymologie des Begriffes Cholera ist dunkel. Während einige Autoren (HAESER) das Wort von χολερα = Traufe oder Rinne ableiten, ist MACLEOD der Ansicht, der hippokratische Terminus Cholera bedeute biliärer Durchfall, von χολη = Galle.

Cholera hat es wahrscheinlich *in Indien zu allen Zeiten* gegeben (HAESER, MACNAMARA, STICKER). Die ersten konkreten und detaillierten Berichte über die Krankheit stammen jedoch erst aus der Zeit der Neuentdeckung und Kolonialisierung des Subkontinents im 16., 17. und 18. Jahrhundert durch Portugiesen, Holländer, Franzosen und Engländer. MACPHERSON zitiert in seinen "Annals of cholera" 64 Berichte aus den Jahren 1503—1817, die die Krankheit erwähnen und z. T. auch ausdrücklich ihren epidemischen Charakter hervorheben.

Cholera wird zweifellos auch in früheren Jahrhunderten gelegentlich einmal auf die an Indien grenzenden Länder übergegriffen haben. Zu einer großräumigen *Ausbreitung der Seuche* auf die Nachbarländer ist es jedoch *erstmals in den letzten 3 Jahrzehnten des 18. Jahrhunderts* gekommen. Aber erst *im 19. Jahrhundert* hat die Cholera sich dann zum ersten Male mit elementarer Gewalt über ihre eigentliche Heimat hinaus praktisch *über die ganze Erde* ausgebreitet.

Der *ersten Pandemie*, die im Jahre *1817* begann, folgten — immer wieder von Indien ausgehend — pandemische Ausbreitungen, die auf weite Gebiete Asiens und des vorderen Orients, auf Europa, Amerika und Afrika übergriffen und Millionen von Todesopfern in der ganzen Welt forderten.

KOLLE und PRIGGE haben 1928 in Anlehnung und Erweiterung der Angaben von HIRSCH folgende Aufstellung der *sechs großen*, historischen *Seuchenzüge der Cholera seit 1817* gegeben:

Tabelle 1. *Die Cholerapandemien des 19. und 20. Jahrhunderts*

Nr.	Jahreszahl	Zeitdauer	Nr.	Jahreszahl	Zeitdauer
1	1817—1823	6 Jahre	4	1864—1875	12 Jahre
2	1826—1837	11 Jahre	5	1883—1896	13 Jahre
3	1846—1862	17 Jahre	6	1902—1923	21 Jahre

Europa und insbesondere Deutschland wurden während dieser sechs großen Seuchenzüge mehrfach ergriffen. Während die erste pandemische Welle Europa lediglich an der Peripherie berührte, wurden im Verlaufe der *zweiten Pandemie* im

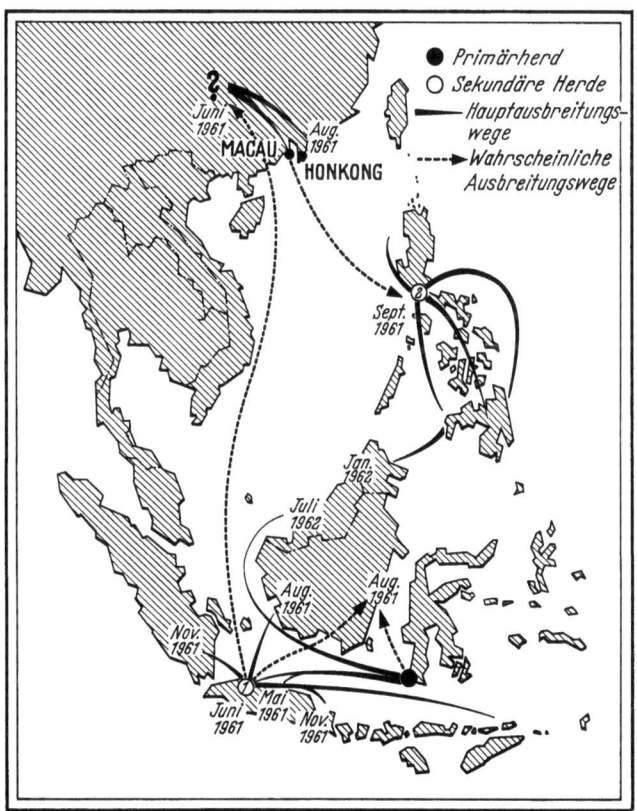

Abb. 1. *Ausbreitung der El-Tor-Cholera im Westpazifik, Mai 1961 bis März 1962* (nach O. FELSENFELD)

Anschluß an Rußland die meisten Teile Europas und von hier aus auch Nord- und Südamerika befallen. 1831 wurden Wien, Berlin und Hamburg, 1832 London und Paris heimgesucht. Auch der *dritte Seuchenzug* kam über Rußland nach Europa. Allein in Frankreich starben 1853/54 ca. 144000 Menschen an Cholera. 1856—1858 wütete die Seuche in Spanien und Portugal. Die *vierte Epidemie* gelangte über Ägypten, wohin sie mit einem von Djeddah nach Suez heimkehrenden Pilgerschiff 1865 eingeschleppt worden war, über die verschiedensten Teile Südeuropas bis in den Norden Deutschlands und nach Schweden. Im Königreich Preußen erlagen 1866 fast 115000 Menschen der Cholera. In Italien einschließlich Sardinien betrug die Zahl der Opfer 1867 über 130000. 1871—1874 wütete die Seuche erneut in verschiedenen Teilen Deutschlands.

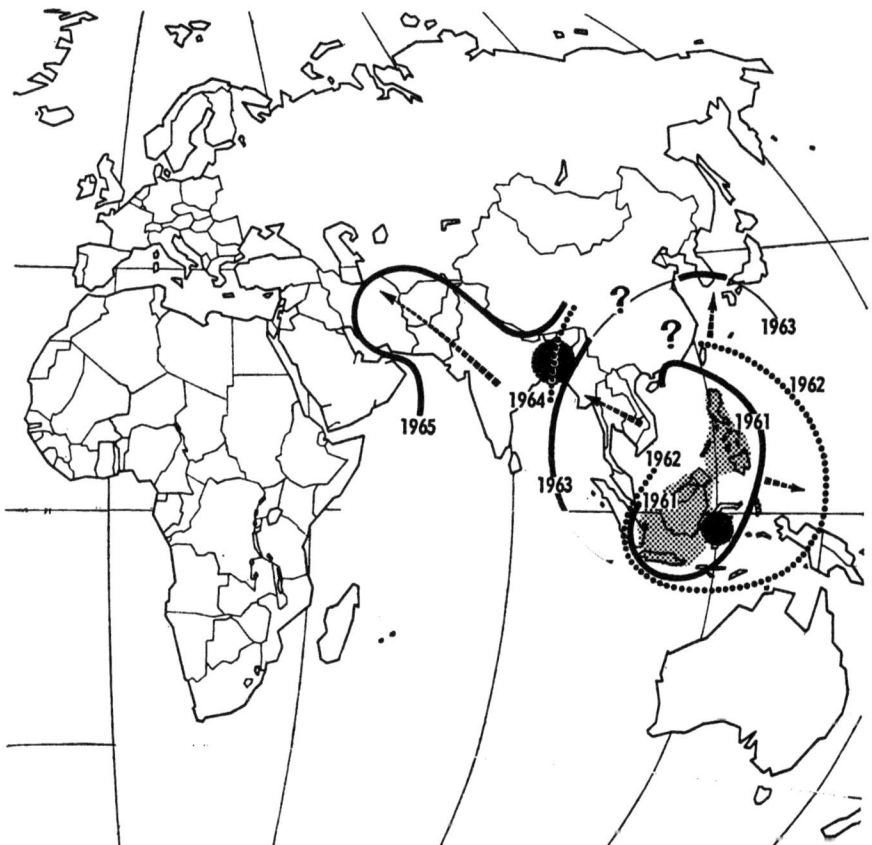

Abb. 2. Ausbreitung der Cholera von 1961—1965. (schwarzer Punkt: endemisches Gebiet von Cholera EL-Tor bis 1960; gestrichelter Punkt: endemisches Gebiet der klassischen Cholera bis 1963)

Während des *fünften Seuchenzuges*, der sich in Europa zunächst auf Frankreich, Italien und Spanien beschränkte, kam es 1892 zu einem großen Choleraausbruch in Hamburg, der bei fast 17000 Krankheitsfällen über 8600 Todesopfer forderte.

P. I. TSCHAIKOWSKY, der russische Komponist, ist am 6. November 1893 wenige Tage nach der Uraufführung seiner Sechsten Symphonie in St. Petersburg an Cholera gestorben.

Die *sechste Choleraepidemie* schließlich hat Zentraleuropa nur mehr sporadisch befallen. Sie nahm wie ihre Vorgänger ihren Ursprung in Indien, führte 1902 zu einem schweren Ausbruch unter den 400000 mohammedanischen Pilgern, die Mekka besuchten, und wurde dann via Ägypten und Kleinasien über ganz Rußland verbreitet. Die Seuche hat während der beiden Balkankriege 1912 und 1913 sowie während des 1. Weltkrieges in den Balkanländern, in der Türkei und in Österreich-

Ungarn eine begrenzte Rolle gespielt. *Von 1923 an* ist die Cholera dann *im wesentlichen auf Indien beschränkt* geblieben (MAY).

POLLITZER spricht von *3 Perioden* in der Geschichte der Cholera:

1. Periode: vor 1817, während welcher die Krankheit fast ausschließlich in Indien vorkam;

2. Periode: von 1817—1923, während welcher 6 von Indien ausgehende Pandemien auf östlich und westlich von Indien liegende Länder übergriffen und z. T. mehrere Kontinente betrafen;

3. Periode: von 1923 bis heute, während welcher Cholera wiederum fast ausschließlich eine Krankheit des Ostens wurde, da epidemische Ausbrüche westlich von Afghanistan, das 1960 eine Epidemie erfuhr, mit einigen Ausnahmen Iran (1939), Ägypten (1947), Syrien (1948) nicht mehr vorgekommen sind.

Ausbreitung der Cholera in den Jahren von 1865-75 bis 1948-60

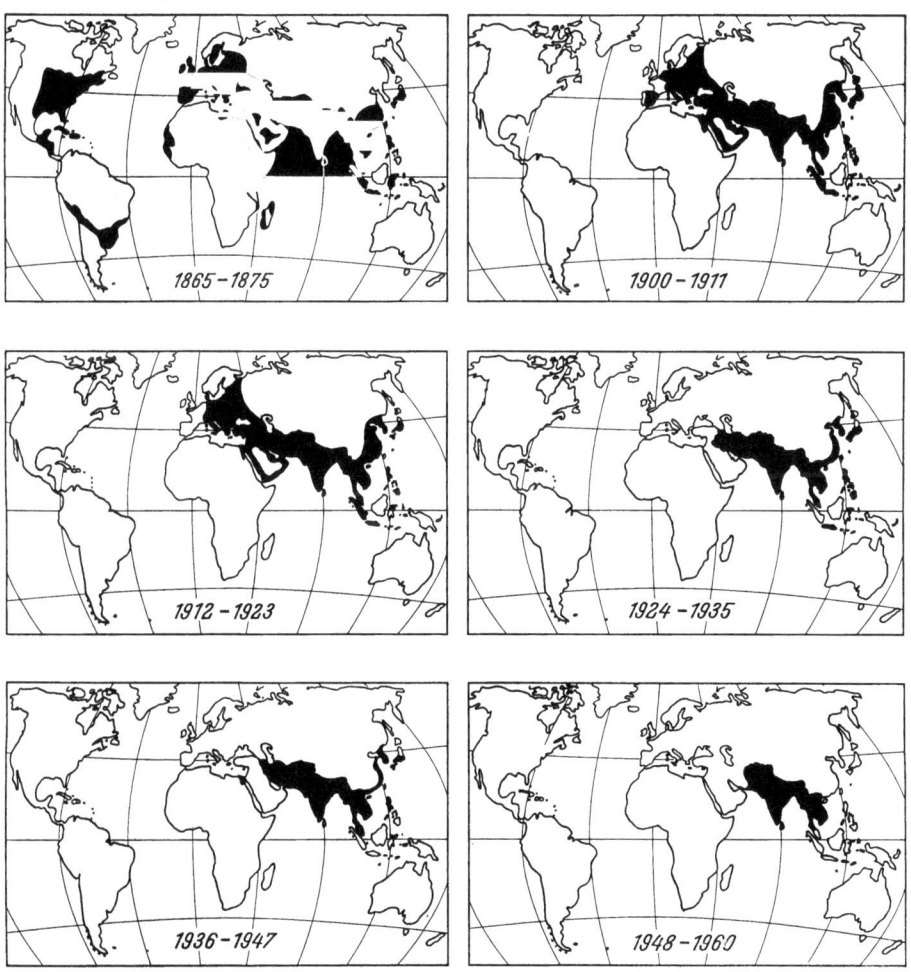

Abb. 3. *Ausbreitung der Cholera in der Welt von 1865/1875 bis 1948/1960* (nach A.M. KAMAL)

Die ägyptische Epidemie des Jahres 1947 forderte innerhalb von 2 Monaten bei rd. 20000 Erkrankungen über 10000 Tote.

In der letzten Dekade *1950—1960* zeigt die Cholera einen *stetigen Rückgang.* In Indien und Pakistan, den eigentlichen Endemiegebieten der Seuche, ist die jährliche Todesrate von 164000 Menschen für den Zeitraum von 1945—1949 auf 42000 Choleratote jährlich zwischen 1955 und 1959 gefallen. 1961 wurden aus Indien und Pakistan nur 17000 Todesfälle an Cholera gemeldet. *Neu* traten jedoch 1958 Choleraepidemien in Nepal und Thailand auf, 1960 in Burma. Seit 1961/62 sind auch in Hongkong, auf Taiwan und den Philippinen sowie in Indonesien und neuerdings auch in Korea größere, *durch* den bis dahin als apathogen geltenden *El Tor-Stamm* des Cholera-Vibrio hervorgerufene *Epidemien* aufgetreten, so daß dieses große Gebiet Ostasiens jetzt als bleibend verseucht zu gelten hat.

Abb. 1 veranschaulicht die Ausbreitung der Cholera im westpazifischen Raum 1961/62.

Abb. 2 zeigt die Stoßrichtung der Seuche von 1961—1965.

Abb. 3 bringt die historische und heutige Ausbreitung der Cholera nach einer Zusammenstellung von KAMAL.

Der *Cholerabacillus* ist erstmals von ROBERT KOCH 1883 in Ägypten gesehen und angezüchtet worden.

Die *Entdeckung* ist endgültig niedergelegt im „sechsten Bericht der deutschen wissenschaftlichen Commission zur Erforschung der Cholera", der am 2. Februar 1884 von dem Geh. Regierungsrat Dr. KOCH in Kalkutta verfaßt wurde. In der „Conferenz zur Erörterung der Cholerafrage", die am 26. Juli 1884 im Kaiserlichen Gesundheitsamt in Berlin stattfand, konnte KOCH bereits sehr konkret über viele Eigenschaften des Cholera-Erregers berichten und wichtige, auch heute noch gültige Vorschläge zur Bekämpfung der Seuche unterbreiten.

III. Erreger

1. Eigenschaften

In Bergey's Manual of determinative bacteriology (1948) wird der Cholera-Erreger folgendermaßen eingeordnet:

Klasse: Schizomycetes NAEGELI
Ordnung: Eubacteriales BUCHANAN
Unterordnung: Eubacteriinae Breed, MURRAY und HITCHENS
Familie: Pseudomonadaceae WINSLOW u. a.
Stamm: Sprilleae KLUYVER und VAN NIEL
Geschlecht: Vibrio MÜLLER
Art: Vibrio comma (SCHROETER) WINSLOW u. a. (Synonyma Vibrio cholerae NEISSER; Vibrio cholerae asiaticae PFEIFFER)

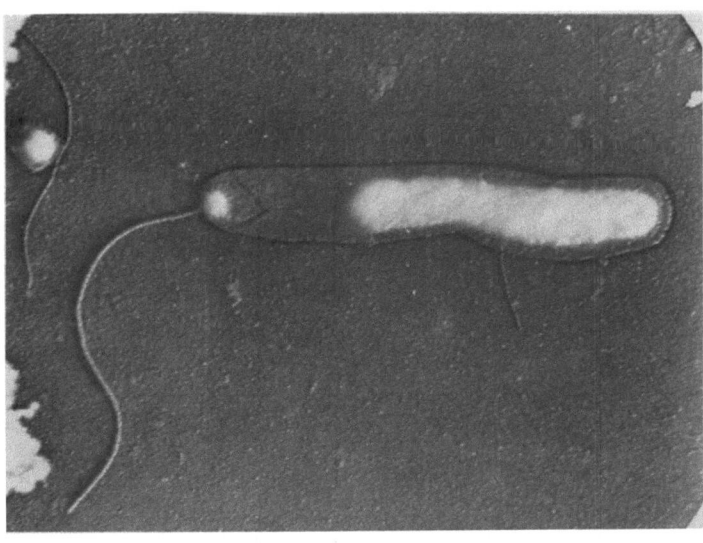

Abb. 4. *Vibrio cholerae* (Elektronenmikroskopische Aufnahme von J. GIUNTINI, Institut Pasteur, Vergrößerung 65000 ×)

Als Charakteristika des Genus Vibrio gelten: Kurze, gekrümmte Zellen, einzeln oder zu Spiralen vereinigt, beweglich mit Hilfe einer einzelnen, endständigen Geißel, die meist relativ kurz ist, selten zwei oder mehr Geißeln, Wachstum gut und schnell auf der Oberfläche der üblichen Standardnährböden. Aerobe bis anaerobe Arten. Meist Wasserformen, einige wenige Parasiten.

2. Morphologie

Vibrio cholerae ist in seiner typischen Form ein kurzes, gekrümmtes Stäbchen von 1,5—2 μ Länge und 0,3—0,4 μ Breite (MACKIE). Durch Aneinanderlagerung mehrerer Organismen entstehen S-Formen oder gewundene Spiralen. Bei einzelnen Stämmen, in älteren Kulturen oder unter ungünstigen äußeren Bedingungen findet sich ein erheblicher Pleomorphismus (PAOLETTI).

Die Vibrionen besitzen eine endständige Geißel und sind lebhaft beweglich (Abb. 4). Ihre Vermehrung erfolgt durch Querteilung. Sie lassen sich mit den üblichen Farbstoffen darstellen (am geeignetsten ist zehnfach verdünnte Karbolfulsinlösung)

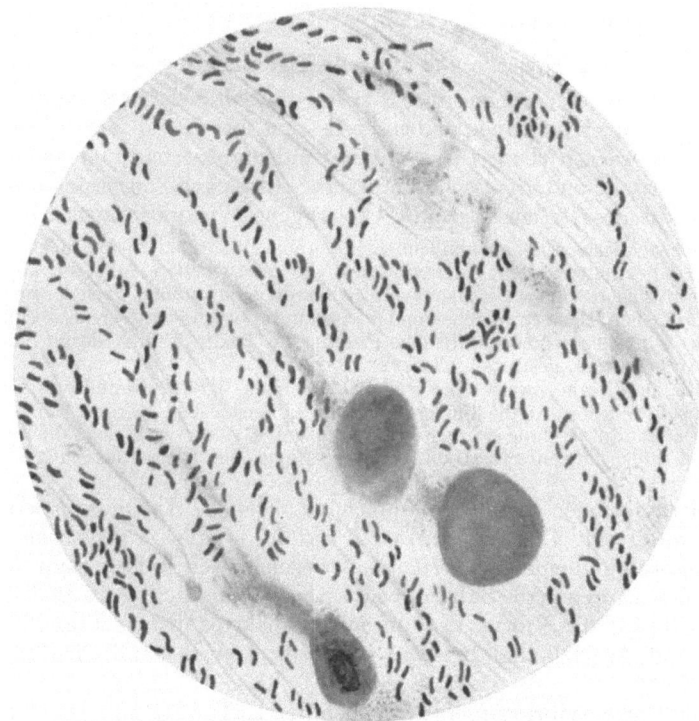

Abb. 5. Choleravibrionen in direktem Stuhlausstrich (gefärbt mit Carbolfudisin) (Öl-Imnesr.) (Aus: E.G. MAUCK: „Cholera asiatica", Hdb. Innere Med. 4. Aufl., Bd. I/2. Berlin-Göttingen-Heidelberg: Springer 1952)

und sind gramnegativ. Mit Hilfe von Spezialmethoden lassen sich chromatische Körper nachweisen, die morphologisch bei den anderen Bakterien feststellbaren Kernen entsprechen. In Ausstrichpräparaten von Cholerastühlen sind die Erreger in großen Mengen vorhanden und an einer „fischzugähnlichen" Anordnung zu erkennen (Abb. 5).

3. Kultur und Wachstumscharakter

Vibrio cholerae wächst auf flüssigen und festen Nährböden; optimal bei alkalischer Reaktion (pH = 8,0—9,0), einer Temperatur von 37° C und unter aeroben Bedingungen

(SARKAR und TRIBEDI). In alkalischem Peptonwasser bzw. alkalischer Bouillon kommt es in wenigen Stunden unter Trübung und Hautbildung zu üppiger Vermehrung. Auf festen Nährböden bilden sich charakteristische, durchscheinende, leicht opaleszierende oder granulierte, blaugraue Kolonien (KOLLE und PRIGGE). Unter ungünstigen äußeren Bedingungen werden aus dem normalen s (smooth)-Kolonien des Cholera-Erregers r (rough)- bzw. rugöse Kolonien (WHITE). Unter sehr adversen Bedingungen wächst die Kultur als Zwergkolonie oder als pleuropneumonieartige L-Form (MINCK).

Choleravibrionen haben einen charakteristischen enzymatischen Besatz mit proteolytischen, saccharolytischen und lipolytischen Fermenten. Gelatine und koaguliertes Blutserum werden verflüssigt, albuminoide Stoffe abgebaut, bestimmte Farbstoffe zu Leukobasen reduziert. Besonderes Interesse hat die Mucinase der Choleravibrionen gefunden (BURNET). In Bouillon- oder Peptonkulturen bilden Choleravibrionen Indol und reduzieren Nitrate zu Nitriten (Nitrosoindol = bzw. Cholerarot-Reaktion). Aus Dextrose, Saccharose Mannose und Mannit wird Säure gebildet, aber kein Gas. Laktose, Xylose und Arabinose werden dagegen nicht vergoren (POLLITZER).

Die klassischen Choleravibrionen bilden auf bluthaltigen Nährböden keine Hämolysine. Dagegen sind die El-Tor-Stämme, denen man früher eine Sonderstellung einräumte (GOTSCHLICH), die sich aber — wie neuere Untersuchungen ergeben haben, weder in epidemiologischer noch in klinischer oder pathologisch-anatomischer Hinsicht von den „echten" Cholerastämmen unterscheiden, durch den Besitz eines hitzelabilen, antigenwirksamen Hämolysin charakterisiert (FEELEY und PITTMAN).

4. Toxische und antigene Eigenschaften

Die Cholera-Erreger verfügen über Toxine, die teils sezerniert werden und so den Charakter von Exotoxinen haben, teils erst bei Zerfall der Vibrionen als Endotoxine frei werden (DE). Diese Toxine sind dialysierbar und widerstandsfähig gegen peptische und tryptische Verdauung. Erst nach Zerstörung ihres Lipopolysaccharidanteiles verlieren sie ihre choleragene Wirkung (DUTTA und OZA).

Eine der menschlichen Cholera ähnliche Erkrankung gibt es *bei Tieren* nicht. Auch die experimentelle Übertragung auf Choleravibrionen auf Versuchstiere führt im allgemeinen nicht zu einer der menschlichen Cholera vergleichbaren Erkrankung, doch lassen sich bei sehr jungen Kaninchen, Meerschweinchen und Mäusen unter besonderen Versuchsbedingungen choleraähnliche Symptome erzeugen, die eine Prüfung der Toxinwirkung oder auch der Wirksamkeit von Arzneimitteln gestatten (CHEEVER, SAYAMOV).

DE benutzt zu diesem Zweck eine isolierte, zweifach ligierte Dünndarmschlinge am lebenden Meerschweinchen, in die Choleravibrionen hineingegeben werden, die sich dort unter Setzung einer Entzündung vermehren. DUTTA und PAUSE verabfolgen die Keime bei Babykaninchen direkt intraintestinal und erzielen so eine Durchfallerkrankung von hoher Letalität.

Die Choleravibrionen werden entsprechend ihrem *O-Antigenaufbau* in *sechs Subgruppen* unterteilt. Die *Subgruppe OI* zerfällt in die serologischen Typen: „Inaba", „Ogawa" und einen als „Hikojima" bezeichneten Zwischentyp. Auch die *El Tor*-Stämme gehören in die Subgruppe OI. Das spezifische O-Antigen hat seinen Sitz in der Zellwand des Vibrio. Es kann mittels Dialyse und Fraktionierung mit Chloroform und Amylalkohol frei von unspezifischen Bestandteilen gewonnen werden (GALLUT).

Die echten Choleravibrionen einschließlich der El Tor-Stämme lassen sich *mit Hilfe von 4 Bakteriophagen-Gruppen* in *5 verschiedene Typen* unterteilen (MUKERJEE).

IV. Pathologisch-anatomische Befunde

Choleraleichen bieten meist ein charakteristisches Bild. Da die Totenstarre frühzeitig — aber regellos — eintritt, findet man die Gestorbenen oft in bizarren Stellungen an. Die extreme Austrocknung und Schrumpfung aller Gewebe ist besonders ausgeprägt im Gesicht, an den Augäpfeln sowie an den Händen und Füßen. Meist besteht eine hochgradige Abmagerung. Muskulatur und Subcutis sind auffallend trocken (MACKIE u. Mitarb.).

Am Dünndarm finden sich makroskopisch Gefäßerweiterung, Ödem und kleine Hämorrhagien. Die abdominellen Lymphknoten und die lymphatischen Strukturen des Dünndarmes sind geschwollen. Der Darminhalt ist flüssig, grau weißlich, mit Schleim durchsetzt, alkalisch reagierend (pH-Werte zwischen 8,0—9,0), frei von Gallenfarbstoffen und relativ eiweißarm. Mikroskopisch finden sich am Dünndarm neben der Hyperämie und der starken Erweiterung der Darmcapillaren auf die Oberfläche der Mucosa beschränkte Nekrosen oder Epithelverluste, dagegen keine entzündliche Reaktion oder Geschwürsbildung. Auch an den Nieren sind im akuten Stadium keine entzündlichen Erscheinungen sichtbar. Es finden sich lediglich Erweiterung der Gefäße und degenerative Veränderungen am Epithel der Harnkanälchen (NAUCK). Erst im Stadium der postcholerischen Urämie treten ausgeprägtere Nierenveränderungen auf, und zwar eine merkwürdige Kombination von akuter Tubulusnekrose und hypokaliämischer Nephropathie (BENYAJATI u. Mitarb.).

V. Pathogenese

Die Pathogenese der Cholera hat bis in die jüngste Zeit hinein nicht befriedigend geklärt werden können.

Die Cholera ist als *Lokalinfektion* anzusehen. Der Erreger dringt — wenn überhaupt — nur bis in die *oberflächlichen Lagen der Darmschleimhaut*, nicht dagegen in das tiefere Gewebe oder das Blut vor. Die Wirkungsweise der Stoffwechselprodukte einschließlich des oder der Toxine der Choleravibrionen ist noch immer Diskussionsgegenstand.

Es kann als sicher gestellt gelten, daß weder der Choleraerreger selbst noch seine Stoffwechselprodukte die Darmschleimhaut zur Abschilferung bringen können, außer wenn sich der Patient in einem schweren, protrahierten Schock befindet.

Die Intaktheit der Darmschleimhaut bei Cholera wurde in vivo auf verschiedene Weise nachgewiesen (PHILLIPS):

1. Der Cholerastuhl hat einen niedrigen Eiweißgehalt (0,1 g/100 g), ist also sicher kein Exsudat;

2. Intravenös injiziertes Evans-Blau erscheint nicht im Stuhl Cholerakranker;

3. Intravenös verabfolgtes, mit J 131 markiertes Polyvinylpyrrolidin wird im Stuhl von Cholerapatienten nicht schneller und nicht in größerer Menge ausgeschieden als im Stuhl gesunder Kontrollpersonen;

4. Mit Hilfe der Crosby-Kapsel in verschiedenen Tiefen des Darmes in vivo bei Cholerapatienten entnommene Probeexcisionen bestätigten histologisch die Unversehrtheit der Mucosa. Der Stuhl des Cholerakranken ist demnach nicht das Ergebnis einer Exsudation durch eine von Epithelien entblößte Darmschleimhaut.

Der *Cholerastuhl* ist vielmehr eine *dem Plasmawasser annähernd isotone Lösung*. Es finden sich etwa die gleichen Anionen- und Kationen-Konzentrationen. Der Kaliumgehalt des Cholerastuhles beträgt bei schweren Wasserverlusten durch den Darm (10—15 l in 24 Std) ca. 10 mAequ./l, bei Stuhlvolumina von 3 Litern pro 24 Std ca. 15 mAequ./l; eine schwere, 4—5 Tage dauernde Diarrhoe kann die Kaliumvorräte des Körpers um 15—30% verringern (WATTEN u. Mitarb.). Der Bicarbonatgehalt des Cholerastuhles liegt bei etwa 15 mAequ./l. Der Verlust an Bicarbonationen ist für die *Acidose* des Cholerakranken verantwortlich. Die Natrium- und Chloridkonzentrationen sind im Stuhl entsprechend niedriger als im Plasma.

Nach der Theorie von PHILLIPS gehen die großen Mengen wäßrigen Stuhles bei Cholera, die die rasche *Austrocknung* des Kranken nach sich ziehen, auf eine Hemmung der „Natriumpumpe" zurück, die sich in den Mucosazellen der Darmschleimhaut befindet und die normalerweise den aktiven Natriumtransport und damit auch den Transport von Flüssigkeit vom Darmlumen ins Plasma steuert. Diese „Natriumpumpe" kann im Modellversuch an der Froschhaut dargestellt werden.

PHILLIPS hat auf diese Weise einen *Hemmstoff der ,,Natriumpumpe"* sowohl im Stuhl wie im Plasma von Cholerakranken nachweisen können. Der Stoff ist dialysierbar und thermolabil. Es gilt noch zu klären, ob Keimträger, d. h. Menschen, die Cholerakeime im Intestinaltrakt beherbergen, aber keinen Durchfall haben, ebenfalls diesen Hemmstoff produzieren.

Die Allgemeinerscheinungen und Organveränderungen bei Cholera sind auf den großen *Wasser- und Elektrolyt-Verlust* zurückzuführen und insofern unspezifisch. Die Dehydration hat eine Verminderung des Blutwassers und eine *erhöhte Konzentration und Viskosität des Blutes* zur Folge. Es ist nicht ungewöhnlich, bei Cholerapatienten einen Hämatokritwert von 50—60 %, ein spezifisches Gewicht des Gesamtblutes von 1072 und höher sowie einen Gesamteiweißgehalt von 14 g/100 g anzutreffen. Während in vielen Fällen das Versagen des Kreislaufs in Verbindung mit Wasserverlust und Bluteindickung den Krankheitsverlauf entscheiden, kann in anderen Fällen das *Versagen der Nierenfunktion* im Vordergrund stehen. Als Folge der Verkleinerung des Blutvolumens und des Blutdruckabfalles kommt es zu einer Verminderung des Nierenblutstroms sowie der glomerulären Filtration und damit zur Oligurie oder Anurie. Eine im Sinne der Zentralisation des Kreislaufs einsetzende reaktive renale Vasokonstriktion spielt als zusätzlicher Faktor dabei eine wichtige Rolle.

Durch eine rechtzeitige und ausreichende Flüssigkeitszufuhr läßt sich diese Nierenfunktionsstörung häufig rasch beheben. Mit der Normalisierung des Blutvolumens und des Blutdruckes setzt die Urinproduktion dann wieder ein. Andererseits kann es unter anhaltender Vasokonstriktion der Nierengefäße zu ischämischen Störungen des Nierenparenchyms und damit zum klinischen Bild der akuten Tubulusnekrose kommen (REUBI).

Diese auch als *postcholerisches Nierenversagen* bezeichnete Situation ist häufig mit einer *Hypokaliämie* gekoppelt, da einerseits mit den profusen Durchfällen reichlich Kalium verloren geht, andererseits oft bereits prämorbid infolge chronischer Unterernährung ein Kaliummangel bestanden hatte.

VI. Epidemiologie

Auch bei sicherem Kontakt erkrankt bei weitem nicht jeder Mensch. Zur Zeit von Choleraepidemien werden jeweils große Teile der Bevölkerung mit Choleravibrionen infiziert gefunden, während nur ein relativ kleiner Anteil wirklich erkrankt. Die Cholera ist eine *sozio-ökonomische Krankheit*, die bevorzugt die arme Bevölkerung, die Unter- und Fehlernährten sowie diejenigen Menschen befällt, die unter schlechten sanitären Verhältnissen leben. Der vorausgehende oder gleichzeitige Befall mit anderen Parasiten begünstigt offenbar die Haftung der Cholerakeime. Ähnlich prädisponierend wirken vielleicht auch eine Hyp- bzw. Anacidität des Magensaftes (FELSENFELD).

Nur der *Mensch* dient *als Ansteckungsquelle*. Als infektiös haben der Stuhl, seltener auch das Erbrochene zu gelten. Von besonderer Bedeutung sind abortiv Erkrankte und Keimträger. Die Infektion erfolgt durch unmittelbaren Kontakt oder indirekt über verunreinigtes Trinkwasser oder Lebensmittel (KIRCHMAIR und PLENERT).

Die *Ausscheidung von Choleraerregern* währt im Vergleich zu anderen bakteriellen Darminfektionen nur verhältnismäßig *kurz*. Sie dauert in der Regel nur 2—3 Wochen, maximal 40—50 Tage (DE). Die Keimausscheidung ist am stärksten während der Inkubationszeit und auf der Höhe der Erkrankung, danach nimmt sie schnell ab. Bei nichterkrankten Kontaktpersonen sind Dauer und Menge der Ausscheidung wesentlich kürzer als in der Rekonvaleszenz. Die Vibrionenausscheidung erfolgt *intermittierend*, nicht kontinuierlich. Aus diesem Grunde sind zur Diagnosestellung unbedingt wiederholte Stuhluntersuchungen notwendig. Ein echtes Dauerausscheidertum gibt es bei Cholera nicht.

Choleravibrionen sind relativ *wenig widerstandsfähig* gegen Erhitzung, Austrocknung, Ultraviolettlicht und Ultra-Schallwellen sowie gegen eine Einwirkung von Säuren und Desinfizienzien (KOLLE und PRIGGE, POLLITZER, VIOLLE). In Cholerastühlen bleiben die Erreger — abhängig von der Außentemperatur — nur Stunden bis Tage am Leben. FELSENFELD fand die mittlere Überlebenszeit von El-Tor-Ogawa-Stämmen unter experimentellen Bedingungen in Brunnenwasser mit einem pH-Wert von 7,6—8,8 deutlich länger als die von nichthämolysierenden Ogawa- und Inaba-Stämmen.

In Flüssen und anderen natürlichen Gewässern ist die Überlebenszeit der Choleravibrionen u. a. abhängig von der Temperatur und dem pH-Wert des Wassers, seinem Salzgehalt, dem Grad der sonstigen bakteriellen Verunreinigung sowie der Menge der gleichzeitig vorhandenen organischen Stoffe (READ und PANDIT). Auch in Salzwasser überleben Cholerakeime einige Zeit (YASUKAWA). Auf Nahrungs- und Genußmitteln halten sie sich je nach dem Grad der Feuchtigkeit und der Reaktion des Substrates. Auf Gebrauchsgegenständen, Kleiderstücken, Geldscheinen und im Staub gehen die Vibrionen rasch zugrunde.

Wiege und Ursprungsland der Cholera ist seit altersher und bis heute das riesige, dichtbesiedelte *Gebiet des Ganges-Brahmaputra-Delta*. Warum die meisten Distrikte von Westbengalen mit der Hauptstadt Kalkutta und von Ostpakistan mit Dacca Hyperendemieherde der Seuche sind, ist letztlich ungeklärt. Man kennt einige Faktoren, die die endemische Haftung der Cholera begünstigen. So ist den Endemiegebieten gemeinsam, daß sie im allgemeinen in Flußniederungen nur wenige Meter über dem Meeresspiegel liegen, eine hohe absolute Feuchtigkeit besitzen, sehr dicht bevölkert sind und eine Unzahl an Wasserwegen, Reservoiren und Teichen aufweisen, die von einer unter primitivsten sanitären Verhältnissen lebenden Bevölkerung gleichzeitig als Trink- und Waschwasserquelle sowie als Kloake benutzt werden.

Choleraepidemien gibt es in *zwei Typen*, einmal als ein in ein bis dahin unverseuchtes Gebiet eingeschlepptes Geschehen, zum anderen als eine saisongebundene Morbiditätssteigerung in einem endemischen Bezirk. Die *eingeschleppte Epidemie* hat meist den Charakter einer Explosivseuche mit plötzlichem Beginn, rascher Ausbreitung und jähem Ende. Die *periodisch* auftretende epidemische *Häufung* von Cholerafällen *in Endemiegebieten* ist von einer Reihe von Faktoren u. a. auch von klimatischen Einflüssen abhängig, die heute noch nicht voll überschaubar sind. Die Zusammenkünfte großer Menschenmassen bei religiösen Festen, Jahrmärkten oder Pilgerzügen gelten seit altersher als besonderes Gefahrenmoment. Aber auch schon die nach der Regenzeit einsetzende größere Freizügigkeit und Beweglichkeit der Bevölkerung kann zu einer MorbiditätssteigerungAnlaß geben.

VII. Klinisches Bild

1. Symptomatologie

Die *Inkubationszeit* der Cholera variiert. Sie beträgt 1—5, in der Regel 3 Tage, kann sich aber auch bis auf 10 Tage ausdehnen.

Die *Infektion* verläuft unter sehr *verschieden schweren Bildern* und wechselt zwischen schwersten, innerhalb kurzer Zeit tödlichen Formen, mittelschweren Durchfällen und abortiven oder symptomlosen Verläufen. Man schätzt, daß nur zwischen 5—10 % der klinisch manifesten Cholerafälle typische Cholerasymptome zeigen.

Der *klinische Verlauf* wird zweckmäßig in verschiedene *Stadien* unterteilt:
1. Stadium der prämonitorischen Diarrhoe,
2. Stadium der großen Entleerungen,
3. Stadium des Kollapses,
4. Stadium der Reaktion und
5. Stadium der Urämie.

Viele Fälle gehen nie über das *erste Stadium* hinaus; sie sind zunächst nicht choleraverdächtig und haben eine ausgezeichnete Prognose. Sie werden unter dem Begriff der *Choleradiarrhoe* oder *Cholerine* zusammengefaßt.

Im Gegensatz dazu stehen die Fälle, die das erste Stadium gleichsam überspringen und unmittelbar mit dem *2. Stadium*, mit schwersten Brechdurchfällen einsetzen. Die *typische Krankheit* beginnt mit Leibschmerzen und uncharakteristischen Durchfällen. Die zunächst noch fäkulenten, breiigen oder dünnflüssigen, bräunlich gefärbten Stühle werden sehr bald wäßrig. Es kommt zu sehr häufigen Entleerungen großer Mengen (3—15 l/Tag) einer getrübten, mit kleinen Schleimflocken untermischten Flüssigkeit, deren Aussehen mit dem von Reiswasser verglichen worden ist. Im Gegensatz zu Dysenterie bestehen keine Tenesmen. Die Mehrzahl der Patienten bleibt afebril. Das Erbrechen kann gelegentlich ganz fehlen. Es ist oft recht qualvoll, doch nicht eigentlich schmerzhaft. Nach Entleerung von Speiseresten wird auch das Erbrechen wäßrig, bei längerer Dauer des Erbrechens kann es gallig oder auch blutig werden.

Das 2. Stadium geht gewöhnlich unmerklich in das *3. Stadium* über. Eine Ausnahme bilden die seltenen Fälle von *Cholera siderans oder sicca*, die ohne Erbrechen und Durchfall bereits nach wenigen Stunden im schwersten Kreislaufschock zugrunde gehen. Bei der *typischen Cholera gravis* führt der große Wasser-

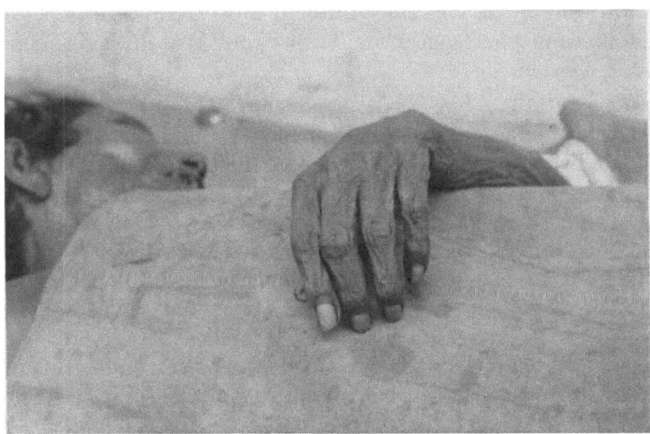

Abb. 6. *Cholera-„Waschfrauen-Hände"* (Aus: S.N.DE: „Cholera, its pathology and pathogenesis", Oliver and Boyd, Edinburgh/London, 1961, mit freundlicher Genehmigung des Autors und des Verlages)

verlust schnell zu einer *Exsiccose* mit stärkstem Durstgefühl, Trockenheit der Lippen sowie der Mund- und Rachenschleimhaut. Die Heiserkeit *(Vox cholerica)* ist Ausdruck dieser Austrocknung. Die Haut wird unelastisch, blaß, zyanotisch, in Falten abhebbar oder runzlig. Das Aussehen der Hände ist mit dem von Waschfrauenhänden verglichen worden (Abb. 6). Die Augen liegen tief in den Höhlen, die Wangen sind eingefallen, die Nase hervorstehend (Facies hippocratica). Charakteristisch sind schmerzhafte *Muskelkrämpfe*. Sie nehmen ihren Anfang in den

Fingern und Zehen, dehnen sich auf Arme und Waden sowie Oberschenkel aus und können auch die Muskulatur des Bauches und Brustkorbes einbeziehen.

Neben der Dehydration treten *Erscheinungen von seiten des Kreislaufs* in den Vordergrund. Der Puls wird frequent, weich, schließlich unfühlbar, der Blutdruck sinkt, die Temperatur fällt unter die Norm, die Herztöne werden zunehmend leiser, die Atemzüge flach und unregelmäßig (*Choleraasphyxie*) (Abb. 7).

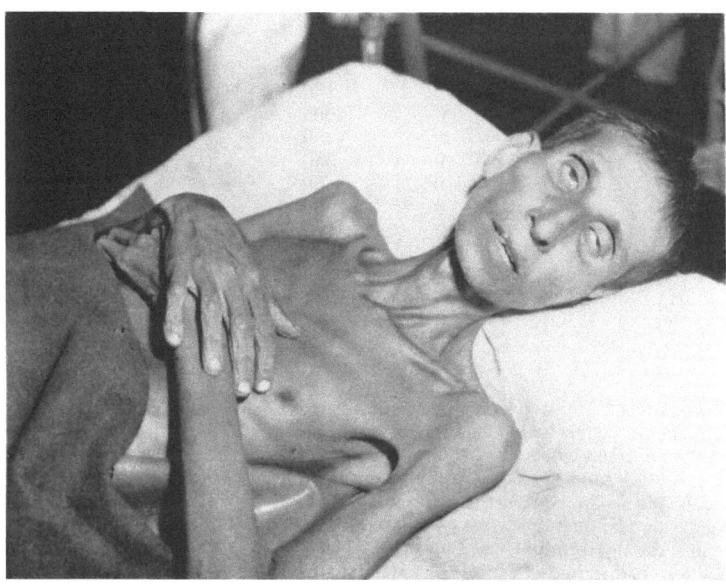

Abb. 7. *Cholera-Asphyxie* (Aus: S. N. DE: „Cholera, its pathology and pathogenesis“, Oliver and Boyd, Edinburgh/London, 1961, mit freundlicher Genehmigung des Autors und des Verlages)

Mit zunehmendem Wasserverlust nimmt die Urinmenge ab. Im Harn treten Eiweiß und Cylinder auf. Schließlich sistiert die Urinproduktion vollständig. Der Patient gerät in einen *komatösen Zustand*, der unter den Erscheinungen der extremen Exsiccose und des Kreislaufkollapses zum Exitus letalis führt. Der ganze Verlauf erstreckt sich auf wenige Tage, manchmal aber auch nur auf wenige Stunden.

Diejenigen Patienten, die den Kollaps überleben, treten nach wechselnder Zeit in das *4. Stadium der Reaktion* ein, das zuweilen überraschend schnell zu völliger Genesung führt. Die Stühle nehmen an Zahl und Menge ab und zeigen allmählich wieder einen fäkalen Charakter. Die Reaktion zeigt sich an einem Anstieg des Blutdruckes, einer Besserung von Kreislauf und Atmung, Verschwinden der Cyanose, Anstieg der Körpertemperatur und Zunahme der Urinproduktion.

In manchen Fällen kommt es neuerlich zu einem Versiegen der Harnsekretion und damit zur Entwicklung des *5. Stadiums*, der *Niereninsuffizienz*.

Wie bei akutem Nierenversagen aus anderer Ursache ist es sehr schwierig, eine Prognose zu stellen über den Ausgang dieser postcholerischen Urämie bzw. die Dauer der sie einleitenden Oligurie oder Anurie. In den Fällen, die überleben, kann die Diurese überschießend nach 3 oder auch erst nach 10 Tagen einsetzen. Die komplette Wiederherstellung ist dann die Regel. DE fand in einer kürzlichen Untersuchung, daß etwa 6 % aller bakteriologisch positiven Fälle von schwerer Cholera dieser postcholerischen Urämie erliegen.

Tabelle 2. *Krankheitstag und Verhalten von Ausfuhr, Einfuhr, Rest-N- und Kaliumwert i. S.*
bei einem tödlich ausgehenden Fall von postcholerischer Urämie (n. BENYAJATI u. Mitarb.)

Krkhs.-Tag	Ausfuhr				Einfuhr	Rest-N mg%	K mAe/1
	Urin c.c.	Stuhl c.c.	Erbrochenes c.c.	Gesamt c.c.	c.c.		
1	0	2,700	150	2,850	14,000	—	—
2	0	7,000	0	7,000	4,000	57	4,3
3	0	700	0	700	4,000	—	—
4	0	1,400	0	2,400	1,500	66	—
5	0	1,000	50	1,050	2,500	—	4,1
6	0	1,130	0	1,130	2,000	—	3,7
7	0	3,000	0	3,000	300	133	4,1
8	0	0	0	0	700	133	—
9	350	0	0	350	600	—	3,8
10	50	0	0	50	1,000	180	3,6
11	30	0	0	30	1,150	—	3,7
12	200	0	0	200	700	—	4,2
13	300	0	0	300	1,200	—	4,0
14	100	0	0	100	300	—	4,0
15	275	0	0	275	100	—	—
16	20	0	0	20	1,200	—	4,1
17	0	0	0	0	1,500	200	4,0
18	0	0	0	0	800	—	—

Tab. 2 zeigt das Verhalten von Flüssigkeits-Ein- und Ausfuhr, Reststickstoff und Serum-Kalium bei einem 56jährigen Chinesen, der 24 Std nach Beginn einer schweren Cholera stationär aufgenommen wurde und 18 Tage später an Niereninsuffizienz verstarb. Der Patient war bei der Einlieferung semikomatös und extrem ausgetrocknet. Der Hämatokritwert lag bei 65%, das spezifische Gewicht des Gesamtblutes betrug 1072. Trotz rascher Rehydration und Rückgang der Hämokonzentration blieb der Patient 8 Tage anurisch. Azotämie, Acidose und Anämie nahmen terminal zu. Dagegen kam es nicht zu einer Hyperkaliämie, offenbar weil die Kaliumvorräte in der akuten Phase der Krankheit bereits aufgebracht worden waren.

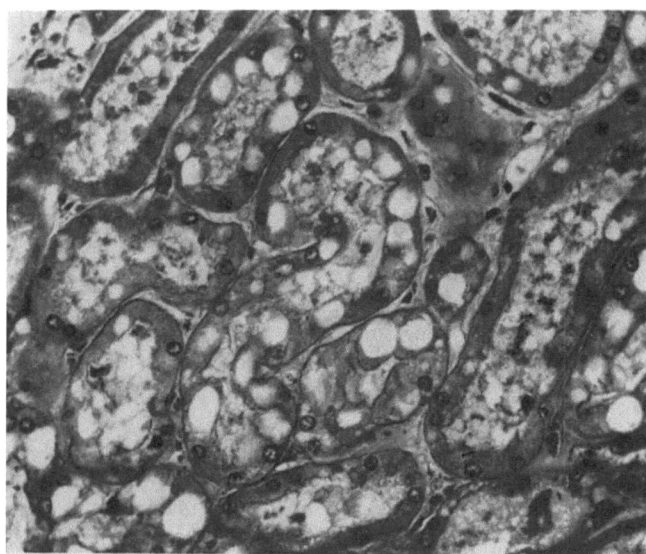

Abb. 8. Schwere vacuoläre Degeneration der Tubuluszellen der Niere bei hypokaliämischer Nephropathie (Aus: CH. BENYAJATI et al. Ann. Intern. Med. **52**, 960—975, 1960, mit freundlicher Genehmigung des Verlages)

Abb. 8 zeigt die schwere vakuoläre Degeneration der Tubuluszellen der Niere, die als Charakteristikum der hypokaliämischen Nephropathie gilt.

2. Komplikationen

Cholerapatienten sind in besonderem Maße der *Gefahr sekundärer bakterieller Infektionen* ausgesetzt. Als Komplikationen können Hauteiterungen, Erysipel, Bronchopneumonien, Parotitis, Otitis media, Cystitis und Sepsis auftreten (WARDENER).

Gefürchtet sind Thrombosen. Gelegentlich kommt es zu *Psychosen*. Als Folge der Austrocknung können bleibende Hornhautschäden entstehen.

Die Krankheitsprognose ist getrübt, wenn Mischinfektionen (z. B. Amöben- oder Bakterienruhr, Salmonellosen, Malaria) oder anderweitige Erkrankungen bzw. Unterernährung und Avitaminosen vorliegen. Besonders schlecht ist die Prognose bei Kleinkindern und bei alten Menschen. In der Gravidität führt Cholera in der Regel zum Abort.

3. Diagnose und Differentialdiagnose

Bei einer Häufung von Choleraerkrankungen oder in typischen Fällen ist die Diagnose der Cholera nicht schwierig. Aber auch bei uncharakteristischer Erkrankung wird im Verlauf von Epidemien oder in endemischen Gebieten der Verdacht auf Cholera gelenkt werden. Die rechtzeitige Erkennung sporadischer Erkrankungen oder von Einzelfällen bei Einschleppung in cholerafreie Gebiete ist besonders wichtig und verantwortungsvoll. Bei Choleraverdacht kommt es darauf an, die Diagnose möglichst frühzeitig durch den bakteriologischen Nachweis der Erreger zu sichern.

Die *Isolierung und Identifizierung des V. cholera* gelingt im akuten Stadium verhältnismäßig leicht. Bei Rekonvaleszenten und Kontaktpersonen hingegen stößt die bakteriologische Diagnose auf Schwierigkeiten und erfordert sorgfältige und wiederholte Untersuchungen, weil die Vibrionenausscheidung intermittierend erfolgt.

Der *direkte Nachweis* im nativen Präparat oder im gefärbten Ausstrich aus frischem Patientenstuhl bzw. im Rektalabstrich kann als Grundlage einer vorläufigen Diagnose dienen, bietet aber keine sichere Gewähr und muß stets durch eine *eingehendere bakteriologische Untersuchung*, unter Anwendung kultureller, biochemischer und serologischer Methoden ergänzt werden. Die Stuhl- oder Rektalabstriche werden mit verdünntem Karbolfuchsin gefärbt und gleichzeitig in Peptonwasser kultiviert. In letzterem entwickelt sich positivenfalls in wenigen Stunden eine Haut, die im Ausstrich wiederum gefärbt und mikroskopisch betrachtet wird. Andererseits wird die Haut auf Gelatine-Agar übertragen und weiter kultiviert. Typische Kolonien werden mit 0,5 % Natriumdesoxycholat auf Viscosität geprüft und am folgenden Tag dann einer Deckglasagglutination sowie einer Zuckervergärungsprüfung auf Kliglers Schrägagar unterzogen. Als Anreicherungs- und Konservierungsmedien für Choleravibrionen haben sich auch unter primitiven Verhältnissen ein flüssiges, alkalisches, gallensalz- und tellurithaltiges *Peptonwasser* bzw. ein fester, alkalischer, gallensalz- und tellurithaltiger Gelatineagar bewährt (MONSUR).

Ein rascher und zuverlässiger Nachweis von Choleravibrionen gelingt mit Hilfe der Methode der fluorescierenden Antikörper nach 6 stündiger vorheriger Anreicherung des Ausgangsmaterials (Stuhl, Rectalabstrich, Wasser etc.) in 10 % alkalischen Petponwasser (FINKELSTEIN und GOMEZ).

Eine schnelle vorläufige Diagnose gestattet auch die Betrachtung der Kolonien von Choleravibrionen auf Fleischextraktagar in schräg auffallendem Licht. Auch hier muß eine mehrstündige Keimanreicherung in Peptonwasser vorausgehen. Die morphologisch typischen Kolonien werden dann durch Agglutination mit spezifischen Antiseren identifiziert.

Der *Nachweis spezifischer Antikörper* durch Agglutination von Choleravibrionen mit Patientenserum ist *diagnostisch nicht zu verwerten*, weil die Agglutinine relativ spät (4.—5. Krankheitstag) erscheinen und der Erregernachweis schneller zum Ziele führt. Auch für eine retrospektive Diagnose im Einzelfall wie bei Reihenuntersuchungen zur Feststellung des Immunitätsgrades einer Bevölkerung endemischer Gebiete hat die Agglutinationsprobe nur bedingten Wert, weil nur mäßige Titerhöhen erreicht werden und der Titerabfall frühzeitig einsetzt (POLLITZER).

Die *Differentialdiagnose* der Cholera umfaßt in erster Linie Infektionen durch andere Bakterien, insbesondere Salmonellen und Shigellen sowie Vergiftungen durch bakterielle Toxine (Clostridium botulinum, Staphylococcus) oder andere Gifte (Pilze, Arsen, Antimon). Auch Malaria und Trichinose können „choleriform" beginnen. Gelegentlich entwickelt sich unter den Bedingungen extremer Hitze und hoher Feuchtigkeitsgrade ein choleraähnliches Syndrom mit schmerzhaften Muskelkrämpfen, kollapsartigem Zustand und wässrigen Durchfällen.

4. Prophylaxe

Die erfolgreiche Bekämpfung der Cholera gründet sich auf eine möglichst *frühzeitige Erkennung, Isolierung* und *antibiotische Behandlung* der Erkrankten und Kontaktpersonen. Besonders wichtig ist die Beachtung der klassischen Grundsätze der *prophylaktischen Hygiene:* Anzeigepflicht, Aufspürung der Infektionsquellen und Feststellung der Übertragungswege, Überwachung der Wasserversorgung und Nahrungsmittelzufuhr, Desinfektion und Quarantäne (HETSCH, Wld Hlth Org. 1951). Eine Ansteckung ist durchaus vermeidbar, wenn man die Kontaktinfektion berücksichtigt, nur einwandfreie Nahrungsmittel zu sich nimmt und das Trinkwasser vor Gebrauch abkocht.

Die *aktive Schutzimpfung* vermittelt zwar keine absolute Sicherheit, hat sich aber gerade im großen Maßstab bewährt (DELPY). Der zur aktiven Schutzimpfung meist verwendete Impfstoff besteht aus schonend (durch Erwärmen) abgetöteten Choleravibrionen der antigen verschiedenen Haupttypen, die in 0,5 % Phenol-Kochsalzlösung so aufgeschwemmt sind, daß 1 ml 5 Milliarden Keime enthält.

Bei der *Erstimpfung* sind 3 Injektionen in 8tägigen Abständen notwendig. Bei der ersten Gabe werden 0,5 ml subcutan verabfolgt, bei den beiden nachfolgenden Impfungen je 1 ml. Der Cholera-Impfstoff wird im allgemeinen gut vertragen. Lokal treten gelegentlich Infiltrate auf (DICK).

Die Dauer des durch eine Schutzimpfung verliehenen Schutzes wird mit 6 Monaten angenommen, er beginnt 6 Tage nach der ersten Injektion. Die *Choleraschutzimpfung* muß also, um gültig zu bleiben, *alle 6 Monate wiederholt* werden, wozu im allgemeinen eine Injektion von 1 ml genügt. Vorschrift der Weltgesundheitsorganisation ist allerdings, die Wiederholungsimpfung so vorzunehmen wie die Erstimpfung. Die Choleraimpfung ist obligatorisch für Reisende, die sich in Endemiegebiete begeben, sowie für Reisende, die aus zur Zeit verseuchten Gebieten kommen.

Der Impferfolg ist von der Güte der Vaccine abhängig. Da die *Choleraimpfstoffe* in den verschiedenen Ländern erhebliche Unterschiede aufweisen, hinsichtlich Verträglichkeit und Wirksamkeit, wurde 1958 von der Weltgesundheitsorganisation eine Studiengruppe beauftragt, die Impfstoffe zu standardisieren (Wld Hlth Org. 1959).

Den Prüfstellen der verschiedenen Länder wird dabei bezüglich technischer Details auch weiterhin Spielraum gelassen, jedoch wurden allgemein verbindliche Forderungen hinsichtlich der zur Impfstoffbereitung verwendeten Stämme und der Kontrolluntersuchungen der gebrauchsfertigen Choleravaccinen formuliert und bestimmte Verfahren der Aktivitätsprüfung vorgeschlagen. Die zum Vergleich erforderlichen internationalen Standardpräparationen können vom Statens Serum Institute, Kopenhagen, bezogen werden.

Neben den meist benutzten Ogawa- und Inaba-Stämmen sollen entsprechend ihrer steigenden Bedeutung in Zukunft auch El-Tor-Stämme und möglicherweise auch ein Toxoid dem international anerkannten Impfstoff einverleibt werden (PITTMAN und FEELEY, VELLA). Ein Öl-Adjuvans-Impfstoff befindet sich noch im Versuchsstadium. Einige Autoren erwarten von der oralen Anwendung einer Cholera-Vaccine eine entscheidende Erhöhung des — zumindest im Tierversuch — für die Immunität wichtigen Copro-Antikörpers (SMADEL).

Wie in der Behandlung so wird auch in der Prophylaxe der Cholera die Verabfolgung von Phagen — insbesondere simultan im Verein mit einer einmaligen Impfstoffgabe — von russischer Seite empfohlen (SAYAMOV). DUTTA und PAUSE haben experimentell im Tierversuch den prophylaktischen Wert der Phagengabe bestätigt.

5. Therapie

Cholerapatienten müssen *strenge Bettruhe* einhalten. Jede unnötige Bewegung soll vermieden werden. Anfänglich ist *absolute Nahrungskarenz* geboten. Der *Flüssigkeitsersatz* muß meist *parenteral* erfolgen.

Die Behandlung der Cholera hat in erster Linie die Störungen im Wasser- und Mineralhaushalt auszugleichen und das Plasmavolumen wiederherzustellen. Ebenso wichtig ist die Bekämpfung des drohenden Kreislaufkollapses sowie die Beseitigung der Acidose und in schweren Fällen auch der Hypokalimäie.

Bewährt hat sich die i.v. Zufuhr einer isotonischen Kochsalzlösung sowie die Gabe von Natriumbicarbonat. Auf 3 l physiologische NaCl-Lösung werden 1 l 2% NaHCO^3 verabfolgt. CHAUDHURI empfiehlt statt Natrium-Bicarbonat Natrium-Laktat zu verwenden. Bei größeren Flüssigkeitsverlusten durch den Stuhl ($>$ 3 l/die) werden zweckmäßig jedem Liter i.v. zugeführter Flüssigkeit 10 m Aeq. Kalium zugesetzt (PHILLIPS). Die Gesamtmenge Flüssigkeit, die intravenös zugeführt werden darf, ergibt sich aus dem Zustand des Patienten und dem Ausmaß der Hämokonzentration. Bei Überhydration besteht die Gefahr eines Lungenödems (CHAKRAVARTI und CHAUDHURI).

Der Kreislaufkollaps erfordert den vollen *Einsatz der modernen Schock-bekämpfung* (Novadral, Noradrenalin, Hypertensin).

Die größten Schwierigkeiten bietet die *medikamentöse Beeinflussung von Erbrechen und Durchfall*. Man wird Antiemetika (z.B. Chlorpromazin) oder auch Atropin bzw. atropinähnliche Pharmaka parenteral verabreichen oder vorsichtig Chloroform (10 Tropfen in $^1/_2$ Glas Wasser) bzw. auch Opiumtropfen peroral geben. Gegen die profusen Durchfälle wird man einen Versuch mit Tierkohle, Eldoform, Vioform (Entero-Vioform, Mexaform) oder Siosteran unternehmen.

Die spezifische *Therapie mit Sulfonamiden oder Antibioticis* hat bei der Cholera *nur sekundäre Bedeutung*. Der Choleravibrio ist zwar in vitro gegen Sulfonamide, Tetracycline, Chloramphenicol, Streptomycin, Neomycin und Polymyxin empfindlich, jedoch werden mit der praktischen Anwendung dieser Mittel in vivo weder die Toxämie noch der schwere und häufig tödliche Elektrolytverlust der Cholerapatienten beseitigt (LAHIRI).

Die Antibiotica nehmen aus diesem Grunde nach der Behandlung mit Wasser und Salz erst den zweiten Platz ein. Die Sulfonamide sowie die ototoxisch wirkenden Antibiotica sind für den oligurischen Patienten gefährlich und sollten nicht verwendet werden. Empfohlen werden können *Chloramphenicol sowie Tetracyclin* (GREENOUGH u. Mitarb.).

Beide Mittel verringern die Zeit der Keimausscheidung. Sie haben damit nicht nur therapeutischen Wert, sondern sind auch *epidemiologisch wichtig*, da bei ihrer Anwendung mögliche Infektionsquellen früher verschlossen werden.

Für die postcholerische Urämie gelten die Richtlinien der Therapie der akuten Tubulusnekrose (LOSSE).

Nach anfänglich günstigen Berichten ist man in der Beurteilung der Wirksamkeit spezifischer Bakteriophagen bei Cholera sehr viel zurückhaltender geworden (POLLITZER). Russische Autoren haben jedoch in den letzten Jahren das Interesse an der Behandlung der Cholera mittels Phagen neu belebt.

Die „russischen" Phagen werden in Altenativpassagen im Dünndarm und in der Gallenblase von Meerschweinchen gezüchtet. SAYAMOV berichtet über gute therapeutische Erfahrungen aus Pakistan und Afghanistan bei einer Dosierung von anfänglich einmal 5—10 ml Choleraphage i.v. oder i.m. und nachfolgend für 3 Tage 30 ml Phage peroral.

Die international geltenden Regeln der Cholerabekämpfung einschließlich der sanitären Vorschriften und Kontrollen für die Pilgerzüge zu Land, Luft oder Wasser von und nach Hedjaz sind im Jahre 1952 neu formuliert worden und niedergelegt in den: International sanitary regulations (WHO Regulations Nr. 2, 1952).

Literatur

Benyajati, Ch., M. Keoplug, W.R. Beisel, E.J. Gangarosa, H. Sprinz, and **V. Sitprija:** Acute renal failure in asiatic cholera. Clinicopathologic correlations with acute tubular necrosis and hypokalemic nephropathy. Ann. intern. Med. **52**, 960—975 (1960). — **Burnet, F.M.:** The mucinase of V. cholerae. Aust. J. exp. Biol. med. Sci. **26**, 71—72 (1948).

Chakravarti, H.S., and **R.N. Chaudhuri:** Plasma sodium, potassium and chloride changes in cholera and their significance in prognosis and treatment. J. Indian med. Ass. **23**, 488 (1954); zit. nach R. Pollitzer: Cholera. Wld Hlth Org. Monograph Series Nr. 43, Genf 1959. — **Chatterjee, H.N.:** Treatment of uraemia in cholera. Lancet **1952 II**, 90. ~ Therapy of diarrhoe in cholera. Lancet **1953 II**, 1045—1046. ~ Control of vomiting in cholera and oral replacement of fluid. Lancet **1952 II**, 1063. — **Chaudhuri, R.N.:** Treatment of cholera. Indian med. Gaz. **85**, 257—262 (1950). — **Cheever, F.S.:** Experimental cholera in animals. Publ. Hlth Rep. (Wash.) **78**, 701—703 (1963).

De, S.N.: Cholera, its pathology and pathogenesis. Edinburgh/London: Oliver and Boyd, 1961. — **Delpy, L.:** Possibilités d'amélioration des vaccins anticholeriques et methodes d'evaluation de leur efficacité. Bull. Wld Hlth Org. **28**, 369—378 (1963). — **Dick, G.W.A.:** Vaccination against yellow fever and cholera. Practitioner **183**, 305—312 (1959). — **Dutta, N.K.,** and **N.B. Oza:** The effect of gastrointestinal enzymes on cholera toxin. Bull. Wld Hlth Org. **28**, 307—310 (1963). — **Dutta, N.K.,** and **M.V. Panse:** An experimental study on the usefulness of bacteriophage in the prophylaxis and treatment of cholera. Bull. Wld Hlth Org. **28**, 357—360 (1963).

Feeley, J.C., and **M. Pittman:** Studies on the haemolytic activity of El Tor vibrios. Bull. Wld Hlth Org. **28**, 347—356 (1963). — **Felsenfeld, O.:** Some observations on the cholera (El Tor) epidemic in 1961—1962. Bull. Wld Hlth Org. **28**, 289—296 (1963). — **Felsenfeld, O.:** A Review of Recent Trends in Cholera Research and Control. Bull. Wld Hlth Org. **34**, 161—195 (1966). — **Finkelstein, A.,** and **A.Z. Gomez:** Comparison of methods for rapid recognition of cholera vibrios. Bull. Wld Hlth Org. **28**, 327—332 (1963).

Gallut, J.: Les antigènes thermostables de vibrio cholerae: Localisation et isolement de l'agglutinogène O spécifique. Bull. Wld Hlth Org. **28**, 385—387 (1963). — **Gotschlich, F.:** Über Cholera und choleraähnliche Vibrionen unter den aus Mekka zurückkehrenden Pilgern. Z. Hyg. Infekt.-Kr. **53**, 281—304 (1906). — **Greenough, W.B., R.S. Gordon, I.S. Rosenberg,** and **B.I. Davies:** Tetracycline in the Treatment of Cholera. Lancet **1964 I**, 355—357.

Haeser, H.: Lehrbuch der Geschichte der Medizin und der epidemischen Krankheiten. 3. Aufl., Bd. III. Jena: Gustav Fischer 1882. — **Hetsch, H.:** Choleraimmunität und Choleraschutzimpfung. In: Handbuch der path. Mikroorganismen, Bd. IV, Teil 1, S. 125—178. Hrsg. von W. Kolle, R. Kraus u. P. Uhlenhuth. Jena: Fischer/Urban u. Schwarzenberg 1928. — **Hirsch, A.:** Handbook of geographical and historical pathology, pp. 394—493. London: The New Sydenham Soc. 1883.

Kamal, A.M.: Endemicity and Epidemicity of Cholera. Bull. Wld Hlth Org. **28**, 277—287 (1963). — **Kirchmair, H.,** u. **W. Plenert:** Cholera asiatica. In: Handbuch der Kinderheilkunde, Bd. V., Infektionskrankheiten. Berlin-Göttingen-Heidelberg: Springer 1963. — **Koch, R.:** Sechster Bericht der deutschen wissenschaftlichen Commission zur Erforschung der Cholera.

Dtsch. med. Wschr. **10**, 191—192 (1884). ~ In: Die Conferenz zur Erörterung der Cholera-frage. Dtsch. med. Wschr. **10**, 499—507 u. 518—532 (1884). — **Kolle, W.**, u. **R. Prigge**: Cholera asiatica. In: Handbuch der path. Mikroorganismen, Bd. IV, Teil 1, S. 1—124. Hrsg. von W. Kolle, R. Kraus u. P. Uhlenhuth. Jena: Fischer/Urban u. Schwarzenberg 1928.

Lahiri, S. C.: Chemotherapy in Cholera. Brit. med. J. **1951 I**, 500—504. ~ Antibiotic sensitiveness of strains of cholera vibrio isolated during recent epidemic in Calcutta. Indian J. med. Res. **44**, 393—396 (1956). — **Losse, H.**: Das akute Nierenversagen (die akute Tubus-nekrose): Ätiologie, Pathogenese und Klinik. Wildunger Hefte, Bd. IX, Heft 3, 1—36 (1962).

Macleod, K.: Cholera. History, morbid anatomy and clinical features. In: A system of medicine, Vol. 2 (T. C. Allbutt and H. D. Rolleston, eds.). London 1910. Zit. nach R. Pollitzer: Cholera. Wld Hlth Org. Monograph Series **43**, Genf 1959. — **Mackie, Th. T.**, **Gg. W. Hunter**, and **C. B. Worth**: A Manual of Tropical Medicine. Philadelphia and London: Saunders 1945. — **Mackie, T. J.**: Morphology and staining reactions of Vibrio cholerae. In: A system of bacterio-logy in relation to medicine. Vol. 4, pp. 350—369. London: Great Britain Medical Research Council 1929. — **MacNamara, C.**: A history of asiatic cholera. London: Macmillan and Co. 1876. — **MacPherson, J.**: Annales of cholera from the earliest periods to the year 1817. London 1872. Zit. nach R. Pollitzer: Cholera. Wld Hlth Org. Monograph Series **43**, Genf 1959. — **May, J. M.**: The ecology of human disease, pp. 35—56. New York: MD Publications 1958. — **Minck, R.**: Les formes du vibrio cholérique. Étude de quelques unes de leurs propriétés. Schweiz. Z. allg. Path. **14**, 595—597 (1951). — **Monsur, K. A.**: Bacteriological diagnosis of cholera under field conditions. Bull. Wld Hlth Org. **28**, 387—389 (1963). — **Mukerjee, S.**: Bacteriophage typing of cholera. Bull. Wld Hlth Org. **28**, 337—345 (1963).

Nauck, E. G.: Cholera asiatica. Hdb. Inn. Med., 4. Aufl., Bd. I/2. Berlin-Göttingen-Heidel-berg: Springer 1952. ~ Cholera. In: Die Infektionskrankheiten des Menschen und ihre Erreger, Bd. I, S. 632—642. Hrsg. von A. Grumbach u. W. Kikuth. Stuttgart: Georg Thieme 1958.

Paoletti, A.: Pleiomorfismo del vibrio colerico e corpi nucleari. G. Batt. Immun. **45**, 34—35 (1952). — **Phillips, R. A.**: The patho-physiology of cholera. Bull. Wld Hlth Org. **28**, 297—305 (1963). — **Pittman, M.**, and **J. C. Feeley**: Protective activity of cholera vaccines against El Tor cholera vibrios. Bull. Wld Hlth Org. **28**, 379—383 (1963). — **Pollitzer, R.**: Cholera. Wld Hlth Org. Monograph Series **43**, Genf 1959.

Read, W. D. B., and **S. R. Pandit**: Growth and survival of Vibrio cholerae with special refe-rence to growth and survival in water. Indian J. med. Res. **30**, 183 (1939); zit. nach R. Pol-litzer: Cholera. Wld Hlth Org. Monograph Series **43**, Genf 1959. — **Reubi, F.**: Nierenkrank-heiten. Bern: Huber 1960.

Sarkar, J. K., and **B. P. Tribedi**: Growth and survival of cholera vibrio in relation to pH. Indian med. Gaz. **89**, 139 (1954); zit. nach R. Pollitzer: Cholera. Wld Hlth Org. Monograph Series **43**, Genf 1959. — **Sayamov, R. M.**: Treatment and prophylaxis of cholera with bac-teriophage. Bull. Wld Hlth Org. **28**, 361—367 (1963). ~ Laboratory studies on the El Tor vibrio. Bull. Wld Hlth Org. **28**, 311—325 (1963). — **Smadel, J. E.**: In: Immunological aspects of Cholera. Publ. Hlth Rep. (Wash.) **78**, 699—705 (1963). — **Sticker, G.**: Abhandlungen aus der Seuchengeschichte und Seuchenlehre. Band II: Die Cholera. Gießen: A. Topelmann 1912.

Vella, E. E.: Cholera vaccines and the El Tor vibrio. Brit. med. J. **1963 I**, 1203—1207. — **Violle, H.**: Action des ultra-sons sur le vibrion cholerique. Bull. Soc. Path. exot. **43**, 391—392 (1950).

Wardener, E. E. de: Cholera epidemic among prisoners-of-war in Siam. Lancet **1946 I**, 637—638. — **Watten, R. H.**, **F. M. Morgan**, **Y. Songkhla**, **B. Vanikiati**, and **R. A. Phillips**: Water and electrolyte studies in cholera. J. clin. Invest. **38**, 1879—1889 (1959). — **White, P. B.**: The rugose variant of vibrios. J. Path. Bact. **46**, 1—6 (1938). ~ A note on the globular form of Vibrio cholerae. J. gen. Microbiol. **4**, 36—37 (1950). — **World Health Organization**: Inter-national Sanitary Regulations (WHO Regulations No. 2). Wld Hlth Org., techn. Rep. Ser. **41** (1951). ~ Study Group on Requirements for Cholera Vaccine. Wld Hlth Org., techn. Rep. Ser. **179** (1959).

Yasukawa, Y.: Experiments on sea water and Vibrio cholerae. Jap. J. exp. Med. **11**, 119—124 (1939).

VII. Krankheiten durch sporenbildende Stäbchen

Milzbrand

Von W. Mohr, Hamburg*

Mit 4 Abbildungen

I. Definition

Der Milzbrand oder Anthrax ist eine Infektionskrankheit der pflanzenfressenden Säugetiere, wie Rinder, Schweine usw., die meist als Septicämie verläuft. Der Mensch infiziert sich durch den Kontakt mit Produkten (Felle, Häute, Haare, Wolle usw.) von erkrankten Tieren oder, seltener, durch den direkten Kontakt mit kranken Tieren. In Europa verläuft die Erkrankung beim Menschen meist als Hautmilzbrand. Die früher öfter beobachtete Form des Lungenmilzbrandes ist sehr selten geworden. Der Darmmilzbrand wird noch in afrikanischen und anderen außereuropäischen Ländern häufiger beobachtet, in Deutschland und Mitteleuropa ist er praktisch verschwunden.

II. Geschichte

Erste Mitteilungen und Darstellungen des Milzbrandes und seines Verlaufes finden sich im griechischen und römischen Schrifttum. Schon damals hatte man die Erkenntnis gewonnen, daß diese Tierseuche auf den Menschen übergehen und zu schweren tödlich verlaufenden Erkrankungen führen kann. Schon 1849 wurde der Milzbrandbacillus zum ersten Mal von Pollender im Blut milzbrandkranker Tiere gesehen. Aber erst 1855 veröffentlichte er seine Beobachtung. Vorher, 1850, hatte F. P. Oliver Rayer schon die Beobachtung Casimir Davaine's über den Milzbrandbacillus mitgeteilt, ohne den Namen Davaine's zu nennen und so den diesem zustehenden Ruhm der Entdeckung für sich beansprucht (H. M Koelbing und J. Théodoridès). Nusshag und van der Aa betonen in ihrer Studie (1956) die Priorität von Pollender und Branell als Entdecker des Milzbrandes und weisen auf die Verdienste Delafond's, Tierversuche angesetzt und histologische Schnitte durchgeführt zu haben, hin, in denen er den Milzbranderreger nachweisen konnte. Er konnte auch das Wachstum des Erregers außerhalb des Tierkörpers im Blut beobachten.

Mit der komplizierten Geschichte der Entdeckung dieses Krankheitserregers, die durch irrige Angaben in der Literatur entstellt wurde, haben sich in letzter Zeit (1959) auch D. M. Klemm und W. R. Klemm eingehend beschäftigt.

Robert Koch gelang es dann 1876, den Erreger auf künstlichem Nährboden zu züchten und er beobachtete, daß es zu Sporenbildung kam. Die in der Folgezeit festgestellte hohe Resistenz der Milzbrandsporen gab dann erst die Erklärung für das bis dahin schwer zu deutende epidemiologische Verhalten dieser Seuche.

* Beim Heraussuchen des neueren vet.-med. Schrifttums unterstützte mich Frau Dr. med. vet. R. Ross-Rahte, Penzberg/Obb. Ihr sei an dieser Stelle für ihre Hilfe herzlich gedankt.

III. Erreger

Der Milzbrand wird durch das *Bacterium anthracis*, ein unbewegliches, 5—10 mμ langes und 1—1,5 mμ breites, gram-positives Stäbchen mit scharf abgeschnittenen Enden hervorgerufen. Im tierischen Organismus findet sich das Bacterium meist von einer Gallertkapsel umgeben einzeln gelagert.

Es läßt sich mit den gebräuchlichen Anilinfarben färben. Unter anaëroben Bedingungen, so z. B. im Inneren von uneröffneten Kadavern milzbrandkranker Tiere, gehen die Erreger innerhalb von 2—4 Tagen zu Grunde. Außerhalb des Tierkörpers in Gegenwart von Sauerstoff kommt es sehr rasch zur Versporung. Die dabei gebildeten Milzbrandsporen sind sehr viel resistenter, als die Bakterien selbst. In eingetrocknetem Zustand halten sie sich 30—40 Jahre infektionsfähig.

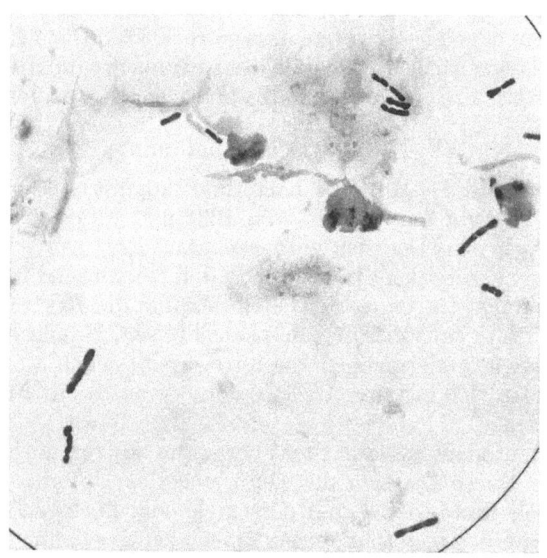

Abb. 1. Milzbranderreger im Ausstrichpräparat eines Milzbrandkarbunkels

SCHNABL fand nach 47—50 Jahren an Seidenfäden angetrocknete Milzbrandsporen nicht mehr infektionsfähig. Zu anderen Ergebnissen kam BRANDIS, der 1959 noch eine Vermehrungsfähigkeit von Milzbrandsporen nachwies, die 1888, 1889 und 1899 an Seidenfäden angetrocknet und im Dunkeln bei Zimmertemperatur unter Watteverschluß aufbewahrt worden waren. Mit Salzsäure sind die Sporen schnell abzutöten, rascher als mit Schwefelsäure.

Auf den gewöhnlichen Nährböden wächst der Erreger unter Fadenbildung.

Eine Hemmwirkung auf das Wachstum des Milzbrandbacillus übt der Zusatz einer gesättigten Glucose- oder Saccharoselösung aus (LAGRANGE). Der Zusatz eines Farbstoffes wie Methylenblau oder Ähnliches erhöht die Hemmwirkung. Calcium-Gabe hat keinen Einfluß auf die Sporenbildung (MELONI und DADDA).

Gegenüber milzbrandähnlichen Stämmen läßt er sich zuverlässig nur durch den sog. *Perlschnurtest* auf penicillinhaltigem Agar nach JENSEN und KLEEMEYER abgrenzen. Bei diesem Test wächst der Erreger auf der Oberfläche eines Agars, der 0,5—0,05 I. E. Penicillin/pro ml enthält, in kugeliger Form, sodaß die Milzbrandkeime nach 2^1/$_2$stündigem Wachstum bei mikroskopischer Betrachtung perlschnurartig aussehen. Die milzbrandähnlichen Keime zeigen keine Formveränderung. Die Eigenschaft des flockigen Wachstums in Bouillon ohne Trübung des Nährmediums genügt aber ebensowenig zur genauen Differenzierung wie die Eigenschaft, im Gelatine-Stichagar in Form eines umgekehrten Tannenbaumes zu wachsen. Die Untersuchungen von GUSTAFSON und SVEHAG zeigten, daß der Perlschnurtest allein zur Identifi-

zierung des Milzbrandbacillus nicht ausreicht. Im Freien bei Gegenwart genügender Nähr-
stoffe und ausreichender Feuchtigkeit, so z. B. im Kot oder Dung, kann das Bacterium sich
weiter vermehren.

Längere Zeit war die Frage der Toxinbildung nicht geklärt. Erst die Untersuchungen von
STANLEY, SMITH, SARGEANT, THORME, MOLNAR und STRANGE, sowie STEIN und LOGAU klärten
die Toxinbildung in vitro. Sie konnten die Faktoren I und II, sowie auch einen dritten Faktor
isolieren und es gelang ihnen, diese Faktoren rein zur Darstellung zu bringen.

Zur Aufklärung der Feinstruktur wurde in letzter Zeit auch die *Elektronenmikroskopie* (SKVORTSORA und LIKHACHERA) sowie *fluorescierende Antikörper* zur
Darstellung des Milzbrandbacillus in den Organen der infizierten Tiere herangezogen (FRANEK, BIEGELEISEN, CHERRY, SKAIY, MOODY, BLAGOWESCHTENSKIJ).

Die große Widerstandsfähigkeit der Sporen begünstigt die Verbreitung der
Infektion. Man findet die Sporen auf den mit Kot, Harn und Blut beschmierten
Fellen der erkrankten oder verendeten Tiere. Sie halten sich aber auch in Rohpro-
dukten wie Knochen- oder Tierkörpermehl, in getrockneten Därmen und Knochen.
Mittels γ-Strahlen lassen sie sich, wie die Untersuchungen von HORNE u. Mitarb.,
sowie auch von YOSHIDA, SUGIMURA und HAYASHI zeigen, abtöten.

IV. Pathologische Anatomie

Um den Eintrittsherd des Milzbrandbacteriums kommt es sehr rasch zu einem
derben zellreichen *Infiltrat* mit Austritt von Blut und Fibrinablagerung in dem
umgebenden Bindegewebe. Der sich entwickelnde *Schorf von schwarz-bläulicher
Farbe* setzt sich aus nekrotischem Hautgewebe, d. h. vorwiegend untergegangenen
Epithelzellen zusammen. Im Bereich des Schorfes sind die Bakterien meist abgestorben oder nur noch in ganz kleiner Zahl nachzuweisen. Häufig sind diese Herde
schon von sekundären, andersartigen Eitererregern besiedelt worden. Die Milz-
brandbakterien finden sich in erster Linie in den ödematös durchtränkten Rand-
zonen des Karbunkels.

Bei der mit Hautödem verlaufenden Form des Milzbrandes kommt es zu
einer zellig-serösen Durchtränkung der Haut und des Unterhautbindegewebes,
manchmal sind auch Blutaustritte und petechiale oder flächige Blutungen unter
der Haut zu beobachten. An umschriebenen Stellen kann es dann zu einer Gangrän
kommen.

Beim *Lungenmilzbrand* finden sich Infiltrate von lobulär-pneumonischem
Charakter, daneben gibt es aber auch Bilder, die einem blutigen Infarkt gleichen
oder auch ausgesprochen gangränöse Herde. Die Lungen sind sehr blutreich. In
den Stammbronchien sieht man gelegentlich milzbrandbacillenhaltige fibrinöse
Pseusomembranen. Stets sind die Bronchialdrüsen stark geschwollen und meist
mit Blutextravasaten durchsetzt. Sie wirken dadurch dunkelrot, fast schwarz.

Die Milz ist in all den Fällen, in denen es zu einer *Milzbrandsepsis* gekommen
ist, weich, sehr blutreich und stets vergrößert. Im Gegensatz zu dem Befund beim
Tier sieht die Milz beim erkrankten und verstorbenen Menschen nicht so dunkel
aus und ist meist auch nicht so brüchig. Die Nieren zeigen Degenerationsherde,
oft sind hier die Glomeruli mit Bacillen verstopft.

Beim *Darmmilzbrand* finden sich die ersten Veränderungen manchmal schon,
wenn auch selten, im Magen. Meist beginnen sie aber erst im Zwölffingerdarm
und finden sich reichlich im gesamten Dünndarm, aber auch im Dickdarm, weniger
im Enddarm. Sie haben viel Ähnlichkeit mit den Geschwüren bei Amöbenruhr,
nur daß deren Lokalisation, was differentialdiagnostisch wichtig ist, eine andere
ist. Die Milzbrandgeschwüre treten als umschriebene, karbunkelartige Infiltration
oder auch beetartige Erhebungen auf. Die umgebende Submucosa ist serös eitrig
infiltriert. Im Bereich dieser Infiltrate kommt es schließlich zur Geschwürsent-
wicklung. Man hat bis zu 40 solcher Geschwüre, in Einzelfällen sogar noch mehr

finden können. Die zwischen den Geschwüren liegende Schleimhaut ist meist diffus entzündlich verändert. In einigen Fällen kommt es zu Blutungen submucös, aber auch direkt aus der Schleimhaut in das Darmlumen. Die Infektion kriecht auf dem Lymphweg zu den retroperitonealen Lymphdrüsen.

In diesen Drüsen kommt es dann zu entzündlichen Zellinfiltrationen, auch hier können sich Blutungen einstellen.

Bei der *meningealen* Beteiligung treten sehr frühzeitig schon Ödeme des Gehirns und der Hirnhäute auf. Gar nicht selten kommt es zu ausgesprochenen Blutungen von wechselnder Größe, an die sich Erweichungsherde anschließen können. Solche Blutungsherde finden sich gelegentlich auch im Bereich der Falx cerebri. Bei der *Milzbrandsepsis* sind schließlich Herde und Veränderungen in praktisch allen Organen festzustellen. ALBRINK u. Mitarb. sahen in zwei Fällen eine hämorrhagische, ödematöse Mediastinitis und einmal eine Subarachnoidal-Blutung und eine Blutung in den linken Seitenventrikel.

V. Pathogenese

Beim *Vieh* handelt es sich fast stets um einen *enteralen Infektionsweg*. Mit dem milzbrandsporenhaltigen Futter gelangt die Infektion in den Organismus, beim Hund z. B. auch durch das Fressen milzbrandigen Fleisches. Beim Rindvieh spricht man von Boden-Infektionen. Die Kontaktinfektion spielt hier, wie auch tierexperimentelle Untersuchungen ergeben haben, praktisch keine Rolle.

Besondere Umstände sind es meistens, die dazu führen, daß es zu solchen Boden-Infektionen kommt. Häufig sind Regenfälle, die den Boden sehr aufgewühlt haben, dem Auftreten der Infektionen vorausgegangen. Ein Beispiel hierfür ist ein Vorkommnis in Hofgut Au (Krs. Tölz): Dort hatte es seit 50 Jahren keinen Milzbrand unter dem Vieh mehr gegeben. 1963/64 erkrankten aber 5 Rinder an Milzbrand, die alle auf der gleichen Weide gestanden hatten. Durch diese Weide floß ein Bach, der vorübergehend die Weide überschwemmt und aufgewühlt hatte. Oberhalb der Weide war bei einer früheren Milzbrand-Epizootie ein Milzbrand-Kadaver vergraben worden. Man muß also annehmen, daß jetzt durch das Hochwasser von dieser Stelle aus Milzbrandkeime über die Weide verstreut wurden und es dadurch zur Infektion der Tiere kam.

Im ganzen Bundesgebiet war die höchste Verseuchungsziffer in den letzten Jahren 1958 mit 159 Neuausbrüchen festzustellen. Seit 1960 ist ein Absinken zu verzeichnen (DRAWER).

Anders liegt es bei der *Infektion des Menschen*. Durch den Kontakt einer Hautschrunde, eines Hautrisses oder einer kleinen *Hautverletzung* (Wunde beim Rasieren, Scheuerstelle) mit einem milzbrandsporenhaltigen Fell oder einem anderen tierischen Produkt ereignet sich die Infektion beim Hautmilzbrand. Es

Tabelle 1. *Auszug aus der Statistik über Milzbrand-Erkrankungen der Lederindustrie-Berufsgenossenschaft sowie aufgrund des Reichsgesundheitsblattes* (nach BAUMHÖFENER)

Statistik menschlicher Milzbrandfälle von 1910—1925

Handel und Transport	147 Fälle mit 57 Toten = 39%
Gerbereien.	550 Fälle mit 73 Toten = 13%
Verkehr mit Haaren und deren Verarbeitung	350 Fälle mit 103 Toten = 29%
Landwirte und Schlachter	1060 Fälle mit 106 Toten = 10%
im Durchschnitt	2107 Fälle mit 399 Toten = 16%

ist deshalb diese Form der Milzbranderkrankung in Deutschland und Mitteleuropa nur bei ganz bestimmten Berufsgruppen zu finden und zu einer ausgesprochenen *Berufskrankheit* geworden (vgl. Schema). Befallen werden vor allem Hafen- und Transportarbeiter, Gerber, Männer und Frauen, die in der pelz-, haar- und wolle-verarbeitenden Industrie (Pinselfabriken, Bürstenfabriken, Roßhaar- und Garnspinnereien, Wollkämmereien, sowie lumpenverarbeitenden Betrieben) tätig sind. Infektionen durch die Fertigprodukte dieser Industrie, wie Rasierpinsel, Bürsten- und Wollsachen sind außerordentlich selten. Des weiteren sind gefährdet Tierhalter, vor allem Landwirte, sodann Tierärzte, Schlachter und Abdecker. Die letztgenannten Berufe sind meist einer Bakterieninfektion ausgesetzt, während die erste Gruppe fast stets eine Sporeninfektion erfährt.

Infolge des Einfuhrstopps von Häuten und Fellen aus den verseuchten Gebieten war die Zahl der menschlichen Milzbranderkrankungen in Deutschland von 1943—1947 auf 0 abgesunken. Erst 1948 wurden wieder vereinzelte Fälle in West-Deutschland beobachtet. Nach den Mitteilungen von LÜTJE sind in der Folgezeit nicht nur Infektionen durch Felle möglich geworden, sondern auch durch ausländisches Fleisch, ferner durch Knochenmehl, sowie durch Gerste aus Marokko, deren Versporung durch Tierhäute verursacht gewesen sein dürfte.

Der *Lungenmilzbrand*, mit seinem älteren Namen auch *Hadern- oder Lumpenkrankheit* genannt, ist sehr selten geworden. Gelegentlich kommt diese Infektionsart noch bei Arbeitern in der fellverarbeitenden Industrie (Wollkämmereien) durch Inhalation sporenhaltigen Staubes vor.

Der *Darmmilzbrand* wird durch den Genuß sporenhaltigen Fleisches oder den Genuß von bacillenhaltiger Milch erkrankter Tiere verursacht. Er gehört in den zivilisierten Ländern Europas zu den größten Seltenheiten. In tropischen Ländern werden aber immer wieder solche Infektionen beobachtet, z. B. in Indonesien (DE BOEHR und DJAENODIN, 71 Fälle mit Infektion über die Verdauungsorgane, gegenüber 43 Fällen durch Hautverletzung), in Ubangi-Chari (LEGAC und G. BAUP), sowie in Ghana (LUTZ).

Auch Fliegen können die Milzbrandkeime übertragen (FELSENFELD); so wird für die UdSSR dieser Übertragungsweg mit 2% eingeschätzt.

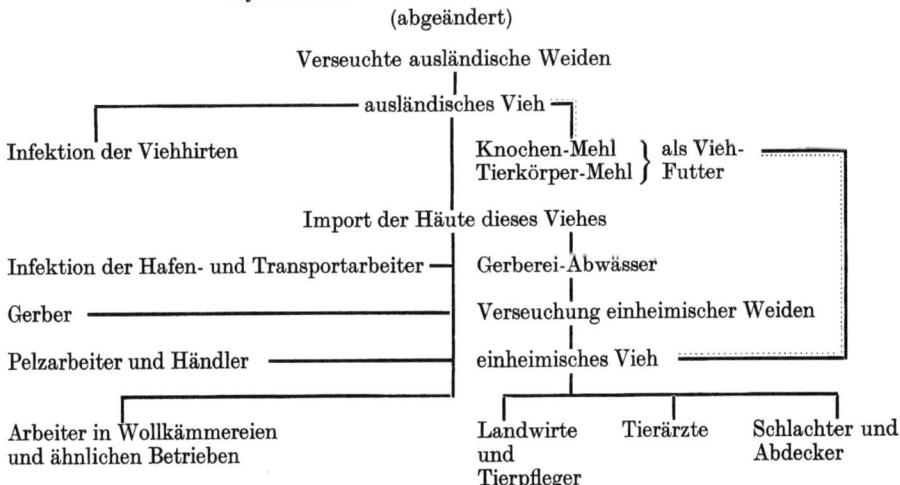

Infektionskette des Milzbrandbacillus nach GRAF
(abgeändert)

Verseuchte ausländische Weiden

ausländisches Vieh

Infektion der Viehhirten

Knochen-Mehl } als Vieh-
Tierkörper-Mehl } Futter

Import der Häute dieses Viehes

Infektion der Hafen- und Transportarbeiter — Gerberei-Abwässer

Gerber

Verseuchung einheimischer Weiden

Pelzarbeiter und Händler

einheimisches Vieh

Arbeiter in Wollkämmereien
und ähnlichen Betrieben

Landwirte   Tierärzte   Schlachter und
und   Abdecker
Tierpfleger

VI. Epidemiologie

Der Milzbrand ist in allen Ländern der Welt zu finden. Es gibt gewisse Gebiete, in denen er durch Maßnahmen der Veterinär-Polizei zurückgegangen ist und praktisch nur noch sporadisch vorkommt, und andere Gebiete, in denen er auch heute noch enzootisch, bzw. epizootisch anzutreffen ist. Zu den *Epidemie-Bereichen* gehören nach KAUKKER ausgedehnte Gebiete in Kolumbien und Ecuador, ferner

Ost-Afrika, insbesondere Äthiopien und Somalia, außerdem China und weite Gebiete der Mongolei. *Enzootische Regionen* sind Mexiko und Zentral-Amerika, Gebiete in Ecuador und Peru, Bolivien, sowie Gegenden in Brasilien, das Gebiet des Kongo-Staates und Afghanistan.

Doch auch in anderen Gebieten finden sich Milzbrand-Erkrankungen. So liegen aus dem afrikanischen Bereich aus fast allen Ländern Mitteilungen über das Vorkommen bei Tieren vor. Menschliche Erkrankungen sind allerdings nicht so häufig. Jedoch wird wiederholt aus diesen Gegenden über Darm-Milzbrand-Infektionen beim Menschen berichtet. Auch aus Thailand und Pakistan (FELSENFELD, 1966) liegen Mitteilungen über Darmmilzbrand-Erkrankungen unter der Bevölkerung nach dem Genuß des Fleisches von wieder ausgegrabenen, an Milzbrand verendeten Tierkadavern vor.

In einer Mitteilung aus *Kenia* schildert NHONOLI 101 Fälle, die alle sehr leicht verliefen. Über den Ausbruch einer Milzbrand-Epidemie in Krüger's National-Park in *Süd-Afrika* berichtet DE V. PIENAAR.

Über die Verbreitung des Milzbrandes in einzelnen Staaten von *Nord-Amerika* geben die Mitteilungen von HANSON, MILLER, MATZ und BRUGSCH Kenntnis, und über Süd-Amerika berichtete in letzter Zeit MOYA. In einzelnen Gebieten der USA wurde auch Knochenmehl als Ursache des Ausbruches von Milzbrand-Erkrankungen festgestellt, ebenso wie in Großbritannien (FELSENFELD).

Aus dem asiatischen Raum liegen aus *Israel* genauere Berichte vor. Hier kam es unter den Schafen und Ziegen zu sporadischen Erkrankungen und zwei größeren Epidemien 1958 (MANELIS). KAUKKER berechnete für Israel aufgrund seiner Informationen die Häufigkeit der menschlichen Erkrankungen für die Jahre 1955—1960 auf 0,05 Fälle pro Jahr. Aus dem *Iran* liegen Berichte vor, die von Epizootien unter Schafen, Ziegen und Rindern melden, aber auch sporadisches Vorkommen bei Pferd, Kamel und Schwein erwähnen (KOHOUT, SEHAT, ASHRAF, sowie KAUKKER). Auch in *Pakistan* und der *Indischen Union* (DESHPANDE, KHAN, AHMAD, KALEQUE, MUAZZAM) spielt der Milzbrand unter den Tieren in manchen Gebieten eine wichtige Rolle. Die Zahl der menschlichen Erkrankungen ist allerdings nicht bekannt. Sie soll sehr niedrig liegen. Eine etwas stärkere Verbreitung wird noch von Indonesien und den Philippinen berichtet.

Umfangreichere Berichte liegen über die Milzbrandverbreitung im europäischen und asiatischen *Rußland* vor (MAKAROV, TIMOFEEW, GRISHKO, SENCHUK, OGANEZOV, RUBTSOV, SKLIAROV).

Im europäischen Raum weist *Portugal* eine relativ hohe Zahl tierischer und menschlicher Erkrankungen auf. KAUKKER gibt für die Jahre 1955—1960 auf 100000 Einwohner 5,6 Erkrankungsfälle pro Jahr an. Für *Spanien* liegt die Zahl bei 2,5 nach seinen Ermittlungen. In *Frankreich* findet sich der Milzbrand enzootisch in den Flußniederungen der Loire, Rhône, Saône und Gironde. Betroffen sind besonders Rinder; die menschlichen Erkrankungszahlen sind gering. In den *Niederlanden, Belgien und Luxemburg* werden sporadisch Tiererkrankungen mitgeteilt, die Zahl menschlicher Erkrankungen liegt außerordentlich niedrig, ebenso verhält es sich mit der *Schweiz, Dänemark, Schweden und Norwegen*.

Auch das Vorkommen des Milzbrandes in *Großbritannien* ist gering, die menschlichen Erkrankungen kommen als Berufskrankheiten in bestimmten Industrien aber immer wieder vor (SEMPLE, HOBDAY und KAUKKER).

Etwas zahlreicher sind die Berichte aus *Süd-Europa*, so aus Rumänien (GAVRILA und SOLOVIEV), Bulgarien (RASHKOV) mit einer Häufigkeitsziffer der menschlichen Erkrankungen von 4,7 auf 100000 nach KAUKKER. Auch in Italien ist unter den Rinderbeständen eine verhältnismäßig starke Verbreitung festzustellen, allerdings nach Provinzen außerordentlich unterschiedlich (TASSELLI und KAUKKER). Für Jugoslawien war der Milzbrand noch in den Jahren 1950—1953 ein ernsteres Problem mit bis zu 1357 Erkrankungen (1952) pro Jahr. In den letzten Jahren allerdings ist ein erheblicher Rückgang zu verzeichnen, so 1960 nur noch 213 Fälle mit 7 Todesfällen nach TEDEREVIC. Über Albanien liegen keine genauen Angaben vor, für Griechenland gibt KAUKKER Erkrankungshäufigkeit für den Menschen von 1,7 pro 100000 an.

In der *Bundesrepublik Deutschland* kommt der Milzbrand als *tierische Erkrankung* in den letzten Jahren wieder etwas häufiger vor.

25% der Fälle wurden in Schleswig-Holstein beobachtet, 23,8% in Niedersachsen, 13,4% in Nordrhein-Westfalen, ferner noch im Kreise Göppingen. In Schleswig-Holstein sind vor allem die Kreise Rendsburg, Plön, Steinburg, Stormarn, Segeberg, Eutin, Schleswig, Lauenburg betroffen, ferner Oldenburg i. Oldbg. und am Niederrhein besonders Cleve und der

Kreis Rees. Im ganzen aber ist seit 1960 eine deutliche Abnahme zu verzeichnen. PIENING weist darauf hin, daß ein Anstieg in den ersten Monaten der Jahre 1958 und 1960 auf die Verfütterung von ausländischem Futtermehl zurückzuführen seien. Die Fälle verteilen sich sonst nach KAUKKER fast gleichmäßig über das ganze Jahr und treten vornehmlich entlang der Flußläufe auf, an denen Lederfabriken liegen. Demgegenüber betont DRAWER, daß die meisten Fälle im ersten Vierteljahr des Jahres zu beobachten seien. KARSEMEYER weist ebenfalls darauf hin, daß der früher als typische Sommerkrankheit des Viehes zu bezeichnende Milzbrand jetzt mehr eine Stallkrankheit durch importierte Getreide, Fleisch und Knochenmehle sei.

Die Zahl der *menschlichen Erkrankungen in Deutschland* ist in den letzten 17 Jahren merklich zurück gegangen (vgl. Tab. 3). Es handelt sich um eine ausge-

Tabelle 2. *Milzbrand-Statistik aus dem*
„Reichsgesundheitsblatt"

1937	78 Erkrankte mit 7 Toten
1938	88 Erkrankte mit 10 Toten
1939	46 Erkrankte mit 8 Toten
1940	50 Erkrankte mit 12 Toten

sprochene Berufskrankheit, die nur unter ganz bestimmten Bedingungen auf den Menschen übergeht. Daß man aber immer wieder auch in Gebieten, die milzbrandfrei schienen, mit dem Auftreten dieser Erkrankung rechnen muß, zeigen 2 Beobachtungen aus Oberbayern, bei denen es einmal im Kreise Tölz 1963/64 zu 5 Krankheitsfällen bei Rindern kam und eine weitere aus dem Kreis Memmingen (FRANK, MATTHIESSEN), hier erkrankten drei Rinder, ein Schwein, ein Pferd, ein Hund und eine Katze. Ausgehend von diesen Tieren kam es auch zu drei menschlichen Erkrankungen und zwar bei zwei Tierärzten, die die Krankheitsfälle behandelten und bei einer Person, die beim Notschlachten half. Diese Fälle, von denen einer schwer verlief, aber dank rechtzeitiger Diagnose und intensiver Therapie gut ausging, zeigen, daß auch außerhalb der eigentlichen, heute bekannten Verbreitungsgebiete immer wieder mit der Möglichkeit dieser Infektion gerechnet werden muß.

Tabelle 3. *Milzbrandfälle in Deutschland von 1949—1962* (nach einer Statistik der Lederindustrie-Berufsgenossenschaft und des Bundesgesundheitsamtes, W. ANDERS)

Jahr	Anzahl	davon mit tödlichem Ausgang
1949	2	0
1950	8	2
1951	10	2
1952	5	1
1953	7	1
1954	6	0
1955	17	1
1956	27	2
1957	16	0
1958	17	0
1959	15	0
1960	10	0
1961	8	1
1962	12	1

Die Erkrankung bei Tieren. Wie die Ausführungen zur Epidemiologie schon zeigten, sind es vor allem *Rinder*, die infiziert werden. Im Beginn der Erkrankung werden die Tiere unruhig, sind erregt, haben Fieber und verweigern die Nahrungsaufnahme. Als weiteres wichtiges Symptom treten dann Blutungen aus Nase, Maul und Darm auf, sowie die Entleerung blutigen Urins. Bei dieser akuten Form verenden die Tiere häufig nach einer Krankheitsdauer von nur wenigen Tagen. Bei den chronischen Verläufen magern die Tiere ab, aber auch hier führt die Erkrankung nach 2—3 Monaten zum Tod. Doch gibt es auch abortiv verlaufende Fälle, die genesen. Ob es zur Entwicklung von Bacillenträgern kommt, ist noch nicht restlos geklärt. Bei den verendeten Tieren sind die unvollkommene Totenstarre, die serösen Ergüsse und Blutungen in alle Organe, die stark geschwollene Milz von weicher Konsistenz mit dunkelroter Pulpa besonders hervorzuheben. Dieses dunkel-schwarz-rote Aussehen der Milz hat der Erkrankung ursprünglich den Namen gegeben. Aber auch die anderen inneren Organe wie Leber, Niere und vor allem der Herzmuskel sind beim Tier durch entzündliche Prozesse mit nachfolgenden Nekrosen in Mitleidenschaft gezogen.

Außer Rindern sind vor allem *Schafe* betroffen, wie auch die Mitteilung über eine Epizootie von KÖNIG zeigt, die von einer Weide ausging, durch die geklärte Stadtabwässer flossen. In manchen südeuropäischen und außereuropäischen Ländern sind auch *Ziegen* (MÖCKEL), seltener *Pferde, Schweine und Kamele* von dieser Seuche befallen. Daß sie aber auch unter den *Wildtieren* eine Rolle spielt, wurde schon bei der Epidemiologie erwähnt. So berichtet KORCZAK aus Polen von 61 Wildtieren, die an Milzbrand erkrankten. STEFFEN beobachtete Milzbranderkrankungen bei *Nerzen* durch infiziertes Knochenmehl.

KLEIN u. Mitarb. führten Infektionsversuche bei Affen und Schimpansen durch. Weitere Versuche dieser Art wurden von ALBRINK, GOODLOW, BERDJIS, GLEISER, HARTMAN, KUEHNE, GOCHENOUR, TIGERTT, SAWYER, HENDERSON vorgenommen. Von besonderem Interesse für den Ablauf der Anthrax-Infektion sind die Untersuchungen von BERDJIS, GLEISER und HARTMAN, die einmal 10 Affen intradermal infizierten und den Ablauf der Infektion beobachteten. Sie konnten feststellen, daß alle 10 so infizierten Affen eingingen und das Bild einer Septikämie boten mit besonderer Lokalisation des Prozesses in den regionalen Lymphknoten und der Milz. Daneben fanden sich aber auch hämorrhagische Herde in der Lunge und herdförmige Zelldegenerationen bis zur Nekrose in der Leber.

In einer 2. Reihe, die mit Anthrax-Aerosol infiziert wurde, erkrankten von 28 exponierten Affen 25 und starben nach 3—20 Tagen. Ein Drittel der Tiere zeigte eine hämorrhagische Meningitis, Hirnödem, aber keine Encephalitis. Fleckförmige Hämorrhagien in verschiedenen Organen, insbesondere in der Lunge, sowie eine Mediastinitis waren bei einem Teil der Tiere zu beobachten. Die Lungenherde waren aber keine echten Pneumonien, sondern es fanden sich peribronchioläre Herde im Lungengewebe mit reichlich Bacillen und einem serös-hämorrhagischen Exsudat in den Alveolen. Über einen epidemischen Milzbrand-Ausbruch im Zoologischen Garten bei verschiedenen Tieren berichtet JORDAN. Von den Versuchstieren sind vor allem die Mäuse (COMINSKY und BONVENTRE, NORDBERG, SCHMITTERLOW) aber auch Ratten (TAYLOR, ROONEY, BUNDELL, KENNEDY) sowie Goldhamster (VORONIN, DZHARYLGASOV, PISAREVSKIJ) sehr empfänglich.

VII. Klinisches Bild

Beim Menschen tritt der Milzbrand in drei verschiedenen Formen auf.
1. als Milzbrand der Haut (95% der Fälle) und zwar
   a) als Milzbrandkarbunkel und
   b) als Milzbrandödem. Diese beiden Formen können ineinander übergehen.
2. als Milzbrand der Lunge
3. als Milzbrand des Magen-Darmtraktes.

Der *Hautmilzbrand* ist die häufigste Form der menschlichen Milzbranderkrankung. Immer muß ein Epitheldefekt den Milzbranderregern, meist Sporen, das Eindringen in das Gewebe ermöglicht haben. Etwa 2—3 Tage nach erfolgter Infektion, selten schon nach einigen Stunden, kommt es an der Stelle des Eindringens der Krankheitskeime zu einer etwa pfennigstückgroßen Rötung, in deren Bereich sich allmählich eine kleine Papel entwickelt. Dieses allererste Stadium wird der Arzt nicht oft zu Gesicht bekommen, da der Patient meist erst mit dem schon

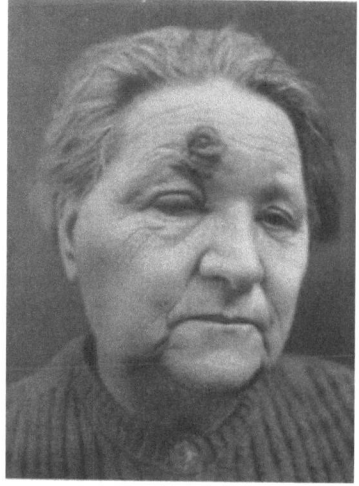

Abb. 2. Milzbrandkarbunkel an der Stirn mit begleitendem Ödem des Oberlids

mehr oder minder deutlich ausgebildeten *Milzbrandkarbunkel* den Arzt aufsucht.

Die kleine Papel entwickelt ein bläulich-schwärzliches Zentrum, das langsam an Größe zunimmt. Solches Initialstadium haben wir unter 35 Fällen nur zweimal gefunden. Der Sitz der Primärläsion ist sehr häufig die Hand, der unbekleidete Unterarm, aber auch das Gesicht, der Hals oder der Nacken. Selten sind der Rumpf, etwas häufiger die untere Extremität befallen. Verschiedentlich konnten wir auch beobachten, daß der Karbunkel im Bereich des Kinnes oder des Halses saß (Läsion durch Rasieren).

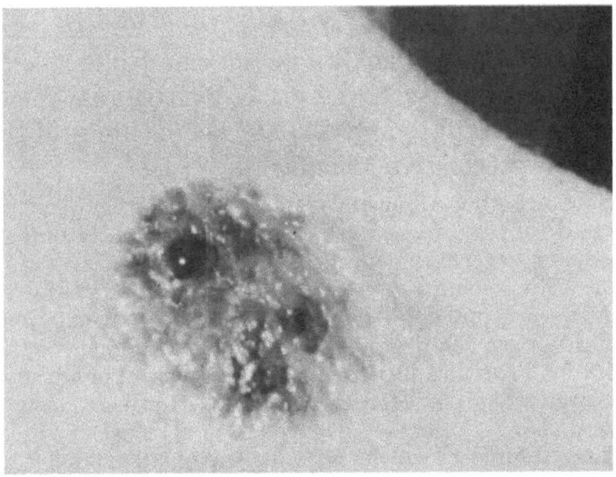

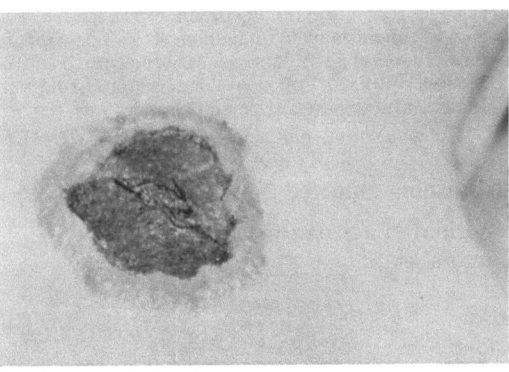

Abb. 3. Milzbrandkarbunkel am Rücken (2. Krankheitstag)

Abb. 4. Milzbrandkarbunkel bei der gleichen Patientin 10 Tage später mit entwickeltem Schorf

Nach etwa 12—15 Std bildet sich um den Initialherd eine stärkere Rötung und Schwellung. Es kann zur Bildung eines oder mehrerer Bläschen mit gelblich-blutig tingierter Flüssigkeit kommen. Gelegentlich kann der Inhalt auch eitrig sein. Das Bläschen trocknet ein oder wird vom Kranken aufgekratzt. An seiner Stelle entwickelt sich dann die typisch dunkelblau-rotschwärzliche Schorfschicht. Die pralle Infiltration der Umgebung nimmt zu. Oft bilden sich am Rand des Schorfes neue Bläschen. Der Schorf breitet sich in der Folgezeit immer weiter aus, wird tief schwarz, trocken und sehr derb (hart wie Sohlenleder). Gleichzeitig kann sich in der Umgebung ein ausgedehntes Ödem entwickeln. Der Milzbrandkarbunkel ist im Gegensatz zu einem durch Staphylokokken bedingten Furunkel meist schmerzlos. Von dem vollausgebildeten Milzbrandkarbunkel aus kann es auch zu entzündlichen Veränderungen der zugehörigen Lymphbahnen und Lymphdrüsen kommen, die dann aber sehr schmerzhaft sind.

Verhältnismäßig sehr früh schon, abhängig von der Intensität der Infektion und der Abwehrlage des Organismus, treten Allgemeinerscheinungen auf als Zeichen dafür, daß es sich hier nicht um eine lokale Hauterkrankung, sondern um eine *septische Allgemein-Infektion* handelt. Zu Mattigkeit, Appetitlosigkeit und Kopfschmerzen tritt sehr bald Fieber hinzu, das schon am zweiten Tag septischen Charakter annehmen kann. Glieder- und Gelenkschmerzen stellen sich ein. Als Ausdruck der septischen Allgemeininfektion kommt es schon frühzeitig zu einer Alteration des Herzens mit elektrocardiographisch faßbaren Veränderungen (MIDDLETON und STANDEN) und des Kreislaufes. Blutiges Erbrechen, blutige Durchfälle, plötzliche Temperaturstürze und Störungen der Darmtätigkeit sind weitere Zeichen der septischen Allgemeininfektion. Am Ende der ersten, bzw. Anfang der zweiten Woche liegen für den unbehandelten Kranken die kritischen Tage. Für den Gesamtablauf der Erkrankung spielt die Lokalisation des Karbunkels eine sehr wichtige Rolle. Die Lokalisation an Rumpf oder Extremitäten ist weit weniger gefährlich als ein Sitz des Milzbrandkarbunkels am Kopf oder im Gesichtsbereich, an Hals oder im Nacken.

Besonders im Gesicht und hier am Übergang der Haut in die Schleimhäute von Lippen, Nase oder Augenlidern, kann es zur Entwicklung des *Milzbrandödems* kommen. Dabei bilden sich eigenartig weiche, teigige, rosa durchscheinende Schwellungen, die sich teilweise später dunkelrot verfärben. Auf der prallgespannten Haut können auch Blasen auftreten, die platzen und eintrocknen. Später bilden sich dann mehr oder minder ausgedehnte Borken. Eine ganz strenge

Tabelle 4. *Lokalisation der Milzbrandkarbunkel bei 38 Fällen, die in der Klinik des Bernhard-Nocht-Instituts für Schiffs- und Tropenkrankheiten, Hamburg, beobachtet wurden*

	männlich	weiblich	insgesamt	Mittel der Dauer der Krankenhaus-Behandlung in Tagen
Gesicht:				
Stirn	1	1	2	11,5
Wangen.	2	2	4	14,0
Schläfe	1	—	1	23,0
Nase	1	—	1	29,0
Ohr	1	—	1	46,0
Tonsillen	—	1	1	54,0
Kinn	3	1	4	27,5
Hals:	6	1	7	22,3
Schulter:	1	2	3	26,6
Obere Extremität				
Oberarm	1	—	1	36,0
Ellenbogen	1	—	1	12,0
Unterarm	4	1	5	32,5
Hand	5	—	5	19,8
Untere Extremität				
Knie	—	1	1	26,0
Unterschenkel . . .	—	1	1	21,0
insgesamt	27	11	38	

Scheidung zwischen Milzbrandkarbunkel und Milzbrandödem ist häufig garnicht möglich. Nach Ansicht der älteren Autoren verläuft das Milzbrandödem meist prognostisch ungünstiger, weil bei seinem Sitz, besonders im Kopfbereich ein Übergreifen auf die Mundhöhle und die Atemwege möglich ist, vor allem aber die Gefahr einer Meningitis besteht.

So weist eine ältere Statistik nach, daß von 55 Patienten mit Milzbrandkarbunkel im Gesicht oder am rasierten Hals 15 starben. GRAF sah in einer Gruppe von 29 Kranken mit Pusteln am Hals 12 Todesfälle. Von unseren Milzbrandfällen zeigten 12 Läsionen im Gesichtsbereich und 6 am Hals. Unter der Antibiotica-Therapie haben wir keinen dieser Patienten verloren.

Ist die kritische Zeit überstanden, bzw. durch die Therapie die Infektion beherrscht, so bilden sich die Schwellungen in der Umgebung des Karbunkels allmählich zurück, oft unter Hinterlassung petechialer Blutungsherde, die sich erst nach Tagen oder Wochen langsam resorbieren. Die wallartige Schwellung in dem eigentlichen Karbunkel wird kleiner und die schwärzliche sohlenlederharte zentrale Schorfbildung resorbiert sich, bzw. wird abgestoßen.

Als besondere Lokalisationen des Hautmilzbrandes ist die Lokalisation am Augenlid noch zu erwähnen (FANJUL, SASSO und SIMMONDS). Auch wir haben einen derartigen Fall behandelt. Das anfangs dabei bestehende ausgedehnte Gesichtsödem läßt den Zustand als sehr bedrohlich erscheinen.

Daß man immer wieder auch mit atypischen Verläufen beim Hautmilzbrand rechnen muß und daß sich die typische *Pustula maligna*, wie sie oben beschrieben wurde, erst unter der Behandlung entwickeln kann, zeigt die Beobachtung von EBERT, ILLIG und PETERSEN (1962).

Eine bedrohliche Lokalisation stellt auch das Auftreten des Milzbrandkarbunkels in der Mundhöhle dar (MIKHAILOV), bzw. am Gaumenbogen, wie wir es bei einer Arbeiterin aus einer Wollkämmerei beobachten konnten. (Der Bacillennachweis wurde aus dem Wundabstrich erbracht).

Im Allgemeinen begegnen uns die Milzbrandkarbunkel in der *Einzahl*, doch beobachteten wir bei einem Tierarzt nach Manipulation an einem milzbrandverendeten Tier, das zunächst nicht als solches erkannt worden war, mehrere Milzbrandkarbunkel am Handgelenk, sowie an zwei Fingern. Eine gleiche Beobachtung teilt auch SAMOKHVALOV mit.

Der *Lungenmilzbrand* beginnt meist schlagartig mit Schüttelfrost, hohem Fieber und schwerstem Krankheitsgefühl. Sehr rasch schon treten Symptome von Seiten der Atemwege auf wie Kurzluftigkeit, starke Rötung und Schwellung der Rachenschleimhaut und des Kehlkopfes, Hustenreiz und blutig-schaumiger Auswurf. Das Sputum enthält schon frühzeitig reichlich Milzbrandkeime. Diese Krankheitsform entsteht beim Einatmen sporenhaltigen Staubes, wie er beim Sortieren von Abfällen und Lumpen oder auch beim Bearbeiten von Fellen und Wolle z. B. in Wollkämmereien entsteht. Die anfangs nur leicht erscheinende Bronchitis wandelt sich zu massiven Infiltraten, oft begleitet von einem mehr oder minder ausgedehnten Pleuraerguß. Diese Infiltrate nehmen sehr rasch an Ausdehnung zu, so daß der *Tod* fast stets am 2. oder 3. Krankheitstag eintritt. Nur ganz vereinzelt sind Heilungen beobachtet worden.

In letzter Zeit haben ALBRINK, BROOKS, BIRON und KOPEL über drei tödlich endende Fälle eines solchen Inhalations-Milzbrandes berichtet, und ebenso konnten BRACHMANN u. Mitarb. eine Beobachtung über eine kleine Epidemie von Inhalations-Milzbrand 1960 beobachten. Die Differential-Diagnose in solchen Fällen kann schwierig sein und zunächst einen falschen Weg gehen, indem an Q-Fieber gedacht wird (Beobachtung in Hamburg).

Zur *Milzbrandinfektion des Magen-Darmtraktes* kommt es infolge des Genusses von milzbrandigem rohem Fleisch oder der Milch von milzbranderkrankten Tieren. Ein solcher Infektionsweg ist dann möglich, wenn eine Magensaft-Sekretionsstörung vorliegt, da die Milzbrandbacillen im sauren Magensaft zu Grunde gehen. Anders verhalten sich allerdings Infektionen mit Sporen, da diese nicht von der Magensäure angegriffen werden. Gelangen Milzbrandbacillen oder Sporen mit irgendwelchen Nahrungsmitteln in den Dünndarm, so rufen sie dort multiple Schleimhautkarbunkel hervor und führen auch zu einem Prozeß in der Milz. Diffuse Druckempfindlichkeit des Leibes und Meteorismus mit Durchfällen sind Frühsymptome. Die Abgrenzung gegenüber einer Peritonitis kann Schwierigkeiten bereiten, zumal es infolge Perforation der Karbunkel sehr frühzeitig zu einer Peritonitis kommen kann. In solchen Fällen tritt schon nach zwei oder drei Tagen der Tod ein.

Einen solchen Verlauf beobachtete STEUDTE (1963) bei einer Borstenzurichterin. Infektionen durch den Genuß milzbrandhaltigen Fleisches haben auch ZAPOROZHCHENKO, GHOSSAIN, HATEM, FRANCHE, TEODOROVICI, MICU, PETREA u. Mitarb., LEBEDEV beschrieben.

Im Ganzen scheint der Verlauf bei dieser Form etwas günstiger zu sein als beim Lungenmilzbrand. Allerdings werden auch hier temporär Bacillämien beobachtet, und es kann zur Entstehung von Hautmilzbrandherden kommen (CORPUS und QUIRINO). Die Absiedlung von Milzbrandkeimen in die Leber, die ARTIGAS beobachtete, dürfte aber eine Seltenheit sein. Die Prognose ist bei solcher Metastasierung natürlich sehr ernst.

Wie schon oben erwähnt, kann es bei allen Milzbrandformen zum Einbruch der Keime in die Blutbahn kommen und damit zur *Sepsis*. Die Intensität der septischen Erscheinungen ist abhängig von der Virulenz der Erreger, der Stärke der Infektion, der Lokalisation der Eintrittspforte und der Resistenzlage des Organismus. Hohe unregelmäßige Temperaturen, starke Kopf- und Gliederschmerzen, Schmerzen in der Milz- und Lebergegend sind alarmierende Zeichen, denen sehr bald die Erscheinungen der hämorrhagischen Diathese, nämlich Hautblutungen, blutiges Erbrechen und blutige Durchfälle folgen. Die Kreislaufalteration ist oft sehr ausgeprägt (SMITH und KEPPIE u. a.). Bei Lokalisation des Milzbrandkarbunkels am Hals beobachteten wir in drei Fällen ein ausgedehntes Erythem über die ganze obere Thorax-Apertur bis herab zu den Ellenbogengelenken und eine Neigung zu diffusen, petechialen Hautblutungen. Im Zuge dieses septischen Prozesses kann es dann zur Absiedlung in einzelne Organe kommen wie Milz, Leber, aber auch Niere (DELETRAZ, SERANNE, MICHELETTI, NAVARRANNE, RENAULT).

Daß es bei der Milzbrandsepsis zur *Milzbrand-Meningitis* kommen kann, ist verständlich. Auch von einem Milzbrand-Karbunkel im Nacken kann es — wie ZANDER beobachtete — zur Milzbrand-Meningitis kommen, die dann innerhalb von 7 Tagen zum Tode führte. Es werden aber in der Kasuistik der Milzbranderkrankungen auch Fälle beschrieben, bei denen es ohne sichtbare Eintrittspforte der Milzbrandbacillen zu Milzbrand-Meningitiden kommt.

So beschrieb ECK (1949) eine hämorrhagische Lepto-Meningitis durch Milzbrandbacillen bei einem Kind,

Tabelle 5. *Verlauf bei 16 Milzbrand-Fällen*

Fall	Septisch	Klinikaufnahme am Krankheitstag	Entfiebert nach Behandlungstagen	Gesamtkrankheitsdauer - Tage	Beruf
G. R. 83/55	leicht	4.	2	16	Hafenkontrolleur
W. W. 237/56	+	7.	4	23	Schauermann
W. L. 345/56	+	3.	6	45	Arbeiter in Wollkämmerei
K. U. 732/56	+	4.	3	15	Arbeiter in Wollkämmerei
B. H. 1107/56	—	3.	—	19	Schauermann
R. G. 454/57	+	3.	5	33	Arbeiter in Wollkämmerei
D. A. 490/57	—	6.	—	24	Schauermann
R. H. 513/57	—	4.	—	22	Arbeiter in Wollkämmerei
K. Sch. 1107/57	+	7.	3		Tierarzt
W. F. 679/58	+	3.	4	31	Arbeiter in Wollkämmerei
H. St. 80/58	+	3.	3	15	Schauermann
K. Sch. 1009/58	+	6.	9	25	Schauermann
M. L. 657/59	leicht	3.	2	21	Arbeiter in Wollkämmerei
S. B. 400/61	leicht	6.	2		Schlachter
O. T. 184/64	+	8.	7	12	Tierarzt
E. K. 92/66	+	8.	2	16	Melker

ohne daß eine Eintrittspforte, Hautpustel oder Ähnliches, festzustellen gewesen wäre, wohl aber waren in der Füllmasse des Stoffhundes, mit dem das Kind spielte, Milzbrandsporen nachzuweisen. Auch bei der Übersicht, die HAIGHT, 1952 über die Milzbrand-Meningitis-Fälle in der Weltliteratur gibt — es waren damals 95 — sind einige, bei denen die Eintrittspforte nicht zu erkennen war und die von ihm als primäre Milzbrand-Meningitiden, im ganzen 8 Fälle, bezeichnet werden. In der Folgezeit haben dann EHRHARDT, KINDLER, BEZZI und RAPPERJE einen weiteren Fall dieser Art mitgeteilt. Hinzu kommen drei weitere Fälle von VITA u. Mitarb., die unter 360 Milzbranderkrankungen in den Jahren 1945—1959 beobachtet wurden. Über das Auftreten von epileptiformen Anfällen bei einer Milzbrandmeningitis berichten BOUDIN, LAURAS, VAILLANT.

Über den seltenen Fall einer Milzbranderkrankung in der *Schwangerschaft* mit anschließender Geburt eines gesunden Kindes berichtet POLJAK aus der Ost-Slowakei.

Einen Überblick über den Ablauf des Milzbrandes *beim Kind* mit Hinweis auf einige Besonderheiten gab MASCHKE, 1960.

Diagnose

Die Diagnose des *Hautmilzbrandes* ist nur in den allerersten Tagen nicht ganz einfach. Vom 3. oder 4. Krankheitstag an, wenn sich die typischen Veränderungen abzeichnen, ist sie mit einem hohen Wahrscheinlichkeitsgrad schon aus dem klinischen Bild in Zusammensicht mit der Vorgeschichte (Beruf!) des Betroffenen zu stellen.

Trotzdem ist es wichtig, in allen solchen Fällen den *Erregernachweis* durchzuführen. Die Berufsgenossenschaft legt Wert auf den bakteriologischen Nachweis, besonders zur Abgrenzung gegenüber anderen Prozessen, die mit Hauteiterungen einhergehen und die aber nicht als Berufskrankheit zu bewerten sind.

Gegenüber dem einfachen Furunkel, hervorgerufen durch Staphylokokken, unterscheidet sich der Milzbrandkarbunkel durch seine geringe Schmerzhaftigkeit, durch seine eigenartig schwärzlich-bläuliche Schorfschicht, den wallartigen Rand und das oft sehr ausgedehnte Begleitödem. Die rasche Entwicklung mit großem Ödem ohne stärkere Schmerzhaftigkeit betont auch ZANDER als besonderes Charakteristicum. Die Abgrenzung gegenüber dem Erysipel kann manchmal Schwierigkeiten bereiten. Doch vermag speziell in solchen Fällen die oben erwähnte bakteriologische Untersuchung rasch Klärung zu bringen. Bei der Abnahme des Materials zur bakteriologischen Untersuchung muß darauf geachtet werden, daß nicht Wundsekret vom Zentrum, sondern aus den Randpartien der Hauteffloreszenz genommen wird. Oft bringt schon die Untersuchung des Sekretausstriches im Mikroskop nach einfacher Färbung nach Gram oder mit Methylenblau die Klärung.

Der *Lungenmilzbrand* kann im Beginn mit anderen akuten Lungenerkrankungen verwechselt werden. So sind aus der Reihe der Anthropozoonosen vor allem das Q-Fieber, weniger die Ornithose zu erwähnen, sodann aber vor allem die kruppöse Pneumonie. Rasch führt die Sputumkultur aber auch hier zum Ziel. Auch ist die Blutkultur stets schon in den ersten Tagen, fast kann man sagen Stunden, positiv. Eine Frühdiagnose ist bei dieser Form des Milzbrandes von Bedeutung, da eine Rettung des Patienten nur möglich ist, wenn ganz frühzeitig und sehr massiv die Behandlung einsetzt.

Sehr schwierig kann die Erkennung des *Darmmilzbrandes* sein, da die Erscheinungen der Enteritis oder Enterocolitis sich zunächst kaum wesentlich von denen einer solchen Erkrankung durch andere Erreger unterscheiden. In solchen Fällen ist die Vorgeschichte besonders wichtig. Die Mitteilung, daß Fleisch von milzbrandverendeten Tieren oder Milch von milzbrandkranken Tieren genossen wurde, ist sehr wesentlich. In diesen Fällen lassen sich die Erreger in der Stuhlkultur nachweisen.

In allen Fällen, in denen es schon zu *septischen Erscheinungen* gekommen ist, hilft die Blutkultur oder die Sternalmarkkultur zur raschen Diagnose. Bei der Milzbrandmeningitis sind die Erreger im Liquor oft schon mikroskopisch und natürlich auch kulturell nachweisbar.

Es hat sich uns sehr bewährt, bei geglücktem bakteriologischem Erregernachweis sofort die Resistenzprüfung anzusetzen, um so eventuell penicillinresistente Stämme frühzeitig zu erkennen und durch eine entsprechende Therapie mit Breitband-Antibiotica anzugehen.

Die verschiedenen serologischen Methoden, die im Laufe der Zeit ausgearbeitet wurden, haben bisher zu keinem befriedigendem Ergebnis geführt (NORMAN u. a.).

Für die Erkennung des Milzbrandes an Fellen geschlachteter Tiere hat sich die Präcipitationsmethode nach ASCOLI bewährt. In neuerer Zeit haben BELLONI und MATHOIS gewisse Abwandlungen dieses Testes ausgearbeitet. Der Test von MATHOIS, basierend auf der Agar-Doppelt-Diffusion nach OUCHTERLONY, ist dem Ascoli-Test deutlich überlegen. Von Bedeutung sind diese Tests auch zur Ermittlung von Milzbrand bei Fleischuntersuchungen, bzw. zur Untersuchung von importierem Knochenmehl oder Tierkörpermehl (VÖLKER).

Prognose

Die Prognose des *Hautmilzbrandes* ist im allgemeinen günstig, wenn es nicht zu septischen Allgemeinerscheinungen schwererer Art kommt. Leichte septische Streuungen werden vom Organismus überwunden, jedoch ist eine Beurteilung des Ablaufs heute schwer möglich, da wir durch Serum-Therapie und vor allem Antibiotica-Therapie in die Lage versetzt sind, bei rechtzeitigem Einsetzen der Behandlung die Hautmilzbrandfälle auszuheilen. Setzt die Behandlung zu spät ein und ist es schon zu einer weitgehenden septischen Streuung gekommen, dann verschiebt sich die Prognose zur schlechten Seite hin. Auf die Bedeutung der Lokalisation wurde schon hingewiesen. Herde am Kopf, Gesicht und Hals sind bedrohlicher als solche an den Extremitäten.

Das *Milzbrand-Ödem* wird im allgemeinen prognostisch etwas ernster beurteilt, als der einfache Milzbrandkarbunkel.

Die schlechteste Prognose hat der *Lungenmilzbrand*, hier sind selbst heute noch Überlebenschancen nur bei sofort einsetzender, ganz hoch dosierter Antibiotica-Therapie gegeben.

Beim *Darm-Milzbrand* sind Spontan-Heilungen beschrieben, doch ist auch hier die Prognose ernster, als beim Hautmilzbrand, da einmal die Gefahr der Perforation mit Peritonitis besteht und zum anderen die Möglichkeit der Milzbrandsepsis sehr viel häufiger gegeben ist, zumal die Diagnose dieser Milzbrandform schwerer zu stellen ist, so daß die Behandlung nicht rechtzeitig genug einsetzen kann.

Immunität

Das Überstehen einer Milzbranderkrankung führt im allgemeinen zu einer länger dauernden Immunität. Manche Autoren glauben sogar, daß diese Immunität lebenslang anhalte. Dem gegenüber stehen die Beobachtungen anderer Autoren (FELSENFELD u. a.), daß es sowohl beim Tier wie auch beim Menschen zu Reinfektionen kommen kann.

Tier-experimentelle Studien über die Dauer der Immunität führten ISOPESCU, GRASOIU, STANCA, DANESCU durch. Mit einer Vaccine konnten sie Meerschweinchen für 6 Monate eine 100%ige Immunität verleihen. Nicht ganz so lange hielt die Immunität bei Kaninchen an, bei Ziegen betrug sie 7$\frac{1}{2}$ Monate, bei Pferden 8 Monate. SMITH stellte bei seinen Studien fest, daß von den beiden wichtigsten Virulenz-Faktoren des Bacterium anthraxis, dem Toxin und der Polyglutaminsäure der Kapsel, nur das *Toxin* antigene Eigenschaften besitzt. Es besteht aus zwei Komponenten, dem *Faktor I und II*, die sich durch Ultrazentrifugation trennen lassen. Sie wirken synergistisch, verlieren sehr leicht ihre Toxicität, nicht aber ihre Antigenität. Die von ihm zu Immunisierungszwecken hergestellte, nicht toxische Milzbrandvaccine enthält Bestandteile, die enge Beziehungen zu den beiden Toxin-Faktoren haben, jedoch nicht mit ihnen identisch sind. Mit immunologischen Problemen und Immunisations-Fragen haben sich vor allem auch KLEIN u. Mitarb. in den letzten Jahren beschäftigt, sowie GRAY, McGRANN, STEARMAN, WRIGHT, PUZISS, JACKSON, ARMSTRONG.

Eng mit den Immunitätsproblemen hängt das Problem der Vaccination, bzw. der Vaccineherstellung zusammen. Mit der Herstellung einer *Vaccine für den Menschen* haben sich BRACHMANN u. Mitarb. befaßt. Das Problem *Lebend-* (SOKOL, GUBINA und CHERNYSHEVA) oder *Totvaccine* (JACOTOT u. Mitarb.) wurde in der letzten Zeit wiederholt erörtert.

Auch die Frage nach der besten Applikationsform der Vaccine, ob als Injektion oder als Aerosol (ALEXANDROV und Mitarb.) ist noch nicht endgültig geklärt und bedarf wohl noch weiterer Studien. Für die Therapie und Vorbeugung beim Menschen wird die Vaccine-Behandlung als Prophylaxe-Maßnahme höchstens für einen ganz bestimmten Berufskreis, wie Tierärzte und Helfer in Tier-Kliniken in Frage kommen.

Berufskrankheit

Wie schon oben erwähnt, ist der Milzbrand heute in Deutschland, in Mittel- und Nordeuropa, sowie aber auch in einigen außereuropäischen Ländern eine ausgesprochene Berufskrankheit (KNEIDEL, STANDFUSS, BRACHMANN, DEPAILLAT u. Mitarb., BOUNHOURE u. Mitarb.). Diese Berufskrankheit betrifft einmal Landwirte, Tierhalter und Tierpfleger, sowie Tier-Ärzte und Helfer in Tier-Kliniken, zum anderen jene Menschengruppe, die mit der Verarbeitung tierischer Produkte wie Felle, Häute, Borsten, Wolle und Abfall-Produkten aus solchen zu tun haben.

Interessant ist in diesem Zusammenhang die Studie von CARR und REW, die bei 100 Spinnerei-Arbeiterinnen im Verlauf einer Reihen-Untersuchung im Nasen- und Rachenspülwasser Milzbrandbacillen bei 14% fanden. Diese Untersuchung bedürfte unbedingt der Nachprüfung auf einer breiteren Ebene, um festzustellen, in welchem Umfang stumme Infektionen im Rahmen der Berufsarbeit erworben werden, und in wieweit unter Umständen eine natürliche Resistenz besteht, die manche Menschen gegen Milzbrandbacillen unempfindlich sein läßt. Dabei erhebt sich auch die Frage, ob es gesunde menschliche Bacillenträger gibt.

Hinsichtlich der *Spätschäden* dieser Berufskrankheit ist zu sagen, daß der Prozentsatz, der durch den Milzbrand einen Dauerschaden davonträgt, relativ *gering* ist (vgl. Tab. 3).

Tabelle 6. *Milzbrand-Erkrankungen nach einer Tabelle der Lederindustrie-Berufsgenossenschaft*

Jahr	Erkrankungen				Aufschlüsselung der gemeldeten Erkrankungen (davon tödlich)					
	gemeldet	ohne Folgen	Rente	tödlich	Leder-industr. BG	Flei-scherei BG	Textil- u. Bekleidung BG	Großhand.- u. Lagerei BG	Landw. schaftl. BGen	BG der chem. Ind.
1955	16	16	—	—	1	2	7	2	4	—
1956	12	9	1	2	3 (1)	2	3 (1)	1	3	—
1957	12	11	1	—	2	3	3	2	1	1
1958	7	7	—	—	2	3	1	1	—	—
1959	9	9	—	—	3	1	3	1	1	—
1960	7	6	1	—	2	1	1	—	2	1
1961	4	3	—	1	2	—	—	1 (1)	1	—
1962	9	—	—	—	5	—	1	1	1	1
1963	15	15	—	—	5	2	4	—	3	1
1964	6	6	—	—	—	1	—	—	5	—
1965	4	4	—	—	1	1	—	—	2	—

Unter den von uns nachbegutachteten Fällen fand sich einmal eine merkliche Kreislaufalteration im Sinne einer gesteigerten Labilität, im 2. Fall nach einer schweren Milzbrandsepsis bei einer fast 50jährigen Frau, ein Leistungsknick und seither eine eingeschränkte

Arbeitsfähigkeit mit deutlichen EKG-Veränderungen und in einem 3. Fall, ein sich im Anschluß an eine Thrombophlebitis nach Milzbrand entwickelnder apoplektischer Insult, der
dann zur Dauer-Invalidität geführt hat. Alle übrigen von uns behandelten Fälle heilten folgenlos aus.

Beachtenswert ist, daß die Spätschäden alle ältere Menschen betrafen, deren
Gesamtorganismus nicht mehr so anpassungsfähig war, und die nicht so rasch und
gut die Störung überwinden konnten wie ein jugendlicher Organismus. Man wird
also bei der Begutachtung solcher Zusammenhangsfragen auch immer das Alter
des Patienten mit in Rechnung stellen müssen.

Therapie

Im Vordergrund jeder Therapie bei Milzbrand sollte ein *konservatives Vorgehen* stehen. Der chirurgische Eingriff im Beginn der Erkrankung ist unserer
Auffassung nach kontraindiziert. Das schließt natürlich nicht aus, daß es besondere
Situationen gibt, in denen die internistischen Maßnahmen durch chirurgische
ergänzt werden müssen, wie z. B. in dem von EBERT, ILLIG und PETERSEN mitgeteilten Fall. Doch haben wir selber im Laufe einer größeren Anzahl von Milzbrand-
fällen, die wir behandeln konnten, zwei so eindrucksvolle lebensgefährliche Ver-
schlechterungen nach einer fehlindizierten chirurgischen Maßnahme bei nicht-
erkanntem Milzbrand gesehen, daß aus dieser Erfahrung heraus unsere strenge
Ablehnung jeglichen chirurgischen Eingriffs im Beginn der Erkrankung resultiert.

Lange Zeit galt die Serum-Therapie als beste Behandlungsmaßnahme bei
dieser Erkrankung. Doch haben im Laufe der Zeit verschiedene Arbeiten ergeben,
daß im Tierexperiment die Serum-Therapie der Penicillin-Behandlung um ein
Vielfaches unterlegen war (vgl. Schrifttum bei MOHR) bzw. überhaupt keinen
Erfolg zeitigte.

Während wir in den letzten 10 Jahren ganz von der Serum-Therapie abgegangen sind und nur noch die Antibiotica-Therapie in hoher Dosierung durchführen,
haben GRAF, BARLACH und GRIESSMANN, sowie BAUMHÖFENER, an dieser Behandlung noch festgehalten.

Wir sind vor allem im Hinblick auf die allergisierende Wirkung von Serum-
Gaben von dieser Therapie abgegangen. Der Erfolg der letzten Jahre: rasche Ausheilung, meist ohne Komplikationen (von den 3 oben mitgeteilten Fällen war nur
einer und der relativ spät in unsere Behandlung gekommen) sowie kein Todesfall,
spricht unserer Auffassung nach für diese Art der Behandlung ohne Serum-Gabe.

Auch die Sulfonamid-Behandlung, die teilweise mit der Serum-Behandlung
zusammen durchgeführt wurde, ist heute von der Antibiotica-Behandlung abgelöst worden.

Allerdings haben in letzter Zeit HEPDING und WAHLIG nochmals eine experimentelle
Studie über die Kombination Sulfonamide-Penicillin bei Milzbrand gemacht, nachdem früher
schon u. a. MA, HAITEH und HO, TA-HSÜN Hautmilzbrand erfolgreich mit solcher Kombination behandelt hatten.

Im ganzen gesehen aber hat sich heute die *Penicillin-Behandlung* durchgesetzt, von der, sowohl in Kombination mit der Serum-Behandlung als auch allein,
eine ganze Reihe von Autoren Günstiges berichtet haben (SOUZADA, MARCIONI und
GOETZ, KINDLER, CORPUS und QUIRINO, MOHR [vgl. dort auch weiteres Schrift-
tum] VEGA-NÚÑEZ und andere mehr). Auch POLIAK war bei einer verhältnismäßig
großen Fall-Serie mit Penicillin-Behandlung stets erfolgreich. BARLACH, GRAF und
GRIESMANN empfehlen nach wie vor in erster Linie die Gabe von Serum, aber stets
kombiniert mit Depot-Penicillin. In manchen Fällen kombinierten sie mit Supra-
cillin und Breitbandantibiotica (BAUMHÖFENER).

Günstige Heilergebnisse wurden aber auch vom *Aureomycin* mitgeteilt (GOLD
und BOGER, RUIZ SANCHEZ u. Mitarb., MOHR u. a.). Ferner hat man mit *Chloromy-*

cetin (CLARK, GOLD und BOGER) sowie mit *Terramycin* (GOLD, BOGER und KNEIGHT) Erfolge gesehen. RUIZ SANCHEZ machte auch positive Behandlungsversuche mit Kanamycin und im Tierversuch fand LONDRILLO Erythromycin wirksam.

Nachdem schon RUIZ SANCHEZ u. Mitarb. beim menschlichen Milzbrand die Tetracycline wirksam gefunden hatten, haben auch JOHNSON und PERCIVAL bei dem experimentellen Milzbrand der Schafe mit Tetracyclinen eine ausgezeichnete Schutzwirkung gesehen (vgl. auch in den Arbeiten von CANAVOSIO, RECALDE, SERRAVALLE, ERCOLE und MATTOS, GREENOUGH, KASIAN, MAZARÉ, MARDAROWICZ u. a.).

Eine Kombinationsbehandlung mit Penicillin, Streptomycin und Cortison-Derivaten empfahlen BILLIOTTET u. Mitarb.

Aus den Mitteilungen im Schrifttum und unseren eigenen Erfahrungen im Laufe der letzten 18 Jahre haben sich uns gewisse *Richtlinien für die Therapie* ergeben.

1. Bei jedem Verdachtsfall ist *vor* jeder Behandlung eine Kultur anzulegen und der gezüchtete Erreger auf seine Resistenz gegen verschiedene Antibiotica zu prüfen. Diese Maßnahme erscheint deshalb wichtig, da vereinzelt Milzbrandstämme nicht so penicillin-empfindlich sind und besser durch Breitband-Antibiotica getroffen werden.

2. Um keine Zeit in der Behandlung zu verlieren, sollte aber sofort nach Entnahme des Materials für mikroskopische Untersuchung und Kultur, die Behandlung mit Penicillin in hoher Dosierung gleichzeitig mit einem Breitband-Antibioticum eingeleitet werden. Liegt dann die Resistenz-Bestimmung vor, wird die Behandlung mit dem entsprechend wirksamen Antibioticum allein weitergeführt.

3. Die antibiotische Behandlung bedeutet *nicht* die Aufgabe jeder Lokal- und Allgemeinbehandlung. Der vom Milzbrand betroffene Körperteil soll ruhiggestellt werden. Der Milzbrandkarbunkel ist durch einen Schutzverband abzudecken. Bei sehr starkem Begleit-Ödem kommen feuchte Umschläge oder Alkoholdunstverbände in Betracht.

Die *Dosierung des Penicillins oder der Breitband-Antibiotica* ist von der Art und Ausdehnung des Prozesses abhängig. Es empfiehlt sich, mit hohen Dosen etwa 2 mal 1 mega Penicillin pro Tag zu beginnen und am 3. oder 4. Tag, je nach Abfieberung auf 500000 I. E. zurückzugehen. Diese Dosis muß aber mindestens 4—6 Tage fortgesetzt werden. Nach den oben gemachten Vorschlägen hat es sich uns bewährt, an den ersten beiden Tagen außer dem Penicillin auch ein Tetracyclin wie Aureomycin oder Achromycin zu geben, in einer Dosierung von 2 g in den ersten 24 Std, 1,5 g am 2. Tag und später 1 g, d. h. 0,25 g alle 6 Std. Die Dosierung des Tetracyclins richtet sich nach der Schwere des Falles und dem Ergebnis der Resistenzprüfung. Bei alleiniger Anwendung der Breitband-Antibiotica, so z. B. des Chloromycetins empfiehlt CLARKE 60 mg pro kg Körpergewicht am 1. Tag, und geht dann auf 30 mg pro kg Körpergewicht in den folgenden 60 Std zurück, um dann noch mindestens 2 Tage 15 mg pro kg Körpergewicht zu geben. Für Terramycin wird eine Tagesdosis von 2—3 g (alle 6 Std 0,5—0,75 g über 3—7 Tage empfohlen.

Die Kombinations-Behandlung ist beim Hautmilzbrand nach unserer Erfahrung nur in den ersten Tagen notwendig. Ist es zur Milzbrandsepsis gekommen, wird man sie länger durchführen müssen. Solche Fälle von Milzbrandsepsis benötigen selbstverständlich eine sehr sorgfältige Kreislauf-Therapie und -überwachung besonders in der Phase der Entfieberung, da hier Kollaps-Situationen drohen können.

Beim Lungen-Milzbrand sollte man neben einer Penicillin-Dosierung, die unter Umständen 10—20 Mill. betragen müßte, auch stets ein Breitband-Antibioticum geben und den Versuch mit einem Penicillin-Spray machen.

Für die Milzbrand-Meningitis empfiehlt SCHINDLER neben der intramuskulären Penicillin-Gabe auch die intralumbale.

Bei Milzbrand des Darmes oder milzbrandbedingtem Leberabsceß, der sich ja nur im Verlauf einer Milzbrandsepsis entwickeln kann, steht die antibiotische Behandlung an erster Stelle. Sie sollte in solchen Fällen mit hohen Penicillin- *und* Breitbandantibiotica-Dosen durchgeführt werden (Penicillin 4—10 Mill. I. E. und gleichzeitig 2—3 g Terramycin).

Vorbeugung

Die wichtigste Maßnahme in der Vorbeugung des Milzbrandes beim Menschen ist die *Bekämpfung des Milzbrandes* beim Tier, bzw. die rechtzeitige Erkennung der Verseuchung mit Milzbrandkeimen bei den tierischen Produkten.

In Deutschland und in den meisten europäischen und zivilisierten außer-europäischen Ländern ist die menschliche Erkrankung *meldepflichtig, ebenso wie jede tierische Erkrankung.* Nach dem Gesetz in Deutschland muß jedes milzbrandverdächtige oder -erkrankte Tier vernichtet werden. Der Staat entschädigt den Besitzer der an Milzbrand verendeten Tiere. Die Standplätze der erkrankten oder verendeten Tiere müssen sofort abgesperrt und desinfiziert werden. Der Kadaver des milzbrandverendeten Tieres darf nicht verscharrt, sondern muß verbrannt werden.

Zur Vermeidung der Einschleppung von Milzbrand mit tierischen Produkten aus dem Ausland sind bestimmte Vorbeugungsmaßnahmen gesetzlich empfohlen. Da die Sterilisation von Tierhäuten ihre Gerbfähigkeit beeinträchtigen kann, sind hier besondere Maßnahmen erforderlich. Mit diesen Problemen haben sich GILISSEN und SCHOLZ in den letzten Jahren verschiedentlich beschäftigt, ebenso wie mit der Desinfektion der Gerbereiabwässer, denn von den verseuchten Wiesen drohen immer wieder für die einheimischen Viehbestände Einzelerkrankungen oder sogar Epizootien. Die wirkungsvolle Unschädlichmachung der Abwässer aus diesen Felle und Häute verarbeitenden Industrien gestaltet sich nicht einfach. Nur bei den festen Abgängen der Gerbereien ist die Abtötung der Milzbrandkeime durch dreimonatige Kompostierung unter Zusatz von Ätzkalk gewährleistet.

Eine gute Aufklärung in Wort und Schrift für Berufsgruppen, die mit Milzbrand zu tun haben, hat nach unserer Erfahrung bei den Hafenarbeitern dazu geführt, daß fast alle Fälle im Frühstadium zur Behandlung kamen. Auch die Anweisung, beim Transportieren von Häuten und Fellen einen Kopf- und Nackenschutz zu tragen, hat sich bewährt.

Eine sorgsame Überwachung der eingeführten Felle und Untersuchung mit allen zur Verfügung stehenden Mitteln (Präcipitationsmethode nach ASCOLI), und modernere Verfahren, sowie eine Überwachung des eingeführten Fleisches, Knochenmehls, Tierkörpermehls, tun ein übriges, um das Auftreten der Erkrankung durch eingeschleppte Keime zu verhindern.

Jeder zur Behandlung kommende *Milzbrandfall* soll *isoliert* werden und nicht im häuslichen Milieu verbleiben. Dieser Auffassung steht die Ansicht einiger ausländischer Autoren entgegen, die glauben, daß bei den heute zur Verfügung stehenden Antibiotica eine stationäre Behandlung der Erkrankten überflüssig sei. Diese Auffassung teilen wir nicht, da jeder menschliche Milzbrandkrankheitsfall eine gewisse Infektionsquelle darstellt, von der bei unsachgemäßer Wartung des Milzbrandkarbunkels weitere Krankheitsfälle ausgehen können. So muß unserer Auffassung nach auf jeden Fall dafür Sorge getragen werden, daß alles mit der Milzbrandstelle der Haut in Berührung gekommene Verbandsmaterial verbrannt wird, daß bei Lungenmilzbrand der Auswurf einwandfrei vernichtet wird und bei Darmmilzbrand Stuhl und Urin desinfiziert, bzw. sicher vernichtet werden. Ein besonderer Schutz des Pflegepersonals ist nur für den Lungenmilzbrand notwendig (Mundschutz!). Bei Hautmilzbrand genügt die Beachtung der allgemeinen Maßnahmen zur Desinfektion bei Infektionskrankheiten.

Literatur

Albrink, W.S., S.M. Brooks, R.E. Biron, and **M. Kopel**: Human inhalation anthrax. A report of three fatal cases. Amer. J. Path. **36**, 457 (1960). — **Albrink, W.S.**, and **R.J. Goodlow**: Experimental inhalation anthrax in the chimpanzee. Amer. J. Path. **35**, 1055 (1959). — **Aleksandrov, N.I., N.E. Gefen, A.P. Budak, I.V. Ezepchuk, A.I. Filippenko** and **V.F. Runova**: Utilization of effective chemical vaccines against certain zoonoses. I. Production of chemical depot anthrax vaccine and determination of its effectiveness on animal experiments. Zh. Mikrobiol. (Mosk.) **32**, 42 (1961). = Zh. Mikrobiol. Eng. **32**, 830 (1961). — **Aleksandrov, N.I., N.E. Gefen, A.P. Budak, A.P. Runowa, J.W. Eseptschuk**, and **A.G. Bazhinow**: A study of postvaccinal reactions in response to chemical sorbed anthrax vaccine on small groups of people. Zh. Mikrobiol. (Mosk.) **3**, 32 (1963). = Zh. Mikrobiol. Eng. **40**, 32 (1963). — **Aleksandrov, N.I., N.E. Gefen, K.G. Gapochko**, and **N.S. Garin**: Aerosol-immunization with live vaccines and anatoxins. VI. Characteristics and dynamics of vaccinal processes after aerosol-vaccination with brucellosis, tularemia, anthrax, and plague dust-vaccines. Zh. Mikrobiol. (Mosk.) **31**, 38 (1960). — **Aleksandrov, N.I., N.E. Gefen, K.G. Gapochko, N.S. Garin, V.M. Sergeev, E.S. Lazareva, V.V. Mishchenko** and **E.N. Shliakhov**: Aerosol immunization with dry live vaccines and anatoxins. VI. Studies on reactogenic and immunological effectiveness of the aerosol immunization with spray vaccines (brucellosis, tularemia, anthrax and plague) in man. Zh. Mikrobiol. (Mosk.) **32**, 56 (1961). — **Aleksandrov, N.I., N.E. Gefen, N.S. Garin, K.G. Gapochko, V.M. Sergeev, M.S. Smirnov, A.L. Tamarin**, and **E.N. Shliakhov**: Experience in massive aerogenic vaccination against anthrax. Vo.-med. Zh. No. 8, 27 (1959). — **Aleksandrov, N.I., N.E. Gefen, I.** and **S. Voronin et al.**: Further experimental study of the efficacy of chemical anthrax vaccine. Zh. Microbiol. (Mosk.) **41**, 45 (1964). — **Allende, C.J.**: Anthrax de glándula parótica como complicación postoperatoria. Bol. Soc. Cirug. B. Aires **42**, 332 (1958). — **Anders, W.**: Epidemiologie des Milzbrandes 1958—1962 in der Bundesrepublik Deutschland. Bundesgesundheitsblatt 1964, 145. — **Armou de jr., J.A., F. Klein, R.E. Lincoln, B.G. Mahlandt**, and **A.L. Fernelius**: Immunological studies of anthrax. I. An index to determinate quantitative immunization. J. Immunol. **87**, 233 (1961).

Baumhöfener, F.K.: Der Hautmilzbrand. Broschüre der Lederindustrie-Berufsgenossenschaft Mainz, 1966. — **Beall, F.A.**, and **F.G. Dalldorf**: The pathogenesis of the lethal effect of anthrax toxin in the rat. J. infect. Dis. **116**, 377 (1966). — **Belloni, A.**: Die Praecipitationsprüfung im Tropfen auf dem Objektträger, angewandt beim Thermo-Präzipitationsverfahren zur Diagnose des Milzbrandes. Dtsch. Schlacht- u. Viehhof-Ztg. 1957, 190. — **Berdjis, C.C.**, and **C.A. Gleiser**: Experimental subcutaneous anthrax in chimpanzees. Exp. Molec. Path. **3**, 63 (1964). — **Berdjis, C.C., C.A. Gleiser**, and **H.A. Hartman**: Experimental parenteral anthrax in Macaca mulatta. Brit. J. exp. Path. **44**, 101 (1963). — **Berdjis, C.C., C.A. Gleiser, H.A. Hartman, R.W. Kuehne**, and **W.S. Gochenour**: Pathogenesis of respiratory anthrax in Macaca mulatta. Brit. J. exp. Path. **43**, 515 (1962). — **Biegeleisen, J. Z. jr., W.B. Cherry, P. Skaiy**, and **M.D. Moody**: The demonstration of Bacillus anthracis in environmental specimens by conventional and fluorescent antibody techniques. Amer. J. Hyg. **75**, 230 (1962). — **Billiottet, J. P. Desnues**, et **R. Crenes**: Pustule maligne cervicale traitée par l'association Pénicilline-Streptomycine-Cortancyl; guérison par la Magnamycine d'une rechute immédiate localisée à la region présternale. Bull. Soc. méd. Hôp. Paris, **73**, 930 (1957). — **Blagoweschtenskij, W.A., A.J.A. Kulberg, T.J. Bulatova**, and **M.J.A. Korn**: Production of a specific fluorescent anthrax serum. Zh. Mikrobiol. (Mosk.) **33**, 18 (1962). — **Bonventre, P.F., B.K. Nordberg**, and **C.G. Schmiterlow**: An antoradiographic study of anthrax infection in the mouse. J. infect. Dis. **108**, 205 (1961). — **Boudin, G., A. Lauras**, et **C. Vaillant**: Etat de mal épileptique révélateur d'une méningite charbonneuse. Etude anatomo-clinique. Bull. Soc. méd. Hôp. Paris **115**, 183 (1964). — **Bounhoure, R.L., Barrere, Guiraud**, et **M. Vinas**: Les aspects médicaux et sociaux du charbon. Concours méd. **81**, 2311 (1959). — **Brachman, P.S.**, and **F.R. Fekety**: Industrial anthrax. Ann. N.Y. Acad. Sci. **70**, 574 (1958). — **Brachman, P.S., H. Gold, S.A. Plotkin, F.R. Fekety, M. Werrin**, and **N.R. Ingraham**: Field evaluation of a human anthrax vaccine. Amer. J. publ. Hlth. **52**, 632 (1962). — **Brachman, P.S., J.S. Pagano**, and **W.S. Albrink**: Two cases of fatal inhalation anthrax, one associated with sarcoidosis. New Engl. J. Med. **265**, 203 (1961). — **Brachman, P.S., S.A. Plotkin, F.H. Bumford**, and **M.M. Atchison**: An epidemic of inhalation anthrax: the first in the twentieth century. II. Epidemiology. Amer. J. Hyg. **72**, 6 (1960). — **Brandis, H.**: Über die Lebensdauer von Milzbrand- und Mesentericussporen. Zbl. Bakt., I. Abt. Orig., **177**, 434 (1960). — **Büchlmann, E.**: Der Einfluß des Klimas auf die Verbreitung gewisser Zoonosen. Wien. tierärztl. Mschr. **43**, 904 (1962). — **Bundesgesundheitsamt**: Ratschläge an Ärzte zur Bekämpfung des Milzbrandes beim Menschen. Merkbl. Nr. 6, Ausg. 1955.

Canavosio, A.E., T. Recalde, et **L. Serravalle**: Consideraciones terapéuticas sobre carbunco. Rev. Fac. Cienc. med. Univ. Córdoba **22**, 49 (1964). — **Carr, E.A.**, and **R.R. Rew**: Detection of Bacillus anthracis from the nose and throat of apparently healthy workers. J.

infect. Dis. **100**, 169 (1957). — **Cominsky, N.C.**: Histological changes in mice injected with Bacillus anthracis. Tex. Rep. Biol. Med. **17**, 85 (1959). — **Cousineau, J.G.**, and **R.J. McCleana-ghan**: Anthrax in bison in the Northwest Territories. Canad. Vet. J. **6**, 22 (1965).

Dahlgren, C.M., L. M. Buchanan, H.M. Decker, S.W. Freed, C.R. Phillips, and **P.S. Brach-man**: Bacillus anthracis aerosols in goat hair processing mills. Amer. J. Hyg. **72**, 24 (1960). — **D'Alessandro, G.**, and **A. Gullotti**: The "aggressive" property of carbuncle exudate studied in tissue culture in vitro. Riv. Ist. sieroter. ital. **37**, 1 (1962). — **Deletraz, R.**, et **J. Seranne**: Un cas d'anthrax du rein guéri par le traitment médical. Marseille chir. **9**, 686 (1957). — **Depail-lat, A., J. Lacoste**, and **H. Lombard**: Human anthrax and complex epizootic (cattle, swine, mink and dog). Bull. Acad. nat. Méd. (Paris) **144**, 56 (1960). — **Deshpande, N.S.**: Incidence of human anthrax in North Kanara. J. Indiana med. Ass. **32**, 13 (1959). — **Dotta, J.S.**, and **T. Delporte**: Radiotherapy in the treatment of anthrax of the kidney. Rev. argent. Urol. **27**, 332 (1958). — **Drawer, K.**: Geographisch-statistische Auswertung der Milzbrandfälle bei Tieren im Kartogramm der Bundesrepublik Deutschland von 1954—1963. Tierärztl. Umsch. **20**, 532 (1965).

Ebert, B., L. Illig u. **K.F. Petersen**: Zur Diagnose und Therapie des Milzbrandes der Haut. Med. Klin. (Munich) **57**, 746 (1952). — **Ercole, R.**, and **E. Mattos**: Medical therapy of anthrax of the kidney (apropos of 5 personal cases). Rev. argent. Urol. **27**, 269 (1958).

Fanjul, R.: Ocular anthrax (= Carbunclo ocular). Arch. Oftal. B. Aires **38**, 351 (1963). — **Felsenfeld, O.**: The Epidemiology of Tropical Diseases. Springfield/Ill.: Charles & Thomas 1966. — **Franche, M., G. Teodorovici, C. Oana, J. Micu, D. Petrea, A. Ovalescu, O. Minecau, J. Joseph-sohn, T. Hurmuzache, G. Cuciureanu**, et **S. Popescu**: Consideratii privid consumul de carne infectata cu Bac. anthracis. Rev. med. Cirug. Iasi **45**, 379 (1961). — **Franěk, J.**: Application of fluorescent antibodies for demonstrating B. anthracis in the organs of infected animals. J. Hyg. Epidem. (Praha) **8**, 111 (1964). ~ Use of fluorescent antibodies for the rapid diagnosis of infections caused by B. anthracis and P. tularensis. J. Hyg. Epidem. (Praha) **9**, 160 (1965).

Gavrilă, J. u. **M. Soloviev, M.**: Epidemiologische und klinische Bemerkungen zum Milz-brand in Cluj (Rumänien) in den letzten 13 Jahren (1950—1962) Microbiologia (Buc.) **8**, 445 (1963). — **Gentilini, M., V. Laroche**, et **A. Degremont**: Aspects de la pathologie tropicale para-sitaire et infectieuse en République d'Haiti. Bull. Soc. Path. exot. **75**, 565 (1964). — **Ghossain, A.**: Grave mesenteric adenitis and intestinal anthrax. Mém. Acad. Chir. **87**, 289 (1961. — **Ghossain, A.**, and **J. Hatem**: Intestinal anthrax. Presse méd. **71**, 1059 (1963). — **Gilissen, G.**, u. **H.G. Scholz**: Untersuchungen zur Abtötung von Milzbrandbazillen und deren Sporen. Desinfekt. Gesundheitsw. **52**, 140 (1960). ~ Zur Sanierung milzbrandverseuchter Felle und Häute. Desinfekt. Gesundheitsw. **53**, 33 (1961). ~ Zur Abtötung von Milzbrandsporen in Ab-wässern der Felle und Häute verarbeitenden Industrie. Gesundh.-Ing. **82**, 372 (1961). — **Gleiser, C.A., C.C. Berdjis, H.A. Hartman**, and **W.S. Gochenour**: Pathology of Experimental Respiratory Anthrax in Macaca Mulatta. Brit. J. exp. Path. **44**, 416 (1963). — **Gochenour, W.S. jr., C.A. Gleiser**, and **W.D. Tigertt**: Observations on Penicillin prophylaxis of experi-mental inhalation anthrax in the monkey. J. Hyg. (Lond.) **60**, 29 (1962). — **Gochenour, W.S. jr., W.D. Sawyer, J.E. Henderson, C.A. Gleiser, R.W. Kuehne**, and **W.D. Tigertt**: On the recognition and therapy of Simian woolsorter's disease. J. Hyg. (Lond.) **61**, 317 (1963). — **Gray, J.**: Lysine deficiency and host resistance to anthrax. J. exp. Med. **117**, 497 (1963). ~ Effect of protein nutrition on leucocyte mobilization. Proc. Soc. Exp. Biol. Med. **116**, 414 (1964). — **Greenough, P. R.**: Anthrax and antibiotics. Vet. Rec. **77**, 784 (1965). — **Grishko, N.P.**: Some peculiarities of the clinical manifestations and course of the cutaneous form of malignant anthrax in the Samarkandsk region. Med. Zh. Uzbek. **11**, 46 (1962). — **Grumbach, A.**: Die Infektionskrankheiten des Menschen und ihre Erreger. In: Grumbach u. Kikuth II, S. 943, Stuttgart 1958. — **Gubina, E.A.**, and **M.J. Chernysheva**: Study of immunogenesis following vaccination with live associated vaccine. I. Study of immunogenesis in guinea pigs, vaccinated with Brucella and anthrax vaccine. Zh. Mikrobiol. (Mosk.) **41**, 3 (1964). — **Gustaf-son, B.A.**, and **S.E. Svehag**: The resistance condition in Bac. anthracis and some anthrax-like organisms. Nord. Vet.-Med. **8**, 902 (1956).

Hanson, R.P.: The earliest account of anthrax in man and animals in North America. J. Amer. vet. med. Ass. **135**, 463 (1959). — **Hepding, L.**, and **H. Wahlig**: Experimental studies on a new sulfonamide-penicillin combination. Arzneimittel-Forsch. **13**, 41 (1963). — **Hill, W.K.W.**: Die Diagnose „Milzbrand". Diergeneesk. **85**, 1797 (1960). — **Hoeden, J. van der**: Zoonosen. Elsevier Publishing Comp., Amsterdam-London-New York 1964. — **Horne u. Mitarb.**: Inactivation of spores of Bac. anthracis by gamma-radiation. Nature (Lond.) **183**, 475 (1959).

Isopescu, J., G. Grasoiu, M. Stanca, u. **A. Danescu**: Beobachtungen über die Dauer der Immunität bei Milzbrand. Lucr. Stiint. Inst. ser. Vaccin. Pasteur, Bucuresti **4**, 147 (1960). — **Isopescu, J., G. Grasoiu** u. **O. Burducea**: Die Resistenz von Bac. anthracis (Stamm 1190) im Organismus der Meerschweinchen. Lucrarile Stiint. Inst. seruri Vaccinuri Pasteur, Bucuresti **5**, 249 (1961).

Jackson, F. C., G. G. Wright, and **J. Armstrong:** Immunisation of cattle against experimental anthrax with alum-precipitated protective antigen or spore vaccine. Am. J. Vet. Res. 18, 771 (1957). — **Jacotot, H.,** et **B. Virat:** Vaccination contre l'infection charbonneuse par injection de bactéridies tuées en excipient huileux. 1. Note: Ann. Inst. Pasteur 98, 297 (1960). 2. Note: Ann. Inst. Pasteur 104, 822 (1963). — **Johnson, W. P.,** and **R. C. Percival:** Tetracycline therapy of experimentally induced anthrax in sheep. J. Amer. vet. med. Ass. 127, 142 (1955). — **Jordan, W. J.:** An outbreak of acute disease in Chester Zoo diagnosed as anthrax. Vet. Rec. 76, 927 (1964).

Kaleque, K. A., M. G. Muazzam, and **R. J. Chowdhury:** Anthrax in East Pakistan. J. trop. Med. Hyg. 64, 18 (1961). — **Kasian, A. J.:** Some data on the therapeutic properties of D-17 mycetin. Farm. Zh. 19, 42 (1964). — **Karsemeyer, M.:** Milzbrand-Erfahrungen in Praxis und Fleischbeschau. Diergeneesk. 85, 1780 (1960). — **Kaukker, E.:** Globale Verbreitung des Milzbrandes um 1960. Sitzungsber. d. Heidelberger Akad. d. Wissensch., 2. Abhdl., Berlin-Heidelberg-New York: Springer 1965. — **Kaukker, E.,** u. **K. Zettl:** Milzbrand in der Welt (1955 bis 1961). Berl. Münch. tierärztl. Wschr. 76, 172 u. 194 (1963). — **Khan, A. M.,** and **N. Ahmad:** Outbreak of cutaneous anthrax in Jhang district, West Pakistan, in 1962. Pak. J. Hlth. 12, 76 (1962). — **Klein, F. et al.:** Pathophysiology of anthrax. J. infect. Dis. 116, 123 (1966). — **Klein, F., J. A. de Armon jr., R. E. Lincoln, B. G. Mahlandt,** and **A. L. Fernelius:** Immunological studies of anthrax. II. Levels of immunity against Bac. anthracis obtained with protective antigen and live vaccine. J. Immunol. 88, 15 (1962). — **Klein, F., B. W. Haines, B. G. Mahlandt, J. A. de Armon jr.,** and **R. E. Lincoln:** Immunologic studies of anthrax. III. Comparison of antibody titer and immunity index after anthrax immunization. J. Immunol. 91, 431 (1963). — ~ Dual nature of resistance mechanisms as revealed by studies of anthrax septicaemia. J. Bact. 85, 1032 (1963). — **Klein, F., D. R. Hodges, B. G. Mahlandt, W. J. Jones, B. W. Haines,** and **R. E. Lincoln:** Anthrax toxin: causative agent in the death of rhesus monkeys. Science 138, 1331 (1962). — **Klein, F., B. G. Mahlandt, R. E. Lincoln, J. A. de Armon jr.,** and **A. L. Fernelius:** Immunization as a factor affecting the course of septicemic anthrax. Science 133, 1021 (1961). — **Klemm, D. M.,** and **W. R. Klemm:** A history of anthrax. J. Amer. vet. med. Ass. 135, 458 (1959). — **Kneidel, H.:** Die heutige Bedeutung des Milzbrandes als Berufskrankheit. Dtsch. Gesundh.-Wes. 16, 103 (1961). — **Koelbing, H.:** persönliche Mitteilung. — **König, A.:** Milzbrand-Epizootie in einer Schafherde. Dtsch. tierärztl. Wschr. 63, 473 (1956). — **Kohout, E., A. Sehat,** and **M. Ashraf:** Anthrax, a continuous problem in Southwest Iran. Amer. J. med. Sci. 247, 565 (1964). — **Korczak, M.:** Milzbrand in der Wojewodschaft Krakau in den Jahren 1945—1960. Med. weteryn. 18, 294 (1962).

Lagrange, E.: L'action antibiotique des sucres sur le B. anthracis. Compt. Rend. Soc. Biol. 150, 1042 (1956). — **Lausecker, H.:** Zur Erkennung und Behandlung des Milzbrandes. Wien. klin. Wschr. 68, 917 (1956). — **Lebedev, V. N.:** On the problem of recovery in anthrax lesions in the intestine. Sovetsk. Med. 25, 134 (1961). — **Leiman, V. N.:** Epidemiological and clinical data on anthrax. Zh. Mikrobiol. (Mosk.) 30, 130 (1959). — **Londrillo, A.:** Research on the action of Erythromycin on guinea pigs inoculated with Bac. anthracis. Boll. Soc. ital. Biol. sper. 36, 59 (1960). — **Lutynski, R.:** Milzbrand beim Menschen in der Wojewodschaft Krakau. Med. weteryn. 19, 576 (1963). — **Lutz, R.** (Bawku Hospital, Ghana): Mündl. Mitteilung.

Ma, Hai-Teh, and **Ho, Ta-Hsun:** Treatment of cutaneous anthrax with Penicillin and Sulfadiazine. China Med. J. 75, 316 (1957). — **Makarov, N. J.:** Anthrax morbidity among the inhabitants of the Precaucasian and Transcaucasian Republics and its control. Zh. Mikrobiol. (Mosk.) 33, 105 (1962). — **Málek, P. J. Kolc,** u. **F. Zák:** Die experimentelle Anthrax-Infektion im Lymphographischen Bild. Zbl. Bakt., I. Abt. Orig., 174, 94 (1959). — **Manelis, G.:** Anthrax in Israel. Harefuah 54, 230 (1958). — **Marchette, N. J., D. L. Lundgren,** and **K. L. Smart:** Intracutaneous anthrax infection in wild rodents. J. infect. Dis. 101, 148 (1957). — **Mardarowicz, C., B. Szyszko,** and **R. Malec:** Some epidemiologic observations on cases of anthrax treated at the Clinic of Infectious Diseases of the Lublin Medical Academy. Wiad. lek. 18, 565 (1965). — **Marinesco, G.:** Sur une forme peu connue du charbon cutané: la forme bulleuse ou pluribulleuse. Presse méd. 72, 2209 (1964). — **Maschke, R.:** Milzbrand beim Kind. Dtsch. Gesundh.-Wes. 15, 2416 (1960). — **Mathois, H.:** Zur Anwendung der Agardoppeldiffusion in der Milzbrand-Diagnostik. Mh. Tierheilk. 14, 407 (1962). — **Matz, M. H.,** and **H. G. Brugsch:** Anthrax in Massachusetts: 1943—1962. J. A. M. A. 188, 635 (1964). — **Mazaré, Y.:** Le traitement du charbon (pustule maligne). Sem. Hôp. Paris 34, 356 (1958). — **McCulloch, B.:** Pulmonary anthrax in cattle. Vet. Rec. 73, 805 (1961). — **McGann, V. G., R. L. Stearman,** and **G. G. Wright:** Studies on immunity in anthrax. VIII. Relationship of complement-fixing activity to protective activity of culture filtrates. J. Immunol. 86, 458 (1961). — **Meloni, G. A.,** et **J. D'Adda:** Influenza del calcio sulla sporulazione del B. anthracis. L'Igiene moderna 50, 242 (1957). — **Micheletti, A., P. Navarranne,** and **B. Renault:** Apropos of a case of anthrax of the kidney cured medically. J. Méd. Bordeaux 136, 1038 (1959). — **Middleton, G. K.,** and **A. C. Standen:** The electrocardiogram in fatal anthrax bacteremia. J. Infect. Dis. 108, 85 (1961). —

Mikhailov, M.: Case of gastric anthrax. Khirurgiya, (Sofiya) **11**, 659 (1958). — **Miller, J. K.**: Human anthrax in New York State. N. Y. med. J. **61**, 2046 (1961). — **Mindera** (Pater), Kloster Benediktbeuren: Mündl. Mitteilung. — **Möckel, A.**: Impfmilzbrand bei Ziegen. Mh. Vet.-Med. **18**, 624 (1963). — **Mohr, W.**: Milzbrand. In: Handb. d. inn. Med., 4 Aufl., Bd. I, Infektionskrankheiten. Berlin-Göttingen-Heidelberg: Springer 1952 (dort auch ältere Literaturangaben). ~ Die Therapie des Milzbrandes mit Penicillin und Aureomycin. Dtsch. Arch. klin. Med. **201**, 57 (1954). ~ Milzbrand. In: Klinik der Gegenwart, Bd. IV, S. 9. München: Urban u. Schwarzenberg 1956. ~ Der Milzbrand in Deutschland. Landarzt **36**, 9 (1960). ~ Le Charbon en Allemagne. In: L'Evolution Médicale, Bd. IV, No. 2, S. 185 (1960). ~ Milzbrand. In: Handb. d. Kinderhk., Bd. V, S. 605. Berlin-Göttingen-Heidelberg: Springer 1963. — **Mohr, W., u. H. Lippelt**: Verfahren für das Vorgehen bei der Untersuchung einer Hautefflorescens auf Milzbrandbazillen. Rundschreiben an alle für Milzbranderkrankte zugelassene Krankenhäuser. Lederindustrieberufsgenossenschaft (1957). **Moya, V.**, and **A. Valdivieso**: Current status of anthrax in the Americas. Bol. Ofic. sanit. panamer. **55**, 84 (1963).

Ness, G. B. van, S. A. Plotkin, R. H. Huffaker, and **W. G. Evans**: The Oklahoma-Kansas anthrax epizootic of 1957. J. Amer. vet. med. Ass. **134**, 125 (1959). — **Nestor, L.**: Über eine durch spezifische Bakteriophagen erhaltene Mutante des Anthraxbazillus mit den Merkmalen eines Coccus. Arch. roum. Path. exp. **25**, 383 (1966). — **Nhonoli, A. M.**: Cutaneous anthrax in Moshi district. E. Afr. med. J. **37**, 37 (1960). — **Nusshag, W., u. R. v. d. Aa**: Ein Beitrag zur Geschichte des Milzbrandes. Mh. Vet.-Med. Leipzig 1956, 248.

Oganezov, A. V.: Clinic-epidemiological characteristics and treatment of anthrax according to data of the Kirovabad City Infectious Disease Hospital. Azerbaĭdzh. med. Zh. **11**, 56 (1963).

Pienaar, U. de V.: Ein zweiter Ausbruch von Milzbrand beim Wild im Krüger-Nationalpark (5. 6.—11. 10. 1960). Koedoe Nr. 4, 4 (1961). — **Piening, C.**: Gehäuftes Auftreten von Milzbrand im Lande Schleswig-Holstein bei Rindern. Berl. Münch. tierärztl. Wschr. **71**, 474 (1958). — **Plotkin, S. A., P. S. Brachman, M. Utell, F. H. Bumford**, and **M. M. Atchison**: An epidemic of inhalation anthrax, the first in the twentieth century. I. Clinical features. Amer. J. Med. **29**, 992 (1960). — **Poljak, V.**: Fälle von Anthrax des Menschen in der Ostslowakei. Vet. Cas. **3**, 258 (1957). — **Ponomareva, T. N.**: On the problem of the bacteriological diagnosis of anthrax. Zh. Mikrobiol. (Mosk.) **40**, 107 (1963). — **Punskii, E. E.**, and **D. V. Zheglova**: Role of camels in epidemiology of anthrax. Zh. Mikrobiol. (Mosk.) **29**, 78 (1958). — **Puziss, M.**, and **G. G. Wright**: Studies on immunity in anthrax. X. Gel-adsorbed protective antigen for immunization of man. J. Bact. **85**, 230 (1963). — **Puziss, M.**, and **M. B. Howard**: Studies on immunity in anthrax. XI. Control of cellular permeability by bicarbonate Jon in relation to protective antigen elaboration. J. Bact. **85**, 237 (1963).

Rashkov, K., T. Shirikorad, and **E. Neftianova**: Anthrax in the Tirnovo District in 1958 bis 1962. Sŭvr. Med. **15**, 16 (1964). — **Rubtsov, J. V.**: On the history of the study of anthrax in Russia. Path. et Biol. **12**, 152 (1964). — **Ruiz Sánchez, F.**, and **A. Ruiz Sánchez**: Kanamycin in anthrax, typhoid, paratyphoid, and brucellosis. Ann. N. Y. Acad. Sci. **76**, 235 (1958). — **Ruiz Sánchez, F., A. Ruiz Sánchez**, and **E. Naranjo Granda**: Treatment of human and experimental Anthrax with Tetracycline. Antibiot. Med. **3**, 250 (1956). — **Rutquist, L., u. O. Swahn**: Epizootologische und bakteriologische Untersuchungen über die Milzbrand-Epizootie in Schweden 1956—1957. Nord. Vet.-Med. **9**, 641 (1957).

Samokhvalov, V. G.: Multiple skin ulcers in anthrax. Sovetsk. Med. **23**, 141 (1959). — **Sasso, B.**: Malignant pustule of the eyelids and its consequences. Ann. Oculist. (Paris) **194**, 54 (1961). — **Seidel, G.**: Die aeroben Sporenbildner unter besonderer Berücksichtigung des Milzbrandbazillus. In: Beiträge zur Hygiene und Epidemiologie, H. 17. Leipzig, Barth 1963. ~ Über Probleme der Bekämpfung des Milzbrandes und der Differentialdiagnose des Bac. anthracis. Zbl. ges. Hyg. **9**, 688 (1963). — **Semple, A. B.**, and **T. L. Hobday**: Control of anthrax. Suggestions based on survey of imported hides. Lancet **1959 II**, 507. — **Senchuk, T. T.**: On the epidemiology of anthrax in Belorussia/SSR. Zdravookhr. Beloruss. **9**, 57 (1963). — **Shliakhov, E. N.**: Distribution, epidemiological characteristics and control of anthrax in foreign countries. Zh. Mikrobiol. (Mosk.) **28**, 137 (1957). — **Silantiev, E. J., V. A. Ankudinov**, and **S. G. Kolesov**: Anthrax immunity in the action of ionizing radiation on the organism. Zh. Mikrobiol. (Mosk.) **33**, 121 (1962). — **Simmonds, N. T.**: Anthrax of the eyelid. Amer. J. Ophthal. **49**, 838 (1960). — **Skliarov, V. J.**: On the spread of anthrax in the Stavropol region. Path. et Biol. **12**, 138 (1964). — **Skvortsova, E. K.**, and **N. P. Likhacheva**: Electron microscope study of morphological changes in intestinal bacteria and anthracoids following administration of some phenol preparations. Zh. Mikrobiol. (Mosk.) **40**, 88 (1963). — **Slein, M. W.**, and **G. F. Logan jr.**: Mechanism of action of the toxin of Bac. anthracis. I. Effect in vivo on some blood serum components. J. Bact. **80**, 77 (1960). II. Alkaline phosphatasemia produced by culture filtrates of various bacilli. J. Bact. **83**, 359 (1962). — **Smith, H.**: The basis of immunity to anthrax. Proc. roy. Soc. Med. **51**, 375 (1958). — **Smith, H.**, and **J. Keppie**: The terminal phase of anthrax. Brit. J. exp. Path. **43**, 684 (1962). — **Smith, H.**, and **J. L. Stanley**: Purification of the third factor of anthrax toxin. J. gen. Microbiol. **29**, 517 (1962). — **Sokol, A.**: Über die Verwendbarkeit lebender Milzbrand-Adsorbatvakzine bei Schafen. Vet. Čas. **4**, 305 (1957). — **Standfuß, R.**: Der Milzbrand der Tiere im Hinblick auf den Milzbrand als Berufskrankheit des Menschen. Münch. med. Wschr. **100**, 858 (1958). — **Stanley, J.L., K. Sargeant,** and **H. Smith**: Purification of factors 1 and 2 of the anthrax toxin in vivo. J. gen. Microbiol. **22**, 206 (1960). — **Stanley, J. L.,** and **H. Smith**: Purification of factor one and recognition of a third factor of the anthrax toxin. J. gen. Microbiol. **26**, 49 (1961). — **Steffen, J.**: Milzbrand bei Nerzen. Vet. Bull. (Weybridge) **31**, 434 (1961). — **Steudte, E.**: Beitrag zum Problem des primären Darmmilzbrand. Zahnärztl. Fortbild. (Jena) **57**, 286 (1963).

Tasselli, E.: Hematic carbuncle in the province of Foggia. Sanit. Pubbl. **23**, 33 (1962). — **Taylor, M.J., G.H. Kennedy,** and **G.P. Bundell**: Experimental anthrax in the rat. I. The rapid increase of natural resistance observed in young hosts. Amer. J. Path. **38**, 469 (1961). — **Taylor, M.J., J.R. Rooney,** and **G.P. Bundell**: Experimental anthrax in the rat. II. The relative lack of natural resistance in germ-free hosts. Amer. J. Path. **38**, 625 (1961). — **Théodoridès, J.**: Casimir Davaine et les Débuts de la Bactériologie Médicale. Conférence donnée au Palais de la Découverte (Université de Paris), 1963. Alençon (Orne) Imprimerie Alençonnaise 1964. Die französische Bakteriologie im 19. Jahrhundert. Documenta Geigy „Infektion und Asepsis". Basel: J.R. Geigy AG 1965. — **Thorne, C.B., D.M. Molnar,** and **R.E. Strange**: Production of toxin in vitro by bacillus anthracis and its separation into two components. J. Bact. **79**, 450 (1960). — **Timofeew, M.K., W.J. Karelina,** and **J.P. Koyschew**: An outbreak of anthrax on the Arzamas-Gorkii cattle trail. Zh. Microbiol. (Mosk.) **33**, 32 (1962). — **Todorović, K.**: Milzbrand in Jugoslawien. — Mündl. Mitteilung.

Vega-Núñez, J.: Pustula maligna. Estudio de 23 casos en la ciudad de Morelia. Dermatología, (Méx.) **4**, 4 (1960). — **Vita, A., A. Secu, G. Cuciureanu, M. Leibovici, C. Bejenariu,** and **G. Cutu**: Considerations on 3 cases of meningo-encephalitis due to anthrax bacilli. Rum. med. Rev. **5**, 36 (1961). — **Völker, H.**: Beitrag zur Ermittlung eines Milzbrandfalles durch die bakteriologische Fleischuntersuchung. Mh. Vet.-Med. **15**, 887 (1960). — **Voronin, J.S., S.A. Dzharylgasov, J.S. Pisarevskii et. al.**: The golden (Syrian) hamster as an experimental model in anthrax. Zh. Mikrobiol. (Mosk.) **40**, 120 (1963).

Witzmann, Chr. (Legau/Allgäu): Mündl. Mitteilung.

Yoshida, J., K. Sugimura, and **M. Hayashi**: Killing effect of 60 Co-gamma rays and acquired resistance of Bac. anthracis by successive irradiation. Nat. Inst. Animal. Health. Quart. **2**, 207 (1962).

Zander, G.: Zur Differentialdiagnose des Furunkels. Dtsch. med. Wschr. 1952, 331. — **Zaporozhchenko, A.J.**: Epidemiology and clinical aspects of the intestinal form of anthrax. Zh. Mikrobiol. (Mosk.) **32**, 41 (1961). ~ The epidemiology and clinical course of intestinal anthrax. Zh. Mikrobiol. (Eng.) **32**, 1226 (1962).

Gasödem
(Wundinfektionen durch Clostridium)

Von F.-H. Caselitz, Hamburg

I. Definition

Das Gasödem (Gasbrand) ist eine durch bestimmte anaerobe grampositive sporenbildende Stäbchen des Genus Clostridium hervorgerufene schwere Wundinfektion, die charakterisiert ist durch eine hochgradige Toxämie, ausgedehntes lokales Ödem, massiven Gewebszerfall und einen unterschiedlichen Grad von Gasbildung. Zur Entstehung müssen bestimmte Voraussetzungen gegeben sein. Nicht jede Besiedlung einer Wunde mit Clostridien, die ein Gasödem hervorrufen können, führt zu diesem Krankheitsbild.

II. Geschichte

Das Gasödem hat bereits im Altertum eine Rolle gespielt. So wird von HIPPOKRATES ein Krankheitsbild geschildert, das als ein Gasödem gedeutet werden kann. Ebenfalls gibt CELSUS (30 v. Chr.) Krankheitsbeschreibungen, die auf dieses Krankheitsbild zutreffen. Im Mittelalter sind es Schilderungen von NICOLAUS FLORENTINUS, GIOVANNI DA VIGO (1514) und FABRICIUS HILDANUS, die betreffende Krankheitsbeschreibungen geben. Bei dem von HILDANUS geschilderten Fall handelte es sich wahrscheinlich um die erste klassische Beschreibung eines traumatisch bedingten Gasödems.

Aus den späteren Jahren liegen Arbeiten u. a. von MORGAGNI (1682—1771), PEYRONNI, QUESNEY (1759), DE LA MOTTE (1771), KIRKLAND (1814), LARREY und BOYER, VELPEAU (1829), DUPUYTREN (1777—1845), BACAS (1836), MALGEIGNE (1806—1865) und CHASSAIGNAC (1849) vor, bei denen hinsichtlich der beschriebenen Krankheitsbilder an Gasödem gedacht werden muß.

Eindeutige klinische Schilderungen stammen aus der Zeit des *Krimkrieges,* und zwar von dem russischen Chirurgen PIROGOFF und dem Franzosen SALLEIRON. Ebenfalls von Bedeutung sind die Arbeiten von MAISONNEUVE und VEILLON. BOTTINI hat bereits im Jahre 1871 in einer relativ wenig bekannten Arbeit auf die bakterielle Natur dieser Erkrankung hingewiesen, ohne aber den ursächlichen Erreger isolieren zu können (zit. nach ZEISSLER, KRAUSPE, RASSFELD-STERNBERG).

Trotz dieser Schilderungen und Tatsachen sind die Ärzte von dem gehäuften Auftreten dieser verheerenden Wundinfektionen während des *I. Weltkrieges* überrascht und unvorbereitet getroffen worden, denn weder im deutsch-französischen noch im deutsch-österreichischen Krieg hatte das Gasödem eingehende Erwähnung gefunden, da wahrscheinlich diese Erkrankung, die bereits 1813/15 z. T. gehäuft vorgekommen ist, nicht genügend beachtet wurde (ZEISSLER, KRAUSPE, RASSFELD-STERNBERG).

III. Bakteriologie

Vom bakteriologischen Standpunkt aus ist das Gasödem ein komplexes Geschehen, das auch heute noch nicht in seinen letzten Einzelheiten restlos geklärt ist. Die für dieses Krankheitsbild in erster Linie verantwortlichen Mikroorganismen sind strikt anaerobe sporenbildende grampositive Stäbchen der *Gattung Clostridium.* Die Vertreter dieses Genus sind in der Natur weit verbreitet und können in Erde, Staub, Wasser und im Magendarmkanal der meisten Tiere nachgewiesen werden. Auf Grund ihrer starken Verbreitung werden sie häufig in Wunden gefunden, doch nur wenige Vertreter dieses Genus gelten als pathogen und sind in der Lage, beim Menschen ein Gasödem zu erzeugen.

Von MacLennan werden die folgenden *6 Species* aufgeführt:

Cl. perfringens
Cl. novyi
Cl. septicum
Cl. histolyticum
Cl. bifermentas (Cl. sordelli)
Cl. fallax

Ebenfalls muß der von ZEISSLER und RASSFELD-STERNBERG im Jahre 1944 isolierte *Bac. oedematis maligni gracilis* aufgeführt werden, da eine Monoinfektion bekannt ist.

Die Pathogenität dieser Stämme ist bedingt durch die Bildung von Exotoxinen, die die Fähigkeit besitzen, Blut- und Gewebszellen zu zerstören.

IV. Allgemeine Merkmale

Morphologie

Diese Clostridien sind relativ große, plumpe oder schlanke Stäbchen. Mit Ausnahme von Cl. perfringens sind sie beweglich und peritrich begeißelt. In frischen Kulturen färben sie sich grampositiv, erscheinen aber in älteren Kulturen durch einsetzende autolytische Prozesse gramnegativ. Pleomorphie kann bei einzelnen Stämmen in vitro beobachtet werden und spielt beim Typ F von Cl. perfringens eine Rolle. Die Sporen sind rund oder oval und werden im allgemeinen zentral oder subterminal angelegt. Der Durchmesser dieser Sporen ist recht häufig größer als die vegetative Form selbst, daher kommt es zur Ausbildung von Spindel- oder Keulenform.

Tabelle 1

Clostridium-species	Fermentation				Nagler Reakt.	Lackmus-milch	L.S.**	Gelatine
	Glukose	Laktose	Saccha-rose	Salicin				
Cl. perfringens	S.G.	S.G.	S.G.	(S.G.)	+++	stürmische Gerinnung	keine Ver-flüssigung	Verflüs-sigung
Cl. novyi . . .	S.G.	—	—	—	+/—	keine* Veränder.	keine Ver-flüssigung	Verflüs-sigung
Cl. septicum .	S.G.	S.G.	—	S.G.	—	stürmische Gerinnung	keine Ver-flüssigung	Verflüs-sigung
Cl. bifermentans	S.G.	—	—	—	++	Verdauung	Verflüssig.	Verflüs-sigung
Cl. histolyticum	—	—	—	—	—	Verdauung	Verflüssig.	Verflüs-sigung
Cl. fallax . . .	S.G.	S.G.	S.G.	S.G.	—	keine Ver-änderung	keine Ver-änderung	keine Ver-änderung
B. oedematis ma-lignis gracilis . (ZEISSLER-RASS-FELD 1944)	—	—	—	—	?	Verdauung	?	Verflüs-sigung

Bemerkung: S = Säurebildung
G = Gasbildung
( ) = Reaktion nicht einheitlich
* = Die Angaben sind nicht einheitlich, von der Mehrzahl der Autoren wird eine Gerinnung angegeben.
** = Loefflers' Serum

Die Versporung geht bei den meisten Stämmen in vitro gut vonstatten. Für Cl. perfringens, insbesondere für den Typ A, sind u. a. Spezialnährböden notwendig.

Die Dampfresistenz der Sporen ist unterschiedlich und wird bei vorliegender Mischinfektion für die Reinisolierung herangezogen.

Wachstum

a) Flüssige Nährböden. Gutes Wachstum erfolgt in den flüssigen Nährböden, die ein brauchbares Redoxpotential gewährleisten: u. a. Leberbouillon mit 0,1% Agar-Agar, Thioglycolatbouillon, VF-Bouillon (viande-foie — mit durch Pepsineinwirkung gewonnenen niedermolekularen Eiweißkörpern), Herz-Organbouillon.

b) Feste Nährböden. Die Stämme zeigen gutes Wachstum auf der von ZEISSLER empfohlenen Traubenzucker-Menschenblutagarplatte bei Züchtung unter anaeroben Bedingungen. Für die hier zu besprechenden Clostridien eignet sich u. a. der von ZEISSLER entwickelte Anaerobentopf und ebenfalls der Anaerobentopf nach MCINTOSH and FILDES. Die Clostridien bilden z. T. auf dieser Menschenblutagarplatte typische Kolonieformen. Hämolyse wird bei den meisten Stämmen beobachtet.

c) Biochemische Leistungen s. Tab. 1.

Tierversuch

Als Versuchstier wird bei diesen Clostridienarten dem *Meerschweinchen* der Vorzug gegeben. Nach intramuskulärer Injektion von 1,0—1,5 ml einer 24- bis 48stündigen Leberbouillonkultur in die Muskulatur des Oberschenkels sterben die Tiere im allgemeinen nach 24—48 Std. Der Sektionsbefund wird in Verbindung mit den morphologischen, kulturellen und biochemischen Merkmalen für die Stammbestimmung herangezogen.

Clostridium perfringens Typ A: typisches Bild des klassischen Gasbrandes. Große fleischwasserhaltige Gasblase, zundriger Zerfall und bräunliche Verfärbung der Muskulatur und des Unterhautgewebes.

Clostridium perfringens Typ F: wechselnder Sektionsbefund, oft Bild eines malignen Ödems.

Clostridium novyi (Clostridium oedematiens): sulzig-glasiges Ödem mit kleinen Gasblasen. Farblos bis graurötlicher Erguß in Peritoneal- und Pleuraraum.

Clostridium septicum: blutig, seröses Ödem, kleine Gasblasen. Seröser oder blutig seröser Erguß in Peritoneal- und Pleuraraum.

Clostridium histolyticum: Ödem und Dermolyse, Verflüssigung der Weichteile, Skelettierung des Oberschenkels.

Clostridium bifermentans (path. Stämme- Clostridium sordelli): Schwellung, hämorrhagisches Ödem, z. T. Proteolyse.

Clostridium fallax: Ödem. (Die Pathogenität ist variabel und geht nach Kultivierung schnell verloren.)

B. oedematis maligni gracilis: Ödem, Proteolyse.

Toxine

Ausgiebige Toxinstudien sind bei Cl. perfringens, Cl. novyi, Cl. septicum und Cl. histolyticum durchgeführt worden. Von diesen Stämmen wird eine Mehrzahl von Toxinen gebildet, von denen die biologische Wirkung geprüft und z. T. auch die biochemische Natur festgestellt werden konnte. Die biologischen Prüfungen beziehen sich bei den einzelnen Toxinarten auf die hämolysierende, nekrotisierende und letale Wirkung. Die einzelnen Toxine werden bei diesen Clostridien-Arten mit griechischen Buchstaben bezeichnet. Es muß jedoch darauf hingewiesen werden, daß sich diese Bezeichnung nur auf das Toxin der betreffenden Species beschränkt und nicht allgemeingültig für alle vier Clostridien-Arten ist (a-Toxin von Clostridium perfringens unterschiedlich vom a-Toxin des Clostridium novyi).

Von *Clostridium perfringens* sind bisher mindestens 12 Toxine nachgewiesen worden, wie aus der folgenden Tab. 2 hervorgeht:

Tabelle 2

Toxin	Biologische Wirkung			Biochemische Natur
	hämolyt.	nekrot.	letal	
a	+	+	+	Lecithinase
β	−	+	+	?
γ	−	−	+	?
δ	+	−	+	?
ε	−	+	+	?
η	−	−	+	?
ϑ	+	+	+	?
ι	−	+	+	?
κ	−	+	+	Kollagenase
λ	−	+?	+	Proteinase
μ	−	−	?	Hyaluronidase
ν	−	−	?	Deoxyribonuklease

Neben den hier aufgezeichneten Toxinen sind noch das von REDD u. Mitarb. beschriebene Fibrinolysin, der von FREDETTE und FRAPPIER gefundene „bursting factor" und der von GANLEY, MERCHANT und BOHR gefundene toxische Faktor zu erwähnen (zit. nach MACLENNAN).

Von besonderer Bedeutung ist unter diesen Toxinen das a-*Toxin*, von dem die Fermentnatur eindeutig geklärt werden konnte. Diesem a-Toxin wird nach der heutigen Auffassung die größte Bedeutung beigemessen, doch dürfte seine Rolle bei der Entstehung des Gasödems noch nicht restlos geklärt sein. Erwähnenswert ist in diesem Falle auch das ϑ-*Toxin*, das über dieselbe biologische Wirkung wie das a-Toxin verfügt, aber nicht mit ihm identisch ist, z. B. hitzelabil, keine Aktivierung durch Ca- oder Mg-Ionen, leichte Oxydation. Beide Toxine greifen unterschiedliche Substrate in der Zellwand an. Die für den Menschen wesentlichen Cl.-perfringens-Typen unterscheiden sich hinsichtlich ihrer Toxinkomponenten (s. Tab. 3).

Tabelle 3

Typ	Toxin												Krankheitsbild
	a	β	γ	δ	ε	η	ϑ	ι	κ	λ	μ	ν	
A	+++	−	−	−	−	(+)	++	−	++	−	+/−	+	Gasödem
F	+	+++	+++	−	−	?	?	−	−	?	−	+	Enteritis necrotic.

Die für die Veterinärmedizin wichtigen Typen B, C, D und E wurden in dieser Tabelle nicht berücksichtigt.

Von *Clostridium novyi* wurden bisher acht unterschiedliche Toxine gefunden. Unter Zugrundelegung dieser Toxine ließen sich vier verschiedene Typen von Cl. novyi aufstellen, von denen für die medizinische Mikrobiologie der Typ A von Bedeutung ist. Bei *Cl. septicum* existieren vier Toxinkomponenten, von denen das δ-Toxin dem ϑ-Toxin von Cl. perfringens verwandt ist. Von *Cl. histolyticum* wurden bisher fünf Toxinkomponenten dargestellt. Die größte Bedeutung wird dem β-Toxin zugesprochen, da dieses Toxin in der Lage ist, Kollagen auch im nicht denaturierten Zustand abzubauen.

Von *Clostridium bifermentas* (Cl. sordelli) existiert ein Toxin, das thermolabil, nicht hämolytisch, aber stark tierpathogen ist. Nach Injektion führt es in Laboratoriumstieren zu starkem gelatinösem Ödem, ähnlich dem, das vom a-Toxin von Clostridium novyi hervorgerufen wird. Diese beiden Toxine sind aber in antigener Hinsicht unterschiedlich. Unter anderem wird von dem Cl. bifermentans-Stamm eine Lecithinase gebildet, die eine Antigenverwandtschaft mit dem *a*-Toxin von Cl. perfringens besitzt, aber bestimmte Reaktionsunterschiede aufweist. *Cl. fallax* bildet ein Toxin doch ist bisher nichts Eindeutiges bekannt. Das gleiche gilt für *B. oedematis maligni gracilis.*

Vorkommen

Die Clostridien sind in der Natur weit verbreitet. Man findet sie in *Erde, Sand, Staub* und im *Verdauungstrakt der meisten Tiere.* Auch bei Luftuntersuchungen im Krankenhaus ließen sich Clostridien — Cl. perfringens — nachweisen. Es besteht eine gewisse Beziehung zwischen denen im Gasödem gefundenen Clostridien-Arten und denen in der Erde der betreffenden Gegend vorhandenen Species. Die während des II. Weltkrieges in Nordafrika gemachten Beobachtungen sprechen dafür, daß das Auftreten von Clostridieninfektionen nicht allein an das Vorkommen dieser Keime in der Erde des betreffenden Landes gebunden ist. Obwohl die nordafrikanische Wüste fast frei von Clostridien ist, kam es während der Kampfhandlungen im II. Weltkrieg zum Auftreten von Gasoedem. Verunreinigungen mit Faeces vom Menschen dürften für diese Infektionen verantwortlich gemacht werden.

V. Pathologisch-anatomische Befunde

Die pathologisch-anatomischen Befunde beim Gasödem sind abhängig vom Stadium der Erkrankung und der Species. In makroskopischer Hinsicht findet man i. a. zuerst Ödem und Blässe der Muskulatur und Verlust der Kontraktionsfähigkeit. Später wechselt das Aussehen und die Konsistenz der Muskulatur. Die Verfärbung ist vielgestaltig, sie kann graurot, wie gekocht, und bei eintretendem Gangrän dunkelgrün oder schwarz werden. Dabei kann die Muskulatur letzten Endes einen schokoladenartig zerfließenden oder schaumig aufgetriebenen Zustand erreichen. Eiter wird im allgemeinen nicht angetroffen, nur manchmal fibrinös eitrige Beläge.

In histologischer Hinsicht besteht eine schwere Degeneration der Muskelfasern mit schollenartigem Zerfall und einem leukocytenarmen Ödem. Der nekrotische Teil des Muskels ist oft mit Gasblasen durchsetzt. Aber auch diese histologischen Befunde sind vom Stadium der Erkrankung abhängig; ebenfalls dürfte stets die betreffende Species bzw. eine Mischinfektion eine Rolle spielen.

VI. Pathogenese

Bei der Frage der Pathogenese muß man von der Tatsache ausgehen, daß es sich bei den für dieses Krankheitsbild verantwortlichen Clostridien um *Saprophyten* handelt, die letzten Endes ein geringes Invasionsvermögen besitzen. Eine „Verschmutzung" von Wunden mit Mikroorganismen des Genus Clostridium wird in einem relativ hohen Prozentsatz vorliegen. Trotz dieser Tatsache ist die *Entwicklung eines Gasödems selten.* Die *Voraussetzung* eines jeden Gasödems ist das Vorliegen eines für die Entwicklung der Erreger geeigneten Terrains (GRUMBACH). Die wesentlichste Voraussetzung für das Angehen einer derartigen Infektion wird heute in der *Reduktion des lokalen Oxydations-Reduktions-Potentials* gesehen. Ein erniedrigtes Redoxpotentials ist somit die erste Voraussetzung für die Entwicklung eines Gasödems. *Faktoren,* die für die Reduzierung des Oxydations-Reduktions-Potentials in Betracht kommen, können mannigfaltiger Art sein:

1. Keine Durchblutung des infizierten Gewebes durch Gefäßzerstörung, durch straffe Verbände, Abschnürbinden oder aber infolge von Kälte, Schock oder lokalen Ödemen.

2. Die Anwesenheit von körperfremdem Material in der Wunde, wie Klei-
dungsstücke, Schmutzpartikel oder Metall- oder Holzsplitter.

3. Anwesenheit von nekrotischem Material in der Wunde, bedingt durch das
eigentliche Trauma, eine Infektion oder aber durch die Wirkung von nekrotisierenden Substanzen, wie sie in der Erde vorkommen können, z. B. $CaCl_2$, oder
durch Medikamente, wie z. B. Chinin bzw. Adrenalin.

4. Die Anwesenheit und Vermehrung von anderen, weniger anspruchsvollen
Bakterien in der Wunde.

5. Besondere lokale Verhältnisse nach Verabreichung bestimmter Medikamente: z. B. Gasödem nach Adrenalininjektion.

VII. Klinisches Bild

Die *Einteilung* der hier zu besprechenden Clostridien-Infektionen muß nach
klinischen Gesichtspunkten erfolgen. Eine derartige Einteilung ist mehrfach
Gegenstand von Diskussionen gewesen, und in der Literatur liegt eine große
Anzahl von Vorschlägen vor. Daß eine Klassifizierung nach klinischen Gesichtspunkten nicht in jedem Fall allen Anforderungen gerecht werden kann, liegt in
der Natur der Dinge. So wird man bestrebt sein, einerseits die wichtigsten klinischen Daten zu erfassen, andererseits aber auch die Einteilung so zu schematisie-
ren versuchen, daß sie für den praktizierenden Arzt brauchbar ist.

Die weite Verbreitung der Clostridien bringt es mit sich, daß man in der Regel
diese Mikroorganismen in verschmutzten Wunden nachweisen kann. Von der einfachen Wundverunreinigung bis zum eigentlichen Gasödem gibt es Übergänge;
demzufolge muß letzten Endes jeder Einteilungsversuch Lücken aufweisen.

Von den in den letzten Jahren erschienenen Vorschlägen imponiert der von
MacLennan durch seine Einfachheit. Er empfiehlt eine *Klassifizierung* nach den
folgenden Gesichtspunkten:

Histotoxische Infektion des Menschen.

Traumatische Infektionen:

Wundinfektionen.
    1. die einfache Verunreinigung,
    2. die anaerobe Cellulitis,
    3. die anaerobe Myonekrose.

Uterusinfektionen.

Nicht traumatische Infektionen:
    das idiopathische Gasgangrän,
    das infizierte Gefäßgangrän.

Wundinfektionen

Das alleinige Vorkommen der abzuhandelnden Clostridien in einer Wunde
spielt nur eine untergeordnete Rolle. Immerhin kann die bloße Vermehrung dieser
Keime in einer Wunde bestimmte Zeichen und Symptome hervorrufen (Mac-
Lennan).

1. Einfache Verunreinigung. Eine einfache Vermehrung von Clostridien in einer
Wunde ruft weder Beschwerden für den Patienten noch ernsthafte Überlegungen
für den Chirurgen hervor (MacLennan). In seltenen Fällen, besonders dann, wenn
Cl. welche mit anderen Arten von aeroben Bakterien, z. B. Staphylococcus aureus,
zusammen vorkommt, kann die Wunde eine teigige Konsistenz oder eine unge-

sunde Blässe annehmen und gleichzeitig ein reichliches dünnflüssiges Exsudat
auftreten. Die Heilungstendenz dieser Wunde ist verzögert, es bestehen aber
wenig Schmerzen und im allgemeinen keine Systemreaktion.

Herrschen mehr proteolytische Keime — z. B. Cl. sporogenes — in der Wunde
vor, so nimmt sie ein faules, schmutziges Aussehen an, und es kommt zu einem
Ausfluß von einem wäßrigen braunen überriechenden Exsudat. Hier besteht ein
Übergang zwischen der einfachen Verunreinigung und einem Frühstadium der
anaeroben Cellulitis. Trotz des eindrucksvolleren Zustandes muß man sich darüber
im klaren sein, daß die sog. putriden Keime totes Gewebsmaterial abbauen. Nach
Entfernung dieses nekrotischen Materials steht einer Heilung im allgemeinen
nichts im Wege.

2. Anaerobe Cellulitis (STEWART, 1905, QUIST, 1941). Synonym: Gasabsceß,
lokales Gasgangrän, braune Form des Gasgangräns, epifasciales Gasgangrän.

Definition: Schwere Clostridieninfektion mit nekrotischem Gewebsmaterial,
das bereits abgestorben ist infolge Ischämie oder Trauma, aber nicht durch bakterielle Einwirkung. Gesunde Muskelpartien sind nicht befallen.

Klinisches Bild: Einige Tage nach der Verletzung kommt es zur Fäulnis und
Gasbildung in der Wunde. Gewebsspannung lokaler Schmerz und Ödem werden
im allgemeinen vermißt. In der Wunde findet man einen überriechenden, bräunlichen, serös-eitrigen Ausfluß. In der Wundumgebung ist infolge Gasbildung
Knistern fühlbar, und bei Druck kommt es zum Austritt von Gasblasen aus der
Wunde. Verfärbung der Haut ist selten. Zeichen einer allgemeinen Toxämie sind
nur gering ausgebildet. Reaktives Ödem und Hauterythem können bei Mischinfektionen mit Aerobiern beobachtet werden. Cl. difficile, Cl. carnis und Cl. sporogenes müssen zumindest als Mischinfektionserreger in Betracht gezogen werden.

3. Anaerobe Myonekrosis (*Gasödem*) (Clostridien-Myonekrosis im Gegensatz
zur Streptokokken-Myonekrosis nach MacLENNAN). Bei der Clostridien-Myonekrosis oder Gasödem besteht im Gegensatz zur anaeroben Cellulitis eine akute
Invasion der gesunden lebenden Muskulatur, die weder durch ein Trauma noch
durch eine Ischaemie vorher geschädigt worden ist.

Als Erreger kommen in Betracht: Cl. perfringens, Cl. novyi, Cl. septicum, Cl.
histolyticum, Cl. bifermentans (Cl. sordelli), Cl. fallax, B. oedematis maligni gracilis ?. Die Bedeutung von Cl. carnis ist bisher nicht restlos geklärt.

Als wichtiges Symptom wird stets der plötzlich auftretende Schmerz hervorgehoben, bald danach kommt es zur lokalen Schwellung, Ödem und einem dünnflüssigen hämorrhagischen Exsudat. Während die Pulsfrequenz schnell ansteigt,
ist die Temperatursteigerung relativ gering. Die Gasbildung ist zu Beginn oft
schwach oder nicht vorhanden. Die Haut ist gespannt, marmoriert oder blau und
kühler als normal. Trotz des schweren Schocks bleiben die Patienten bei vollem
Bewußtsein und sind sich über die Schwere des Krankheitsbildes und des nahen-
den Endes im klaren. In unbehandelten Fällen wird die bronzene Verfärbung der
Haut diffuser, es kommt zur Hautgangrän und Blasenbildung mit dunkelroter
Flüssigkeit. Die Gasbildung wird stärker, ist aber oft nicht so ausgeprägt wie bei
der anaeroben Cellulitis.

Die eigentlichen Muskelveränderungen werden bei dem operativen Eingriff
beobachtet. Gelbsucht wird bei dem üblichen Wundgasödem selten gesehen, im
Gegensatz zum Uterusgasödem. Tritt Ikterus auf, so besteht gleichzeitig Septicämie, Hämoglobinämie und Hämoglobinurie. Es ist einleuchtend, daß das klinische Krankheitsbild abhängig ist von den beteiligten Mikroorganismen der individuellen Disposition des Patienten, dem Grad und dem Sitz der Verletzung. —

Die klinischen Gesichtspunkte der für fünf hier zu besprechenden Clostridien-Arten sind von MacLennan in Tab. 4 übersichtlich zusammengefaßt:

Tabelle 4

	Clostridien-Arten					
	C. perfringens	C. novyi	C. septicum	C. histo-lyticum	C. bifermentans	C. fallax
Inkubation	18—24 Std	3—6 Tage	1—3 Tage	2—3 Tage	4 Tage	2—3 Tage
Beginn	plötzlich	plötzlich	plötzlich	?	plötzlich	plötzlich
Erste Symptome .	Schmerzen	Schwere	Schmerzen	?	Schmerzen	?
Schwellung, Ödem .	++	+++	++	+	+++	nichts ?
Hautreaktion. . .	bronzefarben	Blässe	Erythem		broncefarben	nichts ?
Gas	++	±	+++	—	±	nichts ?
Geruch	+	—	+	faul	faul	fischig
Wundexsudat:						
1. Menge	++	++++	+++	+++	+++	?
2. Aussehen . . .	hämorrhag.	gelb	sehr häm.	bräunlich	hämorrhag.	?
Toxämie	++	++++	+++	++	+++	+++
Schnelligkeit des Krankheitsverlaufs	++	+++	++++	±	+	+
Muskeln	schieferblau	blaß	rot, fleckig purpurn	schwarz, zerfallend	rot	graurosa

Beim Aufstellen einer derartigen Tabelle läßt sich eine gewisse Schematisierung nicht vermeiden. Dazu kommt die Tatsache, daß anaerobe Clostridien-Infektionen nur sehr selten reine Monoinfektionen darstellen, und im allgemeinen Mischinfektionen mit anaeroben und aeroben Mikroorganismen vorliegen. Andererseits kann diese Tabelle nicht in jedem Punkt Anspruch auf Vollständigkeit verlangen. So liegt für die Cl. fallax-Infektion nur ein einziger beobachteter Fall zugrunde. Es läßt sich aber nicht bestreiten, daß immerhin die klinischen Gesichtspunkte, insbesondere bei den üblichen Clostridien, die für eine anaerobe Myonekrose in Betracht kommen, Cl. perfringens, Cl. novyi, Cl. septicum und Cl. histolyticum gut herausgearbeitet worden sind.

Uterusinfektionen

Die Uterusinfektion wird als traumatische Infektion angesehen und das auftretende Gasödem verglichen mit dem üblichen von Wunden ausgehenden Krankheitsbild (MacLennan). Im allgemeinen kommt als Ursache Abortus criminalis, weniger ein spontaner Abort in Betracht.

Das klinische Krankheitsbild ist charakterisiert durch den plötzlichen Ausbruch, den akuten Verlauf, den lokalen Schmerz, die Toxämie und das volle Bewußtsein. Gelbsucht, Hämoglobinämie und Hämoglobinurie werden bei Uterusinfektionen nicht selten beobachtet. Sie sind der Ausdruck einer echten Septicämie. Erbrechen und Harnverhaltung werden häufig gesehen. Nach eigener Beobachtung des Verf. kann es bei sehr schweren Fällen von Uterusgasödem mit einhergehender Bacteriämie zur Gasbildung in entfernteren Körperabschnitten (Arm, Brust) kommen.

In der Mehrzahl der Fälle kommt Cl. perfringens als der ursächliche Erreger des Uterusgasödems in Betracht, gelegentlich können aber auch andere anaerobe Clostridien, wie z. B. Cl. septicum, eine Rolle spielen.

Nicht traumatische Infektionen

Das idiopathische Gasgangrän. Inwieweit ein echtes idiopathisches Gasoedem beim Menschen vorkommt, dürfte auch heute noch unklar sein. Nicht traumatische

Infektionen mit Cl. perfringens oder anderen anaeroben Clostridien, bei denen primär eine Infektion der Muskulatur nicht vorliegt, werden in der Literatur beschrieben. Nach MacLennan ist es fraglich, ob nicht doch bei der Mehrzahl dieser Fälle eine primäre Wundinfektion vorgelegen hat und die Sporen der betreffenden Bacillen längere Zeit in diesem Gebiet geruht haben. Ähnliche Fälle sind von Cl. tetani-Infektionen bekannt. Das Vorliegen einer kleinen und schon lange verheilten Wunde kann in den meisten Fällen nicht klar ausgeschlossen werden. In klinischer Hinsicht unterscheiden sich diese Fälle nicht von dem eigentlichen Wundgasödem.

Das infizierte Gasgangrän. Nach einem Gefäßverschluß kann es in dem betreffenden gangränösen Gewebe zu einer Vermehrung von Clostridien kommen. In diesem Fall handeln die Clostridien als eine Art von Saprophyten. Im allgemeinen bleibt diese Infektion auf das gangränöse Gebiet beschränkt, und der intakte gesunde Muskel wird nicht angegriffen. Gasbildung und Fäulnisgeruch sind oft stark ausgeprägt. Eine Abgrenzung vom echten Gasödem ist sehr wichtig und für die durchzuführende Therapie von Bedeutung. Es besteht die Möglichkeit, daß sich aus dieser „stehenden" Infektion ein echtes Gasödem entwickeln kann.

In der Literatur werden Clostridien-Infektionen bestimmter Organe beschrieben, die z. B. als Gasödem des Auges oder Gasödem des Gehirns bezeichnet worden sind. Es handelt sich dabei um akute und gefährliche Infektionen, die nach heutiger Auffassung in das Gebiet der anaeroben Cellulitis gehören (MacLennan).

Cl. perfringens kann ebenfalls als Erreger einer Septicämie, Peritonitis, Appendicitis oder Cholecystitis in Betracht kommen. Es handelt sich dabei um akute Infektionen, bei denen oft Gasbildung im Vordergrund steht. In klinischer Hinsicht unterscheiden sich diese Arten von Clostridien-Infektionen wenig von den durch andere Bakterien hervorgerufenen Krankheitsbildern.

Komplikationen bei Gasödem (anaerobe Myonekrosis)

Es ist mit den folgenden Komplikationsarten zu rechnen (MacLennan):
1. Septicämie
2. Metastasierung
3. Urämie.

Zu 1.: Die *Septicämie* wird relativ selten beobachtet und tritt häufig beim Uterusgasödem auf. Dabei kommt es zu hohen Temperaturen, akuten Verlaufsformen, starker Toxämie und Erscheinungen von Gelbsucht, Hämoglobinurie. Derartige Komplikationen werden nicht nur bei Cl. perfringens, sondern auch bei Cl. septicum und Cl. novyi-Infektionen gesehen.

Zu 2.: *Metastasierung* kommt selten vor. Eine echte Septicämie braucht nicht vorzuliegen. Die Metastasierung geht häufig von verschmutzten Wunden aus, ohne daß das Krankheitsbild einer anaeroben Myonekrosis vorliegt. In entfernteren Körperpartien kann es zur Gasbildung kommen.

Zu 3.: Nach *MacLennan* konnte nach Einführung einer wirksameren Therapie als neue Komplikation des Gasödems Urämie beobachtet werden. Einige Tage nach Überstehen des akuten Stadiums kommt es bei manchen Patienten zu einer Harnverhaltung, zu einem Ansteigen des Rest-N im Blut, zu einem generalisierten Ödem, zum Koma und zum Tod. Bei Patienten mit Gasödem ist diese Komplikation insbesondere dann gesehen worden, wenn eine Septicämie mit intravasculärer Hämolyse vorlag, hauptsächlich bei Fällen mit Uterusgasödem.

Diagnose

Die Diagnose eines Gasödems ist insbesondere im Frühstadium schwierig und muß vom behandelnden Arzt gestellt werden. In dieser Hinsicht sind von besonderer Bedeutung: der lokale Schmerz, Schwellung, Zeichen einer Toxämie, Muskelzerstörung und bei Uterusinfektionen Gelbsucht und Hämoglobinurie (MacLennan). Dem Bakteriologen kommt nur eine unterstützende Funktion zu. Ein schnell angefertigtes Originalpräparat kann einen wertvollen Hinweis geben (Vorherrschen von grampositiven plumpen Stäbchen), doch die Züchtung des Stammes nimmt auch bei der Anwendung sog. Schnellmethoden einen relativ langen Zeitraum in Anspruch.

Auf Isolierungsergebnisse darf der Kliniker nicht warten, er muß bei Verdacht so schnell wie möglich handeln. Da in einem hohen Prozentsatz Mischinfektionen vorliegen, können sich bakteriologische Untersuchungen über Tage hinziehen.

Bakteriologische Untersuchung des Materials in der Routine-Diagnostik

Originalpräparate, Zerschneiden und Zermörsern des Gewebsmaterials, Beimpfung von verschiedenartigen flüssigen und festen Nährböden, die für die Isolierung von aeroben und anaeroben Mikroorganismen geeignet sind. Histologische Schnelluntersuchungen können ebenfalls einen Hinweis geben.

Flüssige Nährböden: U. a. Traubenzuckerbouillon, Leberbouillon mit 0,1 % Agar, VF-Medium, Thioglycolat-Medium, AC-Medium (Difco), Herzorganbouillon, SAPB-Bouillon (Sorbinsäure, Polymyxin B).

Feste Nährböden- U. a. Blutagarplatte, MacConkey-Agar, Traubenzuckerblutplatte, CHNA-Platten (Chloralhydrat-Na-Acidplatten), Eigelbagar.

Zur Erzielung von Reinkulturen der beteiligten Anaerobier empfiehlt es sich, einen Teil des Gewebsmaterials einem fraktionierten Kochprozeß zu unterwerfen, um die unterschiedliche Sporenresistenz für die Reinzüchtung brauchbar zu machen. Die flüssigen und festen Anaeroben-Nährböden sollten im Anaerobentopf nach Zeissler oder nach McIntosh und Fildes bebrütet werden. Subkultur und Orientierungspräparat können von den flüssigen Medien bereits nach 5stündiger Bebrütung angelegt werden. Die weitere Bestimmung der Stämme erfolgt im Routine-Laboratorium in erster Linie nach morphologischen, kulturellen und biochemischen Gesichtspunkten unter gleichzeitiger Heranziehung des Tierversuchs.

Komplizierte Studien mit Toxinkomponenten lassen sich nur selten in der Routine-Diagnostik durchführen. Sie sind Aufgabe von Speziallaboratorien.

Therapie

Die therapeutischen Maßnahmen beziehen sich auf die folgenden Punkte:

1. die chirurgische Behandlung, 4. die Allgemeinbehandlung,
2. die Serumtherapie, 5. die Sauerstoffatmung*.
3. die Chemotherapie,

Zu 1.: Entscheidend für die erfolgreiche Behandlung eines Gasödems ist eine ausreichende sachgemäße und frühzeitige Wundversorgung. Es wird eine örtlich *radikale Ausräumung und Eröffnung des Herdes* verlangt. Eine Amputation kommt in Betracht, wenn der ganze Gliederquerschnitt vom Gas ergriffen ist und die Extremität derartig geschädigt wurde, daß ein späterer Gebrauch in Frage gestellt ist und der Infektionsprozeß nach ordnungsgemäßer lokaler chirurgischer Behandlung nicht binnen kurzer Zeit zum Stillstand kommt.

Zu 2.: Eine frühzeitige Verabreichung hochdosierter *Antitoxingaben* zur Neutralisierung zirkulierender Toxine wird auch weiterhin empfohlen, obwohl der Wert dieser Therapie nicht überschätzt werden darf (Walter und Heilmeyer). Vorgeschlagen werden 20—50 ml alle 4 Std bis zu maximal 1000 ml. Die zur Verfügung stehenden Gasödemseren berücksichtigen im allgemeinen die Toxine der folgenden vier Stämme: Cl. perfringens, Cl. septicum, Cl. novyi, Cl. histolyticum

---

* Hinsichtlich der hyperbaren Sauerstofftherapie sei auf den Artikel von H. Stoeckel „Die hyperbare Sauerstofftherapie" hingewiesen. Z. prakt. Anästh. 3 (1968), S. 295, Thieme Verlag Stuttgart.

(Gasödem der Behringwerke Antitoxingehalt pro 1 ml: Cl. perfringens 400 IE, Cl. septicum 250 IE, Cl. novyi 300 IE, Cl. histolyticum 20 IE).

Zu 3.: Die Anwendung von Chemotherapeutika und Antibiotica hat sich bei Clostridieninfektionen vor allem in prophylaktischer Hinsicht bewährt. Dosierung: 0,6—1 Mega IE Penicillin G täglich, evtl. Marfanil, Marbadal oder Supronal lokal, parenteral bzw. oral in hohen Dosen (WALTER und HEILMEYER). — Bei manifesten Infektionen muß unter den Antibiotica auch heute noch dem Penicillin der Vorzug gegeben werden. Es ist von den bisher getesteten Antibiotica noch nicht übertroffen worden (MACLENNAN). Dosierung: Penicillin G 8 - 10 - 20 Mega IE täglich (WALTER und HEILMEYER).

Empfohlen werden ebenfalls Chloramphenicol — 4 g täglich — und Tetracyclin in hohen parenteralen bzw. oralen Dosen (WALTER und HEILMEYER).

Nach in vitro-Untersuchungen wirkt auch Erythromycin. Nicht wirksam sind: Streptomycin, Kanamycin, Polymyxin und Novobiocin. Bacitracin und Neomycin verhalten sich gegenüber den einzelnen Species unterschiedlich.

Zu 4.: Hinsichtlich der *Allgemeinbehandlung* muß dem Kollaps Rechnung getragen werden. Bluttransfusionen werden empfohlen, ebenfalls Hämodialyse.

Zu 5.: In den vergangenen 6 Jahren ist die Behandlung von Gasödem in der *Überdruckkammer* — Inhalation von Sauerstoff unter erhöhtem Druck — mit Erfolg durchgeführt worden. Die Patienten werden für einen bestimmten Zeitraum — im allgemeinen 30 min, 2mal am Tage — 3 at Überdruck ausgesetzt. Es wird dadurch eine hohe Sauerstoffspannung in den Arterien erzielt (1600 mm Hg). In vitro-Versuche dürften dafür sprechen, daß die Toxinproduktion unter diesen Bedingungen eingestellt wird. Selbstverständlich kann diese *Sauerstoffbeatmung* nur als unterstützende Behandlung angesehen werden.

Prophylaxe

Sie bezieht sich auf chirurgische, antibiotische und immunbiologische Maßnahmen. Der schnellen *chirurgischen Wundbehandlung* kommt die größte Bedeutung zu, sie kann weder durch eine massive Antibiotica- noch durch eine Serumbehandlung ersetzt werden. Die parenterale und lokale Verabreichung von *Chemotherapeutika* (z. B. Marbadal, Marfanil oder Supronal) und Antibiotica (Penicillin) muß ebenfalls schnell nach der Verletzung einsetzen, wenn sie erfolgreich sein soll. Obwohl der prophylaktische Wert der *Serumgaben* zweifelhaft ist, so sprechen doch bestimmte Beobachtungen dafür, daß bei den prophylaktisch behandelten Patienten die Inkubationszeit länger ist. Die Serumgabe wird besonders dann Verwendung finden müssen, wenn mit verzögerten Eingriffen gerechnet werden muß. Eine *aktive Immunisierung* ist auf Grund von Tierstudien möglich. Die Toxoiddarstellung von den einzelnen Species ist im allgemeinen gelungen, doch bereitet gerade das a-Toxin von Cl. perfringens in dieser Hinsicht große Schwierigkeiten. Auch bei späterem Vorliegen eines brauchbaren Impfstoffs dürfte eine aktive Immunisierung bei bereits vorhandener Verletzung wegen der Kürze der Inkubationszeit bei Gasödemen nicht in Betracht kommen. — Die in früheren Jahren viel geübte und diskutierte Lokalbehandlung mit Antiseptika- u. a. Dakinsche Lösung, Wasserstoffsuperoxyd, Chininderivate, Jodoform und Trypan-Farbstoffe — dürfte heute nur noch von untergeordneter Bedeutung sein. Das von RUGE im Jahre 1961 empfehlene Fertigpräparat, das Katadynsilber und Wasserstoffsuperoxyd enthält, wurde nach der Literatur zu urteilen bisher nur im Tierversuch ausgewertet.

Lebensmittelvergiftungen

Durch Cl. perfringens bedingte Lebensmittelvergiftungen wurden bereits Ende des vorigen Jahrhunderts beschrieben, sie sind aber erst in den letzten 15 Jahren in den Blickpunkt des Interesses gerückt.

Symptomatologie: Die Patienten erkranken plötzlich mit Bauchschmerzen und profusen Durchfällen. Erbrechen und Schwindel sind selten. Kopfschmerzen und Fieber fehlen. Die Erkrankung ist von kurzer Dauer — im allgemeinen 12—24 Std — und wird gut überstanden.

Als Erreger dieser Lebensmittelvergiftung kommt *Cl. perfringens Typ A* in Betracht. Die isolierten Stämme imponieren im allgemeinen durch ihre relativ hohe Sporenresistenz, ähnlich wie Cl. Typ F. Sie haben eine geringere a-Toxinproduktion und scheinen eine Sonderform von Cl. perfringens Typ A darzustellen.

Cl. perfringens Typ A mit den üblichen biologischen Merkmalen wurde ebenfalls für Lebensmittelvergiftungen verantwortlich gemacht.

Literatur

Bieling, R., u. **M. Nordmann:** Kriegserfahrungen zur Pathologie und Therapie des Gasbrandes. Veröff. Konstit.-Wehrpath. H. 47, Jena 1941; Ref.: Z. Kreisl.-Forsch. **34,** 67 (1942). — **Bingold, K.:** Die septische Wundinfektion. In: Handbuch der Inneren Medizin, I/1 4. Aufl. (G. v. Bergmann, W. Frey, H. Schwiegk eds.). Berlin-Göttingen-Heidelberg: Springer 1952. — **Bittner, J., V. Voinesco,** et **S. Antohi:** La sensibilité aux antibiotiques des anaérobies du genre Clostridium, déterminée in vitro par diffusion circulaire en gelose. Arch. Roum. Path. exp. **20,** 63 (1961). — **Boerema, I.,** en **W. H. Brummelkamp:** Behandlung van anaerobe infecties naet inademing van Zuurstof onder een druk van drie atmosferen. Ned. T. Geneesk. **104,** 2548 (1960). — **Breed, R. S., E. G. D. Murray,** and **N. R. Smith:** Bergey's Manual of Determinative Bacteriology. 7th edition, Baltimore 1957. — **Brooks, M. E., M. Sterne,** and **G. H. Warrack:** A re-assessment of the criteria used for type differentiation of Clostridium perfringens. J. Path. Bact. **74,** 185—195 (1957). — **Brummelkamp, W. H.:** Reflections on hyperbasic oxygen therapy at 3 atmospheres absolute for Clostridium welchii infections. Proc. 2nd Int. Congr. Glasgow Sept. 1964. — **Caselitz, F.-H.:** Über die Zweckmäßigkeit der Anwendung aktiven Sauerstoffs bei der Gasbrandinfektion. Diss. Hamburg 1945. — **Eufinger, M.:** Wunde, Wundkrankheiten, Chirurgische Infektionen, Parasitäre Erkrankungen. In: Klinische Chirurgie für die Praxis, Bd. I. (O. Diebold, H. Junghanns u. L. Zukschwerdt eds.). Stuttgart: G. Thieme 1961. — **Garrod, L. P.:** The chemoprophylaxis of gas gangrene. J. roy. Army med. Cps **104,** 209 (1958). — **Grumbach, A.,** u. **W. Kikuth:** Die Infektionskrankheiten des Menschen und ihre Erreger. Stuttgart: G. Thieme 1958. — **Hoobs, B. C., M. E. Smith, C. L. Oakley, G. H. Warrack,** and **J. C. Cruickshank:** Clostridium welchii food poisoning. J. Hyg. (Lond.) **51,** 75—101 (1953). — **MacLennan, J. D.:** The histotoxic clostridial infections of man. Bact. Rev. **26,** 177 (1962). — **v. Meyenburg, H.:** Die quergestreifte Muskulatur. In: Handb. spez. Pathologie, Anatomie u. Histologie (Lubarsch u. Henke eds.) IX/1. Berlin: Springer 1929. — **Prévot, A. R.:** Biologie des maladies dues aux anaérobies. Editions médicales flammarion. 22, rue de Vaugirard, Paris 6ᵉ, 1955. — **Ruge, H.:** Experimenteller Beitrag zur Verhütung des Gasbrandes. Med. Welt **30,** 1350—1352 (1961). — **Schmidt, H.:** Grundlagen der spezifischen Therapie usw. Berlin 1940. — **Walter, A. M.,** u. **L. Heilmeyer:** Antibiotika-Fibel, 2. Aufl. Stuttgart: G. Thieme 1965. — **Weinberg, Nativelle** u. **Prévot:** Les microbes anaérobies. Paris 1937. — **Wilson, G. S.,** and **A. A. Miles:** Topley and Wilsons Principles of Bacteriology and Immunity. 4th edition. London: Edward Arnold Ltd. 1957. — **Zeissler, J.:** Die Technik der Anaerobenzüchtung. In: Handbuch der mikrobiologischen Technik (Kraus u. Uhlenhuth eds.) Bd. 2, S. 961. Berlin-Wien 1923. ~ Die Gasödeminfektionen des Menschen. In: Handbuch der pathogenen Mikroorganismen. 3. Aufl. Bd. 4, T. 2, S. 1097. Jena-Berlin-Wien 1928, u. Bd. 10 Jena 1930. ~ Anaerobenzüchtung. In: Handbuch der pathogenen Mikroorganismen. 3. Aufl. Bd. 10, S. 35. Jena u. Berlin-Wien 1929. — **Zeissler, J.,** u. **L. Rassfeld:** Die anaerobe Sporenflora der europäischen Kriegsschauplätze 1917 (Jena 1928). Zbl. Bakt., I. Abt. Orig. **110,** 24 (1929). — **Zeissler, J., C. Krauspe** u. **L. Rassfeld-Sternberg:** Die Gasödeme des Menschen. Darmstadt: Dr. Dietrich Steinkopff 1960.

Tetanus

Von Leo Eckmann, Bern

Mit 3 Abbildungen

I. Definition

Der Tetanus oder Wundstarrkrampf ist eine auf der ganzen Welt vorkommende Infektionskrankheit, hervorgerufen durch das Tetanospasmin, einen Bestandteil des vom Tetanusbacillus abgesonderten Ektotoxins. Die Krankheit befällt außer dem Menschen viele Tiere und äußert sich klinisch in zunächst anfallsweise auftretenden, später oft länger dauernden, tonischen Krampfen der willkürlichen Muskulatur. Der Tetanus verläuft oft tödlich.

II. Geschichte

Das schwere Krankheitsbild des Tetanus beeindruckte schon die Ärzte im *Altertum*. Hippokrates erwähnt den Zusammenhang mit vorangegangenen Verletzungen. Aretaeus bezeichnete den Tetanus als „unheilbare Krankheit, schreckenserregenden Anblick, unmenschliche Tragödie" und beschrieb bereits den Opisthotonus.

Erst die neuzeitliche Bakteriologie brachte eine wesentliche Erweiterung der Kenntnisse über den Starrkrampf mit sich. 1884 erzeugten Carle und Rattone *experimentellen Tetanus* beim Tier und im gleichen Jahr beschrieb der Göttinger Medizinstudent Nicolaier den *Erreger* anhand künstlicher Infektion von Labortieren. Den Keimnachweis beim Menschen erbrachte 1886 Rosenbach. Ein Jahr später folgte die Reinkultur durch Robert Kochs Mitarbeiter Kitisato, der mit dem keimfreien Kulturfiltrat Starrkrampf hervorrufen konnte und damit den Beweis erbrachte, daß nicht eine Bacillämie, sondern eine Toxininfektion vorlag. Ihm sowie K. Faber gelang 1890 der *Toxinnachweis* und im gleichen Jahre die Immunisierung von Kaninchen, zusammen mit E. v. Behring. 1892 wurden durch Roux und Nocard Pferde hyperimmunisiert. Damit war der Weg frei für die antitoxische *passive Immunisierung* mit Fremdserum, die am Menschen erstmals von P. Bazy (1894) vorgenommen wurde. An die Behandlung und Prophylaxe mit Serum wurden große Hoffnungen geknüpft, denen später erhebliche Enttäuschungen folgten. In der Therapie bewährte sich das Serum nicht, und in der Prophylaxe erwies es sich weder als sicher noch als harmlos. Im ersten Weltkrieg vermochte die systematische Serumprophylaxe wohl die Zahl der Starrkrampferkrankungen relativ zurückzudrängen, konnte aber doch Tausende von Todesfällen nicht verhindern. Die entscheidende Wende für die Vorbeugung brachte die Entdeckung der *aktiven Immunisierung* mit Hilfe eines formolisierten und dadurch entgifteten Toxoides, die auf den französischen Veterinär Ramon (1923) zurückgeht. Frühere Versuche in dieser Richtung von Ehrlich, v. Behring, Loewenstein, Eisler, Vallee, Bazy waren gescheitert. Die aktive Immunisierung gewann nur erstaunlich langsam an Boden und erst der zweite Weltkrieg führte dazu, daß die Kenntnis ihrer glänzenden Wirkung weltweite Anerkennung fand. Obwohl Pillemer (1946) das Gift kristallin rein darstellen konnte, ist die Erforschung der Pathogenese und der Wirkungsweise des Toxins noch nicht bis zu gültigen Erkenntnissen gediehen.

III. Erreger

1. Eigenschaften

Das *Clostridium tetani* (auch Plektridium genannt) ist ein Anaerobier, erträgt aber immerhin eine gewisse Sauerstoffspannung. Die wenigen Stämme mit nur fakultativer Anaerobie bilden kein Toxin. Der Keim ist sehr langlebig (mehrere Jahre, sein optimales pH beträgt 7, seine optimale Temperatur 35° C. Die Sporenform ist ungewöhnlich thermoresistent (überlebt 2 Std bei 90° C, 5 min bei 100° C). Der Tetanusbacillus ist ubiquitär. Nur in einzelnen Regionen von geringer Ausdehnung findet er sich nicht. Er bewohnt Boden verschiedener Beschaffenheit, besonders Erde, Felder sowie den Darmtraktus der meisten Säuger sowie einzelner Vögel und anderer Tiere. Entsprechend findet man ihn auch im Straßenstaub (LOWBURY und LILLY, 1958), im Staub von Gebäuden, ferner in rostigen Metallen. Auch aus menschlichen Fäkalien wurden Tetanusbacillen gezüchtet. Von Bedeutung ist das Vorkommen in chirurgisch verwendetem Catgut (CUBONI, 1957).

2. Morphologie

Andeutungsweise spindelförmiges Stäbchen von 3—4 auf 0,4 μ mit ausschließlich endständig angeordneten Sporen (Trommelschlegelform). Der Tetanusbacillus ist mit Hilfe von peritrich angeordneten Zilien beweglich und färbt sich grampositiv an. Überalterte Kulturen können auch gramnegativ sein. Es gibt einige Varianten (SCHEIBEL und ASSANDRI, 1959; GONZALES und RUBIO, 1960) die jedoch ein gleichartiges Toxin produzieren.

3. Kultur und
4. Wachstumscharakter

In der Kultur wird das Clostridium tetani gasbildend und fötid (DUMAS, 1963). Nach GRUMBACH (1953) bilden Keime, ins Kondenswasser eines Schrägagars verimpft, bereits nach 24 Std einen feinen Belag über der feuchten Oberfläche. Diese Eigenschaft wird seit FILDES (1927) zur Isolierung benützt. Auf Blutagar zeigen die Kolonien Hämolyse. Zur Gewinnung von Kulturen eignen sich verschiedene Nährböden, sofern der Sauerstoff ferngehalten wird. Bouillons mit Leber (TAROZZI),

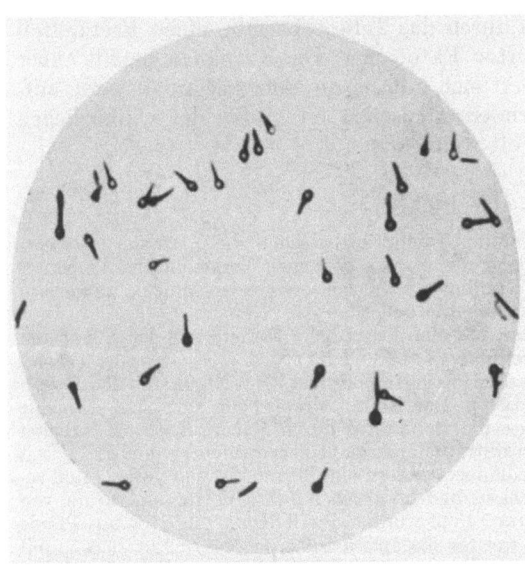

Abb. 1. Tetanusbacillen mit Sporen (Trommelschlegelform) (nach JOCHMANN)

Peptonrinderherzextrakt und Phosphatzusätzen waren lange Zeit im Gebrauch. Im Zeitalter der aktiven Immunisierung mußten aber die Nährböden den Bedürfnissen allergenfreier Toxoide angepaßt werden. Die Bereitung weitgehend synthetischer Nährböden durch MÜLLER und MILLER (1945) bedeutete einen entscheidenden Fortschritt. Ob Sporenbildung und Toxinproduktion sich in der Kultur gegenseitig hemmen, ist noch unentschieden (LARGIER, 1956). Die infolge der Anaerobie bevorzugten Stichkulturen wachsen in der Form eines umgekehrten Tannenbaums (GRUMBACH, 1953).

5. Toxische und antigene Eigenschaften

a) Toxin

Im Kulturfiltrat finden sich verschiedene Toxine, unter denen das *Tetanospasmin* das pathogene Agens ist. EHRLICH und MADSEN konnten außerdem ein Hämolysin isolieren, das sog. *Tetanolysin*. Die Intensität der Toxinbildung wechselt von Stamm zu Stamm und erschöpft sich nach einer Reihe von Überimpfungen. Das Tetanospasmin ist ein außerordentlich starkes Gift, $^1/_5$ μ entspricht der tödlichen Dosis für den Menschen, eine weiße Maus kann man mit 0,000013 γ

des Toxins infizieren. Die Spezifität des Tetanustoxins beruht auf der Species und ist nicht an den serologischen Typ gebunden. Das Tetanustoxin ist entweder ein Eiweiß oder konnte jedenfalls bisher von einem allfällig nur anhaftenden Eiweiß nicht getrennt werden (WRIGHT, 1956). Proteolytische Fermente zerstören es, deshalb ist es per os nicht wirksam. In trockenem Zustand behält das Tetanospasmin seine Wirksamkeit über viele Jahre, während es in den anderen Zustandsformen sehr labil ist. Im Experiment werden zwischen der Einverleibung des Toxins und dem Auftreten der ersten Krampfsymptome mindestens 8 Std benötigt. Durch massive Überdosierung in der weißen Maus lassen sich allerdings noch kürzere Zeiten erzielen (PILLEMER und WARTMANN, 1947).

b) Antigene Eigenschaften

Die antigenen Eigenschaften des Keimes selbst und diejenigen seines Toxins sind auseinanderzuhalten. Im Soma und in den Geißeln des Clostridium tetani wurden bisher 10 Typenantigene gefunden, von denen einige ein gemeinsames O-Antigen haben (GUNNISON, 1937). Zum Teil finden sich Keime von verschiedenem Typ in verschiedenen Erdteilen. Wichtig ist aber, daß alle diese Keime, obwohl sie sich in ihrer Typenantigenizität unterscheiden, ein gemeinsames und immunologisch seinerseits identisches Toxin bilden.

Das Tetanustoxin ist ein ungewöhnlich kräftiges Antigen, das im Menschen und in vielen Tieren zur Bildung enormer Antitoxinmengen führt. Der Umstand, daß sich die toxische Eigenschaft des Tetanospasmins ohne Verlust seiner Antigenwirkung ausschalten läßt, bildet die Basis für die aktive Immunisierung gegen den Tetanus.

IV. Pathologisch-anatomische Befunde

Trotz der schweren funktionellen Folgen der Tetanusintoxikation und seiner Adsorbtion in den Gangliosiden des Zentralnervengewebes (FULTHORPE, 1958; VAN HEYNINGEN und MILLER, 1961) gibt es kein umschrieben pathologisch-anatomisches oder histopathologisches Bild des Tetanus. Von diagnostischer Bedeutung ist lediglich der allfällige Bacillennachweis durch Gramfärbung im exzidierten und fixierten Wundgewebe. Die übrigen Befunde, insbesondere die autoptischen, sind sekundärer Natur und unspezifisch. Bei den tödlich verlaufenden Fällen findet man fast immer schwere Veränderungen an den oberen Luftwegen, wobei neben Pneumonien auch pseudomembranöse Bronchitiden und Tracheitiden zur Beobachtung kommen.

Sind also die *histo*pathologischen Befunde hauptsächlich den Komplikationen und nicht dem Starrkrampf selbst zuzuschreiben, so gilt dies weniger für die *physio*pathologischen Beobachtungen. Hier lassen sich spezifische Wirkungen nachweisen. Die Fixation des Tetanustoxins in der grauen Hirnsubstanz wurde schon erwähnt (D'ANTONA, 1936). Der Azetylcholingehalt im Zentralnervensystem ist erhöht (FEGLER et al., 1938), der Azetylcholinstoffwechsel selbst ist ebenfalls gestört (MODRAKOWSKI und KOSKOWSKI, 1938), die motorische Nervenerregung ändert sich (CHAUCHARD und LENORMAND, 1963), eine Kohlehydrat- und Kreatininphosphatstoffwechselstörung in tetanisierten Muskeln (WENSINCK und COHEN, 1953), Ribonucleinsäureverlust im Nierengewebe (PELLOJA, 1951), Verminderung der Sexualhormone (JACONO et al., 1953) und die Entstehung von blutenden und perforierenden Magen- und Duodenalgeschwüren (STIRNEMANN und BROENNIMANN, 1957). Die Frage bleibt offen, ob die funktionellen Auswirkungen dem Tetanus selbst, oder zum Teil dem damit verbundenen Streß zuzuschreiben sind.

V. Pathogenese

Das Krankheitsbild des Tetanus entsteht durch *Intoxikation*, wobei die Keime selbst mit wenigen Ausnahmen an der Eintrittspforte bleiben. Nach BROOKS, CURTIS und ECCLES (1957) unterdrückt das Toxin jede Art von Inhibition an den Synapsen und wirkt im Prinzip ähnlich wie Strychnin. Die Auffassung von

BROOKS, CURTIS und ECCLES ist in den allerletzten Jahren allgemein anerkannt worden (BURROWS, MOULDER und LEWERT, 1963; DUMAS, 1963).

Die Toxinproduktion in der Eintrittspforte hängt weniger von der Zahl der vorhandenen Keime ab, als von den physiologischen Bedingungen wie Anaerobie, optimale Temperatur etc. Auch die Mischinfektion mit banalen Keimen begünstigt die Toxinproduktion (DE LAVERGNE, 1949).

Als *Eintrittspforten* sind Verletzungswunden am häufigsten. Kontusion, Nekrose, schlechte Durchblutung, geringe Oberfläche bedeuten eine stärkere Gefährdung. Stichverletzungen, selbst unbemerkte Bagatellwunden, können zum Tetanus führen und in etwa $1/4$ bis $1/3$ aller Fälle findet man die Eintrittspforte nicht. Neben dem eigentlichen Wundstarrkrampf gibt es den Tetanus neonatorum mit Nabelschnurinfektion, dentogener Tetanus, Tetanus post abortum, Tetanus ex operationae bei Verwendung keimhaltigen Naht- oder Injektionsmaterials (s. auch Epidemiologie).

Zwischen der Infektion und dem Ausbruch der Krankheit liegt eine sehr variable *Inkubationsperiode*. Die in der Klinik beobachteten Extreme liegen etwa zwischen 2 und 60 Tagen.

Im Schrifttum wird häufig die Inkubationszeit mit der Schwere der Erkrankung in Zusammenhang gebracht, besonders seitdem PILLEMER (1946) eine fast lineare Abhängigkeit der Inkubationszeit von der experimentell verwendeten Toxinmenge zeigen konnte. Die Gleichsetzung von kurzer Inkubationszeit mit schwerem Tetanus und leichteren Verlaufsformen mit langer Inkubationszeit gilt aber in dieser Form nur für den experimentellen Tetanus. In der klinischen Medizin ist wichtiger als die Inkubationsperiode die sog. *Invasionszeit*, d. h. das Intervall zwischen den ersten Symptomen und dem Vollbild des Tetanus. Der Grund für diesen Unterschied zwischen Experimental- und Humanmedizin liegt darin, daß im Experiment der Beginn der Toxininvasion bekannt ist, bei der natürlichen Infektion des Menschen jedoch nicht. Hier kann es beispielsweise in zunächst vernarbten Wunden zu wochenlangen Verzögerungen des Angehens der Toxinbildung kommen und trotz der vermeintlich langen Inkubation kommt es dann nach kurzer Invasionszeit zu einem fudroyanten Verlauf.

Die Ausbreitung des Toxins

Es besteht immer noch eine Kontroverse darüber, ob das Tetanustoxin das Zentralnervensystem und weiter die motorische Nervenendplatte auf dem Blutwege erreicht, oder durch Ausbreitung längs der Achsenzylinder. Erstaunlicherweise scheinen beide Auffassungen durch überzeugende Experimente gestützt.

Auf MORAX und MARIE (1903) und MEYER und RANSOM (1903) geht die klassische Theorie der Toxinwanderung längs der Nervenstämme zurück. Sie wurde erschüttert durch ABEL (1934), CAMPBELL (1931), FIROR (1938), GREEN (1954), RICHTER (1955), PELLOJA (1950), SHUMAKER (1940), LENORMANT (1942) und PETEK (1946). Besonders die Richterschen Versuche, in denen auf Parablosetiere ohne Nervenverbindung Tetanus übertragen wurde, stellen kaum widerlegbare Beweise für den humoralen Ausbreitungsweg dar. Sie sind jedenfalls viel überzeugender als die indirekten Experimente mit Nervendurchtrennung (SEDAILLAN et al., 1940) da nach BATTILORO (1942) sich neue Achsenzylinder in der Narbe bilden.

Nach WRIGHT, MORGAN und WRIGHT (1950) schließen sich beide Theorien nicht aus, und das Tetanustoxin kann sowohl die motorische Nervenendplatte wie die zentralnervösen Rezeptoren auf verschiedenen Wegen erreichen. MELLANBY und VAN HEYNINGEN (1966) konnten zeigen, daß das Toxin an die membranreichen subcellulären Fraktionen von Nervengewebe gebunden wird. Die Fixation hängt vom Gangliosid-Cerebrosid-Koeffizienten ab. Die weiteren Stufen der Pathogenese sind noch ungenügend erforscht.

Es ist nicht bekannt, wie sich die Reversibilität der Tetanuskrämpfe erklärt, wodurch die Intervalle zwischen den Anfällen bestimmt werden. Auch der Metabolismus des Toxins ist nicht klar. Bei der Beurteilung der Pathogenese des Tetanus muß es auffallen, daß zwischen der Ubiquität des Erregers und der relativen Seltenheit der Erkrankung eine starke Diskrepanz besteht. Vielleicht gibt es außer dem Anaerobie noch andere Bedingungen für Wachstum und Toxinbildung des Clostridium tetani. BURROWS und seine Mitarbeiter (1963) sowie DUMAS (1963) legen Wert auf die Beobachtung, daß selbst reine Kulturen von vegetativen Keimen oder

Sporen in unverletztem lebenden Gewebe nicht wachsen. Durch gleichzeitige Überimpfung gewöhnlicher Saprophyten oder auch nur mit reizerzeugenden Chemikalien, wie Kaliumsalze oder Milchsäure, läßt sich jedoch die Toxinbildung in Gang bringen.

VI. Epidemiologie

Da die Übertragung des Tetanus von Mensch zu Mensch zu den seltenen Ausnahmen gehört, ist in den meisten Ländern das Interesse der Gesundheitsbehörden für diese Krankheit gering. Eine Meldepflicht besteht nicht, und auch in der Todesursachenstatistik finden sich unvollständige Zahlen, da viele Opfer des Tetanus unter der Bezeichnung der Komplikation registriert werden, an der sie gestorben sind. Die Untersuchungen über die Epidemiologie sind daher erschwert. Selbst die Weltgesundheitsorganisation hat darauf verzichten müssen, die Erkrankungszahlen an Tetanus festzustellen und beschränkt sich in der letzten Ausgabe (1963) der „statistique épidémiologique et démographique annuelle" darauf, die *Todesfälle* für das Jahr 1960 zusammenzustellen, da mehr als die Hälfte der Länder keine Todesfallstatistik führen, darunter solche, in denen die Krankheit häufig ist (Brasilien, Argentinien, Indien, Thailand, Westdeutschland, Spanien etc.). Die Epidemiologie-Experten der Weltgesundheitsorganisation (BYTCHENKO) schätzen die Zahl der jährlichen Tetanusopfer auf 200000, wobei ein Großteil auf Indien, Südamerika, die Karibischen Inseln und Afrika entfällt. Damit stimmen überein VERONESI (1956, 1966), ECKMANN (1960), ROSTOCK (1950).

Nur einzelne kleine, umschriebene Regionen sind von Tetanus frei. Nach den Untersuchungen von CAMPBELL (1929), GUT (1932), TILLMANN (1947) und ROSTOCK (1950) darf man annehmen, daß hierfür eine an lockerem Sand reiche Bodenbeschaffenheit verantwortlich ist, wodurch der Erreger aus dem Erdboden ausgesiebt wird. Jahreszeitliche Schwankungen kommen vor mit einem Tiefpunkt der Erkrankungen in den Wintermonaten (s. Abb. 2).

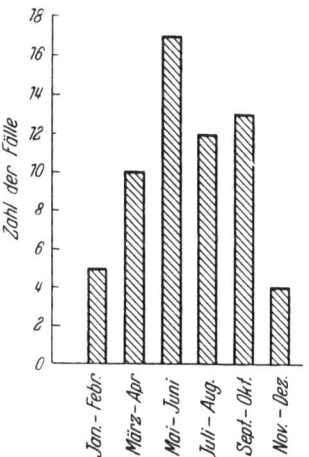

Abb. 2. Jahreszeitliche Schwankungen der Tetanuserkrankung bei 61 Fällen der Chirurg. Univ.-Klinik Heidelberg (nach LINDER)

Verletzungswunden sind die *häufigste Infektionsquelle*; neben ausgedehnten Wunden mit zerquetschtem und nekrotisierendem Gewebe bieten auch Bagatellverletzungen, besonders solche mit Stichcharakter, günstige Kulturbedingungen für den Keim. BOYER (1953), MÜLLER, (1941), LEMETAYER (1936) geben hierüber genauere Zahlen. Nebst dem traumatischen Tetanus ist die Infektion bei der *Geburt* und bei *Unterbrechungen der Schwangerschaft* am häufigsten. Bei den Neugeborenen handelt es sich meist um *Nabelschnurinfektionen*.

Die Morbidität ist hier bedeutend (SCHEIBEL, 1957; MOERL, 1956; ECKMANN, 1960; PARILLIA, 1953; KLENERMANN und SCRAGG, 1955; SOEKEN, 1955; LAWLER, 1955; GARCES und MUNOS, 1955; PRZYBYSZEWSKA, 1955; BRASSIER, 1955; SARROUY, 1956; BAKOWA und KOBIELOWA, 1955; THIODET, 1956).

In manchen Entwicklungsländern ist der Neugeborenen-Tetanus die Hauptursache für die Säuglingssterblichkeit (SURI, 1966; VERONESI, 1966; NEWELL, 1966; SCHOFIELD, 1966).

Wichtig ist der Tetanus post abortum, dessen Vorkommen unterschätzt und beim kriminellen Abort durch Dunkelziffern belastet ist (SCHMIDT, 1952; BEACHAM, 1941). 1955 haben ADAMS und NORTEN 334 derartige Fälle zusammengestellt,

CHARTIER (1954) hat gleichzeitig 261 aus Frankreich gemeldet, wobei allein 44 Erkrankungen in einem einzelnen Departement innerhalb von 8 Jahren auftraten. Übersichts- und Einzelberichte siehe bei RAMSAY, PRANCET und DEMPSEY (1956).

Eigentliche *iatrogene Tetanusinfektionen* ergeben sich nach Injektionen, Keimträger sind das Instrumentarium oder Substanzen, die eine Gewebsnekrose fördern (Chinin!).

Tetanusinfektionen *bei und nach Operationen* kommen häufiger vor, als sie publiziert werden.

Im J. A. M. A. 1957 wird über 5 Fälle innerhalb einer Woche berichtet. Weitere Mitteilungen neueren Datums stammen von CAMPBELL, MULLENS und PAUL (1955), BARNES (1954), MASTROENI (1953), KAISER (1954), STUTZ (1954), GONZALES und CHAROSKY (1956), SAVOLAINEN (1950). Infektionen von chirurgischem Catgut sind nachgewiesen (CUBONI, 1957).

Auch an *Staubinfektionen* muß man denken, da eine Anzahl postoperativer Tetanusfälle im Verlaufe von Umbauarbeiten an Krankenhäusern aufgetreten sind (ROBINSON, MACLOED und DOWNIE, 1946; SEVITTS, 1949; TRIEBOLD, 1956; MERKE, 1956).

Seltenere Infektionswege sind Zahnextraktionen (ZYLKA, 1957), Varicöse Ulcera (LAFONTAINE, 1954).

Nach CHERUBIN und CONE betreffen in den Vereinigten Staaten die Mehrzahl der Tetanuserkrankungen Rauschgiftsüchtige, wobei eine besonders hohe Mortalität besteht.

Es ist erwähnenswert, wenn auch im Hinblick auf die Kulturbedingungen des Clostridium tetani nicht verwunderlich, daß die *Eintrittspforte* oft *unerkannt* bleibt. Dies gilt etwa für $1/5$ der klinisch beobachteten Fälle.

Epidemiologisch ganz andersartige Bedingungen herrschen *im Kriege* und bei Störungen der hygienischen Bedingungen *bei Katastrophen*. Hier kommt es zu eigentlichen Ausbrüchen des Tetanus, wobei Dutzende oder Hunderte von Menschen gleichzeitig erkranken. GLENN (1947), SCHMIDT (1952), KUNTZEN (1947), haben solche *epidemieartigen Häufungen* des Tetanus beschrieben.

GRUMBACH (1963) hebt neben der Bodenbeschaffenheit die Bedeutung der Fäkalverunreinigung besonders durch Pferde hervor. Tatsächlich beherbergt ja der Pferdedarm mit größter Regelmäßigkeit die Erreger. Die Untersuchungen von BEHEYT (1950) und auch schon die älteren Arbeiten von FILDES (1927) stimmen damit gut überein.

Aus der Sicht des Klinikers erscheinen denn auch *landwirtschaftliche Verletzungen* besonders tetanusgefährdet, auch solche durch rostige Gegenstände. Mit SMITH (1964) ist darauf hinzuweisen, daß nicht der Rost als solcher eine Rolle spielt, sondern Rost und Verunreinigung gehen miteinander einher.

Die Frage, ob Immunisierungsmaßnahmen die Frequenz des Tetanus zurückdrängen können, ist oft aufgeworfen worden. Daß die passive Serumprophylaxe dies nicht vermag, ist durch eine sehr ausgedehnte Studie von CIMMINO (1951) nachgewiesen worden, andererseits ist in Frankreich, wo die aktive Immunisierung besonders stark gefördert wird, von 1953—1960 ein Rückgang der Tetanustodesfälle von 1221 auf 324 zu verzeichnen. Ähnliches gilt für Ungarn, einem der wenigen Länder mit obligatorischer Tetanusschutzimpfung. Dort stehen den 200—250 jährlichen Todesfällen in den fünfziger Jahren noch 84 Todesfälle im Jahre 1960 gegenüber. Nicht ganz so markant ist der Rückgang in den Vereinigten Staaten, wo zwar über 90% der Kinder, aber nur knapp die Hälfte der Erwachsenen geimpft sind (J. Amer. med. Ass., 1962). Allerdings werden auch Morbiditätsänderungen unabhängig vom Impfzustand der Bevölkerung beobachtet, z. B. ein Rückgang in Japan (TATENO et al.) und eine Zunahme in subtropischen Ländern.

VII. Klinisches Bild

1. Symptomatologie

Die *tonischen Krämpfe* beherrschen das Symptombild. Sie treten aber in stark verschiedener Intensität auf und befallen die einzelnen Organe in unterschiedlichem Maße. Zu Beginn der Erkrankung ist die Unterscheidung schwerer und leichterer Fälle schwierig, denn in krampffreien Intervallen bieten die Patienten zunächst durchaus kein bedrohliches Bild. Fast immer beginnen die Krämpfe im Bereich der Kaumuskulatur und folgen auf oft nur leichte Prodromalsymptome, wie Kopfschmerzen, Rückenschmerzen, Schlafstörungen und Schweißausbrüchen (BREDEMANN, 1947). Später dehnen sich die Krämpfe auf die Rückenmuskulatur, auf die Bauchdecken, auf das Zwerchfell und auf die Extremitäten aus, schließlich auf die übrigen Atemmuskeln und die Kehlkopfmuskulatur. Weitere markante Symptome sind die ausgeprägte *Schreckhaftigkeit* der Patienten, die *Lichtscheu* und die *Lärmempfindlichkeit*. Das Einschalten der Zimmerbeleuchtung oder das Zuschlagen einer Tür können einen Krampfanfall auslösen. Als leicht sind die Symptome zu bewerten, wenn die ersten Krämpfe der Kau- und Nackenmuskulatur diskret bleiben, keine weiteren Muskelgruppen befallen werden und der Spasmus nur sporadisch auftritt. Eine Kiefersperre, die sich im Laufe mehrerer Stunden nicht löst, ist ein ernsteres Zeichen, und der Befall zusätzlicher Muskelgruppen deutet frühzeitig auf eine

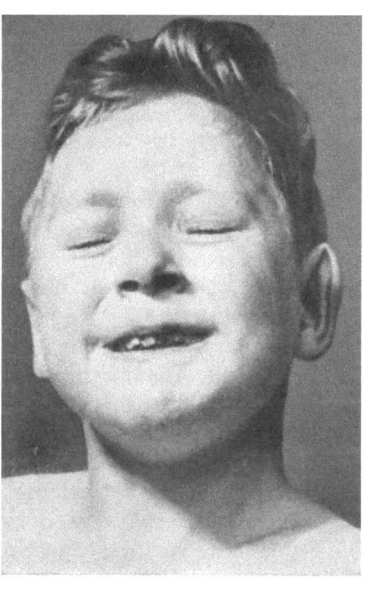

Abb. 3. „Risus sardonicus" bei einem Kranken mit Tetanus

schwere Verlaufsform hin. Als schwerste Fälle sind unabhängig von der Inkubationszeit diejenigen zu betrachten, bei denen sich die anfänglichen Symptome in weniger als 24—48 Std zum Vollbild des Tetanus entwickeln. Auch der Befall der Atemmuskulatur innerhalb dieses Zeitraumes ist ein sehr gefährliches Zeichen. Bei voll entwickelter *Muskelstarre* besteht *Kiefersperre, risus sardonicus* mit besonders starrem Massetermuskelopisthotonus, mit Kyphose der Brustwirbelsäule und Vortreten der Rectummuskulatur. Fast ausschließlich handelt es sich um einen symmetrischen Befall der Muskulatur, nur gelegentlich ist die der Eintrittspforte benachbarte Muskelgruppe ausgeprägter befallen, besonders nach Fingerverletzungen. Der eigentliche *lokale Tetanus*, dem früher eine große Bedeutung beigemessen wurde, ist in Wirklichkeit *selten*. Meist handelt es sich um eine leichte Verlaufsform eines allgemeinen Tetanus, bei dem die verletzte Gliedmasse stärker befallen ist. Eine Ausnahme ist für den *Kopftetanus* (ROSE, 1897) einzuräumen, wie er im Anschluß an Gesichtsverletzungen zur Beobachtung kommt. Die günstige Prognose, die man dieser Form früher zugesprochen hat, können wir allerdings nicht bestätigen (vgl. Verhandlungsbericht der Deutschen Gesellschaft f. Chirurgie, 1963). Eine einseitige Fascialislähmung ist beim Kopftetanus beinahe die Regel, bei den übrigen Formen des Starrkrampfes die Ausnahme. Bei allen Formen des Tetanus ist das Bewußtsein des Kranken nicht nur erhalten, sondern zu aufmerksam angespannter Unruhe und Angst gesteigert. Die anfallsweisen Krämpfe sind mitunter äußerst schmerzhaft.

Ob das Fieber zum unkomplizierten Tetanus gehört, ist umstritten. DECKER (1955) hat schon seit Jahren den Standpunkt vertreten, daß die Temperatursteigerung Ausdruck sekundärer Komplikationen sei, und die Temperaturkurve rechtzeitig behandelter Tetanuskranker scheint ihm Recht zu geben. Dagegen tritt eine Tachykardie, die auch Ausdruck ungenügender Sauerstoffversorgung sein kann, beim unkomplizierten Verlauf ein. Eine Beteiligung der glatten Muskulatur an den Krämpfen ist nicht sichergestellt. Blutbildveränderungen fehlen.

2. Komplikationen

Alle über das geschilderte Bild hinausgehenden Symptome sind als Komplikationen aufzufassen, denn sie fehlen bei jenen Kranken, die auf eine wirksame Behandlung ansprechen. Die folgenschwersten *Komplikationen* sind diejenigen *der Atemwege:* Tracheobronchitis, Atelektasen, Pneumonien. Je stärker die Beteiligung der Glottis und Atemmuskulatur, umso leichter treten diese Komplikationen auf.

Die *cardialen Komplikationen* — Herzstillstand ist eine regelmäßig vorkommende Todesursache beim Tetanus — sind wohl die sekundäre Folge der behinderten Respiration, welche unter allen Komplikationen des Tetanus das zentrale Problem darstellt (LASSEN, 1954; ROSSI u. Mitarb., 1956; ECKMANN, 1960; MINISEV, 1957; VERONESI, 1956; CRAMPTON-SMITH, HILL und HOPSEN, 1956; WOOLMER, 1952; DECKER, 1955; HOSSLI, 1956; BARANI, 1954; u. a.). In der Tat ist die *Atmung* durch den Starrkrampf auf mehrfache Weise *gefährdet.* Es kann zu zentralem oder peripherem Atemstillstand im Anfall kommen. Während der spastischen Atemeinschränkung droht Aspiration, und schließlich ist noch daran zu denken, daß die medikamentöse Beeinflussung der Krämpfe die Atmung auch in Mitleidenschaft ziehen kann.

Am *Verdauungskanal* sind verschiedene Komplikationen beobachtet worden. Die Entstehung von Magengeschwüren wurde schon erwähnt, STIRNEMANN (1957) beschrieb eine Ulcusperforation, und wir haben eine tödliche Ulcusblutung gesehen. PELLOJA (1951) konnte im Tierversuch durch Tetanospasmin Magenulcera hervorrufen. Die Starre der Bauchdecken mindert die Peristaltik herab und kann zu Ileus führen.

Neben der Pneumonie und dem akuten Herzstillstand ist die *Lungenembolie* eine häufige Todesursache beim Tetanus. Die spastische Starre erschwert den venösen Rückfluß und begünstigt die *Thrombose.* Auch die Behandlung wirkt sich thrombogen aus, wenn unter Umständen wochenlang Venen für Infusionszwecke benützt werden müssen.

Andere *Komplikationen* sind durch den *Muskelzug* bedingt: wie Gelenkverrenkungen, Frakturen an Wirbelsäule und Schenkelhals, posttetanische Kyphosen (FANCONI, 1947; LINDNER, 1951).

Je schwerer der Tetanus, umso früher treten Komplikationen auf, besonders respiratorische. Ihre Bedeutung ist für alte Kranke, die schon ein Emphysem aufweisen oder anderweitig respiratorisch oder zirkulatorisch geschädigt sind, besonders verhängnisvoll, ebenso aber für Kleinkinder, bei denen besonders die Tracheobronchitis die Prognose belastet.

Die normale *Krankheitsdauer* beim Tetanus beträgt etwa 10—18 Tage vom Auftreten der Kiefersperre an gerechnet.

3. und 4. Diagnose und Differentialdiagnose

Die klinische Diagnose des Tetanus kann schon relativ früh gestellt werden, wenn man an das Krankheitsbild denkt. Bei der Kiefersperre müssen andere Ursachen, wie Mundbodenphlegmona, Tonsillärabscesse, Zahnerkrankungen und dergleichen ausgeschlossen werden. Die Meningitis läßt sich bei Beachtung der klinischen Symptome leicht abgrenzen (negative Liquorbefunde!). In typischen Fällen wird auch die fehlende Eintrittspforte keinen Zweifel an der Diagnose aufkommen lassen, bei atypischem oder lokalem Beginn gibt der Befall zusätzlicher Muskelgruppen im späteren Verlauf den diagnostischen Ausschlag. Zur Differentialdiagnose stehen allenfalls entzündliche Wirbelprozesse oder hysterische Neurosen.

Eine objektive Sicherung der Diagnose ist oft nicht möglich, selbst wenn man die Eintrittspforte ermitteln kann. Der bakteriologische Nachweis gelingt nur selten, schon eher der färbetechnische Keimnachweis im ausgeschnittenen Wundgebiet durch den Pathologen.

Hier ist daran zu erinnern, daß durchgemachter Tetanus keine Immunität hinterläßt und Rezidive, selbst mehrfache, vorkommen, wenn die Impfung unterlassen wird.

5. Prophylaxe

Das *prophylaktische Fernziel*, die *Ausmerzung des Tetanus*, ist durchaus realisierbar, sofern die *aktive Immunisierung systematisch und präventiv* erfolgt. Dagegen ist eine sichere Vorbeugung nicht mehr möglich, sofern schon eine tetanusinfizierte Wunde besteht. Dann bieten weder das antitoxische Serum, noch die Wundausschneidung, noch die Antibiotica, einzeln oder in Kombination angewendet, eine hinreichende Gewähr für tatsächlichen Schutz. Im folgenden soll die Präventivprophylaxe und die Prophylaxe des Verletzten getrennt betrachtet werden.

a) Präventivprophylaxe: Die aktive Immunisierung

Die aktive Immunisierung, d. h. die *Schutzimpfung mit dem Tetanustoxoid, im Kindesalter begonnen und* im späteren Leben *zwei- bis dreimal* durch einmalige *Nachimpfungen* ergänzt, verleiht einen *lebenslänglichen Schutz* gegen Starrkrampfinfektionen. Sie geht auf RAMON (1923, 1938) zurück und hat sich in den 4 Jahrzehnten ihres Bestehens als die sicherste und zugleich harmloseste aller aktiven Immunisierungen erwiesen. Dieses Zeugnis wird ihr auch von angesehenen Fachkörperschaften, wie dem amerikanischen Komitee für Infektionsbekämpfung, dem kanadischen Armeesanitätsrat, der französischen Gesellschaft für experimentelle Pathologie, der deutschen Gesellschaft für Chirurgie u. a. ausgestellt. Eigenartigerweise hat die aktive Tetanusimmunisierung noch nicht die universelle Verbreitung gefunden, die ihr auf Grund ihrer Eigenschaft ohne Zweifel zukäme. Nur in wenigen Ländern ist die Impfung obligatorisch: Kongo, Reunion, Guadaloupe, Mexiko, Martinique, Bulgarien, Tschechoslowakei, Frankreich, Ungarn und Jugoslawien. Auch hat z. B. die deutsche Armee während des 2. Weltkrieges größtenteils auf die Durchimpfung ihrer Streitkräfte verzichtet und diese Unterlassung mit sehr zahlreichen Tetanuserkrankungen schwer büßen müssen (KUNTZEN, 1947; HUEBNER, 1958). Andererseits war es die sorgfältige Auswertung der Impfergebnisse der Alliierten Armeen von 1939—1945, welche den endgültigen Beweis für die überlegene Wirkung der Tetanusschutzimpfung erbrachte (GLENN, 1946; LONG P.H., 1946; LONG A.P., 1944; LONG und SARTWELL, 1947; RAMON, 1957; WISHART, 1955; CHAMP-LYONS, 1947; RODRIGUEZ und NATO, 1947; BOYD I.S.K., 1946).

Als *Quintessenz* zeigen diese Untersuchungen *bei ca. 3 Mill. geimpften Verletzten 70 mal weniger Tetanus, als bei 60 000 verwundeten Ungeimpften!* Nur 5 Fälle betrafen korrekt Durchimmunisierte!

Versager der Tetanusschutzimpfung gehören somit zu immunologischen Raritäten und betreffen Menschen mit dem äußerst seltenen Zustand des ausgeprägten Antikörpermangelsyndroms. Auch die *Harmlosigkeit* der Tetanusschutzimpfung ist vielfach belegt, zuletzt sehr ausführlich durch REGAMEY (1959), der aus allen

Angaben der Weltliteratur unter den zahllosen Millionen von Geimpften nur in einem einzigen Todesfall einen korrekt zubereiteten Tetanusimpfstoff beteiligt fand.

Unschädlichkeit und ungewöhnlich *intensive Wirkung der Tetanusimpfung* sind durch die Eigenschaften des Tetanustoxins bedingt, das ein sehr starkes Antigen ist und ebenso wie das aus ihm gewonnene Toxoid kein Allergen; zudem besteht bei der Erkrankung keine Bakteriämie, sondern eine Toxinämie. Die Allergenfreiheit, auf die schon REGAMEY (1959) hingewiesen hat, wurde dem Toxoid auch von der französischen Gesellschaft für experimentelle Pathologie bezeugt. Frühere gegenteilige Mitteilungen (WITTINGHAM, 1940; GOLD, 1941; LONG, 1954) betreffen Impfstoffe, die noch mit organischen und deshalb potentiell allergisierenden Nährböden hergestellt wurden. Heute sind nur noch Toxoide aus synthetischen Nährböden zulässig.

Der *Schutzwert des Impfstoffes* wurde früher anhand der Flockungsintensität (RAMON, 1923) gemessen, heute jedoch nach PRIGGE (1953) im *biologischen Test.*

GREENBERG (1955) fand bei der Prüfung verschiedener Impfstoffe beträchtliche Unterschiede, als deren Ursachen LEVINE u. Mitarb. (1955) die technische Zubereitung ermitteln konnten. Diese Intensitätsunterschiede sind aber nicht bedeutungsvoll, da selbst „schwache" Toxoide für die Immunisierung genügen. RAMON (1957) hat jahrelang mit 2,5 Einheiten immunisiert und einen guten Schutz erzielt. Die stärksten Impfstoffe entsprechen etwa 150 Einheiten pro ml. Die einwandfreie Wirkung von Toxoiden mit unterschiedlichem Schutzwert wurde von IPSEN (1953) in einem ausgedehnten Versuch bestätigt.

Wichtiger sind andere *Unterschiede verschiedener Impfstoffe.* Neben dem sog. *nativen Impfstoff* („fluid toxoid" der angelsächsischen Literatur), gibt es Toxoide, die durch Präcipitation mit Aluminiumsalzen oder Adsorption an Alaun eine protrahierte Wirkung entfalten. Für die aktive Grundimmunisierung haben sich die *Adsorbatimpfstoffe* mehr und mehr durchgesetzt, da nach FREUND (1947), BARR (1951), D'ANTONA (1956), ECKMANN (1959), REGAMEY (1959) besonders bei der 1. Impfstoffinjektion eine protrahierte Wirkung von Vorteil ist. Auch für die Nachimpfung, die sog. Wiederauffrischungsspritze (injection de rappel, booster injection) ist der Adsorbatimpfstoff dem nativen Toxoid zumindest ebenbürtig, sofern auf die Dauer des Schutzes und nicht nur den Frühtiter abgestellt wird. Nach den Ergebnissen der Internationalen Tetanuskonferenz, Bern 1966, ist die Verwendung möglichst hochwirksamer Impfstoffe für die Qualität der Immunisierung ausschlaggebend; die Verwendung nativer Impfstoffe ist nach Möglichkeit zu vermeiden.

Die *erste Toxoidinjektion* führt nicht, oder nur mit erheblicher Verzögerung zur Antitoxinbildung. Sie schafft aber die sog. *anamnestische Reaktion* (primary stimulus, réactivité acquise), die den Organismus befähigt, Antitoxin zu produzieren, sobald das Antigen wiederum einverleibt wird. Nach der *2. Toxoidinjektion* erfolgt die Antitoxinproduktion schon innerhalb von 24 Std, also einige Tage vor dem Nachweis im strömenden Blut. IPSEN (1961) hat dies in schlüssigen Versuchen nachgewiesen.

Da Antitoxin erst nach dem 2. Toxoidstimulus gebildet wird und ein Mindestabstand zwischen den Injektionen nötig ist, nimmt der Aufbau eines wirksamen Impfschutzes ein Minimum von 2—3 Wochen in Anspruch und kommt einem schon Infizierten nicht mehr zugute. Sofern mit einem Toxin-Antitoxinkomplex anstelle des Toxoides geimpft werden könnte, würde sich eine aktive Immunisierung viel rascher bewerkstelligen lassen. Diese Frage befindet sich aber noch im Stadium der Untersuchung.

Da das Antitoxin der Gamma- allenfalls Betafraktion des Serumeiweißes gefunden wird, nahmen BURNET und FENNER (1949), PAPPENHEIMER (1937), MCMASTER (1953), HAUROWITZ (1953), BOYD (1956) an, daß es im lymphoreticulären Organ gebildet wird. Hierfür spricht auch das luzide Experiment von STONER und HALE (1955), welche die Immunität durch Transplantation lymphoreticulärer Organe auf ganzkörperbestrahlte Tiere übertragen konnten.

Die *einmalige Nachimpfung* früher gegen Tetanus immunisierter Menschen
führt mit steter Regelmäßigkeit zum *Antitoxintiteranstieg um ein Vielfaches*,
gleichgültig, ob die frühere Immunisierung Wochen, Monate, Jahre oder Jahrzehnte zurückliegt. Diese Wirkung der *injection de rappel* ist am Menschen vielfach
untersucht. 21 Jahre (GOTTLIEB, McLAUGHLIN, LEVINE, LATHAM, EDSALL 1964);
24 Jahre (ECKMANN, 1964).

Bei der heute geübten Toxoidimpfung sind folgende Immunitätsstufen zu unterscheiden:
Die *aktuelle Immunität*, die nach der 2. besser 3. Injektion von Adsorbatimpfstoff entsteht,
wobei der optimale Abstand zwischen den beiden Erstinjektionen 4, zwischen den nächsten
Injektionen 8 Wochen beträgt.

Die *potentielle Immunität*, d. h. ein Zustand, der durch *eine* Nachimpfung wieder zur
aktuellen Immunität erhoben wird. Sie tritt 1—2 Jahre nach der Impfung ein, betrifft aber nur
einen geringen Prozentsatz der Geimpften. Die meisten Geimpften bleiben viel länger aktuell
immun. Zur Sicherung des Schutzes für alle Geimpften gehört daher die Nachimpfung (Wiederauffrischungsspritze, injection de rappel, booster injection) als integrierender Bestandteil zum
Begriff der aktiven Immunisierung.

Es sind *zwei Formen der Wiederauffrischungsimpfung* auseinanderzuhalten.
Die *eine Form* besteht darin, daß *im Verletzungsfalle* bei länger zurückliegender
Grundimmunisierung die volle Immunität innert nützlicher Frist wiederher-
gestellt werden kann. Dadurch wird selbst das ohnehin äußerst minime Tetanusrisiko des früher Geimpften restlos beseitigt. Die *andere Variante* ist die *systematische Nachimpfung* einige Jahre nach der Grundimmunisierung, mit dem Ziel,
den Geimpften auch im Falle einer späteren Verletzung von jeder immunologischen Prophylaxe unabhängig zu machen. Die Empfehlung für den zeitlichen
Abstand solcher Wiederauffrischungsspritzen der Wahl variieren zwischen 5 und
10 Jahren. Da grundsätzlich jede zusätzliche Toxoidinjektion die Immunitätslage eines Individuums verstärkt (ECKMANN, 1960), liegt es nahe, daß nach einer
gewissen Gesamtzahl von Toxoidinjektionen ein *Immunisierungsoptimum* erreicht wird und weitere Nachimpfungen überflüssig sind. EDSALL (1958), SCHEIBEL
(1955), ECKMANN (1963) u. a. sind sich darüber einig, daß spätestens *nach der
5. Injektion* dieser Zustand erreicht ist. Jedenfalls sind in der Weltliteratur keine
Tetanusfälle bekannt geworden, die Menschen mit insgesamt 4 oder mehr früheren
Toxoidinjektionen betroffen haben.

Da die Tetanusschutzimpfung vorzugsweise im Kindesalter einsetzen soll,
liegen *Kombinationen mit anderen Impfungen* nahe, wie Diphtherie, Poliomyelitis
und Pertussis. Solche Kombinationsimpfstoffe sind vielerorts üblich, doch muß
betont werden, daß keine der anderen Vaccinen oder Toxoide den gleichen ungewöhnlichen Sicherheitsgrad bietet wie das Tetanustoxoid. Immerhin haben
sich in der Kinderheilpraxis die Kombinationsimpfstoffe universell eingeführt und
bewährt.

Sehr ausgedehnte Untersuchungen, die gegen Mitte 1966 zum Abschluß kamen
(NEWELL, SCHOFIELD), haben gezeigt, daß neugeborene Kinder aktiv immunisierter
Mütter gegen Tetanus ausnahmslos geschützt sind, sofern die Impfung der Mutter
nicht mehr als 5 Jahre zurückliegt. Der Schutz beruht auf transplacentärer
passiver Übertragung des mütterlichen Antitoxins. Die aktive Immunisierung
dieser Kinder darf dann erst nach dem 3. Lebensmonat erfolgen, da sie sonst vom
Übermaß an zirkulierendem Antitoxin unterdrückt würde.

b) Tetanusprophylaxe bei Verletzungen

Sie ist in mehrfacher Hinsicht *problematisch*. Es gibt für einen Ungeimpften
keine prophylaktische Maßnahme, die mit hinreichender Sicherheit, oder auch nur
mit großer Wahrscheinlichkeit, den Ausbruch eines Tetanus zu verhindern vermag. Sodann sind nicht alle prophylaktischen Maßnahmen im Zeitpunkt einer
Verletzung gefahrlos.

Im einzelnen bestehen folgende Möglichkeiten:

1. die *chirurgische Prophylaxe*, die Wundausschneidung unter sterilen Verhältnissen. Sie ist *immer anzustreben*, doch setzen ihr mitunter anatomische und kosmetische Gesichtspunkte Grenzen. Auch entfällt sie bei der großen Zahl der Bagatellverletzungen, aus denen nicht selten ein Tetanus resultiert, um derentwillen aber der Arzt überhaupt nicht aufgesucht wird.

2. die *antibiotische Prophylaxe*. Sie besteht in der systematischen Verabreichung von Penicillin an Frischverletzte und wurde von FILLER und ELLERBECK (1960) besonders propagiert. Zweifellos ist Penicillin gegen die vitale Form des Clostridium tetani in hohem Maße wirksam, aber gerade bei tetanusgefährdeten Verwundungen ist es fraglich, ob das Antibioticum den Ort der Ansiedlung der Erreger auf dem Blutwege überhaupt zu erreichen vermag. Auch fällt natürlich jede Wirkung dahin, wenn es schon zur Toxinbildung gekommen ist. Aus diesem Grunde konnten die Enttäuschungen der antibiotischen Prophylaxe nicht ausbleiben, und es kommt ihr keine systematische Bedeutung zu.

3. Die *Serumprophylaxe*. Sie besteht üblicherweise in der Injektion von 3000 Einheiten eines *antitoxischen Serums vom Pferd*. In vitro ist die Neutralisierungswirkung des Antitoxins für das Toxin vielfach bewiesen, praktisch ist aber das Antitetanuspferdeserum weder ein harmloses, noch ein zuverlässiges Medikament. *Harmlos* ist *es nicht*, da selbst bis in die jüngste Zeit mit gereinigten Serumpräparaten schwere, mitunter tödliche allergische und anaphylaktische Zwischenfälle bekannt geworden sind (KLINGENBERG, 1958; HUEBNER, 1959; SCHWABE, 1959; GAAL, 1956; ADELBAHR, 1952; KNORR, 1953; ROTHACKER, 1954; SCHOENBAUER, 1955; u. a.). Selbst das Anlegen einer bloßen Probequaddel zur Abklärung allergischer Reaktionen auf das Serum hat in zwei mitgeteilten Fällen zum Tode geführt.

Zuverlässig ist der Serumschutz auch *nicht*, denn viele Tausende von Tetanuserkrankungen sind trotz prophylaktischer Serumgabe aufgetreten und unterschieden sich in ihrer Prognose nicht vom Tetanus ohne Prophylaxe (BIANCHI, 1961). Die Gründe für diese zahlreichen *Versager* sind verschiedener Natur. Einmal ist das Serum selbst ein Antigen, und es wurde durch BIANCHI (1962) mit Hilfe der passiven Hämagglutination bewiesen, daß es sehr rasch im Organismus neutralisiert oder auf andere Weise eliminiert wird. Seine Präsenz im zirkulierenden Blut erschöpft sich nach 6—9 Tagen, eine spätere Toxinbildung wird also nicht verhindert. Noch rascher erfolgt die Eliminierung, wenn es sich um Zweitinjektionen von Fremdserum handelt, wobei weder die Spezifität noch die Artherkunft des früher verabreichten Serums eine Rolle spielen (RAMON und FALCHETTI, 1935; REGAMEY, 1955). Ein Teil der Versager stellt also postserische Fälle dar. Selbst während der Verweildauer des Serums im Blutstrom ist aber Gewähr für seine Wirkung nicht geboten. Schließlich sprechen viele Beobachtungen dafür (DANYSZ, 1899; ECKMANN, 1963; FILLER und ELLERBECK, 1960; EDSALL, 1957; RAMON, 1951; MOYNIHAN, 1955; D'ANTONA, 1952), daß die Toxinausbreitung nicht ausschließlich auf dem Blutwege erfolgt und es ist schwer vorstellbar, daß die Gewebskonzentration des Serums für eine Neutralisation außerhalb der Blutbahn ausreicht. Anhaltspunkte, daß heterologes Antitoxin das einmal zellfixierte Toxin zu neutralisieren vermag, fehlen. Aus diesen Gründen bestehen berechtigte und nahezu einhellige Zweifel an der Zuverlässigkeit der Serumprophylaxe.

Da *beim ungeimpften Verletzten* auch die prompt eingeleitete aktive Immunisierung für den Schutz einer schon erlittenen Verletzung zu spät kommt, läßt sich das Tetanusrisiko schlechterdings nicht ausschalten. Die Verantwortung, ob in solchen Fällen Pferdeserum gespritzt werden soll oder nicht, lastet schwer auf dem Arzt, der sowohl bei einer allfälligen anaphylaktischen Reaktion nach Serumgabe, wie bei einem Tetanusfall ohne Serumgabe ärztlichen Haftpflichtforderungen ausgesetzt werden kann. In einer 1957 gefaßten Resolution lehnte es die Deutsche Gesellschaft für Chirurgie ausdrücklich ab, die Verantwortung für dieses Dilemma ausschließlich auf den Schultern der Ärzte ruhen zu lassen. Aus dieser Lage heraus haben wir 1959 die Empfehlung gegeben, *bei jedem ungeimpften Verletzten* eine *aktive Immunisierung einzuleiten*, gleichgültig, ob Serum gegeben wird oder nicht. Die englischen Gesundheitsbehörden haben 1964 ausdrücklich diesen Grundsatz zur Pflicht erklärt (Brit. med. J.). Hierdurch läßt sich zwar das durch die schon erlittene Verletzung geschaffene prophylaktische Dilemma nicht vermeiden, wohl aber seine zukünftige Wiederholung. Erfolgt die Einleitung der aktiven Immunisierung im Verletzungsfalle gleichzeitig mit einer Seruminjektion, so spricht man von der sog. *Simultanprophylaxe.* Toxoid und Antitoxin werden an verschiedenen Körperstellen durch separate Spritzen verabreicht. Es bestanden lange Zeit Bedenken darüber, ob sich die Wirkung des Serums und des Toxoides nicht gegenseitig aufheben. Ausgedehnte Untersuchungen von ECKMANN (1959), BERGENTZ und PHILIPSON (1958) u. a. haben die Zweifel an der grundsätzlichen Wirksamkeit der Simultanimpfung beseitigt. Es gilt als allgemein anerkannt, daß durch dieses Verfahren der Aufbau des aktiven Impfschutzes nicht beeinträchtigt wird.

Einige der Nachteile der heterologen Serumprophylaxe wurden beseitigt, indem es gelang, durch Hyperimmunisierung von Menschen ein *Hyperimmuntetanusgammaglobulin* zu gewinnen, also ein Antitoxin menschlicher Herkunft.

Vorläufer dieses Prinzips waren die Blut- und Plasmatransfusionen von geimpften Spendern, wie sie schon von GOTTESBÜREN (1939), ECKMANN (1956), SURI und RUBBO (1962), Brit. med. J. (1963), KABAT (1963), RUBINSTEIN (1962), McCOMB (1964), LUNDSTROEM (1963) empfohlen worden sind. Diese Autoren haben die Eigenschaften des menschlichen Antitoxins näher untersucht und dabei gefunden, daß es eine grosso modo zehnfache Verweildauer des Pferdeserums hat, bei ebenfalls proportional höheren Serumkonzentrationen. Auch fallen natürlich die allergischen und anaphylaktischen Komplikationen dahin, die das artfremde Serum hervorrufen.

Den formal schlüssigen Beweis für die prophylaktische Wirkung homologen Serums in vivo konnten wir experimentell erbringen (ECKMANN und BLUME, 1965). Menschliches Tetanusimmunglobulin ist heute in verschiedenen Ländern in zunehmendem Maße erhältlich. Die prophylaktische Dosis beträgt 250 Einheiten.

Für die Tetanusprophylaxe beim ungeimpften Verletzten kann daher bei dem heutigen Stand der Kenntnisse d) des nachfolgenden *Schemas* empfohlen werden.

Tabelle 1. *Die Tetanusprophylaxe bei Verletzten*

	Chir. Prophyl.	Toxoid inj. d. rap.	Serum	Antibiot.
a) im laufenden Jahr durchgeimpfte Verletzte	+	—	./.	—
b) früher Geimpfte	+	+	./.	—
c) Angeimpfte (Impfung begonnen aber nicht zu Ende geführt) .	+	+	./.	+
d) Ungeimpfte	+	+	±	+

Legende: + nötig, — entbehrlich, ± diskutabel (mit homologem Antitoxin empfohlen), ./. kontraindiziert.

Grundsätzlich abzulehnen ist jede Serumgabe bei Verletzten, die früher schon aktiv geimpft wurden. Einen Sonderfall stellen Verletzte mit radioaktiver Strahlenschädigung dar. Hier ist die aktive Immunisierung zunächst unwirksam, während das Serum selbst heterologer Herkunft gefahrlos ist.

6. Therapie

Während eine kausale Therapie des Tetanus immer noch fehlt, sind in den letzten Jahren *wirksame symptomatische Behandlungsmaßnahmen* entwickelt worden. Da diese einen ungewöhnlichen pflegerischen Aufwand voraussetzen und nur in spezialisierten Krankenhäusern durchzuführen sind, haben sie die Gesamtmortalität von 40—50 % nicht zu senken vermocht. Ihre Bedeutung liegt aber darin, daß es möglich geworden ist, auch sehr schwere und früher hoffnungslose Verlaufsformen mit Aussicht auf Erfolg zu behandeln. Die Mortalität in solchen Kliniken liegt zwischen 15 und 30 % (BEER et al., 1963; LUNDSTROEM u. Mitarb., 1963).

Die *Intensivbehandlung* für schwere Fälle setzt gültige Kriterien für die Definition eines ,,*Schweren Tetanus*'' voraus, was zu Beginn der Erkrankung schwierig sein kann. Besonders gefährdet sind a priori Säuglinge und Kleinkinder sowie Patienten jenseits des 5. Lebensjahrzehntes. Alle statistischen Erhebungen stimmen in dieser Beziehung überein (KLOETZEL, 1963; CREECH, GLOVER und OCHSNER, 1957).

Wichtiger als die Inkubation ist die Anlaufszeit oder Invasionszeit. Folgen auf die ersten spastischen Erscheinungen an der Muskulatur die typischen Krampfanfälle mit Trismus und Opisthotonus, mit Lähmung der Atemmuskulatur innert 24 Std oder noch früher, so liegt ein schwerer Tetanus vor. Trotz des in krampffreien Intervallen scheinbar noch nicht bedrohlichen Bildes ist es für die Prognose entscheidend, in diesem Stadium die Schwere der Krankheit zu erkennen. Bei leichteren Formen sind Krämpfe selten, isoliert, und lassen die Atem- oder Schluckmuskeln unbeeinflußt. Diese leichten Fälle heilen unter einer symptomatischen Therapie minima in 10—12 Tagen aus. Barbiturate oder Phenothiazine in geringer Dosierung, Sorge für Ruhe und Schlaf und Rücksicht auf die gelegentlichen Kauschmerzen dieser Patienten genügen. Ganz andere Gesichtspunkte gelten für die schweren Fälle.

a) *Therapeutische Gesichtspunkte beim schweren Tetanus*

1. Die *Sorge um die Atmung:* Sie stellt das zentrale Problem dar und hat die Priorität selbst vor der Bekämpfung der Krämpfe (LASSEN, 1954; ROSSI, 1954; MOLLARET, 1956; STIRNEMANN, 1957; WOOLMER, 1952; DECKER, 1955; HOSSLI, 1956; ECKMANN, 1959; MINISEV, 1957; VERONESI, 1956; CRAMPTON, HILL und HOPSEN, 1956; BARANI, 1954; BEER, 1963; FORBES und AULD, 1955).

Der Tetanus gefährdet die Atmung auf mehrfache Weise: zentraler oder peripherer Atemstillstand ist möglich, aspirationsbedingte oder spastische Atembeschränkung führen zur Verlegung der tiefen Atemwege, zur Pneumonie oder zur Asphyxie. Zusätzlich kann die spasmolytische Medikation die Atmung in Mitleidenschaft ziehen. Das primäre Gebot der Freihaltung der Atemwege läßt sich in schweren Fällen auf sichere Weise durch die *frühzeitige Tracheotomie* erfüllen. Dieser einfache Eingriff schließt kein nennenswertes Risiko in sich und nach überstandener Krankheit schließt sich das Tracheotoma in wenigen Tagen spontan. Die Tracheotomie gewährleistet Befeuchtung und Absaugen der sekretgefüllten Atemwege, und erlaubt die systematische Durchführung der künstlichen Beatmung, wo diese nötig ist. Die Ansicht von JENKINS u. Mitarb. (1962), wonach die Spontanatmung um jeden Preis erhalten werden soll, bedeutet eine unzulässige Einschränkung der späteren Behandlungswahl und dies trotz der großen Statistik von VERONESI (1956), welcher in Brasilien ein Einzugsgebiet mit notorisch weniger schwerem Tetanus hat. Zur Pflege des schwerkranken Tracheotomierten muß die *Atemluft feuchtigkeitsgesättigt* sein und die *Atemwege* sind *dauernd abzusaugen*. Auch die aus der Atmung ausgeschaltete Schleimhaut von Rachen und Mundhöhle und Nase bedarf ständiger Pflege. Zur Überwachung der Lungen selbst genügt die Auskultation und Perkussion nicht, da zentrale Pneumonien nur im Röntgenbild erkennbar sind. Allfällige Atelektasen sind gegebenenfalls bronchoskopisch abzusaugen. Schließlich kann der Gasaustausch beim Tetanuskranken inadäquat sein. *Blut- und Atemgasanalysen* sind nötig. Je geringer die natürliche Elastizität des Lungengewebes, um so eher kommt es zum Emphysem. Bei älteren Patienten sind dessen Rückwirkungen auf den Kreislauf zu beachten.

b) Unterdrückung der Krampfanfälle

Sie ist die nächstwichtigste symptomatische Behandlungsmaßnahme. LASSEN u. Mitarb. (1954) vom Kinderlähmungszentrum in Kopenhagen fanden großen Widerhall, als sie 1954 die *systematische Curarisierung* in Kombination mit der künstlichen Beatmung schwerer Tetanuspatienten angaben.

WOOLMER und KATES (1952), DECKER (1955), HOSSLI (1956), ROSSI (1956), ECKMANN (1957), MOELLERFELD (1955), MOLLARET (1956), STIRNEMANN (1957), BONDINI (1956), CRAMTON-SMITH, HILL und HOPSEN (1956), MINISEV (1957), BEER (1963), YASARGIL (1962) u. v. a. haben sich seither auf Grund überzeugender Erfahrungen zu dieser Methodik bekannt. Das *British Medical Journal* hat in redaktioneller Stellungnahme 1956 und 1958 diese Ansicht bekräftigt.

Gewiß handelt es sich um eine „heroische" Behandlung, zu der man sich nur mit gedämpfter Begeisterung entschließt. Es steht aber fest, daß sie den wirksamsten Beitrag der letzten Jahrzehnte zur Verbesserung der Prognose des Tetanus darstellt. Die Indikation zur Curarisierung ist nur diskutabel, wenn die äußeren Voraussetzungen erfüllt sind (Tracheotomie, dauernde künstliche Beatmung, Blutgasanalysen, künstliche Ernährung, dauernde pflegerische und ärztliche Überwachung). Ihr Erfolg hängt weitgehend von der Durchführung der künstlichen Beatmung ab, die entweder von Hand erfolgt, oder mit Hilfe eines Respirationsapparates. Dieser muß aber die Befeuchtung des zugeführten Gasgemisches erlauben.

Die Pflege der muskelgelähmten Patienten hat den Ausfall verschiedener spontaner Funktionen zu berücksichtigen, die mit der Relaxation der quergestreiften Muskulatur dahinfallen. Die spontane Expektoration hört auf und das bloße Absaugen des Sekretes muß durch *Atemgymnastik und Lagedrainage* ergänzt werden. Die Atemhilfe durch Atemheilgymnastinnen bei einem medikamentös Gelähmten ist nicht paradox, da durch Wechsel von Kompression und Entlastung bestimmter Thoraxabschnitte die wirksame Entfaltung einzelner Lungenabschnitte ermöglicht wird.

Der relaxierte Patient ist auf *künstliche Ernährung* angewiesen, wobei wegen der Erschlaffung der Bauchmuskulatur der Sondenfütterung die intravenöse Dauertropfinfusionsernährung vorzuziehen ist. Die Transfusion von Blut und Blutfraktionen kann durch ein Gemisch von Glucose, Äthanollösung, Eiweißhydrolisaten und Fett-Emulsionen ergänzt werden. Die Kontrolle des Elektrolyt- und Hämoglobingehaltes des Blutes gehört zur Überwachung und Behandlung.

Auch die Defäkation erfolgt nicht spontan, sondern muß durch *Einläufe* gefördert werden. In die Blase wird bei Beginn der Behandlung ein *Dauerkatheter* eingelegt.

Spezielle Aufmerksamkeit verlangt der unter Relaxation fehlende oder unvollständige Lidschluß mit der Gefahr der Keratitis e lagophtalmo und Ulcus rodens mit Folgezuständen. Nach CUENDET (1957) wird das *Auge mit* einem *Fibrinfilm bedeckt.*

Schwierig ist die Wahl des Zeitpunktes, des Absetzens der Curarisierung. Direkte Symptome, die beim iatrogen Gelähmten erkennen lassen, wann die Krankheit überwunden ist und die Krämpfe aufhören, gibt es nicht. Nach Erfahrung beträgt die durchschnittliche Krankheitsdauer *12—14 Tage*, was aber einen Mittelwert darstellt. Nach Absetzen der Atemlähmung ist der Patient für weitere 2 Tage noch auf intensive Pflege angewiesen. Die Trachealkanüle muß wegen Aspirationsgefahr einige Tage länger belassen werden.

c) Sorge für Ruhe und Schlaf

Bei einsetzender Curarisierung und Tracheotomie vor Beginn der Komplikationen ist der Patient vollkommen ruhig und bedarf höchstens eines Barbituratpräparates. Obwohl das Curare definitionsgemäß keine narkotischen Eigenschaften hat, weisen alle dauercurarisierten Patienten eine völlige Amnesie für den Krankheitsverlauf auf und sind durch die kombinierte Behandlung weder durch Schmerzerinnerungen noch anderweitig seelisch belastet. Dieser ideale Verlauf ist durch eine normale Puls-, Temperatur- und Blutdruckkurve gekennzeichnet. Kommt es zum Fieberanstieg oder zur Tachykardie oder zu wechselndem Blutdruck, so liegt bereits eine Komplikation vor, und in solchen Fällen werden heute vorwiegend *zusätzliche neuroplegische Medikamente* vom Typus der Phenothiazine angewendet (KUNTZEN, 1947; HOLZER, 1954; HOSSLI, 1956; SOEKEN, 1955; BERNARD et al., 1954; MARTIN-LAVAL, 1954; PAVESE und SANZ, 1955; COLE und ROBERTSON, 1955; LAURANCE et al., 1958; BARR, 1951; KELLY und LAURANCE, 1956). Zugleich ist eine Korrektur der allfälligen Kohlensäureretention nötig. Dem Ruhebedürfnis auch des gelähmten Tetanuskranken ist in jeder Weise nachzukommen. Das Zimmer soll auch am Tag abgedunkelt sein.

In allerjüngster Zeit sind an zahlreichen Kliniken Erfahrungen mit dem Muskelrelaxans und Sedativum *Valium®* gewonnen worden, über die HERRERO (1966), ROTH (1966), REY (1966) und andere berichtet haben. Es gelingt durch hohe Dosierung, die Zahl der Tetanuspatienten, die auf die Dauercurarisierung angewiesen sind, zu reduzieren.

d) Chirurgische Therapie

Nicht immer ist die *Eintrittspforte* des Tetanus bekannt. Läßt sie sich mit Sicherheit oder erheblicher Wahrscheinlichkeit ermitteln, so ist ihre weitgehend *radikale Excision* angezeigt, da es im Einzelfall nicht entschieden werden kann, wie weit die Abgabe von Toxin aus der Wunde noch andauert. Dagegen steht fest, daß die Fixation zusätzlicher Giftmengen an den Gewebszellen den Krankheitsverlauf erschweren. Die excidierte Wunde bleibt offen und erfährt eine möglichst trockene Behandlung oder Beträufelung mit Wasserstoffsuperoxydlösung.

e) Antibiotische Therapie

Penicillin ist in vitro gegen die Tetanusbacillen wirksam, nicht aber gegen das Toxin. Deshalb enttäuscht es als spezifisches Therapeutikum. Dagegen sind die *Antibiotika* wichtig zur Bekämpfung der infektiösen Komplikationen, vor allem der Pneumonie. Die antibiotische Behandlung muß ein möglichst breites Keimspektrum decken, und wird im Rahmen der Infusionstherapie *intravenös* verabreicht. Den Komplikationen der antibiotischen Behandlung ist gerade beim Tetanus Aufmerksamkeit zu schenken. Die Ernährung erfolgt ja in wenig physiologischer Weise und dyspeptische Störungen liegen nahe. Gesellt sich hierzu eine Anreicherung resistenter Keime (Staphylokokken!) im Darm, so können sich schwerste Enterocolitiden entwickeln. Die Wahl des Antibioticums muß diesem Gesichtspunkt Rechnung tragen.

f) Immuntherapie

Die Therapie des ausgebrochenen Starrkrampfes mit artfremdem Serum ist während mehr als 6 Jahrzehnten in allen denkbaren Varianten und Dosierungen versucht worden. Lokale, intramusculäre, intravenöse und intrathekale Applikationen des Serums, Dosen von 20000 bis 2 Mill. antitoxischen Einheiten sind versucht worden, ohne daß sich die Prognose des Tetanus dadurch verbessert oder auch nur eine mathematisch gesicherte Signifikanz der Heilziffern hätte finden lassen. Die Unzulänglichkeiten, *Nachteile und Gefahren* der Fremdserumanwendung gelten sinngemäß auch für die Serumtherapie. Fast im gesamten neueren Schrifttum wird daher die *Fremdserumtherapie* entweder für sekundär gehalten, oder aber überhaupt *abgelehnt* (PARILLA, 1963; VAKIL, 1964; KLOETZEL, 1963; BEER, 1963; TOMPKINS, 1959; FROBES und OLD, 1955; CREECH et al., 1957; WELTER, 1954; RAMON, 1951; ELLIS, 1963; RUEGESHEIMER, 1961; ECKMANN, 1963).

PATEL (1966) konnte anhand eines großen und mathematisch gesicherten Krankengutes nachweisen, daß Serumdosen von mehr als 50000 Einheiten die statistischen Heilungsziffern beeinträchtigen und daß eine einmalige Dosis von 5000 Einheiten ausreichend ist, sofern nicht Antitoxin menschlicher Herkunft zur Verfügung steht. In keinem Falle darf die Immuntherapie die moderne symptomatische Behandlung, soweit diese materiell und personell durchführbar ist, ersetzen.

Theoretisch sinnvoller und jedenfalls frei von Nachteilen und Gefahren ist die *Ergänzung der Behandlung durch homologes Serum,* sei es in Form von Bluttransfusionen frischgeimpfter Spender (GOTTESBUEREN, 1939; ECKMANN, 1956) oder von Hyperimmuntetanusgammaglobulin. In Untersuchungen am Kaninchen haben allerdings STIRNEMANN und BUECHLER (1962) mit homologem Antikörper keine bessere therapeutische Wirksamkeit erzielt als mit heterologem, dies im Gegensatz zur Prophylaxe. Immerhin fällt der Entschluß zu einer passiven Immuntherapie leichter, wenn erwiesen ist, daß daraus keine Nachteile erwachsen können.

Eine weitere Form der Immuntherapie, die *aktive Immuntherapie durch das Tetanustoxoid,* geht auf RAMON (1937) zurück. Diese Maßnahme ist durch die Vorstellung diktiert, daß die Tetanusinfektion einen ersten, wenn auch schwachen Antigenstimulus darstellen könnte, der durch weitere Stimuli noch während der Erkrankung zu einer aktiven Immunisierung führen könnte. Eine andere Hypothese ist diejenige der Bindungskonkurrenz zwischen dem Toxoid und dem ihm verwandten Toxinmolekül. Es ist allerdings schwer zu objektivieren, wie weit diese Maßnahme bei den mitgeteilten Behandlungserfolgen (CONDREA und SPIRIDON, 1940; CORCOS, 1951; MINET und BERTRAND, 1940; SIMEON, DEJOUS und LENIAUD, 1950) beteiligt waren. Immerhin ist wegen der Rezidivgefahr des Tetanus eine aktive Immunisierung dieser Patienten ohnehin notwendig und gefahrlos, so daß kein Grund besteht, auf diese möglicherweise nützliche Maßnahme zu verzichten.

g) Andere therapeutische Maßnahmen

CHRISTENSEN (1957), LEWIS et al. (1954) empfehlen eine zusätzliche Corticosteroidtherapie, die wohl in erster Linie der Hebung des Allgemeinzustandes gilt. 1954 hat SCHUBERTH eine Therapie des Schweren Tetanus mit niedermolekularem Polivinylrolydon bekanntgegeben, welcher aber die klinische Bewährung versagt geblieben zu sein scheint. So wenig wie DAVE und PATEL (1955) und andere Autoren haben wir einen erkennbaren Einfluß feststellen können. Immerhin handelt es sich dabei um ein sicher unschädliches Produkt, welches im Zuge der parenteralen Ernährung für die Elektrolytzufuhr und die Verabreichung osmotisch wirksamer Substanzen nützlich sein kann. Der schwere Verlauf des Tetanus hat eine große Zahl von weiteren Behandlungsvorschlägen zur Folge gehabt, von denen viele der Nachprüfung nicht standhielten, andere obsolet geworden sind und deshalb in diesem zusammenfassenden Abschnitt nicht der Erwähnung bedürfen.

h) Komplikationen des Tetanus und ihre Behandlung

Die Atemwege sind durch die Tracheobronchitis, die Atelektase, die Pneumonie gefährdet, wie schon erörtert wurde. Bei älteren Patienten ist dadurch der Kreislauf ebenfalls in Mitleidenschaft gezogen, wobei die Indikation zur *Digitalisglycosidbehandlung* freigiebig gestellt werden soll. Tachykardien können auch Ausdruck ungenügender Sauerstoffversorgung sein.

Am *Verdauungskanal* sind zur Prophylaxe von Magengeschwüren während des Tetanus *Antacida* nötig. Die träge Peristaltik kann ausnahmsweise zum Ileus führen, der eine Behandlung durch Coecostomie und Dauerspülung des Darmes erfordert.

Die *Lungenembolie* ist eine der häufigsten Todesursachen beim Tetanus. Die Thrombose, auf deren Boden sie entsteht, wird begünstigt, da sowohl beim spastischen wie beim medikamentös gelähmten Patienten der venöse Rückfluß verzögert wird. Die Indikation zur *Anticoagulantienprophylaxe* ist individuell zu stellen und hängt nicht zuletzt von den Möglichkeiten einer Überwachung dieser Medikation ab.

Eine nicht so seltene Komplikation von seiten des Skeletes ist die *Wirbelfraktur*, die nur beim curarisierten Patienten nicht beobachtet wird.

Zusammenfassend ist die möglichst frühzeitige und strenge Unterscheidung von leichten und schweren Verlaufsformen zu fordern. Bei schweren und prognostisch gefährdeten Kranken soll auf Grund der gewonnenen Ergebnisse nicht gezögert werden, intensive, symptomatische Behandlungsmaßnahmen mit Tracheotomie, Dauercurarisierung, künstlicher Beatmung und künstlicher Ernährung anzuwenden, sofern die pflegerischen Voraussetzungen gegeben sind. In jedem Falle ist die Sorge um die Atmung an die erste, die Bekämpfung der Krämpfe an die zweite Stelle zu setzen. Der Immuntherapie kommt, wenn überhaupt, sekundäre Bedeutung zu.

Adnex: Richtlinien zuhanden der Ärzteschaft für die Vorbeugung des Tetanus (genehmigt von der internationalen Tetanus-Konferenz 18. Juli 1966, Bern).

1. Vorgehen der Wahl für die Tetanus-Schutzimpfung:

Kinder erhalten drei intramusculäre Injektionen von Tetanus-Toxoid nach dem 3. Lebensmonat, am besten im Rahmen der übrigen Impfprogramme für Kinder. Erwachsene erhalten drei intramusculäre Injektionen von Adsorbattoxoid mit 4—6 Wochen zeitlichem Abstand zwischen den ersten beiden Gaben und 6—12 Monaten zwischen der 2. und 3. Injektion.

2. Prophylaktische Maßnahmen für Verletzte:

1. Alle Wunden werden möglichst frühzeitig chirurgisch versorgt.

2. Vollständig geimpfte Patienten erhalten eine „injection de rappel" von Tetanus-Adsorbattoxoid, außer wenn sie innerhalb des abgelaufenen Jahres schon eine solche erhalten hatten.

3. Ungeimpfte oder unvollständig geimpfte Patienten erhalten im Zeitpunkt der Verletzung eine Injektion von Tetanus-Adsorbattoxoid mit nachfolgender Weiterführung der Schutzimpfung. Für Patienten mit besonderem geographischem oder individuellem Risiko kommt eine zusätzliche Prophylaxe in Frage. Beispiele für besonderes Risiko sind perforierende Verletzungen der unteren Extremitäten, retinierte Fremdkörper, Gewebe-Zerquetschung, landwirtschaftliche Verletzungen. Die zusätzliche Prophylaxe kann bestehen in *Antitoxin* (menschliches, tierisches) und/oder *Antibiotica*.

Antitetanus-Immun-Gammaglobulin menschlicher Herkunft weist praktisch keinen der Nachteile des heterologen Antitoxins auf. Seine Verwendung ist zu fördern. Die empfohlene Dosis beträgt 250 Einheiten. Es soll nicht intravenös und nicht an gleicher Stelle wie das Toxoid injiziert werden.

Die Verwendung von *heterologem Serum* birgt Gefahren in sich und seine Wirksamkeit ist unsicher. Es muß in der freien Kompetenz des Arztes liegen, auf die Verwendung von Pferde- oder anderem tierischem Serum zu verzichten. Wird solches Serum verwendet, so beträgt die empfohlene Dosis 1500—3000 Einheiten. In tropischen Gegenden und in Ausnahmefällen sind höhere Dosen zulässig.

Antibiotica wie Penicillin oder Tetracycline sind gegen die vegetativen Formen des Tetanusbacillus wirksam. Sie haben keine Wirkung auf das Toxin. Der prophylaktische Wert der Antibiotica ist noch unbewiesen. Im Falle der Verwendung sollten diese Medikamente während fünf Tagen verabreicht werden.

Medizinische Organisationen und Gesundheitsbehörden tragen die Verantwortung dafür, die aktive Tetanus-Schutzimpfung in jeder Weise zu fördern, die mit den Lebensauffassungen der betreffenden Bevölkerung vereinbar ist. Ihnen obliegt auch die Verpflichtung, die Qualität der verwendeten Impfstoffe sicherzustellen.

Literatur

Abel, J.J.: Science **79**, 63 (1934). — **Adams, J.Q.,** and **R.F. Morton:** Amer. J. Obstet. Gynec. **69**, 169 (1955). — **Adelbahr, G.:** Dtsch. Z. ges. gerichtl. Med. **41**, 405 (1952). — **Adriani, J.,** and **A. Ochsner:** Surgery **2**, 504 (1947). — **Andina, F.:** Schweiz. med. Wschr. **80**, 867 (1950). — **Araeteus:** Zitiert nach **R.H. Major:** Classic Description of Diseases. Springfield 1939. **Bakowa, S.,** i **Z. Kobielowa:** Pediat. pol. **30**, 443 (1955). — **Barani, J.C.:** Arch. Pediat. Urug. **25**, 144 (1954). — **Barnes, J.:** J. Obstet. Gynaec. Brit. Emp. **61**, 260 (1954). — **Barr, M.:** J. Path. Bact. **63**, 557 (1951). — **Battiloro, M.:** Ann. ital. Chir. **21**, 1 (1942). — **Bazy, P.:** Zitiert nach Dumas: Bactériol. **1963**, 707. — **Beacham, W.D.,** and **B.B. Weinstein:** Amer. J. Obstet. Gynec. **42**, 1031 (1941). — **Beer, R., I. Oichlmayr** u. **G. Loeschke:** Münch. med. Wschr. **14**, 712 (1963). — **Beheyt, P.:** Ann. Soc. belge méd. trop. **341**, 30 (1950). — **Behring, v., E.:** Dtsch. med. Wschr. **39**, 873 (1913). — **Bernard, R., L. Montagnie, P. Maestraggi,** et **C. Raybaud:** Pédiatrie **9**, 398 (1954). — **Bergentz, S.E.,** and **L.C. Philipson:** Acta chir. scand. **116**, 58 (1958). — **Bianchi, R.:** Dissertation Bern 1956. ~ Helv. med. Acta **1**, 102 (1962). — **Bigler, J.A.,** and **M. Werner:** J. Amer. med. Ass. **116**, 2355 (1941). — **Bondini, P.G.:** Acta anesth. (Padova) **6**, 167 (1956). — **Boyd, C.W.:** Fundamentals of Immunology. New York: Interscience 1956. — **Boyd, I.S.K.:** Lancet **1946**, 113. — **Boyer, J., L. Corre-Hurst, H. Sapin-Jaloustre,** et **M. Tissier:** Presse méd. **1953**, 61. — **Brassier:** Concours méd. **77**, 4365 (1955). — **Bredemann:** Cerebraler Tetanus. Tübingen: Alma Mater 1947. — **British Medical Journal:** Editorial **1963**, 902. ~ Editorial **1964 II**, 5243. — **Brooks, V.B., D.R. Curtis,** and **J.C. Eccles:** Nature (Lond.) **175**, 120 (1955). — **Brown, A.,** et al.: Lancet **1960 II**, 227. — **Burrows, W., J.W. Moulder,** and **R.M. Lewert:** Textbook of Microbiology. Philadelphia: Saunders 1963.

Campbell, H.H., J.E. Mullens, and **W.R. Paul:** Canad. med. Ass. J. **73**, 472 (1955). — **Campbell, R.:** Schweiz. med. Wschr. **59**, 813 (1929). — **Campell, J.A.,** and **P. Fildes:** Brit. J. exp. Path. **12**, 77 (1931). — **Carle** e. **Rattone:** Giorn. Chir. Torino **32**, 174 (1884). — **Champ-Lyons, C.:** J. Amer. med. Ass. **153**, 215 (1947). — **Chartier, M.:** Rev. Prat. (Paris) **1954**, 1205. — **Cherubin, Ch.E.,** and **L.A. Cone:** Tetanus in drug addicts. Clinical aspects. Proc. Int. Conf. Tet. Bern 1966 (im Druck). — **Chauchard,** et **Lenormand:** C.R. Soc. Biol. (Paris) **138**, 662 (1963). — **Christensen, N.A.:** Proc. Mayo Clin. **27**, 28 (1952); **32**, 146 (1957). — **Cimmino, A.:** Nuovi Ann. Ig. **2**, 241 (1951). — **Cole, A.C.E.,** and **D.H.H. Robertson:** Lancet **1955**, 1063. — **Condrea, P.,** and **P. Spiridon:** Rev. Stiint. Med. **29**, 69 (1940). — **Corcos, A.:** Bull. Soc. Path. exot. **14**, 140 (1951). — **Cramton-Smith, A., E.E. Hill,** and **J.A. Hopson:** Lancet **1956 II**, 550. — **Creech, O. jr., A. Glover,** and **A. Ochsner:** Ann. Surg. **146**, 369 (1957). — **Cuboni, E.:** Boll. Ist. sieroter. milan. **36**, 1 (1957). — **Cuendet, M.:** Schweiz. med. Wschr. **87**, 1194 (1957).

D'Antona, D.: Boll. Ist. sieroter. milan. **15**, 374 (1936). ~ Rev. Immunol. (Paris) **1**, 1 (1952). — **D'Antona, D.,** et **S. Biazzi:** Rev. Immunol. (Paris) **20**, 317 (1956). — **Danysz, J.:** Ann. Inst. Pasteur **13**, 156 (1899). — **Dave, B.T.,** and **J.C. Patel:** Exp. Med. Surg. **13**, 293 (1955). — **Decker, P.:** Helv. chir. Acta **22**, 99 (1955). — **Deutsche Gesellschaft für Chirurgie,** Verbands-Bericht 1963 (Langenbecks Archiv). — **Dumas, J.:** Bactériol. Méd., Flammarion Paris **1963**, 685. **Eckmann, L.:** Dtsch. med. Wschr. **82**, 435 (1957). ~ Schweiz. med. Wschr. **89**, 311 (1959). ~ Tetanus. Basel: B. Schwabe 114/1960. ~ Tetanus Prophylaxis and Therapy. New York: Grune & Stratton 1963. — **Eckmann, L.,** and **E. Bisaz:** Schweiz. med. Wschr. **86**, 641 (1956). — **Eckmann, L.,** u. **M. Blume:** Schweiz. med. Wschr. (im Druck). — **Edsall, G.:** J. Allergy **28**, 1 (1957). ~ J. Amer. med. Ass. **171**, 417 (1959). — **Ehrlich, P.:** Berl. klin. Wschr. **35**, 273 (1898). — **Eisler, M.V.:** Zbl. Bakt., I. Abt. Orig. **75**, 348 (1914). — **Ellis, M.:** Brit. med. J. **1963**, 1123. — **Evans, E.I.:** Surg. Gyn. Obst. **95**, 642 (1952).

Faber, K.: Berl. klin. Wschr. **27**, 717 (1890). — **Fanconi, G.:** Helv. paediat. Acta **2**, 113 (1947). — **Fegler,** et al.: Acta Biol. exp. (Warszawa) **12**, 139 (1938). — **Fildes, P.:** Brit. J. exp. Path. **8**, 387 (1927). — **Filler, R.M.,** and **W. Ellerbeck:** J. Amer. med. Ass. **174**, 83 (1960). — **Firor, W.M.,** and **A.F. Jones:** Bull. Johns Hopk. Hosp. **62**, 91 (1938). — **Freund, J.:** Ann. Rev. Microbiol. **1**, 291 (1947). — **Forbes, G.B.,** and **N. Auld:** Amer. J. Med. **18**, 947 (1955). — **Forrester, A.:** Brit. med. J. **1954**, 342. — **Fulthorpe, A.J.:** J. Hyg. (Lond.) **56**, 183 (1958).

Gaal, M.: Orv-hetil **97**, 525 (1956). — **Garces, H.,** and **R. Muñoz:** Rev. chil. Pediat. **26**, 141 (1955). — **Glenn, F.:** Ann. Surg. **124**, 1030 (1946). — **Gold, H.:** J. Lab. clin. Med. **27**, 26 (1941). — **Gonzales, H.D.,** and **L. Charosky:** Dia méd. **25**, 1291 (1953). — **Gonzales, C.,** and **M. Rubio:** Ann. N.Y. Acad. Sci. **79**, 626 (1960). — **Gottesbüren, H.:** Arch. klin. Chir. **195**, 250 (1939). — **Gottlieb, St., F.X. McLaughlin, W.C. Latham,** and **G. Edsall:** Amer. J. publ. Hlth. **54**, 961 (1964). — **Green, H.:** Biochim. biophys. Acta (Amst.) **13**, 365 (1954). — **Greenberg, L.:** Bull. Wld Hlth Org. **12**, 761 (1955). — **Grumbach, A.:** Infektionskrankheiten, Bd. II, S. 1000. Stuttgart: Georg Thieme 1958. ~ Infektionskrankheiten, Bd. II, S. 1001. Stuttgart: Georg Thieme 1958. — **Gunnison, J.:** J. Immunol. **32**, 63 (1937). — **Gut, S.,** u. **Ruetschi:** Dissertation Zürich 1932.

Hale, H.W. jr., and **J.F. Weiksnar:** Amer. J. Surg. **91**, 461 (1956). — **Haurowitz, F.:** Nature and Significance of Antibody Response. New York: Columbia University Press 1953. —

Herrero, J.: Valium for muscle relaxation. Proc. Int. Conf. Tet. Bern 1966 (im Druck). — **Heyningen, van, W.E.,** and **P.A. Miller:** J. gen. Microbiol. **24,** 107 (1961). — **Hippokrates:** Zit. nach R.H. Major: Classic Description of Diseases. Springfield 1939. — **Holzer, H.:** Anästhesist. **3,** 172 (1954). — **Hossli, G.:** Dtsch. Z. Chir. **284,** 102 (1956). — **Hübner, A.:** Chirurg **29,** 169 (1958). ~ Unfallheilk. **62,** 161 (1959).

Ipsen, J., jr.: J. Immunol. **86,** 50 (1961). — **Ipsen, I., jr.:** J. Immunol. **70,** 426 (1953). **J. Amer. med. Ass.:** Editorial **164,** 1006 (1957). ~ Editorial **180,** 831 (1962). — **Jenkins, M.T.,** and **N.R. Loon:** Anesth. **23,** 690 (1962). — **Jocono, Villari, e Tecce:** G. Mal. infett. **8,** 242 (1963).

Kabat, E.A.: New Engl. J. Med. **269,** 247 (1963). — **Kaiser, M.:** Wien. klin. Wschr. **1954,** 727. — **Kelly, R.E.,** and **D.R. Laurence:** Lancet **1956,** 118. — **Kitisato, S.:** Z. ges. Hyg. **7,** 225 (1889). — **Klenermann, P.,** and **J. Scragg:** S. Afr. med. J. **29,** 853 (1955). — **Klingenberg, H.G.,** u. **W. Maresch:** Wien. klin. Wschr. **1958,** 606. — **Kloetzel:** J. Amer. med. Ass. **185,** 559 (1963). — **Knorr, N.:** Med. Klin. **1953,** 1393. — **Kuntzen, H.:** Chirurg **17/18,** 158 (1947).

Lafontaone, A., et **W. Koopmansch:** Brux. méd. **34,** 411 (1954). — **Largier, J.F.:** J. Immunol. **76,** 393 (1956). — **Lassen, H.C.,** et al.: Lancet **1954 II,** 1040. — **Laurence, D.R., E. Berman, J.N. Scragg,** and **E.R. Adams:** Lancet **1958 I,** 987. — **Lavergne, de, V.:** Rev. Immunol. (Paris) **13,** 315 (1945). — **Lawler, H.J.:** Amer. J. Dis. Child. **90,** 701 (1955). — **C.R.** Soc. Biol. (Paris) **123,** 745 (1936). — **Lenormand, H.:** C.R. Soc. Biol. (Paris) **136,** 35 (1942). — **Levine, L.,** et al.: J. Immunol. **75,** 301 (1955). — **Lewis, R.A.,** et al.: J. Amer. med. Ass. **156,** 479 (1954). — **Linder, F.:** In: Handbuch der Inneren Medizin, 4. Aufl., Bd. I, Teil 2, Infektionskrankheiten. Berlin-Göttingen-Heidelberg: Springer 1951. — **Loewenstein, E.:** Wien. klin. Wschr. **29,** 514 (1916). — **Long, A.P.:** Industr. Med. Surg. **23,** 275 (1954). ~ Amer. J. publ. Hlth. **34,** 27 (1944). — **Long, A.P.,** and **P.E. Sartwell:** Bull. U.S. Army Med. Dept. **7,** 371 (1947). — **Long, P.H.:** J. Amer. med. Ass. **130,** 984 (1946). — **Lowbury, E.J.L.,** and **H.A. Lilly:** Brit. med. J. **1958,** 1334. — **Lundstroem, R., O. Rangren, C. Thoren,** and **K. Ullberg-Olsson:** Acta Paediat. Suppl. **140,** 100/2 (1963).

Madsen, Th.: Z. ges. Hyg. **32,** 214 (1899). — **Martin-Laval, J.,** et al.: Bull. Féd. Soc. Gynéc. Obstét. franç. **6,** 656 (1954). — **Mastroeni, M.P.:** Riv. Pat. Clin. **8,** 519 (1953). — **McComb, J.A.:** New Engl. J. Med. **270,** 175 (1964). — **McMaster, P.D.:** Nature and Significance of Antibody Response. N.Y. Acad. Med. 1953. — **Mellanby, J.,** and **W.E. van Heyningen:** Biochemical Research of the Mode of Action of Tetanus Toxin. Proc. Int. Conf. Tet. Bern 1966 (im Druck). — **Merke, F.:** Persönliche Mitteilung. — **Meyer, H.,** and **F. Ransom:** Arch. exp. Path. Pharm. **49,** 369 (1903). — **Minet, J.,** and **Bertrand:** Progr. méd. (Paris) **68,** 178 (1940). — **Minisev, M.:** Zbl. Chir. **82,** 17 (1957). — **Modrakowski,** and **Koskowski:** Bull. int. Acad. polon. sc. lett. **1938,** 837. — **Moellerfeld, N.:** Zbl. Chir. **80,** 1536 (1955). — **Mollaret, P.:** Dtsch. med. Wschr. **81,** 365 (1956). — **Morax, V.,** et **A. Marie:** Ann. Inst. Pasteur **17,** 335 (1903). — **Mörl, F.:** Arch. klin. Chir. **284,** 125 (1956). — **Moynihan, N.H.:** Lancet **1955 II,** 264. — **Mueller, H.J.,** and **P.A. Miller:** J. Immunol. **40,** 21 (1941).

Newell, K.W.: The prevention of neonatal tetanus by maternal immunization. Proc. Int. Conf. Tet. Bern 1966 (im Druck). — **Nicolaier, A.:** Dtsch. med. Wschr. **10,** 842 (1884).

Pappenheimer, A.M.: J. biol. Chem. **120,** 543 (1937). — **Parilla, H.M.:** Med. Cirug. Guerra **15,** 384 (1953). — **Patel, J.C.,** et al.: Indian J. med. Sci. **18/12,** 697 (1964). — **Patel, J.C.:** Serum requirements in tetanus. Proc. Int. Conf. Tet. Bern 1966 (im Druck). — **Pau, S.S.,** et al.: Indian J. Pediat. **1,** 319 (1964). — **Pavese, E.N.,** et **M, Sanz,** et al.: Pren. méd. argent. **42,** 1947 (1955). — **Pelloja, M.:** Le Tétanos exp. par la Toxine tétanique. Paris: Masson 1951. ~ Rev. Immunol. (Paris) **14,** 123 (1950). — **Petek, M.:** R.C. Ist. sup. Sanità **9,** 489 (1946). — **Pillemer, L.:** J. Immunol. **53,** 237 (1946). — **Pillemer, L.,** and **W.B. Wartmann:** J. Immunol. **55,** 277 (1947). ~ J. Amer. med. Ass. **173,** 1536 (1960). — **Prigge, R.:** Bull. Wld Hlth Org. **9,** 843 (1953). — **Przybyszewska, E.:** Pediat. pol. **30,** 489 (1955).

Ramon, G., R. Kourilsky, R. Richou, et **S. Kourilsky:** Bull. Soc. méd. Hôp. (Paris) **1938,** 25 u. 27. — **Ramon, G.:** Le Tétanos. Toulouse 1957. ~ C.R. Acad. Sci. (Paris) **177,** 1338 (1923). ~ Presse méd. **61,** 1257 (1951). — **Ramon, G.,** et **E. Falchetti:** C.R. Soc. Biol. (Paris) **118,** 1039 (1935). — **Ramsay, A.M., E.M. Prancet,** et **B.M. Dempsey:** Lancet **1956,** 6942, 548. — **Regamey, R.:** Praxis **44,** 268 (1955). — **Regamey, R.H.:** Ergebn. Mikrobiol. **32,** 270 (1959). — **Rey, M.:** Therapeutical considerations on tetanus in Dakar. Proc. Int. Conf. Tet. Bern 1966 (im Druck). — **Richter, S.:** Zbl. Chir. **80,** 289 (1955). — **Robinson, D.T., J.W. McLeod,** and **A.W. Downie:** Lancet **1946 I,** 152. — **Rodrigues, J.F.,** and **F. Nato:** Arch. Inst. biol. Exérc. **8,** 95 (1947). — **Rose, E.:** Dtsch. Z. Chir. **1897,** 8. — **Rosenbach:** Arch. klin. Chir. **34,** 306 (1886). — **Rossi, E.,** et al.: Schweiz. med. Wschr. **84,** 1329 (1954). — **Rostock, P.:** Tetanus. Berlin 1950. — **Roth, F.:** Some aspects in the treatment of severe tetanus. Proc. Int. Conf. Tet. Bern 1966 (im Druck). — **Rothacker, P.:** Chirurg **25,** 521 (1954). — **Roux, E.,** u. **Nocard:** Zit. nach Dumas **1963,** 707. — **Rubinstein, H.M.:** Amer. J. Hyg. **76,** 276 (1962). — **Rügesheimer, E.:** Ther. d. Gegenw. **8,** 397 (1961).

Sarrouy, C., et al.: Algérie méd. **60**, 277 (1956). — **Savolainen, T.**: Amer. med. exp. biol. **168**, 28 (1950). — **Schofield, F.D.**: Immune response in children of actively immunized mothers. Proc. Int. Conf. Tet. Bern 1966 (im Druck). — **Sédaillan, P., G. Morion**, et **G. Fournier**: C.R. Soc. Biol. (Paris) **133**, 528 (1940). — **Sevitts, S.**: Lancet **1949 II**, 1075. — **Shumaker, A.B.**, jr., et al.: Bull. Johns Hopk. Hosp. **67**, 92 (1940). — **Siméon, A., L. Déjou**, et **J. Leniaud**: Presse méd. **1950**, 1281. — **Smith, Alice L.**: Microb. and Pathol. Mosby St. Louis **1964**, 22. — **Soeken, G.**: Arch. Kinderheilk. **150**, 274 (1955). — **Suri, J.C.**, and **S.D. Rubbo**: Brit. med. J. 79/1962. — **Scheibel, I.**: Bull. Wld Hlth Org. **13**, 381 (1955). ~ Zbl. Bakt., I. Abt. Ref. **163**, 251 (1957). — **Scheibel, I.**, and **I. Assandri**: Acta path. microbiol. scand. **46**, 333 (1959). — **Schmidt, H.**: Pathogenese, Therapie und Prophylaxe des Tetanus. Marburg: N.G. Elwert 1952. — **Schönbauer, H.R.**: Wien. klin. Wschr. **67**, 41 (1955). — **Schubert, R.**: Dtsch. med. Wschr. **79**, 179 (1954). — **Schwabe, H.**: Unfallheilk. **62**, 314 (1959). — **Stirnemann, H.**, u. **L. Büchler**: Chirurg **33**, 296 (1962). — **Stirnemann, H.**, u. **R. Brönnimann**: Dtsch. Z. Chir. **286**, 335 (1957). — **Stirnemann, H.**: Langenbecks Arch. klin. Chir. **285**, 533 (1957). — **Stoner, R.D.**, and **W.M. Hale**: J. Immunol. **75**, 203 (1955). — **Stutz, L.**: Dtsch. med. Wschr. **79**, 52 (1954). — **Suri, J.C.**: Prevention of neonatal tetanus in developing countries. Proc. Int. Conf. Tet. Bern 1966 (im Druck).

Tateno, J., S. Suzuki, and **O. Kitamoto**: Jap. J. exp. Med. **31**, 365 (1961). — **Thiodet, J.**, et al.: Algérie méd. **60**, 45 (1956). — **Tillmann, O.**: Zbl. Chir. **72**, 1253 (1947). — **Tompkins, A.B.**: Arch. Dis. Childh. **34**, 398 (1959). — **Triebold, H.**: Dissertation Basel 1956.

Vakil, M.D., et al.: Clin. Pharm. **4/2**, 182 (1964). — **Vallée, H.**, et **L. Bazy**: Bull. Soc. nat. Chir. **43**, 1445 (1917). — **Veronesi, R.**: Amer. J. med. Sci. **232**, 629 (1956). ~ Epidemiology of tetanus. Proc. Int. Conf. Tet. Bern 1966 (im Druck).

Walter, A.M., u. **L. Heilmeyer**: Antibiotika. Stuttgart: Georg Thieme 1954. — **Wensinck**, and **Cohen**: Biochim. biophys. Acta **10**, 184 (1953). — **Wishart, F.O.**, and **M.J. Macquarrie**: Canad. J. publ. Hlth. **46**, 334 (1955). — **Wittingham, H.E.**: Brit. med. J. **1940 I**, 292. — **Woolmer, R.**, et **J.E. Cates**: Lancet **1952**, 808. — **Wright, E.A., R.S. Morgan**, and **G.P. Wright**: J. Path. Bact. **62**, 569 (1950). — **Wright, G.P.**: Guy's Hosp. Rep. **105**, 57 (1956).

Yasargil, E.C.: Schweiz. med. Wschr. **92**, 357 (1962).

Zylka, N.: Neue Zahnheilk. **3**, 96 (1957).

Botulismus

Von H. Fey, Bern

I. Definition

Trotz seines recht seltenen Vorkommens beim Menschen hat der Botulismus wegen des meist sehr schweren und gelegentlich verzweifelt unaufhaltsamen Verlaufs immer wieder ein waches Interesse gefunden. Beim Tier hat er vor allem in Pelztierfarmen und in den Rinderherden Südafrikas allerdings auch zahlenmäßig Verheerungen angerichtet und tut es z. T. immer noch.

Einer der bedeutendsten Beiträge der Mikrobiologie zum Verständnis der Pathogenese von Infektionskrankheiten war der Nachweis, daß bestimmte, chemisch faßbare mikrobielle Produkte für die pathogene Wirkung des Mikroorganismus allein verantwortlich sind. Dazu sind die von gewissen Bakterien produzierten Exotoxine zu rechnen.

Das C. botulinum gehört zu dieser Gruppe und sein *Exotoxin* ist als das *giftigste aller Gifte in der Natur* erkannt (Lamanna, 1959).

Wenn wir mit Grumbach die Virulenz eines Erregers als Resultierende seiner Toxizität und Invasivität betrachten, so liegt hier ein Erreger vor, dessen gesamte Virulenz auf seiner unwahrscheinlichen Toxizität beruht.

Der Botulismus ist denn auch eine reine Lebensmittel*vergiftung*, das tödliche Gift befindet sich präformiert in der verhängnisvollen Speise und vermehrt sich nicht im Körper des Opfers. Dies unterscheidet den Botulismus von der Salmonella-Lebensmittelvergiftung, die man als Toxi-*Infektion* auffaßt.

Der Botulismus ist somit als Lebensmittelvergiftung eine Gruppenerkrankung, von der vorwiegend Familien, aber auch größere Eßgemeinschaften bedroht sind.

II. Geschichte

Botulismus oder *Allantiasis* bedeutet *Wurstvergiftung* (botulus = Wurst). Die Vergiftungsgefahr durch Blutwurst ist in Europa seit über 1000 Jahren bekannt, existieren doch alte Edikte, die vor deren Genuß warnen (Dolman, 1957).

Eine besondere Form von Nervenlähmung nach dem Verspeisen solcher Würste wurde erstmals 1735 in Württemberg beschrieben, während der Begriff Wurstvergiftung schon 150 Jahre vorher in der deutschen medizinischen Literatur erschienen war. 1793 verursachte in Wildbad die Erkrankung von 13 Personen, von denen 6 starben, beträchtliche Aufregung. Die Leute verzehrten eine mächtige Blutwurst, abgefüllt in Schweinemagen. 1820 erschien eine Monographie über die Symptomatologie und Verbreitung der Krankheit in Württemberg aus der Feder des Dichters und Oberamtsarztes Justinus Kerner, in der er nachwies, daß das Gift in der Wurst entsteht und nicht mineralischen oder vegetabilischen Ursprungs sei. Seine wertvolle Arbeit hatte zur Folge, daß die Regierung den Botulismus als anzeigepflichtige Krankheit erklärte. Gleichzeitig wurden Vorschriften über die Herstellung geräucherter Würste und Hinweise auf die Gefährlichkeit verdorbener Ware erlassen (Dolman, Grumbach).

Die wahre Natur der *Fleischvergiftung* blieb dunkel, bis 1896 van Ermengem die Eigenschaften eines anaeroben, sporenbildenden Keimes beschrieb, den er aus den ranzigen Überresten eines rohen gesalzenen Schinkens isoliert hatte und Bacillus botulinus nannte.

Im belgischen Dorf Ellezelles hatten sich 34 Mitglieder einer Musikgesellschaft im Anschluß an eine Beerdigung mit dem fraglichen Schinken verpflegt. 20—30 Std später erkrankte die

Mehrheit der Teilnehmer mit neuroparalytischen Symptomen, 3 starben innerhalb einer Woche und 10 genasen nach schwerer Vergiftung nur knapp. Der Schinken wurde 24 Std nach der Schlachtung des Schweines eingepökelt und hatte 11 Tage in der Salzlake gelegen. VAN ERMEN-GEM isolierte den Erreger aus dem Schinken sowie der Milz und dem Darminhalt eines Verstorbenen unter anaeroben Bedingungen und schlug die Bezeichnung „*Bacillus botulinus*" vor. In Tierversuchen an zahlreichen Species erarbeitete er die Bedingungen der Toxinogenesis, empfahl die Erhitzung konservierter Lebensmittel (GRUMBACH) und schuf damit die erste klassische Darstellung der gefürchteten Intoxikation.

Diese Befunde wurden nach der Jahrhundertwende allgemein bestätigt, und auch die in Rußland seit langem bekannte *Fischvergiftung* wurde als Botulismus erkannt (DOLMAN, 1957). Während in Deutschland 80 % der Botulismusausbrüche fleischbedingt waren, erkannte man nach dem 1. Weltkrieg in den USA, daß dort *Gemüsekonserven* die Hauptquelle darstellten. Betrug die Letalität der europäischen Ausbrüche bis dahin durchschnittlich 30 %, so war sie jetzt in Nordamerika doppelt so hoch (MEYER, zit. nach DOLMAN, 1957). Diese Verhältnisse veranlaßten die Gründung einer Botulismuskommission durch den US-Public Health Service zur Abklärung der Epidemiologie. Die Arbeit der Kommission führte 1925 zur Unterstellung der amerikanischen Konservenindustrie unter ein striktes Regulativ und außerdem wurde diese veranlaßt, die ausgedehnten epidemiologischen Forschungen von K. F. MEYER u. Mitarb. zu unterstützen (DOLMAN, 1957).

LEUCHS (1910) und BURKE (1919) (beide zit. nach ROBERTS) fanden, daß Stämme aus menschlichem Botulismus zu zwei *immunologischen Typen A und B* gehörten. 1920 erkannte THEILER (zit. nach ROBERTS) die südafrikanische „*Lamsiekte*" *der Rinder*, die unter dem klinischen Bild einer Bulbärparalyse verläuft, als immunologisch allerdings uneinheitlichen Botulismus. 1922 und 1923 isolierte BENGSTON (zit. nach SMITH) aus Schweinefliegenlarven, die paralytischen Kücken als Nahrung gedient hatten, einen neuen Toxintyp, den sie als *Typ C* bezeichnete. SEDDON (zit. nach SMITH) züchtete 1922 einen toxikologisch ähnlichen Typ aus einem Rinderkadaver und bezeichnete ihn als „*Bacillus parabotulinus*". BENGSTON schlug dann vor, die Benennung Bac. parabotulinus für proteolytische Stämme zu reservieren und nur die nicht ovolytischen Stämme C. botulinum zu nennen. Damit der Leser nicht in Nomenklaturschwierigkeiten gerate, sei schon hier festgehalten, daß es heute üblich ist, allgemein von C. botulinum Typ A, B, C, D, E und F zu sprechen und die Bezeichnung C. parabotulinum fallen zu lassen.

1926 fanden THEILER u. Mitarb. bei Pferdebotulismus einen neuen toxikologischen *Typ D* und endlich GUNNISON, CUMMINGS und MEYER, 1936 den *Typ E* in einer russischen Fischkonserve (zit. nach ROBERTS).

1936 züchteten MOLLER und SCHEIBEL auf Langeland, Dänemark, einen toxikologisch neuen Stamm von C. botulinum, den DOLMAN und MURAKAMI (1961) als *Typ F* beschrieben.

III. Erreger

Morphologie (Smith)

C. botulinum ist ein großes, etwas pleomorphes Stäbchen (4—6 μ: 0,9—1,2 μ), welches sich in jungen Kulturen grampositiv färbt, in älteren Kulturen aber mit zunehmender Autolyse die Gramfärbbarkeit weitgehend verliert. Es besitzt 4—8 peritrich angeordnete Geißeln und ist demzufolge beweglich, was sich unter Umständen diagnostisch bei Rasenbildung der Kultur auf dem Agar auswerten läßt. Eine Kapsel fehlt. Bei einem pH von mehr als 6,0 bilden die meisten Stämme subterminale Sporen, die den Bakterienleib auftreiben. Alte Kulturen enthalten oft nur noch Sporen, wenn der vegetative Zellteil desintegriert ist.

Kulturelle Eigenschaften (Smith)

Das strikt anaerobe C. botulinum ist weniger eine biochemisch wohl definierte Spezies, sondern eher eine Gruppe von Organismen, die alle Toxine mit pharmakologisch gleicher Wirkung produzieren. Die kulturellen Eigenschaften verschiedener Stämme können differieren, außerdem verhält sich C. sporogenes, ein ausgesprochener Fäulniskeim, der ebenfalls aus Konserven zu isolieren ist, gleich, so daß nur das Toxinbildungsvermögen C. botulinum von C. sporogenes abtrennen läßt (ROBERTS, KINDLER). Man mache es sich daher zur diagnostischen Regel (die analog auch für C. tetani gilt), einen Stamm nur dann als C. botulinum zu diagnostizieren, wenn er sich kulturell und biochemisch wie C. botulinum verhält und ein Toxin bildet, das sich durch das entsprechende Antitoxin neutralisieren läßt (FEY, 1958).

Tabelle 1. *Kulturelles und biochemisches Verhalten von C. botulinum und C. sporogenes* (nach SMITH und FEY, 1958)

	C. botulinum nicht ovolytisch Typ B, C, D, E	C. botulinum ovolytisch Typ A, B	C. sporogenes
Hämolyse auf BA	+ (—)	+ (—)	+
Tiefenkolonie	Linsen (Ausläufer)	Linsen (Ausläufer)	Ausläufer, locker
Gas	+	+	—
NO$_3$-Reduktion	—	—	—
Indol	—	—	— (+)
H$_2$S	+	+	+
Gelatineverflüssigung . . .	+	+	+
Verflüssigung von			
Löfflerserum	—	+	+
Glucose	+	+	+
Maltose	+	+	+
Saccharose	—	+	—
Lactose	—	—	—
Salicin	+ —	+ —	— (+)
Eisenmilch	sauer	schwarz, Verdauung	schwarz, Verdauung
Vanillin-Violett	—	+	+

Oberflächenkolonien auf Blutagar können bis 15 mm ∅ aufweisen mit einem opaken Zentrum und einem durchscheinenden unregelmäßigen Rand. Bei den meisten Stämmen findet sich eine mäßige hämolytische Zone. Eine recht brauchbare diagnostische Regel besagt: alle pathogenen Clostridien sind hämolysierend, aber nicht alle hämolysierenden Clostridien sind pathogen (FEY, 1958).

Tiefenkolonien in 2% Agar sind üblicherweise linsenförmig mit kurzen Ausläufern. Die Züchtung erfolgt auf Blutplatten im Anaerobentopf, ferner in den üblichen, flüssigen, besser halbflüssigen Anaerobenmedien, wobei einige Stämme gewisse Schwierigkeiten machen können. Wir erzielten mit unserer halbflüssigen Thioglycolat-Leberbouillon üppiges Wachstum und hochwirksames Toxin (FEY, 1958 und FEY u. Mitarb., 1962). Zur Isolierung wird man also mit den üblichen Medien auskommen.

Die *Großproduktion von Toxin* erfordert dagegen Spezialmedien. STERNE und WENTZEL (1950) und auch BOROFF (1955) verwenden corn steep liquor, welcher aus der Whiskyproduktion abfällt und deshalb hierzulande schwierig zu beschaffen ist. DUFF u. Mitarb. (1957) arbeiten mit einem Trypticase-Hefeextrakt mit Zugabe von Cystein und Glucose. Jedenfalls fehlt nach INUKAI (1962) in einem kohlehydratfreien Medium die Energiequelle für die Toxinproduktion und da wir, wie erwähnt, auch als Diagnostiker nicht auf die Toxinbildung der Erreger verzichten können, ist es ratsam, ein reiches Kulturmilieu zu wählen.

Typ E-Stämme mutieren nach DOLMAN (1957) in eine sporulierende (OS) und eine proteolytische (TP) Kolonieform und tendieren dazu, atoxisch zu werden.

Sporen

Da der *Erreger sporuliert*, ist seine *Tenazität beträchtlich*, allerdings ist es nicht immer leicht, die Sporen zum Wiederauskeimen zu bringen, besonders wenn eine Erhitzung vorausging. Hitzebehandlung kann das Auskeimen sehr lange Zeit hinauszögern, obwohl die meisten Sporen innerhalb 5—7 Tagen nach Erhitzung auskeimen. Das ist ein Faktum, welches in diagnostischen Instituten, die Botulinussporen mittels Pasteurisation oder Kochen von vegetativen Begleitkeimen zu befreien suchen, nicht übersehen werden darf. Verzögerte Germination wird auf die Anwesenheit von langkettigen Fettsäuren im Nährboden zurückgeführt, und es ist deshalb ratsam, dem Medium 0,1—0,2 % lösliche Stärke zur Neutralisation dieser Inhibitoren beizufügen. Die *Hitzeresistenz der Botulinussporen* wechselt je nach Stamm. Einige Stämme widerstehen 3—6 Std Kochtemperatur (MEYER, 1953). Im allgemeinen gelten folgende Zahlen für die Hitzeresistenz (TANNER und McCREA, zit. nach SMITH): 100°C 300 min, 105°C 120 min, 120°C 10 min. Typ A- und F-Sporen sind besonders thermoresistent, Typ B-Sporen weniger. Typ E-Sporen werden schon bei einer Erhitzung auf 100°C während 30 min (machmal 5 min) getötet (DOLMAN, 1957, 1961).

Für die Konservenindustrie stellt sich das Problem, diese *Temperaturen im Innern des Sterilisationsgutes* auch tatsächlich zu erreichen. Bei großen Fleischstücken kann es stundenlang dauern, bis im Zentrum nur 80° erreicht werden. Den amerikanischen Konservenfabriken stehen heute Tabellen über die notwendige Sterilisationszeit und -Temperatur zur Verfügung.

Eine interessante Entwicklung zeichnet sich auf dem Gebiet der Lebens- und Futtermittelsterilisation ab, die mit γ-Strahlen aus einer Co-60-Quelle betrieben wird (Internat. Atomenergie). Inocula von 5 Mill. C. botulinum-Sporen pro Gramm Hackfleisch werden mit ca. 3.8 megarad vernichtet (KEMPE und GRAIKOWSKI, 1962).

Serologie

Die früheren Untersuchungen mit Hilfe der *Agglutination* ergaben den Eindruck einer serologischen Heterogenität der Botulinusgruppe, jedenfalls fanden MANDIA und BRUNER (zit. nach SMITH) keine Korrelation zwischen Toxintyp und antigener Struktur.

SUGAWARA fand, daß 7 Typ E-Stämme alle zur selben Gruppe gehörten. Er unterschied ein thermostabiles stammspezifisches Antigen und thermolabile Antigene gemeinsam mit andern Stämmen. WALKER und BATTY konnten mit Hilfe der Agglutination und der *Immunofluorescenz*, die wie die Agglutination Oberflächenantigene nachweist, eine *Typeneinteilung* gemäß Tab. 2 vornehmen:

Tabelle 2. *Vergleich der Fluorescenzfärbung und Agglutination an 63 Stämmen von Clostridium botulinum* (nach WALKER und BATTY)

Typ	Anzahl Stämme	Typ A		Typ C		Typ D		Typ E	
		f	a	f	a	f	a	f	a
A	17	+	+	—	—	—	—	—	—
B	15	+	+	—	—	—	—	—	—
C	5	—	—	+	+	+	+	—	—
D	1	—	—	+	+	+	+	—	—
E	24	—	—	—	—	—	—	+	+
F	1	+	+	—	—	—	—	—	—

f = Immunofluorescenz   a = Agglutination

Die Technik erlaubt damit die Abtrennung der *menschenpathogenen proteolytischen Typen A, B und F* von den *tierpathogenen nicht proteolytischen Typen C und D*. Der Typ E steht für sich. BOOTHEROYD und GEORGALLA bestätigten im Wesentlichen diese Resultate, fanden aber zusätzlich eine Kreuzreaktion zwischen Typ D und B. Andere Clostridien reagierten mit Ausnahme eines Stammes nicht. Die Autoren propagieren deshalb die Verwendung von selektiv absorbierten monospezifischen fluorescierenden Antiseren zur raschen Identifizierung von C. botulinum in Kulturen und Lebensmitteln.

Toxine

Die serologische Unterteilung von C. botulinum stand bisher ganz im Hintergrund. Das Entscheidende ist die *Existenz von 6 Toxintypen A, B, C, D, E und F*, von denen *jeder* ein immunologisch *spezifisches Exotoxin* produziert. Der Typ C wird wegen geringer immunologischer Unterschiede in die Subtypen Ca und Cb unterteilt (SMITH).

Diese Exotoxine werden durch ihre homologen Antitoxine neutralisiert, nicht aber kreuzweise durch heterologe Antiseren (mit Ausnahme der beiden Subtypen Ca und Cb). Das Antitoxin ist somit ein echter Schutzantikörper, weil es das pathogenetische Prinzip von C. botulinum direkt neutralisiert.

Die *Rolle des Botulinustoxins im Stoffwechsel des Erregers* ist unbekannt (LAMANNA). Diese Frage ist umso berechtigter, als C. botulinum zu den potentiell pathogenen Saprophyten zu zählen ist und die Produktion eines mächtigen Toxins beispielsweise in faulendem Schlamm „sinnlos" ist. Die frühere Konzeption, wonach das Exotoxin während des Wachstums des Erregers, also vorwiegend in der logarithmischen Phase, sezerniert wird, läßt sich nicht aufrechterhalten. Im normalen Wachstumscyclus von C. botulinum findet zuerst eine Zellvermehrung mit anschließender Autolyse statt, die fortdauert, bis nur noch wenige lebende Organismen übrig bleiben. Die *Autolyse* ist ein wichtiger Mechanismus *zur Liberierung von Toxin*, in der exponentiellen Wachstumsphase ist die potentielle Toxizität viel größer als die effective, was die künstliche Zerstörung der Kultur am Ende der logarithmischen Phase beweist (BONVENTRE und KEMPE, 1960). Diese Autoren vertreten die Ansicht, die in ähnlicher Form auch von BOROFF vorgetragen wird, daß das Typ A- und B-Toxin anfänglich als großes Molekül mit relativ bescheidener Wirksamkeit synthetisiert wird und erst nach einer Degradation durch proteolytische Enzyme des Mikroorganismus die volle toxische Aktivität erlangt.

Der Toxintiter der Kulturflüssigkeit ist stark abhängig von der Zusammensetzung des Mediums (DUFF u. Mitarb., 1957; SMITH). Hochtitrige Toxine gewinnt man mit Vorteil mit der *Cellophansackmethode* von POLSON und STERNE (1946) (WENTZEL und STERNE, 1949). Durch Einstülpen eines Dialyseschlauches erhält man einen doppelwandigen Sack, der mit NaCl gefüllt und in das Kulturmedium gehängt wird. Das Nährsubstrat dialysiert in das mit dem Inoculum beschickte NaCl, in dem ein sehr reines Toxin gebildet wird. STERNE und WENTZEL (1950) benützten diese Technik zur Massenproduktion von Toxoid zur Immunisierung von jährlich 1—2 Mill. Rindern, aber auch im Labormaßstab eignet sich die Methode vorzüglich (FEY u. Mitarb., 1962).

Die *Wirksamkeit* der so gewonnenen Toxine wird *im Tierversuch an der weißen Maus gemessen* ($LD_{50}/0,5$ ml i. p.). Auch der Goldfisch eignet sich dafür (CRISLEY), während das hochempfindliche Meerschweinchen eher zu diagnostischen Zwecken eingesetzt wird.

Nachdem es technisch möglich war, Botulinustoxine im großen Maßstab herzustellen, setzte die systematische Untersuchung ihres chemischen Aufbaus und der Möglichkeit der Darstellung in der kristallinen Form ein. Es ist allerdings bedauerlich, daß dieses gesteigerte Interesse am Botulinustoxin hauptsächlich durch dessen potentielle Verwendung in der biologischen Kriegführung und die sich daraus ergebende Notwendigkeit der Massenproduktion von Immunpräparaten diktiert war (LAMANNA).

Allen Botulinustoxinen gemeinsam ist ihre pharmakologische Aktivität, wovon später die Rede sein wird, ihr *Proteincharakter* und die ungeheure *Giftigkeit*, die sie zum *giftigsten Toxin überhaupt* stempelt. Weniger als $0{,}1 \cdot 10^{-3}$ Mikrogramm tötet eine Maus (LAMANNA). Andere Proteingifte, wie das Diphtherietoxin und tierische Gifte sind 100 bis 10000mal weniger giftig. Akonit, das giftigste Nicht-Protein, ist viel weniger toxisch (LAMANNA). Die nachstehende Tabelle gibt eine Übersicht aus der Arbeit LAMANNAS über die Mäusetoxizität der gereinigten Präparate der 5 Toxintypen A—E. (Die Zahlen stammen aus Arbeiten von DUFF et al., GORDON et al., WENTZEL et al. und CARDELLA et al.; siehe bei LAMANNA.)

Tabelle 3

Toxintyp	Toxizität in LD_{50}/mg N
A	$2{,}4 \cdot 10^8$
B	$2{,}6 \cdot 10^8$
C	$4 \cdot 10^7$
D	$4 \cdot 10^{12}$
E	$7{,}7 \cdot 10^4$
Aconit	$3{,}5 \cdot 10^3$

Aus der Tabelle geht die außergewöhnliche Toxizität des Typ D-Toxins hervor (WENTZEL, STERNE und POLSON, 1950), welches das Typ A-Gift um das 20000fache übertrifft. 1 mg N des D-Toxins (Berechnungsfaktor für Gesamttoxin = 1/6,25 (LAMANNA) tötet somit i. a. $4 \cdot 10^{12}$ Mäuse à 20 g = 80 Mill. Tonnen Mäuse!! Diese Zahl konnte allerdings bisher nicht bestätigt werden. Das Toxin war in diesem Fall in 0,2% Gelatine und Phosphatpuffer pH 6,2 aufgenommen worden, was die Wirkung stark erhöht. Jedenfalls gelangt man bei dieser Toxizität in den Molekülbereich. Man schätzt, daß 20 Mill. Moleküle des kristallinen Typ A-Toxins eine Maus töten (LAMANNA).

Die *Reinigung bis zur Kristallisation* des A-Toxins gelang zuerst LAMANNA u. Mitarb. Das globuläre Protein besitzt ein *Molekulargewicht* von 900000 und dissoziiert bei einem pH von mehr als 6,5 in Partikel mit einem Molekulargewicht von 40000—100000. Diese kleineren Partikel behalten die toxische Wirkung bei, und es stellt sich deshalb die Frage, ob die Toxizität eine Eigenschaft des Gesamtmoleküls sei oder auf einem Teil desselben beruhe (toxophore Gruppe). 19 Aminosäuren formieren das Gesamtmolekül. Bis heute kennt man die wahre Größe der letzten toxischen Einheit nicht.

Diese Reinigung der Toxine, bei der die Fällung mit Ammonsulfat eine besonders wichtige Rolle spielt, wurde bis jetzt an den Typen A—E durchgeführt (LAMANNA, DUFF u. Mitarb., 1957, WRIGHT u. Mitarb., 1960, CARDELLA u. Mitarb., 1958, WENTZEL, STERNE und POLSON; STERNE und WENTZEL, GERWING u. Mitarb., FIOCK u. Mitarb., 1961, LISAKA).

Das Typ E-Toxin nimmt insofern eine Sonderstellung ein, als es durch Trypsin bei pH 6,0 aktivierbar ist (LAMANNA; SAKAGUCHI und SAKAGUCHI; DOLMAN, 1957).

Die verschiedenen Toxintypen bilden ein *Hämagglutinin* (LAMANNA), welches bei allen Reinigungsschritten das Toxin begleitet. Das Typ A und B-Hämagglutinin ist durch Antitoxin A und B reziprok neutralisierbar. Dasselbe gilt analog für das Typ C- und D-Hämagglutinin, während Typ E-Hämagglutinin nur durch Antitoxin E neutralisiert wird. Das Hämagglutinin kann durch Erythrocyten selektiv, d. h. ohne Mitnahme der toxischen Aktivität adsorbiert werden. Das zurückbleibende hämagglutininfreie Toxin ist dann ein kleineres Molekül.

Botulinustoxine zeigen eine *Fluorescenz im UV-Licht* (BOROFF, 1959). Es wäre verlockend, diese Eigenschaft zur Messung des Toxins zu verwenden. SCHANTZ u. Mitarb. konnten aber nachweisen, daß das Toxin mit Urea inaktiviert oder an Cellulose-Ionenaustauscher adsorbiert werden kann, ohne daß damit ein Verlust der Fluorescenz parallel laufen würde. Die Fluorescenz ist demnach nicht integrierender Bestandteil der toxischen Einheit.

Das *Toxin* ist als Protein im Gegensatz zu den Sporen *thermolabil*. Typ A-Toxin wird durch 75—80°C bei pH 5 langsam zerstört, bei pH 7,5 verliert es dagegen schon nach 10 min in Zimmertemperatur 100000 MLD. Typ B-Toxin wird bei einem pH von 4,5—7,0 leichter zerstört als A-Toxin. Jedenfalls genügt eine Erhitzung der Lebensmittel auf 80°C während 6 min, um Botulinustoxin zu inaktivieren (DOLMAN, 1957). Gekochte Speise macht keinen Botulismus (MEYER, 1953). Für die Trinkwasserentgiftung genügt Chlor in üblicher Konzentration während 15 min (DOLDER).

Das Botulinustoxin hat zwar eine sehr *spezifische Gewebsaffinität*, dagegen ein *breites Wirtsspektrum über die* homo- und poikilothermen *Vertebraten* (WRIGHT).

Es fehlt nicht an Vergleichen der relativen Toxizität bezogen auf das kg Körpergewicht der verschiedenen Species. So wird angenommen, daß der Mensch etwa gleich empfindlich sei wie die Maus (auf gleicher Gewichtsbasis), das Meerschweinchen aber noch zweimal empfindlicher (STEVENSON). LAMANNA hat wohl recht, wenn er solche Vergleiche als spekulativ ablehnt. Extrapolationen sind nicht gestattet, sie würden nur unter der Voraussetzung gelten, daß bei einer Zunahme des Körpergewichtes auch mehr Toxin für den gleichen Effekt nötig sei. LAMANNA argumentiert, daß der Angriffspunkt des Toxins an den Endigungen der cholinergischen autonomen Nerven und den Endplatten zu suchen sei. Wenn somit die Anzahl dieser Angriffsstellen bei der Geburt bereits festgelegt ist und mit dem Wachstum des Tieres nicht zunimmt, so besteht kein Grund für die Annahme, daß das Körpergewicht mit dem Grad der Reaktion auf die Toxinwirkung im Zusammenhang steht.

Immerhin steht außer Zweifel, daß der *Mensch* eine *besonders empfindliche Species* ist. 3500 Mäuse MLD von B-Toxin in Käse töteten einen 104 kg schweren Mann (MEYER, 1953). Ja, schon einige 100 Mäuse MLD können Botulismus beim Menschen auslösen (MEYER und EDDIE, siehe bei LAMANNA).

IV. Pathologische Anatomie

Die Todesursache ist normalerweise eine *Paralyse der Skelettmuskulatur* mit Atembeschwerden und terminaler *Asphyxie*. Aber makro- und mikroskopische pathologische Befunde können kaum einer primären Giftwirkung zugesprochen werden. Sie sind eher sekundäre Folgen. Je höher die Toxindosis, je rascher der Tod, umso geringer die pathologischen Läsionen (LAMANNA). TYLER (1963a) fand bei einem an Botulismus gestorbenen Menschen keine histologischen Veränderungen im Bereich der peripheren Nerven oder der Muskulatur. Doch zeigen viele Patienten eine Tendenz für Thrombose der kleinen Gefäße im Zentralnervensystem (TYLER, 1963b). Die elektronenoptischen Untersuchungen von ZACKS u. Mitarb. an vergifteten Muskelendplatten ergaben keine pathologischen Läsionen.

V. Pathogenese

In diesem Abschnitt soll das Toxin vom Entstehungs- bis zum Wirkungsort verfolgt werden. Der Botulismus ist eine *reine Lebensmittel-Intoxikation*, und die Toxine aller 6 Typen entfalten die gleiche *pharmakologische Wirkung*.

Botulismus = Wurstvergiftung weist darauf hin, daß früher *Fleisch* als Giftquelle eine Hauptrolle spielte. Die amerikanischen Ausbrüche waren aber überwiegend durch *Gemüsekonserven* bedingt (MEYER, 1953). Bei den von MEYER zusammengestellten 500 einzelnen oder Gruppenerkrankungen waren folgende Nahrungsmittel verantwortlich: Bohnen (101), Mais (52), Fleischprodukte (38), Fisch oder Meertiere (30), Rüben (25), Spargel (25), Spinat (24), Chili-Pfeffer (16), Oliven (14), Erbsen (12), Feigen (11), Pilze (10), Milch- und Milchprodukte (7), Aprikosen (4), Birnen (3), Tomaten (1). Kein Produkt ist gefeit gegen Botulinusverderbnis, wenn sein pH nicht unter 4,5 liegt. Das flüssige Medium von Konserven begünstigt offenbar die Toxinerzeugung (SCHEID; MEYER, 1956). Bedingung ist die Kontamination mit Botulinussporen, ungenügende Sterilisation, ein pH zwischen 4,6 und 8,9 (MEYER, 1956), eine genügende Anaerobiose, Bebrütungsdauer und

-temperatur, die das Auskeimen der überlebenden Sporen und die Toxinproduktion gestatten.

Sehr große Sporenmengen, injiziert an Mäuse, können zwar auskeimen und eine tödliche Toxinmenge produzieren, aber für den Menschen ist die Gefahr einer Sporeningestion gering (DOLMAN, 1957). Das *im Lebensmittel präformierte Toxin* ist das *Entscheidende*.

Diese Verhältnisse werden am besten durch Beispiele aus der Veterinär-Medizin illustriert, die in bezug auf Massenausbrüche von Botulismus besonders große Erfahrung besitzt: Die *Western Duck Disease* beschränkt sich auf Gebiete mit Seen, deren Böden und Wasser alkalisch reagieren. Im Sommer verfault ein Teil der Wasservegetation und kompostiert, wobei eine derart starke Anaerobiose entsteht, daß Botulinustoxin vom C-Typ gebildet wird. Offenbar hilft dabei üppiges Wachstum von Pseudomonas aeruginosa als Sauerstoffkonkurrent, das Redoxpotential zu senken. Ca. 1 Mill. Wildenten starben 1925 bei einem einzigen Ausbruch am Malheur Lake in Oregon (SMITH).

Lamsiekte, von der wir schon sprachen, ist eine paralytische Krankheit in Südafrika, an der jährlich 50 000 Rinder starben, bevor eine wirksame Vaccination einsetzte (STERNE und WENTZEL). Die Weide leidet dort an Phosphormangel, was bei den Tieren eine pica und Osteophagie verursacht, so daß sie wahllos Kadavermaterial und vor allem Knochen zusammenfressen. Faulende Kadaver sind aber oft voller Botulinussporen und enthalten dann eine tödliche Toxinmenge meist vom Typ D, aber auch C (JANSEN).

Auf einen wichtigen Gefahrenpunkt muß hier aufmerksam gemacht werden, auf die Tatsache nämlich, daß die botulinogene Speise nicht notwendigerweise grobsinnlich verdorben sein muß, vor allem dann, wenn sie mit einem nicht proteolytischen Stamm kontaminiert wurde (DOLMAN, 1957). Die Verderbnis ist oft so gering, daß erst das Kochen unangenehme flüchtige Gase freisetzt und die Hausfrau warnt. Das bloße Kosten der Speise vor dem Kochen kann aber schon tödlich sein (MEYER, 1953; SMITH).

Über den *Ort der Resorption des* einmal aufgenommenen *Toxins* herrscht keine vollständige Klarheit. MAY und WHALER wiesen nach, daß Ratten und Kaninchen A-Toxin besser aus den *oberen Darmteilen* als aus dem Ileum resorbieren. Absorption aus dem Magen erfolgte nur ausnahmsweise. Das resorbierte Toxin wird durch die Lymphgänge und nicht durch das Pfortaderblut zum ductus thoracicus weggeschafft. Das oral wirksame Toxin *passiert* also offenbar *unverändert die Darmwand*, obwohl es sich um ein großes Proteinmolekül handelt. Dieses schwierige Problem hat eine Parallele in der Resorption des unveränderten Colostrum-Gammaglobulinmoleküls im Dünndarm des neugeborenen Kalbes und anderer Tiere, deren Mütter eine Placenta epitheliochorialis aufweisen. Das Kalb kommt agammaglobulinämisch auf die Welt und kann nur während der ersten 36 Lebensstunden Gammaglobulin resorbieren (FEY und MARGADANT, 1962).

LAMANNA fragt sich nach dem Mechanismus der Toxinresorption. A-Toxin wird zwar durch Trypsin und Chymotrypsin durch Spaltung entgiftet, eine 2stündige Exposition von kristallinem Toxin gegenüber duodenalen Verdauungssäften lebender Ratten reduziert aber den Sedimentationskoeffizienten des Toxins nicht signifikant, ein Befund, der die Annahme, die Darmsäfte würden das Toxin in kleinere Einheiten zerlegen, nicht unterstützt (HECKLY, HILDEBRAND und LAMANNA, 1960). Das große, nicht dialysierbare Toxinmolekül wird weder durch den Aufenthalt im Darm noch durch in vitro Behandlung mit Trypsin, Chymotrypsin oder Pepsin dialysierbar und bleibt es auch nach der Wiederisolierung aus der Lymphe (MAY und WHALER, 1958).

Das Toxin braucht nicht resistent zu sein gegenüber proteolytischen Enzymen, um als Darmgift zu wirken (LAMANNA, 1959). Rein quantitativ bleibt immer genug nicht-degradiertes Toxin für Resorption und Vergiftung zur Verfügung. Die Frage der Resorption im Oesophagus wurde bisher nicht systematisch bearbeitet (LAMANNA, 1959).

Die eigentliche *Wirkung des Toxins* spielt sich *an den Synapsen der efferenten parasympathischen Nerven und Endplatten* ab (LAMANNA, 1959). Weder das Zentralnervensystem noch die sensiblen Nerven werden affiziert. Von der pharmakologischen Wirkungsweise gilt heute folgende Vorstellung (WRIGHT, 1955; STEVENSON, 1958; LAMANNA, 1959): Im normalen Muskel setzt der Nervenimpuls an der Nervenendigung eine chemische Substanz frei, die den Impuls über die Synapse auf die postsympathischen Dendriten oder Muskelendplatten überträgt und die Muskelkontraktion bewirkt. Im adrenergischen System ist diese Substanz das Sympathin, im cholinergischen System das Acetylcholin. Nur das *cholinergische System* wird durch Botulinustoxin *geschädigt*. Im normalen Gewebe wird ferner das Acetylcholin sogleich durch Cholinesterase zerstört, so daß jenes nur während der Dauer eines Impulses wirken kann.

Beim Botulismus entsteht nur eine Paralyse, weil das Toxin die *Liberierung von Acetylcholin verhindert* und eine Erregung des Muskels damit unterbleibt. Sowohl die Nervenerregbarkeit als die Fähigkeit des Muskels zur Kontraktion nach elektrischem Impuls bleiben vollumfänglich erhalten (TYLER, 1963a, c). Das Toxin bewirkt nur einen Block in der Impulsübertragung über die Synapse. Da bei Botulismus die Paralyse durch Cholinesterase-Inhibitoren nicht rückgängig gemacht werden kann, unterscheidet er sich auch von der Curarevergiftung, die man früher als analoges Phänomen betrachtete.

ZACKS u. Mitarb. markierten Botulinustoxin mit Ferritin und konnten an Muskelendplatten, die mit diesem Konjugat vergiftet waren, Ferritinpartikel in großer Zahl in den primären und sekundären synaptischen Spalten des postsympathischen Apparates nachweisen. Ferner wurden Ferritinpartikel in Capillaren in der Gegend der Muskelendplatte lokalisiert, was nebenbei als Beweis für den hämatogenen Transport des Toxins gelten kann, eine Annahme, die früher von einigen bezweifelt wurde.

Der Mechanismus der Botulinusvergiftung ist an ein organisiertes Nervensystem gebunden. Die Acetylcholinproduktion und -sekretion von Lactobacillus plantarum wird beispielsweise durch das Toxin nicht beeinträchtigt. Auch Säugergewebekulturen erleiden keine Schädigung (LAMANNA, 1959).

Die Giftwirkung am Nervenende benötigt in Muskelnervenpräparaten eine Latenzzeit von ungefähr 30 min, und doch kann schon wenige Minuten nach Toxinkontakt die Paralyse durch keine Behandlung, inkl. Antitoxin, verhindert werden. Die Toxinaufnahme ist irreversibel (LAMANNA, 1959). Der Vollständigkeit halber sei erwähnt, daß 3 Ausnahmefälle von Botulismus-Wundinfektion beschrieben sind (DAVIS u. Mitarb.; HAMPSON; THOMAS u. Mitarb. Alle zit. nach LAMANNA, 1959).

VI. Epidemiologie

Folgende Punkte sind entscheidend für die charakteristische Epidemiologie des Botulismus:

1. Die Existenz von 6 Toxintypen,

2. Das Sporenbildungsvermögen des Erregers,

3. Die Vergiftung durch ein im Lebensmittel bereits präformiertes Toxin,

4. Die für die Toxinbildung unter Luftabschluß notwendige Latenzzeit,

5. Die häufig unregelmäßige Verteilung des Toxins im Lebensmittel.

Zu 1.: Die *Stämme der 6 Botulinustypen* kommen in toxischen und atoxischen Phasen vor (DOLMAN, 1957). Alle Vertebraten, außer einer amerikanischen Geierart, sind empfindlich, aber nicht gegen alle Typen (LAMANNA, 1959; DOLMAN, 1957). Die Typen A, B, E und F sind toxisch für den Menschen, wobei im Westen Amerikas der Typ A, im Osten und in Europa der Typ B dominiert (MEYER, 1953). Der ursprünglich in Rußland heimische Typ E spielt jetzt nach DOLMAN (1963) wegen seiner Fischherkunft in Japan, aber auch in Canada die Hauptrolle.

Während beim Menschen nur 2 Ausbrüche von Typ C und 1 Fall von Typ D bekannt wurden (LAMANNA, 1959) sind diese beiden Typen beim tierischen Botulismus vorherrschend (Lamsiekte der Rinder in Südafrika [SMITH, 1955; JANSEN, 1963]), Botulismus von Pferd und Rind in Dänemark (MÜLLER, 1963), Botulismus in den skandinavischen Nerzfarmen (DINTER und KULL, 1950), Western duck disease (SMITH, 1955).

Zu 2.: Das *Sporenbildungsvermögen* garantiert das Überleben des Erregers in ungenügend sterilisierten Konserven, in Lebensmitteln, die sich in Zersetzung befinden und dabei mehr oder weniger übel riechen sowie in faulenden Kadavern und Wassertümpeln, die eine Intoxikationsquelle für Tiere darstellen.

Im Gegensatz zu anderen Clostridien beherbergen gesunde Personen normalerweise keine Botulinussporen im Darm, während gewisse Tiere, vor allem Schweine und Fische (Stör) Darmausscheider sein können (DOLMAN, 1957 und LAMANNA, 1959). LEGROUX u. Mitarb. (zit. nach DOLMAN, 1957) sind der Meinung, Schweinefleisch werde nicht durch die Schlachtmanipulation kontaminiert, sondern infiziere sich via Blutstrom bei der Schlachtung.

Vor allem das Studium der Epidemiologie der Ausbrüche, die in Amerika nach Genuß von Gemüsekonserven auftraten, machte klar, daß eine *Beschmutzung des Lebensmittels mit sporenhaltiger Erde* hauptsächlich als Quelle in Betracht kommt. Den umfassenden Untersuchungen von K. F. MEYER u. Mitarb. in den 20er Jahren verdanken wir die Kenntnis von der weltweiten Verbreitung der Botulinussporen im Boden (SMITH, 1955). In den jungfräulichen Böden der Pazifischen Küste und der Rocky Mountains fanden sie vor allem Typ A Sporen (deshalb die Dominanz des Typ A-Botulismus im Westen der USA), im stark bebauten Boden der Atlantischen Staaten und in Westeuropa hauptsächlich Typ B-Sporen (DOLMAN, 1957). Auch der für viele Ausbrüche nach Fischgenuß verantwortliche Typ E stammt nicht immer aus dem Darm eines Fisches, die Sporen konnten ebenfalls aus Meeres- und Landboden isoliert werden und sind ursprünglich sicher tellurischen Ursprungs (DOLMAN, 1957, 1963). Typ E-Sporen sind nach JOHANNSEN (1963) in Schweden und den angrenzenden Meeren ubiquitär.

Das *natürliche Habitat der Botulinussporen* sind somit *virginelle und Kulturböden* und die damit beschmutzten Gewässer. Die Schwierigkeit, sie daraus zu isolieren, ist sehr groß, vor allem, weil nicht alle Sporen die zur Eliminierung der vegetativen Kontaminanten nötige Pasteurisation ohne Schaden überleben. Ferner können antagonistische Keime, wie C. sporogenes, in der Kultur das Toxin zerstören (MEYER, 1956), andererseits begünstigt Pseudomonas dieses (SMITH, 1955).

Typ C und D-Sporen wurden bis jetzt nur gerade bei faulenden Kadavern, aber nicht im Boden selbst gefunden, was vorläufig nicht erklärt werden kann (MEYER, 1956). Die Rolle von Tieren als Träger von Botulinussporen verdient vermehrte Bearbeitung, jedenfalls haben PRÉVOT und SILLIOC (1957) in verwesenden Kadavern von gesunden Katzen Botulinussporen gefunden.

Zu 3.: Die *Vergiftung* erfolgt nur *durch Toxin*, welches *im* inkriminierten *Lebensmittel präformiert* war, was zur Folge hat, daß nur die Personengruppe erkrankt, die von der Speise gegessen hat. Eine sekundäre Ausbreitung ist nicht denkbar.

Zu 4.: Die *Latenzzeit* von der Kontamination eines Lebensmittels bis zur Produktion einer wirksamen Toxinmenge kann je nach der Stärke der Kontamination und der Temperatur viele Tage betragen. Es ist daher vorgekommen, daß sich Leute ohne Schaden zu nehmen von einem Lebensmittel verpflegten, welches einige Tage später tödliche Mengen des Giftes enthielt (DOLMAN, 1957).

Zu 5.: In einem *Lebensmittel* von einigermaßen fester Konsistenz (z. B. eingemachtes Fleisch, Schinken, große Wurst) braucht das *Toxin nicht gleichmäßig verteilt* zu sein. Dies ist die Ursache für die epidemiologisch verwirrende Tatsache, daß nicht alle Personen, die von der botulinogenen Speise genossen haben, erkranken, oder nicht alle gleich schwer (DOLMAN, 1957).

Naturgemäß spielen *Eßgewohnheiten* eine große epidemiologische Rolle. Vor dem Krieg war der Botulismus in Frankreich selten, da wenig Konserven gegessen wurden. Die Besetzungsjahre 1940—1944 änderten wegen der Lebensmittelknappheit die Eßgewohnheiten einschneidend. Es gab 1000 Fälle von Botulismus und in 150 von 200 Ausbrüchen war die Ursache zumeist selbst eingemachter, gesalzener, geräucherter oder gepökelter Schinken (DOLMAN, 1957).

Unterschiede in der Lebensart der Völker änderten auch das Gesicht der Botulismusepidemiologie. In Europa sind Fleischprodukte, wie Schinken, Würste und Schweinefleisch hauptverantwortliche Quellen. In USA sind es hauseingemachte Gemüse und Früchte, in Rußland und neuerdings in Japan Fische und Fischkonserven (DOLMAN, 1957, 1963). Ein anderes Kapitel ist die Vorliebe primitiver Völker (Eskimos, Indianer) für angefaulte Proteine, wie Lachseier, die ausgesprochen botulinogen sind (DOLMAN, 1963). Oft sind einfache Motive der Menschen, wie übertriebene Sparsamkeit, Widerspruch, Rücksicht auf den Stolz des Gastgebers verantwortlich dafür, daß sowohl der gesunde Menschenverstand wie die natürliche Abscheu vor verdorbener Speise über Bord geworfen werden (DOLMAN, 1957).

Nach den Angaben von MEYER (1956) erkrankten in den 50 Jahren vor 1956 in der ganzen Welt 5653 Personen an Botulismus, von denen 1714 starben. Die *Letalität* schwankt stark: 1899—1954 betrug sie in den USA 63,7 %, in Europa war sie mit Ausnahmen geringer. Sie schwankte in Frankreich zwischen 1,5—8 %, in Deutschland zwischen 10 und 19 %.

VII. Klinisches Bild

Symptomatologie

Inkubation (BINGOLD, 1952). Die ersten Symptome der Vergiftung zeigen sich 18—36 Std, manchmal auch erst 4—6, höchstens 14 Tage nach Genuß des giftigen Nahrungsmittels. Je kürzer die Inkubationszeit, umso schwerer ist in der Regel die Erkrankung.

Die *Krankheit* äußert sich auf 2 Arten (MEYER, 1953). Anfängliche gastrointestinale Störungen werden gefolgt von den typischen Botulismussymptomen oder die typischen Symptome treten gleich zu Beginn auf.

a) Die initialen gastroenteritischen Symptome, die bei $^1/_3$ der amerikanischen Fälle beobachtet wurden, resultieren wohl aus einer lokalen Schleimhautreizung durch Bakterienprodukte. Nausea, Erbrechen und Durchfall beginnen früh, dauern 12—36 Std und verschwinden mit dem Auftreten der nervösen Symptome. Diarrhoe und Erbrechen brauchen aber nicht notwendigerweise aufzutreten, im Gegenteil ist Obstipation nicht selten (LAMANNA, 1959) eine besonders gefährliche Situation, weil damit die natürliche Selbstreinigung des Darmes verhindert wird. Bei ausnehmend kurzer Inkubationszeit von 2—4 Std ist immer Gastroenteritis dabei.

b) Die *typischen Botulismussymptome* äußern sich in äußerster Hinfälligkeit und *Trockenheit der Schleimhäute* (MEYER, 1953). Oft beginnt es mit Atem- oder aber mit *Sehschwierigkeiten* (EADIE u. Mitarb., 1964), nämlich mit Flimmern vor den Augen, Amblyopie, Diplopie, Blepharoptose, *Mydriasis,* Photophobie, Ausbleiben der Pupillenreaktion auf Licht, Strabismus divergens (BINGOLD, 1952).

Die Speichelsekretion versiegt fast völlig, der quälende Durst kann mit Trinken nicht gelöscht werden. Die dadurch auftretende Dysphagie kann sich bis zur Aphagie mit Regurgitation steigern. Die Zunge wird schwer, die Stimme heiser

Tabelle 4. Zusammenstellung der Hauptsymptome und des klinischen Verlaufs beim Botulismus (nach S. MOESCHLIN)

Krankheitstag	Subjektive Symptome				Nervensymptome				Kreislauf und Atmung			
	Fall 1 20j. ♀	Fall 2 67j. ♂	Fall 3 45j. ♂	Fall 4 24j. ♀	Fall 1	Fall 2	Fall 3	Fall 4	Fall 1	Fall 2	Fall 3	Fall 4
1. Vm. / Nm.	∅ „Rausch"	∅ Träume	∅ Blendung	∅ Träume	∅	∅	∅	∅	∅	∅	∅	∅
2. Vm. / Nm.	Doppelsehen Schwindel Schluckbeschwerden Sprechbeschwerden	Doppelsehen Schwindel Schlucklähmung	Doppelsehen Schwindel desgl.	Doppelsehen Übelkeit Schwere Zunge	VI Ptose (IX)	VI Ptose (IX)	VI Ptose (IX)	VI Ptose (XII)	∅	∅	∅	∅
3. Vm.	Atembeschwerden Salivation Schlucklähmung, Aphonie	Aphonie	desgl. Schlucklähmung Aphonie	Schlucklähmung Salivation Atembeschwerden, Aphonie	(IX und VII)	IX und XII	IX	XI und XII	Atemnot Cyanose	∅	leichte Atemnot	leichte Atemnot
3. Nm.												
4. Vm.	Salivation	Atembeschwerden Salivation †	Salivation	Salivation	VII ↗	Somnolenz †	XII	Somnolenz	Atemnot	Atemnot	∅	einmal Atemstillstand! Kollaps
4. Nm.	Atemnot		∅ Atembeschwerden	Atemstillstand	∅ Reflexe Kraft re ↗ li		X !		Atemnot	† an Atemlähmung		
5.	desgl.		Atemnot	Bewußtlos! †	X !		VII	X ! †	zweimal Atemstillstand Cyanose!		Cyanose Atemnot	Puls ↗ †
6.	desgl.		desgl.		desgl.		desgl.		desgl. zweimal Atemstillstand		desgl.	
7.	schlechter †		schlechter †		desgl. †		X !		† an Kreislauf der VagusImg.		Puls ↗ † an Atemlähmung	
8.							= †					

(BINGOLD). Dazu können Larynxspasmen und tonische Konvulsionen der Gliedmaßen-Muskulatur auftreten, ferner Schock mit geringem Blutdruck und raschem Puls (MEYER, 1953). Die Temperatur ist oft subnormal, nur bei einer Komplikation durch Aspirationspneumonie tritt Fieber auf. Das Sensorium ist bis zuletzt ungetrübt. Der Tod erfolgt durch Atemlähmung mit hochgradiger Cyanose oder durch Herzstillstand.

MOESCHLIN berichtet über die Vergiftung einer ganzen Familie von 5 Personen, wovon 4 starben. Dieser Fall sei, pars pro toto, etwas ausführlich dargestellt:
24 Std nach der Einnahme von Bohnensalat aus einer Hauskonserve, die im Backofen einmal „sterilisiert" worden war, aber nicht „hielt", erkrankten 4 Personen mit gleichartigen Symptomen schwer an Botulismus und kamen in 4—8 Tagen ad exitum. Die Vergiftungserscheinungen begannen 24 Std nach dem Essen mit Doppeltsehen (infolge Abduzenslähmung). Die Patienten fühlten sich berauscht und hatten nachts quälende Träume. Nach 48 Std kamen Lähmungen des Hypoglossus und Glossopharyngeus dazu mit völliger Schlucklähmung und Aphonie.
Nach 72 Std begannen die Sehnen- und Periostreflexe zu versagen und die Extremitätenmuskeln verloren an Kraft. MOESCHLIN hebt hervor, daß alle seine Patienten durch einen ausgesprochenen Speichelfluß gequält wurden, was sonst kaum erwähnt wird. Wegen der Schlucklähmung und der Erstickungsangst mußte der Speichel abgesogen werden, der erst gegen Ende der Krankheit völlig versiegte.
Ab 3.—4. Tag kam es zu Atemnot bis völliger Atemlähmung, die in 2 Fällen auf hohe Dosen von Coramin (10 ml i/v) vorübergehend ansprachen. Auch MOESCHLIN's Patienten blieben bis zum Tod bei klarem Bewußtsein, die Sensibilität blieb intakt. Der Tod trat ein infolge Atemlähmung, Vaguslähmung, in anderen Fällen durch die nach Aspiration oder durch Hypostase auftretenden Bronchopneumonien.

Daß der Botulismus auch einmal leicht verlaufen kann, belegt ein Fall von BINGOLD. In solchen Fällen muß man annehmen, daß die inkriminierte Speise entweder wenig Toxin enthielt, oder daß der fragliche Cl. botulinum-Stamm ein dürftiger Toxinbildner war. Lange nicht alle Stämme sind hoch toxinogen und im Laboratorium verlieren einige oft ihr Giftbildungsvermögen.

Ein junger Mann aß am 17. 6. 1948 eine schlecht geräucherte Leberwurst und erbrach am 20. 6. früh. Am Nachmittag fühlte er Schwindel und Sehschwierigkeiten.
21. 6. Unfähigkeit der Teilnahme am Schulunterricht. Später Trockenheit der Mundhöhle, feste Speisen konnten nicht geschluckt werden. Brei und flüssige Nahrung. Leichte Obstipation. Patient machte einen bedenklichen Eindruck, war aber gut ansprechbar. Pupillen weit, gewisse Schwäche der Konvergenzstellung der Bulbi. Reflexe normal.
5. 7. 1948 25 ml Botulismusserum, 5 ml Cebion, 5 ml Betaxin. 6. 7. Noch ausgeprägte Trockenheit der Mundschleimhaut. Pupillen sehr weit mit langsamer Reaktion. 25 ml Botulismusserum, täglich $^1/_2$ mg Strychnin, Infusion von 150 ml NaCl, 150 ml Traubenzucker, einmal täglich 0,01 Pilocarpin.
10. 7. Mundhöhle feucht, Geringe Besserung des Sehvermögens. 15. 7. keine Schluckbeschwerden mehr. 22. 7. geheilt entlassen.
BINGOLD glaubt, daß in diesem Falle das Botulismusserum trotz der mehr als 14 Tage dauernden Vergiftung die Genesung beschleunigte.

Diagnose

Da selbst in Kalifornien, wo Botulismusspezialisten am Werk waren (MEYER, 1956), nur $^1/_3$ aller Fälle entweder toxikologisch und/oder bakteriologisch verifiziert werden konnten, hat die Hauptlast der Kliniker zu tragen, dies umso mehr, als es die Notwendigkeit sofortigen Handelns verbietet, die bakteriologische Diagnose abzuwarten.
Die klinischen Erscheinungen sind aber so typisch (übrigens auch beim Tier), daß die Diagnose mehrheitlich gestellt werden kann. Die Erhebung einer lückenlosen Anamnese mit epidemiologischer Befragung betreffend der während der vergangenen Tage oder Stunden aufgenommenen Nahrung ist ebenso wichtig. In nur 10 % der amerikanischen Fälle konnte das verantwortliche Lebensmittel nicht ermittelt werden (MEYER, 1956).

Sodann ist es wichtig, Untersuchungsmaterial sicherzustellen, nämlich: Blut 20—50 ml des Patienten, allfällig Erbrochenes, Stuhl, evtl. nach Klysma, Leberstück von Verstorbenen, Speiseresten, oder wenigstens deren Behälter (weggeworfene Konservenbüchsen u. ä.).

Der *Toxinnachweis im Patientenblut* oder -Plasma oder -Serum erfolgt durch i. p. Injektion von 10—20 ml an ein Meerschweinchen, welches während 4—5 Tagen zu beobachten ist. Im positiven Fall muß mit polyvalentem oder besser monovalentem Antitoxin im Neutralisationstest die Botulinusnatur des Toxins bewiesen werden (SMITH, 1955; GRILICHESS, 1943).

GRILICHESS zeigte, daß das Toxin frei im Serum des Patienten zu finden ist und nicht an die Erythrocyten adsorbiert. Nach Serumtherapie fand sie kein freies Toxin mehr im Blut, trotzdem starben die 4 Patienten. Zwei weitere Patienten überlebten ohne Serumtherapie, trotzdem der Toxinnachweis im Blut positiv war. Dieser ist somit prognostisch nicht zu verwerten. In gleicher Richtung weisen die Versuche von MÜLLER (1962) zur experimentellen Erzeugung von Typ C-Botulismus beim Pferd: Bei einem vergifteten Pferd wurde 3 Std vor dem Tod kein Toxin im Blut nachgewiesen, hingegen nach dem Tod in der Leber.

Toxinnachweis in Magensaft, Erbrochenem, evtl. Stuhl und in Speiseresten (Technik von DINTER und KULL, in 83 Nerzbeständen mit Botulismus erprobt):

Das Material wird mit Seesand und Phosphatpuffer pH 6,7 zu einer dicken Suspension angerührt und über Nacht bei 4°C extrahiert. Zentrifugation, Zugabe von Puffer zum Überstand, bis eine ca. 5%ige Suspension entsteht. Keimfreie Filtration. Der Überstand der Speisesuspension wird unverdünnt und unfiltriert verarbeitet.

Injektion von 20 ml Extrakt aus Mageninhalt-Erbrochenem an ein Meerschweinchen i. p., bzw. 5 ml Lebensmittelextrakt. Wenn sich beim Meerschweinchen klinisch Botulismus entwickelt, wird die toxinhaltige Suspension an der Maus austitriert und ein Neutralisationstest mit polyvalentem, bzw. monovalentem Antiserum angesetzt. Außerdem empfiehlt es sich, einen Teil der toxinhaltigen Suspension zu kochen und davon 0,5 ml an eine Maus zu verimpfen, zum Beweis, daß nicht irgendein thermostabiles Gift im Spiel ist.

Aus Material mit positivem Toxinnachweis kann die Isolierung des Erregers versucht werden, wobei mit Nährböden nicht gespart werden soll. Folgendes Vorgehen haben DINTER und KULL (1950) bei Nerzen und auch wir bei experimentellem Botulismus des Huhnes mit Erfolg angewendet:

Von den Sedimenten der Extrakte werden Blutplatten direkt beimpft, so daß Einzelkolonien entstehen, und anaerob bebrütet. Ferner wird eine Anreicherungskultur angelegt: Sediment 30 min auf 80°C erhitzen und davon 2 Thioglycolat-Leberbouillonkölbchen beimpfen. Eines wird bei 37°C, das andere bei 22°C 10—12 Tage bebrütet. Von diesen Kölbchen wird wiederholt auf Blutagar anaerob abgeimpft. Am Schluß der Bebrütung wird die Kultur zentrifugiert und vom nativen, bzw. vom gekochten Überstehenden an je eine Maus 0,5 ml i. p. verimpft. Beiden Mäusen wird gleichzeitig 0,1 ml Gasbrandserum gegeben (anti-welchii und anti-septicum). Wenn der Versuch positiv ausfällt, wird mit polyvalentem bzw. monovalentem Botulismusserum neutralisiert.

Ein allfällig isolierter Keim muß biochemisch und toxikologisch differenziert werden (FEY, 1958). Allenfalls kann die von WALKER und BATTY, 1964, sowie von BOOTHEROYD und GEORGALA, 1964 eingeführte Differenzierung mit fluorescierenden Antikörpern eingesetzt werden.

Differentialdiagnose (Bingold)

Die *Encephalitis* epidemica muß in Erwägung gezogen werden. Der Verlauf der Krankheit klärt jedoch nach anfänglichem Erbrechen, Übelkeit und Kopfschmerzen die Diagnose. Auch die *epidemische Poliomyelitis*, Krankheit mit Diarrhoe, Erbrechen und Hypotonie mancher Muskelgebiete können zu Irrungen führen.

Akkommodations- und Gaumensegellähmung findet man auch bei *Diphtherie*, dazu aber auch Sensibilitätsstörungen.

Schwierig ist die Abgrenzung von der *Methylalkoholvergiftung* mit Schwindel und Kopfschmerzen einige Stunden nach Getränkeaufnahme. Man findet aber selten eine solche Augenmuskellähmung wie bei Botulismus, jedoch große Hinfälligkeit. Ausschlaggebend für den Ausschluß ist die Anamnese.

Im weiteren wird die *Atropin- und Pilzvergiftung* sowie der reichhaltige Symptomenkomplex der Lues cerebrospinalis erwähnt. Die Myasthenia gravis pseudoparalytica ist leicht zu unterscheiden (EADIE u. Mitarb., 1964).

Prophylaxe

Eine spezifische Immunisierung kommt wegen der geringen Häufigkeit des Botulismus nur für besonders gefährdete Personen in Frage. An sich ist das Botulinusexotoxin als Protein ein ausgezeichnetes Antigen, und nachdem in der Veterinärmedizin mit durchschlagendem Erfolg Massenimpfungen mit an Aluminiumphosphat adsorbierten Formoltoxoiden praktiziert worden waren (STERNE und WENTZEL, 1950), produzierte die Forschergruppe von Camp Detrick wirksame mono-, bi- und pentavalente Vaccinen auf der gleichen Grundlage (DUFF, 1957 a, b; GORDON, 1957; CARDELLA, 1960; WRIGHT u. Mitarb., 1960; FIOCK u. Mitarb., 1962 und 1963). FEY u. Mitarb., 1962 erhielten mit der gleichen pentavalenten Vaccine ebenfalls Schutzantikörper, wenn auch mit weniger spektakulären Titern.

Die Hauptanstrengung der Prophylaxe liegt aber in der *Verhinderung der Sporenkontamination der Lebensmittel* in der Industrie und im Haushalt. Das wichtigste ist die Hemmung des Bakterienwachstums und damit der Toxinproduktion durch *Kühlung*. Die Gefahr der Kontamination ist relativ gering, weil nur der Boden und tierische Faeces sporenhaltig sind. Immerhin ist eine hygienische Schlachtung und Verarbeitung erforderlich. Für die Herstellung von Hauskonserven sollten Drucktöpfe verwendet werden. Sogar langzeitiges gewöhnliches Kochen bei der Konservenherstellung garantiert nicht für volle Sicherheit vor Botulismus (DOLMAN, 1957). Deshalb muß die Aufklärung vorab der ländlichen Bevölkerung erreichen, daß *hausgemachte Konserven unter allen Umständen vor dem Verzehr gekocht werden müssen.* Fleisch kann in 10 %iger Salzlake mit 100 bis 200 p. p. m. Na-Nitrat eingelegt oder sauer gepöckelt werden (mindestens 2 %ige Essig- oder Citronensäure mit einem pH von 4,0).

Die Bevölkerung muß darüber belehrt werden, daß bombierte und gasige oder durch Proteolyse unansehnlich gewordene Lebensmittel lebensgefährlich und zu vernichten sind. Man beachte, daß man mit dem Besteck, mit dem man toxische Speisen umrührt, einwandfrei frische Nahrung durch Übertragung des Giftes botulinogen machen kann (EADIE u. Mitarb., 1964).

Therapie

Trotz seines umstrittenen Wertes wird man sofort und in großen Dosen *Antitoxin* verwenden und zwar anfänglich bivalentes, sobald der Typ feststeht aber monovalentes. Während MEYER (1953) Antitoxin in großen Dosen (mindestens 10000 Einheiten alle 18—24 Std) als lebensrettend betrachtet, hält LAMANNA (1959) die Serumgabe als eine rein psychotherapeutische Maßnahme und zwar wegen der irreversiblen Natur der Toxinaufnahme am Wirkungsort und wegen der kurzen Latenzzeit. EADIE u. Mitarb. halten Antiserum für wirksam, wenn es früh genug angewendet werden kann. Es sollte intravenös verabfolgt werden. Sie fordern überdies für Amerika, daß neben anti-A und anti-B in Zukunft auch ein E-Antitoxin zur Verfügung stehe.

DOLMAN (1963) berichtet über therapeutische Versuche mit E-Antitoxin:

	Ausbrüche	Personen exponiert	Personen krank	gestorben	Morbidität	Letalität
Gruppe *ohne* Antiserum	19	277	135	39	48,8%	28,9%
Gruppe *mit* Antiserum	9	174	85	3	48,8%	3,4%

Die *Weltgesundheitsorganisation* hat internationale Standards für Botulinus-Antitoxine A, B, C, D, E und F festgesetzt.

Neben der Immuntherapie soll jede Anstrengung unternommen werden, um den Magendarmtrakt möglichst von Toxin zu befreien (Magenpumpe, Abführmittel [LAMANNA]).

Ferner soll eine Schockbekämpfung mit Bluttransfusionen und Dextran in die Wege geleitet werden (MEYER, 1953). Abgesehen davon wäre eine wenigstens teilweise Exsanguinotransfusion zu überlegen, die den Zweck hätte, möglichst viel zirkulierendes, noch nicht gebundenes Toxin zu entfernen.

Außerdem ist der Kreislauf zu stützen und bei beginnender Atemlähmung die eiserne Lunge einzusetzen (GRUMBACH, 1958). Antibiotica haben keine Bedeutung. DOLDER berichtet über einen klinisch noch nicht geprüften Modellversuch mit Infusion von 6—7 % niedermolekularer Polyvinylpyrrolidonlösung (Periston N), die die Aufgabe hätte, das Toxin im Körper zu binden und durch die Nieren auszuscheiden.

Aller Anstrengungen zum Trotz sind die Chancen der Wiederherstellung bei dieser eindrücklichen Krankheit nur 1:2 (MEYER, 1953), vor allem deshalb, weil der Arzt im Wettlauf mit der irreversiblen Bindung des Toxins zeitlich handicapiert ist und weil das Botulin als giftigstes aller Gifte von unwahrscheinlicher Wirksamkeit ist.

Literatur

Bingold, K.: Botulismus. In: Handbuch der Inn. Med. 4. Aufl. Bd. I. 1520—1536. Berlin-Göttingen-Heidelberg: Springer 1952. — **Bonventre, P.F.**, and **L.L. Kempe**: Physiology of toxin production by C. botulinum types A and B. IV. Inactivation of the toxin. J. Bact. **79**, 24—32 (1960). — **Bootheroyd, Margery**, and **D.L. Georgala**: Immunofluorescent identification of C. botulinum. Nature (Lond.) **202**, 515—516 (1964). — **Boroff, D.A.**: Study of toxins of C. botulinum. III. Relation of autolysis to toxin production. J. Bact. **70**, 363—367 (1955). ~ IV. Fluorescence of C. botulinum toxin and its relation to toxicity. Int. Arch. Allergy. **15**, 74—90 (1959).

Cardella, M.A., J.T. Duff, C. Gottfried, and **J.S. Begel**: Studies on immunity to toxins of C. botulinum. IV. Production and purification of type C toxin for conversion to toxoid. J. Bact. **75**, 360—365 (1958). — **Cardella, M.A., J.T. Duff, B.H. Wingfield**, and **C. Gottfried**: VI. Purification and detoxification of type D toxin and the immunological response to toxoid. J. Bact. **79**, 372—378 (1960). — **Crisley, F.D.**: Routine method for the goldfish assay of toxin in crude culture centrifugates of C. botulinum type A. Appl. Microbiol. 8, 282—285 (1960).

Dinter, Z., u. **K.E. Kull**: Botulismus beim Nerz in Schweden. Nord. Vet.-Med. **2**, 286—301 (1950). — **Dolder, R.**: Botulin, die „Waffe" des lautlosen Krieges. Vjschr. schweiz. Sanit.-Off. **37**, 236—241 (1960). — **Dolman, C.E.**: Recent observations on type E botulism. Canad. J. publ. Hlth. **48**, 187—198 (1957). ~ The epidemiology of meat-borne diseases. in Meat Hygiene, pp. 82—93. Wld. Hlth. Org. 1957. — **Dolman, C.E.**, and **L. Murakami**: C. botulinum type F with recent observations on other types. J. infect. Dis. **109**, 107—128 (1961). — **Dolman, C.E.**, and **H. Iida**: Type E botulism: Its epidemiology, prevention and specific treatment. Canad. J. publ. Hlth. **54**, 293—308 (1963). — **Duff, J.T., G.G. Wright, J. Klerer, D.E. Moore**, and **R.H. Bibler**: Studies on immunity to toxins of C. botulinum. J. Bact. **73**, 42—47 (1957). — **Duff, J.T., J. Klerer, R.H., Bibler, D.E. Moore, C. Gottfried**, and **G.G. Wright**: II. Production and purification of type B toxin for toxoid. J. Bact. **73**, 597—601 (1957).

Eadie, G. A., J. G. Molner, R. J. Solomon, and **R. D. Aach:** Type E botulism. Report of an outbreak in Michigan. J. Amer. med. Ass. **187,** 496—499 (1964). — **van Ermengem, E.:** Über einen neuen anaeroben Bacillus und seine Beziehungen zum Botulismus. Z. ges. Hyg. **26,** 1 (1897).

Fey, H.: Anaerobentechnik. Röntgen- und Laborpraxis **11,** 2—10, 33—42 (1958). — **Fey, H., u. A. Margadant:** Zur Pathogenese der Kälber-Colisepsis. IV. Agammaglobulinämie als disponierender Faktor. Zbl. Vet.-Med. **9,** 653—663 (1962). — **Fey, H., Chr. Stoll, H. Stähelin, u. E. Wiesmann:** Resultate aktiver Botulinus-Schutzimpfungen. Path. Microbiol. **25,** 766—770 (1962). — **Fiock, M. A., A. Yarinski,** and **J. T. Duff:** Studies of immunity to toxins of C. botulinum. VII. Purification and detoxification of trypsin-activated type E toxin. J. Bact. **82,** 66—71 (1961). — **Fiock, M. A., L. F. Devine, N. F. Gearinger, J. T. Duff, G. G. Wright,** and **P. J. Kadull:** VIII. Immunological response of man to purified bivalent AB botulinum toxoid. J. Immunol. **88,** 277—283 (1962). — **Fiock, M. A., M. A. Cardella,** and **M. F. Gearinger:** IX. Immunologic response of man to purified pentavalent ABCDE botulinum toxoid. J. Immunol. **90,** 697—702 (1963).

Gerwing, J., C. E. Dolman, and **D. A. Arnott:** Purification and activation of C. botulinum type E toxin. J. Bact. **81,** 819—822 (1961). — **Gordon, M., M. A. Fiock, A. Yarinski,** and **J. A. Duff:** Studies on immunity to toxins of C. botulinum. III. Preparation, purification and detoxification of type E toxin. J. Bact. **74,** 533—538 (1957). — **Grilichess, R. K.:** Zur Labordiagnose des Botulismus. Schweiz. Z. allg. Path. **6,** 203—211 (1943). — **Grumbach, A.:** Der Botulismus. In: Die Infektionskrankheiten des Menschen und ihre Erreger, S. 973—997 (A. Grumbach u. W. Kikuth eds.). Stuttgart: G. Thieme 1958.

Heckly, R. J., G. J. Hildebrand, and **C. Lamanna:** On the size of the toxic particle passing the intestinal barrier in botulism. J. exp. Med. **111,** 745—759 (1960).

Jansen, B. C.: The importance of anaerobes in the causation of animal diseases in the republic of South Africa. World Symposium on Diseases caused by Anaerobes. Off. Internat. Epizoot., London 1963. — **Iisaka, H.:** Studies on the toxin of C. botulinum type E. Hirosaki Med. J. **14,** 65—73 (1962). — **Internat. Atomic Energy Agency, Vienna:** Radiation control of Salmonellae in food and feed products. Techn. Rep. Ser. No. 22, 1963. — **Inukai, K.:** Influence of carbohydrates on the production of toxin in C. botulinum type A. Jap. J. vet. Res. **10,** 64—71 (1962). — **Johannsen, A.:** C. botulinum in Sweden and the adjacent waters. J. appl. Bact. **26,** 43—47 (1963).

Kempe, L. L., and **J. T. Graikoski:** Gamma-ray sterilization and residual toxicity studies of ground beef inoculated with spores of C. botulinum. Appl. Microbiol. **10,** 31—36 (1962). — **Kinder, S. H., J. Mager,** and **N. Grossowicz:** Nutritional studies with the C. botulinum group. J. gen. Microbiol. **15,** 386—393 (1956).

Lamanna, C.: The most poisonous poison. What do we know about the toxin of botulism? Science **130,** 763—772 (1959).

May, A. J., and **B. C. Whaler:** The absorption of C. botulinum type A toxin from the alimentary canal. Brit. J. exp. Path. **39,** 307—316 (1958). — **Meyer, K. F.:** Food Poisoning. New Engl. J. Med. **249,** 765—773, 804—812, 843—852 (1953). ~ The status of botulism as a world health problem. Bull. Wld Hlth Org. **15,** 281—298 (1956). — **Moeschlin, S.:** Botulismus. In: Klinik und Therapie der Vergiftungen, S. 458—467, 2. Aufl. Stuttgart: G. Thieme 1956. — **Müller, J.:** Experimental type C botulism in horses. Proc. 9th Nord. Vet. Congr. 1962. ~ Equine and bovine botulism in Denmark. World Symposium on diseases caused by anaerobes. Off. Internat. Epizoot. London 1963.

Polson, A., and **M. Sterne:** Production of potent botulinum toxins and formol-toxoids. Nature (Lond.) **158** 238 (1946). — **Prévot, A. R.,** et **R. Sillioc:** Une enigme biologique: chat et botulism. Ann. Inst. Pasteur **89,** 354—357 (1955).

Roberts, R. S.: Botulism, in Diseases due to bacteria, pp. 209—228. London: Butterworths Scientific Publications 1959.

Sakaguchi, G., and **S. Sakaguchi:** Studies on toxin of C. botulinum type E. III. Characterization of toxin precursor. J. Bact. **78,** 1—9 (1959). — **Schantz, E., D. Stefanye,** and **L. Spero:** Observations on the fluorescence and toxicity of botulinum toxin. J. biol. Chem. **235,** 3489 to 3491 (1960). — **Scheid, G.:** Schinken und Rauchfleisch als Infektionsquelle für Botulismus. Med. Mschr. **8,** 312 (1948). — **Smith, L. DS.:** Introduction to the pathogenic anaerobes. University of Chicago Press 1955. — **Sterne, M.,** and **L. M. Wentzel:** A new method for the large-scale production of high-titre botulinum formol-toxoid types C. and D. J. Immunol. **65,** 175—183 (1950). — **Stevenson, J. W.:** Bacterial Neurotoxins. Amer. J. med. Sci. **235,** 317—336 (1958). — **Sugawara, T.:** Studies on C. botulinum type E, which possess strain-specific antigen. Hirosaki Med. J. **14,** 89—96 (1962).

Tyler, H. R.: Pathology of the neuromuscular apparatus in botulism. Arch. Path. **76,** 55—59 (1963a). ~ Botulism. Arch. Neurol. (Chicago) **9,** 652—660 (1963b). ~ Physiological observations in human botulism. Arch. Neurol. (Chic.) **9,** 661—670 (1963c).

Walker, P. D., and **I. Batty**: Fluorescent studies on the genus Clostridium. II. A rapid method for differentiating C. botulinum types A, B and F and types C, D and E. J. appl. Bact. **27**, 140—142 (1964). — **Wentzel, L. M.**, and **M. Sterne**: A. simple double surface dialyzing membrane. Science **110**, 259 (1949). — **Wentzel, L. M., M. Sterne**, and **A. Polson**: High toxicity of pure botulium type D toxin. Nature (Lond.) **166**, 739—740 (1950). — **Wld. Hlth. Org. Committee on Biol. Standardization**: C. botulinum (types A. B, C, D, E and F) Antitoxins. 6. Report, No. 274, pp. 20—21, 1964. — **Wright, G. Payling**: Botulinum and Tetanus Toxins. In: Mechanisms of Microbial Pathogenicity, pp. 78—87. Cambridge University Press 1955. — **Wright, G. F., J. T. Duff, M. A., Fiock, H. B. Devlin**, and **R. L. Soderstrom**: Studies on immunity to toxins of C. botulinum. V. Detoxification of purified type A and type B toxins and the antigenicity of univalent and bivalent aluminium phosphate adsorbed toxoids. J. Immunol. **84**, 384—389 (1960).

Zacks, S. I., J. F. Metzger, C. W. Smith, and **J. M. Blumberg**: Localization of Ferritin-labelled botulinus toxin in the neuromuscular junction of the mouse. J. Neuropath. exp. Neurol. **21**, 610—633 (1962).

VIII. Krankheiten durch Spirochaetales

Leptospirosen

Von O. Gsell, Basel

Mit 16 Abbildungen

I. Definition

Leptospirosen sind *Erkrankungen durch Leptospiren*, gekennzeichnet beim Menschen durch ein erstes *septikämisches Stadium* mit mehr oder weniger starker Toxikose und positiver Blutkultur, gefolgt von einem *zweiten Stadium der Organschädigung* mit entsprechender lokaler Krankheit (vor allem Hepatitis, Nephritis oder Meningitis serosa) und Auftreten von Antikörpern im Serum. Klinisch werden die schweren, oft *malignen Leptospirosen* mit Gelbsucht und Urämie bezeichnet als *Morbus Weil* oder infektiöser Ikterus, unterschieden von den leichteren anikterischen Formen, den *benignen Leptospirosen*. Die Leptospiren werden serologisch in einzelne *Typen* unterteilt, die von verschiedenen Wirtstieren direkt oder indirekt übertragen werden, so daß die Erkrankungen des Menschen meist *Zoonosen* sind. Entsprechend der tierischen Herkunft treffen die Erkrankungen vorwiegend bestimmte Berufe und weisen verschiedene geographische Verteilungen auf.

II. Geschichte

Weil hat 1886 eine „eigentümliche, mit Milztumor, Ikterus und Nephritis einhergehende Infektionskrankheit" beschrieben und damit die „Weilsche Krankheit", wie sie von Goldschmidt (1887) und von Fiedler (1888 bezeichnet wurde, als Krankheitseinheit abgegrenzt. In den folgenden drei Jahrzehnten wurden Einzelfälle und auch kleine Epidemien in allen Teilen der Welt beschrieben, öfters schon mit Baden im Zusammenhang gebracht, vor dem 1. Weltkrieg gut zusammengefaßt im deutschen Schrifttum von Hecker und Otto (1911), im englischen durch Cockayne (1912). Die Abgrenzung gegen epidemische Hepatitis und gegen Gelbfieber blieb aber oft unsicher.

1915 erfolgt die *Entdeckung* des Erregers, der *Leptospira icterohaemorrhagiae*, unabhängig voneinander durch Inada und Ido bei japanischen Gruppenarbeitern (publ. Februar 1915) und von Uhlenhuth und Fromme bei der Schützengrabenkrankheit in Frankreich (publ. Nov. 1915) nachdem schon im gleichen Jahr die letztgenannten Autoren, sowie Hübener und Reiter die Übertragbarkeit der Erkrankung durch Blutüberimpfung auf Meerschweinchen mit Erzeugung eines febrilen, tödlichen Ikterus nachgewiesen hatten. 1916 wurden als Tierreservoir dieser Leptospiren die Ratten erkannt.

Im folgenden Jahrzehnt war die Entwicklung der Leptospirenforschung sehr gehemmt, erst durch die unglückliche Annahme von Noguchi, daß eine Leptospire der Erreger des Gelbfiebers sei, dann durch die Hypothese von Baermann und Zuelzer der biologischen Einheitlichkeit aller Leptospiren mit Umwandlung von einem Stamm in den anderen, von apathogenen Wasserleptospiren in parasitäre menschenpathogene Typen, endlich durch den Prioritätsstreit der japanischen und deutschen Entdecker des Erregers.

Rasche Fortschritte brachten die Feststellungen, daß Leptospiren auch *nichtikterische Krankheiten* bedingen, daß sie sich serologisch in zahlreiche Typen aufgliedern lassen und daß die antigenen Eigenschaften der einzelnen Serotypen konstant sind. Dank den Arbeiten von Schüffner, Uhlenhuth, Borg Petersen, Wolff zeigte es sich, daß jeder Serotyp an eine besondere Tierart, sein natürliches Wirtstier, gebunden ist, wahrscheinlich durch dessen spezifisches Eiweiß geprägt und dadurch immunologisch abgrenzbar (Gsell). Ab 1950 gab die weitere Unterteilung in Subserotypen und die Zusammenordnung ähnlicher Serotypen in serologische Gruppen wesentliche Klärung (BABUDIERI). Die Zahl der *nachträglich als Lepto-spirosen erkannten Krankheiten*, die epidemiologisch schon früher abgegrenzt und je nach dem Befall besonderer Berufsgruppen benannt worden waren, erwies sich als ganz beträchtlich (s. Tab. 1).

Tabelle 1. *Krankheitsgruppen nachträglich als Leptospirosen erkannt*

Krankheit	Ort	Erreger
1. Weilsche Krankheit . .	—	L. icterohaemorrhagiae
2. Feldfieber	Wasserfieber Rußlands Sumpffieber Schlesiens Erntefieber Bayerns Erbspflückerkrankheit Westfalens	L. grippotyphosa
3. Rohrzuckerfieber. . . .	Indonesien, Australien	L. australis
4. Reisfeldfieber	Poebene, Spanien, Indonesien	L. batavia L. icterohaemorrhagiae und andere
5. Schweinehüterkrankheit	Schweiz, Italien, Frankreich	L. pomona, L. hyos
6. Fort Bragg-Fieber . . .	USA	L. autumnalis
7. Krankheiten durch Stuttgarter Hundeseuche	—	L. canicola

Vor allem aber zeigte es sich, daß Zahl und Bedeutung *benigner* anikterischer *Leptospirosen* weit größer waren als ursprünglich bei alleiniger Kenntnis des Morbus Weil angenommen wurde. Besonders häufig wurden Leptospirosen unter dem Bild der *serösen Meningitiden* (TROISIER; 1933; GSELL u. RIMPAU; 1944) entdeckt. In allen Erdteilen, wo Leptospirosen-forscher tätig waren, gelang es diese Infektionen aufzufinden und epidemiologisch zu klären.

Einige Daten geben die Historie der letzten 50 Jahre: Bereits 1917 wurde als Erreger des *japanischen Siebentagefiebers* die L. hebdomadis entdeckt und als Überträger eine Feldmaus. 1923 die L. pyrogenes als Ursache grippeähnlicher Fieber in Indonesien, benannt *kurzfristige Spirochätenfieber* (BAERMANN), 1926 die L. bataviae, diese als Ursache einer Gelbsucht, der *indonesischen Weilschen Krankheit*, 1928 die L. grippotyphosa beim *Wasserfieber* in Rußland (TARASSOFF), als deren tierischer Träger die gemeine Feldmaus-Microtus arvalis (SCHÜFFNER). 1932/33 erfolgte die Abgrenzung der L. canicola in Holland als eigener Serotyp, als deren Träger die Hunde, als der dadurch bedingten Krankheit das *Canicolafieber* festgestellt wurden. In Australien wurde 1937 die L. australis A und B als Ursache des *Rohrzuckerfiebers* gefunden, das dann auch in anderen Ländern festzustellen war. 1937/38 kam die Erkennung des Zusam-menhanges des *Erntefiebers* in Bayern (RIMPAU), des *Schlammfiebers* in Schlesien (KATHE), beide als *Feldfieber* zusammengefaßt, bedingt durch die auch hier auf der Feldmaus siedelnde L. grippotyphosa hinzu. Gleichzeitig wurden als Ursache von Feldfieber in Dänemark weitere Leptospirenserotypen gefunden: 1939 L. sejrö, 1942 L. saxkoebing, 1944 L. ballum (BORG PETERSEN). 1938—1944 erfolgte die Abklärung der *Reisfeldfieber* der Poebene (MINO, BABUDIERI), später auch in Spanien (ALTAVA) durch verschiedene Leptospirentypen. 1944 wurde die früher als virusbedingt angesehene *Schweinehüterkrankheit* in der Schweiz als Leptospirose erkannt (GSELL), dann auch in weiteren Ländern gefunden, bedingt durch L. pomona und L. hyos (GSELL und WIESMANN) mit dem Schwein als Wirtstier. Diese beiden Erreger waren zuerst in Australien isoliert worden, noch ohne mit den Schweinen in Beziehung gebracht zu werden.

1946 folgte die Aufdeckung *neuer Leptospirenherde* und weiterer Serotypen *im Bergbaugebiet des belgischen Kongos* (VAN RIEL), ab 1946 das Auffinden anikterischer Leptospirosen *in Israel* (OLITZKI, BERNKOPF, VAN DER HOEDEN), ab 1947 *in USA*, an beiden Orten mit Erkennung der *Hämoglobinurie der Rinder* als Leptospireninfekt, dieser in USA meist bedingt durch L. pomona, wo BAKER und LITTLE 1948 Leptospirenstämme in den kranken Rindern nachwiesen, die dann 1950 durch GOCHENOUR und YAGER als L. pomona identifiziert wurden. Schon 1935 waren in Südrußland bei dieser Rinderkrankheit Leptospiren gefunden worden, dort und in Klein-asien bedingt durch L. grippotyphosa. 1948 wurde die *Mondblindheit der Pferde* in der Schweiz als Leptospirose erkannt (HEUSSER, GSELL, KANTER und WIESMANN), kurz darauf auch die *Gelbsucht der Silberfüchse* in Rußland. 1950 konnte die *Erbspflückerkrankheit* Niedersachsens (POPP), 1954/55 febrile Krankheiten im Fernen Osten mit neuerkannten Serotypen als Lepto-spirosen abgeklärt werden. Auch weitere Tierträger bei Nagetieren ließen sich in Polen (PARNAS), in der Tschechoslowakei (KMETY) ermitteln. Überall traten seit dem 2. Weltkrieg im Anschluß an epidemiologische ausgedehnte Studien über den Tierbefall hinzu.

In den letzten Jahren erfolgten wirksame prophylaktische Maßnahmen durch Vaccination, eindeutige therapeutische Erfolge durch hochdosierte Penicillingaben, im Laboratorium die genauere immunologische und taxonomische Klärung der Serotypen (BABUDIERI, BROOM, TURNER, WOLFF, KMETY), so daß das epidemiologische und klinische Bild der Leptospirenerkrankungen als eine weltweite Infektion immer mehr einer Klärung zugeführt werden konnte.

III. Der Erreger

Die Leptospiren, (s. Abb. 1 und 2) sind feine Fäden mit hackenförmigen Enden von der durchschnittlichen Länge von 6—20 μ, gelegentlich von wenigen bis zu 40 μ, und einer Breite von 0,1 μ. Zusammengesetzt ist die einzelne Leptospire aus feinen Spiralen mit einem zentralen Achsenfaden. Um einen langen Zylinder ist ein feines Achsenfilament (Axostyl) gewunden, letzteres mit Kreuzstreifung, die evtl. mit der Bewegungsfähigkeit im Zusammenhang steht (FULTON und SPOONER, SWAIN). Diese an den Enden kleiderbügelförmig abgebogenen Lebewesen sind ungefärbt nicht sichtbar im gewöhnlichen Mikroskop, vorzüglich aber im Dunkelfeld. Sie zeigen in flüssigem Medium charakteristische Eigenbewegungen.

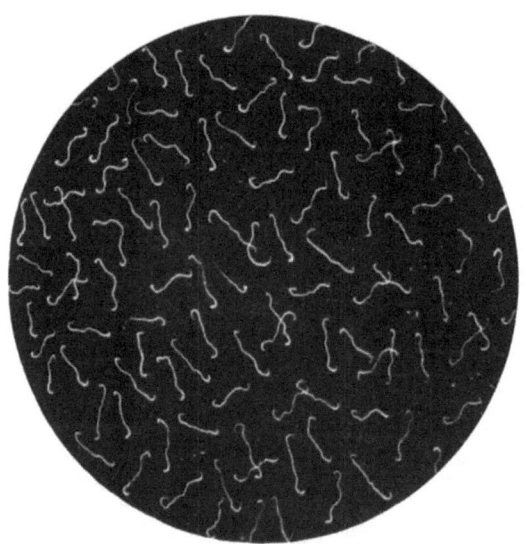

Abb. 1. Leptospiren (im Dunkelfeld)

Das *Wachstum* ist optimal bei einer Temperatur von 29°, nimmt ab bis zu 10°, ebenso über 37°. Bei 30 min in Temperatur von 45° sind die Leptospiren abgetötet, bei 70° bereits in weniger als 10 sec. Für das Wachstum der parasitären Leptospiren muß das Kulturmilieu neutral oder leicht alkalisch sein, am besten um pH 7,4. Leptospiren brauchen Sauerstoff, sie brauchen Wasser, Mineralsalze sowie Zucker, Lipide und Proteine, wie sich dies z. B. im Kaninchenserum findet. Das Wachstum wird verbessert durch Hämoglobin, durch Vitamin B 12.

Zur *Kultur* sind künstliche, flüssige Nährboden mit Serumzusatz günstig, so am meisten gebraucht das Verwoortsche und das Korthofsche Medium mit Kaninchenserum und mit Hämoglobin, (s. spezielle Lehrbücher).

Im *Elektronenmikroskop* haben die Leptospiren keine innere Struktur, keine Granula und keine Flagellen, auch bilden sich keine Dauerformen (BABUDIERI). Es läßt sich nach VAN RIEL ein „biologischer Cyclus" feststellen. Nach einem Stadium der Verbindung von zwei Individien folgt auf eine Abnahme der Beweglichkeit ein Zerfall in kleine Granula, von denen aus sich dann neue typische Leptospirenformen bilden. Während allgemein eine Querteilung angenommen wurde, sprechen die elektronenmikroskopischen Erhebungen von CZEKALOWSKI für eine Längsteilung.

Die *chemische Zusammensetzung* und der Stoffwechsel der Leptospiren sind wenig bekannt. Neben Stickstoff, Phosphor, Polysacchariden, Lipiden findet sich Desoxyribonucleinsäure (HIATT, SCHNEIDER). Von Enzymen sind Haemolysine, Lipasen, Katalasen, Oxydasen, Phospholipasen gefunden worden, alle aktiv für Lecithin und für Phospholipide der Zellen, was in Beziehung zur Pathogenese der Leptospirosen stehen kann. FAINE u. Mitarb. haben die chemische und serologische Charakterisierung der verschiedenen Strukturbestandteile der Leptospiren neuerdings vorangetrieben. Die antigenaktiven Substanzen waren vor allem in der Hülle der Erreger zu finden (Yanagawa).

Die Stoffe der Toxine, der Antigene sind nicht näher bekannt.

Von virulenten L. icterohämorrhagiae-Stämmen gelang es nicht ein Endoxin zu isolieren, auch keine löslichen toxischen Produkte. Dagegen bewirkten Extrakte von Leber und Nieren infizierter Meerschweinchen, erhalten im Fieberbeginn, schockartige Toxicose bei normalen

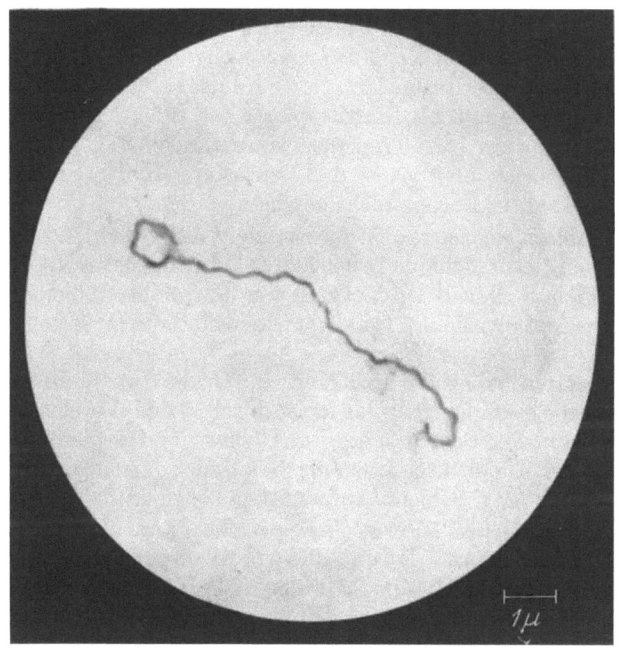

Abb. 2. Leptospira pomona, photographiert Laboratorium für Elektronenmikroskopie, Universität Bern

Meerschweinchen. Wurden dagegen Organe von getöteten Meerschweinchen nach Erreichen der maximalen Überreaktion verwendet, so bestand dieser toxische Effekt nicht mehr (Aréan, Sarasin und Green). Von Enzymen sind Hämolysine und Lipasen gefunden worden. Alle Leptospiren produzieren Oxydase und Katalase (Zusammenfassung s. Parnas et al., 1962; Kolochine und Mailleux, 1962).

Die Leptospiren sind darstellbar durch einige Spezialfärbungen, so Giemsa-Pappenheim, sehr gut durch Silberimprägnation.

Von ökologischen Untersuchungen sind wichtig die Abklärung der Lebensbedingungen der Leptospiren im Wasser, im Urin, im Boden (van Thiel, Alston und Broom).

L. können schlecht im Salzwasser leben, kurz nur im verschmutzten Wasser, gut im stehenden Gewässer (bis 22 Tage). Es liegen namentlich für L. icterohämorrhagiae zahlreiche Untersuchungen vor. Sehr kurz ist das Überleben in Milch (Antileptospirenmilchfaktor, Kirschner et al.). Im Urin bleiben L. nur in alkalischem Milieu am Leben, nach der Excretion des Urins von Pat. sterben sie rasch ab (schon nach 1 Std nur noch wenige aktive bewegliche L. vorhanden). Im Boden waren zugesetzte Leptospiren (10 Mio L. pomona/ccm), wenn er trocken war, schon nach einer $^1/_2$ Std nicht mehr zu finden, resp. kulturell nach $2^1/_2$ Std, in feuchtem Boden nach 3 Tagen. In überwässertem Boden waren sie noch nach 193 Tagen sichtbar (Okazaki und Ringen). Es braucht für das Überleben der L. im Boden eine gewisse Feuchtigkeit, günstige Temperatur, pH und Salzzusammensetzung und fehlende oder nur geringe Besonnung (Smith und Turner).

Die Virulenz der einzelnen Stämme ist sehr verschieden. Durch langdauernde Züchtungen werden die L. avirulent, so daß alte Stämme experimentell vielfach nicht mehr zu gebrauchen sind.

Von den *Eigenschaften*, die für den Kliniker wichtig sind, sei folgendes erwähnt (Details s. UHLENHUTH und FROMME, VAN THIEL, ALSTON und BROOM):

1. Die Leptospiren werden *zerstört in trockenem Milieu*. Sie halten sich lebensfähig im Wasser (bei pH über 7,0), im feuchten Boden, im Inneren von Tieren (Fleisch, Urin), so daß menschliche Infektionen nur durch das Aufsuchen von infiziertem feuchtem Milieu oder durch direkten Tierkontakt zustandekommen. Die Leptospirosen wurden deshalb von RIMPAU als *Aufsuchkrankheiten* bezeichnet (Bodeninfektion).

2. Die Leptospiren werden *zerstört in saurem Milieu*, so im Magensaft und im sauren Urin, ferner in der Gegenwart von Fäulnisbakterien, wie im Darm. Der intestinale Weg fällt deshalb als Eintrittspforte der Infektion praktisch weg, mit Ausnahme weniger massivster Trinkwasserinfektionen. Der saure menschliche Urin ist rasch nicht mehr infektiös, so daß Leptospirenübertragungen von Mensch zu Mensch selten sind, in Europa nicht gesehen werden.

3. Die Leptospiren werden *durch* anhaltende *Kälte zerstört*, so daß sie sich im Winter in der freien Natur nicht am Leben halten können, auch nicht in Kühlräumen aufbewahrtem Fleisch. Nur in den Körpern von Warmblütern bleiben sie während der kalten Jahreszeit lebensfähig. Im allgemeinen sind die L. *Sommer- und Herbstkrankheiten*.

4. Die Leptospiren haben die Fähigkeit, durch die äußere Bedeckung in das menschliche Gewebe einzudringen, was meist durch kleine Wunden und Rhagaden der Haut oder dann der Schleimhäute im Gebiet der Körperöffnungen (Mund, Nase, Augen) erfolgt. Die menschliche *Infektion* findet *durch die verletzte Haut* und seltener durch die äußeren Schleimhäute statt.

5. Die L. sind *Parasiten höherer Tiere*, welche dann als sog. *Wirtstiere*, als *Erregerreservoir*, funktionieren. Es sind dies vor allem Nagetiere, wie Ratten und Mäuse, dann Haustiere, wie Hunde, Schweine, Kühe, Pferde, seltener Schafe u. a. ferner Füchse, Schakale. Experimentell ist es auch möglich, Vögel, Fische, Arthropoden mit Leptospiren zu infizieren (BURGDORFER). Doch spielen diese für die Epidemiologie keine Rolle mit evtl. Ausnahme der Vögel (BABUDIERI).

Die *Pathogenität* der Leptospiren *zum tierischen Träger* ist sehr verschieden stark, GSELL glaubte, daß sie entsprechend der Entwicklungsstufe in der Säugetierreihe sich ändere. Bei *Ratten* und verschiedenen *Mäusearten* erfolgt die Leptospireninfektion meist ohne faßbare Krankheit und die Leptospiren halten sich in den Nierenbecken über Monate und Jahre ähnlich einer Reinkultur (UHLENHUTH) und bedingen eine Dauer-Urinausscheidung, wodurch nun nicht nur gelegentliche menschliche, sondern auch zahlreiche tierische Infektionen entstehen können. Bei den *Schweinen* bewirkt der Infekt durch L. nur Unwohlsein oder leichte febrile Reaktion, nur selten eine faßbare Erkrankung, bei *Hunden* dagegen sehr oft eine schwere Hundekrankheit, die Stuttgarterhundeseuche mit hämorrhagischer Gastritis und Urämie, ebenso bei Silberfüchsen. Beim *Rind* entsteht eine schwere Leptospiren-Gelbsucht mit blutigem Harn und Hämolyse, beim *Pferd* nur eine Spätkrankheit in Form einer chronischen Uveitis, der Mondblindheit. Beim *Menschen* endlich scheint jede Infektion eine Krankheit zu setzen, deren Ausmaß ganz verschieden ist, von leichtem Fieber und scheinbar inapperenten Infektionen zu Sommergrippe, zu Meningitis, bis zu Urämie, Ikterus und hämorrhagischer Diathese mit tödlichem Ausgang.

Das Besondere der einzelnen Leptospiren sind bestimmte *antigene Eigenschaften*, durch die sie sich, wie erwähnt, trotz gleichem morphologischen Verhalten in verschiedene Typen trennen lassen. Die Typeneigenschaften sind spezifisch und halten sich konstant. Sie gestatten vielfach einen Rückschluß auf die tierische Ansteckungsquelle.

Die *Klassifizierung* der Leptospiren, die morphologisch alle gleich aussehen, erfolgt serologisch. Nach den Beratungen des internationalen „Taxonomic Subcommittee on Leptospira", die heute noch nicht abgeschlossen sind, bildet unter den *Spirochaetales* neben der Treponema (SCHAUDIN, 1905) und der Borrelia

Tabelle 2. *Liste der Serotypen und Subserotypen der Leptospira interrogens* (WHO 1965)

Serotyp	Subserotyp	Stammtyp	Serotyp	Subserotyp	Stammtyp
Gruppe 1. *icterohaemorrhagiae*			*louisiana**		LSU 1945
icterohaemor-rhagiae	*incompleta*	RGA	*sentot*		Sentot
icterohaemor-rhagiae	*icterohaemor-rhagiae*	M 20	*orleans**		LSU 2580
icterohaemor-rhagiae*	*ndahambukuje*	Ndahambukje	*djasiman*	*djasiman*	Djasiman
mankarso		Mankarso	*djasiman*	*gurungi*	Gurungi
naam	*naam*	Naam	**Gruppe 8.** *australis*		
naam*	*mwogolo*	Mwogolo	*australis*		Ballico
naam	*dakota*	Grand River	*lora**		Lora
sarmin		Sarmin	*bangkok*		Bangkok-D92
budapest*		PV-1	*muenchen*		München C90
birkini	*birkini*	Birkin	*jalna**		Jalna
birkini*	*smithii*	Smith	*bratislava*		Jez Bratislava
weaveri*		CZ 390 U	*fugis*		Fudge
ndambari		Ndambari	**Gruppe 9.** *pomona*		
Gruppe 2. *javanica*			*pomona*	*pomona*	Pomona
javunica		Veldrat Batavia 46	*pomona*	*cornelli*	C B
poi		Poi	*pomona**	*tropica*	CZ 299 U
coxus		Cox	**Gruppe 10.** *grippotyphosa*		
sofia		874	*grippotyphosa*		Moskva V
celledoni	*celledoni*	Celledoni	**Gruppe 11.** *hebdomadis*		
celledoni	*whitcombi*	Whitcomb	*hebdomadis*	*hebdomadis*	Hebdomadis
Gruppe 3. *canicola*			*hebdomadis*	*nona*	Nona
canicola		Hond Utrecht IV	*kambale**		Kambale
schueffneri		Vleermuis 90 C	*kremastos*		Kremastos
benjamin		Benjamin	*worsfoldi*		Worsfold
jonsis		Jones	*jules**		Jules
sumneri		Sumner	*borincana*		HS-622
malaya		H 6	*kabura**		Kabura
kamituga*		Kamituga	*mini*	*mini*	Sari
bafani*		Bafani	*mini*	*szwajizak*	Szwajizak
kahendo*		Kahendo	*mini*	*georgia*	LT 117
broomi		Patane	*hardjo*		Hardjoprajitno
bindjei		Bindjei	*wolffii*		3705
Gruppe 4. *ballum*			*medanensis*		Hond HC
ballum	*ballum*	Mus 127	*sejroe*	*sejroe*	M 84
ballum	*castellonis*	Castellón 3	*sejroe*	*balcanica*	1627 Burgas
ballum	*arboreae**	Arborea	*maru**		CZ 285B
Gruppe 5. *pyrogenes*			*saxkoebing*	*saxkoebing*	Mus 24
pyrogenes		Salinem	*saxkoebing*	*nero*	Nero
zanoni	*zanoni*	Zanoni	*haemolyticus*	*haemolyticus*	Marsh
zanoni	*myocastoris**	LSU 1551	*haemolyticus*	*ricardi*	Richardson
abramis		Abraham	*perameles**		Bandicoot 343
biggis		Biggs	*polonica**		493 Poland
hamptoni		Hampton	**Gruppe 12.** *bataviae*		
alexi		HS 616	*bataviae*		Swart
robinsoni		Robinson	*paidjan*		Paidjan
manilae*		LT 398	*djatzi*		HS 26
Gruppe 6. *cynopteri*			*kobbe**		CZ 320 K
cynopteri		3522 C	*balboa**		LT 761
butembo		Butembo	**Gruppe 13.** *hyos*		
Gruppe 7. *autumnalis*			*hyos*	*hyos*	Mitis Johnson
autumnalis	*autumnalis*	Akiyami A	*hyos*	*bakeri*	LT 79
autumnalis	*rachmat*	Rachmat	*hyos*	*guidae*	RP 29
autumnalis*	*fort-bragg*	Fort Bragg	*atlantae*		LT 81
autumnalis*	*bulgarica*	Nikolaevo	*kisuba*		Kisuba
bangkinang		Bangkinang 1	*bravo**		Bravo
erinacei-auriti		Erinacei auriti	*atchafalaya**		LSU 1013
mooris		Moores	**Gruppe 14.** *panama**		
			panama*		CZ 214 K
			* = provisorische Klassifikation		

(SWELLENGREBEL, 1907) die *Leptospira* (NOGUCHI, 1917) das dritte Genus. Es wird heute zu den Bakterien gerechnet, nicht mehr, wie VAN THIEL vorschlug, in eine Übergangsfamilie zwischen Bakterien und Protozoen. Das Genus Leptospira wird in zwei *Species* unterteilt:

1. *Leptospira biflexa* (WOLBACH und BINGER, 1914), welche die saprophytären Stämme umfaßt, mit Wachstum auf serumfreiem Medium ohne Wirtsreservoir.

Hierher gehören die verschiedenen Wasserspirochäten. Diese werden hier nicht besonders besprochen.

2. *Leptospira interrogens* (STIMSON, 1907), zu der alle parasitären Stämme gehören, isoliert von Vertebraten, vor allem von Mammalien.

Die beiden Species differieren in ihren Bedürfnissen an die Nährböden, in ihrer Fähigkeit in Gegenwart von 10 % Kohlendioxid und von 8-Agaguanid (JOHNSON und ROGERS) zu wachsen und in ihrer Kapazität der bakteriostatischen Wirkung von divalenten Kupferionen (enthalten in 1:100000 verdünnter Lösung von Kupfersulfat), dann im Egg-Yolk-Test und im Erythrocyten-Hämolyse-Test (KMETY et al.). Die zweite Gruppe ist in diesen Testen anspruchsvoller und umfaßt die sensitiven Stämme, welche für bestimmte Vertebraten parasitisch sind und in manchen pathogen sich auswirken (TURNER, 1966). Die Trennung der beiden Gruppen ist nicht ganz scharf (KMETY, 1966).

Die Species interrogens wird nach dem Hauptantigen unterteilt in zahlreiche *Serotypen.* Es gehören zwei Stämme zu verschiedenen Serotypen, wenn nach Kreuzabsorption mit heterologen Antigenen in jedem der Antisera bei wiederholten Testen 10 % oder mehr des homologen Titer regelmäßig zurückbleibt. *Subserotypen* lassen weniger als 10 % des homologen Titers in einem Antiserum, aber 10 % oder mehr im anderen Antiserum zurück. Für den praktischen Gebrauch werden einzelne Serotypen zu *Serogruppen* zusammengenommen und zwar wenn eine stärkere antigene Beziehung bei Kreuzagglutinationen besteht.

Die korrekte Schreibweise z. B. Leptospira interrogens serotyp grippotyphosa wird im täglichen Gebrauch ersetzt durch die kürzere Bezeichnung Leptospira grippotyphosa.

Die *Einteilung* der WHO-Experten von *1962* (publiziert Bull. Wld. Hlth. Org. *32*, 881, 1965) umfaßt 14 Serogruppen mit 87 Serotypen, die Tab. 2 aufführt. Die Forschung fügt noch immer einzelne neue Serotypen hinzu, so daß die Einteilungen noch Modifikationen erleben. 1967 ist eine Erweiterung der Klassifikation durch die gleiche Studiengruppe, gemeinsam mit dem Subkommittee für Taxonomie der Leptospiren in der Tagung in Moskau erfolgt. Dabei wurde die Benennung Subserotyp wieder fallengelassen und die Definition des Serotyps etwas erweitert. Die Bezeichnung für den Serotyp lautet jetzt: zwei Stämme werden dann als serologisch unterschiedliche Serotypen betrachtet, wenn nach Kreuzabsorption durch eine angemessene Quantität von heterologem Antigen nicht mehr wie ursprünglich jedes der Antisera, sondern nurmehr das Antiserum wenigstens des einen der beiden Stämme regelmäßig mindestens 10% vom Homologentiter bewahrt und zwar in wiederholten Testen im Vergleich mit dem Homologenstamm. Die entsprechende neue Tabelle findet sich auf S. 852.

IV. Die Einteilung der menschlichen Leptospirosen

Die Leptospirosen des Menschen können verschieden eingeteilt werden: nach der Schwere des klinischen Bildes in maligne und benigne L., was meist identisch ist mit ikterischen und anikterischen L.; nach den einzelnen Typen als Leptospirosis Typ X oder Y; nach den hauptsächlichsten tierischen Trägern als Ratten-, Mäuse-, Hunde-, Schweine-Leptospirosen etc.; dann nach dem epidemiologischen Erscheinungsbild in Feldfieber, Schweinehüterkrankheit usw. Da einzelne Typen mehrere, ja auch verschiedene Tierarten als Reservoir aufweisen, da von Tierträgern nicht nur Menschen, sondern auch verschiedene Tiere und von diesen dann wieder der Mensch angesteckt werden können, da namentlich auch die Erzeugung eines Ikterus jedem Leptospirentyp zukommt, nur prozentual verschieden häufig ist, so kann eine Einteilung nie sämtliche Ansprüche befriedigen. Unsere Einteilung kombiniert klinische und serologische Erhebungen (s. Tab. 3).

Tabelle 3. Einteilung der häufigen humanen Leptospirosen

Serotyp	Menschliche Krankheit	Hauptsächliche tierische Träger	vorhanden in			
			Europa	Asien	Australien	Amerika
I. meist ikterische, schwere Leptospirosen.						
L. icterohaemorrhagiae . .	Morbus Weil	Rattus norvegicus	+	+	+	+
II. öfters ikterische, weniger schwere Leptospirosen.						
L. bataviae	Indonesien. Morbus Weil / Italien. Reisfeldfieber	Rattus norvegicus / Microtus minutus sorcinus	+	+	−	+
L. pyrogenes	kurzfristiges Spirochätenfieber	Rattus brevicaudatus	+	+	+	−
L. australis A	Rohrzuckerfieber	Rattus culmorum	+	+	+	+
L. australis B	Rohrzuckerfieber	Rattus rattus	+	+	+	−
III. gewöhnlich anikterische, benigne Leptospirosen.						
L. javanica						
javanica	Javanisches Reisfeldfieber	Ratten	+	+	−	−
celledoni	Austral. Reisfeldfieber	Ratten	−	−	+	−
poi	Italienisches Reisfeldfieber	Ratten	++	++	−	−
L. autumnalis	Akiyami A / Fort Bragg-Fieber	Apodemus speciosus	+	+	−	−
L. grippotyphosa . . .	Feldfieber, Sumpffieber / Wasser-, Ernte-Fieber	Microtus arvalis	+	+	−	+
L. hebdomadis						
hebdomadis	Nanukayami	Microtus montibelloi	++	++	−	+
sejrö	Feldfieber	Mus musculis spicilegus	++	++	−	+
saxkoebing	Feldfieber	Apodemus sylvaticus	+++	−	−	−
L. ballum	(Reis-)Feldfieber	Apodemus flavicollus / Mus musculus musculus	+++	−	−	+
L. canicola	Canicolafieber	Hund	+++	+	+	+
L. pomona	Schweinehüterkrankheit	Schwein	+++	+	+	+
L. hyos	Schweinehüterkrankheit	Schwein	+++	−	+	+

V. Pathologische Anatomie und Pathogenese

Die pathologische Anatomie der Leptospira-Erkrankungen beruht fast ausschließlich auf den autoptischen Erhebungen bei ikterischen Formen, d. h. bei Morbus Weil, da von den benignen Formen keine verwertbaren anatomischen Untersuchungen vorliegen. Die Hauptbefunde sind schwere Nierenschädigung in Form einer *interstitiellen Nephritis* und *Nephrose*, eine relativ nicht sehr schwere *Hepatitis* und eine *hämorrhagische Diathese*. Es finden sich dazu Milzschwellung, Muskelveränderungen (degenerativ-nekrotischer Zerfall und Hämatome), Ödem in den verschiedensten Organen und gelegentlich Myokarditis (eingehende Schilderungen s. BEITZKE, 1921; PICK, 1917; BUCHANAN, 1927; KANEKO, 1932; SCHITTENHELM, 1934; ASHE et al., 1941; OSTERTAG (Biopsien) 1950; KOPPISCH und BOND, 1950, vorzüglich für Mensch und Tiere, G. BRUNS, 1967).

Die *Nierenveränderungen* dominieren im Autopsiebefund.

Die vergrößerten Nieren zeigen histologisch:

1. Interstitielle, entzündliche, nicht eitrige Infiltration von Rinde und Mark, überwiegend mit Lymphocyten und Plasmazellen, manchmal auch Eosinophilen.

2. Degenerative Veränderungen am Tubulus-Epithel, stets trübe Schwellung der Tubuli in allen Teilen, oft Dilatation, manchmal lokal bis zur Zellnekrose gehend, dabei Zylinder, sowohl hyaline wie auch Hämoglobin- und Myoglobinzylinder.

3. Interstitielles Ödem, all dies zunehmend mit der Krankheitsdauer.

4. Geringe oder fehlende Glomerulumalterationen.

All dies kennzeichnet ein Bild einer „*Lower Nephron-Nephrosis*" oder der diffusen distalen tubulären Nekrose, wie sie ähnlich bei Schocknieren (Crush, Hämolyse) gefunden wird. Das Verschontbleiben der Glomerula, das Ausbleiben ausgedehnter Nekrosen machen die völlige Ausheilung bei den überlebenden Fällen verständlich und lassen gerade hier therapeutische Maßnahmen als aussichtsreich erscheinen. Leptospiren können in den proximalen Tubuli contorti dargestellt werden.

Die *Leber* ist leicht vergrößert und ikterisch, histologisch weniger stark verändert als erwartet.

Es finden sich Dissoziation der Leberbälkchen, Vergrößerung der Kupferschen Sternzellen, Kernveränderungen mit Doppel-Nuclei und Riesenkernen, trübe Schwellung, meist nur geringe Verfettung der Leberzellen. Gallepigment ist abgelagert. Die portale Infiltration ist nur leicht, die Gallengänge sind durchgängig. Nur wenige Fälle haben hochgradige Zerstörung mit gelber Leberdystrophie aufgewiesen (im 1. Weltkrieg). Dauernde Leberschädigungen, anschließende Cirrhosen sind nicht beschrieben. In Leberbiopsien fand OSTERTAG, der leider die Krankheitstage der Punktionen seiner neun Fälle nicht angab, „seröse Entzündung" und die obengenannten ödematöse entzündlichen Veränderungen.

Die *Milz* zeigt retikuloendotheliale Hyperplasie und als kennzeichnend Erythrocytenphagocytose in den vergrößerten Pulpazellen.

Die *Gehirnveränderungen* konnten bei einer Encephalitis durch L. grippotyphosa erstmals 1964 durch JACOB histologisch untersucht werden. Bei dem nach 4wöchiger Krankheit (die letzten 2 Wochen mit hirnorganisch-psychotischen Symptomen) gestorbenen Mann fand sich eine herdförmige, multifokale Encephalitis. Die Hauptveränderungen lagen in den Stammganglien, in der inneren und äußeren Kapsel, der Substantia nigra und dem Kleinhirnmarkkegel. Es fanden sich dichte gliöszellige Proliferationen und nur sehr diskrete lymphocytär-perivasculär entzündliche Infiltration und seltene Purpurablutungen, zusätzlich mit Fettkörnchenzellentwicklung in den Kleinhirnmarkherden. Im ganzen wies die Encephalitis eine Ausbreitungszone auf, wie sie bei den virusbedingten Encephalitiden gesehen wird.

In der *Skeletmuskulatur* sind manchmal Hämorrhagien und auch wachsartige Degeneration, aber nie generalisiert, gefunden worden, *in anderen Organen* Blutungen, Ödem, trübe Schwellung, kleine Entzündungsherde, so im Myokard (ARIAN), Pankreas, Nebennieren, Gehirn (s. S. 842), auch Magendarmkanal und in der Haut.

Der Leptospirenbefund bei der Autopsie ist meist gering, oft auf die Nieren beschränkt, evtl. noch in der Muskulatur, und nur bei Frühtodesfällen zu erwarten.

Pathogenetisch ist die Leptospirose als eine allgemeine *Intoxikation* zu bewerten, aber längst nicht in der Intensität oder akuten Wirkung der Kokkentoxine. Die noch nicht erfaßten Leptospirentoxine führen zu einer Endothelläsion und zu degenerativen Prozessen an Leberzellen und Nierenepithelien der Tubuli mit generalisiertem Ödem. Für seröse Entzündung sprechen die klinischen Befunde der benignen Leptospirosen, so das Bild der Meningitis serosa und der Funktionsstörung innerer Organe, alles im Prinzip gut reversible Prozesse, die weniger die Charakteristika der Bakterienerkrankungen aufweisen und mehr an diejenigen der Virusinfekte erinnern. Die zweite Phase der Leptospirenkrankheit, welche der ersten septischen Phase mit Erregernachweis im Blut und Toxicose des ganzen Organismus folgt, kann als *immunologische Reaktion* gedeutet werden. Jetzt treten die Antikörper auf. Die Antikörperreaktion und die gleichzeitige Leptospirenzerstörung gibt Anlaß zu nochmaligem Fieber und zu Organerkrankungen, zur Entwicklung einer Hypersensitivität. Bei der Meningitis serosa ist die Antigenantikörperreaktion am besten zu kontrollieren und zeigt sich im Verschwinden der Leptospiren aus dem Liquor und dem Auftreten von Zell- und dann Eiweißerhöhung, sowie von Agglutininen (GSELL, 1952; EDWARDS, 1960). Die Immunreaktionen schließen nicht aus, daß in einzelnen Organen noch lange Zeit Leptospiren verborgen sein können, so in der Uvea der Augen, bei Tieren vor allem im Nierenbecken, beim Menschen aber auch in den Meningen, wo seltene Leptospirenisolierungen aus dem Liquor noch nach Monaten glückten, parallel zu tierexperimentellen Befunden (bei Hamstern, noch nach 4—12 Wochen [BENDER und VIETZE]). Die serologisch erfaßten Antikörper sind für die einzelnen Stämme spezifisch. Man kann annehmen, daß durch den Aufenthalt vieler Leptospiren-Generationen in einem bestimmten Wirtstier, dessen Proteinzusammensetzung sich auf die Leptospiren auswirkt und ihnen serologisch faßbare konstante Eigenschaften gibt, die Serotypen resp. die Subspecies der Leptospiren zustandekommen (Hypothese von GSELL).

VI. Epidemiologie

Grundlegend für die Epidemiologie der Leptospireninfekte ist die Tatsache, daß es sich hier um *Zoonosen* handelt. Es sind vom Tier auf den Menschen übertragene Krankheiten, wobei diese Übertragung direkt oder indirekt erfolgen kann (s. Tab. 4). Eine neue globale Aufstellung der Wirt-Serotypverteilung wurde im Juli 1966 vom USA Department of Health, Education und Welfare, veröffentlicht unter dem Titel „*Leptospiral Serotype Distribution Lists*". Sie enthält die in 67 Ländern der Welt isolierten Leptospirenstämme nach den einzelnen Serotypen aus zahlreichen tierischen Leptospirenträgern. Neben den bekannten Haustieren wurden 126 Tiere mit ihrem wissenschaftlichen Namen aufgeführt, aus denen Leptospiren isoliert werden konnten. Dazu wird die geographische Gegend genannt, wo die Leptospiren gefunden wurden. Bereits 1958 hat BABUDIERI eine vorzügliche Übersicht über das tierische Reservoir der Leptospiren gegeben. Die häufigsten Leptospirenwirte sind die Nagetiere (Ratten, Mäuse), größere Säugetiere, vor allem Rinder, Pferde, Esel etc.

Die *direkte Infektion* des Menschen vom Tier oder von dessen Exkrementen aus ist die Regel *bei gewissen Berufen*, so bei Tierärzten, Ratten- und Mäusefängern, Viehwärtern, Metzgern, Hundebesitzern, Jägern dort wo der Mensch in nahem Kontakt mit dem leptospirenbesiedelten Tier steht. Die *indirekte* Infektion mit exogener Siedlung der Leptospiren im Wasser oder im Boden ist *die häufigere*. Sie liegt dem epidemischen Auftreten von Leptospirenerkrankungen zugrunde, so dem Reisfeld-, dem Rohrzucker-, dem Sumpf- und Erntefieber, sowie der Mehrzahl der Weilschen Krankheiten. Sie erfolgt dort, wo von Tieren leptospirenhaltiger Urin in das Wasser von Kanälen, Flüssen, Sümpfen, kleinen Seen, in Trinkwasseranlagen, in Getreide-, Reis- oder Rohrzuckerfelder abgelagert wird, oder wo dieser Urin den

Boden beschmutzt, so in Stallungen oder auf freien Feldern. Das *beschmutzte Wasser* ist oft der Mittler der L-Infektionen. Damit erlangen die *ökologischen Bedingungen* eine wesentliche Bedeutung für das Entstehen von Leptospireninfektionen, das Klima, die Witterungseinflüsse, die Zusammensetzung des Bodens und die Lebensgewohnheiten der Tiere.

Tabelle 4. *Menschliche Infektionen von tierischen Leptospirenträgern*

Infektions-weg	übertragen durch	Epidemio-logisches Vor-kommen*	Berufsgruppe	Krankheit
direkt	Biß, Urin Fleisch Kultur-medium	E E E E E E	Rattenfänger . . . . . . Mauser . . . . Hundehalter . . . . . . Metzger, Tierärzte . . . ⎫ Köche, Lebensmittel- . . ⎪ verkäufer, Laboranten . ⎬ Hausfrauen . . . . . . ⎭	Weilsche Krankheit Feldfieber Canicolafieber verschiedene Leptospirosen
indirekt	Wasser Wasser Wasser Wasser Wasser Wasser Wasser Wasser Wasser Wasser Wasser Wasser Wasser Wasser Wasser Boden (Sumpf, Schlamm, Wiesen, Pflanzungen)	EG EG EG EG EG EG M M M M EG EG EG EG EG M M M M M M	Schwimmer . . . . . . ⎫ Fall ins Wasser . . . . ⎪ Fischer, Kanalarbeiter . ⎬ Mineure, Bergwerkarbeiter⎭ Matrosen . . . . Soldaten . . . . Badende . . . . Badende . . . . Badende . . . . Feld- und Waldarbeiter . . Soldaten, Kinder . . . Schweineknechte . . . . Molkereiarbeiter . . . . Käser, Viehhüter . . . . Pflanzer, Knechte . . . Schilfschnitter . . . . . Landarbeiter . . . . . Erntearbeiter . . . . . Erbspflücker . . . . . Reisfeldarbeiter . . . . Zuckerrohrschnitter . . .	infektiöser Ikterus Kartoffelschälerkrankheit Schützengrabenfieber Badefieber Charentefieber Okinawafieber Trinkwasserfieber Feldfieber Fort Bragg-Fieber Schweinehüterkrankheit Meningitis serosa bovine Leptospirose Wasserfieber Sumpffieber Sommergrippe Erntefieber Erbspflückerkrankheit Reisfeldarbeiter Zuckerrohrfieber

* E = Einzelerkrankungen, EG = Einzel- oder Gruppenerkrankungen, M = Massenerkrankungen

Die ursprüngliche Bodentheorie der Leptospireninfektion hat seit der Erkenntnis der tierischen Leptospirenträger an Bedeutung eingebüßt, da für die menschliche Infektion kein längerer Aufenthalt der Erreger in der freien Außenwelt notwendig ist und da der Boden meist keine günstigen Bedingungen für das Weiterleben der Leptospiren aufweist (s. S. 829). Erwähnt sei nur noch, daß, obgleich die Zahl der im tierischen Urin sehr groß sein kann (in 1 cm³ Rattenurin bis 6000 Leptospiren; Fühner), sich im stehengelassenen Urin nach 5 Std bereits keine beweglichen Leptospiren mehr finden, dagegen im stehenden Wasser noch über 18—20 Tage (Chang et al.). Im trockenen Boden sind Leptospiren bereits nicht mehr nach einer ½ Std, im feuchten Boden bei Zimmertemperatur dagegen noch über 189 Tage nachzuweisen (Okazaki und Ringen).

Die *Eintrittspforte der Infektion* erfolgt bei den Leptospiren, im Gegensatz zu Bakterien und Viren, nicht mehrheitlich aerogen oder intestinal, sondern *durch die Haut*, und zwar an Stellen von kleinen Verletzungen, und vielleicht auch durch intakte äußere Schleimhäute von Augen, Nase und Mund. Infektion durch die unverletzte Haut ist beim Menschen nicht bewiesen. *Infektion durch die verletzte*

Haut ist der normale Infektionsweg, so Laboratoriumsinfektionen nach Verletzung, Infektionen durch Ratten- und Mäusebisse, durch Verletzung bei beruflicher Arbeit, häufig beim Baden, dann bei Barfußgehen in Feldern und Stallungen mit Kontakt von unbedeutenden Hautschürfungen mit infiszierter Flüssigkeit. Bei genauer Untersuchung der Krankheitsfälle haben wir stets kleine, frische Verletzungen, meist an Händen und Füßen gefunden und den Nachweis von Berührung dieser Gliedteile mit Wasser, Boden oder Gegenständen, wo Leptospiren hingelangen, erbringen können. *Infektion durch die Schleimhäute* kann in Mund und Nase angenommen werden bei den seltenen Trinkwasserepidemien s. S. 855, bei Sturz in Kanäle, bei Tauchen, Baden. Doch ist hier oft auch eine Infektion durch kleine Hautverletzungen oder durch die Conjunctivea möglich. Bei dem Versuch ein Ferkel von Mund-zu-Mundatmung wiederbeleben zu können, zog sich ein Schweinezüchter eine Pomona-Infektion zu (WARMAN, 1961). Genitale Infektionen sind nicht bewiesen, meist lag eine andere Erklärung naheliegender. Placentare Infektion spielt beim Menschen keine Rolle (Ausnahme s. S. 844).

Experimentell glückten menschliche Infektionen mit avirulenten Stämmen wohl durch scarifizierte, nicht durch intakte Haut und nicht oral und stomachal (VAN THIEL und ENGLEBRECHT).

Doppelinfektion mit zwei verschiedenen Leptospirenstämmen sind als Raritäten beschrieben, so von WIESMANN und SUTER in der Schweiz, dann einmal in Queensland (lt. Ann. Rep. Hlth Med. Serv. 1954/55) mit L. hyos und L.-miniswazjizak.

Die *Geschlechtsverteilung* ist bei den Leptospirosen durch die exogenen Infektionsverhältnisse bedingt. Beide Geschlechter sind gleich empfänglich, die Bevorzugung eines Geschlechts hängt von der beruflichen Exposition mit tierischen Trägern zusammen. Mehr Männererkrankungen finden sich beim Morbus Weil, bei der Schweinehüterkrankheit, beim Rohrzuckerfieber. Dagegen sind vorwiegende Frauenkrankheiten das Reisfeldfieber, die Erbspflückerkrankheit, das Sumpffieber, wo die Frauen bei der Flachsgewinnung im sumpfigen Boden knien müssen.

Die *Altersverteilung* zeigt das Vorkommen der Leptospirosen in sämtlichen Lebensaltern, am häufigsten jedoch bei *jugendlichen Erwachsenen* (15—35 Jahre). Wesentlich ist auch hier die dann am meisten bestehende berufliche Gefährdung. Eine Ausnahme zeigt die Erbspflückerepidemie in Westfalen, wo 30% der Erkrankten zwischen 40—60 Jahre alt waren. Hier wurde die Arbeit von erwachsenen Frauen ausgeführt (PORTWICH und KNOTHE). Kindererkrankungen sind nicht sehr häufig, da sie nicht oft, Kleinkinder überhaupt fast nie, exponiert sind. Unser jüngster Fall war $3^3/_4$ Jahre alt (nur 1 Fall von 670 Erkrankungen jünger als 5 Jahre), derjenige von STROBEL 2 Jahre. Eine Säuglingserkrankung teilte mir eben GIRARD (Genf) mit.

Das *jahreszeitliche Auftreten* läßt die Leptospirosen allgemein als *Sommer-Herbstkrankheiten* ansprechen. In der warmen Jahreszeit sind die Lebensbedingungen außerhalb des tierischen Körpers für die Leptospiren am besten, und auch die Menschen suchen dann am häufigsten die infizierten Felder oder Gewässer auf. *Einzelfälle* kommen in *allen Monaten* vor, auch im Winter, begreiflicherweise besonders bei Infektionen durch Haustiere mit deren zivilisierten Lebensbedingungen (warme Stallungen, Hunde in menschlichen Wohnungen usw.).

Die *geographische Verteilung* hängt mit den ökologischen Verhältnissen zusammen. Die L. icterohaemorrhagiae ist eine *kosmopolitische Erkrankung*, da Wanderratten über die ganze Welt verteilt sind mit Bevorzugung der Küstengebiete, der Fluß-Städte und der Kohlengruben.

Der WHO wird nur diese Leptospirose gemeldet, auch diese längst nicht von allen Ländern, am meisten aus Europa. 1960 wurden aus 33 Staaten der fünf Erdteile 1398 Erkrankungen an L. icterohaemorrhagiae mit 296 Todesfällen amtlich übermittelt (Epid. vital Stat. Rep. 17, 242 (1964)).

Ebenso findet sich die Leptospirosis canicola über die ganze Welt verteilt, da die Hunde als menschliche Begleiter diese Erkrankung überallhin verschleppen können. *Lokalbeschränkt* sind dank ihrer Träger L. pomona und L. Hyos auf Gegenden mit großen Schweinezuchten, indem sie nur dort genügende Chancen zur Weiterausbreitung haben, so im europäischen Alpengebiet und in Nordaustralien. Mit dem Zivilisationsprozeß der künstlichen Überschwemmung für die Rohrzucker- und Reisgewinnung sind die mit dieser Arbeit verbundenen Fiebererkrankungen geographisch auf bestimmte Gegenden beschränkt, währenddem die Infektionen durch L. grippotyphose von der Feldmaus her in verschiedensten Regionen die sog. Ernte- oder Sumpffieber bedingen können. Es überwiegen deshalb in jedem Staat bestimmte Leptospirentypen (vgl. S. 871).

Bei *Tieren* sind die Leptospireninfektionen hier gesondert besprochen für *Hunde*, vgl. S. 858, für *Pferde*, vgl. S. 862, für *Schweine*, vgl. S. 862, für *Rinder*, vgl. S. 862, 867. Auch weitere Haustiere können durch Leptospiren infiziert werden: Schafe, Ziegen, Esel, Katzen (Lit. s. GSELL, 1960). Das größte Reservoir der Leptospiren findet sich aber in den *Nagetieren*, wobei die *Ratten* und die *Feldmäuse* die wichtigsten Träger und Übermittler für Leptospiren sind. Verschiedene Rattenarten und auch Mäusesorten beherbergen serologisch verschiedene Leptospirentypen, worauf bei den einzelnen Krankheiten besonders hingewiesen wird. Neuerdings sind experimentelle Infektionen von Vögeln (TORTEN et al.) und von Reptilien (VAN DER HOEDEN), dann bei Fröschen und Fischen gelungen, und auch Antikörper konnten bei diesen Tieren nachgewiesen werden, doch scheinen die genannten Tiere in der natürlichen Infektionskette keine Rolle zu spielen.

VII. Klinik

Die *Inkubation* von Infektion bis zu Krankheitssymptomen beträgt durchschnittlich 5—14 Tage, sie kann zwischen 2—20 Tagen schwanken. Eine wesentliche Rolle spielt die Intensität der Infektion mit kurzer Frist von 2—4 Tagen bei massiver Infektion, längeren Perioden bis zu 3 Wochen bei wenigen Keimen.

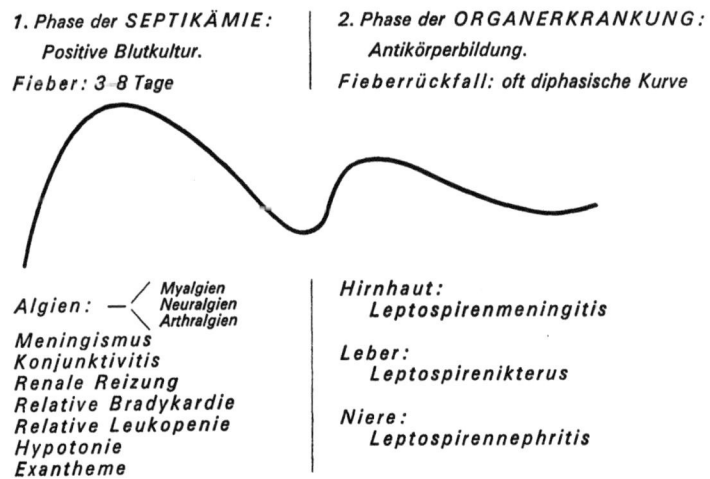

Abb. 3. Klinik der Leptospireninfektion

An der *Eintrittspforte* der Infektion bedingen die Leptospiren *keine Symptome*, keine faßbare entzündliche Reaktion. Es entsteht auch keine Lymphadenitis, ganz im Gegensatz zu den Spirochäten der Syphilis.

Das *klinische Krankheitsbild*, einsetzend mit der Leptospirämie, ist charakterisiert als eine *akute hochfieberhafte Erkrankung* mit zweiphasischem Ablauf, in der *ersten Phase* mit Fieber, Kopfweh, Conjunctivalrötung und Unwohlsein, nach einem mehr oder weniger deutlichen Temperaturrückgang gefolgt in der *zweiten Phase* von einem nochmaligen, meist kürzer dauerndem Fieberanstieg und Zeichen von Organerkrankung, in der einen Gruppe mit Ikterus und Nephritis *(ikterische Form)*, in der anderen Gruppe mit Meningitis serosa *(meningitische Form)*, mit Nephritis allein *(renale Form)* oder ohne massiveren Lokalbefund *(febrile oder grippale Form)*, alle gelegentlich mit hämorrhagischer Diathese (s. Abb. 3).

Die **Hauptsymptome** oder *Symptome der ersten Phase* sind:

a) *Akuter Beginn:* Die Krankheit setzt rasch ein, nicht selten mit Schüttelfrost, gelegentlich mit plötzlichem Zusammenbruch bei der Arbeit, meist innert 1—2 Tagen mit allgemeinem Unwohlsein, ausgesprochenem Kopfweh, manchmal mit Herpes labialis.

b) *Hohes Fieber:* Die Fieberkurve weist eine hohe Hauptphase von 3—6 Tagen auf, gefolgt, nach ein- bis mehrtägiger Fiebersenkung, in der zweiten Phase von einem nochmaligen Fieberschub, so daß ein *diphasischer Verlauf* entsteht. Der zweite Schub ist beim Morbus Weil stärker und protrahierter, von ein- bis mehrwöchiger Dauer, bei den anikterischen Formen meist nur 1—3tägig, manchmal nur angedeutet. Es kann zu drei oder mehr Fieberschüben kommen. Die *1. Fieberperiode*, die dem septikämischen Stadium entspricht, geht öfters mit einem umnebelten Sensorium einher, weshalb die Bezeichnung „grippotyphosa" dem Erreger des Wasserfiebers gegeben wurde. Es wurde auch von „Pseudotyphus" gesprochen, so bei der Schweinehüterkrankheit, deren erste Fieberphase in Form einer Continua als „plateau", deren zweiter kurzer Fieberschub als „clocher" benannt worden ist. Bei den benignen Formen halten die Fieber im gesamten durchschnittlich 7—10 Tage an, bei den ikterischen Formen 2—3 Wochen. Die *zweite Periode* wird oft erst bei der Analyse der Fieberkurve retrospektiv gut erkannt und entspricht, wie erwähnt, der eingetretenen immunologischen Reaktion. Die Abb. 7 u. 8 zeigen Fieberkurven von verschiedenen anikterischen Leptospirosen, während Abb. 12—16 den Temperaturablauf schwerer ikterischer Form wiedergibt.

c) *Algien:* Vor allem *Cephalgien* und *Myalgien* treten schon früh auf und halten während der ganzen Fieberperiode an. Die Schmerzen sind nicht auf bestimmte Muskelabschnitte beschränkt, bald im Rücken, in der Lende, bald in Nacken und Schulter, nicht selten in der Wadenmuskulatur, so daß beim Morbus Weil die *Wadenschmerzen* mit Tiefendruckempfindlichkeit ohne Schmerzhaftigkeit der darüberliegenden Haut besonders hervorgehoben, beim Fort-Bragg-Fieber die Prätibialschmerzen als kennzeichnend beschrieben wurden. Schmerzen in der Bauchmuskulatur können intestinale Krankheitsbilder vortäuschen, so Appendicitis (Fehloperationen), Colitis, Cholecystitis. Gelegentlich sind die Gelenke schmerzhaft ohne Schwellung, so daß *Arthralgien* erst eine Polyarthritis annehmen lassen. Manchmal können auch Nervenstränge schmerzen, so daß *Neuralgien* im Gebiet des Plexus brachialis, des Ischiasnerven, der Kopfnerven bekannt sind. Die Algien werden auf die toxischen Produkte der Leptospiren zurückgeführt.

d) *Conjunctivitis:* Hyperämie der Gefäße von Conjunctiva und Sclera mit Maximum in der Umschlagfalte, begleitet von Photophobie und öfters auch von Augenschmerzen, finden sich in 80—90 % der Fälle, manchmal erst am 3.—6. Tag oder in der zweiten Phase. Es handelt sich nicht um eine eigentliche Conjunctivitis, wie bei Masern, sondern um eine episclerale Gefäßinfektion und Hyperämie, die ein gutes diagnostisches Zeichen für diese Krankheit sind.

e) *Meningismus:* Dieser wird bei genauer Untersuchung häufig entdeckt, schwierig abzutrennen von myalgischer Muskelspannung. Nicht nur Steifigkeit des Nackens, sondern des Rückens mit Einschränkung der Beugefähigkeit, Unmöglichkeit des Kniekusses auch bei noch leicht gebeugten Knien, des Hebens der gestreckten Beine bis zur Senkrechten, ist typisch. Die Lumbalpunktion stellt in der ersten Fieberphase noch keine oder nur geringe Zell- und Eiweißvermehrung fest, meist aber Druckerhöhung, auf welche die beträchtlichen Kopfschmerzen bezogen werden können (s. Abb. 12 u. 13, 14 u. 15).

f) *Renale Reizsymptome* lassen sich bei Urinuntersuchung fast stets feststellen: geringe Mengen Albumen, einige Erythrocyten und Leukocyten, öfters auch hyaline und granulierte Zylinder, all dies Ausdruck der hämatogenen Nephritis. Renale Insuffizienzsymptome fehlen bei den benignen Leptospirosen meist, sind aber bei ikterischen und bei renalen Formen sehr ausgesprochen (s. unten).

g) *Hypotonie* und *relative Bradykardie:* Erstere besonders bei den schwereren Fällen sehr ausgeprägt mit systolischen BD-Werten um nur 90—110 mm Hg. (s. S. 842), letztere nur mehr bei den benignen Formen, bei denen der Puls oft nicht entsprechend der Temperatur beschleunigt ist, so daß man von einer sphygmothermischen Dissoziation spricht, deutlich mehr in der zweiten Fieberphase.

h) *Exantheme* können vorkommen, meist in Form flüchtiger Ausschläge (rash), sowohl morbiliform, scarlatiniform, als auch urtikariell. Sie müssen besonders gesucht werden, da sie oft nur diskret an Oberschenkeln oder Rumpf ausgeprägt sind. Sie dauern meist nur 1—2 Tage, können jucken und zu Schuppung führen. Ihre Häufigkeit wechselt in den einzelnen Epidemien und wird durchschnittlich zwischen 10—30% angegeben.

i) *Negativer Lokalbefund:* gilt für die ersten Tage und macht die Diagnose schwierig. In einem Teil der Fälle, so bei rein febrilen grippeähnlichen Formen, bleibt ein Lokalbefund aus. Bei einem anderen Teil, und zwar in der Mehrheit, treten mit der zweiten Krankheitsphase, bei schweren Fällen schon ab 4.—5. Tag, öfters erst am Ende der 1. Woche, Symptome von lokaler Organschädigung hinzu, welche dann zur Bezeichnung der erwähnten verschiedenen Formen der Leptospirosen führen. Die Hauptsymptome sind in Tab. 5 für Morbus Weil und für drei benigne Leptospirosen zusammengestellt.

Tabelle 5. *Wichtigste klinische Symptome von Leptospirosen in Europa* (in %)

Symptome	L. icterohae-morrhagiae	L. canicola	L. grippo-typhosa	L. pomona und hyos
Fieber	100	100	100	100
Biphasisches Fieber	70	80	80	96
Muskel- und Gliederschmerzen	80	60	70	28
Kopfschmerzen	90	100	95	100!
Conjunctivitis	50	60	75	66
Meningitis	88	70	85	100!
Ikterus	70!	15	5	2
Lebervergrößerung	50	15	5	14
Proteinurie	80	65	65	80
Erythro- und Cylindrurie	70!	40	40	58
Milztumor	20	5	30	31
Drüsenschwellungen	30	40	40	21
Exantheme	15	20	30	11
Hautblutungen	50!	0—5	0—5	1
Hypotonie (unter 100)	70!	5	10	8
Pulmonale Symptome	10	20	5	6
Herpes labialis	30	10	5	5
Anurie	15	1	1	1
Krankheitsgruppe*	Morbus Weil 1	Canicola-fieber 2	Feldfieber 3	Schweinehü-terkrankheit 4

* Zahlen für die Gruppen 1—3 nach PORTWICH und KNOTHE, für die Gruppe 4 nach GSELL und HAGMANN.

Die **fakultativen Symptome** oder *Symptome der zweiten Phase* sind folgende:

a) *Hepatische Schädigung:* Während bei den benignen Formen die Leberbeteiligung sich nur durch die bei vielen febrilen Infekten bemerkbare Urobilinurie zu erkennen gibt, manchmal aber doch durch leichte Bilirubinerhöhung im Serum, ist der *Ikterus* für den M. Weil, verursacht häufig durch L. icterohaemorrhagiae, gelegentlich durch alle anderen Leptospirentypen, das Hauptkennzeichen. Die **Leptospiren-Gelbsucht** setzt meist ab 5.—7. Tag, gelegentlich schon ab 3. Tag ein. Sie kann sehr intensiv werden, 2—3 evtl. bis 6 Wochen anhalten, anfangs mit schmerzhafter, leicht vergrößerter Leber, und wenige Tage mit acholischem Stuhl einhergehen. Das Maximum der Leberfunktionsstörung ist in der 2. und 3. Woche vorhanden mit pathologischen Funktionstesten, die sehr verschieden stark sein können (s. S. 856). Es handelt sich um einen hepatogenen Ikterus, wobei neuere Untersuchungen keinen hämolytischen Faktor, keinen erhöhten Katabolismus der Eisenporphyrine fanden (RAMOS-MOLARES et al.). Übergang in akute Leberdystrophie ist sehr selten. Die Lebensgefährdung ist vorwiegend durch die meist gleichzeitige renale Schädigung bedingt. Leichtere Fälle weisen nur Subikterus auf.

b) *Renale Schädigung:* Es kann das Vollbild einer akuten **Leptospirennephritis** auftreten, eine interstitielle Nephritis mit starker tubulärer Schädigung ohne wesentliche Glomerulumbeteiligung (s. S. 834), erkenntlich mit stark *pathologischem Urinbefund* mit beträchtlicher Albuminurie, Cylinderurie, Erythrocyturie, mit Abnahme der Urinmenge von *Oligurie* bis zur Anurie, mit der Ausbildung einer *Urämie*. Die Rest-N-Erhöhung ist meist unerwartet hoch, 100—300—600 mg % oder mehr, ebenso die Harnstoff- und Kreatinin-Erhöhung. Der Blutdruck bleibt mit Ausnahme der schwersten Fälle niedrig, Ödeme fehlen. Es können drei Azotämieformen unterschieden werden (DOHMEN): die hypochlorämische Azotämie mit Kochsalzverarmung infolge Erbrechen, Durchfall, Chlorverschiebung in den Organen mit Stapelung im Muskelgewebe, die Produktionsurämie mit vermehrtem Untergang von Körperzellen, so in der Leber mit gleichzeitigem Ikterus und in der Muskulatur mit deutlichen Muskelschmerzen, und die *Retentionsurämie* infolge der renalen Läsion selbst, die auch bei bereits wieder zurückgehendem Ikterus noch zunehmen kann und die am häufigsten den Tod an Leptospirosis bedingt. Die Hauptgefahr liegt in der zweiten Krankheitswoche.

c) *Nervensystemveränderungen:* Hier findet sich als häufigste Organläsion eine seröse Meningitis, selten eine Encephalomyelitis oder Neuritis. Die seröse **Leptospirenmeningitis** ist seit dem ersten Hinweis von COSTA und TROISIER (1916) mit der Benennung „spirochétose meningée" nicht nur bei ikterischen Formen bekannt, sondern bei benignen Leptospirosen durch genauere Untersuchung immer häufiger gesehen worden. Sie tritt deutlich erst in der zweiten Krankheitsphase auf. Während nach den Erhebungen von GSELL im ersten Fieberstadium nur mehr Meningismus mit normalem Liquorbefund, aber öfters mit Druckerhöhung sich findet, zeigt sich in der zweiten Krankheitsphase eine richtige Meningitis serosa. Klinisch besteht Steifigkeit, bald mehr im Nacken, bald im Rücken, bald mehr im Lendengebiet, positives Kernigsches und Laseguesches Symptom mit Erbrechen und starken Kopfschmerzen. Regelmäßig ist ein *pathologischer Liquorbefund* festzustellen (s. Abb. 12—16). Dieser, also kein Frühsymptom, zeigt sich an durch Zellerhöhung bis über 1500 Drittelzellen, meist 50—200 Drittel, gelegentlich nur 10—20 Drittel, nur zu Beginn mit überwiegenden Neutrophilen, sonst stets (ab 2. Tag der zweiten Phase) mit reiner Lymphocytenvermehrung, durch Anstieg der Eiweißwerte, der nur langsam erfolgt, mit positiver Nonne- und Pandy-Reaktion, mittelständigen oder rechtsverschobenen Goldsol- und Mastixkurven, mit Fehlen charakteristischer Veränderungen des Zuckers (gelegentlich Verminderung) und der Chloride. Gleichzeitig mit Zell- und Eiweißvermehrung erscheinen Antikörper: positive Agglutinationstiter, immerhin viel niedriger als im Blut (s. S. 846).

Mit Eintreten der Meningitis (normergische Reaktion auf den eingedrungenen Erreger) verschwinden meist auch die Leptospiren aus dem Liquorraum und sind ab der 2. Woche nicht mehr nachzuweisen. Die meningitischen Symptome gehen meist in der 3. Woche wieder ganz zurück. Die Zellvermehrung hält aber oft noch länger an, wenn auch chronische Verlaufsformen selten sind (s. S. 844). Die Ausheilung der Meningitis erfolgt ohne Zurücklassung von Residuen.

Encephalomyelitiden kommen vereinzelt bei allen Leptospirentypen vor. Sie zeigen sich als Paresen der Hirnnerven, der Extremitäten, ähnlich der Poliomyelitis, meist aber flüchtiger Art, nur selten mit Dauerschäden, so z. B. mit Ulnarisparese noch nach 2 Jahren (CUNNINGHAM), in einer Dauerhemiparese im Falle von GSELL und PRADER. Es sind auch Fälle von Myelitis transversa, von Blasenstörung mit Inkontinenz, Myoklonien, Veränderungen des Nervus opticus, Radiculitis und Polyneuritis, meist mit Rückbildung innerhalb von Wochen bis mehreren Monaten, mitgeteilt worden (Lit. s. SCHEID, FREYER).

d) *Veränderungen im blutbildenden System* zeigen sich am häufigsten durch eine **hämorrhagische Diathese,** die auch als ein Charakteristikum der Leptospirosen bezeichnet wurde. In leichtem Grade finden sich Nasenbluten, verstärkte Periodenblutungen, kleine Petechien, in schweren Fällen ausgedehnte Hautblutungen, intensive Darmblutungen, blutiges Sputum. Die hämorrhagische Diathese kann durch toxische Capillarschädigung bedingt sein, sie kann aber auch durch Thrombopenie, namentlich bei ikterischen Fällen, und Gerinnungsstörungen verursacht werden. Vermehrung des Plasmafibrinogens, parallel mit einer Plättchenverminderung, ist von GRAZIOLI et al. mitgeteilt worden, auch pathologische Thrombelastogramme. Eine vermehrte Hämolyse soll bei der Leptospirosis ictero-haemoglobinurica der Rinder im Vordergrund stehen, ist beim Menschen aber nicht sicher nachgewiesen.

Erythroblastisch-myelocytäre Reaktionen kommen vereinzelt vor. *Sekundäre Anämie* ist dagegen eine häufige Folgeerscheinung nach schweren Leptospirenerkrankungen und bildet sich in der Rekonvaleszenz nur langsam zurück.

e) *Gastrointestinale Erscheinungen:* Durchfälle sind meist nur während der ersten Tage vorhanden. Häufiger tritt hartnäckige Obstipation ein, namentlich bei meningitischen Formen. Der Stuhl ist dunkel, bei hämorrhagischer Diathese evtl. schwarz, bei Ikterus anfangs hell, dann gleich wieder gefärbt. Die Zunge ist weißlich belegt, der Gaumen oft gerötet, selten streifig-fleckig in Form eines Exanthems. Übelkeit ist oft vorhanden, Erbrechen initial.

f) *Kardiovasculäre Symptome, Hypotonie* ist im akuten Zustand, wie erwähnt, häufig (AUSTONI), der Puls weich, gelegentlich dichrot. Das Herz ist im ganzen wenig betroffen. Myokardalterationen im EKG sind während der Fieberschübe und in der Rekonvaleszenz in leichter Art, wie bei vielen Infektionen, festzustellen, nur selten Reizleitungsstörung, Extrasystolien. Vereinzelte Fälle von Endokarditis, Myokarditis, Perikarditis sind mitgeteilt, heilen aber gut und ohne Dauerschädigungen aus (Lit. s. EDWARDS und TOMM).

g) *Respiratorische Veränderungen* fehlen meist bei den benignen Formen. Es kann Bronchitis gefunden werden, selten ein flüchtiges Lungeninfiltrat, so als Zufallsbefund bei Durchleuchtung von KAPPELER. Ikterische Formen gehen aber meist mit Bronchitis einher, die zu Bronchopneumonie, Pleuritis sicca, selten exsudativa, in schwersten Fällen zu hämorrhagischen Pneumonien führen kann. Meist sind Bronchopneumonien erst als sekundäre Erkrankung bei allgemeiner Schwächung des Organismus vorhanden (Lit. s. SILVERSTEIN, 1953).

h) *Veränderungen im lymphatisch-reticulären System: Milztumor* kommt vor,

ist aber kein regelmäßiges Symptom, wie WEIL annahm. Oft ist die Milz nur perkutorisch vergrößert, palpabel bei den benignen Formen in rund 10—15 %, beim
Morbus Weil in 30—50 %. Dagegen sind *Lymphdrüsenschwellungen* in verschiedenen Epidemien und auch in Einzelfällen immer wieder erwähnt, so am Hals, im
Nacken, in der Leiste, anfangs manchmal mit Schmerzhaftigkeit.

i) *Veränderungen an endokrinen Organen:* Akute Pankreatitis und Pankreas-
fettgewebsnekrosen sind beim Morbus Weil beschrieben worden (STOLZE et al.),
auch Glykosurie, dann Orchitiden bei L. ballum (STÖRNER, KAPPELER et al.).

Komplikationen

Diese sind nicht häufig, am wichtigsten sind:

a) Neigung zu *Eiterungen*, zu Furunkeln, Impetigo, Otitis, Parotitis, sekundärer Bronchopneumonie.

b) *Augenkomplikationen*, besonders **Iridocyclitis**. Diese ist eine ausgesprochene
Späterkrankung, gelegentlich schon ab 2.—3. Krankheitswoche, meist aber erst nach
gesundem Intervall auftretend nach 4—8—12 Monaten, so daß gar nicht mehr an
den Zusammenhang mit der Leptospireninfektion gedacht wird.

Auf Grund tierexperimenteller Erfahrungen kann man annehmen, daß Leptospiren gleich
wie im Nierenbecken sich im Augengewebe über Monate lebend erhalten können und früher
oder später zu einer wesentlich auch allergisch mitbedingten Lokalerkrankung Anlaß geben.
Beim Menschen konnten vereinzelt L. im Kammerwasser isoliert werden (ALEXANDER, MORO);
durch Tierversuch nach 4 Monaten nachgewiesen. Es sind spezifische, meist nicht sehr hohe
Leptospirenagglutinine nachzuweisen (GSELL, REHSTEINER und VERREY) (s. Abb. 4).

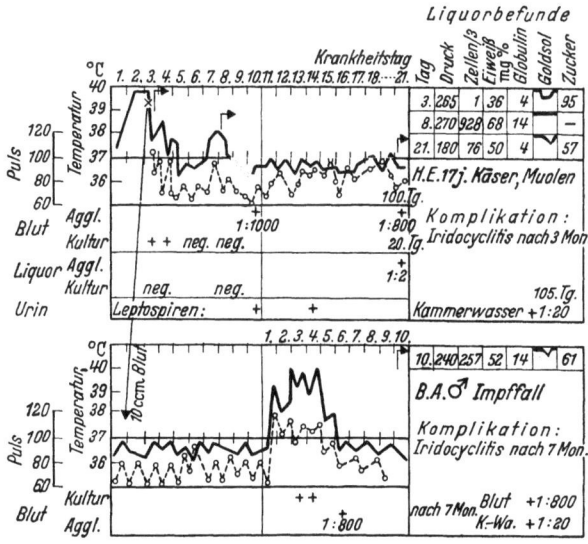

Abb. 4. Leptospirosis pomona mit Impffall, beide mit Spätiridocyclitis

Prognostisch sind die Iridocyclitiden, die bei all den verschiedenen Leptospirentypen gesehen wurden, meist gutartig. Es können aber sehr hartnäckige, auch rezidivierende Formen auftreten, mit Panuveitis, und Uveo-neuro-Retinitis. Andere
Augenkomplikationen sind beim Menschen selten, so Chorioiditis, Neuritis, temporäre Erblindung (Lit. s. GSELL, 1952; HAGER und MOCHMANN, 1958; MORO).

Bei *Pferden* wird die *rezidivierende Uveitis*, die sog. periodische Augenentzündung oder Mondblindheit als Leptospirose angesehen, wobei sich das akute Stadium der L.-Infektion bei den Pferden meist nicht klinisch faßbar manifestiert
(HEUSSER). Selten verläuft die L. der Pferde auch mit Ikterus (MONDINI).

c) *Chronische Meningitis oder Encephalomyelitis*, die sich über Wochen oder Monate hinzieht, auch Radikulitis kann vorkommen, auch diese schließlich meist mit guter Prognose (MURGATROID, GSELL, 1951).

d) *Postinfektiöse Labilität des vegetativen Nervensystems und Neurasthenie* kommt bei anfangs stark toxischen Formen vor. Verminderte Leistungsfähigkeit, Schlafstörung, Haarausfall können sich über einige Monate hinziehen, auch starke Gewichtsabnahme bis zu 15 und mehr kg bei Weil-Fällen. Schließlich ist aber mit Ausnahme der im akuten Stadium erlegenen Personen, die völlige Wiederherstellung ohne nachteilige Folgen typisch.

e) *Abort* bei Leptospirose, bei Tieren öfters gesehen (Lit. s. WIESMANN, 1961), kann selten beim Menschen vorkommen. CHUNG-HUEI-LAN et al. berichten über einen Abort mit Leptospirennachweis in Leber und Nieren des 5 Monate alten Foetus, wie auch im Blut der Mutter. Sie sahen auch bei einer Schwangeren Leptospiren in der Milch und konnten in einem dritten Fall bei frischer Erkrankung zur Zeit normaler Geburt Leptospiren in Placenta und im Nabelschnurblut nachweisen. Klinisch heilte diese kongenitale Leptospirose mit Leberschwellung, leichtem Ikterus rasch unter Penicillin.

f) *Krankheitsrezidive* sind ebenfalls nicht häufig. *Zweimalige Erkrankungen* können, da nach der Infektion sich eine typenspezifische Immunität entwickelt, durch andere L.-Typen als bei der Ersterkrankung vorkommen. Wir konnten solche mehrfach bei Schweinehütern feststellen, z. B. das erste Mal mit Erkrankung durch L. pomona, das zweite Mal, meist erst nach einem Jahr oder später, durch L. hyos (GSELL, 1954).

Laboratoriumsbefunde

a) *Allgemeine:* Das *Blutbild* zeigt in der ersten Fieberphase deutliche Neutrophilie mit Vermehrung der Stabkernigen und Lymphopenie, also *Linksverschiebung*. Die Gesamtleukocytenzahl ist in ikterischen und urämischen Fällen oft beträchtlich erhöht, sonst meist kaum verändert oder auch leicht erniedrigt. Gerade bei benignen Formen kann im Verhältnis zum hohen Fieber von einer *relativen Leukopenie* gesprochen werden. In der zweiten Phase ist mit Ausnahme der schwersten Form bei normaler Leukocytenzahl eine deutliche Lymphocytose mit einzelnen jugendlichen lymphatischen Zellen zu finden. Fehlen der Eosinophilen deutet auf ein zu erwartendes Rezidiv (KLIENEBERGER). Knochenmarksuntersuchungen zeigten Hypoplasie mit besonderer Beteiligung der Plasma- und Retikulumzellen, Eosinophilie und nur bei einzelnen schweren Erkrankungen Hypoplasie (OSTERTAG).

Die *Blutsenkungsreaktion* steigt schon in den ersten Tagen an, geht rasch auf manchmal beträchtliche Werte und kehrt nach Entfieberung und Abheilung der Organveränderungen in 2—4 Wochen wieder zur Norm zurück.

Im *Serum* kann die *Wassermannsche Reaktion* vorübergehend positiv werden, auch bei nicht ikterischen Formen. Wir sahen eine solche pseudoluische Reaktion sowohl im Blut wie im Liquor bei einer anikterischen L. sejrö mit spontaner Rückbildung im Laufe der Erholung. Ebenfalls kann eine *heterophile Antikörperagglutination* auftreten und darf deshalb hier nicht für die Diagnose einer Mononucleosis infectiosa verwendet werden (WIESMANN).

Eine Erhöhung der Lipoide bei normalem Cholesteringehalt ist bei ikterischen Fällen gefunden worden (NICAUD). Oft kommt es zu Hypoproteinämie und bei Elektrophorese zu Anstieg erst von *a*- und *β*-Globulin, später auch von *γ*-Globulin (HERRLICH). Im *Urin* kann die Diazoprobe positiv werden, gelegentlich zeigt sich eine vorübergehende Glykosurie.

b) *Spezifische Laboratoriumsteste:* Die Sicherung der Leptospirosisdiagnose kann durch zwei Methoden erfolgen:

a) *Erregernachweis:* während der 1. und evtl. 2. Krankheitswoche im Blut oder Urin und später manchmal im Urin, sei es durch Tierversuch oder durch Kultur auf speziellen Nährböden. Im *Tierversuch* bedingt die L. icterohaemorrhagiae und L. autumnalis bei *Meerschweinchen*, die sich als optimaler Nährboden erwiesen, eine Gelbsucht und zwischen dem 5.—12. Tag Exitus. Leptospiren können dann in Leber, Nieren oder Peritonealflüssigkeit leicht gefunden werden. Es erwiesen sich auch der *Hamster* besonders für L. canicola und der in Israel vorkommende Meriones Crassus (VAN DER HOEDEN) als günstige Nährböden. Für die meisten Leptospirentypen, die eine anikterische menschliche Krankheit bedingen, bewirkt die Impfung dieser Testtiere weder Ikterus noch Exitus. Die Temperaturkontrolle zeigt aber Fieber an. Es können bei den Versuchstieren Antikörperbildung nachgewiesen werden, und bei Weiterimpfung am 5.—8. Tag kann der Erreger in solchen Tieren am Leben erhalten oder von dort durch Überimpfung auf eine Kultur isoliert werden. Er findet sich dann auch im Urin der Tiere. Empfohlen wurde auch die Verimpfung von Citratblut intraperitoneal auf junge weiße Mäuse, bei denen Leptospiren im Peritonealexsudat bereits am 2. Tag nachweisbar werden (POPP), oder Urinkontrolle dieser Mäuse mit Nachweis von Leptospiren im Dunkelfeld am 2.—5. Tag (OLEJNIK).

Die Dunkelfelduntersuchung von frischem, während der ersten Tage entnommenen Blut des Patienten, sogleich verdünnt mit physiologischer Kochsalzlösung 1:5 bis 1:40, Absetzenlassen der Erythrocyten und mikroskopischer Untersuchung der überstehenden Flüssigkeit (OSTERTAG) hat viele Fehlresultate ergeben, meist Verwechslung von Leptospiren mit Kunstprodukten, Fibrinfilamenten (Pseudospirochaeten), so daß sie *abzuraten* ist (BROOM).

Wertvoll ist die *Züchtung* auf künstlichen *serumhaltigen Nährböden* (s. S. 828). Sie ist für alle Leptospiren verwendbar, hat einzig den praktischen Nachteil, daß sie nur während der ersten 5, evtl. 7 Krankheitstage Aussicht auf Erfolg hat, auch dann nicht regelmäßig, und daß es 10 Tage dauert, bis die Leptospirenkultur angeht. Ausführung der Beimpfung am Krankenbett oder Expreßbluteinsendung in ein Speziallaboratorium mit Liquoidzusatz ist angezeigt. Der Erregernachweis kann auch aus dem Liquor versucht werden.

Im *Urin* sind Leptospiren beim Menschen nicht oft zu finden. Kulturen gehen meist nicht an. Auch bei Untersuchungen im frischen Urin, in dem die Leptospiren von der 2. Woche an über einige Wochen gesucht werden können, sind die Erreger im Dunkelfeld oft bereits geschädigt, bewegen sich nur wenig und sind zahlenmäßig spärlich. Wir fanden einmal noch am 64. Tag L. im Urin. Dagegen wurden in Vietnam bei der dort üblichen vegetarischen Ernährung mit einem Urin-pH in der alkalischen Richtung Leptospiren häufiger gefunden (in 8,4%, einmal noch nach $4^{1}/_{2}$ Monaten: SPINU und TOPCIU).

b) Der *serologische Nachweis* ist heute der wichtigste diagnostische Test, auch wenn er erst vom 6.—10. Krankheitstag an positiv ausfällt, eindeutig auf die einzelnen Serotypen oft erst nach 3—4 Wochen. Die *Agglutination-Lysisreaktion*, mit verschiedenen Serotypen in einem Speziallaboratorium (Details s. WIESMANN) ausgeführt, ist ein mikroskopischer Agglutinationstest mit lebenden Antigenen. Weniger genau ist die mikroskopische Agglutination mit formalisierten Antigenen, also mit toten Leptospiren. Für Serienuntersuchungen wurde auch eine relativ einfache makroskopische Agglutination mittels Objektträger oder Capillarröhrchen entwickelt, die sich aber als weniger sensitiv erwies mit 5—10mal niedrigeren Titern. Bei der Agglutinationsreaktion, am besten ausgeführt ab 7. Krankheitstag und wiederholt nach 14—20 Tagen, ist auf die anfänglichen *Mitagglutinationen* verschiedener Typen in der Bewertung zu achten. Besonders Leptospira sejrö bedingt durch Partialantigene diese sog. *paradoxe Reaktion*, wobei der Leptospirentyp, welcher die Erkrankung hervorruft, erst später eine positive Seroreaktion bedingt oder anfangs und manchmal auch noch später einen niedrigeren Titer als der mitagglutinierende Stamm aufweist (s. KMETY). Namentlich sind fast gleich hohe Titer von L. ictero-haemorrhagiae und L. canicola seit jeher bekannt und eine Entscheidung öfters serologisch nicht möglich. Die *Titerhöhe* muß einen gewissen Grad erreichen, um als positiv verwertet werden zu können. Im allgemeinen wird 1:400 verlangt, mit Ausnahme von über Monate zurückliegenden Erkrankungen, bei denen ein niedrigerer Titer von 1:40 bis 1:200 als Hinweis auf eine einmal durchgemachte Affektion verwendbar ist. Das Titermaximum wird durchschnittlich in der 3.—6. Woche erreicht. Dann sinken die Werte langsam wieder ab, können aber über Jahre mit niedrigerem Titer bestehen bleiben (s. Abb. 4—16). Leptospirosen ohne Antikörperbildung sind von einzelnen Autoren angenommen worden. Meist fehlt dann aber im Laboratorium der in Frage kommende Serotyp oder die Lab.-Stämme haben nicht mehr genügende immunologische Funktion. Nicht so selten ist eine spät einsetzende oder bei Antibioticatherapie eine nur geringe Antikörperentwicklung (Beispiele s. Abb. 5 u. a.).

Im *Liquor cerebrospinalis* sind die Agglutinations-Lysis-Titer viel niedriger. Ein Wert von 1:2 ist bereits beweisend, 1:8 bis 1:16 sind als hoch zu bewerten.

Im *Urin* haben sich serologische Teste nicht bewährt.

Andere serologische Methoden, wie die komplizierter zu bewertende Komplementbindungsreaktion, die nutzlos ist für die Identifizierung der verschiedenen Serotypen, und auch einige andere Teste haben sich für den praktischen Gebrauch nicht durchgesetzt. Eine einfache Komplementbindungsreaktion mit einem Antigen vom Patoc-Stamm der Leptospira biflexa wird von ELIAN und NICOARA (1964) empfohlen. Es kann damit eine größere Bevölkerungsgruppe getestet werden. In 90% bestand Übereinstimmung mit dem Agglutinationstest. Dieses Antigen gibt Genus-spezifische und unabhängig vom kausativen Serotyp positive Reaktionen in Sera von Leptospirosepatienten.

Die feineren Charakteristika der Leptospiren können durch die von SCHÜFFNER, später von WOLFF (1954) dargestellten Methoden der *Kreuzagglutination* und des *Agglutinin-Absorptionstestes* erzielt werden und sind für die Taxonomie wichtig (Übersicht s. BABUDIERI, GALTON, STÖNNER).

Diagnose

Die Diagnose der Leptospirosen ist, sobald überhaupt bei einer febrilen Erkrankung an die Möglichkeit einer Leptospireninfektion gedacht wird, nicht sehr schwierig. Die Hauptsymptome sind auffallend gleichartig: mehrtägiges Fieber mit Tendenz nach Temperaturabfall zwischen 4.—8. Tag nochmals anzusteigen, wechselnde Schmerzen, vor allem intensives Kopfweh, Conjunctivalrötung, Meningismus, renale Reizerscheinungen, vorerst kein wesentlicher Organbefund. Die Intensität der Infektion und lokal gehäufte Besonderheiten geben dann erst eine gewisse Variabilität. Die Sicherung der Diagnose erfolgt durch Erregernachweis und spezifische serologische Teste.

Differentialdiagnose

In der *1. Krankheitswoche* kommen all die verschiedenen akut-febrilen Zustände ohne besondere Lokalbefunde in Frage. Gegen *Grippe* spricht das Fehlen der katarrhalischen Erscheinungen der oberen Luftwege. Frühzeitiger Meningismus, Conjunctivitis, pathologischer Urinsediment sind bei Grippe ungewöhnlich. Gegen *rheumatischen Infekt* kann das Fehlen von Gelenkschwellungen und von Angina, gegen *Salmonellosen* und gegen *Enteritisinfekte*, die nur vorübergehende Durchfallstörung, das starke Kopfweh verwertet werden, während Leukopenie bei all diesen Leiden vorkommen kann. Im Vergleich zu *Morbus Bang* ist das Allgemeinbefinden stärker gestört und die Lymphocytose fehlt. Gegen Adenovirus —, Mycoplasma pneumoniae —, gegenüber Q-Fieber —*Pneumonien*, die ebenfalls starke Kopfschmerzen und hohe Fieber aufweisen, können der fehlende Reizhusten, der negative Durchleuchtungsbefund, die Augen- und Nierensymptome bewertet werden, während dem meningitische Störungen bei den verschiedenen Affektionen vorkommen. Nur in einzelnen Regionen sind *Dengue*, *Malaria* und *Fleckfieber* in der Differentialdiagnose in Betracht zu ziehen, überall dagegen bakterielle *Sepsis*.

In der *zweiten Krankheitsphase*, schon vom 4.—6. Tag an, verschiebt sich die Differentialdiagnose je nach der klinischen Form der Leptospirose.

Bei Vorliegen von *Gelbsucht* sind die verschiedenen infektiösen Leberkrankheiten in Erwägung zu ziehen, so Cholangitis, Sepsis mit Ikterus, diese mit mehr unregelmäßiger Fieberkurve, besonders *Hepatitis epidemica*, die weniger dramatischen Beginn, geringere Fieber, Leukopenie ohne starke Linksverschiebung, niedrigere Senkungsreaktion zeigt, und in tropischen Gebieten gegen *Gelbfieber*, mit dem der Morbus Weil früher oft verwechselt wurde. Kulturelle und serologische Methoden sind hier entscheidend.

Bei Vorliegen von *meningitischen Symptomen* ist eine Lumbalpunktion zur Klärung nötig. Typisch für die Leptospirenmeningitis ist im Gegensatz zu *Virusmeningitiden* und auch zur tuberkulösen Meningitis ein normaler Liquorbefund bis zum 4.—6. Krankheitstag, und erst in der 2. Woche Zellerhöhung im Liquor, so daß nach Frühpunktion stets eine nochmalige Kontrolle am 7.—12. Tag zu fordern ist. Die *tuberkulöse Meningitis* weist weniger hohe Fieber, mehr torpiden Verlauf, höhere Eiweißwerte und niedrige Zuckerzahlen im Liquor auf. Bei *Poliomyelitis* u. a. Enterovirusinfekten ist der Fiebertypus gerade umgekehrt als bei der Leptospirosis, indem bei ihr die Dromedarkurve eine niedrigere, kürzere erste Phase und eine stärkere zweite Fieberperiode aufweist. Hyperästhesie, Wirbeldruckempfindlichkeit, seitenungleiche Reflexveränderungen sprechen für Poliomyelitis, ebenso sich ausbreitende schlaffe Paresen.

Bei Vorliegen *rein febriler Formen* ist bei starken Myalgien an *Trichinose* zu denken, die aber Lidödeme, keinen nephritischen Befund und starke Bluteosinophilie aufweist, dann an *Typhus abdominalis*, welchem langsameren Fieberanstieg, stärkere Somnolenz, Roseola, starke Leukopenie zukommt, bei Lymphdrüsenschwellung und Milztumor an *Mononucleosis infectiosa*, entscheidend hier das Blutbild, nicht die heterophile Antikörperreaktion im Serum (s. S. 844).

Wichtig ist stets genaue Erhebung der Vorgeschichte, Abklärung eines Tierkontaktes und einer beruflichen Tätigkeit mit Möglichkeit einer Leptospireninfektion.

Leptospirosis und Unfall

Eine unfallmäßige Entstehung einer Leptospirenerkrankung kann zustande kommen: 1. durch *Bißverletzung* eines Leptospiren ausscheidenden Tieres, z. B. Ratten, Mäuse, Hunde. Von Ido wurden Leptospiren in Speicheldrüsen der Ratten gefunden. Meist erfolgt aber die Infektion durch Beschmutzung der Bißverletzung, gleichzeitig durch leptospirenhaltigen Urin, so nachgewiesen bei Mäusen. 2. durch *Verletzung* bei *beruflicher Tätigkeit*, so Metzgerinfektionen in rattenverseuchten Schlachthöfen, beim Schlachten von Schweinen oder Rindern, bei Arbeit in Tierstallungen, bei Kanal- oder Grubenarbeiten, im Laboratorium. 3. Durch *Verletzung* bei *Sturz* in leptospirenverseuchtes Wasser mit gleichzeitiger Hautschürfung, auch beim Baden. 4. Durch *Leptospireninfektion einer vorbestehenden Verletzung*, was für die Mehrzahl der Bodeninfektionen zutrifft, so bei barfußgehenden Landarbeitern, bei Tätigkeit mit bloßen Armen in Sumpfgebieten, in Reisfeldern (Babudieri) und in Rohrzuckerplantagen.

Für die *rechtliche Anerkennung* sind genaue Erhebungen über das verdächtige Unfallereignis zu machen. Es können folgende 5 Punkte für die Anerkennung eines Unfalls als Ursache dieser Infektionskrankheit gefordert werden (GSELL, 1947): 1. Vorhandensein einer Wunde im Zeitpunkt der vermutlichen Infektion. Die Wunde muß konkret bewiesen werden. 2. Typische Inkubationsdauer zwischen 2—20 Tagen. 3. Eindeutige frische Leptospirenerkrankung mit den bekannten klinischen Merkmalen und einem im Verlaufe ansteigenden Leptospirentiter. 4. Übereinstimmung des menschlichen Leptospirenserotyps mit dem in Frage kommenden Infektionsherd, also bei L. pomona-Erkrankungen ein Kontakt mit Schweinen in Europa, bei L. canicola-Erkrankungen ein Kontakt mit Hunden. 5. Als negatives Symptom Fehlen einer lokalen Entzündung an der Eintrittspforte, auch von regionärer Lymphadenitis. Nicht wenige Berufsversicherungen anerkennen heute die Leptospirose als Unfall (KATHE, ZAHARIJA, GSELL).

Prognose

Bei Leptospiren *mit Ikterus* ist die Prognose nie leicht. Cholämie, Urämie, hämorrhagische Diathese, Kreislaufkollaps können tödlichen Ausgang bewirken, meist bereits in der 2. Krankheitswoche. Die Letalität des M. Weil beträgt für ikterische Formen zwischen 15—40 %, nach Angaben in Europa zwischen 7—25 %.

Die Letalität war im 1. Weltkrieg auf deutscher Seite 7,4 % (SCHÜRER), bei den Alliierten 6 % (STOKES), sie war in Hamburg 25 % (HEGLER), in Holland 25 % (SCHÜFFNER), in Großbritannien bis 1946 22 %, 1947—1950 15 % (BROOM), in Schweden 15 % (MALMGREN), in USA 39,7 % (MOLNER, 1948), in Japan zwischen 30—48 %. Mit zunehmendem Lebensalter ist die Sterblichkeit größer.

Die Leptospirosen *ohne Ikterus* zeigen auffallend günstige Prognose und werden mit Recht benigne Leptospirosen genannt. Die nur 1 % betragenden Todesfälle sind meist durch schon vorbestehende Resistenzschädigung und durch sekundäre Infekte und Bronchopneumonien, evtl. Nephritis oder hämorrhagische Diathese bedingt. Nach überstandener Leptospirose sind, wie gesagt, chronische Leber- oder Nierenschädigungen nicht zu erwarten. Selten können eine protrahierte Meningitis oder Myelitis über Monate gehen, vereinzelte Iridocyclitiden auftreten und gelegentlich Schädigungen hinterlassen.

Prophylaxe

Die *individuelle Prophylaxe* besteht im Schutz gegenüber Kontakt mit Urin von Leptospiren ausscheidenden Tieren (Hunden!), in Berufen mit Leptospirengefährdung im Verbot des Barfußgehens, Tragen von wasserdichten Stiefeln, Tragen guter Wundverbände bei Verletzungen (namentlich Metzger), dann Vermeidung des Badens in stagnierenden Gewässern.

Für die *Gruppenprophylaxe* kommt Bekämpfung der tierischen Leptospirenträger und Vaccination in Frage. Die systematische Rattenbekämpfung, die Mäusevernichtung in sog. Mausejahren sind vielfach, meist mit nur teilweisem Erfolg, unternommen worden.

Die *Schutzimpfung durch Vaccine* mit abgetöteten Leptospirenkulturen wurde erstmals bei Kohlenbergwerkarbeitern in Japan durchgeführt (WANI, 1933). Der Erfolg war unsicher. Heute ist die Vaccine wesentlich verbessert worden. Sie wird nach der Methode von SALK bei der Poliomyelitis mittels Formalininaktivierung zubereitet unter Verwendung meist mehrerer lokal in Frage kommender Serotypen, vor allem L. ictero-haemorrhagicae. Die Vaccine soll mindestens 150—200 Mill. Mikroorganismen in 1 ml enthalten (BABUDIERI). Die Erfolge erscheinen günstig (Berichte aus Italien mit 5000 Vaccinationen 1955 und Erkrankungen der Vaccinierten 0,04 %, der Kontrollen 3,1 %, später 98,2 % Erfolg, dann in Spanien, in Rußland bei 200000 Landarbeitern mit gutem Erfolg (keine Zahlenangaben)). Positive Agglutinationstiter werden erzeugt, sind aber sehr verschieden hoch. Die Wichtigkeit der Vaccination ergibt sich aus dem Beispiel der Po-Ebene, wo jedes Frühjahr 200000 Reisfeldarbeiter beschäftigt werden mit zuvor 10000—20000 Erkrankungen jährlich (FORNARA), ebenso in Polen (PARNAS). Die Immunität hält einige Jahre. Nach 2 Jahren wurde eine Revaccination empfohlen (Übersicht s. BABUDIERI, 1959 u. 1962).

Prophylaxe durch polyvalentes Leptospirosen-γ-Globulin, hergestellt von Hyperimmun-Sera, ist in Rußland in Prüfung (VARFOLOMEEVA, 1960).

Therapie

Antimikrobiell sind gegen Leptospiren heute einzig die Antibiotika erfolgreich und auch diese waren bis vor kurzem in ihrem Effekt umstritten. Von der früheren Chemotherapie wurde kein Effekt gesehen, weder von Chinin, Salvasan, Antimon noch später von den Sulfonamiden. Die Serumtherapie mit Immunserum, gewonnen von Pferden, Hammeln, Kaninchen nach Behandlung mit L. icterohaemorrhagicae (s. UHLENHUTH), zeigte keine eindeutigen Erfolge. Sie ist wieder verlassen, ebenso die Eingabe von Rekonvaleszentenserum. Bluttransfusionen werden bei schwer toxischen Fällen, bei hämorrhagischer Diathese, bei sekundärer Anämie, noch immer gegeben. Erst die *Antibiotica* brachten Erfolg. Sie sind nach experimentellen Erhebungen berechtigt in hochdosierter Anwendung.

Experimentell sind die Leptospiren auf Penicillin, Streptomycin, Breitbandantibiotica empfindlich, immerhin im Vergleich zu Kokken und vielen Bakterien nur sehr mäßig. In vivo ist die Hemmung der Leptospiren um so intensiver, je frühzeitiger nach der Infektsetzung die Therapie begonnen wird, am besten gleichzeitig, gut nur innert 48 Std nach Inokulation. Unterlegen erwies sich dabei auffallenderweise Chloramphenicol gegenüber den die besten Resultate gebenden Tetracyclinen (HEILMAN, 1944—1948; SCHLIPKÖTER, 1951; Übersichten s. SMADEL, 1953; VAN THIEL, 1957).

Klinisch waren die anfänglichen Resultate bis 1956 unbefriedigend.

BROOM und ALSTON berichteten bei ikterischen Weil-Fällen in England über eine Mortalität von 23% ohne und von 22% mit Penicillinbehandlung. In Porto Rico war das Ergebnis von HALL u. Mitarb. bei 67 Fällen (die Hälfte durch Leptospira icterohaemorrhagiae) unbefriedigend, doch war der Behandlungsbeginn spät, in der Gruppe mit Tetracyclinen durchschnittlich nach 6, 4—7, 9 Tagen, bei 5 Fällen mit Penicillin nach 4,2 Tagen. In Malaya hatten FAIRBURN und SEMPLE mit 6stündlichen Penicillininjektionen von 600000 Einheiten über 5 Tage keinen deutlichen Erfolg gesehen.

Ab 1952 mehren sich aber die Berichte über günstige Behandlungsergebnisse.

GSELL konnte 1952 über 25 nicht ikterische Fälle berichten, bei denen durch Aureomycin oder Tetracyclin bei Behandlungsbeginn am 1. und 2. Tag eine Verkürzung der Gesamtfieberdauer, eine Verhütung des zweiten Fieberschubes und der Organerkrankung, hier der Meningitis serosa, erzielt wurde. In Australien meldete DOHERTY (1956) bei Infektionen durch Leptospira australis mit Penicillin-Dosen bis 800000 Einheiten täglich noch keinen sicheren Effekt, wohl dagegen bei 2 Mill. täglich. Er fand bei Therapiebeginn am 1. und 2. Tag eine Gesamtfieberdauer von 3—3,4 Tagen, am 3. Tag 4,2 Tagen und bei Behandlungsbeginn am 4. Tag 5,2 Tage. In Malaya sahen MACKAY-DICK und ROBINSON (1957) bei Therapiebeginn vor dem 6. Tag mit 2,6 Mill. am 1. Tag, dann 2,4 Mill. während 6 Tagen eine rasche Entfieberung, öfters mit Herxheimer-Reaktion. Ebenfalls in Malaya fand KOCEN (1962) mit Penicillin 3,6 Mill. zu Beginn, total 13,2 Mill. eine Fieberdauer nach Therapiebeginn von nur 1,3 Tagen, wenn die Behandlung in den ersten 4 Tagen einsetzen konnte, ohne diese Therapie 5,7 Tage. Auch Ikterus, Nephritis und Meningitis entwickelten sich viermal weniger oft als bei den Unbehandelten. Eine Abkürzung der Fieberdauer sah RUSSEL mit Tetracyclinen 2 g im Tag.

Die Schwierigkeit der Therapiebewertung wird nach übereinstimmendem Urteil dadurch bedingt, daß bei den Leptospiren nicht auf die Mortalität, sondern auf verschiedene klinische Kriterien abgestellt werden muß. GSELL hat 1959 als solche Punkte für die Beurteilung der Wirksamkeit einer Antibioticatherapie der Leptospirosen hervorgehoben: 1. Verminderung der Gesamtfieberdauer, 2. Verhütung eines zweiten Fieberschubes, 3. Verhütung des Auftretens einer Organkrankheit resp. bei Meningitis serosa einer Zellerhöhung im Liquor, 4. Verhinderung eines stärkeren Titeranstieges im Agglutinations-Lysis-Test im Serum, d. h. Titerwerte nur von 200 oder weniger.

Dabei ergaben sich für die Antibioticabehandlung, sofern die Therapie bis zum 4. Tag nach Krankheitsbeginn einsetzte und die Dosis wesentlich höher als früher dosiert wurde, eindeutig *gute Resultate*. Unter 122 Fällen stellte er im Vergleich zu 100 Kontrollen bei Behandlungsbeginn am 1. und 2. Krankheitstag mit Breitbandantibiotica einen 100%igen Erfolg in all den 4 erwähnten Punkten fest (mit Ausnahme des Chloromycetins), bei Behandlungsbeginn am 3. und 4. Tag in 22%, ab 5. Tag dagegen keinen faßbaren Effekt mehr. Mit Penicillin war in der damals noch niedrigen Dosis von 600000 Einheiten täglich in den ersten 2 Tagen in 25% ein Erfolg zu sehen, später nicht mehr.

Die Folgerung, die sich aus all diesen Erfahrungen für eine wirksame Therapie der Leptospirosen ergibt, ist die Anwendung einer *hochdosierten Penicillinbehandlung* von über 2 Mill. täglich oder von Tetracyclinen mindestens 2 g im Tag, diese Dosierung durchgeführt über 5—6 Tage. Wie gut die Erfolge sind, wenn eine *Frühbehandlung* angewandt wird, zeigen zwei neue Beobachtungen, zusammengefaßt in Abb. 5 und 6.

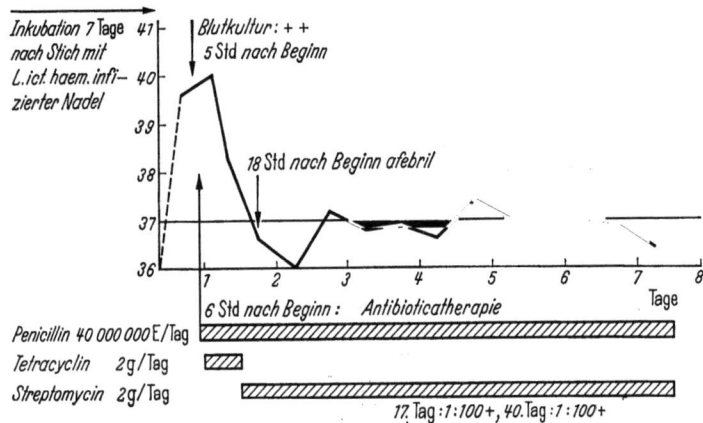

Abb. 5. Wirksame Frühtherapie einer Leptospirosis Icterohaemorrhagiae, einsetzend 6 Std nach Fieberbeginn

Abb. 5 zeigt den Fieberablauf der Leptospirose eines jungen Forschers, SARASIN et al., der 7 Tage nach einer Stichverletzung mit einer Injektionsspritze, welche eine Leptospira icterohaemorrhagiae-Kultur enthielt, perakut schwer erkrankte und schon nach 5 Std in die Klinik eingewiesen wurde. Ab 6. *Stunde* wurde eine *Penicillininfusion mit 40 Mill. Einheiten* innert 24 Std gegeben, dazu noch peroral 2 g Tetracyclin. *Nach 12 Std* war die Infektion *überwunden* (leichte Herxheimerreaktion), dies trotz bereits erfolgtem Anstieg von Harnstoff, Transaminasen und Lactatdehydrogenase. Da man weiß, daß solche Laboratoriums-Leptospirosen zu den schwersten, oft tödlich verlaufenden Erkrankungen gehören, ist der Erfolg um so erfreulicher. Interessant ist auch, daß die serologischen Titer gering blieben, nur 1:100, und daß die Leptospirendiagnose nur dank der positiven Blutkultur vor Therapiebeginn gesichert werden konnte. Bei unserer Nachkontrolle 1 Jahr später war die Agglutination negativ.

Abb. 6 umfaßt die Beobachtung einer Leptospirosis pomona eines Metzgers, bei dem am *4. Krankheitstag* bereits eine hepatische und renale Schädigung vorlag und eine schwere Erkrankung zu erwarten war. Intravenöse *Infusion mit 10 Mill. Einheiten Penicillin* innert 24 Std bewirkte sofortige Entfieberung. Die Weiterbehandlung mit über 6 Tage täglich 1,2 Mill. Einheiten, *total 16 Mill. Einheiten Penicillin*, bedingte eine Vermeidung des zweiten Fieberschubes, sogleiches Abklingen der Organläsion und schließlich einen nur niedrigen Agglutinationstiter. Die Diagnose auf Leptospirosis pomona wäre unsicher geblieben wegen niedrigem Titer und wegen höherer Mitagglutination von Leptospira sejrö, wenn nicht vor Therapiebeginn eine Blutkultur angelegt worden wäre. Diese ließ Leptospira pomona isolieren und damit die Diagnose und den Leptospirenserotyp eindeutig sichern. Nicht mehr verhindert konnte 1. die an sich nicht gefährliche Zellerhöhung im Liquor, wie dies bei nicht ganz frühzeitigem Therapiebeginn ab 3.—4. Tag typisch ist, obgleich die klinischen Zeichen einer Meningitis serosa nur angedeutet blieben, ebenso nicht 2. ein Spätiridocyclitis, hier aber leicht ab 70. Tag mit Ausheilung in 3 Wochen verlief.

Zur *Frühbehandlung* empfehlen wir heute Penicillin mindestens 2,4 Mill. im Tag. Bei berechtigtem Verdacht, daß eine schwere Weilsche Erkrankung vorliegen könne, oder bei Therapiebeginn nach dem 3. Krankheitstag, geben wir 6—10 Mill. innert 24 Std und dann weiterhin 2—4 Mill. täglich. Bei Annahme einer benignen

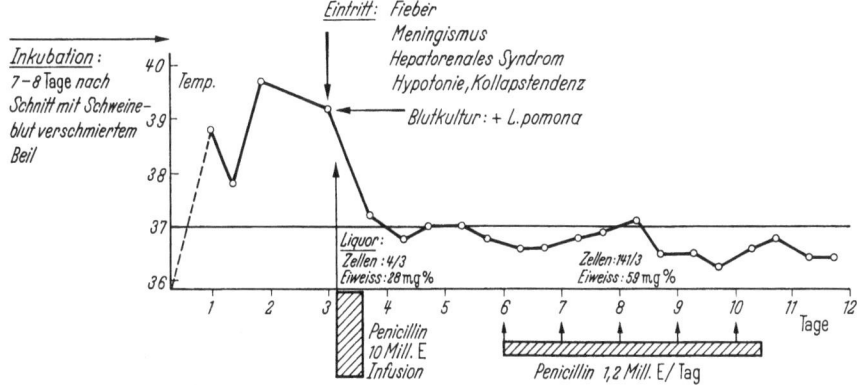

Abb. 6. Leptospirosis: Penicillintherapie ab 3. Tag

Leptospirose mag auch Tetracyclin 2 g täglich über eine Woche genügen. Bei *Spätbehandlung ab 5. Tag* ist die gleiche Dosierung dann anzuraten, wenn es sich um eine schwere ikterische Erkrankung oder um ein geschwächtes Individuum handelt. Bei rein meningitischen Formen wird die Erkrankung auch ohne solche Maßnahmen gut abklingen. Immerhin kann man zur Verhütung von Spätkomplikationen (Iritis oder sekundäre Infekte) einen antibiotischen Stoß auch dann noch für begründet ansehen. Eine Behandlung mit Corticosteroiden ist auf toxisch-hepatitische Fälle zu beschränken. Tritt nachträglich, öfters erst nach Monaten, noch eine Iridocyclitis auf, so ist dann ein Antibioticastoß ebenfalls indiziert, damit evtl. noch vorhandene Erreger inaktiviert resp. erledigt werden.

Eine *symptomatische Behandlung* kann heute eine bereits eingetretene Leber- oder Nierenentzündung, die früher durchschnittlich in 25 % tödlich verlief, erfolgreich angehen. Infusion mit Laevulose, Einnahme von Prednison ist bei ikterischer Hepatitis angezeigt. Bei Nephritis mit Urämie kommt zur Infusionstherapie mit Ausgleich der Elektrolyte in ernsten Fällen die Anwendung der *extrakorporalen Dialyse*, also der künstlichen Niere in Betracht. Es ist dies von VALEK et al., von KAEDING et al., von LARCAN in Einzelfällen mit Erfolg gemacht worden. Daß gerade bei Leptospirosen mit ihrer Neigung zu hämorrhagischer Diathese bei der Anwendung von Heparin vorsichtig umgegangen werden muß, haben AUSTONI und CORA betont. Wichtig ist stets die Überwachung einer evtl. bedrohlichen toxischen Kreislaufinsuffizienz mit Hypotonie, welche eine Antischocktherapie mit Noradrenalin oder Hypertensin indiziert macht.

Betont sei noch, daß auch die *übliche symptomatische Therapie* bei Leptospireninfekten nicht vernachlässigt werden sollen: diätetische Schonung, Sorge für Stuhlgang, antineuralgische Medikamente, warme Kompression auf schmerzhafte Muskeln und Gelenke und bei Meningitis *Liquorentlastungen* durch Lumbalpunktion, die bei starkem Kopfweh auffallend erfreulich einwirken. Dann ist die Einschaltung einer richtigen Rekonvaleszentenschonzeit nicht zu vernachlässigen.

Besonderheiten der einzelnen Leptospirosen (mit Hinweis auf Tiererkrankungen)

Den einzelnen Leptospirosen sei die Liste der beim Mensch und Tier isolierten Leptospiren vorangestellt, wie sie die WHO-Expertengruppe für die aktuellen Probleme der Forschungen über die Leptospirose im Juli 1967 an der Internationalen Biologentagung in Moskau aufgestellt hat. Diese Erweiterung der Tab. 2 von S. 831 umfaßt 18 Serogruppen und 124 Serotypen mit den entsprechenden Referenzstellen. Auf den Begriff der Subserotypen wurde jetzt verzichtet, siehe Tab. 6.

Tabelle 6. *Liste der Serotypen der bei Menschen und Tieren isolierten Leptospiren[1]* (1967)

Serogruppe	Serotyp	Referenz-Stamm
Icterohaemorrhagiae	icterohaemorrhagiae	RGA
	copenhageni	M 20
	mankarso	Mankarso
	naam	Naam
	mwogolo	Mwogolo
	dakota	Grand River
	sarmin	Sarmin
	birkini	Birkin
	smithi	Smith
	ndambari	Ndambari
	ndahambukuje	Ndahambukuje
	budapest[2]	PV-I
	weaveri	CZ 390 U
Javanica	javanica	Veldrat Batavia 46
	poi	Poi
	sorex-jalna	Sorex Jalna
	coxi	Cox
	sofia	Sofia 874
Celledoni	celledoni	Celledoni
	whitcombi	Whitcomb
Canicola	canicola	Hond Utrecht IV
	bafani	Bafani
	kamituga	Kamituga
	jonsis	Jones
	sumneri	Sumner
	broomi	Patane
	bindjei	Bindjei
	schueffneri	Vleermuis 90 C
	benjamin	Benjamin
	malaya	H 6
Ballum	ballum	Mus 127
	castellonis	Castellón 3
	arboreae	Arborea
Pyrogenes	pyrogenes	Salinem
	zanoni	Zanoni
	myocastoris	LSU 1551
	abramis	Abraham
	biggis	Biggs
	hamptoni	Hampton
	alexi	HS 616
	robinsoni	Robinson
	manilae	LT 398

Fortsetzung Tabelle 6.

Serogruppe	Serotyp	Referenz-Stamm
Cynopteri	cynopteri	3522 C
	canalzonae	CZ 188 K
	butembo	Butembo
Autumnalis	autumnalis	Akiyami A
	rachmati	Rachmat
	fort-bragg	Fort Bragg
	sumatrana[2]	Sapulette
	bulgarica	Nikolaevo
	bangkinang	Bangkinang I
	erinacei-auriti	Erinaceus auritus 670
	mooris	Moores
	sentot	Sentot
	louisiana	LSU 1945
	orleans	LSU 2580
	djasiman	Djasiman
	gurungi	Gurung
Australis	australis	Ballico
	lora	Lora
	muenchen	Munchen C 90
	jalna	Jalna
	bratislava[2]	Jež Bratislava
	fugis	Fudge
	bangkok	Bangkok-D 92
	peruviana[2]	LT 941
	pina [2]	LT 932
	nicaragua[2]	LT 990
Pomona	pomona	Pomona
	kennewicki[2]	LT 1026
	monjakov	Monjakov
	mozdok[2]	5621
	tropica	CZ 299 U
	proechimys[2]	LT 796
Grippotyphosa	grippotyphosa	Moskva V
	valbuzzi[2]	Valbuzzi
Hebdomadis	hebdomadis	Hebdomadis
	nona	Nona
	Kambale	Kambale
	kremastos	Kremastos
	worsfoldi	Worsfold
	jules	Jules
	maru	CZ 285 B
	borincana	HS-622
	kabura	Kabura
	mini	Sari
	szwajizak	Szwajizak
	georgia	LT 117
	perameles	Bandicoot 343
	hardjo	Hardjoprajitno
	recreo[2]	LT 957
	medanensis	Hond HC
	wolffi	3705
	trinidad[2]	LT 1098
	sejroe	M 84
	balcanica	1627 Burgas
	polonica	493 Poland
	saxkoebing	Mus 24
	nero	Gamsulin
	haemolytica	Marsh
	ricardi	Richardson

Fortsetzung Tabelle 6.

Serogruppe	Serotyp	Referenz-Stamm
Bataviae	bataviae	Van Tienen
	paidjan	Paidjan
	djatzi	HS 26
	kobbe	CZ 320 K
	balboa	LT 761
	claytoni[2]	LT 818
	brasiliensis[2]	LT 966
Tarassovi = Hyos	Tarassovi = Hyos	Perepelicin = Mitis Johnson
	bakeri	LT 79
	atlantae	LT 81
	guidae	RP 29
	kisuba	Kisuba
	bravo	Bravo
	atchafalaya	LSU 1013
	chagres[2]	LT 924
	rama[2]	LT 955
	gatuni[2]	LT 839
Panama	panama	CZ 214 K
Shermani	shermani[2]	LT 821
Semaranga	semaranga	Veldrat Semarang 173
	patoc	Patoc I
	sao-paulo	Sao Paulo
Andamana	andamana	CH II

[1] Wld. Hlth. Org. techn. Rep. Ser 380 (1967).
[2] provisorische Klassifikation (in Erwartung neuer Forschungen).

1. Leptospirosis icterohaemorrhagiae – Morbus Weil

Die klassische Leptospirenerkrankung mit Ikterus und Nephritis, mit beträchtlicher Letalität und mit der Wanderratte als tierischem Träger, wurde schon vor ihrer klinischen Abgrenzung durch WEIL 1886 in Heidelberg vereinzelt gesehen, so 1864 unter dem Namen biliöses Typhoid von GRIESINGER und 1883 von LANDOUZY bei Erkrankungen von Abwasserarbeitern, weiteres s. S. 826.

Epidemiologie: Die L. ictero-haemorrhagiae ist in der ganzen Welt nachgewiesen, überall wo Wanderratten vorkommen. Der *Rattus norvegicus* ist der hauptsächlichste Träger. Daneben sind aber gelegentlich auch andere Rattenarten, wie Hausratte, zahme weiße Laboratoriumsratte befallen und dann sekundär durch Ratten angesteckte Tiere, z. B. Rinder, Schweine, Esel. Diese treten aber als menschliche Infektionsquelle ganz zurück. BLUMENBERG hat sämtliche bis 1939 bekannt gewordene Befunde von L. ictero-haemorrhagiae bei wilden Ratten zusammengestellt: Erhebungen an 12282 Ratten mit einem Leptospirenbefall in den Einzelherden zwischen 0—63 %. Je älter die Ratten sind, um so häufiger sind sie infiziert und wirken als internationale Leptospirenträger wie „lebende Reinkulturen" (UHLENHUTH).

Die L. ictero-haemorrhagiae bewirkt meist vereinzelte Erkrankungen, periodisch kleinere *Häufungen,* so in Bergwerken (Saargebiet, Schottland, Japan), im Krieg in Schützengräben (*Schützengrabenkrankheit*), im 2. Weltkrieg die „*Kartoffelschälerkrankheit"*, dann in Badeanstalten, in Polizei- oder Militärschulen. Größere Epidemien sind selten, so die *Trinkwasserepidemie* in Lissabon 1931, in Syra 1931, in Jugoslawien 1955.

Bei der Wasserepidemie in Lissabon 1931 erkrankten 126 Personen, wobei 31 = 26,6%
starben. Alle hatten aus der sog. „Engelsquelle" getrunken, die durch Rattenurin infiziert war.
Die Infektion konnte nur oral erfolgen, doch glaubt VAN THIEL, daß infiziertes Wasser durch
Auge, Nase, Mund bei den aus den Händen trinkenden Eingeborenen zustande gekommen sei,
nicht intestinal. Bei der Epidemie in Hermopolis bei Syra im August 1931 (zit. nach HEGLER)
erkrankten 30 Männer, die in einem Hafen-Kaffeehaus verkehrt hatten, auch zwei Kellner und
der Eigentümer. Das ausgeschenkte Wasser war durch Ratten infiziert. In Jugoslawien sah
RANKOV eine Erkrankung von 390 Personen durch Trinkwasser.

Das hauptsächlichste Vorkommen betrifft die *Sommermonate*. Alle Altersstufen
sind befallen, wegen vermehrter Exposition häufiger Männer. Von *Berufsgruppen*
sind besonders betroffen: Kanal-, Siel- und Grubenarbeiter, Viehhändler, Metzger,
Schlachthausangestellte, Fischhallen- und Fleischverkäuferinnen, daneben auch
Soldaten und Badende. Besonders oft finden sich Erkrankungen in Hafen- und
Küstenstädten, in Bergwerken, Badeanstalten, Kläranlagen, Kanälen.

Im *klinischen Bild* findet sich meist plötzlicher Beginn, öfters mit Schüttelfrost,
Kopfschmerzen, Erbrechen. Bei dem sich rasch recht krank fühlenden, hochfiebri-
gen Patienten treten außer Rücken-, Nacken-, Rumpfschmerzen, vor allem Muskelschmerzen in den Waden auf, die kennzeichnend für diese Krankheit sind, mit lokaler Wadendruckempfindlichkeit. Gelegentliche Durchfälle, Schlaflosigkeit, Inappetenz geben ein erst uncharakteristisches Bild, auffallend nur die frühzeitige Rötung
der Conjunctiven. Die weiteren Symptome entsprechen denjenigen einer schweren
Leptospirose. Noch im ersten hochfebrilen Schub tritt Ikterus auf, wobei dann die
Temperatur staffelförmig zurückgeht und nach einigen fieberfreien Tagen oft eine

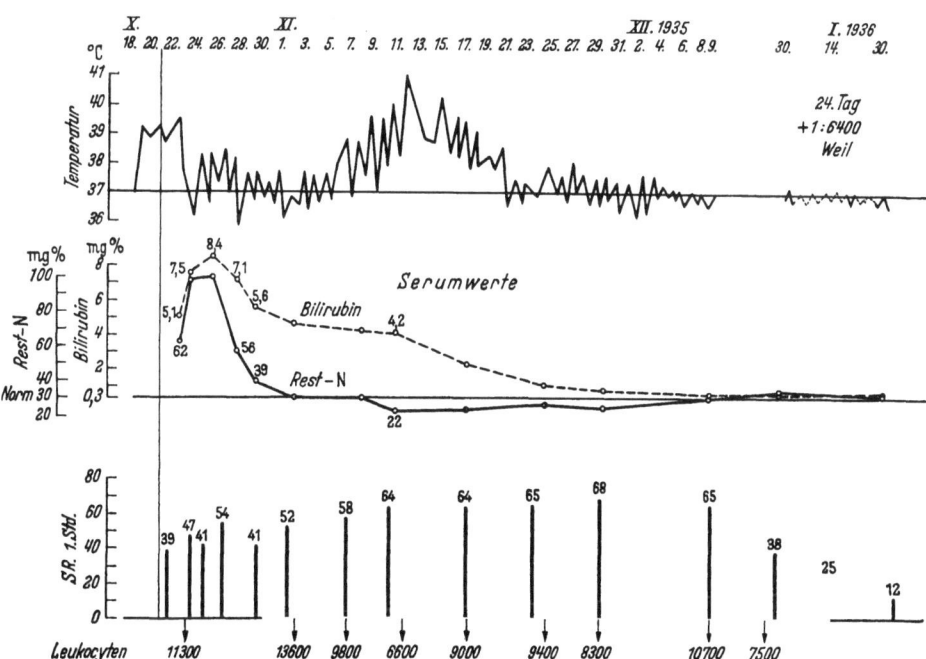

Abb. 7. Leptospirosis icterohaemorrhagiae. Fieber-, Puls-, Rest N-, Bilirubin- und Senkungsverlauf

nochmalige Fieberperiode von verschiedenem Ausmaß sich anschließt, so daß
wellenförmige Fieberkurven entstehen können mit einer Dauer bis über 60 Tage
(s. Abb. 7). Bei Rückfällen verstärken sich Ikterus und Wadenschmerzen.

Der *Ikterus mit* Einsetzen meistens am 3.—5. Tag kann sehr verschieden stark
sein, dauert 1—2, gelegentlich auch 4 oder mehr Wochen und ist häufig von Haut-

jucken begleitet. Er hat der Krankheit den Namen *infektiöser Ikterus* gegeben. Die Leber ist diffus vergrößert, druckschmerzhaft, der Stuhl anfangs entfärbt, der Urin dunkel mit Bilirubin. Im Blut ist Bilirubin verschieden stark erhöht, die direkte und indirekte H. van den Bergh-Reaktion positiv, ebenso die verschiedenen Leberfunktionsteste wie Takata, Thymol-, Cephalin-Flockungstest. Es finden sich hohe Transaminase- und LDH-Werte, pathologischer Bromsulfaleintest. Alkalische Phosphatase, Serumdiastase können erhöht sein (CAYLEY, AUSTONI).

Alle sonst bei Leptospirosen gesehenen Symptome treten bei der L. ictero-haemorrhagiae in ganz ausgeprägter Art auf, so:

Nierenschädigung mit beträchtlichen Rest-Stickstofferhöhungen, anfänglicher kurzer bis mehrtägiger Anurie. Erbrechen begünstigt eine hypochlorämische Azotämie (s. Abb. 8). Die hämorrhagische Diathese kann nicht nur zu Hautblutungen, sondern zu lebensbedrohlichen Darmblutungen, zu Nasenbluten, Genitalblutung, Subduralhaematom führen, ja sogar zu tödlicher doppelseitiger Nebennierenblutung unter dem Bild des Waterhouse-Friderichsen-Syndrom (JACKSON und OLEESKY).

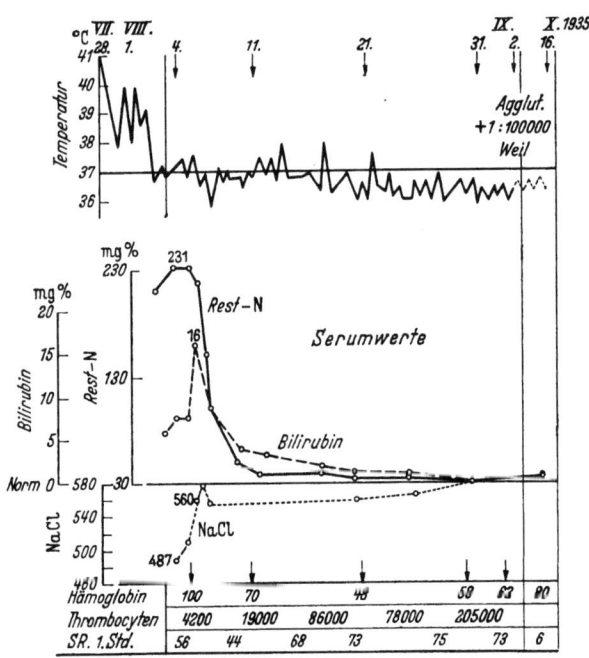

Abb. 8. Leptospirosis icterohaemorrhagiae mit Hypochlorämie, Urämie, Ikterus und Thrombopenie

Die Kreislaufschädigung mit Pulsbeschleunigung, Hypotonie, pathologischen EKG-Veränderungen kann sehr ausgesprochen sein. Myokarditis ist eine seltene Komplikation; Milztumor tritt sehr verschieden oft auf, ebenso Exantheme.

Nervensystemveränderungen zeigen sich durch Schlaflosigkeit, Unruhen, Delirien an. Es kommt zu Apathie bis zu Bewußtseinsverlust, diese meist aber urämisch bedingt. Bei genauer Kontrolle ist häufig eine Meningitis serosa vorhanden. Es fanden CARGILL und BEESON in der zweiten Krankheitswoche pathologischen Liquorbefund in 86%, was auch in Fällen ohne klinische meningitische Symptome bereits der Fall sein kann (DIAZ-RIVERA et al.). In ikterischen Fällen ist der Liquor xantochrom.

Pulmonal sind oft Katarrherscheinungen der oberen Luftwege, Bronchitis, in schweren Fällen Bronchopneumonien (MÖSCHLIN) vorhanden. Im Auswurf kann Blut auftreten. Der angebliche Leptospirenbefund von MERKLEN ist umstritten (wohl Mundspirochäten, VAN THIEL). Pleuritis sicca und exsudativa kommen vor.

Blutveränderungen zeigen sich in Anämie sekundärer Art, die im Verlauf meist deutlich hervortritt, progredient von der 2. zur 4. Woche, oft mit Hb.-Zahlen um 45% oder weniger. Die Leukocytose, in schweren Fällen bis zu 20000—30000, geht oft mit jugendlichen Elementen und toxischer Granulierung einher. Eosinophile sind meist nicht ganz verschwunden. In der Rekonvaleszenz steigen die Lymphocyten an. Die osmotische Resistenz der roten Blutkörperchen ist nicht verändert, erhöhte Senkungswerte bleiben lange bestehen, weitere Blutveränderungen (s. S. 842).

Anikterische Formen der L. ictero-haemorrhagiae sind erst später in ihrer Bedeutung erkannt worden. Meist steht dann die Meningitis im Vordergrund. Französische Autoren haben durch zahlreiche Einzelbeobachtungen den Reichtum dieser „forme camouflée" des Morbus Weil hervorgehoben (Lit. s. GSELL, 1952).

Verlauf, Mortalität, Nachkrankheiten, Therapie sind vorn beschrieben. Die Epidemiologie ist in Abb. 9 zusammengefaßt, die Häufigkeit der einzelnen Symptome in Tab. 5.

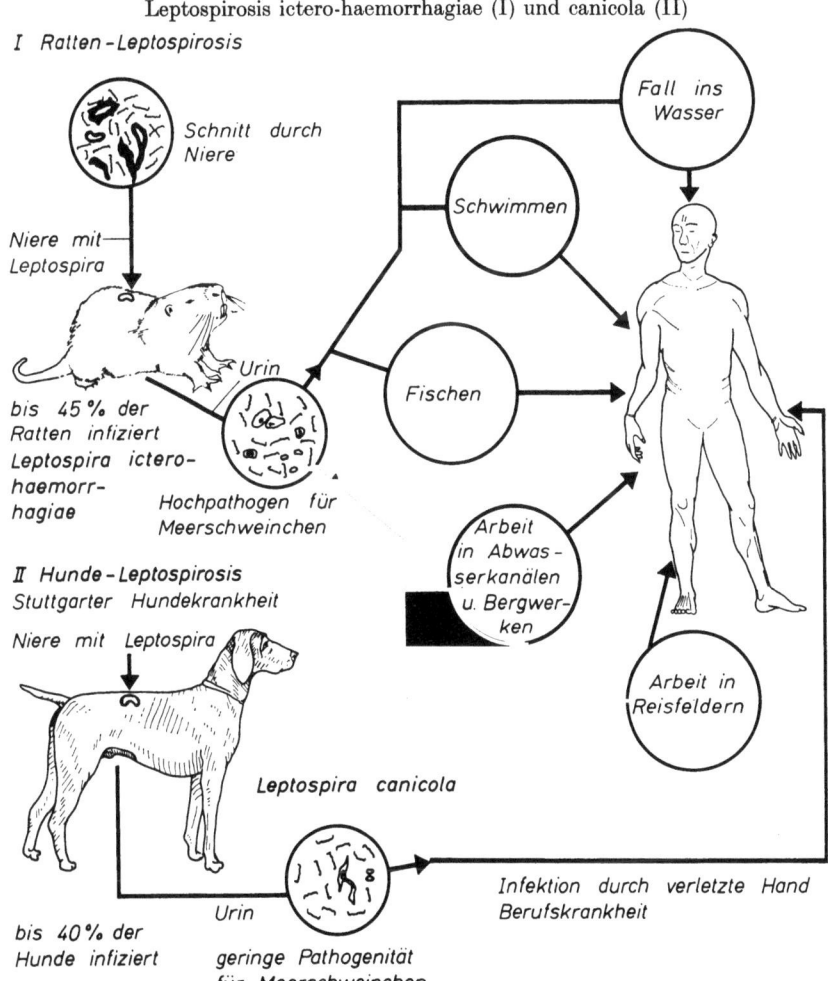

Abb. 9. Epidemiologie der Leptospirosis: Weilsche Krankheit II und Canicolafieber I

2. Leptospirosis canicola

Die L. canicola ist ein der L. ictero-haemorrhagiae nahestehender Serotyp, wobei im Agglutinations-Lysisversuch starke Mitagglutinationen bestehen, so daß die Titer nicht selten gleich hoch oder anfangs sogar höher für L. ictero-haemor-rhagiae sind. Die L. canicola wurde 1933 von KLARENBECK und SCHÜFFNER ab-gegrenzt, zuerst von Hunden isoliert, und 1934 von diesen Autoren gemeinsam mit DHONT bei einer menschlichen Erkrankung. Die L. canicola weist auch serologisch nahe Beziehungen zu L. ballum auf. Sie ist im Gegensatz zur L. ictero-haemor-rhagiae nicht Meerschweinchen-pathogen, kann aber beim Hamster eine tödliche Leptospirose bewirken. Der *Hund* ist der einzige L. canicola-Träger. Bei Ratten ist L. canicola nie gefunden worden. Zahlenmäßig ist L. canicola wohl auch in der ganzen Welt, wo Hunde hinkommen, zu finden, aber wesentlich seltener als L. ictero-haemorrhagiae.

Epidemiologisch handelt es sich meist um Einzelerkrankungen, gelegentlich um Familienherde, wobei sämtliche Altersklassen der Hundeliebhaber befallen werden können. Da die Hunde-Epidemien in die heißen Jahreszeiten fallen, sind auch im Sommer die menschlichen Canicola-Erkrankungen am häufigsten. Sie waren bis 1946 selten. MINKENHOF konnte 1948 insgesamt erst 96 Fälle aus der Literatur melden, 1950 waren es bereits 500 und seither dank zahlreicher solcher Infektionen viel mehr, wenn auch ab 1953 die Canicolafälle wieder seltener wurden (Lit. über Einzelmitteilungen s. GSELL, 1952).

Im *klinischen Bild* ist das *Canicolafieber* eine meist anikterische Leptospirose, die aber protrahierter und schwerer als die gewöhnlichen benignen Leptospirosen verläuft. Man hat von einem abgeschwächten Morbus Weil gesprochen, findet aber Gelbsucht in kaum 10 % der Fälle. Bei der hoch febrilen Erkrankung läßt sich oft eine seröse Meningitis feststellen. Die Fieber können schubweise wieder auftreten (s. Abb. 10) und dauern 8—9 Wochen, in einem unserer Fälle mit *Kanter* 34 Tage, in einem Fall von PORT und RIMPAU 58 Tage. Die durchschnittliche Krankheitsdauer berechnete WALCH-SORGDRAGER auf 30 Tage, bei M. Weil auf 24 Tage.

Die Häufigkeit der einzelnen Symptome ist in Tab. 5, die Epidemiologie in Abb. 9 zusammengestellt. Abb. 10 zeigt den Fieber- und den Agglutinationsablauf eines Falles mit 5wöchigem Verlauf und Blutkontrolle über 1 Jahr.

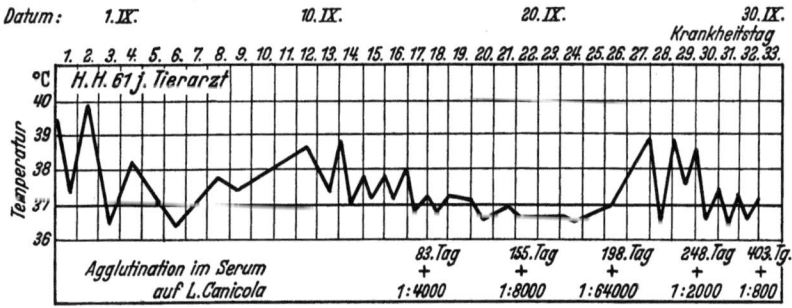

Abb. 10. Temperaturkurve bei Canicolafieber (GSELL u. KANTER)

Zu 2.: Die Stuttgarterhundeseuche bzw. Hundetyphus

Beim Wirtstier, dem Hund, bedingt die L. canicola eine schwere Erkrankung, die sich epidemisch ausbreiten kann. Das Krankheitsbild, das HOFER 1952 als Hundetyphus geschildert und dem KLETT 1898 anläßlich einer Epidemie nach einer Hundeausstellung den Namen „Stuttgarterhundeseuche" gegeben hat, blieb ätiologisch lange umstritten. LUKES fand 1923 in Nierenschnitten Spirochäten. Erst KLARENBECK gelang 1931 die Isolierung. SCHÜFFNER gab dem von ihm genau untersuchten Stamm 1934 den Namen L. canicola.

Die Canicola-Leptospirose der Hunde verläuft unter dem Bild einer hämorrhagischen Gastroenteritis, kombiniert mit Nephritis. Man unterscheidet drei Formen: die akute ikterische *Canicola-Gelbsucht* mit dem Bild der Weilschen Krankheit und oft tödlichem Verlauf, die am häufigsten vorkommende Gelbsucht-freie *Canicola-Urämie* mit Erbrechen, Durst, Stomatitis und evtl. urämischem Koma, und die chronische latente *Canicola-Leptospirurie.* Die Ansteckung scheint von Hund zu Hund direkt zu erfolgen durch Urinbeschmutzung und Beschnüffeln von Urin und Genitalien. Die Infektionsquote mit Leptospiren bei gesunden Hunden ist recht beträchtlich, zwischen 10—40%, eine stumme Infektion der Hunde häufig (Lit. siehe BROOM und MACINTYRE). Epidemien treten immer wieder auf (Zusammenstellung s. FREUDIGER, NIEMANN). Penicillinbehandlung hat sich bei Hunden als erfolgreich erwiesen, Streptomycin günstig für Leptospirenausscheider (MEYER und BRUNNER).

Hunde können auch weitere Tiere infizieren und von diesen kann gelegentlich auch eine L. canicola auf den Menschen übertragen werden, so über Schweine, wie in fünf Fällen von Schweinehütern (COGHLAN, NORVAL und SEILER).

3. Leptospirosis ballum

Die L. ballum, isoliert 1944 von BORG PETERSEN von einer Feld-Hausmaus = Mus musculus spicilegus in Südjütland und bereits 1941 von SCHÜFFNER auf weißen Mäusen gefunden, ist als menschliche Infektion erstmals 1948 von BORST, RUYS und WOLFF als eine anikterische, in 3 Wochen ausheilende Erkrankung in Holland gesehen worden. Die Patientin war 8 Tage zuvor von einer Laboratoriumsmaus gekratzt worden. 28 von 3 Tieren dieses Mäusebestandes waren mit L. ballum infiziert. Seither sind weitere Laboratoriumserkrankungen im Zusammenhang mit infizierten weißen Mäusen beschrieben worden (Lit. s. STÖNNER und MACCLEAN, KAPPELER et al., KLEINSCHMIDT et al.), aber auch ausgedehntes epidemisches Vorkommen in Reisfeldfiebern, in Spanien und in Südfrankreich, Portugal, Sardinien (BABUDIERI). Außer dem Mensch sind auch Haustiere (Schwein, Rind, Pferd) mit Befall von L. ballum gefunden worden, sowie andere Nagetiere außer der Maus.

4. Leptospirosis pomona

Die L. pomona wurde 1937 in Queensland durch CLAYTON, DERRIK und CILENTO isoliert bei fieberhaften Erkrankungen junger Männer, die in Molkereibetrieben tätig waren. In Europa fand sich dieser Typ, damals noch als L. mezano beschrieben, 1938 bei einer Endemie von 60 erkrankten Reisfeldarbeitern in der Faktorei Mezzano in der Po-Ebene. 1944 wurde von GSELL anläßlich der Aufdeckung der Schweinehüterkrankheit als Leptospirosis das Schwein als tierischer Träger erkannt. Seither ist das Vorkommen von Pomonainfektionen recht zahlreich in Mitteleuropa und Australien festgestellt worden, dann in europäischen Oststaaten, Spanien, in Argentinien und nach Feststellung der L. pomona bei den Rindern auch bei Menschen in USA seit 1951.

Die *Epidemiologie* der L. pomona läßt die *enge Beziehung* dieser menschlichen Erkrankungen *zu den Schweinen* erkennen. Die Mehrzahl der Fälle wird in großen Schweinezuchtbetrieben, die selbständig sind oder die sich an eine Käserei oder Molkerei anschließen, gesehen, so im Alpengebiet Europas und in Australien. *Beruflich* sind vor allem Schweineknechte, Schweinehirten, Käser, Molkereiarbeiter, Landwirte mit Schweinehaltung befallen, dann Schweinemetzger in Schlachthäusern, Maurer und Arbeiter in Schweineställungen, gelegentlich Hausfrauen und Kinder, die in solchen Betrieben zu tun hatten (s. Abb. 11). Die genaue Anamnese ließ in 98% unserer Fälle direkten Kontakt mit lebenden Schweinen oder deren Exkrementen feststellen. Bade- und Wasserepidemien sind durch L. pomona-Übertragung Schwein→Wasser→Mensch gesehen worden, besonders im Balkan (s. MOCHMANN und MAHNKE).

Betroffen sind vor allem jugendliche Erwachsene, meist Männer. Im jahreszeitlichen Auftreten sind Pomonaerkrankungen nicht auf die warme Jahreszeit beschränkt, wenn auch dann die größten Zahlen sich finden, da Kontakt mit dem tierischen Reservoir während des ganzen Jahres besteht. Häufig erkranken Personen, die frisch in den Schweinehüterberuf eintreten (KALT).

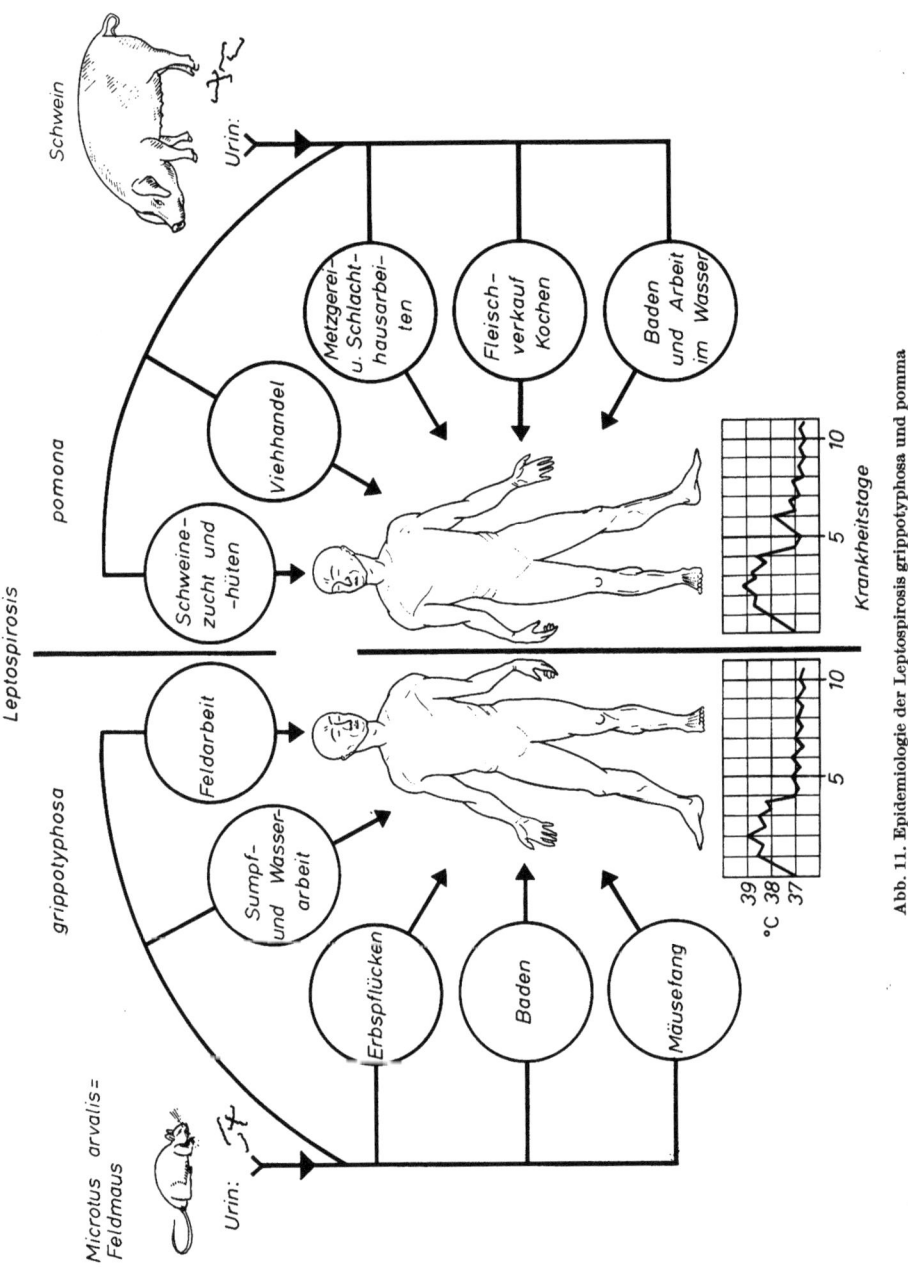

Abb. 11. Epidemiologie der Leptospirosis grippotyphosa und pomma

Das *klinische Bild* ist das einer akuten hochfebrilen, meist diphasischen benignen Erkrankung, fast stets mit *Meningitis serosa* (s. Abb. 12), wie sie als *Schweine-hüterkrankheit* bekannt ist, (s. S. 864). Die erste intensive Fieberphase dauert 5—8 Tage, die zweite meist nur 24—48 Std, so daß bis zum 10. Tag die Tempera-turen meist endgültig abgefallen sind (s. Abb. 13). In der zweiten Phase kommt es erneut zu Kopfschmerzen, Hyperämie der Conjunctiven, zu Bradykardie und jetzt deutlich pathologischem Liquorbefund. Ikterus ist ausgesprochen selten (2mal unter unseren 315 Fällen, dazu 2mal Subikterus). Zwei schwere Fälle mit Myo-

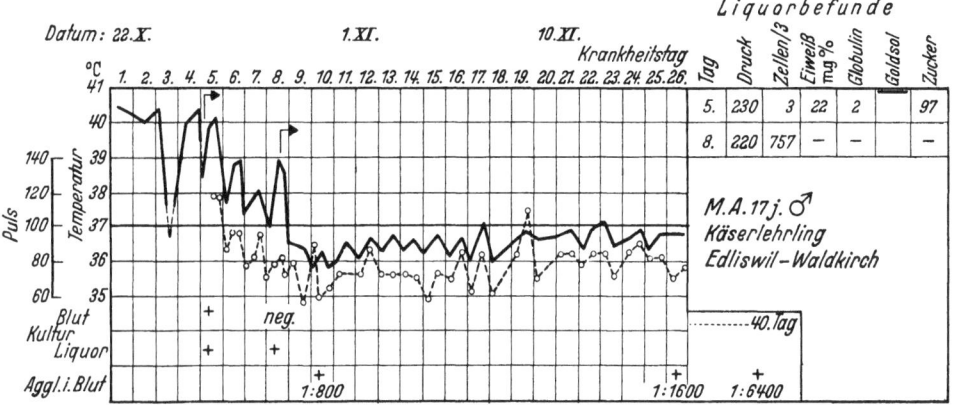

Abb. 12. Leptospirosis pomona, Schweinehütermeningitis

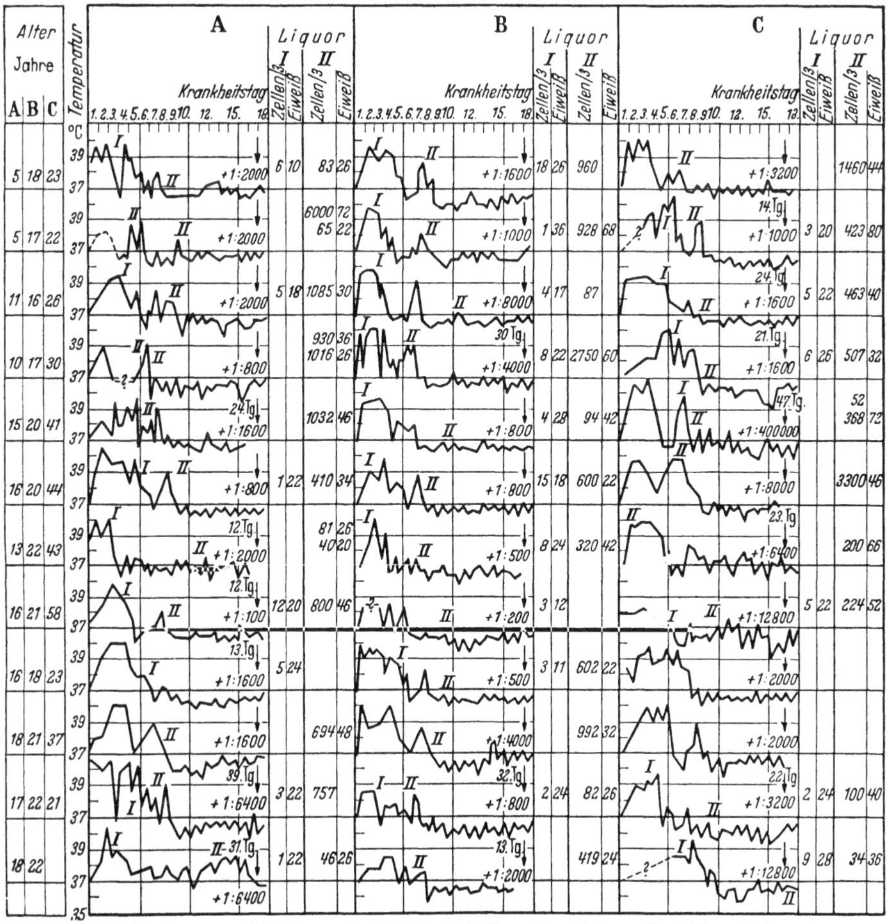

Abb. 13. Leptospirosis pomona. 36 Fälle aus Med. Klinik St. Gallen. Alter, Fieberverlauf. Liquor in I. und II. Phase Serum-Aggl.-Titer

karditis sind beschrieben (NUSYNOWITZ). Leichte Rest-N-Erhöhung wird gelegentlich gesehen. Komplikationen sind Ausnahmen, so protrahierte Meningitis, Polyneuritis, Iridocyclitis (s. Abb. 4).

Zu 4.: **Pomonaleptospirosen der Haustiere.**

a) Die *Schweineleptospirose* durch L. pomona ist meist eine so leichte Erkrankung, daß sie nicht weiter bemerkt wird. Artifizielle Schweineinfektionen, erst 1945 durch SCHMID und GIOVANELLA, dann 1954 durch BURNSTEIN und BAKERS, zeigten eine leichte Fieberkrankheit, sonst meist keine Symptome (Fieber werden in praxi nicht gemessen und beim Einzeltier in Zuchten nicht bemerkt!). Einzelne Schweine zeigen Schwindel, Gliederschwäche, Steifigkeit, so daß an eine Meningoencephalitis gedacht werden kann. Junge Ferkel können Hämatome und nicht unbeträchtliche Mortalität zeigen (nach einer Mitteilung aus Neuseeland s. MILES). In Stallungen mit stetem Neuzukauf von Tieren geht die Infektion dauernd weiter und erlöscht nicht mehr.

Positive Pomona-Agglutination wurde bei Schweinen in der Schweiz in einem hohen Prozentsatz gefunden, in anderen Ländern, z. B. Bayern, Dänemark wieder gar nicht (GSELL und WIESMANN, ROCH und MACH). Positive Titer sind dann auch bei Schweinen in Italien, Palästina, Australien, USA, Argentinien festgestellt worden. Pomonakulturen aus Ferkelnieren waren erhältlich. Zu betonen ist, daß Schweine auch durch andere Leptospirenstämme infiziert werden können, vorzugsweise durch L. hyos (s. S. 864), vereinzelt durch L. canicola, L. ballum, L. sejroe (KMETY). L. pomona wurde ferner von Hunden in Batavia, von einer Ratte in der Po-Ebene, von Nagetieren (Rattus assimiles, Hauptreservoir im feuchten Wald, MILES), in Nordaustralien isoliert.

Eine Bekämpfung der Infektion bei Schweinen wurde bis anhin nicht gemacht, da sie sich für die Landwirte als nicht notwendig erwies und die menschlichen Erkrankungen nicht schwerer Natur sind. Immerhin kommt es bei Schweinen öfters zu Abort (Zusammenstellung bei BALDELLI, Lit. s. MOCHMANN und MAHNKE, 1959 in ihrem Heft: „Die Leptospirosen des Hausschweines").

b) *Pomonaleptospirose der Rinder:* Bei der *Ikterohämoglobinurie der Rinder* in USA erwiesen sich die (zuerst von BACKER und LITTLE) isolierten Stämme als L. pomona (GOCHENOUR, YAGER u. Mitarb., 1950). Die Rinderleptospirose ist in USA und ebenso in *Australien* im Gegensatz zu Israel und Rußland (s. S. 867) durch L. pomona bedingt. Ob die Übertragung auf das Rind erst durch Schweine erfolgte, wie dies in Australien von SUTHERLAND angenommen wird, ist unsicher.

c) *Pomonaleptospirose der Pferde:* Diese zeigt sich oft erst durch Augenerkrankung an. Bei *Pferden* sind Pomonabefunde bei der rezidivierenden Iridocyclitis, der *periodischen Ophtalmie* oder *Mondblindheit*, gefunden worden, dort wo Schweinekontakt vorhanden war (HEUSSER et al., WITMER et al., s. S. 827). Es sind aber auch Fälle beschrieben, wo die Pferde an Fieber, Anorexie und Gelbsucht erkranken.

Von den ausgedehnten Erhebungen seien erwähnt: Schweiz: HEUSSER, KRAPF und BRUNNER; Jugoslawien: ZAHARIJA; Tschechoslowakei: KMETY et al.; Rumänien: JRVOIN; USRR: LUBASHENKO und NOVIKOVA; in USA: ROBERTS et al. Die Pferdeleptospirosen sind nicht allein durch L. pomona bedingt, sondern ebenso durch L. ictero-haemorrhagiae, L. canicola, L. grippotyphosa, dann also durch Infektion von Nagetieren.

d) *Pomonaleptospirose der Silberfüchse:* In Silberfuchszuchten haben Leptospireninfektionen zu schweren Verlusten geführt.

Die Leptospirose kann perakut encephalo-meningitisch verlaufen, auch akut-ikterisch, beide oft mit tödlichem Ausgang, aber auch leicht-inapparent. Die russischen Seuchen durch den Typ D.W.B. sind als L.-pomonainfektionen erkannt worden. Es kommen ebenso oft L. ictero-haemorrhagia-Leptospirosen der Silberfüchse vor, so in Deutschland, USA (Lit. s. GSELL, 1952). Vaccinationen wurden in der USRR versucht (s. LUBASCHENKO).

5. Leptospirosis hyos tarassowi

Die L. hyos, damals L. mitis genannt, wurde 1940 von JOHNSON in Queensland aus dem Blut eines Ochsentreibers isoliert. Mit dem von MINO zuerst als L. mitis bezeichneten Stamm bei Reisfeldfieber, der sich nachher als L. bataviae erwies, hat er keine Beziehung. SAVINO und RENNELLA (1944) schlugen den Namen L. hyos für einen Serotyp, den sie vom Schwein in Argentinien isolierten, vor. 1951 wurde von diesen Autoren und von Babudieri gezeigt, daß L. hyos und L. mitis Johnson identisch sind. Der Name blieb seither für diesen Stamm L. hyos. Positive serologische Befunde auf L. hyos wurden in Europa 1948 durch Gsell und

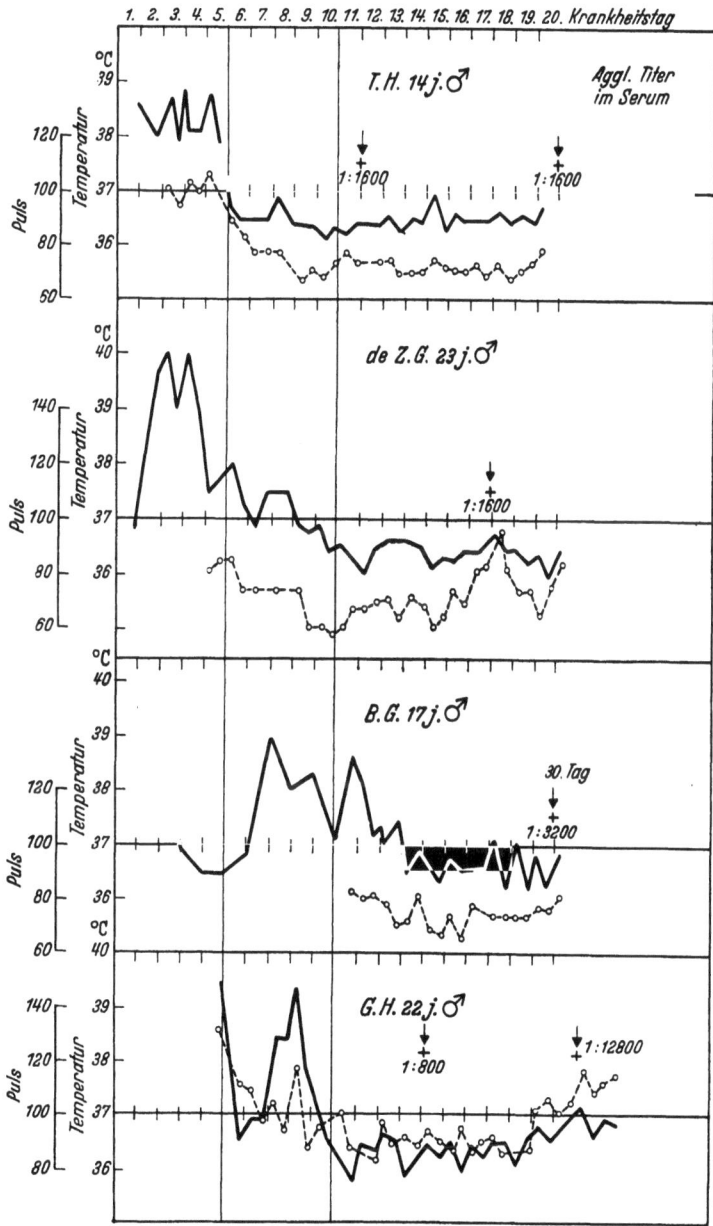

Abb. 14. Leptospirosis hyos: Fieber- und Pulsverlauf in 4 Fällen

Wiesmann gefunden. 1949 gelang ihnen der kulturelle Nachweis und die Feststellung, daß *ein Teil der Schweinehüterkrankheit* durch diesen Serotyp bedingt ist. 1967 wurde die Benennung L. tarassowi vorgeschlagen (s. Tab. 6).

Epidemiologisch sind immer wieder vorkommende Hyos-Erkrankungen in der Schweiz, in Australien, in Argentinien bekannt geworden. Beruflich handelt es sich um Personen mit Schweinekontakt, so Schweine-Knechte und -Metzger, Käser, Molkereiangestellte, Fleischinspektoren, Landwirte. Vorwiegend sind männliche Personen befallen.

Im klinischen Bild ist kein Unterschied gegenüber L. pomona zu finden. Es handelt sich um eine benigne Leptospirose mit starkem Kopfweh, Muskel- und Gelenkschmerzen und einer Fieberdauer von durchschnittlich 7—10 Tagen. Meningitis serosa war in all unseren Fällen vorhanden, Ikterus dagegen nie. Der Verlauf war mit einer einzigen Ausnahme einer Encephalitis mit Dauerhemiparese (GSELL und PRADER) stets günstig. Fieber s. Abb. 14. Eine Neigung zu stärkeren Störungen des Nervensystems wurde bemerkt.

Das tierische Reservoir ist das Schwein. Bei Schlachttieren stellten GSELL und WIESMANN überwiegende Titer auf L. hyos in 10 %, auf L. pomona in 60 %, gleich hohe auf L. hyos und L. pomona in 24 % fest. JOHNSON fand L. hyos bei Ferkeln.

Zu 4. und 5.: **Die Schweinehüterkrankheit.**

Bei der Schweinehüterkrankheit, der Maladie des porchers, handelt es sich um eine gutartige, akute, febrile Erkrankung mit diphasischem Krankheitsverlauf, einer ersten Fieberperiode von 5—7 Tagen Dauer (Plateau) und nach $1/2$—2tägigem Intervall einem zweiten kurzen Fieberschub (Clocher), wonach die febrile Affektion mit durchschnittlich 10 Tagen beendet ist (s. Abb. 13). In der zweiten Phase ist regelmäßig eine Meningitis serosa lymphocytaria durch die Liquoruntersuchung festzustellen, während in der ersten Phase ein deutlicher Meningismus noch ohne wesentliche Zellerhöhung zu finden ist. Die Krankheit befällt meist junge Männer, die beruflich in Schweinemästereien tätig sind, so im Alpengebiet Europas, in Australien und Argentinien.

Der Zusammenhang dieser Krankheit mit den Schweinen wurde noch vor Feststellung, daß es sich um eine Leptospirose handelt, aufgedeckt, unabhängig voneinander, 1933 von URECH in der Westschweiz und von PENSO (Rom) in Savoyen. 1932 hatte MÜLLER (Bern) auf eine Krankheitseinheit bei Schülern einer Molkereischule aufmerksam gemacht, die er als Molkereigrippe bezeichnete, ohne den Zusammenhang mit den Schweinen zu erkennen. 1935 teilte H. BOUCHET in Savoyen mit, daß er seit 1914 diese zweiphasische Erkrankung verfolgt habe, er nannte sie Pseudo-typho-Meningitis der Schweineknechte. GSELL gab ihr die Benennung: Meningitis serosa porcinarii (eingehende Darstellung s. PENSO, WEHRLIN).

Die ätiologische Erforschung zeigte vorerst negative Resultate. DURAND, GIROUD, LARIVE und MESTRALET konnten 1036/37 durch Blutübertragung von Patienten eine febrile Impfkrankheit, sowohl beim Menschen wie bei Laboratoriumstieren erzeugen, und in zahlreichen Passagen fortführen. Da die Infektiosität durch Citratplasma, durch Stuhlaufschwemmungen im Urin, bei Filtration durch Chamberlandkerze L_2, nicht aber durch L_3 erhalten blieb, wurde von den Autoren die Infektion als Virus-Erkrankung bezeichnet, ohne daß aber das hypothetische Virus kulturell oder morphologisch erhärtet werden konnte.

1944 konnten von GSELL bei der Schweinehüterkrankheit im ersten Fieberschub Leptospiren im Blut nachgewiesen und im weiteren Verlauf hohe Leptospiren-Titer und zwar auf *L. pomona*, anschließend die Pomona-Infektion der Schweine entdeckt werden. Regelmäßig sind seither bei dieser Krankheit Leptospiren-Antigene im Blut und Liquor, sowohl in der Schweiz, in Frankreich, Italien, Österreich, Jugoslawien, dann auch in Australien gefunden worden. Die Infektion ließ sich auf Impfpersonen übertragen. In Zusammenarbeit mit RIMPAU, SCHMID, WIESMANN gelang es mit den gezüchteten Leptospiren bei Schweinen einen leichten Infekt und Weiterübertragung durch den Urin auf Ferkel in den Stallungen nachzuweisen. 1948 konnte gezeigt werden, daß *L. hyos* einen kleineren Prozentsatz dieses Krankheitsbildes bedingt und daß beide Serotypen Ursache der menschlichen Schweinehüterkrankheit sind, beide in verschiedenen Erdteilen von Schweinen beherbergt. Eine ätiologische Sonderstellung kommt dem Krankheitsbild als solchem nicht zu, wenn schon die überwiegende Mehrzahl unter dem typischen Bild der Meningitis serosa verläuft und nur ganz vereinzelt eine Erkrankung mit Ikterus einhergeht.

6. Leptospirosis grippotyphosa

Bei Untersuchungen von Wasserfieber in der Umgebung von Moskau, klinisch einer grippeartigen Erkrankung mit enteritischen Störungen, wurde 1928 durch TARASSOFF die *L. grippotyphosa* entdeckt. Holländische Forscher fanden Übereinstimmung mit dem ostindischen Typ Andaman B. Seither sind Grippotyphosa-Erkrankungen in den verschiedensten Gebieten gefunden worden, so 1937 beim *Erntefieber in Bayern*, beim *Schlammfieber* in Schlesien (RIMPAU, SCHLOSSBERGER und KATHE), dann während des 2. Weltkrieges als *Charante-Fieber* in Frankreich (v. HÖSSLIN), 1949 in Westfalen und Niedersachsen als *Erbspflückerkrankheit* (POPP, STEIGNER, LITZNER und HAHN), wobei die Infektion durch Berührung der von Mäusen mit Leptospiren gesudelten Erbspflanzen zustande kam. Es ist dies eine vorwiegend Frauen betreffende, im Juli und August vorkommende seuchenartige Erkrankung, die selten auch protrahiert verläuft.

Als Krankheitseinheit war diese Affektion schon 38 Jahre vor Entdeckung des Erregers genau geschildert worden, so von GLOBIG, 1890 bei einer Bade-Epidemie unter Matrosen an der Weser, 1894 von FRIEDRICH MÜLLER als Schlammfieber-Epidemie in Schlesien.

Als *Tierreservoir* ist die Feldmaus = *Microtus arvalis* regelmäßig gefunden worden, zuerst 1941 von SCHÜFFNER, der 47 % der Nieren von Feldmäusen in Holland mit L. grippotyphosa infiziert fand. Es konnten starke regionale Unterschiede in der Infektionshäufigkeit festgestellt werden. Die menschliche Infektion erfolgt gewöhnlich durch Kontakt mit Mäuseurin von besudelten Gräsern und Gesträuchen, durch urinverseuchtes Wasser in Tümpeln, Wiesen und Bächen sowie stehenden Gewässern. 1967 wurde in Jowa bei Jägern von Eichhörnchen (Fox squirrils) Leptospirosen festgestellt, wobei bei den vier Patienten serologisch L. grippotyphosa und L. australis gefunden und bei einem Eichhörnchen L. grippotyphosa isoliert wurde.

Epidemiologisch handelt es sich um eine zahlenmäßig beträchtliche, aber regional begrenzte Infektionskrankheit, wobei im Zusammenhang mit Witterung und Mäuseplagen Jahre mit zahlreichen Fällen, solchen mit nur spärlichen Erkrankungen folgen. Reichliche Niederschläge, evtl. Überschwemmungen, eine gewisse mittlere Monatstemperatur von 18—19° oder mehr und gleichzeitig gehäuftes Vorkommen von Feldmäusen bilden die Grundlage für epidemisches Auftreten. Einzelne Länder, wie z. B. England, wo der Microtus arvalis nicht vorkommt, haben auch keine solchen Infektionen. Besonders gehäuft fanden sie sich dagegen in der Tschechoslowakei und in Polen, nicht sehr häufig in der Po-Ebene. Eine Bade-Epidemie in Montargis in Frankreich zeigte auch latente, inapparente Infektionen (LEFEBRE DES NOETTES et al.). Epidemiologie s. Abb. 11.

Das *klinische Bild* ist dasjenige einer akut einsetzenden, hochfiebrilen Erkrankung, entweder dauernd ohne Lokalsymptome, gelegentlich mit Enteritis oder dann mit Meningitis serosa (GSELL und RIMPAU). Besonderheiten sind selten. Doch kommen vereinzelt auch schwere ikterische Fälle mit Exitus vor, andere mit psychischer Erregtheit, Exanthemen, Milztumor, myelocytärer Reaktion im Blutbild.

Durch Blutüberimpfung in den ersten Tagen kann eine febrile Impfkrankheit erzeugt werden, die zur Fiebertherapie bei Asthma von KORTHOF benutzt worden ist, später aber wegen Möglichkeit einer Spätiritis wieder verlassen wurde (s. Abb. im Buch „Leptospirosen" 1951).

Prognose und Therapie s. S. 848 ff., klinische Symptome s. Tab. 5.

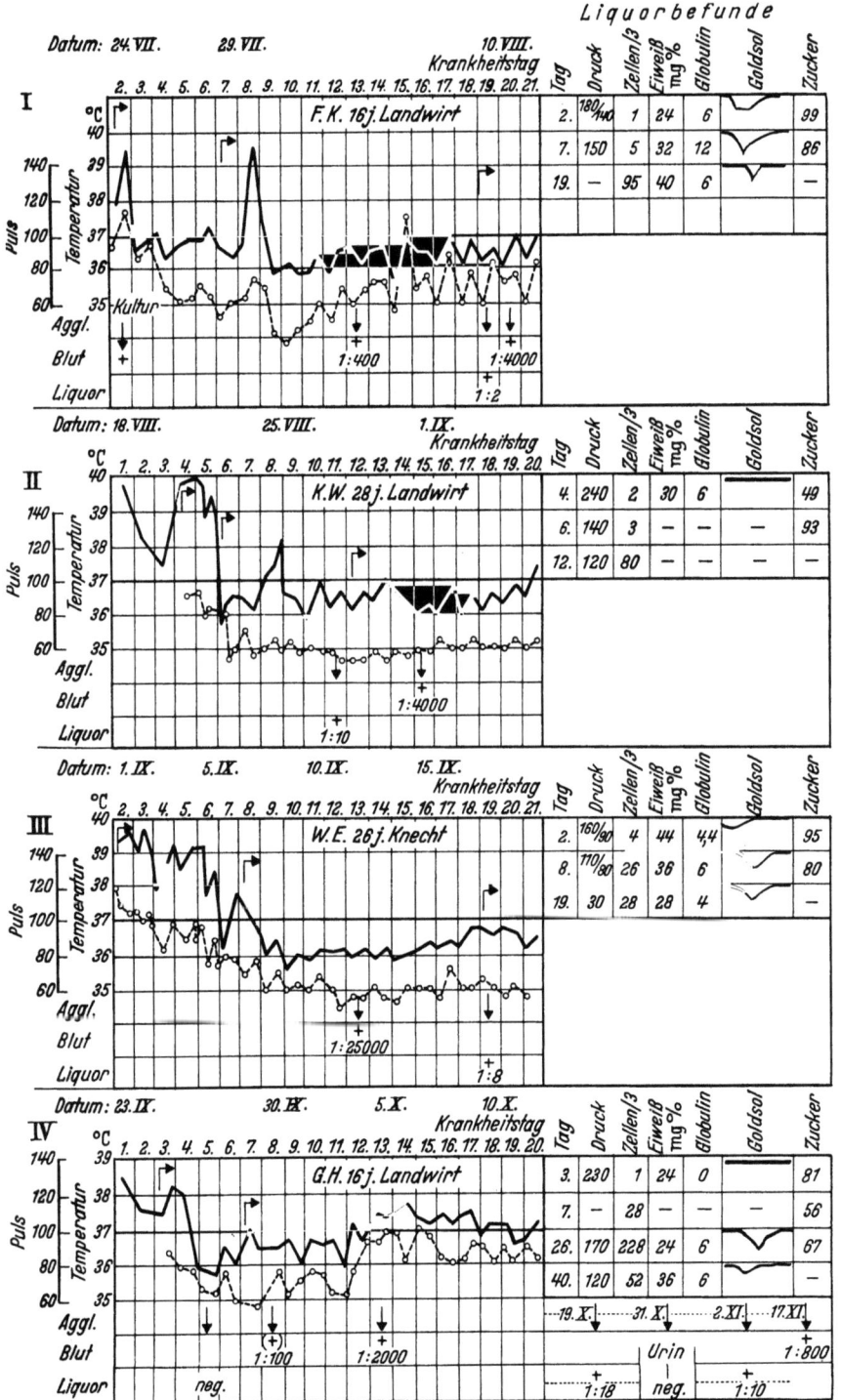

Abb. 15. Leptospirosis grippotyphosa, Fieber,- Puls-, Agglutinations- und Liquorbefunde bei 4 Fällen in St. Gallen.
Meningitis serosa bei Spätpunktion in der 2. oder 3. Woche stets faßbar. In Fall 4 protrahierte Meningitis mit
pathologischem Liquor am 40. Krankheitstag

Zu 6.: Die Iktero-Hämoglobinurie der Rinder, **die Rinder-Leptospirose.**

Leptospirenerkrankung der Kühe wurden seit 1935 in *Südrußland* gesehen, TERSKICH und SEMSKOV (1941) isolierten bei Kühen, die an infektiösem Ikterus mit blutigem Harn in Georgien erkrankt waren, eine Leptospira, die *L. ictero-haemo-globinuriae* genannt wurde und die sich nachträglich als *L. grippotyphosa* erwies.

In *Israel* konnte eine identische Rindererkrankung 1946 als Leptospirose festgestellt werden. Die von BERNKOPF isolierte Leptospira bovis erwies sich ebenfalls als eine *L. grippotyphosa*. Beim Rind kommen sporadische und epidemische, febrile Erkrankungen mit Gelbsucht, dunklem Urin, Blutbeimengungen der Milch vor, sowohl leichte wie auch schwerere Erkrankungen, letztere als *Ictero-haemo-globinuria der Rinder* bezeichnet. Daß auch *L. canicola* eine Rinder-Leptospirose bedingt, wurde in Israel durch VON DER HOEDEN (1955) nachgewiesen, wobei hier der Überträger nicht bei Hunden, sondern bei Schakalen gefunden wurde.

In *USA* fand sich die identische Rinder-Leptospirose, doch hier durch einen anderen Serotyp bedingt, nämlich durch *L. pomona*. Die „Leptospirosis in Cattle", 1948 in USA durch BAKER und LITTLE festgestellt, wurde 1950 von GOCHENOUR et al., als L. pomona bedingt geklärt und dann 1950—1954 durch REINHARD experimentell und klinisch als bovine Leptospirose näher erforscht. Da die Tiere oft Abort, reduzierte Milchproduktion, Anämie zeigen, bedeutet die Erkrankung einen ernsten ökonomischen Schaden, 1955 von MORSE für USA auf 100 Mill. $ pro Jahr geschätzt. Im Staat New York fand YORK eine Mortalität von 5%, schwere Erkrankung von weiteren 5—10% und Abort in 25%, BRYAN in Illinois sogar 58% Aborte.

In *Australien* wird die gleiche Erkrankung ebenfalls durch L. pomona bedingt, 1949 durch SUTHERLAND et al., in New Zealand durch KIRSCHNER et al. 1952 beschrieben.

Eingehende Untersuchungen in *Dänemark* hat FENNESTAD 1963 in einer Monographie: „Experimental leptospirosis in calves" festgehalten. Als tierischer Träger, der für die Rinderinfektion in Betracht kommt, fand sich hier eine besondere Feldmaus, Apodemus agrarius, die von L. pomona besiedelt war.

Auch andere Serotypen, darunter ebenfalls L. ictero-haemorrhagiae, L. australis, L. ballum, können Rinder-Leptospirosen, z. T. auch nur leichte unbemerkte Infekte bedingen, so daß bei serologischen Kontrollen ein beträchtlicher Prozentsatz der Rinder in den verschiedensten Ländern Leptospiren-Antigene aufweisen (Zusammenstellung s. ALSTON und BROOM).

7. Leptospirosis sejroe

1938 wurde der Serotyp sejroe durch BORG PETERSEN und CHRISTENSEN aus dem Blut eines Krankheitsfalles auf der dänischen Insel Sejroe isoliert. Es gehört dieser Serotyp gleich wie L. saxkoebing zur Hebdomadisgruppe. Solche Infektionen wurden in verschiedenen Ländern Europas, in Indonesien, Ägypten, USA, festgestellt.

Die *tierische Infektionsquelle* findet sich in der Ährenmaus und Waldmaus. *Mus musculus spicilegus* = die Ährenmaus beherbergt nach BORG PETERSEN diesen Leptospirentyp. Es handelt sich um eine Markmuset, d. h. eine Feld-Hausmaus, welche im Frühling und Sommer auf dem Felde lebt, in den kalten Jahreszeiten in die Bauernhöfe eindringt, wo sie ihr Futter findet. Sie ist eigentlich eine Hausmaus. Bei *Apodemus sylvaticus*, der Waldmaus, wurden positive L. sejroe-Titer festgestellt (RIMPAU). Bei Haustieren zeigen Kühe und Pferde öfters positive Sejroe-Agglutination, ohne daß diesbezügliche Erkrankungen bekannt sind (woh Stallinfektionen durch Mäuse).

Epidemiologisch ist L. sejroe als Einzelerkrankung meist im Sommer und Herbst, vor allem bei männlichen Personen in der Landwirtschaft, auch bei Waldarbeitern, mitgeteilt worden.

Das *klinische Bild* zeigt sich als akute hochfebrile, meist diphasische Fieberkrankheit von durchschnittlich 6—7 Tage Dauer mit allen Symptomen der benignen Leptospirose. Meningitis serosa mit Liquorveränderungen fand sich in unseren Fällen regelmäßig (WEYERMANN). Ikterus stellte BORG PETERSEN in 8,4 % von 285 Fällen fest, wir nur einmal Subikterus. Komplikationen sind selten, vereinzelt encephale Schädigungen, sekundäre Bronchopneumonien. Zwei Todesfälle sind von BORG PETERSEN mitgeteilt.

8. Leptospirosis saxkoebing

Der Serotyp Saxkoebing wurde 1942 von BORG PETERSEN aus Nieren dänischer Gelbhalsmäuse = *Apodemus flavicollis* gezüchtet. Dieser Serotyp, zugehörig zur Hebdomadisgruppe, zeigt verhältnismäßig geringe Pathogenität für Meerschweinchen und auch für weiße Ratten. Menschliche Erkrankungen wurden in verschiedenen Ländern Europas, so auch in der Po-Ebene, dagegen nicht in Großbritannien und nicht in außereuropäischen Ländern nachgewiesen. Tierisches Reservoir ist für L. saxkoebing außer der Gelbhalsmaus auch die Waldmaus = Apodemus sylvaticus, zwei so nahe verwandte Arten, daß sie nicht von allen Fachleuten als selbständige Species anerkannt werden. Andere Tiere sind vorerst nicht davon befallen gefunden worden.

Das klinische Bild ist das einer anikterischen, leichten febrilen Leptospirose, ohne weitere Besonderheiten.

Zu 6.—8.: **Das Feldfieber.**

Unter der Bezeichnung „Feldfieber" werden all die verschiedenen Leptospirosen, die bei Erntearbeiten, bei Tätigkeit in Sümpfen, Wassergebieten, bei Flachsgewinnung, bei Erbspflücken, also bei den verschiedensten landwirtschaftlichen Tätigkeiten zusammengefaßt, wobei gemeinsam der tierische Träger in Mäusen resp. in deren verschiedenen Unterarten gelegen ist. RIMPAU hat 1940 die erste Zusammenfassung darüber gegeben. Seither sind nicht nur L. grippotyphosa, sondern auch andere Leptospiren, vor allem aus der Hebdomadisgruppe, als dazu gehörig gefunden worden, wobei man natürlich auch das japanische Herbstfieber durch L. autumnalis und das Siebentagefieber in Ostasien durch L. hebdomadis, (s. S. 871) hierher zählen kann. Das klinische Bild ist dasjenige einer anikterischen benignen Leptospirose, wie es bei einzelnen Typen hier geschildert wurde.

9. Leptospirosis bataviae

Als L. bataviae wurde 1938 ein Serotyp benannt, dessen erster Stamm 1926 in Batavia von WALCH isoliert und 1927 von WALCH und SOLESILO serologisch von L. ictero-haemorrhagiae und von L. pyrogenes abgetrennt wurde. Der bekannteste der Bataviastämme ist der Stamm Swart van Tienen. Außer in Indonesien wurde L. bataviae bei Reisfeldfieber in der Po-Ebene festgestellt, erst 1938 von BABUDIERI als L. oryzety, von MINO als L. mitis bezeichnet. Diese Benennungen kamen wieder in Wegfall, nachdem bereits 1939 diese Stämme als identisch mit L. bataviae sich erwiesen (GIPSEN und SCHÜFFNER). 1946 fand VAN RIEL in Zentralafrika sowohl ikterische als anikterische L. bataviae Erkrankungen.

Tierisches Reservoir: dieses wurde in Indonesien im *Rattus norvegicus* gefunden, wobei 50 % aller Ratten in Batavia sich von diesem Typ besiedelt erwiesen. L. bataviae konnte dann auch bei Katzen und bei Straßenhunden isoliert werden, beide Tierarten wahrscheinlich infiziert beim Rattenfang. In Europa wurden nicht Ratten, sondern eine besondere Mäuseart als Wirtstier festgestellt. In der Po-Ebene fand MINO die Zwergmaus = *Micromus minutus sorcinus* als L. bataviaeTräger (28 % positive Kulturen). Zwischen der Häufung menschlicher Erkrankung und dem biologischen Verhalten dieser Mäuse konnten eindeutige Beziehungen nachgewiesen werden. Die Zwergmäuse schwimmen erst dann, wenn die Reispflanzen so hoch gewachsen sind, um auf ihrer Oberfläche die Mäuse zu tragen, in die bewässerten Felder, bauen auf den Pflanzen ihre Nester, bekommen dann ihre Jungen und entleeren Urin in das stagnierende Wasser. In der Zeit der stärksten Mäusevermehrung kommen die Reisfeldarbeiterinnen zur Säuberung der Pflanzen in die Felder und jetzt tritt plötzlich das Reisfeldfieber auf.

Epidemiologie: während in *Indonesien* mehr Einzelpersonen erkranken, erscheinen in der Po-Ebene die Bataviafälle gehäuft. Sie können dort bis zur Hälfte aller Reisfelderkrankungen ausmachen. In den Reisfeldern der Türkei, wo die Zwergmaus nicht bekannt ist, fehlt L. bataviae. Daß in Indonesien Reisfelder ebenfalls häufig sind, ist bekannt. Der Zusammenhang mit Arbeiten in diesem Beruf ist nicht weiter erforscht.

Das *klinische Bild* zeigt in *Ostasien* Übereinstimmung mit dem Morbus Weil, so daß von der *indonesischen Weilschen Krankheit* gesprochen wird. In *Europa* dagegen handelt es sich mit wenigen Ausnahmen um *anikterische*, benigne, febrile *Erkrankungen*, im Kongo sind sowohl ikterische wie anikterische Fälle nachgewiesen.

Zu 1., 6., 7., 8., 9. und 10.: **Das Reisfeldfieber.**

Als Reisfeldfieber wird eine akut-febrile Erkrankung der Arbeiter in Reisfeldern verschiedener Gegenden bezeichnet, das sich nachträglich als eine gleichartige Leptospirose, bedingt durch verschiedene Serotypen, erwiesen hat.

Beim *Reisfeldfieber der Po-Ebene* in Italien wurden nach den zusammenfassenden Berichten von BABUDIERI (1944 und 1956), von FORNARA (1963) 13 verschiedene Leptospirenstämme gefunden.

Das Hauptkontingent wird durch L. ictero-haemorrhagiae und durch L. bataviae bedingt, erstere $1/3$—$2/3$, letztere $1/5$—$1/2$, regional und in den einzelnen Jahren etwas verschieden, erstere meist unter dem klinischen Bild des Morbus Weil, aber nicht so schwer wie an anderen Orten und öfters auch ohne Ikterus, letztere fast nur als anikterische Form. Weitere benigne Leptospirosen sind bei diesen Reisfeldarbeitern bedingt durch L. pomona, L. grippotyphosa, L. saxkoebing, selten durch L. canicola, L. sejroe und L. australis sowie L. pyrogenes, letztere durch den Subserotyp L. poi, wenige endlich noch durch L. ballum und L. mini.

Das Eindringen von Leptospiren durch die Haut wird begünstigt durch kleine Verletzungen an den Armen, durch das Waten im Wasser, früher auch oft noch barfuß oder mit ungenügender Beinbekleidung. Das stagnierende Wasser der Reisfelder kann von Leptospirentragenden Ratten und Mäusen, vor allem von der Zwergmaus (s. oben) infiziert werden.

Bei der großen Zahl der Reisfeldarbeiter (bis vor kurzem 200000 Personen im Jahr, derzeit um 100000 in der Po-Ebene), ist die Zahl der Leptospireninfektionen verhältnismäßig niedrig, um 5%, und betrifft vorwiegend Arbeiter, die das erste Jahr ins Reisfeld gehen. Serologisch waren positiv nach 1 Jahr Arbeit 11%, nach 2 Jahren 24%, und von Frauen, die über 20 Jahre Reisfeldarbeit besorgt haben, über 60% (s. FORNARA, 1963). Als Morbus Weil werden 10% der klinischen Fälle bezeichnet. Die Mortalität ist nicht hoch, der Arbeitsausfall aber beträchtlich.

In den *Reisfeldern Spaniens* sind neben L. ictero-haemorrhagiae vor allem L. ballum vorwiegend gefunden worden. In der *Türkei* dominiert L. grippotyphosa, in *Indonesien* L. bataviae, in *Australien* L. pomona.

10. Leptospirosis australis

Die L. australis wurde 1937 in Nord-Queensland durch LUMLEY isoliert, nachdem schon 1933/34 solche Erkrankungen klinisch vom Morbus Weil abgesondert worden sind. Es wurden anfangs zwei Typen als L. australis bezeichnet mit dem Namen A und B. Die heute noch als Serotyp australis genannte Leptospira betrifft die *L. australis A.*, in Australien mit dem Subserotyp ballico. Die L. australis B hingegen mit dem Stamm Zanoni erwies sich nicht als eine selbständige Form und gehört zum Serotyp L. pyrogenes (s. S. 871). Außer in Australien wurde L. australis ab 1942 in Europa nachgewiesen, erst in der Po-Ebene, dann in Süd-

Bayern und in der Schweiz. Solche Erkrankungen sind aber sicher in Mitteleuropa nicht häufig.

Tierisches Reservoir: in Australien wurden die Feldratten, so *Rattus culmorum* und *Rattus conatus* als hauptsächlichster Träger gefunden. In Europa ist der tierische Träger nicht ermittelt. Einer unserer Fälle erkrankte nach Biß durch eine Spitzmaus.

In der Tschechoslowakei isolierte KMETY 1957 solche Stämme von Igeln und Gelbhalsmäusen.

Epidemiologisch ist die L. australis der *Haupterreger* des *Rohrzuckerfiebers* in Australien. In Europa liegen kleine Häufungen von Australiserkrankungen bei Reisfeldarbeit und bei landwirtschaftlicher Tätigkeit vor. Wir sahen einmal drei Erkrankungen von Jugendlichen, die im gleichen Weiher mit stagnierendem Wasser gebadet hatten. Männererkrankungen sind häufiger, Sommer- und Herbstmonate bevorzugt (s. Abb. 16).

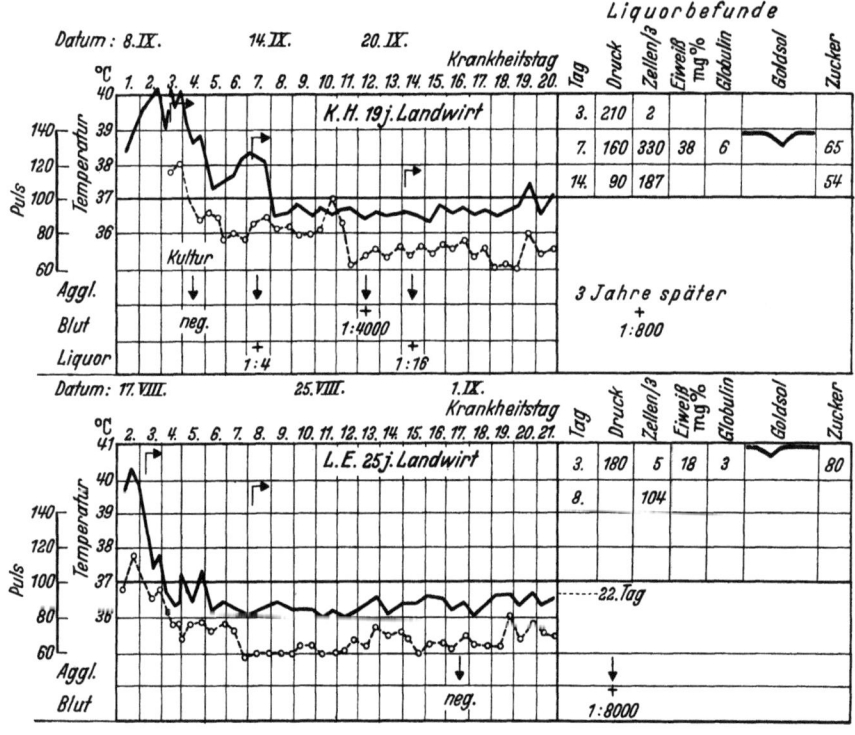

Abb. 16. Leptospirosis australis, 2 Fälle mit Meningitis serosa 1944

Das klinische Bild ist in Europa eine anikterische benigne Leptospirose, nach unseren Erfahrungen etwas stärker toxisch als die Grippotyphosa- und Pomona-Erkrankungen, regelmäßig mit Meningitis serosa, oft mit starken Myalgien, stets ohne Ikterus, in zwei Fällen von GERBAUT et al. mit Lungeninfiltraten. An Komplikationen sind beschrieben Iritis, Pleuritis sicca, Encephalitis mit epileptiformen Anfällen, Bronchopneumonie. In Australien lauteten die früheren Angaben auf eine meist schwere Weil-Krankheit. Da aber damals noch keine Trennung zwischen L. australis A und dem meist Weil-ähnlichen Krankheitsbild durch Australis B gemacht wurde, sind diese Angaben nicht sicher verwendbar (VAN THIEL).

Zu 10.: **Das Rohrzuckerfieber.**

Die Erkrankungen der Rohrzuckerschnitter und der Landarbeiter der Rohrzuckerplantagen gab Anlaß zur Abgrenzung des „*Cane-fever*" oder Rohrzuckerfiebers, besonders beschrieben in *Australien.* Die Schnitter können bei Kontakt der
häufigen Armwunden (infolge der scharfkantigen Zuckerrohre) mit den durch
Rattenurin beschmutzten Pflanzen infiziert werden, evtl. auch durch Wunden an
den Füßen, da sie vielfach ungenügend bekleidet sind. Gehäufte Fälle werden nach
Beendigung der Regenperiode gesehen, vor allem explosionsartig ca. 10 Tage nach
starken Regengüssen. Bei trockenem Wetter gehen die Leptospiren an den jetzt
ausgetrockneten Zuckerpflanzen zugrunde und die menschlichen Infektionen
werden seltener.

Während anfangs L. australis A und L. pyrogenes Zanoni, heute zur Pyrogenesgruppe gezählt, als Erreger dieser menschlichen Krankheit festgestellt worden waren, zeigten spätere
Untersuchungen auch andere Serotypen in den australischen Rohrzuckergebieten, so L. hebdomadis Serotyp medanensis, dann L. pyrogenes Robinsoni, L. hebdomadis Serotyp mini und
Serotyp kremastos, endlich aus der L. javanica-Gruppe der Serotyp L. celledoni und L. esposito
(s. DERRIK, MILES).

11. Leptospirosis cynopteri

Ein besonderer Serotyp wurde auf *Fledermäusen* erst im Fernen Osten festgestellt (s. S. 872), dann besondere Subtypen in Mittelafrika *(L. butembo)* und jetzt
auch in Polen, in Dänemark (s. S. 872), und in Kalifornien (ALEXANDER). Die
menschlichen Erkrankungen können verschieden schwer sein. Die Fledermaus-
besiedlung ist sicher regional sehr verschieden. Von uns untersuchte solche Tiere
in der Schweiz waren nicht infiziert.

12. Leptospirosen durch weitere Typen in den einzelnen Erdteilen

A. In *Europa* sind die in den Abschnitten 1—10 genannten Leptospirosen-
typen lokal ganz verschieden oft und längst nicht in allen Gebieten gefunden
worden, auch hier um so häufiger, je mehr danach geforscht wurde und je mehr
und je verschiedenere Tiere befallen waren; so sind gemeldet an Befunden von
verschiedenen Serotypen in Deutschland 7, in der Schweiz 9, in Frankreich 7, in
Italien 9, in Dänemark 10, in Finnland 7, in Holland 4, in Polen 10, in Tschechoslowakei 9, in England nur L. icterohaemorrhagiae und L. canicola, serologisch
dazu 4 weitere Typen, die bis jetzt erst bei dortigen Tieren isoliert wurden (siehe
WILSON), in Portugal 6, in Spanien 7 (AZEVEDO), weitere Details siehe ALSTON
und Broom.

B. In *Asien* sind in Japan und Indonesien schon früh ausgedehnte Untersuchungen gemacht worden, neuerdings in Malaysia und in Israel. Außer den
bereits besprochenen Serotypen sind hervorzuheben:

1. Aus der Hebdomadisgruppe der Serotyp *L. hebdomadis,* die erste isolierte
Leptospire, die eine benigne Leptospirose bedingt, bereits 1917/18 durch IDO, ITO
und WANI. Die dadurch hervorgerufene menschliche Krankheit war in Japan als
Nanukayami = *Siebentage-Fieber* bekannt, damit identisch, daß Sakushu-Fieber in
anderen japanischen Provinzen und das Akiyami B. Befallen sind Feld- und Wald-
arbeiter. Tierischer Träger ist die dortige Feldmaus: Microtus montibelloi.

2. Aus der Autumnalisgruppe: der Serotyp *L. autumnalis,* isoliert durch
KOSHINA u. Mitarb. (1925), eine meist leicht ikterische, milde Leptospirose be-
dingend, bekannt unter dem Namen Hasayami oder = *Herbstfieber,* identisch mit
Akiyami A. Er findet sich außer in Japan auch in anderen Gebieten Ostasiens.
Tierische Träger sind vor allem Apodemus speciosus und verschiedene Ratten-
arten. Befallen sind vor allem Bodenarbeiter, auch Schwimmer.

3. Aus der Pyrogenesgruppe: der Serotyp *L. pyrogenes.* Der von VERVOORT 1923
isolierte und später verlorengegangene Typ ist identisch mit dem Pyrogenesstamm

Salienen. Ein anderer Serotyp dieser Gruppe ist der bereits erwähnte L. zanoni, der frühere Australis B. Die Erkrankungen durch diese Gruppen in Form einer milden, selten ikterischen Leptospirose, wurden als *kurzfristige Spirochätenfieber* in den Jahren vor 1930 bezeichnet. Befallen sind vor allem Plantagenarbeiter, besonders in Gebieten an Flußläufen. Tierische Träger sind Ratten, vor allem Rattus rattus brevicaudatus. Außer in Indonesien kommen diese Infektionen auch in Australien vor.

4. Aus der Javanica-Gruppe: der Serotyp *L. javanica*, isoliert 1937 von SARDJITO, MOCHTAR und WIRASMO in Java bei Ratten. Von Ratten aus sind auch Hunde und Katzen befallen. Die menschliche Erkrankung ist eine benigne Leptospirose, gefunden vor allem bei Reisfeldarbeitern.

Der zu dieser Gruppe gehörende Serotyp *L. Celledoni*, isoliert 1953 in Australien, wurde in Malaysia bei milden menschlichen Krankheiten gefunden. Das Wirtstier ist noch nicht sicher bekannt.

5. Aus der Canicolagruppe: der Serotyp *L. schüffneri*, isoliert 1938/39 durch COLLTER und ESSEVELD in Java, wobei hier der tierische Träger eine Fledermaus, (Cynopterus spec.) ist.

6. *L. Cynopteri* wurde als besonderer serologischer Typ abgetrennt, gefunden bei menschlichen Weil-ähnlichen Krankheiten. Man hat von einem *Fledermausfieber* = Cynopterus-Fieber A gesprochen. Neuerdings sind in Dänemark in neun Fledermäusen Isolierungen von einem fraglichen Leptospirentyp gelungen (BORG PETERSEN und FENNESTAD, 1964). In Polen hat ZWIERZ bei einer leichten menschlichen Erkrankung L. Cynopteri 3836 C nachgewiesen und entsprechende Antikörper in Seren von Pferden, Kühen und Hunden festgestellt.

7. *L. andaman A*, gefunden auf den Andamaninseln, wurde bis vor kurzem zu der saprophytären Erregern gezählt, da eine Menschenpathogenität fehlte. 1964 wurde aber in São Paulo eine schwere ikterische Erkrankung mit Isolierung von L. andaman CH 11 gefunden (CORREA). Von verschiedenen Autoren ist seither bestätigt worden, daß es sich hier um einen parasitären Stamm handelt (s. WHO 1 Informat. 1966).

Aufgegeben als selbständiger Serotyp wurde *L. geffen*, isoliert 1950 in Israel durch OLJENIK und SHNEIJERSON, mit tierischem Träger in der dortigen Feldmaus Microtus guenteri. Dieser Stamm wurde als eine L. grippotyphosa erkannt, die in Israel häufig vorkommt. Bei den ersten Untersuchungen mit der sog. L. Geffen zeigten mehr als 1000 Fälle das Bild einer meist benignen Leptospirose. Befallen waren Gemüsepflanzer und Gärtner an Orten, wo die Gemüseplantagen durch den Urin dieser Feldmäuse infiziert worden waren. Letalität 2 %.

C. In *Afrika* hat VAN RIEL im Kongogebiet des Kivusees ausgedehnte Untersuchungen vorgenommen und neben bekannten Typen als selbständige Serotypen vom Menschen isoliert: aus der Cynopterusgruppe den Serotyp *L. butembo* und aus der Hebdomadisgruppe den Serotyp *L. Kavura* und *L. kambale*, ferner als neues tierisches Reservoir: die Maus Arvicantis abessinicus. Klinisch war bei den Leptospirosen Zentralafrikas häufig eine Meningitis serosa vorhanden, nur in einem kleinen Teil Ikterus oder Urämie. Die Letalität betrug 7 %.

In den französischsprechenden Ländern von Nord- und Westafrika sind neuerdings neben L. Ictero-haemorrhagiae auch einige andere Serotypen gefunden worden, so von MAILLOUX in Marokko schwere Erkrankungen durch *L. australis*. Daneben wurden auch L. canicola und L. hebdomadis nachgewiesen.

In Kenya wurden serologisch Antikörper gegen L. hebdomadis und gegen die L. hyos Gruppe gefunden (WOLFF).

D. In *Amerika* sind in den *USA*, wo bis 1951 nur L. ictero-haemorrhagiae und L. canicola nachgewiesen waren, seither eine Reihe weiterer Serotypen isoliert wor-

den, so L. pomona im Zusammenhang mit den Rinderleptospirosen (s. S. 862),
L. autumnalis als der Erreger des Fort Bragg-Fiebers, 1942—1944 (GOCHENOUR
et al.), dann L. bataviae, L. grippotyphosa, L. australis, L. ballum, L. hebdomadis mini und hardjo, d. h. 10 verschiedene Serotypen (s. EDWARDS und
DOMM). HEATH jr., ALEXANDER und GALTON stellten von 1947—1960 aus allen
Teilen von USA 483 menschliche Fälle mit 12 Serotpyen fest. Von den Haustieren sind namentlich Rinder und Schweine, dann auch Hunde befallen. Das
State-Departement hat 1954 den jährlichen Verlust durch bovine Leptospirose
auf 100 Mill. Dollar geschätzt.

Über *Mittel- und Südamerika* liegt eine Zusammenfassung von ALEXANDER
(1960) vor. In Mittelamerika wurden 7 Serotypen gefunden, wobei u. a. in Porto
Rico ausgedehntere Studien über schwere menschliche Erkrankungen vorliegen
(s. KOPPISCH et al.). In Südamerika sind 5 Serotypen beschrieben, dabei sind viele
Länder aber noch kaum untersucht, genauer Argentinien und Chile, in welchen
L. pomona und L. hyos in den dortigen Schweinebeständen, erstere auch bei Rindern, ausgedehnt vorkommen (SAVINO und RENNELLA, 1943/44, und neuerdings
CACCHIONE et al.). Zahlreiche positive Befunde sind bei verschiedenen Haustieren
festgestellt worden. Von Surinam liegen entsprechende Erhebungen von WOLFF
vor. Leptospiren unter dem Bild der Weilschen Krankheit und meningitische Formen wurden 1965 in São Paolo mit Isolierung des *Serotyp Wolff* gesehen (CORREA).
Bereits 1964 wurden in São Paolo bei einem tödlich verlaufenen Fall aus dem
Liquor L. andaman CH 11 gezüchtet, also der vorhin erwähnte Stamm der bisher als
saprophydär gewertet wurde, kulturell bestätigt durch KITAOKA und durch WOLFF.

E. In *Australien* sind nach der Zusammenstellung von MILES (1961) 14 Serotypen
beim Menschen gefunden worden. Die eingehendsten Untersuchungen liegen aus
Nord-Queensland vor, wo in den Rohrzuckerplantagen die Hauptinfektionsquelle
liegt (s. S. 871). L. pomona findet sich hier in feuchten Waldgebieten und siedelt
auf Ratten (Rattus assimilis). In anderen Gegenden sind dann L. pomona-
Schweineinfektionen bekannt. In Neuseeland sind durch KIRSCHNER u. Mitarb.
eingehende Erhebungen gemacht worden.

Im ganzen sind bis heute *87 Serotypen* offiziell anerkannt worden. Neue Typen
werden aber noch weiterhin festgestellt, was mit der Zunahme der Untersuchungen
gut verständlich ist. Die Typendifferenzierung gibt den Schlüssel für das weitere
Vorgehen in der Diagnostik, in der Prophylaxe, in der Suche nach bestimmten
tierischen Herkunftsorten. Sie hat das Verständnis der Leptospirosen ganz wesentlich vertieft. Während hier ganz besonders auf die menschlichen Erkrankungen
eingegangen wurde, sei für die nur kurz erwähnten Leptospirosen der Haustiere
auf die veterinärmedizinische Literatur verwiesen und auf die Rapporte des
,,Office internat. des épizooties'', s. BABUDIERI (1958), sowie GSELL (1951 u. 1958),
ferner WIESMANN (1961). In den letzten 35 Jahren hat sich die Leptospireninfektion als weltweite Zoonose mit regionalen Besonderheiten zu erkennen gegeben,
wobei die Fortschritte der Forschungen in den WHO-Reportagen, in den Symposien von Washington, publ. 1953, von Warschau, publ. 1960 und im Internationalen Kolloquium von Antwerpen, publ. 1966, zusammengefaßt sind.

Literatur

Zusammenfassende Arbeiten

Alston, J.M., and **J.C. Broom**: Leptospirosis in man and animal. London: Livingstone Ltd.
1958. — **Bruns, G.**: Vergleichende pathologische Anatomie der Leptospirosen, in **Kathe** und
Mochmann s. unten 1967. — **Gsell, O.**: Leptospirosen. Bern: H. Huber 1951. ~ Klinik der
Leptospirenerkrankungen. Ergebn. inn. Med. Kinderheilk. (Neue Fassung) **1**, 367 (1949). ~
Leptospirosen. Hdb. inn. Med., 4. Aufl., I, 2. Teil, 364—401 (1952). — **Van der Hoeden, J.**:

Leptospirosis in „Zoonoses". Amsterdam: Elsevier Publ. co. 1964. — **International Colloquium on Leptospirosis,** Anvers 1965. Ann. Soc. belge Méd. trop. **46,** 1—270 (1966). — **Kathe, J.,** u. **H. Mochmann:** Leptospiren und Leptospirosen. Jena: V.E.B. G. Fischer 1967. — **Kolochine, B.,** et M. **Mailloux:** Physiologie et métabolisme des léptospires. Paris: Masson et Cie. 1962. — **Rimpau, W.:** Das deutsche Feldfieber. Ergebn. inn. Med. Kinderheilk. **59,** 140 (1940). ~ Die Leptospirose. München: Urban u. Schwarzenberg 1950. — **Schittenhelm, A.:** Weil'sche Krankheit, Schlammfieber. Handb. der inn. Med., 2. Aufl., I, 1934. — **Symposium on the leptospiroses:** Med. Science Publ. No. 1. Washington, D.C.: U.S. Gov. Printing Office 1953. — **Symposium:** Leptospirae and Leptospirosis in man and animals. Polska Academia Nauk, Warzawa, XIX, 1960. — **Uhlenhuth, P.,** u. W. **Fromme:** Weil'sche Krankheit. Hdb. pathol. Mikroorganismen **7,** 487 (1930). — **Van Thiel, J.H.:** The leptospiroses. Leiden: Univ. Press 1948. — **Walch-Sorgdrager, B.:** Les leptospires. Bull. Organisat. Hyg. Soc. Nat. **8,** 152 (1939). — **WHO:** Information Exchange in leptospirosis, 1966. Second Information 1967. — **Wiesmann, E.:** Die Leptospiren unter besonderer Berücksichtigung ihrer antigenen Eigenschaften. Ergebn. Hyg. Bakt. **27,** 323 (1952). ~ Die Leptospirosen. In: Die Infektionskrankheiten des Menschen und ihre Erreger. Stuttgart: G. Thieme 1958. — **Wolff, J.W.:** The laboratory diagnosis of leptospirosis. Springfield, Ill. 1954.

Einzelarbeiten

Addamiano, L., and J. **Papa:** Leptospirae enzymatic properties on phospholipids. Internat. Colloquium on Leptospirosis, Anvers 1965. Ann. Soc. belge Méd. trop. **46,** 187 (1966). — **Alexander, A.D.:** The distribution of leptospirosis in Latin America. Bull. Wld Hlth Org. **23,** 111—125 (1960). — **Alexander, A.D.,** et al.: Mixed grippotyphosa-icterohaemotthagia infection and biflexa infection in Californian cows. WHO Information Exchange in leptospirosis **43,** 1966. — **Ananyin, V.V.:** Report of the 4th Leptospirosis Conference Moscow 1965. WHO Information Exchange in leptospirosis 26—41, 1966. — **Aréan, .V.M.:** Leptospiral myocarditis. Lab. Invest. **6,** 462 (1957). — **Aréan, V.M.,** G. **Sarasin,** and J.H. **Green:** The Pathogenesis of Leptospirosis. Toxin Production by Leptospira icterohaemorrhagiae. Amer. J. Vet. Res. Vol. 25, No. 106, 836—843 (1964). — **Ashe, W.F.,** H.R. **Pratt-Thomas,** and W.C. **Kumpke:** Weil's disease. A complete review of American literature and an abstract of world literature. Medicine (Baltimore) **28,** 145 (1941). — **Austoni, M.,** e D. **Core:** Spunti di patogenesi e terapia dell'insuficienza renale acuta nellà leptospirosi. Clin. ter. **18,** 233—243 (1960). — **Azevedo, de J.F.:** Sur l'épidémiologie et l'épizootiologie des leptospiroses au Portugal. Ann. Soc. belge Méd. trop. **46/2,** 135—154 (1966).

Babudieri, B.: Epidemiologie des leptospiroses dans les rizières d'Italie. In: „Zoonosis", Monographie No. **19,** Wld Hlth Org. (1954). ~ The morphology of the genus leptospira as shown by electron-microscopy. J. Hyg. (Lond.) **47,** 1390 (1949). ~ Animal reservoir of leptospirosis. Ann. N.Y. Acad. Sci. **70,** 393 (1958). ~ Laboratory diagnosis of leptospirosis. Bull. Wld Hlth Org. **24,** 45—58 (1961). ~ Wild birds as carriers of pathogenic leptospira. In: Leptospirae and leptospirosis, pp. 88—92. Warzawa 1961. ~ Vaccine against leptospirosis. 5th Inter-standard Congress Jerusalem (1959); Leptospirae and leptospirosis, pp. 191—195. Warzawa 1961. ~ The prevention of leptospirosis infections. Sci. Rep. Ist. sup. Sanità **2,** 208—221 (1962). ~ Die Reisfelderleptospirose und andere Arten von Leptospirosen als Berufskrankheiten. Arch. Hyg. (Berl.) **146,** 501—510 (1962). — **Babudieri, B.,** u. **L. Bianchi:** Untersuchungen über ein epidemisches Vorkommen der Reisfelderleptospirose in der Provinz Pavia. Z. Immun.-Forsch. **98,** 97 (1040). — **Baermann, G.:** Die kurzfristigen Spirochätenfieber. Handb. d. pathogenen Mikroorganismen **7,** 661 (1930). — **Baermann, G.,** u. M. **Zülzer:** Die Einheitlichkeit aller tier- und menschenpathogenen Spirochäten vom Typus der Spirochaeta icterogenes und der mit ihr verwandten Wasserspirochäten vom gleichen Typus. Zbl. Bakt., I. Abt. Orig. **105,** 345 (1928). — **Baldelli, B.:** Aspetti patogenetici e clinici della leptospirosi dei suini. A 1° Simposio naz. leptosp. Pisa 162—177 (1964). — **Beitzke, H.:** Weil'sche Krankheit, Handbuch der ärztl. Erfahrung im Weltkrieg 1914—18, Leipzig **8,** 512 (1921). — **Bender, R.,** u. H.U. **Vietze:** Tierexperimentelle Untersuchungen über Ätiologie und Verlauf der Leptospirenmeningitis. Dtsch. Z. Neur. **172,** 417—435 (1955). — **Bernkopf, H.,** and L. **Olitzki:** Bovine leptospirosis. J. infect. Dis. **80,** 53 (1947). — **Bernkopf, H.,** and A. **Stuczinski:** Studies on Bovine and Human Leptospirosis. J. infect. Dis. **80,** 53 (1947); **83,** 232 (1948). — **Blumenberg, W.:** Über die neuesten Stand der Epidemiologie der Weilschen Krankheit. Ergebn. Hyg. Bakt. **22,** 168 (1939). — **Borg-Petersen, C.:** L. saxkoebing, ein neuer serologischer Leptospiratyp. Acta path. microbiol. scand. **21,** 165 (1944) [dänisch]. ~ L. ballum, a New Serological Leptospira Type? Acta path. microbiol. scand. **21,** 594 (1944). ~ Experience on Leptospirosis in Denmark. Proc. roy. Soc. Med. **42,** 714 (1949). — **Borg-Petersen, C.,** and K.F. **Fennestad:** Leptospires in Calves in Danemark. Proc. 14th Scand. Congr. Path. Microbiol. 99 (1964). — **Borst, J.G.,** H.C. **Ruys,** en J.W. **Wolff:** Een geval van Leptospirosis ballum. Ned. T. Geneesk. **38,** 2920 (1948). — **Broom, J.C.:** Leptospirosis in England and Wales. Brit. med. J. **1951,** 689. — **Broom, J.C.,** and J.M. **Alston:** Weil's Disease. Analysis of 195 Cases in England. Lancet

1948 II, 96. — **Broom, J.C.**, and **A.B. MacIntyre**: Vet. Rec. **60**, 487 (1948). — **Brunner, K.T.**, and **K.F. Meyer**: Immunisation of Hamsters and Dogs against Experimental Leptospirosis. J. Immunol. **64**, 365 (1950). — **Buchanan, G.**: Spirochaetosis icterohaemorrhagiae. Brit. med. J. **1924**, 900. — **Burgdorfer, W.**: The possible Role of ticks as vectors of leptospirae. Ex. Parasit. **5**, 571—579 (1956); **8**, 502—508 (1959).

Cacchione, R., et al.: The occurrence of leptospirosis in domestic animals of Argentina. WHO Information Exchange in leptospirosis 1, 1966. — **Cargill, W.H.**, and **P.B. Beeson**: Value of Spinal Fluid Examination as diagnostic Procedure in Weil's Disease. Ann. intern. Med. **27**, 396 (1947). — **Cayley, F.E.**: A case of Weil's Disease with Tests from Liver Function. Brit. med. J. **1949** II, 1986. — **Chang, S.L.**: Studies on Leptospira icterohaemorrhagiae. J. clin. Invest. **25**, 752 (1946); J. infect. Dis. **81**, 28 (1947); **82**, 256 (1948). — **Clayton, G.E.B.**, and **E.H. Derrick**: The Presence of Leptospirosis of a Mild Type (Seven-day Fever) in Queensland. Med. J. Aust. **24**, 647 (1937). — **Cockayne, E.A.**: Catarrhal jaundice, sporadic and epidemic, and its relation to acute yellow atrophy of the liver. Quart. J. Med. **6**, 1 (1912). — **Coghlan, J.D.**, J. **Norval**, and **H.E. Seiler**: Canicola fever in man through contact with infected pigs. Brit. med. J. **1957** I, 257—261. — **Corrêa, M.O.A.**: Ref. WHO Information Exchange in leptospirosis, pp. 3—4, 1966. — **Cunningham, J.K.**: Peripheral Nerve palsies in leptospirosis. N.Z. med. J. **62**, 34—35 (1963). — **Czekalowski, J.W.**: Remarks on electron microscopique structure of leptospirae. Internat. Colloquium on Leptospirosis, Anvers 1965. Ann. Soc. belge Méd. trop. **46**, 80 u. 249 (1966).

Derrick, E.H.: Leptospirosis in North Queensland. Med. J. Aust. **1956** I, 281—289. ∼ Leptospira pomona. Med. J. Aust. **1942**, 431. — **Diaz-Rivera, R.S.**, et al.: Leptospiral meningitis. Arch. intern. Med. **103**, 886—895 (1949). — **Diesch, S.L.**, **R.P. Crawford**, **W.F. McCulloch**, and **F.H. Top**: Human leptospirosis acquired from squirreils. New Engl. J. Med. **276**, 838 (1967). — **Doherty, R.L.**: Further observations in the treatment of leptospirosis. Aust. Ann. Med. **5**, 23—30 (1956). — **Durand, P.**: Transmission expérimentale à l'homme de la maladie des porchers. C.R. Acad. Sci. (Paris) **203**, 830, 957 et 1032 (1936).

Edwards, G.A.: Clinical characteristics of leptospirosis. Ann. J. Med. **27**, 4—17 (1959). — **Edwards, G.A.**, and **B.M. Tomm**: Human leptospirosis. Medecine **39**, 117—156 (1960). — **Elian, M.**, and **I. Nicoara**: The Use of Leptospira biflexa Patoc Antigen in Field Investigations of Leptospirosis. Bull. Wld Hlth Ass. **31**, No. 3, p. 359 (1964).

Faine, S.: Analysis of leptospiral fractions. Bact. Proc. Amer. Soc. Microbiol. **1965**, 54. — **Fairburn, A.C.**, and **S.J.G. Semple**: Chloramphenicol and Penicillin in the treatment of leptospiroses among British troops in Malaya. Lancet **1956** I, 13; **1960**, 58. — **Fennestad, K.L.**: Experimental leptospirosis in calves. Copenhagen: Munksgaard 1963. — **Fornara, P.**: Aspetti ecologici delle leptospirosi nelle risaie Atti. 1° Simp. Naz. sulle lepto-spirosi, Mariotti, Pisa, 86—116 (1963). — **Freudiger, U.**: Zur Leptospirose des Hundes. Arch. exp. Vet. med. **9**, 1 (1955). — **Freyer, H.U.**: Leptospirosen und Nervensystem im Kindesalter. Ann. paediat. (Basel) **182**, 271—294 u. 317—333 (1954). — **Fulton, J.D.**, and **D.F. Spooner**: The metabolism of leptospira icterohaemorrhagiae in vitro. Exp. Parasit. **5**, 154 (1956).

Galton, M.M.: Methods in the laboratory diagnosis of leptospirosis. Ann. N.Y. Acad. Sci. **98**, 675—685 (1962). — **Gerbaud, P.**, et al.: Les leptospiroses à L. australis et leurs images radiologiques. Rev. méd. Nancy **85**, 120—130 (1960). — **Gispen, R.**, u. **W. Schüffner**: Die Spaltung der klassischen L. icterohaemorrhagiae in zwei Biotypen. Zbl. Bakt., I. Abt. Orig. **144**, 427 (1939). — **Globig**: Über eine Epidemie bei der II. Matrosen-Artillerie-Abteilung infolge Badens im Sommer 1890. Dtsch. Militärärztl. Z. **20**, 7 (1891). — **Gochenour, W.S.**, et al.: Leptospiral etiology of Fort Broggfever. Publ. Hlth Rep. (Wash.) **67**, 811 (1952). — **Gochenour, W.S.**, **R.H. Yager**, and **P.W. Wetmore**: Antigenic Similarity of Bovine Strains of Leptospirae and Leptospira Pomona. Proc. Soc. exp. Biol. (N.Y.) **74**, 199 (1950). — **Goldschmidt, F.**: Ein Beitrag zur neuen Infektionskrankheit Weil's. Dtsch. Arch. klin. Med. **40**, 238 (1887). — **Grazioli, C.**, **A. Monteverde**, e **E. Fumagalli**: L'ampiezza massima dell thromboelastogramma ... nelle leptospirosi. Folia med. (Napoli) **45**, 886—896 (1962). — **Griesinger, W.**: Über die pathologische Anatomie des in Ägypten vorkommenden biliösen Typhoids. Sitzgsber. der math.-naturw. Klasse der Kaiserl. Akad. der Wiss. **9**, 318 (1852). — **Gsell, O.**: Weilsche Krankheit in der Schweiz. Helv. med. Acta **3**, 702 (1936). ∼ Ätiologie der Schweinehüterkrankheit. Bull. schweiz. Akad. med. Wiss. **1**, 67 (1944). ∼ La maladie des porchers, une leptospirose pomona. Presse méd. **39**, 525 (1945). ∼ Leptospirosis pomona, die Schweinehüterkrankheit. Schweiz. med. Wschr. **49**, 237 u. 1267 (1946). ∼ Benigne Leptospirenerkrankungen und Unfall. Z. Unfallmed. Berufskr. **40**, 1 (1947). ∼ Klinik der Leptospirenerkrankungen (Leptospirosen in Europa mit Ausnahme der L. icterohaem.). Ergebn. inn. Med. Kinderheilk. **1**, 367 (1949). ∼ Maladie des porchers (étiologie, microbiologie, expérimentation). Rev. Path. comp. **49**, 407 (1949). ∼ Les leptospiroses des animaux domestiques. Office intern. des épizooties No. 204 (1951) und No. 497 (1958). ∼ Die Erbspflückerkrankheit, eine Leptospirosis grippotyphosa. Helv. med. Acta **19**, 490—494 (1952). ∼ Leptospirosen und Auge. Klin. Mbl. Augenheilk. **120**, 449 (1952). ∼ Epidemiology of the leptospiroses. In: Symposium on the Leptospiroses.

Med. Sci. Publ. No. 1, 34—55 (1953). ~ Zweimalige Leptospireninfektion. Klin. Wschr. 32, 604 (1954). ~ Antibioticatherapie der Leptospirosen. Schweiz. med. Wschr. 89, 422—425 (1959); Dtsch. med. Wschr. 90, 1870 (1965). ~ Epidemiologie der Leptospirosen der Haustiere. In: Symposium on the Leptospiroses. Warzawa 169 (1960). — Gsell, O., u. U. Kanter: Canicola-Fieber in der Schweiz. Schweiz. med. Wschr. 73, 713 (1945). — Gsell, O., u. W. Müller: Parenterale Pyramidon-Pyrazoloidin-Therapie mittels Irgapyrins. Schweiz. med. Wschr. 80, 310 (1950). — Gsell, O., u. A. Prader: Akute Encephalitis durch Leptospira hyos infolge traumatischer Infektion. Helv. paediat. Acta 8, 318—325 (1953). — Gsell, O., K. Rehsteiner, u. F. Verrey: Iridocyclitis als Spätfolge von Leptospirosis pomona. Ophthalm. 112, 320 (1946). — Gsell, O., u. W. Rimpau: Feldfiebermeningitis in der Schweiz. Schweiz. med. Wschr. 74, 51 (1944); Münch. med. Wschr. 91, 117 (1944). — Gsell, O., u. E. Wiesmann: Leptospirosis Typ mitis. Schweiz. med. Wschr. 78, 503 (1948).

Hager, G., u. H. Mochmann: Leptospiren und Uveaerkrankungen. Z. ärztl. Fortbild. 52, 579—582 (1958). — Hagmann, R.: Die Leptospirosen in der Ostschweiz 1953—1958. Inaug. Diss., Basel 1959. — Heath jr., C.W., A.D. Alexander, and M.M. Galton: Leptospirosis in the United States. N. Engl. J. Med. 273, 915 (1965). — Hecker u. Otto: Beiträge zur Lehre der sog. Weilschen Krankheit. Veröff. Militärsanitätswesen, Heft 6 (1911). — Hegler, C.: Weilsche Krankheit. Neue Dtsch. Klin. 12, 359 (1934). — Heilmann, F.R.: Streptomycin in the Treatment of experimental relapsing Fever and Leptospirosis icterohaemorrhagiae. Proc. Staff Meetings Mayo Clinic 20, 169 (1945). ~ Aureomycin in the Treatment of Experimental Relapsing Fever and L. icterohaemorrhagiae. Proc. Staff Meetings Mayo Clinic 23, 569 (1948). — Heilmann, F.R., and W.E. Herrell: Penicillin in the Treatment of Experimental Leptospirosis icterohaemorrhagiae. Proc. Staff Meetings Mayo Clinic 19, 78 (1944). — Herrlich, A.: Schwerer Verlauf einer Canicola-Infektion. Med. Mschr. 1948, 548. — Heusser, H., O. Gsell, U. Kanter u. E. Wiesmann: Die periodische Augenentzündung der Pferde als Leptospirenerkrankung. Schweiz. med. Wschr. 78, 756 (1948); Schweiz. Arch. Tierheilk. 94, 296 (1952). — Hiatt, C.W.: Biochemical studies of the leptospires. In: Symposium on the leptospiroses. Med. Sci. Publ. No. 1, 154 (1953). — Hoeden, J. van der: Agglutination of leptospires by sera of reptiles. WHO Information Exchange in leptospirosis 7, 1966. — Hoesslin, H. von: Zur Kenntnis des Feld-(Schlamm-)Fiebers. Med. Klin. 37, 753 (1941). — Hofer: Der Typhus der Hunde. Zit. nach H.G. Niemand. — Hübener, E.A., u. H. Reiter: Beiträge zur Ätiologie der Weilschen Krankheit. Dtsch. med. Wschr. 1915, 1275; 1916, 1 u. 131; Z. ges. Hyg. 81, 171 (1916).

Ido, Y., R. Hoki, H. Ito, and H. Wani: The rat as a Carrier of Spirochaeta icterohaemorrhagiae, the Causative Agent of Weil's Disease. J. exp. Med. 26, 341 (1917). — Inada, R., u. Y. Ida: Eine zusammenfassende Mitteilung über die Entdeckung des Erregers (eine neue Spezies Spirochaeta) der Weilschen Krankheit. Tokyo Jjishinshi Nr. 1908, 13. Febr. 1915.

Jackson, A., E. Chesler, and R.M. Brueckner: Leptospirosis in South Africa. S. Afr. med. J. 32, 94—100 (1958). — Jackson, H., and S. Oleesky: An Unusual Case of Weil's Disease. Brit. med. J. 1946 II, 813. — Jacob, H.: Leptospirenencephalitis durch Leptospira grippotyphosa. Acta neuropath. (Berl.) 3, 469—479 (1964). — Johnson, D.W.: The Discovery of a Fifth Australian Type of Leptospirosis. Med. J. Aust. 1, 431 (1942). — Johnson, R.C., and P. Rogers: Differentiation of pathogenic and saprophytic leptospires with 8-Azaguanine. J. Bact. 88, 1618—1623 (1964). — Jorge, R.: Une épidemie à Lisbonne d'ictère hémorragique d'origine hydrique contractée per os. Bull. Off. int. Hyg. publ. 24, 88 (1932).

Kaeding, A., H. Klinkmann u. H. Mochmann: Haemodialyse bei akutem Nierenversagen infolge L. grippotyphosa. Münch. med. Wschr. 105, 360 (1963). — Kalt, F.: Leptospirosis pomona. Inaug. Diss., Zürich 1951. — Kaneko, R.: Über die pathologische Anatomie der Spirochaetosis icterohaemorrhagica Inada (Weilsche Krankheit). Wien, Leipzig, München: Rikola 1922. — Kappeler, R.: Leptospirosis grippotyphosa mit Lungenbeteiligung. Praxis Schweiz. med. Rundschau f. Med. 50, 855—856 (1961). — Kappeler, R., S. Barandun, H. Lüthi u. E. Wiesmann: Über eine Laboratoriumsinfektion mit L. ballum, Orchitis als Komplikation. Schweiz. med. Wschr. 91, 810 (1961). — Kathe, J.: Das Schlamm- oder Feldfieber. Ergebn. Hyg. Bakt. 24, 159 (1941). ~ Witterungsverhältnisse und Mäuse in ihrer Bedeutung für die Epidemiologie des Schlamm- und Feldfiebers. Zbl. Bakt., I. Abt. Orig. 151, 481 (1945); 152, 479 (1948). ~ Die Epidemiologie der Leptospirenerkrankungen. Zbl. Bakt., I. Abt. Orig. 155, 199 (1950). ~ Die Leptospiren als Berufskrankheit. In: Leptospirae and leptospirosis in man and animals, pp. 71—87. Warzawa 1960. ~ Die Leptospirosen. Z. ärztl. Fortbild., 23 (1951). — Kirschner, L.: Recent studies on leptospirosis in New Zealand. N. Z. med. J. 53, 119 (1954). — Klarenbeek, A., en W. Schüffner: Het voorkomen van een afwijkend Leptospira-ras in Nederland. Ned. T. Geneesk. 77, 4271 (1933). — Kleinschmidt, A., u. P. Christ: Leptospira ballum als Ursache einer Laboratoriumsinfektion. Z. Immun.-Forsch. 117, 107—112 (1959). — Klett: Stuttgarter Hundeseuche. Dtsch. Tierärztl. Wschr. 7, 41 (1899). — Klieneberger, C.: Die Weilsche Krankheit. Berl. Klin. Wschr. 1918 I, 25. — Kmety, E.: Main antigens as criterium for distinguishing leptospiral serotypes. Internat. Colloquium on Leptospirosis, Anvers 1965. Ann. Soc. belge Méd. trop. 46, 103 (1966). ~ Betrachtungen zum Problem der paradoxen Reaktion und deren Bedeutung in der Serodiagnostik einiger Leptospirosen. Zbl. Bakt., I. Abt. Orig. **170**, 597—608 (1957). — **Kmety, E.**, et al.: Weitere Ergebnisse der Leptospirenforschung in der Slowakei. Zbl. Bakt., I. Abt. Orig. **167**, 243—253 (1956). — **Kmety, E., I. Plesko** et al.: Evaluation of methods for differentiation of pathogenic and saprophytic leptospira strains. Internat. Colloquium of Leptospirosis, Anvers 1965. Ann. Soc. belge Méd. trop. **46**, 111 (1966). — **Kocen, R. S.**: Leptospirosis, a comparison of symptomatic and penicillin treatment. Brit. med. J. **1962** I, 1181—1183. — **Koppisch, E.**, and **W. M. Bond**: The morbid anatomy of human leptospirosis. In: Symposium on the leptospirosis. Med. Sci. Publ. No. 1, 83—117 (1953). — **Korthof, G.**: Experimentelles Schlammfieber beim Menschen. Zbl. Bakt., I. Abt. Orig. **125**, 429 (1932). — **Koshina, Y., S. Shiozawa**, and **K. Kitayama**: Studies of L. hebdomadis. J. exp. Med. **42**, 873 (1925). — **Krapf, W.**, u. **K. T. Brunner**: Arch. Tierheilk. **95**, 256 (1953).

Landouzy, L. I.: Fièvre bilieuse ou hépatique. Gaz. Hôp. (Paris) **56**, 809 u. 913 (1883). — **Larcan, A.**, et al.: Leptospiroses graves traitées et guéries par epuration extrarénale. Ann. Med. Nancy **2**, 1208 (1963). — **Lefebvre des Noettes, R. A., C. Seigneuric**, et **B. Kolochine-Erber**: Contribution à l'étude de la leptospirose à L. grippotyphosa. Presse méd. **44**, 1189 (1950). — **Litzner, St.**, u. **H. Hahn**: Klinische Beobachtungen bei einer Feldfieberepidemie. Dtsch. med. Wschr. **75**, 882 (1950). — **Lubashenko, S. Y.**, and **L. S. Novikova**: Leptospirosis in Horses. Zit. nach J. Amer. vet. med. Ass. **112**, 161 (1948). — **Lukes, J.**, u. **M. Derbek**: Spirochätenbefunde beim Hundetyphus und deren ätiologische Bedeutung. Zbl. Bakt., I. Abt. Ref. **76**, 184 (1924). — **Lumley, G. F.**: A serological Investigation Leading to the Discovery of Distinct Serological Groups of Leptospirae Causing Leptospirosis as it Occurs in Northern Queensland. Med. J. Aust. **24**, 654 (1937).

Mackay-Dick, J., and **R. W. E. Watts**: Canicola Fever in Germany. Report of Six Cases. Lancet **1949** I, 907. — **Mailloux, M.**: Les leptospiroses en Afrique du Nord. WHO Information Exchange in leptospirosis 14, 1966. — **Merklen, P., R. Waitz**, et **O. Grooten**: Présence de spiroch. ictérohém. dans l'expectoration d'un malade atteint de spirochétose ictérohém. C.R. Soc. Biol. (Paris) **111**, 1012 (1932). — **Meyer, K. F.**, and **K. T. Brunner**: Chemotherapy and Immunity in Leptospira canicola and L. icterohaem. Infections. Acta trop. (Basel) **7**, 1 (1950), s. auch S. 217. — **Miles, J. A. R.**: La leptospirose en Australasie. WHO, Zoon. **79**, 1—23 (1962). — **Minkenhof, J. E.**: Leptospirosis canicolaris. Lancet **1948** II, 8. — **Mitov, A.**: Infection with leptospira serotype mini in Southern Bulgaria. WHO Information Exchange in leptospirosis 5, 1966. — **Mochmann, H.**: Augenkomplikationen bei an Leptospirose erkrankten Personen. In: Leptospirae and Leptospirosis in man and animals, pp. 145—152. Warzawa 1960. — **Mochmann, H.**, u. **P. Mahnke**: Die Leptospirosen des Hausschweines. Leipzig: Johann Ambrosius Barth 1959. — **Moeschlin, S.**: Lungeninfiltrate beim Icterus infectiosus. Schweiz. med. Wschr. **73**, 1227 (1943). — **Molner, J. G., K. F. Meyer**, and **H. A. Raskin**: Leptospiral Infections, a Survey. J. Amer. med. Ass. **136**, 814 (1948). — **Mondini, S.**: Aspetti eziopatogenetici e clinici delle leptospirosi del cavallo. Atti. 1° Symp. Naz. sulle Leptospirosi, Pisa, Mariotti, 199—214 (1963). — **Moro, F.**: Sulle uveite leptospirosiche. Ann. Opthalm. et Clin. Ocul. (Parma) **79**, 531—554 (1953). — **Müller, A.**: Über Molkereigrippe. Schweiz. med. Wschr. **1932** I, 840. — **Müller, H.**: Schlammfieberepidemie in Schlesien vom Jahre 1891. Münch. med. Wschr. **1894**, 773. — **Murgatroyd, F.**: Chronic Meningitis in Weil's Disease. Brit. med. J. **1937** I, 7.

Nicaud, P.: Le Métabolisme des lipides dans la spirochétose ictérohém. Presse méd. **56**, 1 (1948). — **Niemand, H. G.**: Der Stand der heutigen Forschungsergebnisse über die sog. „Stuttgarter Hundeseuche". Tierärztl. Rdsch. **46**, 1 (1940). — **Nusynowitz, M. L.**: Myocarditis and heart failure due to Leptospira pomona. Hawaii med. J. **23**, 41 (1963).

Okazaki, W., and **L. M. Ringen**: Some effects on various environmental Conditions on the survival of leptospira pomona. Amer. J. vet. Res. **18**, 219 (1957). — **Olejnik, E.**, and **S. Shneyerson**: A New Strain of Leptospira in Israel. Nature (Lond.) **166**, 526 (1950). — **Ostertag, H.**: Leptospirosis icterohaemorrhagica in Bulgarien. Z. Hyg. Infekt.-Kr. **131**, 482 (1950).

Parnas, J., et al.: Morphology of leptospirae in the electron microscope and histopathological examination. In: Leptospirae and Leptospirosis in man and animals, pp. 23—26. Warzawa 1961. ~ Weitere Untersuchungen in der Leptospirenenzyme. Zbl. Bakt., I. Abt. Orig. **186**, 369—390 (1962). — **Penso, G.**: Intorno a una particolare entità morbosa da me riscontrata nell'Alta Savoia (Francia). Boll. Accad. med. Roma **60**, 25 (1933). — **Pette, H.**: Die meningeale Spirochätose. In: Handbuch d. Neurologie, Bd. X, S. 364. Berlin: Springer 1936. — **Pick, L.**: Zur patholog. Anatomie des infektiösen Ikterus. Berl. klin. Wschr. **1917**, 451 u. 481. — **Piolino, M.**, et **A.-M. Szekely**: Sur la pathogénie de l'ictère et de l'insuffisance rénale au cours de la leptospirose ictéro-hémorragique. Presse méd. **74/24**, 1250—1252 (1966). — **Popp, L.**: Eine Feldfieberepidemie bei Erbspflückern. Z. ges. Hyg. **131**, 575 (1950); Zbl. Bakt., I. Abt. Orig. **155**, 221 (1950). — **Port, F.**, u. **W. Rimpau**: Canicolafieber. Med. Wschr. **1948** II. 33. — **Portwich, F.**, u. **H. Knothe**: Erkennung und Behandlung der Leptospirosen. Internist **2**, 322—330 (1961).

Ramos-Morales, F., et al.: The pathogenesis of leptospiral jaundice. Ann. intern. Med. **51**, 861—878 (1959). — **Rankov, M.**: Über eine Trinkwasserepidemie von Weilscher Krankheit.

Z. Hyg. Infekt.-Kr. **140**, 556 (1955). — **Reinhard, K.R.**: Present knowledge and concepts of leptospirosis in farm animals. J. Amer. vet. med. Ass. **123**, 487 (1953). — **Riel, J.**, van: Le foyer centro-africain de leptospirose. Ann. Soc. belg. Méd. trop. **26**, 197 (1946). — **Riel, J.**, van, et M. **van Riel**: Cycle biologique des leptospires. Internat. Colloquium on Leptospirosis, Anvers 1965. Ann. Soc. belge Méd. trop. **46**, 71 (1966). — **Rimpau, W.**: Über das Vorkommen von Schlammfieber in Südbayern im Sommer 1926. Münch. med. Wschr. **1927**, 921. ~ Das Feldfieber in Südbayern 1937—1939. Münch. med. Wschr. **1940**, 172. ~ Das deutsche Feldfieber. Ergebn. inn. Med. Kinderheilk. **59**, 140 (1940). — **Rimpau, W.**, H. **Schloßberger** u. J. **Kathe**: Über Leptospirosen in Deutschland. Zbl. Bakt., I. Abt. Orig. **141**, 318 (1938). — **Roch, R.**, et R. S. **Mach**: La maladie des jeunes porchers (maladie de Bouchet-Gsell). Praxis. Schweiz. Med. Rdsch. **1947**, 1.

Sarasin, G., et al.: Accidental laboratory infection caused by L. icterohaemorrhagiae. Ann. J. clin. Path. **40**, 146—150 (1963). — **Savino, E.**, y E. **Rennella**: Leptospiras y leptospirosis en la Republica Argentina Al Atenas 1946. Dia méd. **16**, 14, 43, 45 (1944). — **Scheid, W.**: Leptospirosen und Nervensystem. Fortschr. Neurol. Psychiat. **17**, 295 (1949). — **Schlipköter, H.W.**: Ein Beitrag zur Therapie der Leptospirosen. Münch. med. Wschr. **93**, 2300 (1951). — **Schmid, G.**, u. R. **Giovanella**: Über die Schweinehüterkrankheit. Schweiz. Arch. Tierheilk. **89**, 1 (1947). — **Schneider, M.D.**: Polysacharidesantigens of leptospires. J. infect. Dis. **94**, 297 (1954); J. Bact. **70**, 84 (1955). — **Schüffner, W.**, u. H. **Bohlander**: Schlammfieber in Holland; die Feldmaus als Träger. Zbl. Bakt., I. Abt. Orig. **148**, 264 (1942); **149**, 359 (1942). — **Semskow, M.W.**: Die Ätiologie, klinische Formen, und die Epizootologie des Icterus infectiosus der Rinder. Z. Vet.kde. **53**, 7 (1941). — **Sheldon, W.H.**: Lesions of Muscle in Spirochetal Jaundice. Arch. intern. Med. **75**, 119 (1945). — **Silverstein, C.M.**: Pulmonary manifestations of leptospirosis. Radiology **61**, 327—334 (1953). — **Smadel, J.E.**: The therapy of leptospiroses. In: Symposium on the Leptospiroses. Med. Sci. Publ. No. 1, p. 202. Washington 1953. — **Smith, C.E.G.**, and L.H. **Turner**: The effect of pH on the survival of leptospires in water. Bull. Wld Hlth Org. **24**, 35—43 (1961). — **Spinu, J.**, Vl. **Topciu**, et al.: Isolement de leptospires pathogènes de l'urine des malades et convalescents. Arch. Roum. path. exp. **21**, 763—770 (1962). — **Stimson, A.M.**: Note on an organism found in yellow fever tissue. Publ. Hlth Rep. (Wash.) **22**, 541 (1907). — **Stoenner, H.G.**: Application of Serology to the diagnosis of leptospirosis. Proc. Amer. vet. Ass. **92**, 172—176 (1955). ~ The sylvatic and ecological aspects of leptospirosis. Vet. Med. **52**, 553—555 (1957). — **Stoenner, H.G.**, and D. **Maclean**: Leptospirosis ballum contracted from Swiss albino mice. Arch. intern. Med. **101**, 606—610 (1958). — **Stokes, A.**, J.A. **Ryle**, and W.H. **Tytler**: Weil's disease in the British Army in Flandres. Brit. med. J. **1915**, 315; **1916** II, 413, and Lancet **1917**, 142. — **Stolze, E.**, J.V.G. **Schaad**, and P.H. **Boot**: Weil's disease associated with pancreatic necrosis. Trop. geogr. Med. **11**, 93—95 (1959). — **Strobel, W.**: Leptospirenerkrankungen im Kindesalter. Kinderärztl. Prax. **18**, 353 (1950). — **Sutherland, A.K.**, G.C. **Simmons**, and G.C. **Kenny**: Bovine Leptospirosis. Aust. vet. J. **25**, 197 (1949). — **Swain, R.H.A.**: Electron microscopic studies of the morphology of pathogenic spirochaetes. J, Path. Bact. **69**, 117 (1955).

Tarassoff, S.: Sur la découverte de l'agent infectieux de la Schlammfieber. Ann. Inst. Pasteur **46**, 222, 635 (1931). — **Thiel, van, P.H.**: The treatment of leptospiroses, especially L. icterohaem. with some antibiotics. Docum. Med. geogr. trop. (Amst.) **9**, 309—324 (1957). — **Thiel, van, P.H.**, and E. **Engelbrecht**: The mode of infection of man with pathogenic leptospirae. Docum. Med. geogr. trop. (Amst.) **9**, 52—57 (1957). — **Torten, M.**, et al.: The role of birds in the epidemiology of leptospirosis. WHO Information Exchange in leptospirosis, p. 6, 1966. — **Troisier, J.**, et Y. **Boquien**: La spirochétose méningée pure. Paris 1933. — **Turner, L.J.**: Taxonomy and nomenclature of Leptospira. Internat. Colloquium on Leptospirosis, Anvers 1965. Ann. Soc. belge Méd. trop. **46**, 23 (1966).

Urech, E.: La maladie des jeunes porchers. Schweiz. med. Wschr. **1933** I, 44; Rev. méd. Suisse rom. **54**, 416 (1934).

Valek, A., et al.: Treatment of acute renal failure in the course of Weil's disease by the artificial kidney. Rev. Czechoslovak. Med. **5**, 32 (1959).

Walch, E.W., en R. **Soesilo**: Vergelijkend serologisch onderzoek van te Batavia geisoleerde en eenige andere leptospira-stammen. Geneesk. T. Ned.-Ind. **67**, 84 (1927). — **Wani, H.**: Über die Prophylaxe der Spirochaetosis icterohaemorrhagiae durch Schutzimpfung. Z. Immun.-forsch. **79**, 1 (1933). — **Warmann, J.S.**: zit von J.R.A. Miles. — **Wehrlin, H.**: Die Schweinehüterkrankheit. Ergebn. inn. Med. Kinderheilk. **58**, 392 (1940). — **Weil, A.**: Über eine eigentümliche, mit Milztumor, Ikterus und Nephritis einhergehende akute Infektionskrankheit. Dtsch. Arch. klin. Med. **39**, 209 (1886). — **Weyermann, A.**: Leptospirosis sejroe. Inaug. Diss., Zürich 1948. — **WHO Expert Committee**: Classification of leptospires and recent advances in leptospirosis. Bull. Wld Hlth Org. **32**, 881—891 (1965). — **Wiesmann, E.**: Zur Leptospirenforschung in der Schweiz. Schweiz. med. Wschr. **30**, 678 (1946). ~ Le diagnostic des avortements chez les animaux domestiques atteint de leptospirose ou de rickettsiose. Off. Intern. Epizooties, No. 620 (1961). ~ Die Leptospiren, unter besonderer Berücksichtigung ihrer antigenen Eigenschaften. Ergeb. d. Hygiene, Bd. 27 (1952). — **Wiesmann, E.**, u. **L. Suter**: Doppelinfektion mit Leptospira pomona und hyos. Schweiz. med. Wschr. **86**, 814 (1956). — **Wilson, T.S.**: Recent observations on leptospirosis in Northern Ireland and their bearing on current diagnostic methods. J. clin. Path. **19**, 415 (1966). — **Witmer, R., J. Löhrer** u. **E. Wiesmann**: Zur Ätiologie, Diagnose und Therapie der periodischen Augenentzündung (p. A.) des Pferdes. Schweiz. Arch. Tierheilk. **95**, 419 (1953). — **Wolbach** and **Binger**: J. med. Res. **30**, 23 (1914). — **Wolff, J.W.**: Studies on leptospirosis in Surinam (South America), in Kenja. WHO Information Exchange in leptospirosis 18—19, 1966. — **Wolff, J.W.**, and **H.J. Bohlander**: Evaluation of Galton's macroscopic slide test for the serodiagnosis of leptospirosis in human serum samples. Internat. Colloquium on Leptospirosis, Anvers 1965. Ann. Soc. belge Méd. trop. **46**, 123 (1966). — **Wolff, J.W., H. Bohlander**, and **A.Ch. Ruys**: Research on Leptospirosis ballum. Antonie v. Leuwenhoek **15**, 1 (1949).

Yager, R.H., W.S. Gochenour, and **P.W. Wetmore**: Recurrent Iridocyclitis (Periodic Ophthalmia) of Horses. J. Amer. vet. Ass. **117**, 207 (1950).

Zaharija, M.: Clinical data of leptospirosis in horses. Vet. Archiv. **23**, 318 (1953). ~ Contribution à l'étude des leptospiroses en tant que maladies professionelles en Suisse. Praxis **53**, 218—231 (1964). — **Zwierz, J.**, and **K. Karmanska**: Serological surveys on leptospira in man and animals. WHO Information Exchange in leptospirosis 20, 1966.

Das Rückfallfieber

Von Heinrich Lippelt, Hamburg

Mit 3 Abbildungen

I. Definition

Das Rückfallfieber ist eine durch *Borrelien* verursachte Infektionskrankheit. Der Erreger wird in der Regel durch Läuse oder Zecken auf den Menschen übertragen. Während das durch Läuse übertragene Rückfallfieber vorwiegend epidemischen Charakter hat, ist das Zeckenrückfallfieber endemisch verbreitet. Die Krankheit zeichnet sich durch Fieberschübe aus, die in Abständen wiederkehren.

Nomenklatur. Rückfallfieber —Relapsing fever — Fiévre recurrente — Tick fever.

II. Geschichte

Bereits in alten Überlieferungen (Hippokrates) wird von der Insel Thasos ein Krankheitsbild beschrieben, das dem Rückfallfieber entspricht. Aber erst 1739 veröffentlichte Rutley eine Krankheitsbeschreibung, bei der es sich zweifellos um Rückfallfieber handelte. 1843 erfolgte eine Mitteilung von Henderson, der das Krankheitsbild bereits genauer abgrenzte und den Ausdruck „Relapsing fever" gebrauchte. Obermeier sah 1868 (eine Veröffentlichung erfolgte aber erst 1873) als erster die Borrelie im Blut Rückfallfieberkranker. Eine weitere Abklärung des Krankheitsbildes erfolgte 1874 durch den Selbstversuch von Munch und 1876 durch die Injektion von spirochaetenhaltigen Patientenblut auf gesunde Menschen.

1891 vermutete Flügge, daß die Laus bei der Übertragung des Rückfallfiebers eine besondere Rolle spielt. 1911 sicherte Sergent diesen Übertragungsweg. Kurz nach der Jahrhundertwende wiesen Ross und Milne das Rückfallfieber in Afrika (Uganda) nach.

Und schließlich bestätigten Dutton und Todd 1905 das Vorkommen von Rückfallfieber im Kongo und besonders die von Robert Koch bereits vermutete Übertragung des afrikanischen Rückfallfiebers durch Zecken.

III. Erreger

Die Rückfallfieberspirochaeten der Gattung *Borrelia* gehören zu den Spirochaetales, einer Ordnung der Schizomycetes. Die Spirochaetales werden in zwei Familien unterteilt: erstens die saprophytisch lebenden Spirochaetaceae und zweitens die parasitisch lebenden und z. T. pathogenen Treponemataceae. Die letzteren teilen sich in drei Gattungen auf: den Borrelia, Treponema und Leptospira. Die Hauptvertreter der Borreliagattung sind *B. recurrentis* (durch Läuse übertragen) und *B. duttoni* (durch Zecken übertragen). Die verschiedenen Recurrenserregertypen lassen sich weder morphologisch noch serologisch einwandfrei differenzieren. Die Unterschiede sind durch den Zwischenwirt bestimmt und epidemiologisch charakterisiert.

Der *Erreger* des Rückfallfiebers ist im lebenden Zustand ein lebhaft bewegliches Stäbchen, das 4—10 Windungen aufweist. Die Windungen sind korkenzieherähnlich angeordnet und haben eine Amplitude von 2—3 μ. Die Gesamtlänge der Borrelie schwankt zwischen 8—15 μ bei einem Durchmesser von 0,3 μ. Teilungsformen können erheblich länger sein und bis zu 100 μ erreichen.

Elektronenoptisch wurden filigranähnliche Geißeln an den Längsseiten festgestellt, die aber für die Bewegung nicht hauptverantwortlich sind. Diese ist wellenförmig, vor- und rückwärtskreisend und kommt durch die starke Flexibilität des Erregers zustande. Bei Benutzung des zu empfehlenden Dunkelfeldverfahrens kann man im Nativpräparat mikroskopisch die Bewegungen unschwer verfolgen.

Der *Nachweis* des Erregers gelingt beim erkrankten Menschen am einfachsten im Blut, gelegentlich auch im Liquor. Die Blutentnahme hat im Fieberanstieg zu erfolgen, denn im Intervall gelingt der Borreliennachweis meistens nicht mehr. Neben der Dunkelfelduntersuchung hat sich die Färbung nach Giemsa besonders bewährt. Meistens sind die Borrelien im Blutausstrich bei zeit-
lich günstiger Entnahme sehr
leicht aufzufinden. Wie bei der
Malaria kann man auch beim
Rückfallfieber den ,,Dicken Tropfen" benutzen, der ohne Fixierung
ebenfalls nach Giemsa gefärbt
wird. Der Nachweis gelingt auch
mit Anwendung der Burrischen
Tuschemethode. Versilberungsmethoden sind besonders für den
Nachweis der Borrelien in Organen geeignet.

Die *Kultur* der Borrelien ist
schwierig.

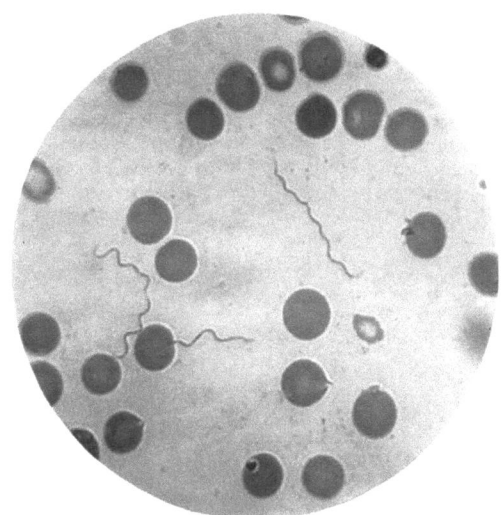

Sie gelingt, wenn man einer Asci-
tesbouillon Kaninchenserum, Blut
und Kaninchennierenstückchen zu-
setzt und sauerstoffarme Verhältnisse
schafft. Auch in der Gewebekultur
kann man die Rückfallfieberborrelie in

Abb. 1. Borrelia recurrentis

Passagen halten. Sie verliert dann aber bald ihre Virulenz für den Warmblüter und ihre Infektiosität für Arthropoden. Ein gutes Kulturverfahren ist die Beimpfung der Chorionallantoismembran des bebrüteten Hühnereies. Hier zeigen die Borrelien selbst nach zahlreichen Passagen keine morphologischen Veränderungen und keinen Verlust der Pathogenität für die Maus. Schließlich sei noch darauf hingewiesen, daß auch die Hämolymphe der Laus sich für die Züchtung von Borrelien eignet.

Bisher sind 16 verschiedene *Borrelientypen* beschrieben worden, die sich aber alle morphologisch gleichen. Die Spezifität der einzelnen Arten ist nur sehr schwer zu beurteilen. Hinweise gibt der Tierversuch, denn die *Tierpathogenität* der einzelnen Typen ist *unterschiedlich*. Affen, Kaninchen, Meerschweinchen und andere Nager können durch intraperitonaeale Verimpfung infiziert werden. Dabei zeigen sich aber deutliche Unterschiede. Besonders das Meerschweinchen ist gegenüber vielen Stämmen resistent.

Der strengen Bindung der Borrelien an ihren Überträger steht eine große biologische Variationsbreite gegenüber, die besonders die Entwicklungsfähigkeit und das Verhalten in verschiedenen Nagern betrifft. Trotzdem haben eine Reihe gemeinsamer Merkmale zu der Vermutung Anlaß gegeben, daß die Erreger von Zecken- und Läuserückfallfieber Mutanten oder Varianten einer ursprünglich einheitlichen Art sind. B. recurrentis läßt sich nur bei Verwendung von neugeborenen Mäusen oder Ratten halten. B. duttoni kann dagegen ohne weiteres in kontinuierlichen Passagen auf der weißen Maus fortgeführt werden. Diese Borrelie vermehrt sich in der Zecke und auch in der Laus, während B. recurrentis sich nur in der Laus, aber nicht in der Zecke multiplizieren kann.

Ein Überblick der einzelnen Erregerarten nach geographischer Ordnung mit Angabe der bisher sicher nachgewiesenen Überträger sieht folgendermaßen aus:

Erreger	Überträger	Vorkommen
Borrelia recurrentis	Pediculus humanus	
B. hispanica	Ornithodoros erraticus	Europa
B. caucasica	O. verrucosus	
B. persica	O. tholozani	
B. latycheri	O. tartakowskyi	Asien (Iran)
B. microti	O. erraticus	
B. duttoni	O. moubata	
B. persica	O. tholozani	
B. hispanica	O. erraticus	
B. normandi	O. normandi	Afrika
B. crocidurae	O. erraticus	
B. merionesi	O. erraticus	
B. dipodilli	O. erraticus	
B. venezuelensis	O. rudis	Südamerika (Kolumbien, Ekuador, Venezuela)
B. venezuelensis	O. rudis	
B. mazzottii	O. talaje	Mittelamerika
B. turicatae	O. turicata	
B. dugesii	O. dugesi	Mexiko
B. mazzottii	O. talaje	
B. turicatae	O. turicata	
B. hermsii	O. hermsi	Westl. Vereinigte Staaten von
B. parkerii	O. parkeri	Nordamerika
B. mazzottii	O. talaje	
B. hermsii	O. hermsi	Westl. Kanada, Brit. Kolumbien

Zahlreiche serologische Versuche zur Typisierung der einzelnen Borrelientypen haben keine Klarheit bringen können. Es zeigte sich sogar, daß der einzelne Borrelienstamm im Laufe der Fieberschübe während der Erkrankung einen „Antigendrift" erleidet. Diese Änderung der antigenetischen Struktur wird mit dem Antigen-Antikörper-Spiel erklärt.

Daher hinterlassen Recurrensinfektionen nur eine zeitlich begrenzte *Immunität*, die sich nur gegen den eigenen Infektionsstamm und nicht gegen andere Recurrensarten richtet. Reinfektionen sind nach einigen Monaten möglich. Bei noch bestehender Restimmunität kommt es dann zu abortiven Verlaufsformen. wobei die Diagnose leicht übersehen wird. Diese Personen stellen als Erregerreservoir ein wichtiges Glied in der Kette der Verbreitung des Rückfallfiebers dar.

IV. Pathologische Anatomie

Fast immer ist die Milz vergrößert, weich und dunkelrot. Auch spontane Milzrupturen sind nicht ungewöhnlich. Makroskopisch und histologisch ist die Milz mit Infarkten und nekrotischen Herden durchsetzt. Auch in der vergrößerten Leber und im Knochenmark können sich Blutungen und Erweichungen zeigen.

An Leber, Nierenparenchym und auch am Herzen lassen sich degenerative, verschieden starke Veränderungen sichern. Schwere Verlaufsformen zeigen eine ikterisch verfärbte Haut und subcutane petechiale Blutungen. Die sicherste Diagnostik ist aber auch bei der Sektion der Erregernachweis. Die Borrelien lassen sich in den inneren Organen, insbesondere in der Milz, Leber und Knochenmark nachweisen. Die Borrelien werden oft von den Leukocyten, die stark erhöht sind, phagocytiert.

V. Epidemiologie

Die Übertragung des Rückfallfiebers von Mensch zu Mensch kommt nur unter besonderen Umständen vor (Infektion einer Krankenschwester beim Stillen von Nasenbluten bei einem Rückfallfieberkranken). Bei diesem Infektionsweg wie auch bei stattgehabten Laboratoriumsinfektionen konnte gesichert werden, daß Borrelien die intakte Haut durchwandern können. Die *Hautübertragung* der Borrelien erfolgt aber durch *Läuse und Zecken*. Die frühere Auffassung, daß die Borrelien in den Arthropoden einen Entwicklungscyclus durchmachen, kann man aufgrund neuerer Untersuchungen nicht mehr aufrechthalten. Ihr Verhalten in Läusen oder Zecken ist aber grundverschieden. Nach der Aufnahme der Borrelien beim Saugen gehen die meisten im Magen zugrunde.

Nur wenigen gelingt es, durch die Magenwand in die Hämolymphe zu gelangen, wo es zu einer starken Vermehrung kommt. Bei der *Laus* kommt es *nicht zu einem Organbefall*, und es dringen die Erreger auch nicht in die Eier ein. Es kann sich daher der Mensch nur infizieren, wenn eine Laus beim Kratzen zerdrückt wird oder mit austretender Hämolymphe die Erreger auf die Haut oder Schleimhaut gelangen. In der *Zecke* dagegen kommt es zu dem *Befall verschiedener Organe* (Speicheldrüsen, Coxalorgan, Nervensystem und Geschlechtsorgane), so daß die Übertragung auf den Menschen während eines erneuten Saugaktes vonstatten gehen kann durch Austreten der Borrelien mit dem Speichel oder der Coxalflüssigkeit.

Über das Ovarium der Zeckenweibchen dringen die Borrelien auch in die Eier ein und geben daher die Infektion auf die folgende Generation ab. Es ist bewiesen, daß eine Infektion mit B. duttoni in der O. moubata sich über 6 Jahre und mindestens auch über 6 Generationen erhalten kann. Im einzelnen ist aber nicht bekannt, ob die Erreger bei der transovariellen Übertragung von einer Generation zur anderen ihre Pathogenität für den Warmblüter in gleicher Höhe erhalten, oder ob von Zeit zu Zeit eine Warmblüterpassage eingeschaltet sein muß.

Die Übertragung des *Läuserückfallfiebers* ist weitgehend an das *Vorhandensein von Kleider- oder Kopfläusen* gebunden. Dieses spiegelt sich auch in dem saisonmäßigen Auftreten menschlicher Erkrankungen wider. Man findet das Läuserückfallfieber in einer Bevölkerung mit mangelnder Lebenshaltung und schlechter Hygiene und als Begleiter von Notzeiten. Für das Läuserückfallfieber wird der Mensch das wichtigste Erregerreservoir sein. So erklärt sich auch das *epidemische* Auftreten.

Das *Zeckenrückfallfieber* ist dagegen *endemisch*. Es wird von jahreszeitlichen Einflüssen nur wenig betroffen, da die Infektion unter den Zeckenpopulationen weiter gereicht wird und *wildlebende Nager* ein zusätzliches tierisches *Erregerreservoir* darstellen (Mäuse, Ratten, Hamster, Erdhörnchen). Mit den Zecken werden die Borrelien in menschliche Behausungen, Hütten oder Rasthäuser getragen, wo sie dann besonders nachts ihre Opfer zum Blutsaugen befallen. Die Empfänglichkeit ist bei allen menschlichen Rassen gleich, wie auch Menschen jeder Altersgruppe befallen werden können.

Selbst bei Neugeborenen ist es über den Weg des mütterlichen Blutes zu Erkrankungen gekommen.

Daß das Rückfallfieber eine der am stärksten verbreiteten Infektionskrankheit aller Kontinente ist, gehört der Geschichte an. Es sei aber daran erinnert, daß das

Rückfallfieber auf allen fünf Kontinenten zu Hause war. In Europa ist es wiederholt zu Epidemien gekommen. In Deutschland kam es in den Jahren 1868/72 und
1879/80 zu größerer Ausbreitung. Mit der Verbesserung der Lebensbedingungen
erfolgte ein eindrucksvoller *Rückgang des Rückfallfiebers*, der nur noch einmal
während des Ersten Weltkrieges unterbrochen wurde. Hier wird von 12 000
Erkrankungen im Jahre 1915 in Serbien berichtet. In Rumänien kam es 1946 zu
5000 Erkrankungsfällen. Dann sinken die Zahlen aber steil ab. Hierfür wird nicht
nur die Verbesserung der Lebenshygiene verantwortlich zu machen sein, sondern
die Einführung der Insektizide in der Bekämpfung der Arthropoden und der
Antibiotica bei der Behandlung menschlicher Erkrankungen.

Ein Überblick über die *Weltseuchenlage* ergibt für das Rückfallfieber im Jahre
1964 5945 Erkrankungen, für das Jahr 1965 3367 Erkrankungen und für das Jahr
1966 3962 menschliche Erkrankungen. Heute sind von den Kontinenten *nur noch
Afrika* befallen; und hier liegen die endemischen Herde vorwiegend in *Äthiopien
und Ostafrika*. Während in Äthiopien Läuse und Zecken als Überträger gleich-
rangige Bedeutung haben, spielen im ostafrikanischen Bereich die Zecken die
Hauptrolle als Überträger.

VI. Klinisches Bild

Das Läuserückfallfieber wie auch das Zeckenrückfallfieber beginnt meistens
nach einer *Inkubationszeit* von 3—10 Tagen (5—7 Tagen) ohne Prodromalerscheinungen akut mit Fieber und mit einem Schüttelfrost. Die Temperaturerhöhung erreicht schnell 41 °C und geht auch darüber hinaus. Bei beschleunigtem
Puls stellen sich die typischen allgemeinen Krankheitserscheinungen ein (Kopf-,
Glieder-, Rücken- und Knochenschmerzen). Hinzu treten häufig noch Erbrechen,
Durchfälle, Nasenblutungen und selbst Bewußtseinsstörungen. Sehr bald ist eine
deutliche *Vergrößerung der Milz* und auch eine Schwellung der Leber festzustellen.

Es kommt zu einer *ikterischen Verfärbung* der Conjunctiven und der Haut.
Blutungen in der Haut wie auch in der Schleimhaut geben Anlaß zu differential-
diagnostischen Schwierigkeiten. Diese werden noch durch das Auftreten eines
Erythems bei Krankheitsbeginn oder durch das Auftreten von Hautflecken, die

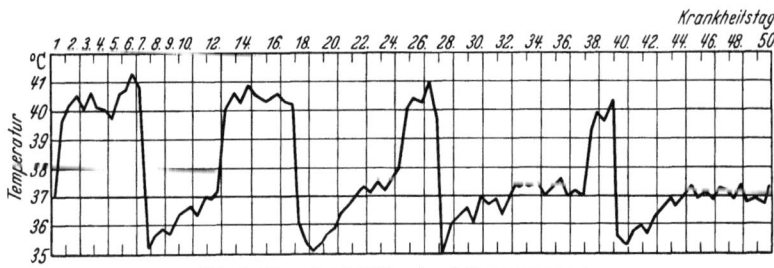

Abb. 2. Läuserückfallfieber (nach EGGENBRECHT)

Roseolen sehr ähnlich sind, vergrößert. Bei dunkelhäutigen Patienten werden
diese Hautveränderungen nur schwer erkennbar sein. Die Krankheitserscheinungen, die z. T. sehr stürmisch ablaufen können, lassen den Patienten einen
schwerkranken Eindruck machen.

Die *Fieberverläufe* sind bei den einzelnen Rückfallfieberarten verschieden. Bei
dem Läuserückfallfieber beträgt der erste Fieberanfall 3—7 Tage, während das
Zeckenrückfallfieber bereits nach 3—4 Tagen kritisch wieder die Normaltempera-
tur erreicht.

Das dann eintretende fieberfreie Intervall dauert meistens 6—8 Tage, anschließend kommt es erneut zu einem Temperaturanstieg, der bei den Rückfällen
meistens nicht mehr mit einem Schüttelfrost beginnt. Auch die Zahl der *Rückfälle*

ist unterschiedlich. Nach 2—3, manchmal erst nach 5, ja selbst nach 10 Anfällen erfolgt — auch ohne Therapie — die Genesung. Bei den einzelnen Rückfällen verkürzen sich im Laufe der Erkrankung die fieberhaften Anfälle und verlängern sich die Intervalle.

Dieser klassische Ablauf der Temperaturkurve beim Rückfallfieber ist aber häufig durch das Bestehen von Zweiterkrankungen (Malaria, Fleckfieber, Typhus) nicht gegeben. Außerdem können *Komplikationen* den Verlauf der Fieberkurven beeinflussen. Die häufigsten Komplikationen sind Bronchopneumomien. Weiter beobachtet man sowohl beim Läuserückfallfieber wie auch beim Zeckenrückfall-

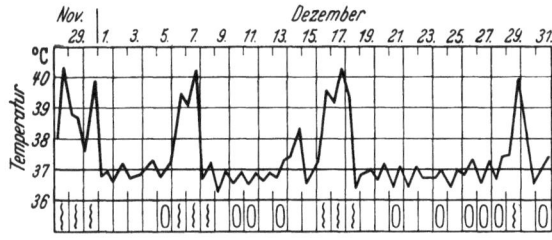

Abb. 3. Zeckenrückfallfieber (nach R. Koch)

fieber die Nephritis, Arthritis, Parotitis, Ophthalmien und Erkrankungen des zentralen und peripheren Nervensystems. Ausdruck der toxischen Schädigungen sind die Zeichen der hämorrhagischen Diathese und der Herzinsuffizienz. Bestehende Schwangerschaften werden in der Regel durch eine Früh- oder Fehlgeburt beendet.

Beim Rückfallfieber gibt es deutliche Veränderungen des *Blutbildes*. Das Absinken der Hämoglobinwerte wie auch der Zahl der Erythrocyten weist auf die fortschreitende *sekundäre Anämie* hin. Die Zahl der *Leukocyten* ist deutlich *vermehrt* und schwankt zwischen 15000 und 30000. Bei der Differenzierung sind die Segmentkernigen besonders stark vertreten. Die Blutsenkungsgeschwindigkeit ist erhöht und liegt zwischen 40 und 100 mm/h.

Die Symptomatik einer Rückfallfiebererkrankung ist breit und uncharakteristisch. Sie gibt keinen zwingenden Hinweis für die *Diagnose*. Bei uncharakteristischen und remitierenden Temperaturschwankungen muß man an Rückfallfieber denken und wissen, daß bei der augenblicklichen Seuchenlage eine Infektion in Ostafrika und besonders in Äthiopien möglich ist. Die Verdachtsdiagnose eines Rückfallfiebers kann verhältnismäßig leicht gesichert werden. Der Borreliennachweis glückt im peripheren Blut durch Anwendung des Dunkelfeldverfahrens oder der Giemsa-Färbung bereits mikroskopisch. Nur selten wird man gezwungen sein, den Tierversuch durch intraperitonaeale Verimpfung von Patientenblut auf Nager einzuschalten. Von besonderer Wichtigkeit ist allerdings der Zeitpunkt der Blutentnahme. Sie hat im Fieberanstieg zu erfolgen und nicht bei abfallender Temperatur oder im Intervall, da zu dieser Zeit meistens keine Erreger im peripheren Blut mehr nachweisbar sind. Bei Bronchopneumonien gelingt der Borreliennachweis gelegentlich auch im Sputum. Er glückt auch im Intervall durch mikroskopische Untersuchung des Gewebssaftes aus roseolenähnlichen Hautveränderungen.

Außer dem direkten mikroskopischen Nachweis der Borrelien stehen keine weiteren diagnostischen Hilfsmittel zur Verfügung. Insbesondere haben sich serologische Verfahren nicht als ausreichend erwiesen. Es sei aber noch bemerkt, daß es beim Rückfallfieber zu unspezifisch positiven Wassermannschen Reaktionen kommen kann.

Die *differentialdiagnostischen Überlegungen* müssen bei der Erkennung des Rückfallfiebers breit angelegt werden. Bei typischem Fieberverlauf wird man an Sepsis, Malaria, Brucellose und Typhus zu denken haben. Da aber der Fieberverlauf nicht immer klassisch sein wird, weisen die zahlreichen Symptome noch auf Fleckfieber, Wolhynisches Fieber, Gelbfieber, Hepatitis und Leptospirosen hin. In den augenblicklichen endemischen Rückfallfiebergebieten muß man außerdem mit Kala-Azar, Trypanosomiasis und besonders auch mit Malaria rechnen.

Während früher die Letalität beim Rückfallfieber mit 50 % angegeben wurde, so ist heute die *Prognose* wesentlich günstiger. Die Todesrate liegt sicher unter 5 %. Selbstverständlich wird sie abhängig sein von den Komplikationen, zusätzlichen Krankheiten und dem Alter, Ernährungs- und Kräftezustand der befallenen Menschen.

Die *Bekämpfung* und *Verhütung* des Rückfallfiebers hat sich einmal gegen den Erreger selbst zu richten, und außerdem gegen die Überträger. Die *prophylaktische Behandlung* rückfallfieberbedrohter Bevölkerungsgruppen *mit Penicillin oder Breitbandantibiotica* hat hervorragende Erfolge in der Bekämpfung gebracht. Eine einmalige Gabe von 1,5 Mill/E als Depot-Penicillin ist eine kurative Dosis. In den letzten Jahren ist der Erfolg dieser Penicillinbekämpfung durch das Auftreten penicillinresistenter Stämme eingeschränkt worden. Daher geht man auch bei der Bekämpfung immer mehr dazu über, Breitbandantibiotica zu benutzen. Darüber hinaus haben aber auch die Anwendung moderner *Insektizide* entscheidend zur Eindämmung des Rückfallfiebers beigetragen. Der Erfolg ist besonders groß bei der Bekämpfung der Läuse. Die Zeckenbekämpfung ist auch heute noch schwierig. Erfolgsaussichten sind nur dann günstig, wenn man die Lebensgewohnheiten der Zecken genau kennt und diese bei den Bekämpfungsmaßnahmen berücksichtigt.

Die früher allgemein übliche *Therapie* des Rückfallfiebers mit Salvarsan oder anderen organischen Arsenpräparaten hat man verlassen. Ebenfalls ist die in der Zwischenzeit übliche gewesene Penicillinbehandlung abgelöst worden (resistente Stämme). Die Verabreichung von *Tetracyclinen* ist heute die Methode der Wahl. Die Dosierung beträgt 2 g pro die und die Therapiedauer 5 Tage. Um Rückfälle zu vermeiden, wird empfohlen, nach einem 10tägigen Intervall die 5tägige Behandlung zu wiederholen. Die Kombination von Streptomycin mit Chloramphenicol zeigt gegenüber der Tetracyclinbehandlung keine Vorteile. Es können Herxheimersche Reaktionen auftreten. Man begegnet ihnen durch Reduzierung der Dosierung und Verlängerung der Therapiedauer.

Das Rückfallfieber ist meldepflichtig.

Literatur

Arthur, D.R.: Ticks and Disease. London, New York, Paris: Pergamon Press Oxford 1962. — **Eidmann, E., H. Lippelt u. J. Poespodihardjo**: Quantitative Untersuchungen über die Vermehrung von Borrelia Erratici in der weißen Maus. Z. Tropenmed. Parasit. **10**, 339 (1959). — **Geigy, R., u. G. Sarasin**: Milieubedingte Abhängigkeit von Habitus und Verhalten des Rückfallfiebererregers Borrelia Duttoni. Acta. trop. (Basel) **18**, 357 (1961). — **Haberkorn, A.**: Untersuchungen über das Verhalten von Rückfallfieber-Spirochaeten in der Kleiderlaus. Dissertation, Universität Hamburg 1963. — **Lippelt, H.**: Das Rückfallfieber. In: Handbuch der Inneren Medizin, 4. Aufl. Berlin-Göttingen-Heidelberg: Springer 1952. ~ Das Rückfallfieber. Klinik der Gegenwart. Handbuch der praktischen Medizin. Urban u. Schwarzenberg 1957. ~ Entwicklung der Weltseuchenlage. Z. Tropenmed. Parasit. **17**, 245 (1966). — **Manson-Bahr, Philipp H.**: Manson's Trop. Diseases. A Manual of the Diseases of Warm Climates. Cassel & Co., Ltd. 1966. — **Mooser, H.**: Die Rückfallfieber. Ergebn. Mikrobiol. **31**, 184 (1958). — **Nauck, E.G.**: Lehrbuch der Tropenkrankheiten. 3. Aufl. Stuttgart: G. Thieme 1967. — **Teesdale, C.**: Tick'borne Relapsing Fever: The Present Position in Kenya. E. Afr. med. J. **42**, 529 (1965). — **Weyer, F., u. H. Mooser**: Beobachtungen an Stämmen von Borrelien im Laboratorium. Z. Tropenmed. Parasit. **8**, 294 (1957).

IX. Krankheiten durch Mykobakterien

Lepra

Von K. F. Schaller, Hamburg

Mit 19 Abbildungen

I. Definition

Die Lepra ist eine chronisch verlaufende Infektionskrankheit von relativ geringer Ansteckungsfähigkeit, als deren Erreger das von G. A. Hansen im Jahre 1874 entdeckte *Mycobacterium leprae* angesehen wird. Als Allgemeinerkrankung befällt sie vorwiegend die Haut und die peripheren Nerven mit mannigfachen Komplikationen, die oft langes Siechtum und Invalidität zur Folge haben. Bei der Vielfältigkeit des klinischen Erscheinungsbildes unterscheidet man hauptsächlich zwischen der *malignen lepromatösen Form*, die mit starkem Bakterienbefall einhergeht, und der *benignen* vorwiegend bakterienarmen *tuberkuloiden Lepra*. Charakteristisch ist die oft sich über Jahre erstreckende Inkubationszeit.

Synonyma: Aussatz; Elephantiasis Graecorum; Ladrérie; Leontiasis; Lepra; Lèpre; Leprosy; Spedalskhed; Kumata.

II. Geschichte

Die Lepra gilt als eine Erkrankung, die so alt ist wie die Geschichte der Menschheit überhaupt. Es bestehen aber auch keine Zweifel darüber, daß sie von Anfang an bis in die Gegenwart mit anderen sich auf der Haut manifestierenden oder zur Verkrüppelung führenden Krankheiten verwechselt worden ist.

Die Frage, wo die Wiege der Lepra gestanden haben mag, kann mit ausreichender Sicherheit nicht beantwortet werden. Daß ihre Ausbreitung mit Wanderungen der Völker, Kriegszügen, Sklaventransporten, Entdeckungsfahrten und Handels- und Karawanenstraßen in Verbindung zu bringen sei, wird allgemein angenommen. Auch über die Richtung des Seuchenweges, ob von Ost nach West oder umgekehrt, konnte bisher keine Übereinstimmung erzielt werden. In China und Indien war die Lepra seit Menschengedenken bekannt, desgleichen aber auch in Ägypten und Äthiopien. Lukretius gibt in seinem Werk „de natura rerum" das ägyptische Zentralplateau hoch oben am Nil als einziges Ursprungsland der Lepra an. Brugsch bezieht sich in seinen Abhandlungen auf ägyptische Quellen wie auch Munro, der über die Lepra unter Negersklaven aus dem Sudan und Dafur zu berichten weiß. Nach Baron wanderte die Lepra langsam gen Westen und zwar über Persien, die Flüsse Tigris und Euphrat überquerend, über Chaldaea und Babylon durch die syrische Wüste. Ihren weiteren Verlauf habe sie nach der Überquerung des Jordans durch Canaan und Shur genommen, um schließlich Ägypten zu erreichen.

Unter der Regierung des Hesepti von der ersten Dynastie 2400 Jahre v. Chr. G. wurde eine der Lepra entsprechende Krankheit in dem von Brugsch entdeckten Papyrus beschrieben. Im Ebersschen Papyrus aus dem Jahre 1500 vor unserer Zeitrechnung wurde noch eindeutiger Bezug auf diese Krankheit genommen. Äthiopien und Ägypten sind Nachbarländer, die immer enge Beziehungen bis in die Antike zurückreichend unterhalten haben. Die Wege zueinander führten im Westen über das alte Nubien und im Osten über das Reich der Sabäer und das Rote Meer. Es sollte daher nicht wundernehmen, daß die Lepra schon in den ältesten Zeiten ebenso in *Ägypten* wie in *Äthiopien* angetroffen wurde. Bei den Völkerwanderungen der kuschitischen Stämme ist die Lepra in südlicher und westlicher Richtung auf dem afrikanischen Kontinent weiterverbreitet worden, nachdem sie vermutlich mit den Präniloten in das äthiopische Hochland gelangt war.

In den überlieferten äthiopischen Legenden kann man die Lepra bis in die ältesten Zeiten zurückverfolgen. Besondere Bedeutung hat die Legende des Heiligen der Leprösen GABRE-CHRISTOS, Diener des Herrn, erlangt, lieferte sie doch das Leitbild, das in diesem Teil Afrikas bis in die Gegenwart Gültigkeit hat. Als Königssohn wollte Gabrechristos sein Leben Gott weihen, und zwar gegen den Willen seiner Eltern, die ihn mit einer Prinzessin zu verehelichen gedachten. Am Tage der königlichen Hochzeit flehte er zu Gott, von der Lepra heimgesucht zu werden, um dem weltlichen Leben entsagen zu können. Sein Gebet wurde erhört, heißt es dann weiter in der Legende. Bis zum heutigen Tage gilt die Lepra in Äthiopien als eine von Gott gesandte Krankheit.

Für *Indien* gilt das gleiche wie Ägypten. Historiker bezeichnen diesen Teil Asiens als mögliches Ursprungsland der Lepra. In den ältesten Aufzeichnungen finden sich Hinweise auf das Vorhandensein einer Krankheit, bei der es sich nach den neuesten Untersuchungen DHARMENDRAS um die Lepra gehandelt haben soll. In den ,,*Vedas*" und ,,*Manu Smriti*" der ältesten Zeiten wird unter ,,*Kushta*" nicht nur eine Hautkrankheit beschrieben sondern ein Krankheitsbild, das die gleichen Schutzmaßnahmen erforderte, wie sie für die Lepra angewendet wurden. Die Bezeichnung ,,*Kushta*" findet sich im ,,*Rig Veda Sanita* von *Atraya*" aus der Zeit um 1400 v. Chr. G. In den Dokumenten des CHARATA und SUSHRUTA um 600 v. Chr. G. wird auf die ältesten medizinischen Traditionen eingegangen, und es finden sich hier unter der Bezeichnung ,,*Vat-Ratha*" und ,,*Vat-Shonita*" Hinweise auf die neurale Form der Lepra. Die ,,*Arun-Kushta*" bezieht sich auf Krankheiten der Haut, wobei zwischen der gutartigen und malignen Form der Lepra bereits unterschieden wird.

In *China* war die Lepra vor mehr als 2500 Jahren bekannt, ihr klinisches Bild wurde zutreffend im 2. und 3. Jahrhundert unserer Zeitrechnung im ,,*Hua T'o Sen Yi Pei Fang Ta Chuan*" (Vollständige Geheimmittel des Hua T'o), beschrieben. SKINSNES ist der Ansicht, daß die heutige Einstellung im Fernen Osten zur Lepra seine Wurzel in der Frühzeit der chinesischen Geschichte hat. Das gilt auch für Japan, wo man seit ältester Zeit glaubt, daß die Lepra erblich sei. Diese Einstellung ist nicht ohne Auswirkung auf die Partnerwahl im Falle der Eheschließung geblieben.

In *Israel* ist das biblische ,,*tzaarath*" (von Gott geschlagen) nach den neueren Forschungen als Sammelbegriff für verschiedene Hautaffektionen verwendet worden. So läßt die Passage im LEVITICUS 13 eher auf eine Vitiligo schließen, bei der in hellen Flecken das Haar weiß wird, als auf die Lepra.

In der antiken Welt entspricht die ,,*Satyriasis*" des ARISTOTELES dem Krankheitsbild der Lepra. AULUS CORNELIUS CELSUS beschrieb das klinische Bild der Lepra unmißverständlich unter der Bezeichnung ,,*Elephantiasis*", ARETAEUS hielt die Einstellung der Griechen zur Lepra für die Nachwelt fest. Neben den bereits genannten waren ,,*Elephas*" und ,,*Leontiasis*" noch gebräuchliche Bezeichnungen. Im 3. Jahrhundert v. Chr. G. befaßte sich die alexandrinische Schule intensiv mit der Lepra; sie verwendete diese Bezeichnung für die Erscheinungen auf der Haut, mit ,,*Elephantiasis*" waren die Schwellungen der Extremitäten gemeint, die ,,*Leontiasis*" bezeichnete die Infiltrationen im Gesicht und die ,,*Ophiasis*" den Ausfall der Augenbrauen und Haare. Die Phönizier werden für die Verbreitung der Lepra im Mittelmeerraum verantwortlich gemacht, sie wurde auch als *Morbus phönicicus* bezeichnet.

In *Europa* trat die Lepra zu Beginn der neuen Zeitrechnung auf. Die Kriegszüge des Imperium Romanum und die Völkerwanderungen haben sicher begünstigend auf die Weiterverbreitung der Krankheit gewirkt. Zu seuchenhaftem Auftreten ist es jedoch erst mit den Kreuzzügen gekommen. Die Kranken wurden segregiert, im Jahre 1244 gab es in der christlichen Welt mit als 19000 Leprosarien. Aus dieser Zeit stammt der grausam anmutende Bannspruch: ,,*Sis mortuus mundo, vivas iterum deo*". Dieses ,,tot vor dem Tode" bestimmte die Einstellung des Abendlandes der Lepra gegenüber bis in die Gegenwart mit den verschiedenen Vorurteilen, die fast immer den Ausschluß der Befallenen aus der Gesellschaft zur Folge hatten.

Im 19. Jahrhundert nahm die Lepra in Norwegen zu, obgleich sie in den anderen europäischen Ländern seit dem 16. Jahrhundert eine rückläufige Tendenz zeigte. Mit etwa 3000 Fällen wurde um 1850 der Gipfel der Erkrankungen erreicht.

Nach *Amerika* kam die Lepra vermutlich durch die Soldaten des Columbus, danach haben Sklaven aus Afrika und europäische Einwanderer zur Verbreitung in der Neuen Welt beigetragen. Im 19. Jahrhundert breitet sich die Lepra im pazifischen Raum aus, wo sie in Hawaii gegen 1890 ihren Höhepunkt erreicht hatte. Im Jahre 1912 wurde die Erkrankung auf die kleine Insel Nauru wahrscheinlich durch eine Frau von den Gilbert-Inseln eingeschleppt. Im Jahre 1922 waren es 139 Fälle, was einer Prävalenz von 12% entsprach. Etwas später im Jahre 1925 war ein Viertel der Inselbevölkerung an der Lepra erkrankt.

Die Gründe, die in Europa und in der übrigen Welt zum Aussterben der Lepra führten, sind umstritten. Die Mehrzahl der Untersucher glaubt an den Erfolg der zwangsmäßig durchgeführten Segregation und an die verbesserten Lebensbedingungen. Die französische Schule mit CHAUSSINAND an der Spitze macht das Vordringen der Tuberkulose für das Verschwinden der Lepra verantwortlich.

III. Erreger

Der Erreger der Lepra wurde von dem Norweger G. A. HANSEN zum ersten Male im Jahre 1871 gesehen. Die Veröffentlichung dieser fundamentalen Entdeckung erfolgte aber erst im Jahre 1874. Die Verzögerung wurde durch die vergeblichen Versuche den Erreger zu kultivieren und auf Versuchstiere zu überimpfen verursacht. NEISSERS Verdienst war es, in den Jahren 1879—1881 Mykobakterien vermittels der neuen Färbemethoden mit Anilinfarben in den verschiedenen Organen von Leprakranken nachgewiesen zu haben.

HANSENS Entdeckung setzte sich trotz des Widerstandes solcher Autoritäten wie DANIELSSEN und BOECK und der Nichterfüllung der KOCHSchen Postulate durch, und seit der Jahrhundertwende wird der ursächliche Zusammenhang des HANSENSchen Erregers mit der Lepra nicht mehr bestritten, obwohl es weder gelungen ist, ihn erfolgreich zu kultivieren oder im Tierversuch eindeutig weiterzuzüchten.

Das *Mycobacterium leprae* gehört zur der Gattung der *Mycobacteria* der Familie der *Mycobacteriaceae* in der Ordnung der *Mycobacteriales*, die in die Klasse der *Actinomycetales* eingereiht werden.

Der unbewegliche Erreger ist von einer Hülle umgeben, und kommt in den menschlichen Geweben extra- und intracellulär vor (Abb. 1). Nach CHAUSSINAND

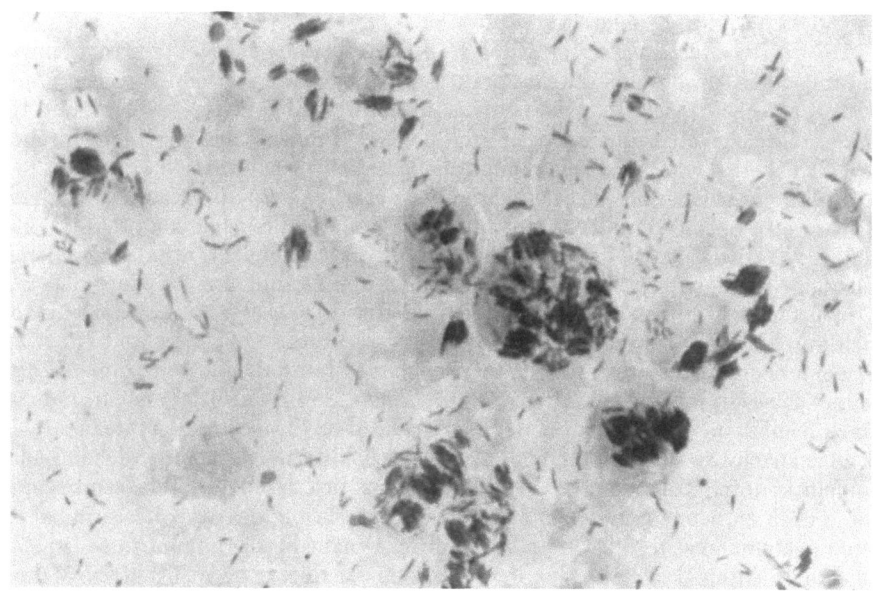

Abb. 1. *Mycobacterium leprae extra- und intracellulär*. Ausstrich aus einem Leprom der Haut. Färbung nach ZIEHL-NEELSEN, modifiziert nach FITE-FARACO (SCHUMACHER)

tritt das Mycobacterium leprae in vier voneinander zu unterscheidenden Formen auf: Als normales Bakterium, in der Involutions-, der Teilungs- und der Degenerationsform. Das normale Bakterium ist ein homogenes, zylindrisches, gerades oder auch leicht gebogenes Stäbchen, dessen Enden stumpf, abgerundet oder auch etwas zugespitzt sein können. Es läßt sich gleichmäßig färben. Die Gestalt kann langgestreckt, mittelgroß oder auch kurz und dünn sein. Die Länge des Erregers schwankt zwischen 1,5 und 6 μ, die Dicke zwischen 0,2 und 0,45 μ. Die langen

Stäbchen finden sich hauptsächlich bei der lepromatösen Lepra. Sie sind relativ selten und werden als Formen vor der Teilung aufgefaßt. Die Mycobakterien von mittlerer Größe überwiegen bei weitem und kommen bei allen Lepraformen vor. Nicht sehr häufig sind die kurzen und dünnen Stäbchen, letztere gelten als Jugendstadium. Von diesen normalen Erregern der Lepra unterscheiden sich die anderen Formen durch Gestalt und färberisches Verhalten. Die Rolle der Granula, die in Erregern oder auch frei auftreten, ist noch ungeklärt. Die Stäbchen, die bei der lepromatösen Lepra in großen Mengen vorkommen, können unregelmäßig durcheinander liegen oder auch in Zigarrenbündelform angeordnet sein. Bei starkem Bakterienbefall kommt es zu in lipoidartiger Substanz eingebetteten Bakterienmassen, den *Globi*.

Die Erreger der Lepra sind säure- und alkoholfest und verhalten sich färberisch ähnlich wie die mit ihnen verwandten Tuberkelbakterien. In der Gramfärbung sind sie positiv. NEISSER und HANSEN verwendeten bei ihren Färbungen Bismarckbraun, später hat sich als Routinemethode die Färbung nach ZIEHL-NEELSEN mit einigen Modifikationen durchgesetzt.

Bei *elektronenoptischen Untersuchungen* erkennt man neben den Stäbchen polymorphe Körnchen im Bild. Die Granula haben eine Größe von 100—200 $\mu\mu$. Die innere Struktur der Mycobakterien verhält sich unterschiedlich je nach dem Krankheitstyp und Art der Behandlung. Nach den Untersuchungen von BISHOP, CARPENTER und SUHRLAND bestehen deutliche morphologische Unterschiede zwischen den Mycobakterien der Lepra und denen der Tuberkulose sowie zwischen behandelten und unbehandelten Bakterien.

Die in vitro *Züchtungsversuche* des *Mycobacterium leprae* brachten trotz einiger ermutigenden Ansätze noch keine praktisch verwertbaren Ergebnisse. Ein gangbarer Weg scheint sich über die Gewebskulturen anzubahnen. Voraussetzung für eine erfolgreiche Züchtung ist aber eine bessere Kenntnis der enzymchemischen Verhältnisse des vom Wirt unabhängigen Parasitenwachstums.

Etwas günstiger sind die Aussichten der *experimentellen Übertragung* auf Versuchstiere zu beurteilen. SHEPHARD wählte bei seinen Versuchen als Inokulationsstelle die Pfote der Maus, bei der nach einer von der verabreichten Bakterienmenge abhängigen Inkubationszeit große Rundzellen und Granulome mit einer deutlich vermehrten Bakterienzahl wiederholt gefunden wurden. Diese Ergebnisse konnten auch durch andere Untersucher bestätigt werden. IACINTO CONVIT und BINFORD gelangen ebenfalls Überimpfungen menschlichen Materials auf den Hamster und weitere Überimpfungen von Hamster zu Hamster. BINFORD ist vorsichtig genug um zu bemerken, daß es sich bei den Mycobakterien, die sich in den intraneuralen Läsionen nach 12—30 Monaten fanden, um Mycobakterien der menschlichen Lepra handeln könnte. ROBERTSENS Versuche im künstlich erzeugten Mäuseembryoma wären noch zu nennen, in denen es zu einer Vermehrung des Mycobacteriums der Lepra gekommen sein soll. Unter bestimmten Ernährungsbedingungen sollen sich die verabreichten Mycobakterien in den Hoden der Ratten vermehren, wie MASON und MEI YU DJU zu zeigen versuchten. Bei den Versuchen scheint die Temperatur im betreffenden Tier für das Wachstum der Mycobakterien der menschlichen Lepra ein wesentlicher Faktor zu sein. Neben normalen Versuchstieren wird die Verwendung von durch Diät, Röntgenstrahlen und durch andere Manipulationen geschädigten Tieren empfohlen.

Die Kenntnisse der *toxischen und antigenen Eigenschaften* des *M. leprae* sind noch rudimentär. Nach HANKS ist die nicht antigene Oberfläche des *M. leprae* und der intracelluläre Infektionsmechanismus die Ursache für die geringe Antikörperbildung. Die Lebensfähigkeit der in der Haut vorhandenen Erreger wurde in Frage gestellt. Ein Beweis für diese Annahme ist nicht zu führen, jedoch zeigen viele Bakterien die Charakteristika von toten Keimen. SHEPHARD fand Unterschiede in den von der Nase gewonnenen Mycobakterien im färberischen Verhalten und in der Größe. Er vergleicht das Verhalten mit der Beobachtung bei der Tuberkulose mit den säurefesten Erregern des Sputums und den nicht kultivierbaren Mycobakterien geschlossener Läsionen.

IV. Pathogenese

Obwohl kaum noch bestritten wird, daß die Lepra von Mensch zu Mensch weiterverbreitet wird, sind die bisher durchgeführten Impfungen beim Menschen, wie KLINGMÜLLER schon feststellte, nicht sicher als beweisend anzusehen. Bei positiven Ergebnissen wie von ARNING und COFFIN stammen die geimpften Menschen aus leprösen Familien.

Nach KHANOLKAR können die Mycobakterien der Lepra auch durch die unversehrte *Haut* in den menschlichen Körper eindringen. Sie nehmen ihren Weg zu den feinsten Nervenfasern der Dermis und dringen weiter in den Achsenzylindern der Nerven vor. Bei guter Abwehrlage des Organismus entwickeln sich epitheloide Herde; andernfalls bilden sich lepromatöse Läsionen aus, die zunächst nur geringe Reaktionen innerhalb der Nerven zeigen. Die *Gründe der* Mycobakterien der Lepra für die Prädilektion der peripheren Nerven, die übrigens bei keinem anderen Bacterium in dieser Form angetroffen wird, sind unbekannt. Bei fortschreitendem Prozeß kommt es zur Anhäufung der Mycobakterien in Phagocyten und im Frühstadium der Erkrankung bereits zu einer Bakterämie. RHODES JONES fand säurefeste Stäbchen im Blut bei 26 von 59 Patienten mit lepromatöser Lepra und in 4 Fällen von 22 mit tuberkuloider Lepra.

Der *Erstläsion* als *Eintrittspforte* ist von einigen Autoren besondere Bedeutung beigemessen worden. CHAUSSINAND glaubt auf Grund seiner in Vietnam gemachten Erfahrungen annehmen zu müssen, daß die Erstläsion an der Eintrittspforte des Erregers und ihrer unmittelbaren Umgebung aufzutreten pflegt. MARCHOUX, JADASSOHN, MUIR u. a. vertreten eine gegenteilige Ansicht. Bei einer Gegenüberstellung der Lokalisation der Erstläsion der äthiopischen Befunde mit denen CHAUSSINANDS aus Vietnam ergeben sich signifikante Unterschiede (Tab. 1).

Tabelle 1. *Lokalisation der Erstläsionen mit einer Gegenüberstellung der Befunde von* CHAUSSI-NAND *aus Vietnam und der von* SCHALLER *aus Äthiopien*

Lokalisation der 1. Läsion		CHAUSSINAND		Prinzess Zenebe Work Hosp.	
		Anzahl	%	Anzahl	%
Unbekleidete Körperteile	Kopf	272	19,84	114	12,90
	Hals	7	0,51	1	0,11
	Unterarme . .	110	8,02	34	3,85
	Hände	128	9,34	57	6,43
	Beine	270	19,69	46	5,20
	Füße	341	24,87	231	26,12
		1128	82,27	483	54,61
Bedeckte Körperteile	Oberarme . .	28	2,04	22	2,48
	Stamm	81	5,91	63	7,11
	Gesäß	44	3,21	302	34,10
	Oberschenkel .	90	6,57	15	1,70
		243	17,73	402	45,39
Insgesamt		1371	100%	885	100%

Die Gründe für das unterschiedliche Verhalten mögen in den verschiedenartigen Lebensgewohnheiten der zum Vergleich herangezogenen Gruppen zu suchen sein. In beiden Gruppen wurde ein relativ hoher Befall der *Füße* festgestellt, was CHAUSSINAND, MUIR, ROGERS, RODRIGUEZ dem Barfußgehen zuschreiben. Bei CHAUSSINAND zeigte sich in der Hälfte seiner Fälle die erste Läsion an den unteren Extremitäten, in Äthiopien nur bei jeder dritten Person. RODRIGUEZ fand bei Kindern lepröser Eltern in Culion einen ähnlich hohen Befall des Gesäßes mit 28,8% seiner Fälle wie SCHALLER bei seinen Untersuchungen in Äthiopien, wo 34,10% der Kranken ihre Erstläsion am *Gesäß* hatten. Letzterer untersuchte auch das Verhalten der einzelnen Formen der Lepra bezüglich der *Lokalisation der Erstläsion*. Deutliche Unterschiede zeigten sich im Verhalten der lepromatösen Lepra im Vergleich zu den anderen Formen. Kopf und Füße als Sitz der Erstläsion treten bei der lepromatösen Lepra stärker in Erscheinung als bei den anderen Formen, während das Gesäß bei der tuberkuloiden und der indeterminierten Lepra häufiger als bei der lepromatösen Lepra befallen zu sein scheint (Tab. 2).

Tabelle 2. *Lokalisation der Erstläsionen bei den verschiedenen Formen der Lepra in Äthiopen*

Lokalisation der 1. Läsion		Lepromat.		Tuberculoid.		Indeterminat.	
		Anzahl	%	Anzahl	%	Anzahl	%
Unbekleidete	Kopf . . .	78	20,30	14	7,00	22	7,40
Körperteile	Hals . . .	0	0	1	0,50	0	0
	Unterarme	12	3,10	12	6,00	10	3,35
	Hände . .	15	3,90	14	7,00	28	9,35
	Beine . . .	25	6,50	6	3,00	15	5,10
	Füße . . .	124	32,10	35	17,50	72	24,10
		254	65,90	82	41,00	147	49,30
Bedeckte	Oberarme .	9	2,35	6	3,00	7	2,35
Körperteile	Stamm . .	24	6,23	17	8,50	22	7,40
	Gesäß . .	92	23,90	91	45,50	119	39,60
	Oberschenkel	7	1,62	4	2,00	4	1,35
		132	34,10	118	59,00	152	50,70
Insgesamt:		386	100,00%	200	100,00%	299	100,00%

Neben der intakten und beschädigten Haut wird die *Nase* als Eintrittspforte immer wieder genannt. Die Übertragung kann durch Tröpfcheninfektion oder durch direkte Einbringung der Erreger vermittels der Finger erfolgen. COHN, DORENDORF, FALCAO, LEBEUF u.a. berichten über lepröse Erkrankungen, die sich nur in der Nase fanden. COCHRANE glaubt nicht, daß die Nase allein der Sitz der Erstläsion ist. Nach seiner Meinung handelt es sich bei positiven Befunden meist um säurefeste Saprophyten und nicht um das Mycobacterium leprae. HOLLMANN, JEANSELME, WADE u.a. lassen gelten, daß die Nase Eintrittspforte sein kann, aber nicht allein dafür in Betracht kommt.

Der *Mund, der Rachen und die Tonsillen* sind als mögliche Eintrittspforten der Lepra genannt worden. Wegbereiter können parasitäre Hautaffektionen sein, auch die Pocken werden in diesem Zusammenhange angeschuldigt.

Die Frühformen und *Erstläsionen der Lepra* werden oft übersehen oder in ihrer leprösen Natur nicht erkannt. Die Efflorescenzen der Frühformen bestehen meist aus hypopigmentierten Maculae, Papulae, Noduli, Plaques und Infiltraten. CONVIT fand in Venezuela die Papeln als häufigste Frühmanifestation, in Äthiopien und anderen Ländern Afrikas und Asiens sind es die makulösen Veränderungen.

Die *Maculae* können vereinzelt oder auch multipel auftreten. Sie erreichen einige wenige Zentimeter im Durchmesser mit scharf abgesetzter Begrenzung gegen die gesunde Umgebung oder auch mit diffusen Rändern. Die Läsionen können wieder verschwinden, wobei sie zuweilen atrophische und anästhetische Narben hinterlassen. Papeln treten gewöhnlich in Gruppen auf und entwickeln sich oft innerhalb einer hypopigmentierten Macula oder umgeben diese (Abb. 2). Ihre Farbe liegt zwischen rosa und kastanienbraun. *Plaques* werden von confluierenden Papeln gebildet und können von einem hypopigmentierten Hof umgeben sein. Die Erstläsionen in Form braunroter *Infiltrate oder Noduli* können einzeln oder auch multipel vorkommen, ihre Konsistenz ist wechselnd. Histologisch zeigen die frühen Läsionen als Papeln und Knoten meist eine tuberkuloide Struktur, die lepromatösen Maculae eine perivasculäre Infiltration von Rundzellen. Nach CONVIT kommt es bei 75% der Patienten mit Frühläsionen der Lepra zur spontanen Rückbildung, in 25% der Fälle schreitet die Erkrankung

Abb. 2. *Evolutionsform der Lepra.* Macula mit frischem tuberculoiden papulösen Herd am Rande

mit der Ausbildung der typischen Lepraform fort. Über vereinzelte Fälle mit den Symptomen einer Neuritis als einzige Manifestation ist wiederholt berichtet worden.

Bei der lepromatösen oder malignen Lepra finden sich in Abstrichen der Haut, der Schleimhaut und im Nasenseptum zahlreiche Mycobakterien. Die spezifische Läsion, das *lepromatöse Granulom*, findet sich in der Haut, den peripheren Nerven, in den Lymphknoten, im vorderen Teil des Auges, dem Hoden, der Leber und der Milz. Bei den Befunden in den Schleimhäuten des oberen Respirationstraktes handelt es sich wahrscheinlich um eine passagere Anhäufung eingeschwemmter Leprazellen. Die Frühläsionen der Lepra lepromatosa können als Maculae, Noduli oder diffuse Infiltration auftreten. Die Flecken wechseln in Form und Größe, sie sind meist multipel und symmetrisch angeordnet. Die Begrenzungen verlieren sich in der gesunden Haut.

Das Krankheitsbild wird weitgehend durch das *immunologische Verhältnis* Wirt: Erreger bestimmt. COCHRANE spricht im Falle der tuberkuloiden Lepra von einer selbstheilenden Erkrankung. Die lepromatöse Lepra ist maligne und fortschreitend, auf Grund der fehlenden Gewebsreaktion hat sich eine Art Symbiose zwischen dem Erreger und den Makrophagen des reticuloendothelialen Systems eingestellt.

Durch die Störung des immunologischen Gleichgewichtes zwischen dem Wirt und dem Erreger kommt es zu subakuten und akuten Krankheitsepisoden, die unter dem klinischen Bild der *Leprareaktionen* ablaufen. Unter den Faktoren, die die Leprareaktionen auszulösen vermögen, werden körperliche und seelische Überlastung, interkurrente Erkrankungen und die spezifische Leprabehandlung genannt. Es wird aber auch die Meinung vertreten, daß die akuten und subakuten Manifestationen der Lepra zu dem natürlichen Ablauf des Krankheitsgeschehens gehören und nicht durch äußere Einflüsse hervorgerufen werden. Durch die

Reaktionen kann sich der Krankheitsverlauf sowohl bessern als auch verschlechtern, je nach Krankheitstyp und Art der Reaktion.

V. Pathologische Anatomie
(Histopathologie der Lepra)

Mit Hilfe verbesserter histologischer Untersuchungsmethoden wurde es möglich, einen Einblick in das Wirt: Erreger-Verhältnis und das Krankheitsgeschehen zu gewinnen, das sich auf einem weiten Spektrum zwischen den beiden Polartypen bewegt. Weitere Fortschritte wurden mit der Einführung der elektronenoptischen Betrachtung in der Beurteilung der Nervenbefunde und der intracellulären Vorgänge erzielt. Es bestehen Anzeichen dafür, daß sich die intracellulären Reaktionen bei der lepromatösen und der Borderline Lepra unterscheiden, und daß in den Virchow-Zellen die degenerierten Mycobakterien überwiegen.

Die für die Lepra typischen Zellen der lepromatösen und der tuberkuloiden Form stammen von den Makrophagen oder Histiocyten ab. Nach WADE sind alle Histiocyten, die an der Bildung einer lepromatösen Läsion beteiligt sind, *Leprazellen*, auch wenn sie sich in ihrer Morphologie nicht verändert haben und noch keine Mycobakterien von ihnen aufgenommen worden sind. Bei einem ungestörten Verlauf nehmen die Makrophagen die Mycobakterien nicht nur auf, sondern bieten ihnen auch die für ihre Vermehrung erforderlichen Voraussetzungen. Sie findet im Cytoplasma statt, und es kommt gelegentlich zur Bildung von Riesenglobi, die WADE als Mikrokolonien bezeichnet. Die Zellen scheiden eine Substanz, die Gloea UNNA's aus, die mit den Mycobakterien zusammen die *Globi* bilden.

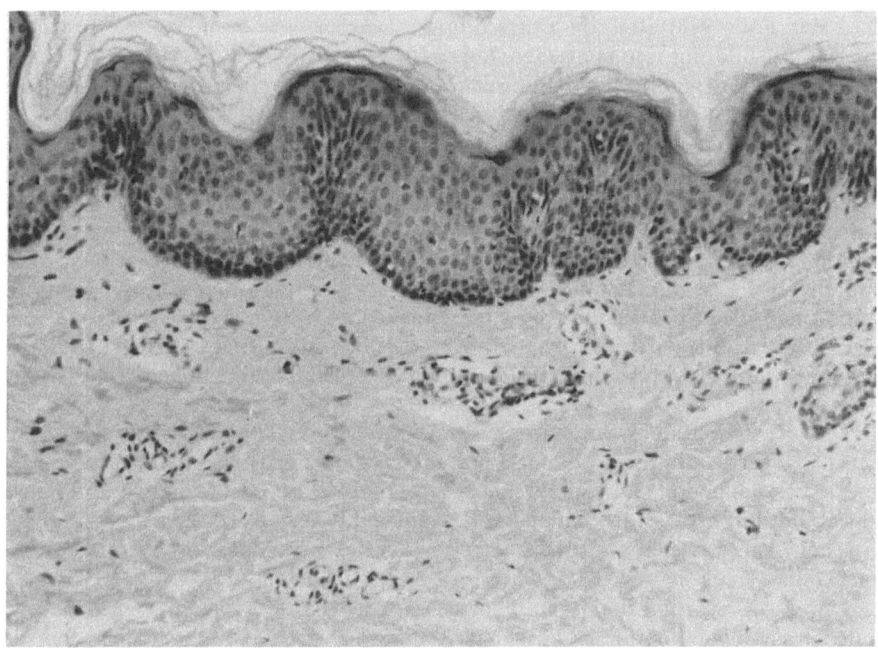

Abb. 3. *Lepra indeterminata.* Uncharakteristische entzündliche Infiltrate um feinere Gefäße und Nerven der Cutis (SCHUMACHER)

Die *Schaumzellen oder Virchow-Zellen*, bereits im Jahre 1864 beschrieben, stellen die nächste Phase der Entwicklung dar. Ihr Cytoplasma ist durch Vakuolen so verändert, daß es sich blaß färbt. Die Mycobakterien liegen im Cytoplasma zwischen den Vakuolen. In den älteren Schaumzellen ist die Zahl der Erreger sehr gering, nicht selten finden sich nur Bruchstücke oder Granula von ihnen. Im Laufe der Zeit nehmen die Zellen ein seifenblasenartiges Aussehen an. BRIEGER beschrieb die blasigen Bildungen in seinen elektronenoptischen Studien als osmiophile Einschlüsse. BRIEGER und ALLEN glauben, daß es sich bei ihnen um ein Endstadium der Phagocytose der M. leprae handelt.

Bei den Epitheloidzellen der tuberkuloiden Lepra handelt es sich um monocytäre Zellen, die wie die Leprazellen von den Makrophagen abstammen, sich aber von diesen in ihrer Morphologie und Funktion unterscheiden. Typisch für die Epitheloidzellen bei der tuberkuloiden Lepra ist ihre Tendenz zur umschriebenen Herdbildung (BÜNGELER, JADASSOHN, WADE u. a.).

In den Schnitten der frühesten leprösen Läsionen findet sich eine geringe perivasculäre Anhäufung von Makrophagen und Rundzellen im Stratum papillare. Das Bild ist uncharakteristisch und entspricht dem einer unspezifischen Entzün-

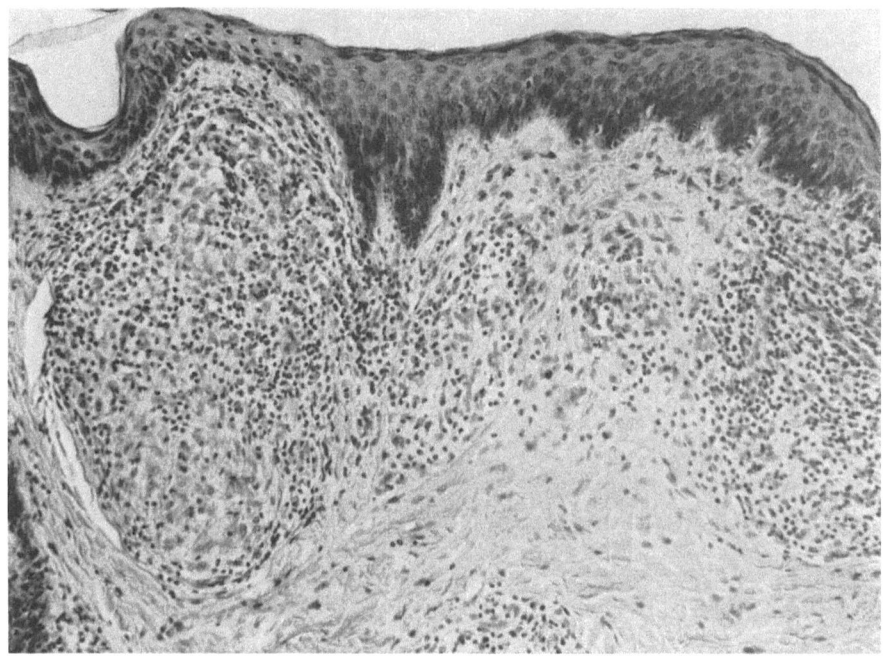

Abb. 4. *Lepra tuberculoides*. Charakteristisches tuberculoides Infiltrat aus Epitheloidzellen und Lymphocyten in der oberflächlichen Cutis. Das Infiltrat reicht bis an die Epidermis heran (SCHUMACHER)

dung. Bei der *indeterminierten Lepra* können isolierte Mycobakterien in den Hautnerven gefunden werden. Die Infiltrate von Histiocyten und Rundzellen konzentrieren sich etwas um die Hautanhangsgebilde und Gefäße sowie Nerven (Abb. 3).

Typisch für die *tuberkuloide Lepra* sind die umschriebenen Herde von Epitheloid- und Rundzellen. Es finden sich in den Herden Riesenzellen vom Langhansschen Typ. Die Granulomherde bilden sich in der Nähe der Hautanhangsgebilde aus und reichen bis in die subepidermale Zone der Haut. Die Nerven sind stark infiltriert, Mycobakterien sind selten und meist granuliert (Abb. 4).

Die Infiltrate der *lepromatösen Lepra* bestehen aus Rundzellen, Histiocyten und Leprazellen. Die subepidermale Zone bleibt stets frei. Das Hautinfiltrat ist diffus über die Dermis verteilt. Die Histiocyten infiltrieren bis in die Subcutis. An

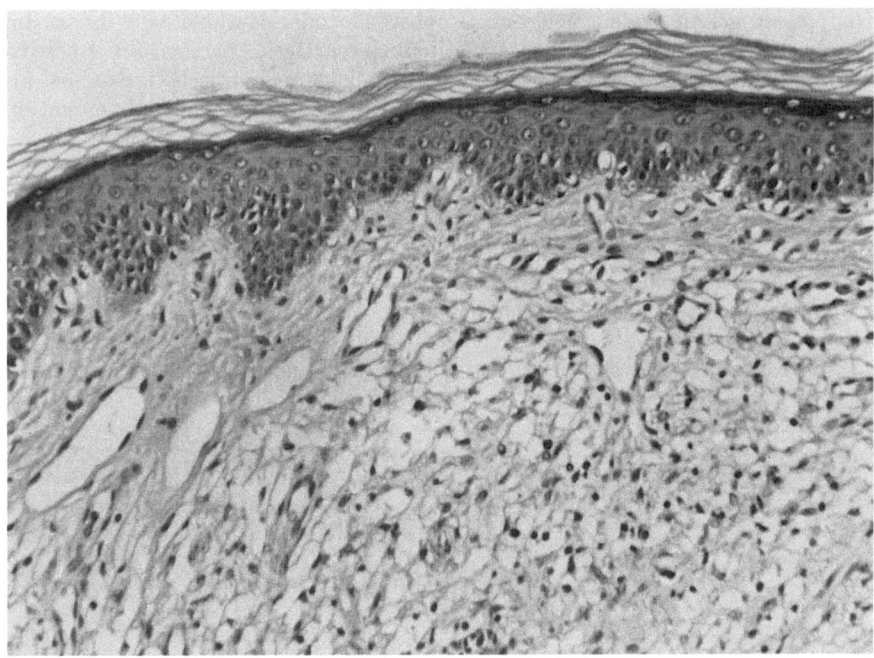

Abb. 5. *Lepra lepromatosa.* Charakteristisches diffuses Infiltrat aus vakuolisierten Histiocyten (sog. Virchow-Zellen) in der oberflächlichen Cutis. Das Infiltrat ist durch ein zellarmes Band von der Epidermis getrennt (SCHUMACHER)

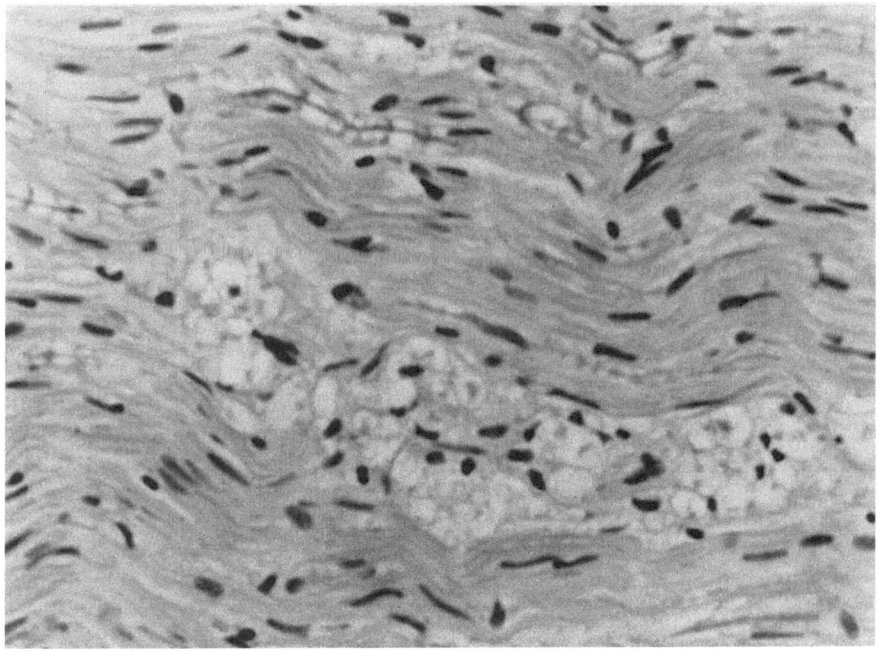

Abb. 6. *Lepra lepromatosa.* Infiltrat aus Virchow-Zellen in einem peripheren Nerven (N. auricularis) (SCHUMACHER)

den Nerven kommt es zur Vermehrung der Schwannschen Zellen. Mycobakterien werden reichlich gefunden, in den Nerven sind sie meist fischzugartig angeordnet (Abb. 5—7).

Bei der *Borderline Lepra* finden sich in den cellulären Infiltraten Rundzellen, Histiocyten, Epitheloid- und gelegentlich Riesenzellen. Das histologische Bild ist abhängig vom Standort des Falles im Spektrum. Je näher er beim lepromatösen

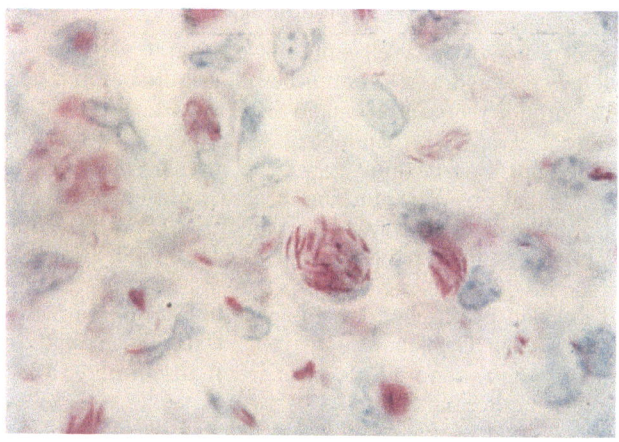

Abb. 7. *Lepra lepromatosa.* Mit Mycobacteria leprae beladene Histiocyten im Infiltrat der Cutis. Färbung nach ZIEHL-NEELSEN, modifiziert nach FITE-FARACO (SCHUMACHER)

Pol liegt, um so ähnlicher wird das Bild dem der lepromatösen Lepra. Es findet sich aber im Gegensatz zu dieser eine celluläre Infiltration der Hautnerven. Die subepidermale Zone bleibt frei. Gelegentlich finden sich Granulome in der Nähe der Hautanhangsgebilde. Bakterien werden gewöhnlich nachgewiesen, ihre Menge ist abhängig vom lepromatösen Anteil. Globi können vorkommen, sind aber nicht zahlreich. Charakteristisch ist das gleichzeitige Vorhandensein von tuberkuloiden und lepromatösen Herden.

Für die Reaktionen der Lepra lepromatosa vom Typ des *Erythema nodosum leprosum* ist die herdförmige Anhäufung von polymorphnukleären Leukocyten in der Dermis und der Subcutis typisch. Das lepromatöse Granulom zeigt reichliche schaumige Degeneration. Bei dem Erythema nodosum necroticans kommt es zur starken leukocytären Infiltration und zur Abszeßbildung. Die Kapillaren zeigen eine endotheliale Schwellung, und gegen Ende der Reaktion kommt es zur Vermehrung des Plasmazellen. Das Ödem ist ein hervorstechendes Charakteristikum.

Beim *Lucio-Phänomen* besteht eine starke diffuse oder multifokale Leukocyteninfiltration mit einer Vasculitis, wobei vorwiegend größere Gefäße als beim Erythema nodosum leprosum betroffen sind.

Bei der *akuten Exacerbation* findet sich ein Ödem und eine geringfügige Zunahme der Fibroblasten. Das lepromatöse Granulom ist aktiv, und es kommt zu einer Vermehrung der Histiocyten und junger Makrophagen. Während der Reaktion vermehren sich die Mycobakterien in den Läsionen mit einer prozentualen Zunahme der sich homogen färbenden Erreger.

Bei der „*reactional*" *Lepra tuberculoides* nimmt das granulomatöse Infiltrat das ganze Corium ein. Die herdförmige Anordnung der Läsionen ist weniger charakteristisch. Sie bestehen vorwiegend aus Epitheloid- und Riesenzellen mit starker Rundzelleninfiltration. Die subepidermale Zone ist teilweise obliteriert.

Eine „*histoide*" *Varietät* der lepromatösen Lepra wurde kürzlich von WADE beschrieben. Sie ähnelt in ihrem Aufbau eher einem Bindegewebstumor als einem entzündlichen Granulom. Die meist subcutanen Knoten wachsen expansiv und nicht infiltrierend. Die charakteristischen Zellen sind spindelförmig. In den aktiveren Zonen finden sich große undifferenzierte Makrophagen. Die Mycobakterien sind groß und sehr zahlreich. Globi kommen nicht vor.

VI. Epidemiologie

Die *Zahl der Leprösen* in der Welt kann nur geschätzt werden. Sie dürfte heute bei 10—12 Mill. liegen, von denen aber nur 3 Mill. erfaßt sind und nach den Unterlagen der Weltgesundheitsorganisation (WHO) etwa 2 Mill. unter Behandlung stehen. Der größte Teil der Leprösen lebt in Asien. Wenig ist heute über das Vorkommen der Lepra in China bekannt geworden, wo sie von alters her endemisch war. Für Afrika rechnet die WHO im Durchschnitt mit einer Prävalenz von 1 %, was einer Zahl von 2,5 Mill. Erkrankter gleichkäme. In Mittel- und Südamerika beträgt die Zahl der geschätzten Leprakranken rd. 200 000. In Nordamerika sind etwas weniger als 12 000 Fälle registriert bei über 32 000 geschätzten Fällen. In Australien und auf den pazifischen Inseln sowie in Europa bewegt sich das Vorkommen in der gleichen Größenordnung mit rd. 12 500 geschätzten und 7 400 erfaßten Fällen für Australien und die pazifischen Inseln und 13 250 geschätzten und 10 686 erfaßten Fällen für Europa.

Die Lepra kann *in allen Breitengraden der Welt* vorkommen, der Verlauf der Lepra in Europa spricht gegen eine klimatische Abhängigkeit. Alle Länder mit einer *Rate von 5 und mehr in 1000* der Bevölkerung liegen in den *Tropen oder Subtropen*, in den gemäßigten Zonen beschränkt sich das Vorkommen auf vereinzelte Herde mit Raten von weniger als 0,5 in 1000. GUINTO hat Schätzungen über die Häufigkeit der Lepra in den verschiedenen Erdteilen angestellt. Hiernach hat Afrika den relativ höchsten Befall. In 19 von 54 afrikanischen Ländern beträgt die Prävalenz — hierunter wird die Zahl der bekannten Fälle in einer Bevölkerungseinheit zu einem bestimmten Zeitpunkt verstanden — 5 und mehr Fälle auf 1000 der Bevölkerung. Das gleiche sehr hohe endemische Vorkommen wird noch in drei Ländern Südamerikas, in Franz.-*Guayana*, Surinam, den Osterinseln sowie in Australien und auf den pazifischen Inseln angetroffen. Die hohe Endemierate von mehr als 1 in 1000 und weniger als 5 in 1000 kommt in Teilen Asiens und des karibischen Gebietes vor. Von einer mittelschweren Endemie spricht man im Falle der Lepra bei einer Befallrate von mehr als 0,2 und weniger als 1 auf 1000 der Bevölkerung, wie man sie in einigen Ländern des Nahen Ostens und kaum noch in Europa antrifft. Mit einem Befall von weniger als 0,2 auf 1000 der Bevölkerung liegt in Nordamerika und in Europa eine niedrige Endemierate vor.

Bei einmaligen Erhebungen zum Zwecke der Feststellung der Endemierate bemerkt DOULL, daß sie unbedingt durch eine Wiederholung bestätigt werden müssen, wenn ihnen Beweiskraft zukommen soll. Auch amtlichen *Schätzungen* muß mit *Vorbehalt* entgegengetreten werden, wie SCHALLER am Beispiel eines ostafrikanischen Landes aufgezeigt hat: Vor 15 Jahren schätzte man die Zahl der Befallenen auf 9000, 2 Jahre später auf 15 000 und vor 10 Jahren legte man sich auf 36 000 Kranke fest. Daß alle Schätzungen falsch sein mußten, ergibt sich aus der Tatsache, daß man zur Zeit im besagten Lande mehr als 80 000 Patienten registriert hat, wobei die hierzu herangezogenen Dienste noch nicht die Hälfte des weiten Landes versorgen. Man geht in dem zitierten Falle nicht fehl, die Zahl der von der Lepra Befallenen mit über 200 000 zu veranschlagen. Nachprüfungen der Zahlen durch Erhebungen an Ort und Stelle, wie sie von der WHO durchgeführt worden sind, ergaben, daß in den Ländern Afrikas mit gut organisierter Massenbekämpfung von mehr als 5 Jahren Dauer kaum mehr als die Hälfte der vorhandenen Fälle erfaßt worden sind. Das gleiche kann ganz allgemein für Länder mit weniger gut entwickelten Gesundheitsdiensten angenommen werden, so daß die erfaßte Zahl nur einen Bruchteil des tatsächlichen Vorkommens darstellt.

Über das Vorkommen der Lepra in *Deutschland* hat ANDERS Untersuchungen angestellt. Er kommt zu dem Schluß, daß die Krankheitsbewegung in *Europa* im letzten Jahrzehnt eine rückläufige Tendenz zeigt. In Mittel- und Nordeuropa ist die Krankheit erloschen. In Westeuropa kommt es zum Auftreten eingeschleppter Fälle. Im Süden sind es die Länder Spanien, Portugal, Italien, Jugoslawien und Griechenland, in denen die Lepra noch endemisch ist. Im Jahre 1962 belief sich der Krankenstand in Deutschland auf 16 Fälle, wobei sich in keinem Falle eine Ansteckung innerhalb Deutschlands nachweisen ließ.

Tabelle 3 zeigt den Zugang, Abgang und Bestand an Leprösen in der Bundesrepublik von 1944—1962.

Tabelle 3. *Zugang, Abgang und Bestand an Leprösen in der BR Deutschland 1944—1962*
(Stand jeweils vom Jahresende)

Jahr	Zugang	Abgang	Bestand	Jahr	Zugang	Abgang	Bestand
1944	—	—	2	1954	1	1	8
1945	2	—	4	1955	2	3	7
1946	—	—	4	1956	—	—	7
1947	—	1	3	1957	4	—	11
1948	1	—	4	1958	—	—	11
1949	2	—	6	1959	3	3	11
1950	—	—	6	1960	6	1	16
1951	—	—	6	1961	5	—	21
1952	3	3	6	1962	3	8	16
1953	2	—	8				

Auf den einzelnen Kontinenten und innerhalb der Länder ist die Lepra recht unterschiedlich verteilt. Die Gründe hierfür sind nicht bekannt, wenn man von Vermutungen absieht. Über den *Anteil der verschiedenen Formen der Lepra* liegen Ergebnisse aus allen Teilen der Welt vor, und man kann einige *Besonderheiten* im Vorkommen der lepromatösen Lepra feststellen.

So ist der *Anteil der lepromatösen Lepra* in der negroiden afrikanischen Bevölkerung verhältnismäßig niedrig und liegt in den meisten Ländern bei 10 %. In Europa und Amerika beträgt die Rate der „offenen" Fälle 40 % und mehr. In Südostasien und auf den pazifischen Inseln trifft man auf Werte, die zwischen den beiden Extremen liegen. Auch in Äthiopien ist der Anteil der lepromatösen Lepra höher als im übrigen Afrika. Es drängt sich die Frage auf, wieweit hierbei rassische Einflüsse mitwirken, handelt es sich bei den Äthiopiern doch um vorwiegend kaukasoide Bevölkerungsanteile.

Bei Beginn einer Leprabekämpfungsaktion überwiegen erfahrungsgemäß die lepromatösen Fälle, die zuerst erfaßt werden oder sich erfassen lassen. Im weiteren Verlauf der Aktion mit der Suche nach den Infektionsquellen und der Untersuchung der Kontaktfälle stellt sich dann allmählich das wirkliche Verhältnis der einzelnen Lepraformen zueinander ein. Spanien ist hierfür ein gutes Beispiel, wie GAY PRIETO aufzeigte. Vor etwa 15 Jahren belief sich die lepromatöse Rate auf über 70 % und gegenwärtig liegt sie bei 41 %. Aus Brasilien berichtet ROSA über den Kreis Goias, in dem der Anteil der lepromatösen Fälle von 70 auf 18 % fiel, nachdem die ganze Bevölkerung gründlich durchuntersucht worden war.

Eine Verschiebung des Verhältnisses der einzelnen Lepraformen zueinander tritt dann ein, wenn die Ergebnisse einer systematischen Bekämpfung sich einstellen. Die benignen tuberkuloiden Formen heilen zuerst aus, was zu einer höheren Rate der lepromatösen Fälle mit zunehmender Behandlungszeit führen muß. Beispiele hierfür sind die Länder Italien und Jugoslawien mit 92 % und 87,7 % lepromatöser Erkrankungen. Auch in der Schweiz waren die letzten Leprafälle von lepromatöser Natur. Sie starben in den zwanziger Jahren mit positiven Bakterienbefunden aus, ohne Anlaß zu weiteren Infektionen gegeben zu haben (JUON).

In den meisten Ländern mit endemischen Lepravorkommen findet sich ein *Überwiegen* der Erkrankungsfälle *des männlichen Geschlechtes*, bei der lepromatösen Form oft um das Doppelte. DOULL, GUINTO u. a. wiesen für die Philippinen nach, daß es sich um einen echten höheren Befall des männlichen Geschlechtes handelt und nicht um eine längere Krankheitsdauer bei männlichen Patienten. Es gibt aber auch *Ausnahmen*, bei denen mehr Frauen als Männer erkranken.

In Äthiopien überwiegen die Männer eindeutig, von 100 Leprapatienten sind 71 männlichen und 29 weiblichen Geschlechts. Bei Kindern bis zu 14 Jahren war das Verhältnis 60:40 zugunsten des männlichen Geschlechts. Nach CHAUSSINAND kommen in Vietnam auf 3 Fälle bei Männern 1 Erkrankungsfall des weiblichen Geschlechts. DOULL glaubt, daß das männliche Geschlecht genetisch mehr für die Infektion mit dem Mycobacterium leprae empfänglich sei als das weibliche. GUINTO fand auf den Philippinen bei Mädchen über 10 Jahren eine höhere Mitsuda-Positivität als bei dem männlichen Geschlecht der gleichen Altersgruppe. Bei Kindern unter 10 Jahren war die Reaktion auf Lepromin in beiden Geschlechtern gleich.

Der Mensch kann während seines ganzen Lebens an Lepra erkranken. Das niedrige Vorkommen in den ersten Lebensjahren hat seine Ursache z. T. in der langen Inkubationsperiode und der unzureichenden Exposition. Die *Zahl der Erkrankungsfälle* steigt in Ländern mit endemischen Lepravorkommen *mit zunehmendem Alter* an. Eine beschleunigte Zunahme ist für die Pubertätszeit festgestellt worden. Nach COCHRANE waren es in Madras 55,4% der Erkrankten, bei denen sich die ersten Manifestationen vor dem 20. Lebensjahr zeigten. In Äthiopien erkrankten annähernd 40% vor der Erreichung des 20. Lebensjahres (Tab. 4). Berücksichtigt man die lange Inkubationszeit, so wird offenbar, daß der größte Teil der Leprakranken das Leiden in den Kindes- und Jugendjahren acquiriert hat. Nach DOULL hat die Befallrate in der Altersgruppe von 10—14 Jahren in den Philippinen für alle Lepraformen ihren Gipfel, doch ist das Durchschnittsalter für die nicht lepromatöse Lepra eindeutig niedriger.

Tabelle 4. *Altersverteilung zum Zeitpunkt der Erfassung der Leprapatienten des Prinzess Zenebe Work Hospitals, Addis Abeba, mit einer Auswertung von 4000 Fällen*

Altersgruppe	Männliche Patienten		Weibliche Patienten		Insgesamt	
	Anzahl	%	Anzahl	%	Anzahl	%
0—1	1	0,03	1	0,1	2	0,05
1—4	9	0,30	10	1,0	19	0,50
5—9	117	4,00	54	5,40	171	4,30
10—14	507	17,00	118	11,80	625	15,50
15—19	570	19,00	194	19,40	764	19,10
20—39	1499	50,00	544	54,40	2043	51,50
40—59	287	9,50	79	7,90	366	9,00
60 u. älter	10	0,33	0	0	10	0,25
Gesamt (Fälle):	3000		1000		4000	

Fälle einer *connatalen Lepra* sind bisher noch *nicht* zur Beobachtung gelangt, säurefeste Stäbchen wurden jedoch sowohl in der Placenta als auch im Nabelblut der Neugeborenen wiederholt nachgewiesen. RODRIGUEZ fand bei 160 Neugeborenen leprakranker Mütter in Culion keine Anzeichen einer Lepra. Bei den im Laufe von 10 Jahren in Addis Abeba über 500 geborenen Kindern lepröser Mütter konnten in keinem Falle Veränderungen im Sinne einer Lepra nachgewiesen werden. MONTESTRUC und BERDONNEAU haben zwei Fälle mit verdächtigen Läsionen bei Neugeborenen beschrieben.

Leprakranke *Kinder vor Erreichung des 1. Lebensjahres* sind öfter gesehen worden. So von DREISBACH ein Kind mit makulösen Läsionen und positivem Bakterienbefund im Alter von 7 Monaten. RODRIGUEZ beschrieb ein Kind mit leprösen Makulae im 8. Lebensmonat. In Äthiopien sah SCHALLER zwei Fälle einer Lepra bei Kindern vor Erreichung des 1. Lebensjahres. Beide Kinder hatten die

Läsionen an den Unterschenkeln. Bei dem Jungen von 9 Monaten handelte es sich um eine lepromatöse und bei dem 11 Monate alten Mädchen um eine tuberkuloide Erkrankung, wie die histologischen Untersuchungen ergaben. Beide Formen ließen sich klinisch nicht eindeutig unterscheiden. Die Infektionsquellen konnten mit an Sicherheit grenzender Wahrscheinlichkeit nachgewiesen werden. Die Inkubationszeiten betrugen 2—3 Monate.

Die Auffassung über die Natur der Erkrankung und ihre Weiterverbreitung war im Laufe der Zeit größeren Wandlungen unterworfen. Die mittelalterlichen Abwehrmaßnahmen lassen darauf schließen, daß man die Lepra für eine *übertragbare Krankheit* ansah, die von Leprösen weiterverbreitet wurde.

DANIELSSEN und BOECK vertraten in der Mitte des 19. Jahrhunderts die *Theorie der Vererblichkeit der Krankheit*. Auch HIRSCH hielt an dieser These in seinem 1883 geschriebenen Handbuch der Geographischen und Historischen Pathologie fest, er läßt aber offen, ob die Krankheit vererbt wird oder nur die Disposition, die den Betroffenen anfällig für die „krankmachenden Gifte" macht. HIRSCH war die Entdeckung HANSENs bekannt, der im Jahre 1874 kleine Stäbchen in den Zellen lepröser Knoten gefunden hatte, und auch NEISSERS Eintreten dafür, daß bei der Lepra ein spezifisches Bakterium vorliegt. In der Folgezeit wurde die Lepra allgemein als Infektionskrankheit anerkannt. DOULL schreibt diesen Meinungsumschwung mehr der Ähnlichkeit der Lepra mit der Tuberkulose zu als einer direkten Beweisführung im Sinne KOCHS, die ja noch aussteht.

Arthropoden sind als Überträger der Lepra immer wieder ins Feld geführt worden. So haben EHLERS, BOURRET und WITH im Jahre 1911 die Möglichkeit der Lepraübertragung durch Insekten untersucht und kamen zu dem Schluß, daß die Übertragung durch Insekten wenig wahrscheinlich ist. DE SOUZA ARAUJO fand säurefeste Stäbchen im *Amblyomma cajennense*, die von Leprakranken abgenommen worden waren und glaubt, daß Zecken die Lepra übertragen könnten. BORELL und SPICKETT halten *Demodex folliculorum* und den *Acarus scabiei* für mögliche Überträger. Nach TALWIK wird ein Haus oder die Farm eines Leprakranken früher oder später der Brutplatz für neue Infektionen. DUNGAL ist der Meinung, daß die hausgebundenen Insekten eine Erklärung für diese Beobachtung abgeben könnten. MUÑOS RIVAS fand für Columbien, daß die Lepra dort besonders häufig vorkommt, wo die Flöhe in den Hütten der Armen überaus zahlreich sind. Flöhe von der Gattung *Pulex irritans* aus der Umgebung Leprakranker waren von 11 bis zu 16 % positiv mit säurefesten Stäbchen und negativ in leprafreier Umgebung. In den Ländern, wo die Lepra früher häufig war, gab es viele Flöhe wie z. B. in Norwegen oder Island. Das Vorkommen der *Scabies* und der Lepra wird oft in einen ursächlichen Zusammenhang gebracht. ROSS INNES hat in Ostafrika das Vorkommen der Lepra nach dem Ausmaß der vorhandenen Scabies schätzen können. Diese Beobachtung machte auch SCHALLER für Äthiopien. Bei Schuluntersuchungen fand er in Gegenden mit einer hohen Lepraendemie besonders viele Scabiesfälle (Tab. 5). Dort, wo keine Scabies gefunden wurde wie in Teilen des östlichen Äthiopiens, gab es auch keine Lepra, und wenn, dann nur bei Individuen, die zugereist waren und Anzeichen durchgemachter oder noch bestehender parasitärer Hautkrankheiten aufwiesen. *Cimex lectularius* ist immer wieder als möglicher Überträger der Lepra angeschuldigt worden. So glaubt SANDES auf Grund seiner Untersuchungen, die Wanze unter den möglichen Überträgern einordnen zu können. Die Ergebnisse der bisher angestellten experimentellen Untersuchungen bezüglich der Rolle der Insekten als Überträger der Lepra sind schon deshalb unbefriedigend, weil die vorgefundenen säurefesten Stäbchen nicht einwandfrei identifiziert werden konnten. Eine mechanische Verschleppung der Leprabakterien durch Arthropoden ist indes nicht zu bestreiten.

Vorherrschend ist gegenwärtig die Ansicht, daß die Lepra durch engen und längeren *Kontakt mit Kranken oder Trägern* des *Mycobacterium leprae* weiterverbreitet wird. Desais und Figueredos Untersuchungen von 1049 Kontaktpersonen aus der Umgebung von 217 Leprakranken wären in diesem Zusammenhange zu erwähnen. Klinische Erscheinungen fanden sich bei 319 Untersuchten, bei 25 der Kontaktpersonen fanden sich säurefeste Stäbchen ohne einen klinischen Befund. Weitere Untersuchungen sprechen dafür, daß ein längerer Kontakt für das Angehen der Leprainfektion Voraussetzung ist. So fanden Lampe eine Infektion durch

Tabelle 5. *Ergebnisse von Schulkinderuntersuchungen in vier äthiopischen Provinzen aus den Jahren 1957—1959*

	Godjam		Beghemder		Kaffa		Shoa Provinz	
	♂	♀	♂	♀	♂	♀	♂	♀
Anzahl der Untersuchten . . .	3052	736	693	493	1159	280	636	153
Davon waren erkrankt an (%)								
Dermatomycosen	22	20	27	26	22	20	20	15
Scabies.	57	31	32	22	21	11	37	22
Pyodermien	10	6	7	6	15	8	15	6
Acne.	7	6	6	5	4	3	7	6
Lepra	5	3	0,9	1,2	0,5	0,4	2	0
Adenitis	47	29	62	54	52	30	36	23
Andere Dermatosen	10	6	17	15	13	9	10	6

Hausgenossen in 52 % und Chatterjee in 77,5 % der untersuchten Fälle. Rogers stellte geschlechtliche Beziehungen in 18,3 % und häuslichen Kontakt oder gemeinsame Schlafstelle in 39,8 % seiner Fälle fest. Lampe und Boenjamin ermittelten eine Erkrankungsquote von 0,7 % bei längerem Kontakt mit der tuberkuloiden Lepra und von 4,8 % mit lepromatösen Patienten. Bei gemeinsamer Schlafstelle erkrankten 29 % ihrer Fälle, ohne diese Möglichkeit nur 4 %. Auch für Äthiopien gilt, daß die Lepra dort häufiger ist, wo die Menschen im engen Kontakt zusammenleben, was besonders im Hochland mit seinen kalten Nächten der Fall ist.

In China ist die Lepra seit alters her als eine *Geschlechtskrankheit* angesehen worden. Diese Ansicht hat auch in der Gegenwart noch Anhänger; so behauptet Rogers, daß 2—6 % der Personen, die geschlechtlich mit Leprösen verkehren, an der Lepra erkranken. Hier dürfte auch noch der verbreitete Glauben mitwirken, daß man als Lepröser seine Krankheit auf diese Weise abgeben könnte. Thiroux wies bei 27 % der von ihm untersuchten Frauen Mycobakterien in Vaginalausstrichen nach. In Äthiopien finden sich häufig lepromatöse Läsionen am Scrotum und Penis, eine Lokalisation, die dem Glauben, daß es sich um eine Geschlechtskrankheit handele, Vorschub leistet.

Die Mehrzahl der Meinungen geht dahin, daß das Mycobacterium leprae *durch die verletzte Haut in den Körper* gelangt. Marchoux berichtet über einen Fall eines Krankenpflegers, der sich bei der Entfernung eines Lepraknotens versehentlich in den Finger stach und nach 9 Jahren an der gleichen Stelle einen typischen makulösen anaesthetischen Herd entwickelte. Die von Klingmüller zitierten Fälle mit genau bekannter Einimpfung wären hier zu nennen. Porrit und Olsen beschrieben tuberkuloide Erkrankungen bei zwei amerikanischen Seeleuten aus Michigan. Beide zeigten nach etwa $2^1/_2$ Jahren in einer Tätowierung, die sie sich zusammen bei der gleichen Stelle in Australien haben machen lassen, lepröse Veränderungen. Hier drängt sich die Frage auf, wieweit sich der Tätowierungsprozeß begünstigend auf das Angehen der Infektion ausgewirkt haben mag, gelingen doch trotz massiver Infektionen künstliche Übertragungen bei freiwilligen Versuchspersonen in der Regel nicht.

Spickett untersuchte erneut die Rolle der *Vererbung* in der Weiterverbreitung der Lepra. Aycock vertritt die Ansicht, daß genetische Faktoren für die Empfänglichkeit der Lepra entscheidend seien. Doch wird die zweigleisige Ätiologie — der Kontakt mit dem infektiösen

Leprafall und die ererbte Disposition — nicht einmütig anerkannt. GEHR und MUNDER zeigten bei der Bevölkerung Surinams, daß im Lepravorkommen eindeutige Unterschiede bei den einzelnen Rassen vorliegen. Der Leprabefall kann in kleineren Gemeinschaften mit Inzucht besonders hoch sein, wie CONVIT, GONZALES und RASSI es für eine bayerische Minderheit in Venezuela feststellen konnten. Es erkrankten von 1126 Mitgliedern der Kolonie 113 Personen, was einer Rate von 10% entspricht und somit weit über dem Prozentsatz des Lepravorkommens der eingeborenen Bevölkerung liegt. BECHELLI und ROTBERG wiesen für Brasilien nach, daß die Zahl der Erkrankungen bei Zugewanderten höher als bei der eingeborenen Bevölkerung ist. SAND und LIE untersuchten über 2000 Kinder von 587 Eltern, von denen beide oder ein Elternteil an der Lepra erkrankt waren. Bei einer Lepra der Mütter allein bekamen 14% der Kinder die Erkrankung, aber nur 7% wenn der Vater allein an einer Lepra litt. Hatten beide Eltern eine Lepra, so betrug die Rate der erkrankten Kinder 26%.

VII. Die Einteilung der Lepra

In fast allen nationalen und internationalen Leprakonferenzen nimmt seit Jahrzehnten die Diskussion über die Einteilung der einzelnen Lepraformen einen breiten Raum ein. Ein wesentlicher Grund für die Meinungsverschiedenheiten über die Klassifizierung auf internationaler Ebene liegt zweifellos in den qualitativ und quantitativ unterschiedlichen Manifestationen in den verschiedenen Ländern. Neben der Morphologie der Hautläsionen werden die bakteriologischen Befunde, das histologische Bild, der Grad der Resistenz gegen das M. leprae und der Verlauf der Erkrankung für die Einordnung in ein Einteilungsschema herangezogen.

Das Madrider Schema aus dem Jahre 1953 ist als Basis für die verschiedenen *Einteilungssysteme* weitgehend beibehalten worden (s. Tab. 6), nachdem der WHO-Sachverständigenausschuß im Jahre 1952 empfohlen hatte, größere Änderungen

Tabelle 6. *Einteilungsschema des Madrider Kongresses von 1953*
Vierklassensystem:

Typ L	*Gruppe B*
lepromatöser Polartyp	Borderline oder dimorphe Gruppe
Gruppe I	*Typ T*
indeterminierte Gruppe	tuberkuloider Polartyp

Der Typ T wird noch in makulös, „reactional" tuberkuloid, minor tuberkuloid und major tuberkuloid unterteilt.

von Kongreß zu Kongreß zu vermeiden. Das Schema besteht aus *zwei polaren Typen und zwei Gruppen*. Die nichtlepromatösen Formen werden wegen ihrer relativen Bakterienarmut als gutartig bezeichnet, während die lepromatöse Lepra als maligne gilt.

Als Polartyp wird die lepromatöse Lepra der tuberkuloiden Lepra gegenübergestellt. Die Typen sind in ihrem klinischen und biologischen Verhalten verhältnismäßig stabil, während die Gruppen Manifestationen der Lepra berücksichtigen, die zwar einige gemeinsame Züge aufweisen, aber weniger beständig, undeutlicher umrissen und ungewisser in ihrer Evolution sind. Sowohl für die Typen als auch für die Gruppen gibt es Varietäten, für die der klinische Aspekt der Läsionen und der Entwicklungsablauf die wichtigsten Kriterien bilden.

Das Schema von WADE und die Theorie COCHRANES stehen im Mittelpunkt der Erörterungen über die Entwicklung und die Einteilung der Lepra. Nach WADE kann sich die indeterminierte Lepra einerseits zum tuberkuloiden Typ, andererseits zur lepromatösen Lepra entwickeln oder auch indeterminiert bleiben (Abb. 8).

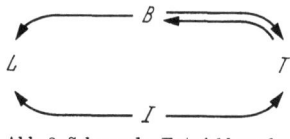
Abb. 8. Schema der Entwicklung der Lepra (nach WADE)

Nach COCHRANE differenziert sich die indeterminierte Gruppe unmittelbar in beide Richtungen in der dimorphen Phase, die fast von allen Leprafällen durchschritten wird. Am Ende bleibt fast immer nur eine der beiden Formen übrig.

VIII. Klinisches Bild und Verlauf

Die *Inkubationszeit* der Lepra läßt sich nur in Ausnahmefällen mit einiger Sicherheit bestimmen. Sie beträgt einige Wochen bis zu mehreren Jahren. CHAUSSINAND gibt als *mittleren Wert 2—3 Jahre* an. Erschwerend wirkt sich der Umstand aus, daß der Patient oft erst nach längerem Bestehen seiner Erkrankung in ärztliche Behandlung kommt. Von 2091 ausgewerteten Fällen wurden in Äthiopien nur 15 % im ersten Krankheitsjahr erfaßt, fast die Hälfte aller Fälle kam erst nach 3—6 Jahren in Behandlung, nahezu ein Viertel nach 7 Jahren und später. Bei PORRITS und OLSENS Fällen mit bekanntem Infektionsdatum betrug die Inkubationszeit 2 Jahre und 7 Monate bzw. 2 Jahre und 9 Monate. Verlängerte Inkubationszeiten bis über 20 Jahre wurden verschiedentlich berichtet so von LIE, CROCKER, HALLOPEAU, LABERNADIE u. a.

Die Lepra lepromatosa
Abb. 9—14

Bei der Lepra lepromatosa handelt es sich um eine Allgemeinerkrankung, bei der fast alle Organe befallen sein können. Das M. leprae breitet sich über das Nervengewebe, die Blutbahn und das Lymphsystem aus. Mit dem Auftreten der

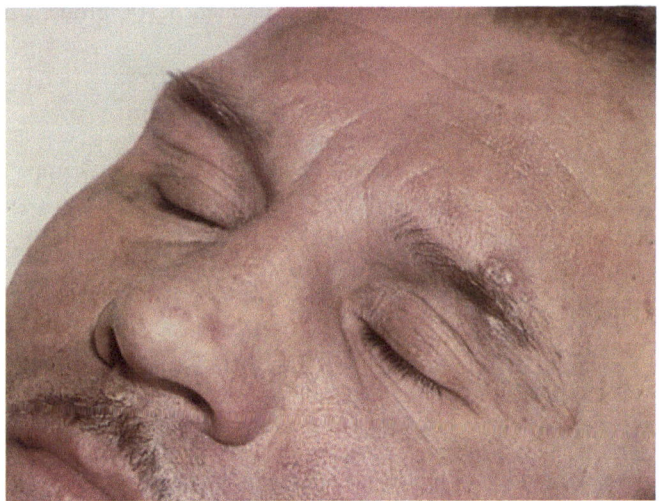

Abb. 9. *Lepra lepromatosa* (nach MOHR)

Hauterscheinungen und dem Befall der peripheren Nerven kommt es gelegentlich zu Allgemeinsymptomen mit Fieber, Abgeschlagenheit, Glieder- und Kopfschmerzen. Auf der Haut manifestiert sich die lepromatöse Lepra in Flecken, Knötchen, Knoten und Infiltraten und auch in diffuser Form. Die peripheren Nerven sind oft befallen, Sensibilitätsstörungen können jedoch zu Beginn der Erkrankung fehlen.

Die *Hautläsionen* des lepromatösen Typs zeichnen sich durch ihre symmetrische Anordnung aus. Die Maculae sind gewöhnlich klein und zahlreich, ihre Farbe ist kupfern bis hellrot, die Begrenzung geht fließend in die gesunde Haut über. Die Knötchen, Knoten und Infiltrate zeigen eine unterschiedliche Konsistenz, die Farbskala reicht von der Eigenfarbe der Haut über blaßrot bis zu braun, letzteres findet sich oft bei älteren Lepromen der pigmentierten Rassen. Im Bereich der

Leprome, so werden die nodulären Veränderungen auch bezeichnet, fallen die Haare aus und die Schweißdrüsen atrophieren. Die rein diffuse Form entspricht dem Phänomen von Lucio, bei dem fast die ganze Haut beteiligt ist und als einziges auffälliges Symptom eine Alopecia der Augenbrauen bestehen kann. Größere Knoten liegen manchmal subkutan, ohne daß andere lepröse Veränderungen der Haut vorhanden sind. Die Leprome treten meist zuerst an den Ohren auf. Das

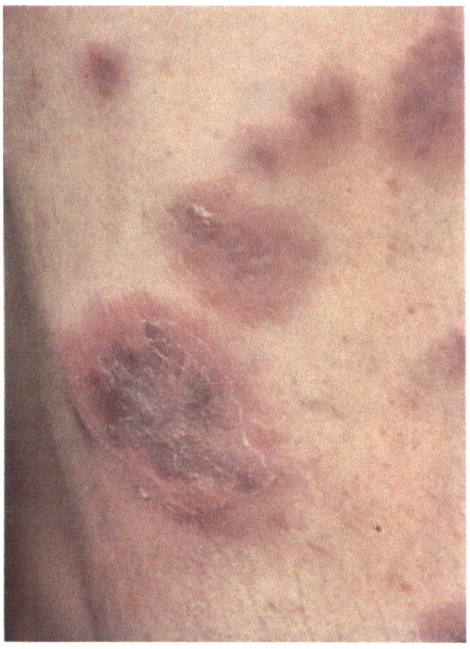

Abb. 10. *Lepra lepromatosa*. Oberschenkel (nach MOHR)

Gesicht mit Nase, Wangen, Lippen und dem Kinn, das Gesäß, die Ellenbogen, die Kniee, der Stamm und die Genitalien sind bevorzugte Lokalisationen. Bei stärkerem infiltrativen Befall des Gesichtes bildet sich die *Facies leonina* aus. Die Tendenz zum geschwürigen Zerfall ist unterschiedlich in ihrer Häufigkeit. Durch Zerstörung des Septums kommt es in fortgeschrittenen Fällen zur Sattelnase. Nasenbluten ist ein häufiges Begleitsymptom. Nicht selten finden sich Leprome auf der Zunge. Besonders gefürchtet war in der Vorsulfonära die Beteiligung des Larynx. Geschwürige Prozesse am weichen Gaumen führen zur Perforation. In die Augen gelangen die Mycobakterien auf dem Blutwege und über das Nervengewebe. Leprome entwickeln sich auf der Episklera, sie erreichen die Conjunktiva und die Cornea. Läsionen der Lider und der Nase greifen auf die Augen über. Die verschiedenen Störungen mit dem Befall des N. trigeminus und facialis führen nicht selten zur Zerstörung der Pars anterior des Auges und damit zur Erblindung.

Die Lymphknoten sind in vielen Fällen vergrößert. Bei Befall der Testes kann sich eine Gynaecomastie einstellen. Als Folge des Nervenbefalls kommt es zu trophischen Störungen besonders in den distalen Partien der Extremitäten. Mutilationen der Hände und Füße sowie Geschwürsbildung an den Fußsohlen sind sehr häufige Komplikationen.

In den Abstrichen der Hautläsionen und der Nasenschleimhaut werden zahlreiche Mycobakterien und Globi gefunden. Die Blutsenkung ist gewöhnlich erhöht und die Elektrophorese zeigt ein für die Lepra lepromatosa typisches Verhalten. Der Lepromintest ist stets negativ.

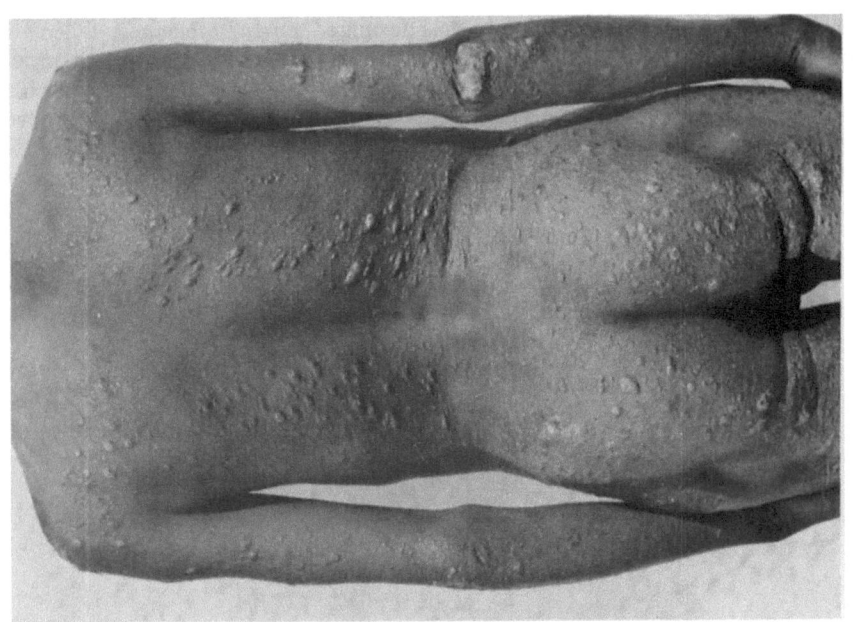

Abb. 11. *Lepra lepromatosa.* Zahlreiche Leprome in symmetrischer Anordnung

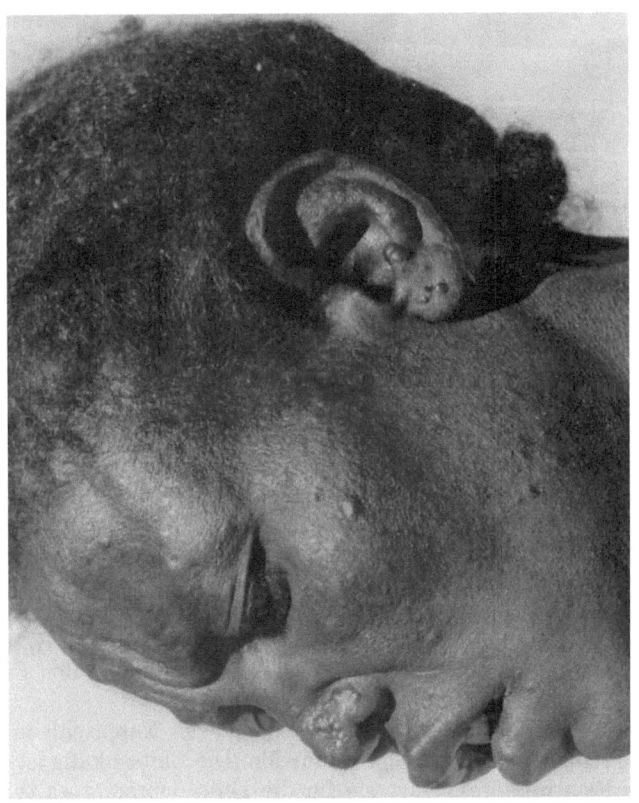

Abb. 12. *Lepra lepromatosa* mit Befall der Ohren und Nase

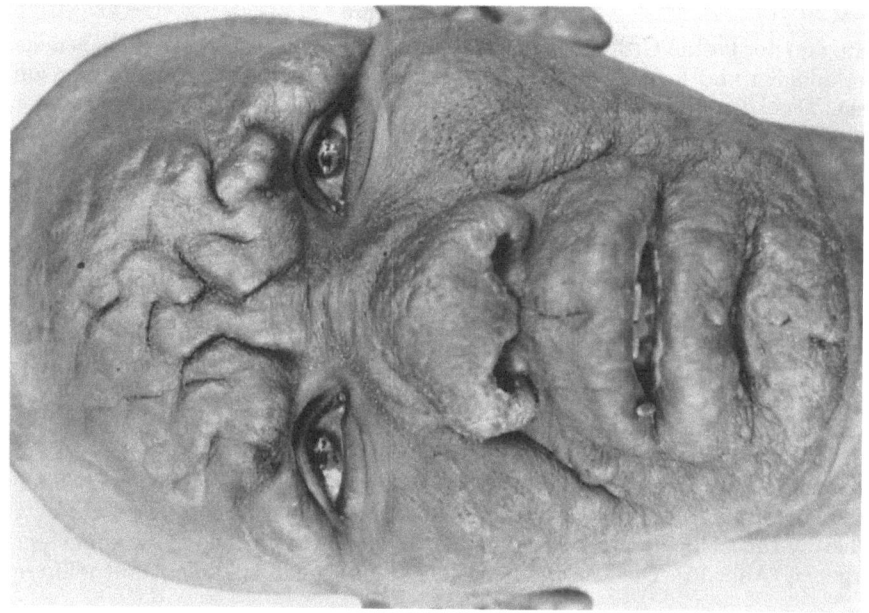

Abb. 13. *Lepra lepromatosa.* Facies leonina

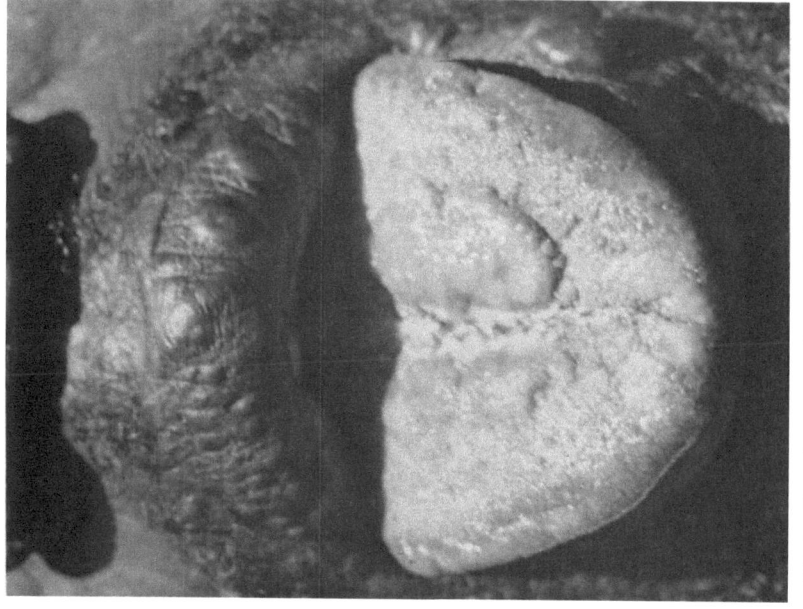

Abb. 14. *Lepra lepromatosa.* Leprome der Lippen und der Zunge

Die Borderline Lepra

In die Borderline Gruppe fallen alle Fälle zwischen den polaren Typen der tuberkuloiden und lepromatösen Lepra, soweit sie Merkmale beider Formen aufweisen. Das Überwiegen des einen oder anderen Typs ist jeweils von dem Erreger: Wirt-Verhältnis abhängig, d.h. von dem Grad der Resistenz des Patienten gegen die Infektion. Die Krankheit kann spontan als Borderline Lepra beginnen oder sich sowohl über die indeterminierte Gruppe als auch über den tuberkuloiden Typ der Lepra in diese Richtung entwickeln. Die Evolution über die lepromatöse Lepra kann ebenfalls vorkommen. Im weiteren Verlauf behalten einige Fälle ihre Borderline Natur bei, ein Teil entwickelt sich zum lepromatösen Pol und der andere Teil zum tuberkuloiden Pol des Borderline Spektrums.

Die *Hautläsionen* treten als papulöse Efflorescenzen, als Noduli, Infiltrate und Maculae auf. Die Vielseitigkeit des morphologischen Bildes wird durch die Anteile der beiden Typen bestimmt. Die *Lokalisation* verhält sich ähnlich wie bei der lepromatösen Lepra, nur daß die symmetrische Anordnung nicht immer eingehalten wird. Die Manifestationen an der Haut sind gewöhnlich zahlreich und neben vereinzelten großflächigen Herden finden sich viele kleinere Läsionen oft in satellitenartiger Anordnung. Die Begrenzung kann in einem Teil der Läsion scharf abgesetzt wie bei der tuberkuloiden Lepra sein und im anderen Teil fließend in die Umgebung übergehen (Abb. 15). Die Läsionen erscheinen manchmal sukkulent mit glänzen-

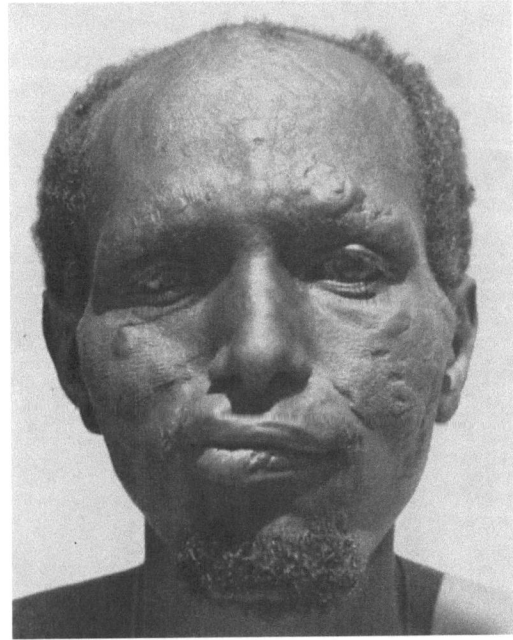

Abb. 15. *Borderline Lepra* mit halbseitiger Facialisparese

der glatter, oder etwas rauher und schuppender Oberfläche. Ihre Farbe ist sehr unterschiedlich. Ödeme an den Extremitäten kommen vor. JOB und MACADEN beschrieben erst kürzlich eine Beteiligung der Hoden, in denen sich tuberkuloide Läsionen fanden. Durch die Schädigung der peripheren Nerven kommt es zu Sensibilitätsstörungen, zu einer Schwäche der Extremitätenmuskulatur und zu trophischen Störungen mit ihren Folgeerscheinungen.

Die Hautabstriche sind gewöhnlich positiv, Globi finden sich seltener. Die Nasenabstriche fallen häufig negativ aus. Der Lepromintest verhält sich negativ bis schwach positiv. Das Schwanken der Befunde im Laufe der Erkrankung wird als *oszillierendes Phänomen* bezeichnet.

Die Lepra indeterminata

Größere Meinungsverschiedenheiten bestehen bezüglich der Lepra indeterminata. Sie haben ihre Ursache z. T. in der Schwierigkeit, das unbeständige Verhalten der indeterminierten Form hinreichend an Hand der histologischen Befunde und der biologischen Reaktionen erklären zu können. In einem nicht unerheblichen Teil kommt es zur Rückbildung der Läsionen, sie können sich aber auch weiter zum lepromatösen und tuberkuloiden Typ entwickeln oder indeterminiert in ihrem Charakter bleiben.

Das klinische Bild wird von dem Auftreten hypochromer oder erythematöser makulöser Hauterscheinungen bestimmt, hyperpigmentierte Läsionen sind sel-

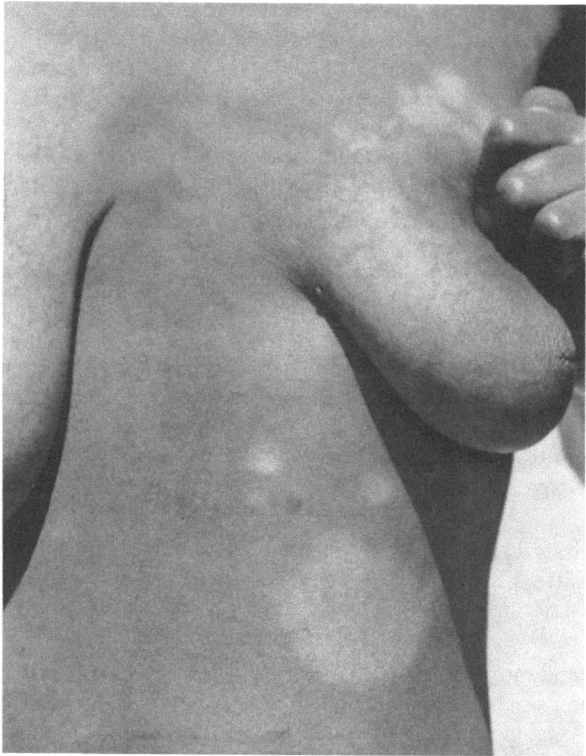

Abb. 16. *Lepra indeterminata*. Multiple hypopigmentierte Maculae und Klauenhand

tener. Die indeterminierten Maculae können vereinzelt oder multipel auftreten (Abb. 16), ihre Ränder sind meist deutlich gegen die gesunde Umgebung abgesetzt. Die Haare fallen aus und die Oberfläche ist auf Grund der gestörten Schweißdrüsenfunktion trocken.

Es besteht eine Verminderung oder auch Verlust der Hautsensibilität. Unterschiede in der Intensität der Störung können innerhalb der Läsionen bestehen.

Eine Atrophie der Musculi interossei und lumbricales, Kontrakturen der Finger und
Zehen, trophische Störungen und Paresen sind eine Folge der Nervenbeteiligung.

In der Routineuntersuchung erweisen sich die Abstrichpräparate meist als
negativ. Mit Hilfe der Fite-Wade-Methode werden Mycobakterien, wenn auch in
geringer Anzahl, in histologischen Schnittpräparaten nachgewiesen.

Der Lepromintest kann sowohl positiv als auch negativ sein.

Die tuberkuloide Lepra

Der Begriff der tuberkuloiden Lepra wurde von JADASSOHN im Jahre 1898 eingeführt. BÜNGELER, WADE u. a. vorwiegend amerikanische Leprologen stellten die
tuberkuloide Lepra als einen der beiden stabilen Polartypen heraus. Die Erkrankung
kann tuberkuloid beginnen oder sich auch über die indeterminierte Gruppe zum
tuberkuloiden Typ entwickeln. Eine Evolution in Richtung zum lepromatösen Typ
ist möglich.

Die Lepra tuberculoides minor

Die Läsionen dieser Varietät sind hypopigmentiert oder erythematös. Typisch
ist die deutliche Begrenzung der meist ovalen oder runden Hautmanifestationen,
die vereinzelt oder wenn multipel in geringer Anzahl auftreten und dann meist
unsymmetrisch angeordnet sind. Die Oberfläche ist auf Grund der fehlenden
Schweißsekretion trocken und in den makulösen Läsionen hat sie die Struktur der
übrigen Haut, während bei den papulösen Herden die Ränder leicht erhöht sind
und das Zentrum abgeflacht erscheint. Bevorzugte Lokalisationen sind das Gesicht, die Schulterregion, das Gesäß und die Außenseiten der Gliedmaßen.

Es bestehen Sensibilitätsstörungen mit Verlust des Tastgefühls, des Unter-
scheidungsvermögens für kalt und warm sowie für stumpfe und spitze Berührung.
RODRIGUEZ weist darauf hin, daß die Störungen an den Gliedmaßen ausgeprägter
als am Stamm und im Gesicht sind und im Zentrum der Läsionen intensiver als in
den Randpartien erscheinen.

Bei Routineuntersuchungen werden gewöhnlich keine Mycobakterien nachgewiesen. Bei den wenigen Fällen mit positiven Befunden tritt der Erreger vereinzelt auf und findet sich dann vorwiegend in den Randpartien.

Der Lepromintest verhält sich meist positiv bis stark positiv.

Die Lepra tuberculoides major

COCHRANE wies darauf hin, daß sich die Läsionen der beiden T-Varietäten mehr
in der Intensität als in der Natur der Veränderungen unterscheiden. Die Lepra
tuberculoides major wird als Ausdruck einer verstärkten Gewebsreaktion auf die
Anwesenheit des Mycobacterium leprae aufgefaßt.

Die Herde sind meist erythematös und infiltriert. Sie treten stärker hervor, wobei der Rand breiter als bei der T-minor-Varietät ist. Nodulöse Bildungen kommen
vor und werden gelegentlich bei kleinen Kindern gesehen.

Sensibilitätsstörungen sind fast immer vorhanden. Typisch ist die *Verdickung
der* zu den Hautläsionen gehörigen *Nerven*. Bei der polyneuritischen Form sind die
N. ulnaris, peronaeus und auricularis magnus am häufigsten beteiligt (Abb. 17).
Im Laufe der Erkrankung kommt es zu Atrophien, trophischen Störungen mit Geschwüren, Kontrakturen, Lähmungen, Verlust der Finger und Zehen oder Glieder
derselben und anderen Mutilationen. Augenstörungen, die bis zur Erblindung
führen können, haben ihre Ursache in der Beteiligung der N. trigeminus und facialis. Letzterer verursacht auch das für die Lepra charakteristische Krankheitsbild
des *Lagophthalmos*.

In akuten Fällen mit erythematösen Hautläsionen werden in den Routineuntersuchungen häufig Mycobakterien nachgewiesen, in Nasenabstrichen kommen sie seltener vor. Globi werden nur ausnahmsweise gesehen.

Der Lepromintest fällt fast immer positiv bis stark positiv aus.

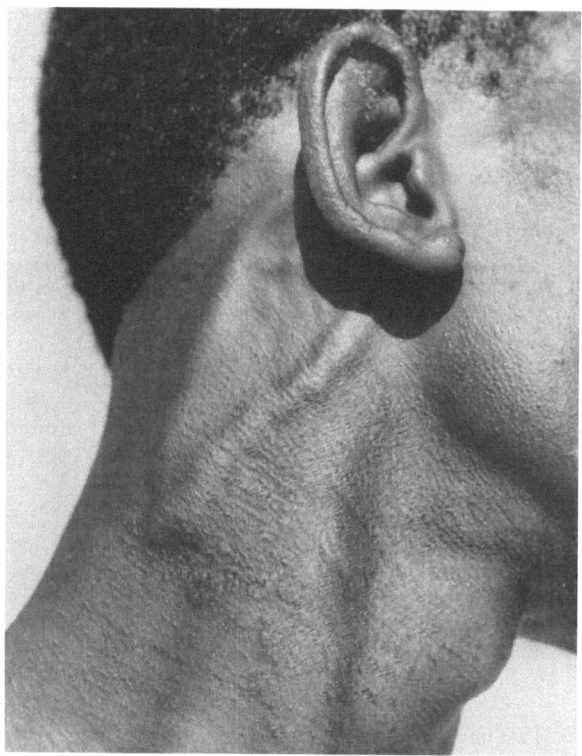

Abb. 17. *Lepra tuberculoides.* Verdickung des Nervus auricularis magnus

Die „reactional" Lepra tuberculoides

Diese Varietät, die gegen die Reaktion der tuberkuloiden Lepra abzugrenzen ist, entspricht weitgehend dem Krankheitsbild des „akuten Schubes" der Japaner. In alten Herden der benignen Lepra oder außerhalb der Läsionen kommt es plötzlich zum Auftreten neuer Hauterscheinungen meist unter subakuten Begleitsymptomen; auch eine Entstehung d'emblée kommt vor.

Charakteristisch ist die erythematöse Farbe und die sarkoide Natur der aus Knötchen, Knoten und Plaques bestehenden Hautläsionen, die meist zahlreich auftreten und in Gruppen oder auch diskreten Herden angeordnet sein können. Daneben kommt eine großflächige Form vor, die die Hälfte des Gesichtes oder größere Bezirke des Stammes sowie der Extremitäten befallen kann und bei der Abheilung eine starke Schuppung zeigt.

In den peripheren Nerven kommt es zu starken reaktiven Prozessen mit Nekrosen und Abszeßbildung.

Die Bakterienbefunde sind häufig positiv, sie werden mit der Rückbildung der akuten Erscheinungen negativ. Die Nasenabstriche sind fast immer negativ.

Die Intensität des Lepromintestes schwankt und zeigt eine zunehmende Positivität mit der Regression der Krankheitserscheinungen.

Die Unterschiede zwischen der tuberkuloiden Lepra in der Reaktion und der „reactional" Varietät der tuberkuloiden Lepra werden in der Gegenüberstellung beider Formen nach Angaben von DE SOUZA ARAUJO deutlich (Tab. 7).

Tabelle 7. *Gegenüberstellung der Charakteristika der tuberkuloiden Lepra im Reaktionszustand und der „reactional" Lepra tuberculoides*

Merkmale	Tuberkuloide Lepra in der Reaktion	„reactional" Lepra tuberculoides (RLT)
Beginn	allmählich einsetzend, interkurrent während der chronischen Evolution des T-Types	Akuter Beginn, sekundär aus der benignen Lepra oder auch d'emblée
Art der Läsionen	Aktivierung bestehender Herde in den Rändern; Vergrößerung, Infiltrierung, erythematös; neue Läsionen treten auf, nie abrupt wie bei der RLT	Polymorphismus, erythematös, weinrot, sarcoid, Besonderheiten in der Lokalisation und Anordnung
Konstitutionelle Symptome	fehlen	selten akute Symptome, gewöhnlich subakut (Temperatur, Gliederschmerzen) oder auch fehlend
Evolution	Abklingen, Rückkehr zum chronischen Verlauf, häufig mit vermehrten Läsionen, beim Rückfall Entwicklung zur RLT	Nach Abklingen der akuten Phase Tendenz zur klinischen Abheilung, beim Rückfall Entwicklung zur Borderline Gruppe
Bakteriologie	Negativ; positiv, wenn Entwicklung zur RLT	Häufig positiv während der akuten Phase (zahlreiche Mycobakterien, keine Globi); negativ in der Regression
Lepromintest	Fast immer mehr oder weniger positiv	Negativ während akuter und B-positiver Phase, positiv wenn B-negativ, zunehmend in der Regression
Histologie	Klassisch tuberkuloid mit akuten entzündlichen Anzeichen; Gefäßerweiterung Schwellung des Endothels, ödematöse Durchtränkung; keine Lipide gewöhnlich keine M. leprae	Weniger typisch tuberkuloid, intra- und extracelluläres Ödem und entsprechende Veränderungen. M. leprae fast immer vorhanden aber keine Lipide

Die Leprareaktionen

Auf dem internationalen Leprakongreß in Rio de Janeiro im Jahre 1963 wurde der Begriff „Reaktion" im Zusammenhang mit der Lepra erneut definiert. Man faßt hierunter alle akuten und subakuten Manifestationen der Erkrankung zusammen. Den akuten Episoden der lepromatösen Lepra wird auf Grund ihres häufigen Vorkommens die größere Bedeutung beigemessen.

Während der Madrider Kongreß im Jahre 1953 noch zwischen der Lepra-Reaktion und dem Erythema nodosum leprosum unterschied, wollte man in Rio das Erythema nodosum leprosum (ENL) als die echte Leprareaktion anerkannt und die sog. Leprareaktion als *lepromatöse Exacerbation* aufgefaßt wissen. Auf die tuberkuloiden Reaktionen wurde nicht näher eingegangen, obwohl sie gerade in der letzten Zeit, nicht zuletzt wegen ihrer epidemiologischen Bedeutung, die Aufmerksamkeit auf sich lenkten. Die Reaktionen sind gegen die aktiven und progressiven Krankheitsprozesse der Lepra abzugrenzen. Sie lassen sich auf Grund ihres biologischen Verhaltens, des histologischen Bildes und des Verlaufes in fünf verschiedene Typen einteilen:

a) Reaktionen des T-Typs:
   Tuberkuloide Lepra in der Reaktion
   „Reactional" Lepra tuberculoides
b) Reaktionen des L-Typs:
   Leprareaktion (ENL)
   Lepromatöse Exacerbation
   Akute lepromatöse Infiltration

Weitere Typen der Leprareaktion sind beschrieben worden. Sie lassen sich entweder in das obige Schema einfügen, oder sie sind noch zu wenig erforscht, als daß man sie bei einer Klassifizierung berücksichtigen könnte. Bei der „reactional" Lepra der Borderline Gruppe mag primär eine „reactional" Lepra tuberculoides vorgelegen haben, die sich in Richtung der lepromatösen Lepra entwickeln kann oder umgekehrt.

a) Betreffs der Hauptmerkmale der *Reaktionen des T-Typs* sei auf das Schema in Tab. 7 verwiesen.

b) Reaktionen des L-Typs

α) Die Leprareaktion. Abb. 18. Während des chronischen Verlaufs der lepromatösen Lepra kommt es zu akuten und subakuten Episoden, die sich in Allgemeinerscheinungen und lokalen Manifestationen auf der Haut sowie in anderen Organen äußern. Dem Krankheitsgeschehen liegen entzündliche Gefäßprozesse unterschiedlichen Ausmaßes zugrunde, die auf eine bisher nicht aufgeklärte Überempfindlichkeit beruhen dürften. Die klinischen Manifestationen auf der Haut sind vielgestaltig, sie reichen von flachen roten Läsionen zuweilen in Kokardenform vom Typ des Erythema multiforme, oberflächlichen erythematösen Knötchen und Knoten bis zu tiefsitzenden nodösen manchmal ulcerierenden und zu Narbenbildung führenden Veränderungen. *Am häufigsten* ist die Leprareaktion vom *Typ des Erythema nodosum leprosum.* Das Gesicht und die Extremitäten sind vorwiegend befallen. Bei längerem Bestehen und in der Regression nehmen die Hautläsionen einen dunkleren Farbton an. Meist besteht Fieber. Neuritis, Lymphadenitis und Orchitis sowie Ödeme der Extremitäten werden relativ häufig im Laufe der Leprareaktion beobachtet.

Die Blutsenkung ist während der akuten Phase stark erhöht. In den Infiltraten finden sich gewöhnlich wenige Mycobakterien. In den sonstigen lepromatösen Herden entsprechen die Befunde denen der nicht reagierenden lepromatösen Lepra. Die Mycobakterien zeigen Granula bereits vor dem Beginn der Reaktion. Der Lepromintest ist negativ.

Die Zahl der Reaktionen und ihre Intensität variiert stark. Die Leprareaktion wird als allergisches Phänomen aufgefaßt und beeinflußt den weiteren Verlauf der Erkrankung nicht unbedingt ungünstig.

Bei dem von Lucio und Alvarado im Jahre 1852 beschriebenen Krankheitsgeschehen handelt es sich um eine echte Reaktion, die vorwiegend in Südamerika und besonders in Mexiko vorkommt. Der Prozeß beginnt mit einem dunklen Erythem in den vorhandenen Herden. Charakteristisch für das *Lucio-Phänomen* sind tiefrote Flecken, die sich hauptsächlich an den unteren Extremitäten finden. Das Zentrum der Flecken wird dunkler, und es bildet sich eine dünne Kruste, die unter Zurücklassung einer unauffälligen Narbe abfällt. Bei größeren infiltrierten Herden kommt es zur Blasenbildung und Nekrosen, die Latapi zur Bezeichnung „*nekrotisierendes Erythema*" veranlaßten.

Destruktive Rhinitis, Alopecia und Sensibilitätsstörungen an den Händen und Füßen sind häufige Begleiterscheinungen. Prognostisch ist das Lucio-Phänomen als ernst zu beurteilen.

In der Haut und in der Nasenschleimhaut sind die Mycobakterien zahlreich, während sie in den in der Reaktion befindlichen Herden fehlen. Der Lepromintest ist negativ.

β) **Die lepromatöse Exacerbation.** Wenn es zur schnellen Ausdehnung der lepromatösen Herde kommt, spricht man neuerdings von der lepromatösen Exacerbation. Hierunter fällt auch das Auftreten neuer Läsionen von der gleichen Art.

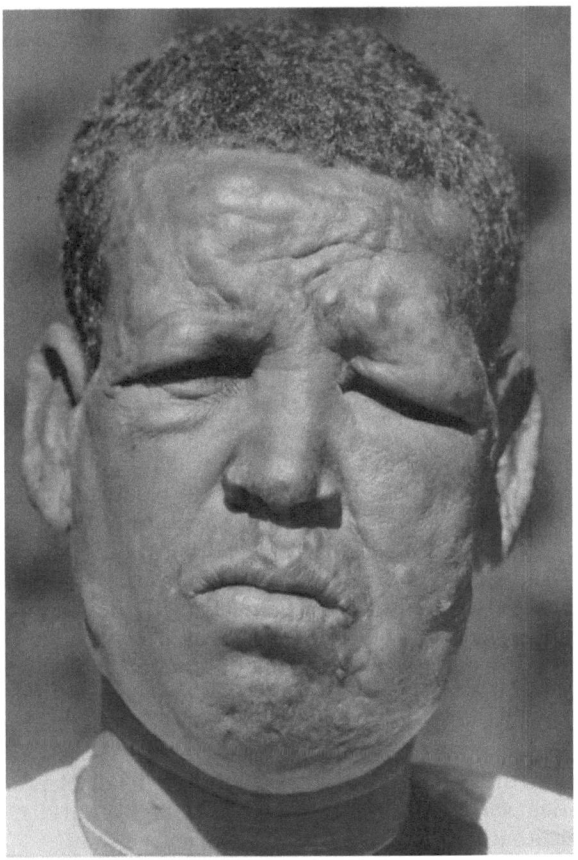

Abb. 18. *Lepra lepromatosa-Reaktion*

Während der Reaktion kommt es zur Zunahme der Mycobakterien und des Prozentsatzes der sich homogen färbenden Formen. Der Lepromintest bleibt negativ.

γ) **Die akute lepromatöse Infiltration.** Nach WADE verdient die akute lepromatöse Infiltration mehr Aufmerksamkeit, als man ihr zukommen läßt. Sie wurde von TAJIRI beschrieben und von DE SOUZA LIMA als Pseudoexacerbation der lepromatösen Fälle aufgefaßt, die unter dem klinischen Bild der „reactional" Lepra tuberculoides verlaufen. Klinisch geht dieser Reaktionstyp mit Temperaturen, Glieder- und Gelenkschmerzen einher. Die Hautläsionen nehmen einen erysipelartigen Charakter an. Der Prozeß scheint der Umkehrvorgang von dem Geschehen zu sein, das sich vor dem Lepromatöswerden der Erkrankung abspielt.

Prognostisch wird die akute lepromatöse Infiltration als günstig angesehen. Die Zahl der Mycobakterien ist unterschiedlich, meist sind sie degeneriert. Der vor dem Auftreten der akuten lepromatösen Infiltration negative Lepromintest wird positiv und bleibt es gewöhnlich für längere Zeit.

Die Komplikationen der Lepra

Unter den Komplikationen der Lepra wird die *Tuberkulose* an erster Stelle genannt. In einer Aufstellung von MITSUDA und OGAWA aus dem Jahre 1937 war mit 54,7 % der Fälle die Tuberkulose die häufigste Todesursache. Es folgten mit 13,3 % die Nierenaffektionen und mit 9,3 % die von Geschwüren ausgehenden septischen Prozesse. Die Lepra wurde nur in 4,1 % der Fälle als Haupt- oder alleinige Ursache angeschuldigt. Larynxstenosen verursachten den Tod von 1,3 % der Leprösen und andere Ursachen wurden in 17,3 % der Fälle genannt. Mit der Einführung der modernen Chemotherapeutica und der Antibiotica hat sich das Bild von den Komplikationen und Todesursachen nicht unwesentlich verschoben. Die Sulfone beeinflussen eine gleichzeitig vorliegende Tuberkulose meist günstig. In diesem Zusammenhange sei hier vermerkt, daß CHAUSSINANDs Ansicht über die Wechselwirkung zwischen der Tuberkulose und der Lepra sowie über das Phänomen der Prämunition nicht allgemein geteilt wird. Es trifft auch nicht immer zu, daß in Ländern mit starker Tuberkulosedurchseuchung die Lepra selten sein müßte und umgekehrt, wie es am Beispiel Äthiopiens ersichtlich ist. Hier fand SCHÄUFFELE in Ogaden bei einem hohen Tuberkulosevorkommen keinen Fall einer Lepra, bei den Nomaden in der Danakilwüste traf er weder Lepra noch Tuberkulose an, aber in der Welo-Provinz kamen beide Erkrankungen bei einer gleich großen Durchseuchung der Bevölkerung gehäuft vor.

Nierenaffektionen sind relativ häufig, wobei spezifisch leprös Veränderungen der Nieren selten beobachtet werden. Am häufigsten findet sich nach COCHRANE, KLINGMÜLLER, MOHR u. a. die große bunte Niere mit Amyloid. Interstitielle und hämorrhagische Nephritiden sind bei Leprakranken beschrieben worden. SUGAI, DE BEURMANN und GOUGEROT fanden bei unveränderten Nieren Mycobakterien in den Glomeruli bzw. im Harn Lepröser.

Zu Beginn der Erkrankung treten Komplikationen von seiten der *Leber* weniger hervor. MOHR weist jedoch auf die relativ frühzeitig vorhandenen Veränderungen der Serumlabilitätsproben hin. ROMEYS, IBARA und FELLAS glauben, daß eine Vergrößerung der Leber durch die Einschwemmung von Mycobakterien und die dadurch verursachte Blockade des rethikuloendothelialen Systems hervorgerufen wird.

Veränderungen der *Milz* finden sich häufiger. Das Organ kann nach LUBARSCH vergrößert, verhärtet und geschwollen sein. Mycobakterien lassen sich bei Fällen der „offenen" Lepra auch bei makroskopisch unveränderter Milz nachweisen. Auf die lepromatöse Lymphadenitis wurde bereits an anderer Stelle hingewiesen.

Durch die Verschleppung auf dem Blut- und Lymphwege gelangen die Mycobakterien fast in alle Organe, ohne jedoch in diesen spezifische Krankheitserscheinungen auszulösen. Auch den Veränderungen des *Knochenmarks* kommt nach MOHR keine streng spezifische Bedeutung zu, verhält es sich doch nicht anders als bei anderen entzündlichen Prozessen. Häufig dagegen ist die lepromatöse *Orchitis und Epididymitis* mit Störungen der inneren Sekretion und Sterilität. Seltener ist ein lepromatöser Befall der *Ovarien*.

Augenstörungen sind häufige Komplikationen mit schwerwiegenden Folgen. Für Korea schätzte HOLMES die Zahl der krankhaften Veränderungen bei Leprakranken auf 10 %. Die Angaben in der Literatur über die Häufigkeit der Augenkomplikationen schwanken sehr. DOBROVIC und SCHALLER führen dies z. T. auf regionale Unterschiede in der Art der Manifestationen und in der Prävalenz der verschiedenen Formen der Lepra zurück. Die Augenstörungen nehmen mit der Dauer der Erkrankung zu. Bei der lepromatösen Lepra sind nach dem 5. Krankheitsjahr die Augen bis zu 90 % der Fälle beteiligt. In der Auswertung ihrer Erhebungen an 100 Patienten mit Augenbeschwerden im Leprosarium bei Addis Abeba waren 16 Patienten auf beiden Augen und 18 Leprakranke auf einem Auge blind. In 9 der 16 und 7 der 18 Fälle war die Lepra die Ursache der Erblindung.

Zu den wichtigsten Komplikationen der Lepra sind die *plantaren Ulcera* zu rechnen. Ihre Ätiologie wurde in den letzten Jahren u. a. von ANDERSEN, BECHELLI, BOSE, BRAND, LANGUILLON, PRICE und ROSS erforscht. PRICE macht für das Zustandekommen der Ulcera in erster Linie mechanische Einwirkungen verantwortlich. Sie kommen hauptsächlich bei Patienten mit tuberkuloider und indeterminierter Lepra vor. Etwa 75 % aller Läsionen finden sich am Vorfuß. Bei LANGUILLONS Krankengut überwiegen die männlichen Patienten mit 62,6 % gegen 27,4 % der weiblichen Kranken.

Über die Häufigkeit der *Knochen- und Gelenksveränderungen* und der daraus resultierenden *Mutilationen* liegen nur wenige verwertbare Daten vor. ESGERRA, GOMEZ, HUTTER, LECHAT u. a. fanden Veränderungen an den Knochen und Gelenken bei einem hohen Prozentsatz der Leprakranken vor, aber meist handelte es sich um ein ausgewähltes Krankengut. Die Zahl der Mutilationen bei Leprakranken in der Welt wird von LECHAT auf $1^1/_2$—2 Mill. geschätzt. Als Hauptursachen für die Veränderungen an den Knochen und Gelenken kommen primäre durch die Mycobakterien ausgelöste Prozesse in Betracht, mechanische Störungen auf Grund neuromuskulärer Veränderungen, Absorption der Knochensubstanz im Zusammenhang mit Veränderungen in der peripheren Gefäßregulation und sekundäre Infektionen, Osteititiden sowie von den plantaren Ulcera ausgehende Gewebsreaktionen (Abb. 19). PATERSON nennt noch osteoporotische Veränderungen in-

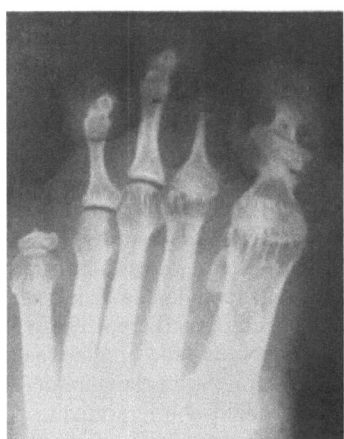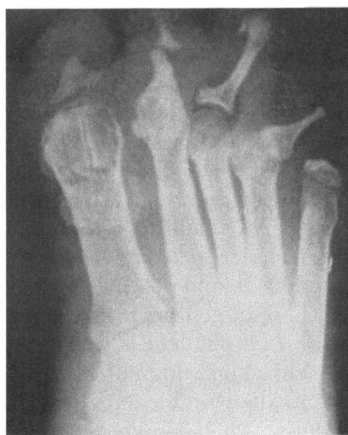

Abb. 19. *Mutilierende Lepra.* Neurotrophische Fuß-Skelett-Veränderungen vorwiegend im Bereich der Phalangen mit unterschiedlicher Knochendystrophie und völligem Schwund einzelner Endglieder infolge Knochenresorption

folge von Inaktivität. WOZONIG weist darauf hin, daß die für Lepra typischen Knochenveränderungen meist aus der Kombination der verschiedenen destruktiven Prozesse resultieren.

Infektionskrankheiten, Fehl- und Unterernährung, Geburten, mangelhafte hygienische Verhältnisse und andere Belastungen führen zur Verschlimmerung der

Lepra mit Exacerbationen und Reaktionszuständen. In der Vorpenicillinära war die Syphilis eine gefürchtete Komplikation. Malariaattacken und Darminfektionen lösen nicht selten Leprareaktionen aus.

Die Diagnose der Lepra

Routinemäßig wird die Diagnose der Lepra an Hand der sichtbaren und palpabelen Haut- und Nervenveränderungen, der Bakterienbefunde, des Lepromintestes und der Art der Sensibilitätsstörungen gestellt.

Auf die morphologischen Veränderungen der Haut wurde bei der Beschreibung des klinischen Bildes der verschiedenen Lepraformen eingegangen. Es ist selbstverständlich, daß der ganze Körper bei gutem Licht zu inspizieren ist. Auf die Anordnung der Läsionen ob symmetrisch oder nicht, gruppiert, vereinzelt oder zahlreich und ihre Lokalisation ist besonders zu achten. Die Herde sind zahlreich und symmetrisch bei dem lepromatösen Typ der Lepra. Die Farbe ist wichtig, hypo- oder hyperpigmentiert, hellrot, rosa, tiefrot oder braun, aus ihr lassen sich Schlüsse auf die Grade der Aktivität und das Alter der Läsionen ziehen. Besonderes Augenmerk ist auf die Beschaffenheit der Ränder zu richten. Sie sind bei makulösen Läsionen der indeterminierten Gruppe deutlich abgesetzt, während sie sich bei der lepromatösen Lepra in die Umgebung verlieren. Bei dem tuberkuloiden Typ sind die Ränder oft erhaben und das Zentrum, von dem die Heilung ihren Ausgang nimmt, erscheint abgeflacht. Die Beschaffenheit der Oberfläche gibt einen Hinweis auf den Typ der Lepra und den Reaktionszustand der Läsionen. Sie kann glatt, glänzend, rauh, papulös, sukkulent, schuppend oder verschorft sein, immer ist sie trocken.

Vermittels der Palpation wird die Beteiligung der peripheren Nerven festgestellt. Sie sind meist verdickt und fühlen sich hart wie Draht oder auch weich geschwollen an. Auf die Nerven des Halses, der oberen und unteren Gliedmaßen ist besonders zu achten. Die grobe Kraft der Extremitätenmuskulatur ist zu prüfen. Die Facialisbeteiligung verrät sich durch das Hängen einer oder beider Gesichtshälften, das Unvermögen die Stirn zu runzeln, zu pfeifen oder die Backen aufzublasen.

Die atrophische Handmuskulatur, die Fall- und Klauenhand, der Steppergang, der Fall- und Spitzfuß sowie fehlende Endglieder der Finger und Zehen sind häufige Anzeichen einer Lepra. Der routinemäßige Nachweis der gestörten Sensibilität wird mit einfachen Mitteln durchgeführt. Mit Hilfe eines ausgezogenen Wattebausches wird die Empfindlichkeit für die oberflächliche leichte Berührung ermittelt. Mit zwei Reagenzgläsern, von denen das eine kaltes und das andere heißes Wasser enthält, wird das Temperaturunterscheidungsvermögen festgestellt. Mit einer Nadel oder Kanüle wird die Fähigkeit zwischen spitzer und stumpfer Berührung zu unterscheiden getestet. Die Untersuchung muß mehrfach wiederholt und laufend variiert werden.

Die Hautbefunde, die tastbaren Veränderungen an den Nerven und das Ergebnis der Sensibilitätsprüfung sind auf besonderen für die Lepradiagnostik geschaffenen Karten zu vermerken.

In Massenbekämpfungsaktionen und in Lepradiensten, bei denen die Diagnosen ausschließlich vom ärztlichen Hilfspersonal gestellt werden, beschränkt man sich häufig auf die Unterscheidung von ,,lepromatöser'' und ,,nichtlepromatöser'' Lepra. Sie erfolgt nach den hervorstechenden morphologischen Symptomen meist ohne mikroskopischen Erregernachweis, wobei Fehldiagnosen in einer Größenordnung bis zu 5 % konzediert werden.

In der Praxis ist für die Erkennung und Klassifizierung der Lepra der *Nachweis der Mycobakterien* unerläßlich. Für die Routineuntersuchung hat sich die Färbung nach ZIEHL-NEELSEN aus dem Jahre 1885 und ihrer Modifikationen bewährt. Eine Vereinfachung der Methode nach PEYSONNIE und CAUS wurde von CHASLES in Äthiopien eingeführt und ergab brauchbare Ergebnisse.

In Abstrichen von der Haut, Nasenschleimhaut, von Drüsenpunktaten, von Nerven und von Biopsien verschiedener Herkunft wird der Nachweis von Mycobakterien geführt. Eine qualitative und quantitative Auswertung der Befunde ist für die Diagnose, Prognose, Therapie und Heilung der Lepra unerläßlich. Den Nasenabstrichen kommt in diesem Zusammenhange nicht die gleiche Bedeutung wie den Hautbefunden zu. Hautpräparate werden von mindestens sechs verschiedenen Stellen, etwa den Ohren, der Nase, den Ellenbogen sowie dem Gesäß im Falle der lepromatösen Lepra und am Rande der Läsionen bei tuberkuloider oder indeterminierter Lepra entnommen.

Bei Seriés Erhebungen waren die Hautabstrichpräparate bei der Borderline Lepra und beim lepromatösen Typ in 100% der Fälle positiv, während die Nasenabstriche in 62,5 bzw. in 27,5% der Patienten negativ ausfielen. Eine Unterscheidung der Befunde in normal homogen gefärbte Mycobakterien ist bei der Testung neuer Lepramittel notwendig. Die *Anwesenheit und Zahl der Globi* wird getrennt vermerkt. Für die Praxis hat sich die Klassifizierung der Ergebnisse nach dem Schema der II. Panamerikanischen Leprakonferenz 1946 bewährt. Es besteht aus *4 Graden:*

Negativ: keine Mycobakterien in 100 Gesichtsfeldern (GF).

+ : seltenes Vorkommen, 1—2 oder weniger M. leprae im GF.

++ : zahlreiche Mycobakterien, 2—50 im GF.

+++ : sehr zahlreiche Mycobakterien, über 50 im GF.

Bei den Globi wird ähnlich verfahren. Für besondere Zwecke läßt sich das Schema erweitern. Die Ergebnisse werden in Zahlenwerten ausgedrückt, die aus der Summe aller Befunde errechnet werden.

Die Pilocarpinprobe und der Histamintest werden zuweilen zu diagnostischen Zwecken herangezogen, sie sind aber meist entbehrlich.

Der Middlebrook/Dubos- und der Rubino-Test haben für die Lepradiagnostik nur eine geringe Bedeutung. Vielversprechend dagegen ist die *Immunofluorescenzmethode*, die auch Eingang in die Lepradiagnostik gefunden hat. Bei der Elektrophorese zeigen die lepromatösen Formen eine Zunahme der γ-Globuline und der $a2$-Globuline, bei der indeterminierten Lepra sind die β-Globuline häufig vermehrt. Die Veränderungen bei der Lepra entsprechen den Befunden bei chronischen Infektionen, und es kommt ihnen keine spezifische Bedeutung zu.

Eine unentbehrliche Stütze für die Lepradiagnostik ist die *histologische Untersuchung*. Mit ihrer Hilfe ist es möglich, die Lepra zu klassifizieren und den Verlauf der Erkrankung zu verfolgen. Besonderer Wert kommt ihr bei der Erforschung der Ätiologie der Erkrankung und dem Studium neuer Heilmittel zu.

Die Differentialdiagnose der Lepra

Die Lepra ist von alters her mit vielen anderen Krankheiten verwechselt worden. Differentialdiagnostisch ist sie in erster Linie gegen Erkrankungen der Haut und der Nerven abzugrenzen.

Bei den *Manifestationen der Haut* ist zwischen makulösen, papulösen, nodulösen und tumorigen Läsionen zu unterscheiden. Differentialdiagnostisch kommen bei den makulösen Efflorescenzen der Naevus anaemicus, das Melano- und Leukoderm, die Pinta, die Tinea versikolor und die Vitiligo in Betracht. Die papulösen Läsionen und Plaques können zur Verwechslung mit der Psoriasis, dem Lichen ruber planus, oberflächlichen Mycosen, der Pityriasis rosea und der Neurodermitis circumscripta chronica Anlaß geben. Bei den squamösen Herden ist an eine Seborrhoe, Pityriasis rosea, Psoriasis, eczematisierte Mycosen sowie an Formen der Hautleishmaniasis und der Treponematosen zu denken. Manifestationen der Syphilis, der Frambösie, der südamerikanischen Blastomycose und der Onchocerciasis werden immer wieder mit leprösen Veränderungen verwechselt. Vereinzelte Fälle von Sarcoma idiopathicum haemorrhagicum Kaposi, Dermatomyositis und Mycosis fungoides finden sich gelegentlich in Leprosarien unter der Diagnose Morbus Hansen. Die Hautleishmaniasis, der Morbus Recklinghausen und die Mycosis fungoides sind wiederholt als mit der lepromatösen Lepra zu verwechselnde Krankheitsbilder beschrieben worden. Das Granuloma anulare, der Morbus Besnier-Boeck-Schaumann, das Granuloma multiforme und der Lupus vulgaris ähneln dem klinischen Bild tuberkuloider Lepraformen.

Das Erysipel, das Erythema nodosum und E. induratum Bazin, Manifestationen des Erythematodes, der Hautleishmaniasis und des Ekzems sind bei der Differentialdiagnose der verschiedenen Krankheitsbilder der tuberkuloiden und lepromatösen Leprareaktionen zu berücksichtigen.

Die reinen *neuralen Formen der Lepra* mit der Beteiligung eines oder mehrerer Nerven können mit der Alkoholneuritis, der Neuritis bei Beriberi und dem Roth-Bernhardt-Syndrom verwechselt werden. Verletzungen der Nerven mögen eine Neuritis auslösen, Halsrippen verursachen sowohl sensible als auch motorische Störungen. Das Bellsche Syndrom ist ebenfalls in die differentialdiagnostischen Erwägungen einzubeziehen. Eine Verdickung der Nerven wie bei der Lepra findet sich bei dem Dejerine-Sottas-Syndrom, das mit einer Muskelatrophie einhergeht. Bei der Syringomyelie gehen frühzeitig das Wärmeunterscheidungsvermögen und die Schmerzempfindung verloren, während der Berührungs- und Lagesinn länger erhalten bleiben. In Ländern mit endemischer Lepra werden hin und wieder fortgeschrittene Fälle der Syringomyelie mit der Lepra mutilans verwechselt. Die Parästhesien und Ulcerationen an den Fingerspitzen bei dem Morbus Raynaud erinnern an entsprechende Veränderungen bei der Lepra.

Trophische *Ulcera* finden sich am häufigsten bei der Lepra, sie kommen sonst noch bei der Lues, Frambösie und dem Diabetes vor. Ainhum wird hauptsächlich bei Negern angetroffen und äußert sich in der Spontanamputation der Kleinzehen. Bei dem Madura-Fuß kommt es zur Zerstörung des Fußskeletts, eine Lepra wäre gelegentlich auszuschließen.

Die bei den Leprareaktionen auftretenden Temperaturen verlaufen sehr unterschiedlich und die Kurven ahmen oft das Bild anderer mit Fieber einhergehenden Infektionskrankheiten nach. Differentialdiagnostisch ist zu klären, ob das Fieber von der Leprareaktion, von einer interkurrenten Erkrankung herrührt oder ob beide Möglichkeiten vorliegen.

Der Lepromintest

MITSUDA stellte in seinen im Jahre 1916 durchgeführten Untersuchungen mit Injektionen von einer Emulsion bakterienreichen abgekochten lepromatösen Gewebes fest, daß bei der tuberkuloiden Lepra eine lokale Reaktion in Form eines Knötchens nach 2—3 Wochen aufzutreten pflegte, während sich bei Patienten mit lepromatöser Lepra keine Reaktion einstellte. Spätere Untersucher bestätigten dieses Verhalten. CHAUSSINAND hält den Lepromintest, so wird MITSUDAS Reaktion allgemein bezeichnet, nach den Entdeckungen HANSENS und NEISSERS für das wichtigste Ereignis in der Leprologie. Der positive Lepromintest wird als Ausdruck einer aktiven Gewebsresistenz gegen die Anwesenheit des M. leprae aufgefaßt. Die Reaktion fällt bei der lepromatösen Lepra regelmäßig negativ aus, bei dem tuberkuloiden Typ ist sie in über 90 % der Fälle positiv. Praktischen Wert hat der Lepromintest für die Einteilung der Lepra und die prognostische Beurteilung der Erkrankung erlangt. Der Test kann darüber hinaus für die Diagnose der vorliegenden Mycobakterien herangezogen werden. Bei negativer Reaktion in lepromatösen Patienten handelt es sich höchstwahrscheinlich um das M. leprae, während andere Mycobakterien sowohl bei der lepromatösen als auch bei der tuberkuloiden Lepra positive Reaktionen auslösen.

Bei dem Lepromintest ist zwischen der *Frühreaktion* von FERNANDEZ nach 24—48 Std und der *Spätreaktion* MITSUDAS zu unterscheiden. FERNANDEZ wies darauf hin, daß der Frühreaktion die gleiche Bedeutung wie der Spätreaktion zukomme. Sie wird als Zeichen der Überempfindlichkeit gegen Bestandteile des M. leprae aufgefaßt. Beide Reaktionen werden durch die intradermale Injektion von 0,1 cm³ Lepromins ausgelöst. Die Ablesungen erfolgen nach 24—48 Std und nach

3 Wochen. Bei der Beurteilung der Reaktionen hält man sich zweckmäßigerweise an die von der Weltgesundheitsorganisation herausgegebenen Empfehlungen.

Bei der *Frühreaktion* ist das *Ödem* das hervorstechende Symptom. Alle Reaktionen ohne Ödem sind als negativ oder zweifelhaft zu beurteilen. Ein scharfer Rand mit amöboiden Ausläufern ist typisch für sehr starke Reaktionen. Der *Einteilung der Reaktionen* liegt nachstehendes Schema zugrunde:

Negativ „—" : Keine Reaktion oder Erythema ohne Ödem und Erythema mit Ödem weniger als 5 mm ⌀

Zweifelhaft „±" : Erythematös-ödematöse Reaktion von 5 mm und mehr aber weniger als 10 mm ⌀

Schwach positiv „+" : Erythematös-ödematöse Reaktion von 10 mm und mehr aber weniger als 15 mm ⌀

Positiv „++" : Eine erythematös-ödematöse Reaktion von 15 mm und mehr aber weniger als 20 mm ⌀

Stark positiv „+++" : Eine erythematös-ödematöse Reaktion von 20 mm und mehr ⌀

Bei der *Spätreaktion* kommt es zur Ausbildung einer *nodulären Induration*, die sich gewöhnlich nach der ersten Woche der Injektion auszubilden beginnt. In der 3. und 4. Woche erreicht die Reaktion ihren Höhepunkt, sie bildet sich dann, manchmal unter Zurücklassung von Atrophien und Narben, wieder zurück. Bei starken Reaktionen kann es zur Ulceration kommen. Beschleunigter oder auch verzögerter Ablauf der Reaktion wird beobachtet. Die Spätreaktion wird in erster Linie nach dem Ausmaß der Induration beurteilt. Läsionen bis zu 5 mm im Durchmesser gelten neuerdings als zweifelhaft, und man unterscheidet wie bei der Frühreaktion *fünf verschiedene Grade der Intensität:*

Negativ „—" : keine lokale Reaktion

Zweifelhaft „±" : Induration von weniger als 5 mm ⌀

Schwach positiv „+" : Induration von 5 mm bis zu 9 mm ⌀

Positiv „++" : Induration von 10 mm und mehr

Stark positiv „+++" : Induration mit Ulceration

Für die Praxis und Forschung ist die Wiedergabe der gefundenen Werte in Millimetern zweckmäßig.

Auf dem Int. Leprakongreß in Rio de Janeiro 1963 wurde ein vorläufiger Standard für das zu verwendende *Lepromin* empfohlen, hiernach soll das Lepromin 160×10^6 Mykobakterien und 3—5 % Gewebsbestandteile in einem cm³ enthalten. DHARMENDRA, FERNANDEZ, OLMOS, CASTRO u. a. haben verfeinerte Methoden zur Herstellung von standardisiertem Lepromin entwickelt, aber die Antigene geben meist schwächere Reaktionen als das klassische nach der Methode von MITSUDA-HAYASHI in der Modifikation von WADE gewonnene Lepromin. Um die spezifischen Reaktionen auf die Gewebsbestandteile zu reduzieren, wird eine Verdünnung des Lepromins im Verhältnis 1:8 empfohlen; auch mit öligem „Depotlepromin" wurden Versuche gemacht, ohne bisher zu schlüssigen Ergebnissen geführt zu haben.

Das *Leprolin* ist eine Lösung aus Bestandteilen des M. leprae, der keine festen Substanzen beigemischt sind. Es kann mit dem Tuberculin verglichen werden und wird von einigen Autoren zur Auslösung der Frühreaktion nach FERNANDEZ verwendet.

Mit Hilfe des Lepromins können positive Reaktionen bei vorher negativen Individuen erzeugt werden. So hat BECHELLI durch wiederholte Leprominreaktionen in 70 % seiner Fälle positive Ergebnisse auslösen können. CHATTERJEE, ROSEMBERG u. a. kamen zu ähnlichen Ergebnissen.

In den letzten Jahren zog die *BCG-Impfung* die Aufmerksamkeit der an der Leprabekämpfung interessierten Kreise auf sich, nachdem mit ihrer Hilfe positive Leprominreaktionen erzielt werden konnten. Die hohen Erwartungen wurden enttäuscht, denn gerade bei der gefährdeten Gruppe der unzureichend auf das M. leprae reagierenden Personen versagt auch die BCG-Impfung.

IX. Die Therapie der Lepra

In der Behandlung der Lepra beherrschte bis zum Jahre 1941 das *Chaulmoogra-*
oder *Hydnocarpusöl* mit seinen Derivaten das Feld. Ein Umschwung bahnte sich
auch für die Lepra mit den von DOMAGK, KLARER und MIETSCH im Jahre 1932 aufgefundenen Sulfonamiden an. In dem Bemühen weitere wirksame Chemotherapeutica zu finden, stieß man wieder auf das von FROMM und WITTMANN im Jahre
1908 synthetisierte 4:4'diaminodiphenylsulfon (DDS) oder *Dapsone*:

$$H_2N-\!\!\langle\ \rangle\!\!-SO_2-\!\!\langle\ \rangle\!\!-NH_2$$

Fast 30 Jahre nach der Entdeckung der Sulfone stellten FOURNEAU, TREFOUEL, BUTTLE
und STEPHENSON in Frankreich und England fast gleichzeitig die Wirksamkeit des DDS gegen
Streptokokkeninfektionen unter Beweis. Anfänglich wurde das DDS in Anlehnung an die
Sulfonamide zu hoch dosiert und mußte wegen der toxischen Reaktionen aus der Humanmedizin zurückgezogen werden. McEWEN, PITZER und PATTERSON fanden jedoch, daß das
DDS bei Streptokokkeninfektionen der Haustiere auch in niedriger Dosierung wirksam ist,
ohne besondere toxische Erscheinungen oder andere unerwünschte Nebenwirkungen auszulösen.

Die Sulfonbehandlung

Die Sulfonära der Behandlung der Lepra begann mit der Einführung der Sulfone
durch FAGET u. Mitarb. im Jahre 1940. Sie verwendeten für die Lepratherapie das
weniger toxische Glukosulfon-Natrium oder *Promin*:

$$OHCH_2\cdot(CHOH)_4\cdot CH\cdot HN-\!\!\langle\ \rangle\!\!-SO_2-\!\!\langle\ \rangle\!\!-NH\cdot CH\cdot(CHOH)_4\cdot CH_2OH$$
$$\overset{|}{SO_3Na} \qquad\qquad\qquad\qquad\qquad\qquad \overset{|}{SO_3Na}$$

In späteren Untersuchungen von TITUS, FRANCIS und SPINKS stellte es sich her-
aus, daß das DDS, die Muttersubstanz der verschiedenen Sulfone, das wirksame
Prinzip bei allen Sulfonderivaten darstellt. Es war das Verdienst von COCHRANE,
LOWE, MOLESWORTH, FLOCH, CHAUSSINAND u. a., das DDS in die Humanmedizin
für die Leprabehandlung erneut eingeführt zu haben. In jahrzehntelangem Be-
mühen konnte endlich die zweckmäßigste Dosierung für die einzelnen Formen der
Lepra ermittelt werden. Der Therapieausschuß des VIII. Int. Leprakongresses in
Rio de Janeiro 1963 bezeichnete das DDS als Mittel der Wahl in der Lepratherapie.
Als nachteilig wurde die langsame Wirkungsweise des DDS empfunden, die vermutlich in einer Stoffwechselstörung des M. leprae besteht. Auf die mögliche DDS-
Resistenz wurde hingewiesen. Mit dem DDS kann zwar in 3—6 Jahren in lepromatösen Fällen Bakterienfreiheit und ein Stillstand der klinischen Aktivität erreicht werden, aber bei bis zu 50 % der Fälle finden sich nach dieser langen Be-
handlungsperiode noch immer positive bakteriologische Befunde. Im Falle der
lepromatösen und Borderline Lepra soll die Behandlung möglichst auf Lebenszeit
durchgeführt werden. Es wird vorgeschlagen, nach Erreichung der Bakterienfreiheit und des Stillstandes der Erkrankung nur noch die halbe therapeutische Dosis
zu verabreichen.

Um Reaktionen und das Auftreten der Neuritis zu vermeiden, ist zu *Beginn der
Behandlung* das DDS möglichst *niedrig* zu *dosieren*. Bezüglich der Toleranz scheinen
gebietsweise Unterschiede zu bestehen. Bei der täglichen Behandlung sollten einmalige Gaben von 100 mg DDS nur in Ausnahmefällen überschritten werden. Die
Normaldosis von 600—700 mg in der Woche wird im stufenweisen Aufbau nach
2—3 Monaten erreicht. Depotpräparate zur intramusculären Injektion sind entwickelt worden. Als brauchbar hat sich die 25 %ige Suspension des DDS in Erd-
nußöl oder in veresterten Chaulmoorgradölderivaten erwiesen. Eine einmalige Injektion reicht für 14 Tage vor.

In der *Massenbehandlung* haben sich perorale Gaben von *200 mg 2mal in der Woche* bewährt. Gewöhnlich wird mit einer Einzeldosis von 25 mg begonnen. Kinder im Alter bis zu 12 Jahren erhalten die Hälfte der Erwachsenendosis und bis zu 8 Jahren den vierten Teil. Die DDS-Verträglichkeit bei Kindern ist im allgemeinen gut.

Das *Diaminodiphenylsulfoxyd* (DDSO) ist dem DDS verwandt und entfaltet eine dem DDS vergleichbare Wirkung. Es hat sich aber wegen seiner nephrotoxischen Erscheinungen nicht durchsetzen können. Auch die anderen früher verwendeten Sulfonderivate wurden vom DDS völlig verdrängt, so daß sich eine gesonderte Erwähnung derselben erübrigt.

Toxische Wirkungen und Komplikationen der DDS-Therapie

Unerwünschte Nebenwirkungen sind bei der normalen Dosierung des DDS selten. Sie können sich in Form einer Anämie, Dermatitis, Hepatitis oder Psychose äußern. Reaktionen der Lepra kommen seit der Einführung der Sulfonbehandlung häufiger vor.

Beim Auftreten toxischer Erscheinungen, die über Anämien mäßigen Grades hinausgehen, ist die DDS-Behandlung sofort einzustellen und eine entsprechende Behandlung der *Komplikationen* einzuleiten. Für die Behandlung der Dermatitis haben sich die *Corticosteroide* bewährt. Die von BROWNE beschriebenen dunkelblauen Flecken sind von anderen Arzneimitteln wie den Sulfonamiden und dem Phenolphtalein bekannt und fallen unter die fixen Arzneimittelexantheme. Eine Anämie vom hämolytischen Typ ist die häufigste Nebenwirkung. Bei leichteren Fällen bedarf sie keiner Behandlung, sonst werden Eisenpräparate mit dem DDS zusammen über einige Monate verabreicht. Bei starker Überdosierung kommt es zur Methämoglobinämie mit den Erscheinungen einer Anoxie. Über zwei Fälle bei Kindern mit einem tödlichen Ausgang nach extrem hoher DDS-Einnahme hat HOFVANDER auf der II. Nationalen Leprakonferenz in Addis Abeba, 1961, berichtet.

Die Behandlung der Leprareaktionen

Bei der Behandlung der Leprareaktionen müssen die Maßnahmen jeweils auf den speziellen Fall abgestimmt sein. Bei leichten Fällen des ENL genügt meist eine Reduzierung der DDS-Gaben. Bei schwereren Krankheitserscheinungen ist das DDS abzusetzen und in Ausnahmefällen kann zu den Corticosteroiden Zuflucht genommen werden. Die simultane Behandlung mit DDS und Corticosteroiden ist verschiedentlich empfohlen worden. Resochin, Antihistaminica, die Vitamine K und B_{12}, Antimonpräparate und andere Mittel werden zur Behandlung der Reaktionen herangezogen, ohne in ihrer Wirkung überzeugen zu können. Zur Verbesserung des gestörten Blutbildes sind manchmal Bluttransfusionen und Plasmainfusionen erforderlich.

Bei schweren Fällen von akuter Neuritis, lepromatöser Orchitis und Reaktionen der tuberkuloiden Lepra bringen die Corticosteroide am schnellsten Erleichterung. Gewarnt werden muß vor ihrer langfristigen Verabreichung. Zweckmäßig ist eine hohe Dosierung zu Beginn und ein schneller Abbau auf die minimale Erhaltungsdosis, die nicht länger als unbedingt erforderlich zu geben ist. Die Iridocyclitis der lepromatösen Lepra spricht am besten auf lokale Cortisonapplikation an.

Andere Lepramittel

DOMAGK wies frühzeitig auf die Wirksamkeit des *Thiosemicarbazons* hin. Das Konteben wurde von BERTHOLD, LAVIRON, LOWE, RYRIE, SCHALLER, SERIÉ u. a. mit gutem Erfolg angewendet. Wegen seiner Nebenwirkungen wie Leberschädigung und Agranulocytose kann es jedoch nur unter sorgfältiger Überwachung gegeben werden. Auch bildet sich nicht selten eine Resistenz der Mycobakterien gegen das Mittel aus. Bei DDS-Unverträglichkeit findet es gelegentlich noch Verwendung. In Verbindung mit dem Isonikotinhydrazid (INH) zeigte das Konteben einen günstigen Effekt bei Leprafällen mit gleichzeitiger Tuberkulose.

Die Suche nach schneller wirkenden Präparaten bereicherte die Lepratherapie in den letzten Jahren um eine Reihe weiterer brauchbarer Leprostatica. BUU-HOI, DAVEY, CURRIE, ROSS INNES u. a. berichteten über die Wirksamkeit des *Thiambutosin* (DPT), Diphenylthiourea, in der Leprabehandlung, das mit dem DDS vergleichbare Ergebnisse zeitigte. Hervorzuheben ist die gute Verträglichkeit des Mittels. Nachteilig ist das Auftreten einer Resistenz nach etwa 2 Jahren.

Ein neuer Weg in der Behandlung der Lepra wurde mit der Einführung der Merkaptan-Abkömmlinge durch DEL PIANTO, DAVIES und DRIVER beschritten. DAVEY berichtete über seine Erfahrungen mit dem *Ditophal* auf dem VII. Int. Leprakongreß in Tokoy im Jahre 1958. Das Präparat wird als Salbe oder Öl in die Haut eingerieben und ist besonders in den ersten 3 Monaten der Behandlung wirksam. Nachteilig ist der starke Geruch nach Knoblauch und das gelegentliche Auftreten von Dermatitiden.

In den letzten Jahren hat sich das Interesse wieder mehr den Sulfonamiden zugewendet. Die ersten Berichte von SCHNEIDER, LANGUILLON und CLARY enthielten günstige Ergebnisse über die Anwendung von *Sulfamethoxypyridazin* bei Fällen mit tuberkuloider Lepra. In der Folgezeit stellte es sich heraus, daß einige der neuen *Langzeitsulfonamide* wie das Acetylsulfamethoxypyrazin eine dem DDS vergleichbare Wirkung entfalteten. Die Reaktionen sind nicht häufiger als bei den Sulfonen. Die gute Verträglichkeit und die wöchentlich einmaligen peroralen Gaben lassen die Sulfonamide als aussichtsreiche neue Lepramittel erscheinen. Ein abschließendes Urteil kann aber erst nach weiteren sich über mehrere Jahre erstreckende Untersuchungen abgegeben werden.

Die unterschiedlichen Methoden in der Testung neuer Lepramittel resultieren nicht selten in widerspruchsvollen Beurteilungen der gleichen Mittel. Die Richtlinien der Weltgesundheitsorganisation für die Durchführung von Testungen neuer Lepramittel tragen dazu bei, ein objektiveres Bild von den neuen Präparaten zu erhalten. Die Doppelblindversuche von DOULL u. Mitarb. schließen eine subjektive Beurteilung praktisch aus, da weder der Arzt noch der Patient das zu testende Mittel kennt. Die Ergebnisse werden an zentraler Stelle ausgewertet. Eine simultane Testung einer statistisch signifikanten Zahl geeigneter Fälle an verschiedenen Stellen der Welt verkürzt die Probezeit und schaltet bei zentraler Auswertung eine unterschiedliche Beurteilung der verschiedenen Untersuchungszentren aus.

Die *Prognose* hängt weitgehend von der individuellen Resistenz gegen den Erreger ab, d. h. von der Position des Falles im Spektrum, zwischen den Polartypen. Sie ist relativ günstig bei der tuberkuloiden und der indeterminierten Lepra sowie bei allen Frühfällen. Dubiös ist der Ausgang bei progressiven lepromatösen Fällen mit häufigen und schweren Reaktionen. Polyneuritische Prozesse führen häufiger zur Verkrüppelung. Akute lebensbedrohende Episoden sind nach der Einführung moderner Chemotherapeutica selten geworden.

X. Die Prophylaxe der Lepra

Über die Zweckmäßigkeit und Durchführbarkeit der chemoprophylaktischen Behandlung der Lepra gehen die Meinungen auseinander. Die Ergebnisse der laufenden Untersuchungen in verschiedenen Teilen der Welt über die optimale Dosierung und Dauer der Behandlung sowie über den zu schützenden Personenkreis stehen noch aus. So konnte sich der Therapieausschuß des letzten Int. Leprakongresses in Rio de Janeiro 1963 auch nicht für eine Empfehlung der prophylaktischen Anwendung der Sulfone entscheiden.

Die prophylaktische Immunisierung gegen die Lepra *mit Hilfe der BCG-Impfung* wurde von FERNANDEZ schon frühzeitig angeregt. ROSEMBERG, SOUZA CAMPOS und AUN erreichten mit der peroralen BCG-Impfung eine Leprominempfindlichkeit. SOUZA CAMPOS u. Mitarb. schlossen aus ihren Untersuchungen, daß der BCG-Impfung ein prophylaktischer Wert gegen die Leprainfektion zukomme. CHAUSSINAND setzt sich für die prophylaktische BCG-Impfung in Gegenden mit hohem endemischen Lepravorkommen und gleichzeitiger Tuberkulosebedrohung ein, weil die BCG-Impfung praktisch unschädlich sei, und ihre Wirksamkeit gegen die Tuberkulose bereits unter Beweis gestellt werden konnte.

Nach den Beobachtungen von MONTESTRUC und GARCIN ist es nach der Einführung der BCG-Impfung in Martinique zu einem augenfälligen Rückgang der Lepra gekommen. CONVIT und RASSI schlossen aus der Tatsache, daß in 98% ihrer Fälle eine Leprominempfindlichkeit erzeugt werden konnte, auch damit eine Immunität gegen die Lepra gegeben sei. Der Beweis steht jedoch noch aus, daß eine Lepromin-positive Reaktion mit einer Immunität gegen die Lepra identisch ist. Nach BECHELLIS Untersuchungen erfolgt der Umschlag von einer Lepromin-negativen in eine -positive Reaktion bei den Altersgruppen von 5—9 Jahren und 10—14 Jahren spontan etwa in der gleichen Häufigkeit wie nach BCG-Impfungen. Der Wert der BCG-Impfung in der Erzeugung oder der Steigerung der Leprominempfindlichkeit ist verschiedentlich in Frage gestellt worden. Bei einem kleineren Prozentsatz des geimpften Personenkreises gelingt es nicht, einen Umschlag der Leprominempfindlichkeit zu erzielen. Hier wird die simultane Applikation der BCG-Impfung mit einem Antigen aus abgetöteten Mycobakterien der menschlichen Lepra empfohlen.

Auf Grund der vorliegenden Erfahrungen und der sich widersprechenden Ergebnisse ist es nicht möglich, eine Entscheidung zu Gunsten der BCG-Impfung zu treffen oder sie endgültig abzulehnen.

Die Prophylaxe der Leprareaktionen hat große praktische Bedeutung. Vor Beginn der Sulfonbehandlung ist jeder Patient einer gründlichen Untersuchung seines Allgemeinzustandes zu unterziehen. Auf den Ernährungszustand ist besonders zu achten. Die spezifische *Behandlung* soll erst dann *eingeleitet* werden, wenn der Patient sich *in* einem *guten Gesundheitszustand* befindet. Das Blutbild ist laufend zu überwachen. Die Anfangsdosis und die therapeutische Dosis des DDS sind möglichst niedrig zu halten, letztere soll erst nach 2—3 Monaten langsamen Aufbaus erreicht werden. An die Unverträglichkeit von Jodverabreichungen ist zu denken.

Die Rehabilitation des Leprapatienten

Unter der Rehabilitation wird in der Leprabekämpfung die Rückführung des Patienten in die menschliche Gesellschaft bei wirtschaftlicher Unabhängigkeit unter bestmöglicher Wiederherstellung seines seelischen und körperlichen Wohlbefindens verstanden. Der Begriff, der gleichzeitig ein Programm darstellt, steht im Einklang mit der Charta der Vereinten Nationen, nach der jeder Mensch zu dem optimalen körperlichen, seelischen und sozialen Wohlbefinden ohne Ansehen der Rasse, Religion, des wirtschaftlichen und sozialen Standes berechtigt ist.

Schwierigkeiten auf dem kurativen Sektor sind ein oft kaum zu überwindendes Hindernis zur Erreichung des gesteckten Zieles. Vorurteile, Aberglauben und Unwissenheit erschweren in zahlreichen Ländern die Rückkehr des Leprakranken in die Gemeinschaft oder machen sie sogar unmöglich. Die fortgeschrittenen Verstümmelungen und Funktionsausfälle schließen nicht selten die Rehabilitation des Kranken aus.

Es ist das Verdienst von BRAND, DREISBACH, LECHAT, PRICE u. a. die Fortschritte auf dem Gebiet der *orthopädischen Chirurgie* für die Behandlung der Lepra nutzbar gemacht zu haben. Die größte Zahl der Verkrüppelungen und Funktionsstörungen kann durch chirurgisch orthopädische Eingriffe weitgehend behoben werden. Wichtiger ist jedoch die Erkenntnis, daß sich die meisten *Verkrüppelungen und Deformierungen durch vorbeugende Maßnahmen verhindern* lassen. Die Rehabilitation des Leprakranken muß mit der Diagnose der Erkrankung beginnen und über die ganze Zeit der Behandlung andauern. Eine Einbeziehung der Rehabilitation für Leprakranke in die anderen Rehabilitationsprogramme ist anzustreben. Eine gute Zusammenarbeit der entsprechenden Fachärzte wie Orthopäden, Wiederherstellungschirurgen, der Augenärzte und Röntgenologen der Universitätskliniken und der Allgemeinkrankenhäuser würde eine günstige Auswirkung auf das Programm haben und den Widerstand gegen die Aufnahme der Leprakranken in die Allgemeinkrankenhäuser beseitigen helfen.

XI. Die internationale Bekämpfung der Lepra

Mit der Entscheidung vom Juli 1948, die Lepra in ihr Programm aufzunehmen, hat die Weltgesundheitsorganisation (WHO) den Boden für die moderne Leprabekämpfung geebnet. Bevor eine Entscheidung über die Art der anzuwendenden Bekämpfungsmaßnahmen getroffen werden kann, sind Erhebungen über das Ausmaß der Endemie anzustellen. Einzelheiten der Bekämpfung werden in einem Operationsplan festgelegt. Der Hauptaktion wird häufig ein Testprojekt vorausgeschickt, um die Durchführbarkeit der geplanten Maßnahmen in einem leicht übersehbaren Bezirk zu überprüfen.

In die Vorbereitungsphase der systematischen Bekämpfung fällt die Ausbildung des benötigten *Hilfspersonals*. In den meisten Ländern mit hohem Lepravorkommen wird die Aktion von der untersten Kategorie des Gesundheitspersonals, den Krankenpflegern, getragen. Sie müssen in der Lage sein, den typischen Leprafall zu diagnostizieren und die Behandlung nach ärztlicher Anweisung durchzuführen. An der Spitze eines *Leprakontrolldienstes* steht gewöhnlich ein *Arzt*, dessen Aufgabe es ist, die Aktion zu überwachen und mit anderen Maßnahmen des Gesundheitsdienstes zu koordinieren.

Ohne die Mitarbeit der Bevölkerung ist jede Bekämpfungsaktion zum Scheitern verurteilt. In der *Aufklärung* ist herauszustellen, daß es sich bei der Lepra um eine Erkrankung wie jede andere handelt. Sie ist weniger infektiös als etwa die Tuberkulose oder die meisten der übrigen ansteckenden Krankheiten. In den Ländern, in denen an die Vererbbarkeit der Lepra geglaubt wird, scheidet die Furcht vor dem Kontakt mit der Lepra aus. Nur im Falle der Eheschließung treten Schwierigkeiten auf, da bei einem leprösen Partner mit leprakranken Kindern gerechnet wird. Besonders nachteilig für alle Bekämpfungsmaßnahmen wirkt sich die übertriebene Furcht vor einer Ansteckung aus. Sie führt oft dazu, den Kranken aus der Gesellschaft auszustoßen, oder um dem vorzubeugen, die Krankheit zu verheimlichen. Die fatalistische Einstellung der Lepra gegenüber, beziehungsweise die Annahme, daß es sich um eine von Gott gesandte Krankheit handele, legt den Bekämpfungsmaßnahmen die geringsten Schwierigkeiten in den Weg. Die Leprösen leben mit ihren Sippen und Mitmenschen zusammen, und oft glaubt der Gesunde, ein Gott gefälliges Werk zu tun, wenn er sich des Leprakranken annimmt. Diese Einstellung überwiegt in den Ländern des Islams, sie wird aber auch in anderen Gebieten Afrikas und Asiens angetroffen.

In den Ländern mit endemischen Lepravorkommen begegnet man allen Möglichkeiten der organisierten Bekämpfung von den völlig integrierten öffentlichen Gesundheitsdiensten bis zu den höchst spezialisierten Sondereinrichtungen. Bei den spezialisierten Leprabekämpfungsdiensten, die meist zentral mit einer Spitze im jeweiligen Gesundheitsministerium organisiert sind, kann zwischen ortsfesten, beweglichen und gemischten Einrichtungen unterschieden werden. Selbstständige

Leprabekämpfungsdienste mit ortsfesten Einrichtungen findet man in zahlreichen Ländern mit hohem Lepravorkommen. Sie sind nicht selten in ihrer Entwicklung den allgemeinen Gesundheitsdiensten vorausgeeilt.

Die mobilen Leprabekämpfungsdienste, wie sie in verschiedenen Ländern Afrikas anzutreffen sind, haben sich meist aus dem Schlafkrankheitsbekämpfungsdienst entwickelt. Die Bekämpfung dieser tropischen Seuche erfolgte vorwiegend durch mobile Dienste.

Bei einer anderen Variante der Bekämpfungsdienste wird die Behandlung der Leprakranken hauptsächlich in Lepradörfern und Siedlungen durchgeführt. Dieser Weg wird dann gewählt, wenn es auf Grund der Struktur des Landes und der Art der Besiedlung unmöglich ist, für die Kranken ein ausreichendes Netz von Kliniken zur ambulanten Behandlung einzurichten. Aufnahme erfahren in erster Linie die „offenen" Leprafälle, aber auch die geschlossenen Formen werden in den Absonderungsdörfern behandelt.

Deutliche Übergänge zu den völlig integrierten Gesundheitsdiensten findet man in den Ländern, in denen der öffentliche Gesundheitsdienst im Aufbau begriffen ist und den Vorrang vor den Spezialdiensten genießt. Die ländlichen Gesundheitszentren übernehmen im steigenden Maße die Funktionen der Spezialdienste und betreuen in besonderen Sprechstunden auch die Leprakranken.

Von der *zwangsmäßigen Isolierung* sind die meisten Länder auf Grund der Empfehlungen der WHO und der internationalen Leprakongresse *abgekommen*. Die stationäre Behandlung soll Krankenhauscharakter haben und nur noch für bestimmte Fälle der Lepra Anwendung finden. Sie kommt vorwiegend für schwerere Formen der Leprareaktionen und für operative Eingriffe zur Rehabilitation der Kranken in Betracht. Anzustreben ist die Eingliederung der Leprabehandlung in die Allgemeinkrankenhäuser, da hier die Hinzuziehung der verschiedenen Fachdisziplinen leichter durchführbar ist. In Ländern mit vorhandenen *Leprosarien* alten Stils ist eine Umwandlung in moderne Institutionen zur aktiven Behandlung der Lepra herbeizuführen. Stark infektiöse Patienten sind auf freiwilliger Basis stationär aufzunehmen, wobei die Absonderung auf die kürzestmögliche Zeit zu beschränken ist. Mit steigender Dauer des Krankenhausaufenthaltes wird die Rückgliederung des Kranken in die Gemeinschaft immer schwieriger oder gar unmöglich. Besondere Vorkehrungen sind für die invaliden hilfsbedürftigen und mutilierten ausgebrannten Fälle zu treffen. Sie fallen in den Bereich der sozialen Fürsorge und sind wie die Hilfsbedürftigen aus anderer Ursache zu betreuen.

Mit der Einführung der Sulfone hat sich das Schwergewicht der Leprabekämpfung auf die *ambulante Behandlung* vorlagert. Das Nahziel einer jeden Bekämpfungsaktion ist, die größtmöglichste Zahl der Leprakranken unter die therapeutische Einwirkung der Sulfone zu bringen. Es bestehen gute Gründe zur Annahme, daß die M. leprae nach mehrmonatlicher Sulfonbehandlung nicht mehr ansteckend sind. Besonderer Wert ist auf die Früherfassung der Fälle zu legen.

Für die Planung, Überwachung und Auswertung der Leprabekämpfung wurden von der WHO einige Begriffe und Indices propagiert, mit deren Hilfe es auch möglich ist, vergleichende Untersuchungen auf internationaler Ebene anzustellen. Unter der *Prävalenz* oder dem *Vorkommen* der Lepra wird die Zahl der vorhandenen Fälle in der Gesamtbevölkerung zu einem bestimmten Zeitpunkt verstanden. Der Index der Prävalenz errechnet sich nach der Formel:

$$\frac{\text{Zahl der Leprafälle}}{\text{Gesamtbevölkerung}} \times 1000 \text{ zu einem bestimmten Zeitpunkt}$$

Der Index läßt sich in analoger Weise für die verschiedenen Manifestationen der Lepra anwenden. Von ihm ist der Begriff der *Incidenz* oder der *Häufigkeit* der

Lepra zu unterscheiden, unter der die Zahl der neu aufgefundenen Fälle während eines bestimmten Zeitabschnittes verstanden wird. Der Index der Incidenz wird nach der Formel:

$$\frac{\text{Zahl der neuen Fälle in einem Zeitabschnitt}}{\text{Gesamtbevölkerung zu Beginn des Zeitabschnittes}} \times 1000$$

errechnet. Zur Festlegung der Incidenz ist die Kenntnis der Prävalenz der Erkrankung Voraussetzung.

Für epidemiologische Zwecke ist die Kenntnis des Ausmaßes der Infektiosität von Interesse. Für die Errechnung der Rate der „offenen" Fälle dient der Index:

$$\frac{\text{Zahl der lepromatösen Fälle}}{\text{Gesamtbevölkerung}} \times 1000$$

Mit der häufig angewandten Formel:

$$\frac{\text{Zahl der lepromatösen Fälle}}{\text{Zahl der Leprafälle}} \times 100$$

erhält man kein wahres Bild von der potentiellen Infektionsrate eines Landes, da erfahrungsgemäß mit dem Rückgang der Lepra der Anteil der lepromatösen Fälle anzusteigen pflegt.

Die Wirksamkeit der Behandlung wird in einem Index ausgedrückt, der sich aus der Anzahl der inaktiv gewordenen oder zum Stillstand gekommenen Leprafälle ableitet:

$$\frac{\text{Inaktiv gewordene Fälle während des Jahres}}{\text{Zahl der behandelten Fälle}} \times 100$$

In gleicher Weise läßt sich die Zahl der bakteriologisch negativ gewordenen Fälle ausdrücken. Von epidemiologischem Interesse ist die Anzahl während eines Jahres aufgefundenen neuen Fälle, kann doch von ihr auf die Wirksamkeit der Infektionsquellenermittlung und auf den Ablauf des Seuchengeschehens geschlossen werden.

Der entsprechende Index ergibt sich aus der Formel:

$$\frac{\text{Neue während des Jahres ermittelte Fälle}}{\text{Bevölkerungszahl des Gebietes}} \times 100$$

In abgewandelter Form läßt sich die Formel für die verschiedenen Formen der Lepra, die beiden Geschlechter oder für die zu unterscheidenden Altersgruppen anwenden.

Für die Leprabekämpfung und für die Bewertung der Behandlung ist die Definition des „geheilten" Falles von Bedeutung. Im Falle der Lepra wird von einer zum Stillstand gekommenen oder inaktiven Erkrankung gesprochen. Ein inaktiver Leprafall liegt dann vor, wenn durch regelmäßige Routineuntersuchungen der Haut- und Nasenabstriche mindestens 6 Monate lang keine Mycobakterien nachgewiesen werden konnten. Alle Läsionen der Haut müssen abgeflacht sein und keinerlei Anzeichen einer Aktivität aufweisen, auch dürfen während der letzten 6 Monate keine neuen Läsionen aufgetreten sein. Die Anästhesie muß unverändert sein oder sich zurückgebildet haben. Die Nerven sollen weder krankhafte Palpationsbefunde zeigen noch schmerzhaft sein.

Patienten mit inaktiver Lepra werden nach der Empfehlung der WHO mindestens noch ein Jahr lang behandelt, wenn sie an indeterminierter oder tuberkuloider Lepra erkrankt sind. Für die lepromatöse Lepra wird eine mindestens

zweijährige Behandlung nach Eintritt des Stillstandes der aktiven Krankheitserscheinungen für erforderlich gehalten.

In der modernen Leprabekämpfung hat eine besondere Lepragesetzgebung
keinen Platz mehr. Die Lepra ist mit den anderen Infektionskrankheiten zusammen abzuhandeln und nicht als eine besondere Krankheit herauszustellen. Von
einer zwangsweisen Isolierung der Leprakranken kann abgesehen werden. Ihre
Durchführung birgt mehr Nachteile als Vorteile in sich. Die Absonderung der
„offenen" Kranken kann auf freiwilliger Basis erreicht werden und ist nur für die
Dauer der Ansteckungsfähigkeit des Kranken aufrechtzuhalten. Zwangsmaß-
nahmen sind dann angebracht, wenn der Kranke uneinsichtig ist, sich der Sulfonbehandlung widersetzt oder sie nur unzureichend durchführt und wenn Kinder
gefährdet sind. Auf die Meldung der Leprafälle kann der öffentliche Gesundheitsdienst jedoch nicht verzichten.

Wenn auch kein direkter Zusammenhang zwischen dem Lepravorkommen und
dem Ernährungszustand, dem Klima und den Lebensgewohnheiten erwiesen ist,
so sind doch der niedrige Lebensstandard und die unzureichende Hygiene zweifellos begünstigende Faktoren. Durch einseitige Massenbekämpfungsaktionen wird
es in Gebieten mit endemischen Lepravorkommen kaum zur Ausrottung der Lepra
kommen, wenn nicht gleichzeitig die wirtschaftlichen und sozialen Vorbedingungen für die Hebung des Lebensstandardes der gesamten Bevölkerung verbunden mit einer adäquaten ärztlichen Versorgung durch die allgemeinen Gesund-
heitsdienste geschaffen werden.

Literatur

Anders, W.: Zur Epidemiologie der Lepra. Bundesgesundheitsblatt 6. Jg. **6**, 81—91 (1963).
— **Andersen, J. G.**: Experiences with reconstructive surgery as a joint venture between a
general hospital and a leprosarium. Leprosy Rev. **34**, 123—127 (1963). — **Aycock, W. L.**, and
J. E. Gordon: Leprosy in veterans of American wars. Amer. J. med. Sci. **214**, 329—339 (1947).

Baron, A. L.: Man against germs. New York: Dutton & Co., Inc. 1957. — **Beasley, W. B. R.**:
Lepromin-like reactions to normal tissue antigens. Trans. roy. Soc. trop. Med. Hyg. **54**, 459 to
465 (1960). — **Bechelli, L. M.**: The influence of repeated lepromin testing on the Mitsuda Reaction in healthy people. Int. J. Leprosy **27**, 228—235 (1959). — **Bechelli, L. M.**, **R. de Paula
Souza, R. Quagliato**, e **N. de Toledo Ferraz**: BCG por viá oral e positivacao remota do teste
leprominico em escolares saos. Rev. bras. Leprol. **24**, 1—8 (1956). — **Bechelli, I. M.**, e **A. Rotberg**:
Compendio de Leprologia. Serviço National de Lepra, Rio de Janeiro 1951. ~ Contribuicao
para o estudo da herença de residencia à infeçao leprosa. Rev. bras. Leprol. **24**, 37—47 (1956).
— **Binford, C. H.**: Histiocytic granulomatous mycobacterial lesions produced in the golden
hamster (Cricetus auratus) inoculated with human leprosy-negative results using other animals.
Lab. Invest. 8, 901—924 (1959); Int. J. Leprosy **26**, 318—324 (1958). — **Bishop, F. W.**, **L. C.
Suhrland**, and **C. M. Carpenter**: A comparative Study by Electron Microscopy of Morphology
of Mycobacterium leprae and Cultivable Species of Mycobacteria. Int. J. Leprosy **16**, 361
(1948). — **Brand, P. W.**: The orthopaedic care of leprosy patients. Leprosy Rev. **23**, 50—62
(1952). — **Brechet, R.**, and **R. G. Cochrane**: A Study of Vadrine, alone and combined with
Sulphetrone. Leprosy Rev. **32/3**, 180—187 (1961). — **Brieger, E. M.**, and **J. M. Allen**: Cyto-
pathological changes in lepra cells. Exp. Cell. Res. **28**, 438—440 (1962). — **Browne, S. G.**: A
hypermelanotic rash complicating sulphone therapy. Trans. roy. Soc. trop. Med. Hyg. **53**,
495—505 (1959). — **Browne, S. G.**, and **T. F. Davey**: Diamino-diphenyl sulphoxide in the treatment of leprosy. A definitive report on expanded trials. Leprosy Rev. **32/3**, 194—202 (1961). —
Browne, S. G., and **L. M. Hogerzeil**: Long-acting prednisolone in the control of lepra reaction.
Leprosy Rev. **32**, 269—272 (1961). — **Büngeler, W.**: Die pathologische Anatomie der Lepra.
Virchows Arch. path. Anat. **310**, 493 u. 566 (1943).

Chabaud, M. A.: Leprosy and Laboratory. Rep. 1st Nat. Lep. Conf. of Ethiopia, Addis
Abeba, p. 17—18 (1957). — **Chasles, P.**: The Tuberculin Test and BCG Vaccination in Connec-
tion with Leprosy Control in Ethiopia. Rep. 2nd Nat. Lep. Conf. Ethiopia, Addis Abeba,
p. 59—64 (1961). ~ New Simple Method for Staining Hansen Bacillus. Rep. 2nd Nat. Lep.
Conf. Ethiopia, Addis Abeba, p. 80—83 (1961). — **Chatterjee, K. R.**: Experimental transmission of human leprosy infection to a selected, laboratorybred hybrid black mouse. Int. J.

Leprosy **26**, 195—204 (1958). ∼ Electronmicroscopy and cytochemistry of Mycobacterium leprae and leprous tissue. Leprosy in India **30**, 79—82 (1958). — **Chaussinand, R.**: Tuberculose et Lépre, maladies antagoniques, Eviction de la Lépre par la Tuberculose. Int. J. Leprosy **16**, 431—438 (1948). ∼ La Lépre. Expansion Sci. Franç., Bussière, Saint-Amand, 2e édit., Paris 1955. ∼ Classification of Leprosy. Leprosy Rev. 32, **2**, 74—81 (1961). — **Cochrane, R.G.**: Leprosy in Theory and Practice. Bristol: Wright 1959. — **Cochrane, R.G.**, and **T.F. Davey**: Leprosy in Theory and Practice. Bristol: Wright 1964. — **Cole, H.I.**: Chemistry of leprosy drugs. Int. J. Leprosy **1**, 195 (1933). — **Convit, J., C.L. Gonzales, e E. Rassi**: Estudios sobre lepra ennel grupo etnico aleman de la colonia Tovar, Venezuela. Int. J. Leprosy **20**, 185—193 (1952). — **Convit, J., P. Lapenta**, and **S.J. Mendoza**: The Methylene Blue Test in Leprosy. Int. J. Leprosy **28**, 233—238 (1960).

Danielssen, D.C., et **C.W. Boeck**: Traité de la Spedalkhed ou Elephantiasis des Grecs. Paris: J.B. Baillière 1848. — **Dharmendra**: Leprosy in ancient Indian Medicine. Int. J. Leprosy **15**, 424 (1947). — **Davey, T.F.**: The treatment of leprosy with diphenyl thiourea compound SU 1906 (DPT). Leprosy Rev. **29**, 25—36 (1958). ∼ Progress with New Antileprosy Drugs. Trans. 7th Int. Congr. Leprol. Tokyo, p. 252 (1958). ∼ Some recent chemotherapeutic work in leprosy; with discussion of the problems involved in clinical trials. Trans. roy. Soc. trop. Med. Hyg. **54**, 199—206, 207—211 (1960). — **Davey, T.F.**, and **L.M. Hogerzeil**: Diethyl Dithiolisophthalate in the treatment of Leprosy. Leprosy Rev. **30**, 61 ff. (1959). — **Davison, A.R.**, and **R. Kooij**: Is erythema nodosum leprosum a favorable occurrence ? Int. J. Leprosy **25**, 91—98 (1957). — **Desai, S.D.**: Spontaneous disappearance of skin lesions; positive smears without lesions. Int. J. Leprosy **23**, 198—200 (1955). — **Dobrovic, D.**, and **K.F. Schaller**: Eye Changes and Sight Defects in Leprosy Patients. Ethiop. med. J. **1**, 3, 147—155 (1963). — **Doull, J.A.**: Clinical Evaluation Studies in lepromatous leprosy. Int. J. Leprosy **22**, 377—402 (1954). ∼ Epidemiology-present status and problems. Trans. Symp. Res. leprosy, Leonard Wood Memorial, Johns Hopk. Univ., p. 188—202 (1961). ∼ The epidemiology of leprosy present status and problems. Int. J. Leprosy **30**, 48—66 (1962). — **Doull, J.A., R.S. Guinto, J.N. Rodriguez**, and **H. Bancroft**: Risk of attack in leprosy in relation to age at exposure. Int. J. Leprosy **14**, 96—103 (1946). — **Dreisbach, J.H.**: A case of leprosy in a seven months old child. Leprosy Rev. **25**, 81—82 (1954). — **Dungal, N.**: Is Leprosy transmitted by Insects ? Leprosy Rev. **31**, 25—34 (1960). ∼ Is leprosy transmitted by arthropods ? Leprosy Rev. **32**, 28—35 (1961).

Ellard, G.A.: Biochemical Aspects of the Chemotherapy of Leprosy. E. Afr. med. J. **37**, 12; 765—775 (1960).

Faget, G.H., R.C. Pogge, F.A. Johansen, J.F. Dinan, B.M. Prejean, and **C.G. Eccles**: The Promin Treatment of Leprosy. A Progress Report. Int. J. Leprosy **58**, 1729 (1943). — **Fernandez, J.M.M.**: The early reaction induced by lepromin. Int. J. Leprosy **8**, 1—14 (1940). — **Fite, G.L., P.J. Cambre**, and **M.H. Turner**: Procedure of demonstrating lepra bacilli in paraffin sections. Arch. Path. **43**, 624 (1947). — **Floch, H.**, et **Destombes**: Traitement de la lèpre par la diamino-diphenylsulfone. Bull. Acad. Méd. (Paris) **113**, 568 (1949). — **Fourneau, E., J. Tréfouel, F. Nitte, D. Bovet**, et **J. Tréfouel**: Action Antistreptococcique des Dérivés Sulfurés Organiques. C.R. Acad. Sci. (Paris) **204**, 1763 (1937). — **Francis, J.**, and **A. Spinks**: Antibacterial Action and Metabolism of Five Sulphones. Brit. J. Pharmacol. **5**, 565 (1950). — **Fromm, E.**, u. **J. Wittmann**: Derivate des p-nitrothiophenols. Ber. dtsch. chem. Ges. **41**, 2264 (1908).

Garrod, J.M.B.: Two years' experience with diphenylthiourea (DPT or Ciba 1906) in the treatment of leprosy. Leprosy Rev. **30**, 210—214 (1959). — **Garrod, J.**, and **H.W. Wade**: Results of repeated injections of lepromin in tuberculoid cases. Int. J. Leprosy **29**, 2, 149 ff. (1961). — **Gay Prieto, J.**: The WHO Prevalence surveys. Trans. Symp. Res. Leprosy, Leonard Wood Memorial-Johns Hopk. Univ., p. 203—204 (1961). ∼ The concept and limits of Borderline Leprosy. Int. J. Leprosy **29**, 442—458 (1961). — **Gehr, E.**, u. **H.M. Munder**: Die Lepromin-Reaktion bei verschiedenen Volksgruppen in Suriname. Z. Tropenmed. Parasit. **5**, 379 (1954). — **Ghosh, S.M.**, and **N. Mukerjee**: Lederkyn-Sulfamethoxypyridazine in the treatment of leprosy. Bull. Calcutta Sch. trop. Med. **10**, 83 (1962). — **Gramberg, K.P.C.A.**: Leprosy and the Bible. Trop. geogr. Med. **11**, 127—139 (1959). — **Gray, H.H.**, and **J.A. Dreisbach**: Leprosy among foreign missionaries in Northern Nigeria. Int. J. Leprosy **29**, 3, 279—290 (1961).

Hackett, J.J.: Drugs used in the treatment of leprosy. Rep. 2nd Nat. Lep. Conf. Ethiopia, Addis Abeba, p. 83—90 (1961). — **Hanks, J.H.**: Significance of capsular components of Mycobacterium leprae and other mycobacteria. Int. J. Leprosy **29**, 78—87 (1961). ∼ Capsules in Electron Micrographs of Mycobacterium Leprae. Int. J. Leprosy **29**, 84—87 (1961). — **Hansen, G.A.**: Bacillus leprae. Virchows Arch. path. Anat. **79**, 32 (1880). — **Hofvander, Y.**: DDS Intoxication in leprosy. Rep. 2nd Nat. Lep. Conf. Ethiopia, Addis Abeba, p. 99—101 (1961). — **Hylander, F.B.**: Integration of Leprosy Control in the Public Health Services. Rep. 1st Nat. Lep. Conf. Ethiopia, Addis Abeba, p. 9—11 (1957). ∼ Role of basic health services with special reference to leprosy control. Rep. 2nd Nat. Lep. Conf. Ethiopia, Addis Abeba, p. 11—13 (1961).

Imaeda, T.: Borderline Leprosy from viewpoint of electronmicroscopy. Int. J. Leprosy **31**, 4, 532 (1963). — **Ishihara, S.**: Giant cells and inclusion bodies in the leprous skin lesions. Int. J. Leprosy **27**, 124—128 (1959).

Jadassohn, J.: Über tuberkuloide Veränderungen in der Haut bei nicht tuberöser Lepra. Verh. VI. Dtsch. Dermatologenkongr., S. 508—521 (1898). — **Jayaraj, A.P.**, and **D.S. Chaudhury**: Studies on the Neuro-histological changes in the Meissner Corpuscle in Leprosy. Leprosy Rev. **32**, 3, 153—157 (1961). — **Job, C.K.**, and **V.P. Macaden**: Leprous orchitis in reactional borderline cases. Int. J. Leprosy **31**, 3, 273—279 (1963). — **Jopling, W.H.**, and **R.G. Cochrane**: The place of Cortisone and Corticotrophin in the treatment of certain acute phases in leprosy. Leprosy Rev. **28**, 5 (1957). — **Jopling, W.H.**, and **D.S. Ridley**: Vadrine combined with sulphone in the treatment of lepromatous leprosy. Leprosy Rev. **32**, 3, 188—190 (1961).

Keil, E.: Lepra und Erbfaktoren. Arch. Schiffs- u. Tropenhyg. **43**, 95—102 (1939). — **Khanolkar, V.R.**: Perspectives in Pathology of Leprosy. Indian J. med. Sci. **9** (1955). ~ Diagnosis of Leprosy. Leprosy Rev. **32**, 3, 158—166 (1961). — **Kinnear Brown, J.A.**: Factors influencing the transmission of Leprosy. Int. J. Leprosy **27**, No. 3, 250—263 (1959). — **Klingmüller, G.**: Classification on reactions in leprosy. Rep. 2nd Nat. Conf. Ethiopia, Addis Abeba, p. 101—104 (1961). — **Klingmüller, V.**: Die Lepra. In: Handbuch der Haut- und Geschlechtskrankheiten, Bd. 10. Hrsg. von J. Jadassohn. Berlin: Springer 1930. ~ Ergebnisse der Lepraforschung seit 1930. Berlin: Springer 1938.

Lampe, P.H.J., and **R. Boenjamin**: Social intercourse with lepers and the subsequent development of manifest leprosy. Docum. neerl. indones. Morb. trop. **1**, 289—346 (1949). — **Languillon, J.**: Frequency and localisation of plantar perforating ulcers of leprosy patients. Leprosy Rev. **35**, 239—244 (1964). ~ Treatment of leprosy by sulfamethoxypyridazine. Rep. 2nd Nat. Lep. Conf. Ethiopia, Addis Abeba, p. 90—91 (1961). — **Lara, C.B.**, and **J.O. Nolasco**: Self-healing, or abortive, and residual forms of childhood leprosy and their probable significance. Int. J. Leprosy **24**, 245—263 (1956). — **Laviron, P.**, **L. Lauret**, et **C. Jardin**: Contribution a l'étude de la chimotherapie-rétard dans la lutte antilépreuse en Afrique Occidentale française. Int. J. Leprosy **21**, 427 (1953). — **Lechat, M.F.**: Étude des Mutilations Lépreuses. Bruxelles: Editions Arscia S.A. 1961. ~ L'utilisation pratique de l'Etisul (diethyldithiolisophthalate) pour le traitement de la lépre chez l'Africain. Ann. Soc. belge Méd. trop. **39**, 865 (1959). — **Lechat, M.F.**, and **F. Puissant**: Problem of rehabilitation of the leprosy patient in a high prevalence area of Africa. J. chron. Dis. **13**, 221—227 (1961). — **Lie, H.P.**: Comments on the decrease of leprosy in Norway. Int. J. Leprosy **7**, 555 (1940). — **Littann, K.E.**: Die Lepra in Europa. In: Welt-Seuchenatlas I. Hrsg. von Rodenwaldt-Jusatz. Hamburg: Falk 1951. — **Lowe, J.**: Studies in Sulphone Therapy. Leprosy Rev. **23**, 4 (1952). ~ The Treatment of Leprosy with TBl/698. Leprosy Rev. **25**, 186 (1954). — **Lowe, J.**, and **F. McNulty**: Tuberculosis and Leprosy. Immunological Studies. Leprosy Rev. **24**, 61—90 (1953).

Marchoux, E.: Un cas d'inoculation accidentelle du bacille de Hansen en pays nonlepreux. Int. J. Leprosy **2**, 1—6 (1934). — **Mason, K.E.**, and **M.Y. Dju**: Inoculation of M. leprae in animals under special dietary conditions. Trans. Symp. Leonard Wood Memorial, Washington, p. 264—267 (1961). — **McEwen, A.D.**, **N.H. Pizer**, and **J.D. Patterson**: Preliminary trials on the Administration of Sulphonamide E.O.S. and 4-4-diaminodiphenyl-sulphone to Normal Cattle and to Cattle affected with Streptococcal Mastitis. Vet. Rec. **53**, 429 (1941). — **McFadzean, J.A.**, and **R.C. Valentine**: The Examination and the Determination of the Viability of Mycobacterium Leprae by Electronmicroscopy. Leprosy Rev. **31**, No. 1, 0—11 (1960). — **McFadzean, J.A.**, and **W.W. MacDonald**: An investigation of the possible role of mosquitoes and bedbugs in the transmission of leprosy. Trans. roy. Soc. trop. Med. Hyg. **55**, 232—234 (1961). — **Mitsuda, K.**, and **M. Ogawa**: A study of 150 autopsies on cases of leprosy. Int. J. Leprosy **5**, 53—60 (1937). — **Mohr, W.**: Lepra. In: Handbuch der Inneren Medizin, Bd. I, Teil 2, S. 306—363. Berlin-Göttingen-Heidelberg: Springer 1952. — **Molesworth, B.D.**, and **P.S. Narayanaswami**: The Treatment of Lepromatous Leprosy with 4-diaminodiphenylsulfone in oil. Int. J. Leprosy **17**, 197 (1949). — **Montestruc, E.**: L'hospitalisation des lépreux contagieux constitue un acte prophylactique de première importance et doit être pratiquée dans tous pays oú elle est possible. Rev. Méd. Hyg. Outre-mer **30**, 132—134 (1958). — **Montestruc, E.**, et **R. Berdonneau**: Deux nouveaux cas de lèpre du nourisson à la Martinique. Bull. Soc. Path. exot. **47**, 781—783 (1954). — **Mukerjee, N.**: Role of chemotherapy in the control of leprosy. Leprosy in India **30**, 10 (1958). — **Muir, E.**: Manual of Leprosy. Edinburgh: Livingstone Ltd. 1948.

Neisser, A.: Zur Ätiologie des Aussatzes. Bresl. Ärztl. Zeitschr. **1**, 200—202 (1879). — **Nishiura, M.**: The Electronmicroscopic Basis of the Pathology of Leprosy. Int. J. Leprosy **28**, 357—400 (1960).

Otto, J.H.F.: Leprosy in China. Rep. 1st Nat. Lep. Conf. Ethiopia, Addis Abeba, p. 15—17 (1957).

Patersen, D. E.: Bone changes in Leprosy. Leprosy in India **28**, 128—135 (1956). — **Del Pianto, E.**: Chemotherapy of Tuberculosis with 2-mercaptoenzthiazole and its Derivatives together with Salts of S esters of Thiosulphuric Acid. Ricerca Sci. **20**, 83 (1950). — **Porritt, R. J.**, and **R. S. Olsen**: Two simultaneous cases of leprosy developing in tattoos. Amer. J. Path. **23**, 805—817 (1947). — **Price, E. W.**: The Etiology and Natural History of plantar Ulcer. Leprosy Rev. **35**, 4, 259—266 (1964). ~ The Problem of Plantar Ulcer. Leprosy Rev. **35**, 4, 267—272 (1964).

Richter, R.: Die Lepra. In: Dermatologie und Venerologie, Bd. V, Teil 1, S. 497—546. Hrsg. von H. A. Gottron u. W. Schönfeld. Stuttgart: Georg Thieme 1963. — **Rhodes-Jones, R.**: An Investigation into Bacillaemia in Leprosy. Leprosy Rev. **34**, 26—29 (1963). — **Robertsen, J. A.**: A lesion of mouse embryoma produced by Mycobacterium leprae. Trans. Symp. Res. Leprosy, Leonard Wood Memorial, p. 260—263 (1961). — **Rodriguez, J. N.**: Studies on early leprosy in children of lepers. Philippine J. Sci. **31**, 115—145 (1926). — **Rodriguez, O.**: Lepra de Lucio. Rev. Med. Estud. gen. Navarra **2**, 304—311 (1958). — **Rogers, Sir L.**, and **E. Muir**: Leprosy. 3rd ed. Baltimore: Williams and Wilkins Co. 1946. — **Rosemberg, J., J. N. Aun, e N. Souza Campos**: Da relacao immunobiologica entre tuberculosis e lepra. Rev. bras. Leprol. **18**, 128 (1950); ibid. **20**, 67 (1952); **20**, 84 (1952). — **Ryrie, G. A.**: Thiosemicarbazone in the Treatment of Leprosy. Lancet **1950 II**, 286. ~ An infantile macular eruption. Int. J. Leprosy **6**, 357—358 (1938).

Sagher, F.: On the nature of the isomorphic and isopathic reactions in leprosy. Leprosy Rev. **30**, 138—140 (1959). — **Sandes, T. L.**: The surgery of leprosy. S. Afr. med. Rec. **1913**, 229—233. — **Schaller, K. F.**: Zur Epidemiologie der Lepra. Z. Tropenmed. Parasit. **10**, 79 ff. (1959). ~ Sodium-Ethylthiosulphate in the treatment of leprosy. Rep. 2nd Nat. Lep. Conf. Ethiopia, Addis Abeba, p. 97—99 (1961). ~ Leprosy Control in East and West Africa. Rep. 2nd Nat. Lep. Conf. Ethiopia, Addis Abeba, p. 28—30 (1961). ~ Treatment with Triamcinolone in lepra reactions. Rep. 2nd Nat. Lep. Conf. Ethiopia, Addis Abeba, p. 104—106 (1961). ~ Leprosy in Ethiopia. Rep. 2nd Nat. Lep. Conf. Ethiopia, Addis Abeba, p. 55—59 (1961). ~ Seuchen im Wandel der Zeiten. Die Lepra und ihre Bekämpfung. Z. Haut- u. Geschl.-Kr. **33**, 166—170 (1962). — **Schaller, K. F.**, and **C. Serié**: Hydroxyprocaine-Penicillin in Leprosy Treatment. Rep. 1st Nat. Lep. Conf. Ethiopia, Addis Abeba, p. 44—45 (1957). ~ Diphenylthiourea in the treatment of leprosy. Leprosy Rev. **33**, 52—61 (1962). — **Schneider, J., J. Languillon, et J. Clary**: Traitement de la lèpre par un nouveau sulfamide: la sulfamethopyrazine: Premiers resultats. Bull. Soc. Path. exot. **52**, 47—52 (1959). — **Serié, C.**: Organisation of Leprosy Control in West Africa. Rep. 1st Nat. Lep. Conf. Ethiopia, Addis Abeba, p. 21—23 (1957). ~ The laboratory in current practice. Rep. 2nd Nat. Lep. Conf. Ethiopia, Addis Abeba, p. 75—80 (1961). ~ Last modern achievements in the field of laboratory work on leprosy. Rep. 2nd Nat. Lep. Conf. Ethiopia, Addis Abeba, p. 26—28 (1961). ~ Treatment of Leprosy with diphenylthiourea (DPT). Rep. 2nd Nat. Lep. Conf. Ethiopia, Addis Abeba, p. 91—94 (1961). — **Serié, C.**, et **K. F. Schaller**: L'électrophorese et la lèpre. Bull. Soc. Path. exot. **50**, 17—20 (1957). ~ Essai de traitement de la lèpre par le para-amino salicylate d'isonicotyl hydrazide. Bull. Path. Soc. exot. **51**, 563—570 (1958). — **Shepard, C. C.**: The experimental disease that follows the injection of human leprosy bacilli into foot-pads of mice. J. exp. Med. **112**, 445—454 (1960). ~ Acid fast bacilli in nasal excretions in leprosy, and results of inoculation of mice. Amer. J. Hyg. **71**, 147—157 (1960). — **Shiga, K.**: Studien über die Kultur des Lepraerregers. Zbl. Bakt., I. Abt. **174**, 511 (1929). — **Skinsnes, O. K.**: Leprosy in Society. Lepr. Rev. **35**, 1—3 (1964). — **Simons, R. D. G. Ph.**: Handbook of tropical dermatology. Amsterdam: Elsevier 1952. — **Souza Campos, N.**: BCG in the prophylaxis of leprosy. A preliminary report. Int. J. Leprosy **21**, 307 (1953). — **Spickett, S. G.**: Genetics and the epidemiology of leprosy. Leprosy Rev. **33**, 76—93, 173—181 (1962). ~ A preliminary note on Demodex folliculorum Simon (1842), as a possible vector of leprosy. Leprosy Rev. **32**, 263—268 (1961). — **De Souza-Araujo, H. C.**: The morphology of mycobacterium leprae. Leprosy Rev. **30**, 80—84 (1959).

Tajiri, I.: The Acute Infiltration Reaction of Lepromatous Leprosy. Int. J. Leprosy **23**, 370 (1955). — **Tolentino, J. G.**: Acute reactions in leprosy. Int. J. Leprosy **31**, 4, 541 (1963). — **Trappmann, R.**: A new remedy for leprosy, Hydroxyprocaine-Penicillin. Int. J. Leprosy **29**, 46—55 (1961). — **Tuma, M.**, and **S. Candido**: Antigenic relationship between the Hansen bacillus and other mycobacteria. Int. J. Leprosy **30**, 71—76 (1962).

Unna, P. G.: Histotechnik der leprösen Haut. Wien: L. Voss 1910. — **Utku, E.**: Le test de Nelson-Mayer et les réactions faussement positives dans la lèpre. Türk. Ijiven Terübi Biyoloji Dergisi **20**, 93—95 (1960); zit. nach Int. J. Leprosy **30**, 107 (1962).

Virchow, R.: Zur Geschichte des Aussatzes. Virchows Arch. path. Anat. **18**, 138 (1870). — **Vogelsang, Th. M.**: The termination of leprosy in Norway. Int. J. Leprosy **25**, 345—359 (1957).

Wade, H. W.: The bacteriological examination in leprosy. Leprosy Rev. **6**, 54 (1948). ~ The Histoid Variety of lepromatous Leprosy. Int. J. Lepr. **31**, 2, 129—142 (1963). — **Wade,**

H. W., and V. Ledowsky: The Leprosy Epidemic at Nauru; a review with data on the status since 1937. Int. J. Leprosy **20**, 1—29 (1952). — **Washburn, W. L.**: Leprosy among Scandinavian settlers in the Upper Mississippi Valley, 1864—1932. Bull. Hist. Med. **24**, 123—148 (1950). — **Wozonig, H.**: Bone Changes in Leprosy. Rep. 1st Nat. Lepr. Conf. Ethiopia, Addis Abeba, p. 31—32 (1957).

Yamamoto, T., M. Nishiura, N. Harada, and **T. Imaeda**: Electron microscopy of ultra-thin sections of lepra cells and mycobacterium leprae. Int. J. Leprosy **26**, 1—8 (1958).

Zerihun Desta: S 131 Vadrine in the treatment of leprosy. Rep. 2nd Nat. Lep. Conf. Ethiopia, Addis Abeba, p. 93—94 (1961).

Anhang: **Seventh International Congress of Leprology, Tokyo 1958.** Int. J. Leprosy **26**, 4, 360—409 (1958). — **Eighth International Congress of Leprology, Rio de Janeiro 1963.** Int. J. Leprosy **31**, 4, 427—514 (1963).

Dokumente und technische Reporte der Weltgesundheitsorganisation, Genf, 1952—1966.

X. Adnexe

Sepsis als klinisches Krankheitsbild

Von Rudolf Schoen, Göttingen

Sepsis ist ein rein klinischer Begriff bei einer Vielheit der Ätiologien. Auch die klinische Erscheinungsform ist nicht einheitlich, sondern wechselt von Fall zu Fall entsprechend der Ätiologie, als auch bei der gleichen Ursache. Es gibt hochakute, subakute und ausgesprochen chronische Formen, oligo- und multisymptomatische, benigne und maligne Verläufe. Immerhin gibt es unter Berücksichtigung der Eigenheiten bestimmter Erreger der Sepsis eine gewisse Regelmäßigkeit der Pathogenese, welche einen einheitlichen Begriff der „Sepsis" rechtfertigt. Aus diesem Sammelbegriff sind gewisse Infektionskrankheiten mit spezifischen Erregern ausgeklammert, welche ihrer Pathogenese nach zur Sepsis gerechnet werden müßten, z. B. der Typhus abdominalis und die Miliartuberkulose.

I. Die **Definition** des Sepsisbegriffes stammt von Schottmüller im Jahre 1914. Von einem im Körper befindlichen Sepsisherd werden kontinuierlich oder schubweise pathogene Bakterien ausgestreut, welche auf dem Blut- oder Lymphwege Metastasen setzen. Es bedarf einer Eintrittspforte, durch welche die Erreger in den Organismus gelangen. Sie kann gleichzeitig Sepsisherd sein, jedoch ist dieser in der Regel nicht mit der Eingangspforte identisch. Aus Metastasen können sich weitere sekundäre Sepsisherde entwickeln.

Im Blute lassen sich die Erreger, wenn sie in großer Menge vorhanden sind, nachweisen. Sie vermehren sich darin nicht, oder nur in unbedeutendem Ausmaß. Nicht jede Bakteriämie bedeutet eine Sepsis, sondern sie kann völlig harmlos sein und nur einen passageren Zustand ohne Krankheitswert bedeuten.

Wie jede Infektionskrankheit ist auch die Sepsis das Ergebnis der Auseinandersetzung zwischen dem eingedrungenen Erreger und der darauf erfolgten Reaktion des Organismus. Beim Erreger kommt es auf die Pathogenität und Virulenz, die Haftfähigkeit und die Menge der eingebrochenen Keime an, beim Organismus auf die Abwehrkräfte und die Immunitätslage. Natürlich sind dies Begriffe, die noch im einzelnen differenziert werden müssen.

Es versteht sich von selbst, daß bei der Vielheit der möglichen Erreger und der Komplexität ihrer Wirkungsbedingungen sich *kein einheitliches Krankheitsbild der Sepsis* ergeben kann. Jedoch gibt es für einzelne Erreger immerhin charakteristische Lokalisationen und klinische Verlaufsformen, welche auch eine klinische Differenzierung in gewissem Grade neben der bakteriologischen gestatten. Dies umsomehr, als praktisch unter der unbegrenzten Zahl der theoretisch möglichen pathogenen Keime als Erreger doch nur ganz überwiegend ein nicht allzu großer Kreis als Ursache einer Sepsis in Frage kommt, aus welchem einige spezifische Krankheitserreger gewohnheitsgemäß, wie gesagt, auszuklammern sind (z. B. Typhusbacillen). Eine Immunität tritt durch Überstehen einer Sepsis nicht ein im Gegensatz zu den spezifischen Infektionskrankheiten. Insofern ist ihre Sonderstellung berechtigt, auch wenn sie pathogenetisch der Sepsis zugehören.

II. Nach der Art der Verbreitung im Organismus können wir verschiedene **Formen der Sepsis** unterscheiden: Die Verbreitung auf dem *Blutweg*, ausgehend von einer infektiösen Endo- oder Thrombophlebitis mit Abbröckeln und embolischer Verschleppung infizierter Bestandteile des Thrombus oder massivem Einbruch in die Vene von einem endophlebitschen Herd. Auch im arteriellen System können bakterielle Ansiedlungen entstehen, in erster Linie an den Herzklappen in Form einer Thromboendokarditis. Diese als primärer oder sekundärer Sepsisherd ist besonders gefährlich, weil durch die brüske Bewegung der befallenen Klappen (Mitral- und Aortenklappen) die bakterienhaltigen Thromben und die Bakterienkulturen abgeschleudert und im Organismus verbreitet werden. Der *Lymphweg* ist neben dem Blutweg von Bedeutung, der auf dem Weg über die Lymphdrüsen, welche zum Sepsisherd werden können und der Lymphgefäße Allgemeininfektionen erzeugt. Der Unterschied im klinischen Bild ist oft dadurch gegeben, daß die hämatogene Sepsis mehr akut und mit Schüttelfrösten, die lymphogene meist ohne solche alarmierenden Erscheinungen beginnt. Schließlich kann die Allgemeininfektion auf dem Blut- oder Lymphweg von bestimmten Hohlorganen oder ihren Ausführungswegen ausgehen, wovon es zur *intracanalikulär Ausbreitung* kommen kann. Solche Organe sind die Gallenblase, das Nierenbecken, der Uterus, besonders der puerperale Uterus, die Gelenkhöhlen, welche die Bedeutung von Sepsisherden erhalten können. Die großen serösen Höhlen sind davon weitgehend ausgenommen. Der Übergang der Lokalinfektion zur Sepsis wird durch Abflußstörungen der Sekrete begünstigt.

Wesentlich für das Krankheitsbild der Sepsis sind der *Sepsisherd* und die sich von dort aus entwickelnde und sich immer wiederholende *Bakteriämie* sowie die dadurch entstehenden *Absiedlungen*. Eine Reaktion an der Eintrittsstelle kann dabei wesentlich ins Gewicht fallen aber auch völlig fehlen, weil die lokalen entzündlichen Erscheinungen gering oder bereits abgeklungen sind. Klinisch nachweisbare Metastasen können ebenfalls fehlen. Als *kryptogenetische Sepsis* bezeichnet man Fälle, in welchen weder Eintrittspforte noch Sepsisherd gefunden werden. Dieser Begriff sollte aber durch die moderne gezielte Diagnostik weitgehend eingeschränkt werden. Ebensowenig ist es statthaft eine hochfieberhafte Infektion — z. B. Angina oder Appendicits — als „septisch" zu bezeichnen, ohne daß die Voraussetzungen dazu erfüllt sind. Allerdings gibt es fließende Übergänge. Der alte Begriff der Pyämie ist heute verlassen, da es sich dabei nicht um eine besondere Form der Sepsis handelt.

Ein allgemein gültiges Krankheitsbild der Sepsis läßt sich nicht erwarten, wie etwa beim Typhus abdominalis, bei welchem sich trotz aller vorkommenden Varianten doch ein „klassischer Verlauf" herausschälen läßt. Die Gründe wurden bereits genannt und sie vermehren sich noch, wenn man die Vielzahl der Ursachen bedenkt. Immerhin gibt es gewisse *durch den Erreger bedingte Besonderheiten des Verlaufs und der Lokalisation*, welche Rückschlüsse auf den Erreger erlauben. Doch finden sich auch — unabhängig vom Erreger — durch die Pathogenese und die Infektionswege bedingte Besonderheiten, welche die Diagnose einer Sepsis nahelegen.

Der Weg der Infektion beginnt an der *Eintrittspforte* (BINGOLD). Diese wird selten zum Sepsisherd, von welchem aus die schubweise oder dauernde Bakteriämie unterhalten wird. Ist dies der Fall, so kann nach kurzem Vorstadium die Krankheit in voller Vehemenz einsetzen, mit hohem Fieber, Schüttelfrösten und schwerem Krankheitsgefühl, oft mit Kreislaufkollaps.

Ein solches Beispiel ist die *Sepsis nach Angina*. Hier steht am Anfang die eitrige Tonsillitis. Es folgt das Übergreifen auf eine kleine oder größer abführende Vene im Quellgebiet der Jugularis mit Bildung eines infizierten Thrombus von welchem aus hoch infektiöse Bröckel als Embolie die Infektion im Organismus verbreiten und entfernte Metastasen setzen. Wird die Gefahr nicht in ihren Anfängen erkannt und entschlossen durch proximale Unterbindung der thrombosierten Gefäße beseitigt, so kann in kürzester Frist eine lebensbedrohliche Situation entstehen, welche vor der Ära der Antibiotica häufig tödlich ausging. Dieser foudroyante Verlauf der tonsillogenen Sepsis ist ein Beispiel, bei welchem die Ausbreitung der Infektion primär von der Eingangspforte aus erfolgt. Der tonsillogene Infekt kann sich auch auf dem Lymphweg ausbreiten. In diesem Fall wird ein Relais in den Fortschritt der Infektion in Form der regionären Lymphdrüsen eingebaut, welche zum sekundären Sepsisherd werden und erst nach kürzerem oder längerem Intervall die Infektion auf dem Lymph- oder Blutweg weiterschreiten lassen. In diesem Beispiel wird das Krankheitsbild sich nicht foudroyant, sondern nach einem Vorstadium entwickeln, bis dann die Krankheit in voller Stärke losbrechen kann, oder auch weiter mehr schleichend verläuft.

Wir finden einen gewissen Gegensatz im klinischen Verlauf der hämatogenen oder lymphogenen Ausbreitung der septischen Infektion. Doch lassen sich keine schematischen Regeln aufstellen. Ein gesetzmäßiger *Fieberverlauf* ist nicht, auch nicht für vollsymptomatische Fälle gegeben. Die Continua ist seltener als der intermittierende Typ. Andauerndes Fieber ist kennzeichnend für einen ununterbrochenen Keimzustrom zum Blut, wie es bei einer Endophlebitis der Fall sein kann. Häufiger finden sich intermittierende Temperaturen, wobei die Intervalle ohne Fieber einige Stunden bis zu Wochen betragen können. Es sind nur Stunden, wenn gehäufte Schüttelfröste auftreten, wie es im Fall der thrombophlebitischen Sepsis vorkommen kann. Am ausgesprochensten ist der Intermittenstyp bei der Pylephlebitis zu finden (BINGOLD) und hält häufig über lange Zeiten an.

Der *Schüttelfrost* ist gewöhnlich die Folge einer massiven bakteriellen Streuung, wohl durch die frei werdenden Endotoxine der ins Blut gelangenden Bakterien bedingt. Er bedeutet eine brüske Störung der Wärmeregulation, wobei durch Erhöhung der Wärmebildung (Tremor) in der Muskulatur und gleichzeitige Drosselung der Wärmeabgabe (Frost) durch Kontraktion der oberflächlichen Gefäße der Haut die Temperatur in kürzester Zeit um mehrere Grade ansteigt. Die Haut ist trotz hohen Fiebers kühl und feucht. Neben den echten Schüttelfrösten gibt es auch bei langsamem Fieberanstieg ein Frösteln begleitet von Zittern, welches als unangenehm empfunden wird. Die Temperaturen erreichen dabei nicht die kritischen Werte von 41 und mehr Grad wie beim foudroyanten Schüttelfrost, sinken jedoch langsamer wieder ab. Dieser mitigierte Typ findet sich bei vielen Sepsisursachen, z. B. der Meningokokkensepsis, der Endokarditis lenta, der chronischen cholangenen Sepsis, also Formen wenig akuten Verlaufs. Die brutalen und perakuten Verlaufsarten gehören besonders der Streptokokkensepsis und dabei der akuten septischen Endokarditis zu.

Der *allgemeine Eindruck* des Sepsiskranken ist gewöhnlich *schwer*. Das gilt umsomehr, je akuter die Krankheit einsetzt. Bei den mehr chronisch und nicht alarmierend verlaufenden Fällen kann aber der Allgemeinzustand lange Zeit verhältnismäßig gut bleiben. Gerade solche Fälle sind dann schwer zu diagnostizieren, zumal wenn Schüttelfröste fehlen und die Fieberkurve wenig aussagt. Die Euphorie, das Fehlen von Schmerzen steht oft im Gegensatz zu dem schweren Zustand.

Ein sicherer Hinweis auf die Verbreitung der Krankheitserreger durch das Blut sind septische *Hautmetastasen*. Sie übersäen manchmal in kurzer Zeit von Stunden den ganzen Körper bei der Staphylokokkensepsis, besonders, wenn eine floride Endokarditis dabei besteht. Weniger charakteristisch sind die septischen *Exantheme*, da sie nicht Hautmetastasen mit Bildung miliarer Absceßchen oder Petechien, sondern toxisch-allergische Erscheinungen sind, welche auch bei den

verschiedensten Infektionskrankheiten, bald mehr scarlatiform, bald masern-
ähnlich beobachtet werden. Auch auf vereinzelte Hautveränderungen, die leicht
übersehen werden, ist wegen ihrer diagnostischen Bedeutung sorgfältig zu achten.
Andere Allgemeinsymptome hat die Sepsis mit vielen Infektionen gemeinsam.
Neben dem Fieber steht die *allgemeine Toxikose* im Vordergrund: Schweiße,
Tachykardie mit kleinem, weichen Puls, Neigung zu Hypotonie und Kollaps durch
Vasomotorenschwäche mit kühler Haut und cyanotischer Blässe, Appetitlosigkeit, dyspeptische Erscheinungen. In schweren Fällen treten *cerebrale Symptome*
immer mehr in den Vordergrund, welche anfangs in Unruhe, Apathie, im weiteren
Verlauf in Benommenheit und sich zum Koma vertiefender Bewußtlosigkeit oder
in deliranten Zuständen bestehen können. Der Tod tritt je nach der Organbeteili-
gung an Lungenödem, Herz- und Kreislaufversagen oder Gehirnlähmung ein.
Neben der Schwere des Krankheitsbildes sind es vor allem Schüttelfröste, welche
in erster Linie an Sepsis denken lassen.

III. Der *Nachweis des* **Erregers** im Blut ist der Schlußstein der Diagnose Sepsis.
Dieser Nachweis gelingt oft nicht beim ersten Versuch. Die Aussicht des Gelingens
ist am größten, wenn die Blutentnahme bei ansteigendem Fieber, möglichst zu
Beginn eines Schüttelfrostes vorgenommen wird. Man bedient sich dazu am besten
der Liquoidkanüle. Manchmal gelingt der Bakteriennachweis nur im arteriellen
Blut oder im Knochenmarkpunktat. Wichtig ist stets auch im Harn nach Erregern
zu fahnden, da die Bakterien häufig durch die Nieren ausgeschieden werden (beim
Typhus in 10% der Fälle). Gelingt es, einen Erreger zu züchten, so wird jedesmal
auch seine Resistenz gegen die große Reihe von Antibiotica zu prüfen sein, um
eine wirksame Therapie durchführen zu können.

Die Zahl der als Erreger einer Sepsis möglichen Erreger ist sehr groß. Etwa
$3/4$ davon sind aerob, der Rest anaerob. Praktisch haben wir es jedoch nur mit
einer begrenzten Zahl von Erregern zu tun, welche in naher Beziehung zur Eintrittspforte und zum Sepsisherd stehen. Wenn man auch nicht von einem einheitlichen Krankheitsbild der Sepsis sprechen kann, so ergeben sich doch bestimmte
für den Erreger und den Infektionsweg charakteristische Verlaufstypen. Für ihre
ausführliche Darstellung wird auf die einschlägigen Abschnitte dieses Buches verwiesen (B I und II). Hier kann nur das Charakteristische hervorgehoben werden,
was sich aus der Gegenüberstellung ergibt, also die Grundlage einer Differential-
diagnostik abgeben kann.

IV. Der **klinische Untersuchungsbefund** ist außerordentlich verschieden und läßt
sich nicht in ein Schema fassen. Vom schweren Allgemeineindruck war schon die
Rede, ebenso vom Fieber. Beides kann die Vermutung einer Sepsis nahelegen,
aber nicht beweisen. Es gibt Fälle ohne Fieber, wenn auch selten oder häufiger mit
fieberfreien Intervallen und solche mit relativ gutem Allgemeinbefinden. Ähnlich
steht es mit der Milz. Ist ein *Milztumor* palpabel, so ist dies ein wichtiges Symptom.
Sein Fehlen schließt aber die Sepsis nicht aus, zumal bei pyknischem Habitus und
Fettleibigkeit.

Häufig kommen nun je nach der Art der Sepsis andere wichtige Untersuchungsbefunde hinzu. An erster Stelle nenne ich die *Thrombophlebitis*, welche den Weg
vom Sepsisherd oder der Eingangspforte zur Allgemeininfektion anzeigt. Sie wird
häufig nur noch in der Anamnese zu finden sein, oft auch nur nach sorgfältigem
Suchen festgestellt werden können, z. B. bei der tonsillogenen Sepsis mit Thrombophlebitis eines kleinen Jugularvenenastes. Auch die Thrombose im Bereich des
Plexus prostaticus oder Plexus uterinus ist meist nur indirekt zu diagnostizieren,
während die periphere Beinvenenthrombose der direkten Untersuchung nicht ent-
gehen wird. Die Sinusthrombose nach Otitis media mit Übergang in meningitische
Sepsis ist wiederum meist nur indirekt zu erschließen.

Eine ähnliche Rolle wie die Thrombophlebitis spielt die *Lymphangitis* auf dem Weg zur Sepsis. Sie ist leicht an den Extremitäten festzustellen, entgeht aber bei den inneren Organen, wo sie häufig beteiligt ist, dem Nachweis. Die palpablen Lymphdrüsen müssen sorgfältig palpiert werden.

Die *intracanaliculäre* Ausbreitung der Sepsis, der dritte wichtige Ausbreitungsweg, wird häufig klinisch erkannt werden können. Der pueperale Uterus, die Cholecystitis und Cholangitis, die Harnwegsinfektion, die Meningitis, Pleuritis und Empyem, die Peritonitis, das Gelenkempyem sind der Untersuchung überwiegend zugänglich. Doch gibt es natürlich manche Ausnahmen. Sehr oft wird ein zweifelhafter Organbefund vorliegen oder es bestehen Zweifel hinsichtlich der Bedeutung eines geringfügigen Organbefundes zur Erklärung eines schweren septischen Zustandes. Die vielen vorkommenden Varianten lassen sich nicht einzeln aufzählen. Die nachfolgenden Beispiele werden eine Illustration dazu geben.

Ähnlich vieldeutig ist häufig die *Endokarditis*. Sie nimmt im Geschehen der Sepsis einen bevorzugten Platz ein und ist von maßgeblicher Bedeutung für die Prognose. Es gibt verschiedene Möglichkeiten. Die Endokarditis, kenntlich an neu auftretenden Klappengeräuschen mit Ausbildung eines Klappenfehlers — meist einer Insuffizienz der Mitral- und Aortenklappen und mit nachfolgender Dilatation und Hypertrophie der befallenen Herzabschnitte, manchmal mit Entwicklung einer rasch einsetzenden Herzinsuffizienz mit Tachyarrhythmie — wird sicher zu erkennen sein, zumal wenn eine längere Beobachtung die Entwicklung verfolgen läßt. Das ist der Fall bei der Endokarditis lenta. Auch die akute septische Endokarditis wird häufig durch ihren foudroyanten Verlauf gesichert werden. Abrisse von Sehnenfäden, Klappenperforation, können dramatische Verschlimmerungen zur Folge haben.

Das sind die eindeutigen Diagnosen. Häufig aber ist die floride Endokarditis schwer zu beurteilen. Bei der *Endokarditis lenta* ist in vielen Fällen schon vorher eine rheumatische Endokarditis mit der Dauerfolge eines Vitiums abgelaufen. Diese *rekurrierende Endokarditis* ist dann schwer zu erkennen. Sie kann rheumatisch oder bakteriell sein. Man kann eine Endokarditis lenta annehmen, wenn *Embolien* im arteriellen System oder Osler-Knötchen in der Subcutis, meist der Finger, auftreten. Oft ist es schwierig accidentelle *Herzgeräusche* von endokarditisch bedingten organischen abzugrenzen. Es besteht Fieber mit Tachykardie, es besteht eine *toxische Anämie:* Beides sind Voraussetzungen für accidentelle Herzgeräusche von systolischem Charakter. Je länger solche Fälle beobachtet werden, umso eher wird aus dem Verlauf die Unterscheidung accidentell oder organisch bedingt möglich sein. Schließlich gibt es aber nicht seltene Fälle, in welchen erst die Obduktion die septische Endokarditis aufdeckt. Sie kann bei sehr schweren Fällen übersehen werden, sie braucht aber auch keine eindeutigen auskultatorischen Symptome hervorzurufen.

Im ganzen wird die *klinische Beobachtung* über längere Zeit viele diagnostische Zweifel bei der Sepsis zu klären helfen, wenn auf jedes, auch das geringfügig erscheinende Symptom — z. B. ein Oslersches Hautknötchen, eine kleine Pustel — geachtet wird, wenn der progrediente Verlauf und der zunehmende körperliche Verfall berücksichtigt werden. Die Blutkulturen können lange Zeit, sogar dauernd negativ bleiben. Dann beginnt erst die Kunst der Diagnostik.

Welche Hilfen dazu geben uns andere Untersuchungsmethoden des *klinischen Laboratoriums* ?

Neben dem Fieber ist die beschleunigte *Blutsenkungsgeschwindigkeit* ein wichtiges Leitsymptom, das selten im Stich läßt, aber natürlich sehr vieldeutig, also unspezifisch ist. Fehlt Fieber — häufig im Intervall — so zeigt die hohe Senkungsprobe das Fortbestehen des septischen Prozesses an, während ihr Rückgang auf günstige therapeutische Wirkungen hinweisen kann. Es ist aber zu bedenken, daß die Blutsenkungsgeschwindigkeit sich meist erst spät im Fall der Heilung zu normalisieren pflegt. Ihre konstante Erhöhung kann aber bei einer kryptogenen Sepsis ein wichtiger Hinweis sein.

Die BSG hat Beziehungen zur Zusammensetzung der *Bluteiweißkörper*, speziell zur Vermehrung der Globuline und der Verminderung von Fibrinogens, ferner zur Anämie. Die *Elektrophorese* ist wie die BSG unspezifisch. Einer Verminderung der Albumine entspricht eine Zunahme der Globuline, besonders der *a*-2 und *β*, bei längerer Dauer auch der *γ*-Globuline. Zur Differentialdiagnose trägt die Bluteiweißbestimmung kaum bei, ebensowenig die Serumlabilitätsproben.

Das *Blutbild* verändert sich in Richtung der *Anämie* und häufig der Leukocytose. Die Anämie wird immer ausgeprägter, je länger der septische Zustand andauert. Sie erklärt sich gewöhnlich durch toxische Schädigung der Erythropoese des Knochenmarks. Septische Metastasen und Blutungen können ihr Teil dazu beitragen. Meist ist der Charakter der Anämie *hypochrom*. Die Regenerationsfähigkeit liegt darnieder, was sich an der verhältnismäßig niedrigen Reticulocytenzahl ausprägt. Der Hämatokrit, der stets bestimmt werden sollte, zeigt erniedrigte Werte. Die Form der roten Zellen kann Aniso- und Poikilocytose aufweisen. Zu beachten ist, daß die Anämie durch Bluteindickung verdeckt sein kann, z. B. bei starken Wasserverlusten durch Schweiße oder septische Durchfälle und Erbrechen.

Das *weiße Blutbild* zeigt häufig eine oft hochgradige *Leukocytose* und *Linksverschiebung*. Dies ist regelmäßig der Fall bei Sepsis durch Kokken, seltener bei anderen Erregern, wie Bacterium coli, Proteus und Pyocyaneus. Das Fehlen der Leukocytose spricht nicht gegen eine Sepsis, besonders wenn eine cholangene oder Urosepsis in Frage kommt. Die Endokarditis lenta geht meist mit Leukocytose einher. Je akuter der spezifische Prozeß verläuft, umso rascher und höher pflegt der Anstieg der weißen Blutkörperchen zu erfolgen, der bis 20—40 000 Leukocyten oder mehr betragen kann. Die Linksverschiebung der Granulocyten geht manchmal über die Stabkernigen bis zu den noch jugendlicheren Formen der Metamyelocyten. Die Lymphocyten sind an der der Leukocytose nicht beteiligt. Die Granulocyten zeigen toxische Granulation. Thrombopenie und thrombopenische Purpura sind seltene Begleiterscheinungen schwerer septischer Zustände.

Eine besondere Stellung nimmt die Sepsis bei *Agranulocytose* ein, wobei die Granulocyten stark erniedrigt sind und sogar völlig fehlen können. Die Sepsis ist dann die Folge des Darniederliegens der granulocytären Abwehr durch mangelnde Phagocytose der eingedrungenen Bakterien. Bei der akuten septischen Endokarditis durch Streptokokken kann die Leukocytose vermißt werden (BINGOLD).

Die Untersuchung des *Urins* zeigt häufig eine mäßige Albuminurie von 0,1 bis 2$^0/_{00}$ und eine Vermehrung der Urobilinogenausscheidung als Ausdruck einer toxischen Schädigung von Nieren und Leber. Bei Ikterus, bei Urosepsis finden sich natürlich entsprechende Veränderungen. Nicht nur bei der von den Harnwegen ausgehenden Sepsis, sondern auch bei vielen anderen Formen lassen sich aus dem Harn die gleichen Erreger züchten wie aus dem Blut. Das Harnsediment zeigt oft granulierte und Leukocytenzylinder, bei der embolischen Herdnephritis auch Erythrocyten.

Die Liquoruntersuchung ist entscheidend wichtig für die Meningokokkosepsis und alle anderen Formen der septischen Meningitis. Sowohl die Blutbeimischung, die entzündlichen Veränderungen, wie Zunahme des Liquoreiweißes, des Druckes, der Zellzahl wie vor allem auch der Erregernachweis im Liquor im Vergleich mit dem Blut sind von größter diagnostischer Bedeutung für Diagnose und Verlaufsbeurteilung. Die Mitreaktion des Liquors durch mäßige Eiweiß- und Zellvermehrung findet sich auch ohne ausgesprochene Meningitis bei schweren Formen der

Sepsis verschiedener Ursache, besonders in finalen Stadien. Das klinische Correlat ist dann Benommenheit bis zur Bewußtlosigkeit, Hypersensibilität, Nacken-steifigkeit, Opistotonus mäßigen Grades (KERNIG) und reicht vom larvierten Meningismus bis zum ausgeprägten Bild der Meningitis.

Die Untersuchung des *Stuhls* ist abgesehen von Fällen mit Blutungen und Durchfall wenig aufschlußreich. Die bakteriologische Stuhluntersuchung hat nur bei spezifischen Erkrankungen (Typhus, Paratyphus, Ruhr, Tuberkulose), nicht bei der Sepsis, wesentliche Bedeutung.

Das *Sternalpunktat* gibt eine Ergänzung zur hämatologischen Beurteilung und erleichtert die Differentialdiagnose z. B. gegenüber akuten Leukämien. In Fällen mit wiederholt negativen Blutkulturen empfiehlt sich Kulturen aus dem Sternal-mark anzulegen, die manchmal ergiebiger sind.

In Fällen mit thorakalen oder peritonealen *Ergüssen* wird die *Punktion* auf-schlußreich sein, um ein Empyem, einen subphrenischen Absceß oder eine eitrige Peritonitis zu finden oder auszuschließen, verbunden mit bakteriologischer Unter-suchung. Die Punktion hat dazu therapeutische Indikationen.

Es versteht sich von selbst, daß im Einzelfall alle Register der Laboratoriums-untersuchung gezogen werden müssen, je nach den vorliegenden Symptomen, also Leberfunktionsproben, Röntgenuntersuchungen, Nierenfunktionsproben, Spu-tumuntersuchungen und viele andere. Auch von Biopsien darf man sich manchmal Hilfe versprechen, vor allem in der Differentialdiagnose. Am häufigsten kommt die Punktion oder Exstirpation oberflächlicher *Lymphdrüsen* mit cyto-histologi-scher Untersuchung in Frage, ergänzt durch bakteriologische Prüfung.

Die *Serologie* hat bisher wenig zur Diagnose der Sepsis beitragen können. Der Nachweis von Antikörpern, welche bei mangelnder Abwehrkraft nicht vermehrt entstehen, hat am ehesten bei der Streptokokkensepsis Bedeutung. Die Erhöhung des Antistreptolysintiters tritt aber schon bei jeder einfachen Streptokokken-angina ein, sie erlaubt auch nicht ein schweres rheumatisches Fieber differential-diagnostisch abzugrenzen.

Unter den der Untersuchung gut zugänglichen Sinnesorganen sind vor allem die *Augen* häufig an septischen Geschehen beteiligt. Es gibt embolische Netzhaut-herde, Papillitis, Neuritis optica und vor allem Netzhautblutungen. Selbst Irido-chorioiditis und Panophthalmien werden gelegentlich beobachtet. Die Ohren können kryptogene Sepsisherde abgeben.

Eine nicht zu überschätzende Bedeutung für den Verlauf einer septischen In-fektion kommt dem *Herzen* und den Gefäßen zu. Ältere Menschen jenseits des 50. Lebensjahres weisen eindeutig eine höhere Letalität auf, wie es ja auch für Typhus und Fleckfieber bekannt ist. Die Gefahren für das Herz sind die Endo-, Myo- und Perikarditis. Sehen wir hier von der speziellen akuten und subakuten bakteriellen Endokarditis (lenta) ab, so finden wir auch in Fällen ohne Endokard-beteiligung häufig myokardische Herde, in Form herdförmiger interstitieller Entzündungen. Sie sind weitgehend unspezifisch, da sie bei vielen Infektionen vor-kommen. Es gibt aber auch embolische Herde, welche zu multiplen Myokard-abscessen führen können. Die Diagnose der septischen Myokarditis gelingt am besten durch das Elektrokardiogramm, welches mehrfach im Verlauf durchzu-führen ist. Die myokardnahe Perikarditis verläuft meist larviert. Das Pyoperikard ist ein seltenes Ereignis und klinisch und röntgenologisch zu diagnostizieren und durch Punktion diagnostisch und mit Injektion von Antibiotica therapeutisch anzugehen.

Das *Kreislaufversagen* droht bei jeder schweren Infektion durch toxische Schä-digung des Vasomotorensystems. Es kommt zum gefürchteten *Kollaps*. Die Haut wird blaß und cyanotisch, kühl mit kaltem Schweiß, das Gesicht eingefallen, die

Nase spitz, die Atmung frequent und oberflächlich, der Puls rasch und klein. Das Sensorium kann mehr oder weniger gestört sein. Der Blutdruck sinkt stark ab. Die wesentliche Ursache ist die toxische zentrale Vasomotorenlähmung, doch spielt auch das Versagen der endocrinen Regulation gegenüber dem Stress der Infektion und des Fiebers eine wesentliche Rolle (SELYE). Jeder Kollaps, sei er akut oder andauernd, bedeutet eine große Gefahr und muß mit allen verfügbaren Mitteln angegangen werden, möglichst schon, ehe er sich voll entwickeln konnte. Aus dem Kollaps kann sich auch ein akutes Nierenversagen mit Anurie entwickeln, wie wir es erlebt haben.

Über die Bedeutung einer *Herdinfektion* für die Entstehung einer Sepsis braucht nicht viel gesagt zu werden. Die *Lehre von der Fokalinfektion* wurde durch GÜRICH und später PÄSLER inauguriert und war bald außerordentlich verbreitet. Von einem chronischen Infektionsherd aus, der häufig in den *Tonsillen* oder an den *Zahnwurzeln* lokalisiert ist, sollen Allgemeinwirkungen auf den Organismus ausgehen, deren schwerste Form die „orale Sepsis" ist. Es wurde bereits der Begriff der tonsillogenen Sepsis erwähnt; dabei handelt es sich aber um eine eitrige akute Angina oder einen Tonsillarabsceß als Ursache. Chronische Infektionsherde der Mandeln dürften höchst selten Ausgangspunkt einer Sepsis sein. Eitrige Zahngranulome sind ebenfalls nur in Ausnahmefällen für eine Sepsis verantwortlich. Es unterliegt keinem Zweifel, daß die Bedeutung der Herdinfektion zeitweise erheblich überschätzt worden ist. Wenn der Begriff zu Recht besteht, so gilt dies am wenigsten für die sog. „orale Sepsis" im Sinne der bakteriellen Streuung von Mundherden aus. Diese zurückhaltende Beurteilung schränkt die Indikation zur Herdsanierung stark ein.

Die verschiedenen *klinischen Verlaufsformen der Sepsis* sollen nun an einigen Beispielen, welche in der Medizinischen Klinik in Göttingen beobachtet wurden, illustriert werden.

In unserem Krankengut der letzten 10 Jahre überwiegt bei weitem die *Staphylokokkensepsis* s. S. 110. Es ist dies wohl eine durch die weit verbreitete Anwendung von Antibiotica bedingte Auslese. Während die hämolytischen Streptokokken bisher keine Resistenz gegen Penicillin und andere antibiotische Mittel entwickelt haben, ist dies in hohem Maße bei Staphylokokken aller Arten der Fall. Der gefürchtete „Hospitalismus" auf chirurgischen Abteilungen (und nicht nur auf diesen) ist die Folge.

1. H. E., 39jähriger Mann, infolge Kriegsverletzung Oberschenkel amputiert, hatte durch Druck der Prothese mehrfach Abscesse am Gesäß. Am 27. 12. 1957 entwickelte sich ein *praesakraler Karbunkel*, der nach 4 Tagen inzidiert wurde. In den nächsten Tagen hohes Fieber und Klinikaufnahme mit Kollaps. Dauertropfinfusionen mit hohen Penicillindosen waren unwirksam. Erst bei Anwendung von Chloramphenicol besserte sich der Zustand. BKS 96/135 mm. Mäßige Anämie, 10900 Leukocyten, Blutkultur steril, im Harn gegen alle Antibiotica außer Chloramphenicol resistente Enterokokken. Nach 2 Wochen zeigten sich im Röntgenbild zwei *metastatische Lungenabscesse* mit kirschgroßer Infiltration und Einschmelzung in beiden Oberlappen, die sich unter Reverin rasch zurückbildeten. Außerdem trat anfangs vorübergehend ein leichter Ikterus auf. Ausgang in Heilung. Der Zustand war anfänglich lebensbedrohlich. Eine kleine Sinusschwarte links blieb zurück (Klinisches Bild der *Staphylokokkensepsis*).

2. Beispiel eines letal ausgegangenen Falles von Staphylokokkensepsis: R. E., 16jähriges Mädchen, erkrankte aus voller Gesundheit nach einer *Angina* mit einem ausgedehnten *Exanthem*, welches als Arzneimittelexanthem aufgefaßt wurde. Vier Tage vor der Aufnahme hohes Fieber, rasche Verschlechterung des Allgemeinzustandes. Einlieferung am 31. 5. 1958 mit 40,5°C Fieber, 135 Pulsen mit grauer Cyanose, schlechtem Allgemeinzustand, schuppendem, z. T. pustulösem generalisiertem Exanthem. Oberflächliche, flache Atmung. Rechter Unterlappen infiltriert, leises Bronchialatmen, klingende Rg, Erguß, also ausgedehnte *Pneumonie und Pleuritis*. Punktion: Mikroempyem. Trotz intensiver Therapie am nächsten Tag Exitus unter Kreislaufversagen. *Sektion:* Zustand nach Angina, Dermatitis. Zahlreiche hämatogene Lungenabscesse, beiderseitige serofibröse Pleuritis. Bakteriologisch Staphylokokkus aureus.

In diesem foudroyant verlaufenden, tragischen Fall ist die Eingangspforte der Infektion anscheinend die Angina mit frühzeitiger hämatogener Aussaat in Lungen und Pleura. Wie weit das generalisierte Exanthem die Resistenz minderte oder selbst ein Ausdruck der Sepsis war, bleibt unentschieden.

Einen ganz ähnlichen letalen Fall, ausgehend von einem *Oberlippenfurunkel* beobachteten wir bei einem 52jährigen Rentner. Interessant dabei ist, daß ihm kurz vor Beginn der Erkrankung die Tonsillen und fünf beherdete Zähne entfernt worden waren, da er an einem frischen Schub einer chronischen Polyarthritis litt. Die in solchen Fällen nutzlose Operation hat offenbar der Sepsis den Weg bereitet, sei es direkt, sei es durch Herabsetzung der Abwehrkräfte.

Das Bild der Staphylokokkensepsis ist außerordentlich variabel und vielseitig. Häufig entwickelt sich, zumal bei Jugendlichen, eine metastatische Osteomyelitis, manchmal ein paranephritischer Absceß. Pathognomisch sind multiple Absceßbildungen der Haut, die generalisiert sein können. Aus dem Absceßeiter sind häufig Staphylokokken zu züchten. Häufig geht der Infekt von kleinen wenig beobachteten Wunden und Abschürfungen aus. Die Rachenorgane, der Nasopharynx, der Respirationstrakt sind bekannte Eintrittspforten. Durch spezifische Toxine und Fermente wurde die Neigung zur Nekrosebildung erklärt. Zwischen dem Krankheitsverlauf durch Infektion mit Staphylokokkus aureus und pyogenes besteht kein grundsätzlicher Unterschied.

Die *Sepsis durch hämolytische Streptokokken* (s. S. 10) ist heute seltener geworden dank der Treffsicherheit der Penicillinbehandlung, gegen welche sich keine Resistenz findet. In diese Gruppe gehört auch der Streptokokkus viridans (SCHOTTMÜLLER), der Enterokokkus und anaerob wachsende Streptokokken, welche weniger gut auf Antibiotica ansprechen. Sie sind teils resistent, teils ist die von ihnen verursachte septische Erkrankung subakut, wobei vor allem die subakute bakterielle Endokarditis (lenta) zu nennen ist.

Die *foudroyante Streptokokkensepsis* bietet ein sehr schweres Krankheitsbild, in dessen Mittelpunkt die akute septische Endokarditis steht. Diese bildet den sekundären Sepsisherd, von welchem aus dauernd bakterielle Streuungen begleitet von Schüttelfrösten oft mehrfach täglich, ausgehen. Auch hier können septische Hautmetastasen, oft mit Blutungen, entstehen, der schwere Zustand, die Kreislaufschwäche mit Tachykardie und Kollaps, die Herzklappengeräusche, die meist fühlbare Milz, der häufig bestehende Ikterus, die Milz und Leberschwellung, Bronchopneumonie und andere Symptome lassen die Diagnose meistens klinisch stellen, ehe sie bakteriologisch verifiziert ist. Der *septische Scharlach*, der heute praktisch verschwunden ist, läßt sich als Streptokokkensepsis bezeichnen, während der Scharlach als Infektionskrankheit keine Sepsis sondern eine toxisch-allergische Reaktion nach Streptokokkenangina darstellt. Ganz ähnlich verhält es sich mit dem rheumatischen Fieber. Die Abgrenzung dieser Krankheit gegenüber der Sepsis liegt auf immunologischem Gebiet. Es liegt an der Reaktion des Organismus auf dem Streptokokkeninfekt an der Eingangspforte, ob das Bild einer Sepsis, eines Scharlachs, eines akuten Gelenkrheumatismus entsteht. Der Übergang in eine Sepsis ist sowohl beim Scharlach, als, wenn auch seltener, beim rheumatischen Fieber möglich, bei diesem meist in Form der *subakuten bakteriellen Endokarditis.*

Diese wird im deutschen Sprachgebrauch nach SCHOTTMÜLLER als **Endocarditis lenta** bezeichnet. Der Erreger ist ganz überwiegend der Streptokokkus viridans, eine Gruppe nicht spezifischer Streptokokkenarten, welche vergrünend wachsen. Der wichtigste darunter ist der Strept. salivarius, der in der Mundhöhle saprophytisch vorkommt. Es gibt aber gelegentlich auch andere Erreger, vor allem Staphylokokken und Enterokokken, sogar Colibacillen und Proteus. In einem wechselnden Hundertsatz lassen sich keine Erreger im Blut nachweisen, was vor allem bei den nach dem 2. Weltkrieg gehäuft auftretenden Erkrankungen der Fall war. Die große Nachkriegswelle, welche sich in ähnlicher Weise auch nach dem 1. Weltkrieg gezeigt hatte, war durch einen ziemlich tropiden, wenig fieberhaften Verlauf gekennzeichnet, wobei aber die klinischen Hauptsymptome regelmäßig nachweisbar waren: Die *Klappenendokarditis*, zunächst der Mitralklappe, im Verlauf ebenso der Aortenklappen, mit Ausbildung von Mitral- und Aorteninsuffizienz, seltener auch Stenosen; die Häufigkeit größerer Embolien oder Oslerscher *Mikroembolien*, der *Milztumor*, die zunehmende *Anämie* mit und ohne Leukocytose, die Nierenbeteiligung in Form der *Herd- oder Glomerulonephritis*, manchmal mit Ausgang in Niereninsuffizienz und Urämie. Nicht immer ist diese Vollsymptomatik ausgeprägt. Die larvierten Fälle zu diagnostizieren bedarf meist längerer Beobachtung. Der Befund am Herzen kann diskret sein, der Nierenbefund und das Fieber fehlen. Neben den ziemlich obligaten Symptomen der — manchmal zweifelhaften — Milzvergrößerung, der Anämie und der stark beschleunigten Blutsenkung ist der bakterielle Nachweis von ausschlaggebender Bedeutung. Das charakteristische „Café au lait" Gesicht, dessen Voraussetzung die Blutarmut ist, kann manchmal zur Diagnose hinführen. Beginn mit Gelenkschwellungen wie beim rheumatischen Fieber ist keine Seltenheit (s. SCHAUB).

Die Wichtigkeit der frühzeitigen Diagnose ergibt sich aus den heute guten Chancen mit der *Antibiotica-Therapie*, wobei Penicillin ganz im Vordergrund steht. Es läßt sich beliebig hoch dosieren und muß mit 2—20 Mill. Einheiten täglich über 6 Wochen in diesem Fall gegeben werden. Penicillin wirkt im Gegensatz zu anderen Antibiotica und Sulfonamiden bactericid, nicht lediglich bakteriostatisch. Ist heute ziemlich zuverlässig die *Heilung* der Infektion *möglich*, so bleibt bestimmend für die weitere Lebenserwartung der Grad des Herzfehlers. Ist eine starke Aorteninsuffizienz oder Stenose vorhanden, so wird früher oder später eine das Leben begrenzende Herzinsuffizienz eintreten. Überdies wird die Leistungsfähigkeit frühzeitig eingeschränkt bleiben und eine Dauertherapie durchgeführt werden müssen. Die Heilungsfähigkeit der früher infausten Endocarditis lenta war eines der beglückensten Erlebnisse. Heute ist die Krankheit wieder recht selten geworden und läßt sich gewöhnlich bakteriologisch erfassen.

In vielen Fällen pfropft sich die subakute bakterielle Endocarditis auf alte rheumatische Veränderungen des Endokards und der Klappen auf. Es bleibt danach anscheinend eine erhöhte Bereitschaft zur Ansiedlung von Bakterien bestehen, wenn hämatogene Streuungen stattfinden. Diese erfolgen besonders aus Tonsillen und Zähnen. Es sind Fälle von Endocarditis lenta nach Zahnextraktion und nach Tonsillektomie durchaus bekannt. Solche Eingriffe sollten deshalb unter ausreichendem Penicillinschutz vorgenommen werden, besonders dann, wenn bereits eine rheumatische Carditis vorausgegangen ist. Bei jugendlichen Trägern rheumatischer Vitien mit infizierten Mandeln und Zähnen ist die Fokalsanierung unter Antibioticaschutz zu befürworten (im Gegensatz zu sonstigen häufig gestellten Indikationen).

Die Endocarditis lenta ist eine echte Sepsis. Ihr Verlauf erklärt sich durch die relativ günstige Immunitätslage des Organismus und die geringe Virulenz der Erreger. Die Embolien sind bland, keine Metastasen bildend. Eine gewisse Verwandschaft zum rheumatischen Fieber, auch zum Lupus erythematodes läßt sich nicht übersehen. Bei ähnlicher Reaktionsweise liegt aber hier eine bakterielle Infektion vor, während beim rheumatischen Formenkreis lediglich die durch lokale Streptokokkeninfektion (Angina) ausgelösten immunologischen Vorgänge (Antikörperbildung) die Krankheitserscheinungen auslösen. Die konstitutionelle Bereitschaft gehört dabei zu den offenbar recht komplexen Voraussetzungen. So dürfte auch die große Welle der „Nachkriegsendocarditis" nicht an einem Faktor zu erklären sein (Literatur s. SCHÖLMERICH).

Die *Pneumokokkensepsis* bietet ein vielseitiges Bild, tritt aber an Bedeutung heute zurück (s. Band III). Eingangspforten sind: Infektionen des Nasopharynx und der Luftwege, der Lungen, die kroupöse Pneumonie, das Pneumokokkenempyem der Nebenhöhlen, des Mittelohres, der Warzenfortsätze, die Pneumokokken-Meningitis, Sepsisherd kann auch eine Endocarditis durch Pneumokokken werden. Häufig treten rheumatoide Gelenkschwellungen dabei auf. Der Verlauf ist hoch fieberhaft mit hoher Leukocytose und Linksverschiebung, die Ansprechbarkeit auf Antibiotica, besonders Penicillin in hohen Dosen, meist gut. Eine Ausnahme macht die Pneumokokkenmeningitis, welche weniger gut auf Antibiotica anzusprechen pflegt. Der Ausbreitungsweg führt häufig über die Lymphbahnen, besonders im Kopfbereich.

Die *Meningokokkensepsis* hat mit der vorigen Form viel Ähnlichkeit (s. S. 154). Sie stellt eine Komplikation der epidemischen Genickstarre dar, welche stets das beherrschende klinische Symptom ist. Daneben wird die Sepsis gekennzeichnet durch die Meningokokkenendocarditis, welche akut oder subakut verläuft, durch Sinusitis und Otitis. Die Verlaufsform kann akut oder schleichend sein. Eine perakute Form stellt das Waterhouse-Friedrichsen-Syndrom dar, welches bei Kindern durch doppelseitige Blutungen in die Nebennieren eine tödliche Nebenniereninsuffizienz bewirkt, falls keine rechtzeitige Hormonsubstitution einsetzt. Die Empfindlichkeit der Erreger gegen Antibiotica ist gut.

Die *Gonokokkensepsis* ist heute unwichtig geworden. Bemerkenswert ist, daß die Gonokokkenendocarditis die Pulmonalklappen bevorzugt. Auch vor der Antibioticazeit war diese Form der Sepsis sehr selten.

Die *Sepsis mit gramnegativen Bakterien* ist heute von erheblicher Bedeutung, zumal diese Erreger abgesehen von den multiresistenten Staphylokokken der antibiotischen Behandlung weniger gut zugänglich sind. Am wichtigsten ist in dieser Gruppe die Sepsis *durch Coli-Bakterien*, durch *Proteus* und *Pyocyaneus*.

Die *Colisepsis* (s. S. 634) nimmt ihren Ausgang von den Harnwegen (*Urosepsis*), von den Gallenwegen (*cholangitische Sepsis*) und vom Darm (*enterogene Sepsis*). Die Ausbreitung geschieht durch die Kanäle der Organe, die Lymphwege und durch die Pfortader. Es gibt akute Formen mit Schüttelfrösten, Herpes und Kollaps und subakute Formen. Das Endokard wird gewöhnlich nicht befallen. Der Übergang einer Pyelonephritis, einer lokalen Infektion der Gallenwege und Gallenblase in eine Sepsis ist oft nicht genau zu fixieren. Beispiel einer cholangitischen Sepsis in folgendes:

23jährige Ehefrau, leidet seit 1958 an Cholelithiasis, 1961 Auftreten von Durchfällen, 1962 pararektaler Abszeß mit Coli-Bakterien; 2 Wochen nach Entlastung durch Inzision Auftreten von hohem, intermittierendem, 40°C erreichendem Fieber, Durchfällen und Oberbauchschmerzen, Subinkterus. BSG 50/97 mm. 5000 Leukocyten, erhebliche Anämie. Negative Cholecystographie Blutkultur steril, ebenso Lebergalle. Nach antibiotischer Entfieberung glatt verlaufende Entfernung der Steingallenblase, Heilung.

Obwohl der bakteriologische Nachweis in Galle und Blut fehlt, muß der klinische Verlauf durchaus im Sinne einer Coli-Sepsis gedeutet werden. Der Coli-Absceß im Pfortadergebiet bei lange bestehender Leukocytose spricht ebenfalls für Coli-Infektion. BINGOLD hat das Krankheitsbild der *Cholangitis lenta* beschrieben und es in Parallele zur Endocarditis lenta gestellt. Sie hat sich als Krankheitsbegriff auf die Dauer nicht durchgesetzt.

Bei der *Urosepsis* spielen *Enterokokken-* und *Pyocyaneusinfektionen* selbständig oder in Kombination eine größere Rolle. Wie bei Coli ist oft eine weitgehende Resistenz gegen fast alle Antibiotica vorhanden. Die Voraussetzungen durch Steinbildung, Abflußhindernisse sind, soweit möglich, chirurgisch anzugehen.

Influenzabacillen sind gelegentlich Erreger von Sepsis bei Kindern mit begleitender Endocarditis (s. Band III).

Die *Puerperalsepsis*, das *Kindbettfieber*, hat heute weitgehend in allen Kulturländern ihre Schrecken verloren. Es sind gerade seit der klassischen Schrift von IGNATZ SEMMELWEISS, worin er seine alarmierenden Beobachtungen über die infektiöse, von außen eingebrachte Ursache mitteilte, 100 Jahre verstrichen

(1864). Als Erreger kommen viele verschiedene Arten in Frage, vor allem anaerobe
Staphylokokken. Ein Fall einer kurz zuvor entbundenen 27jährigen Frau mit
hohem Fieber, Thrombophlebitis an beiden Unterschenkeln, Leukocytose, Ver-
wirrungszuständen ergab Blutkulturen mit Enterokokken, Coli und Staphylokok-
ken. Die Puerperalsepsis kommt auf lymphatischem und thrombophlebitischem
Wege zustande und kann einen schweren Verlauf mit septischen Metastasen,
Lungenabscessen, Peritonitis und anderen Erscheinungen bieten. Der erwähnte
Fall konnte geheilt werden.

Als unter den Begriff der Sepsis fallende Sonderformen seien noch kurz erwähnt: Die von LANDOUZY beschriebene *Typhobacillose* oder *Sepsistuberkulosa
acutissima*, ein sehr seltenes Krankheitsbild einer generalisierten, in kürzester Zeit
zum Tode führenden Tuberkulose ohne Lungenbefall mit schweren toxischen
Gewebsveränderungen. Sie sind offenbar Ausdruck einer völligen Schutzlosigkeit
gegenüber der Infektion.

Ein interessantes Krankheitsgeschehen stellt die *Subsepsis hyperergica (aller-
gica)* von WISSLER (1943) dar, welche dem rheumatischen Formenkreis zugehört.
Erreger sind dabei niemals nachgewiesen worden, weshalb der Begriff „Sepsis"
vermieden wurde. Die hohen, intermittierenden Temperaturen, Leukocytose und
Eosinophilie, Exantheme, Milztumor, Lymphdrüsenschwellung, Herz- und Nierenbeteiligung und große Neigung zu Rezidiven lassen an ein schweres rheumatisches
Fieber mit besonders ausgeprägter Allergie denken. Die meisten Fälle wurden bei
Kindern beobachtet. LE-Zellen wurden niemals nachgewiesen. Die Abgrenzung
vom Lupus erythematodes ist dadurch gegeben, während die von OETTEL (1940)
beschriebene „*rheumatoide Sepsis*" unter diesen Begriff fallen dürfte (Weiteres s.
GSELL).

Die *Sepsis durch Anaerobier*, Streptokokken, Clostridien, Fränkelschen Gas-
bacillen u. a. kann sehr verschiedene Verlaufsformen annehmen. Sie dringen
häufig durch äußere Verletzungen ein, vor allem, wenn sie mit schwerer Gewebs-
schädigung einhergehen (Granatsplitter). Die Gasbrandsepsis nimmt einen foudroyanten Verlauf und hat ein großes Invasionsvermögen, bedingt durch Toxine
und Enzyme, welche dabei entstehen. In solchen Fällen kann außer dem radikalen
chirurgischen Eingriff und Chemotherapie eine Serum-Therapie mit Antitoxin
vorteilhaft sein. Andere Anaerobeninfektionen verlaufen weniger akut, sogar
schleichend, oft als Mischinfektionen (s. S. 775).

Es soll nicht weiter in die Einzelheiten des so vielseitigen Krankheitsverlaufs
und Erscheinungsbildes dessen eingegangen werden, was ätiologisch unter den
Begriff der Sepsis fällt. Charakteristische allgemeine Merkmale, die mehr oder
weniger allen Formen gemeinsam sind, gibt es wenig. Sind sie vorhanden, so lenken
sie auf die Diagnose hin, fehlen sie, so lassen sie die Diagnose nicht ausschließen.
Wohl sind wiederholt Schüttelfröste, hohes Fieber, schweres Krankheitsbild,
Anämie, Milztumor und Leukocytose einmal wegweisend, ein anderes Mal ist die
Temperatur kaum erhöht, der Allgemeinzustand nicht allzusehr beeinträchtigt
und charakteristische Blutveränderungen werden vermißt. Die Beweiskraft der
bakteriologischen Befunde ist im Zusammentreffen mit den klinischen Zeichen
entscheidend, für sie allein aber — besonders bei Staphylokokken — keineswegs
in jedem Falle der Schlüssel zur Diagnose. Neben dieser großen allgemeinen
Variationsbreite, welche sich noch erheblich vertiefen ließe, gibt es in der **Differentialdiagnose** Schwierigkeiten der Abtrennung anderer fieberhafter Krankheiten,
auf welche kurz hingewiesen werden soll.

D. W., 19jähriges Mädchen, hatte als Kind mehrfach Anginen und leichte Gelenkschwellungen, mit 15 Jahren ein wohl echtes rheumatisches Fieber mit nachfolgenden alljährlichen
Schüben, zuletzt im Frühjahr 1960. Nachdem im Juli 1960 ein neuer hochfieberhafter Schub

aufgetreten war, kam die Patientin zur klinischen Aufnahme. Reduzierter Allgemeinzustand, Gelenke schmerzhaft, nicht geschwollen, Herz o. B. Unregelmäßiges Fieber zwischen 38 und 39°C sogar 41,5°C und mit subfebrilen Intervallen. Maximale BSG auf 115/141 mm erhöht. Leukocytose maximal bis 5100 und zunehmende Anämie. Blutkultur mehrfach steril. Antistreptolysintiter 50 E. Keine LE-Faktoren. Elektrophorese und Immunelektrophorese ohne tiefgreifende Veränderungen, geringe Vermehrung der a-2-, β- und γ-globuline, Verminderung der Albumine. Keine Nierensymptome. Die Diagnose eines rezidivierenden rheumatischen Fiebers befriedigt ebenso wenig wie die eines Lupus erythematodes, obwohl gelegentlich perikardiales und pleuritisches Reiben daran denken läßt. Das unklare Bild der *Subsepsis hyperergica* (WISSLER) kommt dem Geschehen am nächsten. Die zeitweise lebensrettende Wirkung von Steroiden läßt die vorübergehende Ausbildung eines Cushing-Syndroms in Kauf nehmen. Eine wesentliche Änderung des Ablaufs war nicht zu erzielen. Heute ist Heilung eingetreten.

Ein so ungewöhnlicher, durch starke Hyperergie gekennzeichneter schwerer Krankheitszustand läßt wohl an Sepsis denken, sich aber davon abgrenzen. Das Beispiel zeigte zugleich, daß das rheumatische Fieber und der *Lupus erythematodes* differentialdiagnostisch abgetrennt werden müssen. Dies gilt aber auch von anderen hoch fieberhaften Zuständen mit langwierigem Verlauf. Hier ist an die *Periarteritis nodosa* zu denken, ferner an die *Lymphogranulomatose*, an mit Fieber verlaufende Hypernephrome, an akute Leukosen und Agranulocytosen, deren Abgrenzung aber mit klinischen Methoden, einschließlich Biopsien, gewöhnlich möglich ist.

Viele anfangs unklare spezifische *Infektionskrankheiten* können den Verdacht einer Sepsis erwerben, besonders in den ersten Tagen. Der Typhus abdominalis, der erst am 9. Tage durch Milztumor und Roseolen sich klinisch als solcher entpuppt, das Fleckfieber, die tropische Malaria, die Miliartuberkulose sind Beispiele, die sich leicht vermehren lassen. In allen Fällen wird bald die richtige Diagnose gestellt werden können.

Über die **Therapie** *der Sepsis* können nur ergänzend einige allgemeine Bemerkungen gemacht werden. Es ist zu unterscheiden zwischen der antibakteriellen und symptomatischen Behandlung, welche verschiedene Krankheitserscheinungen zum Gegenstand hat, und der operativen Ausschaltung des Sepsisherdes.

Die *antibiotische Therapie* ist nur dann gezielt, wenn sowohl der Erreger bekannt ist als auch seine Empfindlichkeit gegenüber den verschiedenen Antibiotica. Wenn auch die in der Kultur geprüfte Resistenz nicht immer der im Organismus entspricht, so erleichtert die Prüfung zweifellos die richtige Auswahl eines wirksamen Mittels, welches dann in der notwendigen Dosierung über eine bestimmte Zeit bis zum Abklingen der klinischen Symptome gegeben werden muß. Die Schwierigkeit ist die oft weitgehende *Resistenz* der Staphylokokken und gramnegativen Stäbchen gegen die üblichen Antibiotica. Bei der Coligruppe bieten Colistin und Kanamycin manchmal einen Ausweg. Sie müssen aber wegen ihrer Nebenwirkungen vorsichtig dosiert und streng kontrolliert werden. Die Resistenz der Staphylokokken gegen Penicilline beruht auf der Entwicklung des Fermentes Penicillase, welches die Penicillinwirkung aufhebt. Neuerdings ist die Herstellung von Penicillase resistenten halbsynthetischen Penicillinabkömmlingen gelungen, welche Staphylokokken wirksam sind. Es ist zur parenteralen Gabe Cinopenil, Methicillin, zur oralen Cryptocillin (Oxacillin). Cinopenil wird nur im Dauertropf instilliert sowohl intravenös wie lokal bei Abscessen und Empyemen, auch bei Kleinkindern und Säuglingen (RODEK u. Mitarb.). Nach den bisherigen Erfahrungen bedeuten diese neuen Mittel einen wesentlichen Fortschritt in der Behandlung der Staphylokokkensepsis, was sich auch am Erwachsenen bestätigen läßt (BARTH und MUNDT).

Schwieriger ist die Lage, *wenn* die *Blutkulturen* bei einer Sepsis *steril* bleiben. Die antibiotische Therapie kann dann nur probeweise versucht werden. Immerhin läßt, wie wir gesehen haben, das klinische Bild gewisse Schlüsse auf den Erreger zu. Bei Kokkenverdacht wird man zuerst hochdosierte Penicilline versuchen. Rückgang oder Verschwinden des Fiebers gibt einen ersten Maßstab für die eintretende Wirkung und ermutigt nur Fortführung der begonnenen Behandlung. Fehlt jede Wirkung, muß ein anderes Antibioticum gewählt werden. Am meisten empfiehlt sich wegen seines breiten Wirkungsbereichs das Chloramphenicol, welches gut verträglich ist, in 2. Linie Tetracykline, z. B. als intravenöse Reverin-Gabe. Kombinationen verschiedener Antibiotica sollte man höchstens bei bedrohlichen Fällen versuchen. Ein wirksames Mittel ist besser als mehrere nicht wirksame.

Die Hinzugabe von *Sulfonamiden* in ihren Depotformen (Durenat z. B.) ist zu empfehlen, wenn die Coligruppe als Erreger in Frage kommt (Gallenwegs- und Harnwegsinfektionen). Die zahlreichen in früherer Zeit gegen bakterielle Infektionen angewandten Mittel sind eindeutig als obsolet zu bezeichnen.

Ist die antibiotische Therapie wirksam, dann verschwinden die mannigfachen Symptome der septischen Erkrankung. Die *symptomatische Therapie* behält trotzdem ihre Bedeutung, besonders für die bedrohlichen Situationen von seiten des Kreislaufs. Es kann lebensrettend sein, wenn ein plötzliches Herzversagen, ein Kreislaufschock durch rasches Eingreifen behoben oder — besser noch — in den Anfängen erfaßt und verhütet wird. Es gelten hier die gleichen Regeln wie bei allen Infektionskrankheiten unter Verwendung von Strophanthin und sympathikomimetischen Mitteln, *Tropfinfusionen* je nach der Situation. Ein sehr wirksames Mittel zur Überwindung des Kollapses und hochfiebernder toxischer Zustände sind vorsichtig dosierte *Nebennierenrindensteroide*. Je nach den Symptomen wird die Therapie sehr verschieden sein. Sie kann im einzelnen bei den so vielgestaltigen Verlaufsarten septischer Erkrankungen nicht besprochen werden. Schmerzmittel, Spasmolytica, Diuretica, Sedativa, kurz das gesamte therapeutische Arsenal wird nach Bedarf zur Verfügung stehen müssen, ohne daß einer Polypragmasie das Wort geredet werden soll. Ist eine ätiologische Therapie möglich, so ist die vielseitige Symptomatologie „aus einem Punkte zu kurieren". Unnötig zu sagen, daß der Schwerkranke entsprechend gelagert und gepflegt werden muß, daß er eine Fieberkost mit ausreichenden Kalorien braucht, welche je nach der Symtomatologie besonders gestaltet sein wird. Die Gefahr psychischer Erregungszustände, Fieberdelirien verlangt eine verstärkte Überwachung, die häufigen Schweiße, häufiges Trockenlegen. Man kann die Wichtigkeit einer sorgfältigen Pflege und Ernährung, besonders bei langdauerndem Verlauf der Erkrankung nicht hoch genug einschätzen.

Wenn operiert werden muß, schafft die vorhergehende Chemotherapie bessere, oft optimale Voraussetzungen für die Operation z. B. einer als Sepsisherd wirkenden chronisch entzündeten Gallenblase. Die Zahl der erforderlichen *operativen Eingriffe* wird durch die wirksame Chemotherapie erheblich verringert. Vor allem kommt es selten vor, daß die Operation als ultimum refugium unter schlechten Bedingungen durchgeführt werden muß. Die Gefäßunterbindung bei septischer Thrombophlebitis, z. B. nach Angina, erlaubt keinen Aufschub.

Das klinische Krankheitsbild der Sepsis ist so vielseitig wie je, aber seine **Prognose** hat sich seit Einführung der Antibiotica wesentlich gebessert. Der Schwerpunkt der Diagnostik liegt heute auf dem Nachweis des Erregers und der Prüfung seiner Empfindlichkeit gegenüber den verschiedenen Antibiotica sowie der Durchführung einer spezifischen ätiologischen Therapie. Dieser Weg ist noch nicht zu Ende gegangen und es bleibt zu hoffen, daß neue Mittel die therapeutischen Erfolge weiter verbessern werden. Die Entwicklung staphylokokkenwirksamer Penicilline ist ein guter Anfang.

Literatur

Barth, E., u. **E. Mundt**: Therapeutische Aspekte zur Staphylokokkensepsis. Dtsch. med. Wschr. **1946**, 193. — **Bingold, K.**: Die septischen Erkrankungen. In: Handbuch innere Medizin, 4. Aufl., Bd. IV, S. 943—1164. Berlin-Göttingen-Heidelberg: Springer 1952. ∼ Die Bedeutung anaerober Bakterien als Infektionserreger septischer interner Erkrankungen. Virchows Arch. path. Anat. **1921**, 234. ∼ Zur Differenzierung der septischen Gallenwegsinfektionen. Dtsch. Arch. klin. Med. **1/3**, 194 (1948). — **Dennig, H.**: Sepsis. In: Lehrbuch der inneren Medizin, 6. Aufl., Bd. I, S. 51. Stuttgart: G. Thieme 1964. — **Grunke, W.**, u. **A. Sudermann**: Lehrbuch der inneren Medizin, Bd. I, S. 76. Jena: G. Fischer 1961. — **Gsell, O.**: Fieber. In: Vom Symptom zur Diagnose, 3. Aufl., Basel: S. Karger. — **Gürich**: Münch. med. Wschr. **1904**, 2089. — **Päsler, H.**: Klinische Grundlagen und Probleme der Herdinfektion, S. 380. Verh. dtsch. Ges. inn. Med. 1930. — **Rodeck, Staemmler** u. **Wenig**: Med. Welt **4**, 190—192 (1964). — **Schaub, F.**: Klinik der subakuten bakteriellen Endocarditis (Endocarditis lenta). Berlin-Göttingen-Heidelberg: Springer 1960. — **Schölmerich, P.**: In: Handbuch innere Medizin, Bd. IX/2. Berlin-Göttingen-Heidelberg: Springer 1960. — **Schottmüller, H.**: Wesen und Behandlung der Sepsis. Verh. dtsch. Ges. inn. Med. 1914. — **Selye, H.**: Stress and the general adaption syndrome. Brit. med. J. **1950**, 1383, 17. — **Semmelweis, I.**: Die Ätiologie, der Begriff und die Prophylaxe des Kindbettfiebers. Test 1864. — **Wissler, H.**: Die chronische Polyarthritis der Kinder. Dresden-Leipzig: Steinkopff 1942. ∼ Subsepsis hyperergica. Erg. inn. Med., Bd. 23, 1965. — **Wurm, K.**, u. **A. M. Walter**: In: Lehrbuch der inneren Medizin (Heilmeyer edit.). 2. Aufl., S. 102. Berlin-Göttingen-Heidelberg: Springer 1961.

Periodische Erkrankungen

Von Hobart A. Reimann, Philadelphia, USA

Mit 12 Abbildungen

I. Definition

Die Periodischen Erkrankungen umfassen eine Gruppe verschiedener Affektionen unbekannter Ursache, die wahrscheinlich erbbedingt sind, die zu irgendeiner Lebenszeit beginnen oder aufhören, während Jahren in regelmäßigen oder unregelmäßigen kurzen Abständen bei sonst gesunden Personen auftreten, einer Behandlung trotzen und gelegentlich zum Tode führen. Sie werden in der folgenden Liste zusammengefaßt:

Periodisches Fieber

Periodische Peritonitis (rezidiv. familiäre Polyserositis, familiäres Mittelmeerfieber)

Periodische Myelopathie (periodische oder cyclische Neutropenie)

Periodisches Ödem (angioneurotisches oder Quincke Ödem)

Periodische Purpura (anaphylaktoide oder Schönlein-Henochsche Purpura)

Periodische Arthrose (intermittierende Hydarthrose)

Periodische Sialadenose (rezidivierende Parotitis)

Periodische Psychosen

Periodische Meningitis

Periodische Lähmungen

Ihre häufige Verwechslung mit Infektionskrankheiten, auch ihre Differentialdiagnose gegen Infektionen, läßt eine Besprechung in einem Buch über Infektionskrankheiten angezeigt erscheinen.

II. Geschichte

Historisches. Ein vermutlicher Fall periodischer Peritonitis wurde 1629 von Aubrey beschrieben. Das periodische Ödem wurde erstmals 1808 diagnostiziert, 1839 die periodische Purpura, 1845 die periodische Arthrose, 1910 die periodische Myelopathie und 1928 das periodisch auftretende Fieber. 1948 stellte Reimann Gruppen periodischer Erkrankungen zusammen, denen er einige neue beifügte; 1951 erschien ein kurzes Referat zum Thema (*11*), das 1963 in einer speziellen Abhandlung mit zahlreichen Literaturhinweisen ausgedehnte Behandlung fand (*15*). Die periodische Hypertonie und periodische Pankreatose wurden 1962 zusätzlich beschrieben. Ungefähr 2000 Fälle periodischer Erkrankungen sind beschrieben.

Die gemeinsamen Symptome der periodischen Erkrankungen werden allgemein besprochen und die speziellen Aspekte der verschiedenen Gruppen gesondert geschildert.

III. Allgemeine Besprechung

Ätiologie. Es ist nicht sicher, ob einzelne periodische Erkrankungen in sich geschlossene, selbständige Gruppen bilden. Vermutlich sind sie aber doch durch *gemeinsame Zeichen* von *Vererbung, Periodizität* und *autonomen Störungen* miteinander verbunden. Theoretisch scheint ein unbekannter, fundamentaler Biorhythmus, eine sog. biologische Uhr, periodische *Entladungen des Diencephalon* auszulösen, die Episoden gleichartiger Erkrankung herbeiführen. Die Entladungen laufen über das Vegetative Nervensystem ab und offenbaren sich als neurovaskuläre Reaktionen. Diese Ansicht wurde an Symposien in New York City 1964 (*16*) und in Moskau 1963 (5) hervorgehoben und diskutiert. Die einzelnen Körperteile verhalten sich entsprechend ihrer vererbten Reaktionsfähigkeit im Einzelfall verschieden, was dann die verschiedenen Krankheitsgruppen erklärt. Personen, in deren Erbverwandtschaft Neurosen, Migräne oder Epilepsie vorkommen, leiden besonders unter periodisch auftretenden Erkrankungen.

Infektionen, Allergien und endokrine Störungen sind nicht Ursache periodischer Erkrankungen. Unsicher ist, ob *Aetiocholanolon* Fieber in periodischen Erkrankungen respektive bei periodischer Peritonitis bedingt (*17a*). Obgleich das Hormon bei einigen Patienten mit periodischem Fieber erhöht war (*7c*), wurden die Werte in anderen Fällen normal gefunden (*8c*). Es vermochte bei Injektion kein Fieber zu erzeugen (*16a*). Aetiocholanolon war erhöht in einigen Fällen von periodischer Peritonitis und wieder nicht in andern. Bondy (*2b*), der zuerst annahm, daß Aetiocholanolon die Ursache des Fiebers in periodischen Krankheiten sein könne, hat später sich dahin geäußert, daß ein erhöhter Serumwert die Folge einer hepatischen Dysfunktion sei. Ähnliche Anstiege dieser Substanz finden sich auch in anderen febrilen und nicht febrilen Erkrankungen. Andere chemische Körper können ebenso solche Schwankungen und Anstiege in bestimmten zeitlichen Intervallen aufweisen (*6a*). Eine Beziehung der Cyclen zum sog. circadianen (ca. 1 Tag) Rhythmus oder zu geophysikalischen Kräften scheint nicht zu bestehen.

Genetische Einflüsse begünstigen das Auftreten irgendeiner der vorher angeführten Krankheitsformen allein unter den Nachkommen einer betroffenen Person. Das bestimmte Krankheitsmerkmal wird entweder durch komplette, autosomale, rezessiv vererbte Gene übermittelt oder durch eine bestimmte dominant vererbte Anlage. Chromosomale Anomalien sind nie beobachtet worden.

Die *Krankheit* kann jederzeit erscheinen, oft während der Kindheit, mit *Rückfällen* alle 7, 14, 21, 28 Tage oder in anderen regelmäßigen Abständen (Abb. 1) alle paar Wochen oder Monate, oder auch unregelmäßig. Einmal eingespielt, treten die *Episoden in klinisch gleicher Art und Weise* auf. Das Leiden kann milder oder schwerer werden, ganz oder zeitweise verschwinden. Die Schübe folgen dem gleichen Zeitmuster, die Intervalle können jedoch um ein mehrfaches der ursprünglichen Zeit größer oder kleiner werden (Abb. 2).

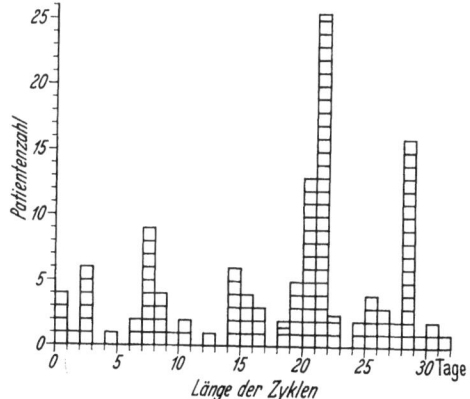

Abb. 1. Verteilung von 128 Patienten mit fieberhaften periodischen Erkrankungen. Maxima der Cyclen bei 7, 14, 21 und 28 Tagen (RICHTER, *17*)

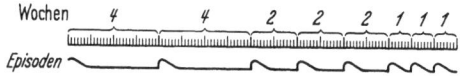

Abb. 2. Schematische Folge von Schüben, die abrupt beginnen und allmählich enden. Cyclen von 28 Tagen können sich in solche von 14 und 7 Tagen umwandeln. Auch das Umgekehrte kann auftreten. Die Betroffenen fühlen sich in der Zwischenzeit wohl

Ein psychischer oder physischer Schock oder eine Schwangerschaft kann monatelange Remissionen herbeiführen. Die betroffenen Personen fühlen sich in der Zwischenzeit wohl und das Allgemeinbefinden ist ungestört. Über 80 Jahre können immer wieder Schübe auftreten. Einige periodische Affektionen sind gutartig, andere haben eine Mortalitätsrate von 10 %.

Die Schübe dauern einige Stunden bis mehrere Tage. *Fieber* allein ist bezeichnend für das periodische Fieber, besteht regelmäßig bei der periodischen Peritonitis, gelegentlich bei periodischem Ödem, Myelopathie, Purpura und Psychose, jedoch selten bei periodischer Arthrose oder Paralyse. Bei jeder Gruppe können beiläufig verschiedene *andere vegetativ-nervöse Erscheinungen* als Zeichen eines labilen Nervensystems auftreten, wie Urticaria, Dermographismus, Exantheme, Ödeme, nasale und conjunctivale Hyperämie, Schwitzen, Speichelfluß, Hypersalivation, Oligurie, Polyurie, Diarrhoe, hoher und niederer Blutdruck. Das Elektroencephalogramm kann ständig oder nur während einer Episode pathologisch sein. Außer bei der periodischen Myelopathie tritt keine wesentliche Änderung der Leukocytenzahl auf.

Diagnose. Die Diagnose einer periodischen Erkrankung ist wichtig, damit die betroffenen Personen vor unnötiger Behandlung bewahrt bleiben. Nachdem andere Krankheiten, vor allem all die verschiedensten Infektionskrankheiten, entsprechend ihrer Epidemiologie und ihrem klinischen Aspekt durch geeignete Laborprüfungen ausgeschlossen worden sind, ergibt sich die Diagnose an Hand der charakteristischen, gleichförmigen klinischen Symptome mit der regelmäßigen oder unregelmäßigen Periodizität der Schübe der betreffenden Gruppen periodischer Erkrankungen, die weiter unten beschrieben werden. Das Vorkommen ähnlicher, sich wiederholender Erkrankungen in der Erbverwandtschaft hilft bei der Diagnosestellung. Eine monatelange Beobachtung mag notwendig sein. Besonders wertvoll ist das Eintragen von Beginn und Dauer der Schübe in einem Notizbuch oder auf einer Tabelle, wie die Abb. 5, 6 und 9 zeigen.

Differentialdiagnose. Fieberhafte Episoden mit unregelmäßiger Periodizität, Dauer und Schwere finden sich bei Brucellose, rheumatischem Fieber, Lupus erythematodes generalisatus, Carcinoid, Polyarteriitis und rezidivierender Panniculitis. Regelmäßige oder unregelmäßige Fieberperioden treten gelegentlich bei M. Hodgkin auf (Murchison-Pel-Ebstein Fieber) (Abb. 3), bei Krebs (7), endo-

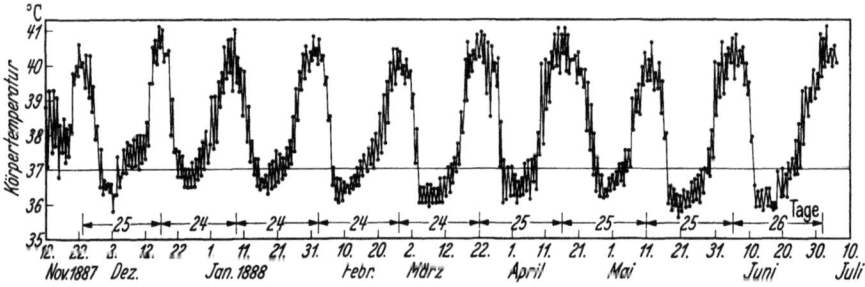

Abb. 3. M. Hodgkin. Sinuskurve der Fiebercyclen von 21 Tagen (EBSTEIN, 1887)

krinen Störungen und Anämien (2). Kurze fieberhafte Schübe bei Malaria und Borreliose hängen mit dem Lebenscyclus der Erreger zusammen. Die Ursache einiger dieser Krankheitsgruppen ist bekannt, ihre Zeichen, Symptome und anderen Veränderungen werden bei längerer Überwachung schließlich deutbar. Manche dieser Krankheiten lassen sich dann auch wirksam behandeln und die Patienten gesunden, oder aber sie werden hinfälliger, sterben eventuell.

Der Arzt muß auch beachten, daß während der zweiten Hälfte des Cyclus bei einigen Frauen regelmäßig leichtes Fieber auftritt (10) und daß eine habituelle Hyperthermie bei beiden Geschlechtern, wenn auch selten, vorkommt (9).

Behandlung. Keine Therapie ist regelmäßig für periodische Fieber wirksam. Aspirin vermindert Fieber und Schmerzen, kann aber unangenehmes Schwitzen verursachen. In einigen Fällen konnte die Therapie mit Hormonen die Erscheinungen mäßigen und den Rhythmus verlangsamen. In seltenen Fällen hält die Besse-

rung Monate, Jahre oder immer an. Betäubungsmittel sollten wegen ihrer Sucht-
gefahr nicht verordnet werden. Es ist vorteilhaft, den Patienten über die Natur
seiner Krankheit aufzuklären. Man helfe ihm, das Leiden mit Geduld zu tragen.
Es gelten keine Schutzmaßnahmen, außer vielleicht aus eugenischen Gründen.

Formen der Periodischen Erkrankungen

1. Periodisches Fieber beginnt gewöhnlich während der Kindheit und kann
durch Jahrzehnte hindurch als familiäre Erkrankung andauern (Abb. 4). Es wird
von einem dominanten autosomalen Gen vererbt (3). Die Schübe können spontan
oder während einer Schwangerschaft
sistieren. Das *Fieber* — gelegentlich bis
40 Grad — dauert ein bis mehrere Tage
und tritt nach Intervallen von 12, 24
oder 48 Std, 7, 14, 21 oder 28 Tagen
wieder auf (Abb. 5 und 6) oder nach
anderen Intervallen oder ganz unregelmäßig. Die *üblichen Symptome*, die auch
Fieber anderer Ursache begleiten, sind
Unbehagen, Anorexie, Frösteln, Schwitzen, Kopfweh, diffuse Schmerzen, Flush
und Leukocytose. Tödlichen Ausgang
zeigten 7 von 70 mitgeteilten Fällen
während eines Schubes. Postmortal fanden sich keine wesentlichen Veränderungen (20). Einzig in je 1 Fall wurde ein
Hypophysentumor (4) und eine Amy-

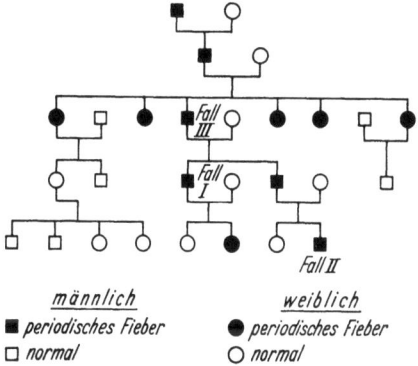

Abb. 4. Periodisches Fieber bei 6 Männern und 6 Frau-
en aus 5 Generationen (BOURONCLE and DOAN. Amer.
J. Med. **23**, 502 (1957)

loidose (12) entdeckt. In Europa haben HITZIG (8a), HITZIG und FANCONI (8b),
NILSSON and FLODERUS (8c), ASK-UPMARK (2) und HUHNSTOCK, KUHN und
OERTEL (7c) mehrere bemerkenswerte Fälle beschrieben.

Einer der Patienten von FANCONI hatte alle 3 bis 5 Wochen Fieber mit Kopfweh, Meningismus, Schwindel, Strabismus, Hyperästhesien, Enuresis und im EEG nachgewiesenen
diffusen cerebralen Rhythmusstörungen. Eine Mutter und Tochter litten seit Kindheit unter

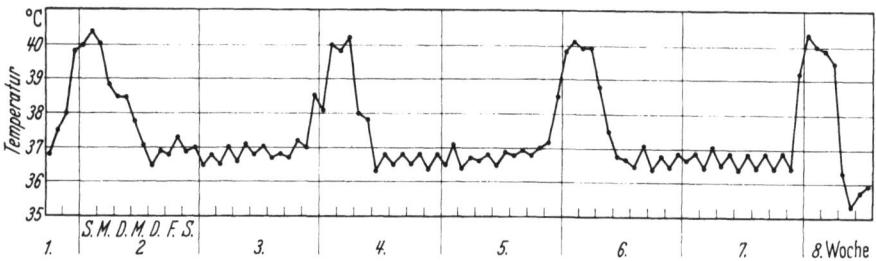

Abb. 5. Fieberepisoden von 3—6 Tagen jeden 2. Samstag beginnend (ALBAHARY, C., et H. DE VILLEROY. Bull. Soc.
méd. Hôp. Paris **67**, 1391 (1951)

Episoden mit Fieber, Leukocytose, erhöhter Senkung, Schmerzen, Schwellung der Nasenschleimhaut, einem Exanthem und profusem Schwitzen. Dies wiederholte sich alle 12 Std
während 2—3 Wochen und trat dann nach einer Pause alle drei bis fünf Monate in ähnlicher
Folge wieder auf. Ein EEG während eines Schubes zeigte unspezifische Rhythmusstörungen.
Bei einem anderen 7jährigen Patienten wiederholten sich die Schübe alle 48 Std mit Fieber,
Rigor, Kopfweh, Schmerzen, Leukocytose und Polyurie. Die EEG waren während und nach
den Episoden pathologisch.

Bei der Diagnosestellung müssen andere fieberhafte Erkrankungen, die in der allgemeinen Besprechung aufgeführt sind, ausgeschlossen werden (*16a*). Mit Absicht erzeugtes Fieber, Hysterie oder Simulation wiederholen sich meist nicht gleichartig über Jahre.

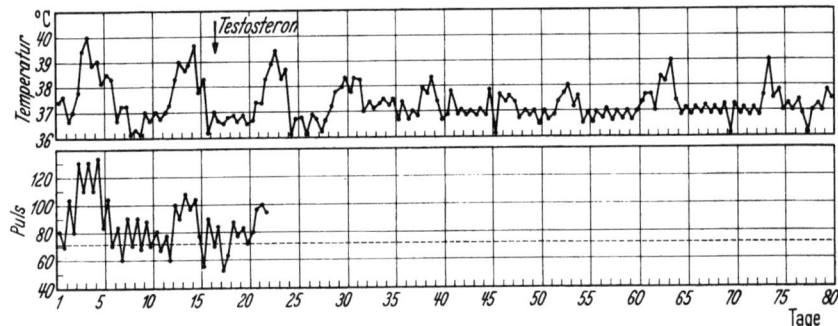

Abb. 6. Periodisches Fieber bei 17jährigem Knaben. Schübe alle 7—12 Tage, mit Testosteron gemildert, aber nicht verzögert

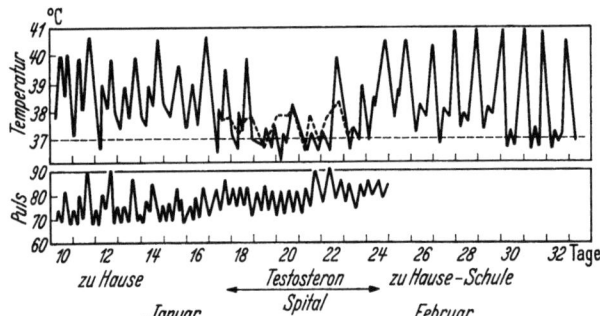

Abb. 7a. Tägl. Fieber bei einem 13jährigen Kind. Weniger Fieber während Behandlung mit Testosteron. Der ganze Zustand dauerte 4 Monate und hörte dann auf

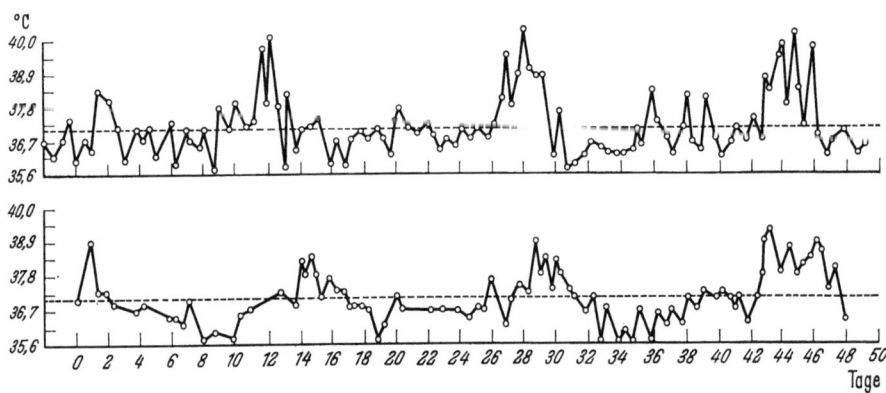

Abb. 7b. Periodische Fieber mit 14- bis 16tägigem Intervall bei Brüdern, bei A über 18 Jahre und bei B über 10 Jahre. Die Fieber sind höher bei A; symptomlose Fieberepisoden wechseln mit richtigen Krankheitsperioden. Wohlbefinden bei beiden Brüdern im Intervallstadium (REIMANN, H. A. *16a*)

Therapeutisch sind vielerlei Mittel ohne Erfolg versucht worden (Abb. 6 und 7a). Aspirin hilft symptomatisch. Bei vier Patienten sollen Corticosteroide oder Östrogene neue Schübe verhindert haben.

Bei Brüdern belegt Abb. 7b das Vorkommen periodischer Fieber über Jahre.

2. Die **Periodische Peritonitis** (Polyserositis) beginnt meist in der Kindheit und kommt hauptsächlich bei Personen armenischer, jüdischer und arabischer Abstammung vor. Dies führte zum unbefriedigenden Namen *familiäres Mittelmeerfieber (7a)*. Die Krankheit erscheint auch bei anderen Völkergruppen (*8c*). Die Erblichkeit ist auffallend (Abb. 8).

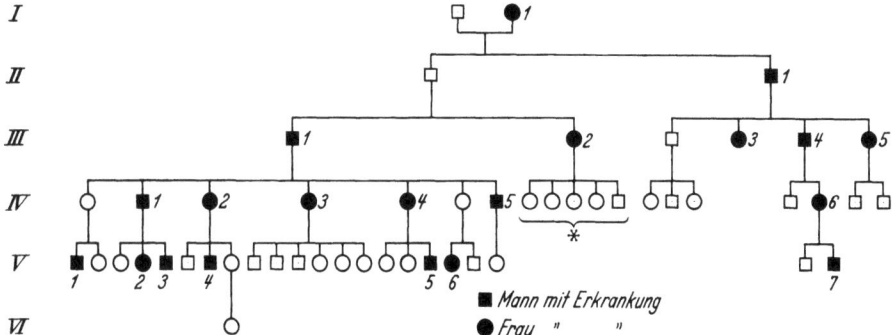

Abb. 8. Periodische Peritonitis bei 20 Personen aus 6 Generationen einer Armenischen Familie. Der Patient III-2 hat 17 Enkelkinder, von denen keiner z. Z. der Beobachtung betroffen war

Es sind ungefähr 800 Fälle bekannt. Die Schübe dauern 1—4 Tage und wiederholen sich oft während Jahrzehnten alle 7, 14, 21 oder 28 Tage, in anderen Abständen oder unregelmäßig. Schmerzen im Abdomen und Fieber sind die führenden Symptome, jedes milder Natur oder aber schlimm genug, um den Betroffenen ins Bett zu bringen (Abb. 9). *Pleura- oder Gelenkschmerzen* treten in manchen Fällen hinzu, stehen hie und da sogar im Vordergrund, wie auch BICKEL

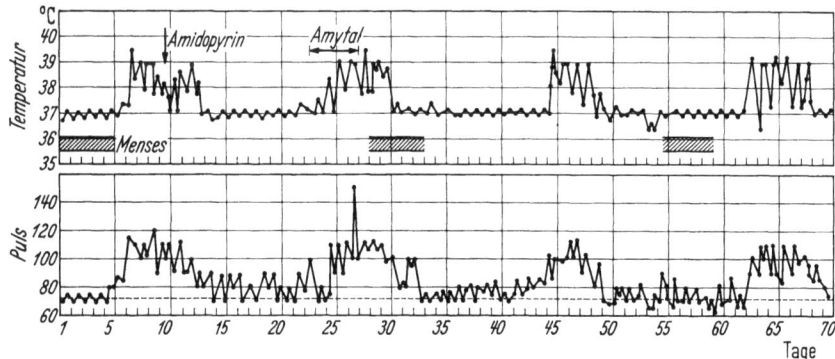

Abb. 9. Periodische Peritonitis bei einer heidnischen Frau von 49 Jahren. Episoden mit abdominellen Schmerzen, Stethalgie, Arthralgie und Fieber mit 19—21 Tagen Intervall, ohne Beziehung zur Mens, während 20 Jahren. Die Schübe dauern 5—7 Tage. Amidopyrin senkte das Fieber; Narkose ohne Einfluß

und LASSERRE (*2b*) dies sahen. Im Verlaufe der Jahre können sie den abdominellen Schmerzen vorangehen, mit ihnen abwechseln oder sie ablösen. Gewöhnlich werden die Zustände von diffusen Schmerzen, Schwitzen, Nausea, Erbrechen, Hautausschlägen und anderen vegetativen Störungen begleitet. In einigen Fällen besteht eine Hypertonie oder ein Ikterus. Die Leukocytenzahl ist vermehrt oder vermindert. Eine anhaltende Hyperglobulinämie führt gelegentlich zur fatalen Entwicklung einer *Amyloidose* bei Personen verschiedener Abstammung, vor allem wenn ein genetischer Faktor die Entwicklung einer Amyloidose begünstigt (*7b*).

Biopsien während der Schübe zeigen Zeichen einer akuten, sterilen Peritonitis mit Infiltration von Monocyten, Plasmazellen und Mastzellen (Abb. 10). Bei mehreren Patienten konnte eine Hepatitis und Arthritis (*7d*) nachgewiesen werden.

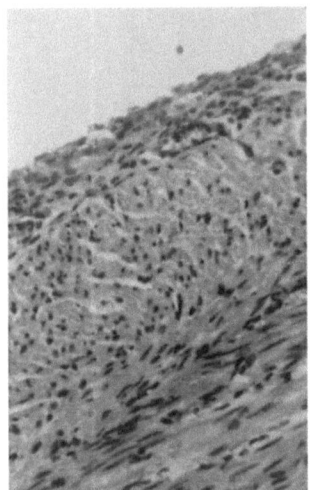

Biopsien in den Intervallen zeigen Narben und Adhäsionen von früheren Schüben oder keinerlei Veränderung. Bei der Autopsie wurden intestinale Infarzierung, Polyvasculitis und *Amyloidose* angetroffen.

Die *Diagnose* wird an Hand der beschriebenen Symptome gestellt und durch die Kenntnis der ethnischen Abstammung erleichtert (*16a*). Eine akute Appendicitis oder andere abdominelle Erkrankungen werden vermutet, wenn Angaben früherer ähnlicher Vorfälle oder gleichartiger Erkrankung bei Erbverwandten fehlen. Viele Patienten wurden wegen falscher Diagnose chirurgisch exploriert und haben unnötige Untersuchung und Behandlung erfahren.

Es gibt keine befriedigende Therapie.

3. Die **Periodische Myelopathie** beginnt gewöhnlich während der Kindheit. Kennzeichen sind einige Tage dauernde *Perioden mit Neutropenie, Fieber*, dermalen und oralen *Ulcera*, die während Jahrzehnten alle 21 Tage wieder aufzutreten pflegen (Abb. 11). Über 40 Fälle sind beschrieben.

Abb. 10. Akutes entzündliches Exsudat und Infiltration von Zellen in die Appendixserosa

Spontane Remissionen kommen vor. Komplikationen sind eine Pneumonie, Otitis media und Sepsis. Die Ulcera können mit pyogenen Bakterien besiedelt sein. Unmittelbare Ursache ist eine Hypoplasie und mangelnde Reifung der myeloischen Elemente im Knochenmark (*8*). Eine letzte Ursache ist der theoretische 21 Tage-Cyclus eines unbekannten Biorhythmus. Die Krankheit beginnt mit Fieber und Ulcerationen, gleichzeitig nehmen Neutrophilen an Zahl ab oder verschwinden ganz.

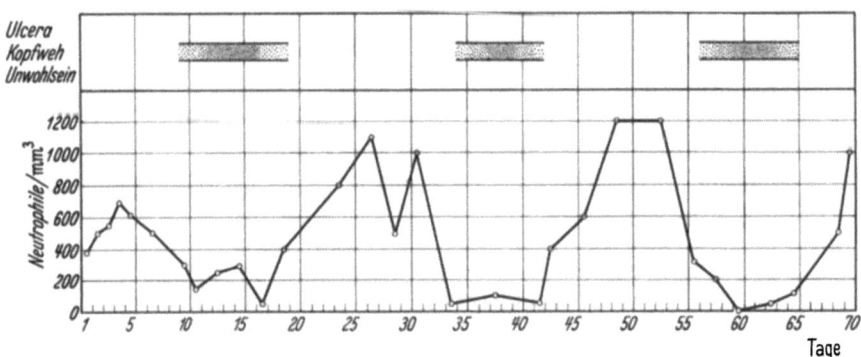

Abb. 11. Periodische Myelopathie. Neutropenie und orale Ulcera von 8—10 Tagen Dauer in Cyclen von 23—26 Tagen. Der Abfall der Neutrophilen geht den Ulcerationen voraus. Die Heilung folgt auf die normalisierte Neutrophilenzahl

Sobald das Knochenmark sich regeneriert und gegen Ende des 3wöchigen Cyclus neutrophile Blutkörperchen ausschwemmt, heilen die Läsionen ab. Sonst sind keine spezifischen pathologischen Veränderungen zu verzeichnen.

Die *Diagnose* ist leicht, wenn bei den Blutkontrollen die Neutrophilen periodisch an Zahl abnehmen und gleichzeitig Ulcera der Haut oder Schleimhäute bestehen. Mit Ausnahme der Neutropenie gleicht die periodische Myelopathie der rezidivierenden Ectodermose érosive pluriorificielle. Andere Krankheiten werden oft differentialdiagnostisch erwogen, wie die familiäre Neutropenie, arzneimittelbedingte Agranulocytose, Leukämie, aplastische Anämie, Hypersplenie und Lymphadenome.

Die *Behandlung* ist wenig erfolgreich. Größere bakterielle Infektionen verlangen Antibiotika. Testosteron und Corticosteroide schwächen die Symptome ab oder unterdrücken sie vorübergehend. Bei einigen Kranken verliefen die Schübe nach der Splenektomie milder, aber nicht bei den meisten und die Perioden mit Neutropenie hielten an (*3a*).

4. Periodisches Oedem. Es wurden ungefähr 200 Fälle mitgeteilt (*15*) mit Episoden lokalisierter, flüchtiger, nicht entzündlicher Ödeme von Haut, Schleimhäuten, Eingeweiden und Gehirn. Erneutes Auftreten der Symptome außerhalb des Rhythmus wurde manchmal durch Aufregung oder Traum verursacht.

Eine periodische Störung der Capillarpermeabilität läßt Plasma ins Gewebe strömen. Das *Ödem* erscheint plötzlich, dauert Stunden bis Tage und wiederholt sich während Jahren in regelmäßigen oder unregelmäßigen Intervallen von Tagen, Wochen oder Monaten. Meist sind *dieselben Körpergegenden* in den sich folgenden *Schüben* betroffen. Lange spontane oder schwangerschaftsbedingte Remissionen kommen vor. Fieber (*4*), abdominelle Schmerzen, Arthralgien, flüchtige Lähmungen, Spasmen, Leukocytose, Hyperglobulinämie, Schock (*4*) und verschiedene vegetative Reaktionen begleiten oft die Schübe und stiften Verwirrung. Glottisödem kann zum Tode an Ersticken führen.

Die *Diagnose* ist wichtig, damit ein mögliches Glottisödem verhütet werden kann. Das periodische Auftreten des Ödems ohne erkennbare Ursache und das Vorkommen bei Erbverwandten erleichtert die Diagnose. Meßbare Änderungen im C'2 Serumglobulingehalt als diagnostische Hilfe (*2a*). Abdominelle Beschwerden und Arthralgien lassen an eine periodische Peritonitis oder periodische Arthrose denken und weisen auf eine mögliche Verwandtschaft dieser Störungen hin. Bei Konvulsionen wird eine Epilepsie vorgetäuscht. Ödeme als Folge von Allergie, Kälte, endokrinen oder mechanischen Faktoren oder als Folge von Herz-Kreislauf- oder renalen Störungen müssen ausgeschlossen werden.

Behandlung. — Antiallergica, Antihistaminica, Epinephrin oder Ephedrin beeinflussen das Ödem nicht. Bei einigen Patienten brachte Methyltestosteron in Dosen von 10—40 mg täglich während 25 Tagen die Schübe zum Stillstand (*19*). Bei Auftreten eines Glottisverschlusses sollte eine Tracheotomie jederzeit ausgeführt werden können.

5. Die Periodische Purpura gleicht dem periodischen Ödem insofern, als Blut statt Plasma ins Gewebe tritt. Die Krankheit ist erblich, beginnt gewöhnlich während der Kindheit mit periodischen Rückfällen nach Tagen, Wochen oder Monaten, oder in unregelmäßigen Abständen. Petechien, Ekchymosen, hämorrhagische Blasen mit oder ohne Ulceration, abdominelle Schmerzen, Arthralgien, Fieber, Ödem, Melaena, Epistaxis, Hämatemesis, Hämaturie und Salivation können auftreten. Eine Intussuszeption, Hemiplegie oder chronische Nephritis sind schwerwiegende Erscheinungen und können zum Tode führen.

Diagnose. — Abdominelle Beschwerden führen gelegentlich zu unnötiger Laparotomie. Gelenkschmerzen lassen eine rheumatische Erkrankung vermuten. Eine Fehldiagnose kann vermieden werden, wenn eine Purpura besteht, der Patient früher ähnliche periodische Schübe durchgemacht hat und andere Erbverwandte gleichartige Beschwerden haben. Differentialdiagnostisch kommen Allergien, Medikamente, Traumata oder Blutkrankheiten in Frage.

Behandlung. — Bei massiver Hämorrhagie werden Bluttransfusionen notwendig, sonst gibt es keine befriedigende Therapie.

6. Periodische Arthrose. Es sind ungefähr 200 Fälle beschrieben worden *(15)*. Das Leiden tritt selten vor der Pubertät auf und zwar spontan oder ausgelöst durch Gelenktrauma, Schwangerschaft oder Infektion. Bei den meisten Patienten dauern die Episoden mit Schwellung und Schmerzen der *Knie* — ohne Rötung oder Überwärmung — 1—5 Tage. Beide Knie können betroffen sein, nacheinander, miteinander oder abwechslungsweise (Abb. 12). Andere Gelenke können beteiligt sein, aber selten ohne gleichzeitigen Kniebefall. Die Schübe treten gewöhnlich alle 14 Tage auf, in anderen Abständen oder unregelmäßig. Allgemeinsymptome und Fieber sind selten. Längere spontane oder schwangerschaftsbedingte Remissionen

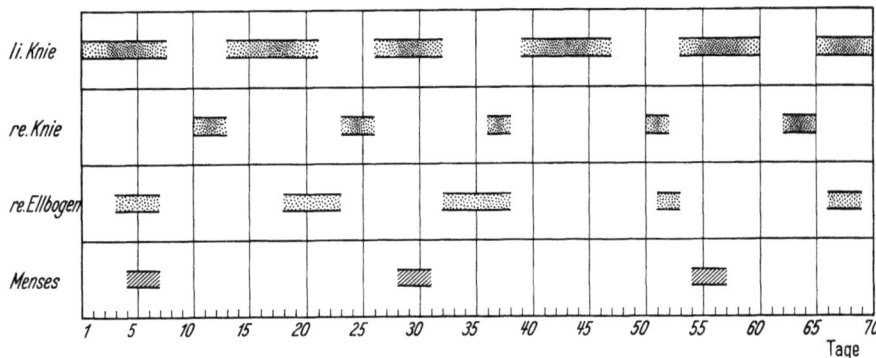

Abb. 12. Periodische Arthrose. Episoden mit Arthralgie und Schwellung des linken Knies während 8 Tagen, alle 13—15 Tage sich wiederholend. Das rechte Knie ist weniger beteiligt, 1—2 Tage nach dem linken. Die Steifheit des Ellenbogens tritt weniger regelmäßig auf. Keine Beziehung zu den Menses

kommen vor. Die Beschwerden beginnen dann wiederum, im gleichen oder in anderen Gelenken, in einem gleichen oder veränderten Rhythmus. Die Schübe treten während Jahrzehnten auf ohne dauernden Schaden oder Deformierung der Gelenke. Es gibt keine für die Krankheit typischen klinisch-pathologischen Zeichen. Der Rheumafaktor fehlt und der Hyaluronsäurewert ist normal.

Die Biopsie zeigt ein Ödem, eine Hyperämia, eine verdickte Synovia, Zottenbildung und Infiltration mit Lymphocyten und Plasmazellen. In der sterilen Gelenkflüssigkeit sind Leukocyten und Endothelzellen zu finden.

Die *Diagnose* wird gestellt, wenn 1. die Episoden in gleicher Weise und regelmäßig während Jahren wieder auftreten, 2. Schwellung und Schmerzen in den Zwischenzeiten verschwinden, 3. Allgemeinsymptome und Fieber fehlen, 4. keine dauernden Gelenkschäden auftreten, 5. das Leiden familiär erscheint und 6. die Therapie erfolglos bleibt.

Die primär chronische Polyarthritis hat unregelmäßig auftretende Schübe mit Fieber, erhöhter Senkungsgeschwindigkeit, Leukocytose, positivem Rheumafaktor und dauernder Gelenkdeformation.

Akutes Rheumafieber, Lupus erythematodes disseminatus, Gicht und allergisch bedingte Arthritis werden an ihren charakteristischen Symptomen erkannt und sprechen zum Teil auf die adäquate Therapie an. Der palindrome Rheumatismus ist vielleicht identisch mit der periodischen Arthrose.

Behandlung. — Aspirin lindert die Schmerzen. Punktionen entlasten bei massiver Gelenkschwellung. Intraartikuläre Injektionen von Corticosteroiden verschaffen kaum eine bedeutende Linderung. Mit der Zeit lernen die vom Leiden betroffenen Patienten ihre Krankheit zu tragen.

7. Periodische Sialadenose. Es sind ungefähr 60 Fälle beschrieben worden *(15)*. Die Störung beginnt oft während der Kindheit und wiederholt sich während Jahren. Gewöhnlich ist die Parotis betroffen und die Schwellung wird leicht erkannt, aber auch andere Speicheldrüsen werden befallen, eine allein oder mit anderen zusammen. Plötzlich ist die Schwellung da, hält sich einige Stunden oder Tage und bildet sich nach regelmäßigen Zeitabständen von Tagen, Wochen oder Monaten oder auch unregelmäßig wieder zurück. Die Patienten klagen entweder über Ptyalismus oder Hyposalivation. Kopfweh, Schmerzen, abdominelle Beschwerden, Durchfall und Erbrechen können während der Episoden auftreten. Selten besteht Fieber. Spontane Remissionen kommen vor.

Diagnose. — Die beschriebenen Symptome erleichtern die Diagnose. Eine Mumpserkrankung tritt selten zweimalig auf. Konkremente in den Ausführungsgängen verursachen dauernde oder in unregelmäßigen Zeitabständen erscheinende Schwellungen. Die Steine können durch Palpation oder röntgenologisch durch eine Sialographie erkannt werden. Eine purulente Adenitis ist typisch entzündlicher Natur mit Fieber und Allgemeinsymptomen und der Speichel enthält unter Umständen Eiter.

Es gibt keine befriedigende Therapie.

8. Periodische Psychosen. Nur wenige Autoren haben dem exakten Rhythmus größere Beachtung geschenkt, die regelmäßig wiederkehrenden, periodischen Stimmungsumschwünge, Neurosen, Migräne- und epileptischen Anfälle sind jedoch gut bekannt. Periodische Psychosen kleineren und größeren Ausmaßes sind während Jahrzehnten immer wieder diagnostiziert worden. Die Schübe und ihre Intervalle dauern gewöhnlich länger als bei anderen periodischen Erkrankungen, das Leiden ist aber erblich und zeigt ähnliche vegetative Erscheinungen (*17*).

9. Periodische Meningitis. In einer Beobachtung trat eine Meningitis, die wiederholt nach 21—28 Tagen sich gezeigt hat, im Anschluß an eine totale Hysterektomie während 7 Monaten nicht mehr auf, später aber erneut sogar in schwerer Form (*4a*).

10. Seltene Periodische Erkrankungen. Nur wenige Fälle einer *periodischen Pankreatose* sind bekannt (*14*). Experimentell gelingt es, das Pankreas durch Reizung des Hypothalamus oder des Ganglion coeliacum zu beeinflussen (*6*). Eine *periodische Thrombocytopenie* und andere periodische Störungen wurden schon beobachtet (*14*). In einem Fall von *periodischer Hypertension* verwandelte die Therapie mit Primidon (5-phenyl-5-aethylhexahydro-perimidin- 4:6-dion; Handelsname Mysoline) die 11-Tage-Periode in Episoden von 21, 28 und mehr Tagen. Einige Verwandte des Patienten hatten Migräne, einige waren Hypertoniker, wie andernorts beschrieben (*13*).

11. Fragliche Periodische Störungen. Es ist augenblicklich noch ungewiß, ob die *Periodische Paralyse* zu den anderen erwähnten periodischen Erkrankungen gezählt werden soll. Eine exakte Regelmäßigkeit der Rezidive wird bei fast sämtlichen ca. 1000 beobachteten Fällen selten erwähnt. Die Schübe können jatrogen oder durch körperliche Betätigung und Ruhe ausgelöst werden. Im Blut sind *Veränderungen des Kaliumgehaltes* nachgewiesen. Wie bei den anderen periodischen Erkrankungen ist aber die periodische Paralyse erblich, beginnt in jungen Jahren mit sich wiederholenden gleichförmigen Schüben kurzer Dauer, die auch spontan auftreten können. In wenigen Fällen bestand eine exakte Periodizität. Im übrigen fühlen sich die Patienten in der Zwischenzeit wohl. Möglicherweise werden die Schübe vom Diencephalon ausgelöst (*18*).

Ungewißheit besteht auch wegen der Einordnung des *Periodischen Erbrechens* der Kinder, das mit der Pubertät spontan aufhört und der *Rezidivierenden Polychondritis*. Beide Krankheiten erscheinen gelegentlich jahrelang mit regelmäßiger Periodizität bei sonst gesunden Personen.

Literatur

1. ALBAHARY, C., et H. DE VILLEROY: Nouveau cas de Fievre Périodique Bimensuelle. Bull. Soc. méd. Hôp. Paris 67, 1391 (1951). — 2. ASK-UPMARK, E.: On Periodic Fever. Acta Soc. Med. Suecanae, Isaac Marcus Boktryckeri-Aktiebolag, pp. 5—93. Stockholm 1938. — 2a. AUSTEN, K.F., and A.L. SHEFFER: Detection of Hereditary Angioneurotic Edema by Demonstration of a Reduction in the Second Component of Human Complement. New Engl. J. Med. 272, 649—656 (1965). — 2b. BICKEL, G., et R. LASSERRE: La Maladie die Siegal-Cattan-Mamou: Péritonite Paroxystique Abacterienne avec Reactions Pleuropericardiques et Articulares, forme Clinique Autonome et Maladie Périodique de Reimann. Schweiz. med. Wschr. 87, 5—8 (1957). — 2c. BONDY, P.K., G.L. COHN, and P.B. GREGORY: Etiocholanolone Fever. Medicine (Baltimore) 44, 249—262 (1965). — 3. BOURONCLE, B.A., and C.A. DOAN: Periodic Fever. Occurrence in Five Generations. Amer. J. Med. 23, 502 (1957). — 3a. BRODSKY, I., G. R. DENNIS, and H.A. REIMANN: Treatment of Cyclic Neutropenia with Testosterone. Amer. J. Med. 38, 802—806 (1965). — 4. CLARKSON, B., et al.: Cyclical Edema and Shock due to Increased Capillary Permeability. Amer. J. Med. 29, 193 (1960). — 4a. GEORGE, R.B., and R.E. WESTFALL: Periodic Meningitis. Ann. intern. Med. 62, 778—785 (1965). — 5. GRASHCHEN-KOV, N.I., et al.: Syndrome of the Socalled Periodic Disease and Hypothalamic Disorders. Periodic Paroxysmal Disorders in a Neurologic Clinic. Symposium, Moscow, Jan. 16—17, 1963. — 6. GILSDORF, R.B., W.O. GRIFFEN, and A.S. LEONARD: Central Nervous System Influence on Experimentally Produced Pancreatitis, Abstract. J. Amer. med. Ass. 188, 447 (1964). — 6a. HALBERG, F., M. ENGELI, and C. HAMBURGER: The 17-Ketosteroid Excretion of a Healthy Man on Weekdays and Weekends. Exp. Med. Surg. 23, 61—69 (1965). — 7. HARTMANN, H.: Intermittent, Malaria-like Paroxysms of Fever in Carcinoma of the Stomach. Dtsch. med. Wschr. 75, 1153 (1950). — 7a. HELLER, H., E. SOHAR, and L. SHERF: Familial Mediterranean Fever. Arch. intern. Med. 102, 50—71 (1958). — 7b. HELLER, H. et al.: Amyloidosis in Familial Mediterra-nean Fever. Arch. intern. Med. 107, 539—550 (1961). — 7c. HUHNSTOCK, K., D. KUHN u. G.W. OERTEL: Aetiocholanolone-Fieber. Dtsch. med. Wschr. 91, 1641—1646 (1966). — 7d. LOOP, J.W., and D.R. CLAWSON: Unusual Arthropathy in Periodic Peritonitis. J. Amer. med. Ass. 192, 1162—1164 (1965). — 8. PAGE, A.R., and R.A. GOOD: Studies on Cyclic Neutropenia. A Clinical and Experimental Investigation. Amer. J. Dis. Child. 94, 623—661 (1957). — 8a. HITZIG, W.H., u. G. FANCONI: Das „Periodische Fieber" und seine Differential-diagnose. Helv. paediat. Acta 8, 326—347 (1953). — 8b. HITZIG, W.A.: Periodische Krankheit. Kasuistische Mitteilung von vier typischen Fällen. Helv. paediat. Acta 10, 649—671 (1955). — 8c. NILSSON, S.E., and S. FLODERUS: Nine Cases of Hereditary and Nonhereditary Periodic Diseases. Acta med. scand. 175, 341—346 (1964). — 9. REIMANN, H.A.: Habitual Hyperthemia. J. Amer. med. Ass. 99, 1860 (1932). — 10. REIMANN, H.A.: The Problem of Long-Continued Low Grade Fever. J. Amer. med. Ass. 107, 1089 (1936). — 11. REIMANN, H.A.: Periodic Disease (Review). Medicine 30, 219—245 (1951). — 12. REIMANN, H.A.: Periodic Fever. An Entity. A Collection of 52 Cases. Amer. J. med. Sci. 243, 162 (1962). — 13. REIMANN, H.A., L.C. MILLS, and J.H. NODINE: Periodic Hypertension. Amer. J. med. Sci. 243, 727 (1962). — 14. REIMANN, H.A.: Periodic Pancreatosis. J. Indian med. Prof. 9, 4189 (1962). — 15. REIMANN, H.A.: Periodic Diseases. pp. 1—189 (References). Philadelphia: F.A. Davis Co. 1963. — 16. REIMANN, H.A.: Hypothalamic-Hypophyseal-Neural Influence in Periodic Diseases. Ann. N.Y. Acad. Sci. June, 1964. — 16a. REIMANN, H.A.: Periodic Fever and Periodic Peritonitis (Periodic Polyserositis): Unsettled Problems. Amer. J. med. Sci. 252, 137—145 (1066). — 17. RICHTER, C.P.: Biological Clocks in Medicine and Psychiatry: Shock-phase Hypothesis. Proc. nat. Acad. Sci. (Wash.) 46, 1506 (1960). — 17a. SIEGAL, S.: Familial Paroxysmal Poly-serositis. Amer. J. Med. 36, 893—918 (1964). — 18. SOLOMON, S.: Theoretical Diencephalic Factors in Periodic Paralysis. Arch. Neurol. Psychiat. (Chic.) 9, 55 (1964). — 19. SPAULDING, W.B.: Methyltestosterone Therapy for Hereditary Episodic Edema (Hereditary Angioneurotic Edema). Ann. intern. Med. 53, 739—745 (1960). — 20. VOLLMER, H.: Periodische Pathother-mie. Z. Kinderheilk. 43, 88 (1927); ibid. 46, 693 (1928).

Namenverzeichnis

Die *kursiv* gesetzten Seitenzahlen beziehen sich auf die Literaturverzeichnisse; *kursive* Ziffern in runden Klammern geben die Nummern der Zitate im Literaturverzeichnis an.

Aa, R. v. d., s. Nusshag, W. 752, *773*

Aach, R.D., s. Eadie, G.A. 818, 822, *824*

Aballi, A.J., s. Curbello, A. 689, *690*

Abashidze, T.B., s. Popkhadze, M. 487, *498*

Abbott, I.D., M.D. Abbott u. I.M. Graham *729*

Abbott, M.D., s. Abbott, I.D. *729*

Abboud, F., s. Waisbren, B.A. 116, *120*

Abdiev, N., s. Petrova, K.G. *274*

Abe, Y., s. Liu, P.V. 660, 662, *667*

Abel, J.J. 790, *805*

Abel, O. 364, *365*

Abernathy, R.S., W. Price u. W.W. Spink 509, 526, *548*

— u. W.W. Spink 509, *548*

Abernathy, Th.J., s. Olafsson, M. (*27*) 678, *680*

Abgarowicz, A., s. Galatzka, A. 212, *273*

Abinanti, F.R., s. Hoerlein, A.G. 391, *397*

Abraham, E.P., u. E.B. Chain 90, 91, *117*

Acar, J.-F., s. Verliac, F. 32, 33, *81*

Achalme, P. 25, *76*

Achard u. Bensaude 557

Achilles, H., u. G. Linzenmeier 421, 424, 426, *426*

Ackerknecht, E.H. 560, *606*

Ackermann, H.W., P. Nicolle u. S. et L. Le Minor 645, *655*

— s. Le Minor, S. 645, 651, *656*

Adam, A. 125, *129*, 643, 644, 655, *667*

— u. C. Froboese 646, *655*

Adamczyk, J., s. Kassůr, S. 212, *273, 277*

Adams, 700

Adams, E.R., s. Laurence, D.R. 802, *806*

Adams, E.W., s. Jenkins, E.M. 283, *312*

Adams, J., s. Njoku-Obi. A.N. 283, *312*

Adams, J.Q., u. R.F. Morton 791, *805*

Adams, R., u. H. Poldermann 422, *426*

Adamson, M.J., s. Croarke, F.L. 211, *272*

Addamiano, L., u. J. Papa *874*

Addis, T. 627, *640*

Adelbahr, G. 798, *805*

Adelberg, E.A., s. Jawetz, E. 557, 569, *607, 624*

Adler, D.L.A., s. King, B.M. 689, *690*

Adonajlo, A., B. Vysoká-Burianowa u. T. Pellar 414, 415, *415*

Adriani, J., u. A. Ochsner *805*

Agarwal, S.G., u. L.B. Holt 182, 190, *268, 270*

Agnese, G. 216, 259, *277*

— s. Petrilli, F.L. 260, 261, *278*

Van Agt, J., s. Bastien, P. (*11*) 442, *459*

Aguilar, J.A., u. A.R. Elvidge 528, *548*

Aguirre, N., s. Leon, A.P. 526, *551*

Ahmad, N., s. Khan, A.M. 757, *772*

Aïtoff, M., M. Dion u. H. Dobkevitch (*1*) 683, 684, *685*

Akeroyd, J.H., s. Young, V.M. 617, *625*

Akeson, G., s. Brandenberg, F. 21, *76*

Akins, L.L., s. Hunter, B.W. 615, *624*

Akkoyunlu, A. 249, *275*

Aktan, F., s. Aktan, M. (*1*) 455, *459*

Aktan, M., u. F. Aktan (*1*) 455, *459*

Alain 668, 669, 670, 671, 672, 673, *674*

Alain, M. Saint-Etienne u. Reynes 669

Albahary, C., u. H. de Villeroy (*1*) 951, *958*

Albers, D.D., s. Greene, L.F. 509, *550*

Albertini, v., u. Lieberherr 503, 504, 507, 508

— s. Löffler 503

Albertsen, B.E. (*2*) 456, *459*

Albites, V.E., u. M.A. Amsterdam 689, *690*

Albrecht, H. 368, *380*

— u. A. Ghon 136, *169*

Albrecht, U. 73, *77*

Albrink, W.S., S.M. Brooks, R.E. Biron u. M. Kopel 762, *770*

— u. R.J. Goodlow 759, *770*

— s. Brachman, P.S. 762, 766, *770*

Alcindor, L., s. Loughlin, E.H. 540, *551*

Aldana, G.L. 473, 474, 475, 479, *480*

— R. Gastelumendi u. J. Dieguez 479, *480*

— u. S. Tisnado, M. 477, 479, *480*

Alder, A. 45, *77*

Alder, V.G., s. Gillespie, W.A. 87, *118*

Alderman, I., s. Aronson, J. D. (*2*) 684, *685*

Alekperov, A. 526, *548*

Aleksandrov, N.I., N.E. Gefen, A.P. Budak, I.V. Ezepchuk, A.I. Filippenkou.V.F.Runova 766,*770*

— — — A.P. Runowa, J. W. Eseptschuk u. A.G. Bazhinow 766, *770*

— K.G. Gapochko u. N. S. Garin 766, *770*

— — — V.M. Sergeev, E.S. Lazareva, V.V. Mishchenko u. E.N. Sliakhov 766, *770*

— — — K.G. Gapochko, V.M. Sergeev, M.S. Smirnov, A.L.Tamarin u. E.N. Shliakhov 766, *770*

— — I. Voronin u. S. Voronin 766, *770*

Alex, R. 296, *307*

— u. J. Potel 301, 304, *307*

— s. Potel, J. 302, *310*

Sachverzeichnis

.

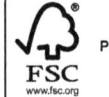